Thiel · Photographischer Atlas der Praktischen Anatomie

Walter Thiel

Photographischer Atlas der Praktischen Anatomie

2., aktualisierte Neuausgabe

Mit 413 farbigen Abbildungen

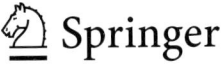

Emerit. Univ.-Prof. Dr. med. Walter Thiel
Anatomisches Institut der Universität Graz
Harrachgasse 21
8010 Graz/Österreich

ISBN-10 3-540-31242-0 Springer Medizin Verlag Heidelberg
ISBN-13 978-3-540-31242-0 Springer Medizin Verlag Heidelberg
Bibliografische Information der Deutschen Bibliothek
Die Deutsche Bibliothek verzeichnet diese Publikation in der Deutschen Nationalbibliografie;
detaillierte bibliografische Daten sind im Internet über http://dnb.ddb.de abrufbar.

Dieses Werk ist urheberrechtlich geschützt. Die dadurch begründeten Rechte, insbesondere die der Übersetzung, des Nachdrucks, des Vortrags, der Entnahme von Abbildungen und Tabellen, der Funksendung, der Mikroverfilmung oder der Vervielfältigung auf anderen Wegen und der Speicherung in Datenverarbeitungsanlagen, bleiben, auch bei nur auszugsweiser Verwertung, vorbehalten. Eine Vervielfältigung dieses Werkes oder von Teilen dieses Werkes ist auch im Einzelfall nur in den Grenzen der gesetzlichen Bestimmungen des Urheberrechtsgesetzes der Bundesrepublik Deutschland vom 9. September 1965 in der jeweils geltenden Fassung zulässig. Sie ist grundsätzlich vergütungspflichtig. Zuwiderhandlungen unterliegen den Strafbestimmungen des Urheberrechtsgesetzes.

Springer Medizin Verlag.
Ein Unternehmen von Springer Science+Business Media

springer.de
© Springer Medizin Verlag Heidelberg 1996, 1999, 2003, 2005
Printed in Germany

Die Wiedergabe von Gebrauchsnamen, Handelsnamen, Warenbezeichnungen usw. in diesem Werk berechtigt auch ohne besondere Kennzeichnung nicht zu der Annahme, dass solche Namen im Sinne der Warenzeichen- und Markenschutz-Gesetzgebung als frei zu betrachten wären und daher von jedermann benutzt werden dürften.
Produkthaftung: Für Angaben über Dosierungsanweisungen und Applikationsformen kann vom Verlag keine Gewähr übernommen werden. Derartige Angaben müssen vom jeweiligen Anwender im Einzelfall anhand anderer Literaturstellen auf ihre Richtigkeit überprüft werden.

Planung: Peter Bergmann
Projektmanagement: Axel Treiber
Design und Umschlaggestaltung: deblik, Berlin
Reproduktion der Abbildungen: Reproteam, Graz/Am-productions, Wiesloch
SPIN 11612186
Gesamtherstellung: Appl/Aprinta, Wemding
Gedruckt auf säurefreiem Papier   15/2117/AT – 5 4 3 2 1

Vorwort zur 2., aktualisierten Neuausgabe

Die hervorragende Abbildungsqualität sowie die eindrucksvollen Präparationen waren die Grundlage für den großen Erfolg der ersten Auflage. Sie haben diesem Atlas einen Sonderplatz unter den photographischen Atlanten zugewiesen.

Erreicht wurden diese einmaligen Abbildungen durch ein spezielles Konservierungsverfahren, das in der Erhaltung der natürlichen Beschaffenheit der Gewebe in Farbe und Konsistenz unerreicht ist und damit der medizinischen Ausbildung vollkommen neue Wege öffnet.

Die Orientierung bei medizinisch-operativen Eingriffen geht primär vom Erkennen anatomischer Strukturen aus und findet erst sekundär durch vorhandene anatomische Sachkenntnis der Formen die Zuordnung zu konkreten anatomischen Begriffen.

Daraus ergibt sich die außerordentlich wichtige Aufgabe, den angehenden Arzt als späteren Operateur möglichst früh, spätestens aber zu Beginn seiner Fachausbildung, mit einem realistischen Erscheinungsbild dieser anatomischen Strukturen vertraut zu machen.

Die gegenwärtige medizinische Ausbildung kann diesem Ziel im Allgemeinen nicht dienen, da die derzeitigen Sezierübungen meistens an Leichen durchgeführt werden, die durch veraltete Konservierungsverfahren völlig denaturiert sind, und die anderen auf dem Markt befindlichen photographischen Atlanten nach wie vor die gleichen unzulänglichen Grundlagen verwenden.

Die jetzt vorliegende einbändige Neuausgabe folgt diesen Überlegungen und wendet sich durch ihre größere Handlichkeit vermehrt an den Studenten und heranwachsenden Arzt, der ein besonderes Interesse an einer späteren operativen Tätigkeit hat.

Ohne die Qualität der brillanten Farbabbildungen in ihrer plastischen Wirkung zu vermindern, wurde durch Übertragung der Hinweispfeile in die Farbabbildungen die einbändige Ausgabe möglich. Die Anzahl der Abbildungen entspricht exakt der zweibändigen Ausgabe, der Text wurde aktualisiert.

Die bildhaften Darstellungen sind zum großen Teil topographischer Natur und bedürfen eines systematisch-anatomischen Verständnisses, wie es in den entsprechenden Lehrbüchern vermittelt wird. Um diesem Anspruch gerecht zu werden, dürfte die Verwendung des FENEISschen Anatomischen Bildwörterbuchs hilfreich und ausreichend sein.

Von konkurrenzloser Bedeutung ist aber wohl, daß die abgebildeten Strukturen in ihrem wirklichen Aussehen gezeigt werden und damit weitgehend den optischen Eindrücken bei Operationen entsprechen. Sie sind unmittelbar auf das praktische Geschehen übertragbar und machen dieses Werk schon dadurch zu einem Atlas der praktischen Anatomie.

Darüber hinaus vermitteln die detailreichen Photos, verbunden mit einem gleichwertigen Text, eine Fülle von konkreten anatomischen Kenntnissen, die auch für den ausgebildeten Operateur eine Quelle von wichtigen Informationen sein kann.

Alle photographischen Aufnahmen, die Bildoriginale sowie die abgebildeten Präparate, mit Ausnahme derjenigen, die von den Herren Wasserfaller hergestellt wurden, hat der Autor selbst erstellt.

Die Präparate des Rückens und der Gelenke der Unteren Extremität mit Ausnahme der Sehnenscheidenpräparate stammen von cand. med. Wolfgang Wasserfaller.

Die Gelenkspräparate der Oberen Extremität fertigte cand. med. Eduard Wasserfaller an. Ihre vorbildlich durchgeführte Arbeit verdient besondere Anerkennung.

Die medizinische Nomenklatur wurde nach den Richtlinien des XIII. Meetings des Federative Comitee on Anatomical Terminology in Sao Paulo vom 28. August 1987 grundlegend überarbeitet.

Den Mitarbeiterinnen und Mitarbeitern des Springer-Verlages, die an der Realisierung dieses Werkes beteiligt waren, möchte ich an dieser Stelle herzlich danken.

Graz, im Herbst 2002   Walter Thiel

Inhaltsverzeichnis

Abbildung   Seite

Bauchwand (Paries abdominis)

1	Panniculus adiposus der ventrolateralen Bauchwand	2–3
2	Fascia subcutanea und Regiones abdominales	4–5
3	Vordere Wand der Rectusscheide in der Mittelbauchgegend	6–7
4	Oberflächliche Schicht der ventrolateralen Bauchwand	8–9
5–6	Mittlere Schicht der ventrolateralen Bauchwand	10–13
7–8	Tiefe Schicht der ventrolateralen Bauchwand	14–17
9	Regio inguinalis des Mannes	18–19
10	Regio inguinalis der Frau	18–19
11	Aufsuchung des äußeren Leistenringes	20–21
12	Untersuchung des äußeren Leistenringes	22–23
13–16	Aufbau des Samenstranges	24–31
17	Innerer Leistenring	32–33
18–26	Leistenhernie	34–51

Bauchraum und Bauchorgane (Cavitas et Organa abdominis)

27–28	Anatomische Eröffnung des Bauches	52–55
29–30	Eröffnung der Cavitas peritonealis	56–59
31–35	Lage der Eingeweide zu eröffnetem Bauch	60–69
36–39	Zugang zu der Gallenblase und dem Ligamentum hepatoduodenale	70–77
40–41	Magen und Bursa omentalis	78–81
42	Vestibulum der Bursa omentalis	82–83
43–44	Bursa omentalis	84–87
45–46	Dünndarm und Dickdarm	88–91
47	Befestigung des freien Dünndarmes	92–93
48	Lage der Flexura duodenojejunalis und die Gekrösewurzeln	94–95
49	Caecum und Colon ascendens	96–97
50–54	Caecum und Appendix vermiformis	98–107
55	Omenta und Gefäße des Magens	108–109
56–57	Gefäße der oberen Bauchorgane	110–113
58	Nerven der oberen Bauchorgane und die extrahepatischen Gallenwege	114–115
59	Arteriae gastroduodenalis und gastro-omentalis dextra	116–117
60	Duodenum und Pankreaskopf	118–119
61–63	Pankreas, Duodenum und ihre benachbarten Gefäße	120–125
64	Elevation des Duodenum	126–127
65	Gefäße des Gekrösestiels	128–129
66	Nerven und Gefäße des Gekrösestiels	130–131
67	Arteria ileocolica und die Mesenterien	132–133

Abbildung		Seite
68	Gefäße der Appendix vermiformis	134–135
69	Versorgungsgebiet der Arteria mesenterica superior	136–137
70–71	Gefäßversorgung des Dickdarms	138–141

Retroperitonealraum (Spatium retroperitoneale)

72–77	Retroperitonealraum, Nierenfaszien	142–153

Dammregion (Regio perinealis)

78–86	Regio perinealis, männlich, Regio analis, Regio urogenitalis	154–171
87	Regio pudendalis des Mannes	172–173
88–91	Regio perinealis, weiblich	174–181
92–94	Regio urogenitalis, weiblich I	182–187
95–99	Regio perinealis, weiblich II	188–197

Untere Extremität (Membrum inferius)

100–104	Regio subinguinalis	198–207
105–108	Regio femoris anterior, oberflächliche Schicht	208–215
109	Lacunae und Fascia lata	216–217
110	Trigonum femorale	218–219
111	Regio femoris anterior, Nervus femoralis	220–221
112	Regio femoris anterior, Arteriae circumflexae	222–223
113	Regio femoris anterior, Nervus obturatorius	224–225
114	Regio femoris anterior, Arteria femoralis	226–227
115–118	Canalis adductorius	228–235
119–124	Regio femoris posterior	236–247
125–134	Regio glutealis, Foramen infrapiriforme, Foramen suprapiriforme, Regio lumbalis	248–267
135–143	Lateraler Zugang zum Hüftgelenk	268–285
144–149	Regio genus posterior	286–297
150–154	Regio cruris posterior	298–307
155	Medialer Bereich der Knie- und Unterschenkelgegend	308–309
156	Regio retromalleolaris medialis	310–311
157–162	Regio cruris anterior	312–323
163–168	Dorsum pedis	324–335
169–176	Planta pedis	336–351

Gelenke der unteren Extremität (Articulationes membri inferiores)

177–184	Articulatio coxae und Punktionen	352–367
185	Lage des Trochanter major	368–369
186–198	Articulatio genus und Punktionen	370–395
199–207	Articulationes pedis, Punktionen und Sehnen	396–413

| Abbildung | | Seite |

Hals (Cervix, Collum)

208	Oberflächliche Halsregion, Punctum nervosum	414–415
209–216	Regio cervicalis anterior, Regio sternocleidomastoidea	416–431
215–225	Trigonum caroticum	428–449
217–219	Aufsuchung der Arteria carotis communis	432–437
220–225	Trigonum caroticum, Gesamtaufbau, vorderer Zugang zur Wirbelsäule	438–449
226–235	Regio thyroidea	450–469
234–236	Trigonum scalenovertebrale	466–471
237–239	Regio cervicalis lateralis	472–477
240–241	Trigonum submandibulare, oberflächliche Halsregion	478–481

Kopf (Caput)

242–246	Regio parotideomasseterica	482–491
247–249	Regio facialis, Regio temporalis	492–497
250–252	Fossa infratemporalis	498–503
253–256	Aufsuchung der Arteria meningea media, Orbita und Regio temporalis	504–513
257–258	Regio orbitalis	514–517
259–267	Regio occipitalis und Regio cervicalis posterior, Subokzipitalpunktion	518–535

Rücken (Dorsum)

268–270	Regio suprascapularis, Regio cervicalis posterior	536–541
271–275	Dorsum thoracis, Regio supra- und interscapularis und Regio scapularis	542–551
276–281	Dorsum thoracis, Rami cutanei posteriores, Regio vertebrolumbalis	552–563
282–284	Regio vertebrolumbalis, Lumbalpunktion, Regio vertebralis (Pars lumbalis)	564–569

Brust (Thorax)

285–292	Regio pectoralis	570–585
293–302	Mamma muliebris	586–605
303–314	Cavitas thoracis, Pulmo dexter, Radix pulmonis, Arteria pulmonalis, Pulmo sinister	606–629
315–317	Hinteres Mediastinum, Radix pulmonis, Sulcus pulmonalis	630–635
318–321	Pericardium, Cavitas pericardiaca	636–643
322–330	Cor	644–661
323–325	Aufsuchung der Koronararterien	646–651
331–335	Regio infraclavicularis	662–671
336–347	Axilla, Spatium axillare	672–695

Abbildung		Seite

Obere Extremität (Membrum superius)

348–349	Oberarm und Axilla	696–699
350–356	Oberarm, Regio brachii posterior, Aufsuchung des Nervus radialis	700–713
357–365	Regio cubitalis anterior, subkutane Venen, Fascia superficialis, diverse Schichten	714–731
366–372	Regio antebrachii anterior, diverse Schichten	732–745
373	Regio carpalis anterior	746–747
374–381	Manus, Palma manus, Aponeurosis palmaris, Aufbau des Fingers, karpale Sehnenscheiden	748–763
382–385	Manus, Fingersehnenscheiden	764–771
386–389	Regio antebrachii posterior, diverse Schichten	772–779
390–391	Manus, Dorsum manus, Streckaponeurose der Finger	780–783

Gelenke der oberen Extremität (Articulationes membri superioris)

392–396	Articulatio humeri, Punktionen	784–793
397–403	Articulatio cubiti, Ligamenta collateralia, Punktionen	794–807
404–413	Articulationes manus, Ansichten, Mechanik des Handgelenks, Punktionen	808–827

Literatur	829
Verwendete Eigennamen	833
Zur Nomenklatur	834
Index	835

Einleitung

Die Tela subcutanea

Alle Wege in die Tiefe des Körpers führen über die „Subcutis". Diese *Tela subcutanea* ist nicht nur eine mehr oder minder dicke Schicht von Fettgewebe, wie der unscheinbare Sammelname *Panniculus adiposus* vermuten lassen könnte, sondern besitzt eine vielfältige innere Struktur aus Bindegewebe, die als *Stratum subcutaneum* bezeichnet werden kann. Sie dient neben der Fixierung der Haut vor allem den mechanischen Bedürfnissen ihrer Gefäße und Nerven.

Würde der Übertritt von Gefäßen und Nerven aus der tiefen, in die subkutane Lage durch ein Loch oder auch nur durch einen länglichen Schlitz in einer Faszie erfolgen, wie es die üblichen Beschreibungen und Abbildungen in den Lehrbüchern nahe legen, so würden diese Gebilde durch ganz normale Gewalteinwirkungen an sehr vielen Stellen der Haut immer schwer geschädigt, wenn nicht gar abgerissen werden.

Wie durch Präparation an gut konservierten nicht völlig kachektischen Leichen verhältnismäßig mühelos festgestellt werden kann, hat die Übertrittszone der Gefäße und Nerven und damit die *Fascia superficialis* eine ganz besondere Form. Eine mehr oder weniger gleichmäßig dicke, einschichtige Hülle als Fascia superficialis mit nur einigen Durchtrittsöffnungen gibt es nicht und lässt sich daher als Präparat ohne Verschleierung der Schlüsselpositionen auch nicht herstellen.

Die Fascia superficialis

Um den Aufbau der Fascia superficialis, wie er sich bei der Präparation anbietet, besser verstehen zu können, ist es zweckmäßig, von einer dünnen, das subkutane Fettgewebe nach der Tiefe hin begrenzenden Bindegewebsschicht auszugehen, die LESSHAFT in der Dammgegend *Lamina profunda strati subcutanei* genannt hat.

Diese im Prinzip generell vorkommende Bindegewebsschicht kann sich mit einer oberflächlichen Muskelfaszie außerhalb der Übertrittszonen zu einer *Fascia superficialis* (NA 1980) breitflächig verbinden und an den Extremitäten die Fascia brachii, antebrachii, lata oder cruris bilden, oder sie kann durch eine lockere Verschiebezone von der Leibeswand getrennt bleiben.

Auf letztere Weise hat dann die „Lamina profunda strati subcutanei" ihre Selbständigkeit bewahrt und erscheint über der Aponeurose des M. obliquus externus abdominis als *Stratum membranosum abdominis,* ehemals SCARPAsche Faszie genannt, und im Bereich des Perineums als *Stratum membranosum perinei,* das vielfach als COLLESsche Faszie bezeichnet wurde. Es trug von LESSHAFT und DELBET auch den Namen Fascia perinei superficialis.

Der Eintritt von Gefäßen und Nerven in die Subcutis

An jenen Stellen, wo Gefäße und Nerven aus der Tiefe zur Oberfläche treten, ist eine ausschließlich zweidimensionale Betrachtungsweise der faszialen Oberflächenbedeckung nicht mehr möglich. Das Bindegewebe folgt vielmehr den die Schicht durchsetzenden Gebilden und wird dadurch dreidimensionaler Art.

Unmittelbar nachdem die Gefäße und Nerven ihre Beziehung zur Tiefe verlieren, hebt sich die *Lamina profunda strati subcutanei* in Form eines *Flachtunnels* von der oberflächlichen Muskelfaszie ab, die an dieser Stelle nur dessen dünne Bodenplatte bildet. Gegen den Anfang des Tunnels hin wird die Platte immer dünner und begrenzt durch ihr nicht immer klar feststellbares Ende den Eingang des Tunnels selbst. Seitlich neben den aus der Tiefe kommenden Gebilden befindet sich in dem spindelförmigen Querschnitt des Tunnels bei nicht hochgradig abgemagerten Menschen Fettgewebe.

Die *Lamina profunda strati subcutanei*, die ursprünglich die austretenden Gebilde oberflächlich bedeckt, nimmt gegen das Ende des mehrere bis viele Zentimeter langen Tunnels hin dieselben auf und läßt sie auf diesem Wege in das Fettgewebe der Subcutis gelangen. Dort werden sie von streifenförmigen Bindegewebszügen weiterhin eingeschlossen, die sich aus der Lamina profunda strati subcutanei fortsetzen. Mit den feineren Aufzweigungen der Gefäße und Nerven gelangen sodann feinere strangförmige Bindegewebszüge bis an die Cutis, so daß auf dem ganzen Wege durch die *Tela subcutanea* wichtige verletzbare Funktionsstrukturen durch festeres Bindegewebe gegen *Zugspannungen* gut geschützt werden.

Die präparatorische Darstellung der Fascia superficialis

Wie sich aus dieser Beschreibung ergibt, besteht an vielen Stellen kein zur Oberfläche streng parallel verlaufendes Bindegewebssystem und auch keine geschlossene einschichtige Fascia superficialis. Entfernt man das Fettgewebe der Subcutis bis zur Lamina profunda strati subcutanei, so verbleibt an manchen Stellen noch eine Schicht Fettgewebe, die nicht zum Fettgewebe der Tiefe gerechnet werden kann, da sie durch eine an dieser Stelle zwar dünne, aber doch eben oberflächliche Faszie von den tiefen Strukturen abgegrenzt wird. Entfernt man aber dieses Fettgewebe, welches das Fettgewebe des Flachtunnels ist, mit dem Fettgewebe der Subcutis, so erhält man insgesamt eine Fascia superficialis, die in ihrer Dicke einen sehr inhomogenen, mit Schnitträndern einzelner Schichten versehenen Eindruck macht.

Das *Fettgewebe* der *Flachtunnel* kann daher weder zum tiefen Fett noch so recht zur Tela subcutanea gerechnet werden. Es ist vielmehr eine Art *intermediäres Fett*, das eher den großen Fettpolstern der Axilla oder der Fossa ischioanalis an die Seite gestellt werden kann. Nur an sehr *mageren,* nahezu fettlosen *Leichen* verbindet sich die *Lamina profunda strati subcutanei* durch geschwundenes Tunnelfett auch an diesen Stellen mit der eigentlichen oberflächlichen Faszie. Die sonst hier in das Fettgewebe eingelagerten Gefäße und Nerven lassen sich nun ohne verbleibende, seitliche Fettstreifen von der Oberfläche her leicht durch Spaltung der sie deckenden Bindegewebsschicht bis zu jener Stelle darstellen, wo die Lamina profunda strati subcutanei immer mit der eigentlichen Oberflächenfaszie direkt fest verbunden ist und als dickere, einheitliche Bindegewebsschicht die tiefen Strukturen von der Tela subcutanea abgrenzt. Am Rande dieser Verbindung läßt sich ein *Hiatus* als Kunstprodukt herstellen, wie er zeichnerisch immer wieder abgebildet und in der Nomenklatur benannt wird.

Die üblichen Darstellungen der Fascia superficialis gehen von dieser Sondersituation aus. Das Fehlen des Fettes in der sonst sehr fettreichen Schicht der Subcutis macht aus deren Bindegewebe eine sehr amorphe dünne Schicht, die sich präparatorisch als Lückenbüßerin anbietet, wo die Inhomogenität der Fascia superficialis als geschlossene Hüllschicht Probleme bereitet. Auf Leichen mit normalem oder gar reichlichem Fettgehalt lassen sich diese Darstellungen aber nicht direkt übertragen.

Wenn man bedenkt, daß das subkutane Fettgewebe durchschnittlich bis zu einem Fünftel des Körpergewichtes ausmacht, wird die Bezeichnung Fascia superficialis für die ganze Schicht der Tela subcutanea und ihre spezielle Bezeichnung am Bauche als KAMPERsche Faszie nicht verständlich, weil diese Tela in vorherrschender Weise nicht dem Wesen einer Faszie entspricht.

Die *Fascia superficialis* ist nach der im vorliegenden Buch verwendeten Auffassung jene Hülle des Körpers, welche die Oberfläche der Muskulatur unmittelbar bedeckt. Sie ist an manchen Stellen mit der Lamina profunda strati subcutanei verwachsen und an anderen Stellen eine von dieser Lamina unabhängige Struktur. Mancherorts besitzt sie aponeurotischen Charakter und dient Anteilen der Muskulatur zum Ursprung, so daß sie dort zu Recht als skelettergänzende Faszie bezeichnet wird. Nicht Folge geleistet wird dem Brauch des größtenteils englischen Sprachraums, der diese Struktur Fascia profunda nennt, da die dazugehörende Auffassung der Fascia superficialis als unzweckmäßig angesehen, und der Name Fascia profunda noch für wirklich tiefer liegende Faszien benötigt wird.

Die Verankerung des Integumentum commune

Neben diesem die Gefäße und Nerven vor Zugspannung schützenden Bindegewebskomplex hat die Subcutis auch noch einen anderen Bindegewebsbestand, der ausschließlich die Haut verankert. So kann das das Fettgewebe durchsetzende Bindegewebe zur Fixierung der Lederhaut wie an der Palma, den Fingerspitzen und der Planta bei Abgrenzung von kleinen Fettgewebspolstern, hochgradig verstärkt sein. Starke, abgeflachte Bündel straffen Bindegewebes ziehen dabei vom Knochen, der Palmar- oder Plantaraponeurose zum benachbarten Korium und verhindern dabei eine größere Abhebung der Haut. Sie werden deshalb auch als *Retinacula cutis* bezeichnet.

Entlang dieser vorherrschend der Befestigung des Integuments dienenden Bindegewebsstrukturen wechseln auch dann und wann einmal feinere Gefäße und Nerven die Schicht, ebenso wie der die Gefäße und Nerven vor Zugspannungen schützende Bindegewebskomplex gleichzeitig eine verankernde Funktion des ganzen Integuments ausübt.

Neben den queren bis schrägen bindegewebigen Durchsetzungen des Fettgewebes dienen aber ebenso lineare oder flächige Verwachsungen der Lamina profunda strati subcutanei im Bereich der Weichteile oder der Knochenvorsprünge der Fixierung des Integumentes. Auch kommt es besondes im Bereich des Bauches in den tieferen Lagen der Subcutis, einigermaßen parallel der Körperoberfläche, zur Ausbildung von sogenannten *Fasciae subcutaneae*, die durch ihre Verankerung in der Umgebung zusätzlich zur Verfestigung des weichen Fettgewebes beitragen.

Die dargestellten Strukturen bilden die Grundlage für die chirurgische Verschieblichkeit der Haut oder erklären bei Schwund des Fettgewebes in venenführenden Flachtunneln das Phänomen der Rollvenen und verdienen daher nicht nur theoretisches Interesse.

Die Photos der abgebildeten anatomischen Sektionen
sind Verstorbenen zu verdanken,
die sich durch ihre testamentarische Verfügung
in den Dienst der Wissenschaft
und der kranken Menschen gestellt haben.

IHR TOD TRÄGT DIE WÜRDE,
FREMDEM LEBEN SELBSTLOSE HILFE ZU SEIN

Abbildung 1   Panniculus adiposus der ventrolateralen Bauchwand

In der rechten Hälfte der vorderen Bauchwand wurde die *Cutis* entfernt. An der Oberfläche der *Tela subcutanea* sind weiße Flecken sichtbar, die den Einstrahlungen von Bindegewebsbündeln entsprechen. Diese durchsetzen das Fettgewebe und führen zumindest teilweise zarte Gefäße und Nerven für die Cutis, denen sie Schutz vor Zerreißung bei tangentialer Verschiebung der Haut gewähren; außerdem verankern sie natürlich die Cutis und begrenzen deren Verschieblichkeit. Sie entsprechen den an den Fingerspitzen und der Planta besonders stark ausgebildeten *Retinacula cutis*.

Oben im Präparationsfeld ist der schräg verlaufende Wulst des *Arcus costalis* zu sehen, der nach lateral den *Angulus infrasternalis* begrenzt, und in der unteren Ecke befindet sich entsprechend dem Mons pubis der Frau eine leicht wulstige Verdickung der Tela subcutanea.

1   Angulus infrasternalis
2   Einstrahlungen von Bindegewebsbündeln in die Cutis mit kleinen Blutgefäßen
3   Blutgefäß (abgetrennt am Eintritt in die Cutis und angelagert an die Bindegewebseinstrahlung im Bereich des lateralen Randes des Musculus rectus abdominis)
4   Papilla umbilicalis in der Nabelgrube
5   Rami cutanei anteriores vor der Rectusscheide in Begleitung der dortigen Bindegewebsverankerungen der Cutis
6   Bindegewebsverankerungen der Cutis im Bereich der Linea alba
7   Wulst des Samenstranges
8   Schenkelbeugefurche
9   Vorwölbung des Musculus rectus femoris
10   Wulst des Musculus tensor fasciae latae (vorderer Rand)
11   Spina iliaca anterior superior
12   Sternchenförmige Gefäßaufzweigung mit Bindegewebseinstrahlung in die Cutis
13   Schnittrand der Cutis
14   Gefäßästchen für die Cutis unterhalb des Rippenbogens mit einstrahlenden Bindegewebszügen
15   Arcus costalis (Rippenbogen)

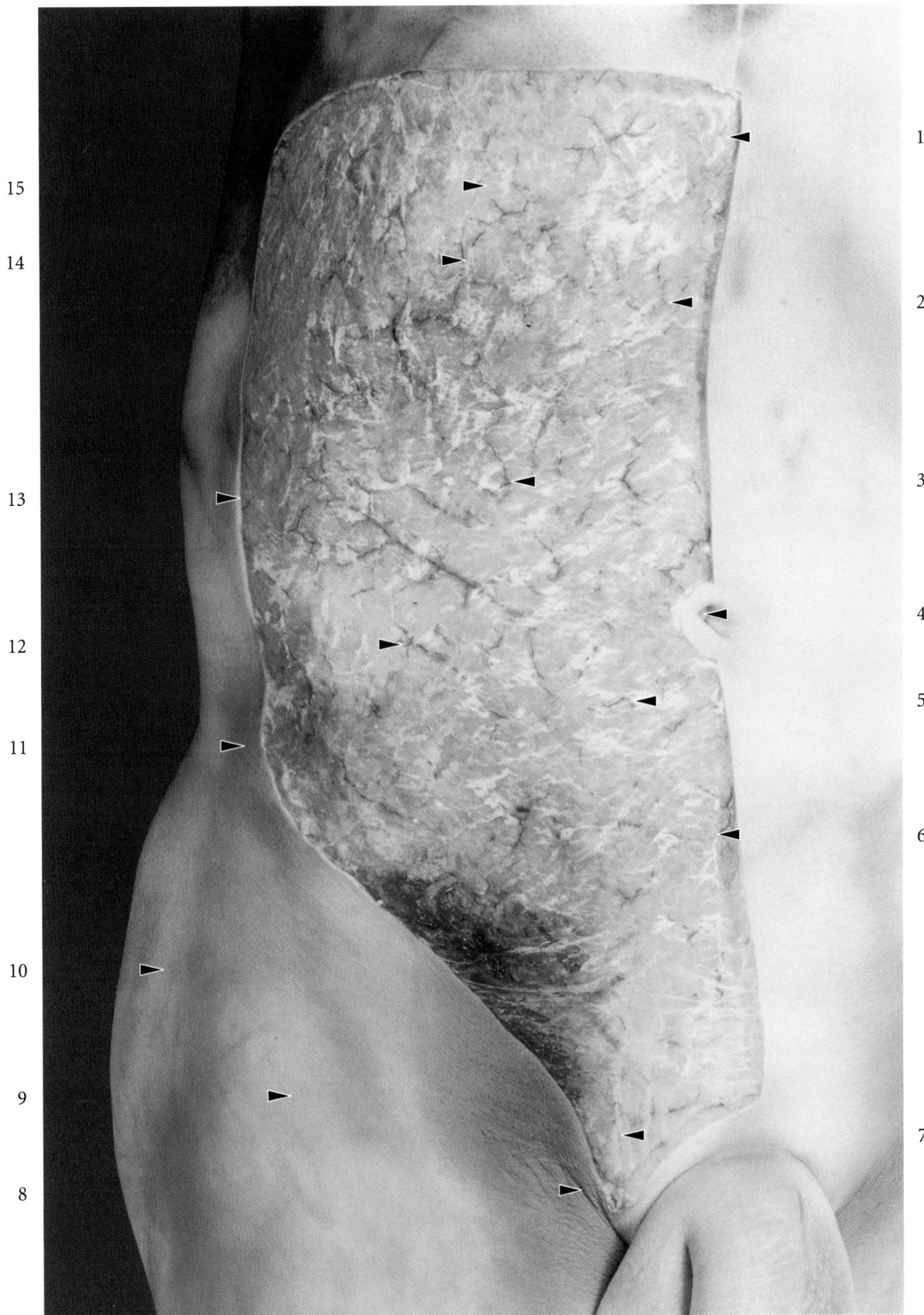

Abbildung 2 Fascia subcutanea und Regiones abdominales

Nach Entfernung der Cutis wurde in der *Regio lateralis dextra* des Bauches die *Tela subcutanea* bis zum Hypogastrium durch einen schrägen Schnitt in der *Zugrichtung des Musculus obliquus externus abdominis* gespalten. Bevor noch die ganze Dicke dieser Subcutisschicht durchsetzt war, erschien eine dünne Faszie, die als *Fascia subcutanea* bezeichnet wird. Durch die freigelegte Faszie schimmert weiteres Fettgewebe der *Tela subcutanea* hindurch, so daß eine Verwechslung mit der Aponeurose des M. obliquus externus, ganz abgesehen von der fehlenden sehnigen Struktur, schon aus diesem Grunde nicht möglich ist. Kleine *Blutgefäße* verlaufen ein Stück weit in der Faszie und treten nachher in schmale bindegewebige Fortsätze ein. In der Einleitung wird die allgemeine Bedeutung der *Fasciae subcutaneae* näher erläutert.

Die *Regio lateralis* des Bauches wird nach oben hin durch eine gedachte Linie begrenzt, die durch die tiefsten Punkte der beiden zehnten Rippen gezogen wird. Die untere Grenze bildet eine Linie, die durch die höchsten Punkte der beiden Cristae iliacae verläuft. Nach medial reicht die Region bis zum lateralen Rand des *M. rectus abdominis*.

Medial von der Regio lateralis befindet sich die *Regio umbilicalis*, die auch als *Mittelbauchgegend* oder *Regio mesogastrica* bezeichnet wird. In diesem *Mittelfeld des Bauches* liegt darüber die Oberbauchgegend, das *Epigastrium*, und darunter die Unterbauchgegend, das *Hypogastrium [Regio pubica]*.

Oberhalb der *Regio lateralis* liegt die *Regio hypochondrica* und unterhalb davon die *Regio inguinalis*.

1 Angulus infrasternalis
2 Arcus costalis (Rippenbogen)
3 Tela subcutanea im Epigastrium
4 Lateraler Rand des Musculus rectus abdominis (verdeckt durch Rectusscheide und Tela subcutanea)
5 Tela subcutanea in der Regio umbilicalis [Regio mesogastrica]
6 Fascia subcutanea (vor dem lateralen Rande des Musculus rectus abdominis mit eingelagertem Gefäß)
7 Tela subcutanea (Schnittrand)
8 Tela subcutanea im Hypogastrium [Regio pubica]
9 Wulst des Samenstranges
10 Dorsum penis
11 Wulst des Musculus sartorius
12 Wulst des Musculus rectus femoris
13 Wulst des Musculus tensor fasciae latae
14 Tela subcutanea in der Regio inguinalis
15 Cutis (Schnittrand)
16 Crista iliaca (oberste Stelle des Randes)
17 Fascia subcutanea der Regio lateralis abdominis
18 Blutgefäß in der Fascia subcutanea
19 Spitze der Costa X
20 Tela subcutanea in der Regio hypochondrica
21 Plica axillaris posterior

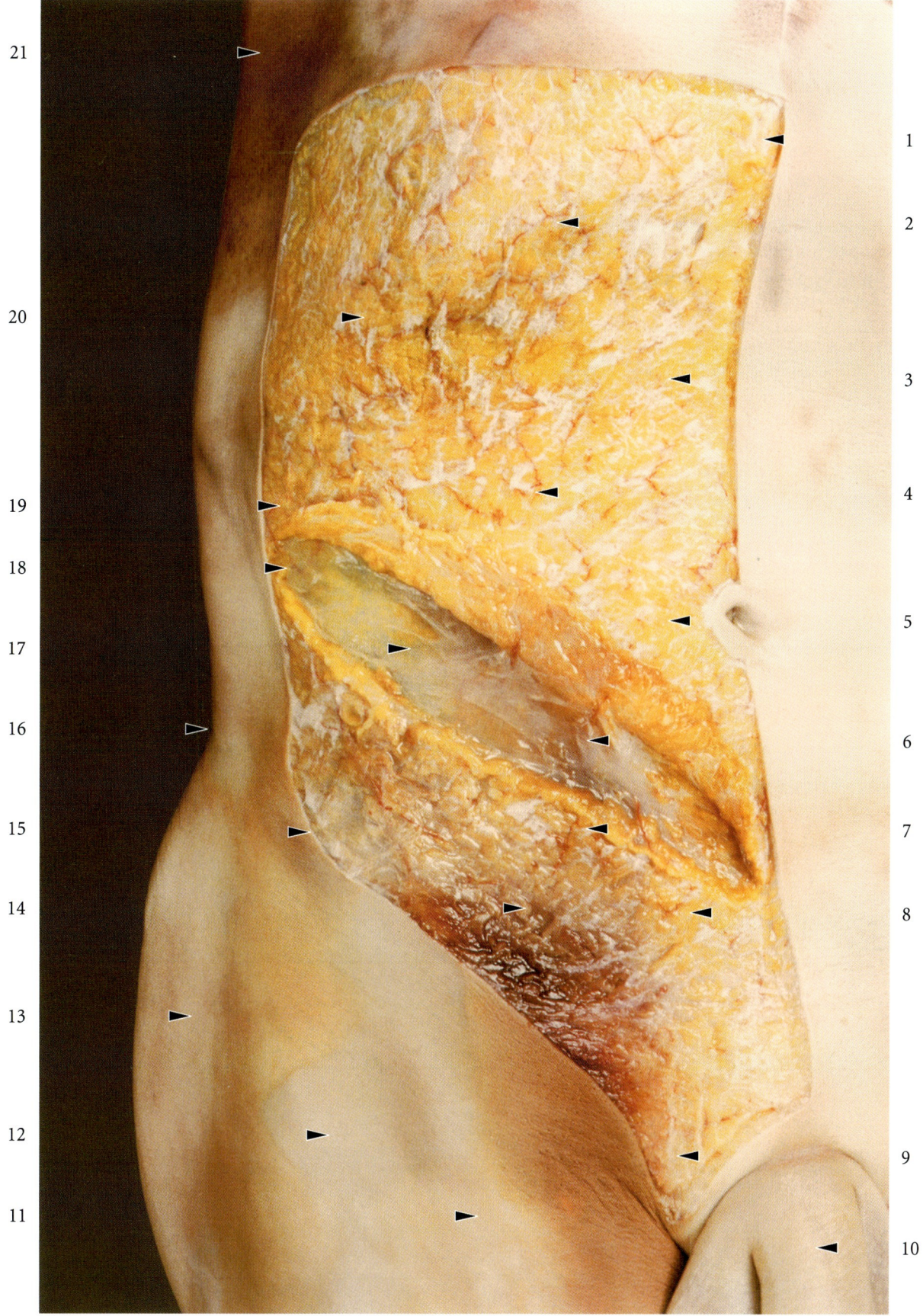

Abbildung 3   Vordere Wand der Rectusscheide in der Mittelbauchgegend

Durch einen *Paramedianschnitt* wurde die *Subcutis* bis auf das *vordere Blatt* der *Rectusscheide* in der *Regio hypogastrica* gespalten. Durch Verziehung des lateralen Schnittrandes ist der aponeurotische Charakter der *Rectusscheide* gut erkennbar. An ihr verankern sich *Bindegewebszüge*, welche die *Tela subcutanea* durchsetzen. Sie liegen, entsprechend der in der Einleitung gegebenen Begründung, insbesondere in dem Bereich, wo zarte Hautäste die vordere Rectusscheidenwand verlassen.

Mit gelben Stäbchen wurden die austretenden *Rami cutanei anteriores abdominales* der *Intercostalnerven* unterlegt. Ihr mehr oder weniger linearer Austritt in einer *medialen* und *lateralen Durchtrittsreihe* deckt sich mit der Lage der oben erwähnten Verankerungszüge. Das obere Stäbchen markiert den *lateralen Ast* des *Ramus cutaneus anterior* des *10. Intercostalnerven* und die restlichen die *Rami cutanei anteriores* des *11. Intercostalnerven*. Daraus geht hervor, daß sich die *Intercostalnerven* in *zwei laterale Äste* der *Rami cutanei anteriores* aufspalten können, die *getrennt* die *Lamina anterior* der *Vagina musculi recti abdominis* durchsetzen.

Bei der allgemeinen *Aufteilungsneigung* und *Anastomosebereitschaft* der *Intercostalnerven* während ihres *Verlaufes* in den *Bauchdecken* ist es sehr verständlich, daß die *Austrittsreihen* der Rectusscheide sowohl *überzählige* als auch *fehlende Öffnungen* besitzen können.

1 Ramus cutaneus anterior nervi intercostalis IX (mit bindegewebigen Verankerungen der Subcutis)
2 Ramus cutaneus anterior nervi intercostalis X (lateraler Ast – austretend aus der lateralen Durchtrittsreihe der Rectusscheide)
3 Ramus cutaneus anterior nervi intercostalis XI (ein oberer lateraler Teilast – austretend aus der lateralen Durchtrittsreihe der Rectusscheide)
4 Ramus cutaneus anterior nervi intercostalis XI (ein unterer lateraler Teilast – austretend aus der lateralen Durchtrittsreihe der Rectusscheide)
5 Ramus cutaneus anterior nervi intercostalis XI (medialer Ast – austretend aus der medialen Durchtrittsreihe der Rectusscheide)
6 Mons pubis
7 Cutis (Schnittrand – Übergang von der dicken Cutis der seitlichen Partie der Hüfte in die dünne Cutis der Inguinalregion)
8 Spina iliaca anterior superior (erkenntlich durch geringe Fetteinlagerung in die Subcutis)
9 Tela subcutanea (Schnittrand eines seitwärts gelagerten Paramedianschnittes der Subcutis)
10 Lamina anterior der Vagina musculi recti abdominis
11 Arcus costalis (Rippenbogen)

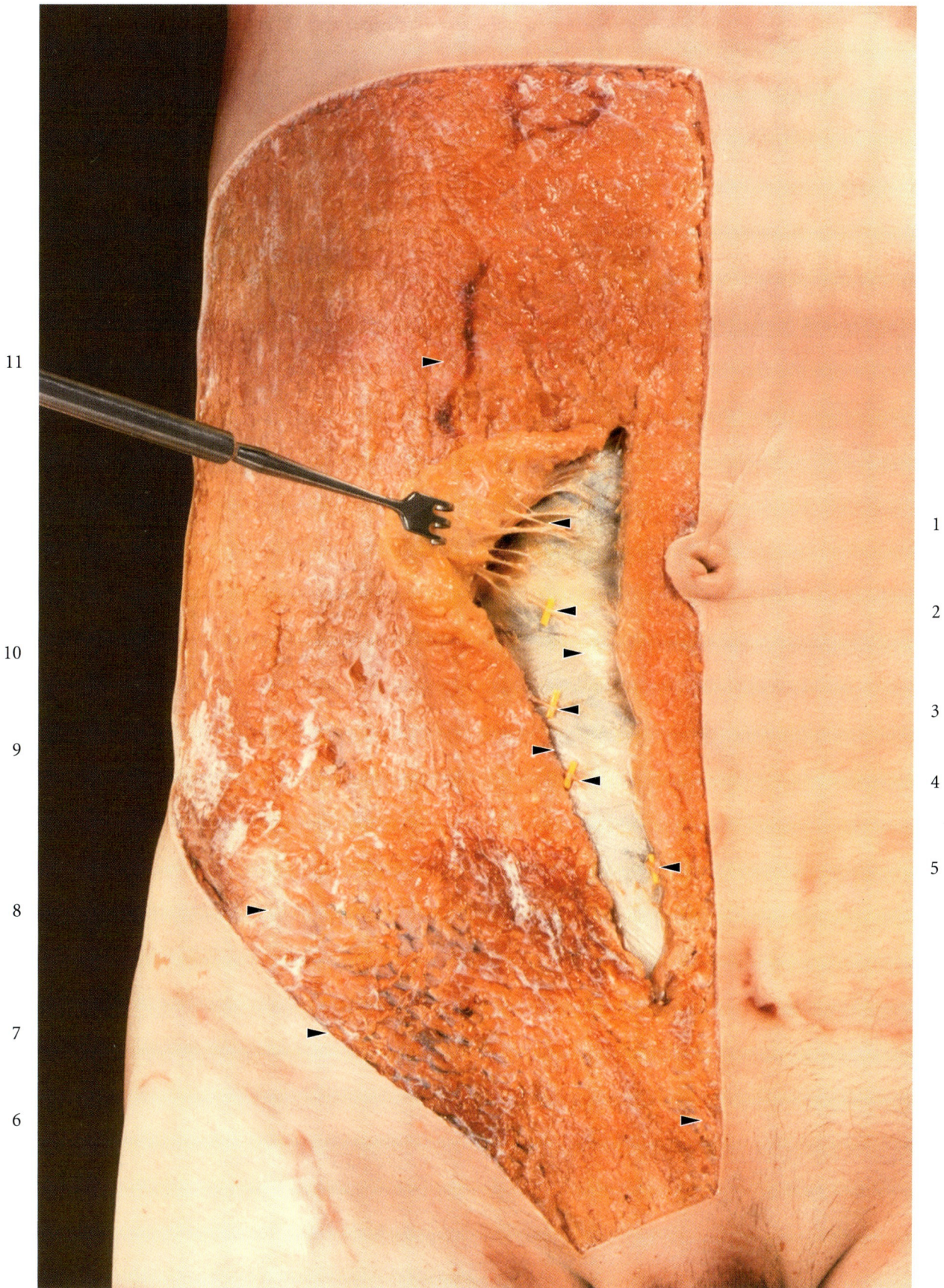

Abbildung 4   Oberflächliche Schicht der ventrolateralen Bauchwand

Nach Entfernung der Cutis und Subcutis erscheint im lateralen Bereich des Präparationsfeldes die Muskulatur des *Musculus obliquus externus abdominis,* die nach medial in eine derbe *Aponeurose* übergeht. Sie beteiligt sich vor dem Musculus rectus abdominis sehr maßgeblich an der *vorderen Wand* der *Rectusscheide.* Vom Nabel nach aufwärts wird diese Wand dünner, so daß der Musculus rectus abdominis hindurchschimmert und sein lateraler Rand gut abschätzbar wird. Auch ist oberhalb des Nabels die dort breitere *Linea alba* mit ihrem *Anulus umbilicalis* erkennbar.

Die sehnigen Strukturen der Aponeurose weichen, wie zu sehen ist, gelegentlich schlitzförmig oder gar großflächiger auseinander, so daß kleinere oder größere *Dehiszenzen* entstehen, die bis zum Rande der Rectusscheide reichen. Sie werden nur von einer zarten oberflächlichen Faszie überbrückt, die am Rande in das die Aponeurose bedeckende Peritendineum übergeht.

Kaudal beteiligt sich die Aponeurose am *Aufbau* des *Leistenbandes* und bildet dort durch das Auseinanderweichen seiner sehnigen Fasern den *äußeren Leistenring,* aus welchem der *Samenstrang* mit dem unterlegten *Nervus ilioinguinalis* austritt.

Die vordere Rectusscheidenwand trägt zahlreiche kleine *Öffnungen* in zwei bis drei Reihen für den Durchtritt der *Rami cutanei anteriores* der *Intercostalnerven.* Unterlegt sind die Äste des *12. Intercostalnerven* und des *Nervus iliohypogastricus.*

1 Musculus obliquus externus abdominis
2 Dehiszenzen der Aponeurose
    des Musculus obliquus externus abdominis
3 Öffnungen der lateralen Durchtrittsreihe
    in der Rectusscheide für die lateralen Äste
    der Rami cutanei anteriores nervi intercostalis X
4 Arcus costalis
5 Ramus cutaneus
    der Arteria intercostalis posterior VIII
6 Ramus cutaneus anterior nervi intercostalis VIII
7 Linea alba
8 Anulus umbilicalis in der Linea alba
9 Öffnung der medialen Durchtrittsreihe
    in der Rectusscheide für einen medialen Ast
    des Ramus cutaneus anterior nervi intercostalis X
10 Vagina musculi recti abdominis – Lamina anterior
11 Zwei Öffnungen der lateralen Durchtrittsreihe
    in der Rectusscheide für die
    Rami cutanei anteriores nervi intercostalis XI
12 Linea alba
13 Ramus cutaneus anterior nervi intercostalis XI
    (medialer Ast)
14 Ligamentum fundiforme penis
15 Nervus ilioinguinalis
    für die Nervi scrotales anteriores
16 Funiculus spermaticus
17 Ramus cutaneus anterior nervi intercostalis XII
18 Ramus cutaneus anterior – Nervus iliohypogastricus
19 Anulus inguinalis superficialis
20 Fossa ovalis
21 Ramus femoralis nervi genitofemoralis
22 Ligamentum inguinale
23 Spina iliaca anterior superior
24 Aponeurosis
    des Musculus obliquus externus abdominis
25 Ramus cutaneus
    der Arteria circumflexa iliaca profunda
26 Ramus cutaneus lateralis nervi subcostalis
    [nervi intercostalis XII] (vorderer Ast)
27 Ramus cutaneus lateralis nervi intercostalis XI
    (vorderer Ast)
28 Ramus cutaneus lateralis nervi intercostalis X
    (vorderer Ast)
29 Ramus cutaneus lateralis nervi instercostalis VIII
    (vorderer Ast)

9

Abbildung 5   Mittlere Schicht der ventrolateralen Bauchwand 1

Der *Musculus obliquus externus abdominis* wurde zurückgeschlagen, damit der *Musculus obliquus internus abdominis* sichtbar wird. Er reicht vom Rippenbogen bis zum Leistenband. Dort wo er sich vom Leistenband abhebt, bildet er einen unteren freien Rand, der oberhalb des M. cremaster zu liegen kommt. Die Fasern des *Musculus cremaster* bedecken den Samenstrang und bilden mit ihm eine Einheit. Nach Verlassen des Leistenkanals am *äußeren Leistenring* wird der Samenstrang von einer dünnen Faszie, der *Fascia spermatica externa,* überzogen. Diese Faszie setzt sich aus der *Aponeurose* des *Musculus obliquus externus* des Bauches fort. Ihr Beginn am äußeren Leistenring wurde mit einem weißen Stäbchen unterlegt.

Mit gelben Stäbchen wurden die *Rami cutanei anteriores* des *Nervus subcostalis* und des *Nervus iliohypogastricus* sowie der den Samenstrang begleitende *Nervus ilioinguinalis* unterlegt.

Der *mediale Teil* des *Leistenbandes* ist nach Abtrennung der Aponeurose des Musculus obliquus externus abdominis in seiner Zugrichtung zwischen *Spina iliaca anterior superior* und *Tuberculum pubicum* deutlich sichtbar. Im medialen unteren Winkel des Präparationsfeldes liegt das *Ligamentum fundiforme penis*.

1   Musculus obliquus externus abdominis
    (hintere Oberfläche mit Muskelfaszie)
2   Verbindungsstelle der Aponeurose
    des Musculus obliquus externus abdominis
    mit der Aponeurose
    des Musculus obliquus internus abdominis
3   Ramus cutaneus anterior nervi intercostalis XI
4   Ramus cutaneus anterior nervi intercostalis XII
5   Ligamentum fundiforme penis
6   Funiculus spermaticus
7   Nervi scrotales anteriores nervi ilioinguinalis
8   Ramus cutaneus anterior nervi iliohypogastrici
9   Fascia spermatica externa
    im Anulus inguinalis superficialis
10 Nervus ilioinguinalis
11 Musculus cremaster
12 Ligamentum inguinale
13 Aponeurose
    des Musculus obliquus externus abdominis
14 Spina iliaca anterior superior
15 Musculus obliquus externus abdominis
16 Musculus obliquus internus abdominis
17 Arcus costalis

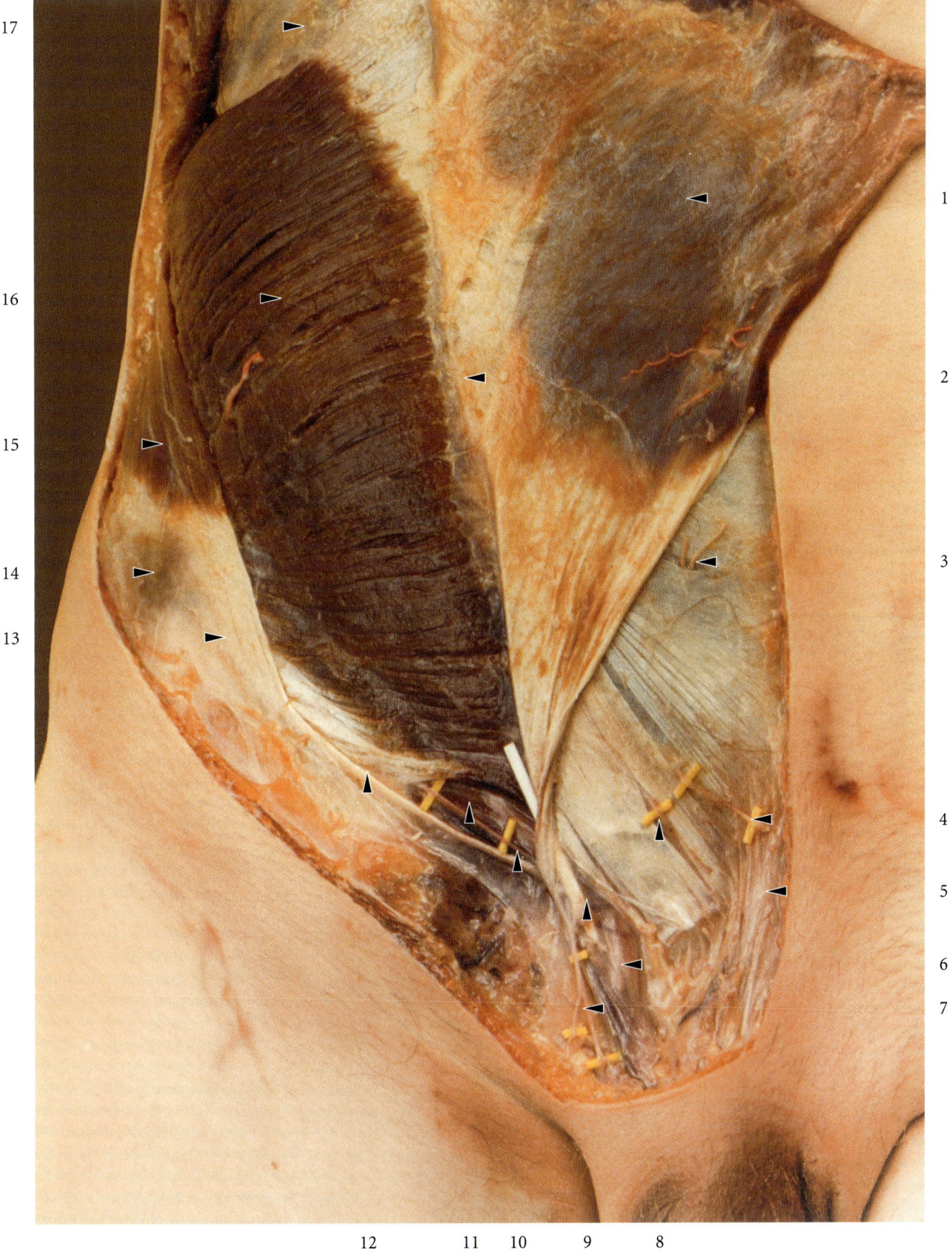

Abbildung 6   Mittlere Schicht der ventrolateralen Bauchwand 2

Gegenüber der vorhergehenden Abbildung ist die *Aponeurose* des *Musculus obliquus externus abdominis* weiter nach medial verzogen. Das *Crus laterale* des *Anulus inguinalis superficialis* wurde knapp vor seinem Ende durchschnitten, so daß der *äußere Leistenring* stark entfaltet werden konnte. Das *Crus mediale* des Anulus verläuft nun von dem oberen Rande des Os pubis am *Tuberculum pubicum* vorbei steil nach oben und macht den unteren medialen Teil des *Musculus obliquus internus abdominis* frei.

Im oberen Teil verbindet sich die *Externus-* mit der *Internusaponeurose* seitlich vom *lateralen Rand* des *Musculus rectus abdominis*, wohingegen deren *Verschmelzung* im unteren Teil erst in der Nähe der Linea alba erfolgt. Es kann daher dort die *Externusaponeurose* für plastische Zwecke bei *Leistenbruchoperationen* in einem großen Umfang gewonnen werden.

Durch das weite Zurückschlagen der Externusaponeurose im unteren Teil wurde der *Musculus obliquus internus* stärker entblößt, so daß der Durchtritt des *Nervus iliohypogastricus* sichtbar wird. Auch das Verhalten der Muskelfasern am unteren Rand des *Musculus obliquus internus* mit ihrem *Übergang* in den *Musculus cremaster* kann auf diese Weise besser beobachtet werden. Der den Samenstrang begleitende *Nervus ilioingunalis* ist wieder unterlegt.

1 Musculus obliquus externus abdominis (hintere Oberfläche mit Muskelfaszie)
2 Verwachsungsstelle der Aponeurose des Musculus obliquus externus mit der Aponeurose des Musculus obliquus internus abdominis
3 Aponeurose des Musculus obliquus internus abdominis
4 Aponeurose des Musculus obliquus externus abdominis
5 Nervus iliohypogastricus (Austritt aus dem M. obliquus internus abdominis)
6 Crus laterale des Anulus inguinalis superficialis (durchschnitten)
7 Crus mediale des Anulus inguinalis superficialis
8 Crus laterale des Anulus inguinalis superficialis (durchschnitten)
9 Ligamentum fundiforme penis
10 Funiculus spermaticus
11 Tuberculum pubicum
12 Nervi scrotales anteriores des Nervus ilioinguinalis
13 Musculus cremaster
14 Nervus ilioinguinalis
15 Ligamentum inguinale
16 Muskel-Hautast der Arteria circumflexa ilium profunda
17 Aponeurose des Musculus obliquus externus abdominis
18 Spina iliaca anterior superior
19 Musculus obliquus internus abdominis
20 Musculus obliquus externus abdominis
21 Arcus costalis

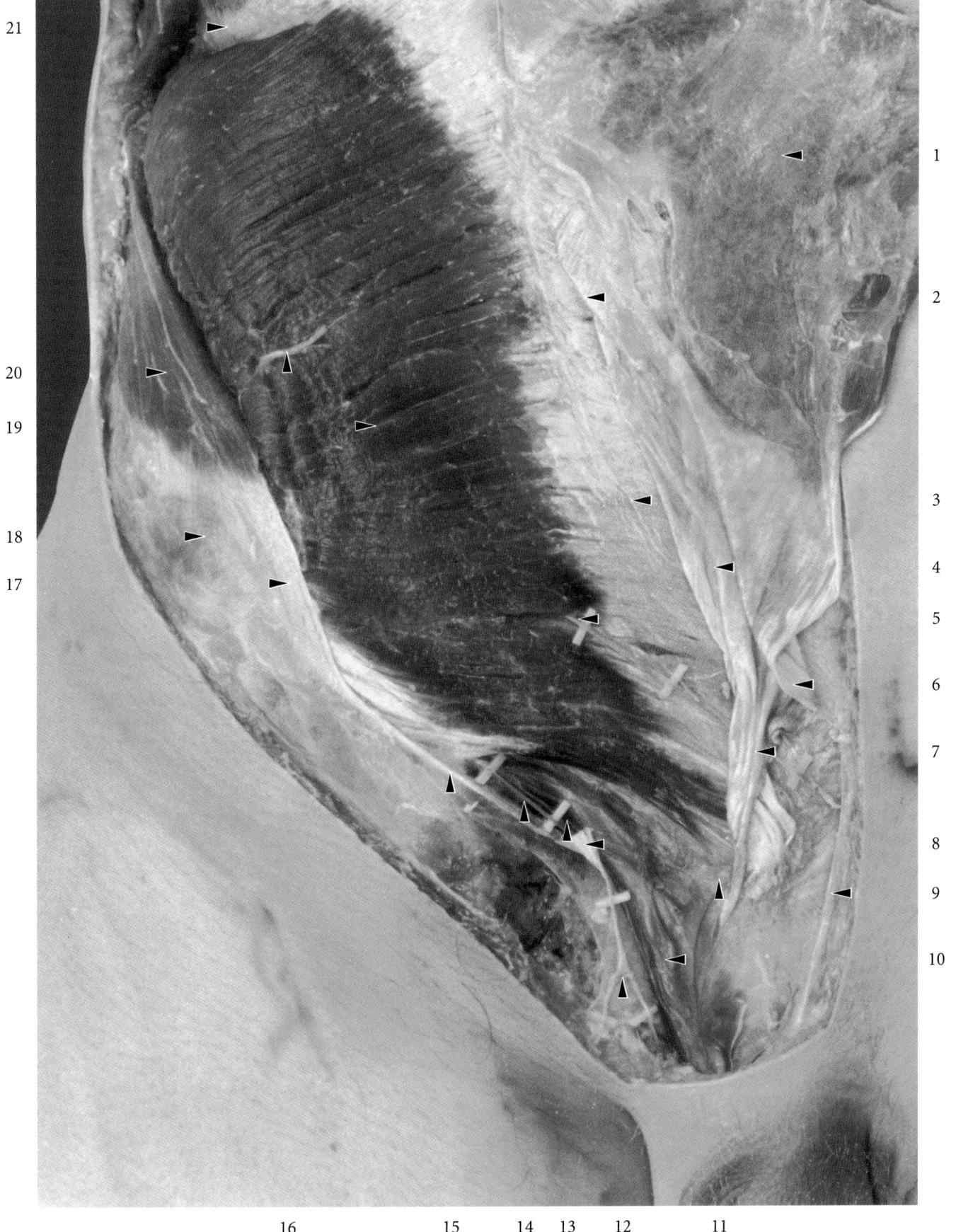

Abbildung 7 Tiefe Schicht der ventrolateralen Bauchwand 1

Nach Entfernung des *Musculus obliquus externus abdominis* wurde auch der *Musculus obliquus internus abdominis* bis in die Nähe der Rectusscheide, wo er sich mit dem Musculus transversus verbindet, reseziert. Nur ein kleiner Teil von ihm, an seinem oberen und unteren Rand, wurde stehen gelassen.

In diesem gefensterten Feld erscheint der *Musculus transversus abdominis*. Sein Übergang in die Aponeurose bildet die *Linea semilunaris* (Spigelius). Sein unterer Rand liegt in typischer Höhe. Ein das *Crus mediale* des *äußeren Leistenringes* tragender *Restlappen der Aponeurose* des *Musculus obliquus externus abdominis* ist nach unten geklappt. Das vordere Blatt der Rectusscheide wurde gespalten und teilweise entfernt, so daß der *Musculus rectus abdominis* mit seinen *Intersectiones tendineae* zu sehen ist. Alle Intersectiones tendineae sind mit der vorderen Rectusscheidenwand, im Gegensatz zur hinteren, fest verwachsen.

Zwischen dem M. transversus abdominis und M. obliquus internus abdominis verlaufen die ventralen Äste der segmentalen Nerven. Abgebildet sind der *9. bis 11. Intercostalnerv*, der *N. subcostalis* und der *N. iliohypogastricus*, die sich dort in mehrere Äste aufteilen und untereinander anastomosieren. Die *Muskeläste* zum M. obliquus internus enden frei. In der gleichen Schicht verlaufen Äste der *Arteria circumflexa ilium profunda,* die ein Stück weit zu sehen ist.

Einigermaßen beachtliche *segmentale,* die Nerven begleitende *Arterien* sind nur bei den oberen Nerven zu finden. Durch die *Fascia abdominis parietalis* wurden die *Arteria* und *Vena epigastrica inferior* aufgesucht. Ein *M. pyramidalis* war, wie nicht allzu selten, nicht ausgebildet.

1 Musculus obliquus externus abdominis (Schnittrandeck)
2 Vorderende der Costa X
3 Musculus transversus abdominis
4 Arcus costalis
5 Musculus rectus abdominis
6 Vagina musculi recti abdominis – Lamina anterior (mediale Hälfte)
7 Anulus umbilicalis der Linea alba
8 Intersectio tendinea des Musculus rectus abdominis
9 Übergang der Aponeurose des Musculus obliquus externus abdominis in die Rectusscheide (Schnittrand)
10 Linea semilunaris (Spigelius)
11 Musculus obliquus internus abdominis (Schnittrand an der Verwachsungsstelle mit der Aponeurose des M. transversus)
12 Fascia abdominis parietalis [Fascia transversalis] (Schnittrand)
13 Arteria epigastrica inferior mit Begleitvenen
14 Musculus obliquus internus abdominis (unterer nicht resezierter Randanteil)
15 Fascia abdominis interna [Fascia transversalis] (hinter dem eröffneten Anulus inguinalis superficialis)
16 Crus mediale des Anulus inguinalis superficialis
17 Aponeurosis des Musculus obliquus externus abdominis
18 Tuberculum pubicum
19 Funiculus spermaticus mit Musculus cremaster
20 Musculus cremaster im Canalis inguinalis
21 Nervus ilioinguinalis
22 Arteria circumflexa ilium profunda mit Ramus ascendens
23 Musculus obliquus externus abdominis
24 Crus laterale des Anulus inguinalis superficialis (Resektionsstumpf)
25 Ligamentum inguinale
26 Peritoneum der Fossa inguinalis lateralis
27 Spina iliaca anterior superior
28 Musculus obliquus internus abdominis (Schnittrand)
29 Nervus iliohypogastricus
30 Nervus intercostalis XII
31 Musculus obliquus internus abdominis (Schnittrand)
32 Nervus intercostalis XI
33 Nervus intercostalis X
34 Ramus cutaneus lateralis nervi intercostalis IX (vorderer Ast)

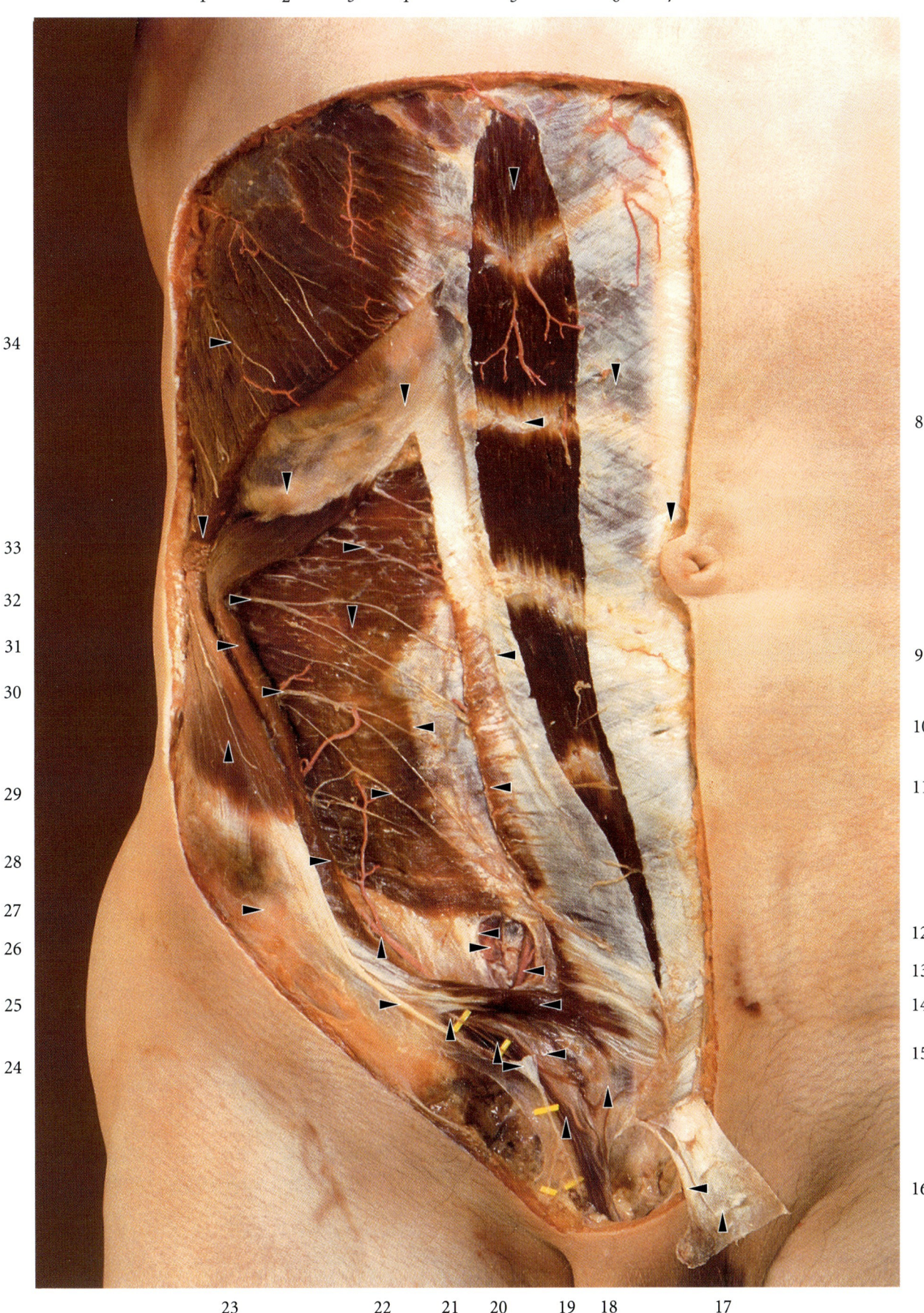

Abbildung 8   Tiefe Schicht der ventrolateralen Bauchwand 2

Gegenüber der vorhergehenden Abbildung wurde der laterale Rest des *vorderen Blattes der Rectusscheide* unten durchtrennt und nach lateral verzogen, während der *Musculus rectus abdominis* nach medial verlagert wurde. Dadurch entsteht ein Einblick in die *Loge* der *Rectusscheide.* Am *hinteren Blatt der Rectusscheide* sind zwei Bögen erkennbar. Der untere Bogen formt die *Linea arcuata*. Kaudal davon sind keine aponeurotischen Strukturen mehr vorhanden; hier formt lediglich die zarte *Fascia abdominis parietalis [Fascia transversalis]* die Hinterwand der Loge. Sie wurde dort entfernt, um die *Arteria epigastrica inferior* freizulegen. Der kranialere Bogen ist eine *accessorische Linea arcuata,* welche die hintere Rectusscheidenwand gelegentlich verstärkt.

Die Loge betreten die *segmentalen Nerven* am lateralen Rande der Scheide und treten in den *Musculus rectus abdominis* ungefähr in der Mitte seiner Hinterfläche ein. Die oberen Nerven sind von größeren *Gefäßen* begleitet, wogegen der kaudale Bereich des Muskels von der starken *Arteria epigastrica inferior* versorgt wird.

In dem rund begrenzten Präparationsfeld lateral des kaudalen Teils der Rectusscheide wurde die *Fascia abdominis parietalis [Fascia transversalis]* ebenfalls entfernt und die *Arteria epigastrica inferior* knapp nach ihrem Ursprung dargestellt. Lateral von ihr liegt der *innere Leistenring* mit den in den Leistenkanal eintretenden Gebilden. Das am Peritoneum hängende *Vestigium processus vaginalis* ist durch einen Faden zur Seite gezogen, und der *Ductus deferens* ist schwarz unterlegt. Zwischen beiden ist die *Arteria testicularis* mit mehreren Venen sichtbar.

1 Musculus obliquus externus abdominis (Schnittrandeck)
2 Musculus obliquus internus abdominis
3 Cartilago costalis von Costa IX
4 Musculus transversus abdominis
5 Aponeurosis des Musculus obliquus internus (Resektionsrest)
6 Musculus rectus abdominis (vordere Oberfläche)
7 Intersectio tendinea des Musculus rectus abdominis
8 Intersectio tendinea mit lateralem Rest der Verankerung an der Lamina anterior der Rectusscheide
9 Lamina posterior der Vagina musculi recti abdominis
10 Linea arcuata accessoria
11 Musculus rectus abdominis (verlagerter lateraler Rand)
12 Lamina anterior der Vagina musculi recti abdominis (innere Oberfläche)
13 Arteria epigastrica inferior
14 Linea arcuata
15 Praeperitoneales Fettgewebe
16 Fascia abdominis parietalis [Fascia transversalis] (Schnittrand)
17 Aponeurosis des Musculus obliquus externus abdominis (Übergang in die Lamina anterior der Rectusscheide)
18 Tuberculum pubicum
19 Funiculus spermaticus mit Musculus cremaster
20 Fascia transversalis (Schnittrand)
21 Musculus obliquus internus abdominis (unterer nicht resezierter Randanteil)
22 Ductus deferens et Vasa testicularia beim Eintritt in den Anulus inguinalis profundus
23 Ligamentum inguinale
24 Arteria circumflexa iliaca profunda mit Ramus ascendens
25 Aponeurosis des Musculus obliquus externus abdominis
26 Crus laterale des Anulus inguinalis superficialis (Resektionsstumpf)
27 Nervus ilioinguinalis
28 Vestigium processus vaginalis (peritonei)
29 Spina iliaca anterior superior
30 Musculus obliquus internus abdominis (Schnittrand)
31 Nervus iliohypogastricus
32 Nervus intercostalis XII [Nervus subcostalis]
33 Lamina anterior der Vagina musculi recti abdominis (innere Oberfläche)
34 Nervus intercostalis XI
35 Nervus intercostalis X
36 Ramus cutaneus lateralis nervi intercostalis VIII

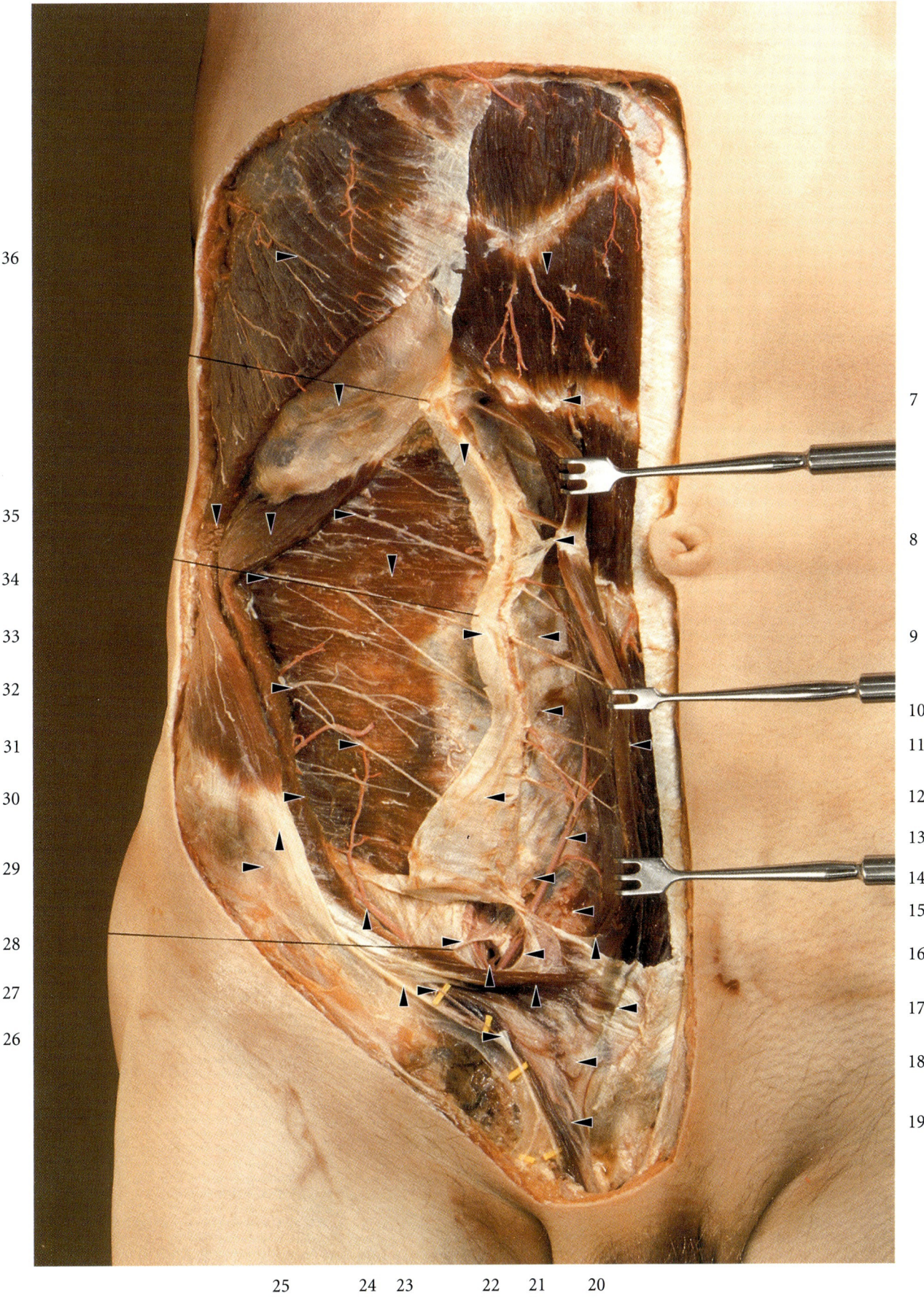

Abbildung 9   Regio inguinalis des Mannes

Nach Entfernung der Haut und Subcutis erscheint die *Aponeurose des Musculus obliquus externus abdominis*, die nach kaudal bis an das *Leistenband* reicht. Ihre sehnigen Fasern nehmen einen steileren Verlauf als das Leistenband, so daß jene, die den *äußeren Leistenring* begrenzen, von höher oben kommen. Wo die Fasern zur Bildung des äußeren Leistenringes auseinanderweichen, formen sie das *Crus mediale* und das *Crus laterale* des Ringes. Die auseinanderweichenden Fasern werden durch die *Fibrae intercrurales* zusammengehalten, die auch eine Abrundung des nach lateral spitzwinkeligen Schlitzes herbeiführen können. Oberhalb des Leistenringes durchsetzen die *vorderen Hautäste* des *Nervus iliohypogastricus* und des *Nervus subcostalis* in Begleitung von zarten Gefäßen die Aponeurose, an welcher sich medial davon das *Ligamentum fundiforme penis* verankert.

Aus dem äußeren Leistenring tritt der *Samenstrang*, bedeckt von der *Fascia spermatica externa*, aus, die eine Fortsetzung der *Aponeurose* des *Musculus obliquus externus abdominis* ist.

1 Fibrae intercrurales
2 Aponeurosis des Musculus obliquus externus abdominis
3 Nervus iliohypogastricus – Ramus cutaneus anterior
4 Nervus subcostalis [Nervus intercostalis XII] – Ramus cutaneus anterior
5 Ligamentum fundiforme penis
6 Crus mediale des Anulus inguinalis superficialis
7 Scrotum
8 Funiculus spermaticus mit Fascia spermatica externa
9 Crus laterale des Anulus inguinalis superficialis
10 Ligamentum inguinale
11 Tela subcutanea mit dem oberen Ast der Arteria circumflexa ilium superficialis

Abbildung 10   Regio inguinalis der Frau

Gegenüber der vorher beschriebenen Region des Mannes unterscheidet sich diejenige der Frau vor allem durch die geringere *Größe des äußeren Leistenringes,* aus welchem nur das schmächtige *Ligamentum teres uteri* mit der noch bescheideneren nach ihm benannten Arterie austritt. Statt des Ligamentum fundiforme penis ist das Fettgewebe des *Mons pubis* zu sehen. Der Subcutislappen wurde nach oben verzogen und mit ihm der ausgetretene *Nervus iliohypogastricus.*

1 Tela subcutanea mit SCARPAscher Faszie
2 Nervus iliohypogastricus – Ramus cutaneus anterior
3 Crus mediale des Anulus inguinalis superficialis
4 Fettgewebe des Mons pubis
5 Ligamentum teres uteri
6 Labium majus pudendi
7 Crus laterale des Anulus inguinalis superficialis
8 Ligamentum inguinale
9 Fibrae intercrurales
10 Aponeurosis des Musculus obliquus externus abdominis
11 Spina iliaca anterior superior

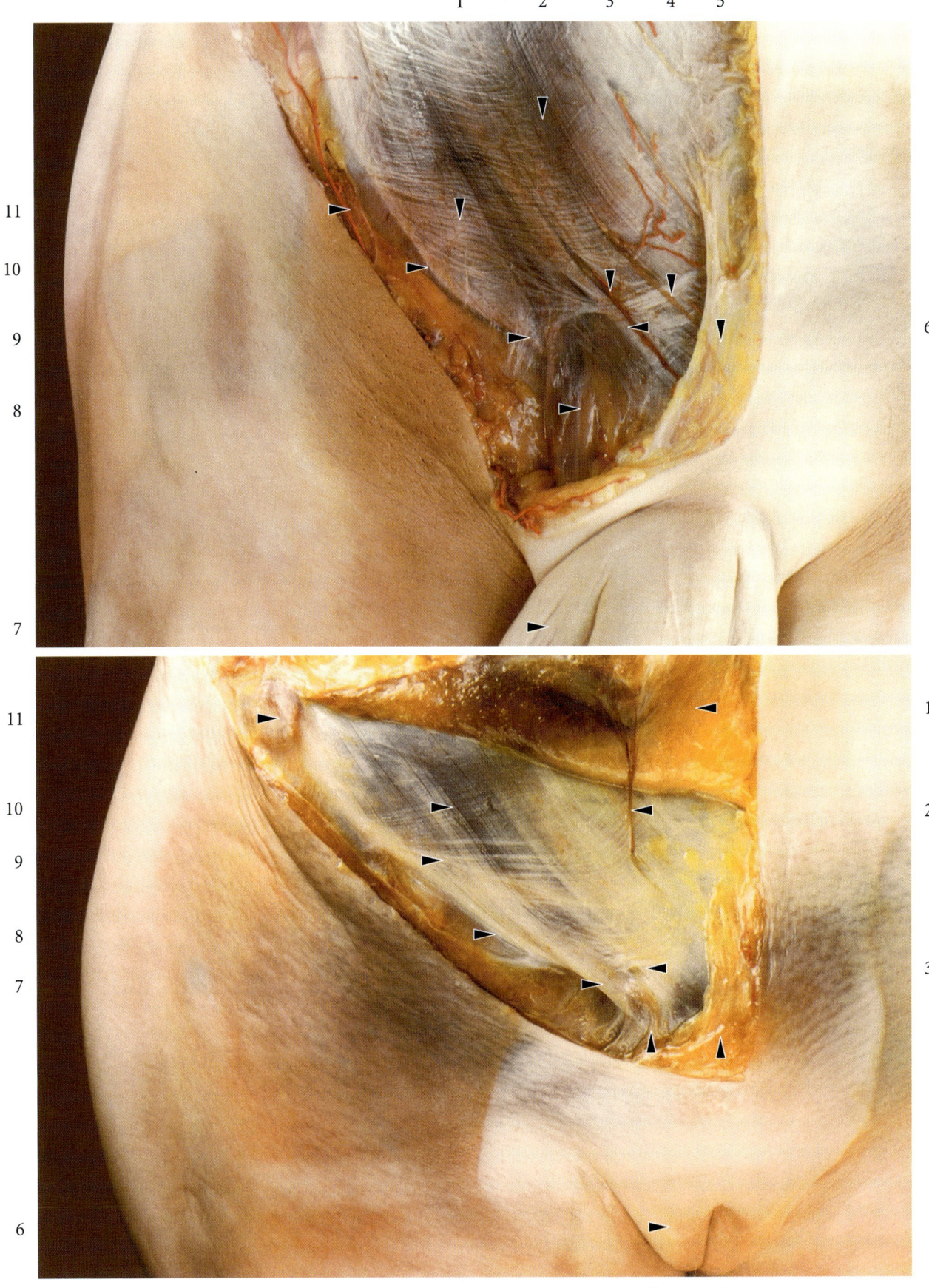

Abbildung 11   Aufsuchung des äußeren Leistenringes

Der *Samenstrang* liegt nach Verlassen des Leistenkanals in einem *Wulst,* der bei etwas Fettleibigeren beiderseits durch zwei deutliche *Hautfurchen* abgegrenzt wird und nach medial und unten in das *Scrotum* übergeht. Die *untere Furche* beginnt medial unmittelbar unterhalb des Leistenbandes und entfernt sich nach lateral immer weiter von diesem, bevor sie an der Vorderseite des Oberschenkels als *Schenkelbeugefurche* verstreicht. Die *obere Furche,* die *Schamfurche,* beginnt in der Mitte, oberhalb des Mons pubis, nähert sich nach lateral dem Leistenband und steigt leicht durchgebogen etwas nach oben auf. Demnach entspricht keine dieser Furchen der Lage des Leistenbandes.

Bei der Aufsuchung des äußeren Leistenringes wird eine *Schnittführung* bevorzugt, die, wie dargestellt, oberhalb des Leistenbandes beginnt und nach medial in Richtung des beschriebenen Wulstes geführt wird. Sie verläuft daher etwas steiler als das Leistenband und sorgt dafür, daß die Externusaponeurose als wichtige Orientierungsstruktur nicht verfehlt wird.

Bei mageren Menschen, bei denen der Wulst und seine Abgrenzung nicht so gut ausgeprägt sind, kann als medialer Zielpunkt auch das *Tuberculum pubicum* verwendet werden.

Nach der Spaltung der *Haut* und der *Subcutis* erscheint an deren Unterfläche die SCARPAsche *Faszie,* die durch lockeres Bindegewebe mit der *Externusaponeurose* verschieblich verbunden ist. Der linke Haken spannt den unteren Teil der gespaltenen Faszie und zeigt ihren Ansatz am *Leistenband* und der *Fascia lata,* wo sich die besonders dadurch bedingte *Schenkelbeugefurche* befindet.

1 Tela subcutanea mit SCARPAscher Faszie bedeckt
2 Aponeurosis
  des Musculus obliquus externus abdominis
3 Crus mediale des Anulus inguinalis superficialis
4 SCARPAsche Faszie
5 Anulus inguinalis superficialis
  (überbrückt mit Fascia spermatica externa)
6 Lockeres Bindegewebe zwischen
  SCARPAscher Faszie und Aponeurose
  des Musculus obliquus externus abdominis
7 Funiculus spermaticus mit Fascia spermatica externa
8 Venenast der Vena pudenda externa
9 Lockeres Bindegewebe des Scrotum
  ohne Fetteinlagerung
10 Radix penis
11 Dorsum penis
12 Preputium penis
13 Scrotum
14 Arteria pudenda externa
15 Tela subcutanea
16 Lockeres Bindegewebe zwischen
  SCARPAscher Faszie und
  Anulus inguinalis superficialis
17 Crus laterale des Anulus inguinalis superficialis
18 SCARPAsche Faszie (Schnittrand)
19 Ligamentum inguinale
20 Fibrae intercrurales
21 Cutis (Schnittrand)

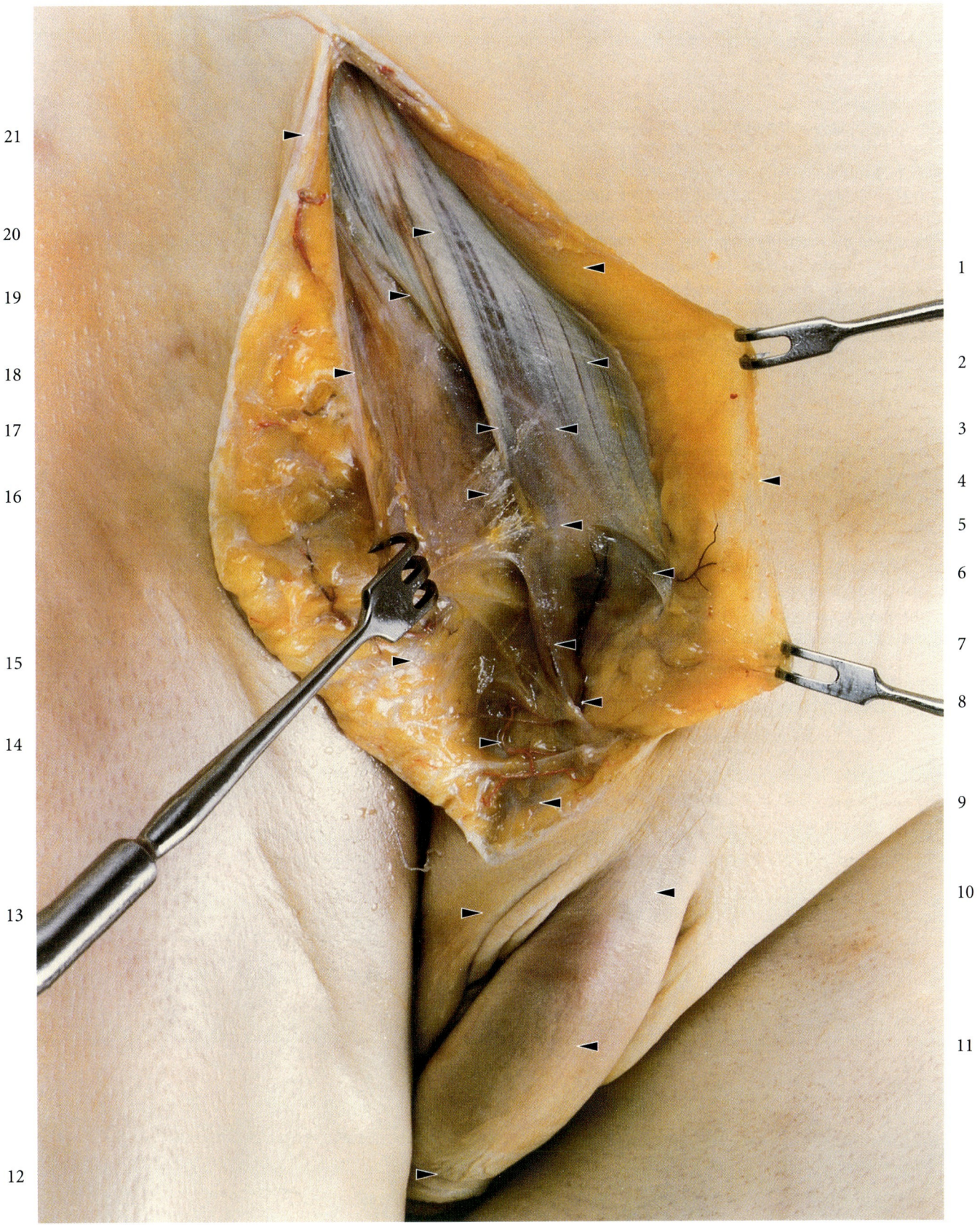

Abbildung 12   Untersuchung des äußeren Leistenringes

Das relativ pralle *subkutane Fettgewebe* der Regio pubica und der Regio inguinalis findet am Übergang zum Penis und Scrotum ein plötzliches Ende. Durch Einstülpung der *Scrotalhaut* kann man an dieser Stelle mit dem untersuchenden Finger leicht unter das Fettgewebspolster bis zum *äußeren Leistenring* gelangen, weil die das Fettgewebe abschließende Scarpasche Faszie nur sehr locker mit den tieferen Strukturen verbunden ist. Auf diese Weise lassen sich das *Tuberculum pubicum,* die beiden *Schenkel* des *äußeren Leistenringes* und unter Umständen eine *Bruchöffnung* gut abtasten.

Um die *Lage* des *untersuchenden Fingers* zu zeigen, wurde die Haut und die Subcutis mit der an ihrer Unterfläche befindlichen Scarpaschen Faszie gespalten und auseinandergezogen. Die nur von der Scrotalhaut und einer kaum merkbaren Menge lockeren Bindegewebes überzogene *Fingerkuppe* liegt vor dem *Tuberculum pubicum.* Der *Samenstrang* weicht in seinem nicht fixierten Teil mit Schlängelung dem vordringenden Finger aus.

Die *Kompressibilität* des *Samenstranges* läßt es zu, daß nach Chassin bei mehr als ³/₄ aller Männer die Fingerkuppe des Zeigefingers in den *äußeren Leistenring* ein wenig eindringen kann, so daß daraus keine Schlüsse für die Prädisposition oder das Vorhandensein einer Hernie gezogen werden können.

Bei der *Frau* gelingt es, diese Schicht hinter der Scarpaschen Faszie von der *Rinne* aus zu erreichen, die sich seitlich hinter der vorderen Kommissur der beiden großen Schamlippen als vordere Fortsetzung der *Furche* zwischen der großen und kleinen Schamlippe, des *Sulcus interlabialis,* befindet.

 1 Ligamentum inguinale
 2 Fibrae intercrurales
 3 Tela subcutanea (bedeckt mit Scarpascher Faszie)
 4 Scarpasche Faszie
 5 Aponeurosis
    des Musculus obliquus externus abdominis
 6 Crus mediale des Anulus inguinalis superficialis
 7 Anulus inguinalis superficialis
 8 Cutis von geringer Dicke (Schnittrand)
 9 Radix penis
10 Preputium penis
11 Tela subcutanea (bedeckt mit Scarpascher Faszie,
    die in ihrer Fortsetzung
    vor dem Funiculus spermaticus vorbeizieht)
12 Fingerkuppe (bedeckt mit der dünnen Haut
    des Skrotums und etwas lockerem Bindegewebe
    in dem Spaltraum hinter der Scarpaschen Faszie)
13 Arteria pudenda externa
14 Glans penis
15 Scrotum
16 Funiculus spermaticus mit Fascia spermatica externa
17 Verankerung der Scarpaschen Faszie
    am Ligamentum inguinale
18 Crus laterale des Anulus inguinalis superficialis
19 Scarpasche Faszie
20 Fascia lata
21 Tela subcutanea
22 Cutis von größerer Dicke (Schnittrand)

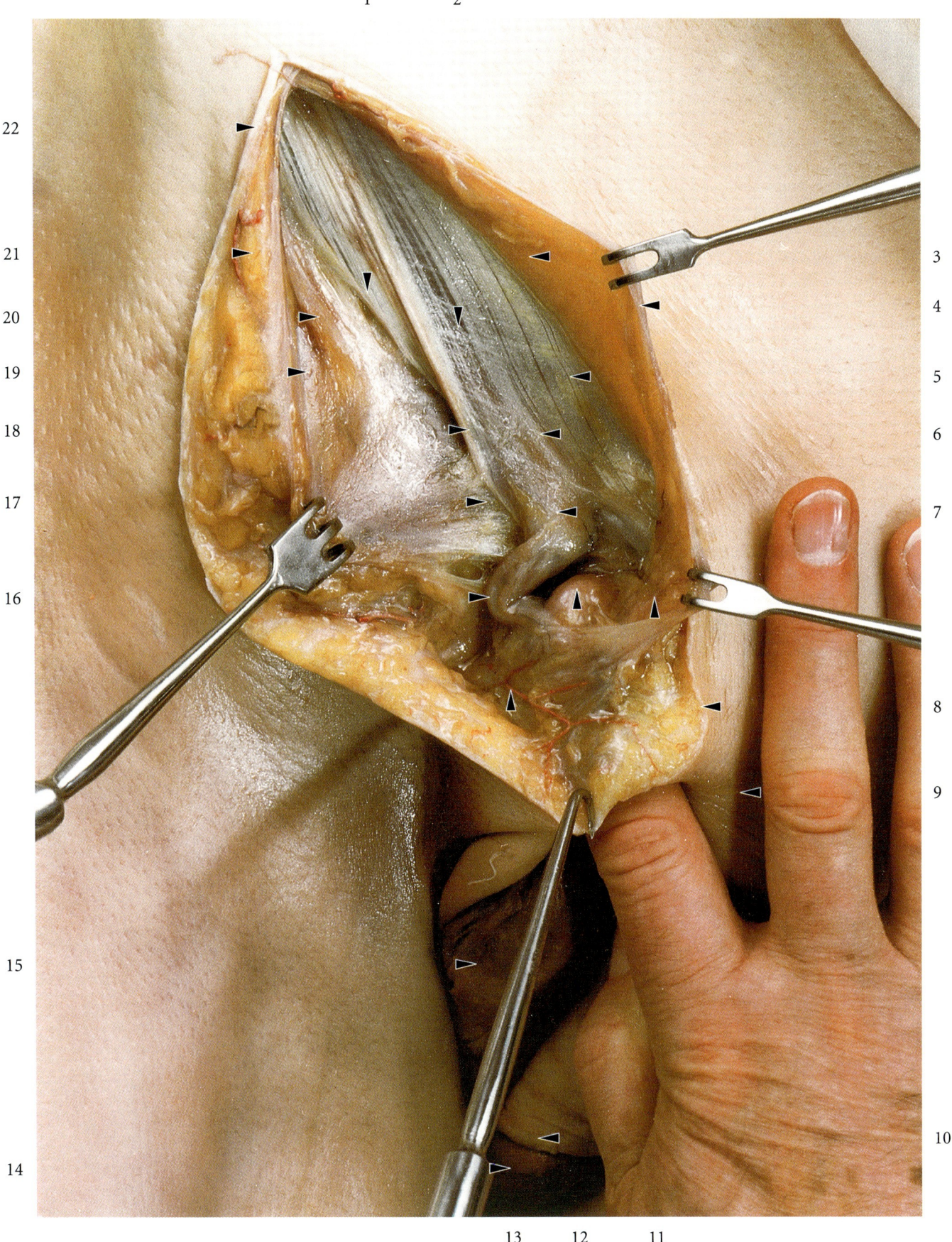

Abbildung 13   Aufbau des Samenstranges 1

Haut, Subcutis und Reste der Scarpaschen *Faszie* sind zur Seite gezogen. Die *Externusaponeurose* mit dem äußeren Leistenring zeigt besonders gut ausgebildete *Fibrae intercrurales.*

Der *Samenstrang* ist in seiner Gesamtausdehnung zu sehen, weil der Hautschnitt bis in das Scrotum hinein geführt wurde. Dessen lockeres Bindegewebe war mit Blut imbibiert und zeigt daher eine dunkelrote Verfärbung. Am unteren Ende des Samenstranges befindet sich eine rundliche, durch den *Hoden* hervorgerufene Anschwellung. Da es der rechte Hoden ist, steht er etwas höher als der andere, der die untere Wölbung des Skrotums hervorruft.

Der *Samenstrang* ist mit der *Fascia spermatica externa* überzogen. Sie ist eine direkte Fortsetzung der *Externusaponeurose* und beginnt daher am äußeren *Leistenring*. Durch die Fascia spermatica externa hindurch schimmern die Fasern des *Musculus cremaster,* die der Schicht des Musculus obliquus internus angehören.

Der *Penis* wurde an seiner Wurzel etwas nach links verzogen, so daß ein Wulst zu sehen ist, der von den Rami ossis pubis seitlich der Symphysis pubica gebildet wird.

1   Fibrae intercrurales
2   Tela subcutanea
3   Crus mediale des Anulus inguinalis superficialis
4   Anulus inguinalis superficialis
5   Funiculus spermaticus mit Fascia spermatica externa
6   Os pubis
7   Crus penis
8   Corpus spongiosum penis mit Musculus bulbospongiosus
9   Glans penis
10 Scrotum mit linkem Hoden
11 Preputium penis
12 Testis der linken Seite mit seinen Hüllen
13 Arteria pudenda externa
14 Musculus cremaster (bedeckt von der Fascia spermatica externa)
15 Scarpasche Faszie
16 Tela subcutanea
17 Crus laterale des Anulus inguinalis superficialis
18 Cutis (Schnittrand)
19 Ligamentum inguinale

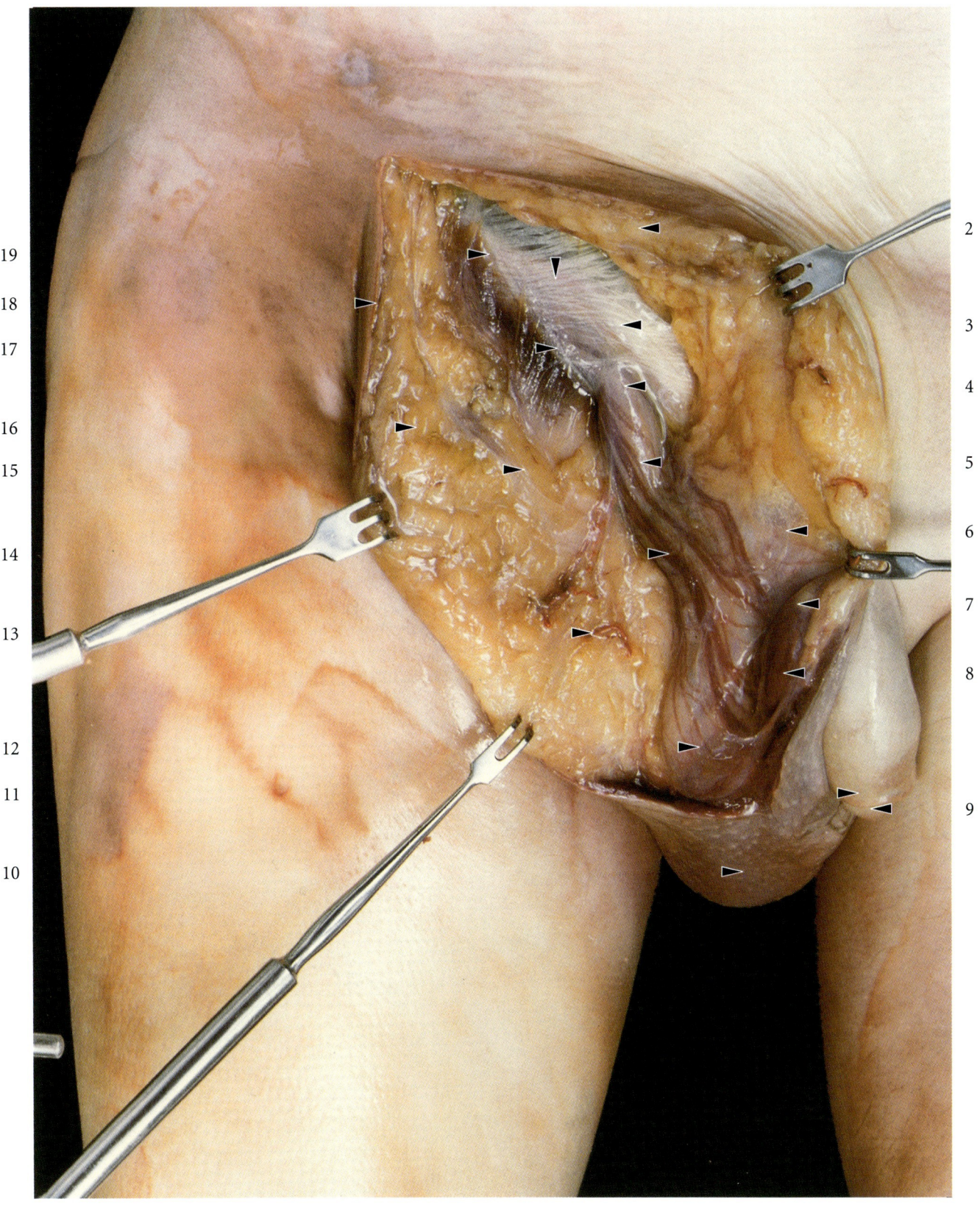

Abbildung 14   Aufbau des Samenstranges 2

Wie bei Abb. 13 sind Haut, Subcutis und Reste der Scarpaschen Faszie nach ihrer Spaltung zur Seite gezogen. Die *Externusaponeurose* zeigt gut ausgebildete *Fibrae intercrurales*.

Die *Fascia spermatica externa* wurde über dem *freien Samenstrang* in der ganzen Länge gespalten und durch Fäden weggespannt. Der *Musculus cremaster* mit seiner *Fascia cremasterica* liegt somit in diesem Feld frei. Seine Fasern strahlen aber nach unten weiter über die Hüllen des Hodens aus und sind durch die dort belassene Fascia spermatica externa hindurch sichtbar.

Diese *Faszie* wurde auch zwischen den *Schenkeln* des *äußeren Leistenringes* nicht entfernt. Sie verschleiert dadurch als Fortsetzung der Externusaponeurose die Öffnung des äußeren Leistenringes.

In der Subcutis sind abgeschnittene Äste der *Arteria pudenda externa* zu erkennen.

1   Ligamentum inguinale
2   Fascia lata
3   Cutis (Schnittrand)
4   Tela subcutanea (bedeckt mit Scarpascher Faszie)
5   Crus mediale des Anulus inguinalis superficialis
6   Anulus inguinalis superficialis
     (überbrückt von Fascia spermatica externa)
7   Funiculus spermaticus
8   Fascia spermatica externa (Schnittrand)
9   Radix penis
10 Fascia cremasterica (zwischen den Muskelbündeln
     des Musculus cremaster)
11 Ramus inferior ossis pubis
12 Dorsum penis
13 Scrotum mit linkem Hoden als Inhalt
14 Lockeres Bindegewebe des Scrotum (blutig imbibiert)
15 Testis dexter mit seinen Hüllen
16 Tela subcutanea (außerhalb der Scarpaschen Faszie)
17 Arteria pudenda externa (einzelner Ast)
18 Fascia spermatica externa (Schnittrand)
19 Scarpasche Faszie
     (an der Innenseite der Tela subcutanea)
20 Crus laterale des Anulus inguinalis superficialis
21 Fibrae intercrurales

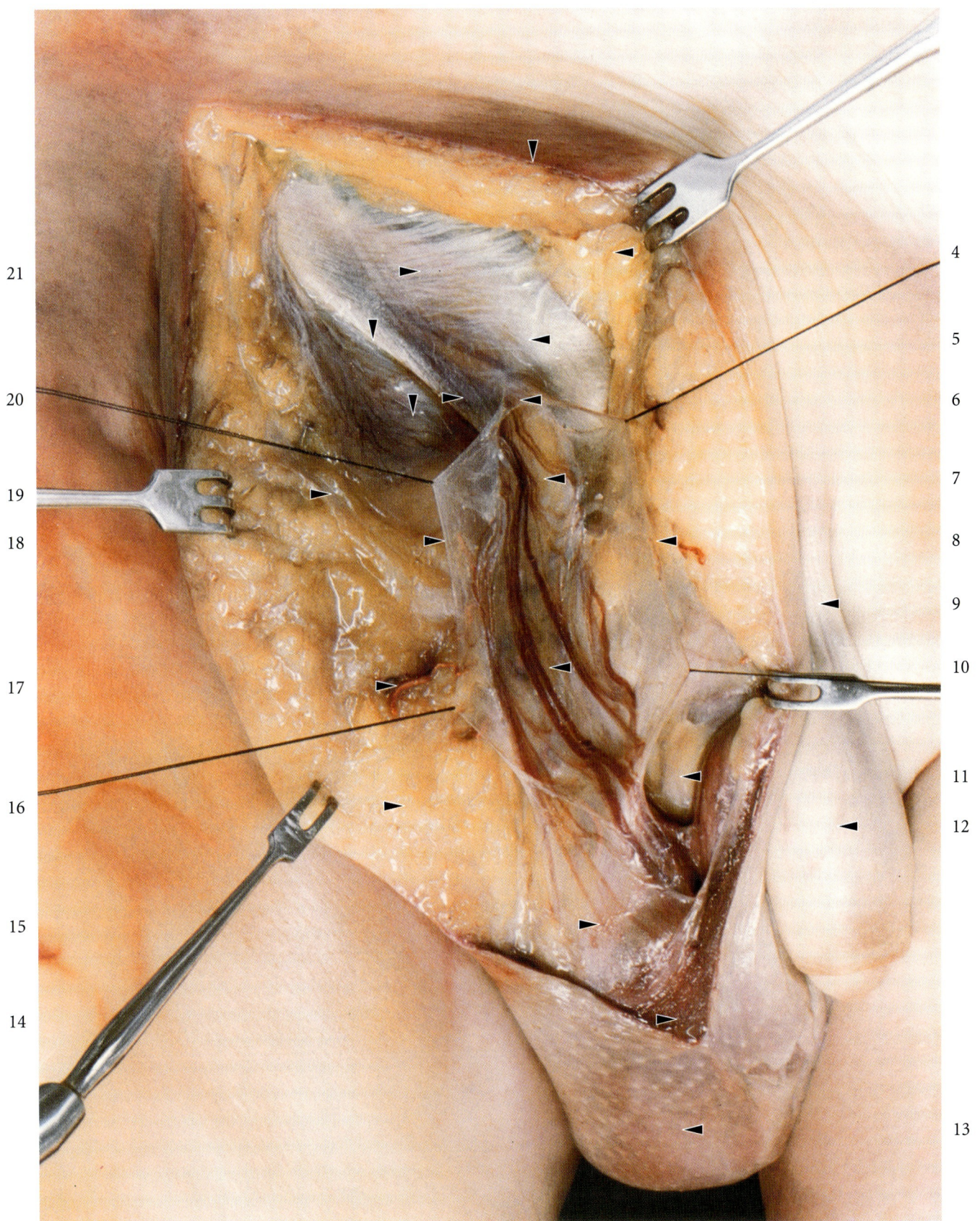

Abbildung 15 Aufbau des Samenstranges 3

Wie in den beiden vorhergehenden Abbildungen sind *Haut*, *Subcutis* und *Reste* der *SCARPAschen Faszie* nach ihrer Längsspaltung zur Seite gezogen, und die *Externusaponeurose* zeigt gut ausgebildete *Fibrae intercrurales*.

Die aufgeschnittene *Fascia spermatica externa* wurde ebenso wie die *Fascia cremasterica* mit dem *M. cremaster* durch Fäden auseinandergespannt. Die an der Innenseite der Fascia cremasterica haftende *Fascia spermatica interna* ist durch einen Längsschnitt eröffnet und wurde mit abgehoben. In der linken Hälfte der Öffnung sieht man im Hintergrund die im Bindegewebe verborgenen *Inhaltsgebilde des Samenstranges*. Der Schnitt der beiden äußeren Faszien reicht bis in die Höhe des Nebenhodenkopfes, dessen Lage durch einen von ihm hervorgerufenen Wulst erkennbar ist.

Der *äußere Leistenring* ist auch hier durch den belassenen Rest der Fascia spermatica externa, welcher seine beiden Schenkel miteinander verbindet, undeutlich abgegrenzt.

Während die *Fascia spermatica externa* eine Fortsetzung der Aponeurose des M. obliquus externus ist, stammt der *M. cremaster* mit seiner *Fascia cremasterica* hauptsächlich aus dem Lager des Musculus obliquus internus abdominis.

1 Ligamentum inguinale
2 Fibrae intercrurales
3 Cutis (Schnittrand)
4 SCARPAsche Faszie an der Innenseite der Tela subcutanea
5 Crus mediale des Anulus inguinalis superficialis
6 Anulus inguinalis superficialis
7 Tela subcutanea (Schnittrand)
8 Radix penis
9 Faszieninhalt des Samenstranges
10 Fascia spermatica externa
11 Fascia cremasterica mit Muskelfasern des Musculus cremaster
12 Dorsum penis
13 Caput epididymidis bedeckt von den Hüllen des Hodens
14 Preputium penis
15 Scrotum
16 Lockeres Bindegewebe des Scrotum (blutig imbibiert)
17 Testis dexter mit seinen Hüllen
18 Fascia cremasterica (Innenseite)
19 Arteria pudenda externa (einzelner Ast)
20 Fascia spermatica interna (Schnittrand)
21 Fascia spermatica externa (Schnittrand)
22 SCARPAsche Faszie an der Innenseite der Tela subcutanea
23 Fascia lata
24 Crus laterale des Anulus inguinalis superficialis

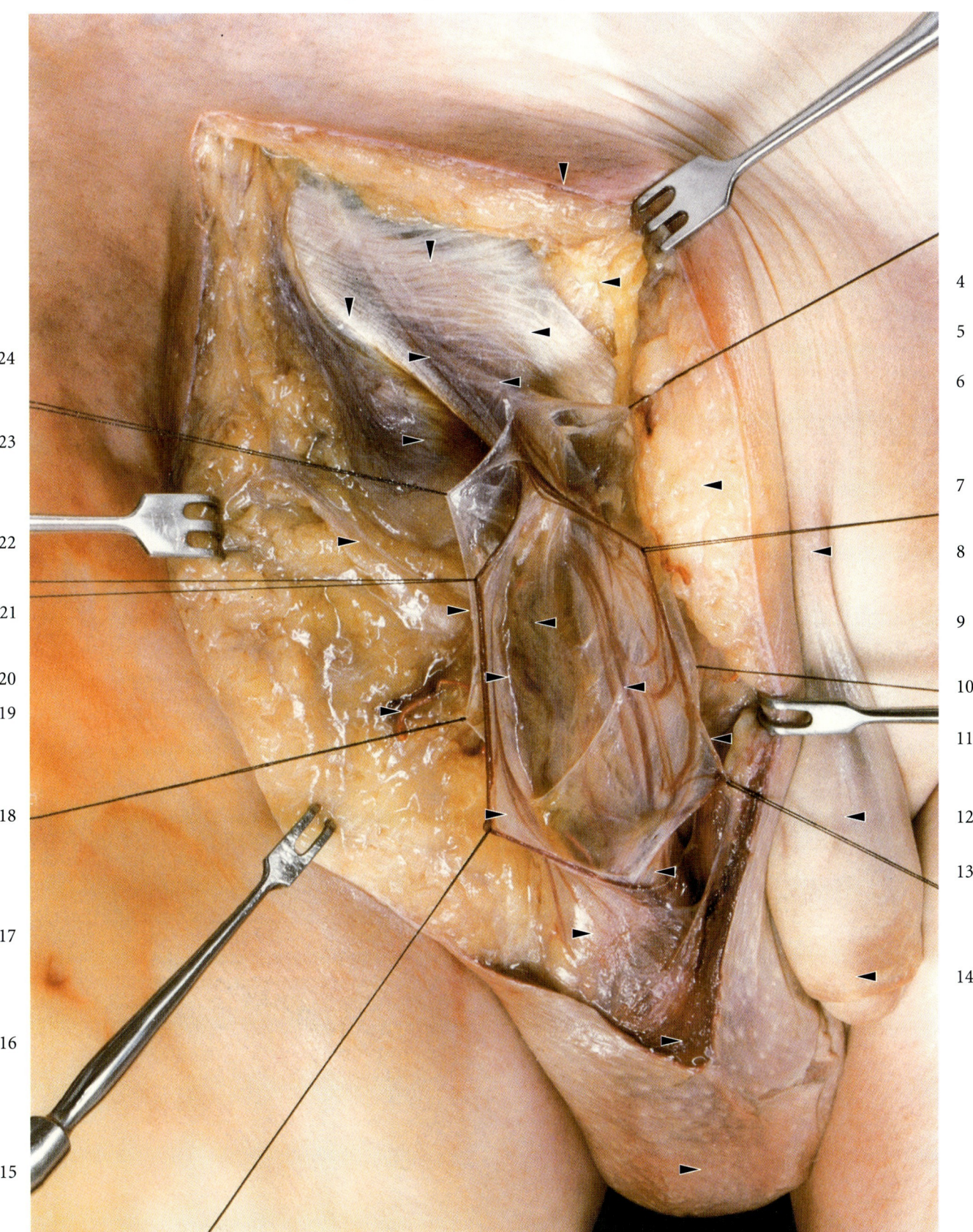

29

Abbildung 16   Aufbau des Samenstranges 4

Nach dem Zugang wie bei allen Abbildungen des Aufbaues des Samenstranges wurden alle drei Faszien des Samenstranges der Länge nach aufgeschnitten und ihre Ränder durch Fäden auseinandergespannt. Außen liegt die *Fascia spermatica externa* als Fortsetzung der Aponeurose des Musculus obliquus externus abdominis. Dann folgt die *Fascia cremasterica* mit dem *Musculus cremaster* als Fortsetzung des Musculus obliquus internus abdominis, und ganz innen findet sich die *Fascia spermatica interna* als Fortsetzung der *Fascia abdominis parietalis [Fascia transversalis]*. Sie umhüllte unmittelbar die in Fett und Bindegewebe eingebetteten *Hauptgebilde des Samenstranges,* wie den *Ductus deferens,* die *Arteria testicularis* und den *Plexus pampiniformis.*

Nach Entfernung des begleitenden Gewebes sind rechts außen der *Ductus deferens* und links davon die *Gefäße* zu sehen. Der Ductus deferens ist eng mit der innersten Faszie verbunden, wohingegen die Gefäße ein solches Verhalten nicht erkennen lassen. Die *Arteria testicularis* teilt sich vor Eintritt in den Hoden in mehrere Äste. Einer davon ist für den Nebenhoden bestimmt. Er kann aber auch, wie in diesem Falle, als *Arteria epididymica* hoch oben abgehen oder sogar als eigenes Gefäß aus dem Leistenkanal austreten.

Unterhalb des Samenstranges wurde die *Cavitas scrotalis* durch Teilresektion der mit den auslaufenden Faszien verbundenen *Lamina parietalis* der *Tunica vaginalis testis* eröffnet. Es ist der von der *Lamina visceralis* überzogene *Hoden* und *Nebenhoden* zu sehen. Einige Verwachsungsschwielen am unteren Ende des Hodens sind pathologischer Art.

1 Ligamentum inguinale
2 Fibrae intercrurales
3 Anulus inguinalis superficialis
4 Tela subcutanea mit SCARPAscher Faszie bedeckt
5 Crus mediale des Anulus inguinalis superficialis
6 Fascia spermatica externa (Schnittrand)
7 Fascia cremasterica mit Musculus cremaster (Schnittrand)
8 Fascia spermatica interna (Schnittrand)
9 Arteria testicularis mit Plexus pampiniformis
10 Arteria epididymica mit Venen des Plexus pampiniformis
11 Muskelbündel des Musculus cremaster (hindurchscheinend durch die Fascia spermatica interna)
12 Tunica vaginalis testis – Lamina parietalis [Periorchium] (Schnittrand)
13 Epididymis – Corpus mit Tunica vaginalis testis – Lamina visceralis [Epiorchium]
14 Testis dexter mit Tunica vaginalis testis – Lamina visceralis [Epiorchium]
15 Glans penis
16 Scrotum
17 Tunica vaginalis testis – Lamina parietalis (bedeckt mit den auslaufenden Faszien des Samenstranges und Endfasern des Musculus cremaster – Schnittrand)
18 Tela subcutanea (Schnittrand)
19 Fascia spermatica interna (Schnittrand)
20 Muskelfaserbündel des Musculus cremaster in der Fascia cremasterica
21 Ductus deferens
22 Fascia cremasterica mit Musculus cremaster (Schnittrand)
23 Fascia spermatica interna (Schnittrand)
24 SCARPAsche Faszie (zusammen mit der Tela subcutanea abgehoben von der Aponeurose des Musculus obliquus externus abdominis)
25 Fascia spermatica externa (Schnittrand)
26 Tela subcutanea (Schnittrand)
27 Crus laterale des Anulus inguinalis superficialis

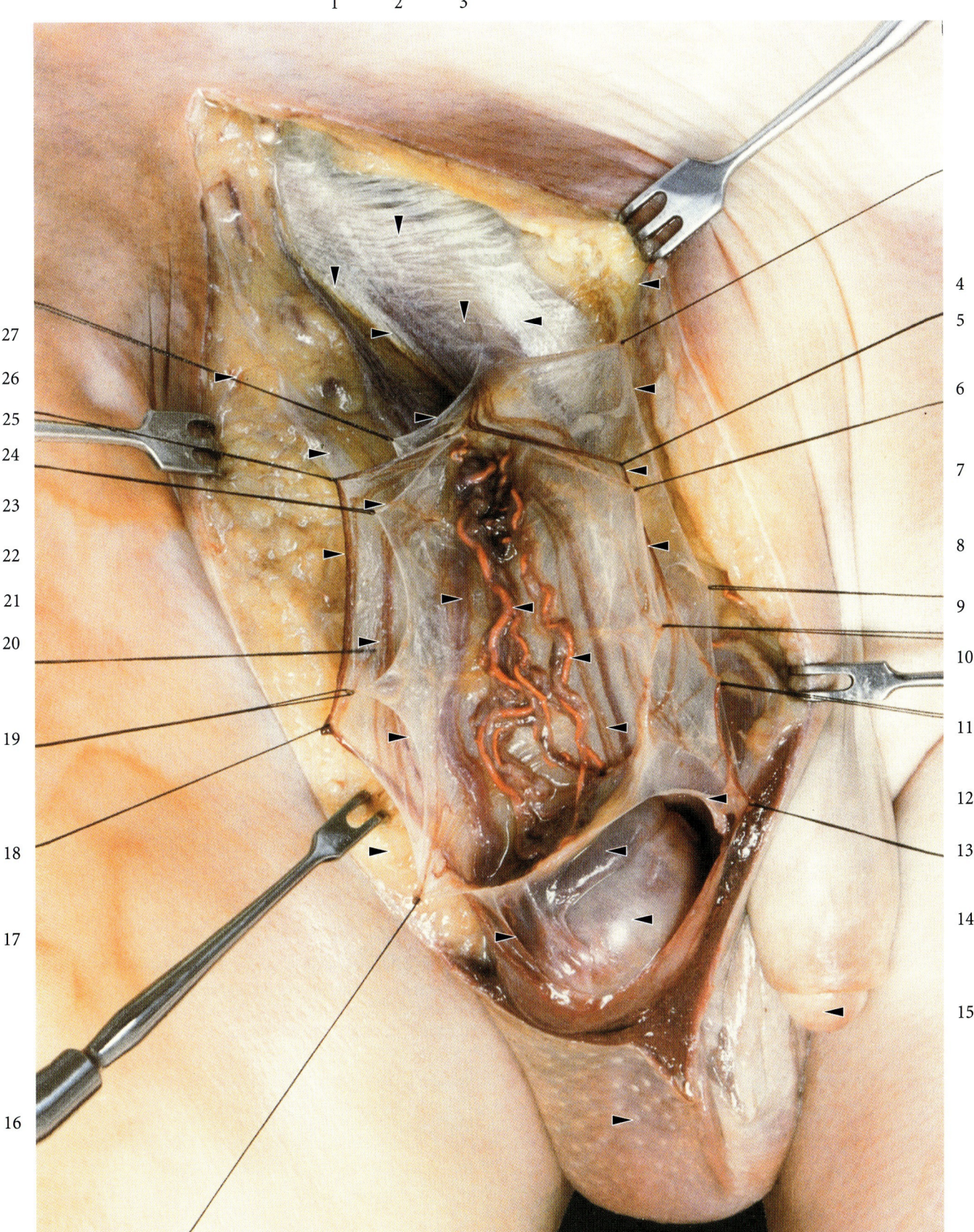

31

Abbildung 17   Innerer Leistenring

Durch einen *Medianschnitt* wurden die beiden *Musculi recti abdominis* voneinander getrennt und der rechte nach vorn steil aufgestellt. Das *Ligamentum umbilicale laterale* mit seiner Peritonealfalte wurde stark nach rechts verzogen, nachdem in einem größeren Umkreis das Peritoneum und konzentrisch dazu auch die Fascia abdominis parietalis [Fascia transversalis] entfernt worden waren. Ebenso wurde diese Faszie vom *Musculus transversus abdominis* abpräpariert.

Durch die trichterförmige Ausstülpung der Faszie entsteht wegen des schrägen Verlaufes des Leistenkanals medial und unten eine scharfe Falte, die Nuhn *Plica semilunaris fasciae transversalis* nannte. Sie begrenzt den *inneren Leistenring*, der lateral von der *Arteria epigastrica inferior* gelegen ist. Diese Arterie wirft am Peritoneum die *Plica epigastrica* zwischen der *medialen* und *lateralen Fossa inguinalis* auf, wo sich ventral von der Arterie auch noch das *Ligamentum interfoveolare* befindet. Zwischen ihm und der bei dieser Position nicht besonders gespannten *Falx inguinalis* ist die Bauchwand besonders schwach, weil hier die hintere Wand des Leistenkanals nur durch die Fascia transversalis gebildet wird. Unterhalb davon ist dorsal vom Ausläufer des Leistenbandes das sehnig glänzende *Ligamentum pubicum superius* über der *Symphyse* und dem *Os pubis* zu sehen, das nach lateral in das *Ligamentum pectineum* übergeht.

In den *inneren Leistenring* treten der *Ductus deferens* mit seiner Arterie, die *A., V. testicularis* und der *Ramus genitalis des Nervus genitofemoralis* ein und werden nachher von der Fascia spermatica interna, der Fortsetzung des Faszientrichters, eingehüllt. Der *Faszientrichter* ist sichtbar, weil die Fascia transversalis bis zu seinem inneren Rand entfernt wurde.

1   Musculus transversus abdominis
2   Plica semilunaris fasciae transversalis (Nuhn)
3   Arteria epigastrica inferior mit Venae comitantes
4   Peritoneum (Schnittrand)
5   Musculus rectus abdominis
6   Linea alba
7   Fascia transversalis [Fascia abdominis interna] (Schnittrand)
8   Nuhnscher Faszientrichter
9   Ligamentum interfoveolare (Hesselbach)
10 Tractus iliopectineus (Eisler-Thomson): dem hinteren Rande des Ligamentum inguinale angelagerte verstärkte Züge der Fascia transversalis
11 Ductus deferens
12 Arteria ductus deferentis mit Venae ductus deferentis
13 Spatium paravesicale (durch Verlagerung der Blase entfaltet)
14 Vesica urinaria
15 Plica epigastrica [umbilicale laterale] mit Fascia vesicoumbilicalis
16 Symphysis pubica mit Ligamentum pubicum superius
17 Falx inguinalis
18 Ligamentum pectineum
19 Ramus pubicus der Arteria epigastrica inferior
20 Ramus pubicus der Arteria obturatoria
21 Ramus obturatorius des Ramus pubicus der Arteria epigastrica inferior (anastomosiert mit dem Ramus pubicus der Arteria obturatoria)
22 Vena testicularis
23 Arteria testicularis (von noch unvereinigten Ästen des Plexus pampiniformis umgeben)
24 Nerv des Plexus testicularis
25 Musculus psoas major
26 Ramus genitalis des Nervus genitofemoralis
27 Vena iliaca externa
28 Arteria iliaca externa
29 Tractus iliopectineus (Eisler-Thomson)
30 Anulus inguinalis profundus
31 Tractus ilipectineus (Eisler-Thomson)
32 Fascia transversalis [Fascia abdominis interna] (Schnittrand)

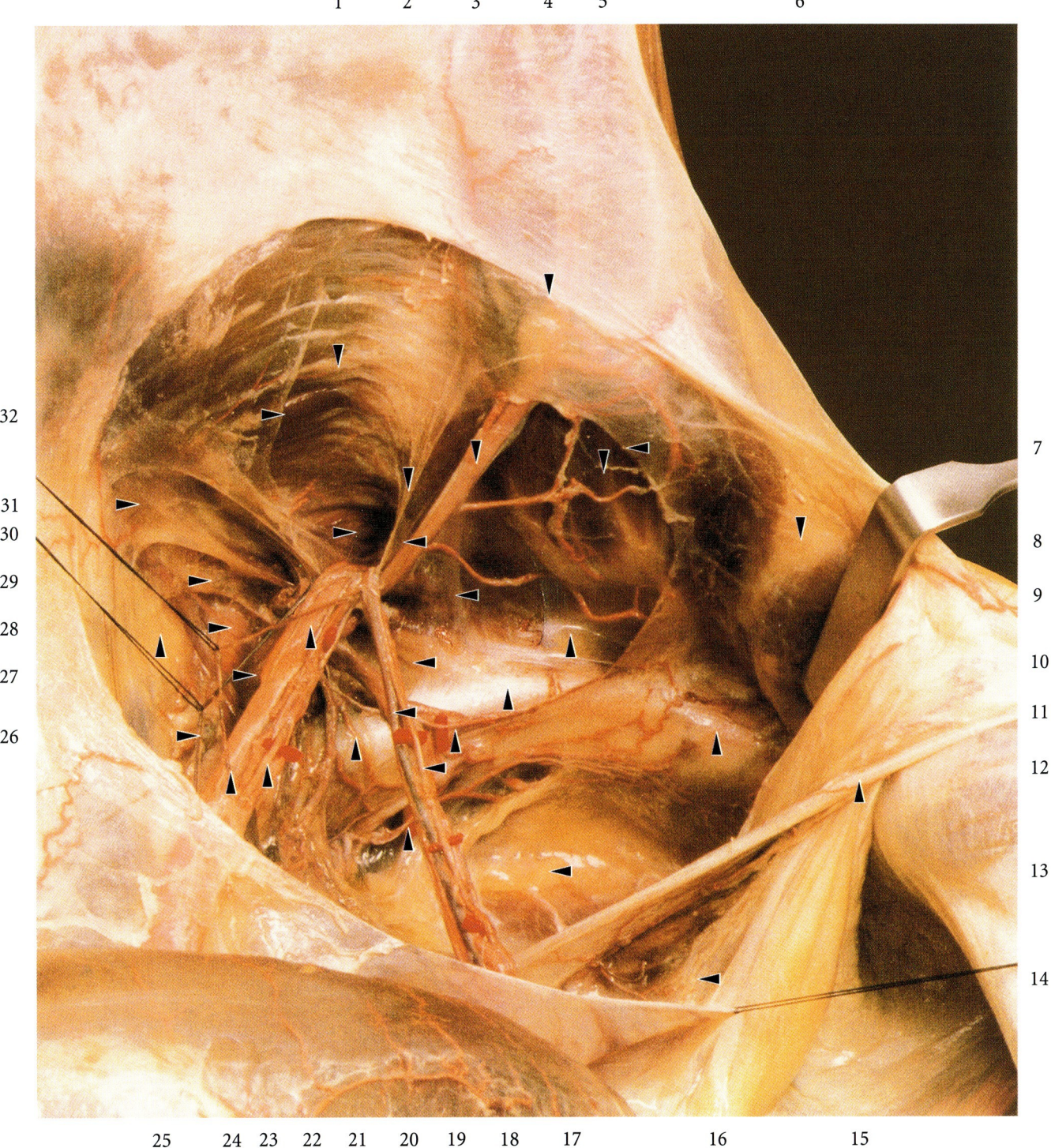

Abbildung 18   Leistenhernie 1

Die *Leistenhernie* tritt in der *Regio inguinalis* aus, gelangt aber dann sehr bald in die *Regio pubica*. Sie ruft seitlich der *Peniswurzel* eine Vorwölbung der Haut hervor, die sich nach unten in den Anfang des Skrotums oder darüber hinaus in das *Skrotum* selbst erstreckt. Die grünbläuliche Verfärbung der Haut auf der hier abgebildeten rechtsseitigen Vorwölbung ist eine postmortale Erscheinung, die durch den wahrscheinlich Darm beinhaltenden Bruchsack hervorgerufen wurde. Der Größe der Vorwölbung nach handelt es sich um eine verhältnismäßig kleine Hernie; größere können das Ausmaß eines menschlichen Kopfes oder mehr erreichen.

Von der Peniswurzel hängt das *erschlaffte Glied* herab und zeigt mit seinem Dorsum nach vorne. Das *Präputium* ist zurückgeschlagen und die *Glans penis* zur Gänze entblößt. Der Längsspalt des *Ostium urethrae externum* an der Glans penis ist sichtbar.

Im *Skrotum* ist die Lage der beiden *Hoden* gut zu sehen. Typischerweise steht der rechte Hoden etwas höher, was mit dem ungünstigeren venösen Abfluß des linken Hodens in Zusammenhang gebracht wurde. Ob diesem Umstand eine wirkliche ursächliche Bedeutung zukommt mag fraglich sein. Immerhin aber kehrt sich die Position der beiden Hoden bei einem *Situs viscerum inversus* ebenfalls um, so daß aus dem Stand der Hoden mit großer Wahrscheinlichkeit auf eine solche Mißbildung, zumindest der Lage der Baucheingeweide, geschlossen werden kann.

1 Schenkelbeugefurche
2 Radix penis
3 Dorsum penis
4 Preputium penis
5 Glans penis
6 Scrotum mit Testis sinister
7 Collum glandis
8 Scrotum mit Testis dexter
9 Corona glandis
10 Vorwölbung der Haut durch eine Hernia inguinalis

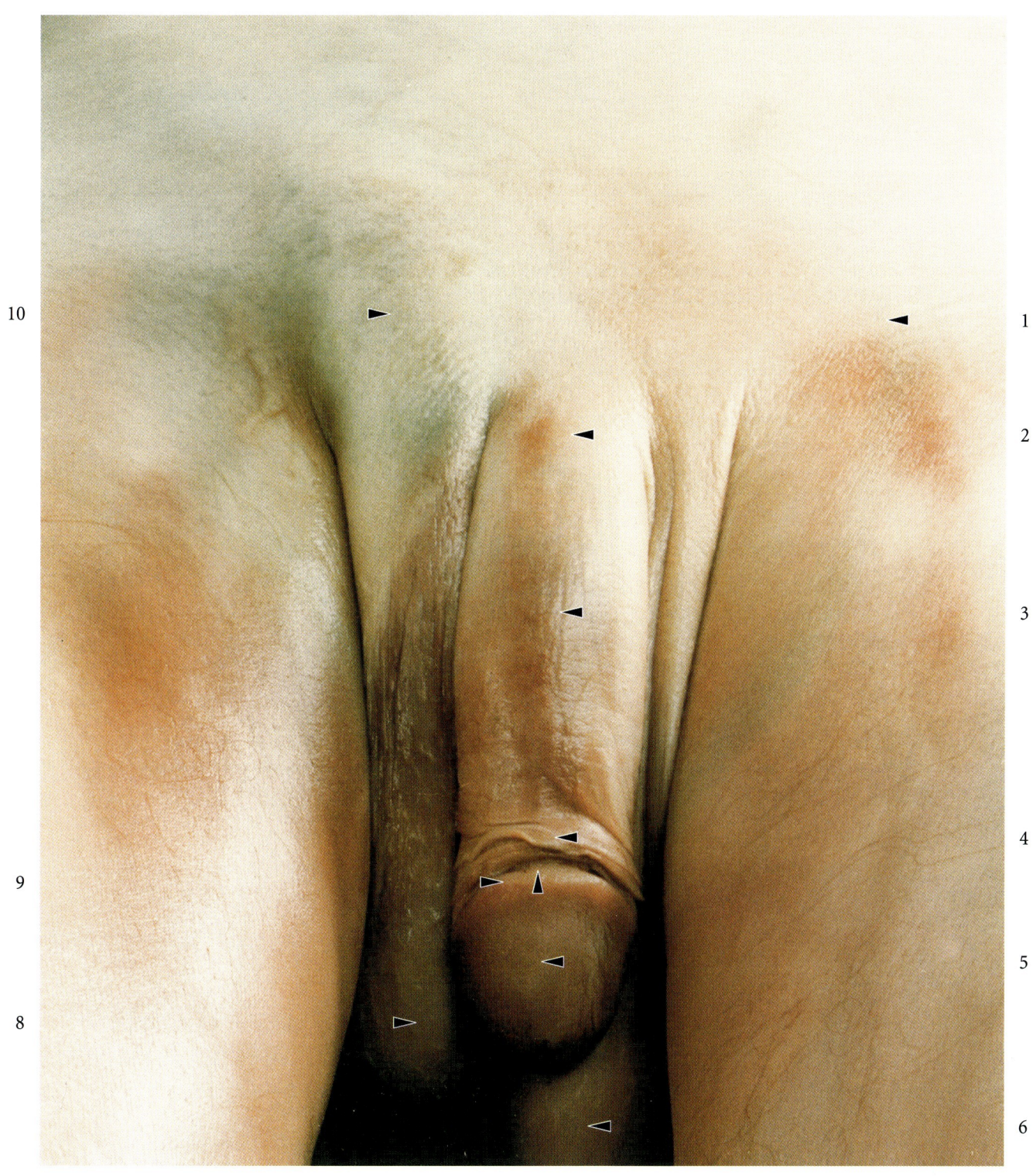

Abbildung 19 Leistenhernie 2

Nach dem Hautschnitt wie zur Aufsuchung des äußeren Leistenringes und der Verfolgung des Samenstranges wurden die Schnittränder auseinandergezogen. Die Scarpasche Faszie als tiefe Begrenzung der Subcutis wurde beim oberen Schnittrand von zwei Klemmen eigens weggespannt. Beim unteren Schnittrand wurde sie zusammen mit dem ganzen Haut-Subcutislappen zur Seite gezogen. In beiden Fällen ist deren Unterseite zu sehen. Die Subcutis ist bei dieser Leiche sehr fettarm, so daß die im englischen Sprachraum verwendete Bezeichnung Campersche Faszie hier mit all den in der Einleitung gegebenen Einwänden einigermaßen verständlich ist.

Der im Samenstrang vordringende Bruchsack hat alle dessen Hüllen ebenso ausgeweitet wie die am Anfang des Samenstranges allmählich verflatternde Scarpasche Faszie. Der Bruchsack tritt mit einer halsförmigen Einengung aus der Bruchpforte aus und erscheint am äußeren Leistenring, der erweitert ist. Die sehnigen Bündel der Externusaponeurose weichen stärker auseinander als sonst. Sie sind in diesem Falle von nicht allzu gut ausgebildeten Fibrae intercrurales überbrückt. Als Fortsetzung der Aponeurose hüllt die dünne, transparente Fascia spermatica externa außen den Bruchsack ein und überlagert vorerst noch den Nervus ilioinguinalis und seine Äste. Durch sie hindurch schimmern auseinandergewichene Fasern des Musculus cremaster, die am Ende des Bruchsackes, ebenso wie die Fascia spermatica externa, den normalen Samenstrang mitgestalten.

1 Anulus inguinalis superficialis als Austrittstelle der Herniae inguinales
2 Ende des Bruchsackhalses nach der Bruchpforte – (Bruchpforte der Herniae inguinales ist der Canalis inguinalis)
3 Arteria epigastrica superficialis
4 Tela subcutanea (fettarm)
5 Crus mediale des Anulus inguinalis superficialis
6 Nervus iliohypogastricus – Ramus cutaneus anterior
7 Nervus ilioinguinalis mit Fascia spermatica externa bedeckt
8 Ast der Arteria pudenda externa
9 Sackförmige Ausweitung des Funiculus spermaticus durch den Bruchsack einer Hernia inguinalis
10 Scarpasche Faszie (Schnittrand)
11 Muskelbündel des Musculus cremaster (bedeckt von der Fascia spermatica externa)
12 Funiculus spermaticus (bedeckt von der Fascia spermatica externa)
13 Dorsum penis
14 Glans penis
15 Scrotum
16 Scarpasche Faszie
17 Muskelbündel des Musculus cremaster (bedeckt von der Fascia spermatica externa)
18 Tela subcutanea (Schnittrand)
19 Scarpasche Faszie (Schnittrand)
20 Fascia lata
21 Crus laterale des Anulus inguinalis superficialis
22 Fibrae intercrurales

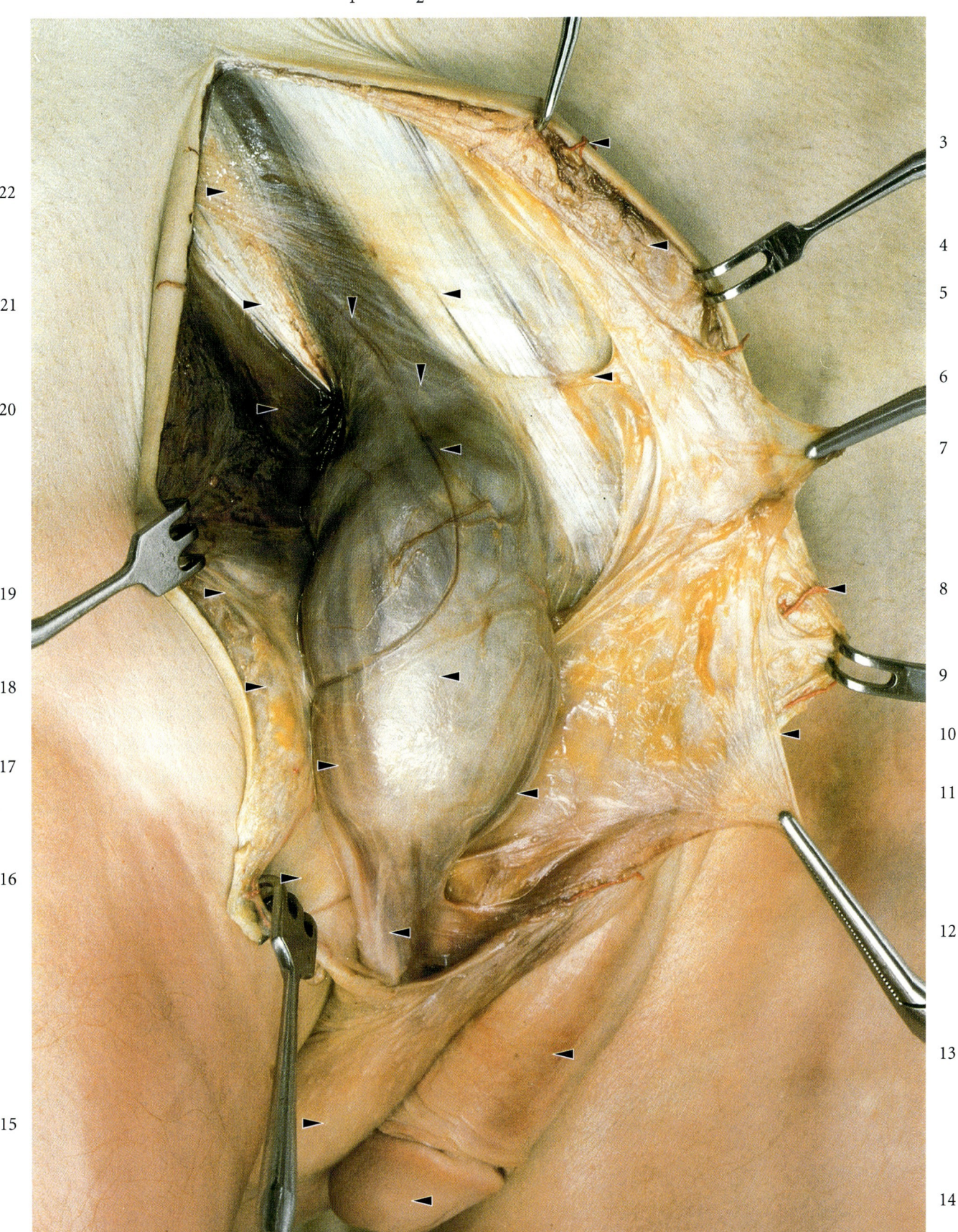

Abbildung 20   Leistenhernie 3

Die Schnittränder der Haut wurden wie bei der vorhergehenden Abbildung nach außen verzogen und der obere mediale Teil der durchschnittenen SCARPAschen Faszie wiederum durch zwei Klemmen zur Seite gespannt. Der derbere Teil dieser Faszie geht zur Schamgegend hin in ein zartes Faszienblatt mit noch einigen hindurchschimmernden Fettläppchen über, das sich nach unten mit der *Haut des Skrotums* verbindet und medial in die *Fascia penis superficialis* übergeht. In der schmalen Spalte zwischen einem Spannungsbogen der stärkeren Faszie und dem Bruchsack läßt sich der Ansatz der SCARPAschen Faszie durch deren unteren mit der Subcutis im Zusammenhang belassenen und verdeckten Teil erkennen.

Der *Bruchsack* wurde von medial her mobilisiert und mit dem Samenstrang, der bis zum Hoden hin isoliert wurde, nach lateral verlagert. Durch die dadurch entstandene Knickung grenzt sich der *Hals des Bruchsackes,* der im erweiterten *äußeren Leistenring* erscheint, gut ab.

Die wahrscheinlich von vornherein weit auseinander liegenden *Crura des äußeren Leistenrings* und die nicht allzu stark ausgebildeten *Fibrae intercrurales* dürften die Entstehung einer Leistenhernie begünstigt haben.

Unterhalb des vor dem *Os pubis* auslaufenden kräftigen *Crus mediale des äußeren Leistenringes* liegt ein Seitenast der *A. cremasterica*, wohingegen die Äste der *A. pudenda externa* in der Subcutis liegen.

Die schwarzbraune Verfärbung unterhalb des Leistenbandes stammt ebenso wie die rötliche im Skrotum von postmortalen Blutaustritten.

1   Fibrae intercrurales
2   Anulus inguinalis superficialis als Austrittstelle der Herniae inguinales
3   Arteria epigastrica superficialis
4   Crus mediale des Anulus inguinalis superficialis
5   Nervus iliohypogastricus – Ramus cutaneus anterior
6   Arteria cremasterica – Seitenast
7   SCARPAsche Faszie
8   Fascia penis superficialis am Corpus penis
9   Dorsum penis
10 Praeputium penis
11 Äste der Arteria pudenda externa
12 Übergang der SCARPAschen Faszie in die Fascia penis superficialis
13 Ramus scrotalis anterior der Arteria pudenda externa
14 SCARPAsche Faszie (verdünnte Partie, die mit der Fascia perinei superficialis zusammenhängt)
15 Corona glandis
16 Glans penis
17 Scrotum mit Testis dexter
18 Funiculus spermaticus mit Fascia spermatica externa
19 Muskelbündel des Musculus cremaster (bedeckt von der Fascia spermatica externa)
20 Sackförmige Ausweitung des Funiculus spermaticus durch den Bruchsack einer Hernia inguinalis
21 SCARPAsche Faszie an der Innenseite der Tela subcutanea
22 Ende des Bruchsackhalses am Ende der Bruchpforte
23 Crus laterale des Anulus inguinalis superficialis
24 Fibrae intercrurales

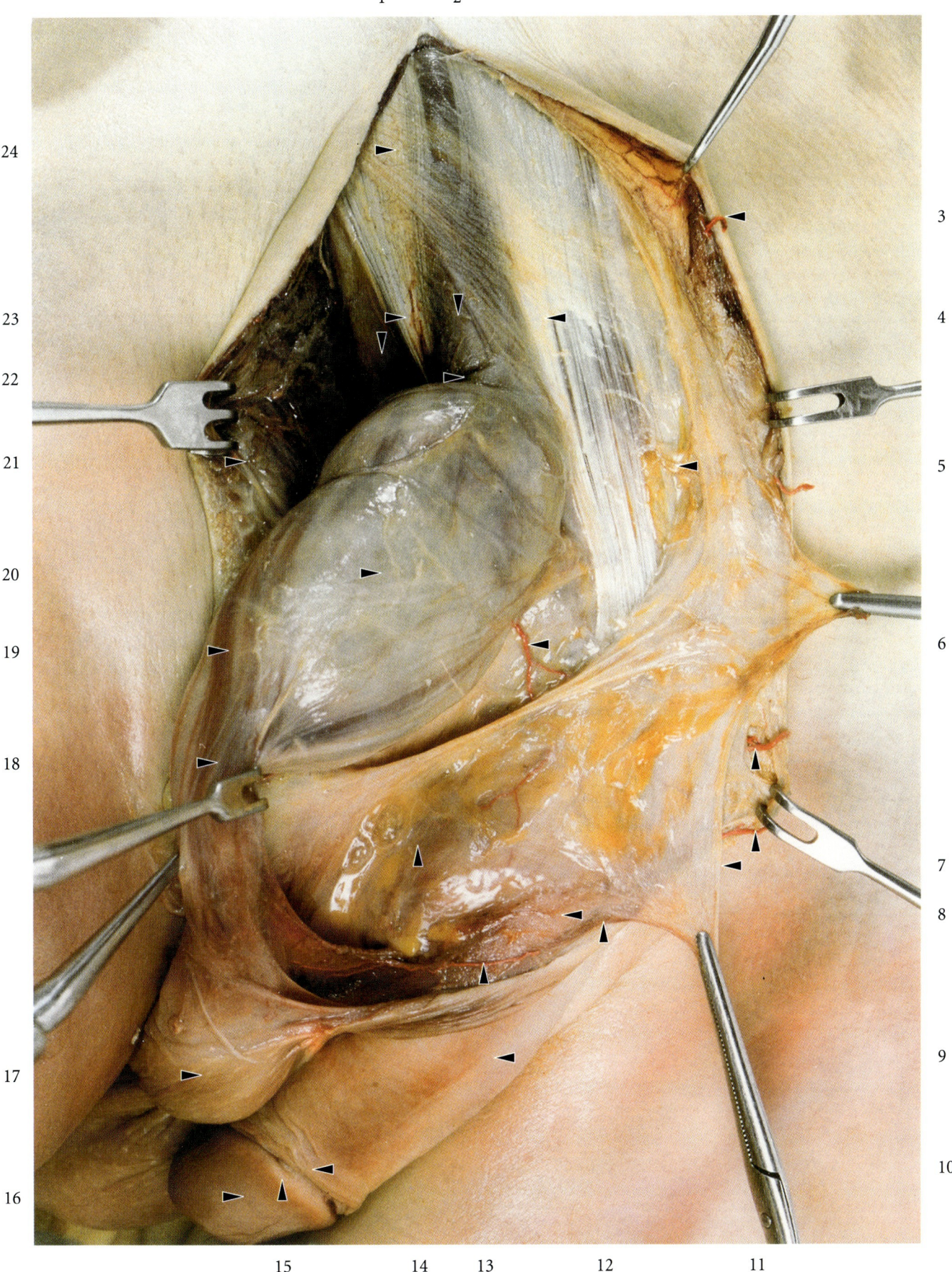

Abbildung 21   Leistenhernie 4

Der Zugang ist der gleiche wie bei den vorhergehenden Abbildungen der Leistenhernie und wurde dort schon beschrieben.

Bei dem hier abgebildeten Präparationsschritt wurden von den Hüllen des Bruchsackes außen die *Fascia spermatica externa* und innen die *Fascia cremasterica* mit dem *Musculus cremaster* gespalten und durch Fäden weggespannt. In der dadurch entstandenen Öffnung ist der noch mit der *Fascia spermatica interna* überzogene *Bruchsack* und zwischen den Faszien der *Nervus ilioinguinalis* zu sehen.

Ein solches Verhalten zu den Faszien zeigen nur die *lateralen Leistenhernien*. Sie gehen lateral zur *Arteria epigastrica inferior* vom *inneren Leistenring* in der *Fossa inguinalis lateralis* aus und gelangen im Inneren des Samenstranges in Richtung Hoden. Ob sie die Oberfläche des Hodens selbst erreichen, hängt davon ab, ob der embryonale *Processus vaginalis peritonei, Saccus vaginalis*, offen geblieben ist oder nicht. Bleibt dieser Processus offen, dann handelt es sich um eine *angeborene laterale Leistenhernie*, eine *Hernia inguinalis lateralis congenita*.

Kommt es wie im vorliegenden Fall zur *Obliteration des embryonalen Processus vaginalis peritonei*, kann die am Hoden gebildete und abgeschlossene *Cavitas scrotalis* nicht mehr eröffnet werden. Ein neu gebildeter Bruchsack, auch wenn er den Hoden erreicht, kann somit dessen Oberfläche nicht mehr unmittelbar berühren. Es besteht bei solchen Hernien die unbewiesene Auffassung, es würde sich, auf dem gleichen Weg wie seinerzeit der Processus vaginalis, eine neue Ausstülpung des Peritoneums in den Samenstrang hinein entwickeln, so daß eine solche Hernie *erworbene laterale Leistenhernie, Hernia inguinalis lateralis acquisita*, genannt wird.

1. Crus mediale des Anulus inguinalis superficialis
2. Anulus inguinalis superficialis (überbrückt mit Fascia spermatica externa – Austrittstelle der Hernia inguinalis)
3. Nervus iliohypogastricus – Ramus cutaneus anterior
4. Fascia cremasterica mit Muskelbündeln des Musculus cremaster (Schnittrand)
5. Tela subcutanea (fettarm)
6. Arteria cremasterica
7. Fascia spermatica externa (Schnittrand)
8. SCARPAsche Faszie (Schnittrand)
9. Crus penis
10. Corpus penis mit Fascia penis superficialis
11. Dorsum penis
12. Ramus scrotalis anterior der Arteria pudenda externa
13. Glans penis
14. Scrotum mit Testis dexter
15. Funiculus spermaticus
16. Peritonealer Bruchsack mit Fascia spermatica interna
17. Fascia cremasterica mit Muskelbündeln des Musculus cremaster (Schnittrand)
18. Fascia spermatica externa (Schnittrand)
19. SCARPAsche Faszie an der Innenseite der Tela subcutanea
20. Nervus ilioinguinalis
21. Fascia lata des Oberschenkels
22. Crus laterale des Anulus inguinalis superficialis
23. Fibrae intercrurales

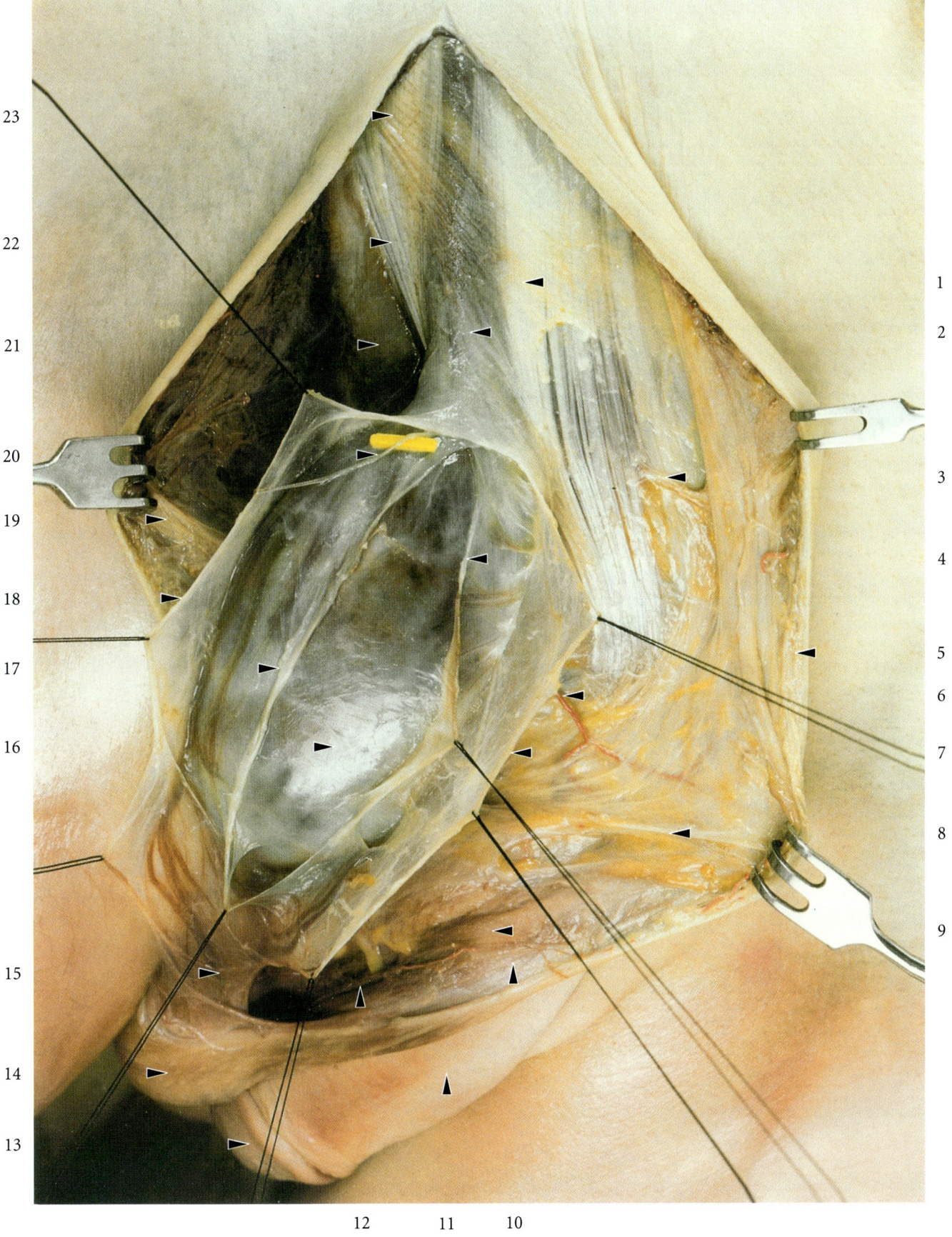

Abbildung 22   Leistenhernie 5

Unter dem gleichen Zugang wie bei den vorhergehenden Abbildungen der Leistenhernie wurde der *Bruchsack* mit seiner *Fascia spermatica interna* aus der *Fascia cremasterica* herausgehoben, die durch zwei Fäden auseinandergespannt wurde. Dieser Faszie außen angelagert, durch mehrere Fäden gespannt, befindet sich die *Fascia spermatica externa*. In die *Fascia cremasterica* sind weit auseinandergedrängte Muskelbündel des *Musculus cremaster* eingelagert, und am oberen Ende betreten Äste der von der A. epigastrica inferior abgehenden *Arteria cremasterica* diese Schicht. Am unteren Ende des Bruchsackes setzt sich die den Bruchsack überziehende *Fascia spermatica interna* auf ein strangförmiges Gebilde fort, das hauptsächlich aus dem *Ductus deferens* und der *Arteria* sowie *Vena testiculares* besteht.

Durch die Verlagerung des Bruchsackes ist zu sehen, daß sein *Hals* im *äußeren Leistenring* die Tendenz besitzt, nach lateral zu verlaufen, wie es einer *lateralen Leistenhernie* entspricht.

Bei einer *medialen Leistenhernie*, welche die Bauchwand direkt und gerade, in dorsoventraler Richtung durchsetzt, würde der Hals des Bruchsacks medial des Samenstranges zum medialen Teil des *äußeren Leistenringes* gerichtet sein.

Die *medialen Leistenhernien* treten immer medial von der *Arteria epigastrica inferior* aus, oft von der dort befindlichen *Fossa inguinalis medialis*. Zwischen dem Peritoneum dieser Fossa und dem Leistenkanal gibt es in deren Mittelfeld nur die dünne *Fascia transversalis* (s. Abb. 17), und direkt gegenüber befindet sich der sehr nachgiebige äußere Leistenring. Die medialen Leistenhernien werden wegen ihres Verlaufes daher auch als *direkte* oder *gerade* und die lateralen als *indirekte* oder *schräge Leistenhernien* bezeichnet.

1 Cutis (Schnittrand)
2 Crus mediale des Anulus inguinalis superficialis
3 Nervus iliohypogastricus – Ramus cutaneus anterior
4 Äste der Arteria cremasterica
5 Tela subcutanea (fettarm)
6 Fascia cremasterica mit Muskelbündeln des Musculus cremaster (Schnittrand)
7 SCARPAsche Faszie (innere Oberfläche)
8 Fascia spermatica externa (Schnittrand)
9 Dorsum penis
10 Glans penis
11 Scrotum mit Testis dexter
12 Starkes Muskelbündel des Musculus cremaster in der Fascia cremasterica
13 Inhalt des Funiculus spermaticus mit Fascia spermatica interna
14 Arteria testicularis (bedeckt mit Fascia spermatica interna)
15 Peritonealer Bruchsack mit Fascia spermatica interna
16 Äußeres Ende des Bruchsackhalses mit Fascia spermatica interna
17 Fascia lata des Oberschenkels
18 Crus laterale des Anulus inguinalis superficialis
19 Fibrae intercrurales

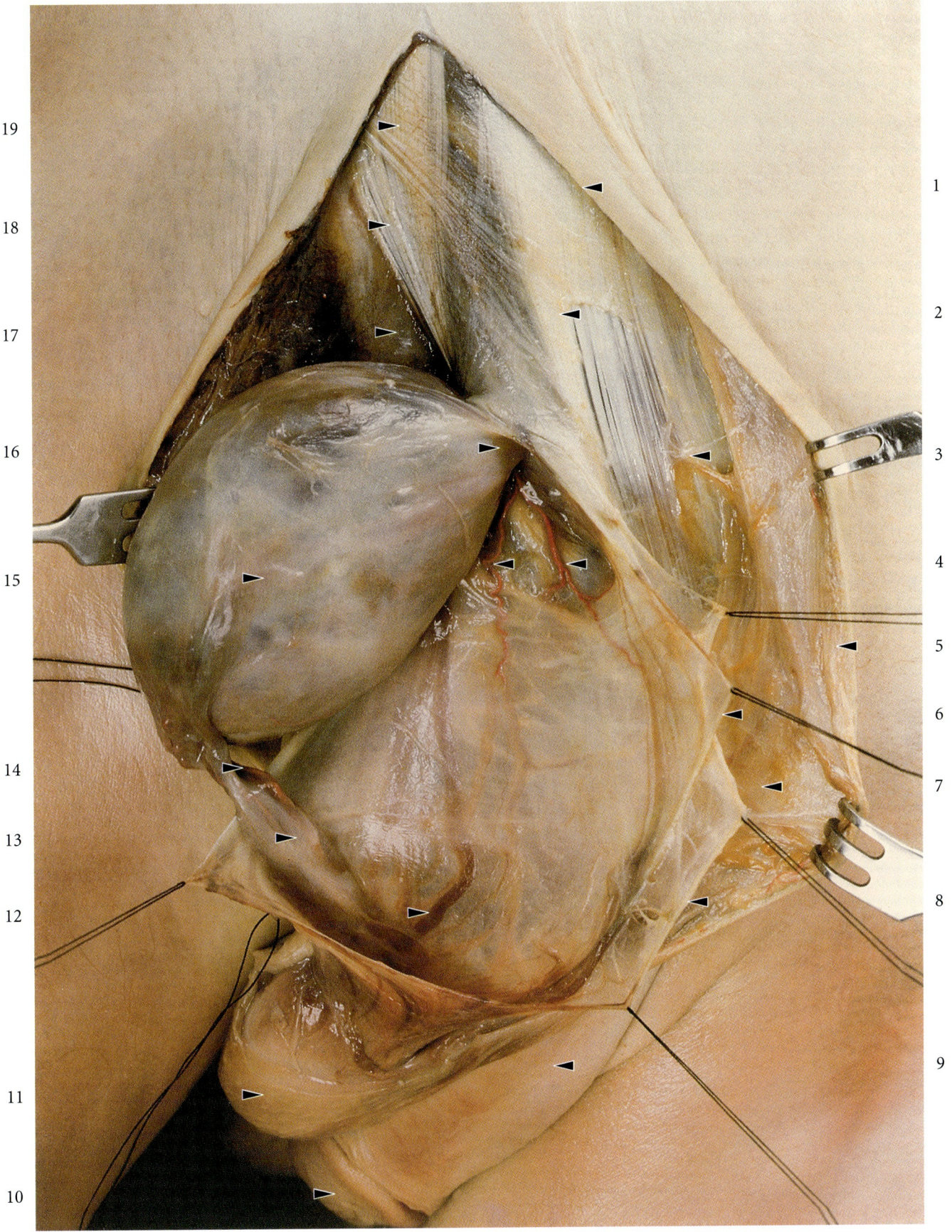

43

Abbildung 23　Leistenhernie 6

Unter dem gleichen Zugang wie bei den vorhergehenden Abbildungen der Leistenhernie wurde nunmehr auch die *Fascia spermatica interna* vor dem Bruchsack gespalten und der Bruchsack aus dieser Hülle geschält. *Alle drei Faszien* des Samenstranges wurden durch Fäden entfaltet. Innerhalb des durch den Bruchsack stark ausgeweiteten Faszienschlauches der Fascia spermatica interna ist ein angelagerter *Bindegewebsstrang* zu sehen, der die *Arteria testicularis*, den *Plexus pampiniformis* der V. testicularis und den *Ductus deferens* enthält. Alle diese Gebilde setzen sich nach unten in den unveränderten *Samenstrang* fort, der aus den beiden eröffneten Faszienschläuchen der *Fascia spermatica externa* und *Fascia cremasterica* herausgehoben und etwas nach lateral verlagert wurde. Umhüllt wird dieser Bestandteil des Samenstranges von der lagegerechten *Fascia spermatica interna* nach ihrer Ausweitung durch den Bruchsack. Wie leicht festgestellt werden kann, ist der durch die Fascia spermatica interna hindurchschimmernde rechts gelegene, dünne Strang nicht der Ductus deferens, sondern ein sehr circumscriptes Muskelbündel des *Musculus cremaster*.

Der durch Flüssigkeit entfaltete und nach lateral verlagerte Bruchsack besteht nur noch aus Peritoneum, das an der Oberfläche etwas bindegewebig belegt ist und daher eine geringere Transparenz aufweist als anderswo.

Um den Eintritt einer Dünndarmschlinge zu ermöglichen, muß der Hals des *Bruchsackes* eine gewisse Weite haben. Bei mittelgroßen Hernien ist er groß genug, daß ihn bei Operationen ein Finger mit der zurückgestülpten Bruchsackwand bis zur *Arteria epigastrica inferior* passieren kann. Die getastete *Pulsation* dieses Gefäßes an der lateralen oder medialen Seite läßt die *medialen* und *lateralen Leistenhernien* voneinander sicher unterscheiden.

1　Anulus inguinalis superficialis als Austrittstelle einer Hernia inguinalis
2　Crus mediale des Anulus inguinalis superficialis
3　Cutis (Schnittrand)
4　Ductus deferens im Bindegewebe des Funiculus spermaticus
5　Muskelbündel des Musculus cremaster (durch die Fascia spermatica interna hindurchscheinend)
6　Tela subcutanea (fettarm)
7　Fascia spermatica interna (Schnittrand)
8　Fascia cremasterica mit Muskelbündeln des Musculus cremaster
9　SCARPAsche Faszie (innere Oberfläche)
10　Starkes Muskelbündel des Musculus cremaster (durch die Fascia spermatica interna hindurchscheinend)
11　Fascia spermatica externa (Schnittrand)
12　Fascia cremasterica innere Oberfläche mit Muskelbündel des Musculus cremaster
13　Bindegewebsraum des Scrotum
14　Cutis des Scrotum (Schnittrand)
15　Testis dexter mit seinen Hüllen
16　Funiculus spermaticus ohne Fascia cremasterica und Fascia spermatica externa
17　Fascia spermatica interna (Schnittrand)
18　Inhalt des Funiculus spermaticus mit umgebenden Bindegewebe
19　Arteria testicularis
20　Bruchsack (Peritoneum parietale)
21　Crus laterale des Anulus inguinalis superficialis
22　Fibrae intercrurales

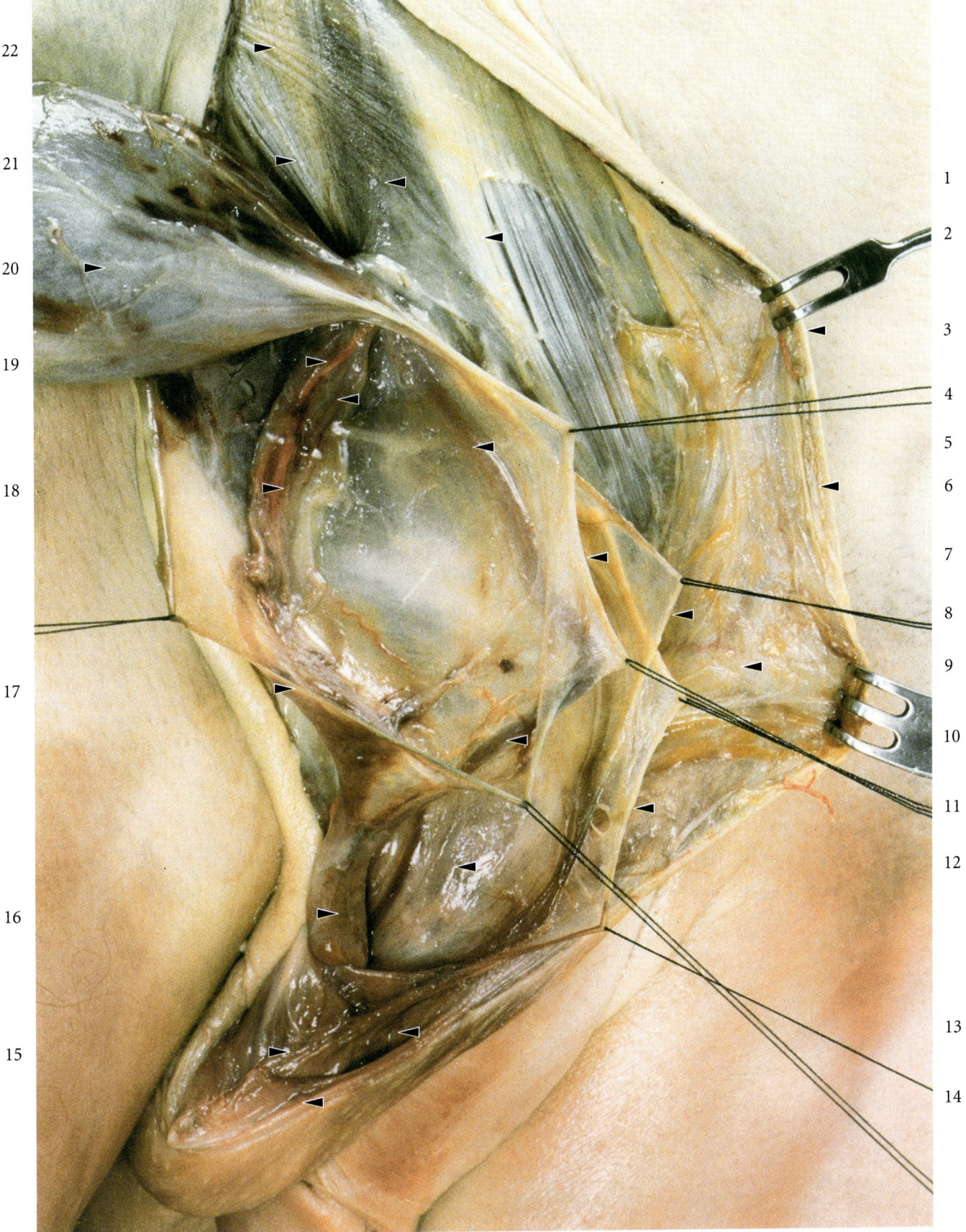

45

Abbildung 24 Leistenhernie 7

Der kraniale bis in das Scrotum reichende Hautschnitt wurde nach seiner Mobilisierung stark nach medial verzogen und der *Bruchsack* mit seinen *Faszien* nach lateral verlagert. Dadurch gelangt der durch die Hernie nicht veränderte Anteil des Samenstranges von lateral zu dem im Scrotum befindlichen Hoden.

Von den Faszien wurde nur der mediale Teil der *Fascia spermatica externa* durch Fäden gespannt und ihr Verhalten zum *äußeren Leistenring* dargestellt. Die übrigen Faszien sind hinter der hochgezogenen äußeren Faszie nicht zu sehen, wenn man von einigen hindurchschimmernden Fasern des *Musculus cremaster* absieht.

In dem freigelegten Feld liegt die *Fascia lata* über dem durch die *Musculi adductor longus* und *gracilis* hervorgerufenen Wulst. Medial schließt die *Fascia perinei superficialis* an, die median durch den *Bulbus penis* leicht vorgewölbt wird. In diesem Feld ist die Verzweigung der *Arteria cremasterica* (A. spermatica externa) zu sehen. Sie tritt aus dem *äußeren Leistenring* aus, gibt einige *zarte Äste* an die Hüllen des Samenstranges ab und verzweigt sich in der Schamgegend. Ein längerer Ast gelangt bis in das Scrotum und zum Hoden.

Diese Arterie ist zusammen mit der oberflächlicher verlaufenden und durchtrennten *Arteria pudenda externa* sowie mit den *Arteriae scrotales posteriores* imstande, einen bescheidenen *Kollateralkreislauf* aufzubauen, der zumindest meistens bei Ausfall der A. testicularis eine Nekrose des Hodens verhindert.

Der *Hoden* ist von seinen *Hüllen* ebenso überzogen wie das untere *Ende des Samenstranges*. An der Innenseite des Skrotums sind die rot verfärbten Fasern der *Tunica dartos* und oberhalb davon die in dessen Haut auslaufende Scarpasche Faszie zu sehen.

1 Crus laterale des Anulus inguinalis superficialis
2 Anulus inguinalis superficialis als Austrittstelle der Hernia inguinalis
3 Crus mediale des Anulus inguinalis superficialis
4 Cutis (Schnittrand)
5 Fascia spermatica externa (äußere Oberfläche)
6 Arteria cremasterica
7 Tela subcutanea (fettarm)
8 Scarpasche Faszie (innere Oberfläche)
9 Ast der Arteria pudenda externa
10 Fascia perinei superficialis
11 Bulbus penis
   (bedeckt mit Fascia perinei superficialis)
12 Arteria cremasterica (skrotaler Ast)
13 Tunica dartos im Corium der Cutis scroti
14 Cutis scroti
15 Scrotum
16 Testis dexter mit seinen Hüllen
17 Funiculus spermaticus
   (bedeckt mit der Fascia spermatica externa)
18 Arteria pudenda externa
19 Muskelbündel des Musculus cremaster
   (durch die Fascia spermatica externa hindurchscheinend)
20 Fascia lata der Musculi adductores
21 Bruchsack (Peritoneum parietale)
22 Tela subcutanea
23 Fascia lata der Musculi extensores femoris
24 Scarpasche Faszie (innere Oberfläche)

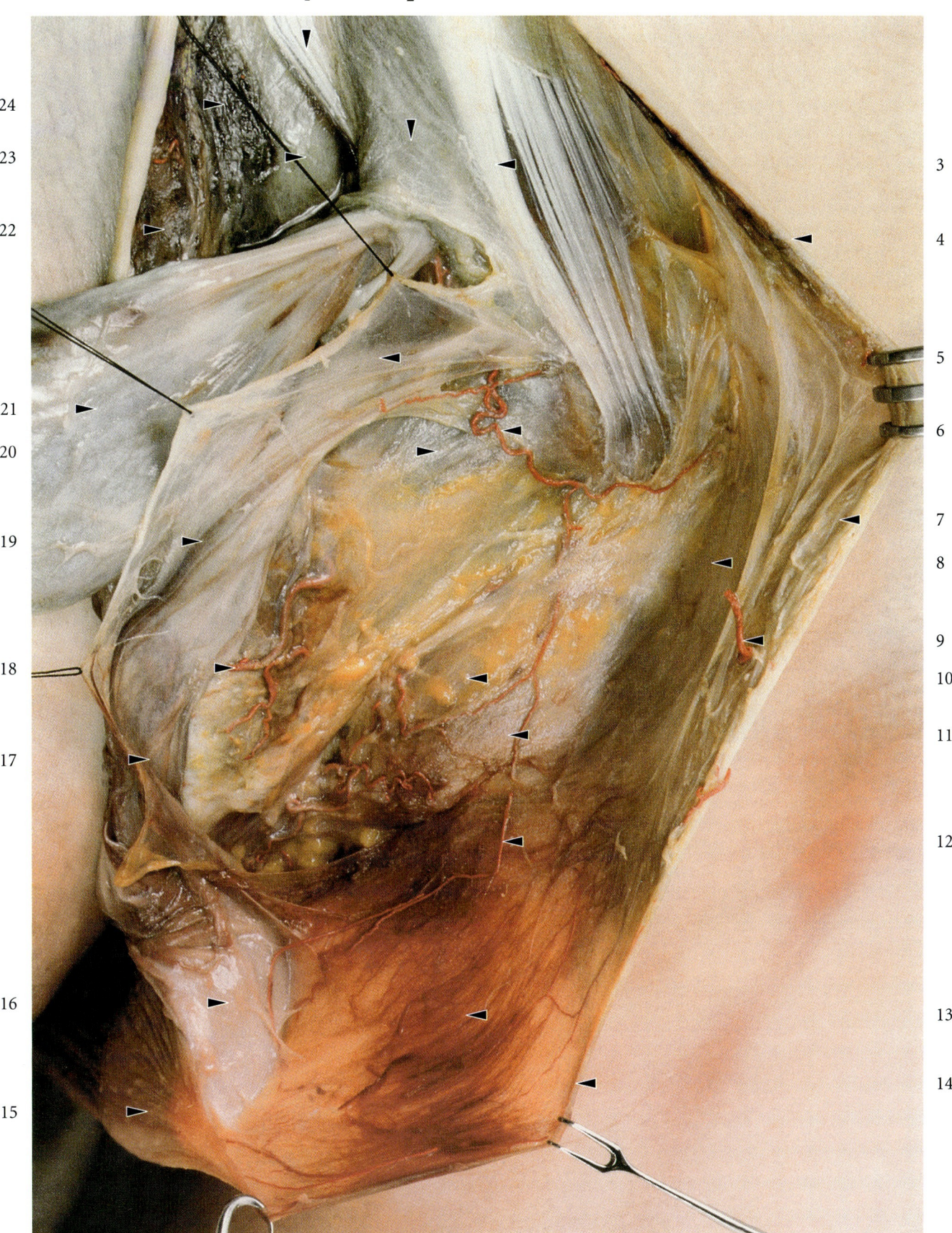

Abbildung 25   Leistenhernie 8

Der äußere Leistenring wurde durch *Spaltung der Aponeurose des M. obliquus externus abdominis* nach lateral und oben stark erweitert und das Crus mediale nach medial weggezogen. Es erscheint in diesem geschaffenen breiten Spalt der *Musculus obliquus internus abdominis,* der an dieser Leiche zwar weit nach unten reicht, aber in seinem unteren Teil kaum Muskelfasern enthält und dort einen atrophierten Eindruck macht. Am unteren Rand des Spaltes ist das sehnig glänzende *Leistenband* zu sehen. Die *Inhaltsgebilde des Leistenkanals* sind auf dem Hauptbilde zurückgeklappt, und der aus *Peritoneum parietale* bestehende *Bruchsack* ist nach lateral verlagert. Das unmittelbare durch Fäden ausgespannte Bett des Bruchsackes in Form der *Fascia spermatica interna* zeigt ungefähr in der Mitte einen angelagerten Strang, der die *Hauptkomponenten des Samenstranges* enthält. Am Übergang dieser Faszie auf den kompakten Samenstrang wurde die abpräparierte *Fascia cremasterica* entfaltet.

Auf dem Nebenbild wurde der untere Rand des *Musculus obliquus internus abdominis* stark nach oben gezogen und der *abgeschnittene Bruchsack* bis zum *inneren Leistenring* zurückpräpariert. Nach Entfernung aller Hüllen des Samenstranges wurden der *Ductus deferens,* die *Arteria testicularis* und der *Plexus pampiniformis* ebenfalls bis zum *inneren Leistenring* dargestellt. In der Tiefe zwischen dem unteren Rande des M. obliquus internus und dem Leistenbande ist die *Arteria epigastrica inferior* mit ihrem Ramus pubicus zu erkennen. Sie wird von der *Fascia transversalis* überlagert, die an dieser Stelle durch das sehr unterschiedlich ausgeprägte *Ligamentum interfoveolare* verstärkt wird.

Bemerkenswert sowohl für die Entstehungstheorie wie für die chirurgische Praxis dürfte sein, daß der *Bruchsack* an seinem Beginn so innig mit dem *Ductus deferens* verbunden ist, daß eine Trennung der beiden, ohne Verletzung des Sackes, kaum möglich ist.

1   Aponeurosis
    des Musculus obliquus externus abdominis
    (Schnittrand)
2   Nervus iliohypogastricus
3   Musculus obliquus internus abdominis
4   Crus mediale des Anulus inguinalis superficialis
5   Ductus deferens
6   Ligamentum inguinale
    (Ansatz am Tuberculum pubicum)
7   Musculus obliquus internus abdominis
    (eine mit Bindegewebe stark durchsetzte
    unterste Partie)
8   Ductus deferens
9   Arteria epigastrica inferior
    und Ligamentum interfoveolare
10 Ductus deferens
11 Arteria cremasterica
12 Plexus pampiniformis
13 Arteria testicularis
14 Funiculus spermaticus mit Fascia spermatica interna
    (ohne Fascia cremasterica
    und Fascia spermatica externa)
15 Starkes Muskelbündel des Musculus cremaster
16 Fascia cremasterica (Schnittrand)
17 Restteil des Bruchsackes
18 Fascia cremasterica (Schnittrand)
19 Fascia spermatica interna (Schnittrand)
20 Arteria testicularis
21 Bruchsack (freigelegtes Peritoneum parietale)

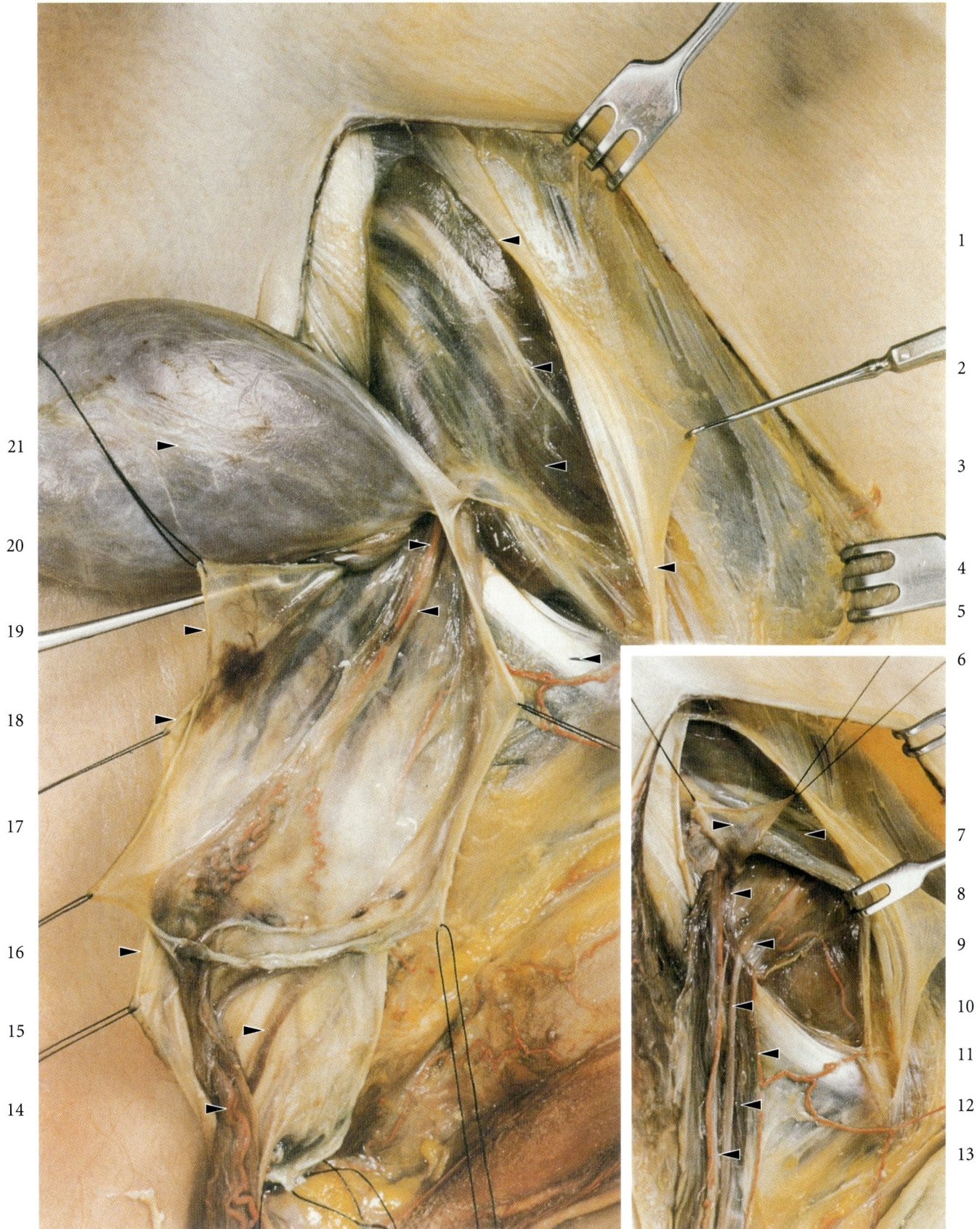

49

Abbildung 26   Leistenhernie 9

Nach der Spaltung und Aufklappung der *Aponeurose des Musculus obliquus externus abdominis* und Entfernung der Fascia spermatica externa wurde der *Bruchsack* weitgehend in seiner normalen Lage belassen.

Der laterale Anteil der gespaltenen *Fascia cremasterica* wurde zusammen mit dem *Musculus cremaster* abpräpariert und durch einen Faden nach lateral gezogen. Der vom M. cremaster teilweise unabhängige Ursprung der *Fascia cremasterica* an der oberflächlichen Faszie des *Musculus obliquus internus abdominis* ist deutlich erkennbar.

Der laterale Teil der *Fascia spermatica interna* befindet sich noch weitgehend an seiner ursprünglichen Stelle; lediglich sein Schnittrand wurde etwas nach medial verlagert, so daß die durch die Faszie hindurchscheinenden *Gefäße des Hodens* dadurch sichtbar wurden.

Der von allen Faszien befreite, nur mehr aus *Peritonaeum* bestehende *Bruchsack* überragt den Schnittrand der Faszie, läßt aber gerade noch den Blick auf den *Ansatz des Leistenbandes* und dessen Fortsetzung, das *Ligamentum inguinale reflexum*, frei.

Der im Leistenkanal gelegene *Hals des Bruchsackes* ist gut entfaltet, so daß das Eindringen von Bauchorganen, wie größerer Teile des *Omentum majus* oder einer *Dünndarmschlinge*, vorstellbar ist. Immerhin ist aber der Hals bei lateralen Leistenhernien zum Unterschied von medialen doch so eng, daß die Gefahr einer *Inkarzeration* nicht ausgeschlossen werden kann. In der Regel ist der Inhalt des Bruchsackes *reponibel*, kann aber durch eine Verwachsung mit dem Bruchsack auch ohne Inkarzeration *irreponibel* werden.

1 Nervus iliohypogastricus
2 Aponeurosis des Musculus obliquus externus abdominis (Schnittrand)
3 Ursprung der Fascia cremasterica
4 Crus mediale des Anulus inguinalis superficialis
5 Ligamentum reflexum des Ligamentum inguinale als Boden des Canalis inguinalis
6 Arteria cremasterica
7 Bruchsack (freigelegtes Peritoneum parietale)
8 Äste der Arteria testicularis (durch die Fascia spermatica interna hindurchschimmernd)
9 Fascia cremasterica mit Musculus cremaster (Schnittrand)
10 Hals des Bruchsackes im Canalis inguinalis
11 Aponeurosis des Musculus obliquus externus abdominis
12 Musculus obliquus internus abdominis

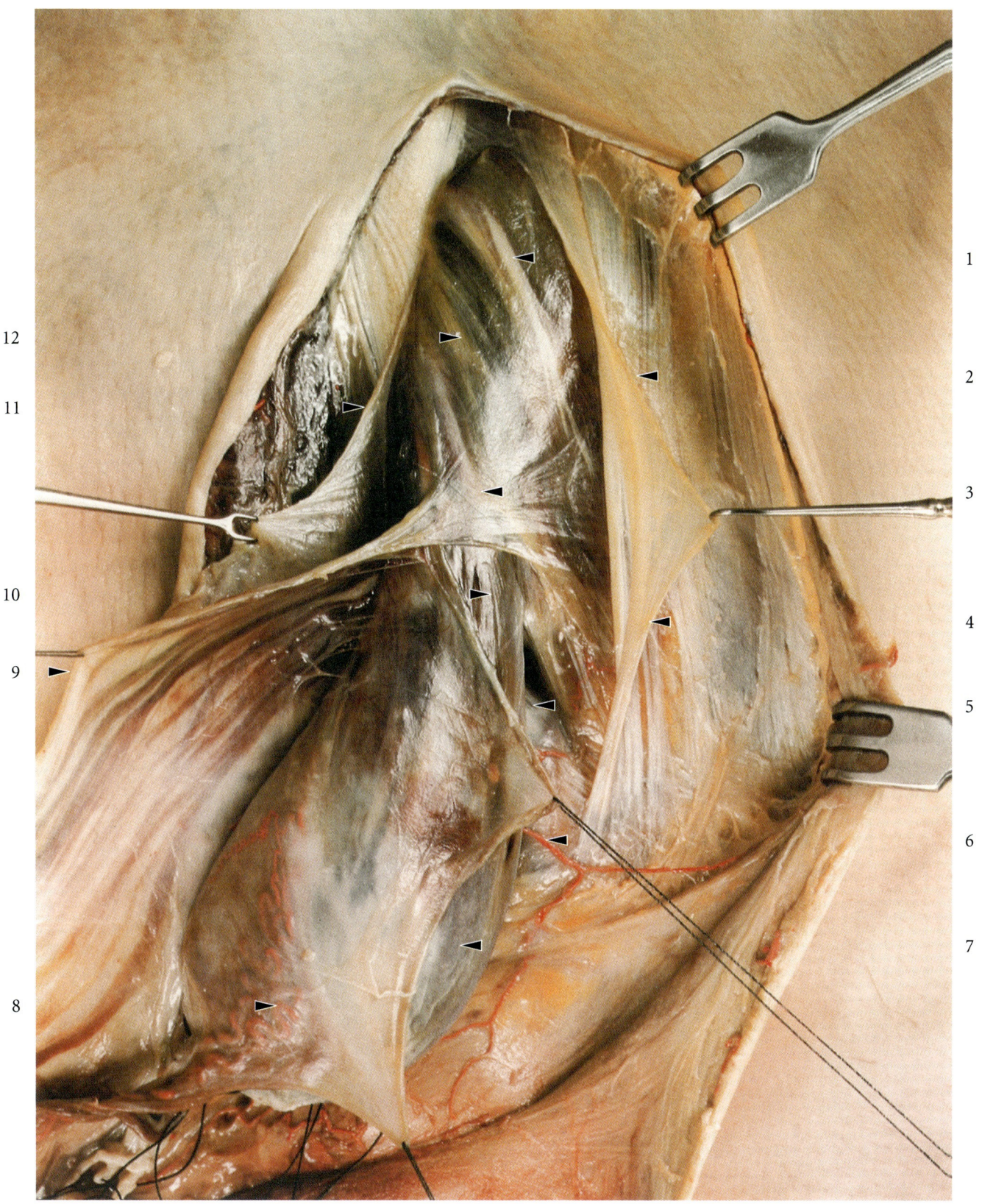

Abbildung 27 Anatomische Eröffnung des Bauches 1

Bei der anatomischen Eröffnung des Bauches wird ein *kreuzförmiger Schnitt* gewählt, dessen vertikaler Teil vom Processus xiphoideus bis zur Symphyse und dessen transversaler Teil über die ganze Breite des Bauches reicht. Am Nabel werden die beiden Schnitte so geführt, daß der *Nabel* im rechten oberen Quadranten liegt, damit er mit dem *Ligamentum teres hepatis* verbunden bleiben kann.

Nach Durchtrennung der *Haut* und der *Subcutis* erscheint *beim vertikalen Schnitt* die *Linea alba,* die Verbindungsstruktur der beiden *Rectusscheiden.* Sie ist oberhalb des Nabels eigentlich eine verhältnismäßig breite Platte, die in der Umgebung des Nabels den *Anulus umbilicalis* für den Durchtritt der embryonalen Nabelgefäße trägt, und wird nach unten so schmal, daß schon bei der vorliegenden geringen Schnittentfaltung die beiden Ränder der *Musculi recti abdominis* durch ihre Scheide hindurchscheinen.

Beim transversalen Schnitt grenzt sich der *Musculus rectus abdominis* beiderseits auf die gleiche Weise auch nach lateral gut ab und setzt die Grenze zwischen der *Aponeurose des M. obliquus externus abdominis* und der *Rectusscheide*. Über der Muskulatur des *Musculus obliquus externus abdominis* wurde auf der rechten Körperseite die *Faszie* gespalten, die dort eine dünne *Fascia superficialis* bildet.

Durch Fettleibigkeit oder extreme Abmagerung nimmt die Schicht der *Subcutis* eine sehr *verschiedene Dicke* an, die von vielen Zentimetern bis zu einer dünnen filzigen, kaum Fettgewebe enthaltenden, Platte reicht. Die Dicke dieser *Schicht* läßt sich durch *Abhebung* einer *Hautfalte* einigermaßen beurteilen.

Auf der linken Brustseite ist eine *Hyperthelie* vorhanden.

1 Plica axillaris posterior
2 Angulus infrasternalis
3 Papilla et areola mammae [Mamilla]
4 Fossa axillaris
5 Hyperthelie [Mamma accessoria]
6 Linea alba (als schmaler aponeurotischer Streifen)
7 Umbilicus (Nabel)
8 Musculus obliquus externus abdominis mit Fascia superficialis
9 Spina iliaca anterior superior
10 Leistenbeuge
11 Lateraler Rand des Musculus rectus abdominis (durch die Rectusscheide hindurchscheinend)
12 Vordere Wand der Rectusscheide [Lamina anterior vaginae musculi recti abdominis]
13 Aponeurosis des Musculus obliquus externus abdominis
14 Lina alba (als Septum zwischen der rechten und linken Rektusscheide)
15 Musculus obliquus externus abdominis (ohne Fascia superficialis)
16 Cutis (Schnittrand)
17 Tela subcutanea
18 Lage des Arcus costalis
19 Plica axillaris anterior

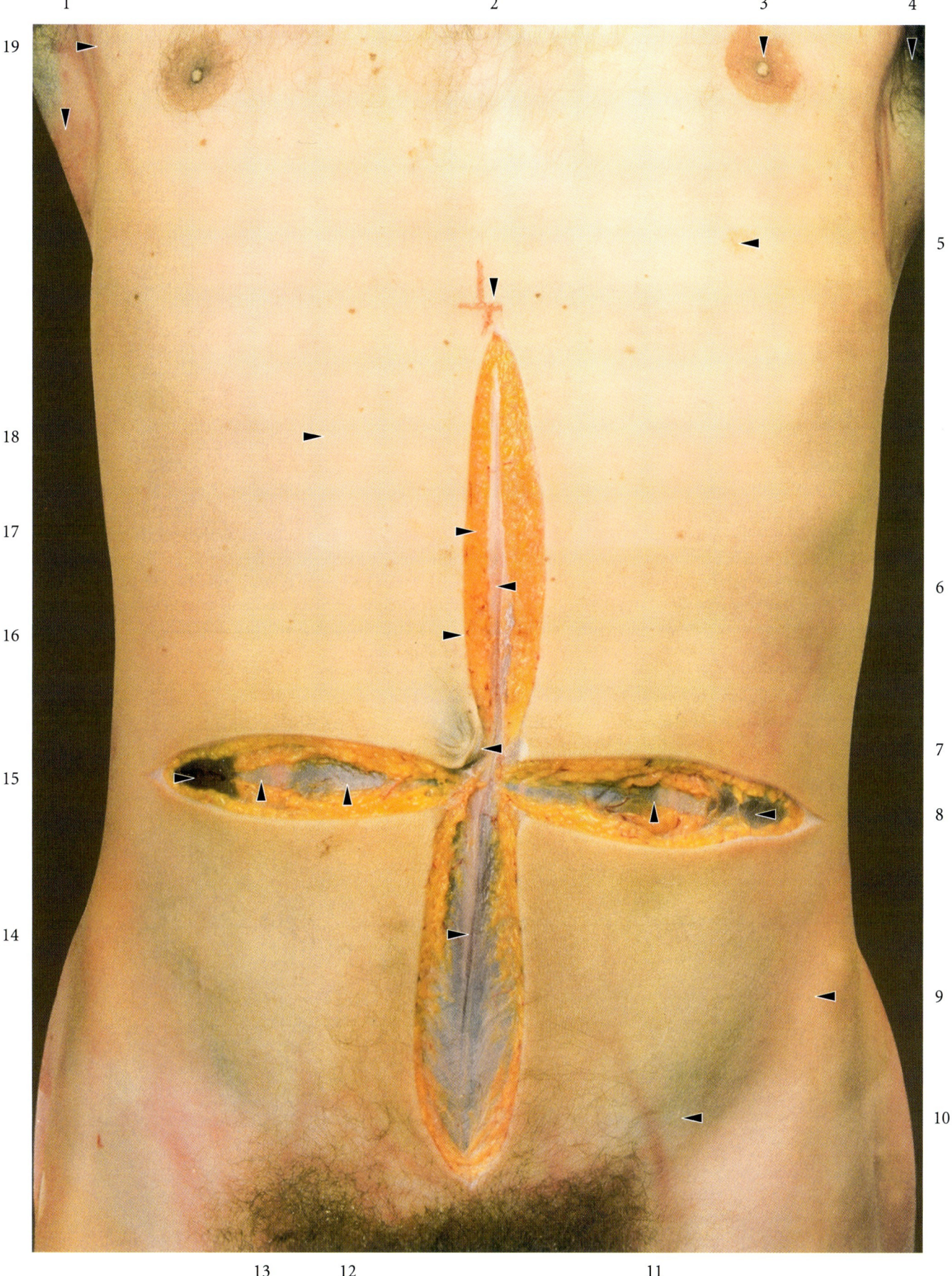

Abbildung 28   Anatomische Eröffnung des Bauches 2

Nach der selben Schnittführung wie auf Abbildung 27 wurde die ventrolaterale Bauchwand im vertikalen Teil des kreuzförmigen Schnittes eröffnet. Oberhalb des Nabels wurde die dort breitere *Linea alba* gespalten, und es erscheint das *präperitoneale Fettgewebe*. Unterhalb des Nabels geht der Schnitt durch den medialen Teil der linken *Rectusscheide* und spaltet einen schmalen Streifen vom medialen Rand des *Musculus rectus abdominis* ab. Auch an dieser Stelle ist zwischen den Schniträndern wieder das präperitoneale Fettgewebe zu sehen.

In Höhe des Nabels kommt nach Durchtrennung der Linea alba die *Fascia umbilicalis* zum Vorschein, die seitlich des Nabels fest mit der hinteren Wand der Rectusscheide verwachsen ist. Diese Faszie ist im oberen Bereich als *Abkömmling der Fascia transversalis* zart, wird nach unten hin derber und gewinnt dort manchmal, so wie im dargestellten Falle, straffen sehnigen Charakter. Sie überbrückt von dorsal her die *embryonalen Nabelgefäße* und verbindet sich zumindest in ihrem unteren Anteil nach deren Obliteration fester mit der Linea alba. Mit dem Peritoneum parietale der vorderen Bauchwand ist sie an ihrer Hinterfläche in der ganzen Ausdehnung gut verwachsen. Nicht immer erreicht sie von oben her den unteren Rand des *Anulus umbilicalis,* so daß von unten ein kleines *Peritonealdivertikel* die obliterierte Vena umbilicalis, das *Ligamentum teres hepatis,* begleiten kann. Nicht allzuselten ist aber in diesem Bereich eine Verstärkung der Fascia transversalis überhaupt nicht zu bemerken, so daß eine Fascia umbilicalis einfach fehlt.

1   Papilla et areola mammae [Mamilla]
2   Angulus infrasternalis
3   Lage des Arcus costalis
4   Plica axillaris posterior
5   Hyperthelie [Mamma accessoria]
6   Tela subcutanea
7   Linea alba (Schnittrand)
8   Fascia umbilicalis
9   Lamina anterior der linken
    Vagina musculi recti abdominis (Schnittrand)
10 Musculus rectus abdominis der linken Seite
    (Schnittrand in der Nähe des medialen Randes)
11 Leistenbeuge
12 Musculus obliquus externus abdominis
    mit Fascia superficialis
13 Aponeurosis musculi obliqui externi abdominis
14 Lamina anterior
    der linken Vagina musculi recti abdominis
15 Lamina anterior
    der rechten Vagina musculi recti abdominis
16 Aponeurosis musculi obliqui externi abdominis
17 Musculus obliquus externus abdominis
18 Lina alba
19 Spina iliaca anterior superior
20 Präperitoneales Fettgewebe
21 Umbilicus (Nabel)
22 Cutis (Schnittrand)
23 Präperitoneales Fettgewebe
24 Linea alba
25 Plica axillaris anterior

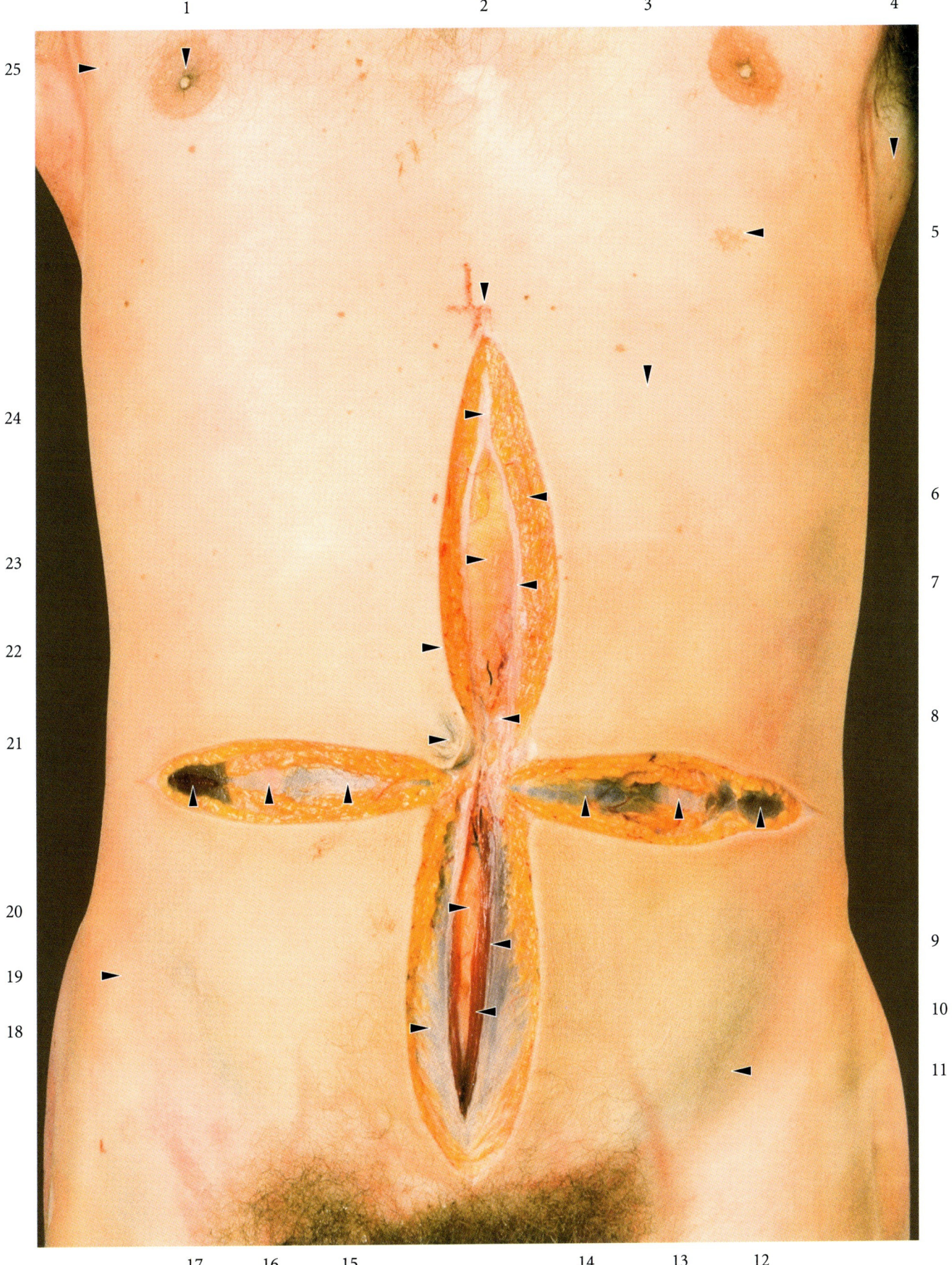

Abbildung 29   Eröffnung der Cavitas peritonealis 1

Im Bereich des vertikalen Teils des kreuzförmigen Schnittes wurde in der unteren Hälfte das *Peritoneum parietale* durchtrennt und in der oberen Hälfte mit dem Finger unterfahren. Im Bild rechts vom Finger ist das Peritoneum parietale in seiner *natürlichen Transparenz* zu sehen, wohingegen links davon das Peritoneum von seiner Fettgewebe enthaltenden *Tela subserosa* verdeckt wird. Dieses *präperitoneale Fettgewebe* kann bei mageren Menschen völlig fehlen, und die Tela subserosa besteht dann auch dort, wie am Zwerchfell und weiten Teilen der anterolateralen Bauchwand, nur aus einer dünnen Schicht lockeren Bindegewebes.

In der unteren Hälfte des Schnittes quellen die *Eingeweide* hervor, die oben aus dem *Colon transversum* und darunter aus *Dünndarmschlingen* bestehen. Beide Eingeweideorgane werden von dem *Omentum majus* überlagert, in welchem ein größerer *Ramus omentalis* der *Arteria gastro-omentalis sinistra* mit ihrer Begleitvene zu sehen ist.

Im *transversalen* Hautschnitt erscheint in der Tiefe die vor dem *Musculus rectus abdominis* dunkel verfärbte *vordere Wand* der *Rectusscheide* und lateral davon die *Aponeurose* und *Muskulatur* des *Musculus obliquus externus abdominis* mit der *Fascia superficialis* des Bauches.

1   Cutis (Schnittrand)
2   Tela subcutanea
3   Linea alba (Schnittrand)
4   Peritoneum parietale
5   Fascia umbilicalis
6   Ramus omentalis
    der Arteria gastro-omentalis sinistra
7   Omentum majus
8   Musculus obliquus externus abdominis
    mit Fascia superficialis
9   Aponeurosis musculi obliqui externi abdominis
10 Lamina anterior der Vagina musculi recti abdominis
11 Lamina anterior
    der Vagina musculi recti abdominis (Schnittrand)
12 Musculus rectus abdominis
    (Schnittrand nahe dem medialen Rande)
13 Präperitoneales Fettgewebe
    hinter der Fascia transversalis
14 Dünndarmschlingen hinter dem Omentum majus
15 Colon transversum
    hinter dem mit ihm verwachsenen Omentum majus
16 Präperitoneales Fettgewebe hinter der Rectusscheide
17 Linea alba

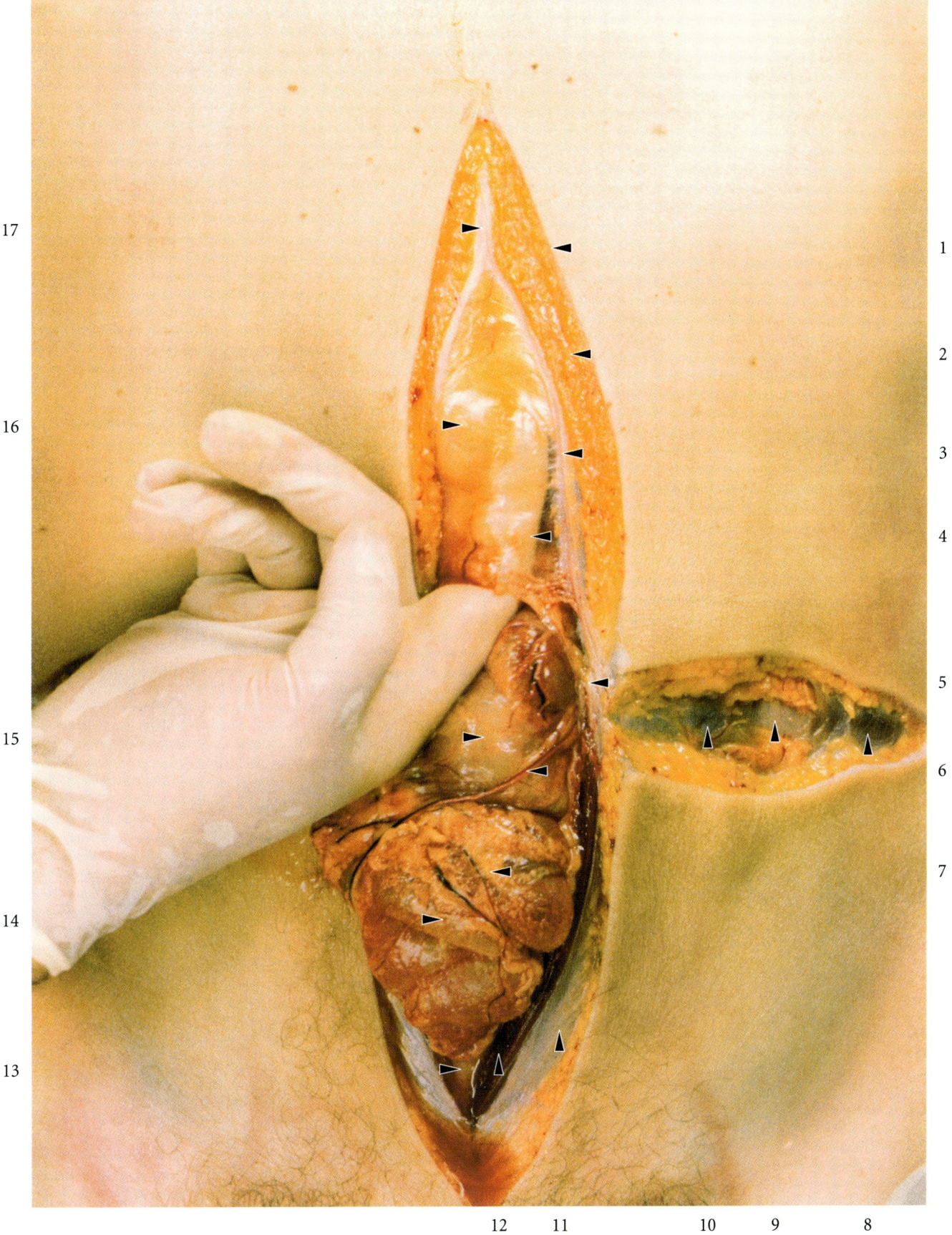

Abbildung 30   Eröffnung der Cavitas peritonealis 2

Nach *Spaltung* des vorderen *Peritoneum parietale* in der *Medianebene* erscheint im oberen Teil des kreuzförmigen Schnittes die *vordere Wand des Magens*, die sich nach unten durch die *große Kurvatur* abgrenzt. Unterhalb davon ist das *Colon transversum* zu erkennen, dem sich nach kaudal *Dünndarmschlingen* anschließen. Zwischen dem Magen und dem Querkolon befindet sich das zusammengeschobene *Ligamentum gastrocolicum*. Es setzt sich nach unten in das außerordentlich zarte und durchsichtige *Omentum majus* fort, das von vorn auf das Colon transversum aufgewachsen ist und unterhalb davon die Dünndarmschlingen bedeckt. Diese *Peritonealduplikaturen* im Sinne von Mesenterien neigen zu Fetteinlagerungen, wie hier am *Ligamentum gastrocolicum* und am *Omentum majus,* und können dadurch eine beachtliche Dicke erreichen.

Quer zur großen Kurvatur des Magens verlaufen *Rami gastrici* der *Arteriae* und *Venae gastro-omentales,* die sehr bald unter das *Peritoneum viscerale* der Magenwand treten und dort ihre feineren Verzweigungen durchscheinen lassen.

Die *Curvatura major* bei einem recht *gut gefüllten Magen* liegt, wie ersichtlich, in der Höhe des Nabels und kann sich bei stärkerer Füllung beachtlich über diesen hinaus nach unten verschieben. Bei *mäßiger Füllung* wird die *große Kurvatur* oft in der Mitte zwischen Nabel und Processus xiphoideus gefunden. Je nach Füllung ist daher das *Feld* in dem der Magen *direkt* dem *Peritoneum parietale* der vorderen Bauchwand anliegt verschieden groß. Immer aber wird es nach oben vom *unteren Leberrand* und dem *linken Rippenbogen* begrenzt.

1 Cutis (Schnittrand)
2 Peritoneum parietale (Schnittrand)
3 Tela subcutanea (Schnittrand)
4 Rami gastrici der Arteriae gastro-omentales
5 Peritoneum parietale (Schnittrand)
6 Ramus omentalis
   der Arteria gastro-omentalis sinstra
7 Omentum majus
8 Lamina anterior
   der Vagina musculi recti abdominis (Schnittrand)
9 Musculus rectus abdominis (Schnittrand)
10 Musculus obliquus externus abdominis
   mit Fascia superficialis
11 Aponeurosis musculi obliqui externi abdominis
12 Lamina anterior
   der linken Vagina musculi recti abdominis
13 Lamina anterior
   der rechten Vagina musculi recti abdominis
14 Aponeurosis musculi obliqui externi abdominis
15 Musculus obliquus externus abdominis
16 Präperitoneales Fettgewebe
   hinter der Fascia transversalis
17 Dünndarmschlingen hinter dem Omentum majus
18 Colon transversum
   hinter dem mit ihm verwachsenen Omentum majus
19 Curvatura major
20 Präperitoneales Fettgewebe
   zwischen Lamina posterior
   der Vagina musculi recti abdominis
   und Peritoneum parietale
21 Gaster – Paries anterior (Vorderwand des Magens)
22 Lage des rechten Arcus costalis
23 Linea alba (Schnittrand)

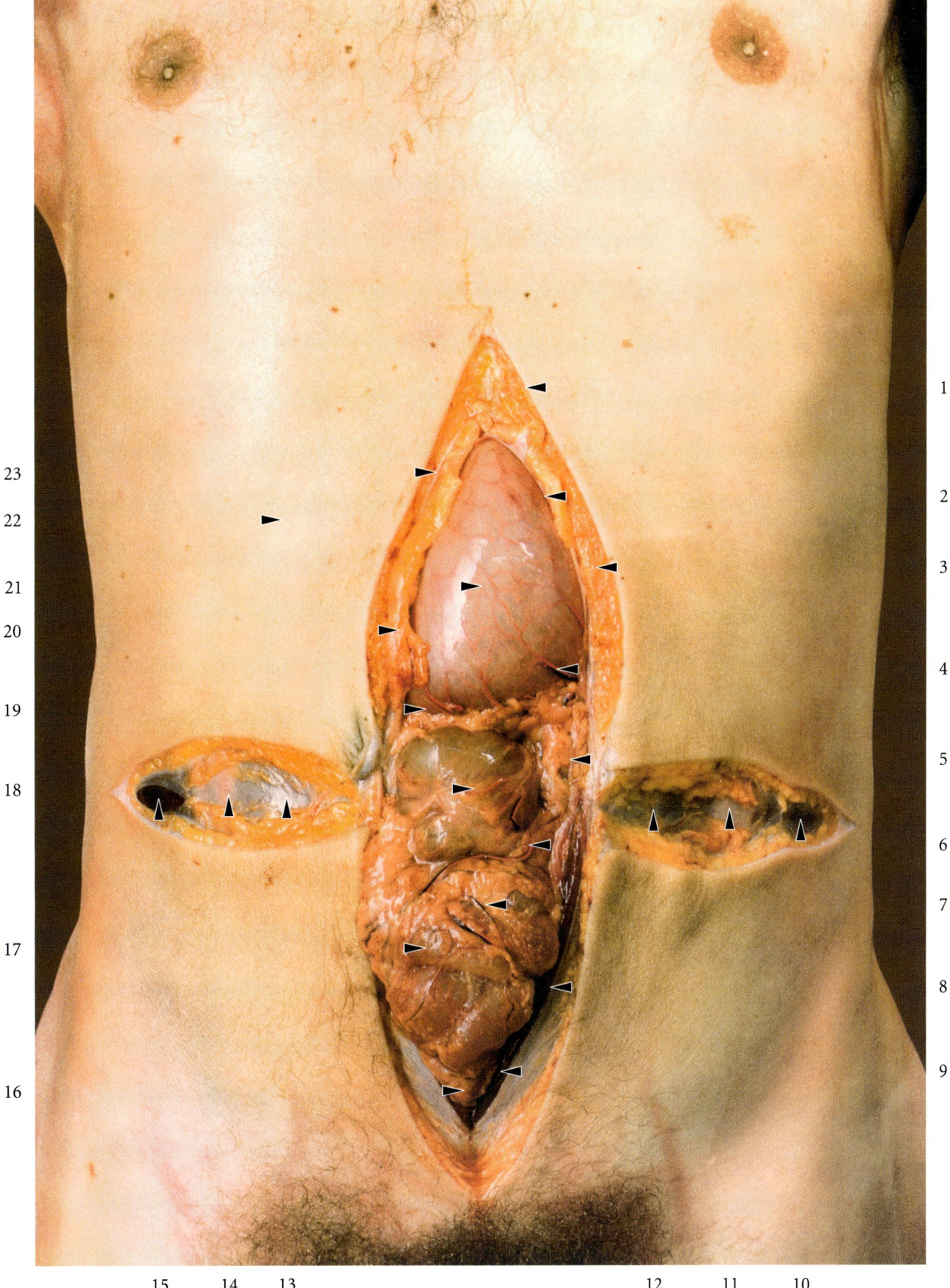

59

Abbildung 31 Lage der Eingeweide zu eröffnetem Bauch 1

Nachdem die *ventrolaterale Bauchwand* durch einen kreuzförmigen Schnitt in *vier Quadranten* zerlegt worden war, wurde sie nach außen aufgeklappt. Das an der Innenseite der quadrantischen Lappen befindliche *Peritoneum parietale* wurde dadurch nach außen gekehrt. Am rechten oberen Quadranten ist das *Ligamentum falciforme* mit dem vom Nabel kommenden *Ligamentum teres hepatis* befestigt, in dessen Umgebung die parietale *Tela subserosa* etwas Fett eingelagert hat. Durch das übrige Peritoneum parietale der Lappen schimmert aber die *Muskulatur* der *Bauchwand* hindurch.

Vom *Rippenbogen* bis zum *Leistenband* sind die *Baucheingeweide* von vorn freigelegt. Der gut gefüllte *Magen* hat natürliche Form und Farbe. Durch sein *Peritoneum viscerale* sind die *Verzweigungen* der *Magengefäße* und an der *großen Kurvatur* die *Rr. gastrici* der *Arteriae* und *Venae gastro-omentales* zu sehen. Unterhalb des Magens ist parallel zu seiner großen Kurvatur das *Colon transversum* mit den *Haustra coli* und der *Taenia omentalis* durch das mit ihm verwachsene Omentum majus hindurch streckenweise gut erkennbar.

Vom *Colon transversum* hängt das *Omentum majus* gleichsam wie ein Vorhang herab und bedeckt das *Dünndarmkonvolut* von vorne. Es ist aus *zwei Blättern* aufgebaut. Das *vordere Blatt* setzt sich aus dem *Ligamentum gastrocolicum* fort, welches sich zwischen der *großen Kurvatur* und dem *Querkolon* ausspannt. Dieses hat, wie auch der freie Teil des Omentum majus, deutlich Fett gespeichert und ist bei der gegebenen Lage der Eingeweide stark zusammengeschoben.

Die *Lage* der *Leber* entspricht einem extremen *Zwerchfellhochstand,* wie er bei *Leichen* in *Rückenlage* entsteht.

1 Ligamentum teres hepatis
2 Ligamentum falciforme
3 Incisura ligamenti teretis der Leber
4 Processus xyphoideus
5 Cutis (Schnittrand)
6 Peritoneum parietale (Schnittrand)
7 Tela subcutanea
8 Gaster - Paries anterior (Vorderwand des Magens)
9 Ramus gastricus der Arteria gastro-omentalis dextra
10 Omentum majus mit Ramus omentalis
 der Arteria gastro-omentalis dextra
 vor dem Colon transversum
11 Colon transversum
 bedeckt vom verwachsenen Omentum majus
12 Omentum majus vor dem Dünndarmkonvolut
13 Musculus transversus abdominis
 durch das Peritoneum parietale hindurchscheinend
14 Plica epigastrica [umbilicale laterale]
15 Vena gastro-omentalis dextra und Curvatura major
16 Ligamentum gastrocolicum
17 Ramus omentalis der Arteria gastro-omentalis dextra
18 Plica epigastrica [umbilicale laterale]
19 Schlinge des Intestinum tenue
 hinter dem vorgelagerten Omentum majus
20 Schlinge des Intestinum tenue (freiliegend)
21 Ramus omentalis der Arteria gastro-omentalis dextra
22 Taenia omentalis des Colon transversum
23 Haustra coli des Colon transversum
24 Ligamentum gastrocolicum mit eingelagertem Fett
25 Margo inferior der Leber
26 Incisura angularis des Magens

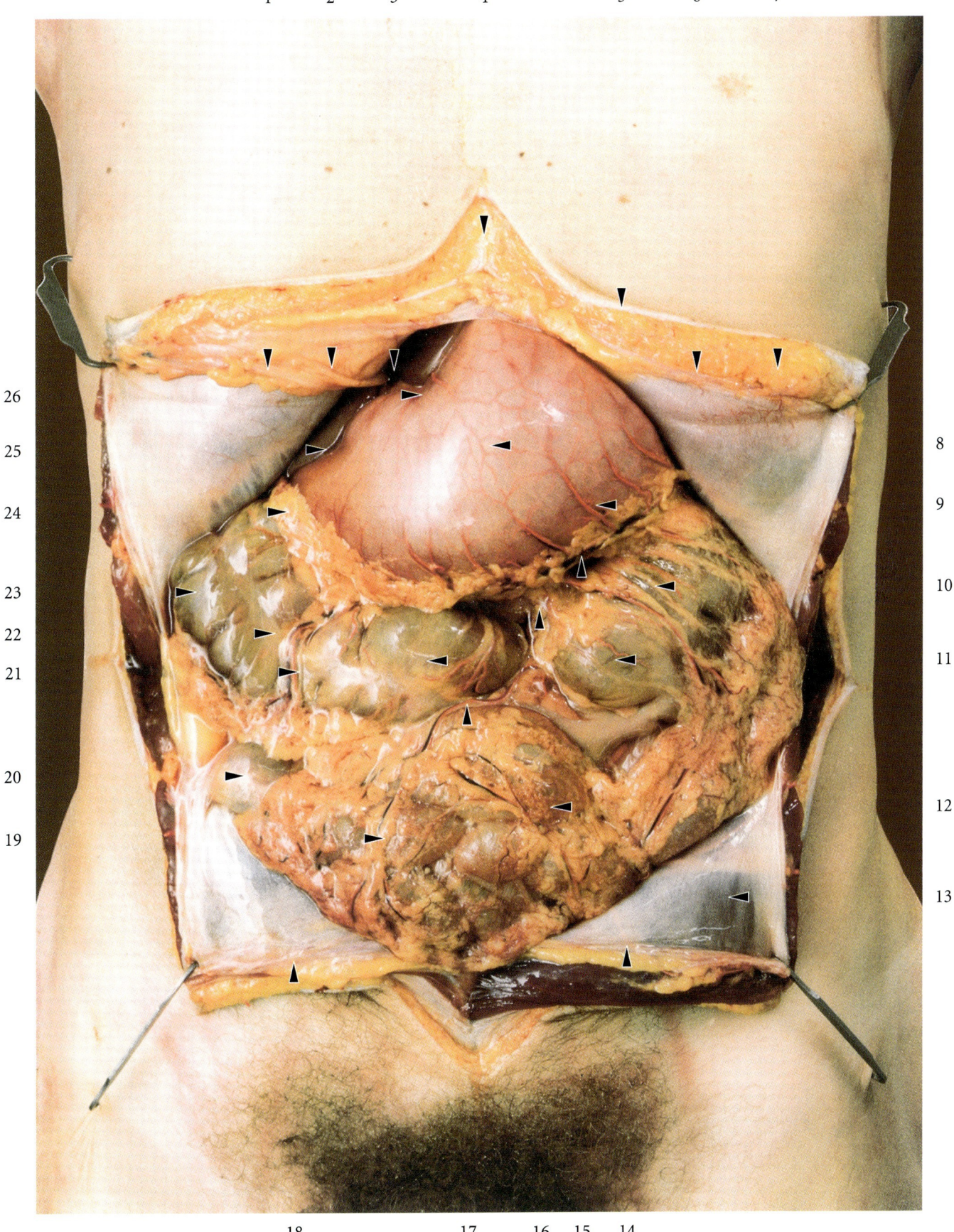

Abbildung 32 Lage der Eingeweide zu eröffnetem Bauch 2

Bringt man eine Leiche aus der liegenden in eine aufgerichtetere Position, so vermindert sich der extreme Hochstand des Zwerchfelles und der *untere Leberrand* senkt sich etwas abwärts.

In *liegender Position* üben die *Eingeweide* einen *Druck* auf das völlig *atonische Zwerchfell* aus, so daß es sich noch unterstützt durch die *Retraktionskraft der Lungen* extrem in den Brustraum hinein vorwölbt und der untere Leberrand fast hinter dem rechten Rippenbogen verschwindet.

Bei *Aufrichtung der Leiche* geht der auf das Zwerchfell ausgeübte *Eingeweidedruck* allmählich in einen *Eingeweidezug* über, und das Zwerchfell verschiebt sich zusammen mit den Eingeweiden des Oberbauches nach kaudal. Der bei einer Leiche fehlende *Tonus* des *Zwerchfelles* und dessen nicht durchführbare *Kontraktion* können daher durch *Lageveränderungen* der ganzen Leiche bis zu einem gewissen Grad *ersetzt* werden. Auf diese Weise ist es möglich, die *Lage des unteren Leberrandes* in Abhängigkeit zur *Atmungssituation* zu *imitieren*.

Bei *ruhiger Atmung* des *Lebenden* schneidet der *untere Leberrand* den rechten Rippenbogen an der Stelle, wo sich der Rippenknorpel der neunten an den der achten Rippe anlegt. Der linke Rippenbogen wird vom unteren Leberrand an der Verbindungsstelle der Knorpel der achten und siebenten Rippe gekreuzt. Bei *stärkster Ausatmung* in *liegender Stellung* kann aber *beim Lebenden* eine *Lage* der *Oberbaucheingeweide* wie auf dieser Abbildung erwartet werden.

Der linke *Leberlappen* wird durch die *Incisura ligamenti teretis* vom rechten abgegrenzt und legt sich mit seinem unteren Teil an die *Incisura angularis* des Magens. An dem *Colon transversum* und dem unterhalb davon befindlichen, vom großen Netz bedeckten *Dünndarmkonvolut* hat sich, abgesehen von einer etwas stärkeren Vorwölbung, gegenüber der vorhergehenden Abbildung nichts verändert.

1 Ligamentum falciforme
2 Ligamentum teres hepatis
3 Incisura angularis des Magens
4 Gaster – Paries anterior (Vorderwand des Magens)
5 Cutis (Schnittrand)
6 Peritoneum parietale (Schnittrand)
7 Tela subcutanea
8 Margo inferior der Leber
9 Musculus transversus abdominis
   (durch das Peritoneum parietale hindurchscheinend)
10 Ramus gastricus der Arteria gastro-omentalis dextra
11 Omentum majus mit Ramus omentalis vor
   dem mit ihm verwachsenen Colon transversum
12 Colon transversum bedeckt
   vom fixierten Omentum majus
13 Omentum majus vor dem Dünndarmkonvolut
14 Plica epigastrica [umbilicale laterale]
15 Präperitoneales Fettgewebe
   zwischen den Ligamenta umbilicalia lateralia
16 Ligamentum gastrocolicum
17 Schlinge des Intestinum tenue
   hinter dem Omentum majus
18 Curvatura major
19 Plica epigastrica [umbilicale laterale]
20 Ligamentum gastrocolicum (fettreich)
21 Schlinge des Intestinum tenue (freiliegend)
22 Taenia omentalis des Colon transversum
23 Haustra coli des Colon transversum
24 Incisura ligamenti teretis der Leber

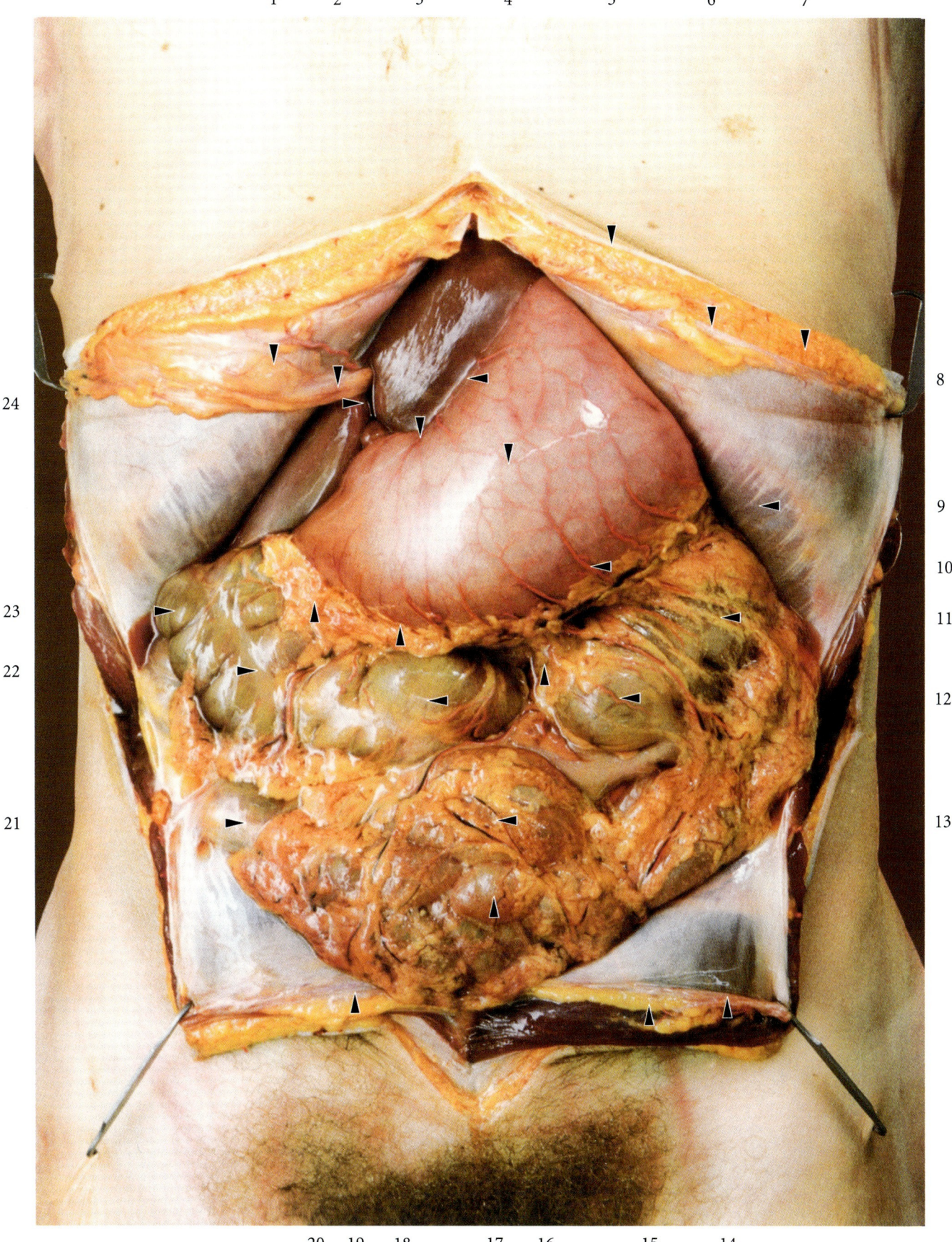

Abbildung 33   Lage der Eingeweide zu eröffnetem Bauch 3

Durch eine *stärkere Aufrichtung* der ganzen Leiche aus der liegenden Stellung konnte durch den verstärkten *Eingeweidezug* am Zwerchfell eine *Lagerung* der *Oberbaucheingeweide* erzielt werden, die einer sehr *starken Inspiration* entspricht. Der untere *Leberrand* liegt deutlich kaudal von seiner mittleren Position, und ein größerer Teil der *Facies diaphragmatica* der Leber ist im *Epigastrium* sichtbar. Vom *Ligamentum teres hepatis* und der Leber spannt sich nach vorn und oben das *Ligamentum falciforme* aus und bildet an deren *Facies diaphragmatica* die Grenze zwischen den beiden Leberlappen. Das *Ligamentum teres hepatis* selbst verschwindet in der *Incisura ligamenti teretis* und gelangt auf diesem Weg in die *Fissura ligamenti teretis* an der *Facies visceralis* der Leber.

Nachdem bei dieser Lagerung der Leiche das *Colon transversum* aus der Bauchöffnung nach unten herausgesunken ist, kann das *Ligamentum gastrocolicum* in seiner ganzen Breite überblickt werden. Es spannt sich von der *großen Kurvatur* des Magens zum *Colon transversum* und hat ziemlich viel Fett eingelagert. Der *Übergang* dieses Ligamentes in das *Omentum majus,* welcher mit dem Colon transversum verwachsen ist, entbehrt in der rechten Hälfte des Querkolons dieser Fetteinlagerung, so daß dort der Aufbau und die Grenzen des Kolons besser zu erkennen sind. An sich sind aber die *Haustra coli* und die *Taenia omentalis* fast über die ganze Länge dieses Darmabschnittes feststellbar.

Zahlreiche *Rami omentales* von nicht unbeachtlicher Dicke ziehen von den *Arteriae* und *Venae gastro-omentales* an der großen Kurvatur durch das Ligamentum gastrocolicum und über das Colon transversum in das *freie Omentum majus* vor dem Dünndarmkonvolut.

1   Ligamentum teres hepatis
2   Varietät: Arterie des Ligamentum falciforme (Ast der A. segmenti medialis des R. sinister der Arteria hepatica propria – zieht fast bis zum Nabel – gibt Äste an das Lig. teres hepatis und die Subcutis ab und besitzt noch im Lig. falciforme eine starke Anastomose mit der A. epigastrica superior)
3   Ligamentum falciforme
4   Cutis (Schnittrand)
5   Peritoneum parietale (Schnittrand)
6   Tela subcutanea (Schnittrand)
7   Lobus hepatis sinister
    – Pars anterior der Facies diaphragmatica
8   Margo inferior der Leber
9   Gaster – Paries anterior (Vorderwand des Magens)
10 Ramus gastricus der Arteria gastro-omentalis dextra
11 Ligamentum gastrocolicum
12 Ramus omentalis der Arteria gastro-omentalis dextra
13 Omentum majus
14 Anastomose der Arteriae gastro-omentales dextra und sinistra
15 Arteria gastro-omentalis dextra
16 Curvatura major
17 Colon transversum
    bedeckt vom fixierten Omentum majus
18 Taenia omentalis des Colon transversum
19 Ramus omentalis der Arteria gastro-omentalis dextra
20 Ligamentum gastrocolicum
21 Margo inferior der Leber
22 Lobus hepatis dexter
    – Pars anterior der Facies diaphragmatica
23 Vesica biliaris [fellea]
24 Incisura ligamenti teretis der Leber

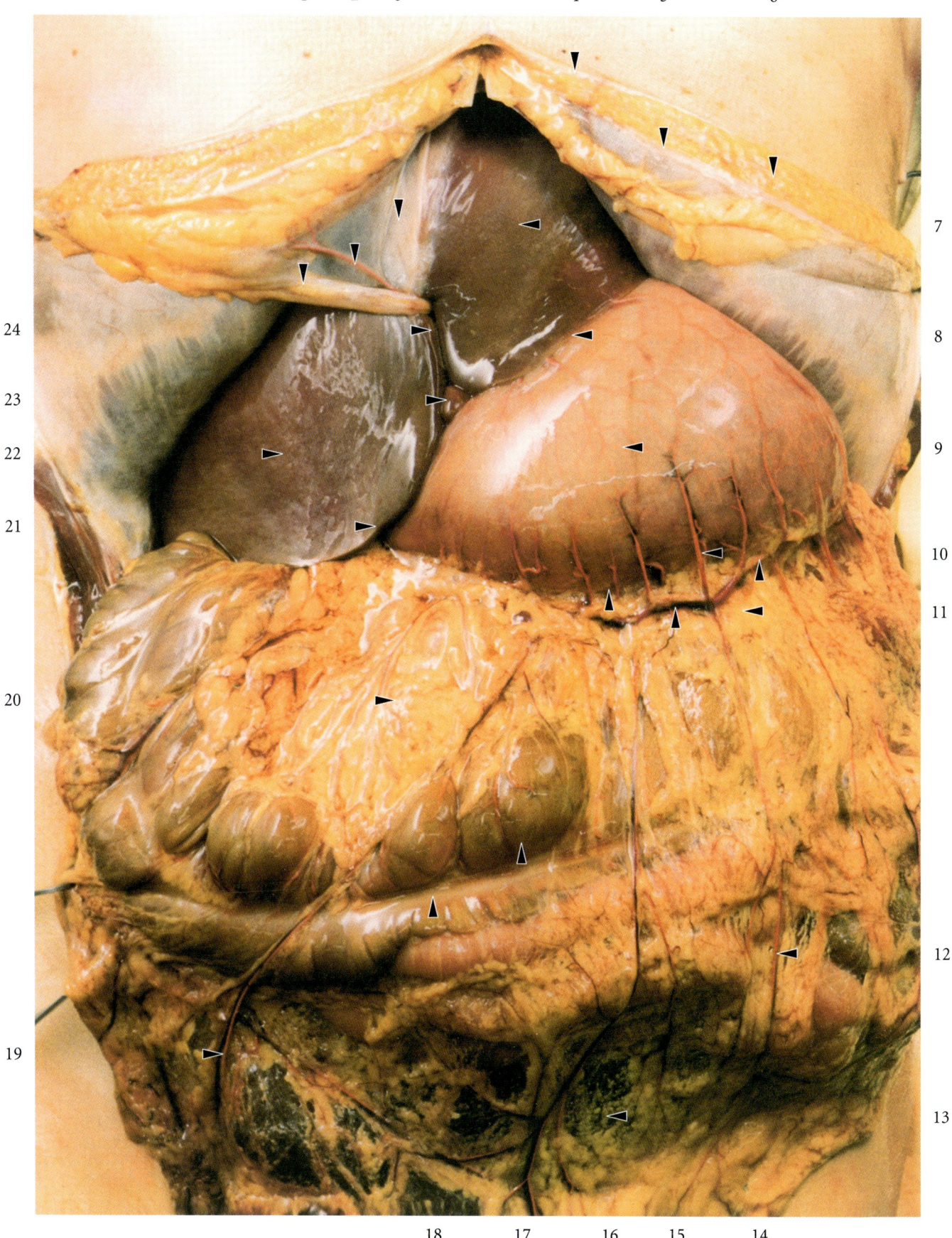

Abbildung 34   Lage der Eingeweide zu eröffnetem Bauch 4

Auch bei dieser Leiche befinden sich die Organe des Oberbauches in einer *Lage* wie bei *forcierter Exspiration,* nur unterscheidet sich das Erscheinungsbild gegenüber der Abb. 32 in mehrerer Hinsicht. Der *Magen* ist wesentlich *schwächer gefüllt* und erlaubt dem linken Leberlappen eine kaudalere Position. Der Magen zeigt rechts von einem sehr gut ausgebildeten *Sinus ventriculi* eine peristaltische Einziehung, die auch als *Sphincter antri* beschrieben wird.

Das *Ligamentum gastrocolicum* und das *Omentum majus* haben eine so starke *Fetteinlagerung,* daß auch hinter ihrem Übergangsbereich das *Colon transversum* kaum auszumachen ist. Das *Caecum* ist nicht weit in die *Fossa iliaca dextra* abgestiegen und entspricht auf Grund seiner mangelhaften Fixierung einem *Caecum liberum.* Unterhalb des großen Netzes sind einige *Ileumschlingen* zu sehen, worunter sich auch die *Flexura ultima ilei* befindet, die sich mit dem *Caecum* verbindet.

Am unteren Rand des rechten Leberlappens liegt an typischer Stelle eine pathologisch unveränderte *Gallenblase,* die mit ihrem *Fundus* das Peritoneum parietale der vorderen Bauchwand berührt hat. Diese Stelle projeziert sich in den *Winkel* zwischen dem lateralen Rande des *Musculus rectus abdominis* und dem *Rippenbogen,* dort wo sich auch die Rippenknorpel der neunten und achten Rippe aneinanderlegen.

Die am unteren *Rande* der *Leber* beim Fundus der Gallenblase vorkommende Einziehung hat eine etwas ungewöhnliche Form.

1   Ligamentum falciforme
2   Incisura ligamenti teretis der Leber
3   Sphincter antri
4   Fettgewebe der Tela subserosa
5   Musculus rectus abdominis
6   Peritoneum parietale (Schnittrand)
7   Tela subcutanea (Schnittrand)
8   Lobus hepatis sinister
    – Pars anterior der Facies diaphragmatica
9   Margo inferior der Leber
10 Sinus ventriculi
11 Curvatura major mit Rami gastrici
    der Arteria gastro-omentalis dextra
12 Colon transversum
    bedeckt vom fixierten Omentum majus
13 Omentum majus
14 Darmschlinge des Ileum
15 Schenkelbeugefurche
16 Tela subcutanea (Schnittrand)
17 Cutis (Schnittrand)
18 Peritoneum parietale (Schnittrand)
19 Fettgewebe der Tela subserosa
20 Flexura ultima ilei
21 Caecum (liberum)
22 Taenia libera des Intestinum crassum
23 Haustra coli des Colon ascendens
24 Ligamentum gastrocolicum
25 Margo inferior der Leber
26 Vesica biliaris [fellea]
    – Fundus vesicae biliaris [felleae]
27 Lobus quadratus – Facies visceralis
28 Ligamentum teres hepatis

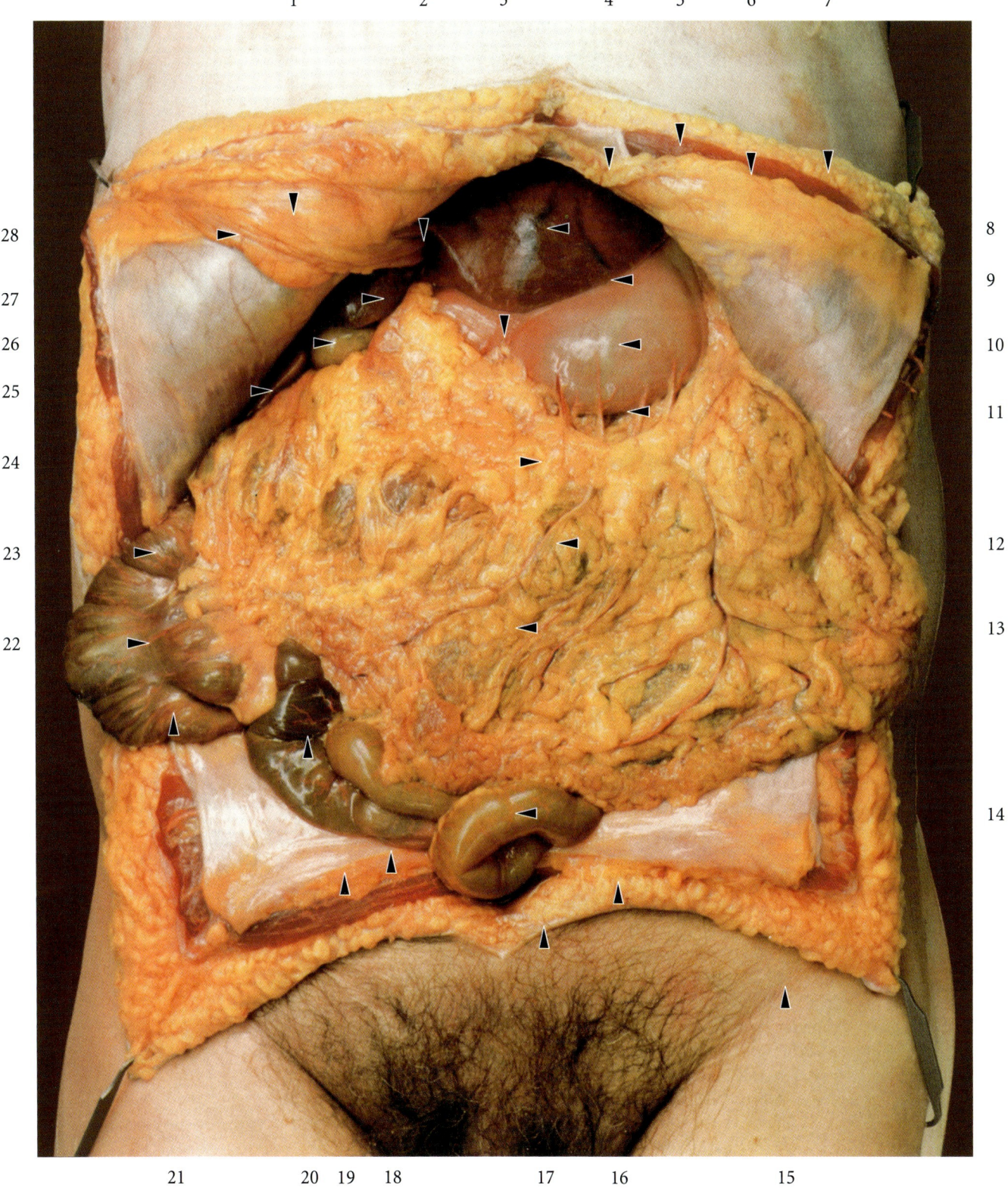

Abbildung 35   Lage der Eingeweide zu eröffnetem Bauch 5

Das durch *Fetteinlagerung* verdickte *Omentum majus* wurde zurückgeschlagen, um das *Colon transversum* besser überblicken zu können. Eine *große Schleife* hängt weit entfernt von der *großen Kurvatur* des Magens vor dem *Dünndarmkonvolut* herab und gibt dem Colon transversum statt des queren einen eher S-förmigen Verlauf. Die Länge dieses Darmabschnittes geht auf Kosten des *Colon ascendens,* so daß das *Caecum* nicht weit unterhalb der Leber zu liegen kommt und ohne entsprechende Fixation ein *Caecum liberum* bildet. Die embryonale Nabelschleifendrehung ist somit zwar richtig erfolgt, hat aber nicht ihren endgültigen Abschluß erfahren.

Die Lage der *Eingeweide des Oberbauches* ist abgesehen von einer geringfügigen Kaudalverschiebung der Gallenblase im wesentlichen gegenüber der vorhergehenden Abbildung unverändert geblieben.

Die *Gallenblase* verschiebt sich besonders bei forcierter Atmung mit dem unteren Leberrand, nimmt aber bei ruhiger Atmung die schon beschriebene Stelle an der vorderen Bauchwand ein.

Eine solche Zuordnung soll aber nicht zu der Annahme verleiten, man könne bei einer Erkrankung der Gallenblase durch *palpatorische Druckausübung* an dieser Stelle Schmerzen auslösen oder verstärken.

Nach HANSEN, SCHLIAK und besonders BOLTON kann von außen im allgemeinen kein Schmerz eines inneren Organs direkt hervorgerufen werden.

Es gibt aber medial von dieser topographischen Stelle im Bereich des Musculus rectus abdominis, im achten und neunten Thorakalsegment, auf neuronaler Basis einen *Maximalpunkt* für den sogenannten *übertragenen Schmerz,* den *Referred Pain,* der in der Muskulatur eine sogenannte MACKENZIEsche Zone bildet, von der aus durch Druck Schmerzen ausgelöst werden können.

Dieser *segmentalen Druckhyperalgesie* steht eine *segmentale Berührungshyperalgesie* der Haut in der HEADschen Zone mit ähnlicher Lokalisation gegenüber.

Bei *Beteiligung* des benachbarten *Peritoneum parietale* ist allerdings zu erwarten, daß die unmittelbaren topographischen Beziehungen voll zum Tragen kommen.

1   Margo inferior der Leber
2   Ligamentum falciforme
3   Incisura ligamenti teretis der Leber
4   Ligamentum gastrocolicum
5   Fettgewebe der Tela subserosa
6   Tela subcutanea (Schnittrand)
7   Peritoneum parietale (Schnittrand)
8   Lobus hepatis sinister
    – Pars anterior der Facies diaphragmatica
9   Margo inferior der Leber
10 Gaster
11 Omentum majus (nach oben zurückgeschlagen)
12 Omentum majus
13 Taenia omentalis des Colon transversum
14 Appendices omentales [epiploicae]
15 Darmschlingen des Jejunum
16 Haustra coli des Colon transversum
17 Taenia libera des Colon transversum
18 Darmschlingen des Ileum
19 Omentum majus (rechte untere Randpartie)
20 Flexura ultima ilei
21 Caecum (liberum)
22 Taenia libera des Colon ascendens
23 Colon transversum
    (bedeckt vom fixierten Omentum majus)
24 Vesica biliaris [fellea]
    – Fundus vesicae biliaris [felleae]
25 Lobus hepatis dexter im Bereich des Lobus quadratus
26 Ligamentum teres hepatis

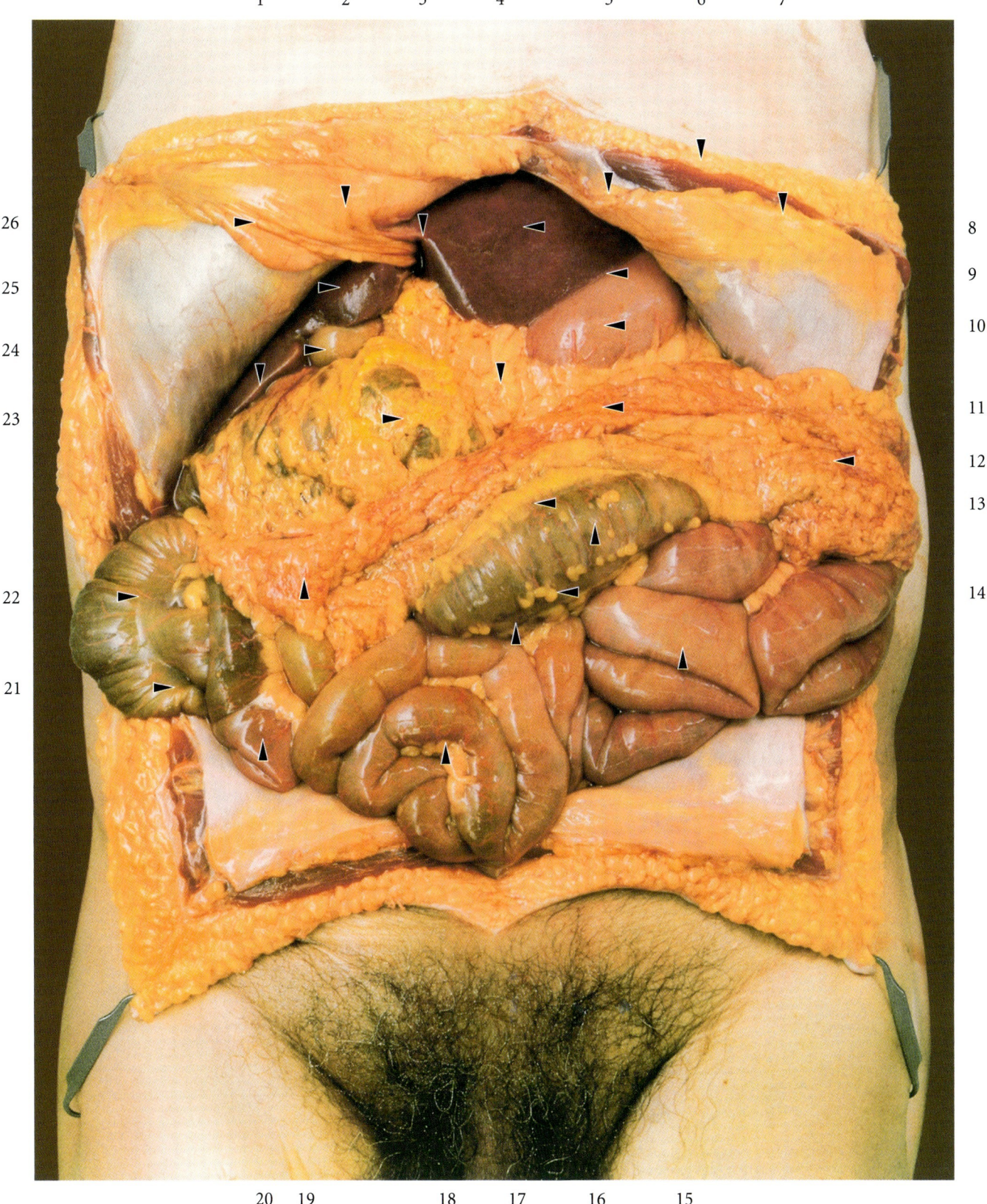

Abbildung 36   Zugang zu der Gallenblase und dem Ligamentum hepatoduodenale 1

Bei Abhebung der Leber vom Magen und dem Duodenum wird die *Facies visceralis der Leber* sichtbar. Eine tiefe Spalte, die *Fissura ligamenti teretis,* trennt den *Lobus sinister* vom *Lobus quadratus* der Leber. Rechts vom Lobus quadratus befindet sich die in der *Fossa vesicae felleae* angewachsene *Gallenblase.* Freigelegt wurde die *kleine Kurvatur* des Magens, die *Incisura angularis,* der *Pylorus* und der aufgeblähte *Bulbus duodeni,* der sich vom Pylorus durch eine deutliche Rinne absetzt, die als *Sulcus pyloricus* bezeichnet wird.

Oberhalb des Bulbus duodeni ist ein kompaktes mit Fett beladenes Gebilde zu sehen, das hinter dem Lobus quadratus in der *Porta hepatis* endet. Es ist ein Teil des *Ligamentum hepatoduodenale,* der nach links in das dort völlig durchsichtige *Ligamentum hepatogastricum* übergeht.

Das Ligamentum hepatoduodenale und das Ligamentum hepatogastricum bilden das *Omentum minus,* welches an der Leber beginnt und an der Pars superior des Duodenums sowie an der kleinen Kurvatur des Magens endet. An ihr nimmt es die deutlich sichtbare *Arteria gastrica sinistra* auf.

Die *Lagebeziehungen* des *Duodenums* zur *Gallenblase* ist leicht rekonstruierbar. Die *Pars superior duodeni* seitlich des Bulbus kreuzt den *Hals der Gallenblase* und geht in die *Pars descendens* über, die lateral von der Gallenblase erscheint. Sie legt sich an den hier abgehobenen lateralen Teil des *Lobus dexter* der *Leber* an, bis sie von der angewachsenen *Flexura coli dextra* überlagert wird.

1 Ligamentum falciforme
2 Incisura ligamenti teretis der Leber
3 Lobus hepatis sinister – Facies visceralis
4 Ligamentum hepatogastricum
5 Curvatura minor
6 Gaster – Paries anterior
7 Peritoneum parietale (Schnittrand)
8 Tela subcutanea (Schnittrand)
9 Musculus transversus abdominis
   (durch das Peritoneum parietale hindurchscheinend)
10 Margo inferior der Leber
11 Arteria gastrica sinistra
12 Incisura angularis des Magens
13 Pylorus
14 Ramus gastricus der Arteria gastro-omentalis dextra
15 Arteria und Vena gastro-omentalis dextra
16 Colon transversum
   (bedeckt vom fixierten Omentum majus)
17 Rami omentales der Arteria
   und Vena gastro-omentalis dextra
18 Omentum majus
19 Taenia omentalis des Colon transversum
   hinter dem verwachsenen Omentum majus
20 Dünndarmschlingen hinter dem Omentum majus
21 Rami omentales der Arteria
   und Vena gastro-omentalis dextra
22 Haustra coli des Colon transversum
   (bedeckt vom fixierten Omentum majus)
23 Colon transversum
   (bedeckt vom fixierten Omentum majus)
24 Ligamentum gastrocolicum
25 Flexura coli dextra
26 Pars descendens des Duodenum
27 Vesica biliaris [fellea] –
   Fundus vesicae biliaris [felleae]
28 Ampulla der Pars superior des Duodenum
   [Bulbus duodeni]
29 Ligamentum hepatoduodenale
30 Lobus quadratus – Facies visceralis der Leber

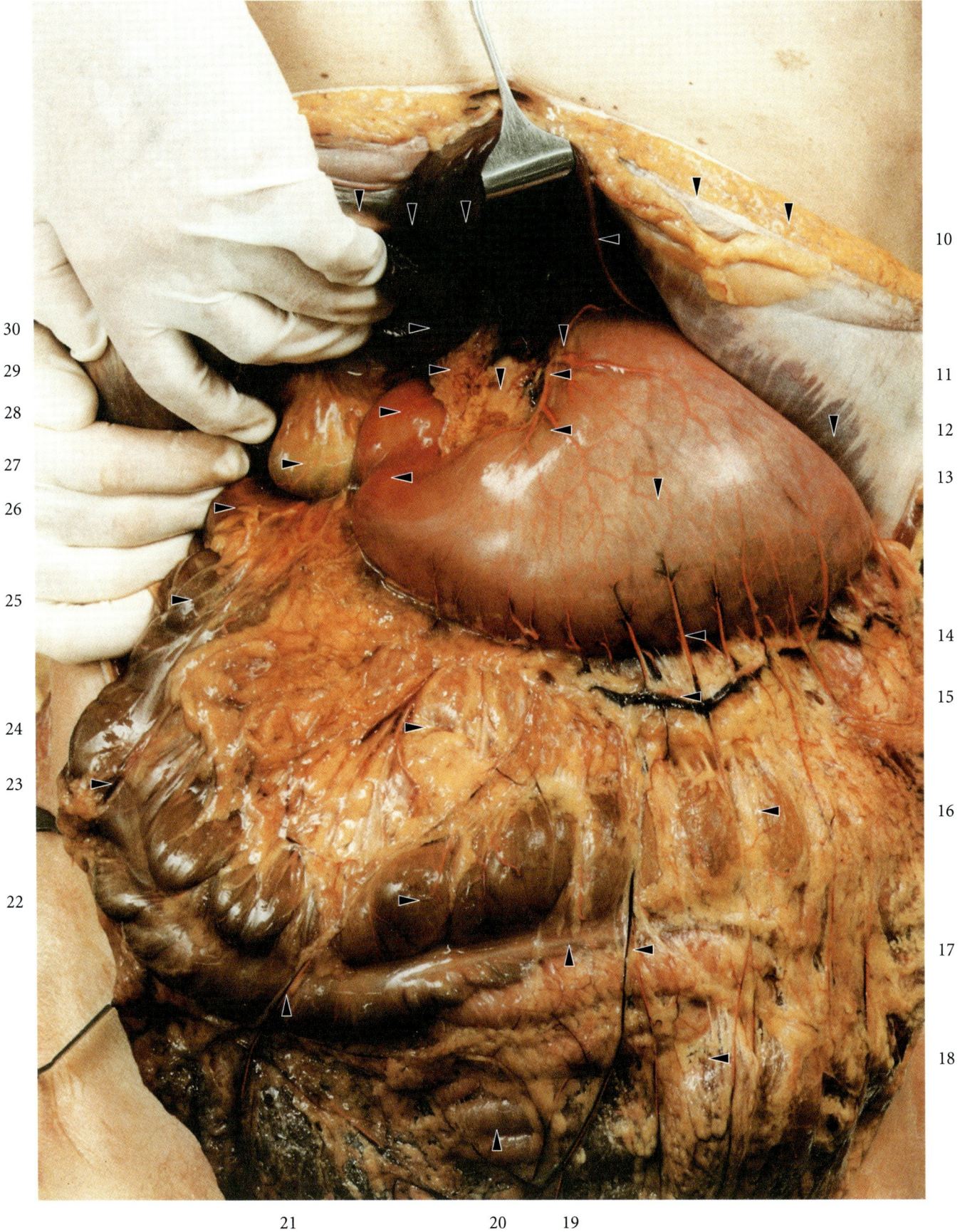

Abbildung 37 Zugang zu der Gallenblase und dem Ligamentum hepatoduodenale 2

Die *Leber* wurde noch etwas *stärker* von Magen und Darm *abgehoben* als bei der vorhergehenden Abbildung, so daß die Gallenblase, *Vesica biliaris,* auch noch vielfach *Vesica fellea* genannt, in ihrer ganzen Länge überblickt werden kann. Sie wird in einen *Fundus,* ein *Corpus* und ein *Collum* unterteilt und ist breitflächig an der *Fossa vesicae biliaris* der *Leber* unter Vermittlung einer dünnen Schicht lockeren Bindegewebes angewachsen. An ihrer *freien Fläche* wird sie von einem locker fixierten *Peritoneum* überzogen. Am *Rande* ihrer *Verwachsungsstelle* verlaufen die beiden *Endäste* der *Arteria cystica,* von denen hier der linke Ast durch das Peritoneum hindurch sichtbar ist. Der *venöse Abfluß* geht zum großen Teil über die Verwachsungsstelle mit einem zwischengeschalteten intrahepatischen *Kapillarsystem* zu den *Lebervenen.*

Der im Körper links von der Gallenblase gelegene *Lobus quadratus* der Leber reicht bis zu der zwischen *Lobus dexter* und *sinister* gelegenen *Fissura ligamenti teretis.* Über die ganze Breite des Lobus quadratus ist die *Porta hepatis* ausgedehnt. Von ihr geht das *Ligamentum hepatoduodenale* aus, das in seinem Bindegewebe hier etwas Fett gespeichert hat. Daran schließt sich das in diesem Teil ganz durchsichtige *Ligamentum hepatogastricum* an. Es zieht von der *Fissura ligamenti venosi* zur *kleinen Kurvatur* des Magens. Beide Ligamente zusammen bilden das Omentum minus, hinter welchen das *Vestibulum bursae omentalis* liegt. In dieses Vestibulum gelangt man durch das *Foramen omentale [epiploicum]* (Winslow), eine Öffnung hinter dem *Ligamentum hepatoduodenale,* in welche der Zeigefinger der rechten Hand eingeführt wurde.

1 Fundus vesicae biliaris [felleae]
2 Corpus vesicae biliaris [felleae]
3 Collum vesicae biliaris [felleae]
4 Lobus hepatis sinister – Facies visceralis
5 Ligamentum hepatoduodenale
6 Fissura ligamenti venosi der Leber
7 Curvatura minor
8 Cutis (Schnittrand)
9 Gaster – Paries anterior
10 Peritoneum parietale (Schnittrand)
11 Tela subcutanea (Schnittrand)
12 Lobus hepatis sinister
– Pars anterior der Facies diaphragmatica
13 Margo inferior der Leber
14 Arteria gastrica sinistra
15 Ligamentum hepatogastricum
16 Incisura angularis des Magens
17 Sulcus pyloricus
18 Ramus gastricus der Arteria gastro-omentalis dextra
19 Arteria gastro-omentalis dextra
20 Omentum majus mit Rami omentales
vor dem mit ihm verwachsenen Colon transversum
21 Omentum majus vor dem Dünndarmkonvolut
22 Curvatura major
23 Taenia omentalis
(bedeckt vom fixierten Omentum majus)
24 Ramus omentalis der Arteria gastro-omentalis dextra
mit begleitender Vene
25 Haustra coli des Colon transversum
vom (fettfreien) fixierten Omentum majus bedeckt
26 Ligamentum gastrocolicum
27 Lobus hepatis dexter
– Pars anterior der Facies diaphragmatica
28 Lobus hepatis dexter – Facies visceralis
29 Margo inferior der Leber
30 Ampulla der Pars superior duodeni [Bulbus duodeni]
31 Porta hepatis
32 Fissura ligamenti teretis der Leber

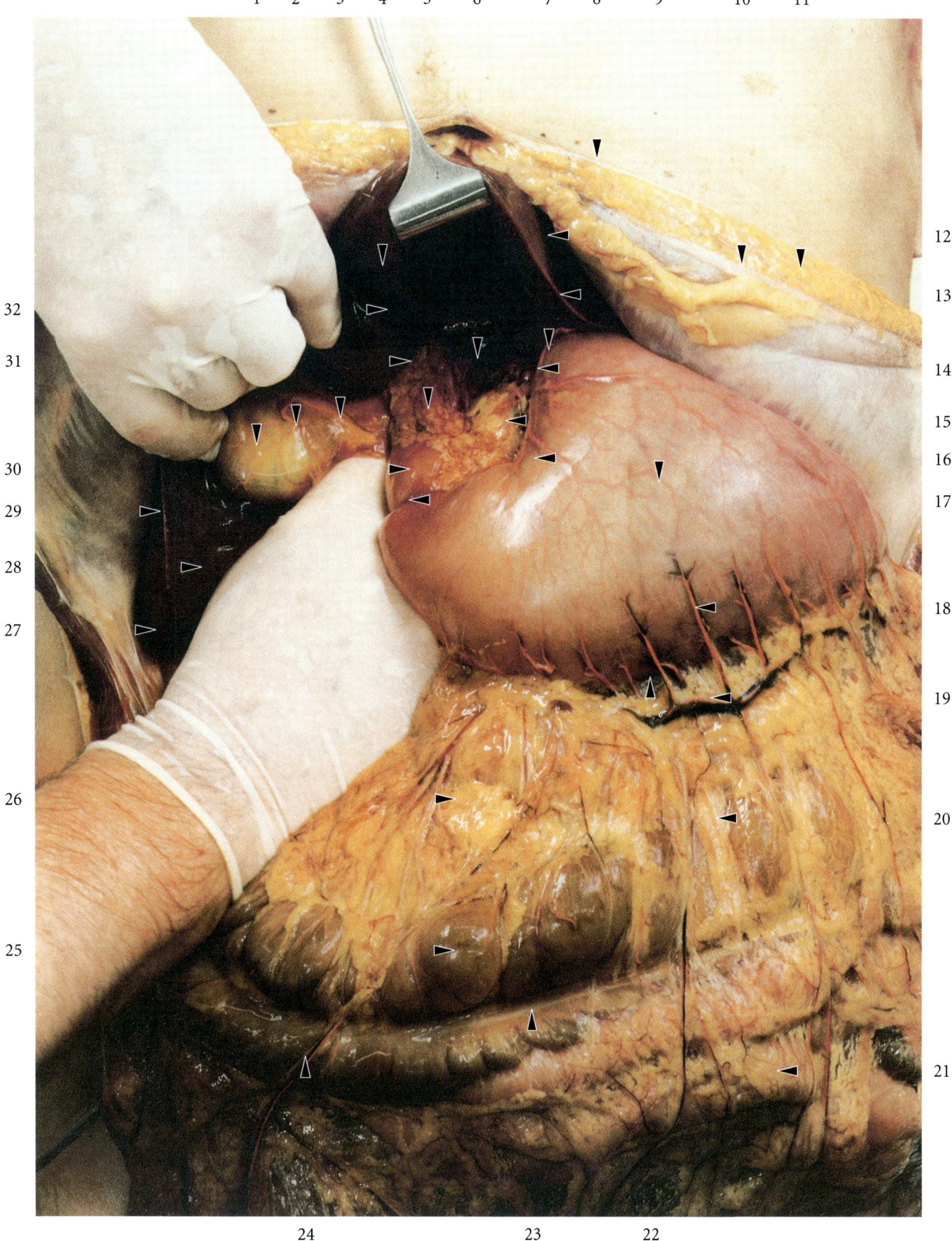

Abbildung 38   Zugang zu der Gallenblase und dem Ligamentum hepatoduodenale 3

An einer Leiche, die erst spät nach ihrem Tode zur Konservierung kam, und daher Verfärbungen der Eingeweide zeigte, fand sich ein *Ligamentum cystocolicum,* wie es manchmal vorkommt. Es ist eine Peritonealduplikatur ohne wesentlichen Inhalt und setzt das *Ligamentum hepatoduodenale* nach vorne entlang der Gallenblase oft bis zu deren Fundus hin fort, um sich mit dem Beginn des *Colon transversum* oder dem dort befestigten rechten Rand des *Omentum majus* zu verbinden. Der Zugang zum *Foramen omentale [epiploicum]* ist in einem solchen Falle natürlich nur rechts von diesem Band möglich, wenn es nicht einfach bis zum Ligamentum hepatoduodenale durchtrennt wird.

Der *Magen* zeigt eine *atonische Form* mit tief einschneidender *Incisura angularis* und einer peristaltischen Abgrenzung des *Antrum pyloricum* in Form eines *Sphinkter antri.* Vom *Bulbus duodeni* ist nur ein schmaler Anteil zu sehen, der sich vom Magen durch eine flache Rinne absetzt. Oberhalb des Duodenums ist der Wulst des *Ligamentum hepatoduodenale* zu erkennen. Die *Leber* wurde an ihrem *Ligamentum teres hepatis* und ihrer Gallenblase mit Klemmen hochgezogen. Durch eine leichte linke Seitenlagerung der Leiche hängen die Eingeweide etwas nach links über. Das *Colon transversum* ist durch das *Omentum majus* hindurch gut zu erkennen. Es verläuft trotz Entfaltung der Eingeweide in der Nähe der großen Kurvatur des Magens, weil das *Ligamentum gastrocolicum* schmal ist.

1 Flexura coli dextra
2 Margo inferior der Leber
3 Incisura ligamenti teretis der Leber und Ligamentum teres hepatis
4 Ligamentum hepatogastricum (völlig transparent)
5 Lobus hepatis sinister
6 Gaster – Paries anterior
7 Margo inferior der Leber
8 Ligamentum hepatoduodenale
9 Pylorus
10 Incisura angularis des Magens
11 Sphincter antri
12 Omentum majus
13 Curvatur major
14 Sinus ventriculi
15 Ligamentum gastrocolicum
16 Colon transversum (bedeckt mit einem fettfreien Abschnitt des Omentum majus)
17 Antrum pyloricum
18 Colon transversum (freiliegend)
19 Omentum majus
20 Colon ascendens
21 Intestinum tenue
22 Mesocolon ascendens (fixiert an der hinteren Bauchwand)
23 Ligamentum cystocolicum
24 Fundus vesicae biliaris [felleae]
25 Lobus quadratus – Facies visceralis der Leber

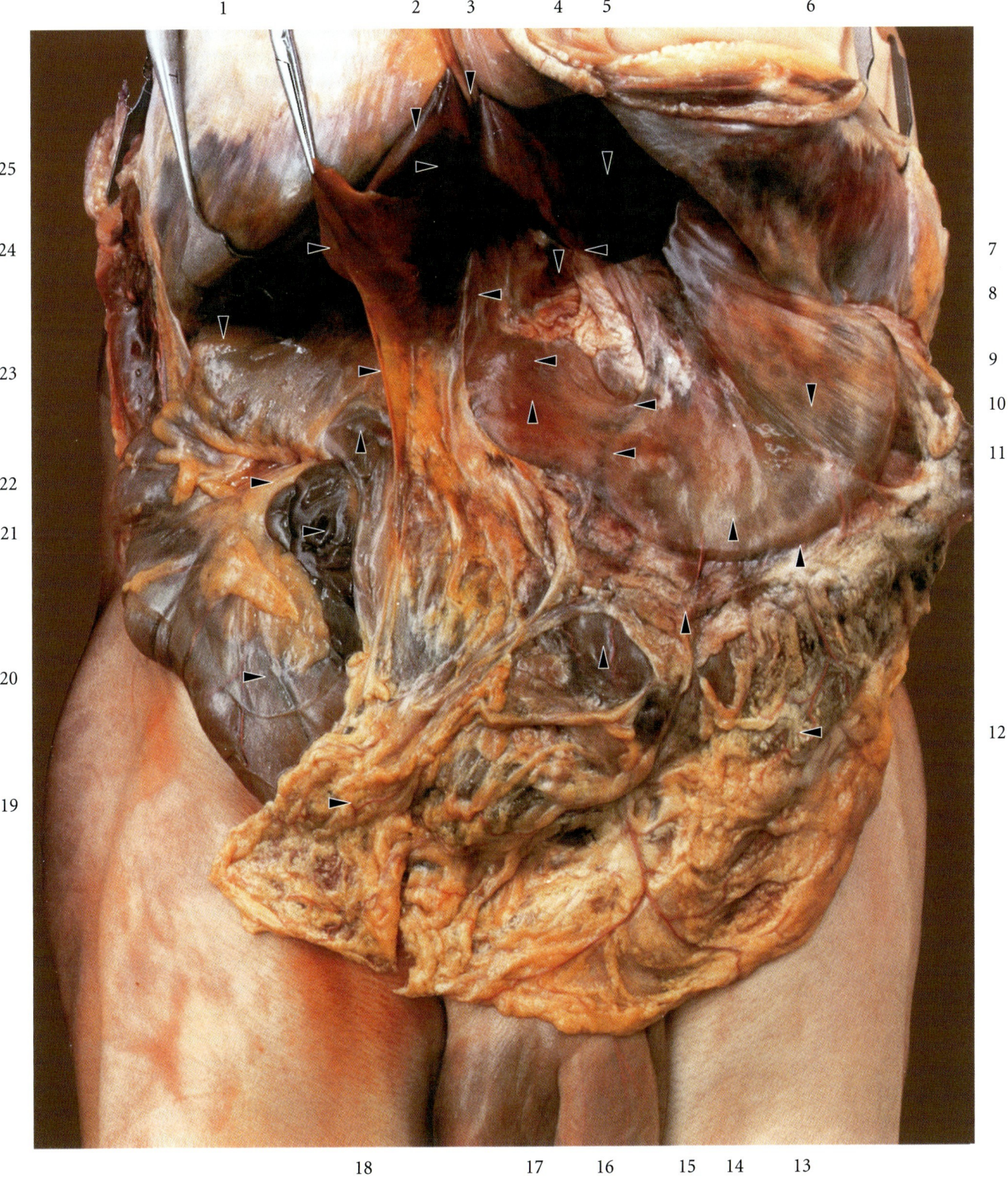

Abbildung 39 Zugang zu der Gallenblase und dem Ligamentum hepatoduodenale 4

Um den Spalt, der zur ganzen Gallenblase führt, für eine optische Darstellung besser entfalten zu können, war es zweckmäßig, dieses Gebiet an einem *entnommenen Eingeweidesitus* zu zeigen. Der *Spalt zwischen Leber* und *Colon* führt nach hinten und oben zu der *Fascia renalis anterior* vor der *Capsula adiposa* der Niere und reicht hinter der Leber bis an das *Ligamentum coronarium hepatis* heran. Dieser Spalt wird daher *Recessus hepatorenalis, hepatorenocolicus* oder auch *Pouch of Morison* genannt. Er erstreckt sich nach medial bis an das Duodenum und geht oberhalb davon in das *Foramen omentale [epiploicum]* und damit in den Zugang zum *Vestibulum bursae omentalis* über. Vor dem Foramen liegt das *Ligamentum hepatoduodenale,* an welches sich nach links der völlig transparente Teil des *Ligamentum hepatogastricum* anschließt. Durch ihn hindurch ist die mit Fett und Peritoneum parietale versehene *hintere Wand* des *Vestibulums* zu sehen. Von oben ragt in das spaltförmige Vestibulum der *Lobus caudatus* der Leber mit seinem *Processus papillaris* hinein.

Um den Zugang zum Foramen omentale [epiploicum] besser sehen zu können, wurde der *Pylorus* durch einen Haken *nach links gezogen,* was nur in einem relativ geringen Umfang gelingt, weil bereits an ihm die *Fixierung* nach hinten beginnt. Das an den Pylorus anschließende *Duodenum* ist kollabiert, ohne entfalteten Bulbus, und umkreist von rechts den mit Peritoneum parietale überzogenen *Kopf* des *Pankreas.* Vor der *Pars descendens* des Duodenums ist in diesem Falle nicht die Flexura coli dextra, sondern schon die *Wurzel* des *Gekröses* für das *Colon transversum* befestigt, und sie wird vom rechten Ende des *Ligamentum gastrocolicum* überlagert.

1 Diaphragma
2 Pulmo dexter
3 Vesica biliaris[fellea]
4 Lobus hepatis dexter – Facies visceralis
5 Fissura ligamenti teretis der Leber
6 Fissura ligamenti venosi der Leber
7 Lobus hepatis sinister – Facies visceralis
8 Curvatura minor
9 Gaster – Corpus – Paries anterior
10 Pulmo sinister
11 Splen [Lien] – Extremitas anterior
12 Apex cordis hinter dem Pericardium
13 Gaster – Pars cardiaca
14 Processus papillaris des Lobus caudatus der Leber
15 Ligamentum hepatoduodenale
16 Ligamentum hepatogastricum
17 Pylorus
18 Curvatura major
19 Ligamentum gastrocolicum (rechter Rand)
20 Ligamentum gastrocolicum
21 Omentum majus
22 Flexura coli sinistra
23 Ligamentum phrenicocolicum
   (zum Magen zurückgeschlagen)
24 Arteria, Vena gastro-omentalis dextra
25 Haustra coli des Colon transversum
   (bedeckt von einem fettlosen Abschnitt
   des fixierten Omentum majus)
26 Pars descendens des Duodenum
27 Radix mesocolica
28 Colon transversum
   (bedeckt vom fixierten Omentum majus)
29 Flexura coli dextra
30 Taenia libera des Dickdarms
31 Colon ascendens
32 Mesocolon transversum
33 Peritoneum parietale
   vor der Capsula adiposa der Niere
34 Caput pancreatis
35 Pars superior des Duodenum
36 Foramen omentale [epiploicum]
37 Porta hepatis
38 Lobus hepatis dexter – Facies diaphragmatica

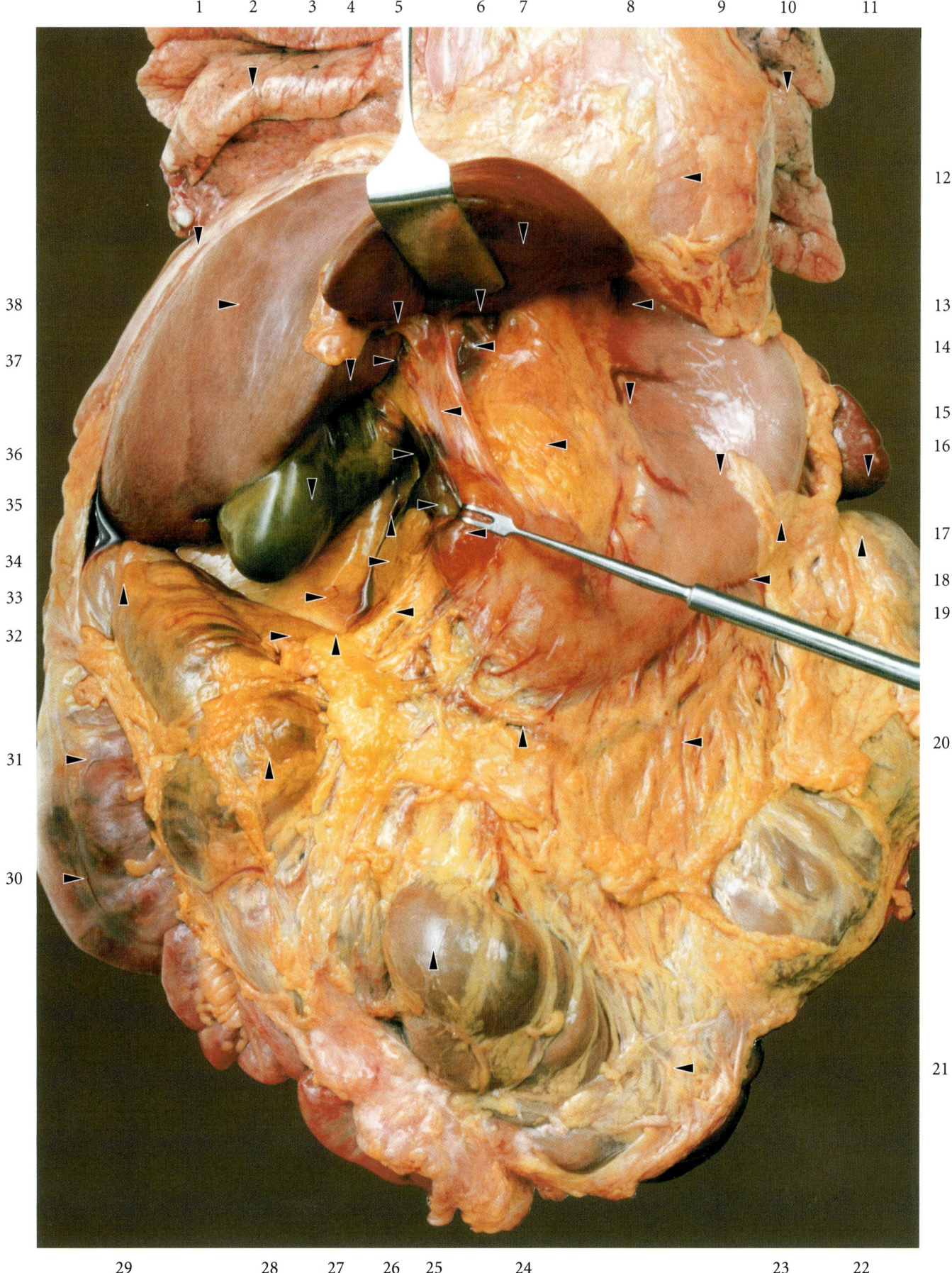

Abbildung 40   Magen und Bursa omentalis 1

Das *Vestibulum bursae omentalis* liegt rechts vom *Magen* und die *Bursa omentalis* hinter ihm. Form und Lage des Magens bestimmen in entscheidender Weise, wieviel von der Bursa omentalis durch ihn begrenzt wird.

Die *Form des Magens* hängt vor allem von seiner *Füllung* und seiner *Tonuslage* ab. Ein *stärker gefüllter Magen* nimmt die Form eines gewöhnlichen Sackes ein, der sich gegen den Pylorus hin hornförmig verjüngt (s. Abb. 36). Die *Eigenform des Magens* hingegen tritt am besten bei einem weitgehend *entleerten* Zustand in Erscheinung.

Der *Fundus* des *Magens* ist auf der vorliegenden Abbildung in der linken *Zwerchfellkuppel* unterhalb der Brusteingeweide verborgen. Die *Curvatura minor* und die *Curvatura major* begrenzen den *Paries anterior* und dienen den *Magengekrösen* zum Ansatz. Die *kleine Kurvatur* winkelt sich an der *Incisura angularis* ab, und die *große Kurvatur* hat in der gleichen Höhe eine Einziehung, die *Incisura prepylorica* genannt wird. Eine Verbindungslinie zwischen diesen beiden Inzisuren trennt das *Corpus gastricum* von der *Pars pylorica*, die sich am Ende durch einen nicht immer vorhandenen *Sulcus pyloricus* von der *Ampulla duodeni*, auch *Bulbus duodeni* genannt, abgrenzt.

Je nachdem, ob die *Incisura angularis* tief einschneidet oder besonders flach ist, wird eine *Angelhakenform* von einer *Stierhornform* unterschieden. Für das Entstehen solcher Formen ist die Tonuslage und die angeborene Länge des Magens verantwortlich. Zwischen den beiden *Extremformen* steht die *Normalform* des Magens, wie sie bei der gegebenen Abbildung vorliegt.

1 Lobus hepatis dexter – Facies diaphragmatica
2 Vesica biliaris [fellea]
3 Ligamentum falciforme der Leber
4 Pylorus
5 Lobus hepatis sinister – Facies diaphragmatica
6 Incisura angularis des Magens
7 Diaphragma (Schnittrand)
8 Ligamentum gastrosplenicum [gastrolienale]
9 Splen [Lien] – Extremitas anterior
10 Apex cordis hinter dem Pericardium
11 Curvatura minor
12 Ligamentum hepatogastricum
13 Curvatura major
14 Ligamentum gastrocolicum
15 Omentum majus
16 Flexura coli sinstra
17 Incisura prepylorica
18 Vena gastro-omentalis sinistra
19 Colon transversum (bedeckt von einem fettlosen Abschnitt des fixierten Omentum majus)
20 Vena gastro-omentalis dextra
21 Pars descendens des Duodenum (lateraler Rand)
22 Mesocolon transversum
23 Colon tansversum (freiliegender Teil)
24 Flexura coli dextra
25 Colon ascendens
26 Ligamentum gastrocolicum (rechter Rand)
27 Peritoneum parietale (primarium) vor der Capsula adiposa der Niere
28 Pars superior des Duodenum

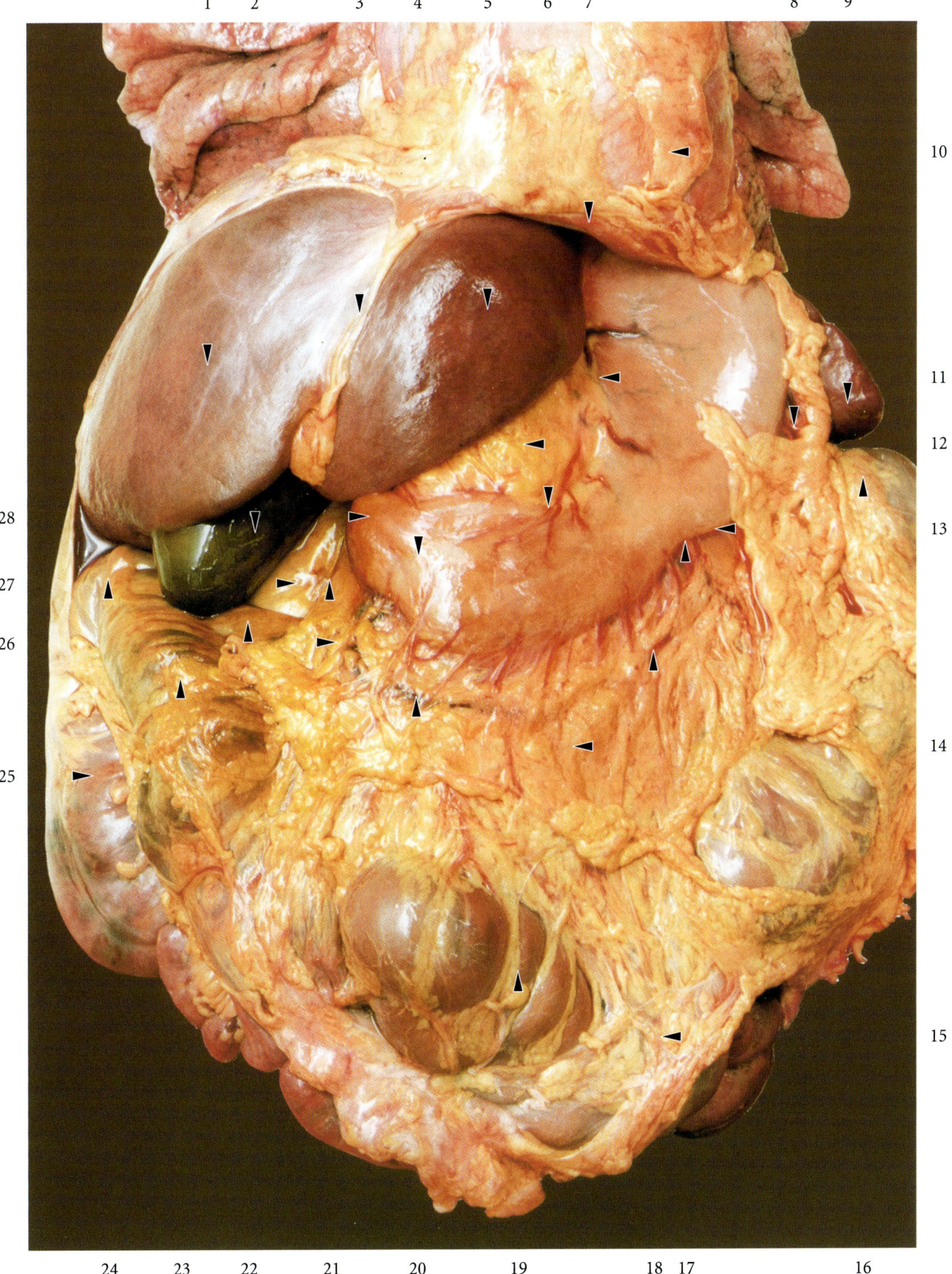

Abbildung 41   Magen und Bursa omentalis 2

Die *Grundform des Magens* wird nicht nur durch den *Füllungszustand*, sondern auch laufend durch seine *Motorik* verändert. Während der *Fundus* und das *Corpus* des Magens nur eine dem Mageninhalt angepaßte tonische Umschließung ausübt, die *Peristole* genannt wird, zeigt die *Pars pylorica peristaltische Wellen*. Sie schneiden von der Seite der großen Kurvatur tiefer ein als von der kleinen und verändern fließend das Bild dieses Abschnittes.

Hat eine solche *peristaltische Welle* den unteren Bogen der großen Kurvatur passiert, bahnt sich eine *Abgrenzung* einer nach unten gerichteten stärkeren Ausbauchung, eines *Sinus ventriculi*, von einem Vorraum des Pylorus, dem *Antrum pyloricum*, an. Bei weiterer Verschiebung der Welle führt sie einen relativen *Abschluß* des *Antrums* durch einen sogenannten *Sphincter antri* herbei (s. Abb. 34).

Erst durch konzentrische Kontraktion dieses Antrums kommt es zur Ausbildung eines *Canalis pyloricus*, wie er auf der gegenwärtigen Abbildung zu sehen ist.

Diese Abbildung zeigt des weiteren einen *Sulcus pyloricus*, der den *Bulbus duodeni* vom Magen abgrenzt. Die *Pars superior duodeni* liegt dem Halse der *Gallenblase* typischerweise an und geht mit ihrer *Flexura duodeni superior* in die *Pars descendens* über, an welche sich von vorn die *Flexura coli dextra* anlagert. Ein relativ langes *Colon ascendens* ist zusammen mit dem *Caecum* der ventrolateralen Bauchwand oft direkt angelagert, wenn der Dünndarm leer und nicht gebläht ist.

1 Margo inferior der Leber am Lobus hepatis dexter
2 Ligamentum teres hepatis
3 Incisura ligamenti teretis der Leber
   (überbrückt durch Leberparenchym)
4 Omentum minus
5 Margo inferior der Leber am Lobus hepatis sinister
6 Curvatura minor
7 Lobus hepatis sinister
   – Pars anterior der Facies diaphragmatica
8 Incisura angularis des Magens
9 Pylorus
10 Ligamentum gastrocolicum
11 Omentum majus
12 Curvatura major
13 Arteria gastro-omentalis dextra
14 Canalis pyloricus
15 Colon transversum
   (bedeckt vom fixierten Omentum majus)
16 Taenia mesocolica des Colon ascendens
17 Caecum
18 Taenia libera des Colon ascendens
19 Haustra coli des Colon ascendens
20 Colon transversum (freiliegend)
21 Lobus hepatis dexter – Facies visceralis
22 Ampulla duodeni [Bulbus duodeni]
23 Vesica biliaris [fellea]
24 Porta hepatis
25 Lobus quadratus der Leber

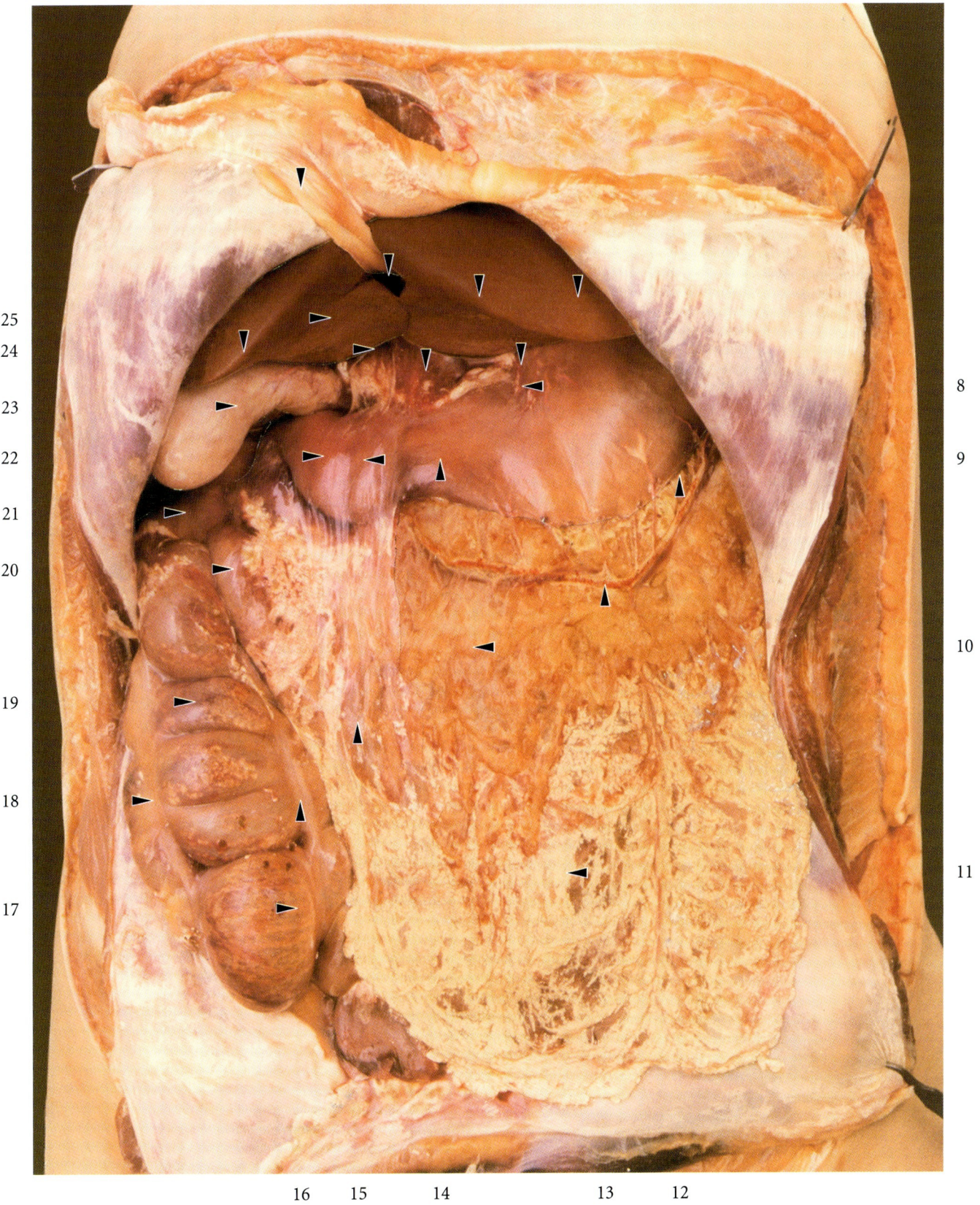

Abbildung 42 Vestibulum der Bursa omentalis

Aus dem *ventralen Mesogastrium* geht das *Omentum minus* hervor, das nach der embryonalen *Magendrehung* in eine frontale Lage kommt und von vorne das *Vestibulum bursae omentalis* begrenzt. Dieser kleine Vorraum der Bursa omentalis ist zugänglich durch das *Foramen omentale [epiploicum]* (WINSLOW). Der in diesen Raum eingeführte Finger zeigt die unterschiedliche Dicke der Teile des Omentum minus.

Das starke *Ligamentum hepatoduodenale* mit seinen Gefäßen für die Leber und den abführenden Gallengängen reicht von der *Porta hepatis* bis zur *Pars superior des Duodenums*.

Das *Ligamentum hepatogastricum* wurzelt zwischen den beiden Leberlappen in der *Fissura ligamenti venosi* und zieht zur *kleinen Kurvatur* des Magens. Es besteht aus der zarten, durchsichtigen *Pars flaccida* und der dichteren *Pars densa*. Ganz oben erreicht diese Bauchfellduplikatur auch noch den *abdominalen Teil des Ösophagus* und verbindet sich mit dem *Zwerchfell*.

Kranial des eingeführten Fingers ist der von oben in das *Vestibulum bursae omentalis* hineinragende *Lobus caudatus* der Leber zu sehen. In der Richtung des Fingers dehnt sich das Vestibulum zwischen dem an die hintere Bauchwand angewachsenen *Ösophagus* und dem *Lobus caudatus* nach oben aus und formt so den *Recessus superior bursae omentalis*. Die *hintere Wand* des *Vestibulum* wird durch *primäres Peritoneum parietale* vor einer einebnenden Fettschicht gebildet.

Gegenüber der *Bursa omentalis* grenzt sich das *Vestibulum* vorne durch die *kleine Kurvatur* des Magens ab.

1 Diaphragma
2 Pulmo dexter – Lobus superior
3 Fissura ligamenti teretis der Leber
4 Fissura ligamenti venosi der Leber
5 Lobus hepatis sinister – Facies visceralis
6 Appendix fibrosa hepatis
7 Diaphragma
8 Apex cordis hinter dem Pericardium
9 Ligamentum gastrosplenicum [gastrolienale]
10 Splen [Lien] – Extremitas anterior
11 Pulmo sinister – Lobus superior
12 Lingula pulmonis sinistri
13 Ligamentum hepatogastricum – Pars densa
14 Ligamentum hepatogastricum – Pars flaccida
15 Ligamentum hepatoduodenale
16 Curvatura minor
17 Curvatura major
18 Ligamentum phrenicocolicum (zum Magen zurückgeschlagen)
19 Vena gastro-omentalis sinistra
20 Ligamentum gastrocolicum
21 Colon transversum (bedeckt vom fixierten Omentum majus)
22 Flexura coli sinistra
23 Incisura prepylorica des Magens
24 Incisura angularis des Magens
25 Colon tranversum (bedeckt vom fixierten Omentum majus)
26 Colon transversum (freiliegend)
27 Vesica biliaris [fellea]
28 Foramen omentale [epiploicum]
29 Lobus quadratus – Facies visceralis der Leber
30 Porta hepatis
31 Pulmo dexter – Lobus medius

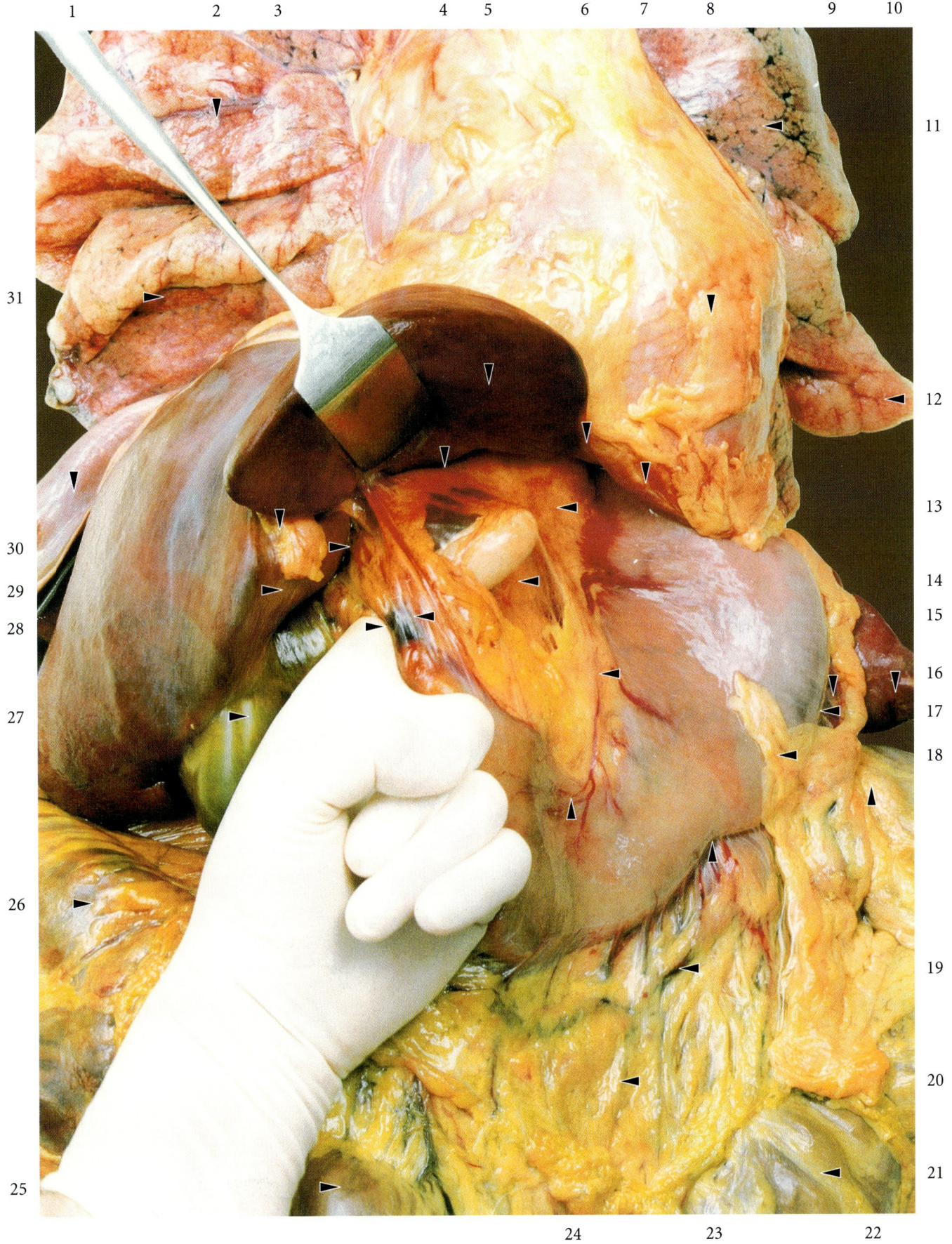

Abbildung 43   Bursa omentalis 1

Die hinter dem *Magen* gelegene *Bursa omentalis* entsteht durch die embryonale *Magendrehung* und die *totale Ausbauchung* des ursprünglich sagittal eingestellten *dorsalen Mesogastriums* nach links. Dieses ausgebauchte *dorsale* Magengekröse erfährt für die *Bildung* des *großen Netzes* des weiteren eine mächtige *Ausstülpung* nach unten, so daß ein großer *Beutel* gebildet wird, der als *Netzbeutel* bezeichnet wird. Am *linken Scheitel* dieses Netzbeutels liegt die *Milz* und trennt dort die *vordere* von der *hinteren Netzbeutelwand*.

Der *vorderen Netzbeutelwand* gehört somit das *Ligamentum gastrosplenicum [gastrolienale]* an. Es kommt von der *großen Kurvatur* des *Magens* und zieht zum *Hilum der Milz*. Es ist, wie die Abbildung zeigt, ein verhältnismäßig schmales Gebilde und besitzt oft ein *Omentum splenicum [lienale]* als kleines Anhängsel.

Unterhalb der *Extremitas anterior der Milz* verwächst der Netzbeutel mit der *Flexura coli sinstra* und gewinnt in Form einer *Ausziehung* eine Verbindung mit dem *Zwerchfell*. Dadurch ist das *Ligamentum phrenicocolicum* entstanden, das nach seiner künstlichen Abtrennung vom Zwerchfell auf den Magen zurückgeschlagen wurde.

Sobald die *vordere Netzbeutelwand* Verbindung mit dem *Kolon* aufgenommen hat, wird der entsprechende Abschnitt *Ligamentum gastrocolicum* genannt. Es kommt vom übrigen Teil der großen Kurvatur und zieht zum *Colon transversum*. Rechts endet dieses Ligament am *rechten Rande* des *Netzbeutels* in der Nähe des *Pylorus*. Es kann sehr verschieden lang sein, wie ein Vergleich mit der Abb. 38 zeigt.

In die *vordere Netzbeutelwand* eingelagert sind die *Aa., Vv. gastro-omentales*. Sie liegen der *großen Kurvatur* bei gefülltem Magen fast an, bei leerem Magen aber deutlich von ihr entfernt.

1 Diaphragma (Schnittrand)
2 Lobus hepatis dexter
 – Pars anterior der Facies diaphragmatica
3 Vesica biliaris [fellea]
4 Lobus caudatus – Facies visceralis der Leber
5 Fissura ligamenti teretis der Leber
6 Fissura ligamenti venosi der Leber
7 Lobus hepatis sinister – Facies visceralis
8 Curvatura minor
9 Diaphragma
10 Corpus gastricum
11 Curvatura major
12 Apex cordis hinter dem Pericardium
13 Processus papillaris des Lobus caudatus der Leber
14 Ligamentum hepatogastricum
15 Ligamentum gastrosplenicum [gastrolienale]
16 Ligamentum phrenicocolicum
 (zum Magen zurückgeschlagen)
17 Ligamentum gastrocolicum
18 Colon transversum
 (bedeckt vom fixierten Omentum majus)
19 Flexura coli sinistra
20 Incisura prepylorica des Magens
21 Incisura angularis des Magens
22 Pars pylorica des Magens
23 Colon transversum (bedeckt von einem fettlosen Anteil des fixierten Omentum majus)
24 Pylorus des Magens
25 Peritoneum parietale (primarium)
 vor der Capsula adiposa der Niere
26 Colon transversum
 (bedeckt vom fixierten Omentum majus)
27 Flexura coli dextra
28 Caecum
29 Colon ascendens
30 Arteria und Vena gastro-omentalis dextra
31 Ligamentum gastrocolicum
 (rechter Begrenzungsrand)
32 Ampulla der Pars superior duodeni [Bulbus duodeni]
33 Ligamentum hepatoduodenale
34 Porta hepatis

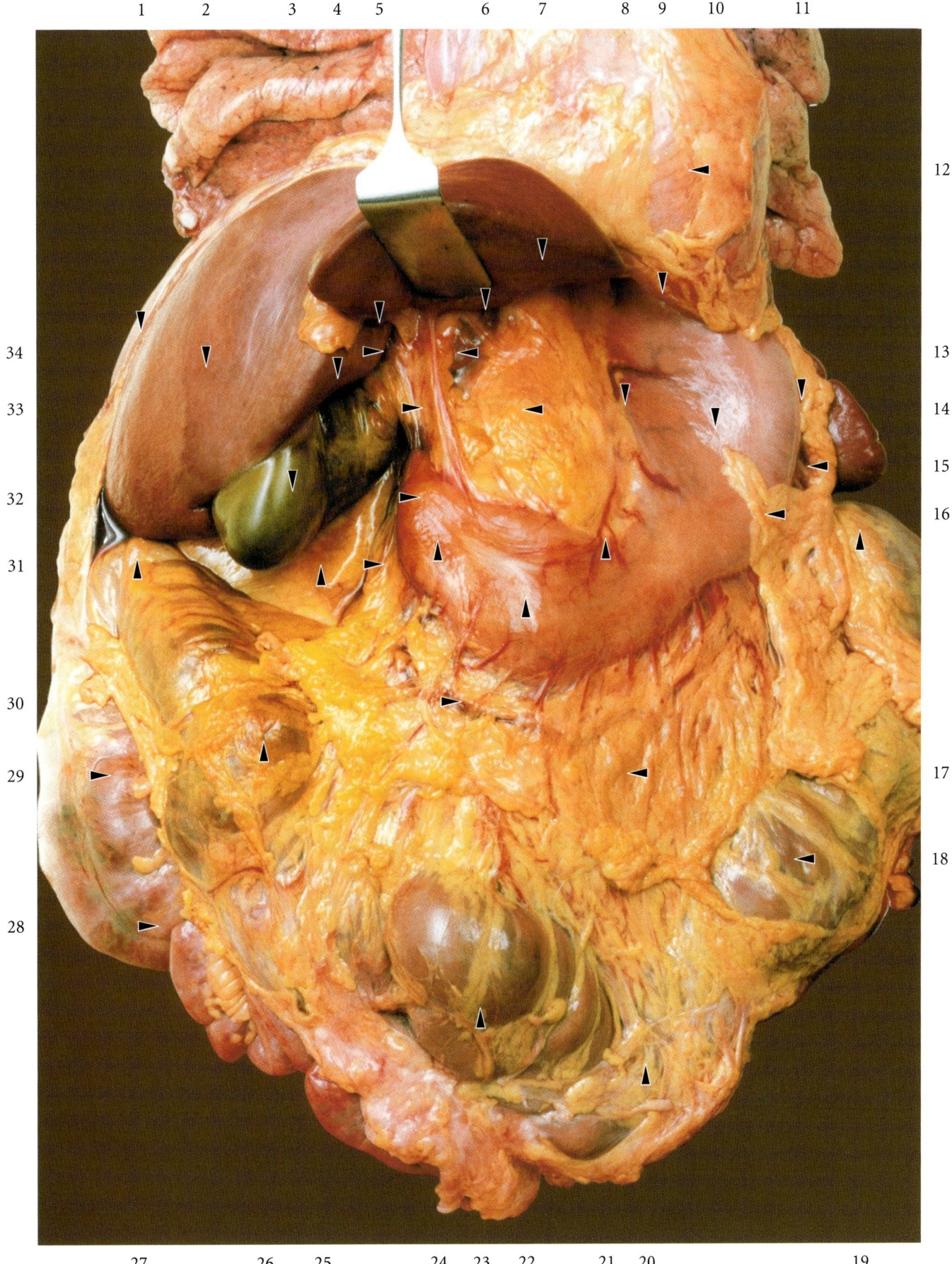

Abbildung 44 Bursa omentalis 2

Das *Ligamentum gastrocolicum* und das *Ligamentum gastrosplenicum* wurden als Bestandteile der *vorderen Netzbeutelwand* entlang der *großen Kurvatur* des Magens durchtrennt. Sodann wurde der *entleerte Magen* mit zwei Haken hochgezogen, damit ein vollständiger Einblick in die *Bursa omentalis* gewonnen werden kann.

Der obere Teil der *hinteren Magenwand* ist an der Bauchwand angewachsen und begrenzt dort die *Bursa omentalis* nach oben. Unterhalb davon bildet die mit dem Peritoneum parietale verwachsene *hintere Netzbeutelwand* ein sekundäres *Peritoneum parietale*. Da in dieser hinteren Netzbeutelwand das Pankreas liegt, wird auch das *Pankreas* von Peritoneum überzogen und fixiert. Seine *Lage* ist an der leichten *Vorwölbung* und den *rosa*, von Fett ausgesparten *Flecken* zu erkennen.

Unterhalb des Pankreas ist die *hintere Netzbeutelwand* mit dem *Mesocolon transversum* verwachsen, wie aus der grobwelligen Verformung ersichtlich ist. Am *Colon transversum* verbindet sich sodann die *hintere* mit der *vorderen Netzbeutelwand* und bildet den *Recessus inferior bursae omentalis*. Beide miteinander verbundenen *Netzbeutelwände* bauen unterhalb davon das mehr oder weniger weit hinabreichende *Omentum majus* auf.

Bevor die *hintere Netzbeutelwand* das *Hilum der Milz* erreicht, gibt sie ihre Fixierung auf und bildet das an einem flachen Abhebungswulst erkennbare *Ligamentum splenorenale*. Es umwandet zusammen mit dem *Ligamentum gastrosplenicum* den *Recessus splenicus [lienalis]*.

Die *Bursa omentalis* wird von ihrem *Vestibulum* durch die *Plica gastropancreatica* und die *kleine Kurvatur* abgegrenzt.

1 Lobus hepatis sinister – Facies visceralis
2 Gaster – Paries posterior (Hinterwand des Magens)
3 Tuber omentale des Pancreas im Vestibulum bursae omentalis (bedeckt mit sekundärem Peritoneum parietale)
4 Plica gastropancreatica
5 Curvatura major
6 Arteria gastro-omentalis sinistra
7 Margo superior der Milz
8 Facies diphragmatica der Milz
9 Hilum splenicum
10 Ligamentum gastrosplenicum [gastrolienale] (Schnittrand)
11 Ligamentum splenorenale [lienorenale]
12 Corpus pancreatis in der Bursa omentalis (bedeckt mit sekundärem Peritoneum parietale)
13 Mesocolon transversum (bedeckt mit fixierter hinterer Netzbeutelwand)
14 Flexura coli sinistra
15 Omentum majus
16 Colon transversum (bedeckt mit fixiertem Omentum majus)
17 Ligamentum gastrocolicum (Schnittrand)
18 Colon transversum (bedeckt von einem fettlosen Anteil des fixierten Omentum majus)
19 Colon transversum (freiliegend)
20 Ampulla der Pars superior duodeni [Bulbus duodeni]
21 Vesica biliaris [fellea]
22 Vena gastro-omentalis dextra
23 Curvatura minor
24 Fissura ligamenti teretis mit Ligamentum teres hepatis

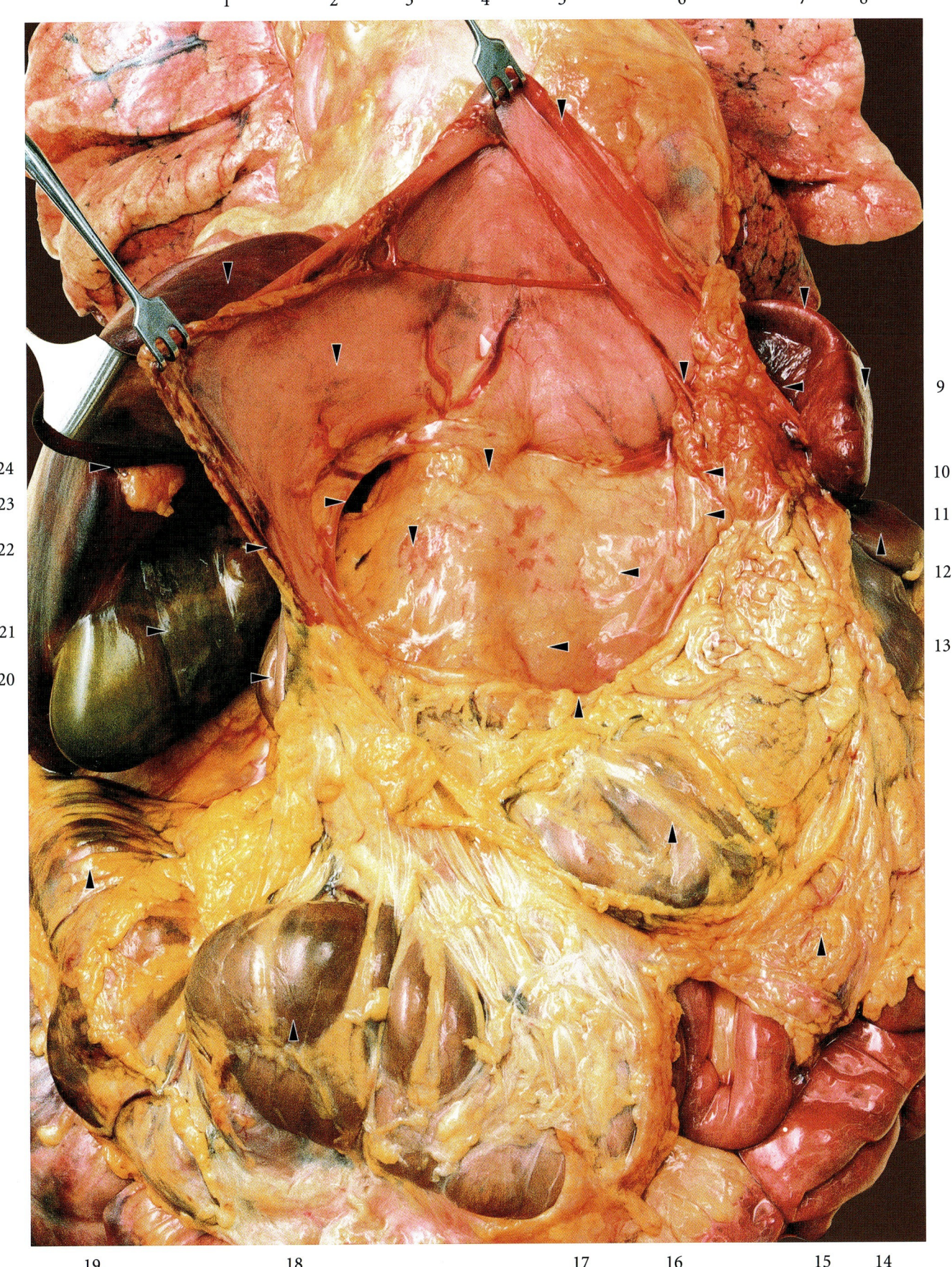

Abbildung 45   Dünndarm und Dickdarm 1

Die obere Fläche des *Mesocolon transversum* und des *Colon transversum* trennen einen oberen Anteil des Bauches von einem unteren. Im *unteren Anteil* sind der *Dünndarm* ohne den oberen Teil des Duodenums und der ganze *Dickdarm* untergebracht.

Zieht man das *Omentum majus* so weit als möglich nach oben, dann folgt ihm das *Colon transversum* mit seinem *Mesocolon*. Die sonst nach hinten gerichteten Oberflächen der genannten Organe sind dann fast zur Gänze sichtbar. Am *Colon transversum* fällt seine freie Oberfläche mit der *Taenia libera*, den *Haustren* und den *Appendices omentales [epiploicae]* auf. Nicht sichtbar ist auf jeder Seite ein kleines Stück des Colon transversum, das in seiner ursprünglichen Position nach oben zur *rechten* und *linken Kolonflexur* zieht.

Ebenso ist das *Mesocolon transversum* nicht zur Gänze hochgeklappt und bedeckt unterhalb seines Ursprunges an der *Radix mesocolica* noch einen kleinen Teil der Dünndarmschlingen. Durch die Verlagerung des Colon transversum sind aber sonst alle anderen *Dünndarmschlingen* sichtbar geworden, soweit sie nicht in das kleine Becken hinabreichen. Im Bauch verteilen sich die Schlingen des *Dünndarmkonvolutes* so, daß die *Schlingen* des *Jejunums* mehr links und oben, diejenigen des *Ileums* dagegen, mehr rechts und unten zu liegen kommen.

Auf der linken Körperseite unten ist das *Colon sigmoideum* zu sehen. An ihm sind zwar wie üblich die *Tänien* und *Haustren* nicht so ausgeprägt, einige *Appendices omentales [epiploicae]* lassen aber diesen Darmabschnitt sicher erkennen. Auf der gegenüberliegenden rechten Seite ist unterhalb vom *Colon ascendens* das mit dem *Peritoneum parietale* verwachsene *Caecum* nach einer Appendektomie zu sehen.

1   Haustra coli des Colon transversum
2   Taenia libera des Colon transversum
3   Omentum majus
4   Appendix omentalis [epiploica]
5   Mesocolon transversum
6   Übergang in den zur Flexura coli sinistra aufsteigenden Teil des Colon transversum
7   Colon sigmoideum mit Taenien und Appendices omentales (Kolonschenkel der Sigmaschlinge)
8   Colon sigmoideum mit auslaufender Taenie (Rektumschenkel der Sigmaschlinge)
9   Plica epigastrica [umbilicale laterale]
10 Präperitoneales Fettgewebe der Tela subserosa vor und zwischen den Ligamenta umbilicalia lateralia
11 Intestinum tenue (Dünndarmkonvolut)
12 Musculus pyramidalis (Schnittrand)
13 Plica epigastrica [umbilicale laterale]
14 Caecum mit peritonealen Adhaesionen nach Appendektomie
15 Appendix omentalis [epiploica]
16 Plica semilunaris coli mit der außen ihr entsprechenden Incisura semilunaris coli

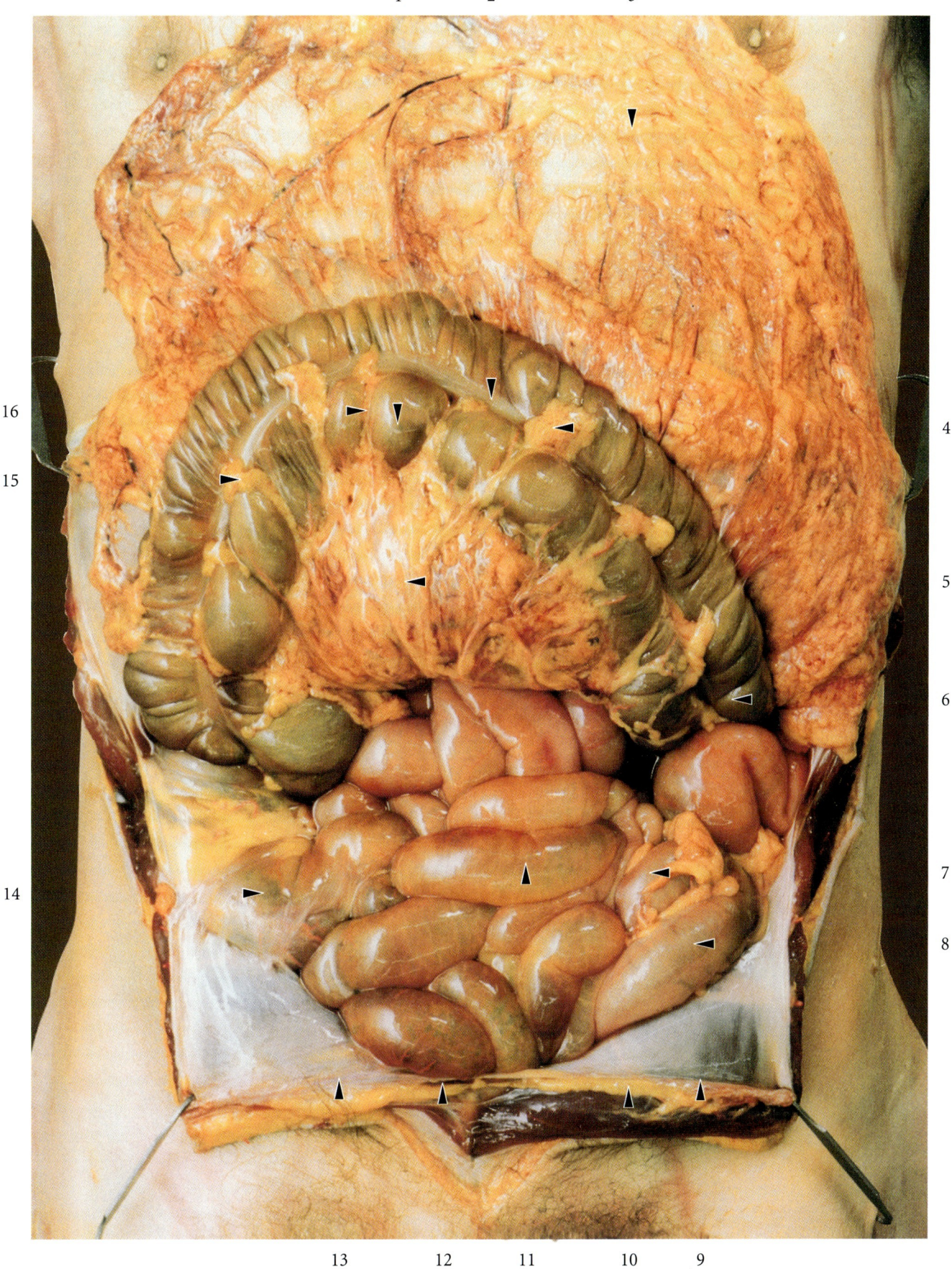

Abbildung 46   Dünndarm und Dickdarm 2

An einer Leiche wurde *bei stärkerer Lordose* das *Colon transversum* mit dem *Omentum majus* wie bei der vorhergehenden Abbildung verlagert. Es zeigt eine ganz *gleichartige Form,* die aber nicht darüber hinwegtäuschen soll, daß es einzelne oder sogar mehrfache *Schlingenbildungen* an diesem Organabschnitt gibt (s. Abb. 35, 40).

Bei der herbeigeführten Körperhaltung war es möglich, das *Mesocolon transversum* fast von der *Radix mesocolica* an hochzuspannen und damit seinen größten Teil zur Ansicht zu bringen. Das *Mesocolon transversum* ist zur Gänze auf jener der Sicht abgewandten Seite mit der hinteren Netzbeutelwand verwachsen. Eine *Durchtrennung* dieser *dünnen* einheitlich imponierenden *Platte* würde daher direkt in die *Bursa omentalis* und damit an die *hintere Magenwand* führen. Im *Mesocolon transversum* sind zahlreiche kräftige *Gefäße* für das *Colon transversum* zu erkennen, die bei einem solchen *retrokolischen Weg* zum *Magen* zu schonen wären.

Die *Gesamtlänge des Dickdarmes* wird mit maximal $1^{1}/_{2}$ Metern angegeben. Für den *Dünndarm* ergaben *Sondierungen beim Lebenden* durchschnittlich ungefähr 2 Meter. Diese *Länge* stand im großen Gegensatz zu Messungen an der Leiche, die zumindest mehr als das Doppelte ergaben. Der *Verlust* des *Tonus* geht offensichtlich mit einer *unphysiologischen Verlängerung* des Darms einher oder setzt einer solchen weniger Widerstand entgegen, als man vermutete.

Bei dieser Abbildung hängen die *Schlingen des Dünndarmes* so weit nach unten, wie es ihr in diesem Falle verhältnismäßig langes Mesenterium zuläßt. Daraus ist zu entnehmen, daß bei einer *Hernie,* ohne *Verlängerung* einzelner Abschnitte des *Mesenteriums,* keine Darmschlinge über den Leistenkanal das *Skrotum* erreichen kann.

1   Arteria und Vena colica media im Mesocolon transversum
2   Radix mesocolica
3   Taenia libera des Colon transversum
4   Haustra coli des Colon transversum
5   Incisura semilunaris coli
6   Mesocolon transversum
7   Colon descendens
8   Intestinum tenue – Jejunum
9   Mesenterium
10 Eingang zum Scrotum
11 Intestinum tenue – Ileum
12 Caecum
13 Colon ascendens
14 Flexura coli dextra
15 Appendix omentalis [epiploica]
16 Omentum majus

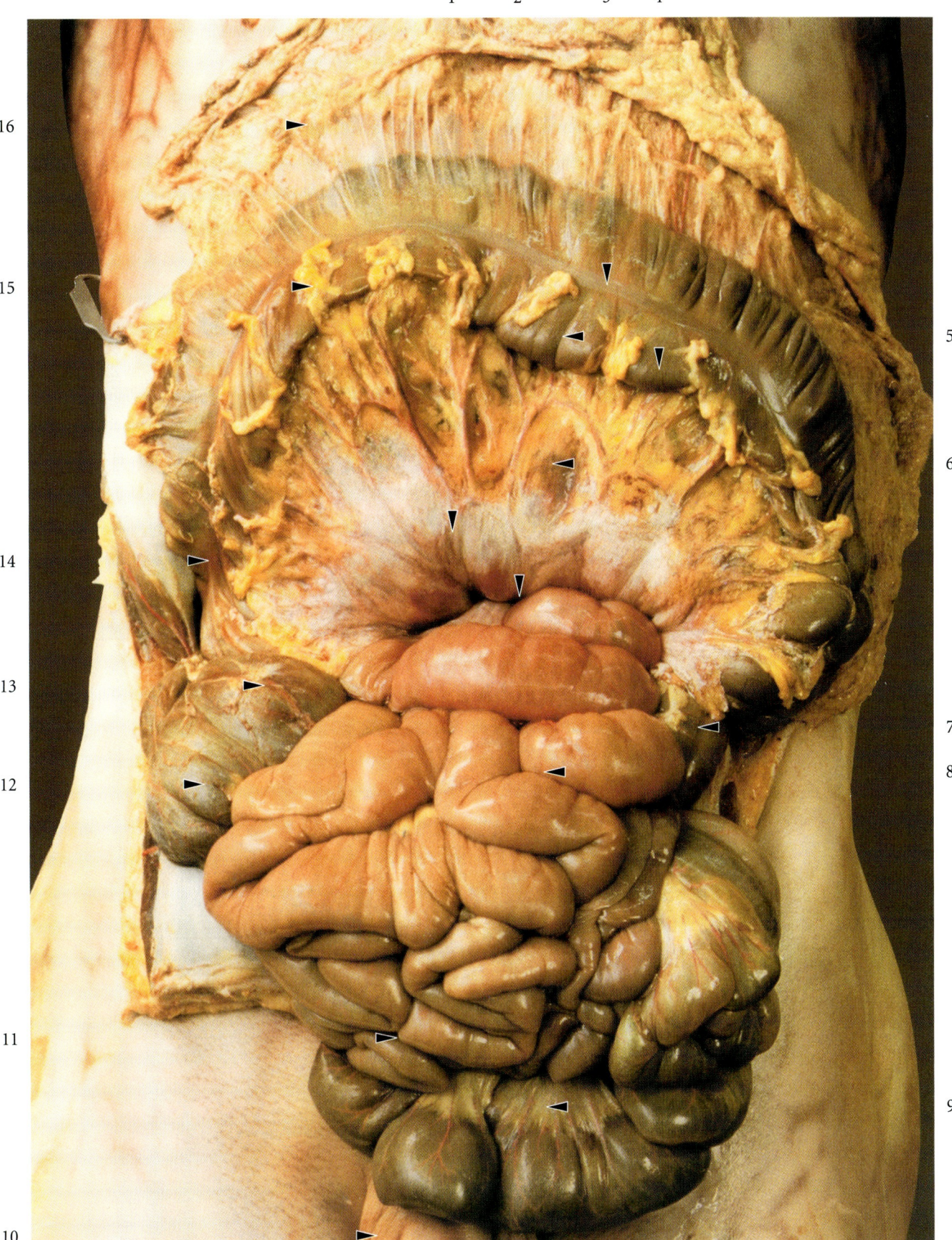

91

Abbildung 47 Befestigung des freien Dünndarmes

Zum *freien Dünndarm* gehören das Jejunum und das Ileum. Das *Jejunum* beginnt an der *Flexura duodenojejunalis,* wo das fixierte Duodenum in das freie Jejunum übergeht; und das *Ileum* endet an der *Valva ileocaecalis,* wo das Ileum in das Caecum einmündet. Die *Länge des Jejunum* zum *Ileum* verhält sich ungefähr wie *zwei* zu *drei*. Von außen sind diese beiden Darmabschnitte nicht zu unterscheiden. Auch ihre Lage im Bauch ist meistens kein sicheres Kriterium für eine klare Zuordnung. Soll Sicherheit darüber gewonnen werden, ob eine *bestimmte Darmschlinge,* ohne sie aufzuschneiden, zum *Jejunum* oder zum *Ileum* gehört, muß ihre Entfernung vom Anfang oder vom Ende des freien Dünndarmes abgeschätzt werden.

Der freie Dünndarm ist über seine ganze Länge hin an *dem Mesenterium* befestigt und bildet dadurch *zahlreiche Schlingen,* die in ihrer Gesamtheit als *Dünndarmkonvolut* bezeichnet werden.

Wird das *Dünndarmkonvolut* nach rechts hinübergewälzt, setzt sich der *Ursprung* des *Mesenteriums,* die *Radix mesenterii,* deutlich von der hinteren Bauchwand ab. Sie überschneidet die *Pars ascendens* des *Duodenums* und zieht schräg über die hintere Bauchwand in Richtung zur *Valva ileocaecalis.*

Freigelegt wurde links von der Medianebene das stark verfettete *Mesocolon descendens* und das *Colon descendens* selbst. Links vom Beginn der *Radix mesenterii* ist ein Teil der *Pars ascendens* des *Duodenums* zu sehen, die nach oben hin in die *Flexura duodenojejunalis* übergeht. In der Höhe dieser Flexur geht auf der linken Seite das *Mesocolon descendens* in das *Mesocolon transversum* über.

1 Appendices omentales [epiploicae] des Colon transversum
2 Mesocolon transversum (stark verfettet)
3 Flexura duodenojejunalis
4 Tela subcutanea (Schnittrand)
5 Vagina musculi recti abdominis – Lamina anterior (Schnittrand)
6 Musculus rectus abdominis
7 Pars ascendens des Duodenum
8 Appendices omentales [epiploicae] des Colon descendens mit starker Fetteinlagerung
9 Colon descendens mit Taenia libera
10 Vagina musculi recti abdominis – Lamina posterior (Schnittrand)
11 Musculus rectus abdominis (Schnittrand)
12 Mesocolon descendens mit starker Fetteinlagerung
13 Colon sigmoideum
14 Radix mesenterii
15 Intestinum tenue – Ileum
16 Mesenterium
17 Intestinum tenue – Jejunum
18 Colon transversum
19 Omentum majus

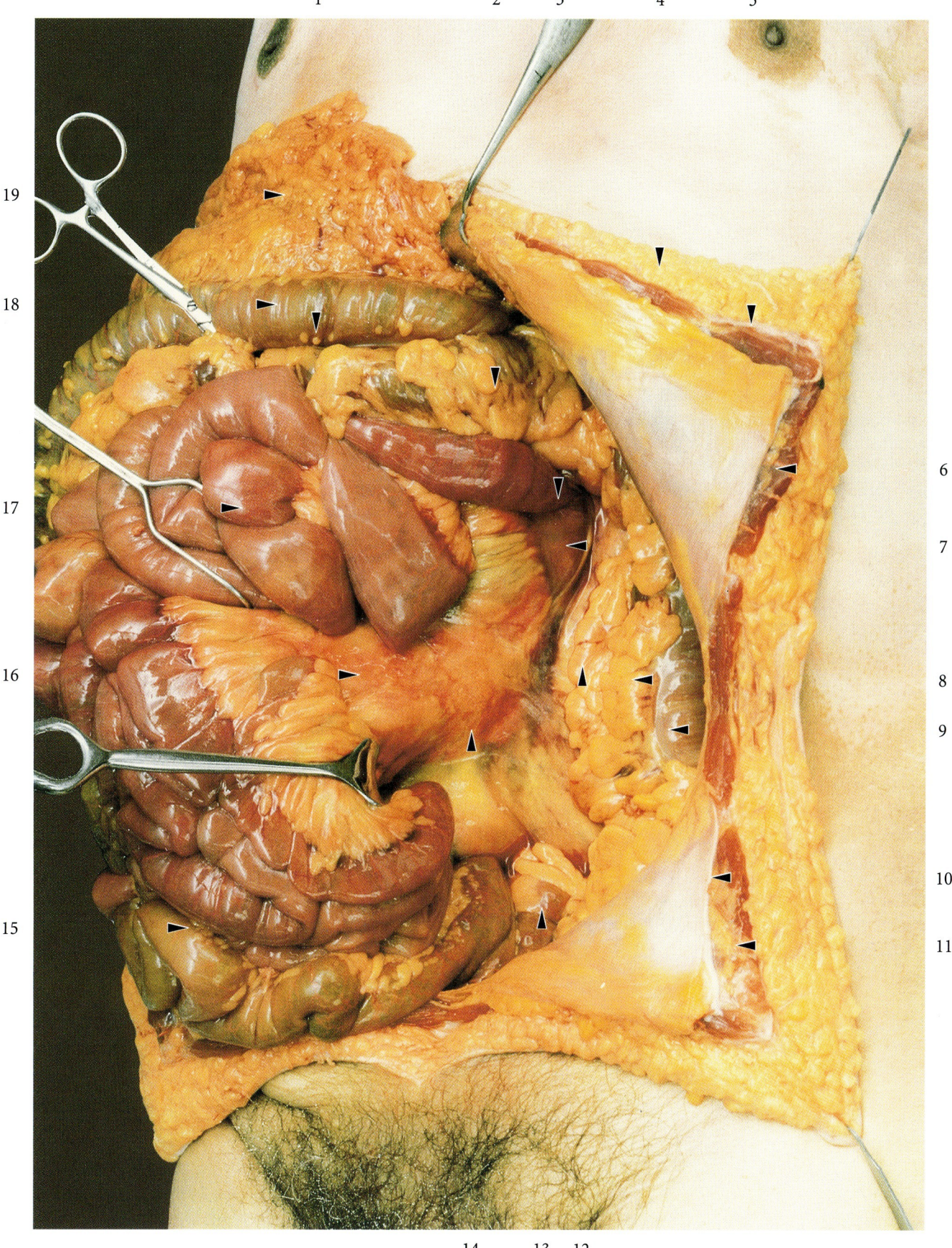

Abbildung 48   Lage der Flexura duodenojejunalis und die Gekrösewurzeln

An einem entnommenen Bauchsitus wurde das *Colon transversum* mit seinem *Mesocolon transversum* nach oben verlagert und die beiden *Colonflexuren* weitgehend ausgeglichen. Oberhalb der *Flexura duodenojejunalis* ist eine querverlaufende seichte *Rinne* zu erkennen. Diese Rinne wird durch die *Radix mesocolica* hervorgerufen, die am dahintergelegenen Pankreas befestigt ist.

In der *linken Körperhälfte* setzt sich das *Mesocolon transversum* nach unten in das *Mesocolon descendens* fort, das hinten mit dem primären Peritoneum parietale verwachsen ist. Es bildet links und unterhalb von der *Flexura duodenojejunalis* die *Plica duodenalis inferior,* die sich nach oben in die *Plica duodenalis superior* fortsetzt. Etwas unterhalb von ihr, und mehr in der Tiefe gelegen, ist die *Plica paraduodenalis* noch sichtbar, welche die *Vena mesenterica inferior* führt. Hinter den Falten liegen die *Recessus duodenales superior* und *inferior* sowie der *Recessus paraduodenalis.*

Die *linken Paraduodenalhernien,* auch TREITZsche oder *Retroperitonealhernien* genannt, erwecken den *Eindruck,* als hätten sie den *Recessus paraduodenalis* zu einem *Bruchsack* hinter dem *Mesocolon descendens* ausgeweitet, der schließlich das ganze Dünndarmkonvolut aufgenommen hat. *In Wirklichkeit* entstehen sie aber dadurch, daß der *bei* der Nabelschleifendrehung falsch gelagerte Dünndarm eine Verwachsung des späteren *Mesocolon descendens* mit dem hinteren Peritoneum parietale verhindert. Dort wo sich normalerweise der *Recessus paraduodenalis* bildet, entsteht der *Hals der Hernie,* meistens mit eingelagerter *Vena mesenterica inferior.*

Das nach rechts *verlagerte Dünndarmkonvolut* und die *Radix mesenterii* verhalten sich wie bei Abb. 46. Nur ist die ganze *Pars ascendens* des *Duodenums* von einem fettfreien *Peritoneum* überlagert, und die Radix mesenterii wurzelt in Abhängigkeit davon etwas zu weit links.

1 Radix mesocolica (rechte Hälfte)
2 Plica duodenalis superior [Plica duodenojejunalis]
3 Radix mesocolica (linke Hälfte)
4 Splen [Lien] – Extremitas anterior
5 Flexura coli sinistra
6 Plica paraduodenalis
7 Recessus paraduodenalis
8 Pars ascendens des Duodenum
9 Colon descendens
10 Mesocolon decendens
11 Colon sigmoideum
12 Plica duodenalis inferior [Plica duodenomesocolica]
13 Intestinum tenue – Ileum
14 Mesenterium
15 Radix mesenterii
16 Intestinum tenue – Jejunum
17 Mesenterium
18 Mesocolon ascendens
19 Flexura duodenojejunalis
20 Flexura coli dextra
21 Mesocolon
22 Colon transversum

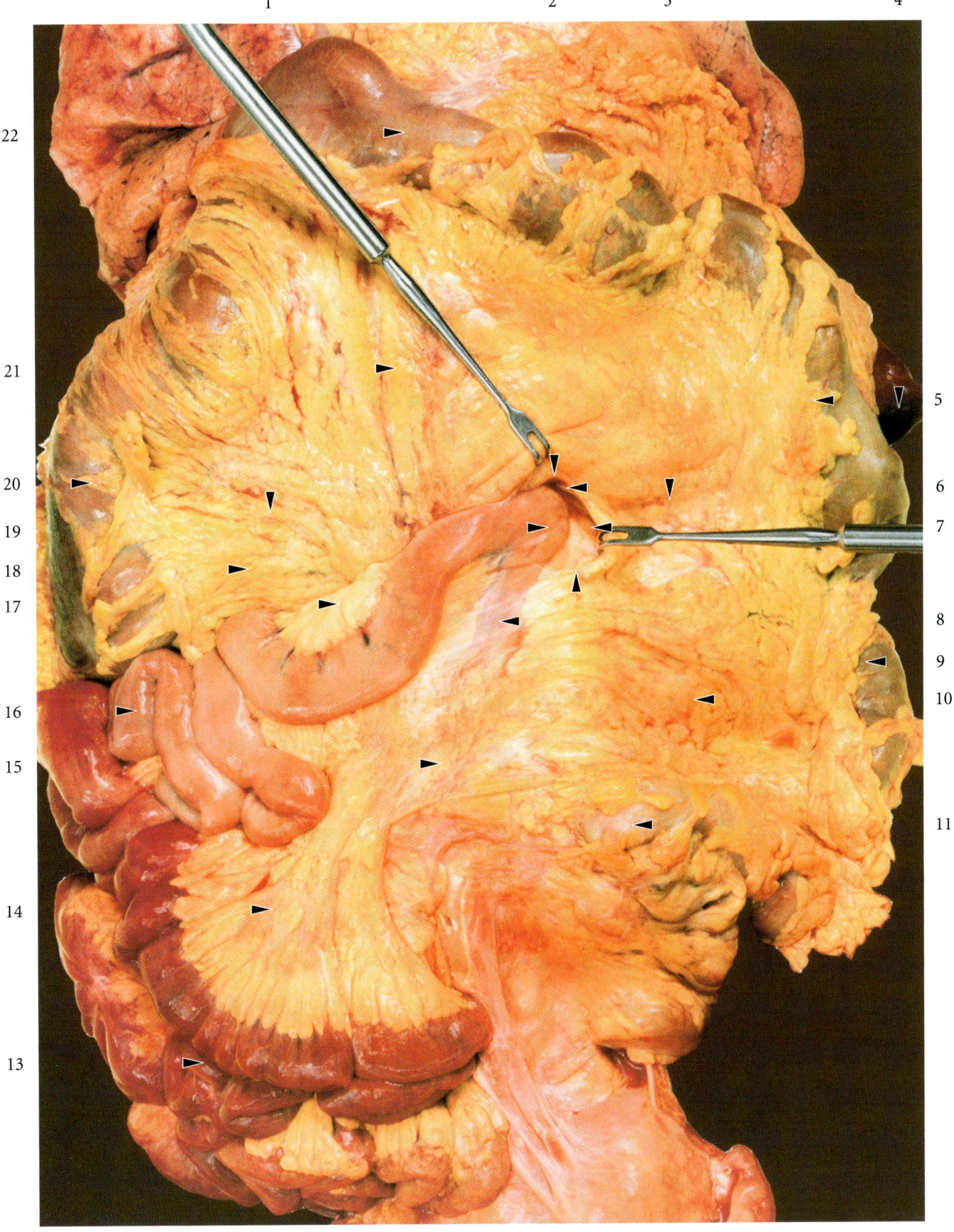

Abbildung 49 Caecum und Colon ascendens

In das *Caecum* mündet an der *Valva ileocaecalis* das Ende des *Ileums* ein. Die durch einen Haken hochgezogene *Plica caecalis vascularis* wird durch die *Arteria caecalis anterior* aufgeworfen und bekommt nur manchmal mit dem *letzten Stück* des *Ileums* einen Kontakt. Sie überbrückt den *Recessus ileocaecalis superior*. Die *Plica ileocaecalis* kommt vom *Ileum* selbst und zieht am Ende mit dem *Mesenteriolum* zum *Caecum*. Sie begrenzt von vorne den *Recessus ileocaecalis inferior*. Das *Caecum* ist an diesem Präparat, wie das letzte Stück des Ileum, nach hinten hin fixiert und stellt daher ein *Caecum fixum* dar.

Das *Colon ascendens* ist wie das an seiner *Taenia mesocolica* ansetzende *Mesocolon ascendens* normalerweise hinten an das primäre Peritoneum parietale angewachsen. Das Mesocolon ascendens bildet eine *dreieckige Platte*, die nach oben hin durch das *Mesocolon transversum* und nach medial unten hin durch das *Mesenterium* des Dünndarmes fortgesetzt wird. Ihre *Abgrenzung* erfährt sie durch das *Ende* ihrer *Fixation*, wodurch ja schließlich die rechte Hälfte der *Radix mesocolica* und die *Radix mesenterii* entstanden sind.

Bei einem hochgezogenen Colon transversum läßt sich die *Radix mesocolica* zwar nicht deutlich sehen, aber durch eine *Linie* festlegen, die an der *Flexura coli dextra* beginnt und rein transversal, knapp oberhalb der *Flexura duodenojejunalis*, wie der vorhandene Lichtreflex verläuft. Die *Radix mesenterii* wiederum wird bei dem vorliegenden nach links verlagerten Dünndarmkonvolut durch eine *Linie* bestimmt, die von der *Flexura duodenojejunalis* zum *Ende des Ileums* geht.

Von vorn bedeckt das *Mesocolon ascendens* die untere Hälfte des *Pankreaskopfes* und des *Duodenums*, wodurch sich dieser Teil des Duodenums der Sichtbarkeit entzieht und als *Pars tecta duodeni* bezeichnet wird.

1 Lobus hepatis dexter
 – Pars anterior der Facies diaphragmatica
2 Radix mesocolica (rechte Hälfte)
3 Radix mesocolica (linke Hälfte)
4 Omentum majus
5 Colon transversum mit Haustra coli,
 Appendices omentales [epiploicae] und Taenia libera
6 Mesocolon transversum
7 Flexura duodenojejunalis
8 Mesenterium (für die oberste Ileumschlinge)
9 Recessus ileocaecalis superior
 mit Einmündung des Ileum in das Caecum
10 Radix mesenterii
11 Flexura ultima ilei (distaler Schenkel)
12 Mesenterium (Mesenterium des Jejunum und Ileum)
13 Pars tecta duodeni hinter dem Mesocolon ascendens
14 Recessus ileocaecalis inferior
15 Mesenteriolum [Mesoappendix]
16 Appendix vermiformis
17 Plica ileocaecalis
18 Caecum
19 Taenia libera des Caecum
20 Plica caecalis vascularis
21 Flexura coli dextra
22 Peritoneum parietale
 vor der Capsula adiposa der Niere
23 Taenia libera des Colon transversum
24 Appendix omentalis [epiploica]
 des Colon transversum
25 Haustra coli des Colon transversum
26 Diaphragma mit Pars diaphragmatica
 der Pleura parietalis

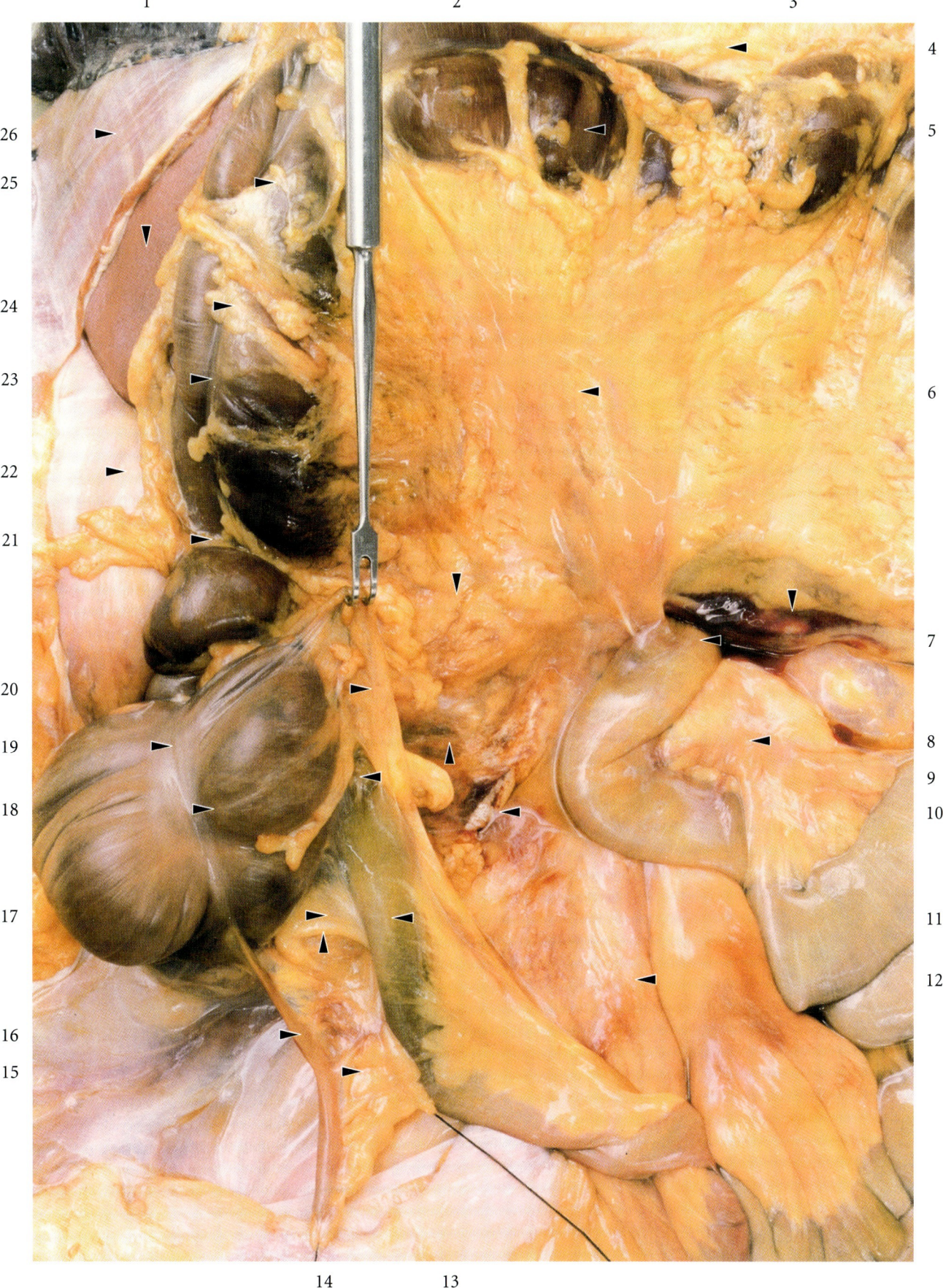

Abbildung 50 Caecum und Appendix vermiformis 1

Das *Caecum* wurde mit einem Häkchen hochgezogen. Von medial verbindet sich mit ihm das *letzte Stück* des *Ileums*. Die *Plica caecalis vascularis* und die *Plica ileocaecalis* haben ebenso wie die gesamten Gekröse starke Fetteinlagerungen. Es ist das Bild eines fettleibigeren, aber durchaus nicht unbedingt extrem fettleibigen Menschen.

Die *Appendix vermiformis* geht vom *Caecum* an jener Stelle ab, wo die drei Tänien des Kolons aufeinanderstoßen. Zu sehen sind die *Taenia omentalis* und die *Taenia libera*. Die *Taenia mesocolica* kreuzt das Ileumende dorsal und ist daher nicht zu sehen. An der medialen Seite der Appendix hängt die ebenfalls stark verfettete und unterlegte *Mesoappendix,* früher Mesenteriolum genant.

Das Caecum hat verschiedene *Fixationsgrade*. Es ist entweder wie hier mit seiner ganzen Hinterfläche an das Peritoneum parietale angewachsen und bildet ein *Caecum fixum*. In einem solchen Fall ist meistens auch das allerletzte Stück des Ileums hinten fixiert. Oder die hintere Fläche des Caecums bleibt frei und läßt einen *Recessus retrocaecalis* zu. Dann handelt es sich um ein *Caecum mobile*. Ein *Caecum liberum* besteht, wenn sogar ein benachbarter Teil des Colon ascendens mit dem dazugehörigen Gekröse nicht fixiert ist.

Im oberen Teil des Bildes ist das *Colon transversum* mit seiner *Taenia libera* und stark fetthaltigen *Appendices omentales [epiploicae]* zu sehen. An der Stelle eines *Kontraktionsringes* sind die *Haustra coli* verstrichen.

1 Lobus hepatis dexter
 – Pars dextra der Facies diaphragmatica
2 Omentum majus
3 Taenia libera des Colon transversum
4 Appendices omentales [epiploicae] des Colon transversum (stark verfettet)
5 Kontraktionsring des Colon transversum
6 Omentum majus
7 Mesocolon transversum
8 Appendices omentales [epiploicae] des Colon transversum (stark verfettet)
9 Plica caecalis vascularis (stark verfettet)
10 Recessus ileocaecalis superior
11 Einmündung des Ileum in den Dickdarm (bildet innen die Valva ileocaecalis)
12 Plica ileocaecalis (stark verfettet)
13 Mesenterium (Mesenterium des Jejunum und Ileum)
14 Endabschnitt des Ileum
15 Radix mesenterii
16 Recessus ileocaecalis inferior
17 Recessus retrocaecalis
18 Mesenteriolum [Mesoappendix]
19 Appendix vermiformis
20 Peritoneum parietale der Fossa iliaca dextra
21 Taenia omentalis des Caecum
22 Taenia libera des Caecum
23 Caecum (fixum)
24 Haustra coli des Colon transversum

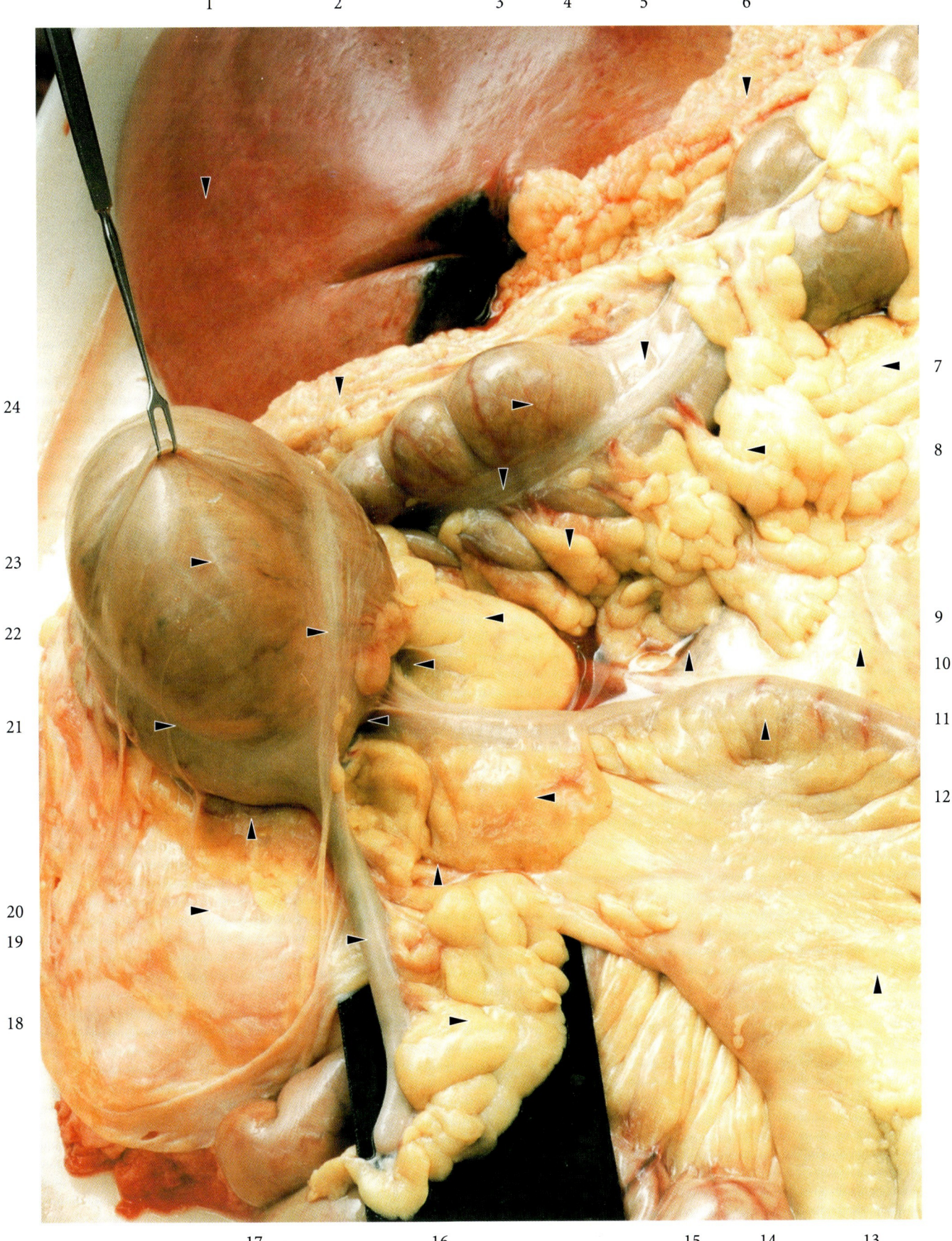

Abbildung 51   Caecum und Appendix vermiformis 2

Nach Verlagerung des *Colon transversum* mit dem *Mesocolon transversum* und dem *Omentum majus* nach oben wurde das *Dünndarmkonvolut* an seinem *Mesenterium* nach links gewälzt, damit die *Ileozäkalgegend* gut überblickt werden kann.

Das *typisch* in der *Fossa iliaca dextra* gelegene *Caecum* wurde durch eine Klemme etwas angehoben, so daß sich der vorhandene *Recessus retrocaecalis* entfaltet hat. Eine nicht konstante zu den *Plicae caecales* gehörende Peritonealfalte versperrt dem Wurmfortsatz den Weg zu einer retrozäkalen Lage, wie sie bei einem *Caecum mobile* häufig auftritt. Hier nimmt die *Appendix vermiformis* eine oft vorkommende *Kaudalposition* ein und hängt über den Wulst des *Musculus psoas major* hinab ins kleine Becken. Die Beziehung der Appendix zu diesem Wulst wird diagnostisch durch *passive Bewegungen* im Hüftgelenk bei *Appendizitisverdacht* ausgenutzt.

Eine *freie Appendix* mit der durchschnittlichen *Länge* von *8–9 cm* kann mit der Darmtätigkeit ihre *Position* verändern, so daß eine Beschreibung von Positionen eigentlich erst dann einen Sinn erhält, wenn sie durch Verwachsungen fixiert sind.

Die *Flexura ultima ilei* ist hochgeschlagen, soweit sie noch ein freies Gekröse hat, und an ihrem fixierten Ende ist die *Plica ileocaecalis* mit dem dazugehörenden *Recessus* zusehen. Die *einfache Schlinge* eines kurzen *Colon sigmoideum* ist durch eine Klemme nach links verzogen. An ihr sind statt der *Appendices omentales [epiploicae]* flache *subseröse Fettpolster* ausgebildet, und die Tänien gehen ebenso wie die Haustrierung allmählich verloren.

1 Pars tecta duodeni (teilweise durch das sie bedeckende Mesocolon ascendens hindurchscheinend)
2 Omentum majus
3 Colon transversum
4 Taenia libera und Appendices omentales [epiploicae] des Colon transversum
5 Mesocolon transversum
6 Dünndarmkonvolut
7 Flexura ultima ilei (hochgeschlagen)
8 Plica ileocaecalis
9 Übergang des freien Mesenterium in einen fixierten Anteil, an dem die Mesoappendix wurzelt
10 Colon sigmoideum (Kolonschenkel der Sigmaschlinge mit auslaufender Taenia libera)
11 Subseröses Fettpolster anstelle von Appendices omentales [epiploicae]
12 Colon sigmoideum (Rektumschenkel der Sigmaschlinge mit subserösem Fettpolster)
13 Mesenteriolum [Mesoappendix]
14 Wulst des Musculus psoas major mit Peritoneum parietale
15 Recessus retrocaecalis
16 Taenia omentalis des Caecum
17 Plica umbilicalis mediana (Abkömmling des Urachus)
18 Appendix vermiformis (Kaudalposition)
19 Plica caecalis
20 Recessus ileocaecalis inferior
21 Einmündung des Ileum in den Dickdarm (bildet innen die Papilla ilealis mit dem Ostium ileale)
22 Caecum
23 Radix mesocolica (rechte Hälfte)
24 Haustra coli und Appendices omentales [epiploicae] des Colon transversum
25 Taenia libera des Colon transversum

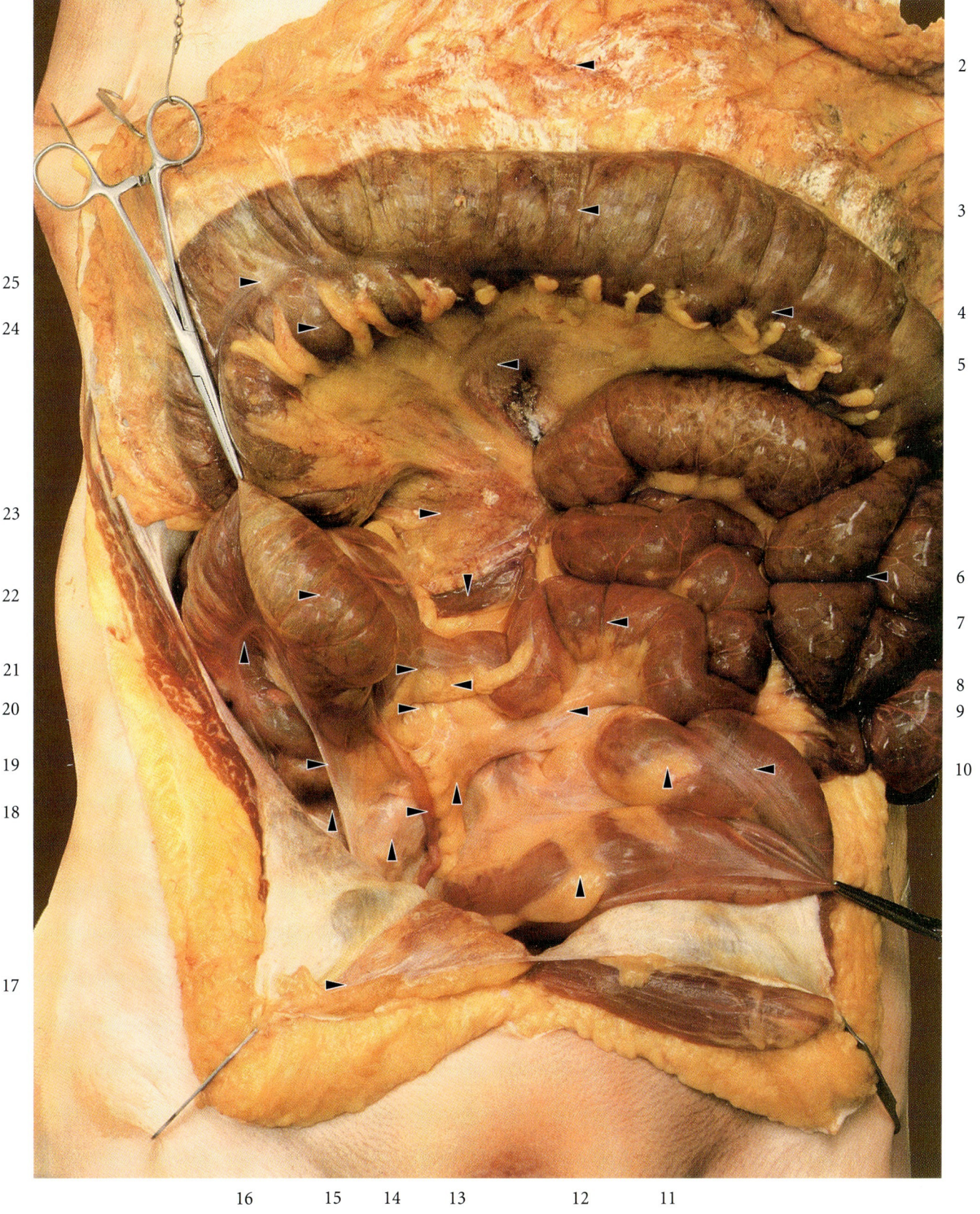

Abbildung 52   Caecum und Appendix vermiformis 3

Mit dem *Omentum majus* wurde das *Colon transversum* und sein *Mesocolon* nach oben gezogen, so daß die *Flexura duodenojejunalis* und die linke Hälfte der *Radix mesocolica* gut sichtbar sind. Das *Dünndarmkonvolut* ist an seinem Mesenterium nach rechts aus dem Bauch herausgewälzt, und die *erste Jejunumschlinge* wurde durch eine Klemme nach oben verlagert.

Die *Radix mesenterii* befand sich *auf Kosten* der Länge des *Dünndarmmesenteriums* zu weit links. Beim *Ablösen* dieses dem freien Mesenterium des Dünndarmes zustehenden *Peritonealteils* entstand *unterhalb* der *Pars ascendens* des Duodenums ein *Feld,* welches der glatten Oberfläche des Peritoneums zwar entbehrt, aber doch der *Schicht* des dort sonst freiliegenden *primären Peritoneum parietale* angehört. Unterhalb von diesem Feld ist eine hinten an das Peritoneum parietale *fixierte Appendix* in der seltenen *Medialposition* zu sehen. Sie lag demnach hinter dem *Ileum,* das zusammen mit den übrigen Dünndarmschlingen stark nach rechts verlagert wurde.

Das Caecum ist ein *Caecum mobile* und wurde weit nach vorne gebracht. Zwischen seinen haustrenartigen Vorwölbungen schneiden die *Taeniae libera* und die *Taenia omentalis* tief ein.

Auf der linken Seite findet sich ein relativ langes *Colon sigmoideum,* das M- oder eben sigmaförmig gestaltet ist. Es beginnt in der Höhe der Crista iliaca und zieht hinab ins kleine Becken. *Appendices omentales [epiploicae]* sind an ihm ebenso wie *Haustren* und *Tänien* nur andeutungsweise zu erkennen.

1 Colon transversum
2 Radix mesocolica (linke Hälfte)
3 Taenia libera des Colon transversum
4 Omentum majus
5 Haustra coli und Appendices omentales [epiploicae] des Colon transversum
6 Mesocolon transversum
7 Colon transversum (zur Flexura coli sinistra aufsteigender Teil)
8 Pars ascendens des Duodenum
9 Mesocolon descendens (verwachsen mit dem primären Peritoneum parietale)
10 Mesenterium (von einer zu weit nach links geratenen Radix mesenterii zurückpräpariert)
11 Radix mesenterii
12 Langes Colon sigmoideum (Kolonschenkel)
13 Colon descendes
14 Colon sigmoideum (zurückgeklappter Scheitel der Rektumschlinge mit angedeuteter Taenia libera und subserösem Fettpolster)
15 Appendix vermiformis (fixierte Medialposition)
16 Caecum
17 Ileum (vor der Verbindung mit dem Dickdarm)
18 Dünndarmkonvolut
19 Flexura duodenojejunalis
20 Jejunum (erste Schlinge)
21 Mesocolon transversum
22 Haustra coli zwischen Appendices omentales [epiploicae]

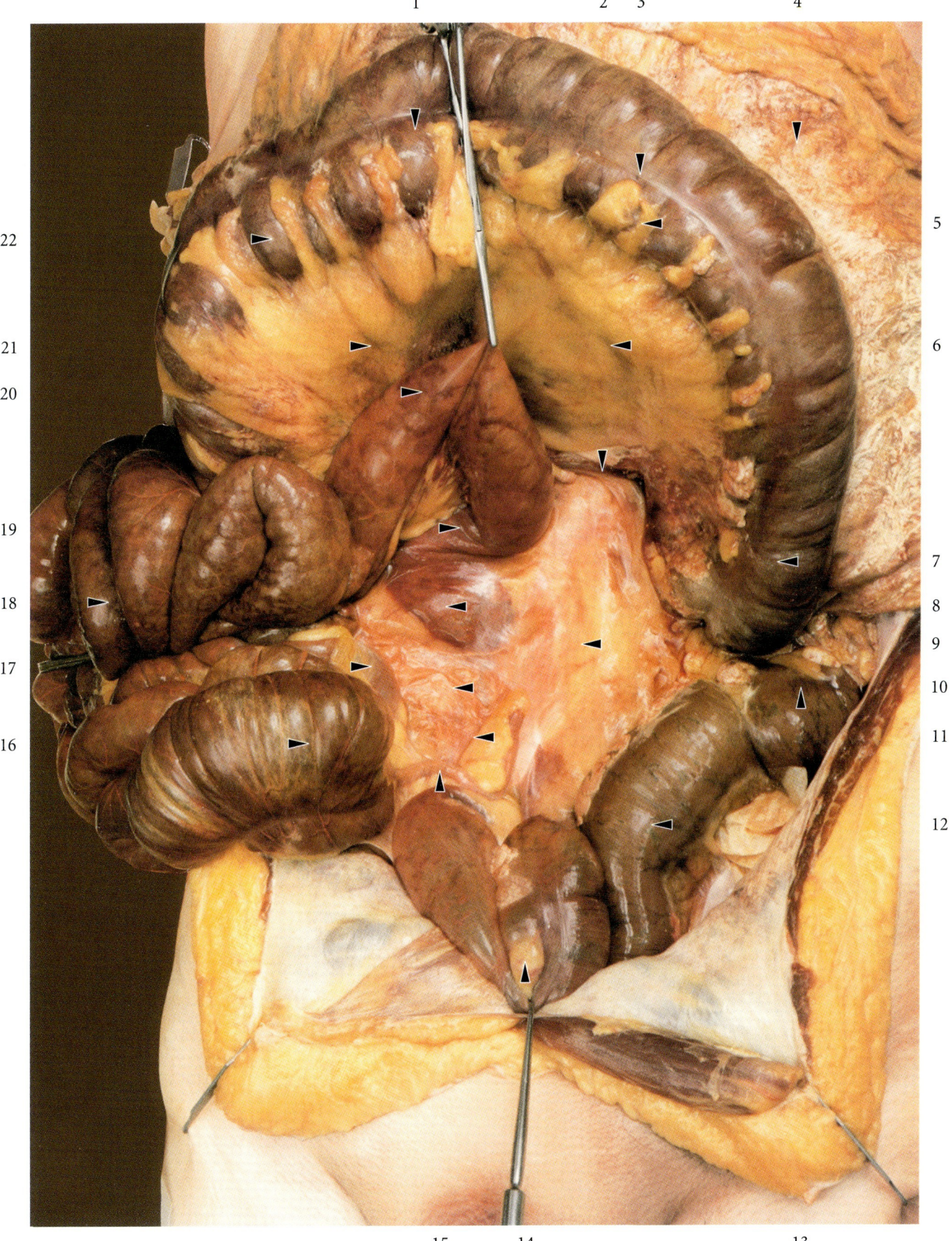

Abbildung 53   Caecum und Appendix vermiformis 4

Durch einen gekehlten Wundhaken wurde die *letzte Ileumschlinge* mit dem gesamten *Dünndarmkonvolut* etwas nach medial verlagert. Parallel und oberflächlich zum letzten Stück des Ileums liegt die *Appendix vermiformis* in *fixierter Medialposition.* Diese Medialposition ist etwas häufiger als diejenige hinter dem Ileum, aber immer noch sehr selten.

Unterlegt ist der *Recessus ileocaecalis superior* und eine unbenannte Grube, die vor der *Plica ileocaecalis* und damit vor dem *Recessus ileocaecalis inferior* liegt. Die *Plica ileocaecalis* hat sich schon sehr bald mit dem *Mesenteriolum* verbunden, wodurch ja auch diese Position der Appendix ihre Fixierung erhielt. Die *Einmündung* des *Ileums,* das *Caecum* und das *Colon ascendens* zeigen keine Besonderheiten. Unterhalb davon ist eine Schlinge des *Colon sigmoideum* zu sehen.

Das *Ligamentum teres hepatis* und das *Ligamentum falciforme* sind durch zwei Häkchen hochgespannt, so daß der Ansatz des *Ligamentum falciforme* an der Leber und dem Zwerchfell zur Darstellung kommt. Durch die Abhebung der Leber ist das *Omentum minus* zu sehen. Mit ihm verbindet sich ein starkes *Ligamentum hepatocolicum,* das von der Leber zum Kolon zieht. Seine *Zusammenhänge* mit dem *Omentum majus* nähren den Verdacht, es könnte sich um eine pathologische Adhäsion handeln, obwohl an der *Gallenblase* und ihrer Umgebung *keine Zeichen* einer abgelaufenen *Entzündung* festgestellt werden konnten. Neigt man zu der *Auffassung,* daß jedes *Ligamentum cysto-* oder *hepatocolicum* keine normale Bildung sei, dann kann das vorliegende Ligament bedenkenlos als solches bezeichnet werden.

1   Lobus hepatis dexter
2   Pulmo dexter
3   Ligamentum teres hepatis
4   Incisura ligamenti teretis der Leber
5   Ligamentum falciforme der Leber
6   Lobus hepatis sinister
7   Ventriculus sinister hinter dem Pericardium
8   Pulmo sinister
9   Ventriculus dexter hinter dem Diaphragma
10 Diaphragma (Schnittrand)
11 Ligamentum hepatoduodenale
12 Ligamentum hepatogastricum
13 Curvatura minor mit Vena coronaria ventriculi [V. gastrica sinistra et V. gastrica dextra]
14 Curvatura major mit Rami gastrici der Venae gastro-omentales
15 Ligamentum gastrocolicum
16 Colon transversum (bedeckt vom fixierten Omentum majus)
17 Omentum majus
18 Colon sigmoideum
19 Mesenteriolum [Mesoappendix]
20 Appendix vermiformis
21 Caecum mit Taenia libera
22 Plica ileocaecalis
23 Flexura ultima ilei
24 Plica caecalis vascularis
25 Colon ascendens
26 Colon transversum (durch ein Lig. cystocolicum hochgezogene Schlinge)
27 Flexura coli dextra
28 Ligamentum hepatorenale
29 Ligamentum cystocolicum
30 Peritoneum parietale (primarium)
31 Vesica biliaris [fellea]

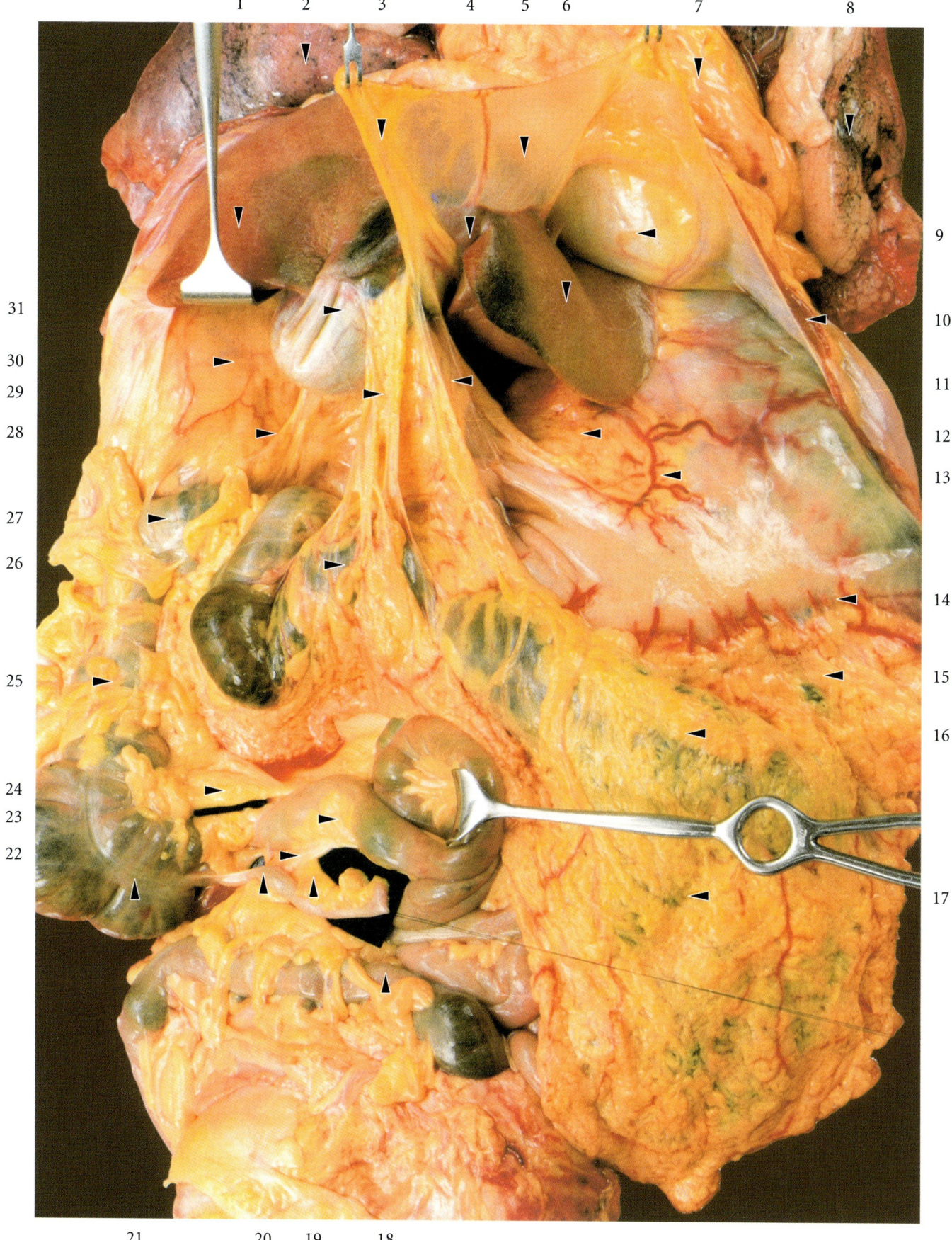

105

Abbildung 54   Caecum und Appendix vermiformis 5

Die *Abbildung A* zeigt einen entnommenen Bauchsitus *von vorn*. Das *Dünndarmkonvolut* wurde mit einen Haken nach links verlagert, um die *Einmündung des Ileums* in das *Caecum* zu sehen. Die meisten *Schlingen* des *Dünndarms* sind leer und sehr gut tonisiert. Sie zeigen daher einen Umfang, der intra operationem häufig vorkommen wird. Das *Colon ascendens* ist verhältnismäßig kurz und macht zum *Caecum* hin einen eingerollten Eindruck, der durch den *Verlauf* der *Taenia libera* besonders offensichtlich wird.

Die *Abbildung B* bietet vom selben Situs die *hintere Ansicht* von *Caecum* und *Colon ascendens* nach Abhebung und Umwendung. Es ist eine *retrozäkale Appendix* zu sehen, die bis zur *Flexura coli dextra* hinaufreicht, und daher zum großen Teil retrokolisch liegt. Die *Länge* dieser *Appendix vermiformis* bewegt sich an der oberen Grenze eines möglichen Ausmaßes. Sie war durch die *normale Verwachsung* des *Colon ascendens* und des *Caecum* von der freien Bauchhöhle, der *Cavitas peritonealis,* vollkommen abgeschieden. Durch die beiden oberen Fäden wird der durchschnittene *Übergang* vom *Peritoneum viscerale* des *Kolons* zum *Peritoneum parietale* verspannt.

Häufig wird die *Ausgliederung* einer retrozäkalen Appendix von der freien Bauchhöhle durch entzündliche Prozesse bewirkt. Die *Position dieser Appendix* konnte natürlich nur im Zuge der *Situsentwicklung* entstehen, bevor noch das Colon ascendens hinten angewachsen war. Dafür spricht auch sehr deutlich die überprüfte *Gefäßversorgung*. Nur das abgangsnahe Stück der vorliegenden Appendix erhält einen *Ast* der *hinteren Zäkalarterie*, während der größere übrige Teil von einer *Arterie* versorgt wird, die *aus der Arteria ileocolica* schon vor ihrem distalen Drittel abgeht.

1 Ligamentum gastrocolicum (Schnittrand)
2 Colon transversum
3 Jejunum hinter dem Mesocolon transversum
4 Omentum majus
5 Intestinum tenue (Dünndarmkonvolut)
6 Flexura ultima ilei
7 Ileum
8 Gaster
9 Mesocolon transversum
10 Tela subserosa
des Ligamentum gastrocolicum
11 Colon transversum
bedeckt mit fixiertem Omentum majus
12 Rest des Omentum majus
13 Colon sigmoideum (stark kontrahiert)
14 Taenia omentalis am Caecum
15 Einmündung der Appendix vermiformis
in das Caecum (bildet innen
das Ostium appendicis vermiformis)
16 Einmündung des Ileum in das Caecum
(bildet innen die Papilla ilealis
mit dem Ostium ileale)
17 Taenia omentalis des Colon ascendens
18 Appendix vermiformis
19 Flexura coli dextra
20 Antrum pyloricum des Gaster
21 Caecum
22 Taenia libera des eingerollten Colon ascendens
23 Mesocolon ascendens
24 Flexura coli dextra

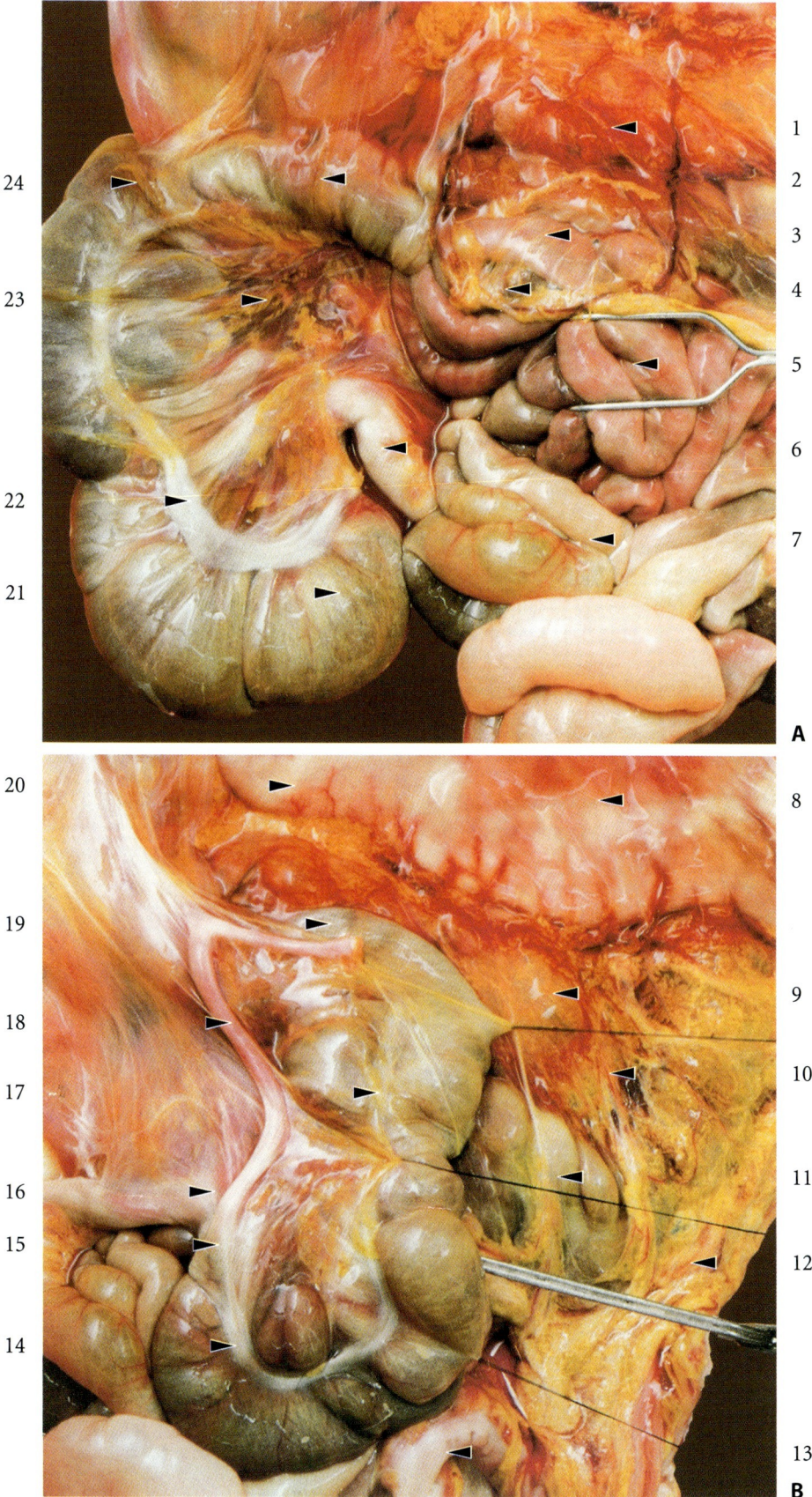

Abbildung 55   Omenta und Gefäße des Magens

Ein *normalgeformter* gut *gefüllter Magen,* der sich durch einen tief einschneidenden *Sulcus pyloricus* von der *Ampulla duodeni* abgrenzt, hat sich durch die *Aufrichtung* der Leiche soweit nach unten verschoben, daß seine *kleine Kurvatur* nicht mehr von der *Leber* bedeckt wird und das *Omentum minus* zum großen Teil überblickt werden kann.

Vom *Ligamentum hepatogastricum* des Omentum minus wurde die *vordere Lamelle* in der Nähe der kleinen Kurvatur entfernt und die Stelle ihres Überganges in das *Peritoneum viscerale* durch einen Faden hervorgehoben. Dargestellt sind der vordere Ast der *A. gastrica sinstra* und der sie begleitende *N. gastricus major anterior.*

Auch im Bereich des *Ligamentum hepatoduodenale* wurde die *vordere Lamelle* weggenommen. Auspräpariert ist die *A. gastrica dextra.* Sie gibt, noch bevor sie den Magen erreicht, ein kleines *Ästchen* an das *Duodenum* ab. Die anderen das *Duodenum* dort von oben *versorgenden* kleinen *Gefäße* sind die meistens vorhandenen *Aa. supraduodenales,* welche von den *Endästen* der *Arteria hepatica communis* in der Nähe ihrer Aufteilungsstelle kommen.

Die *Vasa gastro-omentalia* sind vom *Magen* weiter *entfernt* als die Gefäße der kleinen Kurvatur und schicken ihre *Rami gastrici* zum *serosafreien Streifen* an der *großen Kurvatur.*

Aus der *vorderen Lamelle* des *Omentum minus* hat sich in der Nähe des Magens eine frei endende *Ausstülpung* gebildet, die zur Leber hinaufgeschlagen wurde. Dieses gelegentliche *Anhängsel* kann dem obligateren *Omentum splenale [lienale]* des *Ligamentum gastrosplenicum [gastrolienale]* an die Seite gestellt werden.

1 Musculus transversus abdominis
   (durch das Peritoneum parietale hindurchscheinend)
2 Margo inferior des Lobus hepatis dexter
3 Ligamentum teres hepatis
4 Vesica biliaris [fellea]
5 Arteria gastrica dextra
6 Lobus hepatis sinister
7 Omentum minus [Ligamentum hepatoesophageale]
8 Nervus gastricus major anterior
9 Arteria gastrica sinistra
10 Curvatura minor
11 Gaster – Paries anterior (Vorderwand des Magens)
12 Curvatura major
13 Arteria und Vena gastro-omentalis sinistra
14 Rami omentales
   der Arteria und Vena gastro-omentalis dextra
15 Omentum majus
16 Arteria und Vena gastro-omentalis dextra
17 Incisura angularis des Magens
18 Colon transversum
   (bedeckt vom fixierten Omentum majus)
19 Arteria und Vena gastro-omentalis dextra
20 Sulcus pyloricus
21 Ligamentum gastrocolicum
22 Flexura coli dextra
23 Ampulla der Pars superior des Duodenum
   [Bulbus duodeni]
24 Arteriae supraduodenales
25 Lobus hepatis dexter – Quadratusanteil
26 Incisura ligamenti teretis der Leber
27 Ligamentum falciforme der Leber

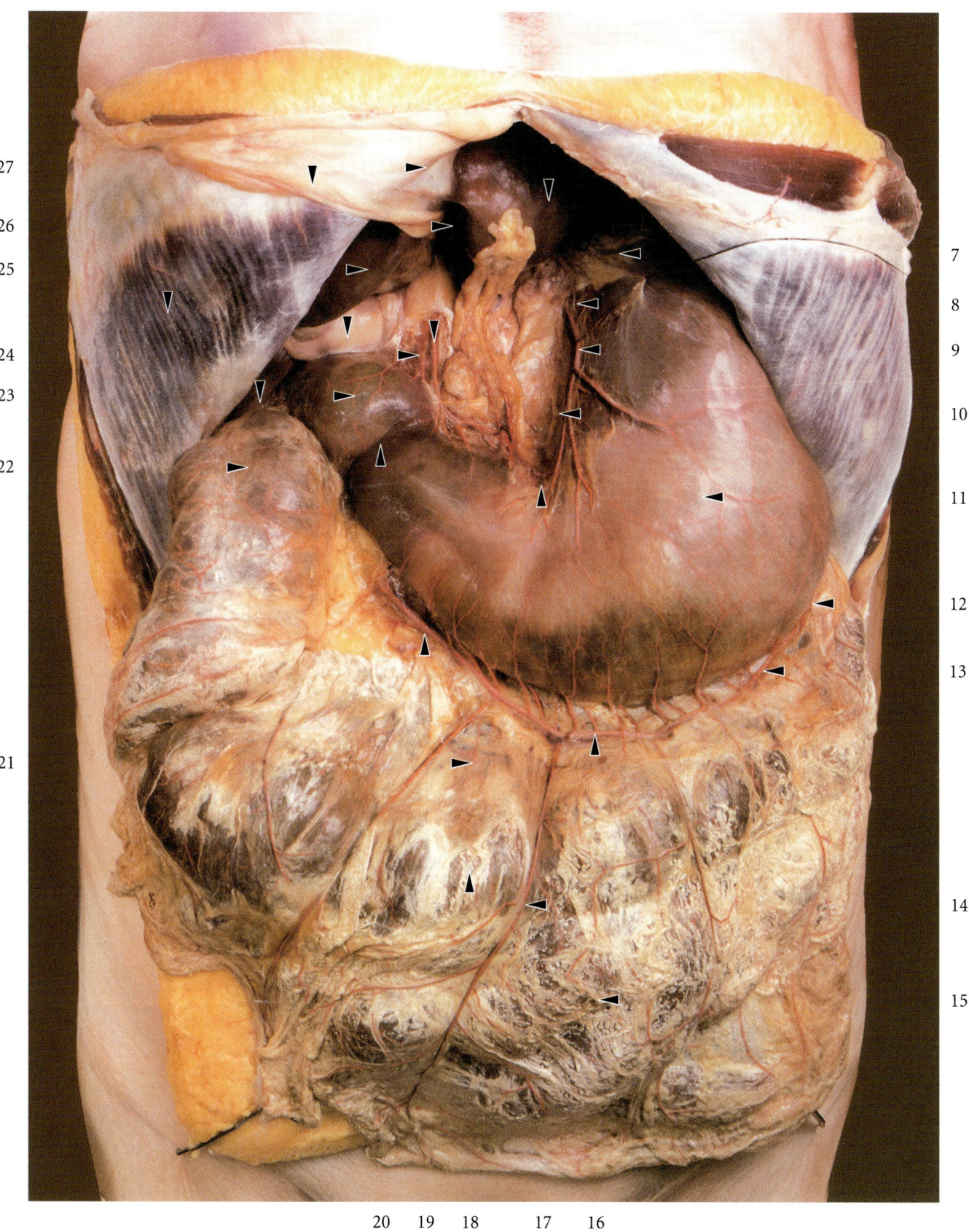

Abbildung 56 Gefäße der oberen Bauchorgane 1

Das *Ligamentum hepatoduodenale* wurde von vorne aufpräpariert und ein anschließender Teil des *Ligamentum hepatogastricum* entfernt. In dem so eröffneten *Vestibulum* der *Bura omentalis* ist oben der *Lobus caudatus* der *Leber* sichtbar. Unterhalb davon erscheint am Rande des *Tuber omentale* des Pankreas die *Arteria hepatica communis*. Sie zerfällt, nachdem sie in das *Ligamentum hepatoduodenale* eingetreten ist, in ihre beiden Endäste, die *Arteriae gastroduodenalis* und *hepatica propria*.

Von dieser *Aufteilungsstelle* geht in atypischer Weise eine *Arteria hepatica accessoria* ab. Auch kommt die *Arteria gastrica dextra* nicht von der Arteria hepatica propria, sondern von der gemeinsamen Aufteilungsstelle.

Die *Arteriae supraduodenales* für die *Ampulla duodeni* kommen, wie normal, aus dem Verzweigungsbereich der *Arteria hepatica communis*.

Die *Arteria gastrodudenalis* entläßt einen *Ast* für das *Pankreas* und die *Arteria pancreaticoduodenalis superior posterior* und setzt sich hinter dem *Duodenum* zum größeren Teil in die *Arteria gastro-omentalis dextra* fort. Diese begleitet sodann die *große Kurvatur* des *Magens* und anastomosiert mit der *Arteria gastro-omentalis sinistra*. Von dem dadurch entstandenen großen *Gefäßbogen* gehen die *Rami gastrici* und die *Rami omentales* ab.

Die Gallenblase ist eine *Schrumpfgallenblase*. Ihr mobilisiertes, derb verfestigtes, *subseröses Bindegewebe* und das *Peritoneum* wurden durch eine Klemme zur Seite gezogen. Das freie, atypische *Serosaanhängsel* des *Omentum minus* wurde auf den Magen gelagert.

Der *Ductus cysticus* ist grün unterlegt. Die Fäden spannen außer der *Tunica serosa* Nervenäste des *Plexus hepaticus* und den *Nervus gastricus major anterior*.

1 Ligamentum teres hepatis
2 Ligamentum falciforme der Leber
3 Arteria cystica
4 Ductus hepaticus communis
5 Ramus dexter der Arteria hepatica propria
6 Processus papillaris des Lobus caudatus der Leber
7 Nervus gastricus major anterior
8 Arteria gastrica sinistra (vorderer Hauptast)
9 Curvatura minor
10 Lobus hepatis sinister – Facies visceralis
11 Arteria hepatica accessoria
12 Ligamentum hepatogastricum (Schnittrand)
13 Arteria hepatica communis
14 Arteria gastrica dextra
15 Gaster – Paries anterior (Vorderwand des Magens)
16 Curvatura major
17 Omentum majus
18 Colon transversum (bedeckt vom fixierten Omentum majus)
19 Arteria und Vena gastro-omentalis dextra
20 Tuber omentale des Pankreas
21 Arteria gastroduodenalis
22 Ductus cysticus
23 Flexura coli dextra
24 Pars descendens des Duodenum
25 Ligamentum gastrocolicum
26 Sulcus pyloricus
27 Ampulla der Pars superior des Duodenum [Bulbus duodeni]
28 Lobus hepatis dexter – Facies visceralis
29 Ductus choledochus
30 Arteria hepatica propria
31 Vena portae
32 Lobus quadratus der Leber
33 Ligamentum falciforme der Leber

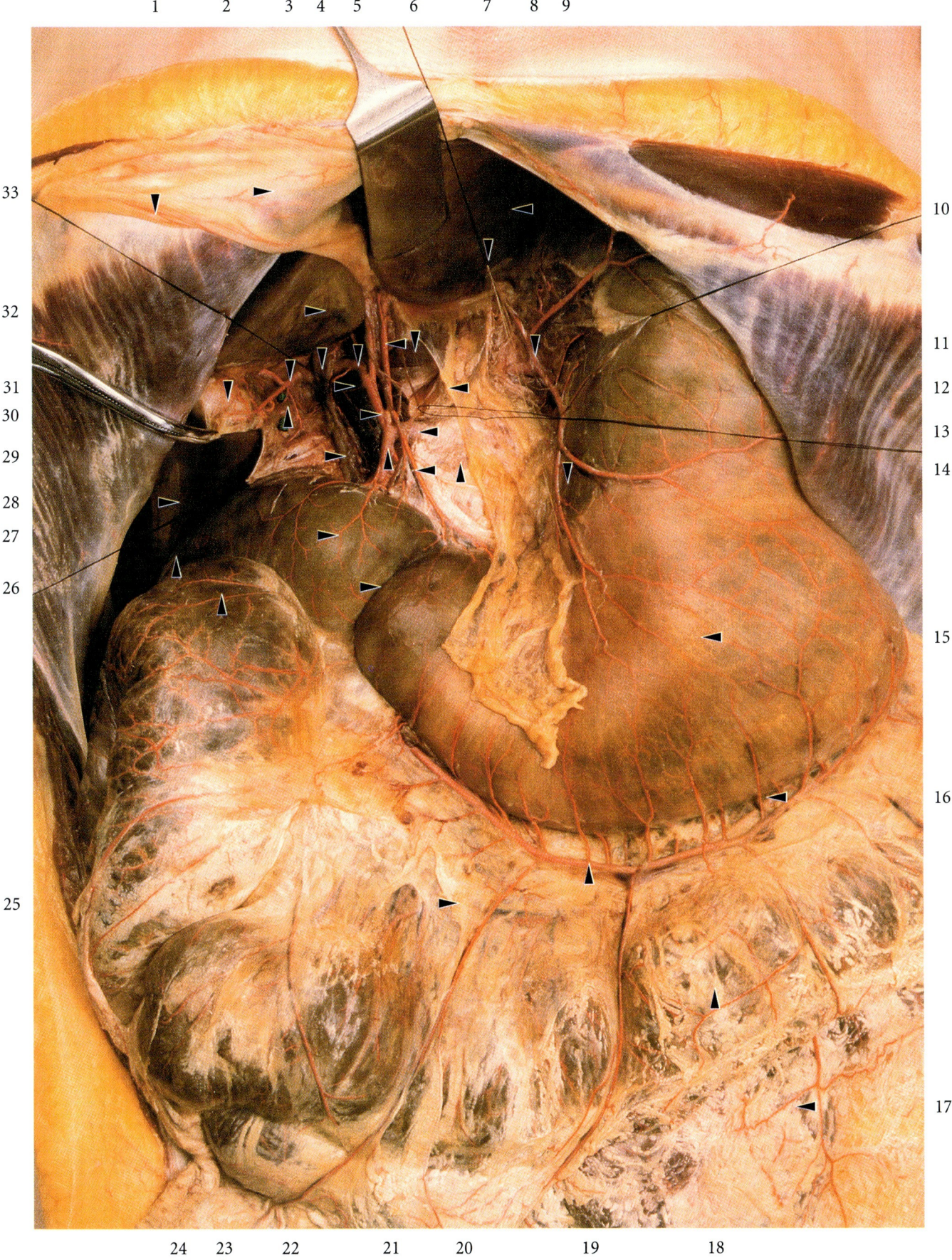

Abbildung 57 Gefäße der oberen Bauchorgane 2

Die *oberen Baucheingeweide* werden von einer einzigen Arterie, dem *Truncus coeliacus,* versorgt. Er zerfällt am *oberen Rande* des *Pankreas* in *drei* starke *Äste* und wurde deshalb auch *Tripus* HALLERI genannt. *Zwei Äste* verlaufen annähernd *transversal*. Nach links zieht die *Arteria splenica [lienalis]* und nach rechts *die Arteria hepatica communis,* indem sie das Peritoneum im *Vestibulum bursae omentalis* ein wenig vorwölbt und die *Plica hepatopancreatica* hervorruft. Danach teilt sie sich im linken Rand des *Ligamentum hepatoduodenale* in die *A. gastroduodenalis* und die *A. hepatica propria*. Zwei Äste der nach oben ziehenden *Arteria hepatica propria* betreten die *Porta hepatis*. Der rechte von ihnen, der *Ramus dexter,* kreuzt den *Ductus hepaticus communis* meistens hinten und gelangt dadurch in das von ihm, der *Leber* und dem *Ductus cysticus* begrenzte CALOTsche *Dreieck,* wo er die *A. cystica* abgibt.

Zwischen den Gallengängen und den größeren Arterien liegt in der Tiefe die *Vena portae*.

Vom *Truncus coeliacus* nach oben zieht die *Arteria gastrica sinistra* und biegt an der fixierten Kardia des Magens zu seiner kleinen Kurvatur nach vorn und unten ab. Mit ihrem aufsteigenden Teil wölbt sie das Peritoneum etwas vor und bildet die *Plica gastropancreatica*. In dem *serosafreien Streifen* der *kleinen Kurvatur* teilt sich die *Arterie* in *zwei Äste,* die von zwei längeren *Magennerven* begleitet werden. Der *vordere Hauptast* der Arterie kann durch mehr querverlaufende Äste ersetzt werden. Der *hintere Hauptast* verbindet sich mit der *A. gastrica dextra*.

Den *Arterienbogen* an der *kleinen Kurvatur* begleitet auch ein *Venenbogen,* der als *Vena coronaria ventriculi* bezeichnet wird. Er mündet mit beiden, nach den Arterien benannten Enden in die *Vena portae*. Über die *Aa. gastroomentales* s. Beschreibung Abb. 56.

1 Ligamentum teres hepatis
2 Vesica biliaris [fellea]
3 Margo inferior der Leber
4 Arteria cystica
5 Ramus dexter der Arteria hepatica propria
6 Processus papillaris des Lobus caudatus der Leber
7 Fissura ligamenti venosi der Leber
8 Arteria gastrica sinistra
9 Nervus gastricus major posterior
10 Nervus gastricus major anterior
11 Tuber omentale des Lobus hepatis sinister
12 Ramus oesophagealis der Arteria gastrica sinistra
13 Arteria hepatica accessoria
14 Arteria gastrica sinistra (vorderer Hauptast)
15 Arteria gastrica sinistra (hinterer Hauptast)
16 Arteria gastrica dextra
17 Incisura angularis an der Curvatura gastrica minor
18 Gaster – Paries anterior
19 Curvatura major
20 Colon transversum (bedeckt vom fixierten Omentum majus)
21 Omentum majus
22 Arteria und Vena gastro-omentalis dextra
23 Truncus coeliacus (Teilungsstelle)
24 Tuber omentale des Pankreas
25 Arteria hepatica communis
26 Ductus choledochus
27 Ductus cysticus
28 Flexura coli dextra
29 Ligamentum gastrocolicum
30 Sulcus pyloricus
31 Ampulla der Pars superior des Duodenum [Bulbus duodeni] mit Aa. supraduodenales
32 Lobus hepatis dexter – Facies visceralis
33 Vena portae
34 Ductus hepaticus communis
35 Lobus quadratus der Leber
36 Ligamentum falciforme der Leber

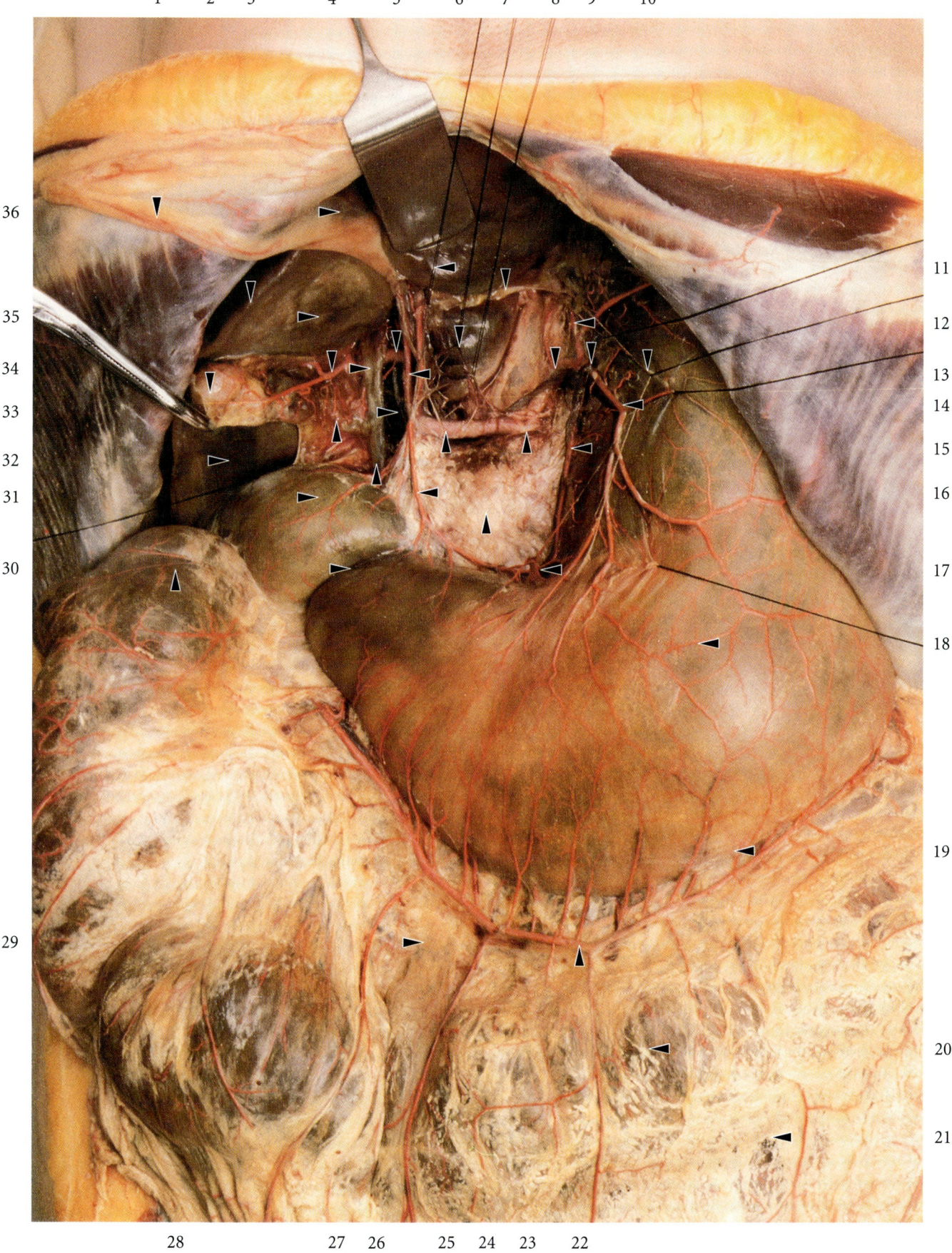

Abbildung 58   Nerven der oberen Bauchorgane und die extrahepatischen Gallenwege

Am Magen wurden zwei Nerven dargestellt, der *Nervus gastricus major anterior* und der *Nervus gastricus major posterior*. Der *N. gastricus major anterior* ist ein langer und stärkerer Nerv der *Rr. gastrici anteriores,* die aus dem *Truncus anterior* des *Vagus* kommen. Er verläuft im Bereich des vorderen Astes der Arteria gastrica sinistra und läßt sich leicht bis in die Gegend der Incisura angularis verfolgen. Der *Nervus gastricus major posterior* ist ein längerer Nerv der *Rr. gastrici posteriores,* die vom *Truncus vagalis posterior* kommen. Sein Verlauf entspricht der Lage des hinteren Astes der Arteria gastrica sinistra. Die beiden Nerven wurden durch Fäden wie schon bei den vorhergehenden Abbildungen angehoben oder zur Seite gezogen.

Durch bessere Beleuchtung und Verspannung wurde der *Plexus hepaticus* deutlicher sichtbar gemacht. Es ist ein autonomer Plexus, der sowohl sympathische als auch parasympathische Nervenfasern enthält. Er ist grobmaschig angelegt und begleitet die *Arteria hepatica communis,* ohne sie allerdings zu umspinnen, und geht schließlich in einige *strangförmige Strukturen* über, die in die *Porta hepatis* eintreten. Auf der anderen Seite hängt der *Plexus hepaticus* mit dem *Plexus coeliacus* zusammen.

Der *Ductus choledochus* wurde durch einen Faden knapp unter der Einmündung des *Ductus cysticus* etwas nach rechts gezogen, um in der Tiefe die *Vena portae* mit ihrem rechten Rand zur Ansicht zu bringen. Davor gehen von den *Rami* der *Arteria hepatica propria* zarte *arterielle Gefäße* für die *Ductus hepatici* ab. Die *Arteria cystica* entspringt typischerweise vom *Ramus dexter* der *Arteria hepatica propria* im Calotschen Dreieck.

1 Ligamentum teres hepatis
2 Vesica biliaris [fellea]
3 Lobus quadratus der Leber
4 Arteria cystica
5 Ramus dexter der Arteria hepatica propria
6 Tuber omentale des Lobus hepatis sinister
7 Processus papillaris des Lobus caudatus der Leber
8 Fissura ligamenti venosi der Leber
   mit Ursprung des Ligamentum hepatogastricum
9 Nervus gastricus major anterior
10 Ramus oesophagealis der Arteria gastrica sinistra
11 Nervus gastricus major posterior
12 Arteria gastrica sinistra
13 Arteria gastrica sinistra (vorderer Hauptast)
14 Arteria gastrica sinistra (hinterer Hauptast)
   und Curvatura gastrica minor
15 Tuber omentale des Pankreas
16 Incisura angularis des Magens
17 Pars pylorica des Magens
   – Paries anterior des Magens
18 Curvatura major
19 Colon transversum
   (bedeckt mit fixiertem Omentum majus)
20 Truncus coeliacus (Aufteilungsstelle)
21 Arteria hepatica communis mit Plexus hepaticus
22 Arteria gastrica dextra
23 Ductus choledochus
24 Ductus cysticus
25 Flexura coli dextra
26 Ligamentum gastrocolicum
27 Arteria, Vena gastro-omentalis dextra
28 Sulcus pyloricus
29 Ampulla der Pars superior duodeni
   mit Aa. supraduodenales
30 Lobus hepatis dexter – Facies visceralis
31 Ductus hepaticus communis
32 Arteria hepatica accessoria mit Nervenstrang
   des Plexus hepaticus
33 Fissura ligamenti teretis der Leber
   mit Ligamentum teres hepatis
34 Ligamentum falciforme der Leber

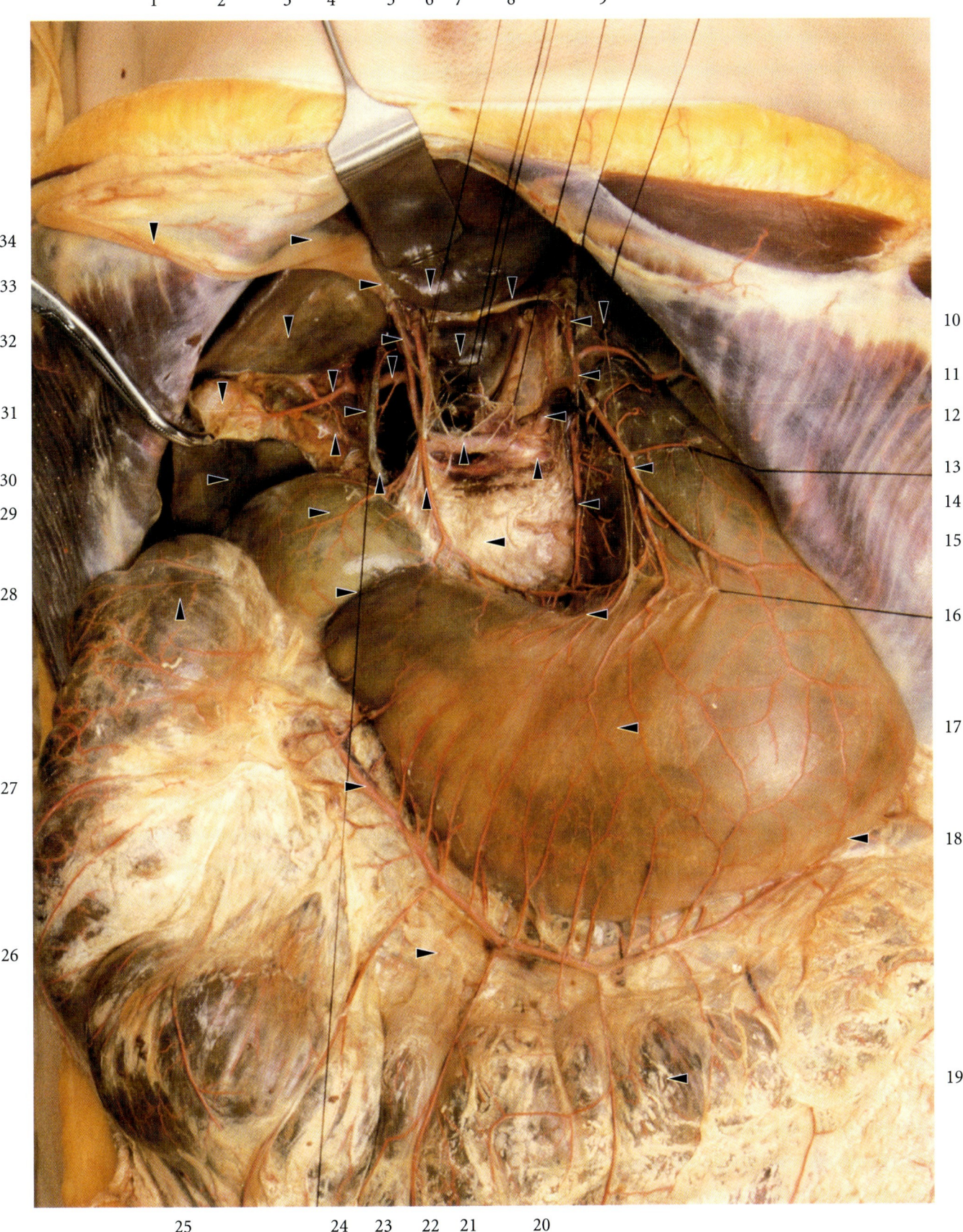

Abbildung 59   Arteriae gastroduodenalis und gastro-omentalis dextra

Die aus der *Arteria hepatica communis* hervorgegangene *Arteria gastroduodenalis* verläuft sofort geradewegs nach unten. Sie kommt hinter das Anfangsstück der *Pars superior duodeni*, den *Bulbus duodeni*, zu liegen und kann schon in der Nähe von dessen oberem Rand in ihre beiden Endäste, die *A. pancreaticoduodenalis superior anterior* und die *A. gastro-omentalis dextra,* zerfallen.

Die *Flexura coli dextra* wurde von der *Pars descendens* des *Duodenums* abgelöst und etwas nach unten gedrängt. Am unteren Rand des durch einen Haken etwas angehobenen *Duodenums* erscheinen die *Arteria pancreaticoduodenalis superior anterior* und die *Arteria gastro-omentalis dextra*. Die beiden Gefäße geben mehrere kleine *rekurrierende Arterien* nach oben an das *Duodenum* und die *Pylorusregion* ab. Eines dieser Gefäße verläuft im *Sulcus pyloricus* begleitet von der in ihrer Konstanz nicht allzu zuverlässigen *Vena pylorica* (Mayo).

Die *Arteria gastro-omentalis dextra* betritt links vom Pylorus das *Ligamentum gastrocolicum*. In der Mitte ihres Verlaufes wurden an einer Stelle das ganze Ligament und ein *Ramus omentalis* durchtrennt, so daß dort der *Recessus inferior der Bursa omentalis* von vorn eröffnet ist. In diesem *Fenster* erscheint der obere Rand des *Colon transversum* und das *Mesocolon transversum,* bedeckt von jenem Teil der *hinteren Netzbeutelwand,* der sich nach unten in die hintere Platte des *Omentum majus* fortsetzt.

Die *A. gastro-omentalis dextra* kann wegen der guten Anastomose mit der *A. gastro-omentalis sinistra* oft nicht exakt abgegrenzt werden.

1   Ligamentum teres hepatis
2   Fissura ligamenti teretis der Leber
3   Processus papillaris des Lobus caudatus der Leber
4   Fissura ligamenti venosi der Leber
5   Vena gastrica sinistra
6   Ramus oesophagealis der Arteria gastrica sinistra
7   Arteria gastrica sinistra (vorderer Hauptast)
8   Lobus hepatis sinister – Facies visceralis
9   Arteria gastrica sinistra
10 Arteria gastrica sinistra (hinterer Hauptast an der Curvatura minor)
11 Vena pylorica im Sulcus pyloricus
12 Pars pylorica des Magens
13 Curvatura major
14 Omentum majus
15 Colon transversum (bedeckt mit fixiertem Omentum majus)
16 Ligamentum gastrocolicum am Übergang in das Omentum majus (Schnittrand)
17 Mesocolon transversum (bedeckt mit der hinteren Netzbeutelwand, bevor sie als hinteres Blatt in das Omentum majus übergeht)
18 Truncus coeliacus
19 Arteria hepatica communis
20 Ductus choledochus
21 Flexura coli dextra
22 Omentum majus
23 Ligamentum gastrocolicum
24 Arteria gastro-omentalis dextra
25 Pars descendens des Duodenum
26 Ampulla der Pars superior des Duodenum [Bulbus duodeni]
27 Arteria gastroduodenalis (Ursprung aus der A. hepatica communis)
28 Arteria gastrica dextra vor der Arteria hepatica propria
29 Ramus dexter der Arteria hepatica propria
30 Lobus quadratus der Leber
31 Ligamentum falciforme der Leber

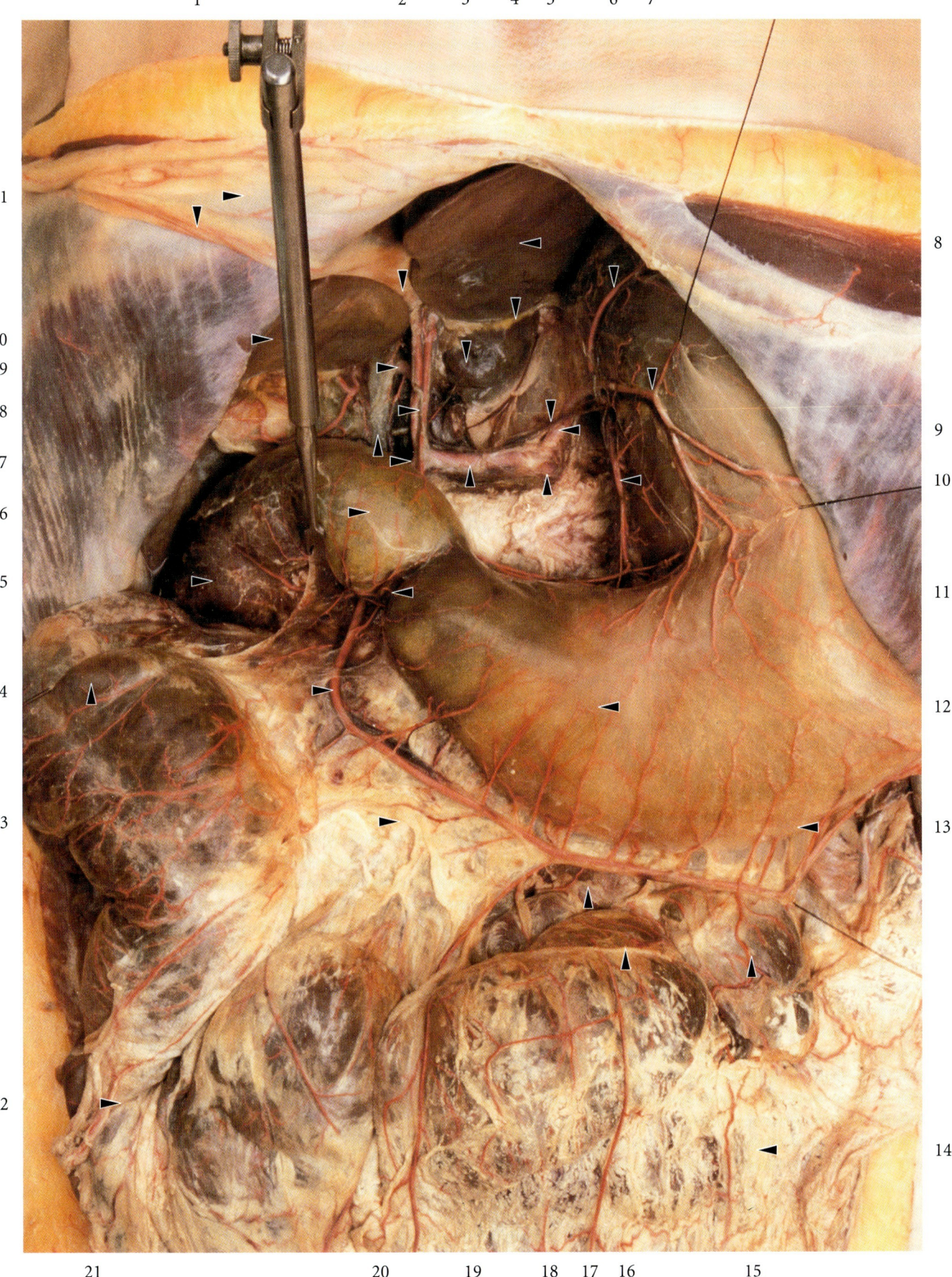

Abbildung 60   Duodenum und Pankreaskopf

Entfernt wurden das *Dünndarmkonvolut* nach der *Flexura duodenojejunalis* mit dem *Mesenterium* und der *Dickdarm* mit dem ganzen *Mesocolon* einschließlich der fixierten Teile wie *Mesocolon ascendens* und *descendens*. *Freigelegt* wurden dadurch die *Pars tecta duodeni*, der *Pankreaskopf* sowie die *Fasciae renales anteriores* vor den *Capsulae adiposae* der *Nieren*.

Der *Pankreaskopf* ist größtenteils der Konkavität des Duodenums angelagert, reicht aber hinter dessen *Pars superior* weiter nach oben. Zwischen *Caput* und *Corpus pancreatis* liegen die *Arteria* und *Vena mesenterica superior*. In die *Vena mesenterica superior* münden eine geteilte, blau unterlegte *Vena colica media* und ein gemeinsamer *Stamm* von der *V. gastro-omentalis dextra* und der *V. pancreaticoduodenalis superior anterior* ein. Die *Vena pancreaticoduodenalis inferior* verbindet sich schon vorher mit der Vena mesenterica superior.

Am unteren Rande der *Pars superior* des *Duodenums* erscheinen vor dem *Pankreas* die beiden *Endäste der Arteria gastroduodenalis*, die *A. gastro-omentalis dextra* und die *A. pancreaticaduodenalis superior anterior*. Beide Arterien geben in ihrem Anfangsteil kleine *Gefäße* an die *Pars superior* des *Duodenums* ab. Die *A. pancreaticoduodenalis superior anterior* verbindet sich mit der aus der *A. mesenterica superior* stammenden *A. pancreaticoduodenalis inferior* zu einem nicht immer so eindrucksvollen *Gefäßbogen*.

Auf Grund der arteriellen *Gefäßversorgung* gehört das *Pankreas,* ebenso wie nach dem Ansatze des Mesocolon transversum, nicht voll zu den oberen Bauchorganen und nimmt eine ähnliche *Zwischenstellung* wie das *Duodenum* ein.

1 Ligamentum teres hepatis
2 Vesica biliaris [fellea]
3 Ligamentum falciforme
4 Vena gastro-omentalis dextra
5 Arteria gastro-omentalis dextra
6 Arteria gastrica sinistra (hinterer Hauptast)
7 Arteria gastrica sinistra (vorderer Hauptast)
8 Lobus hepatis sinister – Facies visceralis
9 Curvatura minor
10 Processus papillaris des Lobus caudatus der Leber
11 Sulcus pyloricus
12 Vena pylorica
13 Arteria mesenterica superior
14 Vena mesenterica superior
15 Pars ascendens des Duodenum
16 Curvatura major
17 Fascia renalis anterior
   vor der Capsula adiposa der Niere
18 Corpus pancreatis
19 Flexura duodenojejunalis
20 Arteria pancreaticoduodenalis inferior (Ursprung)
21 Vena pancreatocoduodenalis inferior (Einmündung)
22 Arteria pancreaticoduodenalis inferior
23 Caput pancreatis
24 Fascia renalis anterior
   vor der Capsula adiposa der Niere
25 Pars horizontalis [inferior] des Duodenum
26 Pars descendens des Duodenum
27 Truncus communis der Vena gastroepiploica dextra
   und Vena pancreaticoduodenalis superior anterior
   (bildet oft mit der hier selbständig und verdoppelt
   einmündenden V. colica media
   einen Truncus gastrocolicus)
28 Arteria pancreaticoduodenalis superior anterior
29 Pars superior des Duodenum
30 Ductus hepaticus communis
31 Ramus dexter der Arteria hepatica propria
32 Lobus quadratus der Leber – Facies visceralis

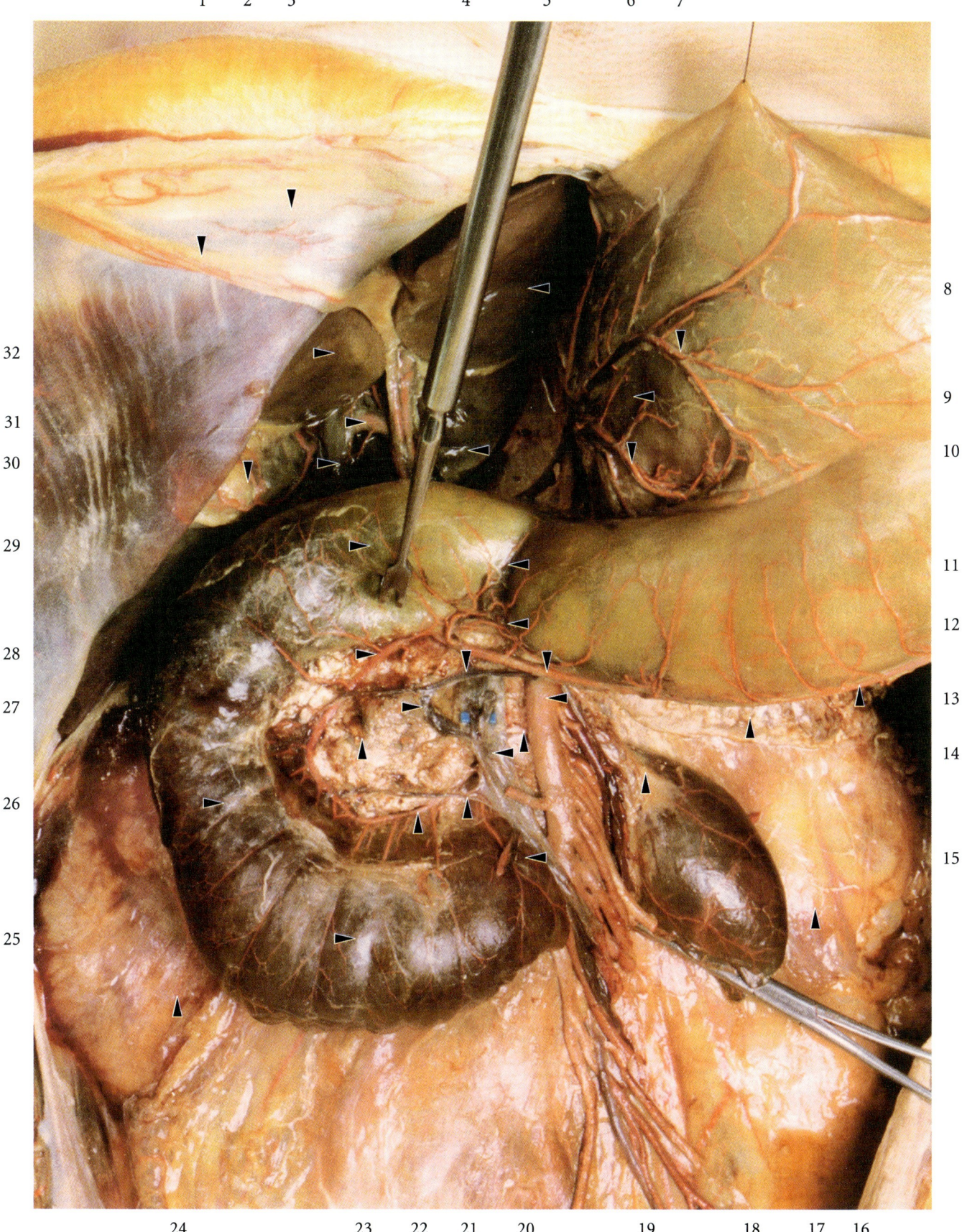

Abbildung 61   Pankreas, Duodenum und ihre benachbarten Gefäße 1

Durch Entfernung des Dünndarmkonvolutes und des Dickdarms mit den dazugehörenden Gekrösen wurde das *Duodenum* und der größte Teil des *Pankreaskopfes,* wie bei der vorhergehenden Abbildung freigelegt.

Zusätzlich wurde der *Magen* in seiner *Pars pylorica* zwischen zwei Klemmen durchschnitten, und die beiden *Schnittenden* wurden über die *Rippenbögen* vorgelagert.

Es kam die *Hinterwand des Magens* bis zu ihrer *Fixierung* zur Ansicht, und das *Pankreas* ließ sich unterhalb davon vom *Tuber omentale* bis zum *Ligamentum splenorenale* darstellen. Median erscheint am *oberen Rande* des *Pankreas* der *Truncus coeliacus* mit der *A. hepatica communis* und der *A. splenica.* Direkt nach oben steigt die *Arteria gastrica sinistra* zum fixierten Teil der *Cardia* des *Magens* auf. Die *V. gastrica sinistra* zieht zur *Vena portae.*

Die *Arteria hepatica communis* teilt sich in ihre beiden Hauptäste, die *A. hepatica propria* und die *A. gastroduodenalis.* Von der Aufteilungsstelle geht in diesem Falle die *Arteria gastrica dextra* ab. Sie wurde mit dem *Pylorusabschnitt* des *Magens* nach oben verlagert. Die *Arteria gastroduodenalis* zerfällt nach kurzem Verlauf in die mit dem Magenstumpf nach oben verzogene *A. gastro-omentalis dextra* und die *A. pancreaticoduodenalis superior anterior.* Die Gefäße vor dem Pankreaskopf verhalten sich entsprechend der Beschreibung der vorhergehenden Abbildung. In der *Incisura pancreatis* liegen die *Arteria* und *Vena mesenterica superior.* Blau unterlegt sind die *V. mesenterica inferior* und die *V. colica media.*

Hinter dem *linken Rippenbogen* ist die *Extremitas anterior* der *Milz* zu sehen.

1 Ligamentum teres hepatis
2 Ligamentum falciforme
3 Arteria gastroduodenalis
4 Lobus caudatus der Leber
5 Lobus hepatis sinister – Facies visceralis
6 Arteria gastrica sinistra
   (Seitenäste des hinteren Hauptastes)
7 Arteria gastrica brevis
8 Corpus gastricum – Paries posterior des Magens
9 Arteria gastro-omentalis sinistra
10 Arteria gastrica sinistra
11 Vena gastrica sinistra
12 Vena portae
13 Vena gastro-omentalis dextra
14 Arteria pancreatica magna
15 Vena colica media
   (unterlegter Resektionsstumpf)
16 Vena mesenterica inferior
17 Flexura duodenojejunalis
18 Fascia renalis anterior vor der Capsula adiposa der Niere
19 Splen [Lien] – Facies diaphragmatica der Extremitas anterior
20 Arteria splenica
21 Corpus pancreatis
22 Arteria splenica
23 Truncus coeliacus (Aufteilungsstelle)
24 Arteria hepatica communis
25 Vena pancreaticoduodenalis inferior anterior
26 Arteria pancreaticoduodenalis inferior anterior
27 Pars descendens des Duodenum
28 Fascia renalis anterior vor der Capsula adiposa der Niere
29 Rand des freien primären Peritoneum parietale zum Fixationsfelde des Dickdarms
30 Pars horizontalis [inferior] des Duodenum
31 Vena mesenterica superior
32 Arteria mesenterica superior
33 Truncus communis
   der Venae gastro-omentalis dextra
   und pancreaticoduodenalis superior anterior
34 Vena pancreaticoduodenalis superior anterior
35 Arteria pancreaticoduodenalis superior anterior
36 Pars superior des Doudenum
37 Arteria gastro-omentalis dextra
38 Sulcus pyloricus

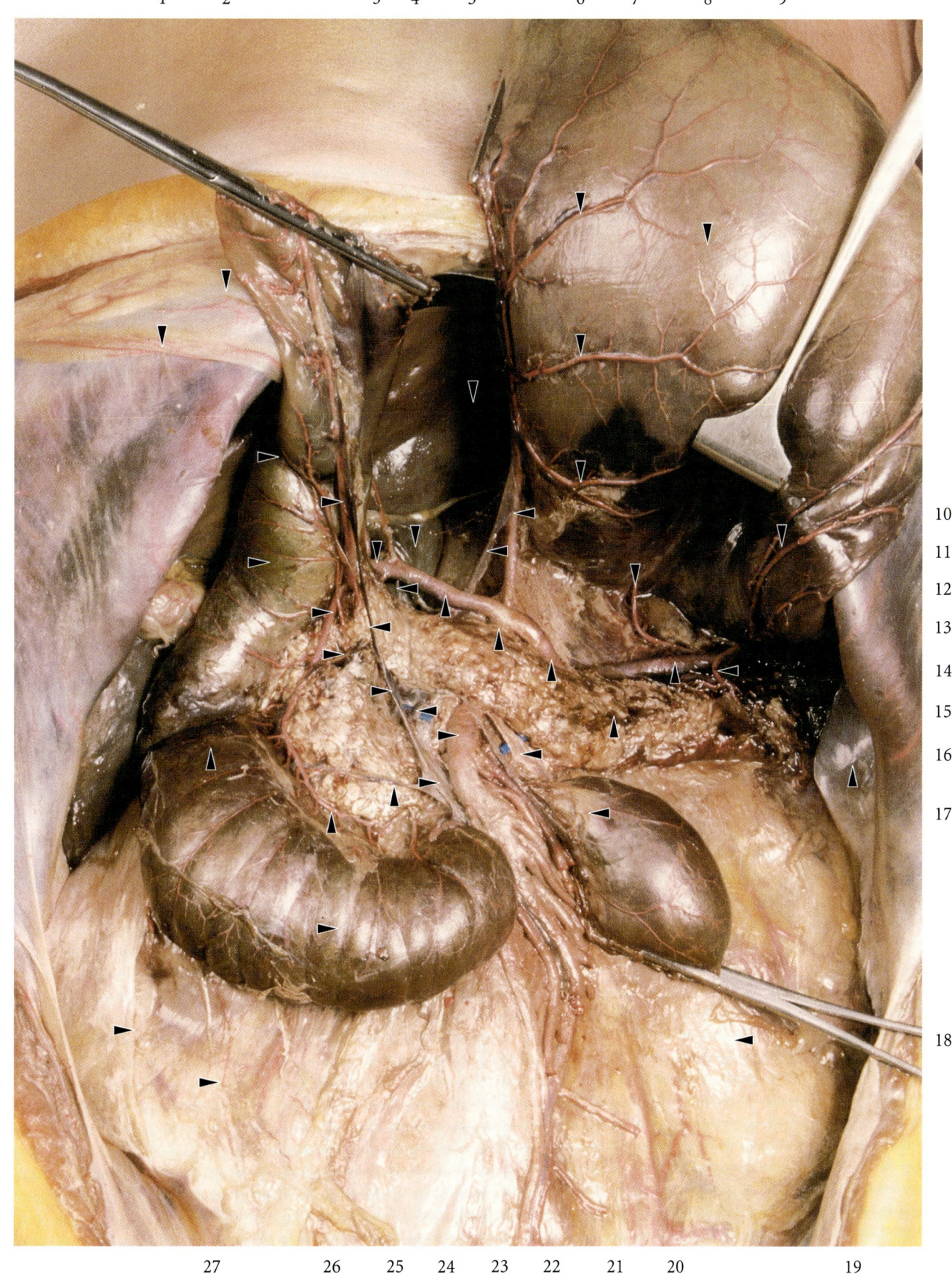

Abbildung 62   Pankreas, Duodenum und ihre benachbarten Gefäße 2

Der *Zugang* zum *Pankreas* ist der gleiche wie auf der vorhergehenden Abbildung. Dargestellt wurde der *Ductus pancreaticus,* der in der Mitte des *Corpus pancreatis* in ziemlich gleichbleibender Dicke und mit nadelbaumartig einmündenden Seitenästen annähernd horizontal verläuft. Im *Caput pancreatis* biegt der Gang nach unten ab und begibt sich mit oder ohne Bildung einer mit dem *Ductus choledochus* gemeinsamen *Ampulla hepatopancreatica* zur *Papilla duodeni major* in der *Pars descendens* des *Duodenums*. Die *Abbiegung des Ductus pancreaticus* liegt an der Stelle, wo der *Ausführungsgang* der *ventralen Pankreasanlage* denjenigen der *dorsalen* aufgenommen hat. Dort bleibt auch meistens eine *Verbindung* mit dem allerdings nicht immer weiterhin auf der *Papilla duodeni minor* ausmündenden *Ductus pancreaticus accessorius* bestehen.

Entlang des *Margo superior* des *Pankreas* verläuft von dem Truncus coeliacus nach links die *Arteria splenica* und gibt die *Arteria pancreatica magna* ab. Ihr gegenüber entspringen die *Arteria gastro-omentalis sinistra* und die *Arteriae gastricae breves* aus dem Endstück der *Arteria splenica* oder schon aus einzelnen ihrer Äste. Hinter dem *linken Rippenbogen* ist in der Tiefe gerade noch die *Extremitas anterior* der *Milz* zu sehen.

Die nach oben ziehende *Arteria gastrica sinistra* markiert durch ihren Abgang den *Truncus coeliacus* und begibt sich zum *fixierten Teil* des *Magens* im Bereich der *Kardia*. Die *Arteria gastrica dextra* geht von der *Aufteilung* der *Arteria hepatica communis* ab und wurde mit dem Pylorusabschnitt des Magens nach oben gezogen.

Für die restlichen Gefäße siehe auch Beschreibungen der Abb. 61, 63.

1   Fissura ligamenti venosi der Leber
2   Arteria hepatica communis
3   Arteria splenica
4   Arteria gastrica sinistra
    (Seitenäste des hinteren Hauptastes)
5   Curvatura minor mit A., V. gastrica sinistra
6   Curvatura major
7   Lobus hepatis sinister – Facies visceralis
8   Arteria gastro-omentalis sinistra
9   Arteria gastrica dextra
10 Arteria gastrica brevis
11 Arteria pancreatica magna
12 Arcus costalis (hinter dem Bauchwandlappen)
13 Vena mesenterica inferior
14 Arteria mesenterica superior
15 Flexura duodenojejunalis
16 Fascia renalis anterior vor der Capsula adiposa
    der Niere
17 Splen [Lien] – Extremitas anterior
18 Arteria splenica
19 Corpus pancreatis
20 Ductus pancreaticus
21 Incisura pancreatis
22 Arteria gastroduodenalis (Ursprung)
23 Arteria pancreaticoduodenalis inferior anterior
24 Pars descendens des Duodenum
25 Fascia renalis anterior
    (Verwachsungsfeld des Colon)
26 Rand des freien Peritoneum parietale
    zum Verwachsungsfeld des Colon
27 Pars horizontalis [inferior] des Duodenum
28 Vena mesenterica superior
29 Caput pancreatis
30 Arteria pancreaticoduodenalis superior anterior
31 Pars superior des Duodenum
32 Arteria gastrica dextra
33 Sulcus pyloricus
34 Arteria gastro-omentalis dextra
35 Ligamentum falciforme

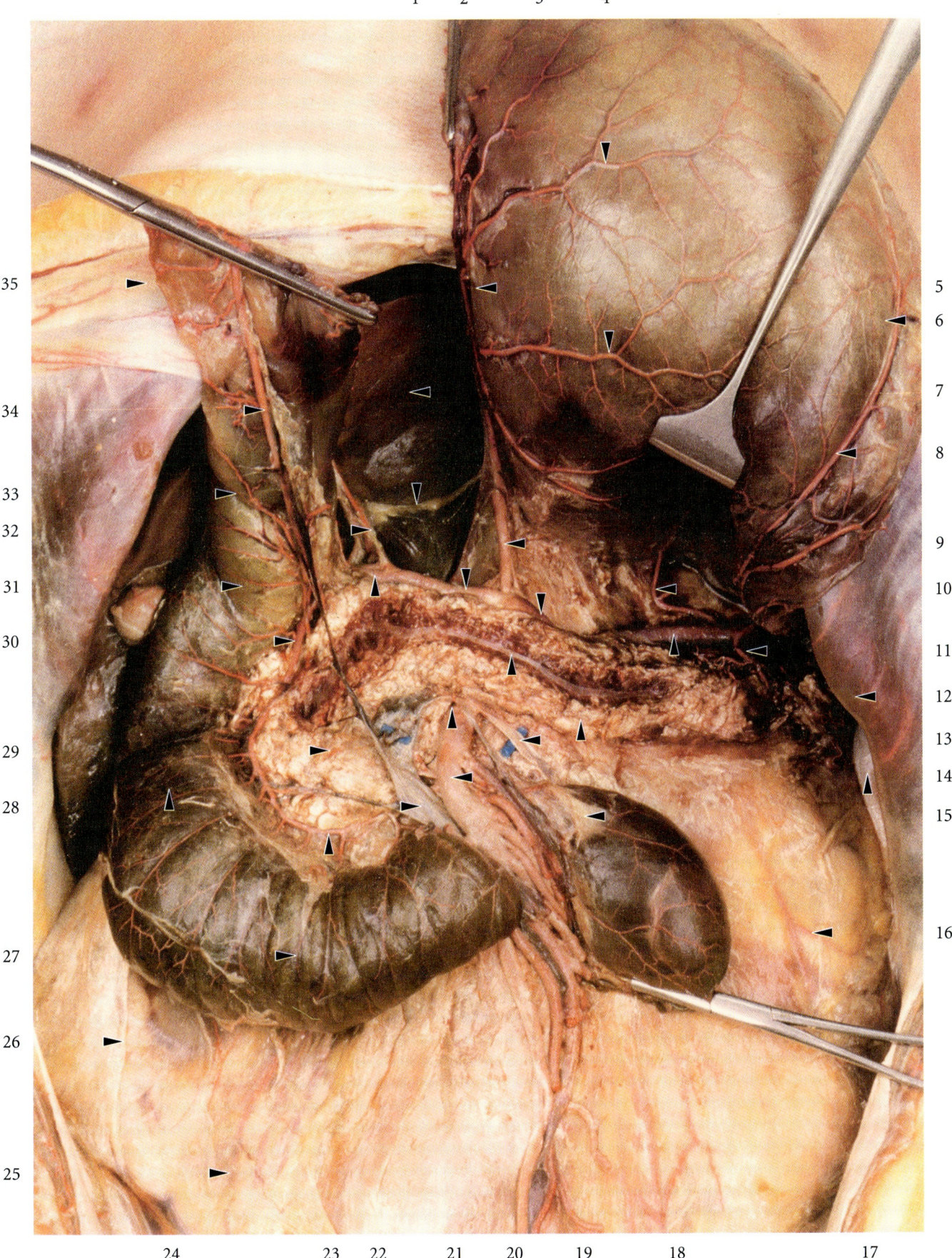

Abbildung 63   Pankreas, Duodenum und ihre benachbarten Gefäße 3

Der Zugang zum Pankreas ist der gleiche wie bei den beiden vorhergehenden Abbildungen. Um die Lage der *Vena splenica* zur *Arteria splenica* zu zeigen, wurde die *Cauda pancreatis* mit einem größerem Teil des *Corpus pancreatis* entfernt.

Die *Vena splenica* zieht annähernd horizontal hinter dem *Pankreas* in eine *Rinne* eingelagert nach rechts, kreuzt die *Aorta* zwischen dem *Truncus coeliacus* und der *Arteria mesenterica superior* von ventral und begibt sich als eine der Pfortaderwurzeln hinter das *Caput pancreatis*.

Von unten strebt diesem Treffpunkt die *Vena mesenterica superior* zu, nachdem sie sich *rechts* neben der *Arteria mesenterica superior* tief in die *Incisura pancreatis* eingelagert hat.

Die dritte Pfortaderwurzel bildet die blau unterlegte *Vena mesenterica inferior*. Sie gelangt in der Basis der *Plica duodenalis superior* zum Pankreas und bildet mit den beiden anderen großen *Pfortaderästen* hinter dem *Pankreaskopf* die *Vena portae*.

Bevor die *Vena mesenterica superior* hinter dem *Pankreas* verschwindet, gelangt ein *gemeinsamer Stamm* der *V. gastro-omentalis dextra* und der *V. pancreaticoduodenalis superior anterior* zu ihr. Etwas oberhalb davon ist die *Einmündung* der *Vena colica media* blau unterlegt. Sie verschmilzt oft *mit* dem soeben beschriebenen *Stamm* zu einem *Truncus gastrocolicus*.

In der Nähe des *unteren Randes* des *Caput pancreatis* mündet in die *Vena mesenterica superior* die *Vena pancreaticaduodenalis inferior anterior* ein. Alle diese *mittelgroßen Venen* sind bei ihrer Zartwandigkeit *stark kollabiert* und würden in gefülltem Zustande wesentlich stärker hervortreten.

1 Arteria gastrica dextra
2 Tuber omentale des Pankreas
3 Fissura ligamenti venosi der Leber
   mit Ursprung des Ligamentum hepatogastricum
4 Arteria hepatica communis
5 Arteria splenica
6 Corpus gastricum – Paries posterior
7 Corpus gastricum – Paries anterior
8 Curvatura major
   mit Arteria gastro-omentalis sinistra
9 Vena gastrica sinistra
10 Arteria gastrica sinistra
11 Arteria gastrica brevis
12 Splen [Lien] – Facies gastrica
13 Arteria pancreatica magna
14 Processus uncinatus des Pancreas
15 Vena mesenterica inferior
16 Flexura duodenojejunalis
17 Fascia renalis anterior
   vor der Capsula adiposa der Niere
18 Vena splenica
19 Arteria splenica
20 Ductus pancreaticus
21 Arteria mesenterica superior
22 Incisura pancreatis
23 Vena pancreaticoduodenalis inferior anterior
24 Pars descendens des Duodenum
25 Fascia renalis anterior
   vor der Capsula adiposa der Niere
26 Peritoneum parietale
27 Pars inferior [horizontalis] des Duodenum
28 Arteria pancreaticoduodenalis inferior anterior
29 Vena mesenterica superior
30 Truncus communis
   der Venae gastro-omentalis dextra
   und pancreaticoduodnalis superior anterior
31 Arteria pancreaticoduodenalis superior anterior
32 Vena gastro-omentalis dextra
33 Arteria gastroduodenalis (Ursprung)
34 Sulcus pyloricus
35 Arteria gasto-omentalis dextra
36 Lobus hepatis sinister – Facies visceralis

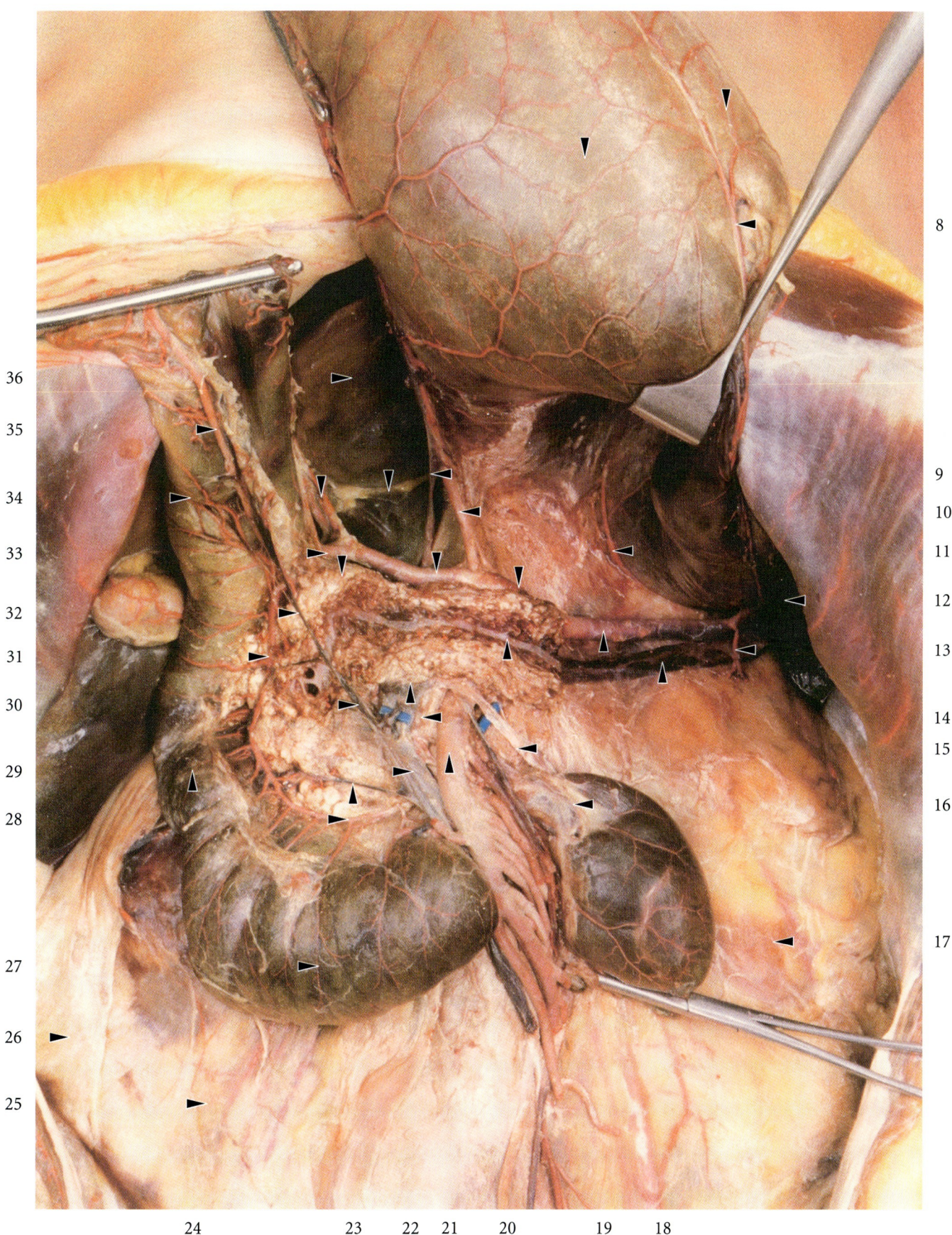

125

Abbildung 64   Elevation des Duodenum

Nach *Mobilisierung* und Entfernung des *Kolons* von der *Vorderwand* des *Duodenums* läßt sich die *Hinterwand des Duodenums* von der *Fascia renalis anterior* ablösen und nach links hinüberklappen. In der *Ansicht* des *Duodenums* und des *Pankreaskopfes* von *hinten* ist der *Ductus choledochus* in seiner ganzen Ausdehnung zu überblicken. *Unterhalb* von seiner *Einmündung* ins *Duodenum* erscheint bei dieser Verlagerung das *Endstück des Ductus pancreaticus,* das sich mit dem *Ductus choledochus* verbindet, um eine gemeinsame *Ampulla hepatopancreatica* zu bilden oder nur gemeinsam mit ihm an der *Papilla duodeni major* zu enden.

Der *Gefäßbogen,* der durch die kräftige *Anastomose* der *Arteriae pancreaticoduodenales superior posterior* und *pancreatioduodenalis inferior* entstanden ist, *kreuzt* die beiden *Gänge* in der Nähe ihrer Einmündung *dorsal* und liegt daher, bei der dargestellten Verlagerung, vor den Gängen. Die *A. pancreaticoduodenalis superior posterior* geht von der *A. gastroduodenalis* schon früher als die *anterior* ab und schickt *Arteriae retroduodenales* zum Duodenum, die auch eine größere *Arteria retroduodenalis* (WILKIE) bilden können.

Unterhalb der Leber sind im *Ligamentum hepatoduodenale* der *Ductus hepaticus communis,* der *Ductus cysticus* und der *Ductus choledochus,* die *Arteria hepatica propria* und ihr *Ramus dexter* mit der *A. cystica* dargestellt. In der Tiefe liegt die dunkel verfärbte *Vena portae.* Rechts und hinter ihr wurde die *hintere Wand* des *Lig. hepatoduodenale* stehen gelassen. Der *Serosastreifen* seitlich davon, oberhalb des Duodenalrandes, ist *primäres Peritoneum parietale,* welches sich über das *Foramen omentale [epiploicum]* ins *Vestibulum bursae omentalis* fortsetzt und dort dessen *hintere Wand* auskleidet.

1   Ligamentum teres hepatis
2   Arteria cystica
3   Ramus dexter der Arteria hepatica propria
4   Arteria hepatica propria
5   Arteria gastroduodenalis
6   Arteria retroduodenalis
    der A. pancraticoduodenalis superior posterior
7   Arteriae retroduodenales
    der A. pancraticoduodenalis superior posterior
8   Lobus hepatis sinister – Pars anterior
    der Facies diaphragmatica
9   Fissura ligamenti venosi der Leber
    mit Ursprung des Ligamentum hepatogastricum
10 Arcus costalis (hinter dem zurückgeschlagenen
    Bauchdeckenlappen)
11 Arteria hepatica communis
12 Arteria pancreaticoduodenalis
    superior posterior
13 Gaster – Paries anterior (stark gefüllt)
14 Pars descendens des Duodenum
    (hintere abpräparierte Oberfläche)
15 Pars inferior [horizontalis] des Duodenum
    (hintere abpräparierte Oberfläche)
16 Arteria pancreaticoduodenalis inferior
17 Pars ascendens des Duodenum
    (hintere abpräparierte Oberfläche)
18 Vena portae
19 Ductus cysticus
20 Fascia renalis anterior als Anlagerungsfeld
    des Duodenum
21 Peritoneum parietale
22 Ductus pancreaticus
23 Ductus choledochus
24 Ligamentum hepatoduodenale (hintere Wand)
25 Vesica biliaris [fellea] (Schrumpfgallenblase)
26 Ductus hepaticus communis
27 Arteria gastrica sinistra (vorderer Hauptast)
28 Incisura ligamenti teretis der Leber
29 Ligamentum falciforme

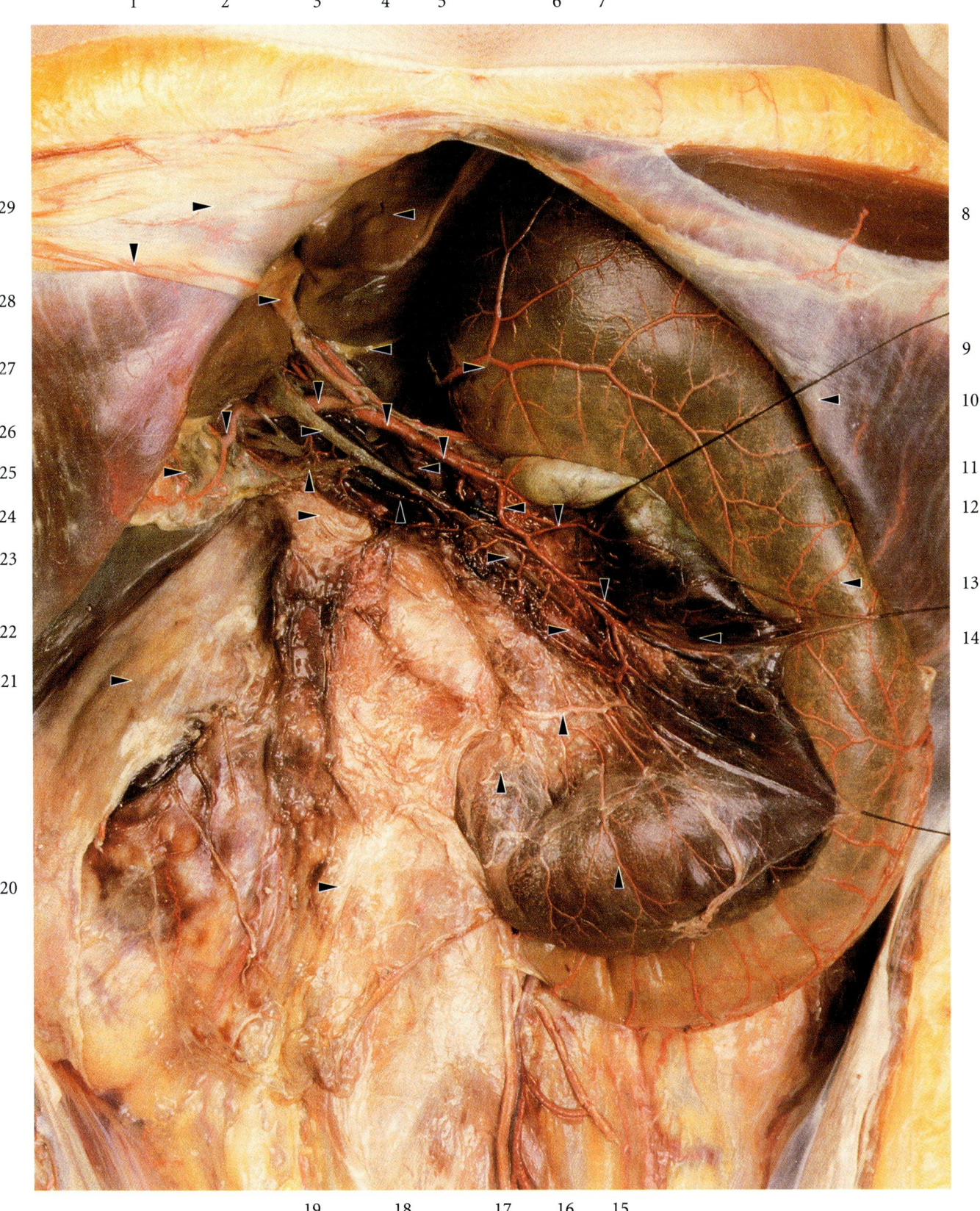

127

Abbildung 65 Gefäße des Gekrösestiels

Der *Gekrösestiel* beinhaltet die *Arteria* und *Vena mesenterica superior* mit dem entsprechenden *vegetativen Plexus* sowie große *Lymphgefäße*. Er bildet eine kurze aber dicke *Brücke* zwischen der *hinteren Bauchwand* und dem *Mesenterium*. Er liegt vor der *Pars ascendens* des *Duodenums* und ist mit ihr verwachsen. Um an seine *Vorderseite* zu gelangen, muß das *Colon transversum* mit seinem *Mesocolon transversum* nach oben geschlagen und das *Dünndarmkonvolut* nach links verlagert werden.

Die *vordere Serosalamelle* des *Gekrösestiels* wurde bis in den Anfang des *Mesenteriums* gespalten und durch Fäden auseinandergezogen. Eingebettet in derbes, faseriges Bindegewebe ist die *Arteria mesenterica superior* zu erkennen. Sie erscheint unterhalb der *Radix mesocolica* und zieht in Richtung *Mesenterium* des Dünndarms. Bevor sie am Rande der Präparation verschwindet, gibt sie die *Arteria colica media* ab, welche die etwas tiefer gelegene *Vena mesenterica superior* überkreuzt.

Vor der Arterie und dem derben Bindegewebe, das auch ihre Seitenäste für das obere Jejunum begleitet, sind *Lymphgefäße* zu sehen. Ihre eingelagerten *Lymphknoten* gehören zu den *Nodi lymphoidei mesenterici superiores*. Zwischen der *Arterie* und der *Flexura duodenojejunalis* wurde in der *Tiefe* der *Truncus intestinalis* für die *Cisterna chyli* unterlegt.

Neben dem *Präparationsfeld* ist im Bereich der *Pars tecta* des *Duodenums* seine *Pars horizontalis* zu sehen, ohne daß das darüberliegende *Mesokolon ascendens* abpräpariert worden wäre. Die ungewöhnlich deutliche *Sichtbarkeit* dieses Darmabschnittes ist dadurch gegeben, daß das Mesokolon dort kein Fett eingelagert hat.

1 Radix mesocolica
2 Vena mesenterica superior
3 Arteria mesenterica superior
   in der derben Gefäßscheide
4 Flexura duodenojejunalis
5 Appendices omentales [epiploicae]
   des Colon transversum
6 Truncus intestinalis
7 Colon transversum
   (zur Flexura coli sinistra aufsteigender Schenkel)
8 Nodus lymphoideus der Nodi lymphoidei mesenterici
   superiores [centrales]
9 Nodus lymphoideus der Nodi lymphoidei mesenterici
   superiores [centrales]
10 Jejunum
11 Mesenterium
    (freies Mesenterium des Dünndarms)
12 Ileum
13 Flexura ultima ilei
14 Radix mesenterii
15 Colon sigmoideum
16 Plica ileocaecalis
17 Appendix vermiformis
18 Caecum
19 Einmündung des Ileum in den Dickdarm
20 Mesocolon ascendens
21 Pars inferior [horizontalis] des Duodenum
    (bedeckt mit einer fettfreien Partie
    des Mesocolon ascendens) [Pars tecta duodeni]
22 Colon ascendens (mit einer leichten, schlingenartigen
    Verformung)
23 Nodus lymphoideus der Nodi lymphoidei mesenterici
    superiores [centrales]
24 Arteria colica media
25 Colon transversum
    (von der Flexura coli dextra absteigender Schenkel)
26 Mesocolon transversum
27 Taenia libera des Colon transversum
28 Haustra coli des Colon transversum

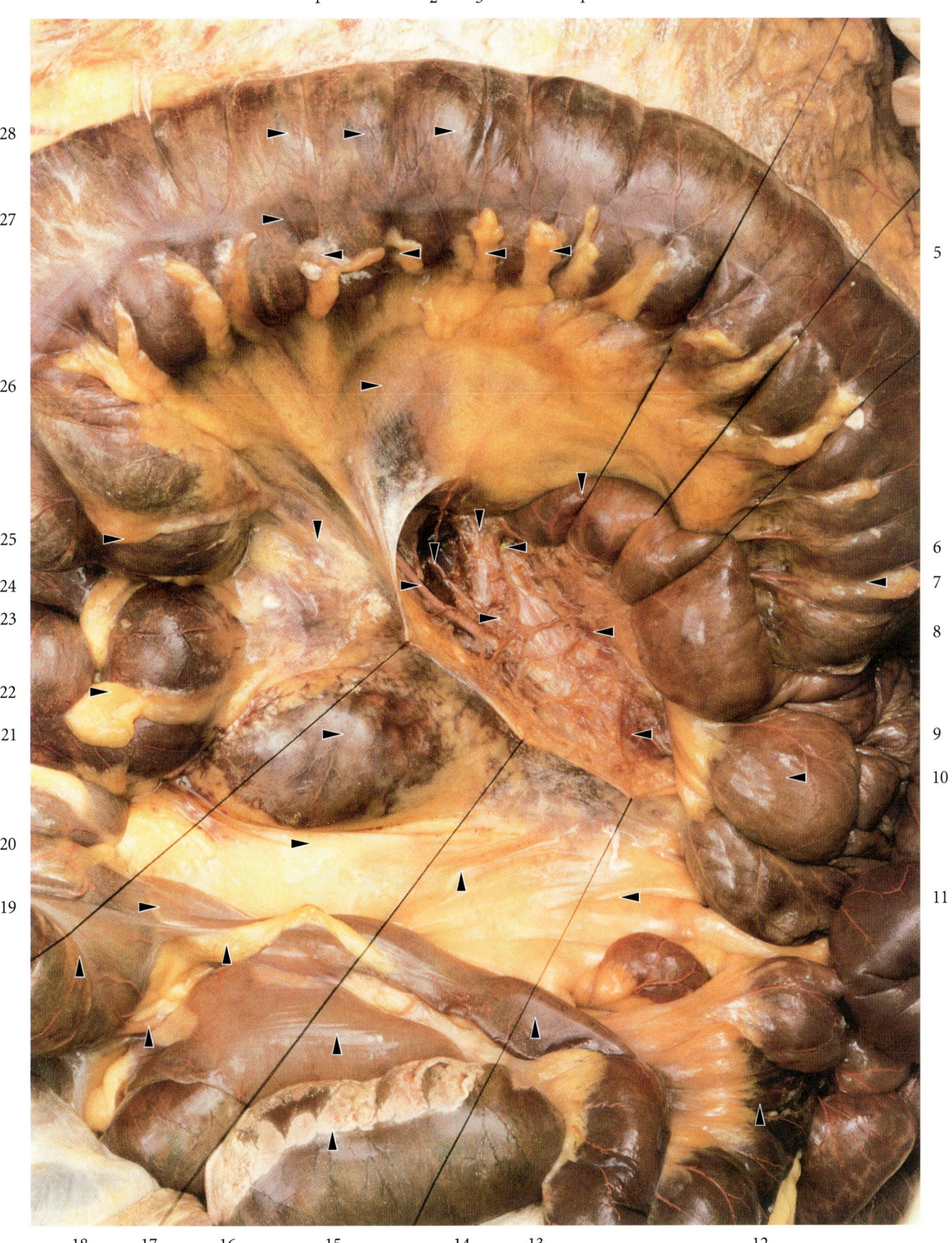

Abbildung 66   Nerven und Gefäße des Gekrösestiels

Beim gleichen Zugang zum Gekrösestiel, wie bei der vorhergehenden Abbildung, wurde der *Plexus mesentericus superior* aus dem verhältnismäßig *derben Bindegewebe* herauspräpariert, das die *A. mesenterica superior* und ihre *proximalen Seitenäste* begleitet. Dieses Geflecht des autonomen Nervensystems wurde durch *weiße Fäden* von den Gefäßen abgehoben. Bemerkenswert ist, daß bei der gegebenen *Konservierung* die *Nervenstränge* gut vom *Bindegewebe* unterschieden werden können. Dabei stellte sich heraus, daß das *Geflecht* wesentlich *zarter* und *schütterer* war, als es meistens dargestellt wird.

Einige *Lymphstränge* und *Lymphknoten*, die *oberflächlich* zu der derben *plexusführenden Bindegewebsschichte* liegen, wurden von der vorhergehenden Präparation erhalten.

Blau wurde die *Vena colica media* unterlegt. Sie begleitet die *Arteria colica media* und mündet in die rechts von der *Arteria mesenterica superior* gelegene *Vena mesenterica superior* ein.

Die *letzte Ileumschlinge* ist leicht nach oben geschlagen. An der Stelle ihrer *Verbindung* mit dem *Caecum* ist die verfettete *Plica ileocaecalis* und ihre *Verbindung* mit der *Mesoappendix* zu sehen. Die *Appendix vermiformis* befindet sich angelagert an das *Ileum* in *Medialposition*.

Unterhalb des *Ileums* liegt eine verhältnismäßig große *Schlinge* des *Colon sigmoideum*. Am *Rektumschenkel* dieser Schlinge sind bis auf eine *kleine Fetteinlagerung* keine *Appendices omentales [epiploicae]* mehr vorhanden, und auch die *Taenien* haben ihre scharfe Abgrenzung verloren.

1 Colon ascendens
   (mit einer schlingenartigen Verformung)
2 Radix mesocolica (rechte Hälfte)
3 Anastomose zwischen zwei langen
   subserösen Gefäßen (nicht sehr zahlreich)
4 Vena mesenterica superior (überlagert von einem
   dünnen Seitenast der A. colica media)
5 Arteria mesenterica superior
   (begleitet vom Plexus mesentericus superior)
6 Nodus lymphoideus der Nodi lymphoidei mesenterici
   superiores [centrales]
7 Flexura duodenojejunalis
8 Taenia libera des Colon transversum
9 Appendices omentales [epiploicae]
   des Colon transversum
10 Truncus intestinalis
   (einer der Hauptlymphstämme für die Cisterna chyli)
11 Nodus lymphoideus der Nodi lymphoidei mesenterici
   superiores [centrales]
12 Arteria colica media (Ursprung)
13 Jejunum
14 Mesenterium
   (Mesenterium des freien Dünndarms)
15 Ileum
16 Flexura ultima ilei
17 Arteria colica dextra
18 Colon sigmoideum (Kolonschenkel
   mit Appendices omentales [epiploicae] und Taenien)
19 Colon sigmoideum (Rektumschenkel
   mit einem subserösen Fettpolster)
20 Plica ileocaecalis (verfettet)
21 Appendix vermiformis in Medialposition
22 Caecum
23 Colon ascendens
24 Einmündung des Ileum in den Dickdarm
25 Pars inferior [horizontalis] des Duodenum
   (bedeckt mit einem in diesem Falle dort fettfreien
   Mesocolon ascendens)
26 Mesocolon ascendens
27 Nodus lymphoideus
   der Nodi lymphoidei mesenterici superiores
   [centrales]
28 Vena colica media
29 Mesocolon transversum
30 Haustra coli des Colon transversum
31 Colon transversum mit subseröser Vaskulation

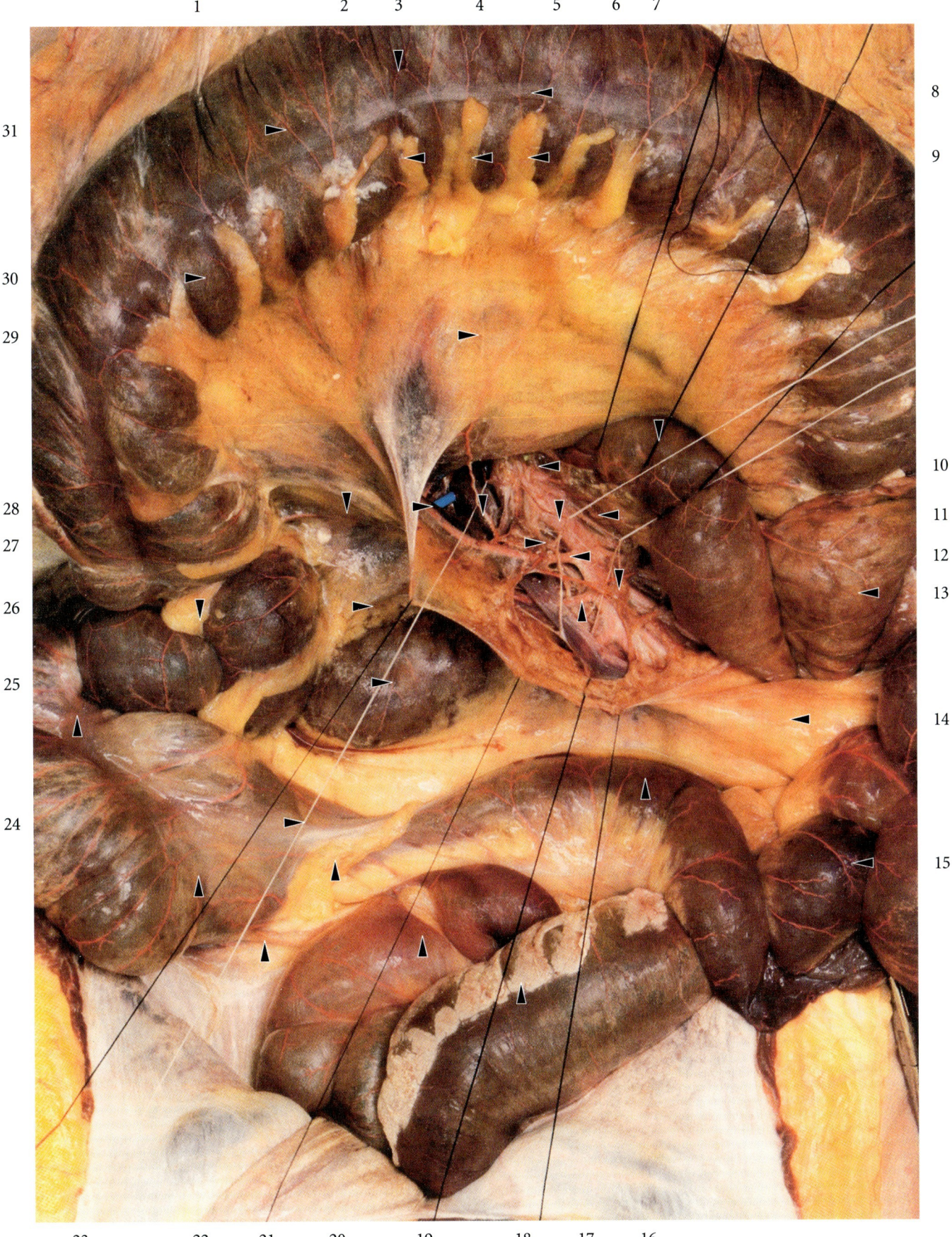

Abbildung 67 Arteria ileocolica und die Mesenterien

Nachdem die *A. mesenterica superior* begleitet von ihrer *Vene* den *Gekrösestiel* verlassen hat, ist sie in das Mesenterium eingetreten. Dieses *Mesenterium* wurzelt an der *Radix mesenterii*, die von der *Vorderfläche* der *Pars ascendens duodeni* zum *Winkel* zwischen *Ileum* und *Caecum* verläuft.

Dieser *Gekrösewurzel* nähert sich sehr bald nach Ihrem Ursprung die *Arteria ileocolica* und verläuft mit ihr zum *Ileozäkalwinkel*. Dort teilt sie sich in den *Ramus colicus* und den *Ramus ilealis*. Von dieser *Aufteilungsstelle* geht eine *A. caecalis anterior* an die *Vorderwand* und eine *A. caecalis posterior* an die *Hinterwand* des *Zäkums*. Dabei bildet das *Gefäß* für die *Vorderwand* die *Plica caecalis vascularis*, die durch einen *Faden* nach unten über den *Recessus ileocaecalis superior* gezogen wurde. Der *Ramus colicus* steigt am *Colon ascendens* auf und wurde durch ein *Häkchen* etwas abgehoben. Von der *Arteria caecalis anterior* geht in diesem Falle zusätzlich ein stärkeres Gefäß zum Colon ascendens nach oben.

Um die *A., V. ileocolica* in dieser Form darstellen zu können, mußte die *vordere Serosalamelle* im Bereiche der *Radix mesenterii* entfernt werden. Nur an der Stelle des Doppelhakens wurde auch die *hintere Lamelle* beseitigt. In dem dadurch entstandenen *Fenster* zwischen dem *Ramus ilealis*, der *A. caecalis posterior* und dem *Ileum* ist die *Appendix* in *Medialposition* sowie die *Mesoappendix* zu sehen.

Vor dem Abgang der *A. ileocolica* entläßt die *Arteria mesenterica superior* eine *A. colica dextra*, die etwas unterhalb der *Radix mesocolica* der *Flexura coli dextra* zustrebt. In dem durch diese beiden Gefäße annähernd begrenzten Dreieck befindet sich das fixierte *Mesocolon ascendens* vor der *Pars inferior* des *Duodenums*.

1 Hintere Serosalamelle des Mesenteriums (Schnittrand)
2 Radix mesocolica (rechte Hälfte)
3 Vordere Serosalamelle im Bereich der Radix mesenterii (Schnittrand)
4 Arteria colica media
5 Arteria colica dextra
6 Arteriae jejunales
7 Colon transversum mit Appendices omentales [epiploicae] Haustra coli und Taenia libera
8 Mesocolon transversum
9 Flexura prima jejuni
10 Arteria und Vena mesenterica superior
11 Arteria und Vena ileocolica
12 Ramus ilealis der Arteria ileocolica
13 Appendix vermiformis und Mesenteriolum [Mesoappendix] in Medialposition (sichtbar durch ein Fenster des Mesenterium der Flexura ultima ilei nach Verziehung des Ileum über die Appendix vermiformis)
14 Colon sigmoideum (Kolonschenkel der Sigmoidschlinge)
15 Colon sigmoideum (Rektumschenkel der Sigmoidschlinge)
16 Vordere Serosalamelle des Mesenterium (Schnittrand)
17 Flexura ultima ilei
18 Vordere Serosalamelle des Mesenterium für die Flexura ultima ilei (Schnittrand)
19 Plica caecalis vascularis
20 Arteria caecalis posterior
21 Plica caecalis vascularis (untere Hälfte der gespaltenen Plica)
22 Caecum
23 Colon ascendens mit Taenia libera
24 Einmündung des Ileum in den Dickdarm
25 Arteria caecalis anterior
26 Ramus colicus der Arteria ileocolica
27 Pars inferior [horizontalis] des Duodenum (hinter einem hier fettfreien Abschnitt des Mesocolon ascendens)
28 Colon ascendens
29 Mesocolon ascendens
30 Colon transversum (zur Flexura coli dextra bei normaler Lage aufsteigender Schenkel des Colon transversum)

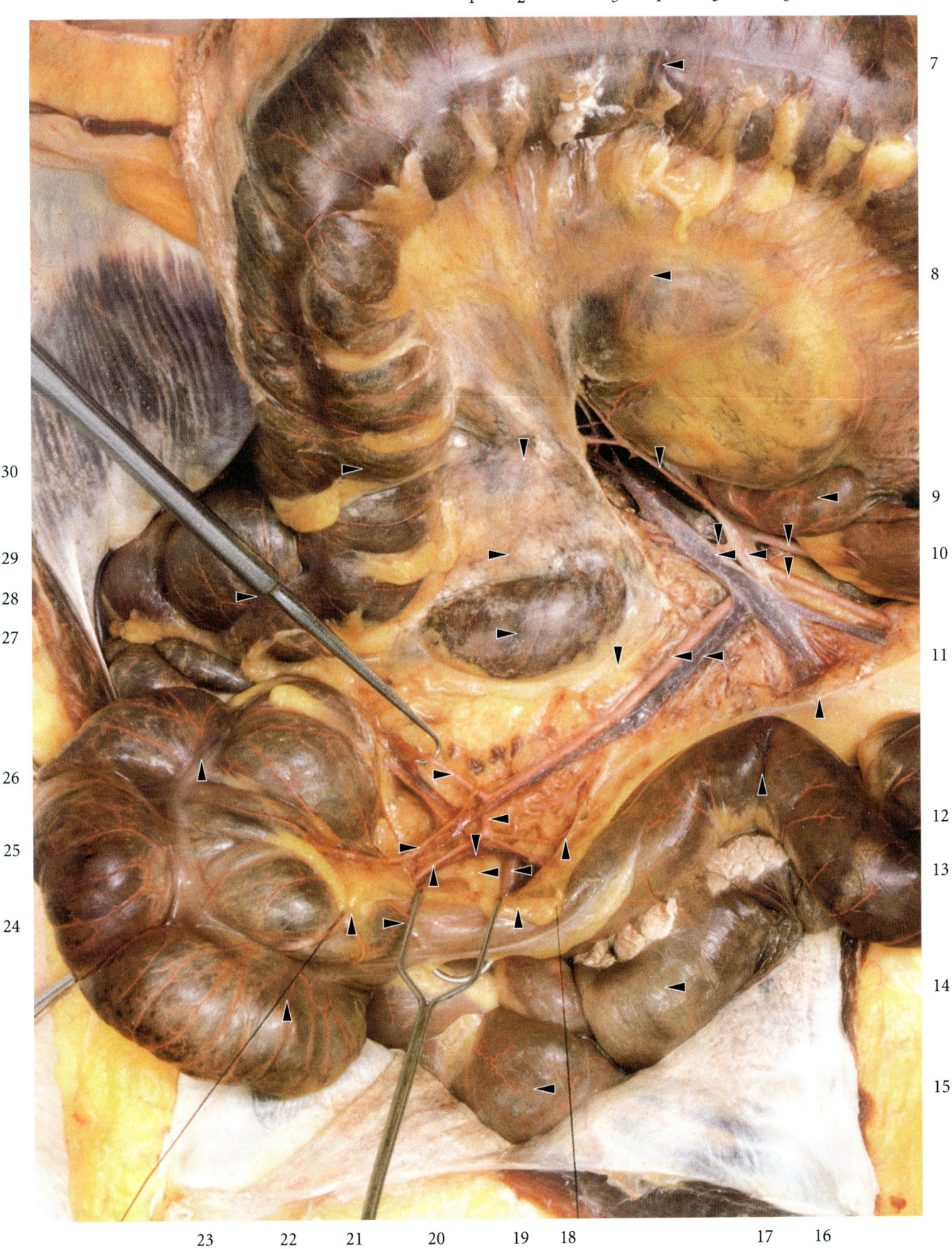

Abbildung 68   Gefäße der Appendix vermiformis

Das *Mesenterium* im Bereiche der *Einmündung* des *Ileum* in das *Caecum* ist entweder schon sehr schmal oder fehlt überhaupt. Die *Mesoappendix*, früher auch *Mesenteriolum* genannt, entspringt in diesem Fixationsbereich. Die *Plica ileocaecalis* wiederum kommt vom *Ileum* und läuft außer an das *Caecum* auch in die *Mesoappendix* aus. Dadurch entsteht zwischen diesen beiden Strukturen der *Recessus ileocaecalis inferior*.

Die verfettete *Plica ileocaecalis* wurde zusammen mit dem *letzten Ileumabschnitt* und dem *Caecum* durch die Instrumente nach oben gezogen, so daß jetzt die *Aufteilung* der *Arteria ileocolica* in den *Ramus colicus* und *Ramus ilealis* unterhalb des *Ileums* zu liegen kommt und über den stark erweiterten *Recessus ileocaecalis inferior* erreicht werden kann.

Nach *Entfernung* der *vorderen Serosalamelle* der *Mesoappendix* ist die *Gefäßversorgung* des *Wurmfortsatzes* gut darstellbar. Am unteren Rande des *letzten Ileumstückes* sind zwei *Schnittränder* der *Serosa* zu sehen. Der *obere* stammt von der *vorderen Lamelle* der *Mesoappendix* und der *untere* von der *entfernten Lamelle vor der Arteria ileocolica*. Zwischen diesen *beiden Schnitträndern* ist ein *serosafreier Streifen* des *Ileums* sichtbar, der völlig vom Gekröse befreit durch *Drehung* des *Darms* nach *vorne geraten* ist.

Die *Gefäßversorgung* des *Wurmfortsatzes* unterliegt großen *Variationen*. Es kann eine *einzelne Arteria appendicularis* vorhanden sein oder eine *doppelte*. Sie kann von den *Arteriae caecales*, der *Teilungsstelle* der *Arteria ileocolica* oder dem *Ramus ilealis* abgehen.

1 Radix mesocolica (rechte Hälfte)
2 Mesocolon ascendens
3 Arteria colica media
4 Vena mesenterica superior
5 Arteria mesenterica superior
6 Taenia libera des Colon transversum
7 Flexura prima jejuni
8 Arteria colica dextra (Ursprung)
9 Arteria ileocolica
10 Serosalamelle der Mesoappendix (Schnittrand)
11 Arteria appendicularis in der Mesoappendix
12 Arteria appendicularis am Rande der Mesoappendix
13 Colon sigmoideum (Kolonschenkel)
14 Colon sigmoideum (Rektumschenkel)
15 Mesenterium (Mesenterium des freien Dünndarms)
16 Flexura ultima ilei
17 Hintere nach vorn gekehrte Serosalamelle des Mesenteriums der Flexura ultima ilei (Schnittrand)
18 Ramus ilealis der Arteria ileocolica
19 Vordere Serosalamelle des Mesenteriums für den letzten Darmabschnitt des Ileums an der auslaufenden Radix mesenterii (Schnittrand)
20 Arteria caecalis posterior
21 Caecum
22 Taenia libera des Colon ascendens
23 Colon sigmoideum
24 Appendix vermiformis
25 Aufteilung der Arteria ileocolica in den Ramus colicus und Ramus ilealis
26 Einmündung des Ileum in den Dickdarm
27 Plica ileocaecalis
28 Pars inferior [horizontalis] des Duodenum (bedeckt vom Mesocolon ascendens)
29 Flexura coli dextra (Überlagert durch den Beginn des Colon transversum)
30 Mesocolon transversum
31 Taenia libera des Colon transversum

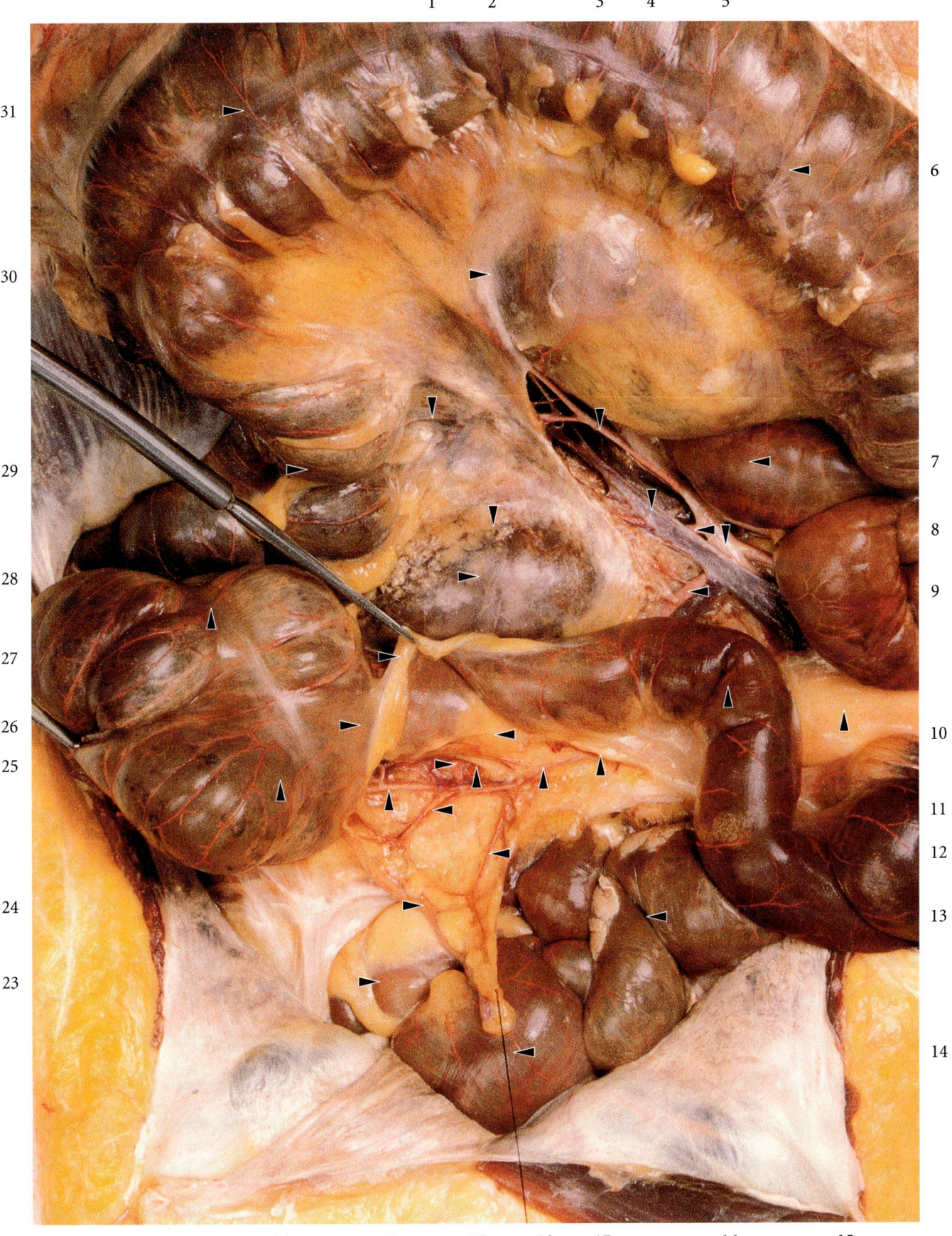

Abbildung 69 **Versorgungsgebiet der Arteria mesenterica superior**

Die *Arteria mesenterica superior* versorgt die *embryonale Nabelschleife*, aus der sich das ganze *Jejunum* und *Ileum* des *Dünndarmes* und das *Colon* bis zum *Beginn* des *linken Drittels* des *Colon transversum* entwickelt. Sie entspringt aus der *Aorta abdominalis* hinter dem *Pankreas* und tritt durch die *Incisura pancreatis* links von der *Vena mesenterica superior* in den *Gekrösestiel* ein und gelangt auf diese Weise in das *Mesenterium*.

Noch in der *Incisura pancreatis* gibt sie meistens einen gemeinsamen Stamm für die *Arteriae pancreaticoduodenales inferiores* nach rechts und nachher sehr bald nach links die obersten *Arteriae jejunales* ab.

Die *Arteriae jejunales* sind ebenso wie die später entspringenden *Arteriae ileales* durch starke *Arkaden* miteinander verbunden, wobei die *Zahl* der hintereinader liegeden Arkaden zum *Caecum* hin *zunimmt,* so daß dort bis zu *drei Ordnungen* unterschieden werden. Von der *darmnächsten Arkadenreihe* gehen die *Arteriae intestinales rectae* zum Darm. Sie sind für das obere Jejunum länger und *nehmen analwärts* deutlich *an Länge* ab.

An einer ausgebreiteten *Schlinge* des *oberen Jejunum* wurden die *Gefäße* des *Mesenteriums* nach *Entfernung* der einen *Serosalamelle* dargestellt. Ebenso wurde an dem hinaufgeschlagenen *Mesocolon transversum* das *Gefäßgebiet* der *A. colica media* mit der in die *V. mesenterica superior* einmündenden *V. colica media* auspräpariert.

Die *Arteria colica media* tritt in das *Mesocolon transversum* nicht in der Mitte, sondern deutlich rechts davon ein und übernimmt manchmal die *Arteria colica dextra* der *A. mesenterica superior*.

1 Mesocolon transversum (Serosalamelle mit interlamellarem fetthaltigem Bindegewebe)
2 Vena mesenterica superior
3 Arteria mesenterica superior
4 Mesenterium (Serosalamelle mit interlamellarem fetthaltigem Bindegewebe)
5 Arteriae intestinales rectae des Jejunum
6 Nodi lymphoidei paracolici der Nodi lymphoidei mesocolici
7 Nodus lymphoideus paracolicus
8 Omentum majus
9 Obere Serosalamelle des Mesocolon transversum (verwachsen mit der hinteren Netzbeutelwand – angelagert an den Paries posterior eines stark gefüllten Magens)
10 Pancreas (Übergang des Caput pancreatis in das Corpus pancreatis)
11 Flexura prima ilei mit subseröser Anastomose zweier Arteriae intestinales rectae verschiedener Seiten (relativ häufig)
12 Arteriae jejunales
13 Arkade zwischen den Ästen der Arteriae jejunales
14 Subseröse Anastomose zwischen zwei Ästen der Arteriae intestinales rectae der gleichen Seite (seltener als die zarten intramuralen Verbindungen)
15 Colon sigmoideum (Rektumschenkel mit Appendices omentales [epiploicae] und subserösen Fettpolstern)
16 Subseröse Anastomosen am Rektumschenkel des Colon sigmoideum zwischen den Ästchen der gleichen und entgegengesetzten Seite
17 Subseröse Anastomose zwischen zwei Ästen der Arteriae intestinales rectae beider Seiten am Ileum
18 Subseröse Anastomose zwischen zwei Ästen der Arteriae intestinales rectae beider Seiten am Jejunum
19 Arteria colica dextra
20 Arteria colica media
21 Vena colica media
22 Radix mesocolica (rechte Hälfte)
23 Gefäße für die Versorgung des Mesocolon transversum und der Nodi lymphoidei mesocolici
24 Arteriae intestinales rectae des Colon
25 Subseröse Anastomose der gleichseitigen Arteriae intestinales rectae des Colon

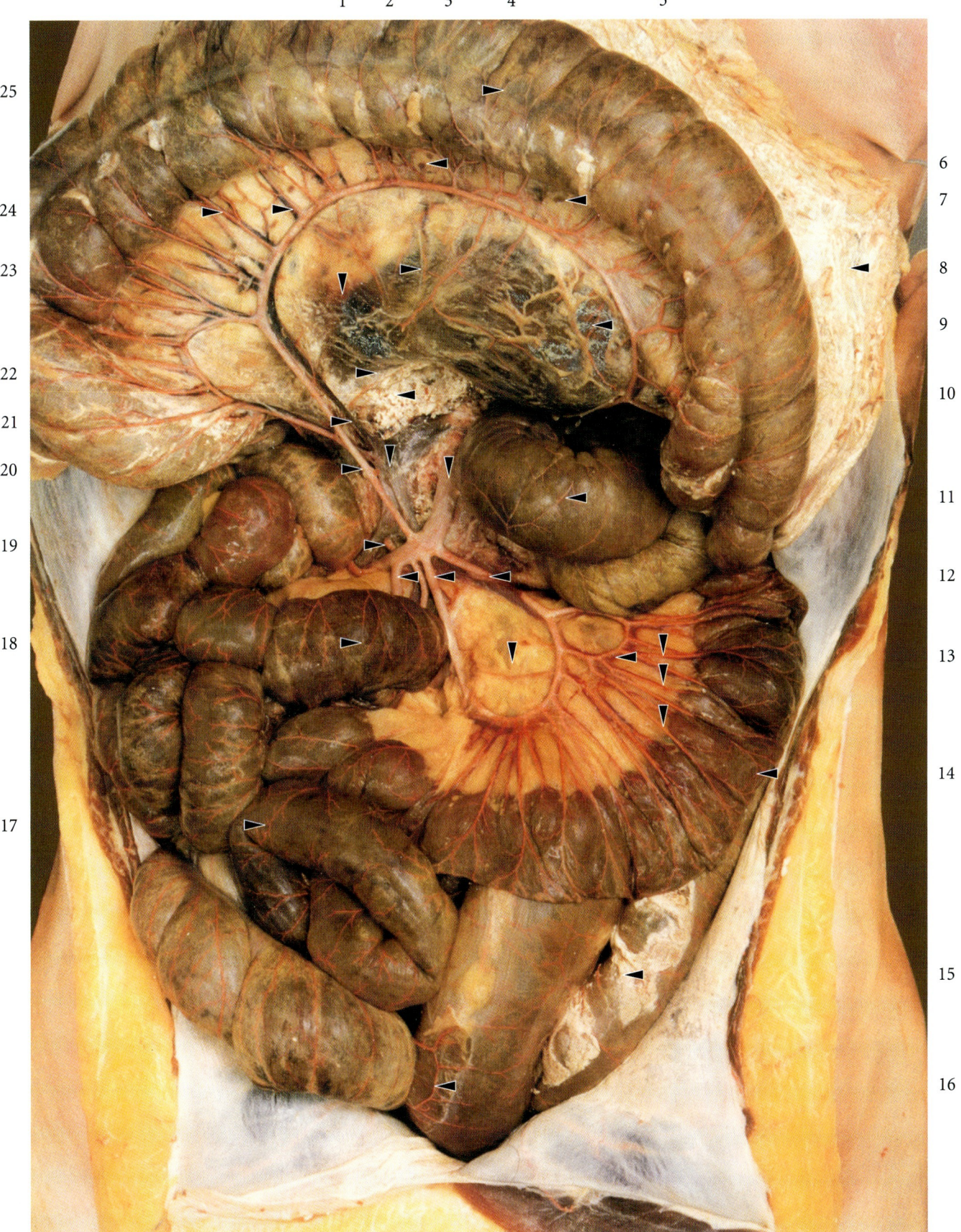

Abbildung 70 Gefäßversorgung des Dickdarms 1

Nach Spaltung und *Entfernung* der dem Betrachter zugewendeten *Serosalamelle* der *Gekröse* wurden die *Gefäße* für die *einzelnen Dickdarmabschnitte* auspräpariert: für das *Colon ascendens* die A., V. ileocolica, für das *Colon transversum* die A., V. colica media, für das *Colon descendens* und *Colon sigmoideum* die A., V. mesenterica inferior. Zwischen die A., V. ileocolica und A., V. colica media schiebt sich meistens eine A., V. colica dextra für die Flexura coli dextra ein, die selbständig von der A., V. mesenterica superior (Abb. 70 A, B) oder von einem ihrer beiden benachbarten Äste entspringen kann.

Alle diese Gefäße verbinden sich untereinander durch eine *Arkadenreihe*, die DRUMMONDsche *Marginalarterie*. Sie folgt in unterschiedlicher Entfernung dem inneren Rand des *Dickdarms* vom *Anfang* bis zum *Ende* und kann den *Ausfall* einzelner *zuführender Gefäße* ganz oder wenigstens teilweise *kompensieren*.

Die *schwächste*, manchmal sogar ganz fehlende *Verbindung*, besteht zwischen dem *Ramus colicus* der A. ileocolca (Abb. 70 A, durch Häkchen angehoben) und der *A. colica dextra* (Abb. 70 B). Dagegen ist der *Zusammenhang* der *A. colica media* mit dem *Ramus ascendens* der *A. colica sinistra* immer vorhanden und meistens von beachtlicher Dicke. Er liegt normalerweise *links* vom *mittleren Drittel* des *Colon transversum* am CANNON-BÖHMschen *Punkt*, der vor allem eine Grenze der beiden *vegetativen Innervationen* ist und der embryonalen, *primären Kolonflexur* entspricht (Abb. 70).

Trotz dieser guten Verbindungen kann die *Versorgung* des ganzen *Colon transversum* bei *Ausfall* der *Arteria colica media* kaum erwartet werden. Viel eher kann das ganze *Colon descendens* mit dem *Colon sigmoideum* auf die noch ungeteilte *Arteria mesenterica inferior* verzichten.

Von der *Arteria mesenterica superior* geht auf Abb. 70 C, D ein *Gefäß* in der Richtung *zur Flexura coli sinistra* ab und verbindet als *Arteria intermesenterica* die *A. colica media* mit der *A. colica sinistra*. Dieses Gefäß kann auch von einem der beiden genannten Gefäße entspringen oder zwischen beiden eine *Anastomose* in der Nähe ihrer Ursprünge bilden, welche dann noch enger mit der *Vena mesenterica inferior* in der *Plica duodenalis superior* verbunden ist und als RIOLANsche *Anastomose* bezeichnet wird.

1 Arteria colica dextra
2 Arteria colica media
3 DRUMMONDsche Marginalarterie (rechte Hälfte)
4 Ramus colicus der Arteria ileocolica
5 Pars tecta duodeni
6 Arteria colica media
7 Arteria mesenterica superior
8 Nodus lymphoideus der Nodi lymphoidei colici medii
9 Nodus lymphoideus der Nodi lymphoidei colici medii
10 Vena mesenterica superior
11 A., V. ileocolica
12 Arteria caecalis anterior
13 Colon sigmoideum
14 Arteria colica media
15 Aufteilung der Arteria intermesenterica
16 Vena mesenterica inferior
17 Aorta abdominalis
18 Arteria mesenterica inferior
19 Arteria rectalis superior
20 Arteriae sigmoideae
21 DRUMMONDsche Marginalarterie (linke Hälfte)
22 Arteria colica sinistra
23 Arteria sigmoidea ima
24 Colon sigmoideum (Rektumschenkel)
25 Arteria sigmoidea ima
26 Intestinum tenue (Dünndarmkonvolut)
27 SUDECKscher Punkt
28 Colon sigmoideum (Kolonschenkel)
29 Arteria intermesenterica
30 Arteria colica media
31 Caecum
32 Einmündung des Ileum in den Dickdarm
33 Ramus colicus der Arteria ileocolica
34 A., V. ileocolica
35 Flexura coli dextra
36 Mesocolon transversum
37 Colon transversum – Taenia libera

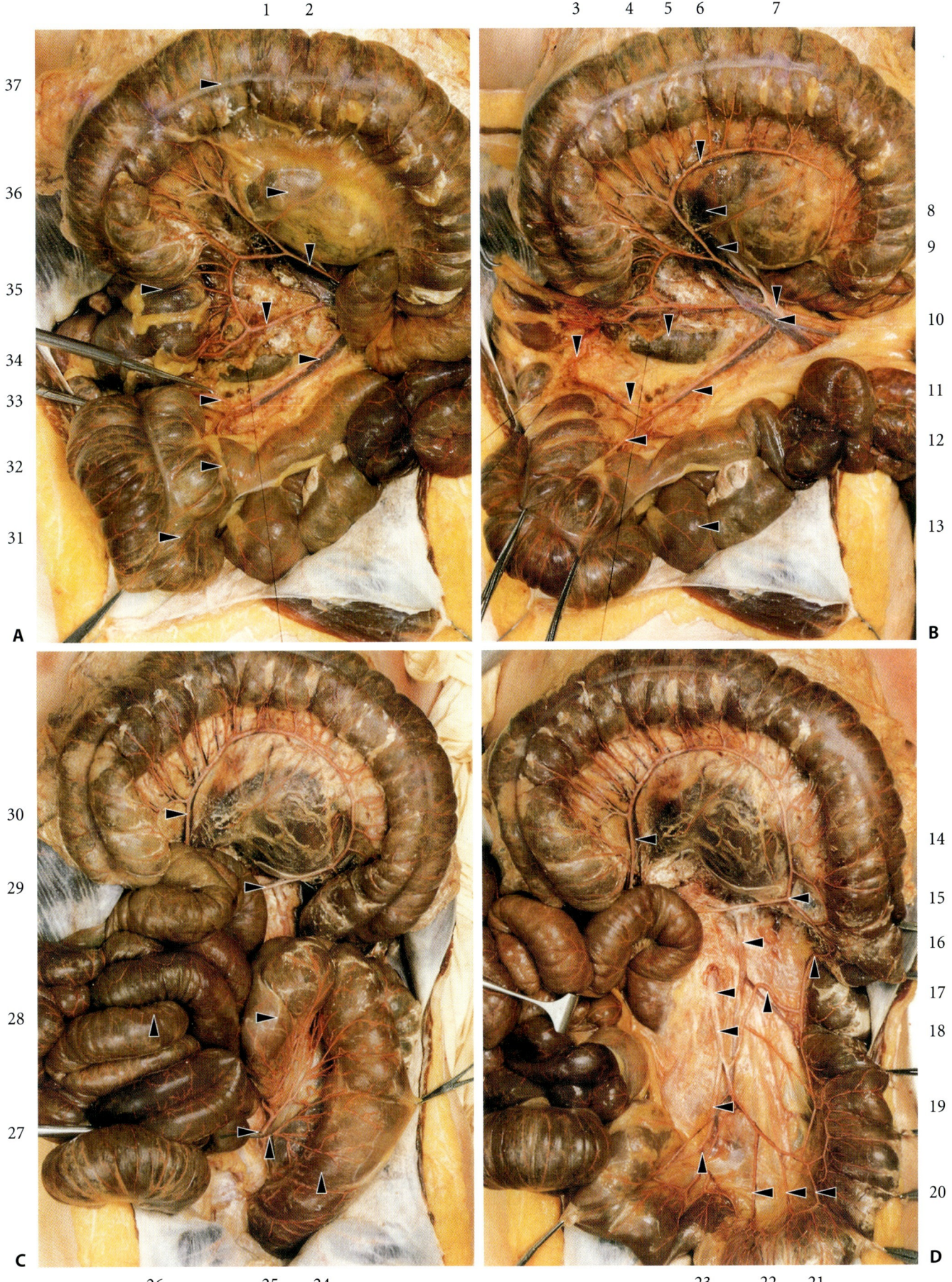

Abbildung 71   Gefäßversorgung des Dickdarms 2

Von der den ganzen Dickdarm begleitenden DRUMMOND-schen *Marginalarterie* (Abb. 70, 71) gehen lange und kurze *Arteriae rectae* ab, die an den Tänien in den Darm eindringen.

Von besonderer Bedeutung für die *Blutversorgung* des *Rektums* nach Arterienunterbindungen ist das *kaudale Ende* der *Marginalarterie*. Auf der vorliegenden Abbildung wurde die *Rektumschlinge* des *Colon sigmoideum* nach links verzogen und die *Arteria mesenterica inferior* mit ihren untersten *Arteriae sigmoideae* dargestellt.

Unterhalb des Häkchens gibt die *Arteria mesenterica inferior* die letzte Sigmoidarterie, die *Arteria sigmoidea ima* ab, und setzt sich in die *A. rectalis superior* fort. Zwischen der A. rectalis superior und der A. sigmoidea ima gibt es *keine* konstante *Anatomose* mehr, so daß die *Marginalarterie* mit diesem Gefäß *endet*. Der *Abgang* der *A. sigmoidea ima* ist somit der *kritische Punkt* nach SUDECK: eine *Unterbrechung* der *Blutstrombahn* proximal von ihm, wo das Häkchen einsetzt, führt der A. rectalis superior Blut über das Ende der Marginalarterie zu, während distal von ihm die Versorgung des oberen Rektumabschnittes nicht mehr gewährleistet ist. Der SUDECKsche *Punkt* liegt etwas *oberhalb* der *Aufteilung* der *Arteria rectalis superior* in ihre beiden Äste, in der Nähe der Beckeneingangsebene.

Um untere *Sigmaabschnitte* für eine *Kaudalverschiebung* hinreichend zu *mobilisieren,* müssen oft auch die anderen *Arteriae sigmoideae* durchtrennt werden, von denen es *eine* bis *vier* mit unterschiedlichen Ursprungsverhältnissen gibt (s. Abb. 70). Solange die *Marginalarterie* nicht unterbrochen wird, entstehen dadurch in der Regel *keine Versorgungsprobleme.*

1 Arteriae intestinales rectae des Colon
2 Arteria intermesenterica
3 Omentum majus
4 Paries posterior eines stark gefüllten Magens (hinter der mit der hinteren Netzbeutelwand verwachsenen oberen Serosalamelle des Mesocolon transversum)
5 Vena mesenterica inferior
6 Colon descendens
7 Arteria mesenterica inferior
8 Colon sigmoideum
9 Arteriae sigmoideae
10 Arteria sigmoidea ima
11 Appendix vermiformis mit Mesenteriolum [Mesoappendix]
12 Caecum
13 Einmündung des Ileum in den Dickdarm
14 Intestinum tenue (Dünndarmkonvolut)
15 Vena colica media
16 Arteria colica media
17 Mesocolon transversum (obere Serosalamelle mit fetthaltigem interlaminaren Bindegewebe)
18 Haustra coli des Colon transversum
19 Taenia libera des Colon transversum

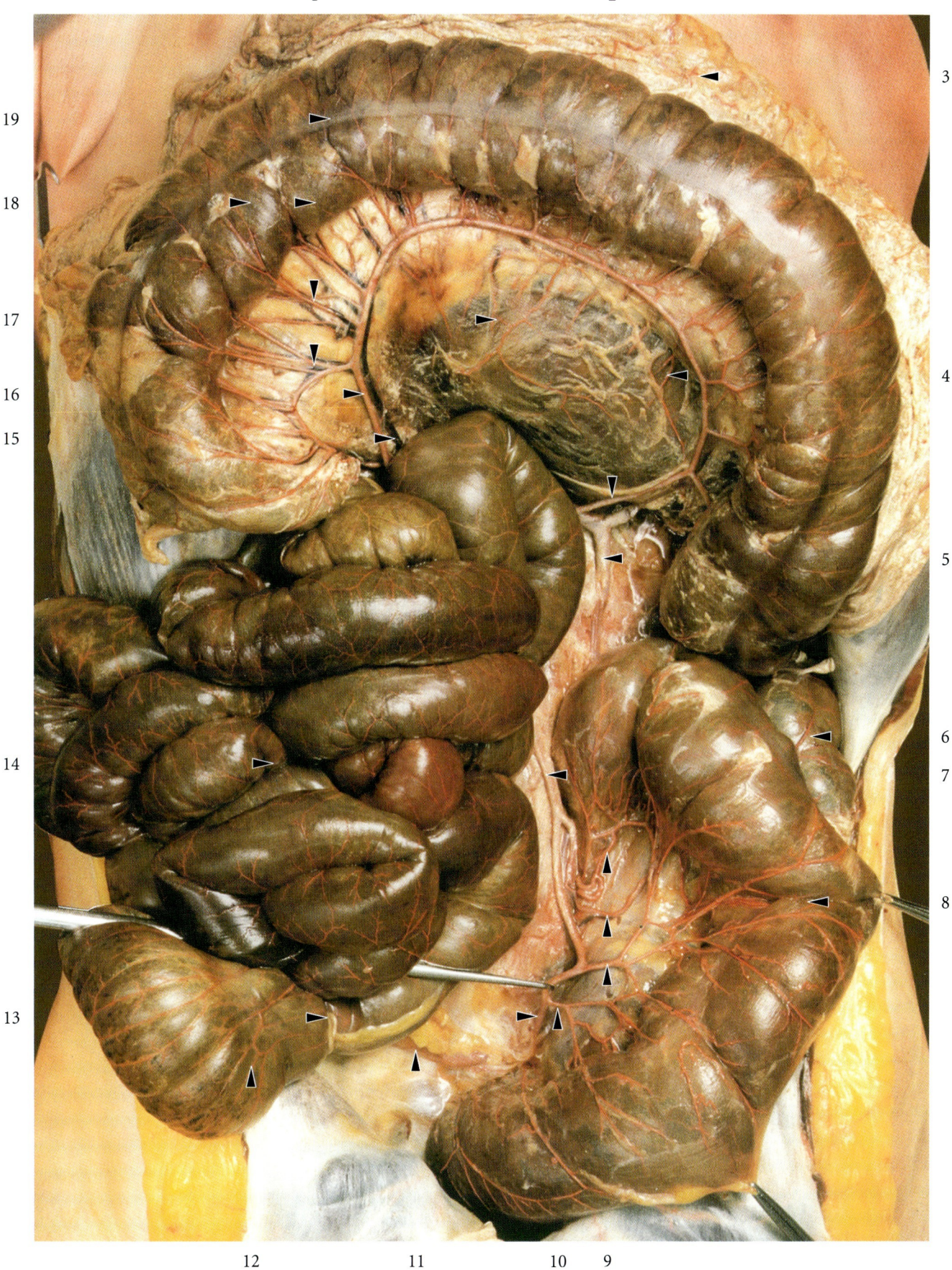

Abbildung 72   Retroperitonealraum 1

Das *Spatium retroperitoneale* liegt hinter dem *primären Peritoneum parietale* und reicht bis an die *Wirbelsäule* und die *muskuläre hintere Bauchwand*. In ihm liegen von Bindegewebe und Fett umgeben vor allem die *Nieren* mit den *Nebennieren*, die *großen Gefäße* des Bauches, der *Truncus sympathicus* und das *Ganglion coeliacum*.

Das *primäre Peritoneum parietale* bildet vor den Nieren mit der *Fascia renalis anterior* eine einheitliche Schicht. Sie wurde vor den großen Gefäßen mit dem dahinterliegenden Bindegewebe entfernt und seitlich davon auf der linken Körperseite durch zwei Fäden abgehoben. Auf der rechten Körperseite wurde sie zur Gänze entfernt. In dem freigelegten Bereich erscheinen die *Nieren* mit ihrer *Capsula adiposa* und die *Nebennieren*. Wo kein Fettgewebe die Nieren überlagert, ist deren *Capsula fibrosa* mit anhaftenden Bindegewebe zu sehen, das sich an der Fascia renalis verankerte.

Das *Centrum tendineum* des Zwerchfells zeigt über dem *Hiatus oesophageus* eine postmortale Verfärbung. Im Hiatus ist der Stumpf des *Oesophagus* zu sehen. Die *A. hepatica communis*, *A. splenica* und *A. gastrica sinistra* des *Truncus coeliacus* wurden wie auch die *Arteriae mesentericae superior* und *inferior* stark reseziert.

Nahe am *Foramen venae cavae* im *Centrum tendineum* des *Diaphragma* münden die abgeschnittenen *Venae hepaticae* in die *untere Hohlvene*, welche auch unterhalb davon, wo sie im Sulcus venae cavae lag, noch kleinere Venen der Leber aufnimmt.

Links von der Aorta ist der *Truncus sympathicus* unterlegt, und beiderseits von ihr ist der *Plexus intermesentericus* mit seinem Übergang in den *N. presacralis* auspräpariert.

1 Arteria phrenica inferior
2 Extremitas superior der rechten Niere
3 Glandula suprarenalis dextra
4 Foramen venae cavae
5 Arteria phrenica inferior
6 Arteria mesenterica superior
7 Hiatus oesophageus
8 Glandula suprarenalis sinistra
9 Arteria renalis – Ramus anterior
   mit Ramus capsularis
10 Fascia renalis anterior (Schnittrand)
11 Truncus vagalis anterior
   und Pars abdominalis oesophagi
12 Truncus vagalis posterior
   und Pars abdominalis oesophagi
13 Arteria gastrica sinistra
14 Truncus hepatolienalis
   des Truncus coeliacus (Var.)
   mit A. hepatica communis und A. splenica
15 Vena suprarenalis sinistra
16 Vena renalis sinistra
17 Aorta abdominalis
18 Arteria testicularis sinistra
   mit kollabierten Venen
19 Ureter sinister innerhalb der Capsula adiposa
20 Truncus sympathicus
21 Arteria mesenterica inferior
22 Musculus psoas major mit Fascia iliopsoas
23 Plexus intermesentericus
24 Arteria iliaca communis
25 Vena iliaca communis sinistra
26 Nervus presacralis
   [Plexus hypogastricus superior]
27 Arteria iliaca interna
28 Arteria adiposa ima
   (Ramus capsularis der A. testicularis)
29 Arteria iliaca externa
30 Arteria testicularis
31 Vena iliaca communis dextra
32 Ureter dexter (lumbale Ureterspindel)
33 Capsula adiposa (vordere Oberfläche)
34 Plexus intermesentericus
35 Vena cava inferior
36 Capsula fibrosa der rechten Niere
37 Arteria renalis dextra
   und Ganglion aorticorenale
38 Vena renalis dextra
39 Plexus coeliacus mit Ganglia coeliaca
40 Vena hepatica des Sulcus venae cavae
41 Venae hepaticae (Venenstämme
   der Vv. hepaticae dextrae, intermediae und sinistrae)

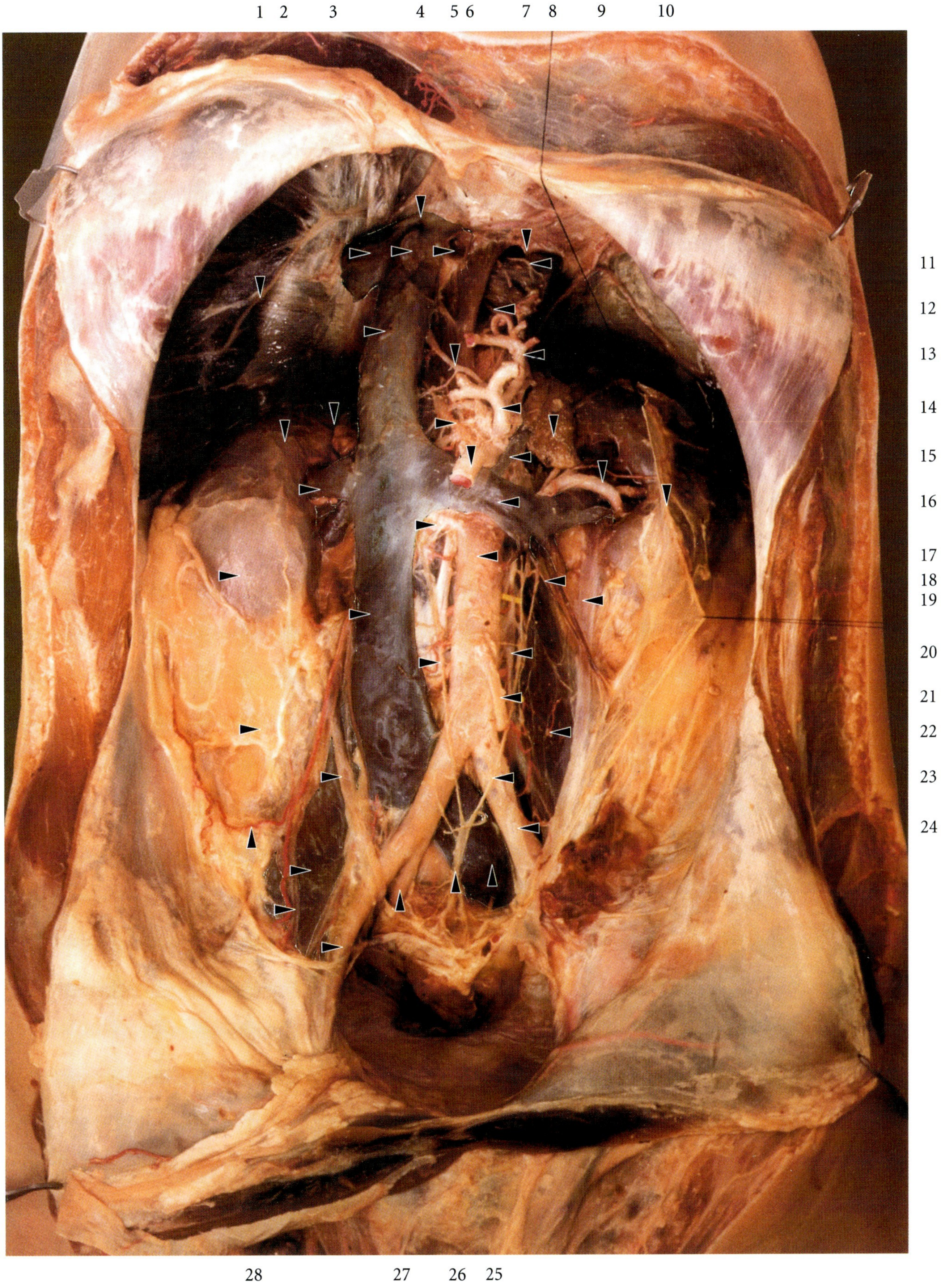

1 2 3   4 5 6 7 8 9   10

41
40
39
38
37
36
35
34
33
32
31
30
29

11
12
13
14
15
16
17
18
19
20
21
22
23
24

28   27 26 25

143

Abbildung 73   Retroperitonealraum 2

Durch *Verziehung* der *Vena cava inferior* nach links wurde die *rechte Hälfte* der unteren *Wirbelsäule* freigelegt. Zwischen ihr und dem Ansatz des *Musculus psoas major* verläuft der *Truncus sympathicus* und ist mehrfach unterlegt. Überkreuzt wird er von einem *sehnigen Ursprungsbündel* des *Crus intermedium* des *Crus dextrum* der *Pars lumbalis* des *Zwerchfells*.

Vor dem *Ligamentum longitudinale anterius* der Wirbelsäule ziehen die *segmentalen Arteriae* und *Venae lumbales* nach lateral und verschwinden hinter dem *Truncus sympathicus*, begleitet von *Rami communicantes,* in den Ursprungslücken des *Musculus psoas major*. Nur selten kreuzt eine *Vena lumbalis* den Truncus sympathicus ventral.

Die *Arteria* und *Vena testicularis,* die sich von innen der auf der rechten Körperseite entfernten *Fascia renalis anterior* angelagert hatten, kreuzen den *Ureter* und geben kleine Gefäße an ihn ab. Die *Capsula adiposa* erhält aus mehreren Quellen *Blutgefäße;* die stärksten aber kommen aus der *Arteria testicularis* des Mannes oder der *Arteria ovarica* der Frau. Eines dieser Gefäße ist die hier abgebildete *Arteria adiposa ima* (Haller), die mit der *Arteria suprarenalis inferior* einen *Arterienbogen* lateral von der *Niere* bildet.

Hinter der *Vena cava inferior* ist oberhalb der Einmündung der *rechten Nierenvene* ein Teil der *rechten Nebenniere* zu sehen. Die *linke Nebenniere* kommt näher an das *Hilum der Niere* heran. Sie erhält aus einem *hinteren Ast* der *Nierenarterie* eine sehr starke *Arteria suprarenalis inferior* und gibt medial davon die *Vena suprarenalis* an die *linke Vena renalis* ab, nachdem sie vorher die *Vena phrenica inferior* aufgenommen hat.

1   Extremitas superior der rechten Niere
2   Glandula suprarenalis dextra
3   Arteria renalis accessoria
4   Arteria phrenica inferior
5   Arteria mesenterica superior
6   Glandula suprarenalis sinistra
7   Hilum renale der linken Niere
    mit Rami der A., V. renalis
8   Peritoneum parietale (Kontaktfläche
    für die Facies renalis der Milz)
9   Pars abdominalis des Oesophagus
    mit Trunci vagales im Hiatus oesophageus
10 Ramus oesophagealis
    der Arteria gastrica sinistra
11 Arteria gastrica sinistra
12 Truncus hepatolienalis des Truncus coeliacus (Var.)
    mit A. hepatica communis und A. splenica
13 Vena suprarenalis sinistra
14 Aorta abdominalis
15 Plexus intermesentericus
16 Arteria testicularis sinistra mit kollabierten Venen
17 Vena cava inferior
18 Arteria mesenterica inferior
19 Ureter sinister
20 Arteria iliaca communis sinistra
21 Vena iliaca communis sinistra
22 Arteria iliaca interna (Abgang)
23 Arteria rectalis superior
24 Capsula adiposa hinter der Fascia renalis anterior
25 Nervus presacralis [Plexus hypogastricus superior]
26 Arteria lumbalis IV
27 Musculus psoas major mit Fascia iliopsoas
28 Arteria adiposa ima
    (Ramus capsularis der A. testicularis)
29 Capsula adiposa der rechten Niere
30 Arteria iliaca externa dextra
31 Arteria iliaca communis dextra
32 Ureter dexter
33 Discus intervertebralis L IV / L V
34 Truncus sympathicus
35 Vena testicularis
36 Arteria testicularis
37 Crus intermedium des Crus dextrum diaphragmatis
38 Vena renalis dextra
39 Plexus coeliacus mit Ganglia coeliaca
40 Vena cava inferior
    mit einmündenden Venae hepaticae
41 Truncus vagalis posterior mit Nerven
    zum Plexus coeliacus
42 Vena hepaticae

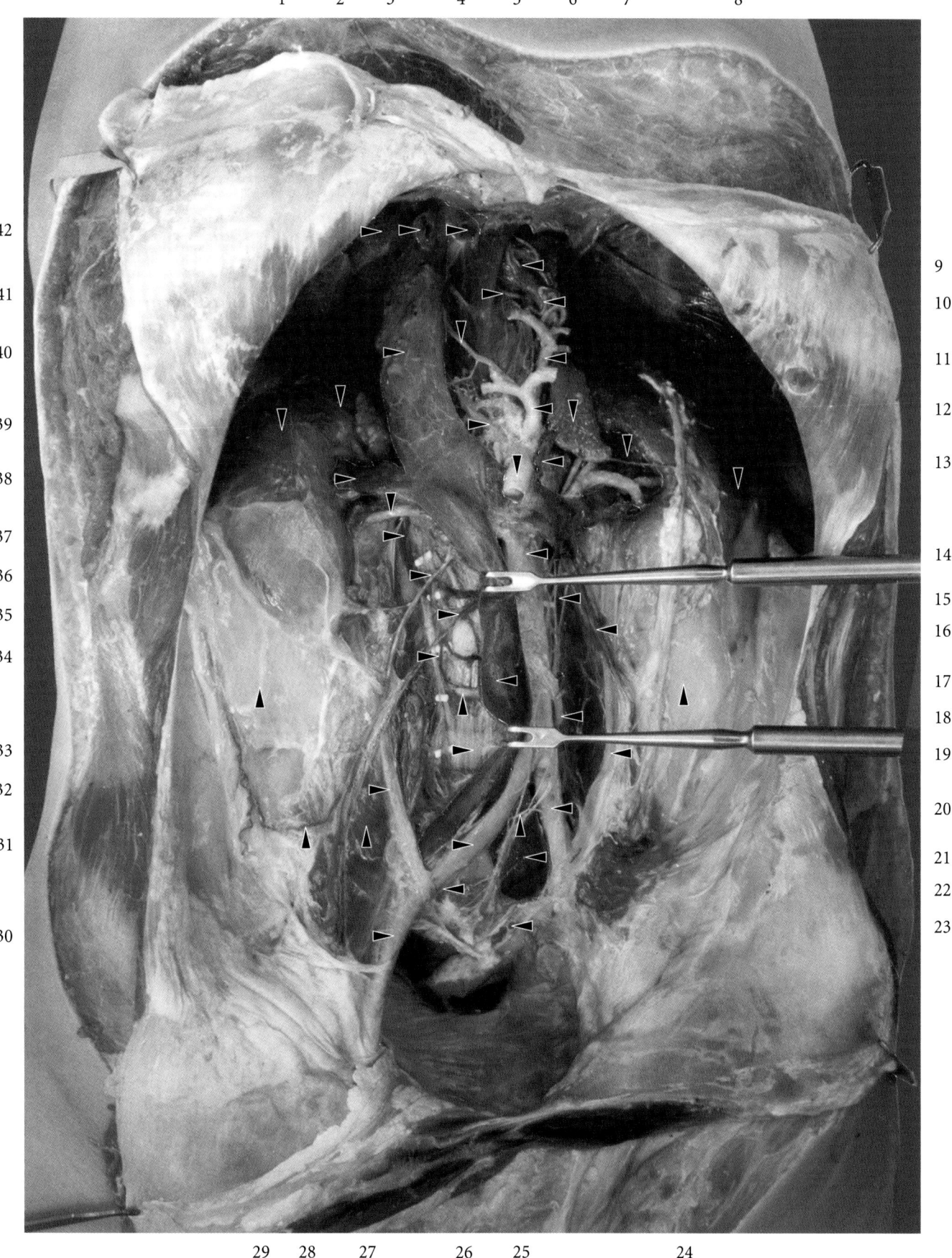

**Abbildung 74 Retroperitonealraum 3
Nierenfaszien**

Auf der *rechten Körperseite* wurde die *Fascia renalis anterior* bis in die Nähe ihres lateralen Randes reseziert und durch einen Faden nach vorn gespannt. Sodann wurde der *vordere Teil* des Fettgewebes der *Capsula adiposa* entfernt, der durch eine den *Ureter einschließende* zarte *Zwischenfaszie* vom *hinteren Teil* getrennt wird. Durch diese Zwischenfaszie hindurch schimmert der *hintere Teil* der *Capsula adiposa* mit einem kleinen Stück der *Fascia renalis posterior* und des *Ureter*.

Der nach unten auslaufende *Schnittrand* der *Fascia renalis anterior* zeigt vor dem *Musculus psoas major* einen *bindegewebigen Streifen*, der aus den dort schon miteinander vereinigten *Fasciae renales anterior* und *posterior* bei ihrem *Ansatz* an der *Psoasfaszie* entsteht und damit am unteren Ende der *Capsula adiposa* liegt.

Auf der *linken Körperseite* wurde nur die *Fascia renalis posterior* stehen gelassen und ihr *lateraler Rand* grün unterlegt. Diese Faszie reicht nach medial nur bis zur *Rinne* zwischen dem *Musculus psoas major* und dem *Musculus quadratus lumborum,* wo sie gut fixiert ist. Der *M. psoas major* besitzt eine *eigene Faszie,* die auf dieser Seite entfernt wurde. Um zu der oben beschriebenen Vereinigungsstelle der beiden Faszien zu kommen, verläßt die *Fascia renalis posterior* unten die Muskelrinne und heftet sich an der *Psoasfaszie* an, die in diesem Bereich stehen gelassen wurde.

Hinter der *Fascia renalis posterior* befindet sich das *Corpus adiposum pararenale*, welches weiter nach lateral reicht als die *Capsula adiposa*. Es liegt im wesentlichen vor dem *Musculus quadratus lumborum* und der *Aponeurosis lumbalis*.

Die freigelegten Details im Mittelfeld dieser Darstellung werden bei den folgenden Abbildungen beschrieben.

1 Ganglia coeliaca des Plexus coeliacus
2 Pars abdominalis oesophagi im Hiatus oesophageus mit den Trunci vagales
3 Glandula suprarenalis sinistra
4 Hilum renale mit den Rami der A., V. renalis und dem Ureter
5 Crus dextrum der Pars lumbalis diaphragmatis
6 Arteria gastrica sinistra mit Rami oesophageales und resezierten Magenästen
7 Arteriae phrenicae inferiores dextra et sinistra
8 Vena renalis sinistra
9 Aorta abdominalis
10 Arteria lumbalis III der Aorta abdominalis
11 Arteria mesenterica inferior
12 Plexus intermesenterici
13 Ureter sinister
14 A., V. testicularis
15 Arteria iliaca communis sinistra
16 Ramus femoralis des Nervus genitofemoralis
17 Musculus psoas major
18 Vena iliaca externa sinistra
19 Corpus adiposum pararenale
20 Fascia renalis posterior
21 Verankerung der Fasciae renales an der Fascia iliopsoas
22 Arteria ureterica der A. iliaca communis
23 Vena iliaca communis sinistra
24 Arteria iliaca communis dextra
25 Vena iliaca communis dextra
26 Arteria iliaca externa dextra
27 Arteria iliaca interna dextra
28 Fascia iliopsoas mit Verankerung beider Fasciae renales
29 Ureter dexter mit angeschlossener Zwischenfaszie
30 Fascia renalis posterior hinter der Zwischenfaszie
31 Hinterer Teil der Capsula adiposa mit Zwischenfaszie
32 Fascia renalis anterior (Schnittrand)
33 Arteria testicularis
34 Arteria renalis accessoria
35 Arteria mesenterica superior
36 Truncus coeliacus mit einem Truncus hepatolienalis (Var.)
37 Glandula suprarenalis dextra
38 Vena cava inferior (Abschnitt des Sulcus venae cavae der Leber)
39 Venae hepaticae (Hauptstämme der Vv. hepaticae dextrae, intermediae und sinistrae)

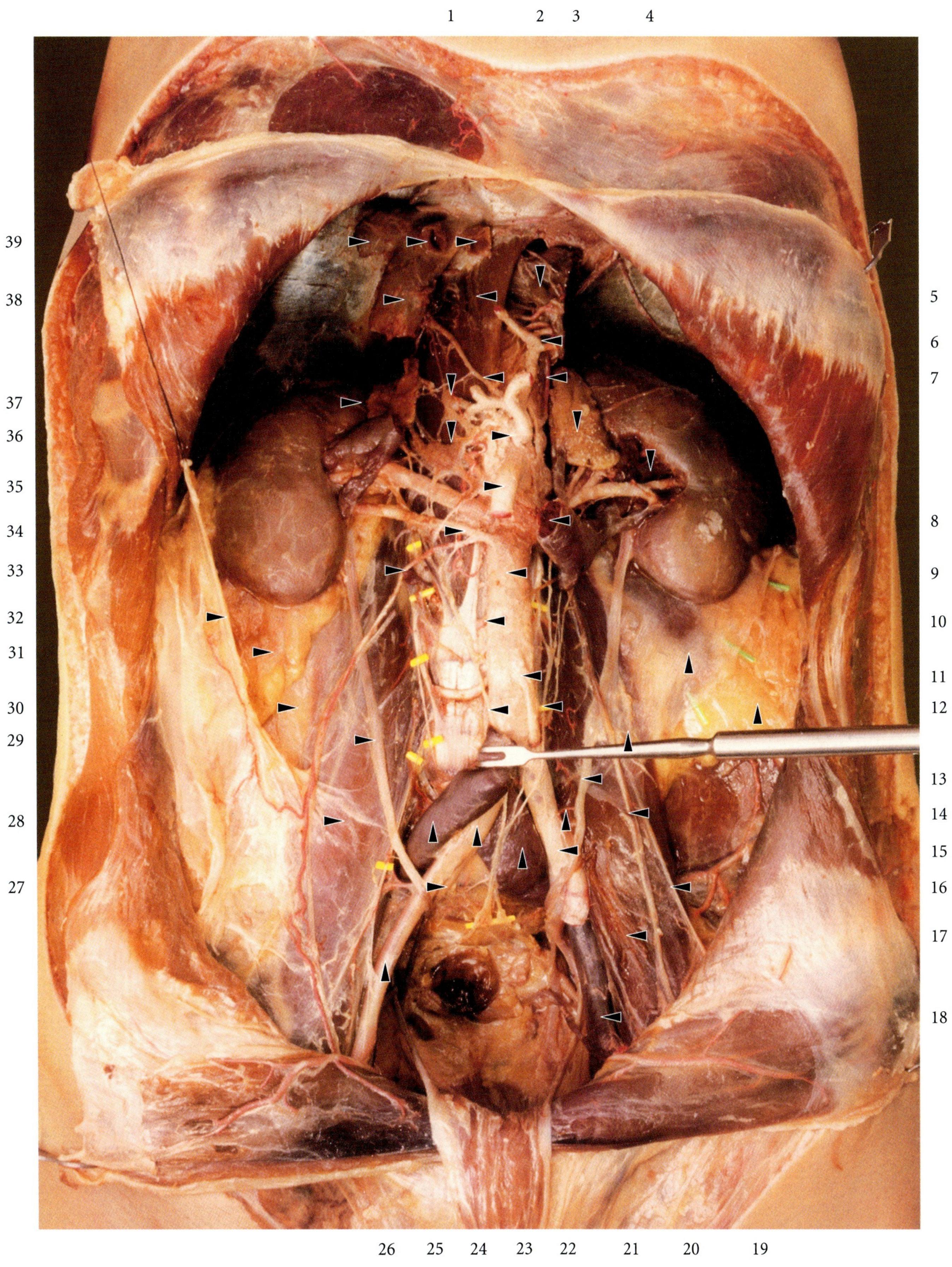

1 2 3 4

39
38
37
36
35
34
33
32
31
30
29
28
27

5
6
7
8
9
10
11
12
13
14
15
16
17
18

26 25 24 23 22 21 20 19

147

Abbildung 75   Nierenfaszien (Schemata)

Bei den beiden Schemata handelt es sich um einen *Sagittalschnitt* und einen *gestuften Transversalschnitt* in der *Höhe* von *L I/L II*. Der *Sagittalschnitt* wurde *seitlich der Wirbelsäule* durch die *Nieren* geführt. Die *Niere* selbst ist umgeben von der *Capsula fibrosa* und eingebettet in die *Capsula adiposa*.

Die *Capsula adiposa* wird nach außen hin durch die *Fascia renalis* begrenzt. An ihr kann eine *Fascia renalis anterior* und eine *Fascia renalis posterior* unterschieden werden. Beide gehen seitlich der Nieren in eine einheitliche Platte über, die mit dem *primären Peritoneum parietale*, ebenso wie die *Fascia renalis anterior* vor der Niere, eine einheitliche Schicht bildet.

Nach medial setzt sich die *Fascia renalis anterior* bis zur Mitte des Körpers fort, wo sie sich *vor der Aorta abdominalis*, nur schlecht von dem dichten *Bindegewebe* in der *Umgebung* der *großen Gefäße* abgrenzbar, mit der Faszie der anderen Seite verbindet. Die *Fascia renalis posterior* hingegen endet in der *Rinne* zwischen dem *Musculus psoas major* und *Musculus quadratus lumborum* und weiter unten *an der Faszie* des *Musculus psoas major*.

Dieser *Ansatz an der Psoasfaszie* konnte bei dem *Sagittalschnitt* auf dem vorliegendem Schema *getroffen* werden, weil das *mediale Ende* der *Fascia renalis posterior* entsprechend dem *lateralen Rande* des *Musculus psoas major* schräg verläuft.

Oberhalb der Nebenniere gehen die *beiden Faszienanteile* ineinander über und heften sich an der *unteren Faszie* des *Diaphragmas* an, die verhältnismäßig stark ist und zahlreiche elastische Fasern enthält.

Innerhalb der *Capsula adiposa* befindet sich eine *Zwischenfaszie*, die vom *Rand* der *Niere* und von den *Nierengefäßen* kommt. Sie schließt den *Ureter* mit ein und vereinigt sich nach unten hin mit der *Fascia renalis anterior* zum sogenannten *Ureterblatt*. Dieses ist am *Übergang* zum *kleinen Becken* ziemlich fest, aber durchaus *trennbar* mit dem *primären Peritoneum parietale* verbunden.

Hinter der *Fascia renalis posterior* befindet sich das *Corpus adiposum pararenale*.

1 Musculus transversus abdominis
2 Costa XII
3 Fascia renalis posterior
4 Aponeurosis lumbalis (tiefes Blatt der Fascia thoracolumbalis)
5 Musculus quadratus lumborum
6 Musculus psoas major
7 Pars lumbalis diaphragmatis
8 Vertebra lumbalis I – Corpus vertebrae
9 Vertebra lumbalis II – Corpus vertebrae
10 Musculus erector spinae
11 Musculus psoas major
12 Fascia thoracolumbalis (oberflächliches Blatt)
13 Musculus quadratus lumborum
14 Capsula adiposa (hinterer Teil)
15 Corpus adiposum pararenale
16 Musculus transversus abdominis
17 Peritoneum parietale (primarium)
18 Colon descendens
19 Ren – Extremitas inferior
20 Mesocolon descendens (Peritoneum parietale secundarium)
21 Capsula adiposa (vorderer Teil)
22 Ureter
23 Duodenum (Pars ascendens)
24 Aorta abdominalis
25 Pancreas – Caput pancreatis
26 Vena renalis
27 Duodenum – Pars descendens
28 Sinus renalis
29 Fascia renalis anterior
30 Capsula fibrosa der Niere
31 Zwischenfaszie in der Capsula adiposa
32 Costa XI
33 Peritoneum parietale (primarium)

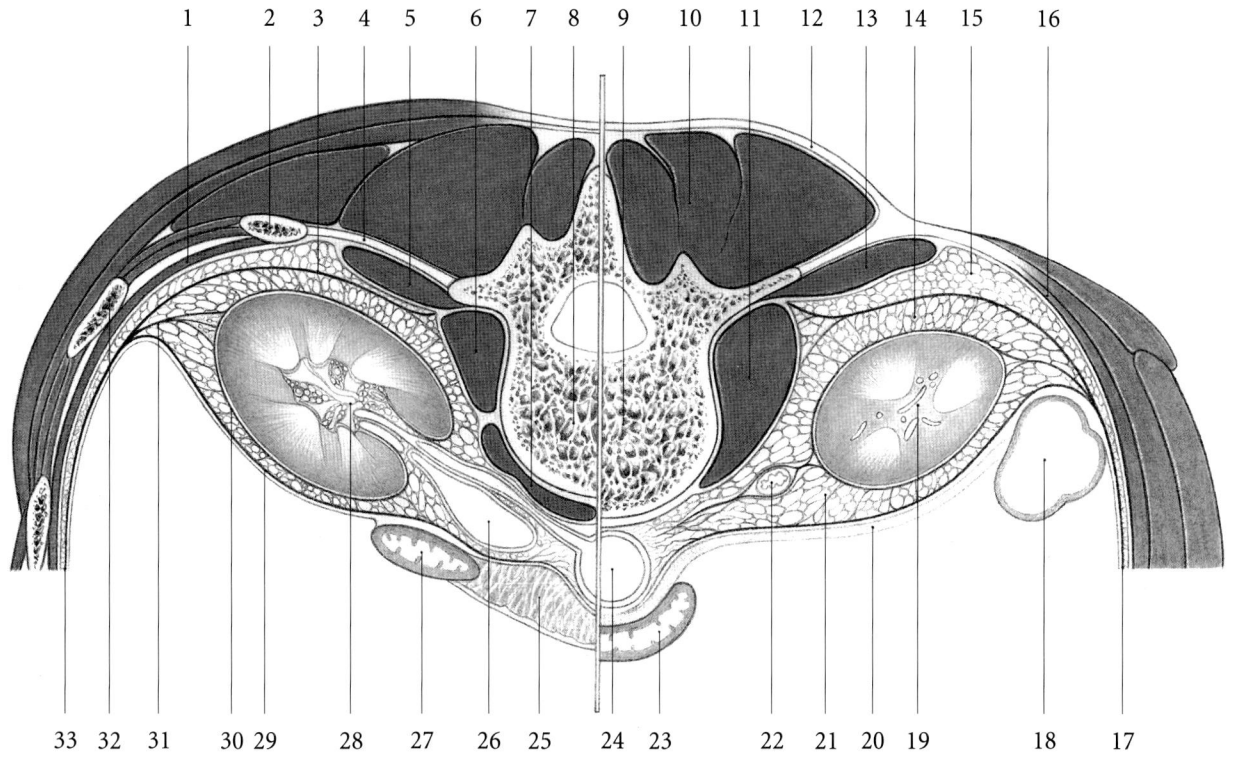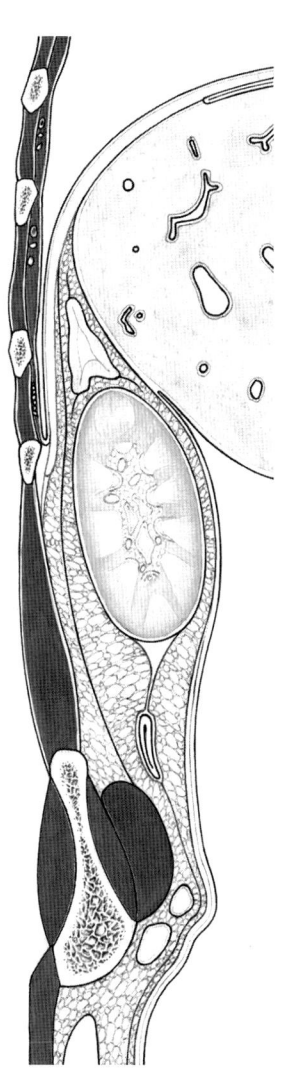

Abbildung 76 Retroperitonealraum 4

Nach der *Resektion* der *Vena cava inferior* mit den *Nierenvenen* ist die gesamte *Ramifikation* der *Aorta* und der vegetative *Plexus solaris* gut zu überblicken. Entfernt wurden auch die Nierenfaszien und die Fettkörper, die das *Nierenlager* in der *Fossa lumbalis* auspolstern. Es tritt die *Lage* der *Nieren* zur *hinteren Bauchwand* in Erscheinung. Auf der *rechten Körperseite* wurden die *Fasciae iliopsoas* und *lumbalis [Fascia transversalis]* stehen gelassen und nur die unterlegten Nerven herauspräpariert, während diese Faszien auf der *linken Seite* ganz entfernt wurden.

Auf der *rechten Seite* wurde der vegetative *Plexus suprarenalis* dargestellt, der die *Nebenniere* mit dem *Ganglion coeliacum* durch mehrere *Nervenstränge* verbindet, die von einer manchmal auch mehrfach auftretenden *Arteria suprarenalis media* begleitet werden.

Das *linke Ganglion coeliacum*, welches an seinen abgeschnittenen *Verbindungen* zum *Plexus coeliacus* der *anderen Seite* nach links verzogen wurde, zeigt seine *Hinterseite* und in der *Tiefe* die unterlegte *Einmündung* des *Nervus splanchnicus major*.

Von den *beiden Ganglien* des *Plexus coeliacus* gehen plexusartige *Verbindungen* zu den *Gefäßen* der *Niere* und von diesen wiederum zum *Plexus intermesentericus*, der auf der linken Seite abgespreizt wurde. Dieser bezieht *direkte Zuschüsse* aus dem unterlegten *Truncus sympathicus* und dem *Plexus aorticus*. Beide *Plexus intermesenterici* verbinden sich hinter dem zurückgeschlagenem Ende der *Vena cava inferior* zum *Nervus presacralis*, der in die beiden unterlegten *Nervi hypogastrici dexter* et *sinister* für den vegetativen *Plexus pelvicus* übergeht.

Nach oben hin ist der *Plexus coeliacus* hauptsächlich mit dem *Truncus vagalis posterior* und durch einen feinen Ast in der Nähe der *Arteria phrenica inferior* mit dem *Ramus abdominalis* des *Nervus phrenicus* verbunden. An der *rechten Niere* ist eine öfter vorkommende *Arteria renalis accessoria* ausgebildet.

1 Aponeurosis lumbalis
2 Arteria phrenica inferior
3 Glandula suprarenalis dextra
4 Foramen venae cavae des Diaphragma
5 Arteria phrenica inferior
   mit Aa. suprarenales superiores
6 Truncus vagalis posterior mit Ast
   zum Plexus coeliacus
7 Truncus vagalis anterior
8 Ganglion coeliacum
9 Arteria phrenica inferior
10 Aponeurosis lumbalis
11 Pars costalis diaphragmatis
12 Centrum tendineum des Diaphragma
13 Arteria gastrica sinistra
14 Arteria phrenica inferior mit A. suprarenalis superior
15 Arteria suprarenalis media
16 Nervus splanchnicus major
17 Muskelbeginn des Crus dextrum
   der Pars lumbalis diaphragmatis
18 Plexus intermesentericus
19 Plexus testicularis
20 Musculus psoas major
21 Musculus iliacus
22 Nervus genitofemoralis
   – Ramus femoralis (selbständig)
23 Nervus cutaneus femoris lateralis
24 Nervus iliohypogastricus
25 Nervus ilioinguinalis
26 Musculus quadratus lumborum
27 Ligamentum longitudinale anterius
   der Columna vertebralis
28 Musculus quadratus lumborum
29 Nervi iliohypogastricus und subcostalis
30 Nervus ilioinguinalis
31 Arterienast des Ramus genitalis nervi genitofemoralis
32 Ramus genitalis des Nervus genitofemoralis
   (selbständig)
33 Ramus femoralis des Nervus genitofemoralis
   (selbständig)
34 Musculus iliacus
35 Truncus sympathicus
36 Ansatzsehne des Crus intermedium
   der Pars lumbalis diaphragmatis
37 Truncus sympathicus mit Ganglion lumbale
38 Nodus lymphoideus der Nodi lymphoidei lumbales
39 Truncus sympathicus beim Zwerchfelldurchtritt
   (das schlanke Crus intermedium
   ist nach lateral verlagert)
40 Plexus renalis und Plexus mesentericus superior
   mit Übergang in den Plexus intermesentericus
41 Ganglion coeliacum
42 Truncus hepatolienalis
   des Truncus coeliacus (Var.)
43 Ramus abdominalis des Nervus phrenicus
44 Vena cava inferior
   mit einmündenden Venae hepaticae

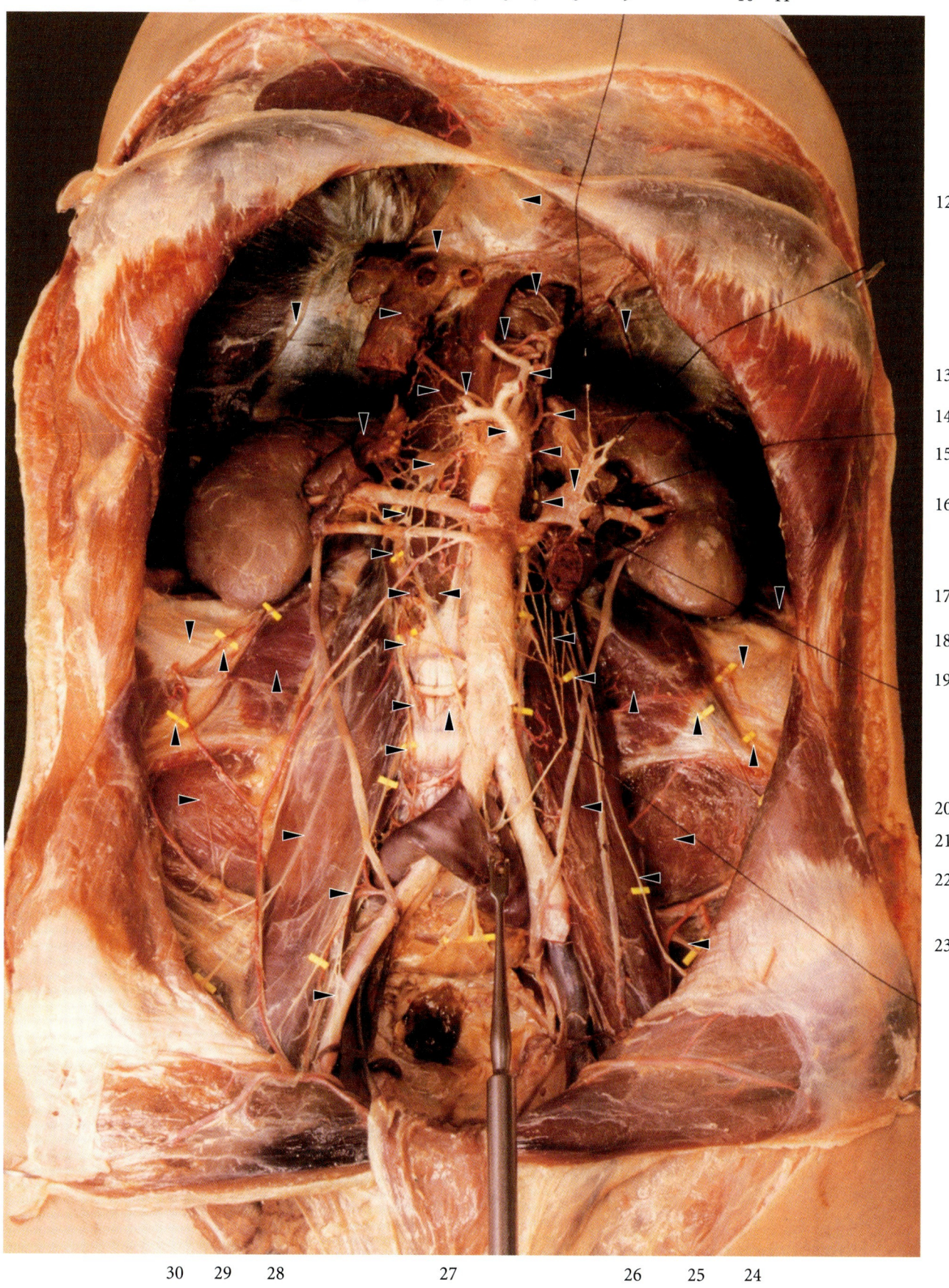

Abbildung 77   Retroperitonealraum 5

Durch *Entfernung* der *Nieren* wurde die ganze *hintere Bauchwand* mit dem hinteren *Ursprung des Zwerchfells* freigelegt. Das mächtige *Crus mediale* des *Crus dextrum* reicht mit seinem *Ursprung* bis zum *vierten Lendenwirbel* hinab und teilt sich am *Hiatus aorticus* in *zwei Teile*, die den Stumpf des *Oesophagus* sowie seine *Trunci vagales* im *Hiatus oesophageus* umfassen.

Das *Crus intermedium* ist ein *dünnes Muskelbündel* lateral vom *Ursprung* des *Crus mediale*. Zwischen ihm und dem Crus mediale besteht auf der rechten Seite ein deutlicher *Spalt*, aus dem oben die *Nervi splanchnici major* und *minor* für das *Ganglion coeliacum* und unterhalb davon der *Truncus sympathicus* austreten.

Auf der linken Seite ist eine so deutliche *Trennung* in *Crura* nicht zu sehen. Aus der *Muskelplatte* des *Crus sinistrum* tritt der *Nervus splanchnicus major* und etwas unterhalb davon der unterlegte *Nervus splanchnicus minor* aus, die in diesem Falle *gemeinsam* in das nach lateral und unten geklappte *Ganglion coeliacum* eintreten.

Das *Crus laterale* entspringt von zwei *sehnigen Bögen*, welche die *Musculi psoas major* und *quadratus lumborum* überbrücken.

Der gelb unterlegte *Truncus sympathicus* beider Seiten verläuft zwischen dem *Ansatz* des *M. psoas major* und der *Wirbelsäule* nach abwärts. Der *rechte* kreuzt dabei im vorliegenden Präparat die dünne Ursprungssehne *des Crus intermedium*. Von dem *linken Truncus sympathicus* sind abgehende *Rami communicantes* zu sehen.

Vor dem *M. quadratus lumborum* und der *Aponeurosis lumbalis* verlaufen die *Nervi subcostalis, iliohypogastricus* und *ilioinguinalis*. *Rechts* geht der am *Rande* des *Muskels* unterlegte *Nervus iliohypogastricus* in den dicken *Nervus subcostalis* über.

Das Einschlagen *verschiedener Faserwege* ist gerade bei den *Nerven* des *Plexus lumbalis* nicht selten und führt zu zahlreichen *Varietäten*, die von der klassischen Beschreibung mehr oder weniger abweichen.

Dem *M. psoas major* angelagert verlaufen die *öfters getrennt* aus ihm austretenden *Rami* des *Nervus genitofemoralis*. Der *Ramus genitalis* gibt wie üblich einen Ast an die *Arteria iliaca externa* ab; der *Ramus femoralis* verläßt aber den Bauchraum nicht durch die *Lacuna vasorum*, sondern lateral davon. In der *Fossa iliaca* liegt rechts der *N. cutaneus femoris lateralis* annähernd richtig; *links* geht er aber erst *sehr weit distal* vom freigelegten *Nervus femoralis* ab.

1 Aponeurosis lumbalis
2 Pars costalis diaphragmatis
3 Ligamentum arcuatum laterale (Quadratusarkade)
4 Nervus splanchnicus minor
5 Foramen venae cavae des Diaphragma mit Vena cava inferior
6 Ligamentum arcuatum medianum (Aortenarkade)
7 Nervus splanchnicus major
8 Ligamentum arcuatum laterale (Quadratusarkade)
9 Crus laterale der Pars lumbalis diaphragmatis
10 Trigonum lumbocostale des Zwerchfells
11 Pars costalis diaphragmatis
12 Pars abdominalis des Oesophagus im Hiatus oesophageus
13 Crus dextrum der Pars lumbalis diaphragmatis
14 Truncus coeliacus
15 Nervus splanchnicus minor
16 Ganglion sinistrum der Ganglia coeliaca
17 Nervus iliohypogastricus
18 Nervus subcostalis
19 Nervus ilioinguinalis
20 Truncus sympathicus mit Rami communicantes
21 Ramus femoralis des Nervus genitofemoralis (selbständig)
22 Arteriae iliacae communes
23 Nervus femoralis
24 Nervus cutaneus femoris lateralis
25 Musculus psoas major (Wirbelkörperanteil)
26 Ramus muscularis des N. femoralis zum M. iliacus
27 Musculus psoas major (Anteil der Procc. costales)
28 Rectum – Lumen
29 Arteria sacralis mediana (Fortsetzung der Aorta)
30 Arteria iliaca interna
31 Musculus psoas major
32 Arteria iliolumbalis
33 Ramus muscularis des N. femoralis zum M. iliacus
34 Plica epigastrica [umbilicale laterale]
35 Arteria iliaca externa mit Nervenast
36 Nervus cutaneus femoris lateralis
37 Ramus genitalis des Nervus genitofemoralis
38 Ramus femoralis des Nervus genitofemoralis
39 Vena cava inferior
40 Crista iliaca
41 Nervus subcostalis mit aufgenommenen N. iliohypogastricus
42 Truncus sympathicus
43 Nervus ilioinguinalis
44 Nervus iliohypogastricus
45 Crus intermedium des Crus dextrum des Diaphragma
46 Crus mediale des Crus dextrum des Diaphragma
47 Nervus splanchnicus major
48 Ganglion dextrum der Ganglia coeliaca

153

Abbildung 78 Regio perinealis, männlich 1

Die *Regio perinealis* ist das *Gebiet* des *Beckenausganges*, des *Exitus pelvis*. Es wird *seitlich* durch die beiden *Tubera ischiadica* begrenzt, welche die Haut bei der vorhandenen Beugung im Hüftgelenk deutlich vorwölben. Von hier geht die *Abgrenzung* nach *hinten* zur *Spitze* des *Os sacrum*, wo die *Crena ani* beginnt, die bis zum *Anus* verläuft und sich bei gestreckten Hüftgelenken sehr vertiefen würde. Vorne seitlich findet die Region am *Sulcus genitofemoralis* ihr Ende, der allerdings nur bei nicht abduziertem Bein deutlich in Erscheinung tritt. Immer ist aber dort der *Arcus pubis* und seine Verbindung mit dem *Ramus ossis ischii* als Grenze zu *tasten*.

Der *hintere Teil* der Regio perinealis, die *Regio analis*, enthält den *Anus* und reicht bis zu einer queren Vorwölbung, dem *Perineum* oder *Damm*, der schon dem *vorderen Teil* der *Region*, der *Regio urogenitalis*, angehört. Aus dem *Damm* entwickelt sich nach vorne eine *mediane Anschwellung*, die durch den *Bulbus penis* verursacht wird. Bei guter *Füllung* des Schwellkörpers der Urethra, dem *Corpus spongiosum penis*, zu dem ja der *Bulbus penis* gehört, kann es zu der vorliegenden ziemlich starken Vorwölbung kommen.

Links vom *Anus* wurde durch Entfernung der Haut der *äußere Rand* der *Pars superficialis* des *M. sphincter ani externus* dargestellt. Er umgibt *zwingenförmig* den *Anus* und reicht vom *Os coccygis* bis zum *Centrum tendineum*. Dort verankert sich auch teilweise der *Musculus bulbospongiosus*, dessen *Rand* gerade noch zu sehen ist.

Die *Lage des Schließmuskels* läßt die gegenüberliegende Wand des leicht *geöffneten Anus* seiner *Pars cutanea* zuordnen, die mit einem Streifen *unverhornten Plattenepithels* beginnt.

1 Apex ossis sacri
2 Crena ani
3 Pars cutanea ani
4 Anus
5 Perineum (Damm)
6 Vorwölbung durch den Bulbus penis
7 Vorwölbung durch den Musculus adductor magnus
8 Scrotum mit Testis dexter
9 Penis – Facies urethralis
10 Glans penis
11 Preputium penis
12 Scrotum mit Testis sinister
13 Vorwölbung durch den Musculus gracilis
14 Sulcus genitofemoralis
15 Musculus bulbospongiosus
16 Musculus sphincter ani externus – Pars superficialis und Pars subcutanea
17 Vorwölbung durch das Tuber ischiadicum

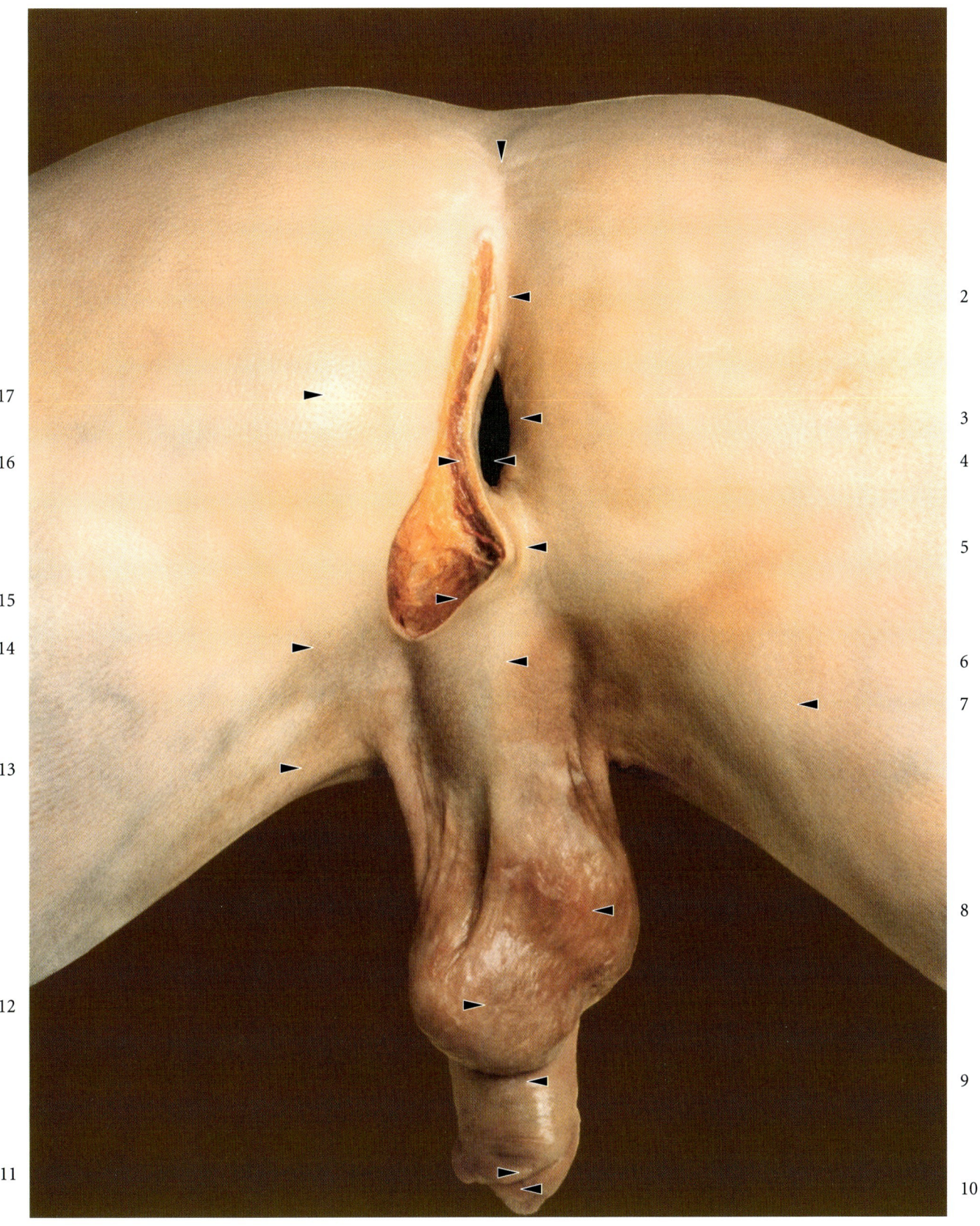

Abbildung 79   Regio perinealis, männlich 2

Nach *Entfernung* der *Haut* und der *Subcutis* mit ihrer *Lamina profunda strati subcutanei* und *Verlagerung* des *Musculus gluteus maximus* wurde die *Fossa ischioanalis* eröffnet, indem das *Corpus adiposum fossae ischioanalis* am *medialen Rande* des *Ligamentum sacrotuberale* vorbei an der *Fascia obturatoria* stumpf abgedrängt wurde.

In der dadurch entstandenen *tiefen Grube* ist eine aus der *Fascia obturatoria* austretende *Arteria rectalis inferior* zu sehen, die mit ihren *Ästen* in den *Fettkörper* und an den *M. gluteus maximus* gelangt. *Begleitet* wird sie von einem *Nervus rectalis inferior,* der einen medialen *Ramus perinealis* abgibt. Er geht zusammen mit den *Nervi perineales* in die *Nervi scrotales posteriores* über, die von lateral durch den doppelt unterlegten *Ramus perinealis* des *Nervus cutaneus femoris posterior* noch ergänzt werden.

Die *Nn. scrotales posteriores* liegen mit den aus der *A. perinealis* stammenden *Aa. scrotales posteriores* im *Spatium perinei superficiale,* das zwischen der *Lamina profunda strati subcutanei* als *Fascia perinei superficialis* und der *gemeinsamen Faszie der* dem *Diaphragma urogenitale* außen *angelagerten Muskeln* besteht.

An der *Wurzel des Skrotums* verbindet sich die *Fascia perinei superficialis* in *Ermangelung* einer *Subcutis* mit der *Tunica dartos* der *Haut* und wurde dort durch einen *Faden* nach unten *gespannt.* Bevor die dünner gewordenen *Äste* der *Nerven* oder *Gefäße* die Haut erreichen, *durchsetzen* sie diese *fasziale Bindegewebsschicht* im Sinne der in der *Einleitung* beschriebenen *Flachtunnel.*

Durch einen Faden wird eine der *Glandulae bulbourethrales accessoriae* hervorgezogen, wie sie in der Nachbarschaft des langen *Ausführungsganges* der *Glandula bulbourethralis* und der *Arteria bulbi penis* vorkommen.

1 Ligamentum sacrotuberale mit Processus falciformis
2 Arteria rectalis inferior in der Fossa ischioanalis
3 Musculus gluteus maximus
4 Musculus levator ani
5 Corpus adiposum fossae ischioanalis
6 Ramus perinealis des Nervus rectalis inferior
7 Arteria perinealis
8 Musculus sphincter ani externus
  – Pars superficialis
  (Ansatz am Centrum perinei)
9 Musculus bulbospongiosus
10 Arterie der Arteriae scrotales posteriores
11 Nervi scrotales posteriores
12 Musculus ischiocavernosus
13 Ramus perinealis des Nervus cutaneus femoris posterior
14 Musculus transversus perinei profundus
15 Nervus perinealis
16 Fascia obturatoria
17 Ramus perinealis nach seinem Abgang aus dem Nervus rectalis inferior

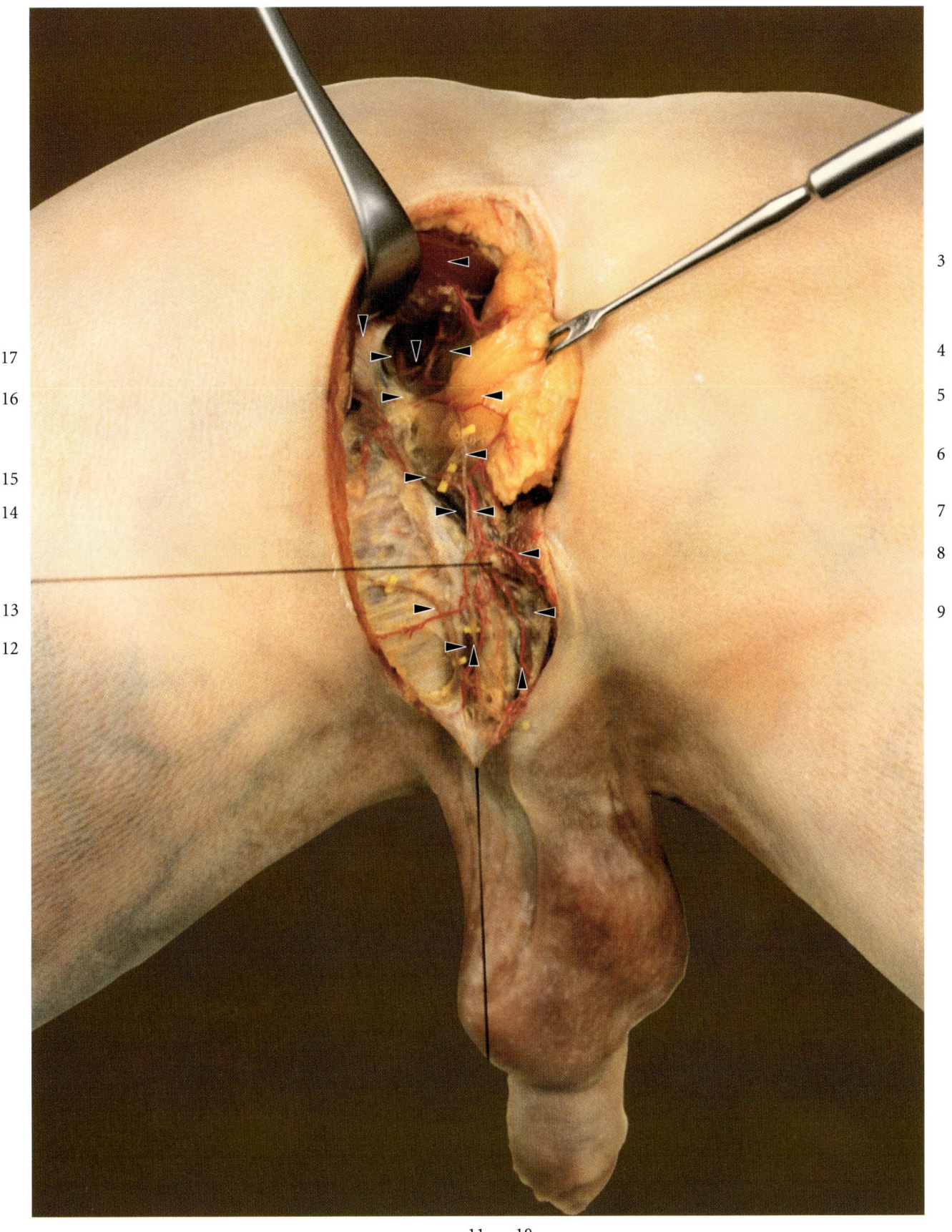

Abbildung 80   Regio perinealis, männlich 3

Unter Verwendung des gleichen *Zuganges* wie bei der vorhergehenden Abbildung wurde das ganze *Corpus adiposum fossae ischioanalis* entfernt, so daß die *Wände* der *Fossa ischioanalis* zur Gänze überblickt werden können. Als *laterale Wand* steht die *Fascia obturatoria*, soweit sie *kaudal* vom *Arcus tendineus musculi levatoris ani* liegt. Mit ihr zusammen formt der sich *trichterförmig* zum *Anus* hin erstreckende *Musculus levator ani* einen *scharfkantigen Giebel* eines Daches, der nur durch die *Roof-Membran* besonders im hinteren Teil etwas mehr abgerundet wird.

Nach hinten ist der *Musculus levator ani* nur *selten* wie hier durch einen *Muskelspalt* vom *Musculus ischiococcygeus [coccygeus]* getrennt, mit dem er *gemeinsam* das *Diaphragma pelvis* bildet. *Kaudal* schließt an den *Musculus levator ani* der in diesem Falle *heller* gefärbte *Musculus sphincter ani externus* nahezu *kontinuierlich* an, wenn auch zarte abgrenzende *Bindegewebssepten* mit *Gefäßen* für den *Darm* bestehen.

Die *Fascia obturatoria* setzt mit ihrem *kaudalen Ende* am medialen Rande des *Ligamentum sacrotuberale* und dessen *Ausläufer*, dem *Processus falciformis*, an, nachdem sie sich zu einer *Duplikatur* gespalten und den *Canalis pudendalis* (Alcock) gebildet hat.

Die mediale Wand dieses Alcockschen Kanals wurde hinten entfernt, so daß im Kanal die *Arteria pudenda interna* zugänglich wurde. Sie gibt dort eine *Arteria rectalis inferior* ab, die von einem sich bald aufteilenden *Nervus rectalis inferior* begleitet wird.

Im Bereich der *Regio urogenitalis* sind die mit einer gemeinsamen Faszie und von den schon bei Abb. 79 beschriebenen Nerven und Gefäßen überlagerten *Musculi ischiocavernosus* und *bulbospongiosus* sowie der *Arcus pubis* zu sehen, an dem sich die *Ursprünge* der Adduktorengruppe des Oberschenkels zusammen mit der *Fascia lata* verankern.

1 Ligamentum sacrotuberale – Processus falciformis
2 Musculus ischiococcygeus [coccygeus]
3 Musculus gluteus maximus
4 Canalis pudendalis
5 Nervus rectalis inferior
6 Arteria rectalis inferior
7 Musculus sphincter ani externus – Pars subcutanea
8 Musculus sphincter ani externus – Pars superficialis
9 Arteria perinealis
10 Musculus transversus perinei profundus
11 Musculus bulbospongiosus
12 Nervi scrotales posteriores und Arteriae scrotales posteriores
13 Ramus perinealis des Nervus cutaneus femoris posterior
14 Musculus ischiocavernosus
15 Arcus pubicus
16 Nervus perinealis
17 Musculus puborectalis des Musculus levator ani
18 Musculus levator ani
19 Fascia obturatoria
20 Arteria pudenda interna im Canalis pudendalis

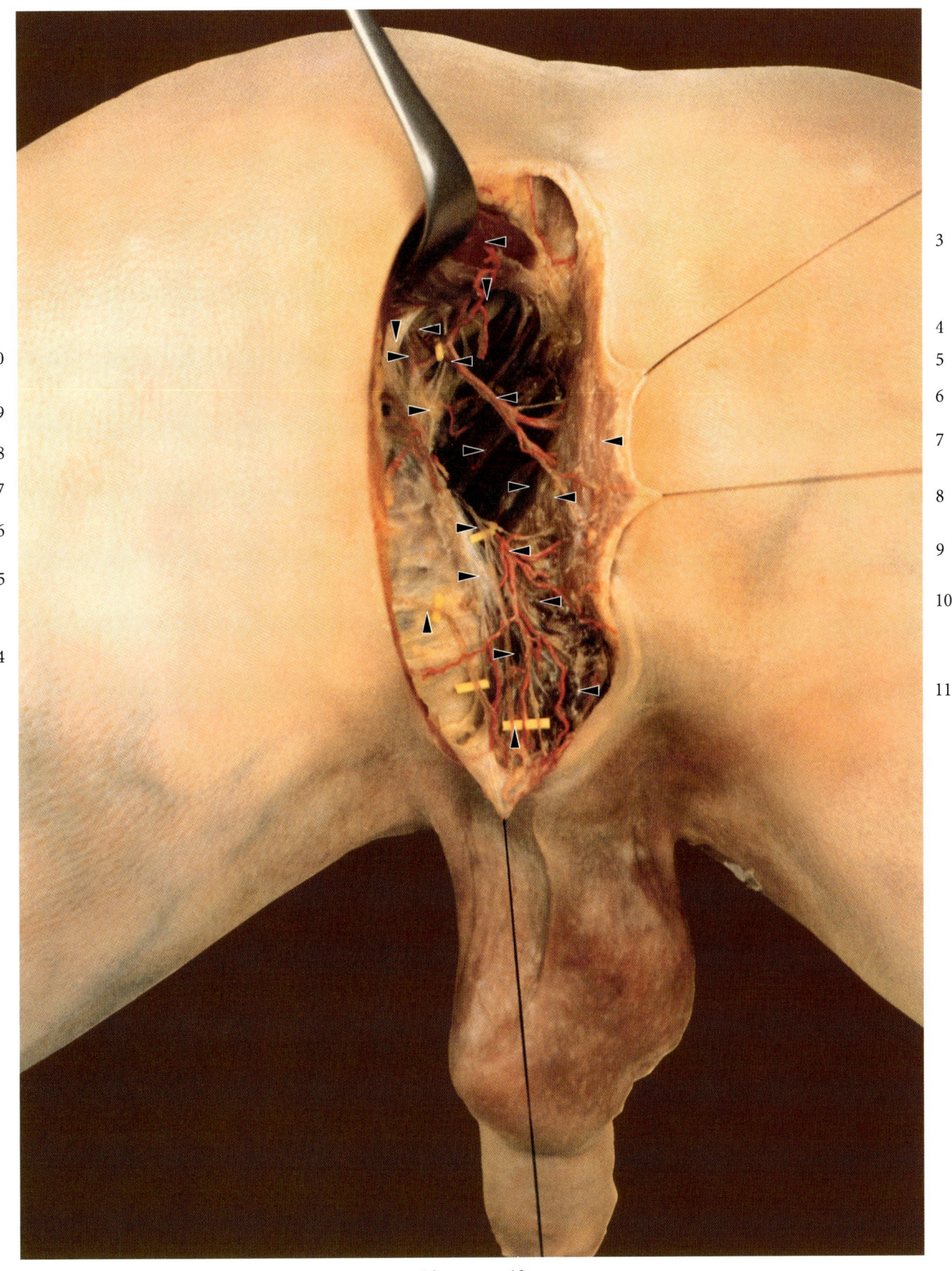

Abbildung 81   Regio perinealis, männlich 4

An dem Präparat der vorhergehenden Abbildung wurde der *Canalis pudendalis (ALCOCK)* weiter nach vorne eröffnet. In ihm wurde die *Arteria pudenda interna* und der *Nervus pudendus* präpariert. Die *A. pudenda interna* ist durch *laterale Muskeläste* im Kanal gut fixiert, so daß sie ihre Lage im *Canalis pudendalis* und zum *Processus falciformis* des *Ligamentum sacrotuberale* bewahrt. Durch die *laterale Wand* des *Kanals* schimmert die *Muskulatur* des *Musculus obturatorius internus* hindurch.

Der *Nervus pudendus* hat die *Arterie* ebenso wie die *resezierte Vene* kaudal *begleitet* und wurde nach seiner Isolierung stark *nach medial verzogen*. Er *teilt sich* in einen der *Arterie* folgenden *Nervus dorsalis penis* und den *Nervus perinealis*. Schon *vor* dieser *Hauptteilung* ist das Faserkontingent des *Nervus perinealis* in *zwei Teile* zerfallen. Dahinter ist ein *Nervus rectalis inferior* unterlegt, der mit der *gleichnamigen Arterie* verläuft.

Durch die *hinteren beiden Fäden* sind *Nervenäste* angespannt, die zur *resezierten Haut* gegangen sind. Die *beiden vorderen Fäden* ziehen die mit mehreren *Anastomosen* versehenen *Nn. scrotales posteriores* und die *Muskeläste* des *N. perinealis*, zusammen mit der *A. perinealis*, nach medial, wodurch der *Abgang* der *Arteria bulbi penis* zur Darstellung kommt. Er sieht in *Lage* und *Dicke* einem *Abgang* der *A. penis* täuschend *ähnlich*. Erst die weitere Verfolgung der Gefäße ergab, daß die *Aufteilung der A. pudenda interna* schon kurz vorher stattgefunden hat und die *Arteria penis* ein wenig lateraler den *Musculus transversus perinei profundus* von oben her betritt (s. Abb. 86). *In der Regel* sollte sie dort die *Arteria bulbi penis* mit annähernd ähnlichem Verlauf abgeben, wie er vorliegt.

1 Ligamentum sacrotuberale – Processus falciformis
2 Canalis pudendalis – (mediale Wand)
3 Nervus rectalis inferior
4 Musculus levator ani
5 Ramus cutaneus des Nervus rectalis inferior
6 Ramus cutaneus des Ramus perinealis vom Nervus rectalis inferior
7 Musculus gluteus maximus
8 Os coccygis mit Ursprung des M. gluteus maximus
9 Nervus perinealis
10 Arteria rectalis inferior mit Nervus rectalis inferior
11 Nervus perinealis (aus dem Canalis pudendalis herausgehoben)
12 Ramus perinealis des Nervus rectalis inferior
13 Musculus sphincter ani externus – Pars superficialis
14 Nervi et Arteriae scrotales posteriores
15 Musculus bulbospongiosus
16 Musculus transversus perinei profundus
17 Ramus perinealis des Nervus cutaneus femoris posterior
18 Fascia perinei superficialis
19 Musculus ischiocavernosus
20 Ramus inferior ossis pubis
21 Arteria perinealis mit Arteria bulbi urethrae (Var.)
22 Rami musculares des Nervus perinealis
23 Ramus muscularis des Nervus perinealis
24 Nervus dorsalis penis
25 Arteria pudenda interna

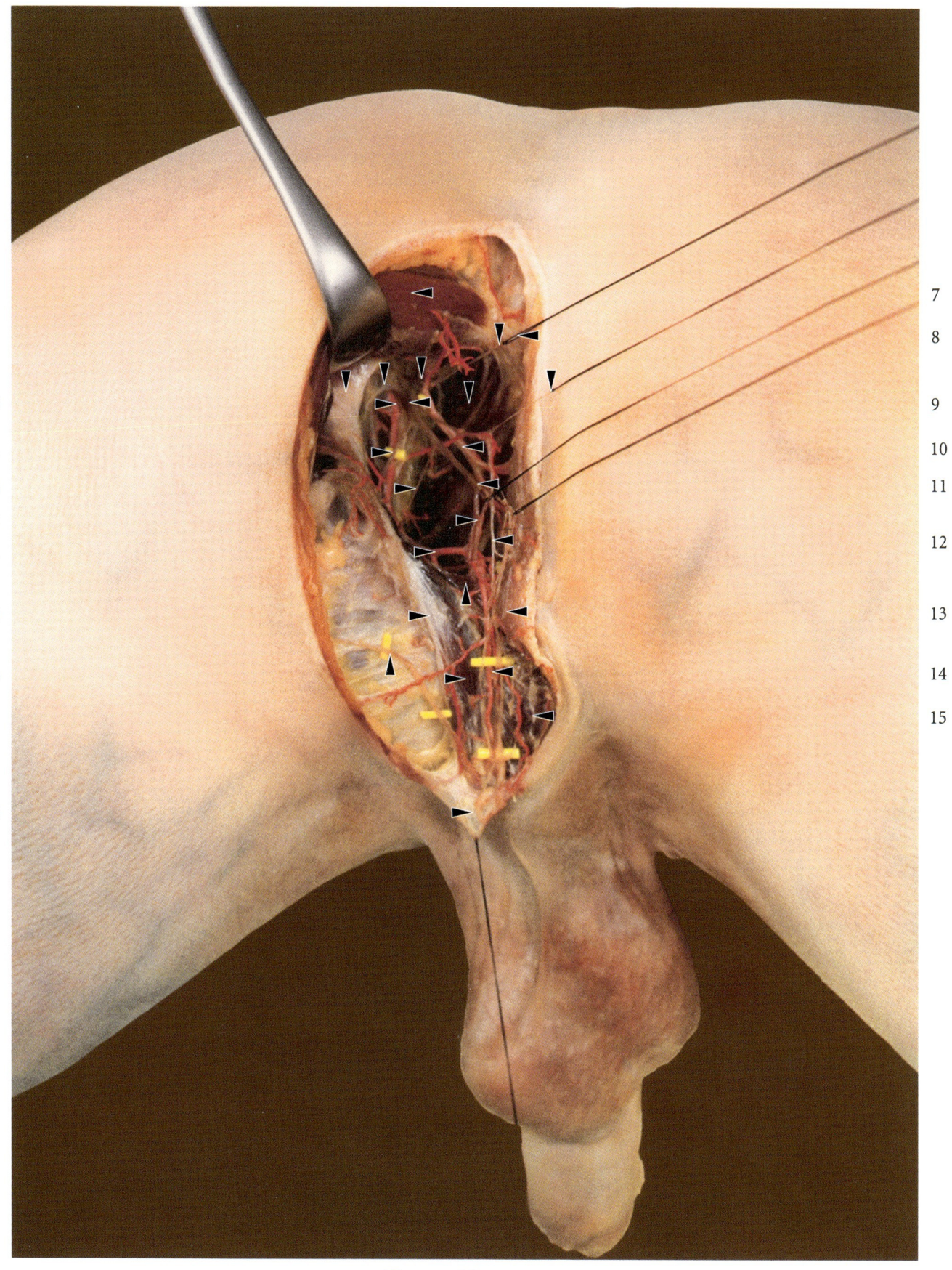

161

Abbildung 82   Regio perinealis, männlich 5

In der *Regio urogenitalis* wurden alle Äste des *N. perinealis* und der *A. perinealis reseziert,* so daß die dort befindlichen *Muskeln* ganz *freigelegt* werden konnten. Die *Grundlage* dieser *Region* ist das *Diaphragma urogenitale,* welches im *Arcus pubicus* ausgespannt ist, und als *bindegewebig-muskuläre Platte* mit seinen *Musculus transversus perinei profundus* den hinteren Rand bildet.

An dieses *Diaphragma* unten angelagert sind der vom *Musculus bulbocavernosus* eingehüllte *Bulbus penis* und der *Musculus ischiocavernosus,* welcher das am *Ramus inferior ossis pubis* befestigte *Corpus cavernosum penis* umgibt. Beide Muskeln werden von einer *gemeinsamen Faszie* überzogen (vergl. Abb. 70), der GALLAUDETschen *Faszie,* einfach auch *Fascia perinei* genannt.

Zwischen dieser *Faszie,* den *beiden Muskeln* und dem *Diaphragma urogenitale* mit seiner *Fascia diaphragmatis urogenitalis inferior* besteht ein *Bindegewebsraum,* der den Namen *Spatium perinei profundum* verdient. Dadurch trennt die *Fascia perinei* das *Spatium perinei superficiale* mit den *Gefäßen* und *Nerven* des *Skrotums* von dem *Spatium perinei profundum* mit der *Arteria bulbi penis.*

Es soll aber darauf hingewiesen werden, daß das *Spatium perinei profundum* nach anderen Interpretations-Versuchen offiziell, *entgegen* dem *Wortsinn,* über das *Diaphragma urogenitale* ins Becken hinein verlagert wurde, obwohl ein *Raum* des *Beckens* eigentlich kein *Raum* des *Perineums* sein kann.

In der *Regio analis* wurde der *Präparationszustand* und die dafür gewählte *Blickrichtung* bei den nächsten beiden Abbildungen nicht geändert, so daß die *Beschreibung* aus Platzgründen *dort* erfolgen soll.

1 Ligamentum sacrotuberale mit Processus falciformis
2 Canalis pudendalis (mediale Wand)
3 Musculus ischiococcygeus [coccygeus]
4 Musculus levator ani
5 Os coccygis
6 Musculus gluteus maximus
7 Nervus rectalis inferior
8 Nervus perinealis
9 Musculus sphincter ani externus – Pars subcutanea
10 Musculus sphincter ani externus – Pars superficialis
11 Centrum perinei des Diaphragma urogenitale
12 Musculus bulbocavernosus
13 Diaphragma urogenitale
    mit Musculus transversus perinei profundus
14 Ramus inferior ossis pubis am Übergang
    in den Ramus ossis ischii
    zur Bildung eines Ramus ischiopubicus
15 Sehne des Musculus ischiocavernosus
16 Musculus ischiocavernosus
17 Arteria perinealis
18 Arteria rectalis inferior
19 Nervus dorsalis penis
20 Arteria pudenda interna

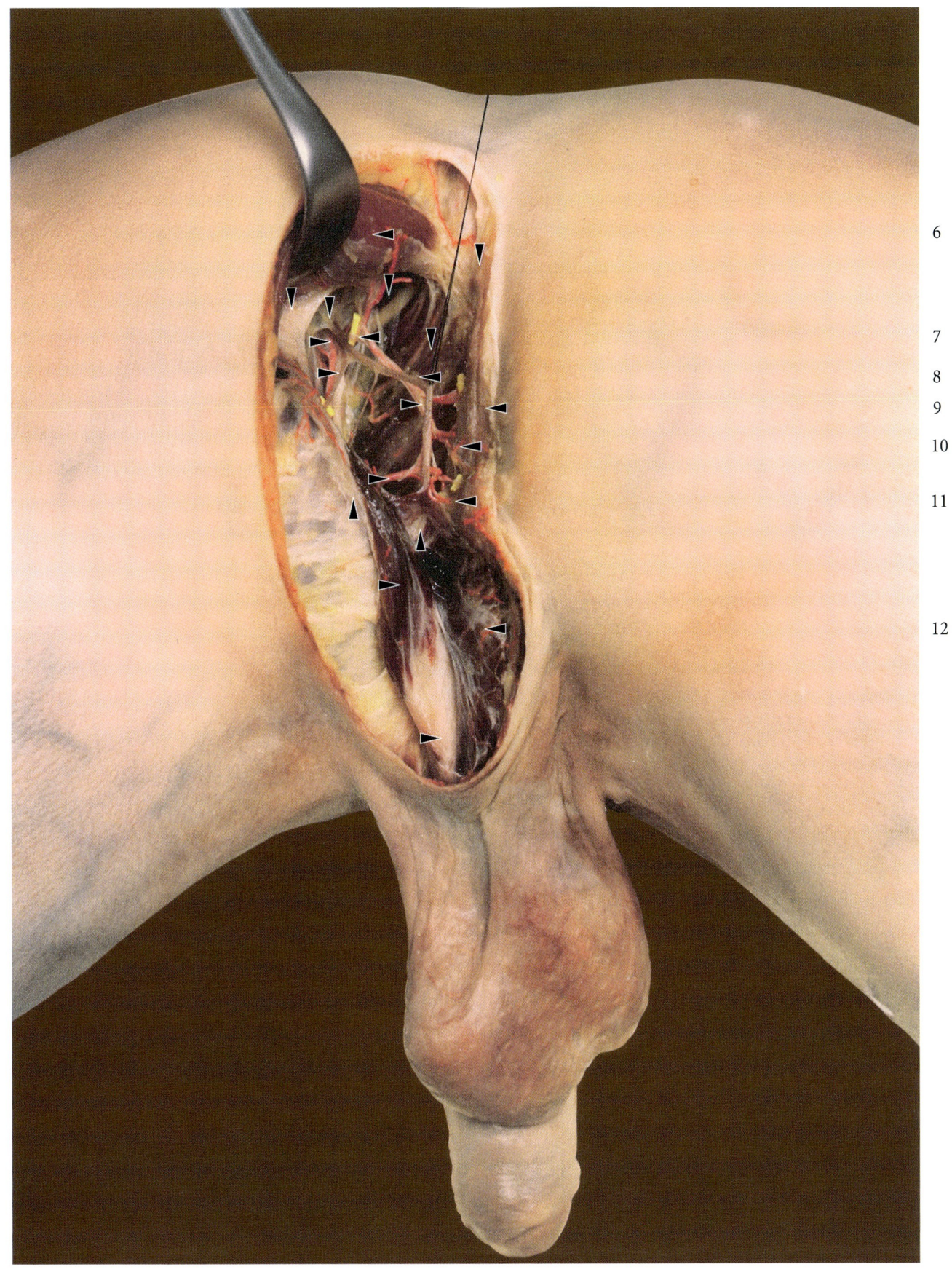

Abbildung 83   Regio perinealis, männlich 6

In der *Regio urogenitalis* wurde der *Musculus bulbospongiosus* vom *Corpus spongiosum penis* entfernt. Dieser *Schwellkörper* der *Urethra* beginnt hinter der Stelle, wo ihn die *Urethra* betritt, mit dem *Bulbus penis*, der an dem abgebildeten Präparat *extrem entleert* und bei der gegebenen geringen inneren Gewebsmenge daher stark *kollabiert* ist. Seine dünne und elastische *Tunica albuginea* erlaubt ihm aber eine noch etwas stärkere Ausweitung als jener weiter vorn liegender Urethraabschnitt so daß bei *guter Füllung* eine *Form* entsteht, die den *Namen Bulbus penis* rechtfertigt.

Die erhalten gebliebene *Anschwellung* des *Corpus spongiosum penis* enspricht der weitesten *Stelle* der Urethra, die als *Fossa bulbi* oder *Ampulla urethrae* bezeichnet wird.

Zwischen dem *Schwellkörper* der *Urethra* und dem *Musculus ischiocavernosus* ist das *Diaphragma urogenitale* zu sehen, von dem der *Musculus transversus perinei profundus* seinen hinteren *Rand* bildet oder zumindest in dessen Nähe liegt. Davor besteht das *Diaphragma* nur aus einer *bindegewebigen Platte*, der *Membrana perinei*, die vorne mit dem *Ligamentum transversum perinei* endet.

Die *Arteria bulbi penis* zieht anfangs eingelagert in den *Musculus transversus perinei profundus* an der *kranialen Wand* des *Spatium perinei profundum* zum *Bulbus penis*. Sie entspringt von der *Arteria penis*, die im *Musculus transversus perinei profundus*, überlagert vom *medialen Rande* des *Musculus ischiocavernosus*, unsichtbar bleibt oder von der *Arteria perinealis*.

Die vorliegende *Regio analis* deckt sich mit jener der folgenden Abbildung und wird dort beschrieben.

1 Ligamentum sacrotuberale – Processus falciformis
2 Canalis pudendalis
  (mediale Wand – Fascia obturatoria)
3 Nervus rectalis inferior
4 Musculus ischiococcygeus [coccygeus]
5 Musculus levator ani
6 Os coccygis
7 Musculus gluteus maximus
8 Arteria rectalis inferior
9 Nervus perinealis
10 Musculus sphincter ani externus
   mit ihn innervierenden und unterlegten Nervenästen
11 Bulbus penis (stark kollabiert)
12 Corpus spongiosum penis
   (im Bereich der Ampulla urethrae)
13 Corpus spongiosum penis
   mit Pars spongiosa urethrae
   vor der Ampulla urethrae
14 Diaphragma urogenitale
   mit Musculus transversus perinei profundus
15 Sehne des Musculus ischiocavernosus am Crus penis
16 Ramus inferior ossis pubis
17 Musculus ischiocavernosus
18 Arteria bulbi penis
19 Arteria perinealis
20 Lateraler Ramus muscularis des Nervus perinealis
21 Arteria pudenda interna und Nervus dorsalis penis

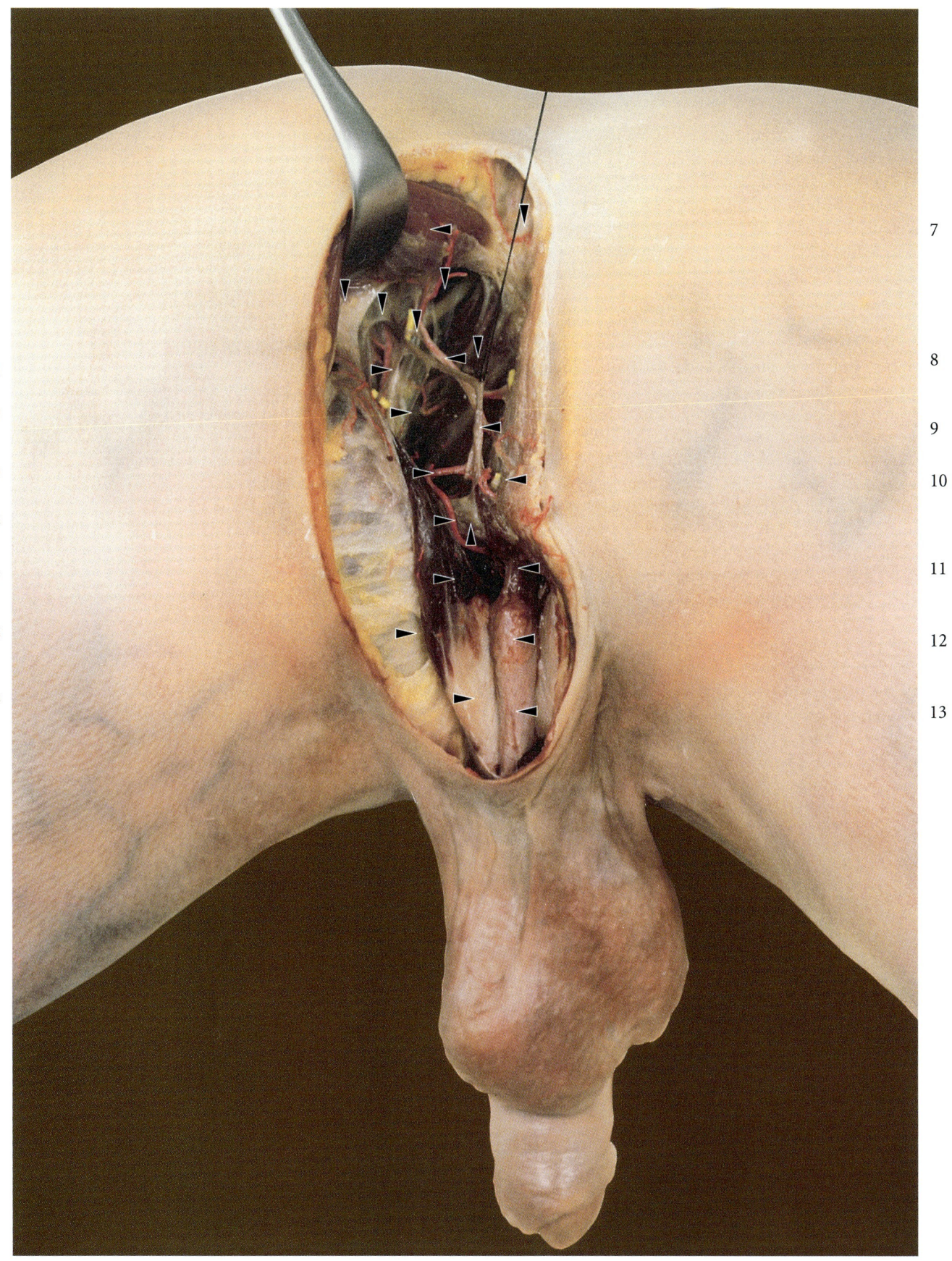

Abbildung 84   Regio perinealis, männlich 7

Wie bei den vorhergehenden Abbildungen wurde der *Musculus gluteus maximus* über das *Tuber ischiadicum* zur Seite gezogen, an dem das *Ligamentum sacrotuberale* ausläuft und sich in seinen *Processus falciformis* fortsetzt. Von diesen derben Bandstrukturen zieht die *Fascia obturatoria* in die Tiefe. An ihr entspringt der *Musculus levator ani,* der im vorliegenden Falle durch eine *Spalte* vom *Musculus coccygeus* abgesetzt ist und sich in den *Musculus iliococcygeus* und *Musculus pubococcygeus* aufteilen läßt.

Der Alcocksche Kanal in der *Fascia obtoratoria* ist eröffnet, und die in ihm liegende *Arteria pudenda interna* ist dargestellt. Der *Nervus perinealis* wurde durch einen Faden stark nach medial gezogen, so daß der Abgang des noch im Kanal *unterlegten Nervus dorsalis penis* des *N. pudendus* sichtbar wird. Hinter dieser *Verzweigungsstelle* ist ein *Nervus rectalis inferior* unterlegt, der die *Arteria rectalis inferior* begleitet, die sonst auch *doppelt* oder *dreifach* vorkommen kann.

In der *Regio urogenitalis* wurde das *Corpus spongiosum penis* mit dem *Bulbus penis* gespalten und die *Urethra* bis zum Durchtritt durch das *Diaphragma urogenitale* in ihrer *Pars spongiosa* eröffnet. Sie ist dort am *Diaphragma urogenitale* gut fixiert und gehört daher zur *Pars fixa* der *vorderen Harnröhre.*

Die *Wand der Urethra* wird von einer innen *Epithel* tragenden *Lamina propria* gebildet, die sich am *makroskopischen Querschnitt* nach außen *gut absetzt,* obwohl sie eigentlich ohne *scharfe Grenze* in die *Venenräume* des *Corpus spongiosum penis* übergeht.

Im *eröffneten Schwellkörper* verzweigt sich die *A. bulbi penis.*

1 Ligamentum sacrotuberale – Processus falciformis
2 Canalis pudendalis
   (mediale Wand – Fascia obturatoria)
3 Arteria rectalis inferior
4 Musculus levator ani – Musculus iliococcygeus
5 Musculus sphincter ani externus – Pars superficialis
6 Musculus gluteus maximus
7 Musculus ischiococcygeus [coccygeus]
8 Nervus rectalis inferior
9 Fascia obturatoria
10 Nervus perinealis
11 Musculus levator ani – Musculus pubococcygeus
12 Musculus transversus perinei profundus
13 Arteria bulbi penis
    (Verzweigung im Corpus spongiosum penis)
14 Pars spongiosa urethra
15 Zugang zur Pars membranacea urethrae
    im Diaphragma urogenitale
16 Hinterer Rand des Diaphragma urogenitale
17 Arcus tendineus musculi levatoris ani
18 Corpus spongiosum penis (Schnittfläche)
19 Ramus inferior ossis pubis
20 Musculus ischiocavernosus
21 Arteria bulbi penis
22 Arteria perinealis
23 Arteria pudenda interna und Nervus dorsalis penis
24 Nervus pudendus

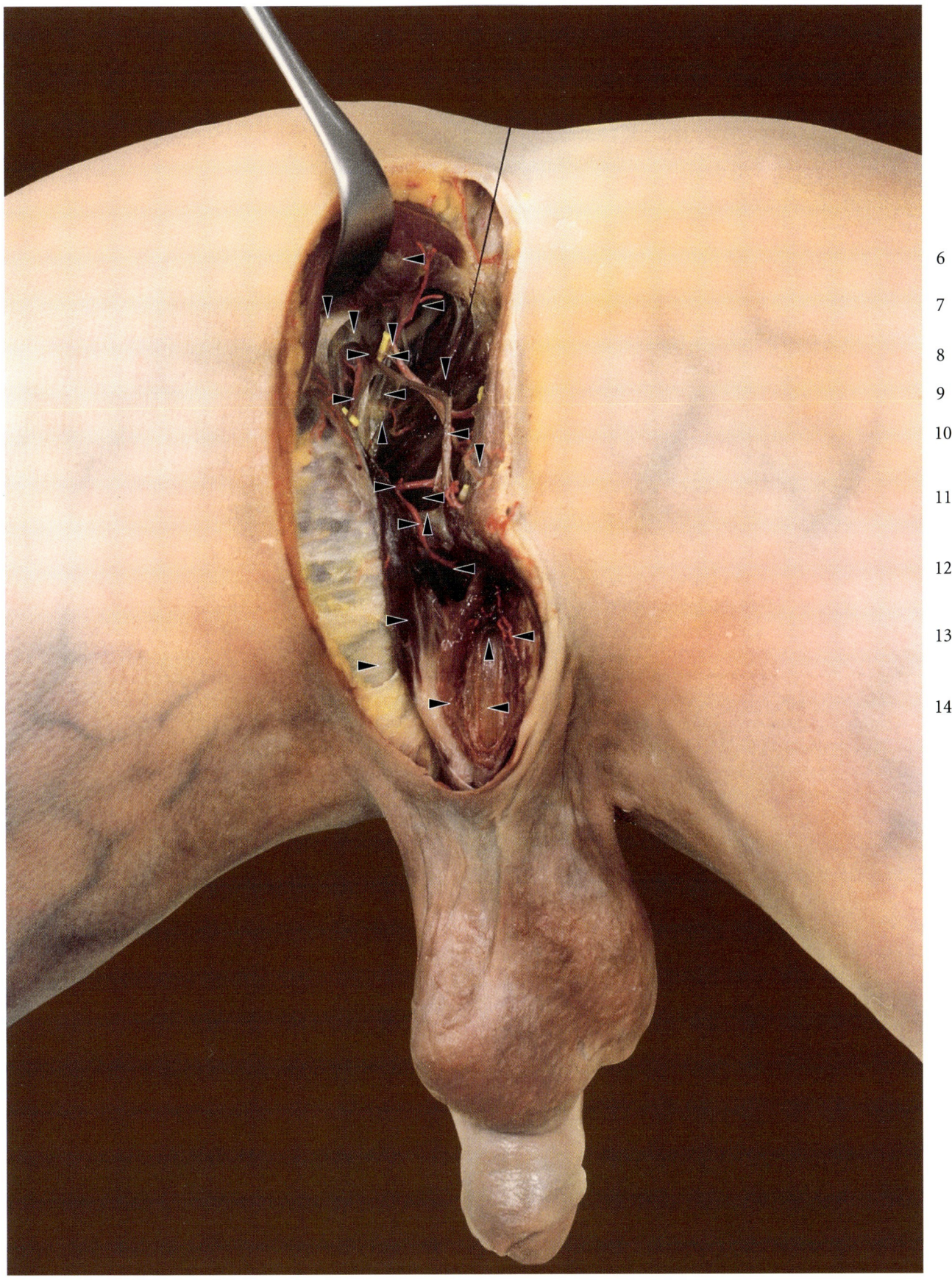

1 2 3 4 5

6
7
8
9
10
11
12
13
14

24
23
22
21
20
19
18

17 16 15

Abbildung 85 Regio perinealis, männlich 8
Regio analis

In dieser *Regio analis* ist die *Gliederung* des *Musculus levator ani* deutlich zu sehen. Der *M. iliococcygeus* ist an beiden *Rändern* mit schwarzen *Borsten* unterlegt. *Vorn überlagert er* den hinteren Rand des *M. pubococcygeus*, und mit seinem *hinteren Rande* würde er sich *innen* an den *Musculus ischiococcygeus [coccygeus]* anlegen, wenn er nicht von diesem Muskel durch eine selten vorkommende *Spalte* getrennt wäre.

Ganz vorn schließt an den *M. pubococcygeus* der *M. puborectalis* an, der größtenteils an der *oberen Faszie* des *Diaphragma urogenitale* entspringt und nach *Entfernung* dieses *Diaphragmas* mit einer *Schnittfläche* beginnen muß. Er bildet mit dem gleichen Muskel der anderen Seite eine *Schlinge*, die sich von hinten an die *Flexura perinealis* des *Rektums* legt und daher als *Sphincter* recti wirkt.

Den *M. puborectalis* setzt nach außen der *M. sphincter ani externus* fort. Seine *Pars subcutanea* und *Pars superficialis* umfassen den Anus *zwingenförmig*, während die *Pars profunda* weitgehend *ringförmig* verläuft. In diese strahlen aber von vorn *Fasern* des *M. puborectalis* ein, die sich davor als *M. levator prostatae* auch mit dem *Centrum perinei* des *Diaphragma urogenitale* verbinden. Daher weist dort die *Pars profunda* ebenfalls *Schnittflächen* auf.

Gefäße dringen *zwischen* den *M. puborectalis* und den *M. sphincter ani externus* ein, und eine vordere Gefäßverzweigung gelangt auch *zwischen* dessen *Pars superficialis* und *Pars profunda*. Die *Nerven* für diesen *Schließmuskel* aus dem *Nervus rectalis inferior*, die auch sensible Fasern für den *Analkanal* enthalten, sind *unterlegt*.

Die beiden *Mm. puborectales* begrenzen als *Levatorschenkel* einen Schlitz, den *Hiatus musculi levatoris ani*, der durch den die Levatorschenkel verbindenden *M. levator prostatae* in einen *Hiatus analis* und *Hiatus urogenitalis* unterteilt wird.

1 Processus falciformis des Ligamentum sacrotuberale
2 Canalis pudendalis (eröffnet)
3 Musculus ischiococcygeus [coccygeus]
4 Musculus iliococcygeus des M. levator ani
5 Musculus sphincter ani externus – Pars superficialis
6 Musculus sphincter ani externus – Pars subcutanea
7 Os coccygis
8 Fascia obturatoria
   – mediale Wand des Canalis pudendalis
   (nach medial umgeklappt)
9 Arteria rectalis inferior (obligates Hauptgefäß)
10 Arteria rectalis inferior
   (eines der ein bis zwei Nebengefäße)
11 Musculus pubococcygeus des M. levator ani
12 Musculus puborectalis des M. levator ani
13 Musculus sphincter ani externus – Pars profunda
14 Pars membranacea urethrae (Querschnitt)
   mit Apex prostatae
15 Arteria penis
16 Arteria profunda penis
17 Nervus dorsalis penis
18 Corpus cavernosum penis im Crus penis dextrum
   mit Verzweigung der A. profunda penis
19 Arteria dorsalis penis dextra
20 Corpus cavernosum penis im Crus penis sinistrum
   mit Verzweigung der A. profunda penis
21 Arterienbogen zwischen
   den Arteriae profundae penis (Var.)
22 Vena dorsalis profunda penis
23 Ligamentum arcuatum pubis
24 Musculus ischiocavernosus
25 Arteria bulbi penis
26 Arteria perinealis
27 Arteria pudenda interna und Nervus dorsalis penis
28 Nervus rectalis inferior
29 Musculus gluteus maximus

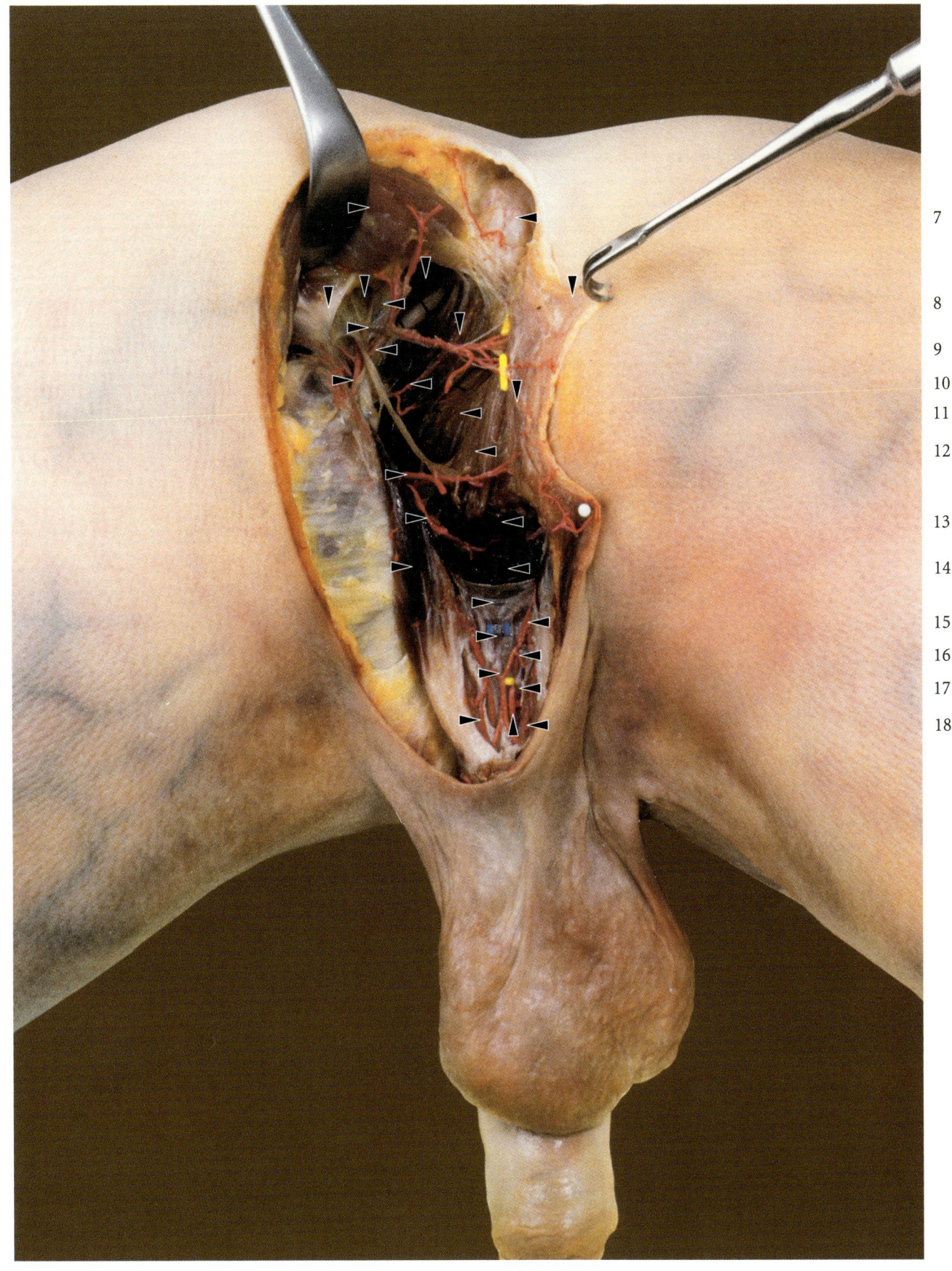

Abbildung 86   Regio perinealis, männlich 9
Regio urogenitalis

In der *Regio urogenitalis* wurde das *Diaphragma urogenitale* mit den angelagerten *Resten* des *Harnweges* und mit den *Usprüngen* der *Beckenbodenmuskulatur* entfernt. Die dadurch entstandene *Öffnung* gewährt Einblick in den *Raum* des *kleinen Beckens*. In der Tiefe ist der *Apex prostatae* mit der austretenden *Pars prostatica urethrae* zu sehen. Die von vorne sichtbare *Symphyse* der *Schambeine* geht am *unteren Rande* in das *Ligamentum arcuatum pubis* über, welches den vorderen Abschluß der Öffnung bildet.

Etwas oberhalb des Bandes wurde die *Vena dorsalis profunda penis* unterlegt, bevor sie in den *Plexus venosus prostaticus* einmündet. Dieser Plexus befindet sich im *Spatium retropubicum* (RETZIUS), das *nach dorsal* bis zu einer *Faszienstruktur* reicht, die unten am *Diaphragma urogenitale* endet. Diese Faszienstruktur *bedeckt die Prostata* von vorn und gehört zur *Faszienscheide der Prostata*, die vorn aus der von oben kommenden *Fascia umbilico-(prae)-vesicalis* und dem *Ligamentum puboprostaticum* gespeist wird.

Der sehr kräftig ausgebildete *Musculus ischiocavernosus* überlagert die in den *Ursprung* des *Musculus transversus perinei profundus* eingelagerte *Arteria penis,* so daß sie in diesem Falle erst weit vor dem Diaphragma wieder in Erscheinung tritt. Sie teilt sich dort in die *A. profunda penis* und *A. dorsalis penis*. Die *Arteria profunda penis* kommuniziert mit jener der anderen Seite und gibt jederseits *zwei* getrennt in das eröffnete *Corpus cavernosum* eintretende *Äste* ab. Der rechte *Nervus dorsalis penis* ist unterlegt.

Die *Arteria bulbi penis* geht wie öfters von der *Arteria perinealis* ab. Vorn hinter dem Schnittrande der Haut ist der *Querschnitt* der *Urethra* und ihres *Schwellkörpers* zu sehen.

1 Ligamentum sacrotuberale – Processus falciformis
2 Nervus pudendus
3 Musculus iliococcygeus des M. levator ani
4 Musculus sphincter ani externus – Pars superficialis
5 Musculus sphincter ani externus – Pars subcutanea
6 Os coccygis
7 Nervus rectalis inferior
8 Arteria rectalis inferior
9 Nervus perinealis
10 Musculus pubococcygeus des M. levator ani
11 Arteria transversa perinei
12 Musculus sphincter ani externus – Pars profunda
13 Pars membranacea urethrae (Querschnitt) und Apex prostatae
14 Ligamentum arcuatum pubis
15 Arteria profunda penis (bildet als Varietät mit der A. profunda penis der anderen Seite einen Gefäßbogen und beiderseits betreten zwei Äste getrennt das Crus penis)
16 Nervus dorsalis penis
17 Corpus cavernosum penis im eröffneten Crus penis mit Verzweigungen der A. profunda penis
18 Arteria dorsalis penis
19 Diaphragma urogenitale (Ansatz am Arcus pubicus)
20 Pars spongiosa urethrae
21 Corpus cavernosum penis im eröffneten Crus penis mit Verzweigungen der A. profunda penis
22 Gefäßbogen zwischen den Arteriae profundae penis (Var.)
23 Vena dorsalis profunda penis
24 Musculus ischiocavernosus
25 Musculus ischiopubicus (dem Ansatz des Diaphragma urogenitale angelagertes, dünnes Muskelbündel)
26 Arteria bulbi penis mit Seitenast zum Apex prostatae und der Pars membranacea urethrae
27 Arteria perinealis
28 Arteria pudenda interna
29 Fascia obturatoria – mediale Wand des Canalis pudendalis
30 Nervus dorsalis penis
31 Musculus gluteus maximus

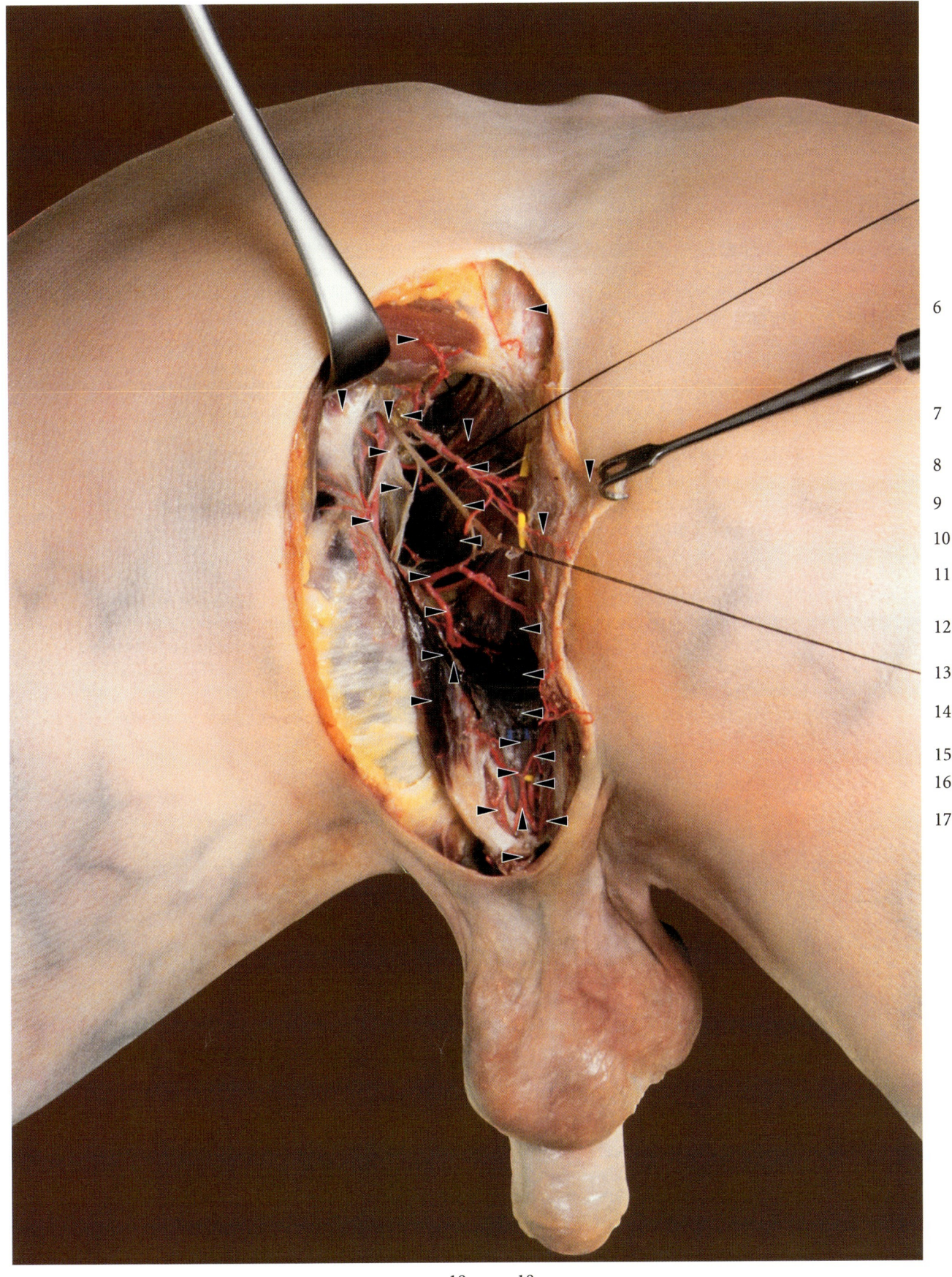

Abbildung 87 Regio pudendalis des Mannes

Die *Regio pudendalis* des *Mannes* überragt die schon an anderer Stelle abgehandelte *Regio urogenitalis* nach vorne, weil der *Penis* vor der *Symphyse* wurzelt. Sein Aufbau soll hier daher vor allem dargelegt werden.

Die beiden *Corpora cavernosa penis* werden von einer *einheitlichen,* derben *Tunica albuginea* umschlossen, in deren *Sulcus urethralis* das mit der *Glans penis* zusammenhängende *Corpus spongiosum* mit der *Pars mobilis* der *Urethra* eingelagert ist.

Auf der Abb. A wurde die *Haut* des *Penis* von seiner *Radix* bis zum *Preputium penis* gespalten. Anstelle einer *Tela subcutanea* findet sich hier die locker gewebte *Fascia penis superficialis.* In ihr liegt ein *Ast* der *Arteria pudenda externa.*

Auf Abb. B wurde die *Fascia penis superficialis* gespalten und auseinandergespreizt. Nach *Abhebung* der *Fascia penis profunda* nach rechts wurden die *Gefäße* und *Nerven* am *Dorsum penis* auspräpariert. Die *V. dorsalis profunda penis* wie auch die rechte *A. dorsalis penis* zeigen einen *Seitenast,* der von dorsal her *Verbindung* mit den *Cavernae corporum cavernosorum* aufnimmt. Es ist aber auf der rechten Seite auch eine *Vena circumflexa penis* mit einer begleitenden *Arterie* zu sehen. Auffällig ist, daß die immer wieder dargebotene *Symmetrie* und *Frequenz* der Strukturen nicht vorliegt.

Die abgehobene *Fascia penis profunda* (BUCK) bildet zwar für Gefäße und Nerven mit der *Tunica albuginea corporum cavernosorum* einen guten *Spaltraum,* verbindet sich aber sonst sehr fest mit ihrer Unterlage, insbesondere gegen die *Crura penis* hin, so daß ein Zusammenhang mit der GALLAUDETschen Faszie der *Regio urogenitalis* nicht herstellbar ist, obwohl sie einander entsprechen.

Die *Fascia perinei superficialis* (COLLES) hingegen setzt sich in die *Fascia penis superficialis* und seitlich der Peniswurzel, mit dem Os pubis nur locker verbunden, in die SCARPAsche Faszie der *Bauchdecken* fort. Phlegmonen des *Spatium perinei superficiale* können sich somit ungehindert bis zum Bauch, dem Penis und dem Skrotum ausbreiten.

1 Tunica albuginea corporum cavernosorum
2 Vena dorsalis profunda penis
3 Tunica albuginea corporis cavernosi penis (bedeckt mit Fascia penis profunda)
4 Vena dorsalis superficialis penis
5 Fascia penis superficialis (Schnittrand)
6 Arteriae dorsales penis
7 Fascia penis profunda (Schnittrand)
8 Nervi dorsales penis
9 Fascia penis superficialis (Schnittrand)
10 Venenverbindung zwischen Corpus cavernosum penis und Vena dorsalis profunda penis am Dorsum penis
11 Corona glandis (bedeckt mit Fascia penis superficialis und Innenhaut des Preputium penis)
12 Preputium penis
13 Scrotum mit Testis dexter
14 Scrotum mit Testis sinister
15 Vena circumflexa penis mit begleitender Arterie
16 Preputium mit Glans penis
17 Lockeres Bindegewebe der Verschiebeschicht zwischen Fascia penis superficialis und Cutis
18 Cutis (Schnittrand)
19 Arterienast der Arteria pudenda externa
20 Dorsum penis mit Fascia penis superficialis
21 Radix penis

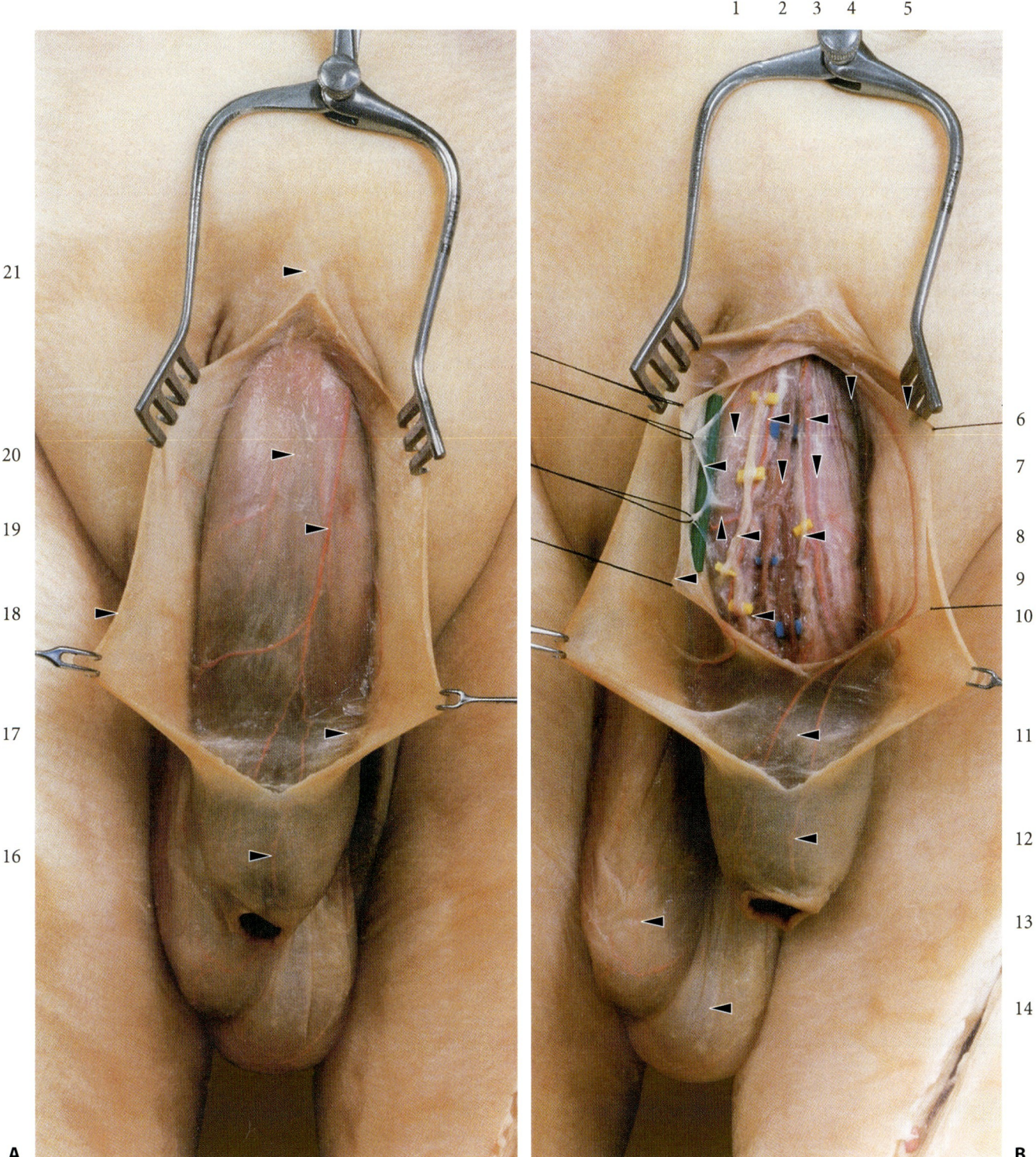

Abbildung 88   Regio perinealis, weiblich 1

Die Gliederung der *Regio perinealis* wurde schon bei der Regio perinealis des Mannes (Abb. 72) gegeben. Der Unterschied der weiblichen gegenüber der männlichen Region besteht darin, daß die *ganze Regio pudendalis* der Frau zur *Regio urogenitalis* gehört.

Die *Regio pudendalis* liegt vor dem *Damm*, dem *Perineum*. In dieser Region liegt das *äußere Genitale* der Frau, das *Pudendum femininum*. Durch starke *Abduktion der Beine* ist die *Schamspalte*, die *Rima pudendi*, eröffnet und der *Einblick* in das *entfaltete Vestibulum vaginae* gegeben. Die *Labia majora pudendi* werden hinten im *Bereich des Dammes* durch die *Commissura labiorum posterior* miteinander verbunden. Ihre dickeren *vorderen Enden* gehen in die *Commissura labiorum anterior* und in den *Mons pubis* über.

Die *Labia minora pudendi* sind ebenfalls *entfaltet* und werden durch eine tief einschneidende Furche, den *Sulcus nympholabialis*, von den *großen Schamlippen* getrennt. Sie umgrenzen das *Vestibulum vaginae*. Hinten verbinden sie sich durch das *Frenulum labiorum pudendi* und vorn durch das *Preputium clitoridis* miteinander. Außerdem schickt noch ihr *vorderer Rand* eine *eigene Abspaltung*, das *Frenulum clitoridis*, zur *Glans clitoridis*.

Ungefähr 3 cm hinter der *Glans clitoridis* ist die Öffnung der *Urethra* auf der *Papilla urethralis* in Form eines *sagittalen Spaltes* zu sehen. *Direkt* hinter dieser Öffnung, dem *Ostium urethrae externum*, liegt der *Introitus vaginae*.

Das den *medialen Wulst* der *Nates* aufbauende *Fettgewebe* wurde zur Seite gezogen, wodurch der stärker geöffnete Anus den Damm eindrucksvoller kennzeichnet.

1 Commissura labiorum posterior
2 Pecten analis
3 Musculus gluteus maximus
4 Tela subcutanea (subcutanes Fettpolster der Nates)
5 Sulcus analis intermuscularis
6 Musculus semitendinosus
7 Ostium urethrae externum
8 Musculus adductor magnus
9 Labium minus pudendi
10 Frenulum clitoridis und Glans clitoridis
11 Musculus gracilis
12 Labium majus pudendi
13 Commissura labiorum anterior
14 Sulcus genitofemoralis
15 Sulcus glutealis
16 Mons pubis
17 Preputium clitoridis
18 Sulcus nympholabialis
19 Frenulum labiorum pudendi
20 Perineum (Damm)
21 Anus
22 Crena ani
23 Lage des Apex ossis sacri

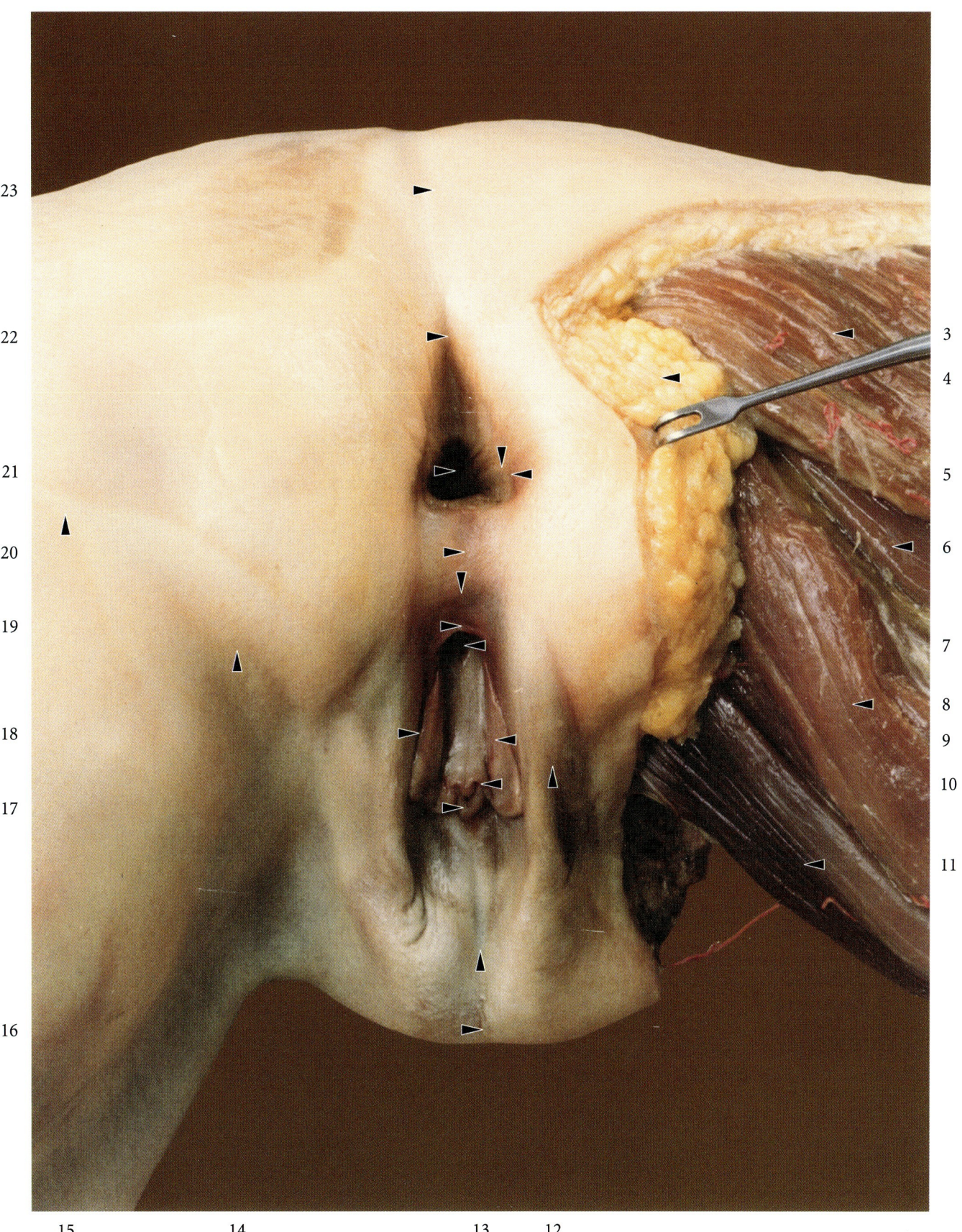

Abbildung 89   Regio perinealis, weiblich 2

Das die *mediale Rundung* der *Nates* bildende *Fettgewebe* wurde vom unteren Rande des *Musculus gluteus maximus* isoliert und nach medial verlagert. Der *Musculus gluteus maximus* wurde vom *Tuber ischiadicum* abgehoben und durch einen Haken mit der an ihm verbliebenen *Haut* und *Subcutis* nach dorsal gezogen. Von dem freigelegten *inneren Rand* des *Ligamentum sacrotuberale* an wurde das *Corpus adiposum fossae ischioanalis* von der Fascia obturatoria stumpf abgelöst und durch die Verbindung mit dem gesamten Fettpropf aus der Fossa *herausgewälzt*.

Die *Fossa ischioanalis* reicht mit einem *Recessus anterior* ein wenig unter das *Diaphragma urogenitale*. Mit dessen *Hinterrand* verbindet sich die *Fascia perinei superficialis* und setzt seitlich am unteren Rand des *Ramus inferior ossis pubis* und des *Ramus inferior ossis ischii* an, soweit das *Diaphragma urogenitale* zurückreicht. Die *Fascia perinei superficialis* entspricht der *Lamina profunda strati subcutanei* (siehe Einleitung) und begrenzt demnach die *Subcutis [Tela subcutanea]* zur Tiefe hin.

Die *Subcutis* hat im Bereich des *Diaphragma urogenitale,* wie der Abbildung zu entnehmen ist, nicht nur wegen der dort befindlichen *Labia majora pudendi* eine oft sehr *beachtliche Dicke.*

An der Außenfläche der *Rami ossis pubis* und *ossis ischii* entspringt der *Musculus gracilis* und der *Musculus adductor magnus*. Sie bilden mit dem ihren Ursprüngen anliegenden Bindegewebe eine derbe *filzige Schicht,* die in den *Ansatz* der *Fascia perinei superficialis* übergeht. Am *Tuber ossis ischii* entspringt die *ischiokrurale Muskulatur* mit dem hier sichtbaren *gemeinsamen Ursprung* der *Musculi semitendinosus* und *biceps femoris*.

1   Tela subcutanea der Nates
2   Fascia glutea
3   Musculus gluteus maximus
4   Ligamentum sacrotuberale
5   Tuber ischiadicum
6   Musculus semitendinosus
7   Musculus adductor magnus
8   Musculus gracilis
9   Ramus ossis ischii (Ramus ischiopubicus)
10 Labium majus pudendi
11 Commissura labiorum anterior
12 Sulcus genitofemoralis
13 Mons pubis
14 Preputium clitoridis
15 Labium minus pudendi
16 Tela subcutanea (subcutanes Fettpolster der Nates)
17 Crena ani
18 Fascia obturatoria in der Fossa ischioanalis

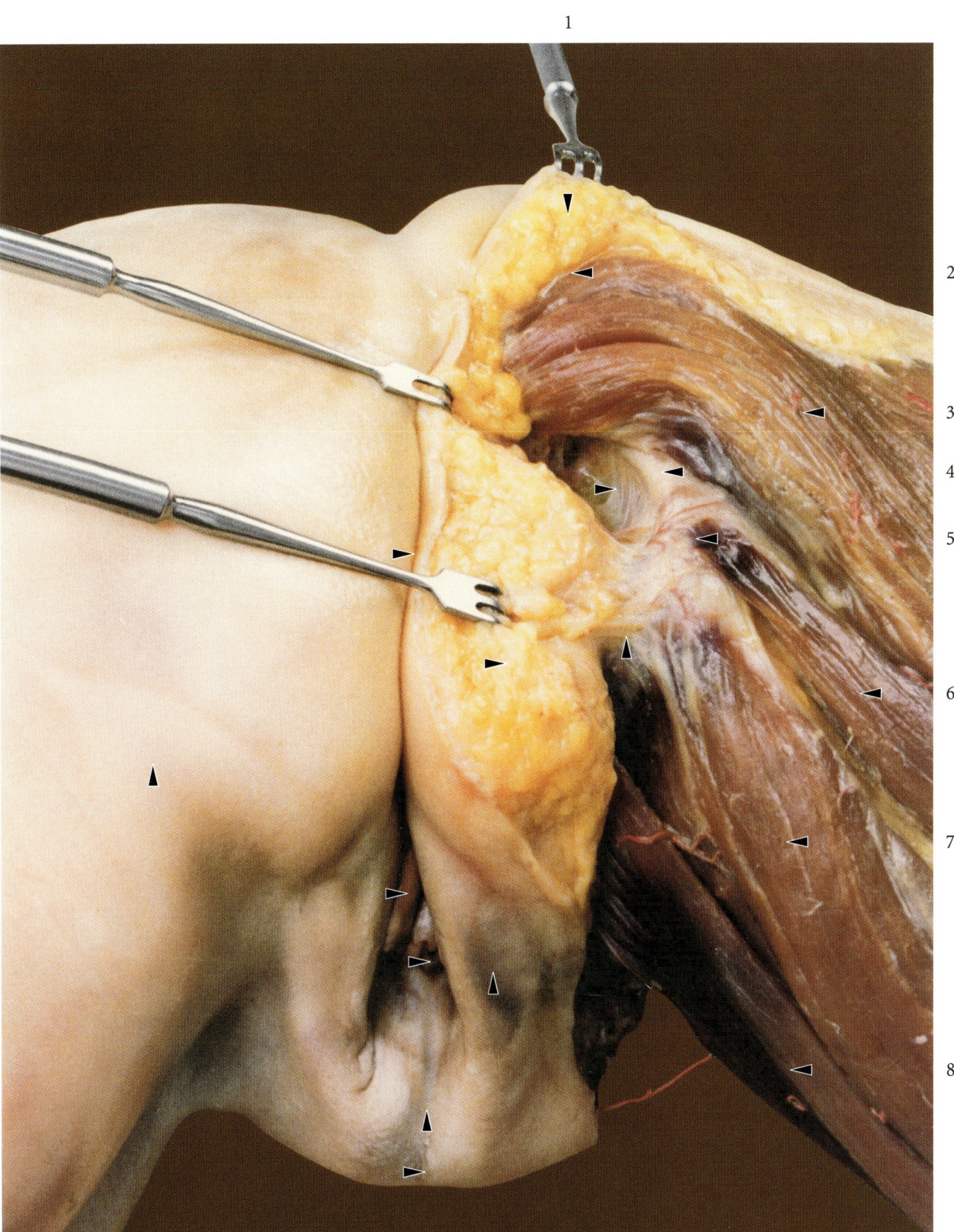

Abbildung 90   Regio perinealis, weiblich 3

In der *Fossa ischioanalis* treten drei *Arteriae rectales inferiores* aus der *Fascia obturatoria* aus, von denen die *mittlere Arterie* von vornherein der Beckenbodenmuskulatur angelagert ist und zusammen mit der frei durch die Fossa ziehenden *vorderen Arterie* das Gebiet des *Canalis analis* ausgiebig mit Blut versorgt. Die *hintere Arteria rectalis inferior* erreicht den Anus nicht, wird aber von dem einzigen *Nervus rectalis inferior* begleitet, der sich über die *Regio analis* hinaus noch an der *Innervation* der Regio urogenitalis beteiligt. Zusätzlich hat ein *dünner* unterlegter Nerv die *Fascia obturatoria* schon weit dorsal durchsetzt, der entlang der Faszie zum *hinteren Rande* des *Diaphragma urogenitale* gelangt.

Anstelle der drei *Arteriae rectales inferiores* können manchmal auch nur eine oder zwei auftreten.

Am *Diaphragma urogenitale* sind die *Nervi labiales posteriores* des Nervus perinealis unterlegt, die erst knapp vorher den *Canalis pudendalis* mit den *gleichnamigen Gefäßen* der Arteria perinealis verlassen haben.

Alle diese dünnen *Nerven* und *Gefäße* treten am hinteren Rand des *Diaphragma urogenitale* in das *Spatium perinei superficiale* ein, wo sich die *Fascia perinei superficialis* verankert. Diese Faszie bedeckt den Bindegewebsraum und wurde vor den beiden gelben Unterlegungen stehen gelassen.

Zwischen dem *Vestibulum vaginae* und dem in der *Crena ani* verborgenen *Anus* ist der *Damm* in seiner Beziehung zum *Diaphragma urogenitale* deutlich erkennbar.

1 Perineum (Damm)
2 Arteria rectalis inferior (posterior)
3 Nervus rectalis inferior
4 Arteria rectalis inferior (anterior)
5 Ligamentum sacrotuberale
6 Tuber ischiadicum
7 Musculus gluteus maximus
8 Ramus analis des Nervus perinealis
9 Musculus levator ani
10 Arteria perinealis
11 Rami des Nervus perinealis
12 Arterie der Rami labiales posteriores
13 Nervi labiales posteriores
14 Musculus gracilis
15 Musculus semitendinosus
16 Musculus adductor magnus
17 Fascia obturatoria in der Fossa ischioanalis
18 Labium majus pudendi (Schnittfläche)
19 Commissura labiorum anterior
20 Labium majus pudendi
21 Mons pubis
22 Glans und Preputium clitoridis
23 Labium minus pudendi
24 Vestibulum vaginae
25 Fascia perinei superficialis
26 Diaphragma urogenitale (dorsaler Rand)
27 Ramus perinealis des Nervus rectalis inferior
28 Arteria rectalis inferior (media)
29 Tela subcutanea der Nates

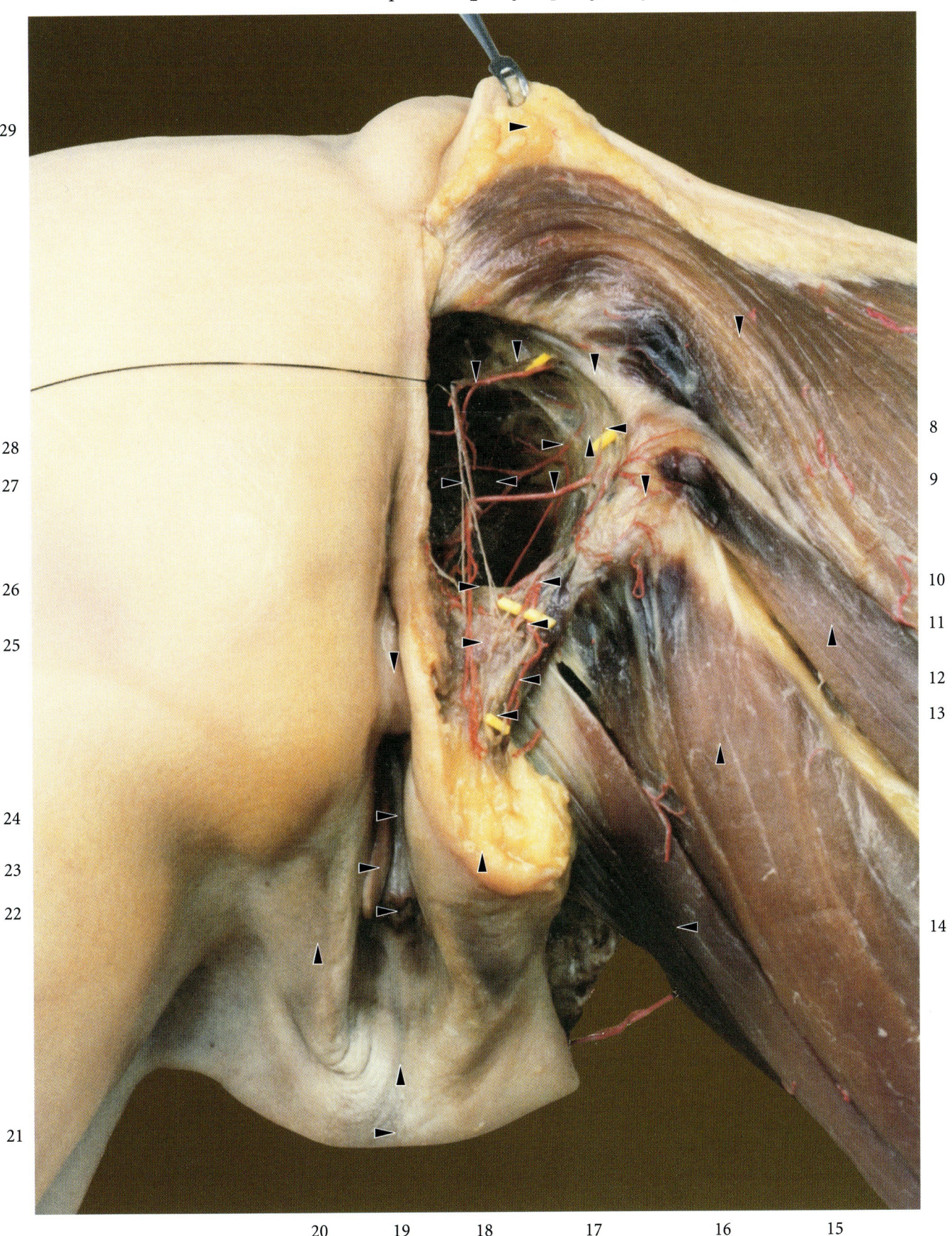

Abbildung 91   Regio perinealis, weiblich 4

Der *Canalis pudendalis* wurde in seiner *ganzen Länge* eröffnet. Der *Nervus perinealis* wurde mit seinen Aufzweigungen aus dem Kanal *herausgehoben* und durch einen Faden zur Seite gespannt. Im *Kanal* verblieben sind die *Arteria pudenda interna* und der hinten unterlegte *Nervus dorsalis clitoridis*.

Der *Nervus perinealis* gibt ganz hinten einen langen, dünnen *Ast* zur *Pars superficialis* des *M. sphincter ani externus* ab und *teilt sich* nachher in einen *medialen* und *lateralen Ast*. Diese lassen aus ihren sensiblen Anteilen die *Nn. labiales posteriores* hervorgehen.

Die *Arteria pudenda interna* wurde *im Kanal* auspräpariert. Sie entläßt die *Arteriae rectales inferiores*, einige *Muskeläste* und den *Ast* für das *Tuber ischiadicum* und geht am *hinteren Rande* des *Diaphragma urogenitale* in die *Arteria perinealis* und die *Arteria bulbi vestibuli* über.

Die *Arteria perinealis* gelangt nach Abgabe einer *A. transversa perinei* in das *Spatium perinei superficiale* und setzt sich dort in die *Arteriae labiales posteriores* fort. Die *Arteria bulbi vestibuli* geht innerhalb des Diaphragma urogenitale von der *A. pudenda interna* (A. clitoridis) ab. Sie verläuft dann bevor sie in den Bulbus vestibuli eintritt in der *Spalte* zwischen dem *M. ischiocavernosus* und dem *M. bulbospongiosus*, der durch einen Faden nach medial verzogen wird, um sie sichtbar zu machen.

Der eigentliche *Nervus rectalis inferior* wird durch einen Faden aus der Fossa ischioanalis heraus nach lateral verspannt, so daß die *Pars profunda* des *Musculus sphincter ani externus* mit den sie umgebenden Gefäßen etwas abgehoben wird.

1   Ligamentum sacrospinale
2   Musculus iliococcygeus (hintere Abteilung) des M. levator ani
3   Musculus ischiococcygeus [coccygeus] (kaudaler Rand)
4   Nervus rectalis inferior
5   Ligamentum sacrotuberale
6   Tendo des Musculus obturatorius internus mit den Mm. gemelli superior und inferior
7   Caput commune der Musculi semitendinosus und biceps femoris
8   Musculus gluteus maximus
9   Nervus perinealis
10 Nervus dorsalis clitoridis
11 Tuber ischiadicum
12 Arteria perinealis
13 Arteria bulbi vestibuli
14 Musculus ischiocavernosus
15 Nervus labialis posterior
16 Musculus adductor magnus
17 Musculus gracilis
18 Ramus ischiopubicus
19 Arcus tendineus musculi levatoris ani
20 Ramus (analis) des Nervus perinealis
21 Musculus sphincter ani externus – Pars profunda
22 Musculus sphincter ani externus – Pars superficialis
23 Labium majus pudendi (Schnittfläche)
24 Vestibulum vaginae
25 Rami labiales posteriores
26 Perineum
27 Musculus bulbospongiosus
28 Arteria transversa perinei
29 Nervus dorsalis clitoridis
30 Arteria rectalis inferior (anterior)
31 Mediale Wand des Canalis pudendalis (Schnittrand)
32 Arteria pudenda interna (mit kaudal angelagerter Vene)

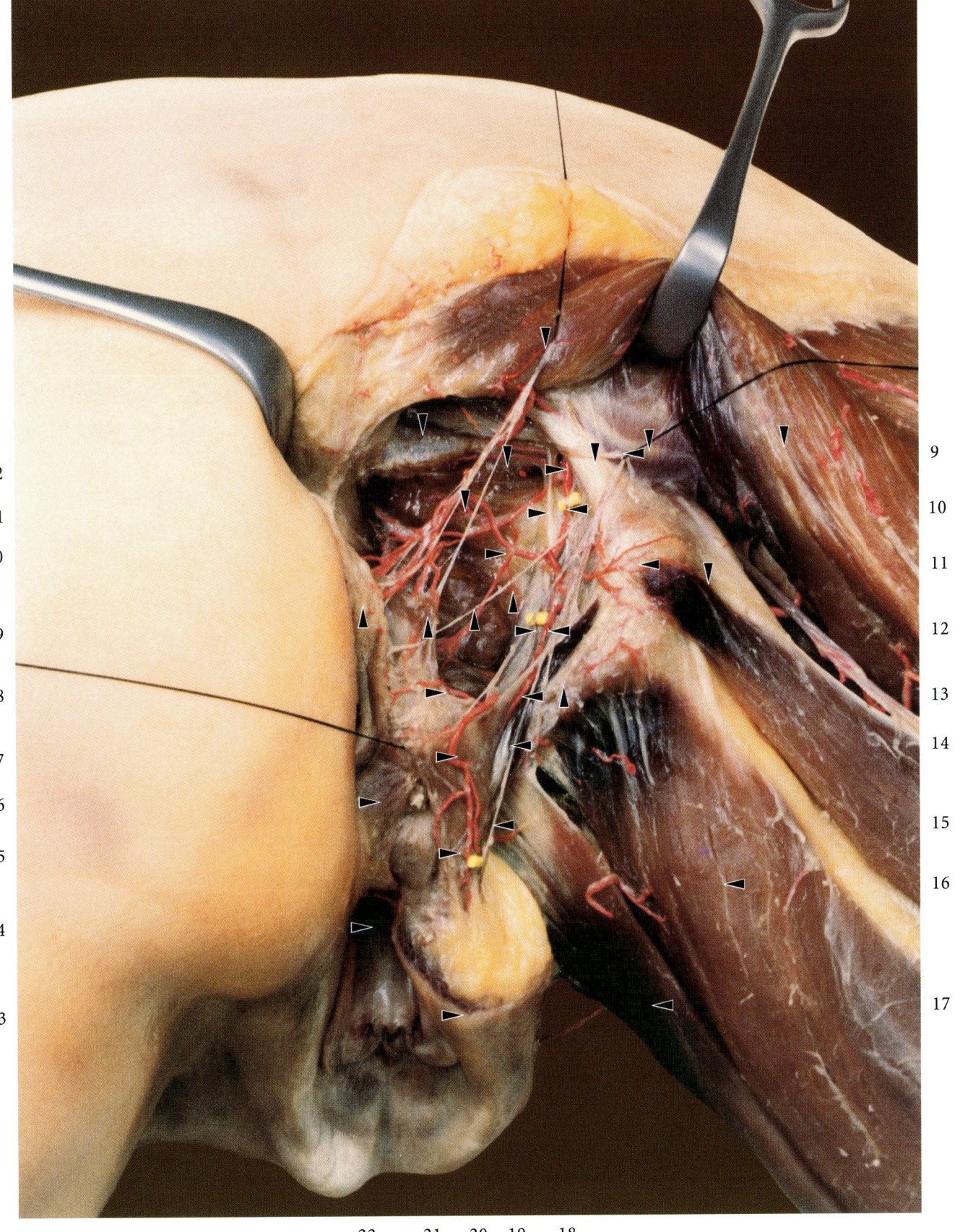

181

Abbildung 92 Regio urogenitalis, weiblich I/1

Das *fettreiche Bindegewebe* zwischen den *Labia majora pudendi* wurde im Bereich der *Commissura anterior* durch einen *Medianschnitt* bis zum *Korpus* der *Klitoris* durchtrennt und das rechte Labium majus pudendi entfernt. Ebenso wurde das *Preputium clitoridis* median durchschnitten und die *linke Hälfte* durch einen *Faden* mit den übrigen Weichteilen nach hinten gezogen. Am *Corpus clitoridis* sind die *Arteria* und der *Nervus dorsalis clitoridis* sichtbar.

Das vom entfernten Labium majus pudendi im *Sulcus nympholabialis (Sulcus interlabialis)* abgetrennte *rechte Labium minus pudendi* wurde mit einem *Haken* nach links hinten *verlagert,* um den *Musculus bulbospongiosus* mit dem *Bulbus vestibuli* wegzuklappen und die *Spalte* medial des *Musculus ischiocavernosus* zu erweitern. In dieser Spalte verlaufen die *Arterien* für die *Klitoris* und der *Nervus dorsalis clitoridis.*

Wird der *Musculus ischiocavernosus* etwas zur Seite präpariert, kann dort auch das *Crus clitoridis* gesehen werden, das unmittelbar unterhalb des Ansatzes des *Diaphragma urogenitale* am unteren Rand des *Arcus pubicus* befestigt ist.

Im *hinteren Winkel* der *Spalte,* die nach der bei *Abb. 82* gegebenen Definition dem *Spatium perinei profundum* entspricht, zieht die *Arteria bulbi vestibuli* zum *Bulbus vestibuli,* der vollständig entleert und kollabiert ist. Der *Musculus bulbospongiosus* bedeckt die abgehobene, sonst dem Diaphragma zugewandte Seite des *Bulbus vestibuli* oft mehr als dessen vordere Seite, und er besteht, wie aus seinem *Ansatze* ersichtlich ist, aus *zwei Teilen.*

1 Musculus bulbospongiosus
2 Os coccygis
3 Musculus ischiococcygeus [coccygeus] und Ligamentum sacrospinale
4 Nervus rectalis inferior
5 Ligamentum sacrotuberale
6 Tendo des Musculus obturatorius internus mit den Mm. gemelli superior und inferior
7 Musculus gluteus maximus
8 Musculus piriformis
9 Nervus perinealis
10 Tuber ischiadicum
11 Ramus perinealis des Nervus cutaneus femoris posterior
12 Arteria bulbi vestibuli
13 Musculus ischiocavernosus
14 Arteria clitoridis und Nervus dorsalis clitoridis
15 Sehne des Musculus ischiocavernosus
16 Arteria dorsalis clitoridis und Nervus dorsalis clitoridis
17 Musculus gracilis
18 Caput commune der Mm. semitendinosus und biceps femoris
19 Musculus adductor magnus
20 Arteria rectalis inferior (anterior)
21 Ramus inferior ossis pubis [Arcus pubicus]
22 Crus clitoridis
23 Corpus clitoridis
24 Preputium clitoridis
25 Mons pubis
26 Commissura labiorum anterior (Schnittfläche)
27 Labium minus pudendi (sinistrum)
28 Fascia clitoridis
29 Glans clitoridis
30 Bulbus vestibuli
31 Labium minus pudendi (dextrum)
32 Musculus levator ani

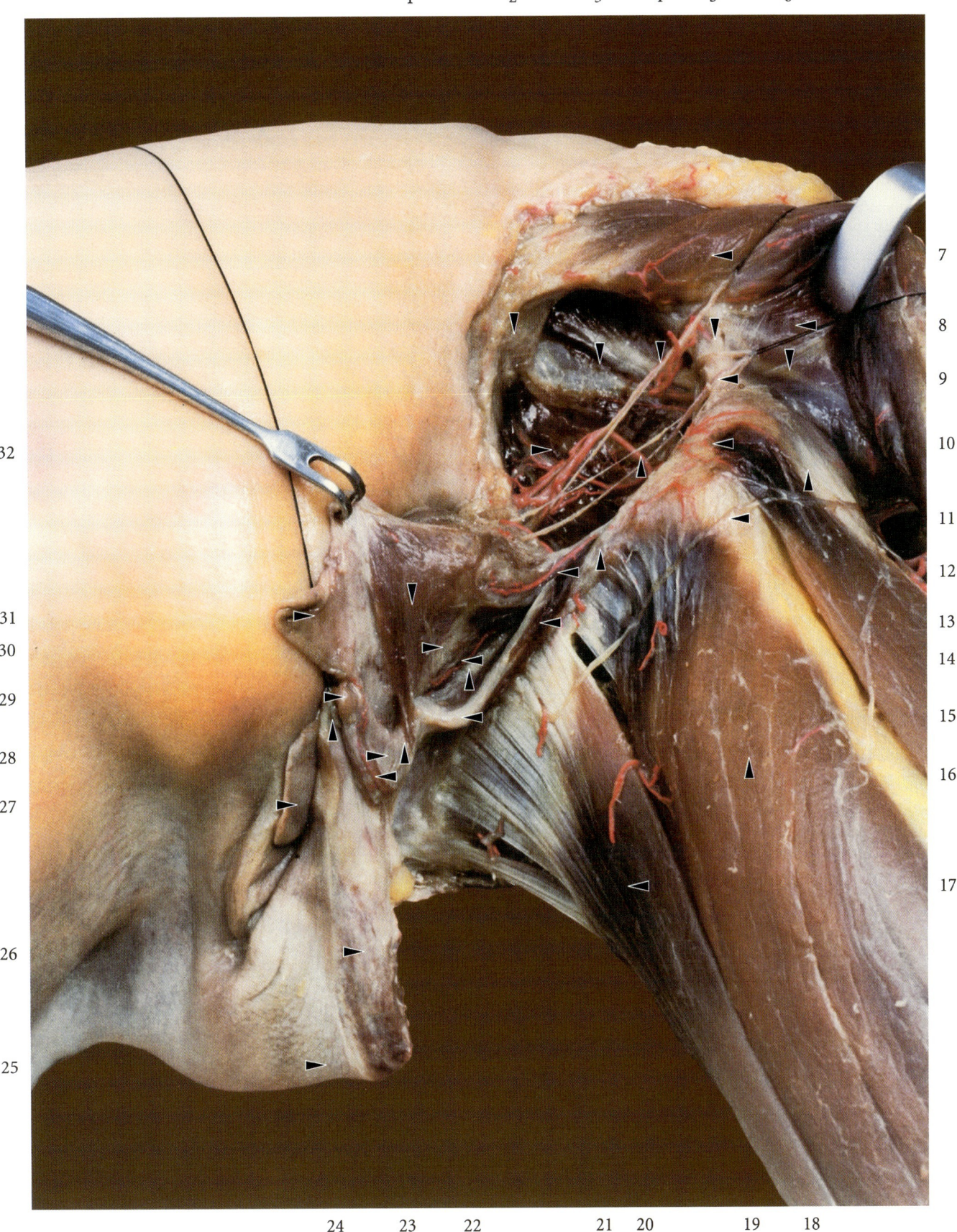

183

Abbildung 93 Regio urogenitalis, weiblich I/2

Nach *Entfernung* des *Bulbus vestibuli,* der in nicht geschwelltem Zustande ca. 3,5 cm lang, 1,5 cm breit und 0,5 cm dick ist, fällt vor allem die Breite der *gespannten Schleimhaut* des *Vestibulum vaginae* auf, die vorher mit dem Bulbus verwachsen war. Ihrer Stütze beraubt läßt sich diese Schleimhaut besonders in querer Richtung offensichtlich leicht dehnen. Sie bildet dort die *laterale Wand des Vestibulum vaginae,* an der innen schon die etwas niedriger gewordenen *Labia minora pudendi* liegen und nach hinten ihrem *Frenulum* zustreben, das der *Commissura posterior* der großen Schamlippen angelagert ist.

Der *Übergang* dieser zur Seite gezogenen und *überdehnten,* von außen gesehenen Schleimhaut des *Vestibulum vaginae* in jene der *Vagina* erfolgt beim *Durchtritt* durch das *Diaphragma urogenitale.* Allerdings nicht in dem Sinn, daß das Diaphragma ringsherum ansetzen würde. Vom *hinteren Durchtritt* geht ein *bogenförmiger Schnittrand* zum *seitlichen* aus, der mit dem *diaphragmatischen Rand* des *Bulbus vestibuli* verbunden war. Nur unter dessen Vermittlung gewinnt das Diaphragma *Anschluß* an die *Schleimhaut.*

Die gestutzte *Arteria bulbi vestibuli,* die *A. clitoridis* und der *Nervus dorsalis clitoridis* betreten das *Diaphragma urogenitale,* von dem nach Entfernung der eher diffusen, unteren Faszie nur mehr die *obere Schicht* stehen geblieben ist. Die *A. clitoridis* gibt als nächsten Ast eine *A. urethralis* ab, die sich an der Versorgung des Bulbus beteiligt. Eine zweite *A. urethralis* begibt sich zum *Ende* der *Urethra.* Schließlich teilt sich das *Hauptgefäß* in die *Arteriae dorsalis clitoridis* und *profunda clitoridis* auf, wobei die A. profunda clitoridis, bevor sie in das *Crus clitoridis* eintritt, noch ein *Ästchen* an die beide Bulbi miteinander verbindende *Pars intermedia* abgibt.

1. Musculus ischiococcygeus [coccygeus] (mit schlecht ausgebildeter Überlagerung durch das Ligamentum sacrospinale)
2. Arteria transversa perinei der A. perinealis
3. Arteria perinealis (Resektionsstumpf)
4. Arteria rectalis inferior (media)
5. Nervus dorsalis clitoridis
6. Tuber ischiadicum
7. Ramus perinealis des Nervus cutaneus femoris posterior
8. Musculus gluteus maximus
9. Arteria pudenda interna
10. Nervus perinealis
11. Arteria bulbi vestibuli
12. Arteria clitoridis
13. Musculus ischiocavernosus
14. Nervus dorsalis clitoridis
15. Arteria dorsalis clitoridis
16. Corpus clitoridis
17. Musculus gracilis
18. Musculus semitendinosus
19. Musculus adductor magnus
20. Ramus ischiopubicus
21. Fascia superior diaphragmatis pelvis
22. Crus clitoridis
23. Labium minus pudendi (sinistrum)
24. Labium majus pudendi
25. Glans clitoridis
26. Arteria profunda clitoridis
27. Arteriae urethrales
28. Schleimhaut des Vestibulum vaginae (an der Innenseite des Bulbus vestibuli)
29. Ansatz des Bulbus vestibuli am Diaphragma urogenitale (Schnittrand)
30. Musculus iliococcygeus des M. levator ani (vorderer, obligater Anteil)
31. Musculus iliococcygeus des M. levator ani (hinterer, variabler Anteil)

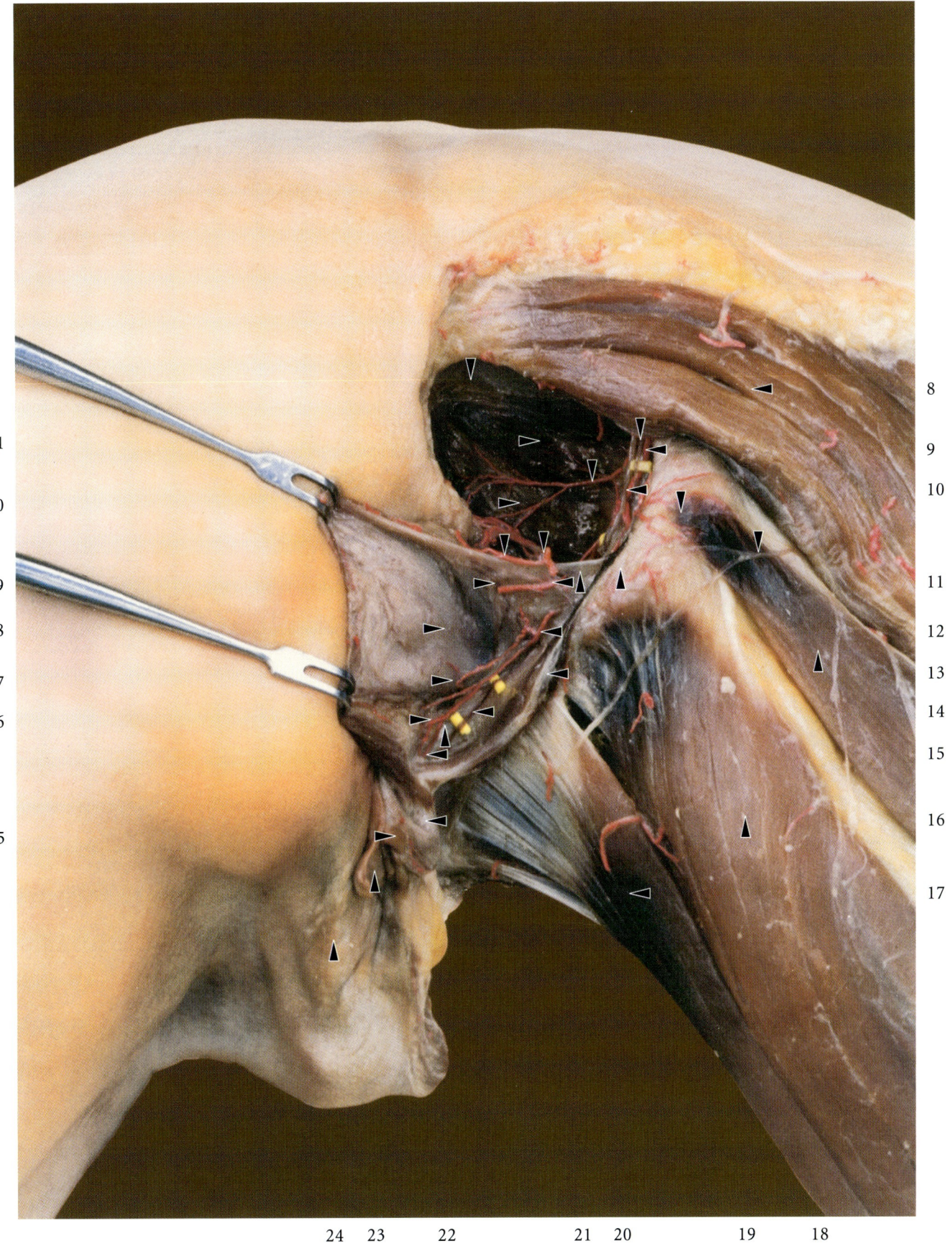

Abbildung 94   Regio urogenitalis, weiblich I/3

Entfernt wurden auf der *rechten Seite* das *Labium majus pudendi* und das *Labium minus pudendi,* und vom *Corpus clitoridis* wurde auch der Ansatz des *Musculus bulbospongiosus* beseitigt. Von der *Glans clitoridis* bis zum *Ostium urethrae externum* wurde die *Schleimhaut* des *Vestibulum vaginae* über der Klitoris und seitlich der sondierten Urethra bis zum *Introitus vaginae* durchtrennt, wo sich ein *Rest des Hymens* befindet. Sodann wurde bis zur *Ebene* des *Introitus vaginae* die ganze *Schleimhaut* des *Vestibulum vaginae* mit Ausnahme der linken Hälfte ihrer Vorderwand entfernt. Diese ist als eingefaltete *Verbindungsbrücke* zwischen der *Vaginalschleimhaut* und dem *linken Labium minus pudendi* erhalten geblieben. Durch einen *Faden,* der im *Preputium clitoridis* verankert ist, wurde die Klitoris und die linke Hälfte der Schleimhaut zwischen den beiden Labia minora pudendi nach links verzogen.

In der durch einen Haken leicht entfalteten *Vagina* sind die *Rugae vaginales* und noch einige *Carunculae hymenales* zu sehen. Vom *Diaphragma urogenitale* ist nur mehr ein hinterer, lateraler Zipfel im Niveau des *Introitus vaginae* stehen geblieben. Kranial davon umgreifen die *Levatorschenkel* die Vagina, bevor sie hinter dem Rektum abtauchen. Der kaudal angelagerte *Musculus sphincter ani externus* wurde *weitgehend reseziert.* Die hinteren *Reststümpfe* seiner *Pars superficialis* und *Pars profunda* sind durch einen Haken nach kaudal und links verzogen.

Die *Gefäße* und *Nerven* für die *Klitoris* entsprechen der vorhergehenden Abbildung und wurden dort schon beschrieben. Ihr *Verhalten* zum *Crus clitoridis* ist aber hier durch die stärkere Verlagerung des *Musculus ischiocavernosus* besser zu sehen. Der *Nervus dorsalis clitoridis* wurde mehrfach unterlegt und ist hier fast zur Gänze überblickbar.

1   Musculus sphincter ani externus – Pars superficialis
2   Musculus sphincter ani externus – Pars profunda
3   Musculus ischiococcygeus [coccygeus]
    (mit teilweiser Überlagerung
    durch das Ligamentum sacrotuberale)
4   Musculus levator ani
5   Arteria rectalis inferior (media)
6   Nervus dorsalis clitoridis
7   Tuber ischiadicum
8   Musculus gluteus maximus
9   Arteria pudenda interna
10 Nervus perinealis
11 Nervus dorsalis clitoridis
12 Ansatz des Diaphragma urogenitale (Schnittrand)
13 Musculus ischiocavernosus
14 Arteria clitoridis
15 Nervus dorsalis clitoridis
16 Corpus clitoridis
17 Musculus gracilis
18 Musculus semitendinosus
19 Musculus adductor magnus
20 Ramus inferior ossis pubis [Arcus pubicus]
21 Bindegewebe im Recessus pubicus
    der Fossa ischioanalis
22 Crus clitoridis
23 Grenze zwischen Vestibulum vaginae
    und Paries anterior vaginae mit Ansatz des Hymen
24 Preputium clitoridis
25 Labium majus pudendi
26 Labium minus pudendi (sinistrum)
27 Glans clitoridis
28 Vestibulum vaginae
    (linke Hälfte der Vorderwand des Vestibulum vaginae
    durch die Verlagerung des medianen Schnittrandes
    nach links zusammengefaltet)
29 Ostium urethrae externum (sondiert)
30 Übergang der Urethra feminina
    von der vorderen Vaginalwand
    in das Bindegewebe des Vestibulum vaginae
31 Carunculae hymenales
32 Musculus puborectalis als Bestandteil
    der den Hiatus levatorius begrenzenden
    Levatorschenkel (prärektale Fasern unterteilen
    den Hiatus levatorius in den Hiatus vaginalis
    und den Hiatus analis)
33 Arteria rectalis inferior (anterior)

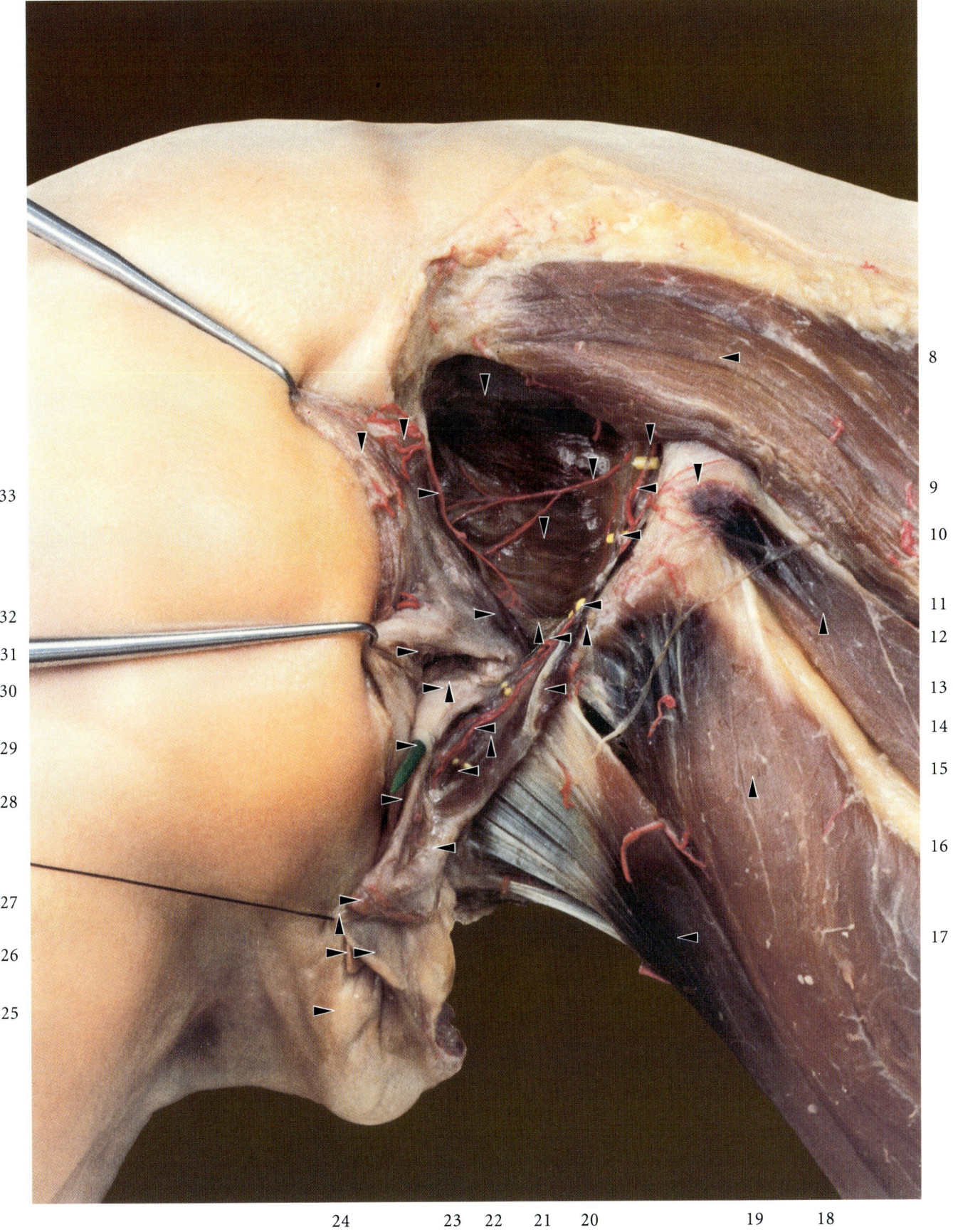

Abbildung 95   Regio perinealis, weiblich II/1

In Anbetracht der *Variabilität* insbesondere im *Aufbau* des *Diaphragma urogenitale*, der gesamten *Gefäß-Nervenversorgung* und den *altersbedingten Unterschieden* im *Aussehen* des *äußeren Genitales* werden die Präparationen einer zweiten Frau vorgestellt.

Sie zeigen das Bild der Region von einer *jüngeren Frau*, die noch nicht geboren hat. Sie sollen in *Steinschnittlage* präsentiert werden, weil Untersuchungen und operative Eingriffe in der Regel in dieser Position erfolgen.

Zur Entfaltung des *Vestibulum vaginae* und der *Vagina* wurde ein Spekulum eingesetzt, das die hinteren Wände dieser Räume nach dorsal zieht. Vor dem gegen den *Introitus vaginae* vordringenden Spekulum liegt das *Ostium urethrae externum* auf einer leichten Erhebung, der *Papilla urethralis,* in Form eines sagittalen Schlitzes.

In der *hinteren Hälfte* der *Papille* ist auf der linken Körperseite eine kleine *Vertiefung* erkennbar, die der *Ausmündung* eines *Ductus paraurethralis,* eines SKENEschen *Ganges* entspricht, der in der einen halben Zentimeter dicken Wand der *Urethra* viele Millimeter nach oben verläuft. Es ist der *Ausführungsgang* einer *Drüse,* die jenen in der *Prostata* des *Mannes* entwicklungsgeschichtlich entspricht.

Die *weibliche Urethra* ist *besonders nachgiebig*. Ihre normale Weite von 7–8 mm im *entfalteten Zustand* läßt sich verhältnismäßig leicht auf 2 cm dehnen.

Die übrigen Einzelheiten des äußeren Genitales entsprechen der Beschreibung von Abb. 88 und sollen hier nicht wiederholt werden.

1 Labium minus pudendi
2 Ostium urethrae externum
3 Labium majus pudendi
4 Sulcus genitofemoralis
5 Commissura labiorum anterior
6 Preputium clitoridis
7 Frenulum clitoridis
8 Ductus paraurethralis (Ausmündung)
9 Papilla urethralis
10 Vestibulum vaginae
11 Glans clitoridis

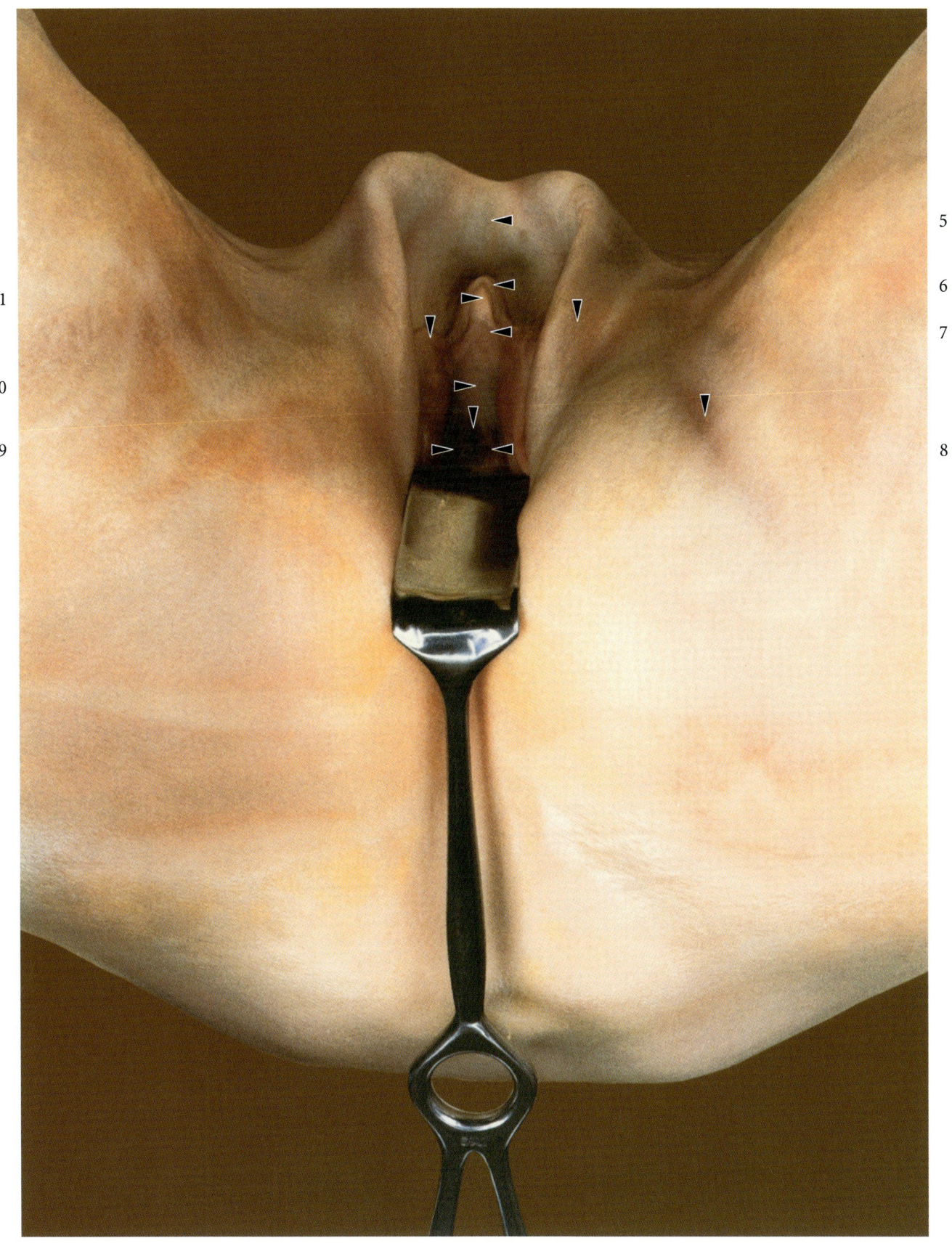

Abbildung 96　Regio perinealis, weiblich II/2

Auf der linken Körperseite ist die *Abgrenzung* des *Beines* von der *Regio urogenitalis* durch den *Sulcus genitofemoralis,* der vor dem *Tuber ischiadicum* in den *Sulcus glutealis* übergeht, deutlich zu sehen. Seine *Lage* entspricht den unteren Rändern des *Ramus inferior ossis pubis* und des *Ramus ossis ischii,* die zusammen einfachheitshalber gern als *Ramus ischiopubicus* bezeichnet werden.

Von dem *Sulcus genitofemoralis* zweigt sich weit vorn eine *Furche* ab, die das *Labium majus pudendi* seitlich begrenzt. Dadurch entsteht vor dem *Tuber ischiadicum* ein *Dreieck,* das oberflächlich zum *Diaphragma urogenitale* oft eine dicke *Fettschicht* besitzt, die im Tuberbereich mit dem *Fettgewebe* der medialen *Nateswölbung* und dem *Corpus adiposum fossae ischioanalis* zusammenhängt (s. Abb. 90).

Das von den *Labia minora pudendi* umgrenzte *Vestibulum vaginae* ist gut entfaltet, und vor dem *Frenulum labiorum pudendi* ist in der Tiefe noch das *Ostium urethrae externum* erkennbar.

Nach *Entfernung* der *Haut* über dem *Damm,* dem *Perineum,* erschienen *zarte Muskelbündel,* die auf Grund ihrer Lage als *Musculus transversus perinei superficialis* zu bezeichnen sind. Diese *Muskelbündel* setzen zwar nicht am *Ramus ischiopubicus* an, sondern nehmen einen *bogenhaften Verlauf* zum *Os coccygis* und imponieren als eine *Abspaltung* der *Pars superficialis* des *Musculus sphincter ani externus.*

Es ist bekannt, daß der *M. transversus perinei superficialis* besonders *variabel* ist. Ausstrahlungen weit nach hinten bis zur *Faszie* des *M. gluteus maximus* werden ebenso beschrieben wie solche zu den *Muskeln* des *Diaphragma urogenitale.* M. HOLL begründete die *Vielgestaltigkeit* dieses, oft auch nicht vorhandenen Muskels damit, daß er ein *Abkömmling* des *M. sphincter cloacae* sei, wofür die dargebotene Form besonders deutlich spricht.

1　Wulst des Musculus gracilis
2　Labium majus pudendi
3　Ostium urethrae externum
4　Wulst des Musculus adductor magnus
5　Mons pubis
6　Preputium clitoridis
7　Frenulum clitoridis
8　Sulcus nympholabialis
9　Sulcus genitofemoralis
10　Frenulum labiorum pudendi
11　Anus
12　Sulcus glutealis
13　Nates (mediale Vorwölbung – hervorgerufen durch das subcutane Fettpolster der Nates)
14　Os coccygis – Vertebra coccygea I
15　Musculus transversus perinei superficialis (Var.)
16　Vorwölbung des Tuber ischiadicum
17　Nates [Clunis]
18　Musculus sphincter ani externus – Pars superficialis
19　Musculus transversus perinei superficialis
20　Perineum (Damm)
21　Vestibulum vaginae
22　Labium minus pudendi
23　Glans clitoridis
24　Commissura labiorum anterior

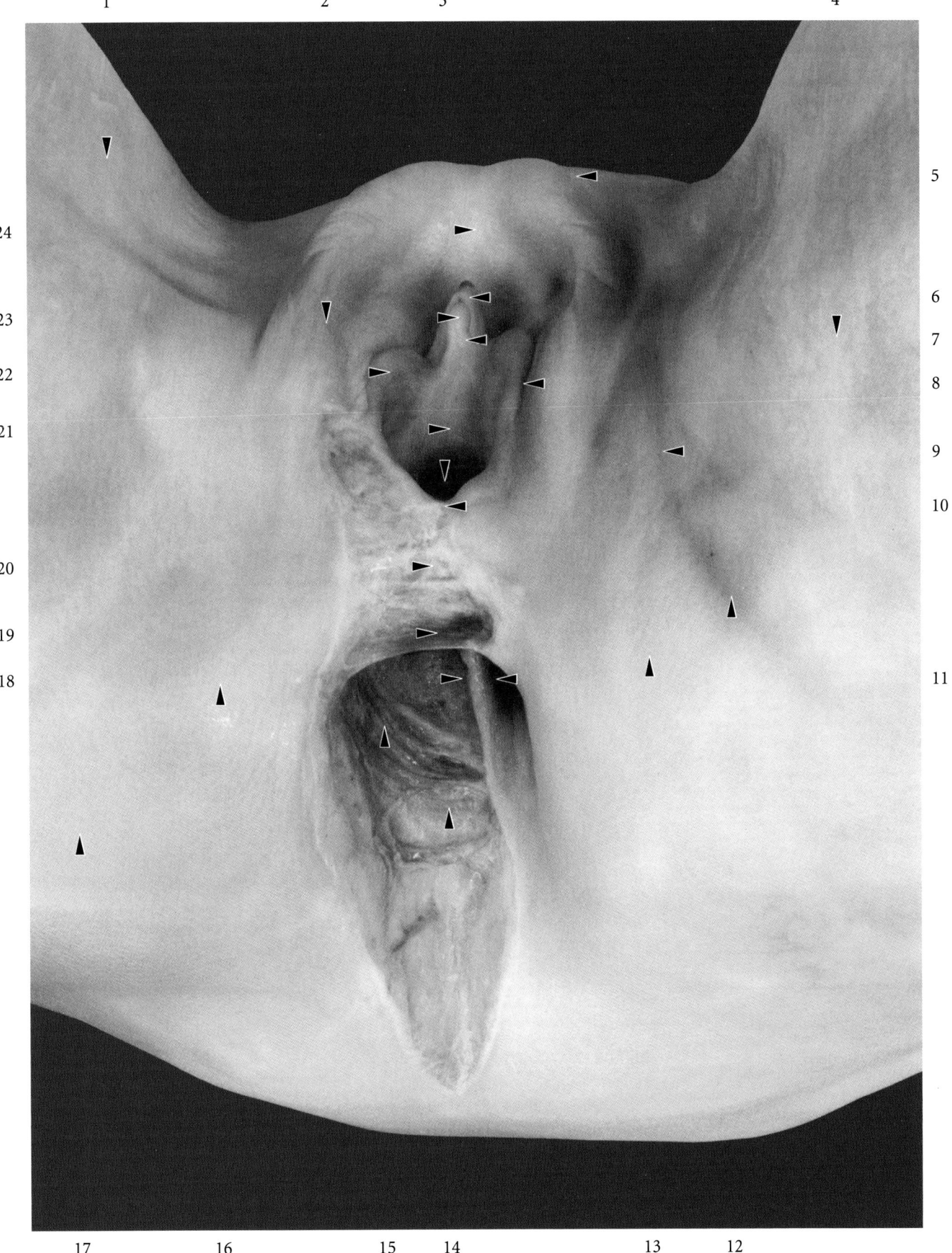

Abbildung 97   Regio perinealis, weiblich II/3

Auf der rechten Seite wurde der *Anus* am *Übergang* zur *normalen Haut* umschnitten; das ist unmittelbar *unterhalb* des *kaudalen Randes* des *Musculus sphincter ani externus*. Von diesem *Schnittrand* an wurde in der *vorderen Hälfte* die *Pars superficialis* mit der *Pars subcutanea* des *Musculus sphincter ani externus* von der Wand des *Canalis analis* abpräpariert und zurückgeschlagen, so daß dort die *Pars profunda* dieses Muskels zum Vorschein kommt. Ihre *Fasern* verlaufen weitgehend *ringförmig* und liegen dem *Musculus sphincter ani internus* von außen an. Dieser ruft an der *Innenseite* eine *flache Vorwölbung*, den *Pecten analis* hervor. An der *Hinterwand* des hier weit geöffneten *Canalis analis* ist das kaudale Ende des seichten *Wulstes* erkennbar. Er wird durch einen beim Lebenden gut tastbaren *Sulcus analis intermuscularis* kaudal begrenzt.

Etwas unterhalb dieser *Furche* beginnt an der *Linea anocutanea* die Verhornung des geschichteten Plattenepithels, weil ohne willkürliche Innervation des äußeren Schließmuskels der von ihm allein bedeckte Streifen, unterhalb des *M. sphincter ani internus,* weitgehend schon *außerhalb* des *geschlossenen Anus* liegt. Er wird daher mit Recht *Pars cutanea ani* genannt, auch wenn die Haut erst jenseits des durch den *M. sphincter ani externus* willkürlich verschließbaren Abschnittes alle Charakteristika hinsichtlich der Verhornung und Behaarung aufnimmt.

Am *Musculus gluteus maximus* sind der *Nervus anococcygeus* und der *Nervus perforans ligamentum sacrotuberale* unterlegt, der vom *Ramus coccygeus* der *Arteria glutea inferior* begleitet wird. Zum *Anus* ziehen Äste der *Arteria rectalis inferior*.

Der in der *Fossa ischioanalis* vom *M. sphincter ani externus* abpräparierte und etwas nach lateral verlagerte *Fettkörper* wird von einer *aufgelockerten Faszie* bedeckt, von der sich die Schicht des subkutanen Fettgewebes gut abgrenzen und zur Seite ziehen ließ. Diese Faszie setzt sich aus der *Faszie* des *Musculus gluteus maximus* fort, die an dessen unterem Rand erhalten wurde.

1   Vorwölbung des Musculus gracilis
2   Ostium urethrae externum
3   Labium minus pudendi
4   Labium majus pudendi
5   Sulcus genitofemoralis
6   Wulst des Musculus adductor magnus
7   Vorwölbung der Sehne des Musculus adductor longus
8   Glans clitoridis
9   Sulcus nympholabialis
10 Frenulum labiorum pudendi
11 Perineum (Damm)
12 Musculus transversus perinei superficialis
13 Anus
14 Cutis der Pars cutanea ani
15 Sulcus analis intermuscularis
16 Fascia glutea
17 Sulcus glutealis
18 Pecten analis
19 Musculus sphincter ani externus – Pars subcutanea
20 Musculus sphincter ani externus – Pars superficialis
21 Nervus anococcygeus
22 Nervus perforans ligamentum sacrotuberale
23 Lamina profunda strati subcutanei
24 Musculus gluteus maximus
25 Ramus coccygeus der Arteria glutea inferior
26 Fascia inferior diaphragmatis pelvis
27 Corpus adiposum fossae ischioanalis
28 Tela subcutanea der Gesäßbacke
29 Musculus sphincter ani externus – Pars profunda
30 Vestibulum vaginae
31 Preputium clitoridis
32 Wulst des Musculus adductor magnus
33 Commissura labiorum anterior
34 Mons pubis

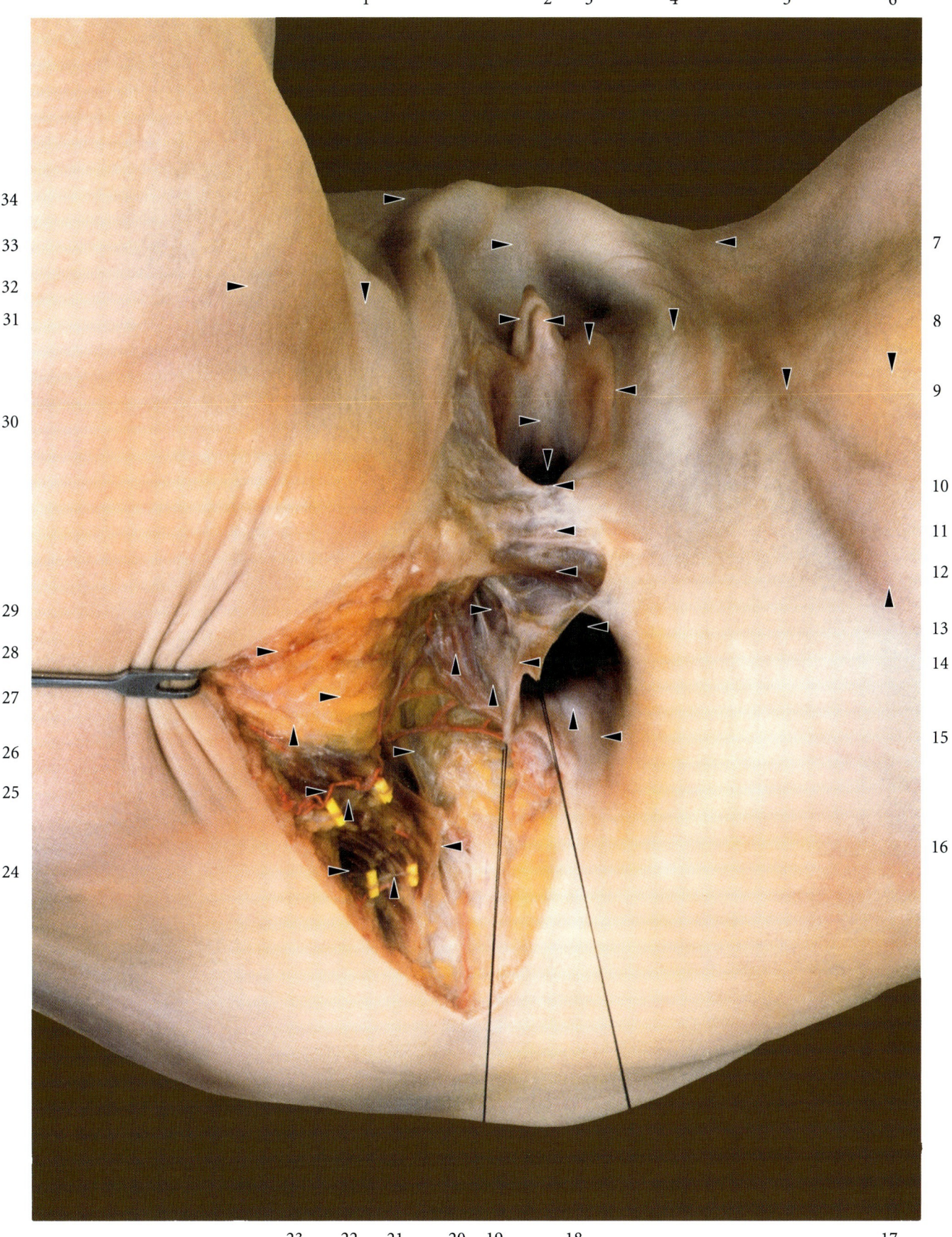

**Abbildung 98 Regio perinealis weiblich II/4
Muskuläre Grundlagen**

Der *Beckenboden* wird aus dem *Diaphragma pelvis* und dem *Diaphragma urogenitale* aufgebaut. Hinter dem Damm, in der *Regio analis,* wird er ausschließlich vom *Diaphragma pelvis* gebildet, das aus dem *Musculus ischiococcygeus [coccygeus]* und dem *Musculus levator ani* besteht.

Das *Diaphragma pelvis* besitzt an seiner Unterfläche die *Fascia inferior diaphragmatis pelvis,* die über dem *M. coccygeus* und dem hinteren Teile des *M. levator ani,* ebenso stehen gelassen wurde, wie an seinem spitzwinkeligen Ursprung von der *Fascia obturatoria,* den sie als Roof-Membran etwas abrundet.

Der *hintere Teil* des *M. levator ani* wird als *M. iliococcygeus* bezeichnet, obwohl er beim Menschen nicht vom Os ilium selbst, sondern nur von der mit ihm verwachsenen Fascia obturatoria kommt.

Die beiden vorderen Teile des *M. levator ani,* der *M. pubococcygeus* und *M. puborectalis* wurden von der Faszie befreit. Die *Fascia obtoratoria* ist vom Rande des *Ligamentum sacrotuberale* bis zur *Abhebung* der Roof-Membran mit ihrem eröffneten *Canalis pudendalis* zu sehen und begrenzt die *Fossa ischioanalis* von lateral.

Das *Diaphragma urogenitale* ist in der *Ebene* des *Arcus pubis* ausgespannt. Es ist eine *bindegewebig-muskulöse Platte,* die im hinteren Teil aus dem *M. transversus perinei profundus* besteht, der *vor dem Anus* im *Centrum perinei* entspringt und früher oder später in ein *sehniges Blatt* ausläuft, das am *Ramus ischiopubicus* ansetzt. Mit ihm im *Centrum perinei* verwachsen ist die von hinten kommende *Pars superficialis* des *M. sphincter ani externus* und der nach vorn ziehende *M. bulbospongiosus.*

Zwischen dem *M. bulbospongiosus* und dem am Ramus ischiopubicus entspringenden *M. ischiocavernosus* sollte an sich nur die bindegewebige Struktur des *Diaphragma urogenitale* vorhanden sein. In diesem Fall wird sie aber von einem gelegentlich vorkommenden *M. ischiobulbosus* verdeckt, der sich mit dem *M. bulbospongiosus* verbindet.

1 Tuber ischiadicum
2 Musculus ischiobulbosus (Var.)
3 Diaphragma urogenitale
   mit Musculus transversus perinei profundus
4 Commissura labiorum anterior
5 Glans clitoridis mit Preputium clitoridis
6 Vestibulum vaginae
7 Ostium urethrae externum
8 Bulbus vestibuli
   mit reseziertem Musculus bulbospongiosus
   und Ästen der A. bulbi vestibuli
9 Glandula vestibularis major [Bartholini]
10 Musculus puborectalis des Musculus levator ani
11 Musculus pubococcygeus des Musculus levator ani
12 Musculus iliococcygeus des Musculus levator ani
   mit Fascia inferior diaphragmatis pelvis
13 Musculus ischiococcygeus [coccygeus]
14 Os coccygis
15 Musculus sphincter ani externus
   – Pars subcutanea und Pars superficialis
16 Arteria rectalis inferior
17 Roof-Membran
   (Faszienverbindung der Fascia inferior
   diaphragmatis pelvis mit der Fascia obturatoria)
18 Fascia obturatoria
   mit eröffnetem Canalis pudendalis
19 Nervus perforans ligamentum sacrotuberale
20 Musculus gluteus maximus
21 Ligamentum sacrotuberale
22 Nervus gluteus inferior
23 Nervus perinealis (verselbständigter lateraler Ast)
24 Nervus dorsalis clitoridis
25 Arteria perinealis
26 Nervus perinealis (verselbständigter medialer Ast)
27 Musculus ischiocavernosus
28 Nervi und Rami labiales posteriores
29 Labium minus pudendi
30 Labium majus pudendi

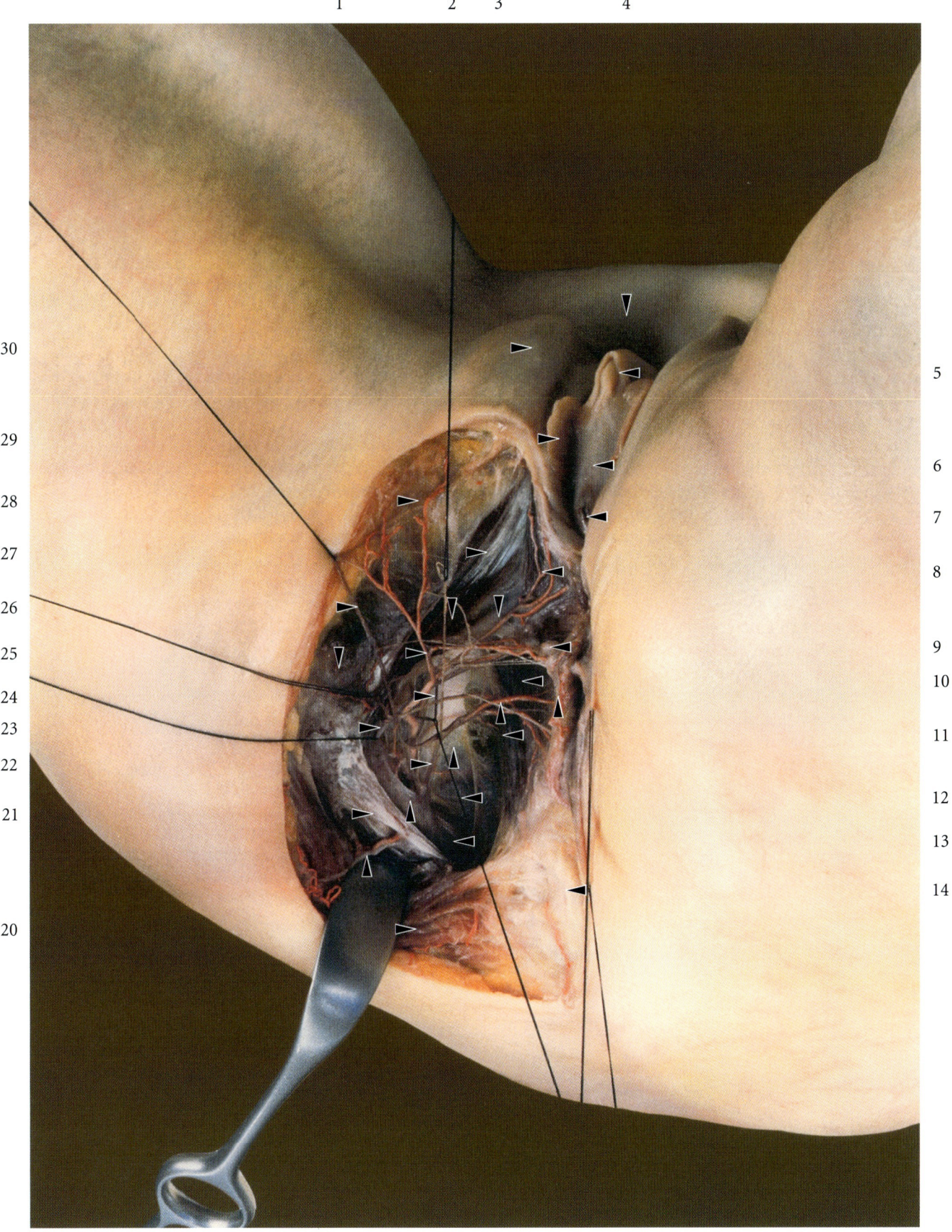

Abbildung 99   Regio perinealis, weiblich II/5
　　　　　　　　Gefäße und Nerven

Mit der *Fascia obturatoria* wurden auch die *Wände* des *Alcockschen Kanals* beseitigt, und seine *Inhaltsgebilde* konnten entfaltet werden. Alle betreten die *Region*, an der *Spina ischiadica* vorbei, durch das *Foramen ischiadicum minus*. Die *Lage* dieser *Spina* geht aus dem sichtbaren Teil des *Ligamentum sacrospinale* hervor.

Die *Arteria pudenda interna* gibt sehr bald eine *A. rectalis inferior* ab, die von zarten *Venen* begleitet, durch die *Fossa ischioanalis* zur Mitte des *Anus* zieht. Eine dünnere *A. rectalis inferior* ist hingegen dem *Musculus levator ani* angelagert. *Vor* dem *hinteren Rand* des *Diaphragma urogenitale* teilt sich die *A. pudenda interna* in eine dicke *A. perinealis* und eine dünnere *A. clitoridis* auf. Von einem Seitenast der *Arteria perinealis* geht eine weitere *A. rectalis inferior* ab, die zwischen dem *M. puborectalis* und der *Pars profunda* des *M. sphincter ani externus* eindringt.

Die *Arteria perinealis* zerfällt wiederum in eine *Arteria transversa perinei* und die *Arteriae labiales posteriores*, nachdem sie vorher nicht ganz typisch eine *Arteria bulbi vestibuli* entlassen hat, die auch die *Labia minora pudendi* versorgt.

Bereits *vor* dem *Eintritt* in den *Alcockschen Kanal* ist der oft aufgesplitterte *Nervus pudendus* in drei *Äste* zerfallen, von denen der *medialste* der *Nervus rectalis inferior* ist. Er umschlingt die *gleichnamige Arterie* und wird an einem abgeschnittenen *Hautast* hochgezogen. Er geht *Anastomosen* mit dem benachbarten medialen Ast des *Nervus perinealis* ein. Der laterale Ast des *Nervus perinealis* gibt ebenso wie der mediale *Nervi labiales posteriores* und *motorische Äste* für die *Muskeln* der *Regio urogenitalis* ab. Auch der *N. perforans ligamentum sacrotuberale* kommt vom *N. pudendus*.

1　Arteria transversa perinei
2　Musculus bulbospongiosus – hinterer Teil
　　(sein vorderer Teil wurde reseziert,
　　um den Bulbus vestibuli freizulegen)
3　Commissura labiorum anterior
4　Mons pubis
5　Glans clitoridis und Preputium clitoridis
6　Vestibulum vaginae
7　Ostium urethrae externum
8　Bulbus vestibuli (mit eintretenden Gefäßen)
9　Glandula vestibularis major [Bartholini]
10　Musculus sphincter ani externus – Pars subcutanea
11　Arteria clitoridis
12　Musculus iliococcygeus des Musculus levator ani
13　Fascia inferior diaphragmatis pelvis (Schnittrand)
14　Nervus und Arteria rectalis inferior
15　Musculus coccygeus und Ligamentum sacrospinale
16　Musculus gluteus maximus
17　Os coccygis
18　Musculus sphincter ani externus – Pars superficialis
19　Musculus puborectalis des Musculus levator ani
20　Roof-Membran (Faszienverbindung
　　von Fascia inferior diaphragmatis pelvis
　　mit Fascia obturatoria)
21　Nervus perinealis (verselbständigter medialer Ast)
22　Musculus obturatorius internus
23　Tuber ischiadicum
24　Nervus perforans ligamentum sacrotuberale
25　Ligamentum sacrotuberale
26　Nervus perinealis (verselbständigter lateraler Ast)
27　Arteria pudenda interna
28　Arteria perinealis
29　Nervi und Rami labiales posteriores
30　Arteria bulbi vestibuli
31　Musculus ischiobulbosus (Var.)
32　Musculus ischiocavernosus
33　Labium minus pudendi
34　Labium majus pudendi

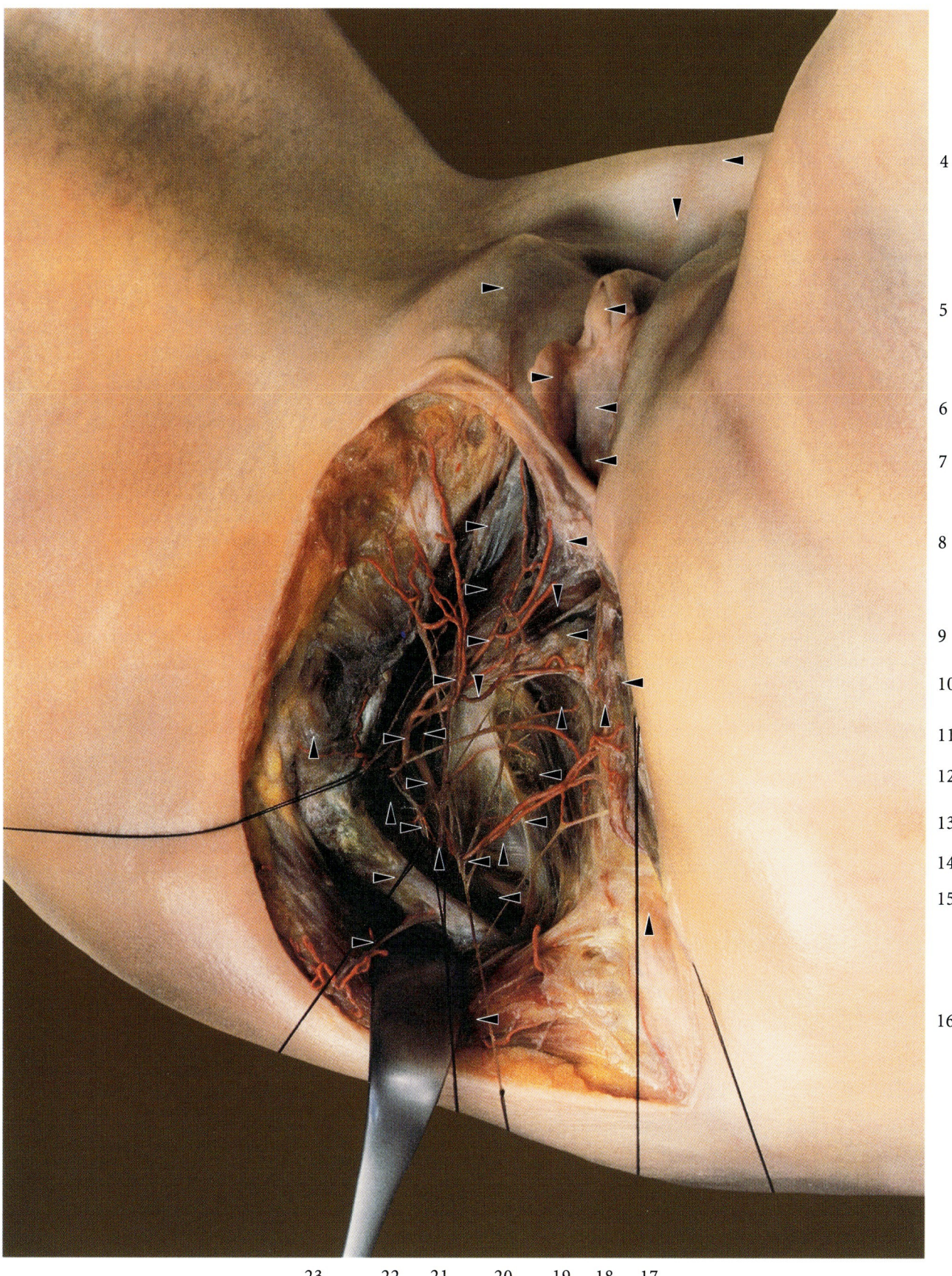

Abbildung 100   Regio subinguinalis 1

Die *Nodi lymphoidei inguinales superficiales* befinden sich in der Regio subinguinalis und zeigen in Größe, Zahl und Anordnung ein sehr wechselhaftes Bild. Bei einer *Schwankungsbreite* von wenigen bis zu mehr als 20 Knoten kommt diese Abbildung der *durchschnittlichen Zahl* von *8 Knoten* sehr nahe. Auch die Lage und Größe der Knoten entspricht den üblichen Verhältnissen.

Es ist eine gut ausgebildete *längsorientierte Knotengruppe* beiderseits der *Vena saphena magna* vorhanden, die sich sowohl mit den Namen Nodi inferiores als auch *Tractus verticalis* der *Nodi lymphoidei inguinales superficiales* zwanglos verbinden läßt. Diese Nodi lymphoidei inferiores können, obwohl sie in der Hauptsache die *langen,* hier unterlegten *Lymphgefäße* vom Bein aufnehmen, in ihrer typischen Lage gelegentlich vermißt werden, oder sie sind, wie sogar meistens, nur an einer der beiden Seiten der Vene ausgebildet.

Die übrigen *Knoten orientieren* sich nach dem *Leistenband* und folgen ihm in geringer Entfernung. Sie bilden dadurch einen, wenn auch nicht rein querverlaufenden, *Tractus horizontalis.* Er liegt oberhalb der Einmündung der *Vena saphena magna* und läßt sich durch eine Verlängerung dieser Vene, die hier durch eine von oben kommende besonders kräftige *Vena epigastrica superficialis* gebildet wird, in die *Nodi lymphoidei superolaterales* und *superomediales* der *Nodi lymphoidei inguinales superficiales* aufteilen.

Ein im *Schnittpunkt* der beiden *Tractus* liegender, eigentlich *zentraler Knoten* wird keiner der angeführten Gruppen verbindlich zugeordnet werden können. Dazu besteht auch kein zwingender Grund, weil die einzelnen Knoten, sei es durch *Parenchymbrücken* oder durch hier zum Teil unterlegte starke *Lymphgefäße* innig zusammenhängen und praktisch keine so strenge Beziehung zu einem tributären Gebiet besitzen.

Die Abflüsse führen über die beiden oben hier grün unterlegten dicken Lymphgefäße zu den *Nodi lymphoidei inguinales profundi* und der *Lacuna lymphatica.*

Der *Ansatz* der die Lymphknoten bedeckenden *Faszie* als *Lamina profunda strati subcutanei* wird durch einen Faden nach oben gezogen.

1   Spina iliaca anterior superior
2   Ansatz der Fascia lata am Ligamentum inguinale
3   Vas lymphaticum der Bauchwand
4   Arteria epigastrica superficialis
5   Ligamentum inguinale [Arcus inguinalis] vor der Lacuna vasorum
6   Vena epigastrica superficialis
7   Ansatz der Lamina profunda strati subcutanei oberhalb der Nodi lymphoidei inguinales superficiales
8   Anulus inguinalis superficialis mit Funiculus spermaticus
9   Arteria pudenda externa
10 Nodus lymphoideus inguinalis superficialis superomedialis
11 Fascia lata zwischen den Musculi pectineus und adductor longus
12 Vena saphena magna im eröffneten und gereinigten faszialen Flachtunnel
13 Vena saphena accessoria
14 Vena saphena und Vasa lymphatica im noch geschlossenen faszialen Flachtunnel
15 Nodus lymphoideus inguinalis superficialis inferior
16 wie Weisung 15
17 Musculus vastus lateralis mit der dort starken Fascia lata
18 Fascia lata zwischen zwei Fettgewebssträngen von Flachtunneln
19 Fettgewebe eines Flachtunnels
20 Musculus rectus femoris mit einer dort ziemlich starken Fascia lata
21 Musculus sartorius mit Fascia lata
22 Margo falciformis des Hiatus saphenus
23 Musculus tensor fasciae latae (bedeckt mit Fascia lata)
24 Vena circumflexa ilium superficialis
25 Nodus lymphoideus inguinalis superficialis superolateralis
26 Arteria circumflexa ilium superficialis – unterer Hauptast
27 Arteria circumflexa ilium superficialis – oberer Hauptast

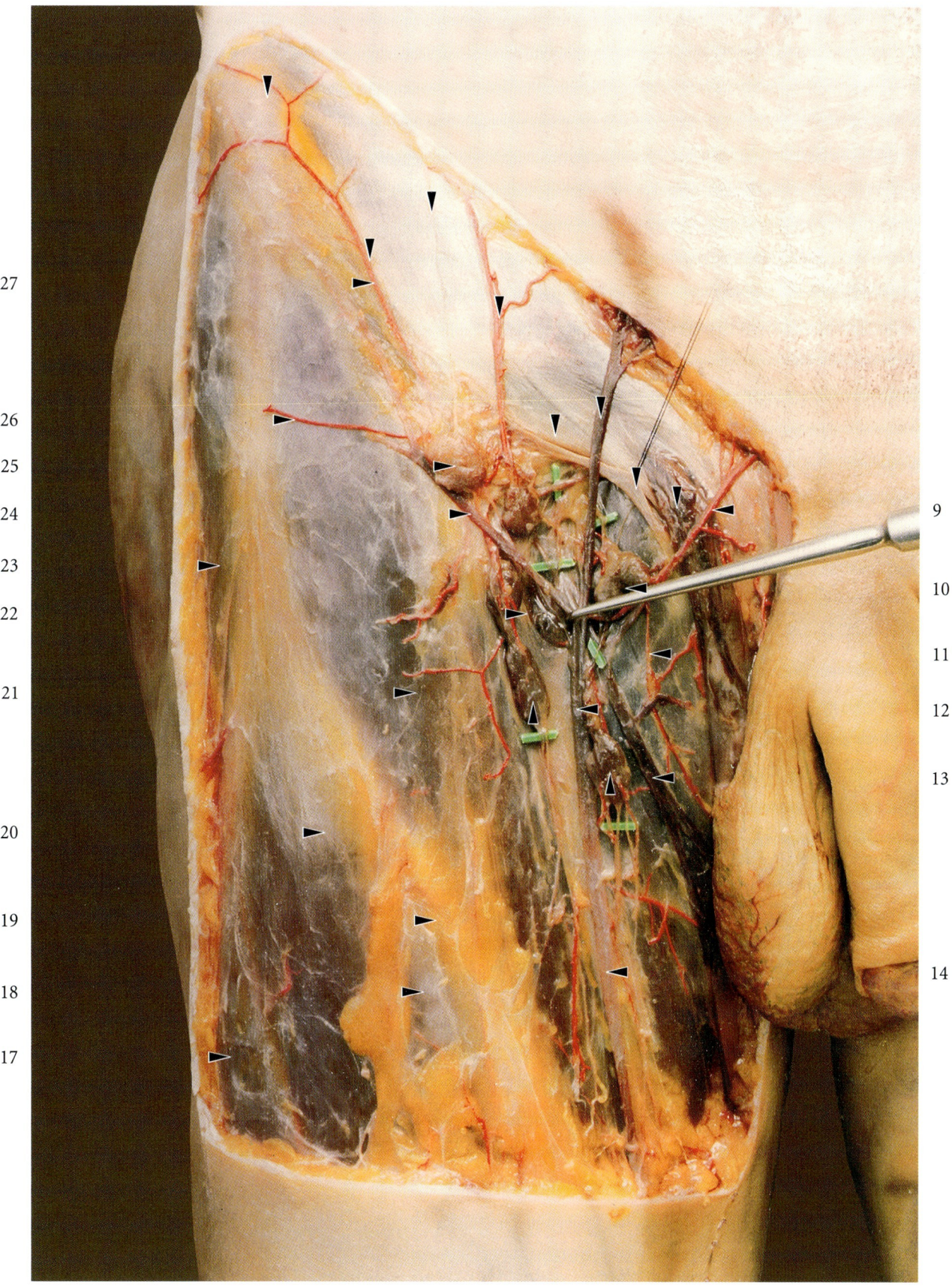

Abbildung 101   Regio subinguinalis 2

Die Regio subinguinalis liegt unterhalb des *Ligamentum inguinale* im oberen Teil des *Trigonum femorale* (SCARPA) und ist als Teil der *Regio femoralis anterior* dadurch ausgezeichnet, daß sie ein Einzugs- und Durchzugsgebiet der *Lymphe* von der gesamten unteren Extremität, dem äußeren Genitale und den oberflächlichen Schichten der unteren Truncushälfte ist. Dort liegen somit die *regionären Lymphknoten* eines so großen *tributären Gebietes,* daß ihre häufige Beteiligung an krankhaften Vorgängen nicht wundernehmen kann.

In dieser Region liegen die *Nodi lymphoidei inguinales superficiales* der *Fascia lata* und der *Fascia cribrosa* des *Hiatus saphenus* außen an und werden oberflächlich durch eine *Faszie* bedeckt, die sie von dem manchmal sehr reichlichen Fettgewebe der Subcutis trennt. LESSHAFT hat eine solche Schicht *Lamina profunda strati subcutanei* genannt. Sie verankert sich am unteren Rande des *Ligamentum inguinale* und verbindet sich an anderen Stellen entweder unter Bildung von *Flachtunneln* oder direkt mit der *Fascia lata* und beteiligt sich somit am Aufbau einer *Fascia superficialis,* wie sie in der Einleitung beschrieben wird.

Auf der *Abb. 100 A* sind *zwei Knoten* unterhalb des *Leistenbandes* von der *Faszie* befreit worden. Es zeigt sich, daß sich zwischen der Oberfläche der Knoten und der Faszie kein Fettgewebe befunden hat, daß aber zwischen der Faszie und der Haut eine ziemlich dicke Subcutis vorhanden war.

Auf der *Abb. 100 B* wurde die Faszie weiter zurückpräpariert. Dabei sind die *Oberflächen* auch *anderer Lymphknoten* und die *Vena saphena magna* mit ihren Zuflüssen ohne speziellere Präparation erschienen.

1 Nodus lymphoideus inguinalis superficialis superolateralis
2 Lamina profunda strati subcutanei (Schnittrand)
3 Cutis (Schnittrand)
4 Tela subcutanea (»Stratum subcutaneum«)
5 Nodus lymphoideus inguinalis superficialis superolateralis
6 Lamina profunda strati subcutanei
7 Ast des Ramus femoralis nervi genitofemoralis
8 Nodus lymphoideus inguinalis superficialis inferior
9 Tela subcutanea (»Stratum subcutaneum«)
10 Vena saphena magna
11 Vena saphena accessoria
12 Fascia lata
13 Nodus lymphoideus inguinalis superficialis superomedialis
14 Arteria epigastrica superficialis
15 Dorsum penis
16 Nodus lymphoideus inguinalis superficialis (centralis)
17 Schenkelbeugefurche

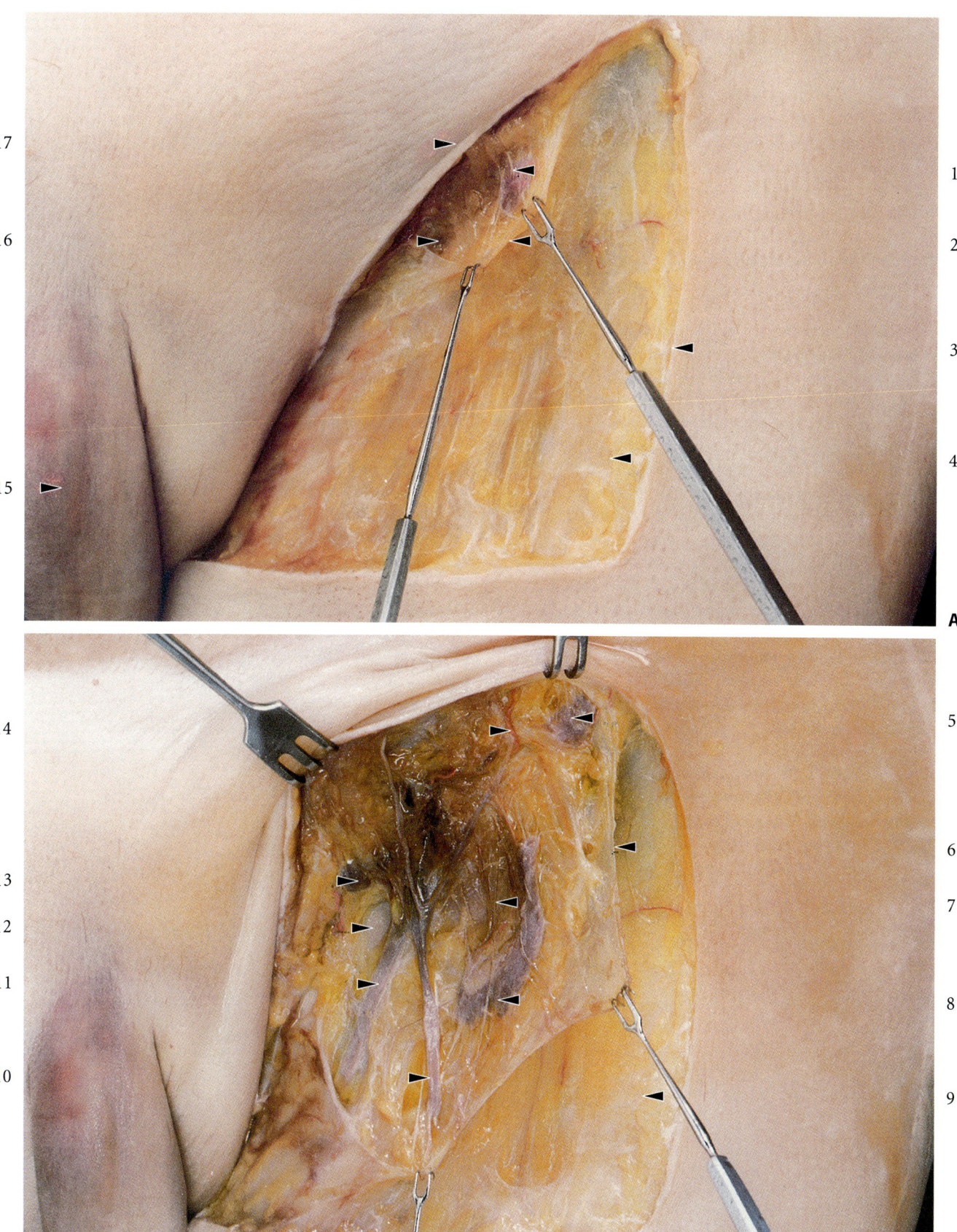

Abbildung 102   Regio subinguinalis 3

Die *Nodi lymphoidei inguinales superficiales* wurden mit ihren *Lymphgefäßen* und mit den im Bereich des *Hiatus saphenus* vorkommenden *Blutgefäßen* dargestellt.

Der mediale dem Leistenbande folgende *Schnittrand der Haut* wurde durch Haken leicht weggezogen, so daß der Schnittrand der Subcutis und der *Samenstrang* sichtbar wurden.

Die *Lamina profunda strati subcutanei* ist dort, wo sie den Knoten unmittelbar anlag, abgespreizt, deckt aber sonst eine Fettschicht zu, die von der *Subcutis* gut abgegrenzt ist.

Die beiden dem Leistenband parallel verlaufenden Fäden verspannen über eintretende Lymphgefäße eine *Knotenansammlung*, die als *Tractus horizontalis* benannt worden ist.

Der *Tractus verticalis*, welcher der *Vena saphena magna* mehr oder weniger angeschlossen ist, ist durch zwei Fäden vor allem nach oben gezogen worden, damit der Eintritt zahlreicher Lymphgefäße, die vom ganzen Bein kommen, veranschaulicht werden kann. Die bandförmige Struktur dieser *Einstrahlungen* weist darauf hin, daß so zarte Gebilde, wie es Lymphgefäße nun einmal sind, durch *begleitende Bindegewebszüge* vor Zerreißungen selbst dort noch geschützt werden, wo sie bereits in guten *Faszienkammern* liegen, wenn sie durch Zugspannungen besonders gefährdet sind.

Die *Aufgliederung* des Tractus horizontalis in *Nodi superomediales* und *superolaterales* und die Benennung des Tractus verticalis als *Nodi inferiores* der *Nodi lymphoidei inguinales superficiales* ist zweckmäßig, weil ihnen *tributäre Gebiete* gut zugeordnet werden können.

1 Nodus lymphoideus inguinalis profundus
2 Nodus lymphoideus inguinalis superficialis (centralis)
3 Vas lymphaticum der Bauchwand
4 Ast des Ramus femoralis nervi genitofemoralis
5 Nodus lymphoideus inguinalis superficialis superolateralis
6 Arteria und Vena circumflexa ilium superficialis
7 Nodus lymphoideus inguinalis superficialis superolateralis
8 Vena epigastrica superficialis
9 Fascia cribrosa – Schnittrand
10 Nodus lymphoideus inguinalis superficialis inferior
11 wie Hinweis 10
12 Lamina profunda strati subcutanei als unmittelbare Bedeckung der Nodi lymphoidei inguinales superficiales
13 Tela subcutanea (»Stratum subcutaneum«)
14 Vena saphena accessoria
15 Vena saphena magna
16 Nodus lymphoideus inguinalis superficialis superomedialis
17 Arteria pudenda externa
18 Funiculus spermaticus

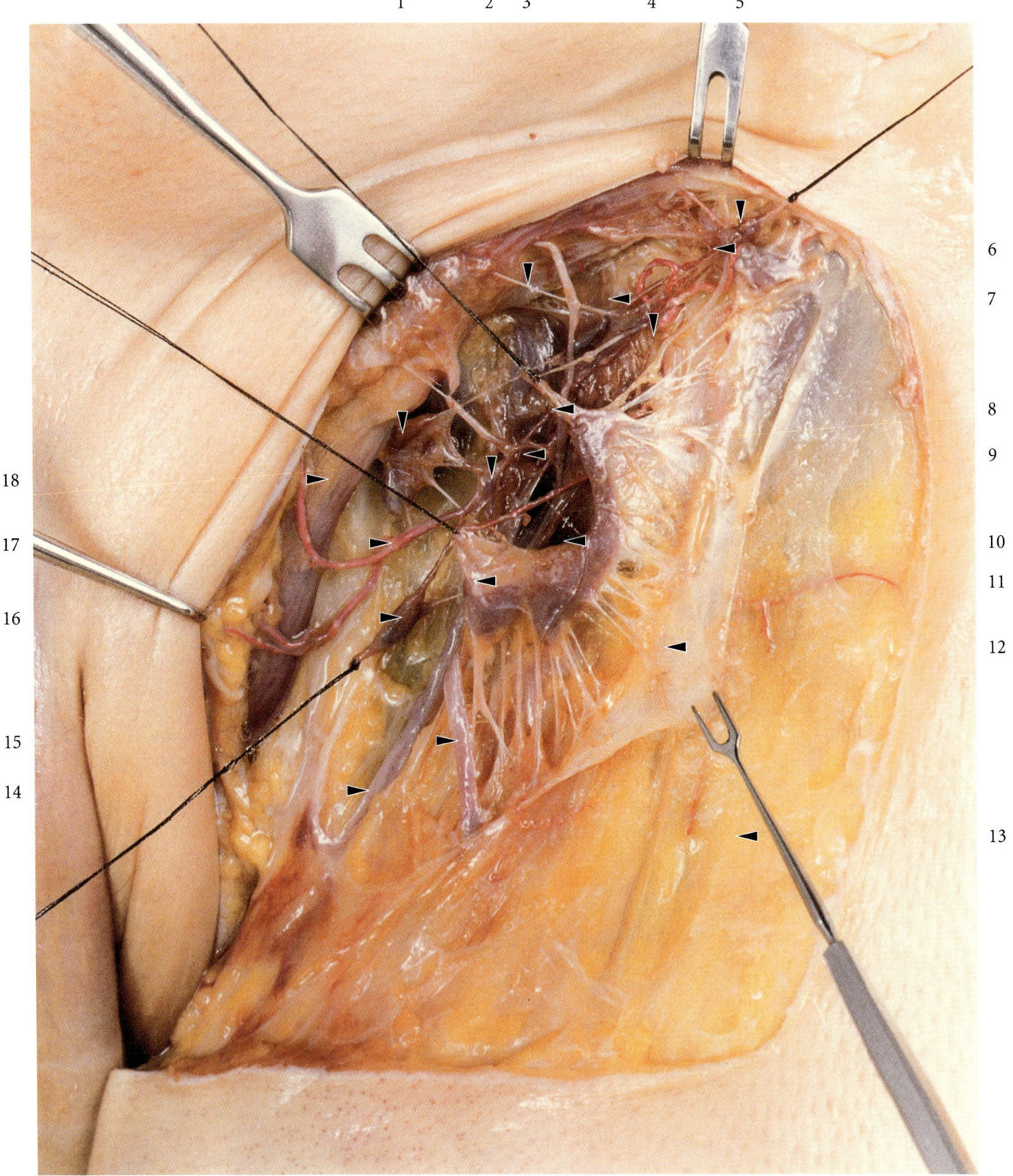

Abbildung 103 Regio subinguinalis 4

Von der *Faszie*, welche die *Nodi lymphoidei inguinales superficiales* unmittelbar bedeckt, wurde nur der obere *Ansatz* stehen gelassen und durch zwei Häkchen hochgezogen. Dieser *Ansatz* beginnt medial an der Unterseite des *Ligamentum inguinale* und läuft lateral in die *Fascia lata* aus.

Entfernt wurde auch die *Fascia cribrosa* des *Hiatus saphenus*, so daß dort die *Femoralisgefäße* in ihrer Scheide zu sehen sind. In die *Vena femoralis* mündet die nach medial verzogene *Vena saphena magna* ein. Kurz vorher kreuzt sie die etwas nach medial verlagerte *A. epigastrica superficialis*, von der nach beiden Seiten *Ästchen* für die Versorgung von *Lymphknoten* abgehen. Unterhalb davon hat die *A. pudenda externa* den Hiatus saphenus verlassen und gelangt zur Wurzel des Scrotums und zum Samenstrang. Lateral tritt aus dem *Hiatus saphenus* die *A. circumflexa ilium superficialis* aus. Die Lage entspricht ihrem *oberen Hauptast*. Ein getrennt abgegangener, dünner, *unterer Hauptast* durchsetzt die Faszie erst weit lateral.

Die *Nodi lymphoidei inguinales superficiales* sind durch Flüssigkeitsverlust während der Präparation leicht geschrumpft und etwas verbräunt; einige *Lymphgefäße* von ihnen wurden durch Fäden abgehoben. Ein stärkeres Lymphgefäß vor dem durchschimmernden *Musculus sartorius* wird von den *Rami cutanei anteriores* des *Nervus femoralis* begleitet.

Zu dem an dem oberen Faden hängenden *Nodus lymphoideus inguinalis profundus* vor der *Lacuna lymphatica* ziehen konvergierende *Lymphgefäße* der *oberflächlichen Knoten;* auch von unten erhält er einen *Zufluß* von einem an der Einmündungstelle der Vena saphena magna liegenden *tiefen Knoten*.

1 Vasa epigastrica superficialia
2 Lamina profunda strati subcutanei
   als unmittelbare Bedeckung
   der Nodi lymphoidei inguinales superficiales
3 Nodus lymphoideus inguinalis profundus
   (ROSENMÜLLER) in der Lacuna lymphatica
4 Femoralisscheide
5 Ligamentum inguinale
   mit kreuzendem Vas lymphaticum
6 Arteria circumflexa ilium superficialis
   (oberer Hauptast)
7 Spina iliaca anterior superior
8 Fascia lata (unterhalb der Verbindung
   mit dem Ligamentum inguinale)
9 Margo falciformis des Hiatus saphenus
10 Arteria circumflexa ilium superficialis
   (unterer Hauptast)
11 Nodi lymphoidei inguinales superficiales
   superolaterales
12 Arteria femoralis
13 Musculus sartorius, bedeckt von Fascia lata
14 Nodi lymphoidei inguinales superficiales inferiores
15 Rami cutanei anteriores des Nervus femoralis
16 Vas lymphaticum von besonderer Stärke
17 Musculus pectineus, bedeckt von Fascia lata
   hinter einem weggespannten Vas lymphaticum
18 Arteria pudenda externa
19 Nodi lymphoidei inguinales superficiales
   superomediales
20 Nodus lymphoideus inguinalis profundus
21 Vena femoralis beim Austritt
   aus der Femoralisscheide

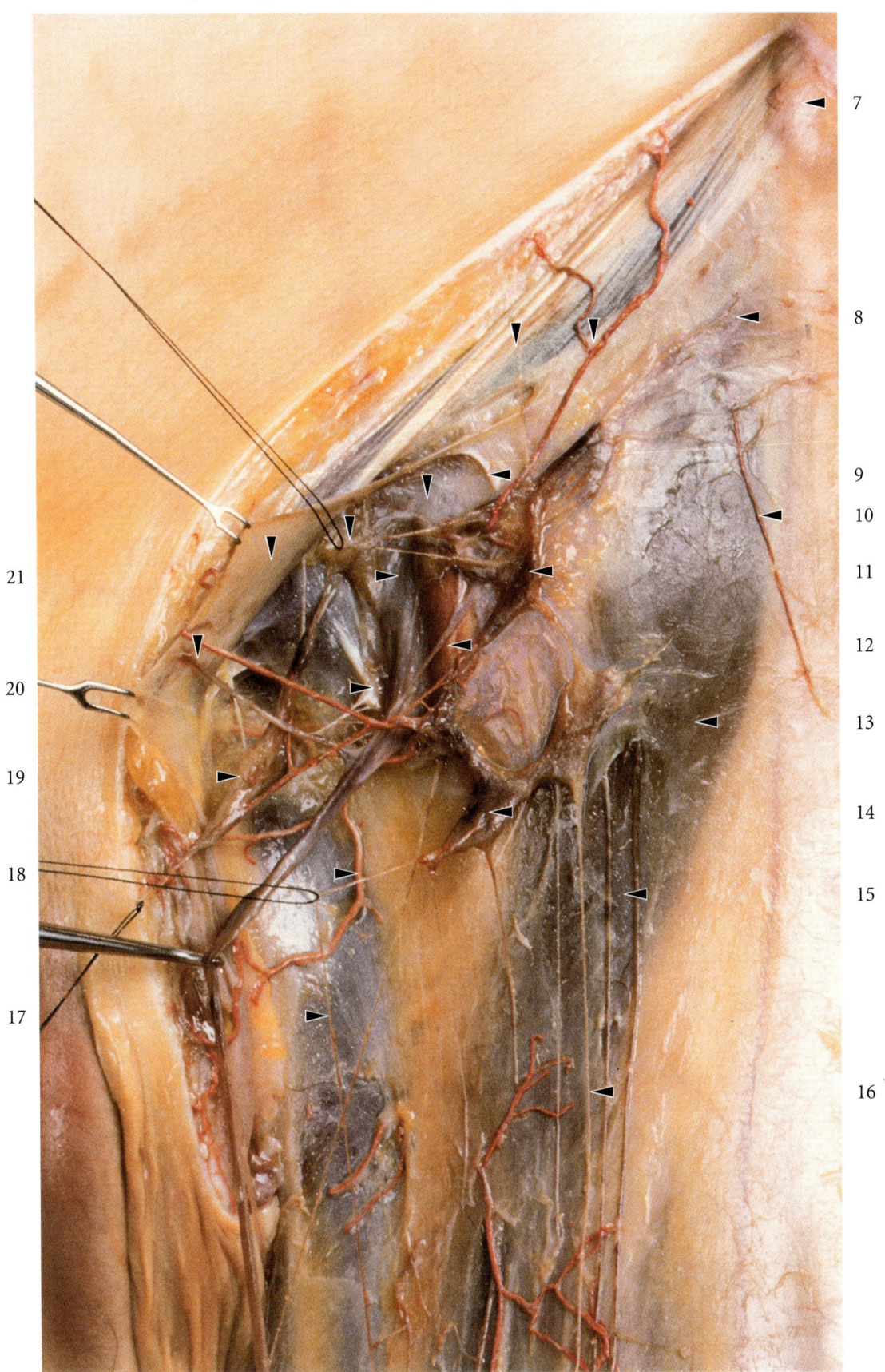

205

Abbildung 104   Regio subinguinalis 5

Die *Nodi lymphoidei inguinales superficiales* und die dazugehörenden Lymphgefäße wurden *entfernt*. Die sie unmittelbar bedeckende *Faszie* wurde an ihrem *Ursprung erhalten* und durch Häkchen hochgezogen.

Der *Margo falciformis* mit seinem *Cornu superius* und *Cornu inferius* umgrenzt den *Hiatus saphenus* in Form einer offenen flachen Spirale, die durch die *Faszie des Musculus pectineus* so weit geschlossen wird, daß die den Rändern angefügte Fascia cribrosa ihren Randschluß findet. Hinter der entfernten Fascia cribrosa liegt die *Arteria* und *Vena femoralis*. In die *Vena femoralis* mündet über dem *Cornu inferius* des *Margo falciformis* die *Vena saphena magna*, nachdem sie die *Vena pudenda externa* und die *Vena epigastrica superficialis* aufgenommen hat.

Am oberen Rande des *Hiatus saphenus* ist medial von der Vena femoralis in der *Lacuna lymphatica* ein *Nodus lymphoideus profundus* zu sehen, der nach ROSENMÜLLER oder CLOQUET benannt wurde. Er liegt im *Anulus femoralis* und ist medial an das *Ligamentum lacunare* angelagert, dessen Ansatz an der *Faszie* des *M. pectineus* gerade noch sichtbar ist. Lateral schmiegt sich der Lymphknoten unter Vermittlung der *Femoralisscheide* an die *Vena femoralis*.

Die im Bereich des *Hiatus saphenus* austretenden *Arterien* sind die gleichen wie auf *Abb. 103* und wurden dort beschrieben.

Unterlegt sind ein *R. cutaneus anterior* des *N. femoralis* und die Nerven des Gebietes des *R. femoralis* vom *N. genitofemoralis*. Dieses auch gemäß klinischer Ergebnisse oft recht ausgedehnte Gebiet wird hier von einem Nerven versorgt, der nicht über die *Lacuna vasorum*, sondern über die *Lacuna musculorum* den Oberschenkel betrat. Es ist ein *atypisch* verlaufender *R. femoralis* des *Nervus genitofemoralis*.

1 Arteria epigastrica superficialis
2 Lamina profunda strati subcutanei als unmittelbare Bedeckung der Nodi lymphoidei inguinales superficiales, oberflächlich zur Lamina cribrosa des Hiatus saphenus
3 Nodus lymphoideus inguinalis profundus (ROSENMÜLLER) in der Lacuna lymphatica (Canalis femoralis)
4 Ligamentum inguinale
5 Arteria circumflexa ilium superficialis
6 Spina iliaca anterior superior
7 Ramus femoralis nervi genitofemoralis (Aufteilungsast – Lagevarietät)
8 Ramus femoralis nervi genitofemoralis (Aufteilungsast – Lagevarietät)
9 Margo falciformis des Hiatus saphenus – Cornu superius
10 Arteria femoralis
11 Margo falciformis des Hiatus saphenus
12 Vena femoralis
13 Ramus cutaneus anterior des Nervus femoralis
14 Musculus sartorius mit Fascia lata und vorgelagerten Rami cutanei anteriores des Nervus femoralis
15 Vena saphena accessoria
16 Vena saphena magna
17 Arteria pudenda externa
18 Margo falciformis des Hiatus saphenus – Cornu inferius
19 Faszie des Musculus pectineus
20 Ligamentum lacunare (GIMBERNAT)

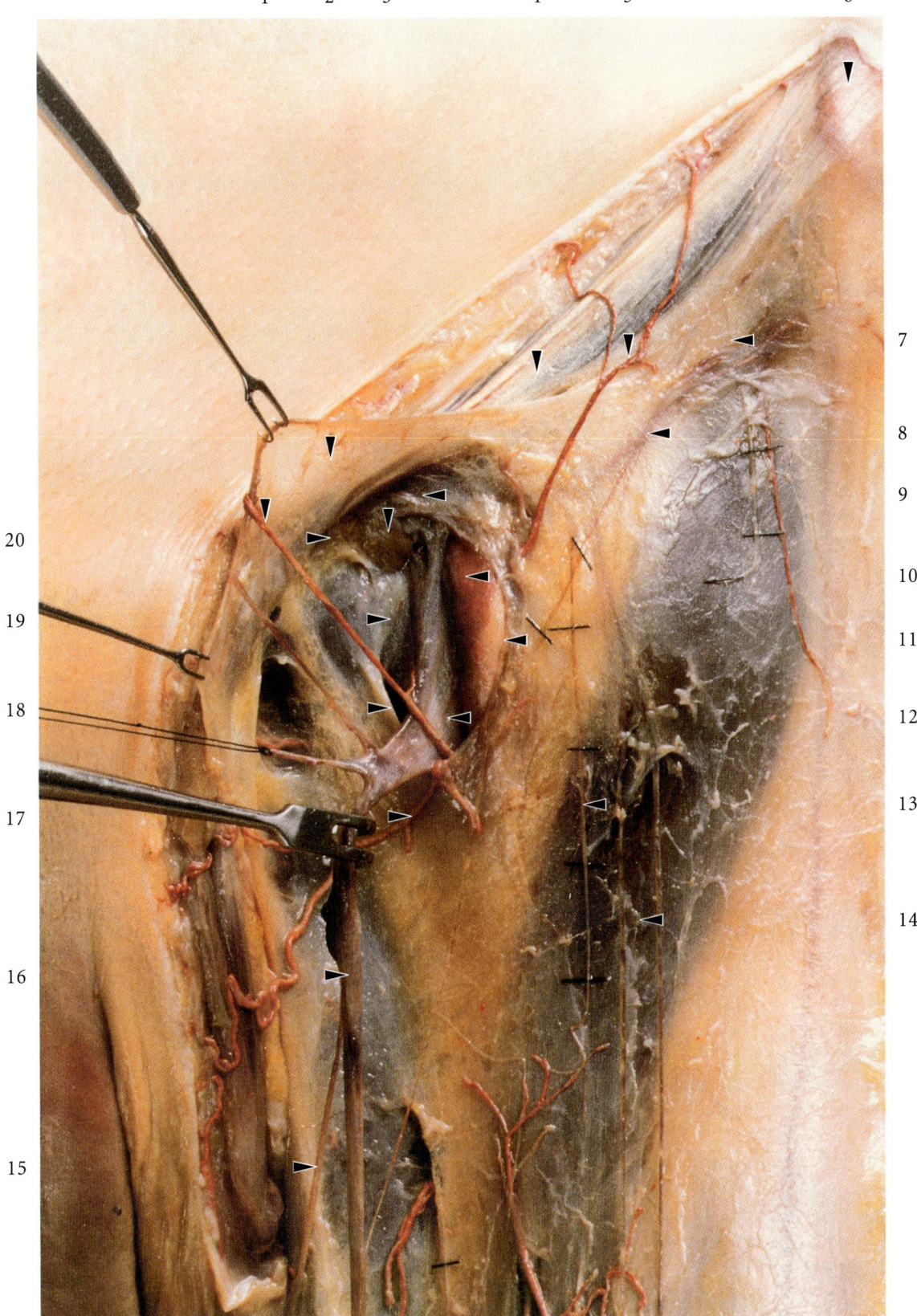

**Abbildung 105   Regio femoris anterior
Oberflächliche Schicht 1**

Die den Oberschenkel einhüllende *Fascia superficialis* wird als *Fascia lata* bezeichnet.

Die *Lamina profunda strati subcutanei* (LESSHAFT) grenzt die *Tela subcutanea*, kurz auch einfach die *Subcutis* genannt, nach der Tiefe hin ab. Sie hat sich über dem Wulst des *Musculus sartorius* und des *Musculus quadriceps femoris* mit der die Muskulatur unmittelbar einhüllenden Faszie zur *Fascia superficialis* vereinigt. Sie hebt sich aber gemäß der in der Einleitung gegebenen Beschreibung bei durchtretenden Gebilden von einer tiefer liegenden *Fascia superficialis* unter Bildung von *Flachtunneln* ab.

Die *Decken der Flachtunnel* wurden im distalen Bereich über *zwei Rami anteriores* des *Nervus femoralis* und über dem *Nervus cutaneus femoris lateralis* gespalten. Die Nerven wurden herausgehoben, und das *Tunnel-Fettgewebe* wurde stehen gelassen.

Die im *Trigonum femorale* liegenden *Nodi lymphoidei inguinales superficiales* werden direkt von der *Lamina profunda strati subcutanei* bedeckt, die sich seitlich mit der Fascia lata verbindet und oben mit dem Cornu superius des Margo falciformis an das Leistenband gelangt. Nach unten setzt sich diese Lamina als zarte *Deckplatte* eines *Tunnels* entlang der *Vena saphena magna* fort, das nach Entfernung der Lymphknoten und der sie bedeckenden Faszie in der Regel nach abwärts total eröffnet und ausgeräumt wird. Die *Durchsetzung* der Fascia superficialis ist demnach prinzipiell die gleiche wie sonst. Die *Dikkenverteilung* der *Tunnelwände* ist aber extrem anders.

Die übriggebliebene und nicht mehr abgrenzbare *Bodenplatte* dieses *Flachtunnels* der *Vena saphena magna*, die ihre besondere Stärke bis zum *Hiatus saphenus* bewahrt, war und ist ein nicht in Frage zu stellender Bestandteil der *Fascia lata*.

In der *Öffnung* des *vom Margo falciformis* umgrenzten *Hiatus saphenus* ist die *A., V. femoralis* mit der *Femoralisscheide* zu sehen. Diese Scheide umhüllt die Gefäße von vorn und medial in Form eines *halben Trichters*, wobei dessen *Spitze* an der *Vena femoralis* liegt. Sie ist hinten medial mit der *Pectineusfaszie* und lateral mit der *Fascia iliaca* verwachsen. Die Einmündung der *V. saphena magna* ist mit einer *Vena saphena accessoria* verbunden. Unterhalb davon liegt einer der drei möglichen *Nodi lymphoidei inguinales profundi*.

1 Ligamentum inguinale – Übergang der Aponeurose des Musculus obliquus externus abdominis in die Fascia lata
2 Arteria epigastrica superficialis
3 Ligamentum inguinale (vor der Lacuna vasorum)
4 Ansatz der Lamina profunda strati subcutanei am Ligamentum inguinale (Schnittrand)
5 Anulus inguinalis superficialis mit Funiculus spermaticus
6 Arteria cremasterica
7 Vena epigastrica superficialis
8 Femoralisscheide
   – medialer Anteil mit Vena femoralis
9 Vena femoralis
10 Nodus lymphoideus inguinalis profundus
11 Vena saphena accessoria
12 Vena saphena magna
13 Ramus cutaneus anterior des Nervus femoralis (aus seinem eröffneten faszialen Flachtunnel herausgehoben)
14 Fettgewebe des eröffneten Flachtunnels
15 Musculus adductor longus
16 Arteria pudenda externa und Musculus pectineus
17 Eingangsöffnung des eröffneten Flachtunnels
18 Musculus rectus femoris (dorsomediale Portion)
19 Musculus vastus lateralis mit Fascia lata
20 Musculus rectus femoris (ventrolaterale Portion mit dort stärkerer Fascia lata)
21 Ramus cutaneus anterior des Nervus femoralis (aus seinem eröffneten faszialen Flachtunnel herausgehoben)
22 Musculus sartorius mit Fascia lata
23 Arteria femoralis
24 Margo falciformis des Hiatus saphenus
25 Arteria circumflexa ilium superficialis
   – unterer Hauptast mit Vene
26 Musculus tensor fasciae latae mit dort sehr starker Fascia lata
27 Flachtunnel des Nervus cutaneus femoris lateralis
28 Nervus cutaneus femoris lateralis
29 Arteria circumflexa ilium superficialis
   – oberer Hauptast
30 Spina iliaca anterior superior

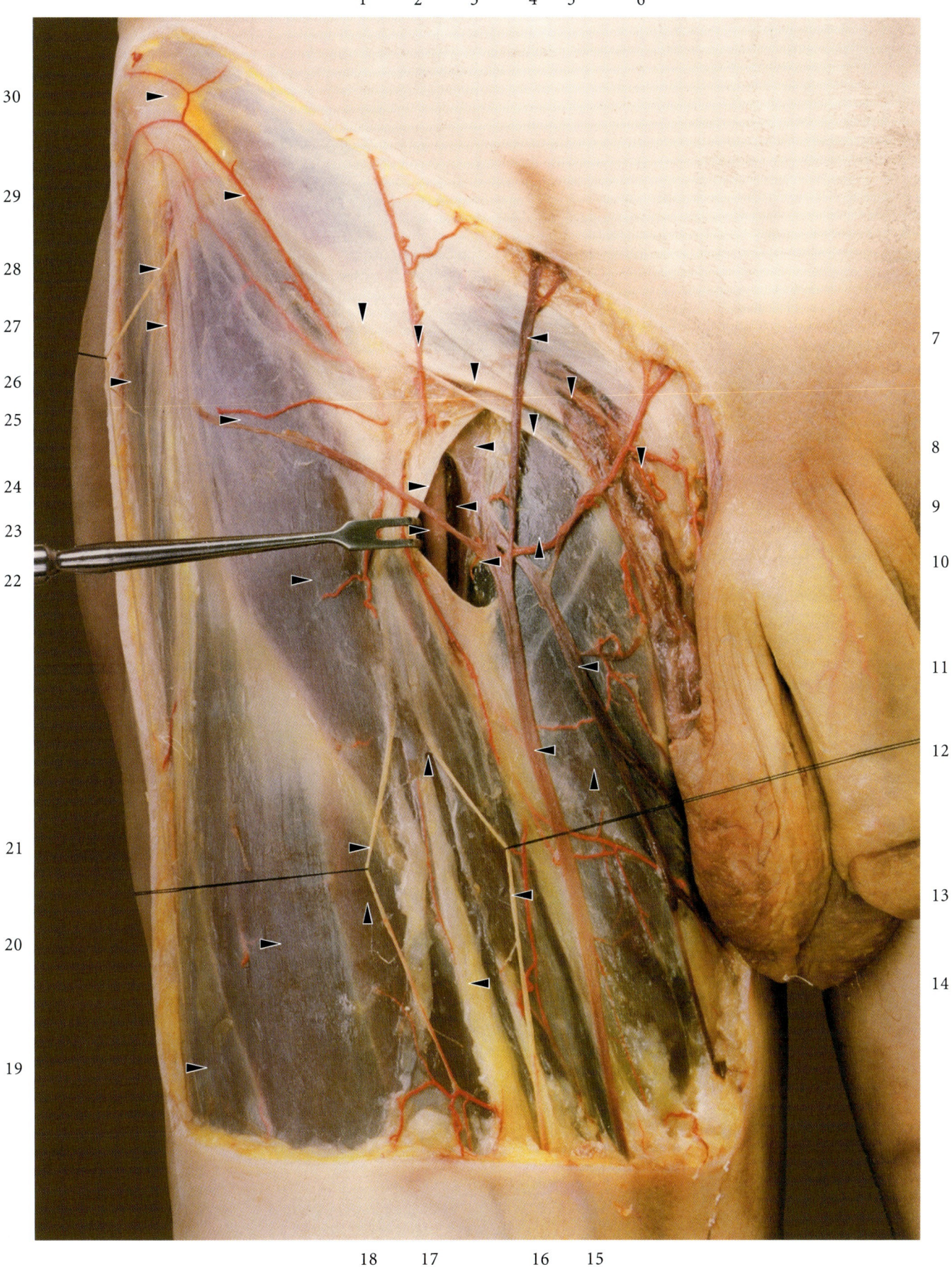

209

**Abbildung 106   Regio femoris anterior
Oberflächliche Schicht 2**

Im Bereich des *Trigonum femorale* wurde durch Entfernung der *Lamina profunda strati subcutanei* die *Fascia lata* mit dem *Hiatus saphenus* dargestellt. Nur die außerhalb des Hiatus gelegenen Lymphknoten der *Nodi lymphoidei inguinales superficiales* wurden erhalten. Im *Hiatus saphenus* wurden die *Arteria* und *Vena femoralis* ohne Femoralisscheide auspräpariert.

Im Vergleich zum *Hiatus saphenus* eines *Mannes* von der vohergehenden Abbildung macht der von einer Frau hier vorliegende einen geräumigeren Eindruck. Diese größere *Geräumigkeit* bei der Frau, welche auch die *Lacuna vasorum* und *lymphatica* betrifft, ist immer noch die plausibelste Erklärung, daß bei der Frau Herniae femorales sehr häufig und beim Manne nur selten vorkommen.

Die *Herniae femorales* benutzen einen Weg, der als *Canalis femoralis* bezeichnet wird. Er liegt zwischen der *Vena femoralis* und der *Femoralisscheide* (siehe Abb. 105). Er ist ohne ausgebildete Hernie ein kurzer und schmaler sich zuspitzender *Bindegeweberaum,* der über den *Anulus femoralis* zugänglich ist.

Dieser *Anulus* wird vorn durch das *Ligamentum inguinale,* hinten durch die *Faszie des Musculus pectineus* begrenzt, der oberhalb davon mit seinem Ursprung das *Ligamentum pectineum* unterhöhlt. Der medial liegende *spitze Winkel* zwischen *Ligamentum inguinale* und der *Pectineusfaszie* wird durch das scharfrandige *Ligamentum lacunare* (GIMBERNAT) abgerundet. Die *laterale Begrenzung* des Anulus femoralis bildet die nachgiebige *Vena femoralis.* In diesem *Anulus femoralis* ist unmittelbar unter dem *Peritoneum* das zarte *Septum femorale* (CLOQUET) ausgespannt.

Der *Canalis femoralis* reicht von vornherein bis in den *Hiatus saphenus,* weil das *Cornu superius* des *Margo falciformis* hauptsächlich in den Anfangsteil der *Femoralisscheide* ausläuft.

In der *Regio femoris anterior* außerhalb des Trigonum femorale wurde die *Lamina profunda strati subcutanei* nicht entfernt, und die dort vorhandenen *Flachtunnel* wurden nicht eröffnet.

1   Spina iliaca anterior superior
2   Arteria circumflexa ilium superficialis
    (unterer Hauptast)
3   Arteria circumflexa ilium superficialis
    (oberer Hauptast)
4   Aponeurosis
    des Musculus obliquus externus abdominis
5   Nodus lymphoideus inguinalis superficialis
    superolateralis
6   Margo falciformis des Hiatus saphenus
    – Cornu superius
7   Arteria epigastrica superficialis
8   Ligamentum inguinale [Arcus inguinalis]
9   Nodus lymphoideus inguinalis superficialis
    superomedialis
10 Ligamentum teres uteri
    im Anulus inguinalis superficialis
11 Arteria ligamenti teretis uteri
12 Musculus pectineus mit Muskelfaszie
13 Vasa pudenda externa
14 Musculus pectineus mit Fascia lata
15 Lamina profunda strati subcutanei (Schnittrand)
16 Vena saphena accessoria
17 Vena saphena magna
18 Margo falciformis des Hiatus saphenus
    – Cornu inferius
19 Musculus rectus femoris mit Fascia lata
20 Musculus rectus femoris mit Fascia lata
21 Lamina profunda strati subcutanei (Schnittrand)
22 Musculus tensor fasciae latae
    mit dort sehr starker Fascia lata
23 Nodus lymphoideus inguinalis superficialis inferior
24 Vena femoralis
25 Musculus sartorius mit Fascia lata
26 Arteria femoralis

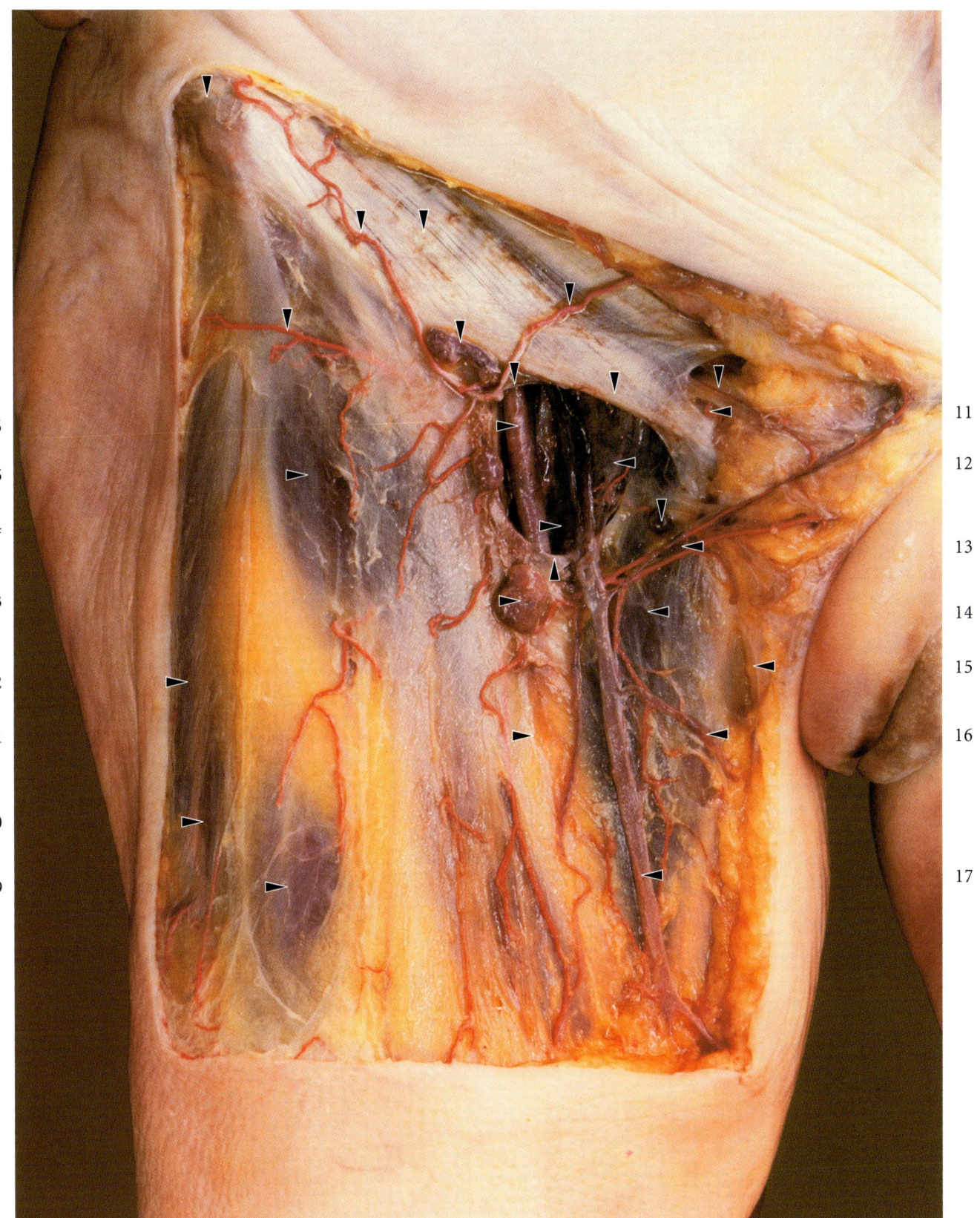

Abbildung 107　Regio femoris anterior
　　　　　　　　Oberflächliche Schicht 3

Beim Durchtritt des verselbständigten unteren Hauptastes der *Arteria circumflexa ilium superficialis* wurde vor dem *Musculus sartorius* die Eigenmuskelfaszie und ihre Beziehung zum *N. cutaneus femoris lateralis* dargestellt, der weiter unten aus seinem *Flachtunnel* durch einen Faden herausgehoben wurde. Ebenso wurden die *Flachtunnel* der *Rami cutanei anteriores* des *Nervus femoralis* bis zu ihrem Anfang eröffnet und die Rami mit Borsten unterlegt.

Während das normale *Erscheinungsbild* einer *Hernia femoralis* durch die *Lage* des *Hiatus saphenus* und die Vorbauchung seiner *Fascia cribrosa* im groben leicht verständlich ist, erfordert die als nicht erklärbar bezeichnete Tendenz des Bruchsackes, sich nach oben auszubreiten, eine *detailiertere Betrachtung*.

Wie aus der vorliegenden Abbildung in Zusammenhang mit allen übrigen Abbildungen dieser Region hervorgeht, befinden sich vor dem *unteren Teil* der *Fascia cribrosa* größere *Lymphknoten* und zwischen ihnen und mit ihnen, durch *Versorgungsgefäße* verbunden, mehrere annähernd *quer verlaufende* kräftige *Blutgefäße,* wie die *Vasa pudenda externa* und das *Endstück* der *Vena saphena magna*.

Des weiteren sind diese Strukturen mit der sie unmittelbar bedeckenden *Lamina profunda strati subcutanei* gut verwachsen oder zumindest in einer durch sie mitverursachten Faszienloge eingeschlossen (s. Abb. 101, 102), so daß im *unteren Teil* des *Hiatus saphenus* in Verbindung mit der *Fascia cribrosa* ein relativ derber *Querriegel* entsteht, dem der obere Teil nichts Gleichwertiges entgegenzusetzen hat (s. auch Abb. 108).

Hinzu kommt noch, daß sich bei *Beugung im Hüftgelenk* und besonders in *sitzender Stellung* der *obere Teil* der *Lamina profunda strati subcutanei* entspannt, während die querverlaufenden Strukturen im *unteren Teil* des *Hiatus saphenus* stabil bleiben, und zusammen mit der Lageveränderung der Hiatuswände einer Ausbreitungstendenz nach unten entgegenwirken.

1　Spina iliaca anterior superior
2　Nervus cutaneus femoris lateralis
3　Fascia lata (Schnittrand)
4　Arteria circumflexa ilium superficialis
　　(oberer Hauptast)
5　Nodus lymphoideus inguinalis superficialis
　　superolateralis
6　Margo falciformis des Hiatus saphenus
　　– Cornu superius
7　Arteria epigastrica superficialis
8　Ligamentum inguinale [Arcus inguinalis]
9　Anulus inguinalis superficialis
10　Arteria femoralis
11　Vena femoralis
12　Vasa pudenda externa
13　Musculus pectineus mit Fascia lata
14　Vena saphena accessoria
15　Ramus saphenus der A. femoralis
　　(von der A. pudenda externa abgehend)
16　Vena saphena magna
17　Margo falciformis des Hiatus saphenus
　　– Cornu inferius
18　Nodus lymphoideus inguinalis superficialis inferior
19　Musculus rectus femoris mit Fascia lata
20　Rami cutanei anteriores des Nervus femoralis
21　Musculus tensor fasciae latae
22　Eröffnetes Flachtunnel
　　des N. cutaneus femoris lateralis
23　Nervus cutaneus femoris lateralis
24　Eigenmuskelfaszie des Musculus sartorius
25　Eigenmuskelfaszie des Musculus sartorius

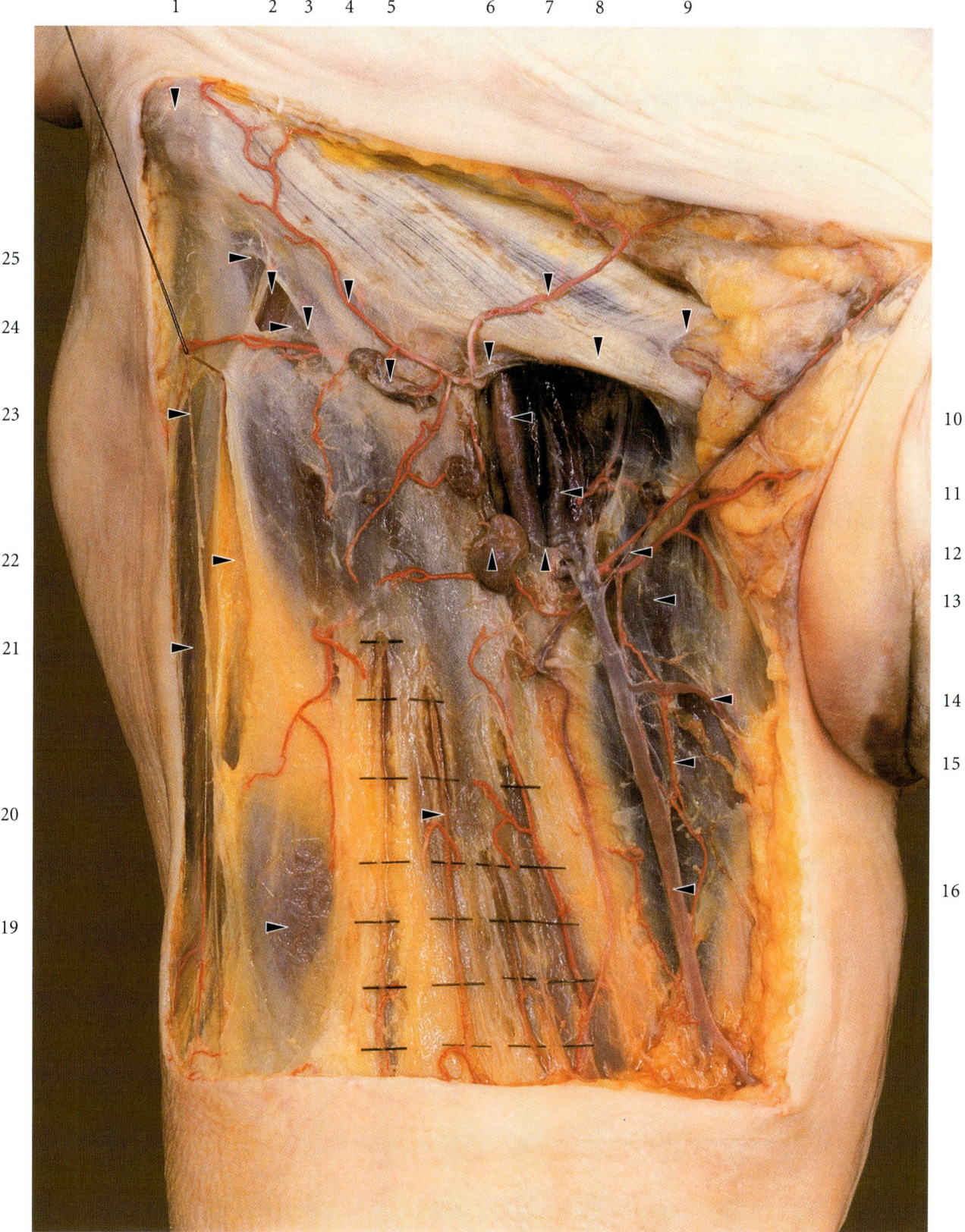

Abbildung 108 **Regio femoris anterior**
Oberflächliche Schicht 4

Vom *Hiatus saphenus* strahlen nach allen Richtungen *Gefäße* aus, die nur zum geringen Teil die *Fascia cribrosa* selbst durchsetzen. Sie geben, wie besonders auf Abb. 107 zu ersehen ist, kräftige *Gefäße* an die *Lymphknoten* ab.

Eine besondere klinische Bedeutung hat aber die *Arteria circumflexa ilium superficialis,* weil sie das Versorgungsgefäß für den *Leistenlappen* der *axial gestielten Lappenplastiken* ist. Sie ist ein *Ast* der *Arteria femoralis,* geht ein bis zwei Querfinger unterhalb des Leistenbandes ab und zerfällt hier in zwei Hauptäste, die getrennt die *Fascia lata* durchsetzen.

Meistens gelangt die *A. circumflexa ilium superficialis* in der Nähe des *Margo falciformis* durch die *Fascia lata,* aber auch beachtlich weiter lateral gelegene Durchtritte sind nicht allzu selten. Auch kann das Gefäß oder einer ihrer Hauptäste ein *Ast* der *A. profunda femoris,* der *A. epigastrica superficialis,* der *A. circumflexa ilium profunda* sein oder wie auf Abb. 107 durch Verselbständigung der Hauptäste *verdoppelt* auftreten.

Die starke *Vena epigastrica superficialis* weist darauf hin, daß eine *Vena thoracoepigastrica* ausgebildet ist, die eine Verbindung zwischen der *Vena axillaris* und der *Vena femoralis* herstellt. Ebenso kann sich die weit oben einmündende, *mediale Vena saphena accessoria* durch ihren auffällig starken hinteren Ast mit der *Vena saphena parva* in der *Fossa poplitea* verbinden und eine *Vena femoropoplitea* bilden. Eine häufiger *vorkommende laterale Vena saphena acessoria* fehlt hingegen.

Vier stärkere *Lymphgefäße* wurden durch einen Faden abgehoben. Die beiden äußeren liegen an ihrem dargestellten Ende oberflächlicher als die anderen. Am lateralen Gefäß ist zu sehen, daß es oberflächlich noch von einer *subkutanen Bindegewebsplatte,* einem Ausläufer des *Flachtunnels* der *Vena saphena magna,* geschützt wird.

1 Aponeurosis des Musculus obliquus externus abdominis
2 Arteria epigastrica superficialis
3 Ligamentum inguinale vor der Lacuna vasorum
4 Vena epigastrica superficialis
5 Ansatz der Lamina profunda strati subcutanei oberhalb der Nodi lymphoidei inguinales superficiales
6 Anulus inguinalis superficialis mit Funiculus spermaticus
7 Arteria pudenda externa mit Begleitvene
8 Nodus lymphoideus inguinalis superficialis superomedialis
9 Vena saphena accessoria
10 Nodus lymphoideus inguinalis superficialis inferior
11 Vas lymphaticum
12 wie Weisung 11
13 Lamina profunda strati subcutanei als Deckplatte eines mit Fettgewebe gefüllten faszialen Flachtunnels mit Ausstrahlungen in die Subcutis
14 Fettgewebsstrang eines Flachtunnels
15 Musculus vastus lateralis mit Fascia lata
16 Fascia lata zwischen zwei Fettgewebssträngen der Flachtunnel
17 Musculus rectus femoris mit Fascia lata
18 Vena saphena magna
19 Nodus lymphoideus inguinalis superficialis inferior
20 Margo falciformis des Hiatus saphenus
21 Musculus sartorius mit Fascia lata
22 Vena circumflexa ilium superficialis
23 Nodus lymphoideus inguinalis superficialis superolateralis
24 Arteria circumflexa ilium superficialis – unterer Hauptast
25 Arteria circumflexa ilium superficialis – oberer Hauptast
26 Spina iliaca anterior superior

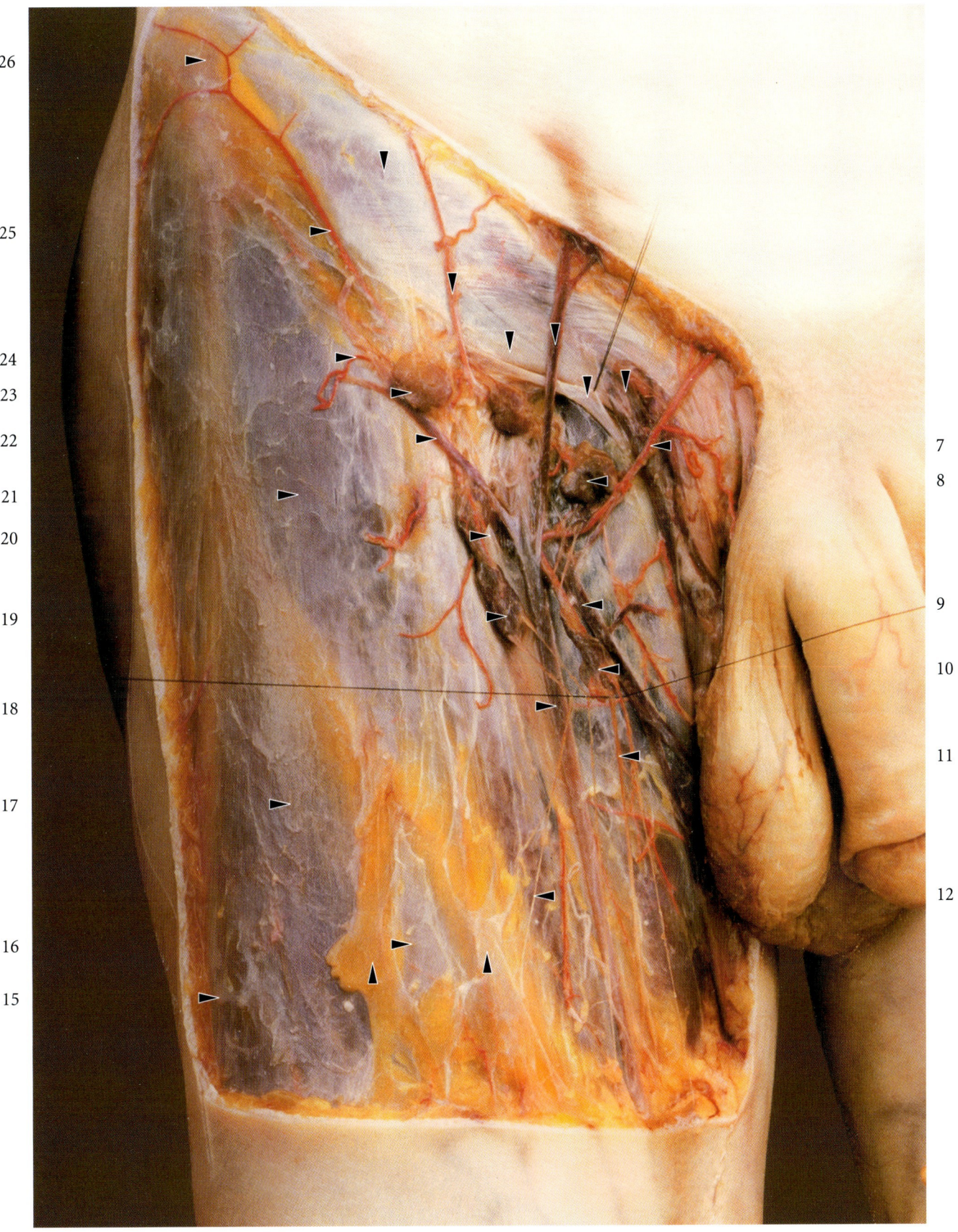

Abbildung 109 Lacunae und Fascia lata

Die *Fascia lata* wurde lateral vom *Hiatus saphenus* gefenstert, um das Gebiet zwischen den *Lacunae* zur Darstellung zu bringen. Aus der *Lacuna musculorum* tritt der *Musculus iliopsoas*, bedeckt von der *Fascia iliaca*, aus. Der trennende *Arcus iliopectineus* zwischen der Lacuna musculorum und Lacuna vasorum wurde durch einen Faden hervorgehoben. In der *Lacuna vasorum* wurde der laterale Teil der *Femoralisscheide,* der die *Arteria femoralis* umgibt, gespalten und durch Fäden auseinadergezogen.

Vor der freigelegten *Arteria femoralis* steigt der schwarz unterlegte *Nerv der Arterie*, sonst ein Ast des N. femoralis, vom *Ramus genitalis* des *Nervus genitofemoralis* ab, und lateral der aufgespreizten Femoralisscheide läuft der gelb unterlegte *Ramus femoralis* des *Nervus genitofemoralis* nach unten.

Eine kräftige *Arteria pudenda externa* verläßt die *A. femoralis* oberhalb der Einmündung der *Vena circumflexa ilium superficialis* durch den *Hiatus saphenus*. Nach lateral gehen von der *Arteria femoralis* über einen gemeinsamen Stamm die *A. epigastrica superficialis* und die *A. circumflexa ilium superficialis* ab. Der Ursprung der *Arteria epigastrica inferior*, der noch innerhalb des Bauches von der *Arteria iliaca externa* hätte erfolgen sollen, ist, wie ziemlich selten, von der *Arteria circumflexa femoris medialis* übernommen worden. Auch auf der Außenseite liegt der Ursprung der *Arteria circumflexa ilium profunda* schon im Bereich der *Arteria femoralis* und damit zu weit distal (s. auch Abb. 110).

Lateral sind zwei *Rami cutanei anteriores* des *Nervus femoralis* schwarz unterlegt, wobei der laterale von ihnen mit seinem *Austritt* aus der *Fascia iliaca* zu sehen ist.

1 Übergang der Fascia lata in das Ligamentum inguinale
2 Fensterung der Fascia lata
3 Arteria circumflexa ilium profunda
4 Arteria epigastrica superficialis
5 Funiculus spermaticus im Anulus inguinalis superficialis
6 Arteria femoralis mit Nervus arteriae femoralis
7 Arteria epigastrica inferior (Varietät des Ursprungs)
8 Arteria circumflexa femoris medialis
9 Margo falciformis des Hiatus saphenus
10 Musculus pectineus mit Faszie
11 Vena saphena accessoria
12 Musculus adductor longus mit Fascia lata
13 Vena saphena magna
14 Ramus cutaneus anterior des Nervus femoralis im eröffneten Flachtunnel
15 Arteria pudenda externa
16 Vena femoralis im Hiatus saphenus
17 Musculus vastus lateralis mit Fascia lata
18 Musculus rectus femoris (ventrolaterale Portion mit dort stärkerer Fascia lata)
19 Musculus rectus femoris (dorsomediale Portion mit Fascia lata)
20 Ramus cutaneus anterior des Nervus femoralis im eröffneten Flachtunnel
21 Musculus tensor fasciae latae mit Fascia lata
22 Ramus cutaneus anterior beim Eintritt in das fasziale Flachtunnel
23 Musculus sartorius mit Fascia lata
24 Ramus femoralis des Nervus genitofemoralis
25 Femoralisscheide
26 Arcus ileopectineus
27 Nervus cutaneus femoris lateralis im eröffneten Flachtunnel
28 Arteria circumflexa ilium superficialis
29 Spina iliaca anterior superior

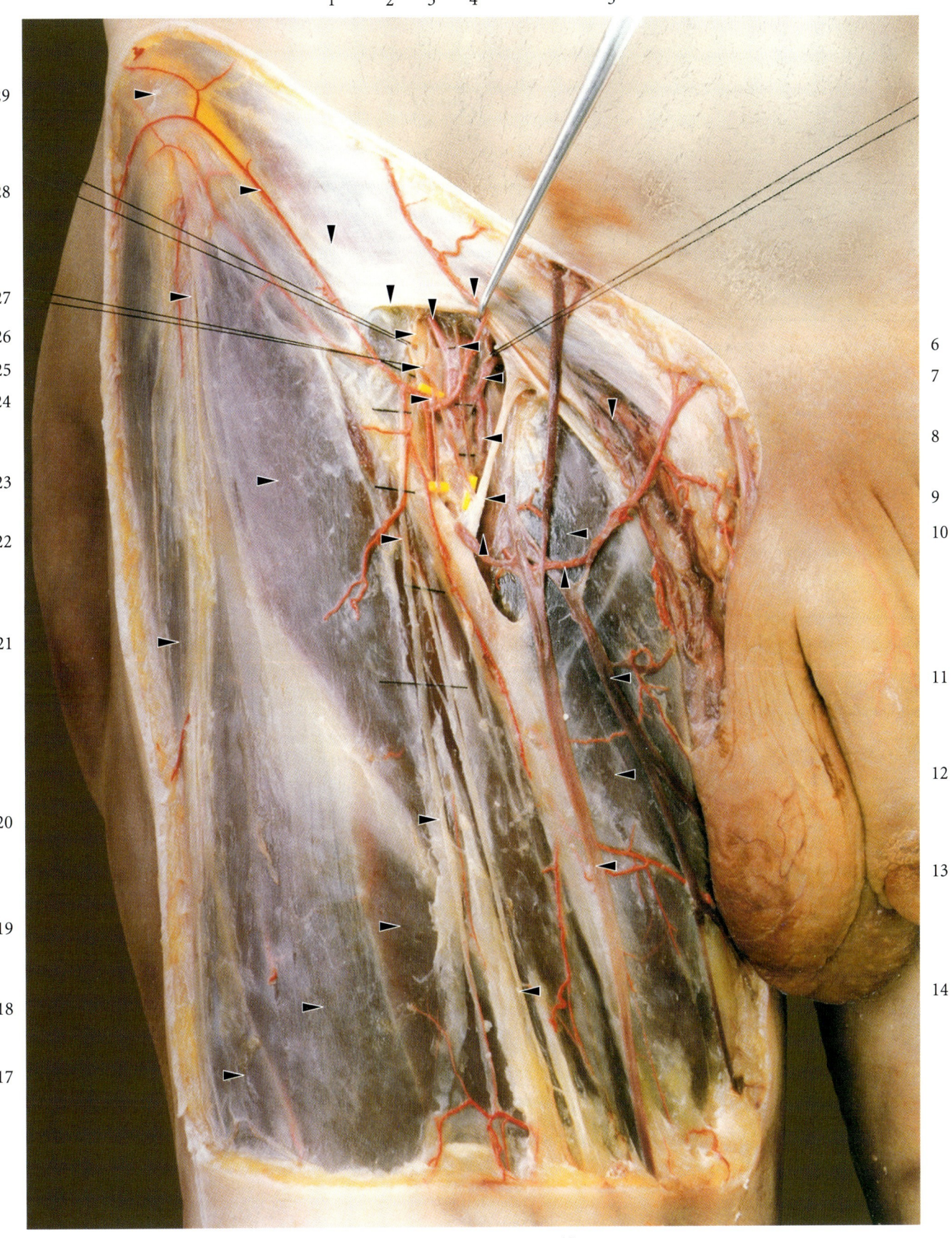

Abbildung 110   Trigonum femorale

Das *Trigonum femorale* wird lateral durch den medialen Rand des *Musculus sartorius,* medial durch den medialen Rand des *Musculus adductor longus* und kranial durch das *Ligamentum inguinale* begrenzt. Es schließt die *Regio subinguinalis* mit ein. Die völlige Gleichsetzung der beiden Regionen kann aber nicht überzeugen, weil sich das *Feld* der vorderen Fläche *des Musculus adductor longus* sehr weit vom Leistenbande entfernt und daher nicht mehr zur Regio subinguinalis gerechnet werden kann.

In dem oberen Bereich des *Trigonum femorale,* in der *Regio subinguinalis* also, entsteht durch die schrägen, konvergierenden Oberflächen des *Musculus iliopsoas* und des *Musculus pectineus* eine tiefe Grube, die *Fossa iliopectinea.* In ihr liegen die *Arteria* und *Vena femoralis,* eingebettet in einem *Fettgewebskörper,* der oberflächlich durch die *Fascia lata* und die *Fascia cribrosa* des *Hiatus saphenus* abgeschlossen wird. Die Gefäße sind über die *Lacuna vasorum* in die Region gekommen, die von der *Lacuna musculorum* durch den *Arcus iliopectineus* abgetrennt wird.

Der *Nervus femoralis* betritt die Region über die *Lacuna musculorum* und liegt ursprünglich außerhalb dieses Fettgewebskörpers in der *Iliopsoasloge.* Seine *Äste* durchsetzen aber sehr bald die *Fascia iliaca* in Form von flachtunnelartigen Schlitzen und gesellen sich den übrigen Gebilden des Fettgewebskörpers bei. Die dargestellten einzelnen Äste gehören der oberflächlichen Gruppe an. Sie sind als *Rami cutanei anteriores* ausschließlich sensibel, soweit sie nicht, wie der am weitesten lateral abgehende Ast, den *Musculus sartorius* durchsetzen und ihn auf diesem Wege innervieren.

Die Vaskularisation der *Arteria femoralis* wurde schon bei der vorhergehenden Abbildung beschrieben.

Die *Fascia lata* spaltet sich am *Musculus sartorius* auf und umgibt ihn mit einer *Scheide.* Die vordere Wand der Scheide bildet Fascia lata, von der ein Streifen entfernt wurde.

1   Arteria circumflexa ilium superficialis
2   Nervus femoralis
3   Arteria epigastrica superficialis
4   Ligamentum inguinale [Arcus inguinalis] vor der Lacuna vasorum
5   Musculus pectineus mit Faszie
6   Arteria pudenda externa mit Begleitvene
7   Vena epigastrica superficialis
8   Arteria circumflexa femoris medialis
9   Nervus genitofemoralis – Ramus femoralis
10 Arteria femoralis
11 Vena femoralis
12 Funiculus spermaticus
13 Vena saphena accessoria
14 Vena saphena magna
15 Musculus adductor longus mit Fascia lata
16 Scrotum mit Testis dexter
17 Scrotum mit Testis sinister
18 Musculus vastus lateralis mit Fascia lata
19 Musculus rectus femoris (dorsomediale Portion mit Fascia lata)
20 Musculus rectus femoris (ventrolaterale Portion mit stärkerer Fascia lata)
21 Musculus sartorius
22 Rami cutanei anteriores des Nervus femoralis
23 Fascia lata (Schnittrand)
24 Musculus tensor fasciae latae von einer starken Fascia lata bedeckt
25 Musculus iliopsoas
26 Arcus iliopectineus
27 Nervus cutaneus femoris lateralis in seinem eröffneten faszialen Flachtunnel
28 Spina iliaca anterior superior

1 2 3 4 5 6

**Abbildung 111   Regio femoris anterior
Nervus femoralis**

Die Fascia lata über den Adduktoren und dem M. sartorius wurde entfernt. Durch einen *Haken* wurde der *M. sartorius* mit dem *M. rectus femoris* nach lateral gezogen, so daß die *Verzweigungen* der *Gefäße* und des *N. femoralis* weitgehender sichtbar gemacht werden konnten.

Der *Nervus femoralis* betritt den Oberschenkel durch die *Lacuna musculorum* vor dem *Musculus iliopsoas* noch als einigermaßen geschlossener Strang, zerfällt aber nachher sehr bald in *einzelne Äste,* die dessen *Fascia iliaca* in länglichen Schlitzen durchsetzen. Nach Entfernung dieser Faszie konnte der *Nervus femoralis* mit einem Haken angehoben und mit allen seinen ausstrahlenden Ästen übersichtlich zur Ansicht gebracht werden. Die *Verzweigungen* des *Nervus femoralis* liegen fast ausschließlich lateral von der *Arteria femoralis* und lassen sich in eine *oberflächliche* und eine *tiefe Gruppe* unterteilen.

Die *oberflächliche Gruppe* bilden die *Rami cutanei anteriores,* die den größten Teil der Vorderfläche des Oberschenkels bis zum Knie hinunter versorgen. Sie sind daher zum größten Teil *sensibel*. Einige von ihnen durchsetzen aber den *Musculus sartorius* und versorgen ihn auch mit *motorischen Fasern*.

Die *tiefe Gruppe* des *N. femoralis* ist abgesehen vom *Nervus saphenus motorischer* Natur und innerviert den *Musculus quadriceps femoris*. Sie muß daher das *Gefäßgebiet* der *A. circumflexa femoris lateralis* kreuzen. Fast immer ziehen ihre Nerven ventral vom *Ramus ascendens* der Arterie vorbei. Beim *Ramus decendens* kann es bei ungefähr einem Drittel auch umgekehrt sein, und in selteneren Fällen können die *Rami* der *Arterie* auch zwischen den einzelnen Nerven liegen.

1   Arteria circumflexa ilium superficialis
2   Arcus iliopectineus
3   Vena epigastrica superficialis
4   Musculus pectineus
5   Funiculus spermaticus – Musculus cremaster
6   Arteria epigastrica superficialis
7   Arteria femoralis
8   Nervus femoralis – Anteil der tiefen Ästegruppe
9   Arteria circumflexa femoris medialis
10 Vena femoralis
11 Arteria pudenda externa
12 Arteria profunda femoris
13 Vena saphena accessoria
14 Nervus saphenus des Nervus femoralis
15 Arteria femoralis
16 Vena saphena magna
17 Musculus gracilis
18 Musculus adductor longus
19 Ramus cutaneus anterior des Nervus femoralis
20 Ramus muscularis des Nervus femoralis
    für den Musculus vastus medialis
21 Rami cutanei anteriores des Nervus femoralis mit
    und ohne Durchsetzung des Musculus sartorius
22 Musculus rectus femoris mit Fascia lata
23 Musculus vastus lateralis mit Fascia lata
24 Arteria circumflexa femoris lateralis
    – Ramus descendens
25 Arteria circumflexa femoris lateralis
26 Arteria circumflexa femoris lateralis
    – Ramus ascendens
27 Musculus rectus femoris
28 Musculus sartorius
29 Musculus iliopsoas
30 Nervus femoralis
    – Anteil der oberflächlichen Ästegruppe
31 Spina iliaca anterior inferior
32 Nervus femoralis
33 Spina iliaca anterior superior

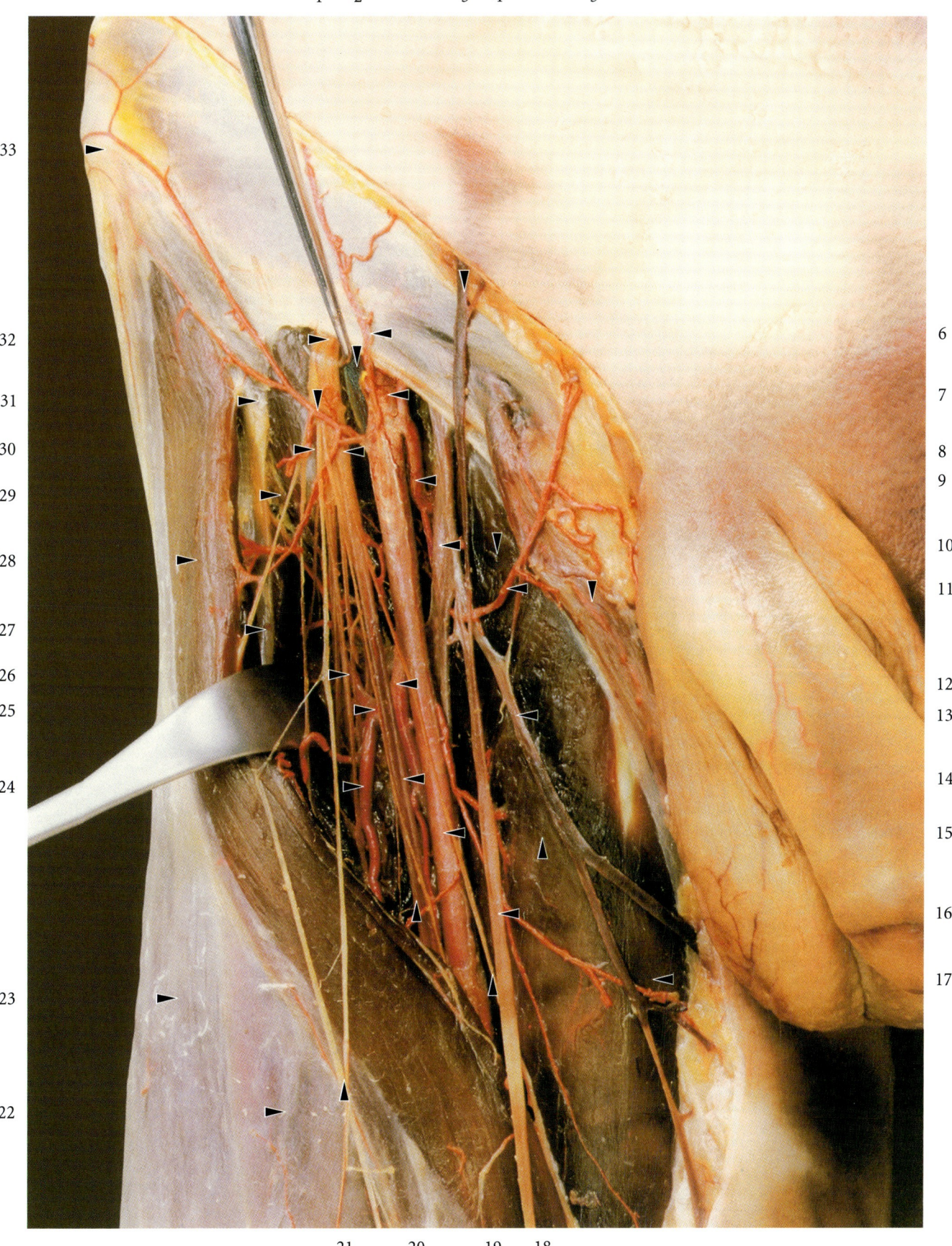

221

Abbildung 112 Regio femoris anterior
Arteriae circumflexae

Die *Arteriae circumflexae femoris* sind meistens Äste der *Arteria profunda femoris* (Abb. 114). Häufig entspringt aber wie hier die *Arteria circumflexa femoris medialis* schon weiter oben aus der *Arteria femoralis*.

Die *Äste* der *Arteria circumflexa femoris lateralis* dringen in die *Spalte* zwischen dem *Musculus rectus femoris* und den *Musculi vasti* des *Musculus quadriceps femoris* ein.

Ihr *Ramus ascendens* steigt zwischen dem *M. iliopsoas* und *M. vastus intermedius* auf und gibt an der *Linea intertrochanterica* des Femur *Gefäße* für den *Schenkelhals* und den *Kopf* des Femur ab.

Ihr *Ramus transversus* zieht vor dem *M. vastus intermedius* nach lateral, durchbohrt den *M. vastus lateralis* und endet unterhalb des *Trochanter major*.

Ihr *Ramus decendens,* der auch selbständig aus der *A. femoralis* entspringen kann, gelangt zwischen dem *M. rectus* und *M. intermedius* zum *M. vastus lateralis* und wird von dem Nerven des M. vastus lateralis begleitet.

Die *Arteria circumflexa femoris medialis* tritt zwischen *Musculus pectineus* und *Musculus iliopsoas* in die Tiefe. In dem durch Resektion des M. pectineus entstandenen *Fenster* erscheint der *Musculus adductor brevis* und hinter ihm der *Musculus obturatorius externus* unterhalb des *Ramus superior ossis pubis*.

Aus der Arterie geht nach zwei Muskelästen ihr *Ramus ascendens* ab, der zur *Fossa trochanterica* zieht. Er anastomosiert mit dem gleichnamigen Aste der *A. circumflexa femoris lateralis* und beteiligt sich an der *Ernährung des Femurkopfes* in einem sehr hohen Ausmaße.

Sodann teilt sich das Hauptgefäß in den *Ramus transversus* und den *Ramus profundus*. Dieser taucht in das vor dem *Musculus quadratus femoris* belassene Fettgewebe ein und versorgt die dem *Tuber ischiadicum* benachbarte *Muskulatur*. Er kann gelegentlich die *A. perforans superior* ersetzen.

1 Nervus femoralis
2 Arteria femoralis
3 Vena femoralis
4 Musculus pectineus
5 Funiculus spermaticus
6 Arteria epigastrica superficialis
7 Vena epigastrica superficialis
8 Anulus inguinalis superficialis
9 Arteria circumflexa femoris medialis
10 Ramus superior ossis pubis
11 Nervus obturatorius – Ramus anterior
12 Arteria circumflexa femoris medialis – Ramus profundus vor dem Musculus obturatorius externus
13 Musculus adductor brevis
14 Arteria profunda femoris
15 Musculus pectineus
16 Musculus adductor longus
17 Ramus muscularis des Nervus femoralis für den Musculus vastus medialis
18 Nervus saphenus des Nervus femoralis
19 Musculus gracilis
20 Vena saphena magna
21 Musculus sartorius
22 Musculus vastus medialis
23 Arteria circumflexa femoris medialis – Ramus ascendens
24 Nervus femoralis – Rami cutanei anteriores
25 Musculus vastus lateralis
26 Musculus rectus femoris (ventrolaterale Portion)
27 Musculus rectus femoris (dorsomediale Portion)
28 Musculus vastus medialis
29 Arteria circumflexa femoris lateralis – Ramus descendens
30 Arteria circumflexa femoris lateralis – Ramus transversus
31 Arteria circumflexa femoris lateralis
32 Arteria circumflexa femoris lateralis – Ramus ascendens mit davorgelagerten Rami musculares des N. femoralis
33 Musculus iliopsoas
34 Arteria circumflexa ilium superficialis
35 Musculus sartorius
36 Nervus cutaneus femoris lateralis

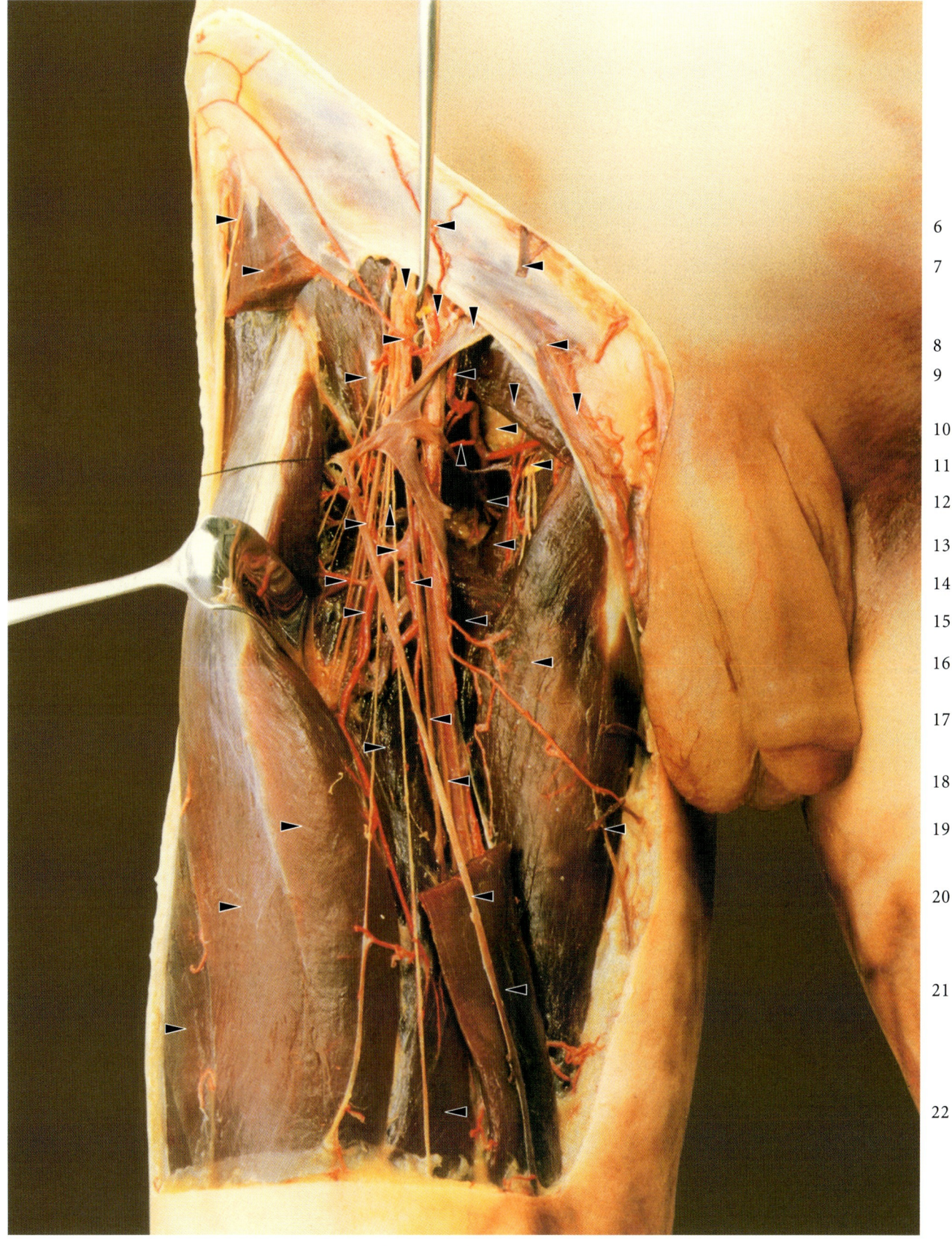

Abbildung 113 Regio femoris anterior
Nervus obturatorius

Der *Ramus anterior* des *Nervus obturatorius* spaltet sich vor dem *Musculus adductor brevis* in mehrere *Äste* auf, die durch eine Erweiterung der *Spalte* zwischen dem *M. pectineus* und *M. adductor longus* zur Darstellung gebracht wurden. Der *Ast* für den *M. adductor brevis* ist schon vorher abgezweigt, wie aus der Abb. 112 ersichtlich ist. Der hier noch vorhandene medialste *Ast* zieht zu dem *Musculus gracilis*, gibt aber vorher noch einen *Ramus cutaneus* ab, der zwischen *M. adductor longus* und *M. gracilis* an die Oberfläche gelangt und die Fascia lata durchsetzt. Er versorgt an der medialen Seite des Oberschenkels im untersten Bereich der Region ein kleines Hautfeld. Der andere unterlegte *Nerv* zieht zum *Musculus adductor longus,* der hier noch einen zusätzlichen Ast erhält.

Der *Nervus obturatorius* betritt die *Regio femoris anterior* über den *Canalis obturatorius*, aus dem er schon in seine beiden Äste gespalten austritt. Der *Ramus anterior* liegt dabei dem *Sulcus obturatorius ossis pubis* näher als der *Ramus posterior,* so daß dieser bei seinem weiteren Verlauf meistens schon den *M. obturatorius externus* durchsetzt und dabei medialer liegt *als der Ramus anterior.* Beide *Rami* werden bis zum oberen Rande des *M. adductor brevis* vom *M. pectineus* von vorn bedeckt (s. Abb. 114). Kaudal davon ist es nur mehr der *Ramus anterior,* weil der *Ramus posterior* hinter dem *M. adductor brevis,* angelagert an die vordere Fläche des *M. adductor magnus,* nach abwärts zieht und ihn auf diesem Wege innerviert.

Alle diese *Nerven* sind von einer *Faszie* bedeckt, die sich an der *Hinterfläche* des *M. adductor longus* und *M. pectineus* bis zur *Crista obturatoria* des *Ramus superior ossis pubis* erstreckt (Abb. 114).

Während die *Arteria circumflexa femoris lateralis* mit den Ästen des *Nervus femoralis* in ihrem gesamten Ausbreitungsgebiet in Beziehung tritt und der *Nervus saphenus* begleitet vom Nerven für den Musculus vastus medialis sogar den Ursprung dieser Arterie überkreuzt, befindet sich der *Nervus obturatorius* nur in dem Bereich des *Ramus transversus* der *Arteria circumflexa femoris medialis,* wo die Verzweigungen dieses recht starken Gefäßastes die Schichten der Nervenäste benutzen.

1 Nervus femoralis
2 Ligamentum inguinale [Arcus inguinalis]
3 Musculus iliopsoas
4 Musculus pectineus
5 Musculus adductor brevis
6 Funiculus spermaticus
7 Arteria femoralis mit Nervus arteriae femoralis
8 Arteria circumflexa femoris medialis
9 Vena femoralis
10 Vena saphena magna
11 Ramus muscularis der Arteria femoralis
12 Ramus muscularis des Nervus obturatorius für den Musculus gracilis
13 Ramus muscularis des Nervus obturatorius für den Musculus adductor longus
14 Ramus cutaneus anterior des Nervus saphenus
15 Nervus saphenus des Nervus femoralis
16 Ramus cutaneus anterior des Nervus femoralis
17 Musculus adductor longus
18 Arteria profunda femoris
19 Musculus sartorius
20 Musculus rectus femoris
21 Fascia lata
22 Rami cutanei anteriores des Nervus femoralis
23 Ramus muscularis des Nervus femoralis für den Musculus vastus medialis
24 Arteria circumflexa femoris lateralis – Ramus descendens
25 Arteria circumflexa femoris lateralis – Ramus transversus
26 Arteria circumflexa femoris lateralis – Ramus ascendens
27 Musculus rectus femoris
28 Musculus sartorius
29 Musculus iliopsoas
30 Ramus femoralis des Nervus genitofemoralis
31 Aponeurosis des Musculus obliquus externus abdominis

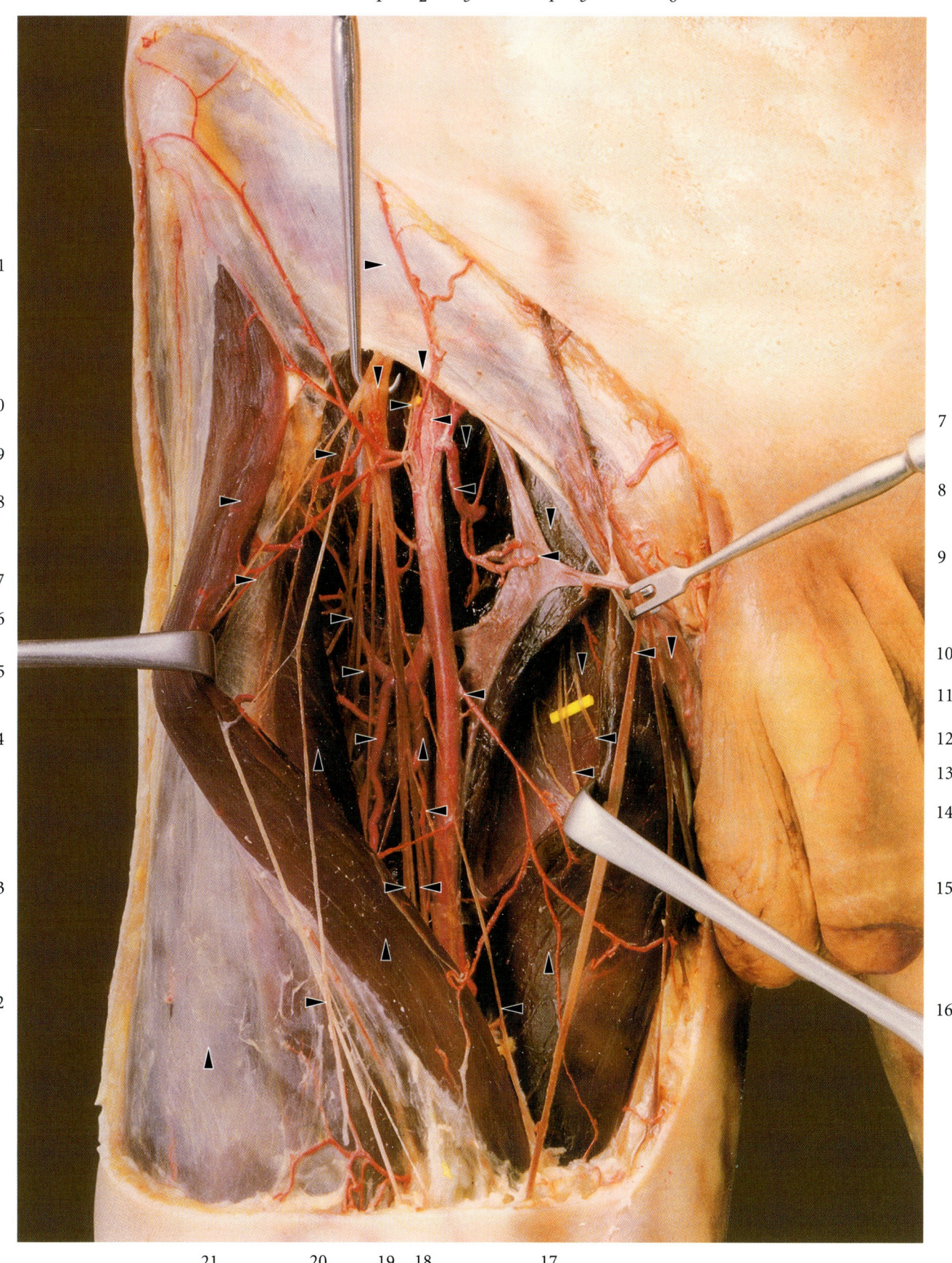

225

Abbildung 114 Regio femoris anterior
Arteria femoralis

Die *Arteria femoralis* liegt bei der *Frau* in der *Mitte* der größtenteils oberhalb des Leistenbandes gelegenen *Verbindungslinie* zwischen *Spina iliaca anterior superior* und *Tuberculum pubicum*.

Beim *Mann* kreuzt die Arterie diese Linie meist etwas medial davon. Deshalb besitzt auch die *Frau* die *größere Geräumigkeit* der *Lacuna vasorum* mit der *höheren Neigung* zu *Herniae femorales*.

Unterhalb des Leistenbandes beginnt mit der *Fossa iliopectinea* ein Graben, der sich nach unten keilförmig zwischen den *Musculus vastus medialis* und die *Adduktoren* fortsetzt, bis er den *Canalis adductorius* erreicht. In dem mit Fett- und Bindegewebe ausgefüllten *Graben* liegen vorn mit ihren Venen die *Arteria femoralis* und hinten, unmittelbar vor dem Ansatz des *M. pectineus* und des *M. adductor brevis*, die *Arteria profunda femoris*.

Die *A. profunda femoris* gibt streng nach hinten gerichtete *Arteriae perforantes* von variabler Zahl und Stärke *durch* die *Adduktoren* zu den *Flexoren* des *Oberschenkels* ab. Es werden in der Regel eine *Arteria perforans superior, media* und *inferior* unterschieden, von denen die A. perforans superior aber auch fehlen kann.

Bei diesem Präparat zieht ein *kräftiger Gefäßstamm* am oberen Rande des *Musculus adductor longus* nach hinten, aus dem nachher untere *Rami musculares anteriores*, das *Hauptnährungsgefäß* des *Femur* und die *Arteria perforans media* hervorgehen werden.

Am *Ende* teilt sich die *Arteria profunda femoris*, nachdem sie hinter den *M. adductor longus* gelangt ist, meistens in zwei Äste, welche den *M. vastus medialis* und den *M. adductor magnus* in der Nähe des Kniegelenkes versorgen. Einer oder jeder dieser Äste kann eine *A. perforans inferior* abgeben, die in der Nähe des *Hiatus adductorius* den *M. adductor magnus* durchsetzen.

Die *Rami musculares anteriores* können in Verbindung mit den *Rami perforantes* oder selbständig auftreten. Sie versorgen die *Adduktorenmuskulatur* von vorn. Ein solcher selbständiger Seitenast dringt hier in die *Lücke* des manchmal *zweigeteilt* vorkommenden *M. adductor brevis* ein.

Das mediale Längsgefäß aus der *A. pudenda externa* begleitet die *Vena saphena magna* und wird als *Ramus saphenus* der *A. femoralis* beschrieben. Das laterale Längsgefäß aus der *A. circumflexa femoris lateralis* begleitet den *N. saphenus* und entspricht der embryologisch begründeten *Varietät* einer *Arteria saphena magna*.

1 Spina iliaca anterior superior
2 Arteria circumflexa ilium superficialis
   – unterer Hauptast
3 Arteria circumflexa ilium superficialis
   – oberer Hauptast
4 Nervus femoralis
5 Arteria femoralis
6 Ligamentum inguinale [Arcus inguinalis]
7 Nervus obturatorius – Ramus anterior
8 Arteria epigastrica superficialis
9 Tuberculum pubicum
10 Arteria pudenda externa
11 Musculus pectineus
12 Arteria circumflexa femoris medialis
13 Arteria circumflexa femoris medialis
   – Ramus ascendens
14 A. circumflexa femoris medialis
   – Aufteilung in Ramus profundus
   und Ramus transversus
15 Arteria perforans superior
16 Musculus adductor brevis
17 Rudiment der embryonalen Arteria saphena
18 Ramus muscularis anterior
   der Arteria profunda femoris
19 Ramus cutaneus anterior des Nervus femoralis
20 Ramus muscularis des Nervus femoralis
   für den M. vastus medialis
21 Nervus saphenus mit Abzweigung
   eines Hautastes vor dem Canalis adductorius
22 Arteria femoralis am Eingang
   in den Canalis adductorius
23 Vena saphena magna
24 Musculus adductor longus
25 Musculus sartorius
26 Musculus vastus medialis
27 Accessorischer Ramus descendens der A. femoralis
28 Musculus rectus femoris
29 Gefäßstamm für die Arteria perforans media
30 Arteria profunda femoris
31 Musculus vastus intermedius
32 A. circumflexa femoris lateralis – Ramus descendens
33 A. circumflexa femoris lateralis – Ramus transversus
34 A. circumflexa femoris lateralis – Ramus ascendens
35 Arteria circumflexa femoris lateralis
36 Musculus iliopsoas
37 Musculus sartorius
38 Musculus tensor fasciae latae mit Faszie
39 Nervus cutaneus femoris lateralis

227

Abbildung 115   Canalis adductorius 1

Die *Schnittführung* zur Aufsuchung des *Canalis adductorius* (Hunter) wurde entlang des vorderen Randes des *Musculus sartorius* geführt, und die Haut wurde zusammen mit ihrer Tela subcutanea von der *Fascia lata* abpräpariert und auseinandergezogen. Die Stelle dieses Randes ist infolge der *Fetteinlagerung* unter der Fascia lata gut erkennbar.

Die *Vena saphena magna* verblieb auf Grund der Schnittführung im hinteren Hautlappen und ist in der oberen hinteren Ecke gerade noch sichtbar. In der oberen Ecke selbst durchsetzt eine dicke *Verbindungsvene* zwischen dem oberflächlichen und tiefen Venengebiet die *Fascia lata,* um an der inneren Oberfläche des *Musculus sartorius* in die Tiefe zu gelangen.

Solche *perforierende Venen* gibt es in der *Mitte des Oberschenkels* regelmäßig. Sie kommen einzeln oder mehrfach vor, auch wenn ihre Zahl und Bedeutung gegenüber derjenigen des Unterschenkels stark zurücktritt.

Auch ein freigelegter *Ramus cutaneus anterior* des *Nervus femoralis* hat – ebenso wie drei Äste der *Rami musculares* der *Arteria femoralis* – die *Spalte* zwischen *Musculus sartorius* und *Musculus vastus medialis* benutzt, um zur Haut zu gelangen.

Vor der dreieckigen Fläche des *Musculus vastus medialis* grenzt sich der *Musculus rectus femoris* ab, und zwischen beiden Muskeln geht wiederum eine kräftige *Venenverbindung* in die Tiefe.

Unten ist an der *Oberfläche* des *Musculus sartorius* ein *Fettstreifen* ausgebildet, über den ein unterer *Ramus cutaneus anterior* zusammen mit einer *Hautarterie* verläuft, nachdem sie den Muskel durchsetzt haben. Ein solcher Nerv ist meistens ein oberer Ast des *Nervus saphenus*. Hinter dem *Musculus sartorius* erscheint der *Ramus cutaneus* des *Nervus obturatorius,* der sich mit einem weiteren Aste des Nervus saphenus verbinden kann.

1   Verbindung zwischen oberflächlichen und tiefen Venen
2   Ramus cutaneus anterior des Nervus femoralis
3   Musculus rectus femoris mit Fascia lata
4   Lamina profunda strati subcutanei
5   Verbindung zwischen oberflächlichen und tiefen Venen
6   Musculus vastus medialis mit Fascia lata
7   Ramus cutaneus anterior
8   Ramus cutaneus nervi obturatorii
9   Musculus sartorius – hinterer Rand
10 Musculus sartorius – vorderer Rand
11 Musculus sartorius mit Fascia lata

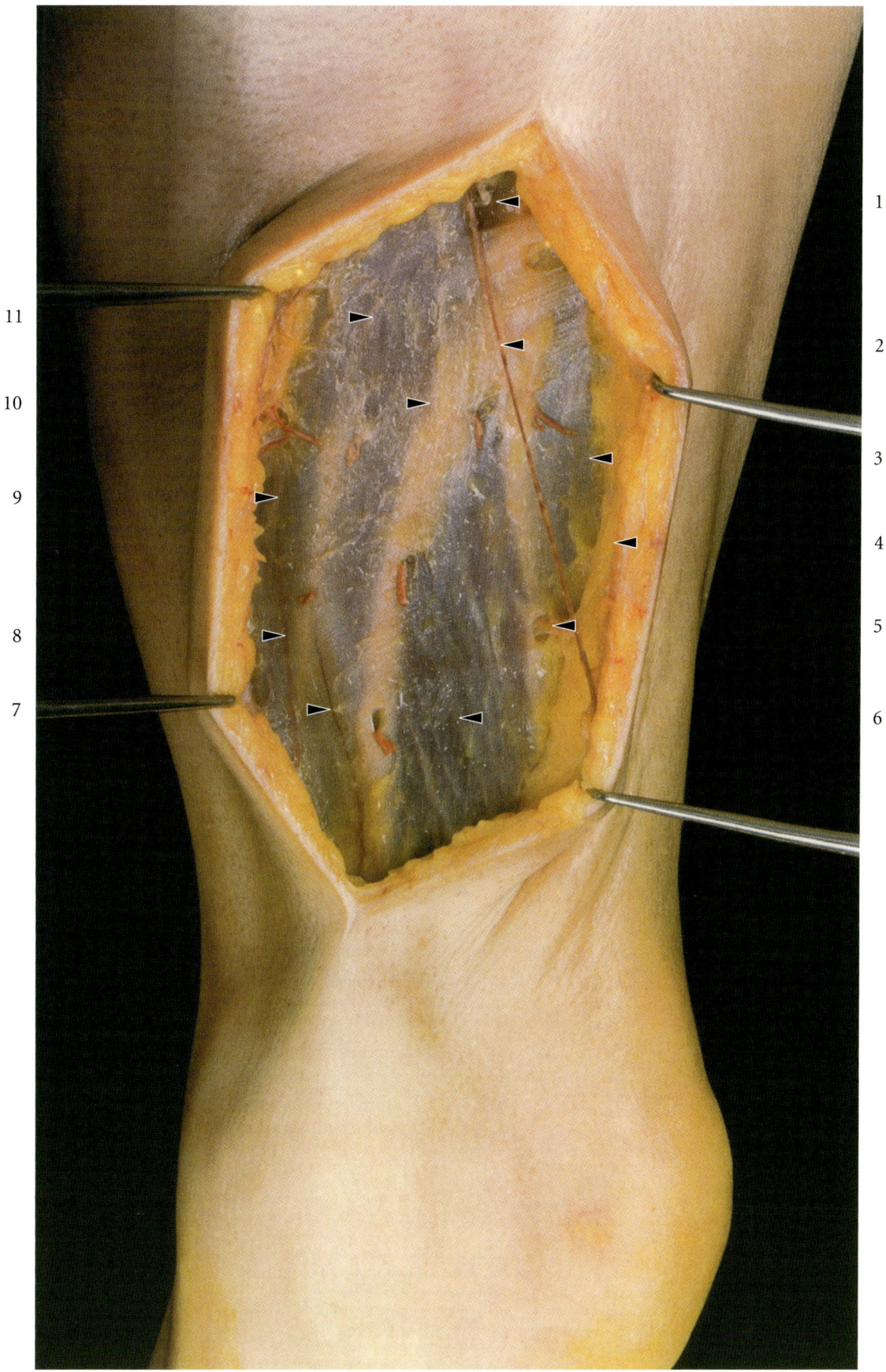

Abbildung 116   Canalis adductorius 2

Die *Schnittführung* und die *Aufspreizung* der *Haut* entsprechen der Abb. 115. Im oberen hinteren Winkel ist wiederum die *Vena saphena magna* ein kurzes Stück sichtbar, und zwei *Rami cutanei anteriores* des *Nervus femoralis* sind auspräpariert.

Der *Musculus sartorius* wurde aus seiner *Faszienscheide* herausgelöst und durch zwei Haken nach hinten verlagert, so daß das *Bett* des Musculus sartorius freigelegt wurde. Das *tiefe Blatt der Faszienscheide* spannt sich vom teilweise sichtbaren hinteren Rande des *Musculus sartorius* vor der *Sehne* des *Musculus adductor magnus* über die *Lamina vastoadductoria* zum *Musculus vastus medialis* aus und bildet nach oben hin die *Fortsetzung* der *Lamina vastoadductoria*. Am *Musculus vastus medialis* verschmilzt es mit der Faszie dieses Muskels bis zur Abhebung des *oberflächlichen Blattes,* dessen vordere Hälfte durch zwei Häkchen emporgezogen wurde. Das oberflächliche Blatt ist Bestandteil der *Fascia lata*.

Schon *oberhalb* der *Lamina vastoadducturia* ist vom *Nervus saphenus* ein *Ast* abgegangen, der sich mit dem *Ramus cutaneus* des *Nervus obturatorius* verbindet und durch einen Faden angespannt wird.

Durch den dünnen, oberen Teil der *Lamina vastoadductoria* scheint bereits die *Arteria femoralis* hindurch, und sie wird dort von einem arteriellen und venösen *Ramus muscularis* durchbrochen. Unmittelbar unterhalb davon kommt der oberflächliche Ast der *Arteria descendens genus* mit seiner *Vene* aus der *Lamina vastoadductoria* heraus und steigt hinter dem *Musculus sartorius* bis zum Kniegelenk ab.

1   Vena saphena magna
2   Arteria femoralis am Beginn des Canalis adductorius (bedeckt von der auslaufenden Lamina vastoadductoria, verbunden mit der tiefen Wand der Sartoriusscheide)
3   Musculus sartorius
4   Musculus vastus medialis (bedeckt mit der tiefen Wand der Sartoriusscheide)
5   Ansatz der tiefen Wand der Sartoriusscheide am Musculus vastus medialis
6   Ramus cutaneus anterior des Nervus femoralis
7   Schmale Fettzunge im Winkel zwischen Lamina vastoadductoria und Musculus vastus medialis
8   Verankerung der Sartoriusscheide am Musculus vastus medialis (der die äußere Oberfläche des Musculus sartorius bedeckende Teil gehört der Fascia lata an)
9   Ansatz der Lamina vastoadductoria am Musculus vastus medialis
10   Sartoriusscheide – Schnittrand der oberflächlichen Wand (Fascia lata)
11   Musculus vastus medialis (bedeckt mit Fascia lata)
12   Sehne des Musculus adductor magnus
13   Zugang zur Fossa poplitea und Arteria poplitea (überbrückt von der völlig transparenten tiefen Wand der Sartoriusscheide)
14   Ramus cutaneus anterior des Nervus femoralis
15   Aponeurotische Ansatzplatte des Musculus adductor magnus (bedeckt von der transparenten tiefen Wand der Sartoriusscheide)
16   Musculus sartorius
17   Arteria descendens genus – oberflächlicher Ast mit Begleitvenen
18   Arterieller und venöser Ramus muscularis
19   Ramus cutaneus nervi obturatorii mit einem aufgenommenen Ast des Nervus saphenus

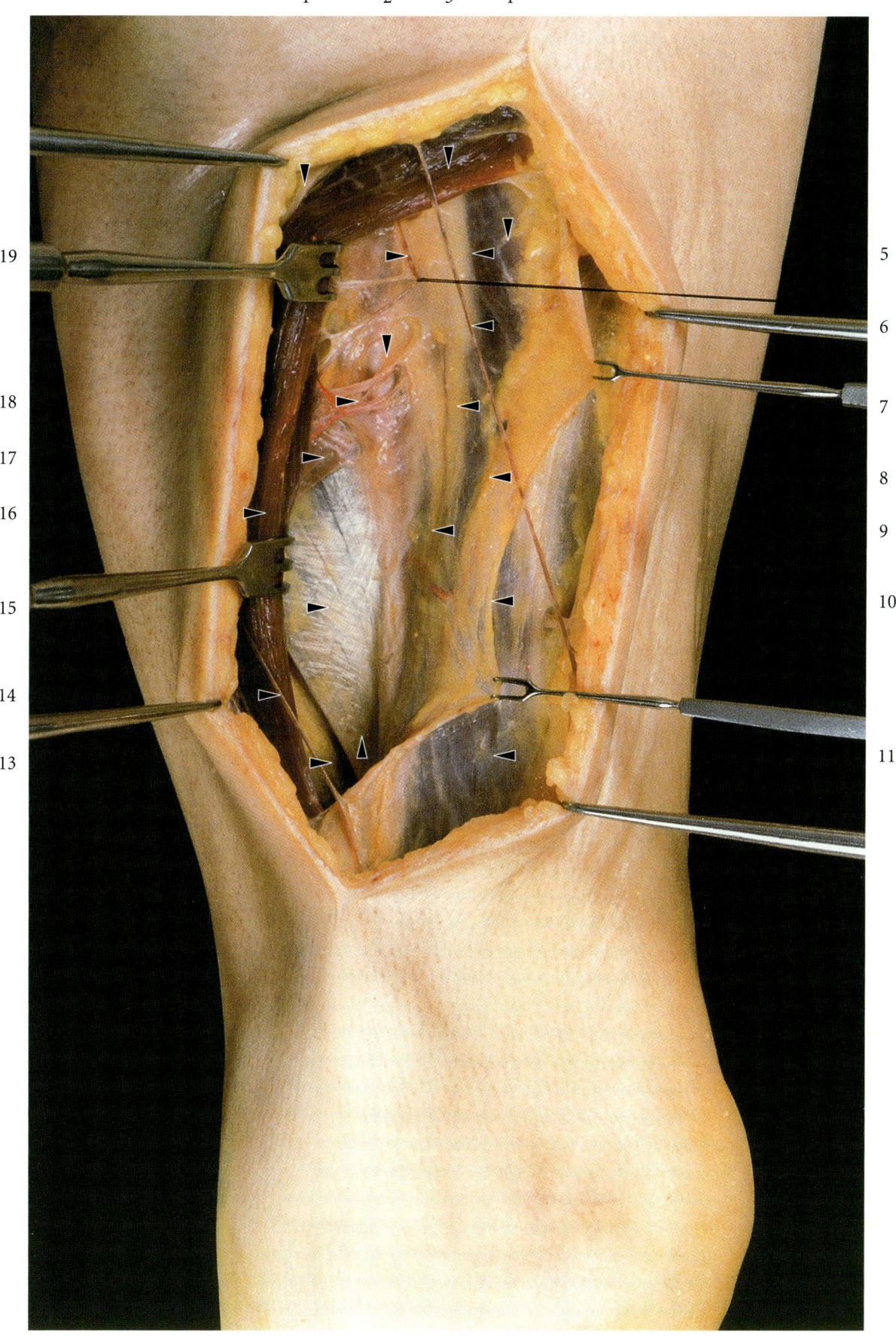

Abbildung 117   Canalis adductorius 3

Bei dem gleichen Zugang wie auf Abb. 116 wurde der *Canalis adductorius,* auch HUNTERscher *Kanal* genannt, von medial eröffnet, indem die *Lamina vastoadductoria* durchtrennt und durch Häkchen abgespreizt wurde. Die vordere Hälfte des oberflächlichen Blattes der *Sartoriusscheide* ist zurückgeschlagen.

Dieser *Kanal* hat einen *dreieckigen Querschnitt,* und seine Wände sind fast durchwegs von *aponeurotischem* Charakter. Die *hintere Wand* wird durch die *Sehne* des *Musculus adductor longus* und den *Musculus adductor magnus* gebildet, die am *Labium mediale* der *Linea aspera* des *Femur* ansetzen. Dort entspringt auch der *Musculus vastus medialis* mit seinem *Sehnenspiegel,* der die *laterale Wand* des Kanals beistellt. Die *mediale* durch die *Lamina vastoadductoria* gebildete *Wand* ist ziemlich streng nach medial gerichtet, so daß nach deren Durchtrennung der *beste Einblick* in den Kanal von medial gewonnen werden kann. Am *unteren Ende* wird der Kanal enger, geht aber vor allem durch die Gestalt und Lage der großen Sehne des *Musculus adductor magnus* in eine mehr *rundliche Form* über.

Innerhalb des Kanals begibt sich die *Vena femoralis* von der vorderen lateralen Seite der *Arteria femoralis* zu deren hinteren lateralen Seite, so daß sie im *unteren Bereich* des Kanals von medial durch die A. femoralis verdeckt wird.

Der *Nervus saphenus* ist durch den oberen Faden an der Stelle abgehoben, wo sich der *Ramus saphenus* der *Arteria descendens genus* ihm beigesellt. Der unter Faden hebt den *N. saphenus* an, nachdem er die *Lamina vastoadductoria* durchsetzt hat. Von der *Arteria femoralis* gehen *im Kanal* mehrere *Rami musculares* ab. Die genauere Beschreibung der *A. descendens genus* folgt bei Abb. 118.

1   Vena femoralis
2   Musculus sartorius
3   Musculus vastus medialis
    (bedeckt mit der tiefen Wand der Sartoriusscheide)
4   Musculus rectus femoris mit Fascia lata
5   Ramus cutaneus anterior des Nervus femoralis
6   Sehne des Musculus adductor longus
    (verbunden mit der Ursprungssehne
    des Musculus vastus medialis vorn
    und Sehnenbündeln
    des Musculus adductor magnus hinten)
7   Musculus vastus medialis – sehniger Ursprung
8   Nervus saphenus
9   Lamina vastoadductoria (Schnittrand)
10 Faszienscheide des Musculus sartorius –
    oberflächliche Wand (zurückgeschlagen)
11 Lamina vastoadductoria (Schnittrand)
12 Musculus vastus medialis mit Fascia lata
13 Nervus saphenus (nach dem Austritt
    aus dem Adduktorenkanal)
14 Musculus sartorius
15 Zugang zur Fossa poplitea (überdeckt von
    der völlig transparenten tiefen Wand
    der Sartoriusscheide mit einigen Lichtreflexen)
16 Sehne des Musculus adductor magnus
17 Ramus cutaneus anterior des Nervus femoralis
18 Venenast der Vena femoralis im Canalis adductorius
19 Arteria femoralis
20 Arteria descendens genus – oberflächlicher Ast
21 Ramus muscularis der Arteria femoralis
22 Arteria descendens genus – tiefer Ast

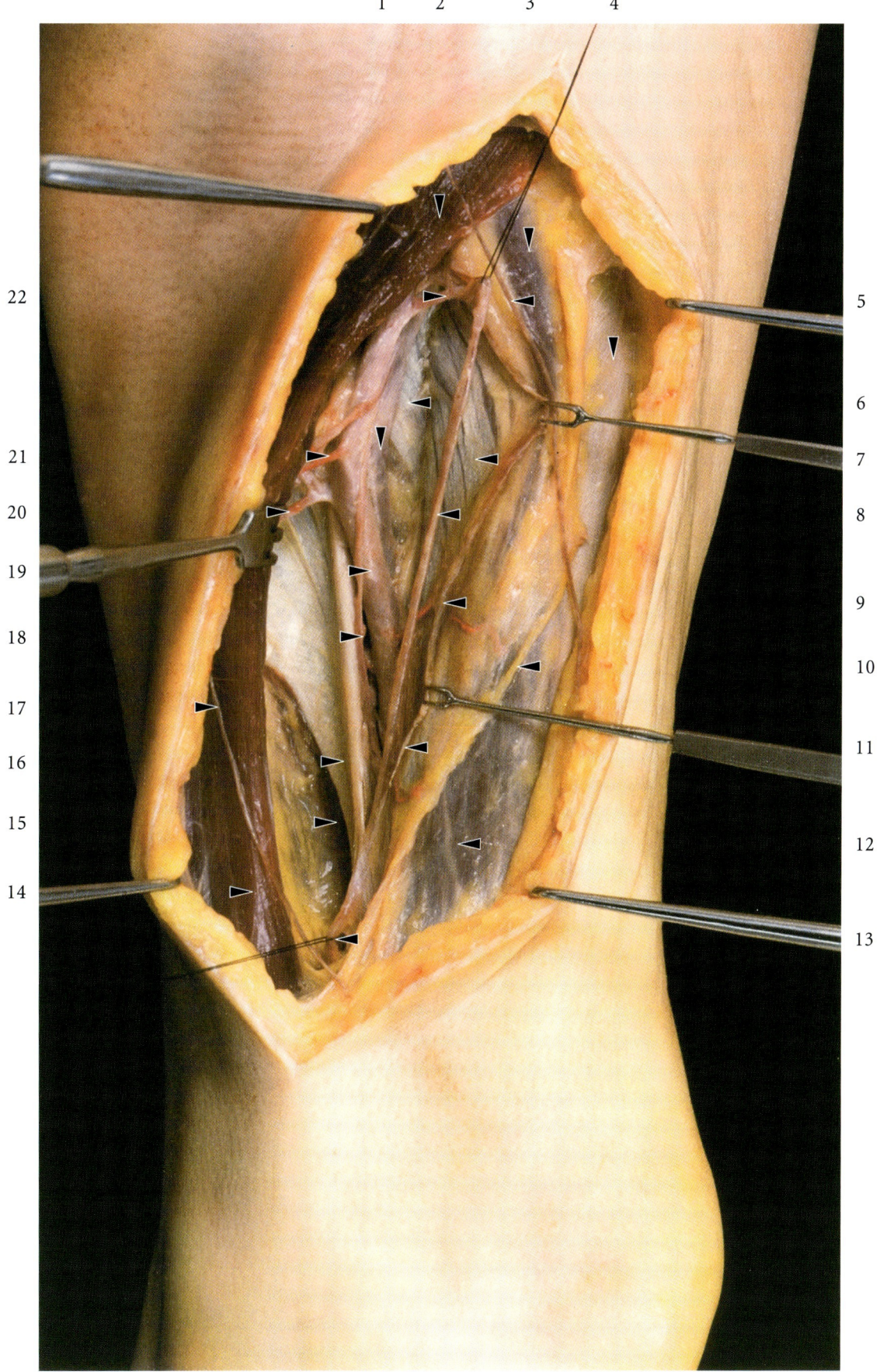

233

Abbildung 118   Canalis adductorius 4

Beim gleichen Zugang zum Canalis adductorius sind wie bei Abb. 117 die *Gefäße* im oberen Teil zusammen mit dem *Musculus sartorius* nach hinten verlagert worden, so daß dessen *hintere Wand* weitgehend freigelegt wurde. An ihr wurde die Ansatzsehne des Musculus adductor longus entfernt, damit der *Ursprung* des *Musculus adductor magnus* mit seinem unteren freien Rand dargestellt werden konnte, der einen Schlitz als *Hiatus adductorius* für den Übertritt der Gefäße in die Kniekehle bildet.

An diesem Präparat besteht der dreimal unterlegte *N. saphenus* aus *zwei Anteilen,* die aus einem N. saphenus und einem medial von ihm verlaufenden *N. saphenus accessorius* stammen, der sich als selbständiger *Ast* des *N. femoralis* entlang der *A. femoralis* in den *Canalis adductorius* begeben hat (s. auch Abb. 112, 117).

Zwischen den beiden Anteilen des *Nervus saphenus* verläuft der *Ramus saphenus* der *Arteria decendens genus.* Die *Arteria descendens genus* hat neben dem *Ramus saphenus* normalerweise einen oberflächlichen und einen tiefen Ast. Die beiden Äste können aber auch wie in diesem Fall getrennt abgehen. So wird ganz oben der *tiefe Ast* am Ursprung von den *beiden Anteilen* des *N. saphenus* umfaßt, gibt dort den *Ramus saphenus* ab und zieht zum *Musculus vastus medialis.* Eingelagert in diesen Muskel erreicht er das *Rete articulare genus* und anastomosiert als *Ramus articularis* insbesondere mit der *A. superior medialis genus.* Der *oberflächliche Ast* entspringt selbständig weiter unten, durchsetzt wie üblich die *Lamina vastoadductoria* und zieht hinter und mit dem *Musculus sartorius* ebenfalls zum *Rete articulare genus,* insbesondere in das Gebiet der *A. inferior medialis genus.* Er gibt aber auch *Zweige* zum *M. sartorius* und *M. gracilis* ab. So haben *beide Äste* der *Arteria descendens genus* einen nicht geringen Anteil an der *Versorgung* der *Muskulatur* im Kniegelenksbereich.

1   Musculus sartorius
2   Arteria descendens genus – tiefer Ast (verselbständigt)
3   Ramus cutaneus anterior des Nervus femoralis
4   Musculus vastus medialis (bedeckt mit der tiefen Wand der Sartoriusscheide)
5   Nervus saphenus (zweiteilig: Varietät)
6   Sartoriusscheide – oberflächliche Wand (Schnittrand)
7   Vena femoralis
8   Musculus vastus medialis – sehniger Ursprung
9   Nervus saphenus – medialer Anteil
10 Ramus saphenus der Arteria descendens genus (oft ein wesentlich stärkerer Ast, der selbständig die Lamina vastoadductoria durchbricht)
11 Nervus saphenus – lateraler Anteil
12 Lamina vastoadductoria (Schnittrand)
13 Sartoriusscheide – oberflächliche Wand (Schnittrand)
14 Nervus saphenus mit Ramus saphenus
15 Musculus vastus medialis mit Fascia lata
16 Nervus saphenus (nach dem Austritt aus dem Adduktorenkanal)
17 Musculus sartorius
18 Ramus cutaneus anterior des Nervus femoralis
19 Sehne des Musculus adductor magnus
20 Sartoriusscheide – tiefe Wand (völlig transparent mit Lichtreflexen)
21 Lamina vastoadductoria – abgetrennter Ansatz an der Sehne des Musculus adductor magnus
22 Aponeurotische Ausbreitung der Sehne des Musculus adductor magnus (bedeckt von der tiefen, transparenten Wand der Sartoriusscheide)
23 Arteria descendens genus – oberflächlicher Ast mit Vene (verselbständigt)
24 Ramus muscularis der Arteria femoralis
25 Ramus muscularis der Vena femoralis
26 Arteria femoralis

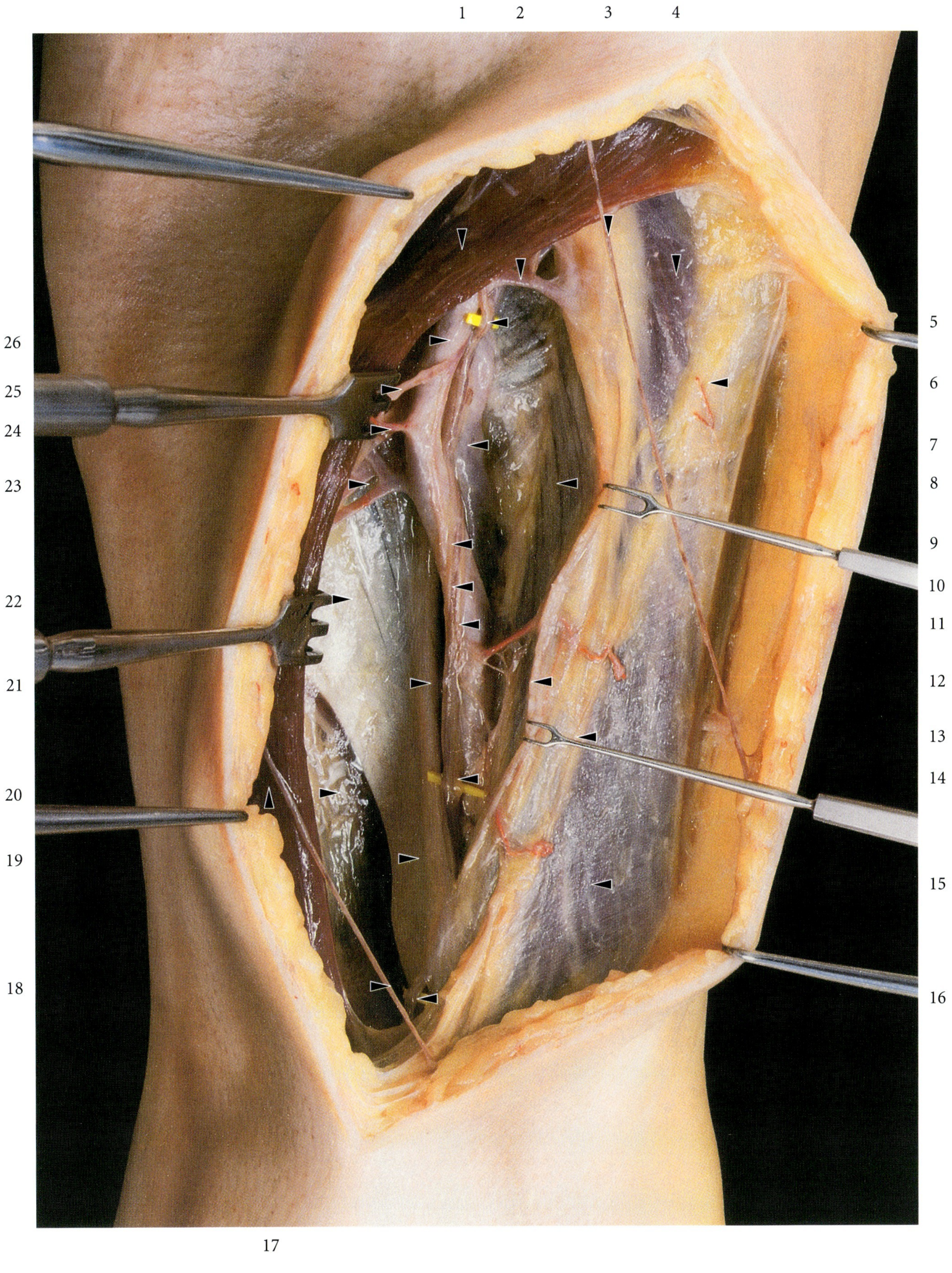

1 2 3 4

5

6

7

8

9

10

11

12

13

14

15

16

17

18

19

20

21

22

23

24

25

26

235

Abbildung 119 Regio femoris posterior 1

Die *Regio femoris posterior* läßt sich nach oben präzise durch den *Sulcus glutealis* abgrenzen, während die untere Grenze mit der *Grenze des Oberschenkels,* die durch die *Beugefalte* in der *Kniekehle* gegeben ist, nicht in Übereinstimmung gebracht wird. Die im unteren Bereich des Oberschenkels gelegene *Fossa poplitea* wird vielmehr zu der *Regio genus posterior* gerechnet, die im allgemeinen *nicht* zur *Regio femoris posterior* gezählt wird.

Der *Sulcus glutealis* wird durch die bei gestrecktem Hüftgelenk stark vorgewölbten *Nates* der *Regio glutealis* hervorgerufen. Er entspricht nicht dem kaudalen Rande des *Musculus gluteus maximus,* sondern wird durch einen *straffen Faszienzug* bewirkt, der den kaudalen Rand dieses Muskels oberhalb seines Ansatzes traversiert und sich bis zum Ursprung des *Musculus adductor magnus* am *Ramus ossis ischii* verfolgen läßt. Er stellt das obere Ende der *Fascia lata* dar.

Oberhalb dieses *Faszienzuges* schimmert ein Stück des unteren Randes des *Musculus gluteus maximus* durch seine wesentlich dünnere *Fascia glutea. Unterhalb* von ihm ist über dem *Wulst* des mit Fett überlagerten *Musculus semitendinosus* die zwar schwächere, aber immer noch recht kräftige *Fascia lata* zu sehen, von der sich nach medial hin eine starke *Lamina profunda strati subcutanei* abgehoben hat, in die oben der verstärkte Faszienzug ausläuft. Sie wurde abgetrennt und mit der *Tela subcutanea* zur Seite gezogen. In der Tiefe schimmern sodann der *Musculus adductor magnus* und der *Musculus semimembranosus* durch die Fortsetzung der *Fascia lata.*

1 Vorwölbung der Haut durch den Trochanter major
2 Musculus gluteus maximus mit Fascia glutealis
3 Verstärkungszug des oberen Randes der Fascia lata
4 Cutis (Schnittrand)
5 Fascia lata
6 Wulst des Musculus semitendinosus
7 Abhebungsstelle
   der Lamina profunda strati subcutanei
8 Anlagerung des Musculus semimembranosus
   an die Fascia lata
9 Übertritt von Hautgefäßen aus dem Gebiet
   der Vasa perforantia
10 Tela subcutanea – dicke Schicht an der Innenseite
   des Oberschenkels
11 Lamina profunda strati subcutanei (Schnittrand)
12 Anlagerung des Musculus adductor magnus
   an die Fascia lata
13 Sulcus glutealis
   (verdeckt durch den Haut-Subcutislappen)
14 Crena ani

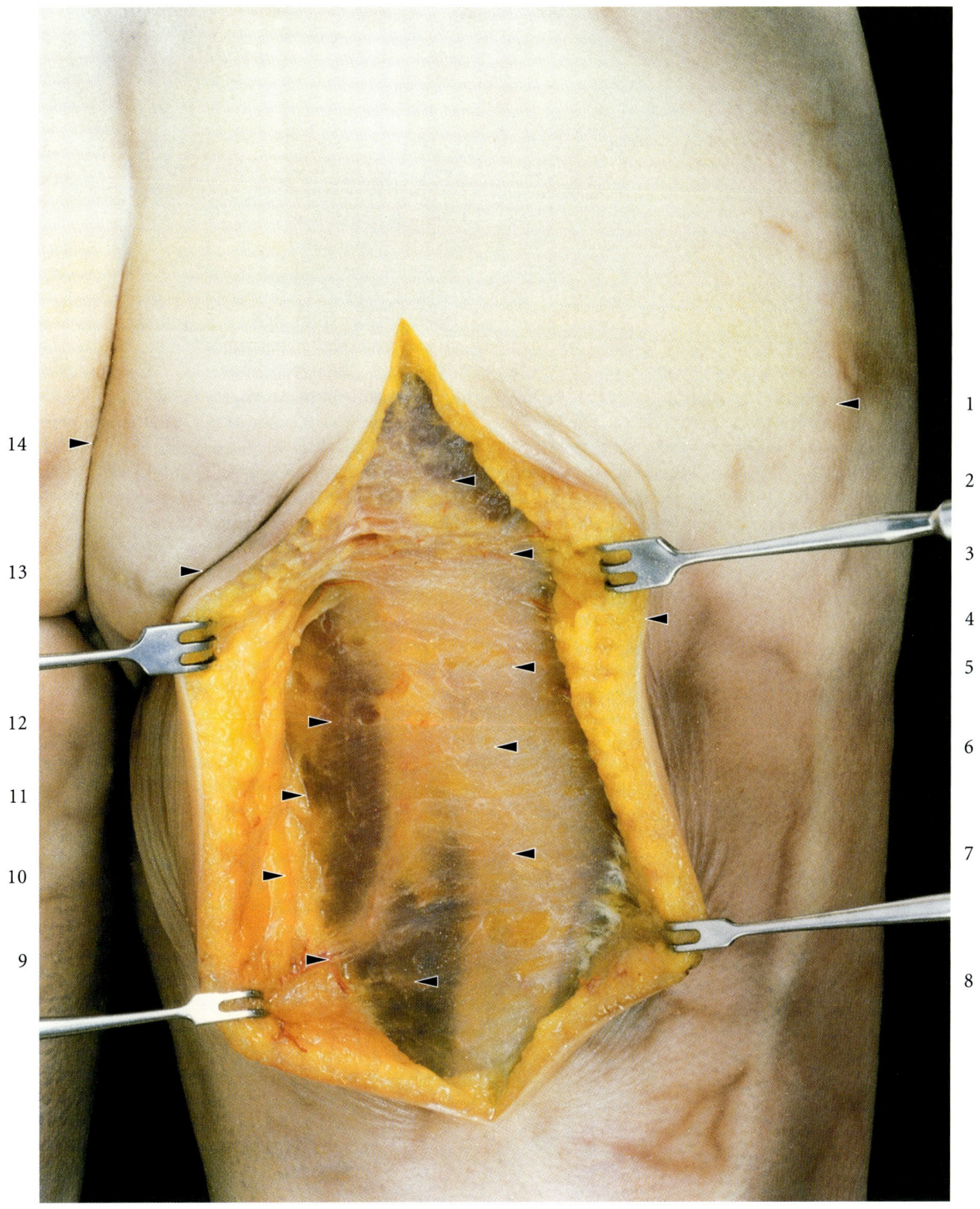

237

Abbildung 120   Regio femoris posterior 2

In dem durch Haken *aufgespreizten Präparationsfeld* wurde die *Fascia lata* bis zu dem *straffen Faszienzug* entfernt, der bei stehenden Menschen den *Sulcus glutealis* bewirkt. Die dadurch freigelegte am *Tuber ischiadicum* entspringende *ischiokrurale Muskulatur* wurde nach medial gezogen, um die *Spalte* zwischen dem *langen Kopf* des *Musculus biceps femoris* und dem kaudalen Rand des *Musculus gluteus maximus* zu erweitern.

In der Tiefe erscheint der *Nervus ischiadicus* vor dem *Musculus adductor magnus,* nachdem die fettreiche Schicht, in die er eingelagert war, beseitigt worden ist. Diese *fettreiche Schicht* bedeckt die ganze hintere Fläche des *Musculus adductor magnus* und erreicht mit ihm die *Linea aspera* des *Femur.* Sie wird daher auch als *Septum intermusculare femoris mediale* bezeichnet, obwohl ihr die Strukturen eines Septums fehlen. Sie ist vielmehr eine *Leitplatte* für größere Nerven und Gefäße und setzt sich demnach nach oben ohne Unterbrechung vor dem *Musculus gluteus maximus* bis zu den Austrittsöffnungen des Beckens fort.

Am medialen Rande des *Nervus ischiadicus* bahnt sich der *Abgang* der *Muskeläste* für die *ischiokrurale Muskulatur* und einen Teil des *Musculus adductor magnus* an, wobei der *Nerv* für den *langen Kopf* des *Musculus biceps femoris* der randständigste Ast ist.

Der *Nervus cutaneus femoris posterior,* der einen Stamm der *Nervi clunium inferiores* abgibt, wurde durch einen Faden zur Seite gezogen. Er wird von einem zarten Gefäßast der *Arteria glutea inferior* begleitet, die ebenfalls am kaudalen Rande des *Musculus gluteus maximus* erscheint. Ganz in der Tiefe ist eine *Arteria perforans superior* zu sehen.

1 Ausstrahlung des verstärkten Randzuges der Fascia lata in den Sulcus glutealis
2 Musculus gluteus maximus mit Fascia glutealis
3 Nervus ischiadicus
4 Nervi clunium inferiores
5 Position des Trochanter major
6 Rami cutanei der Arteria glutealis inferior über die Ausstrahlungen des verstärkten Faszienzuges
7 Musculus gluteus maximus
8 Nervus cutaneus femoris posterior
9 Arteria perforans superior mit Venae comitantes
10 Musculus adductor magnus
11 Musculus biceps femoris – Caput longum
12 Musculus semitendinosus
13 Musculus semimembranosus
14 Musculus adductor magnus mit Faszie
15 Caput commune der Musculi semitendinosus und biceps femoris
16 Stamm der Rami musculares des Nervus ischiadicus für die Flexorengruppe am Oberschenkel

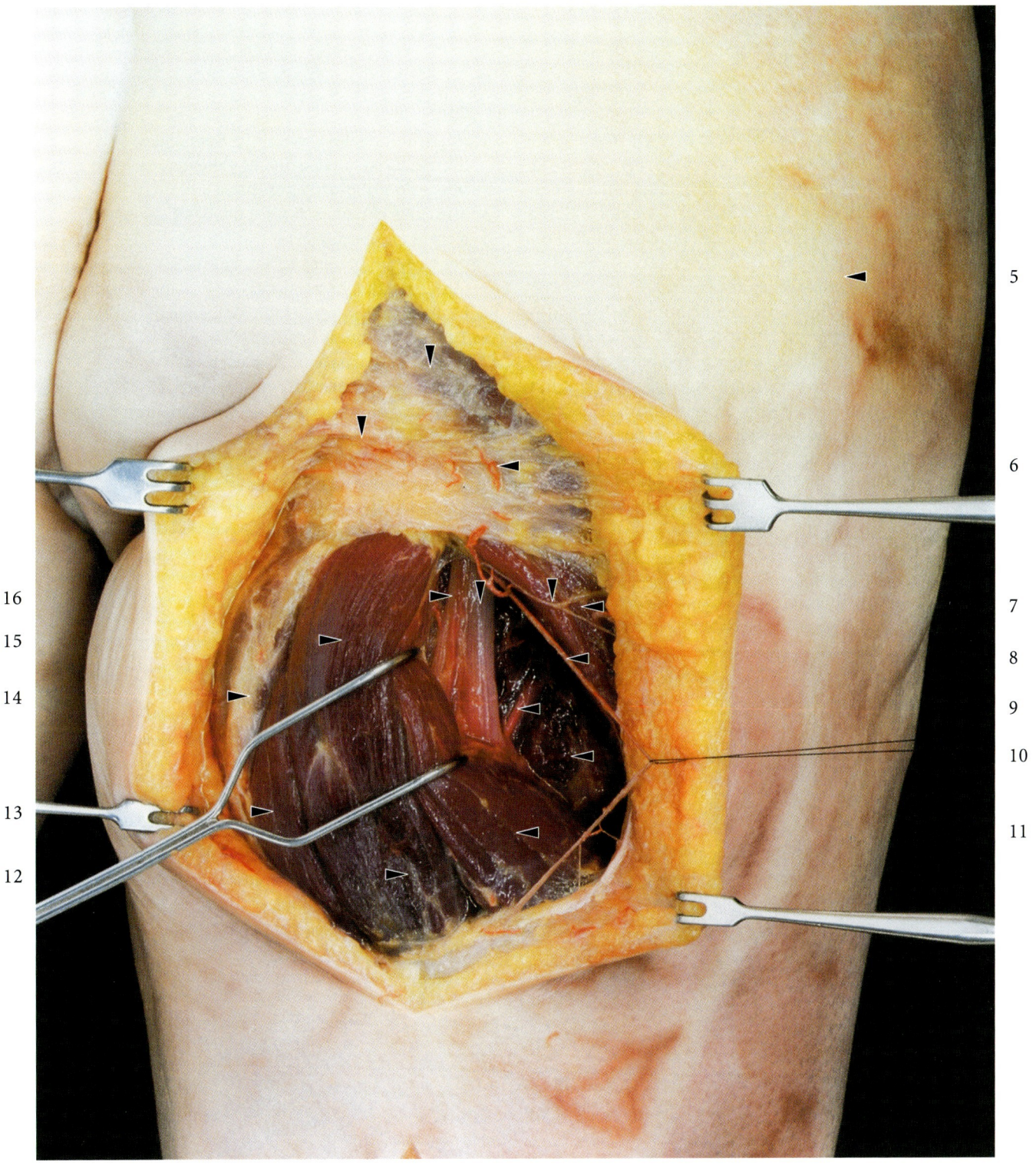

239

Abbildung 121   Regio femoris posterior 3

Diese Abbildung zeigt eine *Übersicht* über die *Regio femoris posterior*. Der *verstärkte Bindegewebszug,* womit die *Fascia lata* oben endet, kreuzt den *Musculus gluteus maximus* und erlaubt ihm, sich oberhalb davon unter Bildung des *Sulcus glutealis* vorzuwölben, weil die dargestellte *Fascia glutea* nachgiebiger ist.

Ein nicht unbeträchtlicher medialer Teil der *Vorwölbung* der *Nates* wird aber durch eine besondere *Verdikkung* der *Tela subcutanea* hervorgerufen. Dieser *gluteale Fettkörper* reicht bis zur *Crena ani* und setzt sich nach vorn in das *subcutane perineale Fettgewebe* fort, das mit dem *Corpus adiposum fossae ischioanalis* zusammenhängt. Straffere *Bindegewebszüge,* die von dem verstärkten Bindegwebszuge der *Fascia* lata ausgehen, durchsetzen, wie zu sehen ist, die *Tela subcutanea* am unteren *Rande* der *Gesäßbacke* und bedingen die Fortführung des *Sulcus glutealis* nach medial.

Von der Faszie befreit ist der *Ansatz* des *Musculus gluteus maximus* an der *Tuberositas glutea* des *Femur* und die ganze *ischiokrurale Muskulatur,* welche die *Flexorengruppe* am *Oberschenkel* bildet. Sie entspringt am *Tuber ischiadicum* mit einem *Caput commune* für den *Musculus semitendinosus* und das *Caput longum* des *Musculus biceps femoris,* die auseinanderweichend die *Fossa poplitea* bilden. Unmittelbar vor dem *Caput commune* entspringt am gleichen Tuber der *Musculus semimembranosus,* der in seiner sehnigen Rinne den *Musculus semitendinosus* aufnimmt und ihn medial sehr bald mit seiner Muskulatur überragt. Alle diese Muskeln setzen erst in der Knieregion an und zeigen daher auf Grund ihrer Länge *beim Lebenden* eine sehr starke *Retraktion,* wenn sie durchtrennt werden.

1 Ausstrahlung des verstärkten Randzuges der Fascia lata in den Sulcus glutealis
2 Verstärkter Randzug der Fascia lata
3 Musculus gluteus maximus mit Fascia glutea
4 Nervus clunium inferior des Nervus cutaneus femoris posterior
5 Musculus gluteus maximus (unterhalb des verstärkten Randzuges)
6 Tuberositas glutea des Femur
7 Nervus cutaneus femoris posterior
8 Septum intermusculare femoris laterale
9 Musculus biceps femoris – Caput longum
10 Tractus iliotibialis
11 Nervus ischiadicus
12 Nervus fibularis communis
13 Musculus plantaris
14 Nervus cutaneus surae lateralis
15 Musculus gastrocnemius – Caput laterale
16 Vena poplitea
17 Musculus gastrocnemius – Caput mediale
18 Nervus cutaneus surae medialis
19 Musculus sartorius
20 Nervus tibialis
21 Sehne des Musculus gracilis
22 Sehne des Musculus semitendinosus
23 Musculus semitendinosus (Abschnitt des distalen Bauches)
24 Faszie zwischen Musculus gracilis und Musculus semimenbranosus
25 Musculus semimembranosus
26 Intersectio tendinea des Musculus semitendinosus
27 Musculus semitendinosus (Abschnitt des proximalen Bauches)
28 Musculus adductor magnus (äußere Oberfläche mit Faszie)

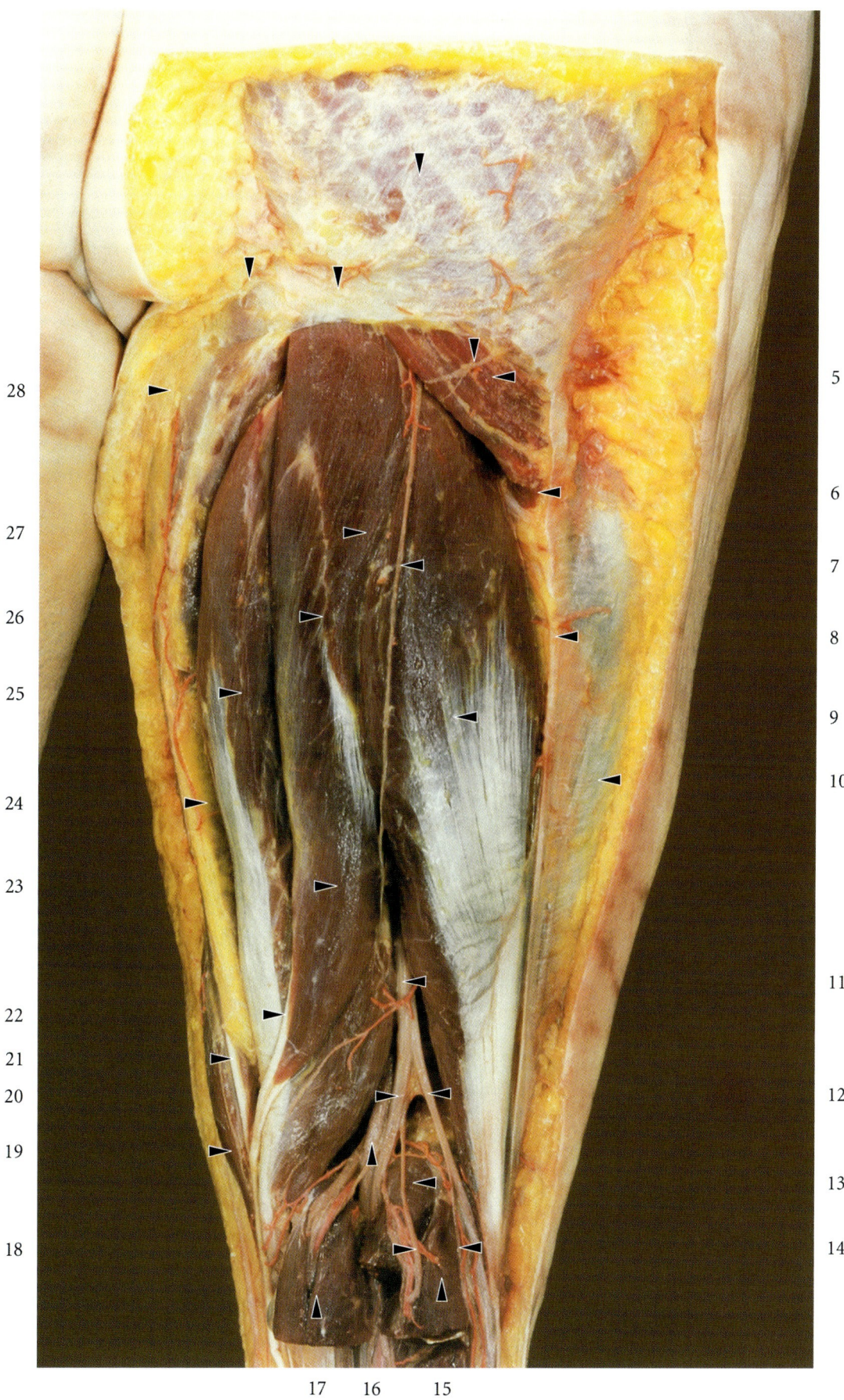

241

Abbildung 122   Regio femoris posterior 4

Gegenüber der vorangegangenen Präparation wurden alle Faszien ohne den *Tractus iliotibialis* entfernt, der auf Grund seiner durch Muskeleinstrahlung bedingten *aponeurotischen Struktur* einen besonderen Status besitzt. An seinem hinteren Rand verbindet er sich mit dem schmalen, aber kräftigen *Septum intermusculare femoris laterale* an der Stelle, wo sich der *Schnittrand* der entfernten *Fascia lata* befindet.

Der *Musculus gluteus maximus* setzt an der *Tuberositas glutea* des *Femur* an und strahlt oberhalb davon in den *Tractus iliotibialis* ein, der sich über dem *Trochanter major* vorwölbt.

Medial der bei *Abbildung 121* schon beschriebenen *ischiokruralen Muskulatur* ist der von der Faszie befreite, breitflächige Rand des *Musculus adductor magnus* und medial davon der hintere Rand des *Musculus gracilis* zu sehen. Unmittelbar oberhalb des Kniegelenkes haben sich die drei Muskeln des *Pes anserinus* zusammengefunden; vorne liegt der noch musculäre *M. sartorius,* und dahinter befinden sich die Sehnen des *M. gracilis* und *M. semitendinosus.*

Der Stamm des *Nervus cutaneus femoris posterior* ist unterhalb des *Musculus gluteus maximus* auspräpariert, soweit er unter der *Fascia lata* lag. Er wird begleitet von einem zarten Gefäßchen der *Arteria glutea inferior,* folgt dem medialen Rande des *langen Bicepskopfes* und gibt dünne *Äste* ab, welche die *Fascia lata* durchsetzt haben. Verdeckt vom *Musculus gluteus maximus* hat er die *Nervi clunium inferiores* abgegeben, die sich um dessen unteren Rand herumschlingen. Vorher bereits ist der Stamm der *Rami perineales* abgezweigt, die über den Ursprung des *Musculus adductor magnus* nach medial ziehen.

1 Nervi clunium inferiores des Nervus cutaneus femoris posterior
2 Musculus gluteus maximus
3 Musculus semitendinosus (Abschnitt des proximalen Bauches)
4 Tractus iliotibialis
5 Nervus cutaneus femoris posterior
6 Septum intermusculare femoris laterale
7 Musculus biceps femoris – Caput longum
8 Nervus ischiadicus
9 Nervus fibularis communis
10 Musculus plantaris
11 Nervus cutaneus surae lateralis
12 Musculus gastrocnemius – Caput laterale
13 Vena poplitea
14 Musculus gastrocnemius – Caput mediale
15 Nervus cutaneus surae medialis
16 Sehne des Musculus semimembranosus
17 Nervus tibialis
18 Sehne des Musculus semitendinosus
19 Sehne des Musculus gracilis
20 Musculus sartorius
21 Musculus semitendinosus (Abschnitt des distalen Bauches)
22 Musculus gracilis (Kontaktfläche zum M. semimembranosus)
23 Musculus semimembranosus
24 Intersectio tendinea des Musculus semitendinosus
25 Musculus gracilis
26 Musculus adductor magnus
27 Glutealer Fettkörper

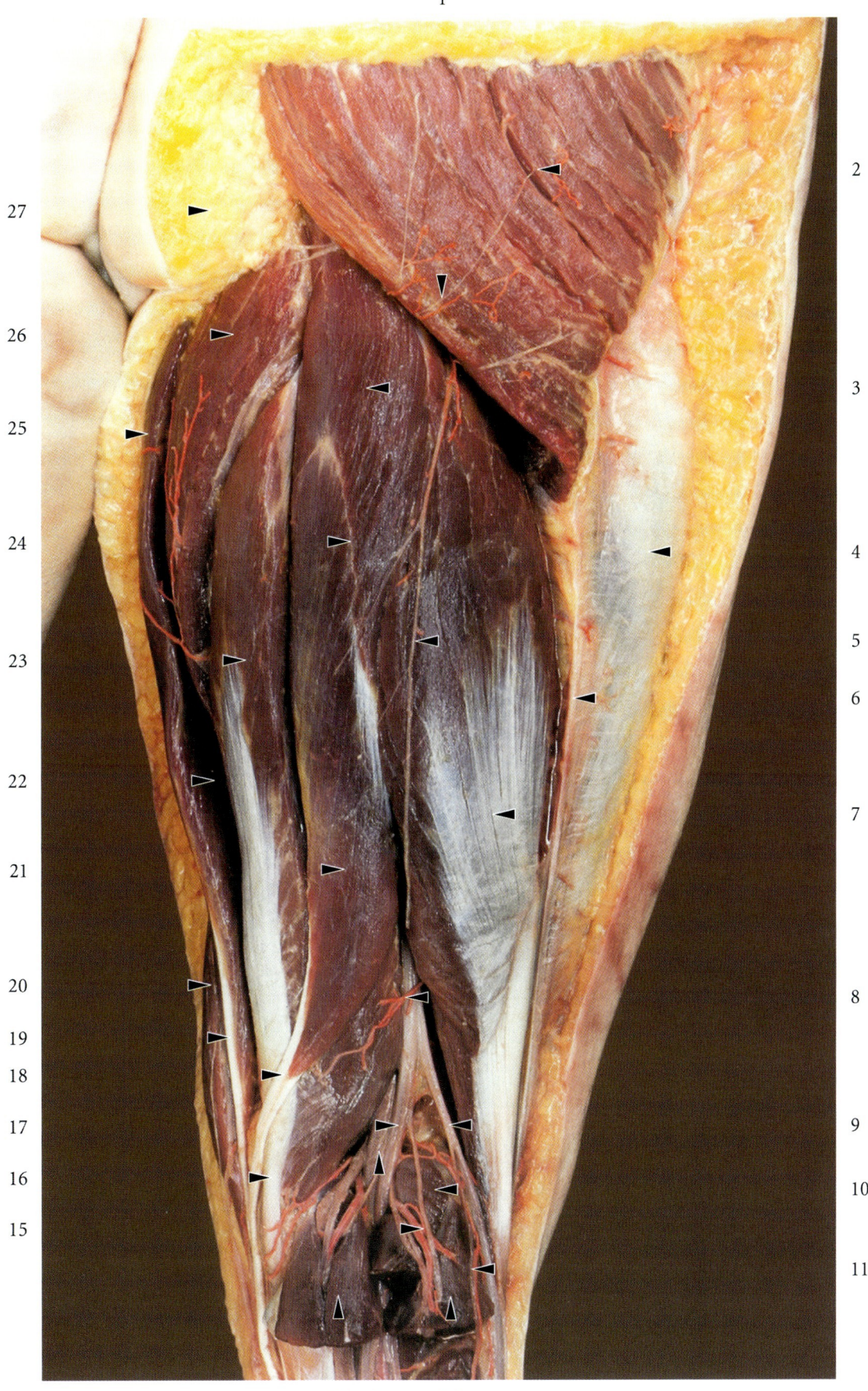

Abbildung 123   Regio femoris posterior 5

Der *Musculus semitendinosus* und das *Caput longum* des *Musculus biceps femoris* wurden auseindergedrängt, so daß in der dadurch entstandenen Spalte das *Septum intermusculare femoris mediale* als fettreiche Bindegewebsplatte sichtbar wurde, in welche der *Nervus ischiadicus* und die *Rami perforantes* der *Arteria profunda femoris* eingelagert sind.

Am *Musculus semitendinosus* ist der Verlauf seiner sehr dünnen, flächigen *Zwischensehne* gut erkennbar. Seinem Aufbau aus zwei Bäuchen entspricht die Versorgung mit *zwei Muskelästen,* die meistens schon getrennt aus dem *Nervus ischiadicus* hervorgehen.

Durch die Verlagerung des *Caput longum* des *Musculus biceps femoris* nach außen wurde das *Caput breve* dieses Muskels sichtbar, welches vom distalen Anteil des *Labium laterale* der *Linea aspera* des *Corpus femoris* entspringt, an dem auch das schmale, aber straffe *Septum intermusculare femoris laterale* ansetzt.

Die Belassung des *Musculus semimembranosus* an seinem ursprünglichen Platz zeigt, daß er den *Hiatus adductorius* mit den austretenden großen Gefäßen von dorsal bedeckt.

Das *Fettgewebe* der *Fossa poplitea,* in welches das *Septum intermusculare femoris mediale* nach unten übergeht, wurde entfernt, so daß der *Nervus ischiadicus* in Erscheinung tritt. Er nähert sich der Oberfläche des Beines und teilt sich in den *Nervus fibularis communis* (N. peroneus communis) und den an der medialen Seite von der *Vena poplitea* begleiteten *Nervus tibialis,* die beide einen *Nervus cutaneus surae* für den Unterschenkel abgeben. (Weitere Details: bei der Regio genus posterior)

1   Rami perineales
    des Nervus cutaneus femoralis posterior
2   Nervi clunium inferiores
    des Nervus cutaneus femoris posterior
3   Musculus gluteus maximus
4   Tuberositas glutea
5   Tractus iliotibialis
6   Septum intermusculare femoris mediale
    mit Arteriae und Venae perforantes
7   Musculus biceps femoris – Caput longum
8   Septum intermusculare femoris laterale
9   Nervus ischiadicus
10 Musculus biceps femoris – Caput breve
11 Vena poplitea
12 Nervus fibularis communis
13 Musculus plantaris
14 Musculus gastrocnemius – Caput laterale
15 Musculus gastrocnemius – Caput mediale
16 Pes anserinus (superficialis)
17 Nervus tibialis
18 Sehne des Musculus semimembranosus
19 Musculus sartorius
20 Musculus semitendinosus
    (Abschnitt des distalen Bauches)
21 Musculus gracilis
22 Intersectio tendinea des Musculus semitendinosus
23 Musculus semimembranosus
24 Musculus adductor magnus
25 Musculus semitendinosus
    (Abschnitt des proximalen Bauches)
26 Glutealer Fettkörper

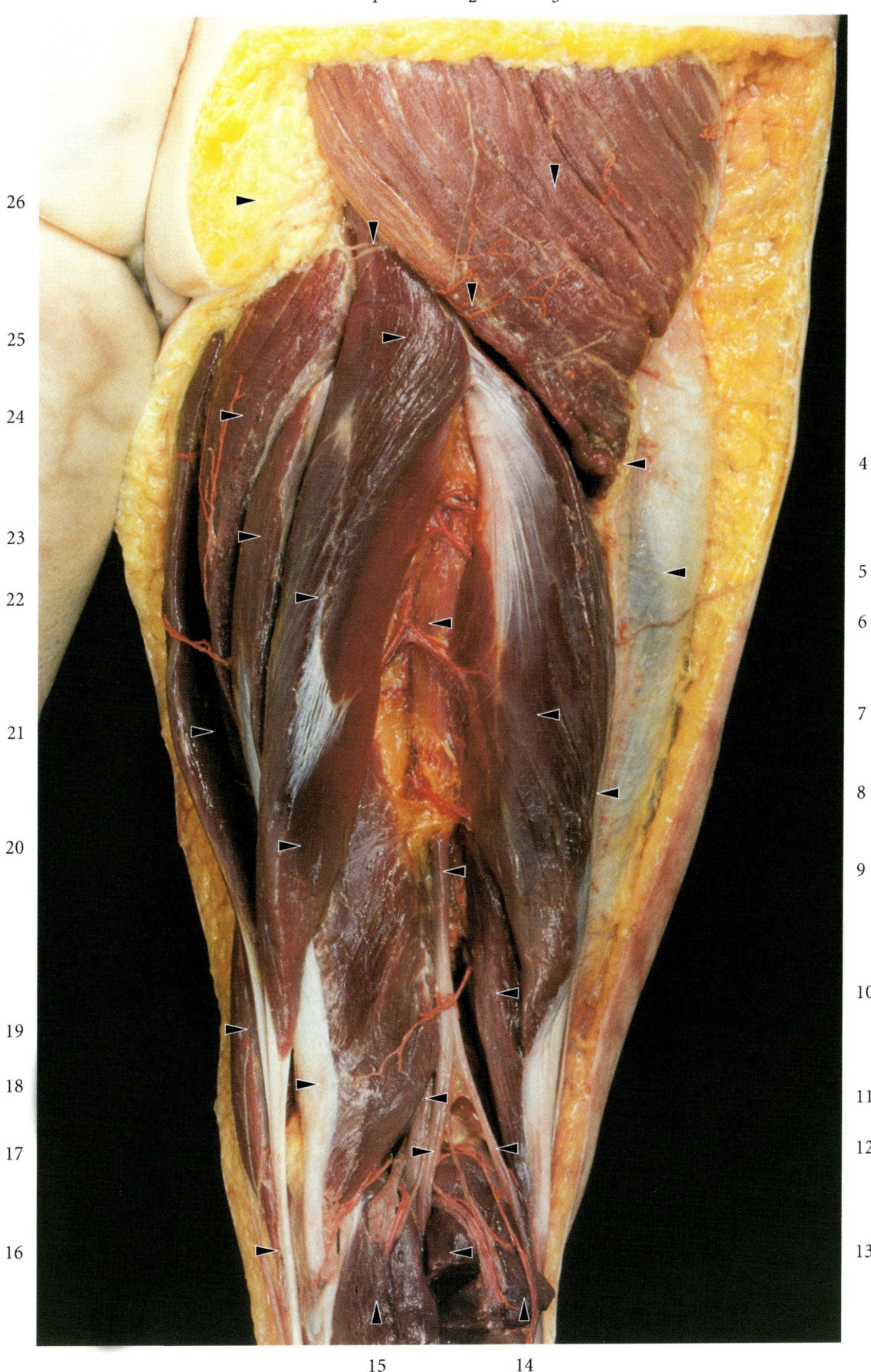

Abbildung 124 Regio femoris posterior 6

Der untere Rand des *Musculus gluteus maximus* wurde durch ein Spatel abgehoben und das *Tuber ischiadicum* mit dem Ursprung der *Musculi semitendinosus* und *biceps femoris* freigelegt. Lateral davon verläuft der *Nervus ischiadicus*, dem *Musculus quadratus femoris* und dem *Musculus adductur magnus* angelagert, nach unten und kreuzt das *Caput longum* des *Musculus biceps femoris*. Der *obere Teil* des *Musculus adductor magnus* hebt sich durch seine dunkle Verfärbung als *Musculus adductor minimus* ab.

Das die hintere Oberfläche des *Musculus adductor magnus* bedeckende *Septum intermusculare femoris mediale* wurde entfernt, nachdem die darin eingeschlossenen *Gefäße* und *Nerven* herauspräpariert worden waren. Im oberen Winkel der auseinandergespreizten *ischiokruralen Muskulatur* ist die *Arteria perforans media* zu sehen, welche sich dem *Nervus ischiadicus* anlagert und in zahlreiche Äste zerfällt. Sie verbindet sich mit der *Arteria perforans inferior*, wie es unter den Arteriae perforantes üblich ist, durch eine kräftige *Anastomose*. Nicht weit distal davon, knapp oberhalb des *Hiatus adductorius* und den großen *Vasa poplitea*, betritt ein *Endast* der *Arteria profunda femoris* die Region durch einen eigenen aponeurotischen Kanal und wird zuweilen als *vierte A. perforans* beschrieben. Die erste der drei Arteriae perforantes, die *A. perforans superior*, ist schwach entwickelt und lateral vom *Nervus ischiadicus* nur in dem Winkel am *Ansatz* des *Musculus gluteus maximus* in geringem Umfang sichtbar.

Die *Nerven* für den oberen Bauch des *M. semitendinosus* und den kurzen Bauch des *M. biceps femoris* sind verdeckt. Alle Nerven dieser Muskelgruppe zweigen schon sehr weit oben vom *N. ischiadicus* ab. Nur der *Abgang* des *Nervs* zum *M. semimembanosus*, der auch *Fasern* für den *M. adductor magnus* führt, liegt hier weiter distal.

1 Tuber ischiadicum
2 Nervus ischiadicus
3 Musculus quadratus femoris
4 Musculus gluteus maximus
5 Nervus clunium inferius
6 Nervus cutaneus femoris posterior
7 Musculus adductor minimus
8 Arteria perforans superior
9 Nerv für das Caput longum des Musculus biceps femoris
10 Arteria perforans media
11 Tractus iliotibialis
12 Nerv für das Caput breve des Musculus biceps femoris
13 Musculus biceps femoris – Caput longum
14 Arteria perforans inferior
15 Hiatus adductorius [tendineus]
16 Musculus biceps femoris – Caput breve
17 Arteria superior lateralis genus
18 Nervus fibularis communis
19 Sehne des Musculus biceps femoris
20 Nervus cutaneus surae lateralis
21 Nervus cutaneus surae medialis
22 Vena poplitea
23 Sehne des Musculus semimembranosus
24 Arteria superior medialis genus
25 Nervus tibialis
26 Arteria poplitea
27 Musculus semimembranosus
28 Endast der Arteria profunda femoris
29 Musculus gracilis
30 Musculus semitendinosus mit Intersectio tendinea
31 Nerv für den Musculus semimembranosus
32 Musculus semimembranosus
33 Nerv für den distalen Bauch des M. semitendinosus
34 Musculus adductor magnus
35 Caput commune der Mm. semitendinosus und biceps femoris
36 Glutealer Fettkörper
37 Ramus perinealis

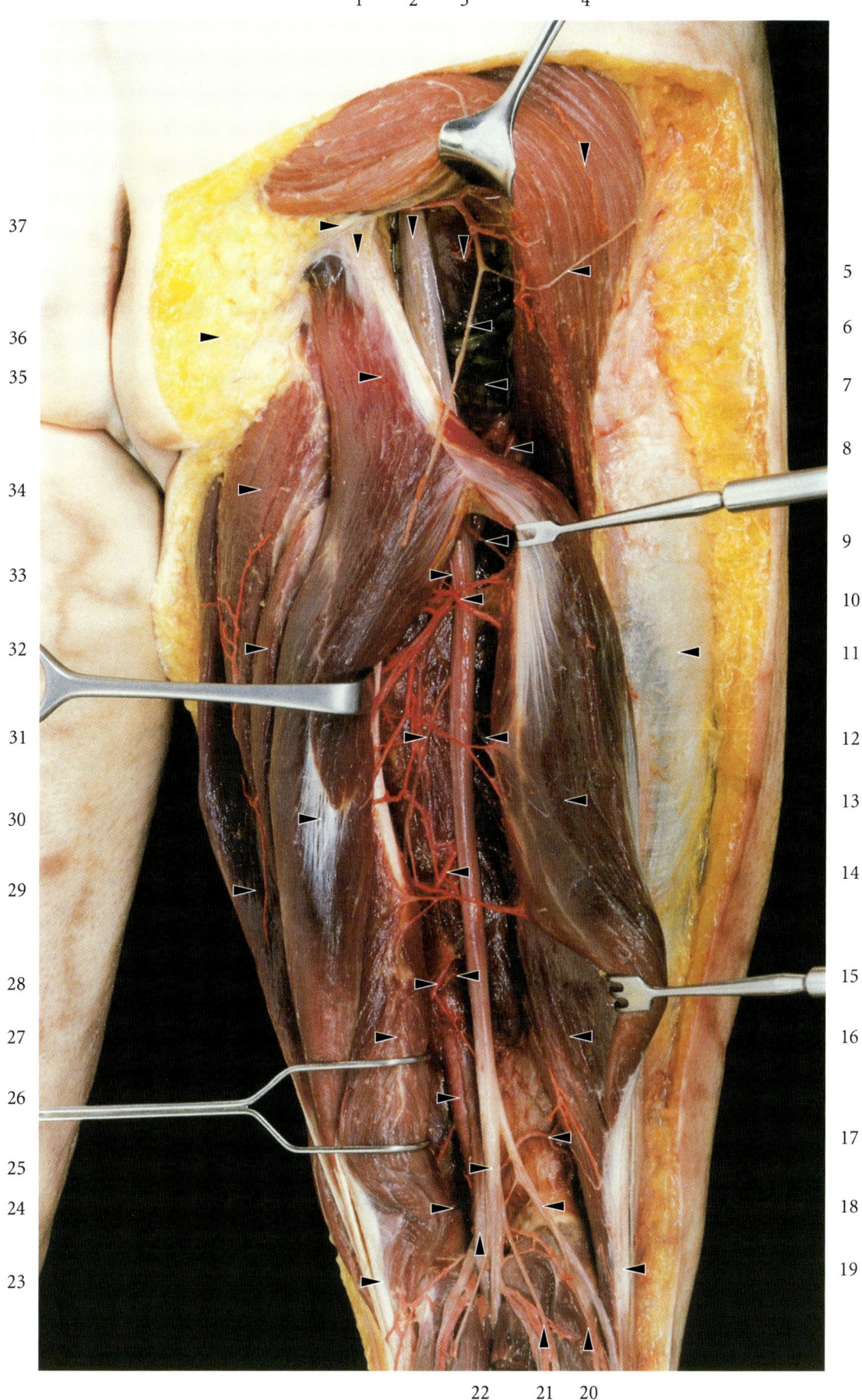

247

Abbildung 125   Regio glutealis 1

Die *Regio glutealis* wird von der *Regio femoris posterior* durch den *Sulcus glutealis* abgegrenzt und reicht nach oben bis zum Ende der unteren Extremität an der *Crista iliaca*. Seitlich beginnt sie am vorderen Rand des *Musculus tensor fasciae latae* und der *Spina iliaca anterior superior*. Nach medial erstreckt sie sich bis zur *Crena ani* und grenzt sich von der *Regio sacralis* durch eine *Linie* ab, die das obere Ende der *Crena ani* mit der durch einen roten Stecknadelkopf markierten *Spina iliaca posterior superior* verbindet.

Die *Vorwölbung* der *Regio glutealis* wird als *Gesäßbacke, Clunis* oder *Natis* bezeichnet. Sie wird durch den *Musculus gluteus maximus* und das ihm *benachbarte*, unter Umständen sehr mächtige *Fettgewebe* hervorgerufen.

Gedeckt vom *Musculus gluteus maximus* liegen zwei *Öffnungen*, die das Beckeninnere mit der Regio glutealis für den *Durchtritt* wichtiger *Gefäße* und *Nerven* verbinden: das *Foramen suprapiriforme* und das *Foramen infrapiriforme*.

Zur *Aufsuchung* des *Foramen infrapiriforme* empfiehlt sich eine *Schnittführung*, die Rücksicht auf den Verlauf der *Muskelbündel* des *Musculus gluteus maximus* nimmt und ausgerichtet auf eine *Linie* ist, die vom oberen Ende des *Trochanter major* zu der stets gut tastbaren *Spina iliaca posterior superior* der *anderen Körperseite* verläuft. Die Linie *kreuzt* die *vertikale Linie* von der *Spina iliaca posterior superior* zum *Tuber ischiadicum* ungefähr in der *Mitte*. An dieser Stelle liegt das *Foramen infrapiriforme*.

1 Spinae iliacae posteriores superiores
2 Spina iliaca anterior superior
3 Musculus gluteus maximus (tiefe Portion)
4 Fettreiche Bindegewebsplatte zwischen den tiefen kurzen Hüftmuskeln und dem Musculus gluteus maximus
5 Crena ani
6 Natis (Gesäßbacke)
7 Sulcus glutealis
8 Tela subcutanea der Nates
9 Musculus gluteus maximus (oberflächliche Portion)
10 Fascia glutea
11 Musculus gluteus maximus (oberflächliche Portion)
12 Crista iliaca

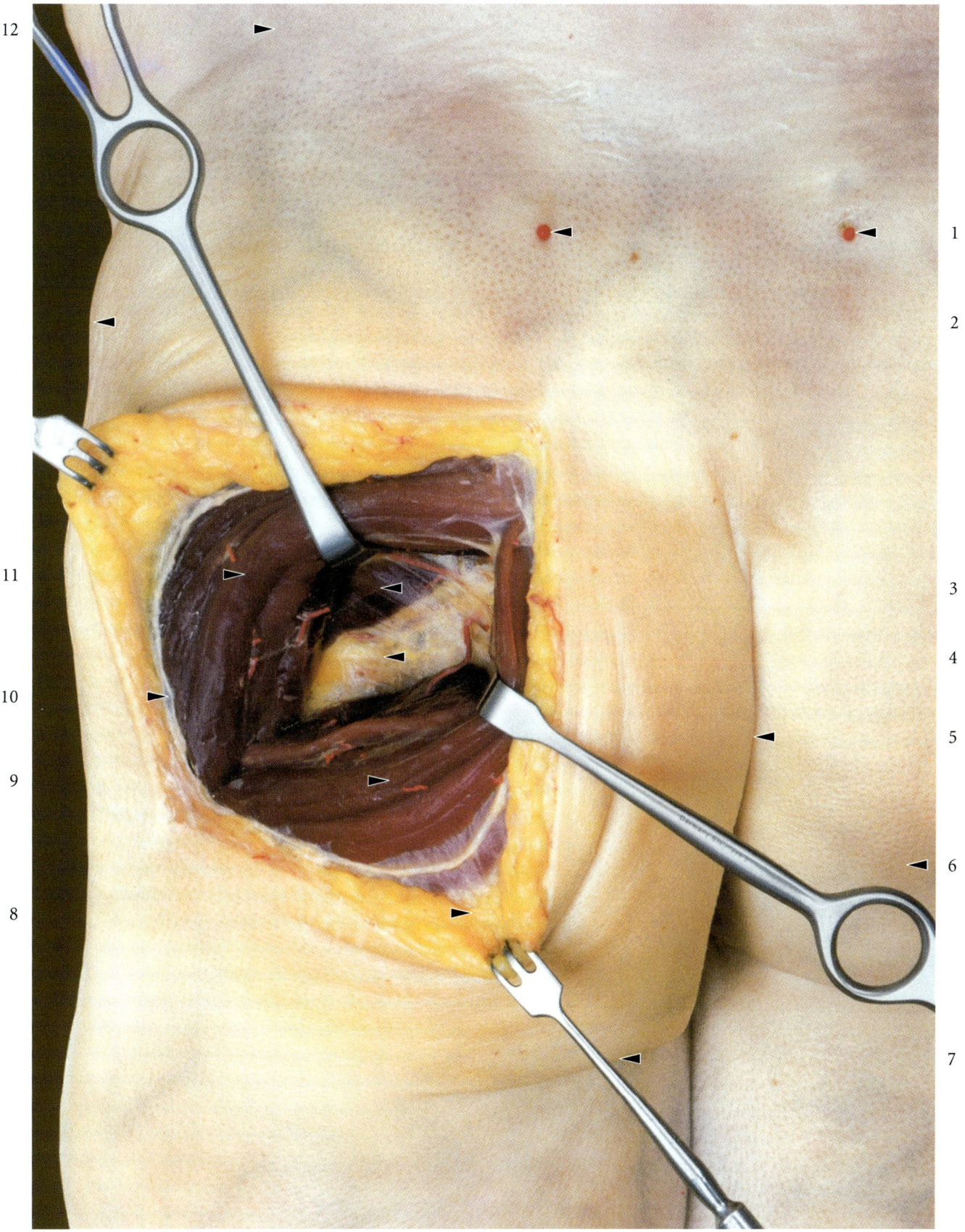

249

Abbildung 126   Regio glutealis 2

Bei der unter *Abb. 125* erläuterten *Schnittführung* wurden die Ränder der *Haut* mit der *Subcutis* und der mobilisierten *Fascia glutea* durch scharfe Haken auseinandergezogen. Das Bindegewebe zwischen den *sekundären Muskelbündeln* des grobgebündelten *Musculus gluteus maximus*, das *Perimysium externum*, wurde entfernt. Sein Zusammenhang mit der *Fascia glutea* ist am unteren Schnittrand noch sichtbar. Das die Muskelbündel einschließende *Bindegewebe* ist verhältnismäßig *unnachgiebig*, so daß durch *entzündliche Vorgänge* schon bei geringer Anschwellung *schmerzhafte Spannungen* entstehen.

In dem *entfalteten Schlitz* des *Musculus gluteus maximus* ist der hintere Rand einer *tiefen Portion* des Muskels zu sehen, die nach vorne an Mächtigkeit gewinnt und zu Verwechslungen veranlassen könnte. Ein *zartes Bindegewebsblatt* trennt die beiden Schichten und führt *dünnere Gefäße* und *Nerven* vor allem zu der vorderen *oberflächlichen Portion*.

Eine *fettreiche Bindegewebsplatte* an der *Innenseite* des *Musculus gluteus maximus* schiebt sich bis zum verdeckten, hinteren *Rand* des *Musculus gluteus medius* vor und setzt sich nach unten mit dem *Nervus ischiadicus* kontinuierlich in das *Septum intermusculare femoris mediale* des Oberschenkels fort.

In dieser *Bindegewebsplatte* gelangen die *stärkeren Äste* der *Nerven* und *Gefäße* zu ihren Bestimmungsort. Die *Nervenäste* des *Nervus gluteus inferior* versorgen allein den ganzen *Musculus gluteus maximus* und erreichen ihn, begleitet von den stärkeren Ästen der *Arteria glutea inferior*, hauptsächlich an seiner inneren Oberfläche.

Bei dem *vorliegendem Präparat* sind nur die dünnen *oberflächlichen Äste* des *Nervus gluteus inferior* dargestellt und unterlegt.

1   Musculus gluteus maximus (tiefe Portion)
2   Oberflächlicher Ast der Arteria glutea inferior
3   Crista iliaca
4   Spinae iliacae posteriores superiores
5   Oberer oberflächlicher Ast des Nervus gluteus inferior
6   Unterer oberflächlicher Ast des Nervus gluteus inferior
7   Crena ani
8   Fascia glutea
9   Sulcus glutealis
10 Tela subcutanea der Nates
11 Musculus gluteus maximus
12 Fettreiche Bindegewebsplatte zwischen den tiefen kurzen Hüftmuskeln und dem Musculus gluteus maximus
13 Musculus gluteus maximus (oberflächliche Portion)
14 Crista iliaca

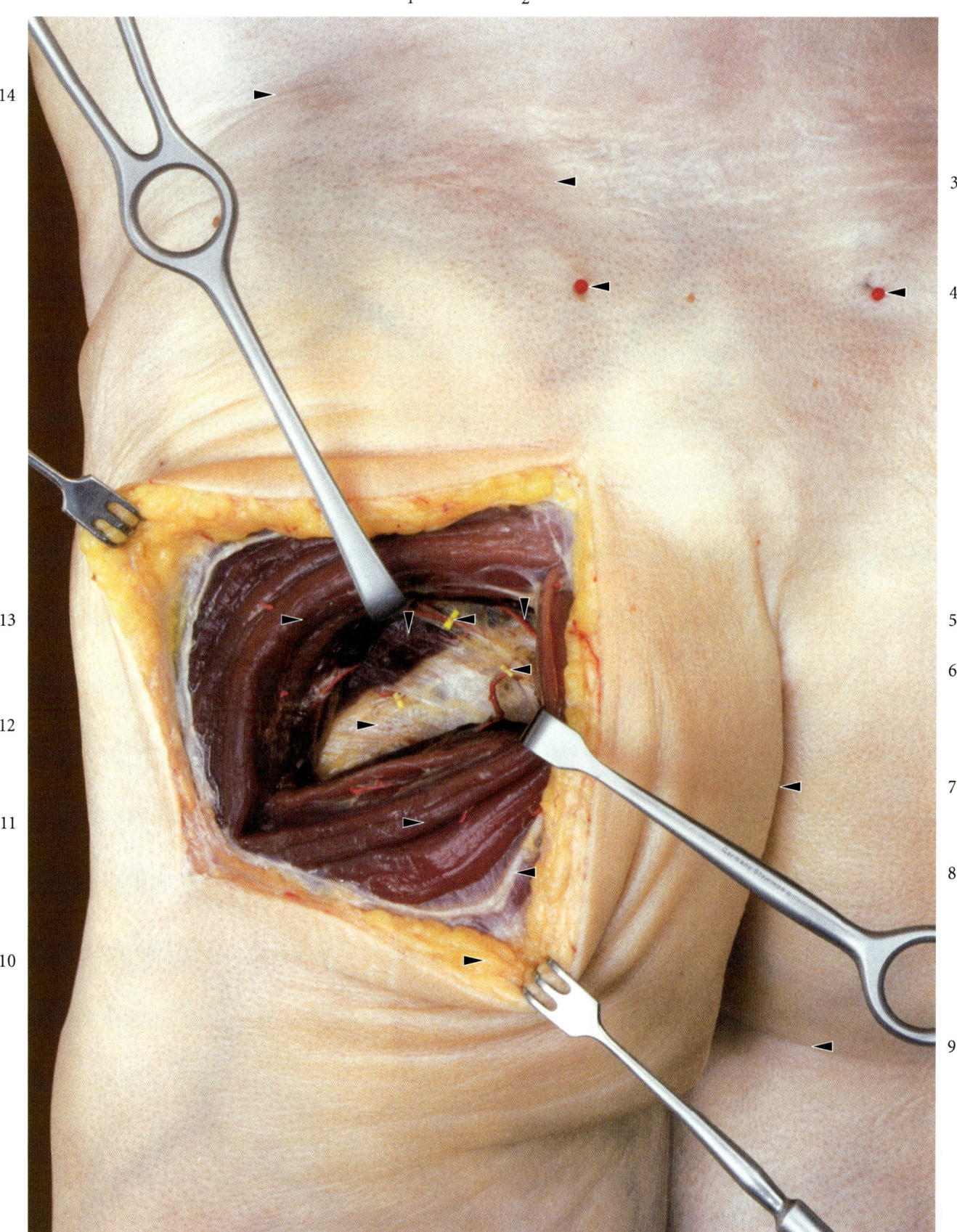

251

**Abbildung 127   Regio glutealis 3
Foramen infrapiriforme 1**

Beim selben Zugang wie bei den vorhergehenden Abbildungen dieser Region wurden die Ränder der Aufspaltung des *Musculus gluteus maximus* etwas stärker auseinandergezogen, damit die *Umgebung* des *Foramen infrapiriforme* vollständiger in Erscheinung treten kann.

Die *fettreiche Bindegewebsplatte* vor dem *Musculus gluteus maximus,* in welche die aus dem Foramen kommenden Gebilde vorerst einmal eintreten müssen, wurde weitgehend entfernt. Stehen geblieben ist die *Faszie,* welche die *tiefen äußeren Hüftmuskeln* bedeckt. Durch sie hindurch sieht man unterhalb des hinteren Randes des *Musculus gluteus medius* den *Musculus piriformis,* wie er den austretenden *Nervus ischiadicus* überkreuzt, und ihn daher in das *Foramen infrapiriforme* gelangen läßt. Unterhalb davon liegt die Sehne des *Musculus obturatorius internus,* beiderseits begleitet von den *Musculi gemelli.* Diese Sehnen-Muskelplatte strebt, sich zuspitzend, der *Fossa trochanterica* des *Femur* zu und wird in ihrem medialen Teil von dem nach abwärts ziehenden *Nervus ischiadicus* überlagert.

Dorsal vom *Nervus ischiadicus* und den *tiefen äußeren Hüftmuskeln* verläuft in der gleichen, queren Richtung dieser Muskeln ein starker, *typischer Ast* der *Arteria glutea inferior* und erreicht mit ihnen das *Hüftgelenk,* nachdem er *kräftige Seitenäste* an die umgebende *Muskulatur* abgegeben hat. Er anastomosiert im Hüftgelenksbereich insbesondere mit den *Arteriae circumflexae femoris.*

Bald nach dem Austritt gibt der *Nervus ischiadicus* den *Nervus gluteus inferior* ab, der in zahlreiche *Äste* für den *Musculus gluteus maximus* zerfällt, die mit dem Spaltungsrändern des Muskels verlagert sind.

 1 Musculus gluteus medius
 2 Musculus piriformis
 3 Nervus gluteus inferior (obere Äste)
 4 Musculus piriformis
 5 Spinae iliacae posteriores superiores
 6 Arteria glutea inferior (transversaler Seitenast)
 7 Nervus gluteus inferior (untere Äste)
 8 Nervus ischiadicus mit Arteria comitans
 9 Crena ani
10 Tela subcutanea der Nates
11 Musculus gluteus maximus
12 Musculus gemellus inferior
13 Sehne des Musculus obturatorius internus
14 Musculus gemellus superior
15 Fascia glutea
16 Musculus gluteus maximus
17 Crista iliaca

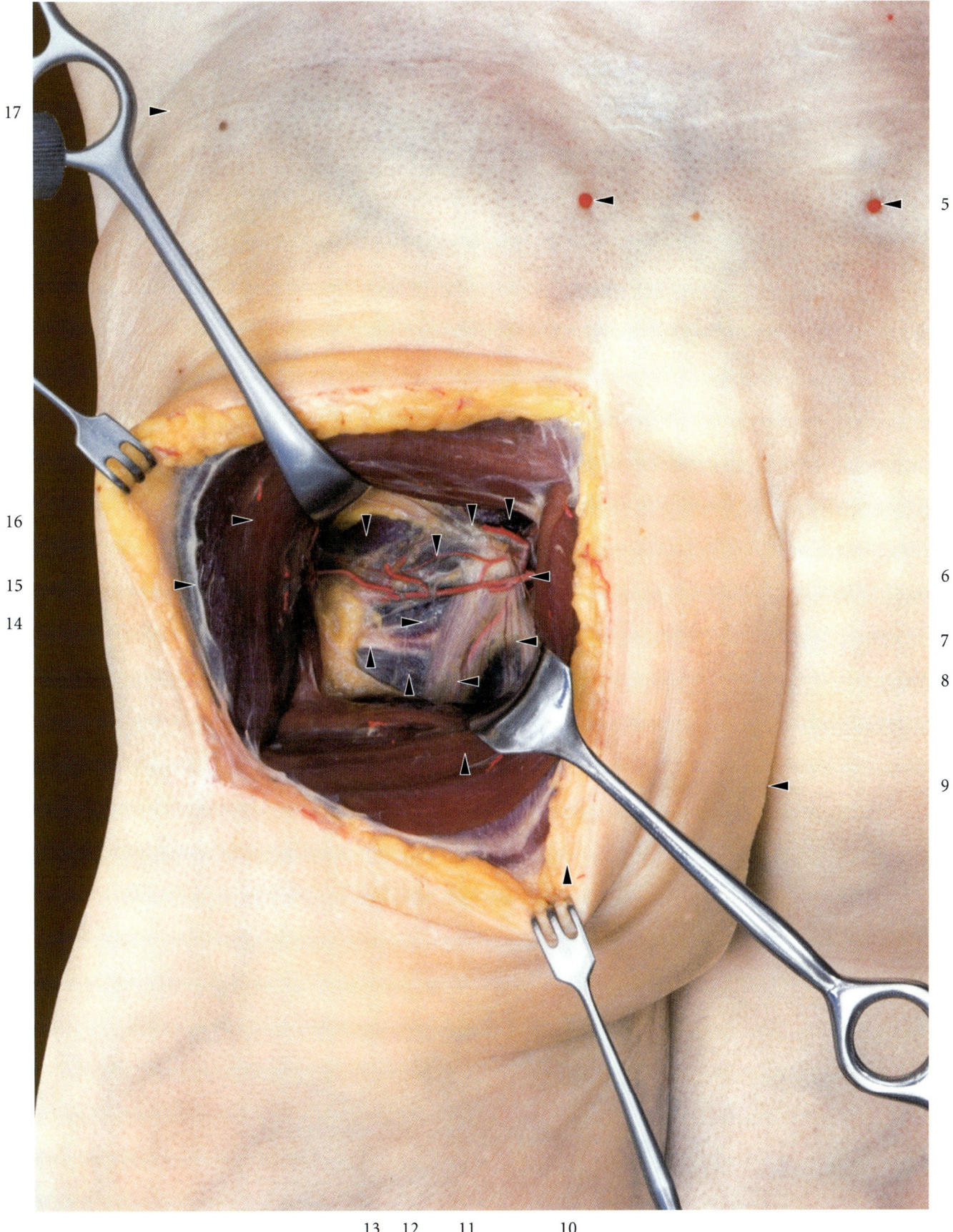

Abbildung 128   Regio glutealis 4
Foramen infrapiriforme 2

Von den *tiefen äußeren Hüftmuskeln* wurde die *Faszie* abpräpariert, und durch eine geringfügige *Erweiterung* der *Zugangsöffnung* nach hinten ist der laterale Rand des *Ligamentum sacrotuberale* zur Darstellung gekommen. Soweit er hier sichtbar ist, überspannt er dorsal das *Foramen infrapiriforme* und das *Foramen ischiadicum minus*. Zwischen diesen beiden Öffnungen befindet sich die *Spina ischiadica*, über welche die aus dem Foramen infrapiriforme kommende *Arteria pudenda interna* – begleitet vom *Nervus pudendus* – bogenförmig hervortritt, bevor sie im *Foramen ischadicum minus* wieder verschwindet.

Beim Verlassen des *Foramen infrapiriforme* überkreuzt die *Arteria glutea inferior*, medial vom *Nervus ischiaducus* gelegen, die *Arteria pudenda interna* und gibt hier eine sehr starke *Arteria comitans nervi ischiadici* ab, die eine *Reminiszenz* der embryonalen *Arteria ischiadica*, des ehemaligen Hauptgefäßes des Beines ist. Weiterhin gibt sie den schon bei Abb. 127 beschriebenen querverlaufenden *lateralen Ast* und auch stärkere *hintere Äste* ab.

Mehrere *Seitenäste*, die im Zuge der Präparation durchtrennt werden mußten, weisen darauf hin, daß die *Arteria glutea inferior* das *Hauptversorgungsgefäß* des *Musculus gluteus maximus* ist. Sie reicht aber nach unten über dieses Gebiet hinaus und beteiligt sich hinten oben an der Versorgung der *Oberschenkelmuskulatur*, wo sie *Anastomosen* mit der *A. perforans superior* der A. profunda femoris sowie mit den beiden *Arteriae circumflexae femoris* eingeht.

Der dafür verwendete Name »*Crucial anastomosis*« ist bestenfalls eine bildhafte Umschreibung der beteiligten Hauptstämme, weil ein Substrat an der Stelle des tatsächlichen Zusammenhanges in Form, Stärke und Regelmäßigkeit nicht existiert, das diese Bezeichnung verdienen würde.

1   Musculus gluteus maximus
2   Musculus piriformis mit einem Ramus muscularis
3   Nervus gluteus inferior (oberer Ast)
4   Spinae iliacae posteriores superiores
5   Crista sacralis mediana des Os sacrum
6   Arteria glutea inferior
7   Arteria pudenda interna und Nervus pudendus
8   Arteria comitans nervi ischiadici
9   Ligamentum sacrotuberale
10 Crena ani
11 Musculus gluteus maximus
12 Nervus gluteus inferior
    (Rami musculares des unteren Astes)
13 Nervus cutaneus femoris posterior
14 Nervus ischiadicus
15 Musculus gluteus maximus (tiefe Portion)
16 Musculus gemellus inferior
17 Sehne des Musculus obturatorius internus
18 Musculus gemellus superior
19 Crista iliaca

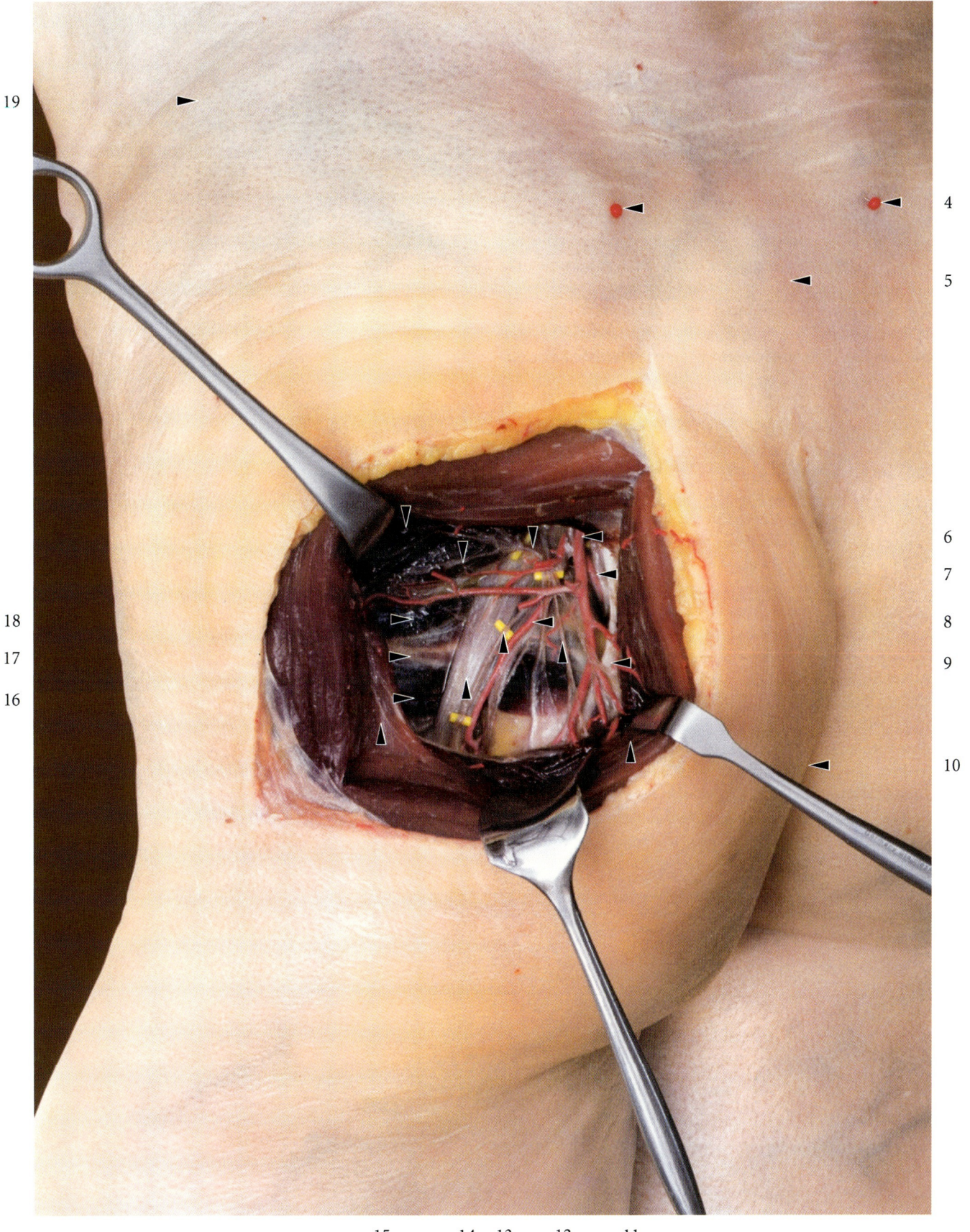

Abbildung 129   Regio glutealis 5
Foramen infrapiriforme 3

Die *Eröffnung* der *Regio glutealis* wurde lateral erweitert, so daß der *Trochanter major* mit dem Ansatz des *Musculus gluteus medius* und die *Gegend* des *Hüftgelenks* zur Darstellung gebracht werden konnten.

An der durch den *Musculus gluteus medius* verborgenen *Spitze* des *Trochanter major* setzt der *Musculus piriformis* an, dessen *Sehne,* wie nicht allzu selten, mit der *Sehne* des *Musculus obturatorius internus* und des *Musculus gemellus superior* durch eine *aponeurotische Platte* verbunden ist. Die *Sehne* des *Musculus obturatorius internus* schlingt sich unter Bildung eines *Sehnengelenkes* um die *Incisura ischiadica minor* und wird danach von den beiden *Musculi gemelli* begleitet.

Durch den oberen mittleren Haken wurde der *Musculus piriformis* mit Verwindung vom Knochen abgehoben und der hintere *Rand* des *Os coxae* im Bereich der *Incisura ischadica major* freigelegt. Ihm lagert sich im *Foramen infrapiriforme* der gerade aus dem *Plexus sacralis* hervorgegangene *Nervus ischiadicus* an, der in dieser Höhe den *Nervus gluteus inferior* abgibt. Die starke *Divergenz* seiner beiden unterlegten Äste ist durch die gegebene Verlagerung bedingt. Dennoch versorgt der *obere Ast* die oberen, und der *untere Ast* die unteren Anteile des *Musculus gluteus maximus.*

Schon etwas vor dem *Nervus gluteus inferior* ist der *Nervus cutaneus femoris posterior* am hinteren Rand des *Nervus ischiadicus* entstanden und wird nach abwärts von einer sehr starken *Arteria comitans nervi ischiadici* begleitet. Der *Nervus pudendus* ist lateral von der *Spina ischiadica* unterlegt.

Am Collum femoris ist der *Ramus ascendens* der *Arteria circumflexa femoris medialis* zu sehen. Die *anderen Arterien* wurden schon *bei Abb. 128* beschrieben.

1 Sehnenverbindung des Musculus piriformis mit den Musculi obturatorius internus und gemellus superior
2 Ligamentum ischiofemorale der Capsula articularis der Articulatio coxae
3 Musculus gluteus minimus
4 Musculus piriformis
5 Nervus gluteus inferior (oberer Ast)
6 Arteria glutea inferior
7 Spina iliaca posterior superior
8 Ligamentum sacrotuberale
9 Arteria pudenda interna und Nervus pudendus
10 Foramen ischiadicum minus
11 Nervus cutaneus femoris posterior
12 Arteria comitans nervi ischiadici
13 Nervus musculi obturatorii interni
14 Nervus gluteus inferior (Rami musculares des unteren Astes)
15 Ramus perinealis des Nervus cutaneus femoris posterior
16 Nervus ischiadicus
17 Musculus gemellus superior
18 Sehne des Musculus obturatorius internus
19 Musculus gemellus inferior
20 Musculus gluteus maximus
21 Musculus quadratus femoris
22 Trochanter major
23 Musculus gluteus medius
24 Nervus musculi gemelli superioris
25 Musculus gluteus maximus

257

Abbildung 130 **Regio glutealis 6**
Foramen infrapiriforme 4
Articulatio coxae

Um die Lage des *Nervus ischiadicus* zur *Articulatio coxae* zu demonstrieren, wurde die *Kapsel* des *Gelenkes* gefenstert.

Der *hintere Schnittrand* der *Kapsel* liegt im *oberen Rand* des *Ligamentum ischiofemorale*, das als *Stratum fibrosum* weit auf den Knochen übergreift, während das *Stratum synoviale* außen am *Labrum acetabuli* ansetzt. Somit ragt das im Fenster sichtbare *Labrum acetabuli* frei in den Gelenksraum und lagert sich bei dieser Stellung des Femur an die *Knorpeloberfläche* des *Femurkopfes* an. In der vorderen Hälfte des Fensters ist *am Ansatz* des *Stratum synoviale* eine *Plica synovialis* ausgebildet.

Durch die Aufspaltung der gelegentlich vorkommenden *aponeurotischen Verbindung* der Sehne des *Musculus piriformis* mit der Sehne des *Musculus obturatorius internus* und des *Musculus gemellus superior* sowie deren muskulärer Verbindung konnten die Muskeln so weit auseinandergespannt werden, daß in der Tiefe noch das von *Stratum synoviale* überzogene *Collum femoris* zu sehen ist. Der *Musculus piriformis* wurde wie bei der Abb. 129 durch den mittleren oberen Haken hochgezogen. Durch die dabei entstandene *Verwindung* kommt seine *Knochenanlagerungsfläche* zur Ansicht.

Die Umgrenzung des *Foramen infrapiriforme* mit den austretenden Gebilden ist insgesamt zu sehen. Der *Nervus ischiadicus* läuft zwischen *Tuber ischiadicum* und dem *Hüftgelenk* über die sehnigmuskuläre *Gemellus-Obturatoriusplatte* und den darunter anschließenden *Musculus quadratus femoris* hinweg zum Oberschenkel.

1 Sehnenverbindung des Musculus piriformis mit den Musculi obturatorius internus und gemellus superior
2 Musculus gluteus minimus
3 Musculus gluteus maximus
4 Musculus piriformis
5 Nervus gluteus inferior (oberer Ast)
6 Arteria glutea inferior
7 Spina iliaca posterior superior
8 Ligamentum sacrotuberale
9 Arteria pudenda interna und Nervus pudendus
10 Foramen ischiadicum minus
11 Ramus perinealis des N. cutaneus femoris posterior
12 Nervus cutaneus femoris posterior
13 Nervus musculi obturatorii interni
14 Nervus gluteus inferior (Rami musculares des unteren Astes)
15 Nervenstamm für die oberen Muskeläste der Flexorengruppe am Oberschenkel
16 Nervus ischiadicus
17 Musculus gemellus superior
18 Sehne des Musculus obturatorius internus
19 Musculus gemellus inferior
20 Musculus gluteus maximus
21 Musculus quadratus femoris
22 Trochanter major
23 Musculus gluteus medius
24 Caput-Collum-Grenze des Femur
25 Capsula articularis (Schnittrand)
26 Musculus gluteus maximus mit Rami musculares

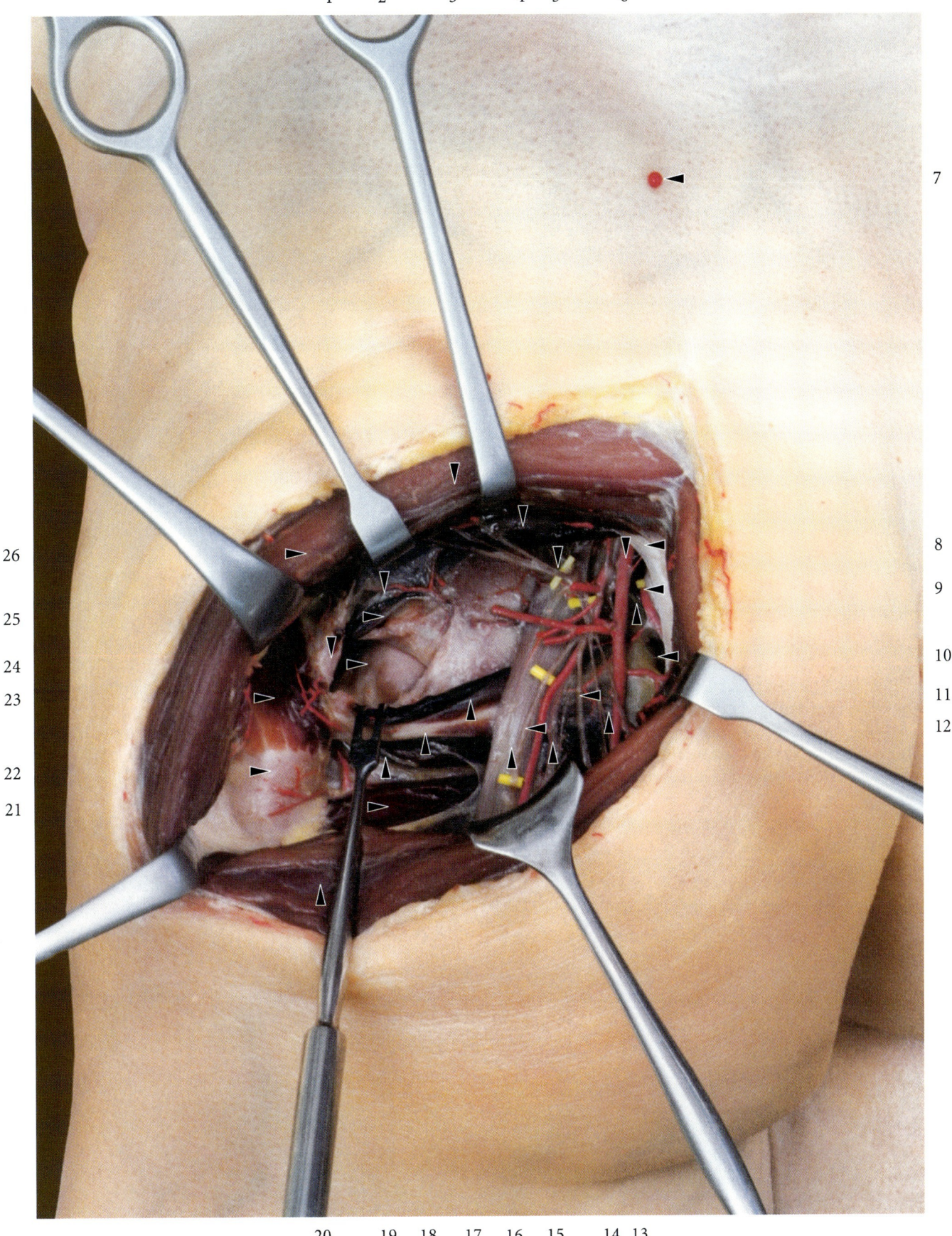

Abbildung 131   Regio glutealis 7
Regio lumbalis 1

An die *Regio glutealis* schließt sich nach oben hin die *Regio lumbalis* an, die am unteren Ende des *Brustkorbes* endet. Sie liegt in querer Richtung zwischen der *Regio vertebralis* und *abdominalis*.

Nach Entfernung der Haut mit der Subcutis ist in der *Regio lumbalis* medial die *aponeurotische* Platte der *Fascia thoracolumbalis* zu sehen, die den *Musculus erector spinae* dorsal bedeckt. Sie dient dem *Musculus latissimus dorsi* als Ursprung, der bis auf die *Crista iliaca* hinabreicht. Am lateralen Rande dieses Muskels sind die *Spitzen* der beiden letzten *Rippen* gelegen. An der untersten setzt die hinterste *Zacke* des *Musculus obliquus externus abdominis* an. Sie bildet mit ihrem freien Rand, zusammen mit dem Rand des Musculus latissimus dorsi und der Crista iliaca, das *Trigonum lumbale* (PETIT), in welchem der *Musculus obliquus internus abdominis* sichtbar ist.

Durch längliche Schlitze der *Fascia thoracolumbalis* treten die lateralen Äste der *Rami dorsales* von den *Spinalnerven* als *Hautnerven* aus und werden von den gleichnamigen *Arterien* begleitet. Infolge des steil abwärtsgerichteten Verlaufes innerhalb des *Musculus erector spinae* gelangen die Äste der drei obersten *Lumbalnerven* erst knapp oberhalb der *Crista iliaca* als *Nervi clunium superiores* an die Oberfläche.

Diejenigen der *Sacralnerven* durchsetzen als *Nervi clunium mediales* unterhalb der *Spina iliaca posterior* den Ursprung des *Musculus gluteus maximus*. Ihr bescheidenes *Versorgungsgebiet* wird von den medialen Verzweigungsästen der *Nervi clunium superiores* bis zur Mitte ergänzt.

Die *Rami cutanei laterales* von den *Rami ventrales* der *Spinalnerven* sind in der Nähe des lateralen Schnittrandes der Haut unterlegt.

1   Musculus latissimus dorsi
2   GERDYsche Linie zwischen Musculus serratus anterior und Musculus obliquus externus abdominis
3   Ramus cutaneus lateralis des Nervus intercostalis X
4   Rippenursprung des Musculus latissimus dorsi
5   Spitze von Costa XI
6   Rami cutanei laterales von Nervus und Arteria intercostales XI
7   Spitze von Costa XII
8   Rand des Musculus latissimus dorsi
9   Rand des Musculus obliquus externus abdominis
10 Rami cutanei laterales vom Nervus subcostalis (der untere Ast vertritt den Ramus cutaneus lateralis des N. iliohypogastricus)
11 Fettpolster der Tela subcutanea in der oberflächlichen Nische des Musculus gluteus medius
12 Crista iliaca
13 Musculus obliquus internus abdominis
14 Nervi clunium superiores (LI–LIII)
15 Musculus gluteus maximus mit Fascia glutea
16 Nervi clunium mediales SII, SIV
17 Nervus clunium medialis SI
18 Spina iliaca posterior superior
19 Crista iliaca
20 Rami cutanei posteriores von den hinteren Ästen des Nervus und der Arteria Th XII
21 Fascia thoracolumbalis (aponeurotischer Teil des oberflächlichen Blattes)
22 Rami cutanei posteriores von den hinteren Ästen des Nervus und der Arteria Th X
23 Rami cutanei posteriores von den hinteren Ästen des Nervus und der Arteria Th IX

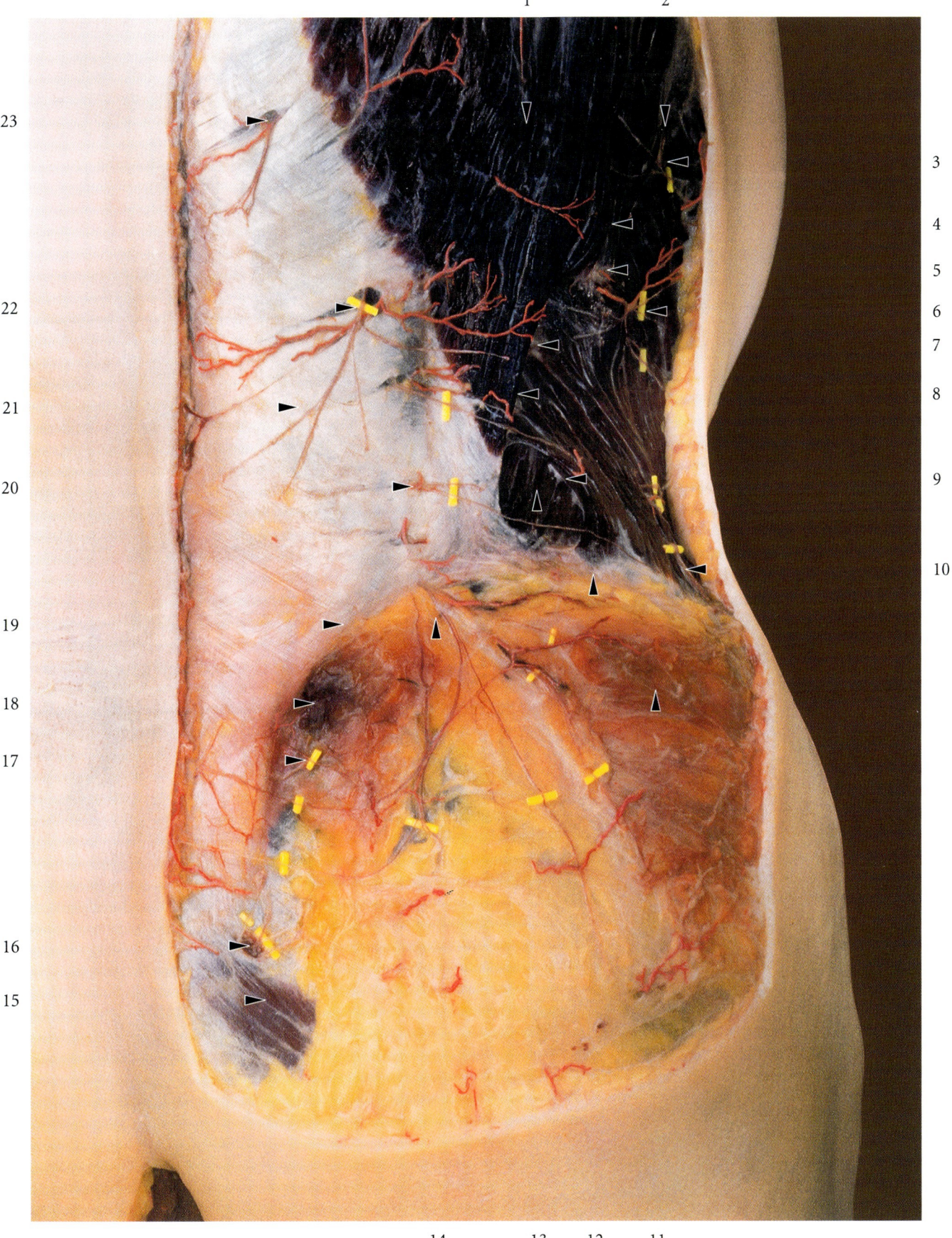

Abbildung 132 Regio glutealis 8
Foramen suprapiriforme 1
Regio lumbalis 2

Der Weg zum *Foramen suprapiriforme* führt über den *Musculus gluteus maximus,* der, von seiner *Fascia glutealis* befreit, längs seiner Muskelbündel, von der *Spina iliaca posterior superior* in der Richtung zum *Trochanter major* aufgespalten wurde. Auf dieser *Linie* liegt das *Foramen suprapiriforme* zwischen *medialem* und *mittlerem Drittel.* Zwischen dem hinteren Rand des *Musculus gluteus medius* und dem *Musculus piriformis* erscheint der *Ramus superficialis* der *Arteria glutea superior,* der schon in viele weitere Äste zerfallen ist, die hauptsächlich den oberen Teil des *Musculus gluteus maximus* versorgen.

In der *Regio lumbalis* wurde der kaudale annähernd dreieckige Teil des *Musculus latissimus dorsi* an der *Fascia thoracolumbalis* und den Ursprüngen an den Enden der beiden untersten Rippen entfernt, so daß der *Musculus obliquus internus abdominis* bis zu seinem medialen, an die *Aponeurosis lumbalis* angelagerten Rand sichtbar wurde. Diese Aponeurose ist die *Ursprungsaponeurose* des *Musculus transversus abdominis* und stellt das *tiefe Blatt* der *Fascia thoracolumbalis* dar. Sie füllt ein Dreieck aus, das als *Trigonum lumbale fibrosum* oder *costolumboabdominale* benannt wird. Sie setzt als *Ligamentum lumbocostale* an der letzten Rippe an und wurde dort aufgespalten, um den von der *Arteria subcostalis* begleiteten und unterlegten *Nervus subcostalis* darzustellen.

Zur *Freilegung* dieses *Trigonum lumbale fibrosum* mußte vom *Musculus serratus posterior inferior* der ungewöhnlich weit herabreichende *Teil* für die *11. Rippe* und der *untere Teil* für die *12. Rippe* reseziert werden, von denen oft nur der Teil für die 12. Rippe die obere Spitze des Trigonums bedeckt.

1 Musculus serratus posterior inferior
 – nicht resezierter Teil der Zacke für die 12. Rippe
2 Musculus serratus posterior inferior
 – resezierter Teil der Zacke für die 12. Rippe
3 Musculus serratus posterior inferior
 – resezierte Zacke für die 11. Rippe
4 Musculus intercostalis externus
 des Spatium intercostale X
5 Musculus latissimus dorsi (Schnittrand)
6 Costa X
7 Musculus intercostalis internus
8 Musculus intercostalis intimus
 des Spatium intercostale X
9 Ursprungszacke des
 Musculus obliquus externus abdominis, Costa X
10 Costa XI
11 Ursprungszacke des Musculus latissimus dorsi,
 Costa XI
12 Musculus serratus posterior inferior
 – isoliertes Muskelbündel der Zacke
 für die Costa XII (reseziert)
13 Ursprungszacke des Musculus latissimus dorsi,
 Costa XII
14 Musculus obliquus externus abdominis
15 Crista iliaca
16 Musculus gluteus medius mit Tractus iliotibialis
17 Musculus gluteus maximus
18 Musculus obliquus internus abdominis
19 Aponeurosis lumbalis
 (Tiefes Blatt der Fascia thoracolumbalis)
20 Arteria glutea superior – Ramus superficialis
21 Musculus gluteus maximus
22 Nervi clunium mediales
23 Spina iliaca posterior superior
24 Nervi clunium superiores
25 Rami cutanei posteriores von Th XII
26 Fascia thoracolumbalis (oberflächliches Blatt)
27 Ligamentum lumbocostale
28 Musculus serratus posterior inferior für Costa X
 (Varietät)
29 Rami cutanei posteriores von Th IX

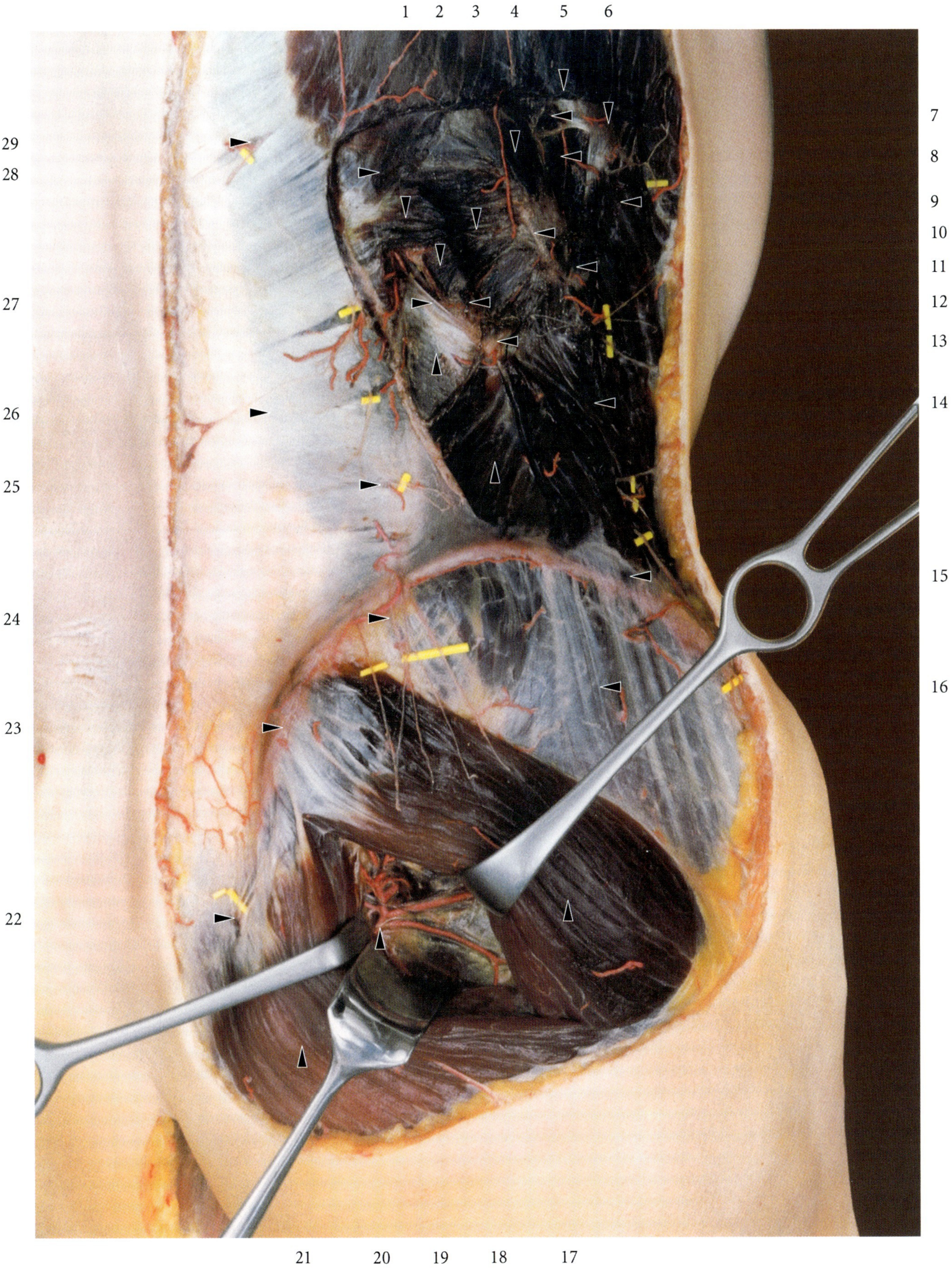

1 2 3 4 5 6

29
28
7
8
27
9
10
11
26
12
13
25
14
24
15
23
16
22

21 20 19 18 17

263

Abbildung 133   **Regio glutealis 9**
Foramen suprapiriforme 2
Regio lumbalis 3

Der obere Teil des *Musculus gluteus maximus* wurde reseziert, um besseren Einblick in das *Foramen suprapiriforme* zu gewinnen und um gleichzeitig den *Ursprung* der *Muskulatur* an der dortigen skelettergänzenden Faszie vermitteln zu können.

Die ganze *freie Oberfläche* des *Musculus gluteus medius* ist von einer solchen *skelettergänzenden Faszie* bedeckt, die nach vorne hin immer stärker wird und in den *Tractus iliotibialis* übergeht.

Wo der *Musculus gluteus medius* vom *Musculus gluteus maximus* überlagert wird, ist vorne nur eine dünne *Zwischenfaszie* ausgebildet, durch welche die Faserrichtung des *Musculus gluteus medius* hindurchschimmert. *Im hinteren Teil* der Überlagerung ist hingegen ebenfalls eine *derbe bindegewebige Platte* vorhanden, in die das von unten kommende *Ligamentum sacrotuberale* ausläuft und oberhalb des *Foramen suprapiriforme* einen *sehnigen Bogen* bildet. Der *Ursprung* des *Musculus gluteus maximus* greift beiderseits des kleinen Knochenfeldes hinter der *Linea glutea posterior* großflächig auf diese Bindegewebsstruktur über.

Unterhalb des erwähnten sehnigen Bogens ist der obere Rand der *Incisura ischiadica major* und der *Musculus piriformis* zu sehen, von dem der hintere Rand des *Musculus gluteus medius* durch einen Haken weggezogen wurde. Aus der dadurch erweiterten Öffnung tritt der *Ramus superficialis* der *Arteria glutea superior* mit seinen Verzweigungen, von Venen begleitet, an die Oberfläche. Ganz in der Tiefe ist der *Nervus gluteus superior* unterlegt.

Die Präparation der *Regio lumbalis* entspricht der folgenden Abbildung und wird dort beschrieben.

 1 Fascia thoracolumbalis – (oberflächliches Blatt)
 2 Aponeurosis lumbalis
   [Fascia thoracolumbalis (tiefes Blatt)] (Schnittrand)
 3 Fascia renalis posterior
 4 Musculus obliquus externus abdominis
 5 Rami cutanei laterales von Nervus
   und Arteria intercostales XI
 6 Nervus und Arteria subcostales
 7 Rand des Musculus obliquus externus abdominis
 8 Rami cutanei laterales von Nervus
   und Arteria intercostales XII
   [Nervus und Arteria subcostales]
   (der untere Ast vertritt
   den Ramus cutaneus lateralis
   des Nervus iliohypogastricus)
 9 Crista iliaca
10 Musculus gluteus medius,
   bedeckt vom Tractus iliotibialis
11 Skelettergänzende Faszie zwischen
   den Musculi glutei medius und maximus
12 Faszie zwischen den Musculi glutei medius
   und maximus ohne Skelettergänzung
13 Arteria glutea superior – Ramus profundus
14 Musculus gluteus maximus (Schnittrand)
15 Musculus gluteus medius (unterer freier Rand)
16 Nervus gluteus superior
17 Arteria glutea superior – Ramus superficialis
18 Oberer Rand der Incisura ischiadica major
19 Ligamentum sacrotuberale
20 Sehniger Bogen
   oberhalb des Foramen ischiadicum majus
21 Spina iliaca posterior superior
22 Nervus clunium superior L III
23 Nervi clunium superiores L I, L II
24 Musculus obliquus internus abdominis
25 Nervus ilioinguinalis
26 Musculus quadratus lumborum
27 Rami cutanei posteriores (dorsales)
   von den hinteren Ästen
   des Nervus und der Arteria Th IX

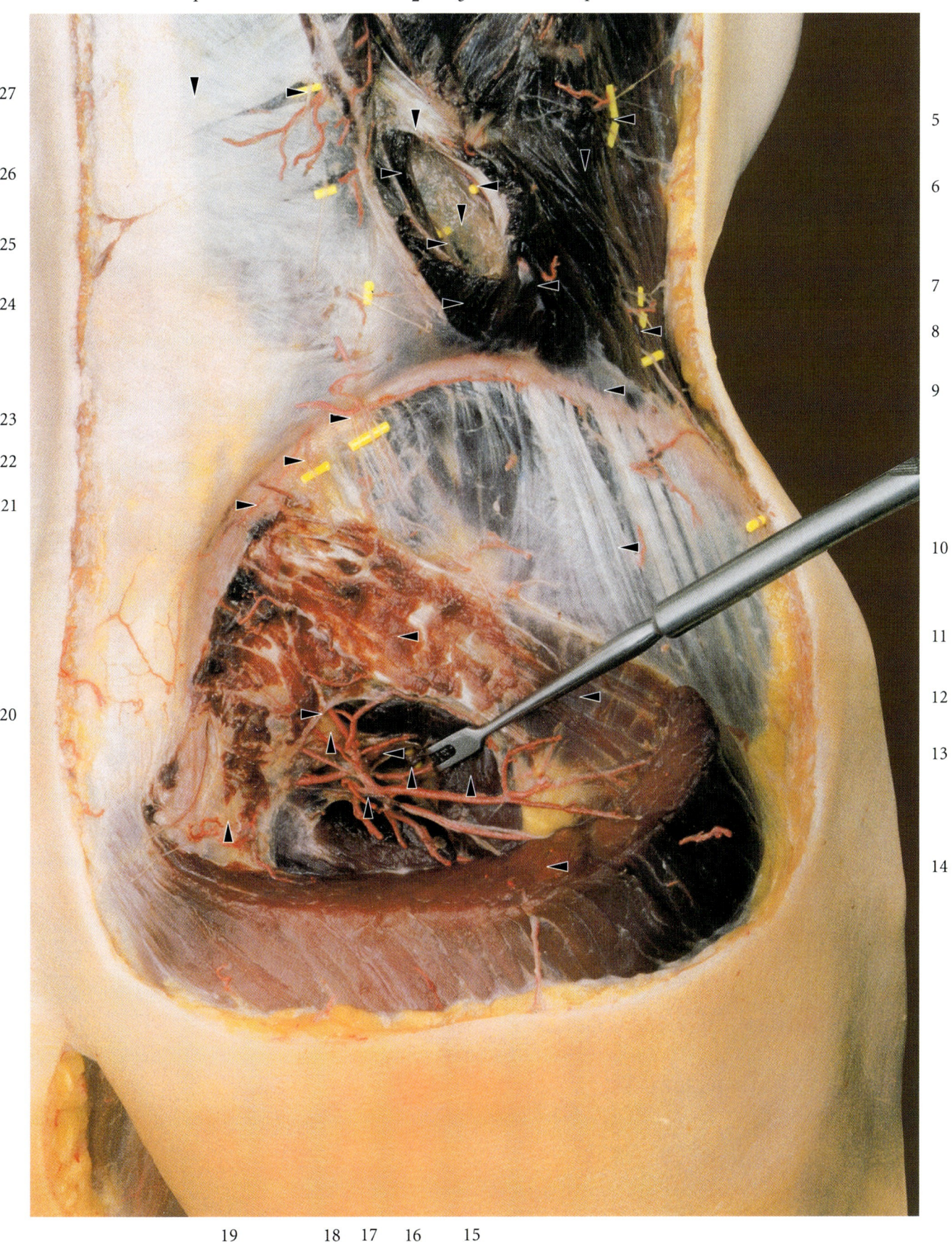

Abbildung 134   **Regio glutealis 10**
Foramen suprapiriforme 3
Regio lumbalis 3

Nach Entfernung des oberen Teiles des *Musculus gluteus maximus* wurde sein *Ursprungsfeld* gereinigt und die Verwachsung des *M. piriformis* mit dem *Musculus gluteus medius* gelöst. Sodann wurde der *M. gluteus medius* eingekerbt und der *Ramus profundus* der *A. glutea superior* sowie der *Nervus gluteus superior* dargestellt. Der Nerv verläßt das *Foramen suprapiriforme* lateral von der dicken *Vena glutea superior* und gelangt zwischen die beiden tiefen Glutealmuskeln. Das *Foramen suprapiriforme* wird oben durch den oberen Rand der *Incisura ischiadica major* begrenzt, der hinten an der mit den *Ligamenta sacroiliaca posteriora* (Lig. sacroiliacum distale – FICK) überzogenen *Spina iliaca posterior inferior* beginnt.

Der Zusammengedrängte Austritt der aus S 2 bis S 4 stammenden *Nervi clunium medii* wurde durch Zurückverfolgung der Nerven aufgehellt. Sie stammen im wesentlichen von den *lateralen Ästen* der *Rami dorsales* der *Nervi sacrales 2* und *4*, die unterlegt sind. Der *Nerv* von S 2 ist der Hauptlieferant. Er durchbricht das *Ligamentum sacrotuberale* und steigt über eine lange Strecke ab. Er wird dabei medial von dem auspräparierten *medialen Ast* von S 2 begleitet, der mit einem ähnlichen Ast von S 3 bis zur *Haut* seitlich vom *Os coccygis* zieht.

In der *Regio lumbalis* wurde die *Aponeurosis lumbalis* und der angelagerte *Musculus obliquus internus abdominis* gespalten. Im Eröffnungsschlitz ist der *Musculus quadratus lumborum* und die *Fascia renalis posterior* zu sehen. Der obere unterlegte Nerv ist der *Nervus subcostalis*. Er gibt einen starken, sonst meist vom Nervus iliohypogastricus kommenden *Ramus cutaneus lateralis* über die *Crista iliaca* weit nach unten ab. Der andere im Eröffnungsschlitz unterlegte Nerv ist, wie sich durch die nachträglichen Abklärung herausstellte, der *Nervus ilioinguinalis*.

Er kommt nur aus *L 1* und verlief wie ein *N. ilioinguinalis* nach vorne. Ein *N. iliohypogastricus* soll sich aus *Th 12* und *L 1* bilden. Aus *Th 12* kam aber allein der *N. subcotsalis* und gab keine Fasern an einen unterhalb davon gelegenen Nerven ab, so daß die *Fasern* des *N. iliohypogastricus* im *N. subcostalis* verblieben sein müssen.

1 Fascia thoracolumbalis (oberflächliches Blatt)
2 Rami cutanei posteriores von den hinteren Ästen des Nervus und der Arteria Th IX
3 Aponeurosis lumbalis (Tiefes Blatt der Fascia thoracolumbalis)
4 Fascia renalis posterior
5 Crista iliaca
6 Rami cutanei laterales von Nervus und Arteria intercostales XI
7 Nervus subcostalis
8 Hinterer Rand des Musculus obliquus externus
9 Ramus cutaneus lateralis des Nervus subcostalis (Ersatz des R. cut. lateralis des N. iliohypogastricus)
10 Tractus iliotibialis (als skelettergänzende Faszie des Musculus gluteus medius)
11 Nervus gluteus superior
12 Musculus gluteus maximus
13 Musculus gluteus medius (Schnittrand)
14 Arteria glutea superior – Ramus profundus
15 Arteria glutea superior – Ramus superficialis
16 Ligamenta sacroiliaca dorsalia Ligamentum sacroiliacum distale (FICK)
17 Ligamentum sacrotuberale
18 Musculus piriformis
19 Medialer Ast des Ramus posterior von S II
20 Lateraler Ast des Ramus posterior von S II
21 Oberer Rand der Incisura ischiadica major
22 Sehnenbogen zwischen dem Ligamentum sacrotuberale und der skelettergänzenden Zwischenfaszie der Glutealmuskeln
23 Skelettergänzende Faszie zwischen den Musculi glutei medius und maximus
24 Spina iliaca posterior superior
25 Nervus clunium superior L III
26 Nervi clunium superiores L I, L II
27 Musculus obliquus internus abdominis (Schnittrand)
28 Nervus ilioinguinalis
29 Musculus quadratus lumborum

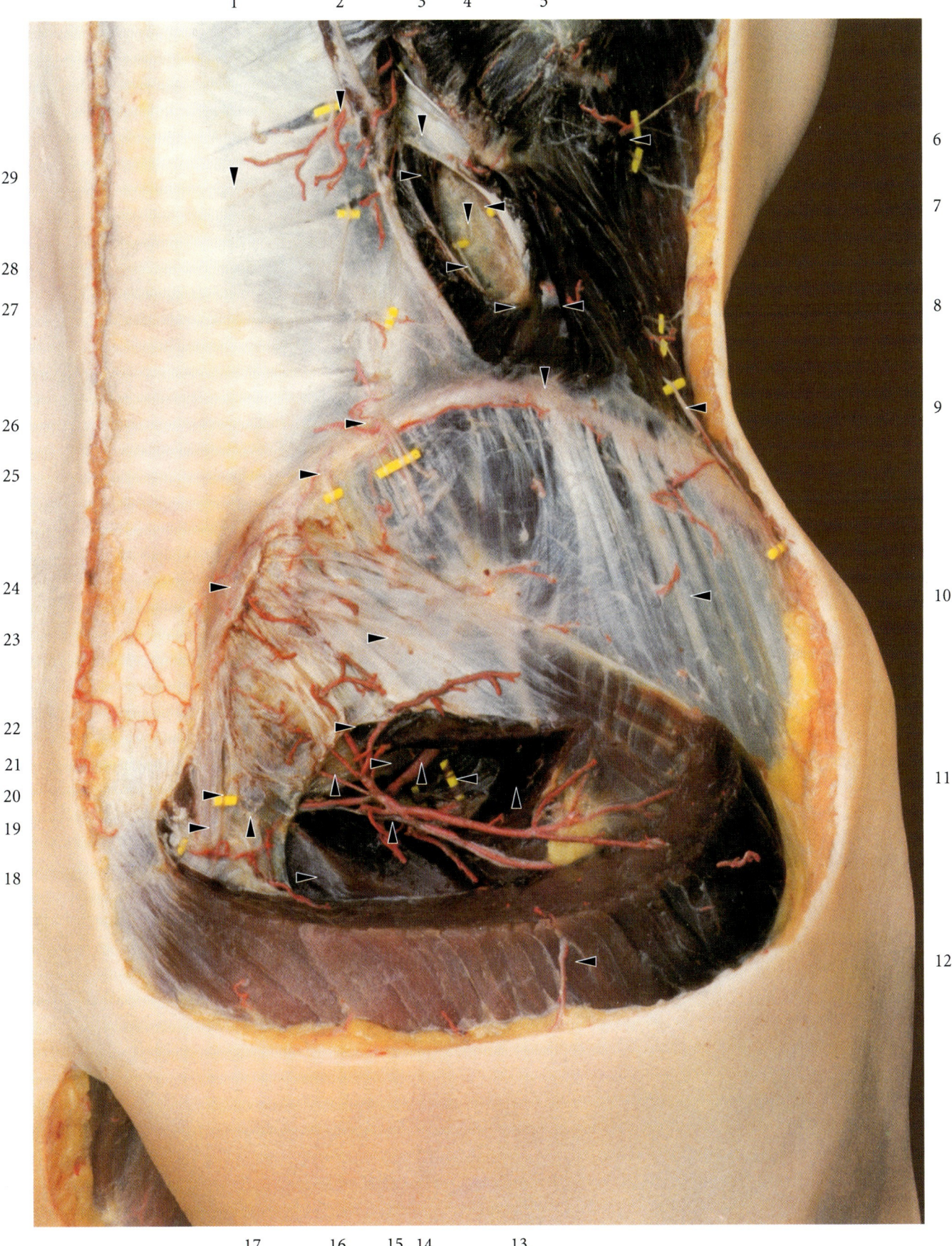

Abbildung 135   Lateraler Zugang zum Hüftgelenk 1

Es gibt einen *ventralen Zugang* zum *Hüftgelenk,* der *lateral* des *Musculus sartorius* auf die *Ala ossis ilium* eingeht und wenig Anatomie bietet. Beim *dorsalen Zugang* zum *Hüftgelenk* wird der *Musculus gluteus maximus* entlang seiner *Faserrichtung* gespalten, der *Musculus gluteus medius* mobilisiert und das Hüftgelenk zwischen *Musculus piriformis* und *Musculus gluteus minimus* aufgesucht.

Der *laterale Zugang* zum *Hüftgelenk* wird von den Chirurgen sehr oft praktiziert und soll durch eine *anatomische Präparation* veranschaulicht werden. Der *Hautschnitt* orientiert sich nach der *Crista iliaca* und der durch ein rotes Kügelchen markierten *Spina ilica anterior superior* sowie nach dem *Trochanter major.* Er beginnt hinter der *Spina iliaca anterior superior* und verläuft nach hinten leicht konvex über den *Trochanter major* abwärts.

Die *Dicke des subkutanen Fettpolsters* hält sich in diesem Bereich in Grenzen, so daß bei einer *tieferen Schnittführung* sehr leicht der *Tractus iliotibialis* in Erscheinung tritt.

Die etwas ausgedehntere *Schnittlänge* wurde gewählt, um später die anatomischen Details übersichtlicher darstellen zu können.

1 Vorwölbung des Musculus erector spinae
2 Vorwölbung des Trochanter major
3 Cutis – Schnittrand
4 Tela subcutanea
5 Natis (Gesäßbacke)
6 Sulcus glutealis
7 Tractus iliotibialis
8 Cutis – Schnittrand
9 Tela subcutanea
10 Spina iliaca anterior superior
11 Crista iliaca

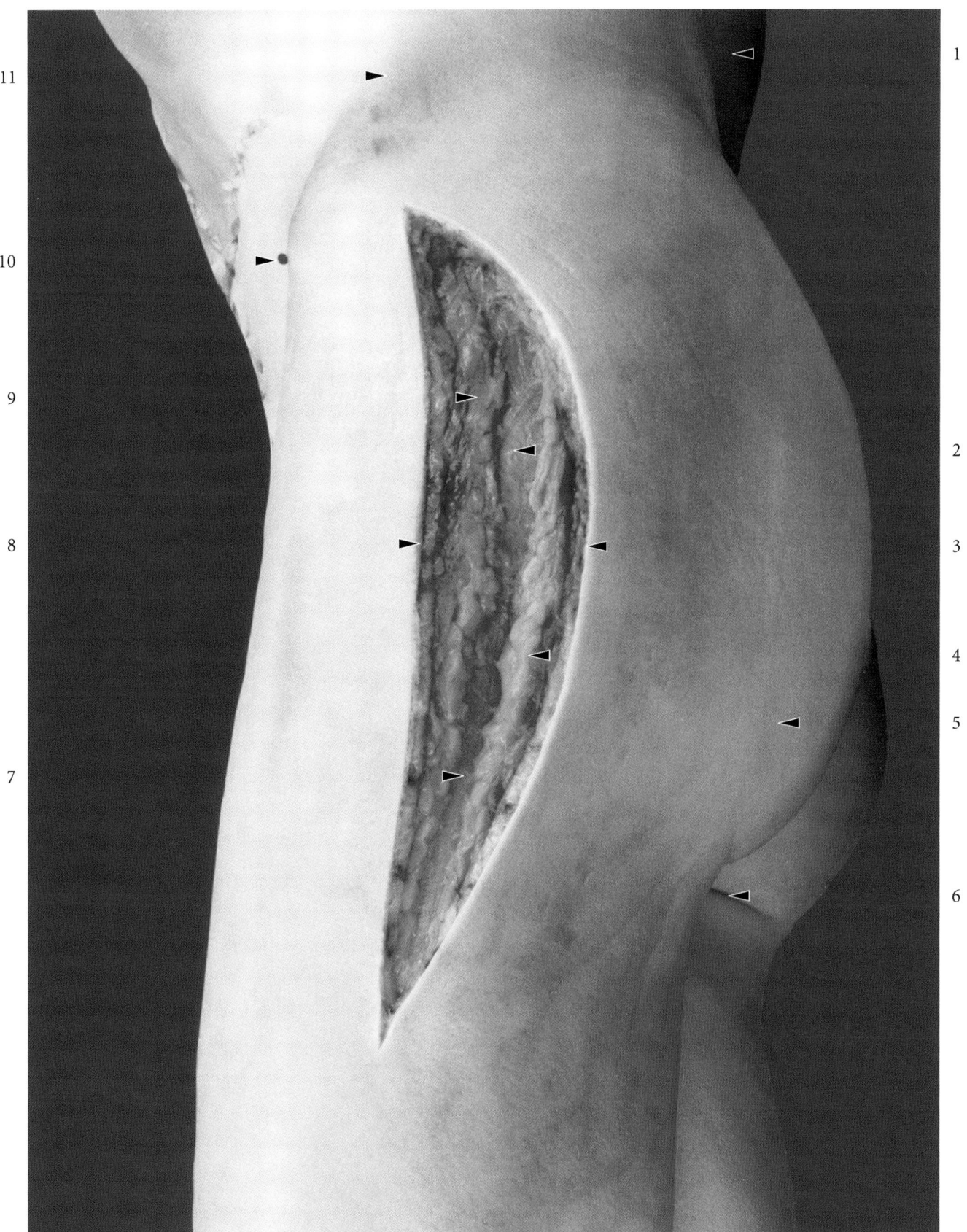

269

Abbildung 136 Lateraler Zugang zum Hüftgelenk 2

Wird die *Haut* mit der *Tela subcutanea* von dem gegebenen Hautschnitt aus zur Seite präpariert, so erscheint der *Tractus iliotibialis* mit den *beiden* in ihn einstrahlenden *Muskeln*. Von hinten kommt der *Musculus gluteus maximus*. Er wird von einer verhältnismäßig dünnen *Faszie* bedeckt, welche seine *groben Muskelbündel* durchschimmern lassen. Dadurch kann sein *sehniger Übergang* in den *Tractus iliotibialis* gerade hinter dem *Trochanter major* gut ausgemacht werden. Das *subkutane Fettpolster*, welches ihn bedeckt, nimmt nur gegen seinen unteren Rand hin an Dicke zu.

Vorn schließt an den *Tractus iliotibialis* der *Musculus tensor fasciae latae* an. An seinem hinteren Rand gelangen einige stärkere *Äste* der *Arteria circumflexa femoris lateralis* zur Haut.

Zwischen den *beiden Muskeln* liegt ein *Teil* des *Tractus iliotibialis*, der von der *Crista iliaca* in der Umgebung des *Tuberculum iliacum* kommt und den *Musculus gluteus medius* als *skelettergänzende Faszie* zudeckt.

Bei genauer Betrachtung des Bildes sind am *Tractus iliotibialis* zwei *Zugrichtungen* der *Bindegewebsbündel* zu erkennen. Die *quer* verlaufenden *Strukturen* sind die *Fortsetzung* der auch anderswo den Oberschenkel einhüllenden *Fascia lata*. Sie bilden eine *oberflächliche Schicht* des *Tractus iliotibialis*, die sich über weite Strecken von seinen *sehnigen* und *längsverlaufenden Anteil* abheben läßt.

Der *vordere Rand* des *Tractus iliotibialis* wird am besten durch die Verlängerung des vorderen Randes des *M. tensor fasciae latae* bestimmt. Er hebt sich gegenüber der dünneren *Fascia lata* recht gut ab. *Hinten* geht der *Tractus iliotibialis* in das *Septum intermusculare femoris laterale* ohne scharfe Grenze über, das sich am *Labium laterale* der *Linea aspera* des Femur verankert.

1 Tractus iliotibialis als skelettergänzende Faszie des Musculus gluteus medius
2 Musculus gluteus maximus mit Fascia glutea
3 Vorwölbung des Trochanter major
4 Tela subcutanea
5 Tractus iliotibialis als Bedeckung der Oberschenkelmuskulatur
6 Sulcus glutealis
7 Cutis – Schnittrand
8 Tela subcutanea (innere Oberfläche)
9 Ramus cutaneus der Arteria circumflexa femoris lateralis
10 Lateraler Rand des Musculus tensor fasciae latae bedeckt vom vorderen Rande des Tractus iliotibialis
11 Spina iliaca anterior superior
12 Crista iliaca

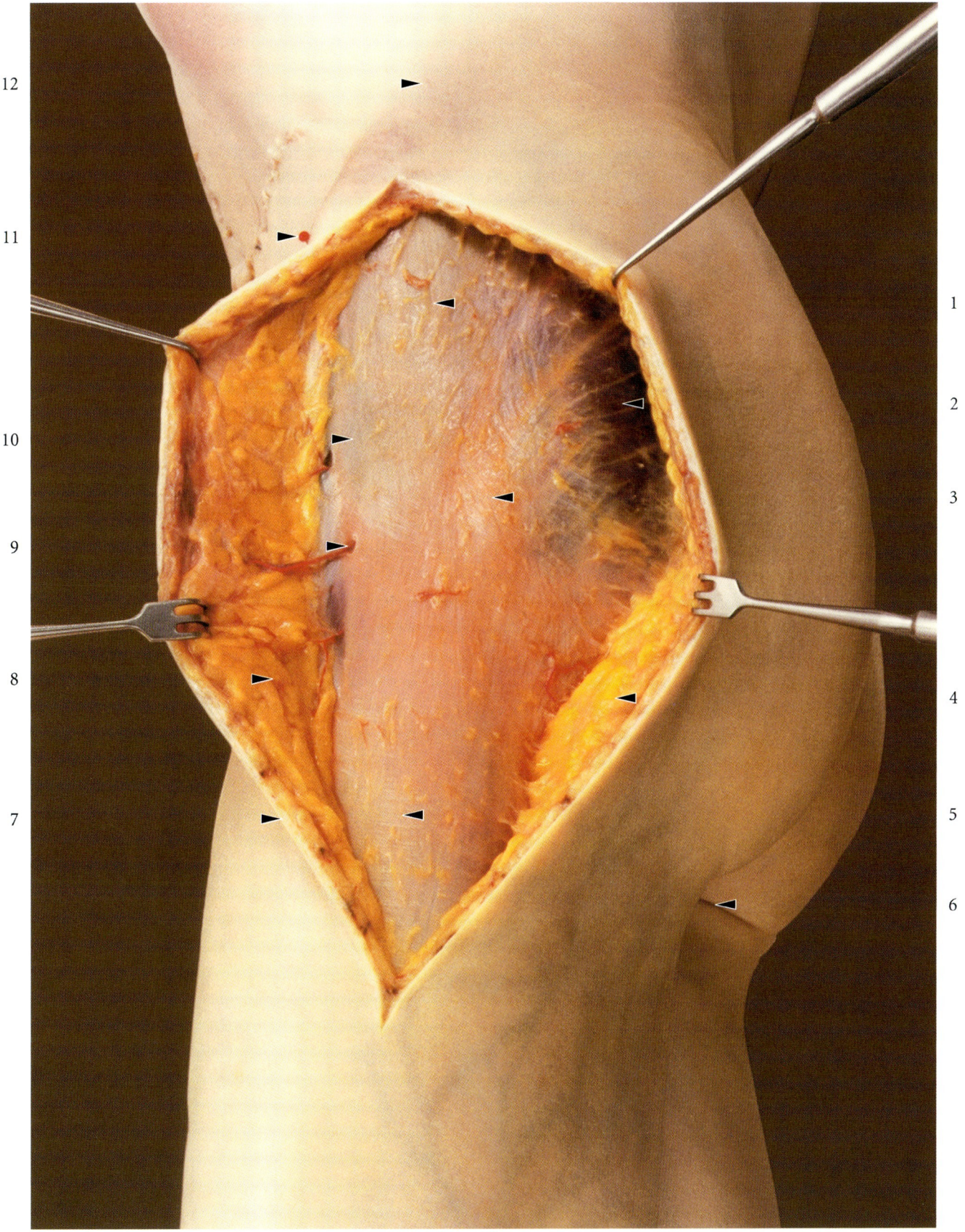

Abbildung 137   Lateraler Zugang zum Hüftgelenk 3

Nach der gleichen Hautpräparation wie bei der vorhergehenden Abbildung wurde der *Tractus iliotibialis* zwischen dem *Musculus gluteus maximus* und dem *Musculus tensor fasciae latae* gespalten und durch Häkchen auseinandergezogen.

Die Spreizung der *Schnittränder* des *Tractus iliotibialis* gelingt ohne präparatorische Maßnahme, weil eine *lockere Bindegewebsschicht* diese Verlagerung leicht zuläßt.

Es erscheint im *Eröffnungsfeld* oben der *Musculus gluteus medius* mit seinem vorderen Rand, von dem unten der in seine Faszie eingehüllte *Musculus tensor fasciae latae* leicht abgehoben wurde. Unterhalb davon ist der *Sehnenspiegel* des *Musculus vastus lateralis,* noch mit einigen Resten von lockerem Bindegewebe bedeckt, zu sehen.

Der *Trochanter major* ist nur zu einem sehr geringen Teil freigelegt. Zwischen ihm und dem nicht ganz abgehobenen *Tractus iliotibialis* mit der *sehnigen Einstrahlung* des *Musculus gluteus maximus* liegt die mehrere Quadratzentimeter große *Bursa trochanterica musculi glutei maximi.*

In dem *Winkel* zwischen *Musculus gluteus medius, Musculus vastus intermedius* des *Musculus quadriceps femoris* und dem leicht abgehobenen *Musculus tensor fasciae latae* führt das lockere Bindegewebe etwas *Fettgewebe,* das die Sicht in das *Gebiet* des *Trochanter minor* und auf den *lateralen Rand* des *Musculus iliacus* vor dem Hüftgelenk verbirgt.

1 Tractus iliotibialis als skelettergänzende Faszie des Musculus gluteus medius
2 Musculus gluteus medius
3 Musculus gluteus maximus mit Fascia glutea
4 Vorwölbung des Trochanter major
5 Tela subcutanea
6 Cutis – Schnittrand
7 Sulcus glutealis
8 Musculus vastus lateralis – Sehnenspiegel
9 Tractus iliotibialis – Schnittrand
10 Ramus cutaneus der Arteria circumflexa femoris lateralis
11 Musculus tensor fasciae latae – hintere Fläche mit Faszie
12 Spina iliaca anterior superior
13 Crista iliaca

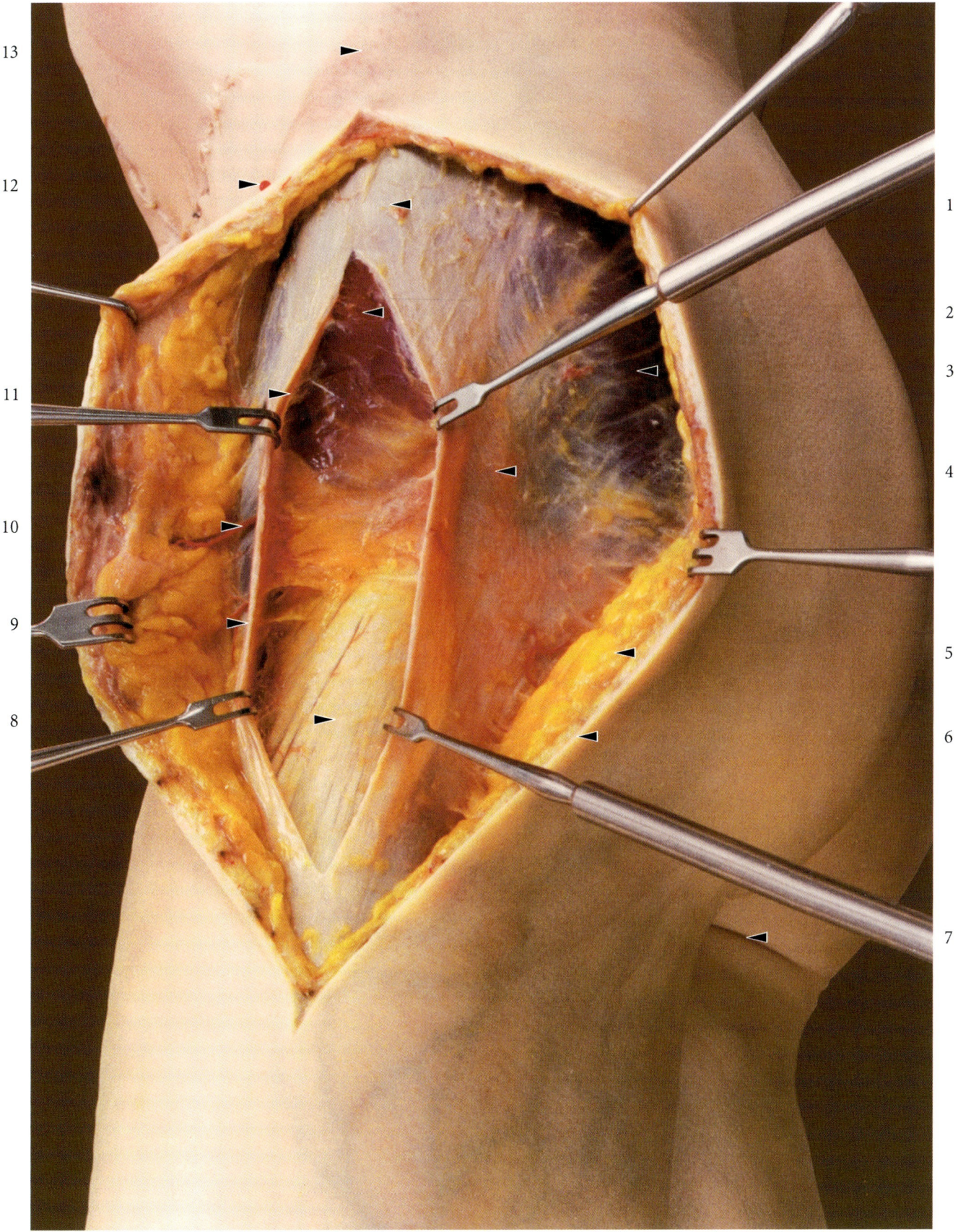

273

Abbildung 138 Lateraler Zugang zum Hüftgelenk 4

Im Bereich des *Musculus gluteus medius* geht der *Tractus iliotibialis* nach hinten in eine *Faszie* über, die sich mit dem oberen Rand des *Musculus gluteus maximus* verbindet. Diese *straffe Faszie* des *Musculus gluteus medius,* zu der auch der *Tractus iliotibialis* gehört, bietet dem Muskel in der Nähe der *Crista iliaca* einen *zusätzlichen Ursprung.* Am hinteren Schnittrand wurde ein *Teil* dieser *Faszie* reseziert, und die freigelegten *Bindegewebsstreifen* gehören bereits zum *Ursprung* des *Muskels.*

Die *Schnittränder* des *Tractus iliotibialis* wurden stark auseinandergezogen. Vorn kommt die *Hinterseite* des *Musculus tensor fasciae latae* mit seinem *Nerven* und seinen *Gefäßen* und hinten der *Trochanter major* zur Ansicht.

Der *freie vordere Rand* des *Musculus gluteus medius,* der sich sonst an die hintere Fläche des *Musculus tensor fasciae latae* anlagert, wurde durch einen Haken *abgedrängt.* Er beginnt weit unterhalb der markierten *Spina iliaca anterior superior,* weil er abwärts von dem *schmalen Knochenurspung* hinter der *Spina ilaca anterior superior* durch eine *intermusculäre Aponeurose* mit dem *Musculus tensor fasciae latae* verbunden ist.

Mit seinem *Ansatz* umgibt der *Musculus gluteus medius* den *Trochanter major* wie eine *nach lateral verrutschte Kappe.* Er reicht seitlich und vorne so weit herab, daß er an den *Ursprung* der *Musculi vasti lateralis* und *intermedius* direkt *anschließt.*

Über dem freigebliebenen Teil des *Trochanter major* und dem hinteren Ansatz des *Musculus gluteus medius* ist die *mediale Wand* der *Bursa trochanterica musculi glutei maximi* erhalten geblieben.

1 Tractus iliotibialis als skelettergänzende Faszie des Musculus gluteus medius
2 Kranialer Rand des Musculus gluteus maximus
3 Tractus iliotibialis – einstrahlende Sehne des Musculus gluteus maximus
4 Bursa trochanterica musculi glutei maximi (mediale Wand)
5 Musculus vastus lateralis – Sehnenspiegel
6 Tractus iliotibialis – Schnittrand
7 Crena ani
8 Sulcus glutealis
9 Tractus iliotibialis – Schnittrand
10 Musculus pectineus
11 Musculus vastus intermeduius
12 Arteria circumflexa femoris lateralis – Ast des Ramus ascendens
13 Musculus tensor fasciae latae mit seinem Nerven
14 Gemeinsamer Ursprung des Musculus gluteus medius und Musculus tensor fasciae latae von einer intermuskulären Aponeurose
15 Musculus gluteus medius
16 Spina iliaca anterior superior
17 Crista iliaca

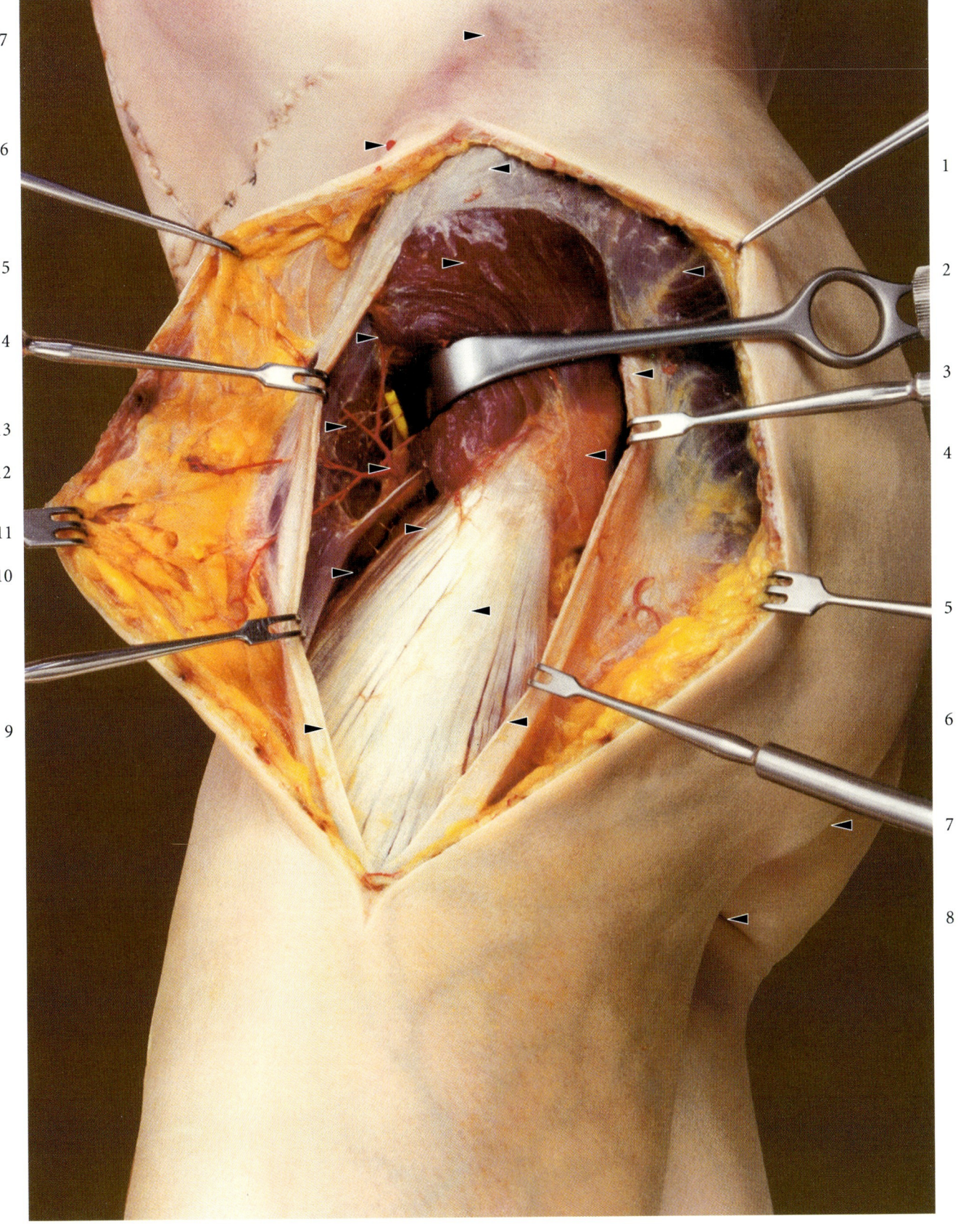

Abbildung 139 Lateraler Zugang zum Hüftgelenk 5

Der *vordere Teil* des *Musculus gluteus medius* wurde *reseziert*. Die *Verwachsungsstelle* mit dem *Musculus tensor fasciae latae* wurde durchtrennt. Der kurz abgeschnittene *Ansatz* erfolgt an der *Außenfläche* des *Trochanter major* nach vorne und unten *absteigend*. Er ist im vorderen Teil ein *schmaler Sehnenstreifen* und wird nach hinten hin zunehmend *fleischiger*.

In dem dadurch entstandenen *Fenster* ist der *Musculus gluteus minimus* zu sehen. Er besitzt einen großen *Sehnenspiegel*, der nicht ganz bis nach vorne reicht. Die *Sehne* verankert sich *lateral* vom unteren Ende der *Linea intertrochanterica* breitflächig am *Femur* und setzt sich in eine *Sehnenplatte* nach oben fort, deren Ansatz bis zur *hinteren Spitze* des *Trochanter major* reicht, ohne dessen oberen Rand einzunehmen (s. auch Abb. 140, 141).

Als *vorderer Bauch* des *M. gluteus minimus* wird eine Muskulatur bezeichnet, die mit einer *eigenen Sehne* von dem Bereich der *Spina iliaca anterior superior* entspringt und sich der *Sehne* des großen *hinteren Bauches* anschließt. Sie neigt dazu, eine *Abspaltung* wie im vorliegendem Falle hervorzubringen, die bei manchen Affen als Norm auftritt.

Durch die *Verspannung* des vorderen *Tractusrandes* wurde die *hintere Fläche* des *Musculus tensor fasciae latae* nach außen *gedreht*. An ihr sind die in den Muskel eintretenden *Gefäße* des *Ramus ascendens* der *Arteria circumflexa femoris lateralis* und der den *Muskel* versorgende *Nerv* zu sehen. Er kommt *hinter* dem *Musculus gluteus minimus* hervor und ist nicht eine einfache Fortsetzung der *zwischen* den beiden *Musculi glutei medius* und *minimus* unterlegten *Ästen* des *Nervus gluteus superior*. Der untere Ast von ihnen versorgt nur den vorderen Bauch des *Musculus gluteus minimus* und die beiden oberen Äste sind ebenso wie die abgeschnittenen Äste des *Ramus profundus* der *Arteria glutea superior* nur in den resezierten Teil des *Musculus gluteus medius* gelangt.

1. Verwachsungsstelle von Musculus tensor fasciae latae und Musculus gluteus medius
2. Musculus gluteus minimus – vorderer Anteil ohne Sehnenspiegel
3. Rami musculares des Nervus gluteus superior für den Musculus gluteus medius
4. Musculus gluteus maximus mit Fascia glutea
5. Musculus gluteus medius mit Schnittfläche
6. Äste des Ramus profundus der Arteria glutea superior
7. Ansatzsehne des Musculus gluteus minimus
8. Ast des Ramus ascendens der Arteria circumflexa femoris lateralis (durch Aufklappung abgetrennt)
9. Trochanter major
10. Ast des Ramus ascendens der Arteria circumflexa femoris lateralis (durch Aufklappung abgetrennt)
11. Musculus vastus lateralis – Sehnenspiegel
12. Tractus iliotibialis – Schnittrand
13. Vorderer Bauch des Musculus gluteus minimus
14. Sehne des Musculus rectus femoris
15. Tractus iliotibialis – Schnittrand
16. Musculus tensor fasciae latae mit innerer Faszie
17. Ramus ascendens der Arteria circumflexa femoris lateralis
18. Nerv des Musculus tensor fasciae latae
19. Nervenast des Nervus gluteus superior für den vorderen Bauch des Musculus gluteus minimus
20. Spina iliaca anterior superior

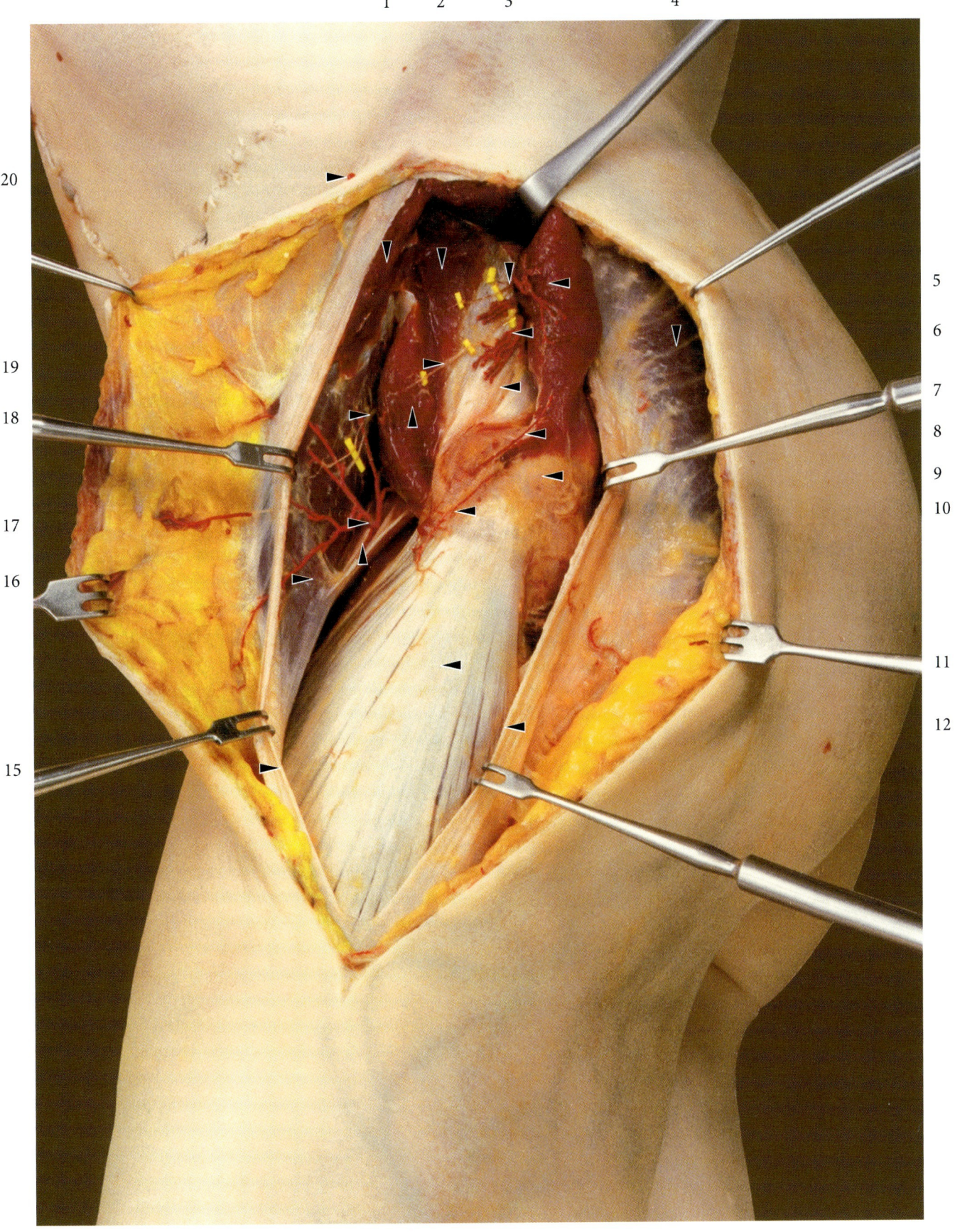

277

Abbildung 140　Lateraler Zugang zum Hüftgelenk 6

Der *Nerv* für den *Musculus tensor fasciae latae* geht aus dem kranialen Ast des *Nervus gluteus superior* hervor, der zwischen den *Musculi glutei medius* und *minimus* nach vorne zieht. Vor dem *Sehnenspiegel* des *Musculus gluteus minimus* tritt der Nerv von einem Gefäß begleitet in den *fleischigen vorderen Teil* des *Musculus gluteus minimus* ein, der fast bis zur *Crista iliaca* hinaufreicht. Dieser *Muskelteil* wurde für die Präparation des Nervs *eingeschnitten*.

Der vordere Randanteil des *Musculus gluteus medius* und der weitgehend verselbständigte *vordere Bauch* des *Musculus gluteus minimus* sind reseziert, und die *versorgenden Gefäße* und *Nerven* sind dort, wo sie in die Muskeln eintraten, durchtrennt.

Aus der dünnen *Faszie* an der *Hinterseite* des *Musculus tensor fasciae latae* tritt an dessen *Übergang* in den *Tractus iliotibialis* ein *sehniger Strang* hervor, der sich mit dem *Lig. iliofemorale* des *Hüftgelenkes* verbindet und oft bis zur *Spina iliaca anterior inferior* verfolgt werden kann. Es ist der *rudimentäre accessorische Ursprung* des *Musculus tensor fasciae latae*.

Zwischen den auseinandergespreizten *Schnitträndern* des *Tractus iliotibialis* ist unterhalb des *Trochanter major* der *Sehnenspiegel* des *Musculus vastus lateralis* zu sehen, an den sich ein schmaler Streifen des *Musculus vastus intermedius* anschließt. Medial davon zieht sich der besser abgrenzbare, fleischige Ursprung des *Musculus vastus medialis* am Femur bis in die Höhe des verdeckten *Trochanter minor*.

Die Ansätze der *Sehnen* und das von ihnen *umgrenzte Außenfeld* des *Trochanter major* bilden eine oberhalb der Piriformissehne von hinten zugängliche *Tasche*, die von lateral eröffnet wurde und oberhalb des Trochanter major mit einem flachen *Fettpolster* ausgefüllt war.

1. Verwachsungsstelle von Musculus tensor fasciae latae und Musculus gluteus medius
2. Musculus gluteus minimus – vorderer fleischiger Anteil
3. Musculus gluteus maximus mit Fascia glutea
4. Arteria glutea superior – Ramus profundus
5. Nervenast des Nervus gluteus superior für den vorderen Bauch des Musculus gluteus minimus
6. Musculus gluteus medius (Schnittfläche)
7. Ansatzsehne des Musculus gluteus minimus
8. Sehne des Musculus piriformis
9. Trochanter major
10. Ast des Ramus ascendens der Arteria circumflexa femoris lateralis (durch Aufklappung abgetrennt)
11. Musculus vastus intermedius
12. Musculus vastus lateralis
13. Tractus iliotibialis – Schnittrand
14. Ansatz des vorderen Bauches des Musculus gluteus minimus
15. Articulatio coxae
16. Musculus vastus medialis
17. Tractus iliotibialis – Schnittrand
18. Musculus tensor fasciae latae mit innerer Faszie
19. Rudimentärer akzessorischer Ursprung des Musculus tensor fasciae latae
20. Arteria circumflexa femoris lateralis – Ramus ascendens
21. Musculus tensor fasciae latae
22. Nerv des Musculus tensor fasciae latae
23. Ursprungssehne des vorderen Bauches des Musculus gluteus minimus
24. Tiefer Ast des Nervus gluteus superior für den Musculus gluteus minimus
25. Spina iliaca anterior superior

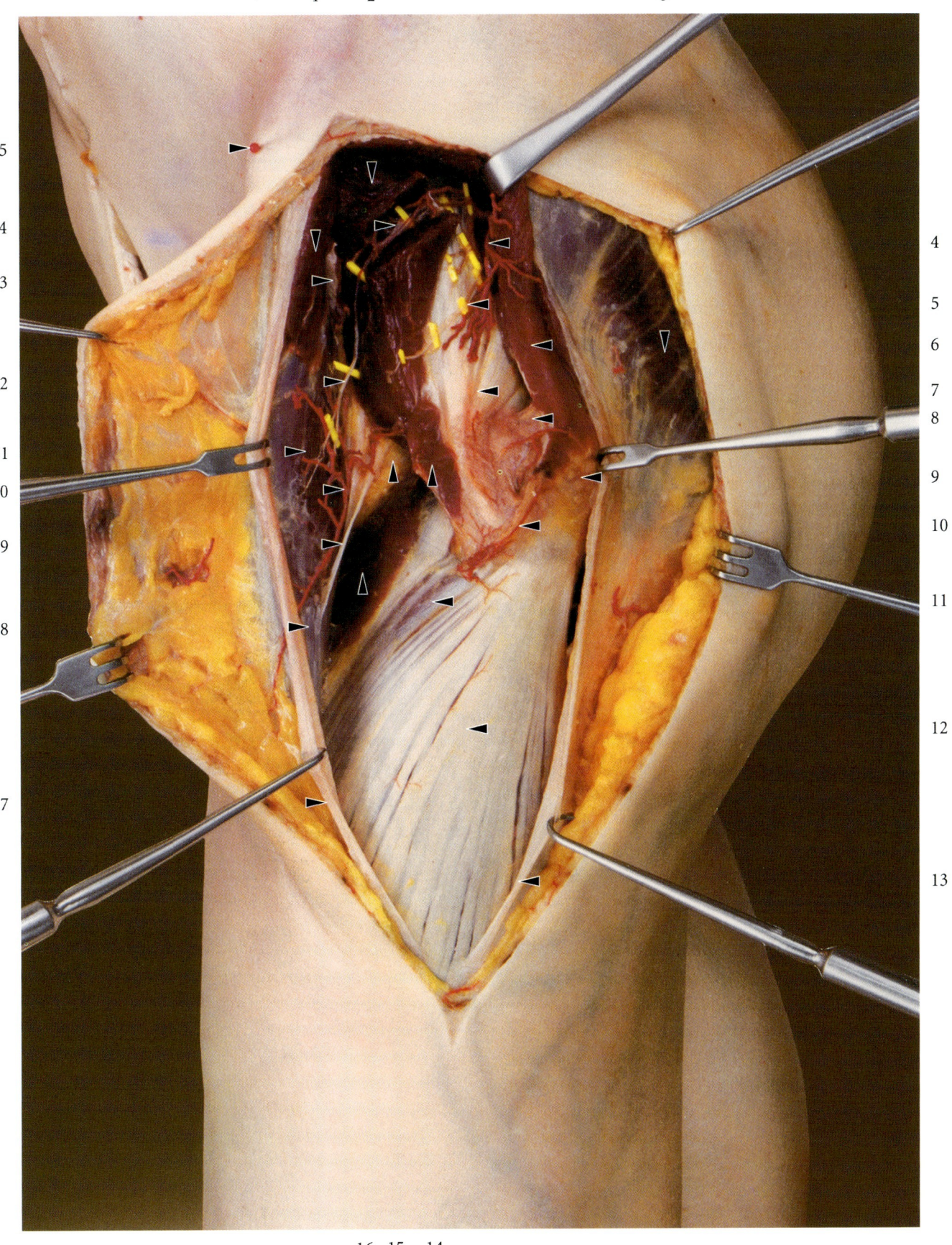

279

Abbildung 141   Lateraler Zugang zum Hüftgelenk 7

Durch die zusätzliche Wegnahme des *Musculus gluteus minimus*, unterhalb der *Einschnittstelle* für den *Nerven* des *M. tensor fasciae latae*, wurde die *Gelenkskapsel* des *Hüftgelenkes* freigelegt und der *Ansatz* des *Musculus gluteus minimus* am *Trochanter major* kurz abgeschnitten. Die Richtung der *Sehnenstümpfe* entspricht ihrer *ursprünglichen Lage*. Das von den *Ansätzen* der *Musculi glutei medius* und *minimus* umgrenzte *Feld* der *freien Oberfläche* des *Trochanter major* mit dem *Ansatz* der *Piriformissehne* ist deutlich zu sehen. An die *freie Trochanterfläche* lagert sich der von der unteren Umgrenzung entspringende Teil des *Musculus gluteus medius* an und bedingt die *Bursae trochantericae musculi glutei medii,* von denen es eine *hintere* und *vordere* dargestellte *Bursa* gibt.

Der *Femurkopf* verursacht eine *halbkugelförmige Vorwölbung* bis zu dessen *Mittelpunkt* der obere Rand des *Trochanter major* bei reiner Lateralansicht reicht. Um von dem oben noch dazu an sich besonders kurzen *Collum femoris* etwas sehen zu können, mußte eine deutlich abwärtsgerichtete Blickrichtung gewählt werden.

Der *Lichtreflex* auf dem *Stratum fibrosum* der *Capsula articularis* liegt hinter dem *Ligamentum iliofemorale*. In die davorgelegene Oberfläche des Bandes strahlt der *rudimentäre zusätzliche Urspung* des *Musculus tensor fasciae latae* ein und überlagert die Struktur, welche durch die *leichte Beugung* im *Hüftgelenk* ihre gestreckte Form verloren hat. Hinter dem Lichtreflex geht das *Stratum fibrosum* in das *Ligamentum ischiofemorale* über. Mit dem oberen Rand des Stratum fibrosum ist die horizontale Faserung des *hinteren Ursprungs* des *Musculus rectus femoris* verwachsen.

Die durchtrennten *Rami capsulares* des *periarticulären Gefäßnetzes* zogen mit den Ansatzsehnen zum *Trochanter major* und anastomosieren dort mit den *Arteriae circumflexae femoris*.

1 Verwachsungsstelle von Musculus tensor fasciae latae und Musculus gluteus medius
2 Musculus gluteus minimus
3 Rami capsulares des periartikulären Gefäßnetzes
4 Musculus gluteus medius (Schnittfläche)
5 Musculus gluteus maximus mit Fascia glutea
6 Arteria glutea superior – Ramus profundus
7 Nervus gluteus superior
8 Limbus acetabuli [Margo acetabuli] mit Ursprung des Ligamentum ischiofemorale
9 Sehne des Musculus piriformis
10 Bursa trochanterica musculi glutei medii (posterior)
11 Bursa trochanterica musculi glutei medii (anterior)
12 Ansatz des Musculus gluteus medius – vorderes Ende
13 Musculus vastus intermedius
14 Musculus vastus lateralis – Sehnenspiegel
15 Tractus iliotibialis – Schnittrand
16 Ansatzsehne des Musculus gluteus minimus
17 Ligamentum iliofemorale der Articulatio coxae – Tractus transversalis
18 Musculus vastus medialis
19 Tractus iliotibialis – Schnittrand
20 Rudimentärer akzessorischer Ursprung des Musculus tensor fasciae latae
21 Musculus tensor fasciae latae – Eintrittsstelle der Gefäße und Nerven
22 Ligamentum iliofemorale – Pars transversa
23 Hintere Ursprungssehne des Musculus rectus femoris am Limbus acetabuli
24 Nerv des Musculus tensor fasciae latae
25 Spina iliaca anterior superior

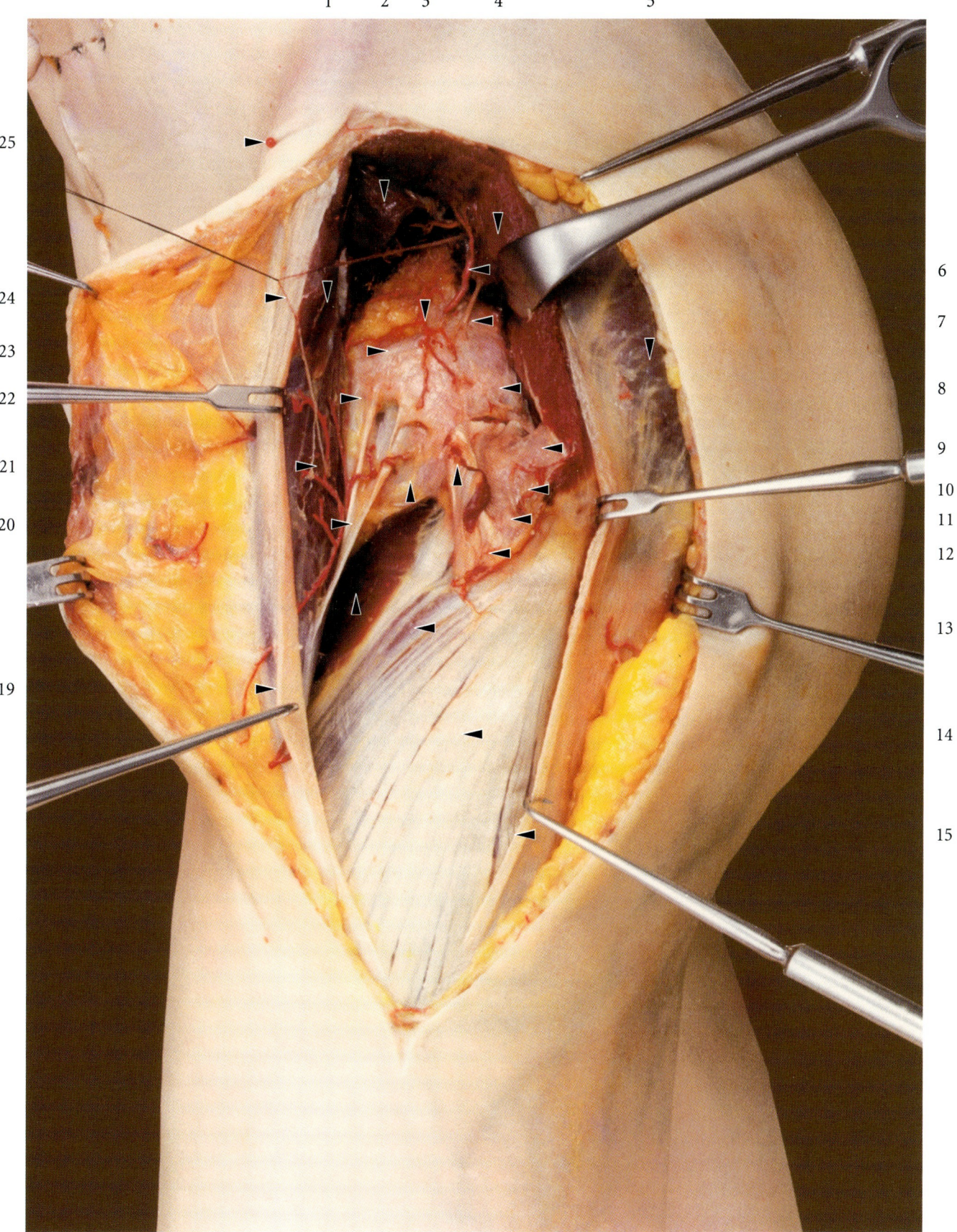

281

Abbildung 142   Lateraler Zugang zum Hüftgelenk 8

Bei längsgespaltenem *Tractus iliotibialis* wurde nach *Resektion* des heller gefärbten *M. gluteus medius* sowie des dunkler gefärbten *M. gluteus minimus* die *Gelenkskapsel* des *Hüftgelenkes* durch einen auf dem Kopf stehenden *T-förmigen Schnitt* eröffnet. Der *Längsschnitt* durchsetzt die um den *Hals* des *Femur* geschlungene *Zona orbicularis*. Der unten liegende, *quere Schnitt* durchtrennt vorn die laterale Hälfte des *Ligamentum iliofemorale* und hinten den oberen Teil des *Ligamentum ischiofemorale*.

In dem eröffneten *Kapselfenster* erscheint der hintere Teil des *Collum femoris* mit seinem Übergang in das *Caput femoris*, das am Rand des *Labrum acetabuli* in dem *Acetabulum* verschwindet. Am oberen Rand des Kapselansatzes hebt sich vorne die *hintere Ursprungssehne* des *M. rectus femoris* schon vom Knochen ab.

Die *Ansatzsehnen* am *Trochanter major* sind auseinandergeklappt, und aus der *Verziehung* der hinteren *Muskelschnittränder* geht die *Verwachsung* der Sehne des *M. piriformis* hervor.

Entlang der *inneren* nach außen abgehobenen *Oberfläche* des *M. tensor fasciae latae* verläuft der unterlegte *Nerv des Muskels* und eine *Arterie*, die aus dem *oberen Ast* des *Ramus profundus* der *A. glutea superior* hervorgeht. Sie bildet mit einem von unten kommenden *Ramus ascendens* der *A. circumflexa femoris lateralis* eine starke *Anastomose*. Die *obere Arterie* dieses *Gefäßbogens* liegt ursprünglich zwischen *Knochen* und *Muskulatur* und speist einen dichten *Gefäßplexus*, der oberhalb der Hüftgelenkskapsel dem *Corpus ossis ilium* anliegt und es mit Gefäßen versorgt. Der *Plexus* gibt auch *Rami capsulares* für das Hüftgelenk ab, und er hängt mit den *Gefäßen* des angelagerten *M. gluteus minimus* zusammen.

1. Arteria glutea superior
   – Ramus profundus (oberer Ast)
2. Musculus gluteus minimus
3. Labrum acetabuli
4. Musculus gluteus medius (Schnittfläche)
5. Musculus gluteus maximus
6. Capsula articularis der Articulatio coxae – Ansatz
7. Caput – Collum – Grenze des Femur
8. Sehne des Musculus piriformis
9. Sehne des Musculus gluteus minimus
10. Ansatz des Musculus gluteus medius
11. Musculus vastus intermedius
12. Ansatz des Musculus gluteus maximus an der Tuberositas glutea
13. Musculus vastus lateralis – Sehnenspiegel
14. Tractus iliotibialis – Schnittrand
15. Corpus ossis pubis
16. Musculus vastus medialis
17. Tractus iliotibialis – Schnittrand
18. Musculus tensor fasciae latae
19. Arteria circumflexa femoris lateralis
    – Ramus ascendens
20. Ligamentum iliofemorale – Schnittrand
21. Nerv des Musculus tensor fasciae latae
22. Hintere Sehne des Musculus rectus femoris
23. Spina iliaca anterior superior

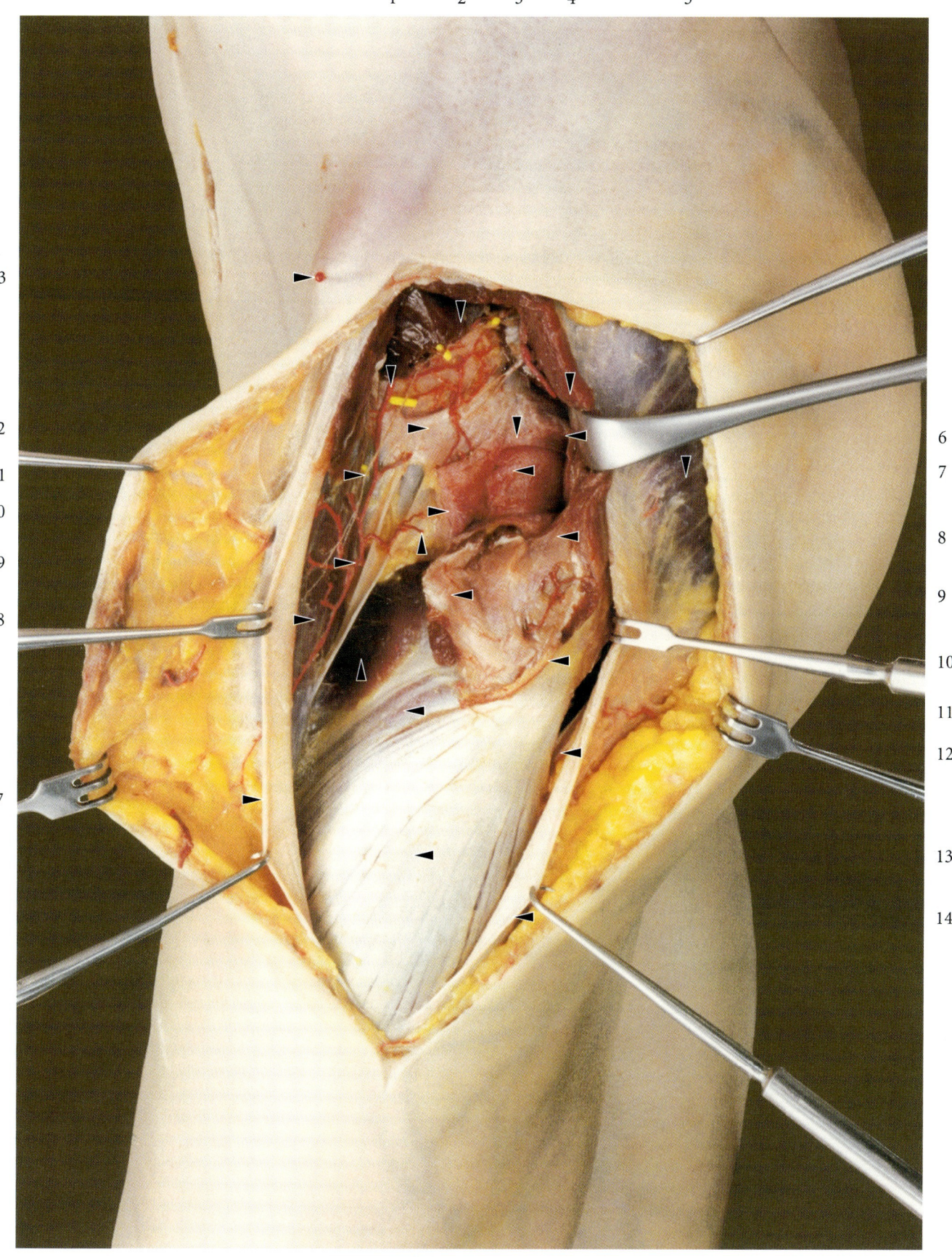

283

Abbildung 143   Lateraler Zugang zum Hüftgelenk 9

Der *Musculus vastus lateralis* wurde eingeschnitten, um die *Lage* des *Femurschaftes* zu dessen Oberfläche und zu dem Trochantergebiet zu zeigen. Die hintere *Spitze* des *Trochanter major* ist durch den Ansatz der *Sehne* des *Musculus piriformis* markiert. Von ihr verläuft die *Crista intertrochanterica*, bevor sie, deutlich verflacht, zur *Wurzel* des *Trochanter minor* zieht, bis zu einem *Wulst*, welcher den *Trochanter major* vom *Schaft* des *Femur* absetzt. Sie wird bis zu dem Wulst vom *Ansatz* des *Musculus quadratus femoris* und dem daran anschließenden *Ansatz* des *Musculus adductor minimus* beansprucht. Unterhalb von diesem Trochantergebiet setzt der *Musculus gluteus maximus* an der *Tuberositas glutea* an, so daß der eingeschnittene Rand des *Tractus iliotibialis* dessen Spannung nur begrenzt entlastet.

Die *vorderen Ansatzstümpfe* der *Glutealmuskulatur* am *Trochanter major* wurden zurückgeschlagen, damit ihre *Lage* zu den *Ursprüngen* der *Musculi vasti intermedius, lateralis* und *medialis* deutlicher wird.

An den übrigen Strukturen wurde gegenüber der vorhergehenden Abbildung keine Veränderung vorgenommen. Es soll hier aber die *Lagesituation* der *Muskulatur vor dem Femur* erläutert werden, die durch die *Aufspreizung* des *Tractus iliotibialis* entstanden ist. Mit der Verziehung des *vorderen Schnittrandes* des *Tractus iliotibialis* nach vorne wurde der *Musculus tensor fasciae latae* zusammen mit dem *Musculus rectus femoris* von den *Musculi vasti* abgehoben, so daß eine tiefe *Spalte* entstanden ist, in welcher der *Musculus vastus medialis* zur Ansicht kommt. Er beginnt *oben am Femur* mit einer *randständigen Sehne* vor dem *Trochanter minor* und schmiegt sich *bis* zu seinem *hinteren Ursprung* an das *Femur*. Seine medialkonvexe *Krümmung* wurde im Bereich der Verziehung *aufgehoben*.

1   Arteria glutea superior
    – Ramus profundus (oberer Ast)
2   Musculus gluteus minimus
    – Anteil vor dem Sehnenspiegel
3   Musculus gluteus minimus
    – Anteil mit dem Sehnenspiegel
4   Labrum acetabuli
5   Musculus gluteus maximus mit Fascia glutea
6   Periartikuläres Gefäßnetz
7   Capsula articularis – Ansatz
8   Caput – Collum – Grenze des Femur
9   Zona orbicularis der Capsula articularis
10 Sehne des Musculus piriformis
11 Sehne des Musculus gluteus minimus
12 Ramus ascendens
    der Arteria circumflexa femoris lateralis
    – kommunizierender Gelenksast
13 Sehne des Musculus gluteus medius
14 Sehne des Musculus gluteus maximus
    – Ansatz an der Tuberositas glutea des Femur
15 Corpus femoris
16 Musculus vastus lateralis (Schnittfläche)
17 Trochanter major
18 Ramus ascendens
    der Arteria circumflexa femoris lateralis
    (unterbrochener Gelenksast)
19 Ramus ascendens
    der Arteria circumflexa femoris lateralis
    (unterbrochener Gelenksast)
20 Musculus vastus medialis
21 Tractus iliotibialis (Schnittrand)
22 Musculus tensor fasciae latae – Übergang
    in den Tractus iliotibialis mit innerer Faszie
23 Rudimentärer akzessorischer Ursprung
    des Musculus tensor fasciae latae
24 Ramus ascendens
    der Arteria circumflexa femoris lateralis
25 Nerv des Musculus tensor fasciae latae
26 Hintere Ursprungssehne des Musculus rectus femoris
27 Verwachsungsstelle des Musculus tensor fasciae latae
    mit dem Musculus gluteus medius
28 Spina iliaca anterior superior

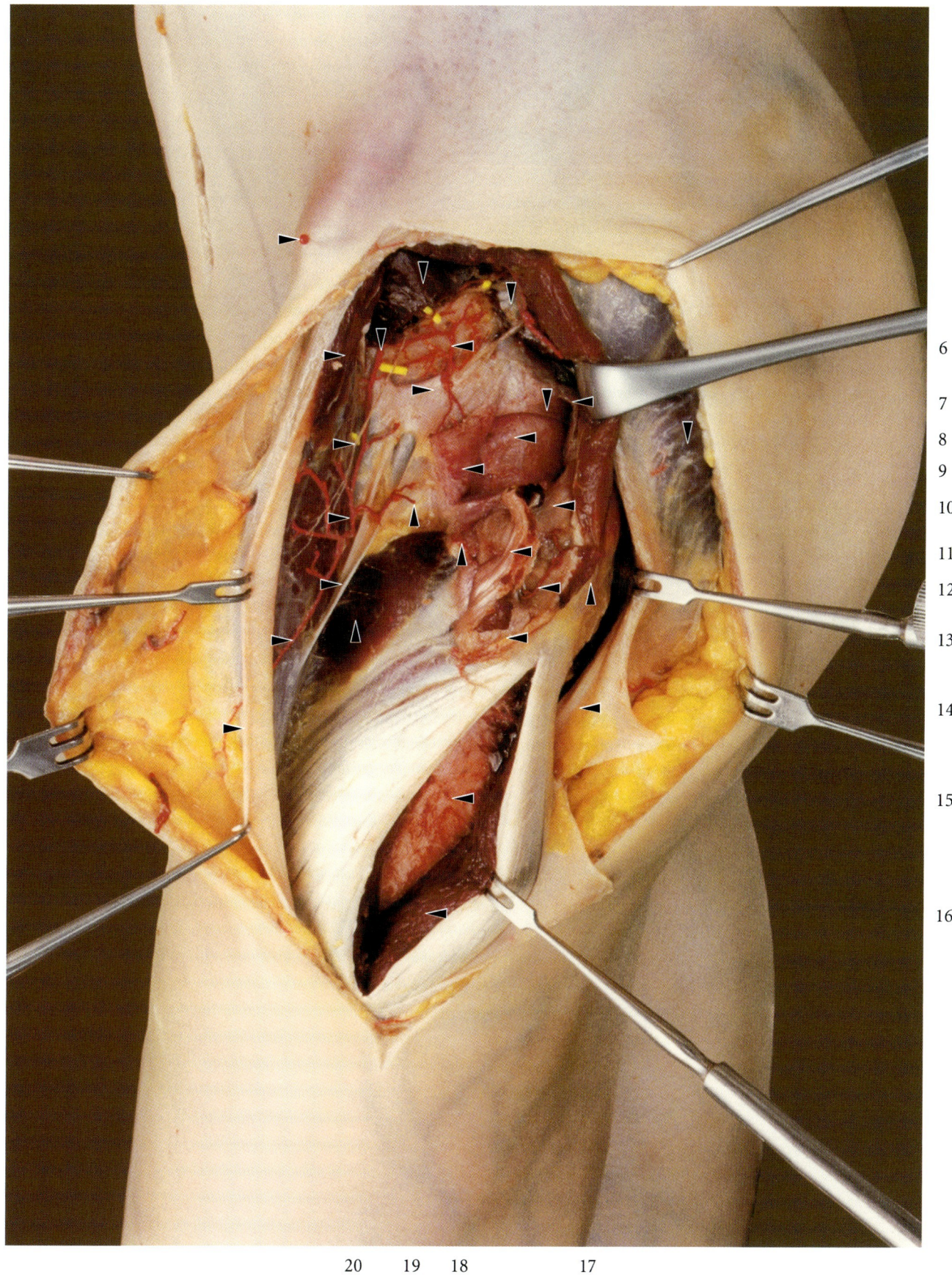

Abbildung 144 Regio genus posterior 1

Die *Regio genus posterior* ist, wie aus dem Namen hervorgeht, eine *Gelenksregion,* und ihre Begrenzung sollte sich nach den Ausdehnungen des Gelenkes richten. Die *distale Grenze* wird unterhalb der beiden *Tibiakondylen* und des *Caput fibulae* gezogen und entspricht dem *distalen Ende* des *Gelenkes.* Die *proximale Grenze* der Region liegt hinten hingegen weit *über dem Gelenk* und schließt den oberen Teil der *Fossa poplitea* hinter der *Facies poplitea* des *Femur* mit ein.

Unter *Fossa poplitea* versteht man weniger die flache Grube der Haut, die bei gebeugtem Knie auftritt, als vielmehr die *rautenförmige,* von *Muskeln umrahmte tiefe Grube,* die nach Ausräumung des *Fettpolsters* der *Kniekehle* entsteht und durch die *Fascia poplitea* zu einem *Spatium popliteum* abgeschlossen wird.

Die *Fascia poplitea* ist ein *Bestandteil* der *Fascia lata* des Oberschenkels, besitzt aber so viel *eigenständige Struktur,* daß es berechtigt erscheint, sie mit einem eigenen Namen zu versehen. Von der lateralen Seite strahlen *zirkuläre Fasern* in sie ein, die ihren Anfang am *Septum intermusculare femoris laterale* und am *Tractus iliotibialis* nehmen. Sie gehen über der *Sehne* des *Musculus semitendinosus* in eine *dünnere Faszienpartie* über, die sich an der *Sehne* des *Musculus gracilis* in *mehrere Blätter* teilt, welche vor allem den *Musculus sartorius* umscheiden. Davon bilden die beiden *oberflächlichen Blätter* einen mit Fettgewebe ausgefüllten *Flachtunnel* für die *Vena saphena magna* und die sie begleitenden Nerven und Lymphgefäße. Der *Flachtunnel* wurde eröffnet, indem seine *oberflächliche Wand* am Rande abgetrennt und zurückgeschlagen wurde.

Nach unten geht die straffe *Fascia poplitea* recht unvermittelt in die wesentlich dünnere und transparente *Fascia cruris* über.

1 Verankerungszüge von der Faszie zur Cutis – Retinacula cutis zur medialen Längsfurche der Kniekehle
2 Fascia lata
3 Musculus semitendinosus (bedeckt vom Übergang der Fascia lata in die Fascia poplitea)
4 Verankerungszüge von der Faszie zur Cutis – Retinacula cutis zur lateralen Längsfurche der Kniekehle
5 Musculus semimembranosus (bedeckt von Fascia poplitea)
6 Aufteilungsstelle der Fascia poplitea in zwei Blätter mit Resektion des oberflächlichen Blattes
7 Fascia poplitea
8 Musculus gastrocnemius – Caput laterale, bedeckt vom Übergang der Fascia poplitea in die Fascia cruris
9 Vena saphena parva im Flachtunnel der Faszien
10 Ramus cutaneus des Nervus cutaneus surae medialis und Venenabfuß einer oberflächlichen subcutanen Vene unter Schutz von begleitenden Bindegewebszügen
11 Musculus gastrocnemius – Caput mediale, bedeckt von Fascia cruris
12 Ramus cutaneus cruris medialis des Nervus saphenus im Verankerungszuge der medialen Kniekehlenlängsfurche
13 Ramus cutaneus anterior des Nervus femoralis
14 Vena saphena magna
15 Übergang des oberflächlichen Blattes der Fascia poplitea in die Fascia lata (Schnittrand)
16 Musculus sartorius

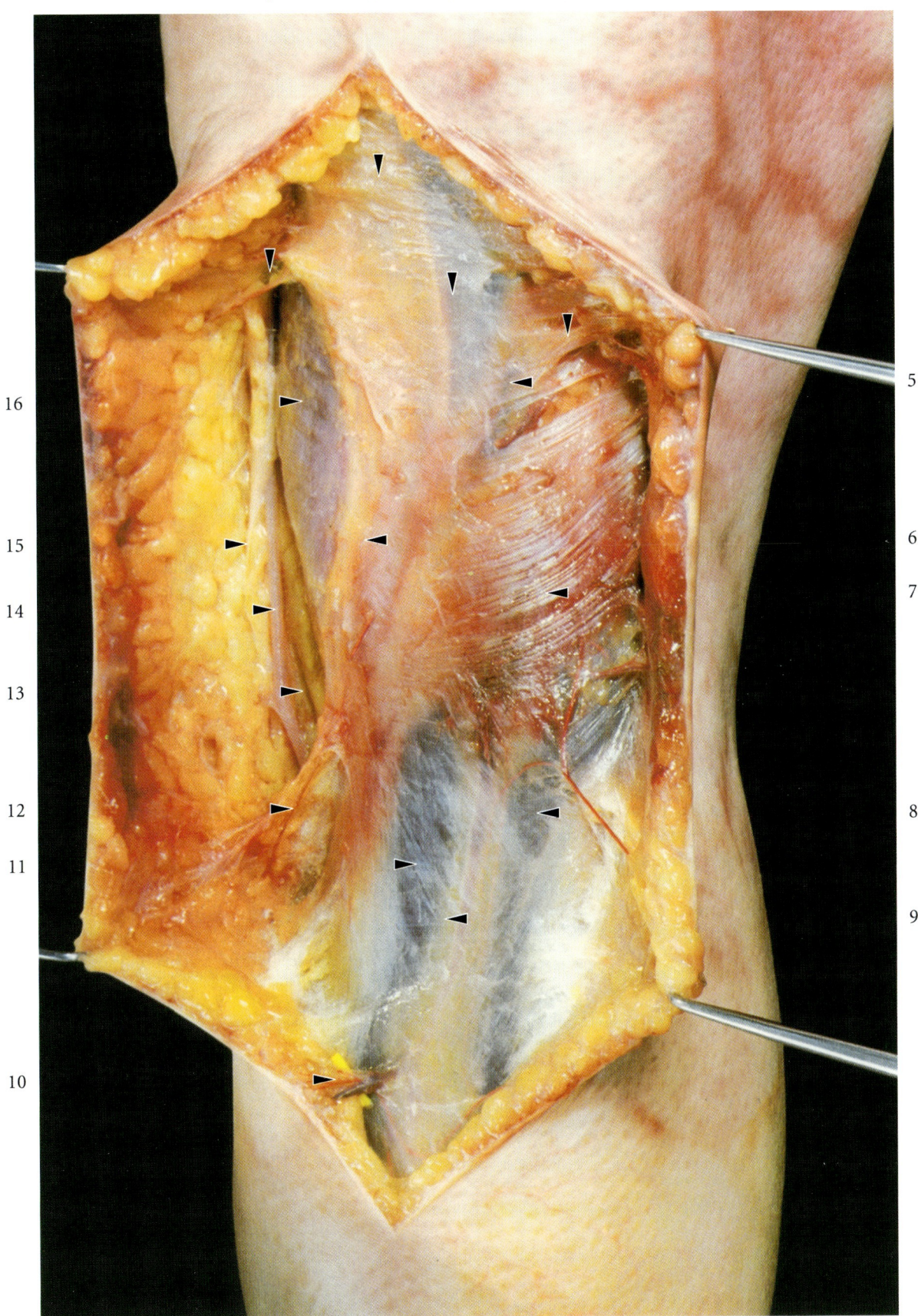

Abbildung 145   Regio genus posterior 2

Bei *gestrecktem Kniegelenk* treten in der Regio genus posterior zwei Längsfurchen auf, welche durch die *Kniekehlenbeugefurche* zu einem *H* ergänzt werden. Die *mediale Längsfurche* entsteht durch Bindegewebszüge, die von der Faszienaufspaltung an der Sehne des *M. gracilis* zur Haut ziehen. An beiden Seiten des abgetrennten *oberflächlichen Faszienblattes* sind solche *Einstrahlungen* zu sehen. Die *laterale Längsfurche* tritt am medialen Rand des *Musculus biceps femoris* auf, wo mehrere die Faszie durchsetzende *Hautgefäße* eine *Längsreihe* bilden und von *Bindegewebszügen* begleitet werden. Die *Beugefurche* tritt am unteren Rand der *Fascia poplitea* auf und verläuft wie diese nach medial etwas abfallend, liegt aber insgesamt ziemlich genau in der Höhe des *Gelenksspaltes*.

Oberhalb der *Beugefurche* wölbt sich bei *vollständiger Streckung* zwischen den beiden Längsfurchen der *Fettkörper* der *Kniekehle* vor und *spannt* die straffe *Fascia poplitea*. Sie *verwehrt* in dieser Situation dem *palpierenden Finger* jedes *Vordringen* in die Tiefe; ja, sie könnte sogar den *Eindruck* einer *pathologischen Bildung* erwecken. Bei *gebeugtem Kniegelenk* hingegen entspannt sich die *Fascia poplitea* und sinkt zwischen den Wülsten der die Fossa poplitea *begrenzenden Muskeln* zu einer *Delle* ein, die bei mageren Menschen sogar die *Palpation* des *Pulses* der *A. poplitea* ermöglicht.

In dem eröffneten *Flachtunnel* medial vom *Musculus gracilis* ist die *Vena saphena magna* mit den sie begleitenden *Rami cutanei anteriores* aus dem *Nervus femoralis* und der *Nervus saphenus* auspräpariert. Dieser gibt einen oberen *Ramus cutaneus cruris medialis* über die Bindegewebsbrücke ab.

Auch der *Flachtunnel* der *Fascia cruris* mit der *Vena saphena parva* und dem *Nervus cutaneus surae medialis* ist eröffnet.

1 Verankerungszüge von der Faszie zur Cutis – Retinacula cutis zur medialen Längsfurche der Kniekehle
2 Fascia lata
3 Musculus semitendinosus (bedeckt vom Übergang der Fascia lata in die Fascia poplitea)
4 Musculus semimembranosus (bedeckt von der Faszie)
5 Fascia poplitea
6 Verankerungszüge von der Faszie zur Cutis – Retinacula cutis zur lateralen Längsfurche der Kniekehle (medial des Musculus biceps femoris und seiner Sehne)
7 Musculus gastrocnemius – Caput mediale (bedeckt vom Übergang der Fascia poplitea in die Fascia cruris)
8 Nervus cutaneus surae medialis (noch bedeckt von der Bodenplatte des Flachtunnels) der Vena saphena parva
9 Fascia cruris (Schnittrand)
10 Vena saphena parva
11 Übergang einer oberflächlichen subcutanen Vene in die Tiefe unter Schutz von begleitenden Bindegewebszügen
12 Ramus cutaneus cruris medialis des Nervus saphenus im Verankerungszuge der medialen Kniekehlenlängsfurche
13 Nervus saphenus
14 Übergang des oberflächlichen Blattes der Fascia poplitea in die Fascia lata
15 Vena saphena magna
16 Aufteilungsstelle der Fascia poplitea in zwei Blätter mit Resektion des oberflächlichen Blattes
17 Musculus sartorius

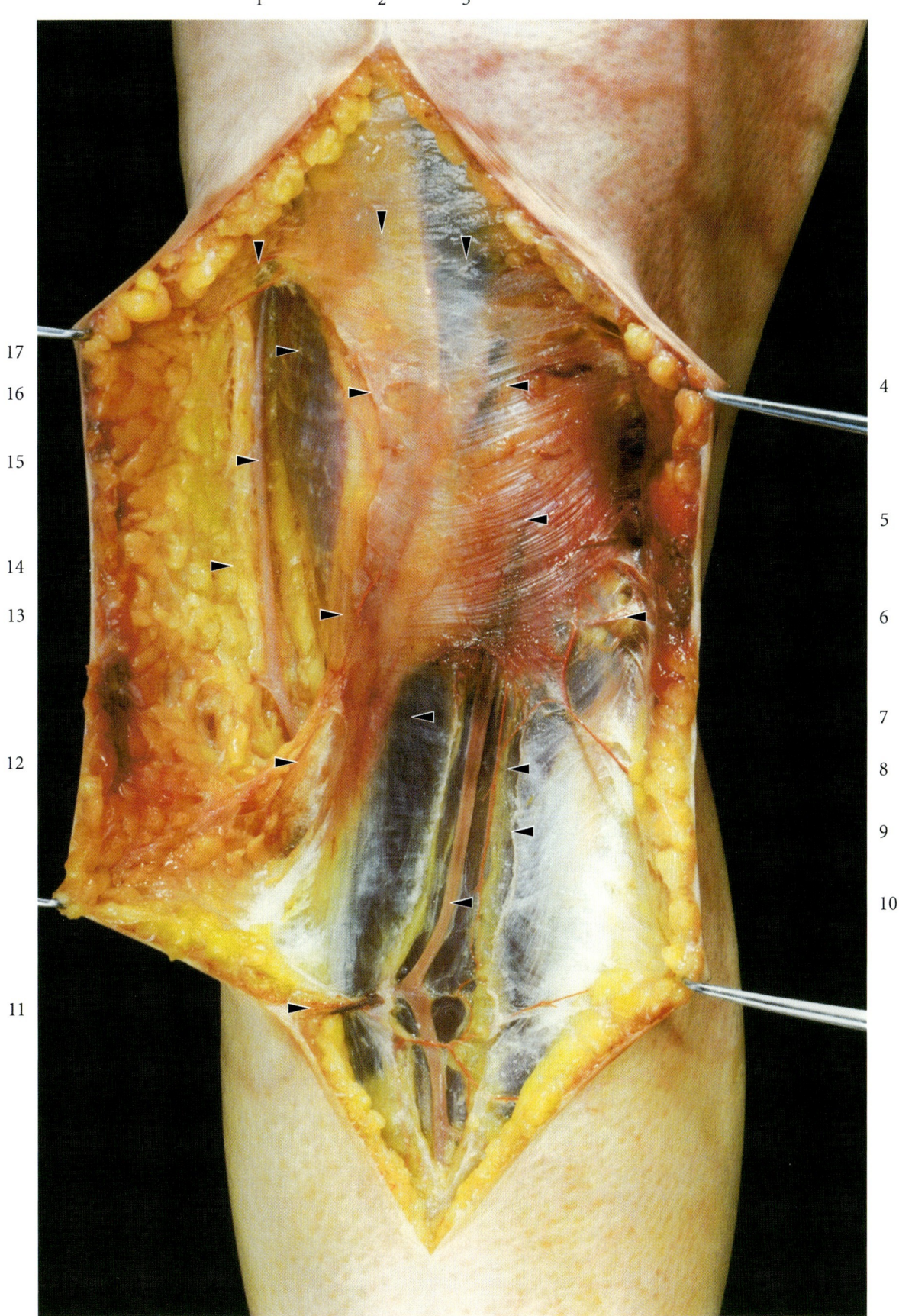

Abbildung 146 Regio genus posterior 3

Nach *Entfernung* der *Fascia poplitea* sind die *Muskeln* dargestellt, welche die *Fossa poplitea* begrenzen. Der *Musculus semitendinosus* ist zusammen mit dem *Musculus semimembranosus* durch einen Haken leicht zur Seite gezogen. Das *Caput longum* des *Musculus biceps femoris* ist oberhalb seiner Ansatzsehne noch von einem *Ansatzrest* der *Fascia poplitea* überlagert, der vom *Septum intermusculare femoris laterale* und dem *Tractus iliotibialis* kommt.

Die beiden *Köpfe* des *Musculus gastrocnemius* sind kranial von der *Fascia cruris* freigelegt, mit der auch die *Bodenplatte* des *Flachtunnels* der *Vena saphena parva* endet. Sie wurde nur am *Caput laterale* des *Musculus gastrocnemius* gespalten, um die Lage des *Nervus cutaneus surae medialis* zu ihr zu zeigen.

Der *Fettkörper der Kniekehle* wurde an seiner Oberfläche von einer *Venenverbindung* der *Vena saphena parva* mit den *tiefen Femoralvenen* etwas abgedrängt, so daß lateral von ihr oben der *Nervus ischiadicus* und unten der *Abgang* des *Nervus cutaneus surae medialis* zum Vorschein kommt.

Die *Vena saphena parva* mündet zwischen den *beiden Gastrocnemiusköpfen* in die *Vena poplitea* ein und hat weiter unten einen starken *medialen Ast* für die *Verbindung* mit der *Vena saphena magna;* dagegen ist der häufig vorkommende *Zusammenhang* der *beiden Venen* über die mediale Seite des Oberschenkels als *Vena femoropoplitea* nicht ausgebildet.

Mit dem leicht verlagerten Hinterrand des *Musculus sartorius* ist die schlanke *Sehne* des *Musculus gracilis* durch die schon bei Abb. 144 beschriebenen Faszienaufspaltung verbunden, weil von ihr aus auch ein Blatt an die Innenseite des M. sartorius zieht.

1   Musculus gracilis
2   Musculus semitendinosus
3   Nervus ischiadicus
4   Musculus biceps femoris
5   Fascia poplitea (Schnittrand)
6   Venenverbindung der Vena saphena parva mit den tiefen Femoralvenen des Gebietes der Arteriae perforantes
7   Nervus fibularis communis
8   Musculus gastrocnemius – Caput laterale
9   Nervus cutaneus surae medialis
10 Vena saphena parva
11 Fascia cruris (Schnittrand)
12 Venenverbindung der Venae saphenae parva und magna
13 Fascia cruris (Schnittrand)
14 Fettkörper des Flachtunnels der Vena saphena parva
15 Bodenplatte des Flachtunnels
16 Musculus gastrocnemius – Caput mediale
17 Vena saphena magna
18 Übergang der Fascia poplitea in die Fascia lata
19 Musculus sartorius
20 Übergang der Fascia poplitea in die Faszie an der Innenseite des Musculus sartorius

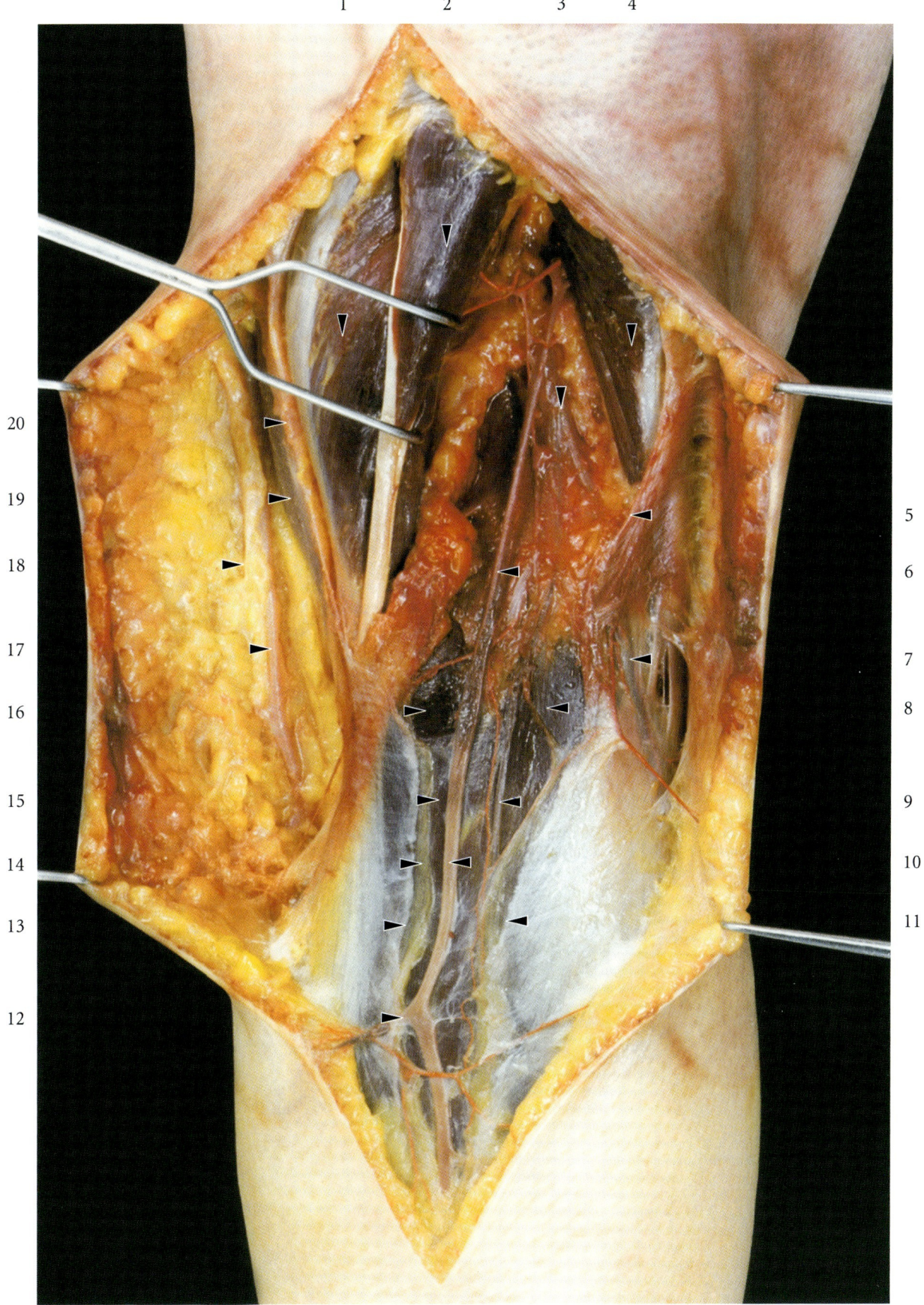

Abbildung 147 Regio genus posterior 4

Der *Fettkörper der Kniekehle* läßt sich leicht in einen oberflächlichen und einen tiefen Teil trennen. Der *tiefe Teil* bildet eine *durchgehende flache Schicht* an der *Facies poplitea* des *Femur*. Der *oberflächliche Teil* wurde *bei der Präparation* der eingelagerten Gefäße und Nerven *entfernt*. Der *Nervus ischiadicus* teilt sich nach dem Eintritt in die *Fossa poplitea* in den *N. tibialis* und den *N. fibularis communis*.

Diese *Aufteilung* kann bedeutend höher oben erfolgen. Manchmal tritt der *N. fibularis communis* sogar schon *getrennt* durch den *M. piriformis* aus. Bei höher gelegener Abzweigung nähert er sich stärker dem *langen Kopf* des *M. biceps femoris* oder lagert sich ihm direkt an.

Der *Nervus fibularis communis* gibt den *Nervus cutaneus surae lateralis* ab und gelangt über einen kurzen *osteofibrösen Kanal* unterhalb des *Caput fibulae* in die *Peroneusloge*. Der *Nervus tibialis* gibt neben seinem Hautnerv, dem *N. cutaneus surae medialis*, *Rami musculares* für die beiden *Gastrocnemiusköpfe* ab, bevor er zwischen ihnen die *Fossa poplitea* verläßt.

Tiefer und medial von den Nerven liegt in einer *gemeinsamen Gefäßscheide* die *Vena* und *Arteria poplitea*. Um sie unmittelbar unterhalb des *Hiatus adductorius* sichtbar zu machen, mußten die *Musculi semimembranosus und semitendinosus* durch einen Haken zur Seite gezogen werden. Von der Arterie dieses *Gefäßstranges* gehen die *Arteriae superior lateralis genus* und *superior medialis genus* und zwei dünne lange *Hautarterien* ab, bevor die ausgedehnt sichtbaren, eingescheideten *Vasa suralia* für das *Caput mediale* des *Musculus gastrocnemius* abzweigen und in den Muskel eindringen.

Die *Bursa gastrocnemiosemimbranosa* ist eröffnet und durch einen Faden gespannt. Die *Sehne* des *Musculus semimbranosus* wird von der *Sehne* des *Musculus semitendinosus* verdeckt.

1 Musculus gracilis
2 Musculus semitendinosus
3 Nervus ischiadicus
4 Musculus biceps femoris
5 Gefäßscheide der Vasa poplitea
6 Venenverbindung zwischen den tiefen hinteren Oberschenkelvenen und der Vena saphena parva
7 Nervus fibularis communis
8 Nervus tibialis
9 Vena saphena parva – Einmündung
10 Nervus cutaneus surae lateralis
11 Nervus cutaneus surae medialis
12 Musculus gastrocnemius – Caput laterale
13 Fascia cruris (Schnittrand)
14 Vena saphena parva
15 Eröffnungseingang in den Flachtunnel der V. saphena parva
16 Venenverbindung zwischen den Venae saphenae parva und magna
17 Fascia cruris (Schnittrand)
18 Bodenplatte des Flachtunnels der V. saphena parva
19 Musculus gastrocnemius – Caput mediale
20 Sehnenspiegel des Caput mediale m. gastrocnemii
21 Bursa gastrocnemiosemimembranosa
22 Sehne des Musculus semitendinosus
23 Musculus semimembranosus
24 Musculus sartorius

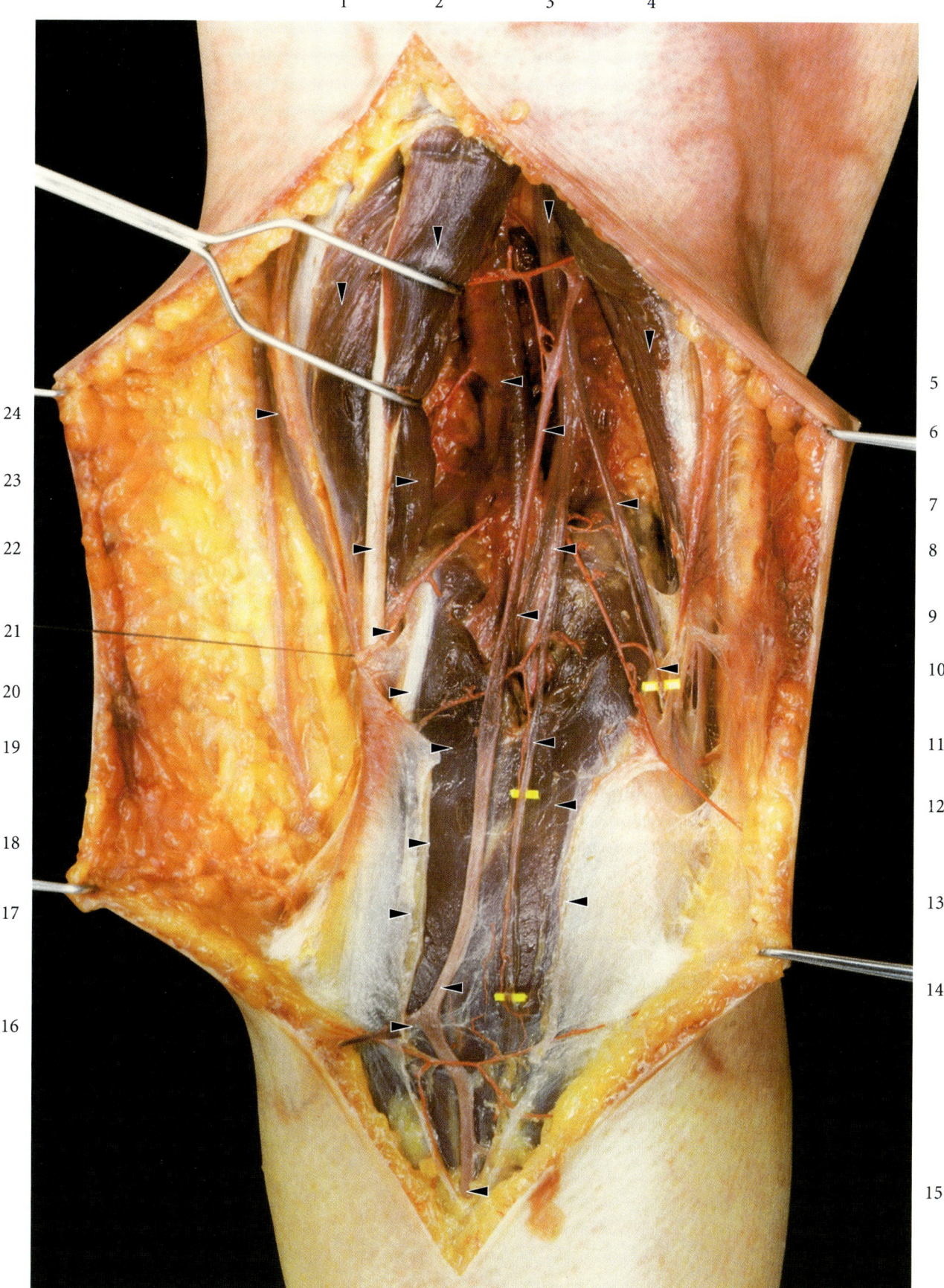

293

Abbildung 148   Regio genus posterior 5

Die hier rot verfärbte *Facies poplitea* des *Femur* wurde freigelegt. Medial von ihr sind oben die beiden *Weichteilansätze* des *Hiatus adductorius* an der *Linea supracondylaris medialis* gerade noch zu sehen. Zwischen ihnen treten die *Arteria* und *Vena poplitea* in die *Fossa poplitea* in einer gemeinsamen, starken *Gefäßscheide* ein.

Die *Lage* der freigelegten *drei großen Gebilde* zur unveränderten *Kniekehlenraute* ist leicht vorstellbar, wenn die beiseite gezogenen Muskeln gedanklich zurückverlagert werden.

Durch das *Auseinanderziehen* der beiden *Gastrocnemiusköpfe* ist die *Lage* des *Nervus tibialis* und der beiden *großen Gefäße* zwischen den durch die beiden *Femurkondylen* verursachten *Vorwölbungen der Gelenkskapsel* gut zu erkennen. Diese *Vorwölbungen* werden durch *Muskelanlagerungen* noch *verstärkt*, allerdings ist ihre optische Symmetrie etwas irreführend. Das *Caput mediale* des *Musculus gastrocnemius* wird am Ursprung durch das *eindringende Gefäßnervenbündel* aufgeteilt, während die *Spalte* auf der *lateralen Seite* zwischen dem ganzen *Caput laterale* des *M. gastrocnemius* und dem *Musculus plantaris* liegt. Die über die Gastrocnemiusköpfe hinwegziehenden Gefäße sind *Rami superficiales* für die Haut.

Oberhalb des *medialen Femurkondyls* geht die *Arteria superior medialis genus* und etwas weiter distal die *Arteria superior lateralis genus* ab, die wie üblich einen mehr aufsteigenden Verlauf nimmt.

Beide *Aa. superior lateralis genus* und *superior medialis genus* begeben sich oberhalb der Kondylen des Femur nach vorn zum *Rete articulare genus*, wobei die *mediale* einen *Ast* in die *Tiefe* entlang des *medialen Meniskus* schickt, der sich zusammen mit der *A. media genus* und der *A. inferior lateralis genus* an dem für die *Regeneration* so wichtigen *perimeniskealen Gefäßnetz* beider Menisci beteiligt.

1   Musculus gracilis
2   Musculus semitendinosus
3   Hiatus adductorius [tendineus]
    – oberer muskulärer Rand
4   Musculus biceps femoris
5   Nervus ischiadicus
6   Arteria poplitea
7   Arteria superior lateralis genus
8   Vena poplitea
9   Nervus tibialis
10 Nervus fibularis communis
11 Musculus plantaris – Ursprung
12 Ramus muscularis für das Caput laterale
    des Musculus gastrocnemius
13 Musculus gastrocnemius – Caput laterale
14 Nervus cutaneus surae medialis
15 Vena saphena parva
16 Musculus gastrocnemius – Caput mediale
17 Arteria suralis (medialis) mit Venae comitantes
18 Condylus medialis des Femur
    mit angelagerter Muskulatur
    des Caput mediale m. gastrocnemii
19 Ramus muscularis für das Caput laterale
    des Musculus gastrocnemius
20 Arteria superior medialis genus
21 Linea supracondylaris medialis
    mit Ansatz des Hiatus adductorius [tendineus]
    (unterer Rand)
22 Ramus muscularis der Arteria poplitea
23 Gemeinsame Gefäßscheide der Vasa poplitea

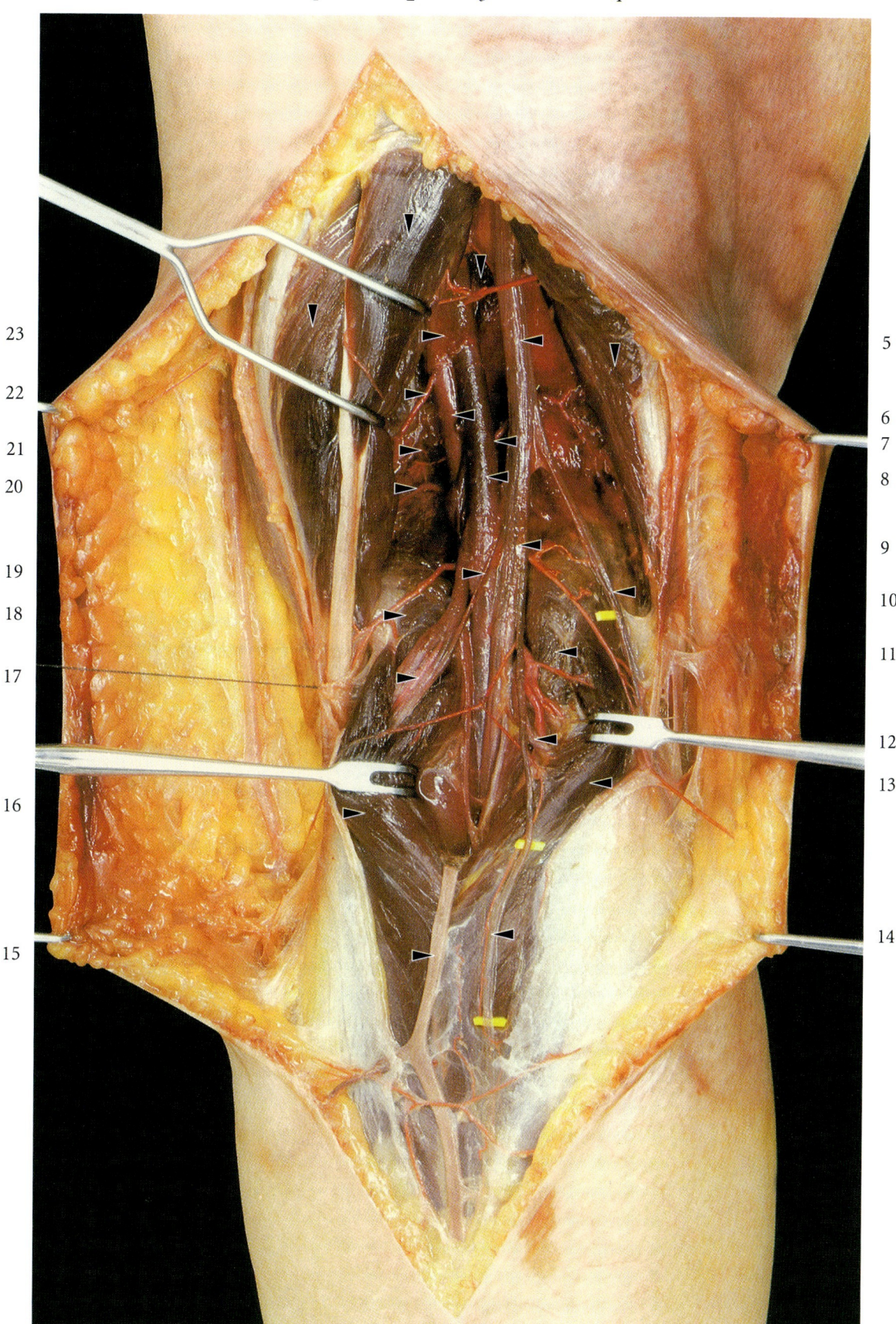

Abbildung 149   Regio genus posterior 6

Die *Vasa poplitea* reichen bis in einen kurzen Kanal, den *Canalis popliteus,* der durch den flächigen, dorsal mit Muskulatur besetzten *Arcus tendineus musculi solei* und dem *Musculus tibialis posterior* gebildet wird. Erst nach diesem Kanal zerfällt die *Arteria poplitea* in die *Arteriae tibiales posterior* und *anterior.*

Um diesen kaudalen Abschnitt der *Vasa poplitea* zeigen zu können, wurde das *Caput mediale* des *Musculus gastrocnemius* durchtrennt und nach Lösung der *Verwachsungsstelle* mit dem *Caput laterale* nach unten zurückgeklappt. Das *Caput laterale* wird zusammen mit dem *Musculus plantaris* durch einen Haken nach lateral verzogen, damit fast die ganze Hinterfläche des *Musculus popliteus* sichtbar wird, an die sich der *Gefäßnervenstrang* anlagert.

Medial vom Ursprung des *Musculus popliteus* ist der *Pes anserinus* mit den *Sehnen* der *Musculi semitendinosus, gracilis* und *sartorius* und sein Zusammenhang mit der *Fascia cruris* zu sehen.

Die beiseite gezogene und unten aufgeteilte *Vena poplitea* läßt den Abgang der *Arteria inferior medialis genus* sichtbar werden. Die unterhalb davon abgehende *Arteria inferior lateralis genus* ist wie oft relativ dünn, gibt Ästchen an das *Caput laterale* des *Musculus gastrocnemius* ab und gelangt zum *Rande* des *lateralen Meniscus.*

Die *Versorgung* der *Gastrocnemiusköpfe* mit Gefäßen und Nerven ist dem Betrachter zugewendet. Auffällig ist der kräftige bis weit nach oben isolierbare *Nerv,* der in den *Musculus soleus* eintritt und vorher einen *Ast* für den *Musculus plantaris* abgibt. Der *Ramus muscularis* für den *lateralen Gastrocnemiuskopf* entspringt selbständig und zieht mit den *Vasa suralia* zum Muskel.

1 Musculus sartorius
2 Musculus gracilis
3 Musculus semitendinosus
4 Musculus biceps femoris
5 Nervus ischiadicus
6 Nervus fibularis communis
7 Nervus cutaneus surae lateralis
8 Ramus muscularis für das Caput laterale des Musculus gastrocnemius
9 Arteria suralis (lateralis) mit Vv. comitantes
10 Arteria inferior lateralis genus
11 Ramus muscularis für den Musculus soleus
12 Musculus plantaris
13 Musculus gastrocnemius – Caput laterale
14 Verwachsungsfläche der beiden Gastrocnemiusköpfe
15 Sehne des Musculus plantaris
16 Musculus gastrocnemius – Caput mediale mit innerem Sehnenspiegel
17 Tendo calcaneus [ACHILLIS]
18 Fascia cruris
   – Schnittrand am Margo medialis der Tibia
19 Musculus soleus
20 Ausstrahlung des Pes anserinus in die Fascia cruris
21 Ausstrahlung der Sehne des Musculus semimembranosus
22 Musculus popliteus mit Faszie
23 Pes anserinus (superficialis)
24 Arteria poplitea
25 Arteria inferior medialis genus
26 Arteria suralis (medialis) mit Venae comitantes am Caput mediale des Musculus gastrocnemius
27 Ramus muscularis für das Caput laterale
28 Nervus tibialis
29 Vena poplitea
30 Musculus semimembranosus

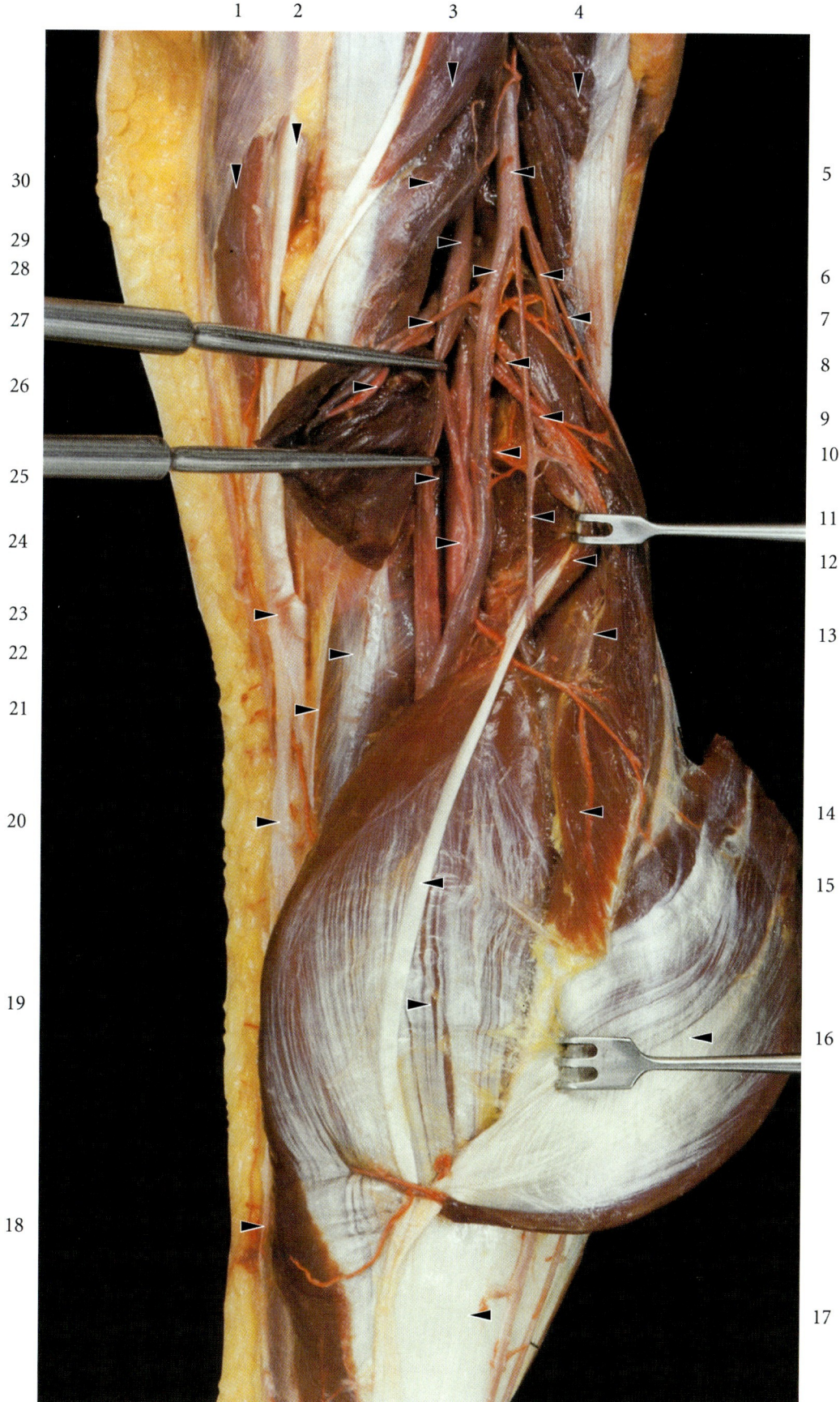

Abbildung 150   Regio cruris posterior 1

Der *ganze Unterschenkel* ist hinten mit der *Fascia cruris* bedeckt. Sie wurde bei *Abb. 150 A* zwischen den beiden *Sehnenspiegeln* der Gastrocnemiusköpfe entfernt. Ihr dortiges Verhalten wurde schon bei *Abb. 144 und 145* abgebildet und beschrieben. Hier soll nur das weitere *Flachtunnelsystem* erläutert werden. Die *Lamina profunda strati subcutanei* überbrückt als *Flachtunnelwand* auch in dieser Gegend *Fettgewebslager*, die von der *Subcutis* klar abgegrenzt sind. Sie werden als Tunnelinhalt dort breiter, wo stärkere Gefäß- oder Nervenaufzweigungen liegen, und bevor weitere Ästchen von zarten *Bindewebszügen* begleitet in die *Subcutis* eintreten (vergl. Abb. B).

Bei *Abb. 150 B* wurde der untere Teil der *lateralen Hälfte* der *Bodenplatte* des *Flachtunnels* stehen gelassen, um das Verhalten des *Nervus cutaneus surae medialis* zu ihr zeigen zu können. Aus ihm entsteht der *Nervus suralis*, nachdem ihn ein besonders dünner *Ramus communicans fibularis* ungewöhnlich weit unten erreicht hat.

Der *Musculus soleus* überragt an beiden Seiten den *Musculus gastrocnemius* und gelangt auf der lateralen Seite mit seiner *Muskulatur* bis in das *untere Drittel* des *Unterschenkels*, so daß unterhalb davon nur noch ein ganz geringer, von *Fascia cruris profunda* zugedeckter Teil des *Musculus flexor hallucis longus* sichtbar bleibt.

Lateral des Streifens, der durch die Abtrennung der *Fascia cruris* am *Septum intermusculare cruris posterius* entstanden ist, ist der von *Fascia cruris* bedeckte *Musculus fibularis brevis* zu sehen.

Der *Unterschenkel* reicht von der *Kniekehlenbeugefalte* bis zum *Gelenksspalt* des *oberen Sprunggelenkes*. Für die Ausdehnung der *Regio cruris posterior* sind aber jene Teile des Unterschenkels abzuziehen, die oben der *Regio genus posterior* und unten in der Höhe der beiden Knöchel der *Regio talacruralis posterior* angehören.

1 Musculus sartorius
2 Sehne der Musculi gracilis und semitendinosus
3 Nervus fibularis communis
4 Sehne des Musculus biceps femoris
5 Musculus sartorius
6 Sehne des Musculus semitendinosus
7 Musculus semimembranosus
8 Arteria poplitea
9 Musculus biceps femoris
10 Nervus tibialis
11 Nervus fibularis communis
12 Nervus cutaneus surae lateralis
13 Nervus cutaneus surae medialis
14 Vena saphena parva
15 Bodenplatte des Flachtunnels der V. saphena parva
16 Musculus gastrocnemius – Caput laterale
17 Musculus gastrocnemius – Caput mediale
18 Musculus soleus
19 Ramus communicans fibularis
20 Septum intermusculare cruris posterius
21 Tendo calcaneus [Achillis]
22 Musculus fibularis [peroneus] brevis mit Fascia cruris
23 Musculus flexor hallucis longus
24 Nervus suralis
25 Tendo calcaneus mit Fascia cruris
26 Fettgewebe der Flachtunnel
27 Grenze zwischen dem eröffneten und geschlossenen Flachtunnel der Vena saphena parva
28 Musculus gastrocnemius – Caput mediale
29 Musculus gastrocnemius – Caput laterale
30 Nervus cutaneus surae medialis
31 Vena saphena parva
32 Fascia cruris (Schnittrand)
33 Arteria und Venae surales mit Ramus muscularis für das Caput laterale des Musculus gastrocnemius
34 Nervus tibialis

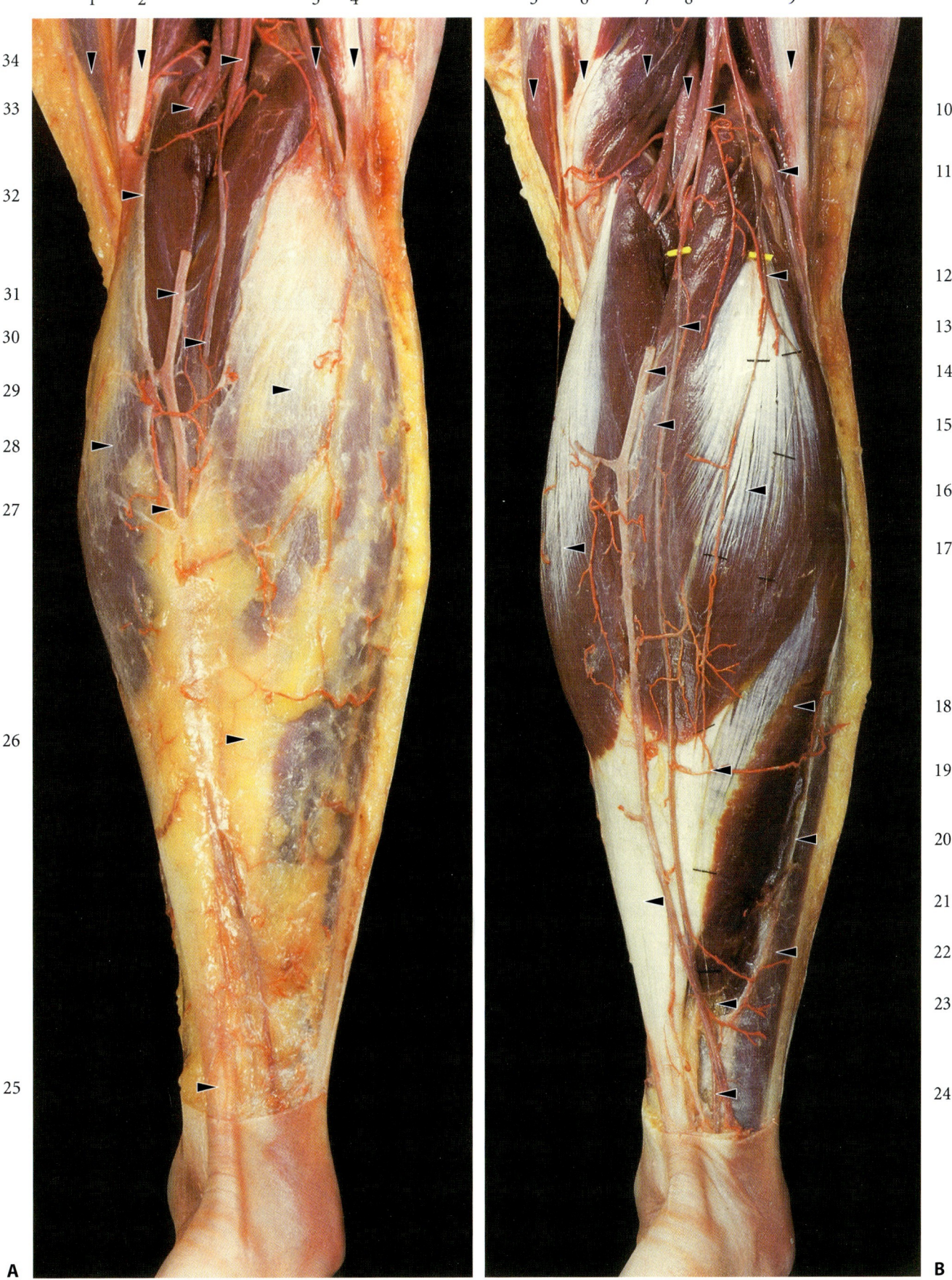

Abbildung 151   Regio cruris posterior 2

Das *Caput mediale* des *Musculus gastrocnemius* wurde durchtrennt und der *proximale Stumpf* durch einen Haken angehoben, so daß sich lateral der *Sehne* des *Musculus semimembranosus* die Wand der *Bursa subtendinea musculi gastrocnemii medialis* angespannt hat. Unterhalb der leicht rötlich verfärbten *Gelenkskapsel* des *Kniegelenkes* liegt der mit einem *Sehnenspiegel* versehene *Musculus popliteus*. Hinter ihm zieht der *Gefäß-Nervenstrang* der *Kniekehle* nach abwärts. Seine Überbrückung durch den *Arcus tendineus musculi solei* wurde gelöst, indem der *Ursprung* des *Musculus soleus* an der *Tibia* abgeschnitten und nach lateral verzogen wurde.

An der dadurch gleichzeitig freigelegten, *tiefen Schicht* der *Flexoren* am *Unterschenkel* werden die angelagerten *Gefäße* und der *Nervus tibialis* von einer transparenten *Fascia cruris profunda* bedeckt, die sich aus dem *begleitenden Bindegewebe* des *Gefäß-Nervenstranges* unter dem *Arcus tendineus m. solei* entwickelt hat.

Oberhalb der *Knöchel* verstärkt sich die *Fascia cruris profunda* und verschmilzt mit der oberflächlichen *Fascia cruris* an einer sichtbaren schrägen *Linie,* die vom sonstigen Ansatz am *Margo medialis tibiae* zum Ende des *Tendo calcaneus* zieht. Die miteinander *verschmolzenen Faszien* gehen nachher am *Malleolus medialis* in das *Retinaculum musculorum flexorum* über.

An der *Linea musculi solei* befindet sich der mit dem unteren Rand des *Musculus popliteus* verwachsene fleischig-sehnige Ursprung des *Musculus soleus*. Dieser *Ursprung* reicht aber am *Margo medialis tibiae*, wie am abgeschnittenen *M. soleus* zu erkennen ist, auf mehr lineare Weise noch ein Stück weiter nach abwärts, so daß die *mittleren zwei Viertel* der *Tibia* vom Ursprung beansprucht werden.

1 Musculus sartorius
2 Sehne des Musculus gracilis
3 Sehne des Musculus semitendinosus
4 Musculus semitendinosus
5 Nervus ischiadicus
6 Musculus biceps femoris
7 Nervus fibularis communis
8 Ramus muscularis zu dem Musculus plantaris, dem Caput laterale des Musculus gastrocnemius und dem Musculus soleus
9 Musculus gastrocnemius – Caput laterale
10 Musculus plantaris
11 Arteria poplitea
12 Musculus soleus
13 Musculus gastrocnemius – Caput mediale
14 Arteria fibularis
15 Ursprungspartie des Musculus soleus – Schnittfläche
16 Nervus tibialis – bedeckt von Fascia cruris profunda
17 Tendo calcaneus [Achillis]
18 Musculus flexor hallucis longus mit Fascia cruris profunda
19 Facia cruris profunda
20 Arteria tibialis posterior – bedeckt von Fascia cruris profunda
21 Musculus flexor digitorum longus – bedeckt von Fascia cruris profunda
22 Ursprung des Musculus soleus an der Linea musculi solei der Tibia
23 Fascia musculi poplitei
24 Ausstrahlung der Sehne des Musculus semimembranosus
25 Pes anserinus (superficialis)
26 Nervus tibialis
27 Bursa subtendinea musculi gastrocnemii medialis
28 Sehne des Musculus semimembranosus
29 Musculus gastrocnemius – Caput mediale

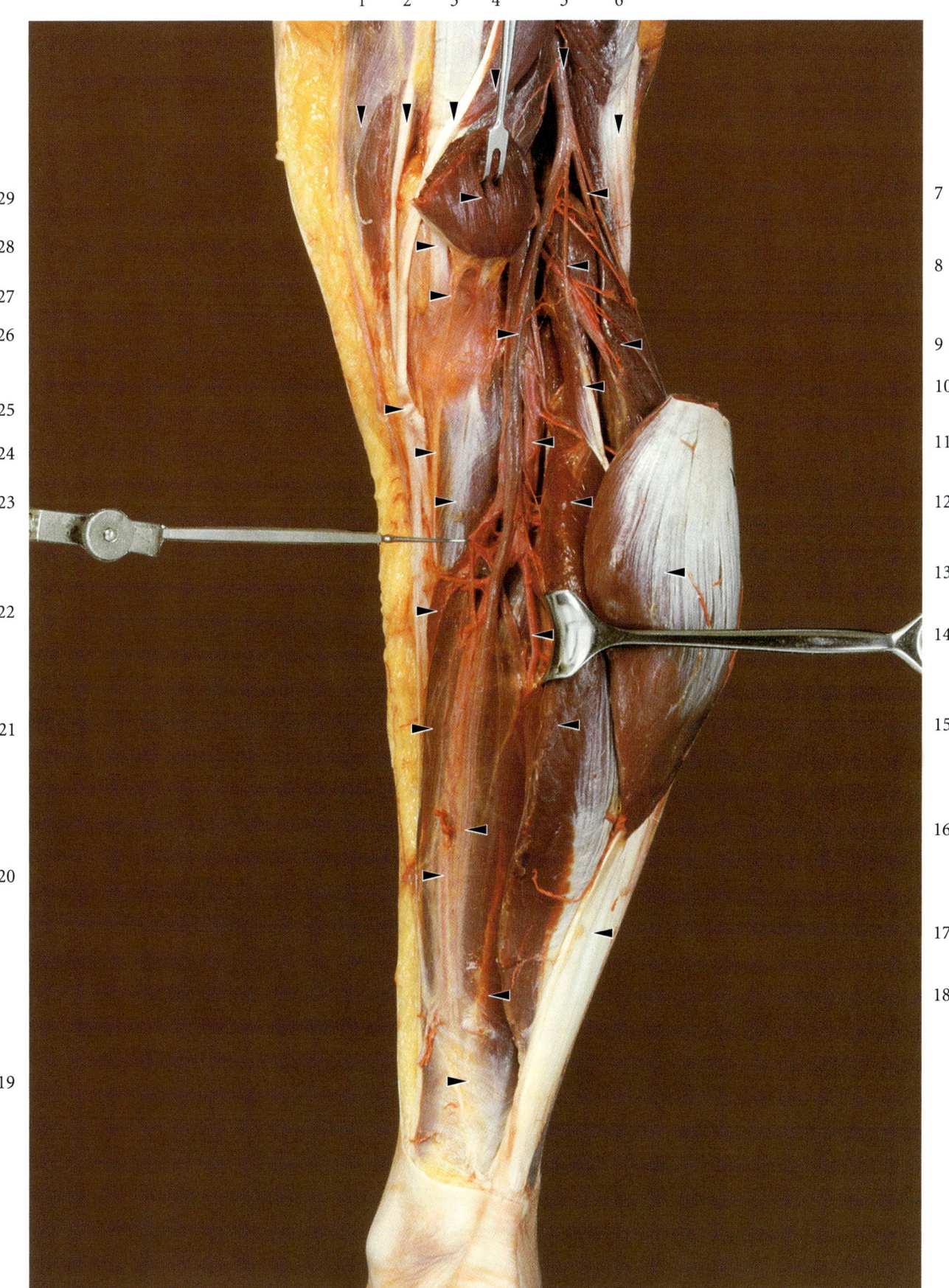

Abbildung 152   Regio cruris posterior 3

Bei stärkerer *Abhebung* des *Musculus triceps surae* nach Durchtrennung seines tibialen Ursprungs kommt der an der Vorderseite des *Musculus soleus* liegende *Arcus tendineus musculi solei* besser zur Ansicht. Er setzt sich als *intramuskuläre Aponeurose* nach unten fort und trennt einen kleineren *ventralen Anteil* des *Musculus soleus* von dem viel größeren *dorsalen Anteil* ab, so daß der kurze *Canalis popliteus* auch dorsal weitgehend von Muskulatur begrenzt wird.

Nachdem die *Fascia cruris profunda* beseitigt worden war, wurden die *Gefäße* und *Nerven* der *Kammer* der *tiefen Flexoren* auspräpariert. Am *Ende* des *Canalis popliteus* hat sich die *Arteria poplitea* in die *Arteria tibialis posterior* und die verdeckte *Arteria tibialis anterior* geteilt. Dorsal und etwas medial von dieser Aufteilungsstelle liegt der *Nervus tibialis*, der sich nach unten sehr bald an die *laterale Seite* der *Arteria tibialis posterior* und ihrer *Begleitvenen* begibt. Der *Nerv*, ursprünglich als *oberflächlichstes Gebilde* des *Gefäß-Nervenstranges*, wird oberhalb der Malleolen zum *tiefsten* und ist über eine weite Distanz an der *Grenze* zwischen dem *Musculi flexor digitorum longus* und *tibialis posterior* zu finden.

Die *Arteria fibularis* entspringt von der *A. tibialis posterior* und gibt mit ihr zusammen mehrere *Muskeläste* an den *Musculus soleus* ab. Sie ist dem *Musculus tibialis posterior* angelagert und wird sehr bald vom *Musculus flexor hallucis longus* zugedeckt.

Der *Nervenast* des *Musculus flexor hallucis longus* versorgt, wenn er nicht selbständig bleibt, auch den *ventralen Anteil* des *Musculus soleus*, während der *dorsale Anteil* einen viel stärkeren und *früher abgehenden Muskelast* zusammen mit dem *lateralen Gastrocnemiuskopf* und dem *M. plantaris* bekommt.

1 Musculus sartorius
2 Sehne des Musculus gracilis
3 Sehne des Musculus semitendinosus
4 Musculus semimembranosus
5 Nervus ischiadicus
6 Musculus biceps femoris
7 Nervus fibularis communis
8 Nervus tibialis
9 Ramus muscularis für den Musculus soleus, den M. plantaris und das Caput laterale des M. gastrocnemius
10 Musculus plantaris
11 Musculus gastrocnemius
 – Caput laterale mit Gefäßen
12 Arteria poplitea
13 Arcus tendineus musculi solei
14 Ramus muscularis für den tiefen Teil des M. soleus
15 Tiefer Teil des Musculus soleus mit zweiten Ramus muscularis
16 Arteria fibularis mit Venae comitantes
17 Musculus gastrocnemius – Caput mediale
18 Ursprungsstreifen des Musculus soleus – abgetrennt
19 Tendo calcaneus [Achillis]
20 Musculus flexor hallucis longus
21 Fascia cruris profunda
22 Musculus flexor digitorum longus
23 Arteria tibialis posterior mit Venae comitantes
24 Musculus tibialis posterior
25 Nervus tibialis
26 Ramus muscularis für den M. flexor hallucis longus
27 Ursprung des Musculus soleus an der Linea musculi solei der Tibia
28 Fascia musculi poplitei
29 Ausstrahlung der Sehne des Musculus semimembranosus
30 Pes anserinus (superficialis)
31 Musculus gastrocnemius – Caput mediale
32 Arteria suralis mit Ramus muscularis des Caput mediale
33 Arteria poplitea

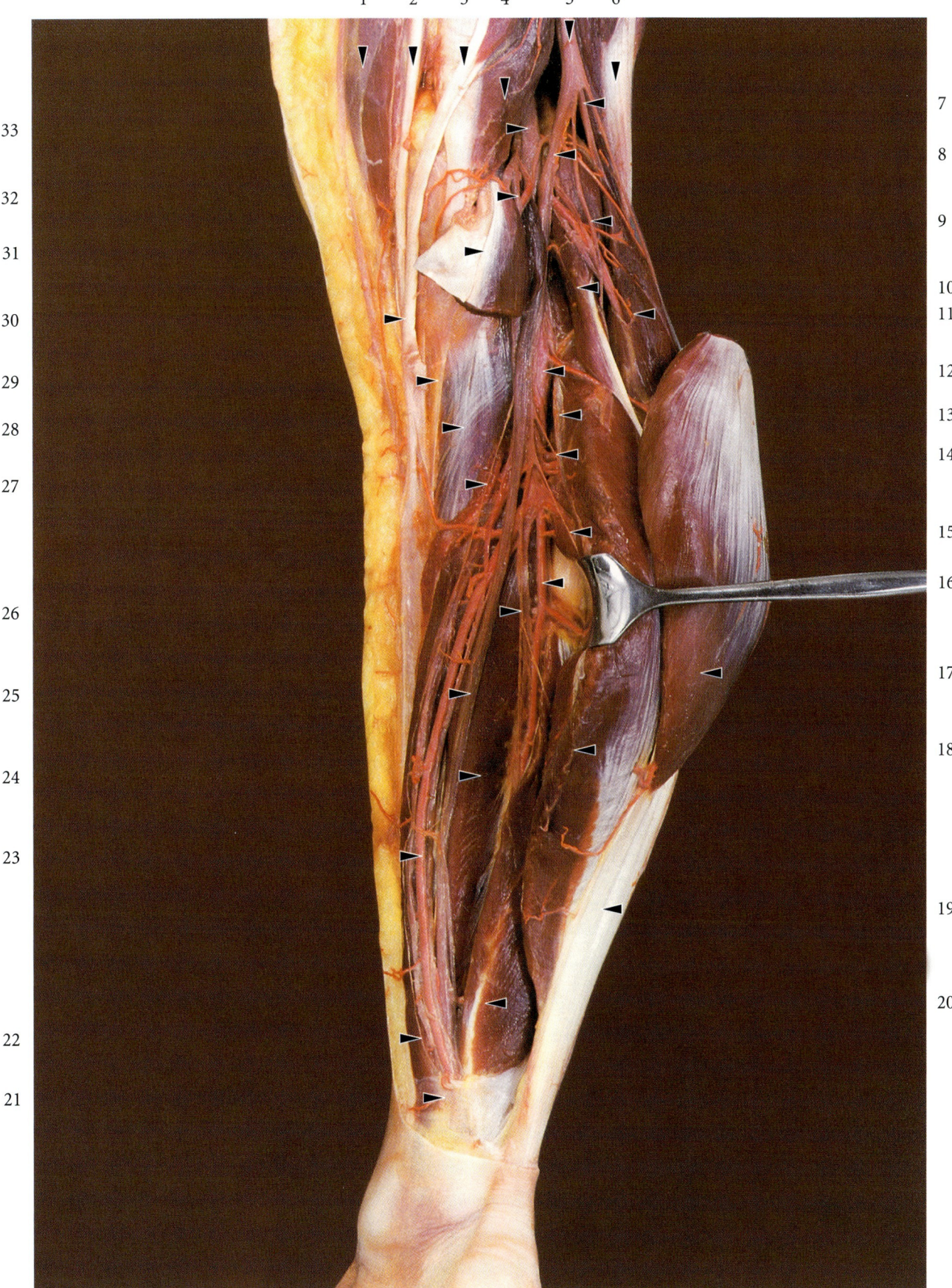

Abbildung 153   Regio cruris posterior 4

Nach *vollständiger Entfernung* des *Musculus triceps surae* sind die *Ursprünge* der Flexorengruppe an der *Fibula* genauer lokalisierbar. Die ganze *Hinterfläche* des *Caput fibulae* hinauf bis zum unteren Rand des *M. popliteus* benutzt der *Musculus soleus* als Ursprung, der sich nach unten entlang der *oberen zwei Drittel* des *Margo posterior* der *Fibula* hinzieht und dabei nur gelegentlich oben einen Teil der *Facies posterior* der *Fibula* freiläßt. Immer verbindet er sich mit dem *Septum intermusculare cruris posterius*, so daß besonders in der Nähe des Caput fibulae ein breiter *aponeurotischer Streifen* zwischen dem *Musculus soleus* und dem *Musculus fibularis longus* entsteht.

Der Ursprung des *Musculus flexor hallucis longus,* der fast überall die ganze Breite der *Fibula* hinten besetzt, reicht nach oben über das untere Ende des *Soleusursprunges* ein Stück weit hinaus und verdeckt alsbald die *Arteria fibularis*. Unten hebt sich seine *Sehne* etwas ab und bildet mit dem *Musculus flexor digitorum longus* einen durch die *Fascia cruris profunda* abgeschlossenen *Graben,* in welchem die *Arteria tibialis posterior* mit Begleitvenen und der *Nervus tibialis* liegen.

Vor dem *Musculus flexor hallucis longus* befindet sich der *Musculus tibialis posterior,* der die *Membrana interossea* hinten bedeckt und die *Niveaudifferenz* mit der *Facies posterior* der *Fibula* ausfüllt. Über die *Facies posterior* der *Tibia* erhebt er sich aber so weit, daß er einen *flächigen Kontakt* mit dem *Musculus flexor digitorum longus* erhält. Die vage *Abgrenzung* der beiden Muskeln verdeckt der *Nervus tibialis*.

Am *oberen Ende* der *Membrana interossea* und des *M. tibialis posterior* gelangt die *A. tibialis anterior* und ihre *Vene* nach vorn, und unterhalb davon überlagern *Venen-* und *Arterienäste* für den *M. soleus* den Abgang der *A. fibularis*.

1   Musculus sartorius
2   Sehne des Musculus semitendinosus
3   Sehne des Musculus semimembranosus
4   Nervus tibialis
5   Nervus fibularis communis
6   Musculus biceps femoris
7   Musculus plantaris
8   Arteria suralis mit Venae comitantes und Ramus muscularis
9   Musculus gastrocnemius – Caput laterale
10   Musculus popliteus
11   Ursprungsfeld des Musculus soleus
12   Arteria tibialis anterior
13   Septum intermusculare cruris posterius
14   Facies posterior der Fibula
15   Arteria fibularis
16   Musculus tibialis posterior
17   Arteria tibialis posterior
18   Nervus tibialis
19   Musculus flexor hallucis longus
20   Tendo calcaneus mit Sehne des Musculus plantaris
21   Fascia cruris profunda
22   Musculus flexor digitorum longus
23   Musculus flexor digitorum longus
24   Ramus muscularis zum Musculus flexor hallucis longus
25   Übergang des Pes anserinus (superficialis) in die Fascia cruris
26   Ursprung des Musculus soleus an der Linea musculi solei der Tibia
27   Fascia musculi poplitei mit Ausstrahlungen der Sehne des Musculus semimembranosus
28   Arteria poplitea
29   Vena poplitea
30   Musculus gastrocnemius – Caput mediale
31   Arteria suralis mit Venae comitantes und Ramus muscularis

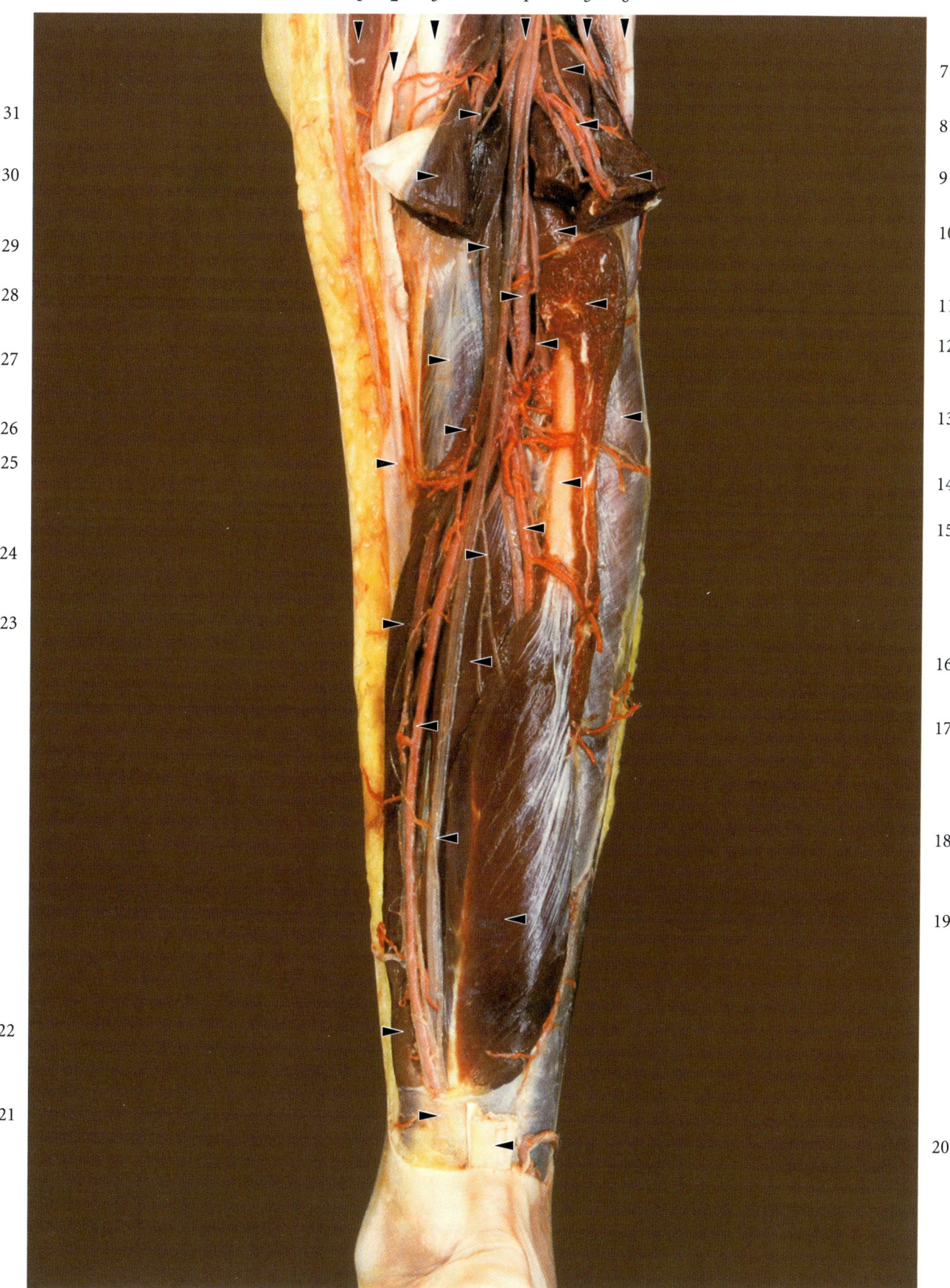

Abbildung 154   Regio cruris posterior 5

Die *Arteria fibularis* betritt im *Ursprungsbereich* des *Musculus flexor hallucis longus* einen *Kanal,* der die *Fibula* begleitet und von HYRTL Canalis musculoperoneus genannt wurde. Seine *Wände* werden durch die an der *Fibula* entspringende Muskulatur des *Musculus tibialis posterior* und den *zusätzlichen Ursprung* des *Musculus flexor hallucis longus* gebildet, der von der *Crista medialis* der *Fibula* über die *Vasa fibularia* auf den *sehnigen Ursprung* des *Musculus tibialis posterior* hinübergreift.

Der *obere* auf *Abb. 154 A* eröffnete *Teil* des *Kanals* ist mehr *fleischig.* Der *untere* auf *Abb. 154 B* zusätzlich eröffnete *Teil* zeigt dagegen rein *sehnige* Beschaffenheit. Am *unteren Ende* des *Kanals* zerfällt die *Arteria fibularis* in mehrere *Äste,* von denen ein stärkerer Ast als *Ramus perforans* die hintere Seite des Unterschenkels verläßt und zum *Fußrücken* zieht.

Die *Arteria fibularis* gibt neben ihren *Ästen* für die *benachbarte Muskulatur* mehrere starke *Gefäße* nach *lateral* ab, die hinter der Fibula das *Septum intermusculare cruris posterius* erreichen und sich an ihm in *Haut-* und *Stichgefäße* aufspalten. Die *Stichgefäße* durchsetzen das Septum und bilden die Hauptquelle für die *Blutversorgung* der *Musculi fibulares.*

Durch das Verlagern einer Begleitvene auf *Abb. 154 A* ist der Beginn der *A. tibialis anterior* mit dem Abgang des *Ramus circumflexus fibularis* sichtbar geworden.

Auf *Abb. 154 B* konnten die *Aa. inferior lateralis* und *inferior medialis genus* zur Ansicht gebracht werden, nachdem die Gastroknemiusstümpfe hinaufgeklappt worden sind.

Auf *beiden Abbildungen* ist eines der wenigen *tiefen Hauptlymphgefäße* des *tibialen Gefäß-Nervenstranges* mit einigen seitlichen Verbindungen dargestellt.

1   Sehne des Musculus semimembranosus
2   Nervus tibialis
3   Nervus fibularis communis
4   Nervus tibialis
5   Nervus fibularis communis
6   Vena poplitea
7   Arteria inferior lateralis genus
8   Arteria inferior medialis genus
9   Arteria recurrens tibialis posterior
10 Arteria poplitea
11 Ramus circumflexus fibularis
12 Faszie des Musculus popliteus mit dem Ausläufer der Sehne des M. semimembranosus
13 Ramus muscularis des Musculus flexor hallucis longus
14 Tiefes Hauptlymphgefäß
15 Arteria tibialis posterior
16 Arteria fibularis mit Venae comitantes
17 Musculus tibialis posterior
18 Musculus flexor hallucis longus
19 Nervus tibialis mit Gefäßen
20 Arteria tibialis posterior mit Venae comitantes
21 Sehne des Musculus plantaris
22 Tendo calcaneus
23 Vena saphena parva
24 Nervus suralis
25 Arteria tibialis posterior mit Venae comitantes
26 Nervus tibialis
27 Musculus flexor hallucis longus
28 Musculus tibialis posterior
29 Musculus flexor digitorum longus
30 Arteria fibularis mit Venae comitantes
31 Facies posterior der Fibula
32 Arteria tibialis posterior
33 Arteria tibialis anterior
34 Arteria poplitea
35 Nervus cutaneus surae medialis
36 Sehne des Musculus semitendinosus

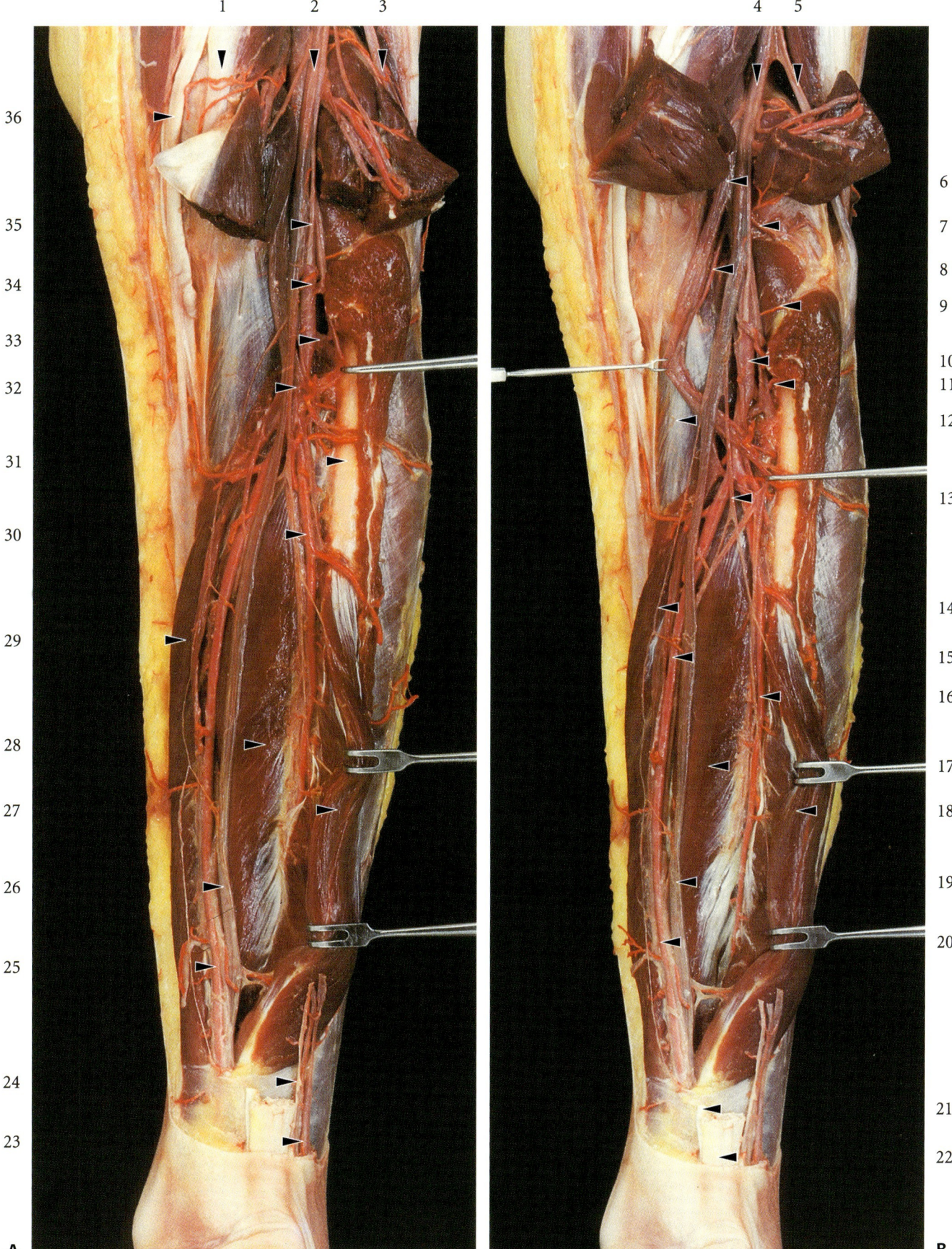

Abbildung 155 Medialer Bereich der Knie- und Unterschenkelgegend

Durch einen *Hautschnitt* hinter dem *Margo medialis* der *Tibia* wurde die *Vena saphena magna* und der *N. saphenus* aus der Subcutis und den Flachtunneln auspräpariert. In Anbetracht der *mageren Leiche,* bei der die in der Einleitung beschriebenen *Flachtunnel* nur wenig oder gar kein Fettgewebe enthalten, konnte die *Fascia superficialis* in der üblichen Weise dargestellt werden, so als ob sie überall die *Subcutis* nach der Tiefe hin begrenzen würde. Nur im ganz oberen Bereich, wo der *N. saphenus* unterhalb des *Pes anserinus* erscheint, ist der volle Eindruck des Flachtunnels erhalten geblieben.

Der *Nervus saphenus* gelangt unterhalb des *Musculus sartorius* an die Außenfläche der beiden unteren miteinander verwachsenen *Sehnen des Pes anserinus* und gibt den *Ramus infrapatellaris* ab. Der *N. saphenus* liegt dort schon sehr oberflächlich, ist aber noch von einer *Faszie* bedeckt, die sich *unterhalb* des *Pes anserinus* von dessen *Ausstrahlung* in die *Fascia cruris* abhebt und den geräumigsten Teil eines an sich bis zum Fuße hinabreichenden Flachtunnels bildet.

In diesem *Flachtunnel* liegt der durch ein Häkchen emporgehobene *Stamm des N. saphenus* und das *Hauptgefäß der V. saphena magna,* das an mehreren Stellen *Verbindungen* zu den *tiefen Venen des Unterschenkels* aufweist. Ein langes, oberflächlicher in der Subcutis verlaufendes *Gefäß der V. saphena magna* hat durch die *Aufspreizung* der *Haut* Nähe und Verlaufsrichtung des *Nervus saphenus* verloren.

Durch die *Fascia cruris* scheint das *Caput laterale* des *M. gastrocnemius* mit seinem Sehnenspiegel und der *M. soleus* hindurch. Der *Pes anserinus* strahlt nach unten in die *Fascia cruris* aus und verleiht ihr dort *aponeurotisches Aussehen.*

1 Musculus sartorius
2 Sehne des Musculus sartorius
3 Vena saphena magna
4 Sehnen des Musculus gracilis und Musculus semitendinosus
5 Teilungsast der Vena saphena magna
6 Nervus saphenus
7 Vorderer Schnittrand des Flachtunnels
8 Margo medialis der Tibia
9 Venenverbindung zur Tiefe
10 Flachtunnel für den Nervus saphenus und seine begleitende Vene – uneröffnet
11 Musculus soleus mit Fascia cruris
12 Ramus cutaneus cruris medialis
13 Musculus gastrocnemius – Caput mediale mit Fascia cruris
14 Faszienöffnung für die Verbindung von oberflächlichen und tiefen Venen
15 Teilungsast der Vena saphena magna mit oberflächlichem Zufluß
16 Schnittrand der Fascia cruris als Ausläufer des Pes anserinus
17 Faszienöffnung für die Verbindung von oberflächlichen und tiefen Venen
18 Ramus infrapatellaris des Nervus saphenus

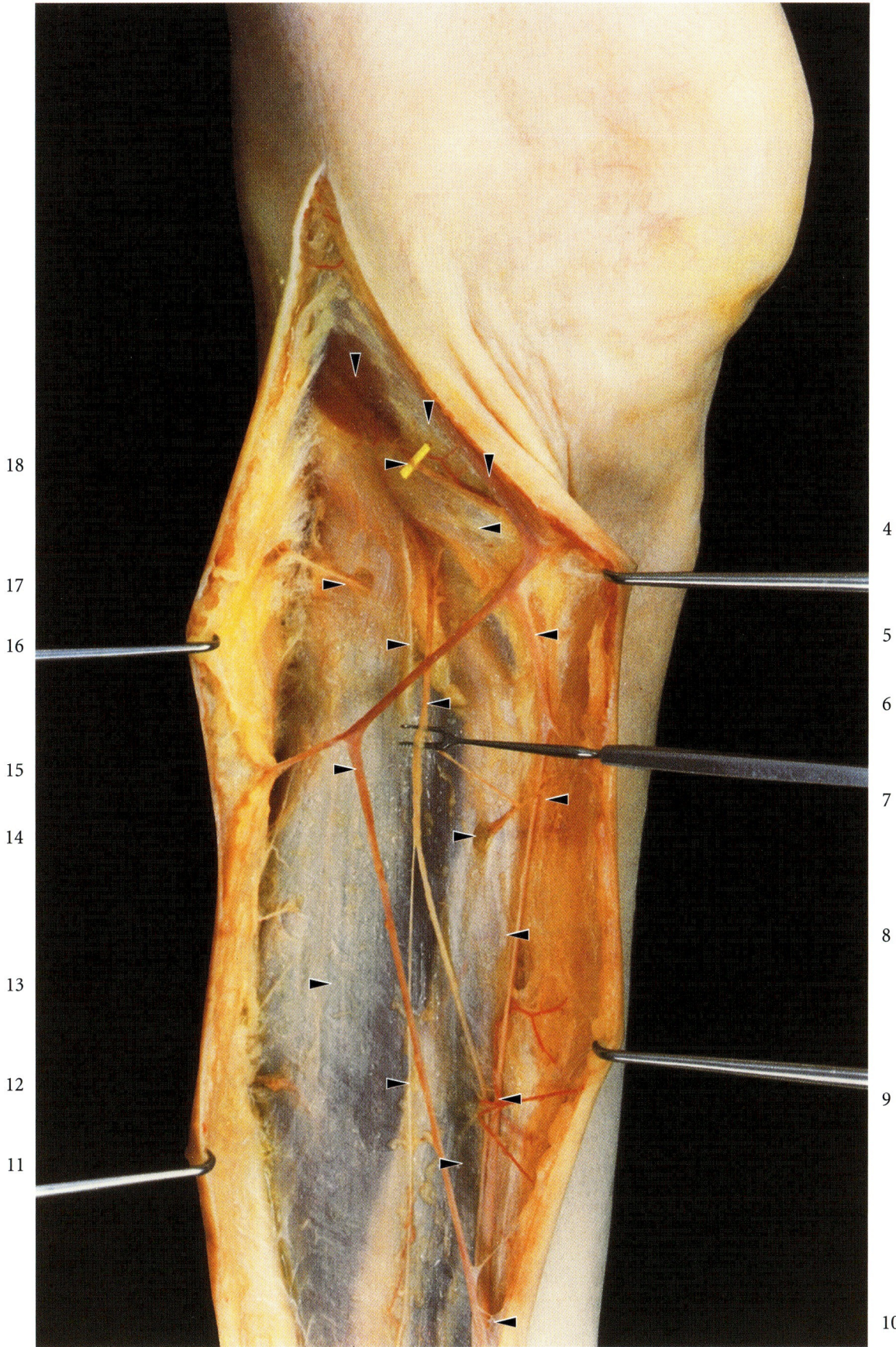

Abbildung 156   Regio retromalleolaris medialis

Die *Haut* mit der *Subcutis* wurde *oben* zwischen *Tibia* und medialer Fläche der *Wade* und *unten* zwischen *Malleolus medialis* und der *Achillessehne* von der *Fascia cruris* abpräpariert, die am *Margo medialis* der *Tibia* ansetzt und ihr mediales Ende findet.

Bei *Abb. 156 A* oben ist der *aufgeklappte Flachtunnel* mit dem *Hauptgefäß der V. saphena magna* und dem *Stamm des N. saphenus* dem vorderen *Haut-Subcutislappen* angelagert. Unten verschwinden diese beiden Inhaltsgebilde in dem noch geschlossenen Abschnitt des Flachtunnels. Das oberflächlichere lange Gefäß der *V. saphena magna* liegt in seinem *peripheren Bereich* direkt unter der *Cutis*. Eine breite *Verbindung* der *oberflächlichen* zu den *tiefen Unterschenkelvenen* durchsetzt die Fascia cruris vor dem an der Innenseite der *Achillessehne* auslaufenden *Musculus soleus*.

Distal vom Ursprung des *Musculus soleus* ist hinter der *Tibia* durch die *Fascia cruris* hindurch der *Musculus flexor digitorum longus* mit seiner Überkreuzung des *Musculus tibialis posterior*, dem *Chiasma crurale*, zu sehen.

Die *Fascia cruris* bildet an der *Tibia* mit der *Fascia cruris profunda* einen *gemeinsamen Streifen*, der sich zum Knöchel hin verbreitert. Bei *Abb. 156 B* wurde die *Fascia cruris* an der Stelle, wo sie selbständig ist, *abgetragen* und die Achillessehne, der *Tendo calcaneus*, mit der *Soleusmuskulatur* durch einen Haken *nach hinten gezogen*. In dem dadurch geschaffenen *Fenster* ist eine transparente *Fascia cruris profunda* zu sehen, die über dem Gefäßnervenstrang wiederum gefenstert wurde. In dem *tiefer liegenden Fenster* ist die *A. tibialis posterior* mit ihren *Begleitvenen*, ein *Lymphgefäß* und der *N. tibialis* dargestellt.

1 Musculus gastrocnemius – Caput mediale mit Fascia cruris
2 Musculus soleus mit Fascia cruris
3 Musculus flexor digitorum longus mit Fascia cruris
4 Fascia cruris profunda
5 Fascia cruris (superficialis) – Schnittrand
6 Musculus soleus und Tendo calcaneus
7 Musculus flexor hallucis longus
8 Tiefes Hauptlymphgefäß
9 Arteria tibialis posterior und Venae comitantes
10 Nervus tibialis
11 Subcutane Vene mit Abfluß zu den tiefen Venen
12 Malleolus medialis
13 Retinaculum musculorum flexorum – [Ligamentum laciniatum]
14 Malleolus medialis
15 Sehne des Musculus tibialis posterior mit Fascia cruris
16 Margo medialis der Tibia
17 Sehne des Musculus flexor digitorum longus
18 Stelle der Verbindung von Fascia cruris profunda mit der Fascia cruris (superficialis)
19 Faszienöffnung für die Verbindung von oberflächlichen mit tiefen Venen
20 Subcutane Vene mit Abfluß in die Tiefe
21 Musculus flexor digitorum longus mit Fascia cruris
22 Musculus soleus mit Fascia cruris
23 Nervus saphenus und Vena saphena magna (Hauptstämme)
24 Vena saphena magna – oberflächlicher Ast
25 Venenverbindung zur Tiefe
26 Ramus cutaneus cruris medialis des Nervus saphenus

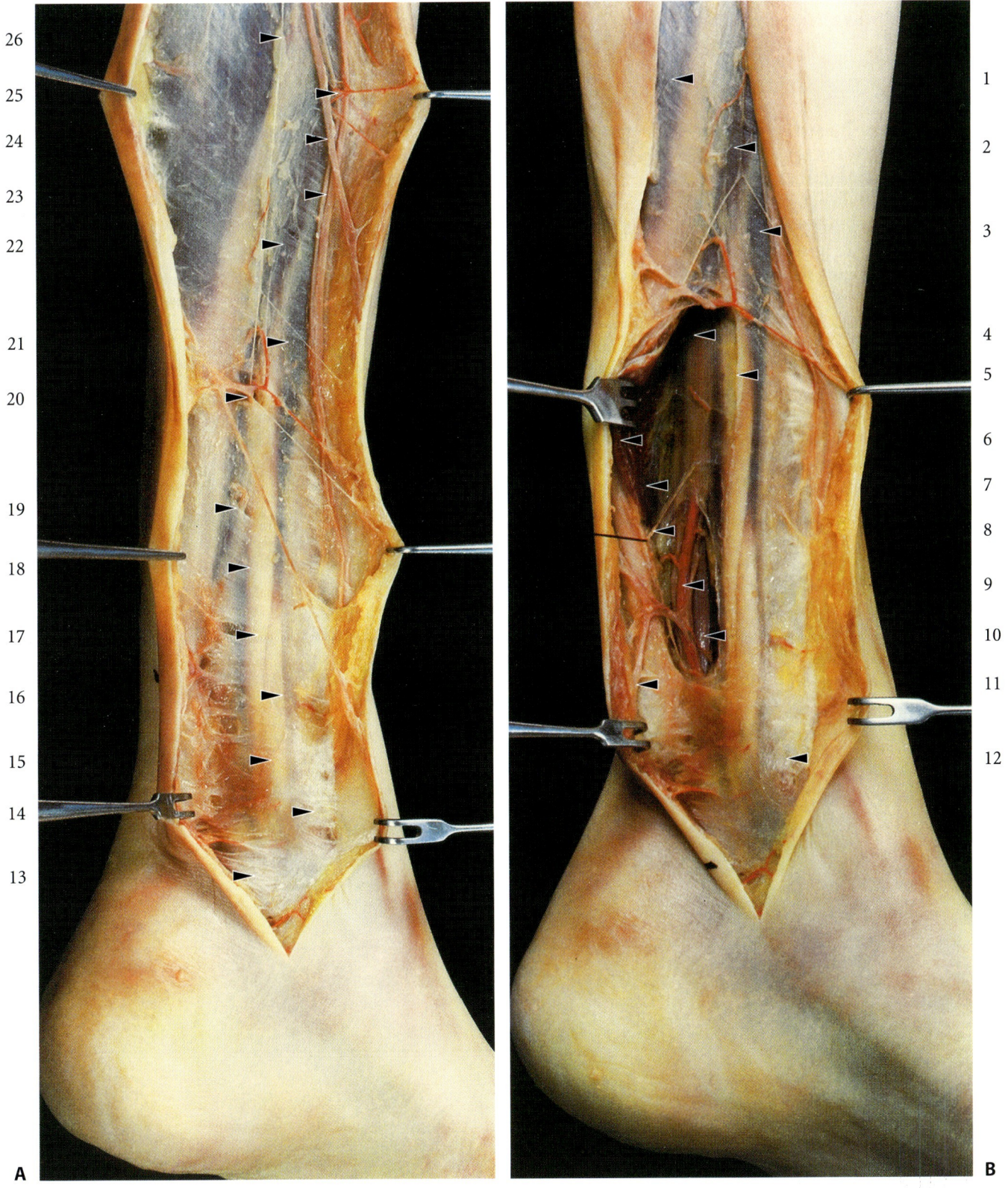

Abbildung 157   Regio cruris anterior 1

Die *Regio cruris anterior* ist wie die *posterior* nicht über den ganzen *Unterschenkel* ausgedehnt, weil diesen oben die *Regiones genus* und unten die *Regiones talacrurales* beanspruchen. Zur *Regio cruris anterior* gehört auch das *Gebiet* der *Mm. peronei*. Das hinter den Muskeln liegende *Septum intermusculare cruris posterius* bildet eine gute *Abgrenzung* zur *Regio cruris posterior*.

Die *Fascia cruris* umhüllt den ganzen Unterschenkel und ist an beiden *Septa intermuscularia cruris* angewachsen. Unterbrochen wird sie nur durch die *Facies medialis* der *Tibia*. Sie setzt daher am *Margo anterior* und *Margo medialis* der *Tibia* an. Nach unten geht sie *vor* den *beiden Malleolen* in die *Fascia dorsalis pedis* über, und *hinter ihnen* setzt sie sich in die *Retinacula musculorum flexorum* und *musculorum fibularium [peroneorum]* fort.

Hinter dem *Malleolus medialis* zeigt die *Fascia cruris* einen ähnlichen *filzigen*, schlecht zur Oberfläche abgrenzbaren *Übergang*, wie er *vorne* an ihren *oberen Ende* anzutreffen ist. Am unteren Rand des *medialen Tibiakondyls* beginnt sie zwar mit ihren *aponeurotischen Zügen* der *skelettergänzenden Faszie* für die *Streckmuskulatur*, wird aber ebenso wie am *Musculus peroneus longus* von filzigen Bindegewebsausläufern des *Kniegelenksband-* und *Sehnenapparates* ergänzt, die aus einer oberflächlichen Schicht des *Tractus iliotibialis*, dem *Retinaculum patellae laterale* und Austrahlungen der *Bizepssehne* hervorgehen. Diese nur künstlich zerlegbare *filzige Bindegewebsplatte* verbindet sich hinten mit den *Septum intermusculare cruris posterius* und hängt mit der *Fascia poplitea* zusammen. Dort bedeckt sie auch den *Nervus fibularis [peroneus] communis* auf seinem Weg zum und am *Collum fibulae*.

1 Septum intermusculare cruris posterius
2 Fibularisloge
3 Musculus soleus mit Fascia cruris
4 Septum intermusculare cruris anterius
5 Sehne des Musculus fibularis [peroneus] longus mit Fascia cruris
6 Nervus fibularis superficialis
7 Retinaculum musculorum fibularium [peroneorum] superius
8 Sehne des Musculus fibularis [peroneus] tertius mit Fascia cruris
9 Retinaculum musculorum extensorum superius
10 Sehne des Musculus extensor digitorum longus mit Fascia cruris
11 Sehne des Musculus tibialis anterior mit Fascia cruris
12 Margo anterior der Tibia
13 Fascia cruris – skelettergänzend über dem Musculus tibialis anterior
14 Fascia cruris – skelettergänzend über dem Musculus extensor digitorum longus
15 Condylus lateralis der Tibia (Tuberositas tractus iliotibialis)

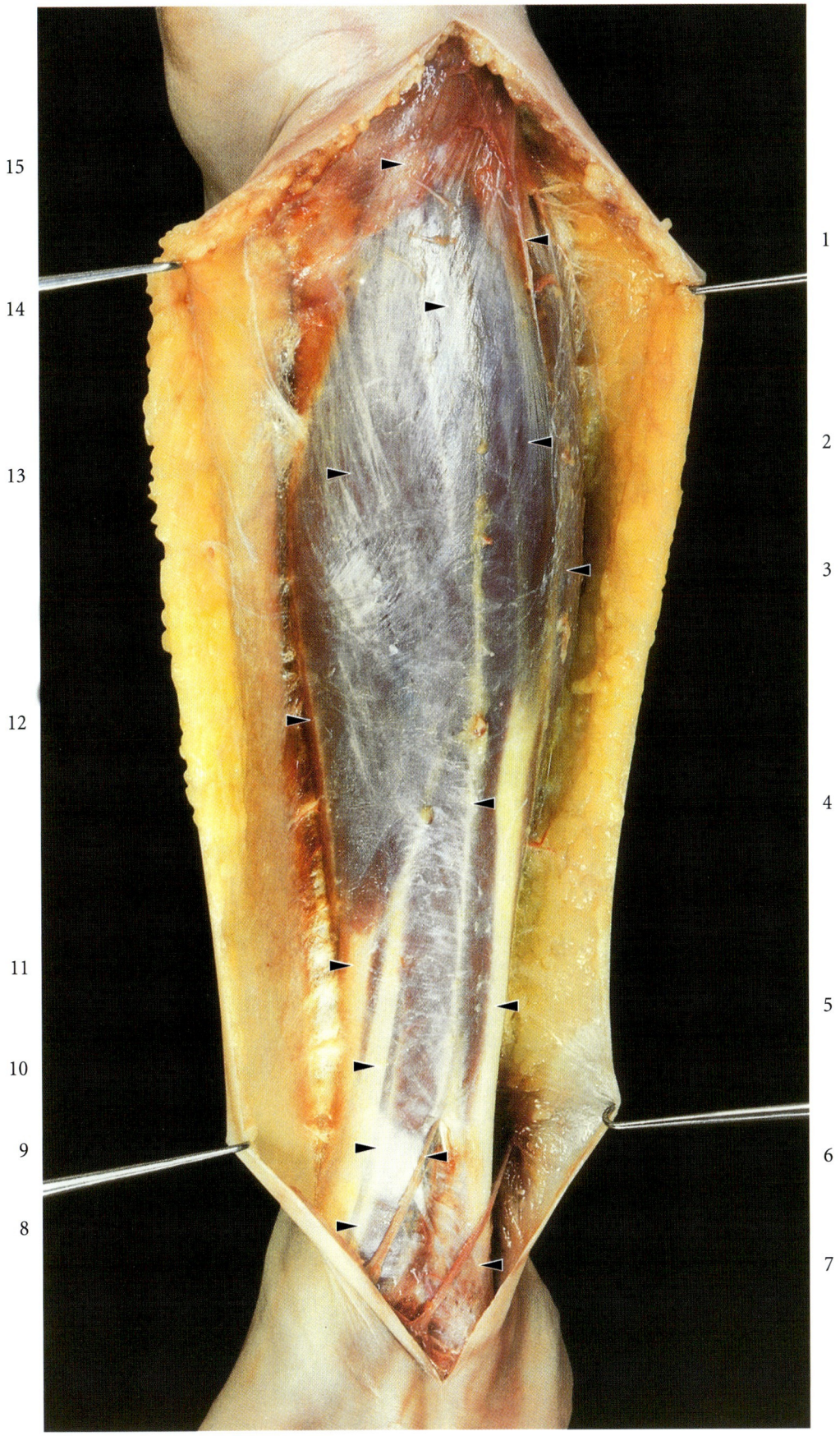

Abbildung 158   Regio cruris anterior 2

Die *Fascia cruris* wurde über der *Fibularisloge* entfernt. Die *Musculi fibulares [peronei]* entspringen nicht nur an der *Facies lateralis* der *Fibula*, sondern auch an den *Septa intermuscularia cruris*. Die *Sehne* des *M. fibularis [peroneus] longus* legt sich lateral an die *Sehne* des *M. fibularis [peroneus] brevis* und gelangt in der Höhe des *Malleolus lateralis* schließlich *hinter* die Sehne des *M. fibularis [peroneus] brevis*.

Der *M. fibularis [peroneus] longus* reicht mit seinem *Ursprung* nach vorn bis an die Unterseite des *Condylus lateralis tibiae* und bildet unterhalb des *Caput fibulae* einen mit dem oberen Ende des *Septum intermusculare cruris posterius* zusammenhängenden *Sehnenbogen*, der den Eintritt des *N. fibularis communis* in die Fibularisloge überbrückt.

In einer tiefen *Schicht* des *Musculus peroneus longus* verläuft der *Nervus fibularis superficialis* in der Nähe der *Fibula* nach abwärts und erscheint unterhalb des vorderen Ursprungs des *Musculus fibularis [peroneus] longus* zwischen der Muskulatur des *M. fibularis [peroneus] brevis* und der *Fascia cruris* nahe dem *Septum intermusculare cruris anterius*.

Er durchbricht die *Fascia cruris* im unteren Drittel des Unterschenkels und teilt sich in die *Nervi cutanei dorsales medialis* und *intermedius* für den Fuß. Natürlich begibt sich auch dieser Nerv nach seinem Durchtritt durch die Oberflächenfaszie in einen längeren *Flachtunnel*, der hier nicht dargestellt wurde, weil die *Bodenplatte* bis zum Tunnelbeginn *kräftig ausgebildet* ist und der Tunnelbeginn als *einfache Öffnung* in der *Fascia cruris* den üblichen Beschreibungen entspricht. Über die *Bodenplatte* verankert sich die *Verstärkung* der *Fascia cruris* als *Retinaculum musculorum extensorum superius* am *Margo anterior* der *Fibula*.

Oberhalb des *Malleolus lateralis* kreuzt ein nicht selten gesehener *Venenast* die Fibula, der das *Rete venosum dorsale pedis* mit der *V. saphena parva* verbindet.

1 Caput fibulae
2 Septum intermusculare cruris posterius
3 Ursprung des Musculus fibularis [peroneus] longus von der Fascia cruris
4 Musculus soleus mit Fascia cruris
5 Musculus fibularis [peroneus] longus
6 Nervus fibularis superficialis
7 Musculus fibularis [peroneus] brevis
8 Sehne des Musculus fibularis [peroneus] longus
9 Ansatz des Retinaculum musculorum extensorum superius an der Fibula
10 Retinaculum musculorum fibularium [peroneorum] superius
11 Nervi cutanei dorsales medialis et intermedius pedis
12 Retinaculum musculorum extensorum superius
13 Sehne des Musculus tibialis anterior
 – hinter der Fascia cruris
14 Margo anterior der Tibia
15 Fascia cruris – ohne Muskelursprünge
16 Fascia cruris – mit Muskelursprüngen (skelettergänzend)
17 Condylus lateralis der Tibia

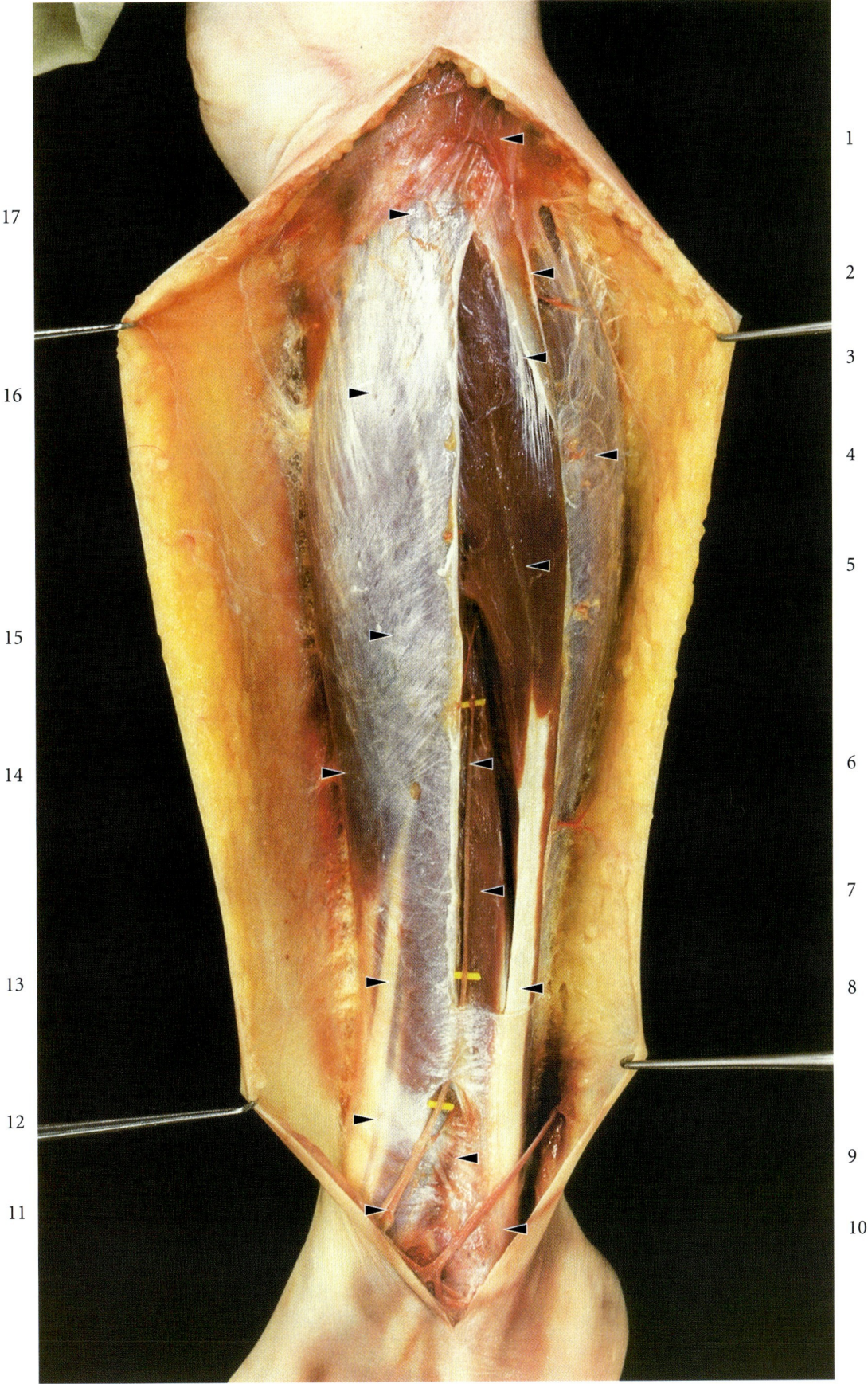

Abbildung 159   Regio cruris anterior 3

Die *Loge* der *Extensoren* am *Unterschenkel* wurde durch Entfernung der *Fascia cruris* eröffnet. Stehen gelassen wurde die Faszie, wo sie für den Ursprung der Muskulatur *skelettergänzend* ist und daher einen *aponeurotischen* Charakter besitzt. Am *unteren Ende* des Unterschenkels ist die *Faszie* wegen des *Retinaculum musculorum extensorum superius* erhalten worden. Vorn und hinten wird das *Faszienfenster* eingerahmt durch den *Margo anterior tibiae* und das *Septum intermusculare cruris anterius*.

Der *Musculus tibialis anterior* entspringt von der *Facies lateralis* der *Tibia*, der *Membrana interossea* und an der *Fascia cruris*. Seine *Sehne* hat im Bereich der *Retinacula* eine eigene *Sehnenscheide*, die durch die *Vorwölbungstendenz der Sehne* bei der Kontraktion des Muskels sehr exponiert ist.

Bei *forciertem Gehen* erleidet dieser Muskel eine besonders hohe *Beanspruchung*, weil er nicht allein für die rasche *Dorsalflexion* des Fußes nach der Abrollung, sondern auch für den *Vorschub* des *Unterschenkels* bei aufgesetztem Fuße zuständig ist. Ebenso sind die bei *Plattfüßen* auftretenden *Schienbeinschmerzen* auf seine Überbeanspruchung zurückzuführen.

Lateral des *Musculus tibialis anterior* sind die *Zehenstrecker* in der *Loge* untergebracht. Der *Musculus extensor digitorum longus* kommt vom *Condylus lateralis tibiae*, der *Membrana interossea*, der *Fibula* und dem *Septum intermusculare cruris anterius*. Mit dem *Musculus fibularis [peroneus] tertius* bildet der *M. extensor digitorum longus* ein *einheitliches Muskellager*, aus dem sich dessen *Sehne* erst ziemlich spät abspaltet. Viel früher deutet sich die *Aufgliederung* der *Sehne* des *M. extensor digitorm longus* für die *zweite Zehe* an.

In der *unteren Hälfte* des *Unterschenkels* erscheint an der Oberfläche zwischen dem *M. tibialis anterior* und dem *M. extensor digitorum longus* der *M. extensor hallucis longus* mit seiner Sehne.

1 Caput fibulae
2 Septum intermusculare cruris posterius
3 Musculus soleus mit Fascia cruris
4 Musculus fibularis [peroneus] longus
5 Septum intermusculare cruris anterius
6 Musculus fibularis [peroneus] brevis
7 Fascia cruris
8 Nervus fibularis superficialis
9 Retinaculum musculorum fibularium [peroneorum] superius
10 Retinaculum musculorum extensorum superius
11 Musculus extensor hallucis longus
12 Musculus tibialis anterior
13 Musculus extensor digitorum longus
14 Skelettergänzende Fascia cruris
15 Tuberositas tractus iliotibialis

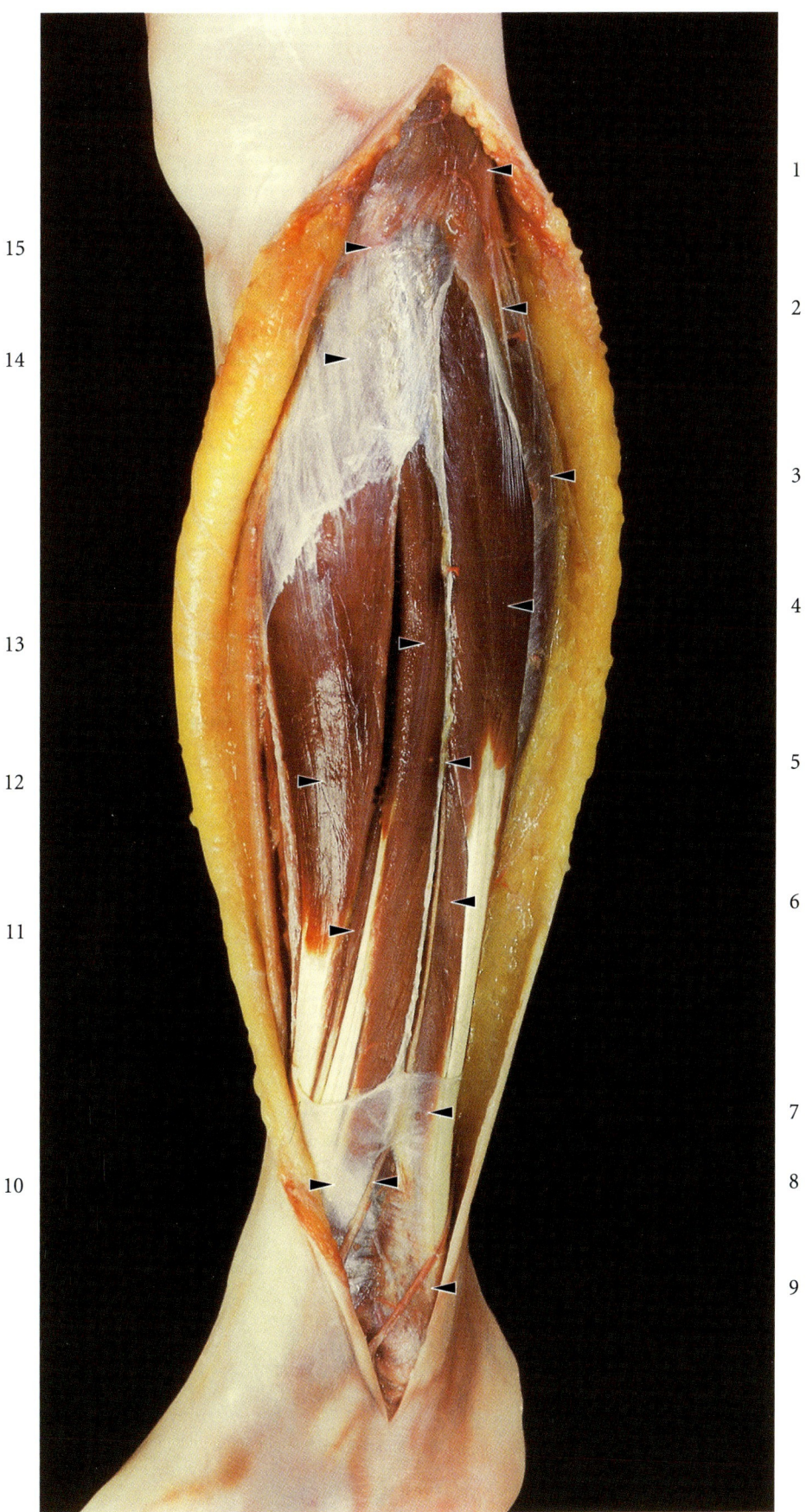

Abbildung 160   Regio cruris anterior 4

Zwischen dem *Musculus tibialis anterior* und den *langen Zehenstreckern* zieht die *Arteria tibialis anterior* mit ihren *Begleitvenen* der *Membrana interossea* angelagert nach abwärts.

Von den *langen Zehenstreckern* besetzt der *M. extensor digitorum longus* nur das obere Viertel der *Membrana interossea* lateral des Gefäßstranges. Unterhalb davon entspringt bereits der *M. extensor hallucis longus,* der die beiden mittleren Viertel des *lateralen Teils* der Membran beansprucht. Der *mediale Teil* der *Membrana interossea* gehört bis zu seinem unteren Viertel allein zum Ursprungsgebiet des *M. tibialis anterior*.

Bei *Abb. 160 A* wurde der *Zugangsweg zur Arteria tibialis anterior* entfaltet, ohne Muskulatur zu durchtrennen. Bei *Abb. 160 B* wurde die miteinander *verwachsene Muskulatur* der *Musculi tibialis anterior* und *extensor digitorum longus* durchtrennt, um bis an die Stelle zu gelangen, wo die *Arteria tibialis anterior* die Loge betritt. Die *Arteria tibialis anterior* versorgt die *ganze Extensorenloge* und gibt nach beiden Seiten nadelbaumartig *Äste für* ihre *Muskeln* ab.

Der auf der *Abb. 160 A* durch einen Faden angehobene *Nervus fibularis profundus* nähert sich hinter dem *Musculus extensor digitorum longus* – oberhalb des Ursprunges des *M. extensor hallucis longus* – der *Arteria tibialis anterior* von lateral und zieht mit ihr nach abwärts. Er *versorgt* mit mehreren dünnen Ästen die dortigen *Extensoren* und setzt sich, nachdem er meistens *die Arterie* ventral schräg *gekreuzt* hat, über den Fußrücken bis zu den zwei inneren Zehen fort.

Auf *Abb. 160 B* ganz oben ist gerade noch der Abgang der *Arteria recurrens tibialis anterior* zu sehen, die als erstes Gefäß die *Arteria tibialis anterior* verläßt, nachdem sie die *Öffnung* der *Membrana interossea* unterhalb des lateralen Tibiakondyls passiert hat. Etwas weiter unten wird sie von einem *direkten Muskelast* des *Nervus fibularis communis* für den *M. tibialis anterior* gekreuzt.

1   Arteria recurrens tibialis anterior – Abgang
2   Arteria tibialis anterior und Venae comitantes
3   Nervus fibularis profundus
4   Musculus extensor digitorum longus
5   Musculus peroneus [fibularis] longus
6   Septum intermusculare cruris anterius
7   Nervus fibularis profundus – Kreuzungsstelle
8   Musculus fibularis [peroneus] brevis
9   Nervus fibularis superficialis
10 Retinaculum musculorum fibularium [peroneorum] superius
11 Retinaculum musculorum extensorum superius
12 Sehne des Musculus tibialis anterior
13 Musculus extensor hallucis longus
14 Musculus fibularis [peroneus] brevis
15 Musculus extensor digitorum longus
16 Arteria tibialis anterior mit Venae comitantes
17 Membrana interossea cruris
18 Nervus fibularis profundus
19 Musculus tibialis anterior
20 Septum intermusculare cruris anterius
21 Musculus fibularis [peroneus] longus
22 Skelettergänzende Fascia cruris
23 Caput fibulae

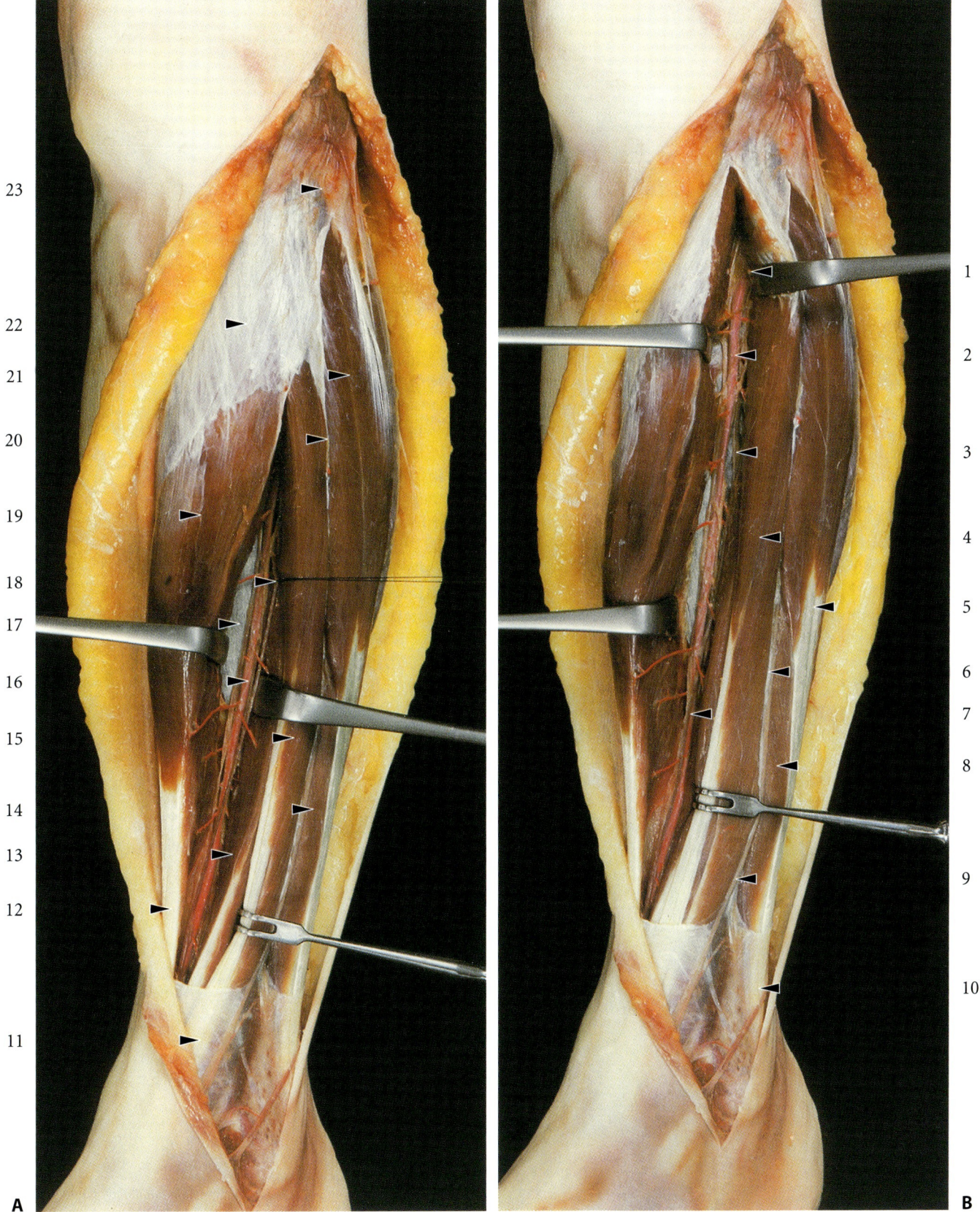

Abbildung 161 Regio cruris anterior 5

Die *Septa intermuscularia cruris* grenzen die *Loge* der *Musculi fibulares [peronei]* nach vorn und hinten ab. Das *Septum intermusculare cruris anterius* ist ausgespannt zwischen dem *Margo anterior* der *Fibula* und der *Fascia cruris*. Es wurde auf *Abb. 161 A* dadurch teilweise freigelegt, daß von ihm der *Musculus fibularis [peroneus] longus* abpräpariert wurde. Es bildet dort zwischen dem *M. fibularis [peroneus] longus* und dem *M. extensor digitorum longus* eine *intermuskuläre Ursprungsaponeurose*, die oberflächlich mit der *skelettergänzenden Faszie* zusammenhängt und mit ihr am *lateralen Tibiakondyl* ansetzt. Der nach hinten verzogene *M. fibularis [peroneus] longus* gewährt *Einblick* in die *Ursprungsgebiete* der *Musculi fibulares [perinei]* und die *Lage* des *Nervus fibularis superficialis*.

Die *Abb. 161 B* zeigt den *hinteren Ursprung* der *Musculi fibulares [perinei]* mit ihrer weit nach unten reichenden Ausdehnung. Oben ist *zwischen dem Musculus fibularis [peroneus] longus* und dem *Musculus soleus* wiederum eine breite *intermuskuläre Aponeurose* ausgebildet. Sie überbrückt mit einem *Sehnenbogen* den *Nervus fibularis communis* und setzt am *Caput fibulae* an. Über eine weite Distanz ist der *Musculus fibularis [peroneus] longus* dem *Septum intermusculare cruris posterius* allerdings nur angelagert. Die erkennbare *aponeurotische Struktur* des am *Margo posterior fibulae* verankerten *Septums* dient daher den *Ursprüngen* des *Musculus soleus* und des *Musculus flexor hallucis longus*.

Oberhalb des *Malleolus lateralis* endet das *Septum intermusculare cruris anterius*, und die *Fascia cruris* spaltet sich in die *Faszien* der *Streckerloge* und der *Peroneusloge* auf, die am vorderen und am hinteren lateralen Rand des *Malleolus lateralis* Ansatz gewinnen. Der *Malleolus lateralis* wird somit in diesem *Dreieck* nur mehr von *Haut* und einer sehr dünnen fettarmen *Subcutisschicht* bedeckt.

1 Tuberositas tractus iliotibialis
2 Austrittsöffnung der Fascia cruris für Äste des Nervus cutaneus surae lateralis
3 Septum intermusculare cruris posterius
4 Ast des Nervus cutaneus surae lateralis
5 Musculus soleus – bedeckt von Fascia cruris
6 Septum intermusculare cruris posterius (vordere Oberfläche)
7 Musculus fibularis [peroneus] longus – Ursprung an der Facies lateralis der Fibula
8 Margo posterior der Fibula
9 Nervus fibularis superficialis
10 Ramus der Arteria fibularis – Stichgefäß
11 Sehne des Musculus fibularis [peroneus] longus
12 Ramus perforans der Arteria fibularis
13 Ansatz des Retinaculum musculorum extensorum superius an der Fibula
14 Vene des Rete venosum dorsale pedis zur Vena saphena parva – »Knöchelvene«
15 Muskelfreies Dreieck der Fibula
16 Retinaculum musculorom extensorum superius
17 Sehne des Musculus fibularis [peroneus] longus
18 Musculus fibularis [peroneus] brevis
19 Sehne des Musculus extensor digitorum longus
20 Nervus fibularis superficialis
21 Septum intermusculare cruris anterius
22 Musculus fibularis [peroneus] longus – Knochenursprung an der Facies lateralis der Fibula
23 Ramus muscularis des Nervus fibularis superficialis für den Musculus fibularis [peroneus] brevis
24 Musculus extensor digitorum longus
25 Nervus fibularis superficialis beim Eintritt in den Musculus fibularis [peroneus] longus
26 Facies lateralis der Fibula
27 Musculus tibialis anterior
28 Musculus fibularis [peroneus] longus – abgelöster Ursprung vom Septum intermusculare cruris anterius
29 Caput fibulae

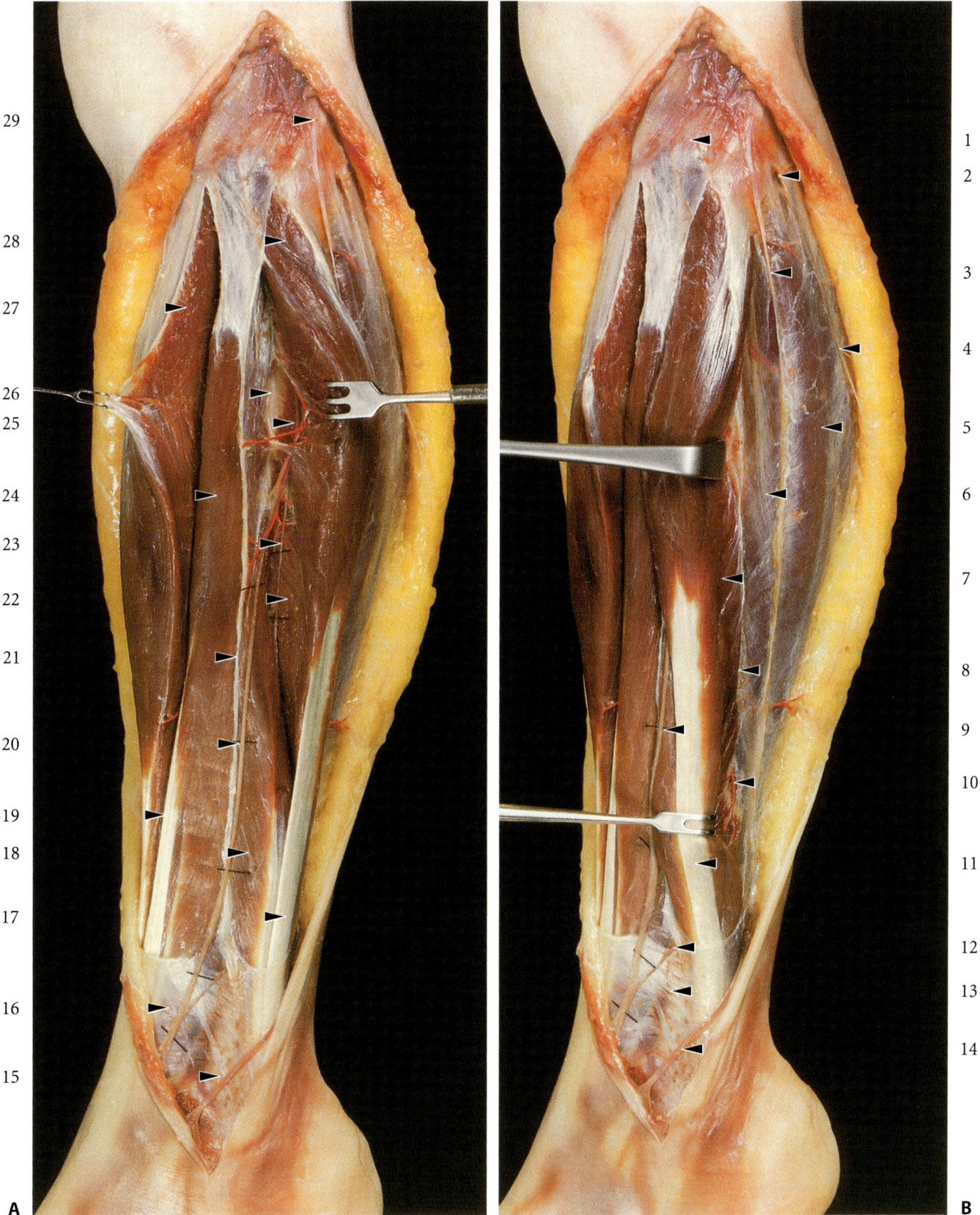

Abbildung 162 Regio cruris anterior 6

Die *Gefäßversorgung* der Fibularisloge (Peroneusloge) erfolgt im wesentlichen über die *Stichgefäße* der *A. fibularis*, welche das *Septum intermusculare cruris posterius* an seinem Ursprung vom *Margo posterior fibulae* durchsetzen. Der *Ramus circumflexus fibularis* der *A. tibialis posterior* ist gleichsam das oberste Stichgefäß des Septum intermusculare cruris posterius, das die Loge von hinten erreicht.

Nicht allzu selten gibt es aber auch, wie hier dargestellt, ein *stärkeres Gefäß*, das von vorn als *Ast* der *Arteria recurrens tibialis anterior* oder als *selbständiges Gefäß* der *Arteria tibialis anterior* die Loge betritt. Dieses Gefäß wurde von HYRTL als *Ramus fibularis arteriae tibialis anticae* bezeichnet und kann einen größeren Teil der Fibularismuskulatur versorgen.

Während der *Nervus fibularis profundus* der *Fibula* angelagert ist, verliert der *Nervus fibularis superficialis* sehr bald den unmittelbaren *Kontakt* zur *Fibula*. Er lagert sich zwischen den dünnen *Knochenursprung* des *M. fibularis [peroneus] longus* und seinen kräftigen *Ursprung* vom *Septum intermusculare cruris anterius* ein und gelangt mit ihm an die Oberfläche des *M. fibularis [peroneus] brevis*, dem er einen *Muskelast* abgibt. Bevor er im *unteren Drittel* des *Unterschenkels* die *Fascia cruris* der *Fibularisloge* durchbricht, verläuft er über eine weite Strecke an der *Oberfläche* des *Musculus fibularis [peroneus] brevis* in der *Nähe* des *Septum intermusculare cruris anterius*.

Die *A. recurrens tibialis anterior* zieht in der Tiefe der künstlich hergestellten Spalte zwischen dem *M. tibialis anterior* und dem *M. extensor digitorum longus* nach oben, versorgt dort die beiden Muskeln und beteiligt sich am *Rete articulare genus*, ebenso wie es die *A. recurrens tibialis posterior* von hinten unter besonderer *Versorgung* der *Articulatio tibiofibularis* tut.

Das relativ dichte *Rete articulare genus* hat seine Daseinsberechtigung sicher nicht durch die relativ anspruchslosen Gewebe der Gelenkskapsel und der Gelenksbänder, sondern speist über *periostale Gefäße* vor allem die *Epihysen* der *Gelenkskörper*. Einen ausreichenden *Kollateralkreislauf* für den Unterschenkel können die sonst so eindrucksvoll dargestellten *Anastomosen* der vielen *Kniegelenksarterien* bei *Unterbrechung* der *A. poplitea* oft nicht beistellen.

1. Nervus cutaneus surae lateralis – oberster Seitenast
2. Nervus fibularis profundus – unterster Ast
3. Ramus fibularis arteriae tibialis anticae (HYRTL): (Varietät)
4. Nervus fibularis superficialis – Ramus muscularis für den Musculus fibularis [peroneus] brevis
5. Septum intermusculare cruris anterius
6. Musculus fibularis [peroneus] longus – Knochenursprung an der Fibula
7. Nervus fibularis superficialis
8. Musculus fibularis [peroneus] brevis
9. Sehne des Musculus fibularis [peroneus] longus
10. Arteria fibularis – Ramus perforans
11. Retinaculum musculorum fibularium [peroneorum] superius
12. Sehne des Musculus fibularis [peroneus] tertius
13. Sehne des Musculus fibularis [peroneus] longus
14. Sehnen des Musculus extensor digitorum longus
15. Musculus fibularis [peroneus] brevis
16. Septum intermusculare cruris anterius
17. Musculus extensor digitorum longus
18. Musculus tibialis anterior
19. Facies lateralis fibulae
20. Septum intermusculare cruris anterius
21. Musculus fibularis [peroneus] longus
22. Septum intermusculare cruris posterius
23. Tuberositas tractus iliotibialis
24. Caput fibulae

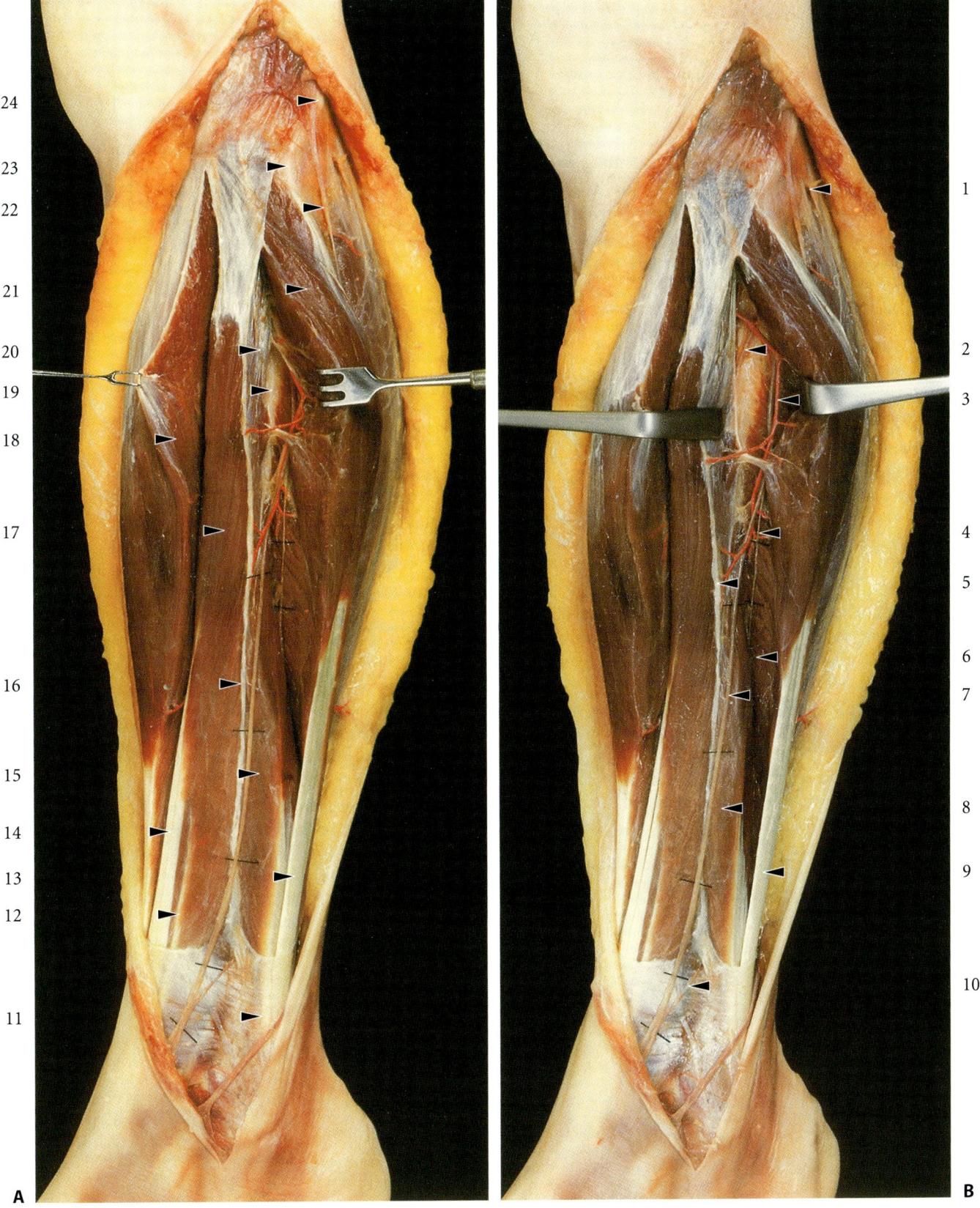

Abbildung 163 Dorsum pedis 1

Die *Fascia dorsalis pedis* setzt sich aus der *Fascia cruris* fort. Oberhalb und unterhalb des Überganges sind Verstärkungen ausgebildet, die als *Retinacula musculorum extensorum superius* und *inferius* bezeichnet werden.

Die über dem *Dorsum pedis* nur wenig Fett enthaltende *Tela subcutanea* geht an den beiden Fußrändern in das Fettgewebspolster der *Planta* über. Die *Lamina profunda strati subcutanei* ist mit der *Fascia dorsalis pedis* gut verwachsen und bildet gegen die Zehen hin eine von der Faszie nicht mehr unterscheidbare, *dünne Faszienschicht*, welche die *langen Extensorensehnen* unmittelbar bedeckt und die Hautnerven als *Nervi cutanei dorsales mediales* und *intermedius* des *Nervus fibularis superficialis* führt, bevor sie als *Nervi digitales dorsales pedis* zu den *Zehen* gelangen. Über dem *Metatarsus* wurde diese dünne Faszienschicht entfernt. Die ursprünglich eingelagerten Hautnerven sind dort unterlegt.

Das *Rete venosum dorsale pedis* liegt mit seinen dickeren Venen etwas *oberflächlicher* in der *Subcutis* und findet seinen *Abfluß* zur *Vena saphena parva*. Ein *Arcus venosus dorsalis pedis* war an diesem Fuß nicht ausgebildet, und eine starke *mediale Abflußvene* kreuzte den *lateralen Knöchel*. Ansonsten verhielt sich das *Rete venosum dorsale pedis* normal, indem es über *perforierende Äste,* von denen ein besonders *starker Ast* im *Spatium interosseum I* unterlegt ist und über *marginale Äste* neben den *Venae digitales dorsales pedis* reichlich Blut aus der *Planta pedis* übernimmt.

Durch einen Faden wird der *Nervus cutaneus dorsalis lateralis* des *Nervus suralis* abgespreizt, der auf nicht ganz ungewöhnliche Weise eine *Anastomose* mit dem *N. cutaneus dorsalis intermedius* eingeht.

1 Malleolus medialis
2 Retinaculum musculorum extensorum superius
3 Malleolus lateralis
4 Retinaculum musculorum fibularium [peroneorum] inferius
5 Nervus fibularis superficialis
6 Venenabfluß zur Vena saphena parva
7 Venenabfluß zur Vena saphena parva
8 Nervus cutaneus dorsalis lateralis
9 Nervus cutaneus dorsalis intermedius
10 Abflußvenen des Rete venosum dorsale mit einer subcutanen Verbindung zum Rete venosum plantare
11 Anastomose des N. cutaneus dorsalis lateralis zum N. cutaneus dorsalis intermedius
12 Sehne des Musculus fibularis [peroneus] brevis
13 Sehne des Musculus fibularis [peroneus] tertius
14 Tuberositas ossis metatarsi V
15 Musculus abductor digiti minimi
16 Fascia interossea dorsalis pedis
17 Venae metatarsales dorsales des Rete venosum dorsale pedis
18 Sehnen des Musculus extensor digitorum longus
19 Schnittrand der Fascia dorsalis pedis (superficialis)
20 Sehne des Musculus extensor hallucis longus
21 Tiefe Venenverbindung mit dem Rete venosum plantare
22 Anastomose des Nervus cutaneus dorsalis medialis mit dem Nervus fibularis profundus
23 Fascia dorsalis pedis (superficialis)
24 Musculi extensores hallucis brevis et digitorum brevis von Fascia dorsalis pedis bedeckt
25 Retinaculum musculorum extensorum inferius
26 Nervus cutaneus dorsalis medialis von Fascia dorsalis pedis bedeckt
27 Musculus tibialis anterior

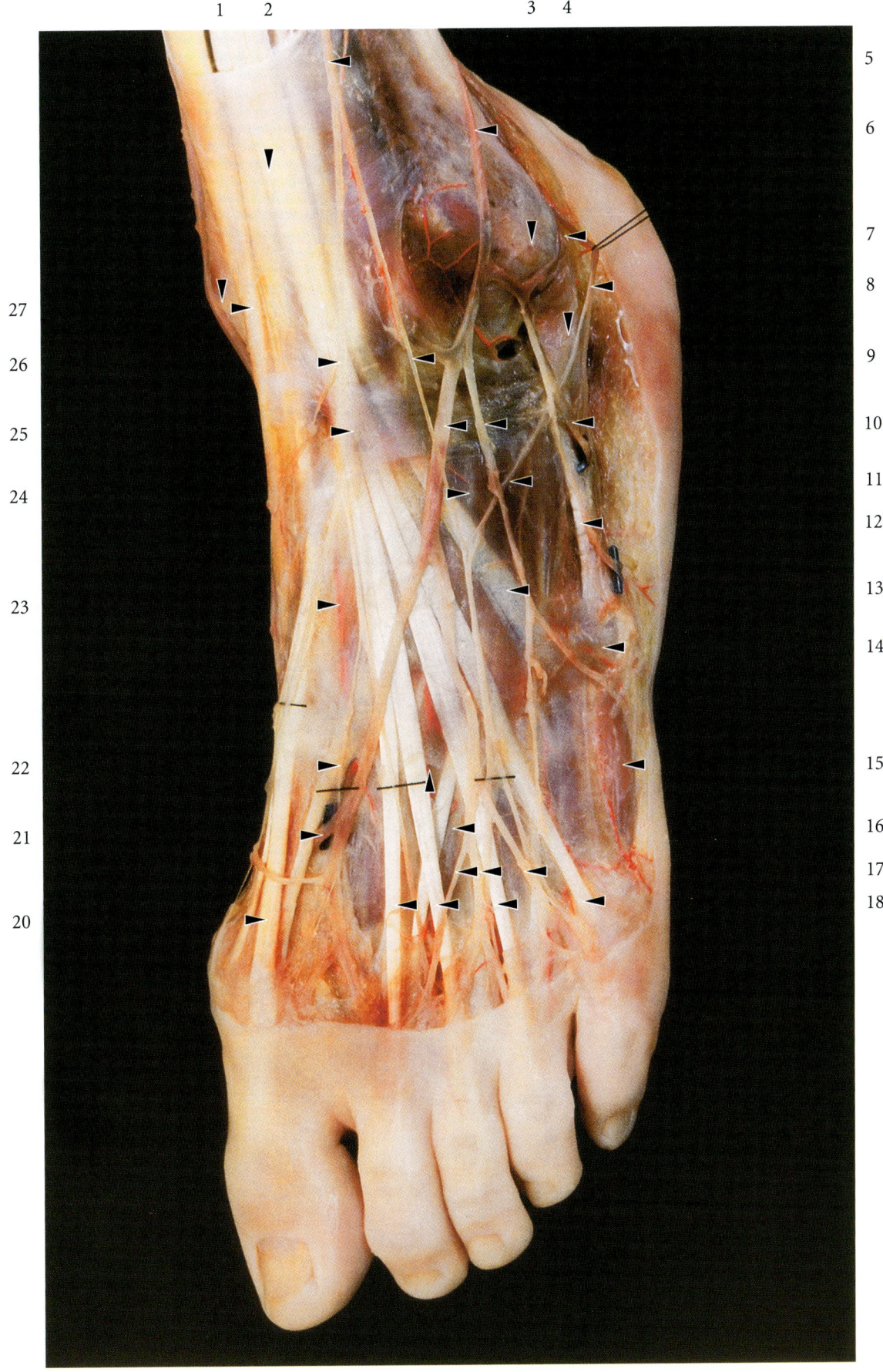

Abbildung 164 Dorsum pedis 2

Die unverstärkten Anteile der *Fascia dorsalis pedis* und der *Fascia cruris* wurden *entfernt*. Stehen geblieben sind somit die *Retinacula mm. extensorum superius* und *inferius,* von denen allein das untere dem *Dorsum pedis* angehört. Es wurzelt mit einem kräftigen Zug im *Sinus tarsi* am *Calcaneus* und verbindet sich mit dem *Retinaculum mm. fibularium [peroneorum] inferius.* Dieser *kräftige Zug* spaltet sich nach medial in *zwei dünnere Zügel* auf, von denen der *obere zum Malleolus medialis* und der *untere* ohne Knochenhaftung an die *Faszie* des *Musclus abductor hallucis* vor dem Os naviculare ausläuft. Ein oberer lateraler Zügel zur Fibula fehlt meistens.

Zwischen den *Sehnen* der *Musculi extensor digitorum longus* und *extensor hallucis longus* liegt die *Arteria dorsalis pedis*. Sie wird vom *Musculus extensor hallucis brevis* überkreuzt und vom sensiblen Endteil des *Nervus fibularis profundus* begleitet.

Die *Musculi interossei dorsales* werden von einer eigenen Faszie bedeckt, die als *Fascia interossea dorsalis pedis* der *Fascia dorsalis pedis* (superficialis) gegenübergestellt wird. Die *Faszien* begrenzen zusammen *mit dem Bandapparat* des Fußrückens einen *flachen Raum,* in welchem vor allem der *Musculus extensor hallucis brevis* und der *Musculus extensor digitorum brevis* liegen. Die beiden Muskeln entspringen gemeinsam am *vorderen Rand* des *Calcaneus*. Ihr *Muskelbauch* modelliert zwischen den *Sehnen* der *Musculi fibulares [perinei] tertius* und *brevis* die Oberfläche des Fußes.

Der *Musculus extensor digitorum brevis* geht in *drei Sehnen* über, die in die *Dorsalaponeurose* der *zweiten* bis *vierten Zehe* einstrahlen. Eine *Sehne* für die *fünfte Zehe* ist außerordentlich selten. Der *Musculus extensor hallucis brevis* setzt an der *Basis* der *Grundphalanx* der großen Zehe an.

1 Nervus fibularis superficialis
2 Venenabfluß zur Vena saphena parva
3 Nervus cutaneus dorsalis intermedius
4 Venenabfluß zur Vena saphena parva
5 Nervus cutaneus dorsalis lateralis
6 Subcutane Venenverbindung mit dem Rete venosum plantare
7 Musculus extensor digitorum brevis
8 Anastomose des N. cutaneus dorsalis lateralis mit dem N. cutaneus dorsalis intermedius
9 Sehne des Musculus fibularis [peroneus] brevis
10 Rete venosum dorsale pedis
11 Tuberositas ossis metatarsi V
12 Arteria metatarsalis dorsalis des Spatium interosseum IV
13 Venae metatarsales dorsales
14 Subcutane Venenverbindung mit dem Rete venosum plantare
15 Tiefe Venenverbindung mit dem Rete venosum plantare
16 Nervus fibularis profundus
17 Musculus extensor hallucis brevis
18 Arteria dorsalis pedis
19 Sehne des Musculus extensor hallucis longus
20 Sehnen des Musculus extensor digitorum longus
21 Sehne des Musculus fibularis [peroneus] tertius
22 Retinaculum musculorum extensorum inferius
23 Nervus cutaneus dorsalis medialis
24 Sehne des Musculus tibialis anterior
25 Retinaculum musculorum extensorum superius
26 Vena saphena magna

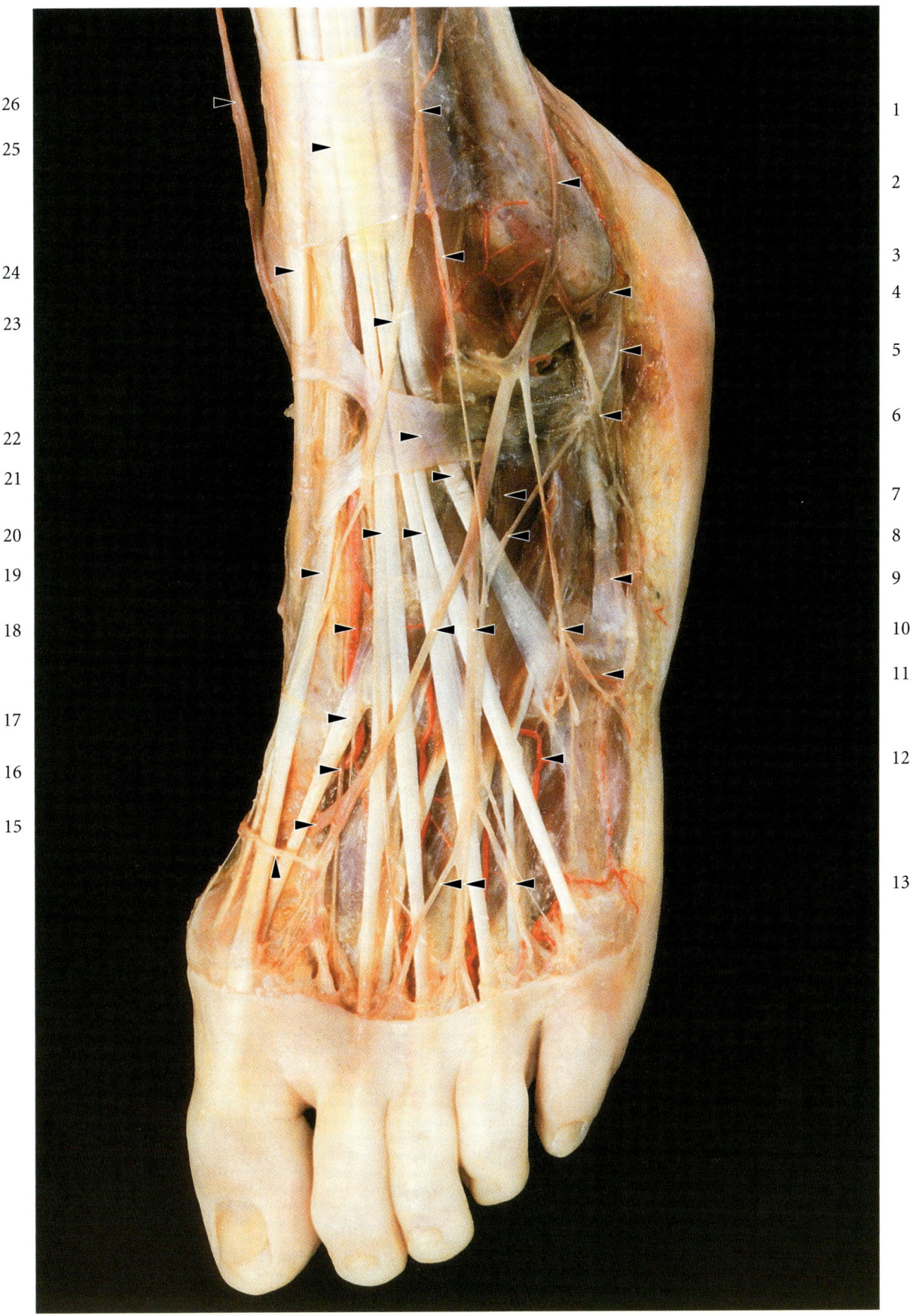

Abbildung 165   Dorsum pedis 3

Reseziert wurden die *Sehnen* des *Musculus extensor digitorum longus* sowie die *Musculi extensores digitorum brevis* und *hallucis brevis*. Zwischen den *Sehnen* des *Musculus extensor hallucis longus* und des *Musculus fibularis [peroneus] tertius* sind die *Fußgelenke* mit Kapseln und dorsalen Bändern zu sehen.

Angelagert an die *Gelenkskapsel* der *Articulatio talacruralis* gelangt *die Arteria tibialis anterior* zum *Dorsum pedis* und nimmt den Namen *Arteria dorsalis pedis* an. Über den *Hals* des *Talus* gibt sie die *Arteria tarsalis lateralis* ab, die mit der *Arteria arcuata* anastomosiert. Die *A. arcuata* wiederum entläßt die *Arteriae metatarsales dorsales,* die sich im Bereich der Zehengrundgelenke in die *Arteriae digitales dorsales* aufteilen. Eine *Arteria metatarsalis dorsalis* des *ersten Zwischenknochenraums* war nicht ausgebildet, so daß die dortigen *Arteriae digitales dorsales* über den distalen *Ramus perforans* von *plantar* gespeist werden.

Die *Arteriae metatarsales dorsales* haben *proximale* und *distale Rami perforantes,* die durch die *Spatia interossea* Verbindungen zu den *plantaren Aa. metatarsales* herstellen. Der *proximale Ramus perforans* im *Spatium interosseum I* wird als *A. plantaris profunda* der *A. dorsalis pedis* bezeichnet. Sie geht in der *Planta* in den *Arcus plantaris* über. Alle *Rami perforantes* haben *Begleitgefäße,* die wie die *Gefäßkanäle* dazu beitragen, daß *entzündliche Prozesse* der *Planta* oft nur am Dorsum in Erscheinung treten.

Die *Arteria dorsalis pedis* wird, meistens an der medialen Seite, vom *Nervus fibularis profundus* begleitet, nachdem er einen *Ast zu den kurzen Zehenstreckern* abgegeben hat. Er versorgt sodann die *Haut* der einander zugewendeten Seiten der *ersten* und *zweiten Zehe*.

1   Sehne des Musculus extensor digitorum longus
2   Nervus fibularis superficialis
3   Malleolus lateralis
4   Sehne des Musculus fibularis [peroneus] brevis
5   Retinaculum musculorum fibularium [peroneorum] inferius
6   Arteria tarsalis lateralis
7   Musculus extensor digitorum brevis
8   Nervus fibularis profundus – Ramus muscularis zu den Mm. extensores hallucis brevis und digitorum brevis
9   Musculus fibularis [peroneus] tertius
10 Tuberositas ossis metatarsi V
11 Arteriae metatarsales dorsales und Rami perforantes proximales et distales
12 Sehne des Musculus extensor digitorum longus (für den Digitus minimus)
13 Sehnen des Musculus extensor digitorum brevis
14 Arteria arcuata
15 Aponeurosis dorsalis
16 Sehne des Musculus extensor hallucis longus
17 Sehnen des Musculus extensor digitorum longus
18 Abspaltung der Sehne des Musculus extensor hallucis longus (häufige Varietät)
19 Arteria plantaris profunda
20 Sehne des Musculus extensor hallucis longus
21 Nervus fibularis profundus
22 Tuberositas ossis navicularis
23 Arteria dorsalis pedis
24 Sehne des Musculus tibialis anterior
25 Arteria tibialis anterior
26 Capsula articularis der Articulatio talocruralis mit Arteria malleolaris anterior medialis
27 Malleolus medialis
28 Retinaculum musculorum extensorum superius

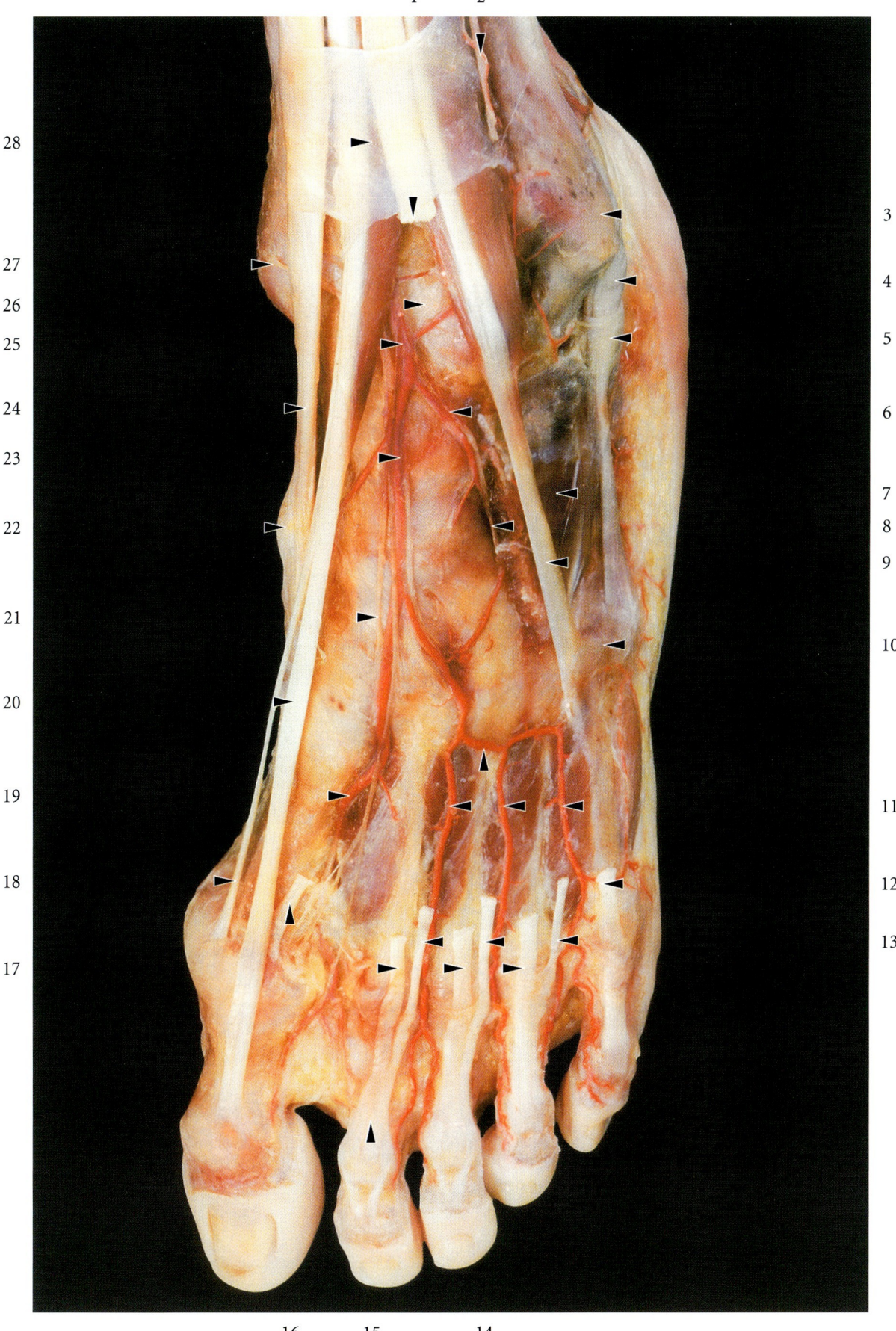

Abbildung 166   Dorsum pedis 4

Die Abbildung zeigt eine *Varietät* der *Arterien* des *Dorsum pedis* und der *sensiblen Nervenversorgung* der *Zehen*. Durch einen bogenförmigen Plastikstab sind die drei *Nervi cutanei dorsales* und in der Mitte ein *atypischer zusätzlicher Ast* des *Nervus fibularis profundus* abgehoben. Dieser zusätzliche Ast erscheint am unteren Rande des *Musculus extensor hallucis brevis* und zieht mit seinen beiden Ästen zu den einnander zugewendeten Rändern der *zweiten* und *dritten Zehe*.

Der auch *normalerweise* vorhandene Teil des *Nervus fibularis profundus* ist unterhalb der *Sehne* des *Musculus extensor hallucis brevis* dargestellt und mit einem Stäbchen unterlegt. Er verbindet sich mit einem *Ast* des *Nervus cutaneus dorsalis medialis*, mit dem er das Gebiet zwischen der *ersten* und *zweiten Zehe* erreicht. Die *Übernahme* des *Versorgungsgebietes* zwischen der *zweiten* und *dritten Zehe* durch den *Nervus fibularis profundus* ist eine *atavistische Form* und tritt nur gelegentlich auf.

Eine regelrechte *Arteria dorsalis pedis* ist an typischer Stelle nicht ausgebildet. Die *Arteria metatarsalis dorsalis* des *Spatium interosseum I* wird über ihren *proximalen Ramus perforans* von der Planta her ersetzt (siehe auch Abb. 167). In solchen und ähnlichen nicht allzu seltenen Fällen ist die *Arteria dorsalis pedis* oft als Fortsetzung des *Ramus perforans* der *A. fibularis* nach lateral verlagert.

Das *Rete venosum dorsale pedis* hat an diesem Fuß einen gut ausgebildeten *Arcus venosus dorsalis pedis*, der seinen *Abfluß* zu beiden *Venae saphenae* findet. Hinter dem *lateralen Knöchel* ist der *Nervus cutaneus dorsalis lateralis* aus dem *Nervus suralis* angehoben, der an den Beginn der *V. saphena parva* angelagert ist.

1 Retinaculum musculorum extensorum superius
2 Vena saphena magna
3 Nervus fibularis superficialis
4 Nervus cutaneus dorsalis medialis
5 Nervus saphenus – ein vorderes tiefes Seitenästchen
6 Nervus saphenus – Anastomose
7 Nervus cutaneus dorsalis medialis
  – Anastomose mit dem N. fibularis profundus
8 Nervus fibularis profundus
9 Arteria perforans proximalis I
10 Arteria metatarsalis dorsalis I
11 Arteria digitalis dorsalis (medialis digiti secundi)
12 Arteria digitalis dorsalis (lateralis hallucis)
13 Rete venosum dorsale pedis – Arcus venosus dorsalis
14 Venae metatarsales dorsales
15 Arteriae digitales dorsales
  (lateralis digiti quarti et medialis digiti minimi)
16 Arteriae metatarsales dorsales
17 Ast des Nervus fibularis profundus (seltene Varietät)
18 Verbindungsvene zwischen Rete venosum plantare und Rete venosum dorsale
19 Fascia dorsalis pedis
20 Ramus communicans des N. cutaneus dorsalis lateralis zum N. cutaneus dorsalis intermedius
21 Retinaculum musculorum extensorum inferius
22 Verbindungsvene zwischen Rete venosum plantare und Rete venosum dorsale
23 Nervus cutaneus dorsalis lateralis
24 Nervus cutaneus dorsalis intermedius
25 Vena saphena parva
26 Nervus suralis

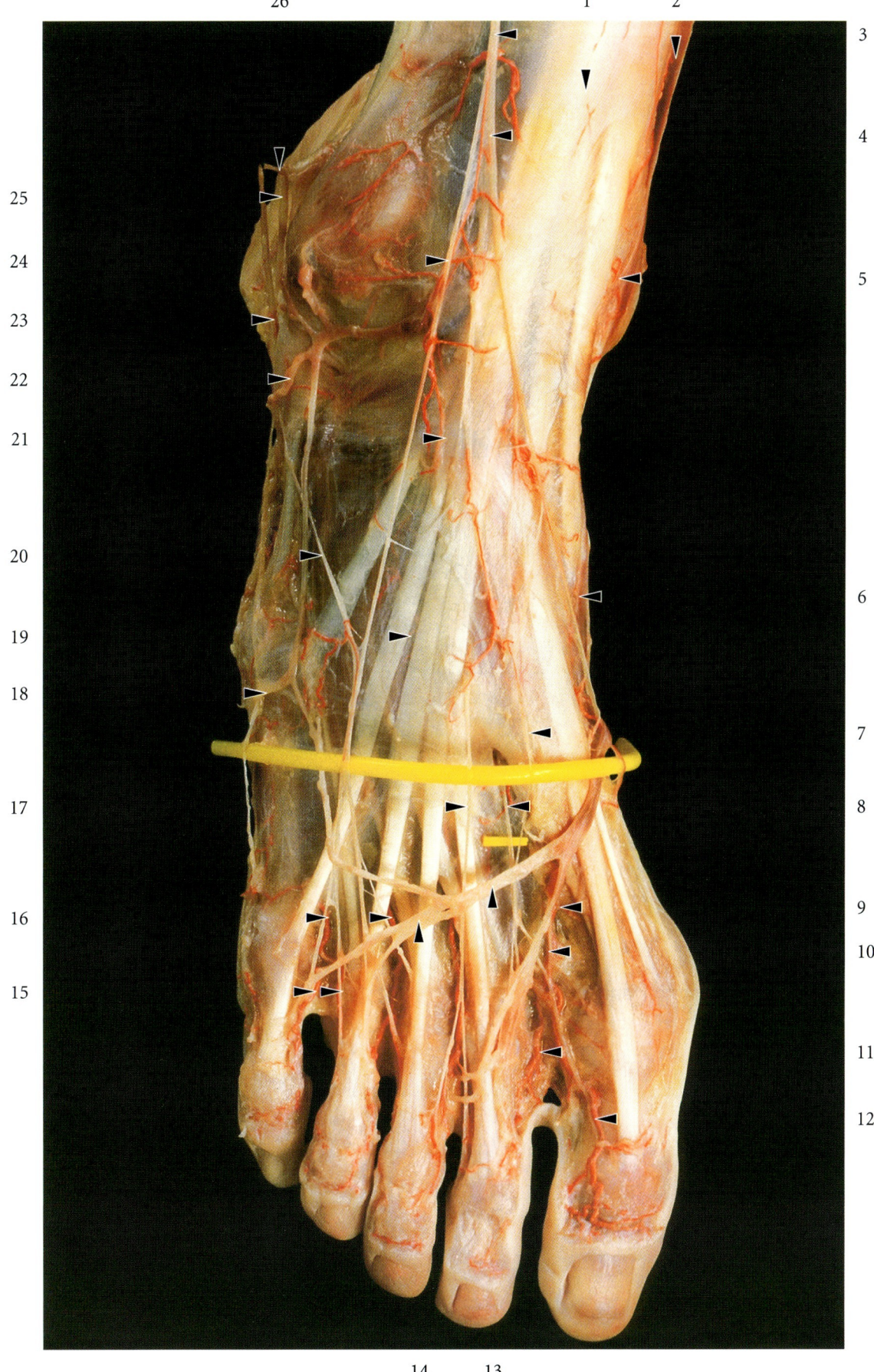

Abbildung 167   Dorsum pedis 5

Nach Entfernung der dünnen Faszienanteile wurden die *Sehnenscheiden* des *Dorsum pedis* eröffnet und Sonden bis an ihre Grenzen vorgeschoben. Die *Sehnenscheide* des *Musculus tibialis anterior* reicht demnach weiter nach proximal als bei dem folgenden Injektionspräparat, wohingegen die *Sehnenscheide* des *Musculus extensor hallucis longus* gegenüber dem Vergleichspräparat erst etwas distaler beginnt. Solche deutlichen aber immerhin geringfügigen *Differenzen* sind als *normale Schwankungsbreite* aufzufassen. Das *distale Ende* der Sehnenscheide des *Musculus extensor hallucis longus* überschreitet allerdings seinen *normalen Platz* an der *Basis* des *Os metatarsi I* nicht allzu selten recht beachtlich.

Gelb unterlegt sind die beiden *Äste* des *N. fibularis profundus,* der *atypisch* auch die einander zugewendeten Ränder der *zweiten* und *dritten Zehe* versorgt. Die Beschreibung dieser *Varietät* wurde schon bei Abb. 166 gegeben.

Wie bei der vorhergehenden Abbildung gehen die *Streckersehnen* in die *Dorsalaponeurosen* der *Zehen* über, die einen ähnlichen Aufbau wie an den Fingern zeigen. Im Bereich der *Dorsalaponeurose* weichen die *langen Streckersehnen* über den *Mittelgelenken* der *Zehen* mit ihrem *Hauptfaseranteil* auseinander, und die dadurch entstandenen Randstreifen konvergieren dann wieder, um an der Basis der *Endphalanx* anzusetzen. Der *verdünnte mittlere Teil* wird bis zur *Basis* der *Mittelphalanx* durch die *kurzen Strecker* verstärkt, die dort ihren wesentlichen *Ansatz* finden. Die in den seitlichen Rand der Dorsalaponeurose einstrahlenden *Mm. interossei* und *Mm. lumbricales* sind an diesem Präparat durch Fettgewebe verdeckt.

An der *Großen Zehe* ist keine *Dorsalaponeurose* ausgebildet. Als *phylogenetisches Rudiment* einer *Mehrstrahligkeit* kommt öfter die auch hier vorhandene *Abspaltung* der *Sehne* des *M. extensor hallucis longus* zur Gelenkskapsel des Großzehengrundgelenkes vor (s. auch Abb. 165).

1. Vagina tendinis musculi tibialis anterioris (proximales Ende)
2. Retinaculum musculorom extensorum superius
3. Vagina tendinum m. extensoris digitorum pedis longi (proximales Ende)
4. Sehne des Musculus tibialis anterior
5. Sehnen des Musculus extensor digitorum longus
6. Retinaculum musculorum extensorum inferius
7. Vagina tendinis m. tibialis anterioris (distales Ende)
8. Vagina tendinis m. extensoris hallucis longi (proximales Ende)
9. Vagina tendinum m. extensoris digitorum pedis longi (distales Ende)
10. Vagina tendinis m. extensoris hallucis longi (distales Ende)
11. Sehne des Musculus extensor hallucis brevis
12. Nervus fibularis profundus
13. Abspaltung der Sehne des M. extensor hallucis longus (häufige Varietät)
14. Ast des Nervus fibularis profundus (seltene Varietät)
15. Insertio des Musculus extensor hallucis longus an der Basis der Phalanx distalis hallucis
16. Aponeurosis dorsalis des Digitus tertius pedis
17. Sehnen des Musculus extensor digitorum brevis
18. Tuberositas ossis metatarsi V
19. Musculus extensor digitorum brevis
20. Sehne des Musculus fibularis [peroneus] brevis
21. Vagina communis tendinum musculorum fibularium [peroneorum]
22. Musculus fibularis [peroneus] tertius
23. Malleolus lateralis
24. Muskelfreies Dreieck der Fibula

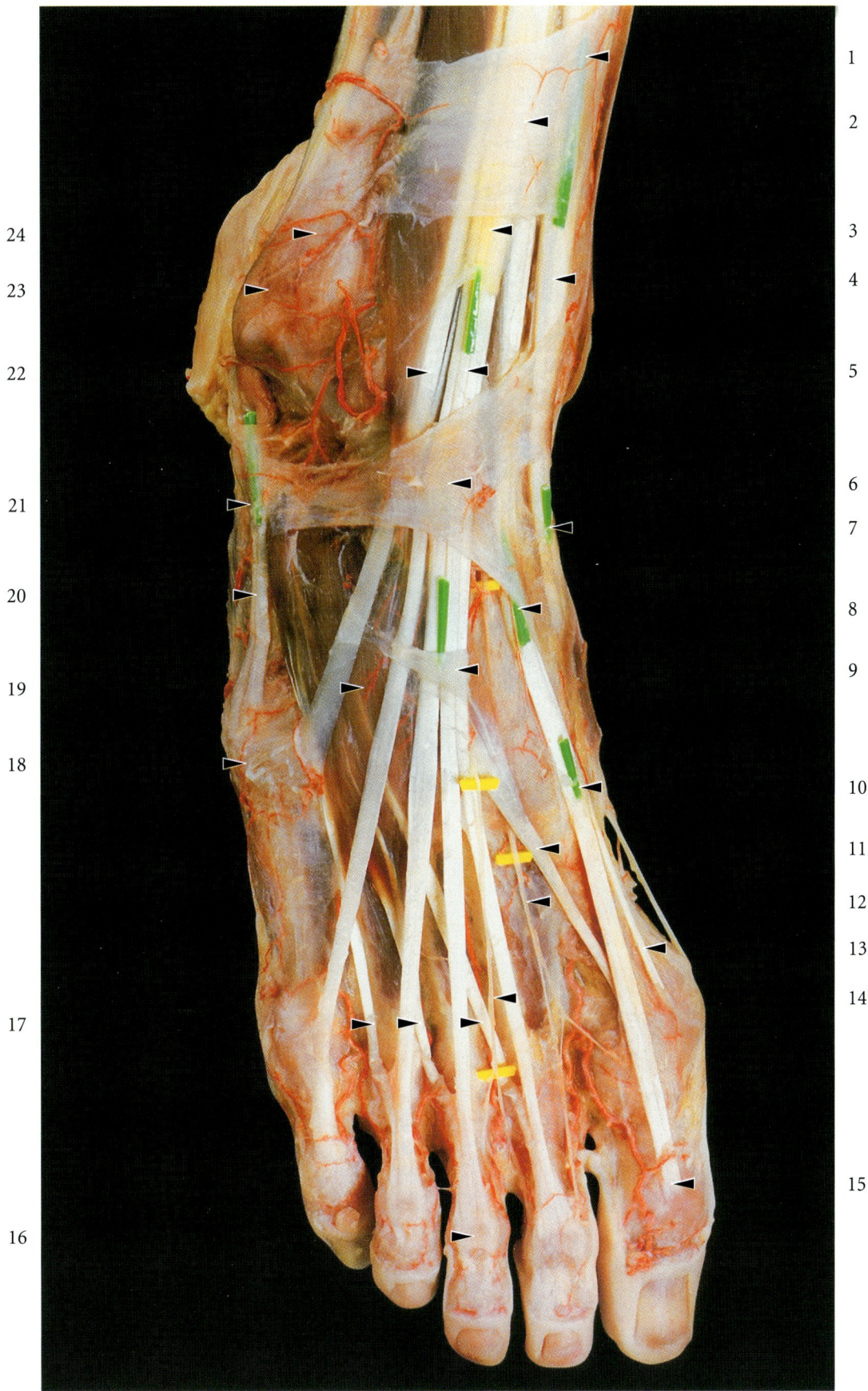

Abbildung 168   Dorsum pedis 6

Die *Sehnenscheiden* des *Dorsum pedis* wurden injiziert und schimmern durch die dünnen Faszien hindurch. Am weitesten nach proximal, bis unter das *Retinaculum musculorum extensorum superius,* reicht die *Sehnenscheide* des *Musculus tibialis anterior* und kann sich sogar in anderen Fällen noch weiter nach proximal erstrecken. Ihr *distales Ende* liegt an der CHOPARTschen *Gelenkslinie,* bevor ihre *Sehne* an der *Tuberositas ossis navicularis* ansetzt.

Die *Sehnenscheide* des *Musculus extensor hallucis longus* reicht zwar besonders weit nach distal, beginnt aber erst am *Talus.*

Die *Sehnenscheide* des *Musculus extensor digitorum longus,* die auch die *Sehne* des *Musculus fibularis [peroneus] tertius* miteinschließt, überragt nach beiden Seiten die Aufteilungsstelle des *Retinaculum musculorum extensorum inferius* um einiges und wird *in der Mitte* von einer *tiefen Schicht* des *Retinaculums* umfaßt, die von seinem lateralen Zuge kommt und *Ligamentum fundiforme* genannt wird.

Die *gemeinsame Sehnenscheide* der *Musculi fibulares [peronei] longus* und *brevis* beginnt hinter dem *Malleolus lateralis* und endet, distal aufgespalten, etwas nach dem *Retinaculum musculorum peroneorum inferius,* das mit dem *lateralen* starken *Zug* des *Retinaculum musculorum extensorum inferius* teilweise verbunden ist.

Vor der *Fibula* und dem *Malleolus lateralis* scheint die miteinader zusammenhängende *Muskulatur* der *Musculi extensor digitorum longus* und *fibularis [peroneus] tertius* durch die *Fascia cruris* und ihre untere Verstärkung hindurch. Am Fußrücken sind die von der *Fascia dorsalis pedis* bedeckten Sehnen und Muskeln so deutlich sichtbar, als ob sie auspräpariert wären.

1 Sehne des Musculus extensor digitorum longus
2 Fibula – muskelfreies Dreieck
3 Retinaculum musculorum extensorum superius
4 Vagina tendinum musculi extensoris digitorum longi
5 Retinaculum musculorum extensorum inferius
6 Vagina communis tendinum fibularium [peroneorum]
7 Musculus extensor digitorum brevis
8 Sehne des Musculus fibularis [peroneus] tertius
9 Sehne des Musculus fibularis [peroneus] brevis
10 Sehnen des Musculus extensor digitorum brevis
11 Os metatarsale V
12 Musculus extensor hallucis brevis
13 Vagina tendinis musculi extensoris hallucis longi
14 Vagina tendinis musculi tibialis anterioris
15 Sehne des Musculus extensor hallucis longus
16 Sehne des Musculus tibialis anterior

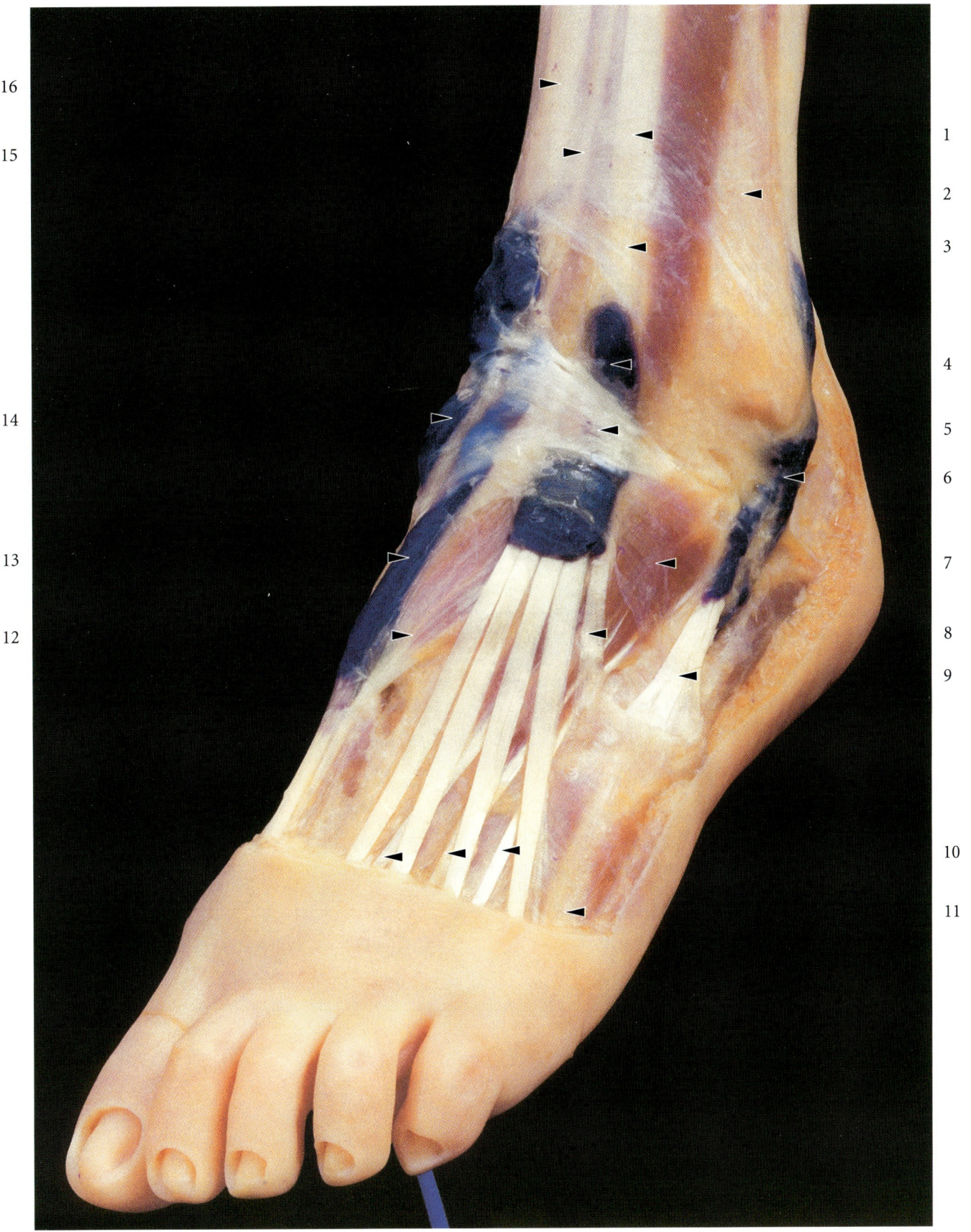

Abbildung 169   Planta pedis 1

Durch einen *Längsschnitt* in der Mitte der Planta pedis wurden die von Epidermis befreite *Cutis* und die *Tela subcutanea* bis auf die *Plantaraponeurose* durchtrennt und die Schnittränder nach Mobilisierung von der Plantaraponeurose auseinandergezogen.

Die Lederhaut der Cutis, das *Corium*, ist durch zahlreiche plattenförmige *Retinacula cutis* mit der *Plantaraponeurose* verbunden, die das Fettgewebe der Planta durch straffe Bindegewebszüge abkammern, so daß ein *Druckpolstersystem* entsteht, das an den Stellen der größten Belastung am ausgeprägtesten ist.

Diese *Druckkonstruktion* der *plantaren Subcutis* wurde als *Leisten-* oder *Fachwerksystem* und als *Matratzenkonstruktion* umschrieben, obwohl keine dieser Bezeichnungen der Realität so ganz gerecht wird. Am ehesten entspricht der Bindegewebsaufbau einem *großporigen Schwamm* mit einer Schicht von ausgesprochenen Quermaschen, in dessen Poren Fettgewebe eingeschlossen ist, so daß bei einem Einschnitt die Fettläppchen traubenförmig vorquellen.

Durch die *straffen Bindegewebszüge* zwischen der gut verspannten *Plantaraponeurose* und der *Cutis* ist eine *Abhebung* oder stärkere Verschiebung der Haut im *Belastungs-* oder *Auffußungsbereich* der *Planta* unmöglich. Nur in der sogenannten Fußsohlennische am *Margo medialis pedis* besitzt die dort dünnere Haut nicht die spezifische Verankerung der Planta und verhält sich wie andere Hautpartien.

Am *Auffußungsbereich* der *Planta pedis* unterscheidet man einen *Fersenballen,* einen *Großzehenballen* und einen *gemeinsamen Zehenballen.* Der Fersenballen wird mit den Zehenballen durch eine *plantare Haut-Subcutisbrücke* verbunden, die am *lateralen Fußrand* liegt. Die Dicke der *Tela subcutanea* nimmt gegen den Zehenballen hin deutlich etwas ab und ist am gemeinsamen Zehenballen selbst nur recht dünn ausgebildet.

1 Corium – Schnittrand
2 Grundlage des gemeinsamen Zehenballens
3 Grundlage des Großzehenballens
4 Retinacula cutis
5 Aponeurosis plantaris – am weitesten medial gelegener Fasciculus longitudinalis
6 Fußsohlennische am Margo medialis pedis
7 Sulcus plantaris medialis
8 Tela subcutanea der Planta
9 Bindegewebsseptum der Tela subcutanea (flach angeschnitten)
10 Fersenballen (über dem Tuber calcanei aufgespalten)
11 Tuber calcanei mit Usprungsehnen und Aponeurosis plantaris
12 Corium [Dermis] des Fersenballens mit reichlicher Vaskularisierung
13 Bindegewebssepten der Tela subcutanea (quergeschnitten, mit fallweise eingelagerten Blutgefäßen)
14 Sulcus plantaris lateralis
15 Aponeurosis plantaris
16 Aponeurosis plantaris – am weitesten lateral gelegener Fasciculus longitudinalis
17 Einstrahlung eines Fasciculus longitudinalis in die Cutis

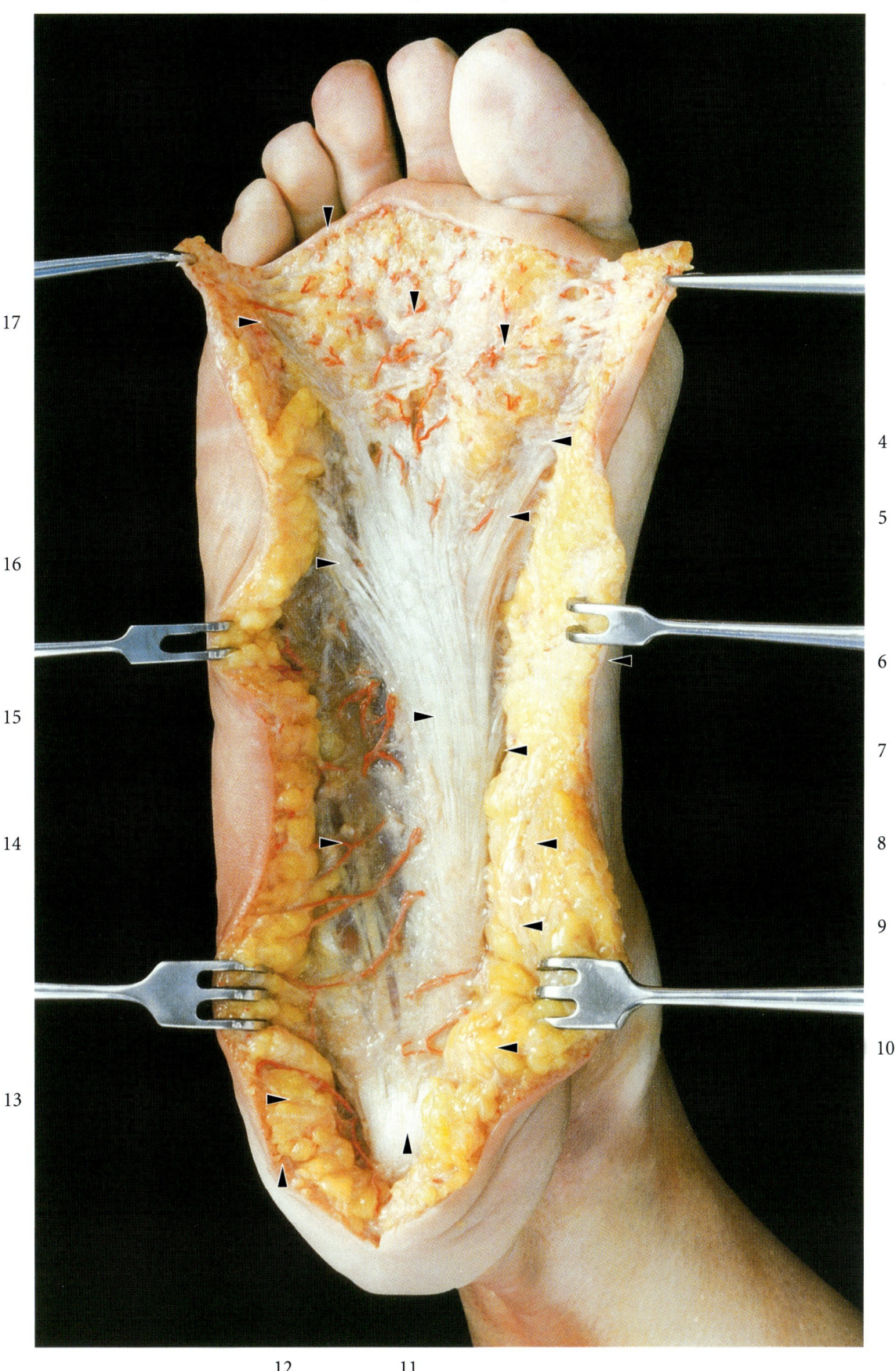

Abbildung 170   Planta pedis 2

Die *Plantaraponeurose* bildet die *untere Wand* der *Mittelkammer* der *Planta*. Sie entspringt an der Unterfläche des *Tuber calcanei* und strahlt vorne in einzelne *Längszüge* aus, die durch *Fasciculi transversi* miteinander verbunden werden.

Seitwärts geht die *Plantaraponeurose* im Bereich der beiden *Sulci plantares* in eine *dünne Faszie* über, welche die *Muskeln* der *lateralen* und *medialen Kammer* der *Planta* oberflächlich bedeckt. Nur der *hintere Teil* dieser *Faszie* über dem *Musculus abductor digiti minimi* besitzt *aponeurotischen Charakter* und verschmilzt mit der Aponeurosis plantaris.

Vorn zwischen den *oberflächlichen Ausstrahlungen* der *Aponeurosis plantaris* in die *Subcutis* der *Zehenmitte* quellen bei starker *Dorsalflexion* der *Zehen* kleine *Fettpolster* vor, die als *Monticuli* bezeichnet werden. Durch dieses Fettgewebe hindurch sind die Aufteilungen der *Nervi digitales plantares communes* in die *Nervi digitales plantares proprii* und der *gleichnamigen Arterien* zu finden.

Die aus dem *Sulcus plantaris lateralis* austretenden *Gefäße* sorgen an den stark belasteten Partien der Planta für eine reichhaltige *Vaskularisation* der *Subcutis* und *Cutis,* die nur noch mit der Kopfschwarte verglichen werden kann. Entlang dieser *Gefäße* können sich *Eiterungen* in die *Tiefe* ausdehnen. Dazu neigen grundsätzlich *intrakutane Eiterungen* wie *Schwielenabszesse,* weil sie durch die starke Hornhautschicht daran gehindert werden, nach außen durchzubrechen, und die vertikal gestellten *Bindegewebsstrukturen* der *Subcutis* eine Entwicklung der Fläche nach sehr erschweren.

Die *Verzweigungen* der *Gefäße* sind in das straffe *Bindegewebsgerüst* der *Subcutis* eingelagert, so daß Verletzungen zu langandauernden Blutungen führen.

1. Monticulus (gespalten)
2. Fasciculus transversus (biegt atypisch in die Längsrichtung ab)
3. Nervi digitales plantares proprii (unterlegt)
4. Nervus digitalis plantaris proprius (accessorius)
5. Nervus digitalis plantaris communis I
6. Aponeurosis plantaris – Fasciculi longitudinales
7. Hautgefäß des Sulcus plantaris medialis in Bindegewebsbrücke
8. Sulcus plantaris medialis
9. Aponeurosis plantaris
10. Bindegewebssepten der Subcutis (verankert an der Aponeurosis plantaris und Gefäße führend)
11. Hautgefäße des Sulcus plantaris lateralis und ihr Verhalten zum Bindegewebsgerüst der Subcutis
12. Hautgefäße des Sulcus plantaris lateralis und ihr Verhalten zum Bindegewebsgerüst der Subcutis
13. Arteria plantaris lateralis – Ramus superficialis
14. Nervus plantaris lateralis – lateraler Ast des Ramus superficialis [Nervus digitalis plantaris proprius lateralis digiti minimi]
15. Nervus plantaris lateralis – medialer Ast des Ramus superficialis [Nervus digitalis plantaris communis IV]
16. Aponeurosis plantaris – Fasciculus longitudinalis (Einstrahlung in die Cutis)

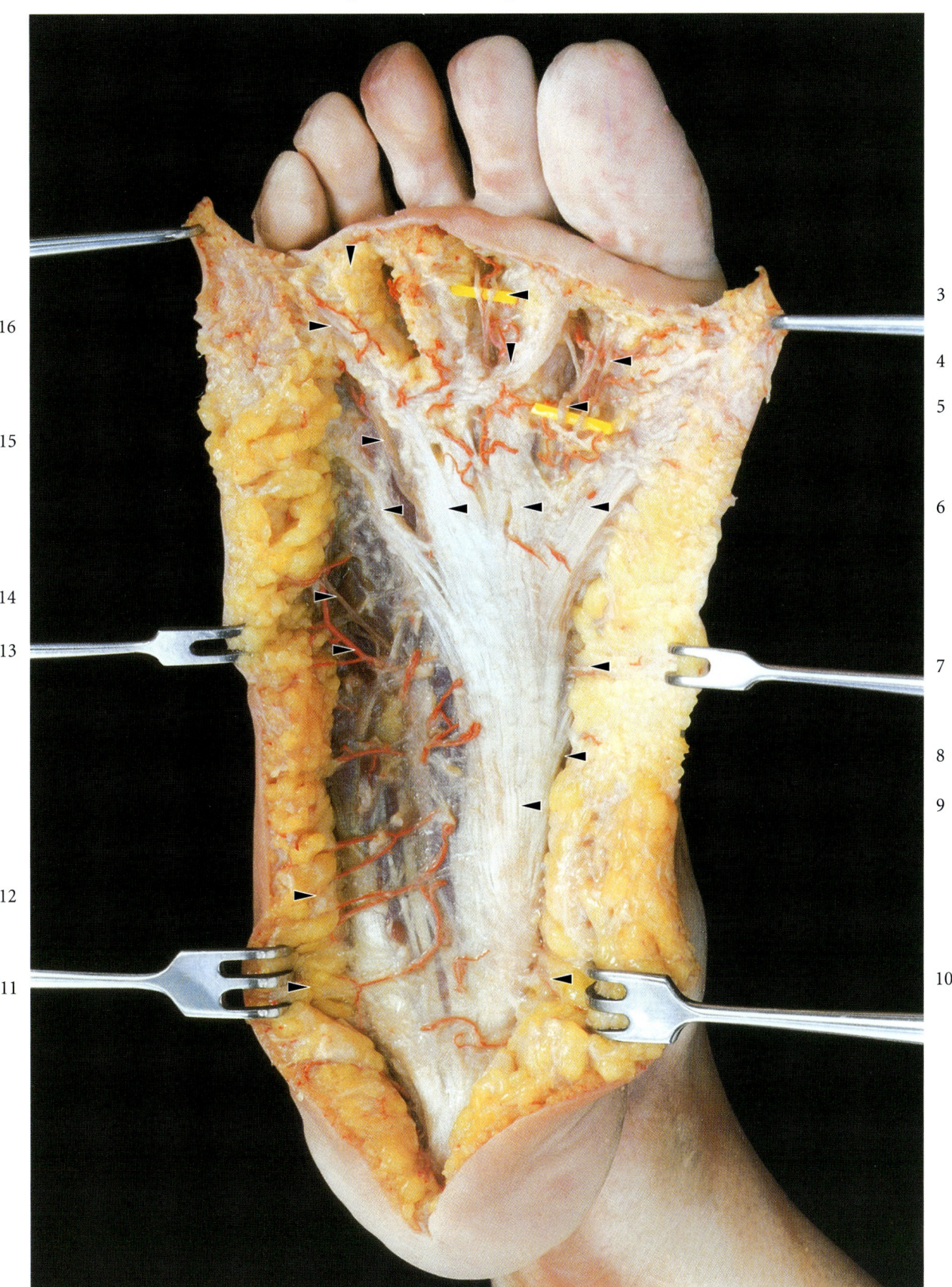

Abbildung 171   Planta pedis 3

Die ganze *Planta pedis* und die *plantaren Flächen* der *Zehen* wurden von Haut und Subcutis befreit. Dabei wurde die *oberflächliche plantare Innervation* und *Blutversorgung* dargestellt.

Die oberflächlichen *Ausstrahlungen* der *Plantaraponeurose* zur zweiten bis vierten Zehe sind vor den *Fasciculi transversi* gekürzt. Die *hintere Hälfte* der *Plantaraponeurose* reicht nicht ganz bis zum *Sulcus plantaris lateralis,* sondern läßt noch einen Teil des *lateralen Randes* des *Musculus flexor digitorum brevis* frei, der schon von der *oberflächlichen Faszie* der *Planta* bedeckt wird. Die knapp dahinter gelegene *Vorwölbung* im Ursprungsbereich der *Plantaraponeurose* wird durch eine vom *Processus medialis tuberis calcanei* ausgehende *Spina tuberis calcanei* hervorgerufen. Sie entwickelt sich im Laufe des Lebens bei sehr vielen Menschen, bleibt aber meistens symptomlos.

Zwischen den auseinanderweichenden *Längszügen* der *Plantaraponeurose* erscheinen die unterlegten *Nervi digitalis plantares communes,* die sich an den *Zehengrundgelenken* in die *Nervi digitales plantares proprii* aufteilen. Diese ziehen, begleitet von den *Arteriae digitales plantares proprii,* seitlich der *Vaginae fibrosae digitorum pedis* in der Subcutis nach vorn, anastomosieren an der *Endphalanx* miteinander und bilden dort das starke *Gefäßnetz* der *Zehenbeere.* Die *Arteria digitalis plantaris communis* kann sich sowohl aus einer *dorsalen* als auch *plantaren A. metatarsalis* fortsetzen, da beide miteinander durch *distale Rami perforantes* verbunden sind. Üblicherweise kommen auch an den Grundphalangen *Anastomosen* zwischen den *Arteriae digitales plantares proprii* einer Zehe vor. Sie können einen schwachen Ast einer Seite verstärken oder ersetzen.

1 Nervus digitalis plantaris communis III
2 Nervus digitalis plantaris communis II
3 Nervi digitales plantares proprii
4 Arteria digitalis plantaris communis I
5 Nervus digitalis plantaris communis I
6 Aponeurosis plantaris – Fasciculi longitudinales
7 Nervus digitalis plantaris proprius I
8 Ramus muscularis für den M. flexor hallucis brevis
9 Aponeurosis plantaris
10 Sulcus plantaris medialis
11 Processus medialis tuberis calcanei
12 Processus lateralis tuberis calcanei
13 Sulcus plantaris lateralis
14 Musculus flexor digitorum brevis
15 Musculus abductor digiti minimi
16 Arteria plantaris lateralis – Ramus superficialis
17 Nervus plantaris lateralis – lateraler Ast des Ramus superficialis [Nervus digitalis plantaris proprius lateralis digiti minimi]
18 Nervus plantaris lateralis – medialer Ast des Ramus superficialis [N. digitalis plantaris communis IV]
19 Aponeurosis plantaris – Fasciculi transversi
20 Nervi digitales plantares proprii
21 Vagina fibrosa digitorum pedis

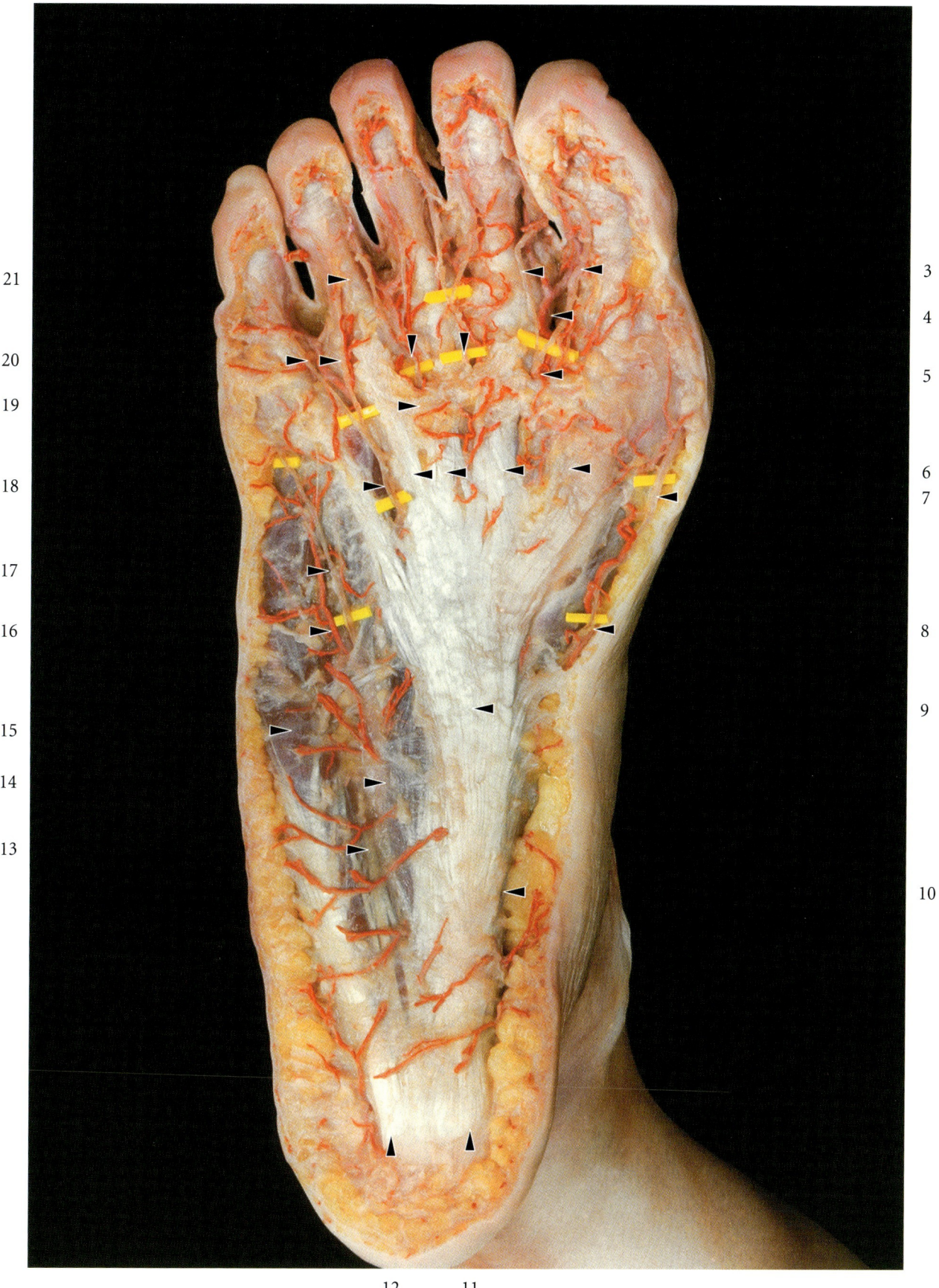

Abbildung 172 Planta pedis 4

Der *Längsfaszikel* der *Plantaraponeurose* für die *zweite Zehe*, dessen *oberflächliche Ausstrahlung* über den *Beugesehnen* in die *Subcutis* und an die *Vagina fibrosa digitonum pedis* der Zehen gelangte, wurde in der Höhe der Zehengrundgelenke *reseziert* und in der Mitte längs gespalten. *Zwischen* den auseinandergezogenen *Schnitträndern* erscheint oberflächlich die *Sehne* des *Musculus flexor digitorum brevis* und etwas tiefer die *Sehne* des *Musculus flexor digitorum longus* für die *zweite Zehe*. Beiderseits von der Sehne des *Musculus flexor digitorum longus* liegen *Musculi lumbricales*. Der besonders *große Muskelbauch* gehört zum *Musculus lumbricalis* der *dritten Zehe*. Lateral der Sehnen ist in der Tiefe ein *Teil* des *Nervus plantaris medialis* zu sehen. Er wird von einer *Arteria digitalis plantaris communis* begleitet, die aus einem nur gelegentlich vorkommenden *Arcus plantaris superficialis* entspringt.

Der eigentliche Grund für die durchgeführte Aufspaltung ist aber die *tiefe Ausstrahlung* der *Plantaraponeurose,* die wie an der Hand zu dem *Bandapparat* der *Grundgelenke* zieht.

Die *Grundgelenke* der *Zehen,* die *Articulationes metatarsophalangeae,* werden plantar von den kräftigen, plattenförmigen *Ligamenta plantaria* bedeckt, die untereinander durch die starken *Ligamenta metatarsalia transversa profunda* verbunden werden. Oberflächlich tragen sie eine *Rinne* für die *Einlagerung* der *Beugesehnen,* die durch den recht dicken hintersten Teil der *Vagina fibrosa digitorum pedis* zu einem *Kanal* geschlossen wird.

An den *hinteren Rand* dieses *Kanals* schließen die *tiefen Ausstrahlungen* der *Plantaraponeurosen* an und setzen ihn zusammen mit den *oberflächlichen Ausstrahlungen* ein Stück weit nach proximal fort. Sie umschließen dabei die *Beugesehnen* so, wie es auch die *Vagina fibrosa digitorum pedis* tut, nur daß sie an der Innenseite keine *Vagina synovialis* tragen.

1 Anastomosis der Arteriae digitales plantares propriae
2 Vagina fibrosa digitorum pedis
  – Pars anularis vaginae fibrosae
3 Arteria digitalis plantaris communis I
  – Aufteilung in die Aa. digitales plantares propriae
4 Nervus digitalis plantaris proprius I
5 Nervi digitales plantares proprii
  des Nervus digitalis plantaris communis I
6 Sehne des Musculus flexor digitorum brevis
  beim Eintritt in die Sehnenscheide
7 Tiefe Ausstrahlung der Plantaraponeurose
8 Sehne des Musculus flexor digitorum longus
9 Musculus lumbricalis für Digitus III
10 Nervus digitalis plantaris communis I
11 Arteria digitalis plantaris cummunis I
12 Ramus muscularis für den M. flexor hallucis brevis
  aus dem Ramus medialis des N. plantaris medialis
13 Ramus superficialis der A. plantaris medialis
14 Aponeurosis plantaris
15 Hautgefäße des Sulcus plantaris lateralis
16 Musculus abductor digiti minimi
17 Arteria plantaris lateralis – Ramus superficialis
18 Nervus plantaris lateralis – lateraler Ast
  des Ramus superficialis [Nervus digitalis plantaris
  proprius lateralis digiti minimi]
19 Nervus plantaris lateralis – medialer Ast
  des Ramus superficialis
  [Nervus digitalis plantaris communis IV]
20 Aponeurosis plantaris – Fasciculus longitudinalis
21 Aponeurosis plantaris – Fasciculus transversus
22 Nervus digitalis plantaris communis II
23 Nervi digitales plantares proprii
24 Pars cruciformis vaginae fibrosae

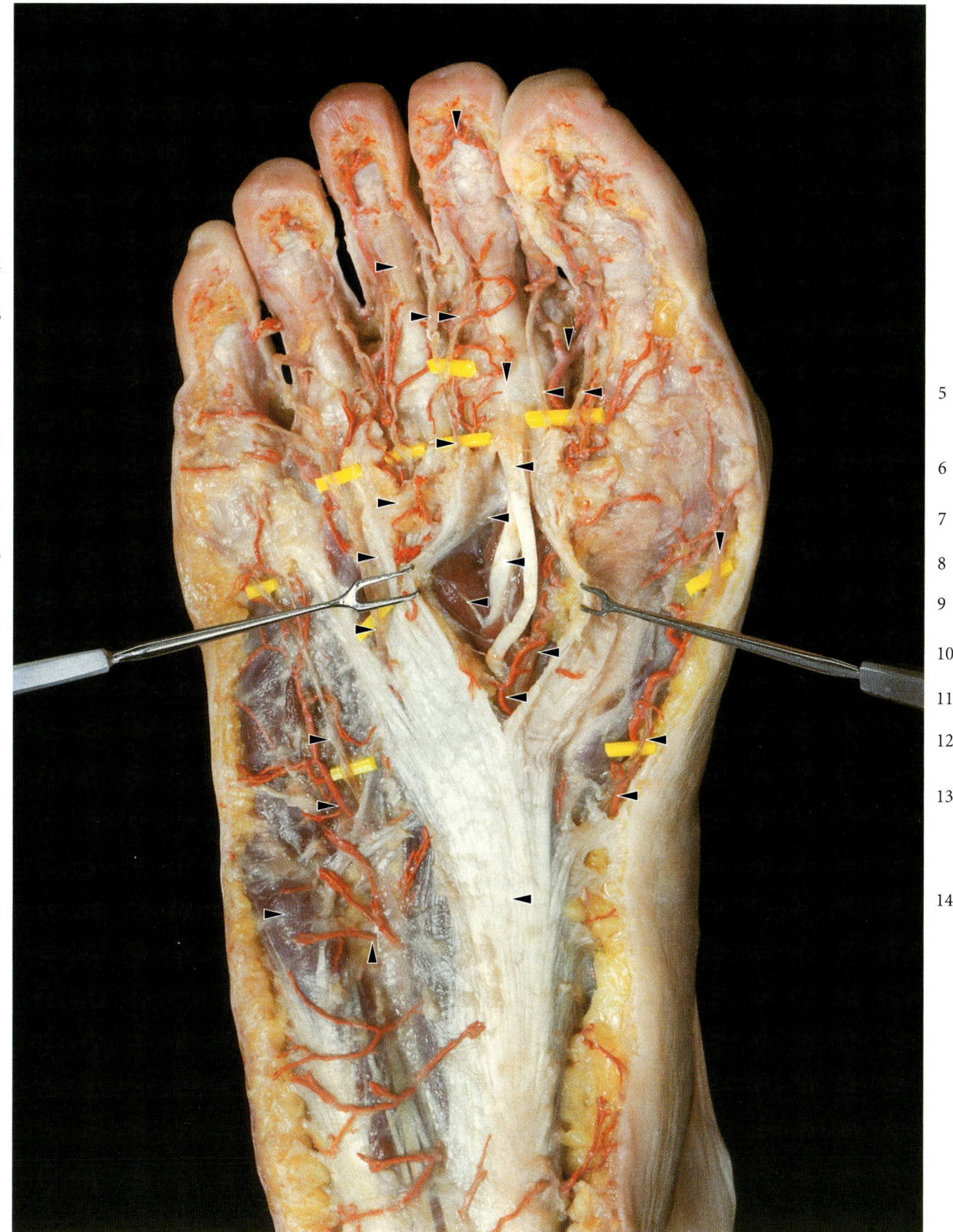

Abbildung 173   Planta pedis 5

Mit der *hinteren Hälfte* der *Plantaraponeurose* ist der *Musculus flexor digitorum brevis* ursprungsmäßig verwachsen. Nach Entfernung der *vorderen Hälfte* erscheinen zahlreiche Muskeln und Sehnen.

Die *Sehne* des *Musculus flexor hallucis longus* verläuft zwischen den Muskelbäuchen des *Musculus flexor hallucis brevis* und zieht, eingelagert in eine *Sehnenscheide*, zwischen zwei *Sesambeinen* über das *Grundgelenk* der *großen Zehe* bis zur *Basis* der *Endphalanx*.

Die Sehnen des *M. flexor digitorum brevis* schließen sich den etwas dickeren *Sehnen* des *M. flexor digitorum longus* an und gelangen mit ihnen gemeinsam in die *Sehnenscheiden* der Zehen.

Die Sehnenscheide der zweiten Zehe, *Vagina tendinum digitorum pedis II,* ist eröffnet und die *Sehne des Musculus flexor digitorum longus* wurde durch ein Häkchen herausgehoben. Sie wird von der *Aufspaltung* der an der Basis der Mittelphalanx ansetzenden *Sehne* des *Musculus flexor digitorum brevis* im *Chiasma tendinum* umfaßt. Die von den *Sehnen* ausgehenden *Vincula tendinum* sind durch die Verziehung ebenso zu sehen wie das den Gelenksspalt des Grundgelenkes abdeckende *Ligamentum plantare longum*.

Durch die beiden medialen Fäden werden die *Äste* des *Nervus plantaris medialis* gespannt, der sensibel insgesamt dreieinhalb Zehen versorgt. Vom *medialen Ast* geht ein *Ramus muscularis* für den *Musculus flexor hallucis brevis* ab. Der *Ramus superficialis* der *Arteria plantaris medialis* bildet einen unvollständigen *Arcus plantaris superficialis*. Die *Äste* des *Nervus plantaris lateralis* werden durch die beiden lateralen Fäden seitwärts gezogen. Sie versorgen sensibel die restlichen eineinhalb Zehen und werden von einem oberflächlichen *Gefäß* begleitet, welches von der *Arteria plantaris lateralis* abgeht, bevor sie den *Arcus plantaris profundus* bildet.

1 Arteria digitalis plantaris communis et Arteriae digitales plantares propriae
2 Pars anularis vaginae fibrosae digitorum pedis
3 Vagina synovialis digitorum pedis – Vinculum breve
4 Musculus flexor hallucis brevis – Caput laterale
5 Musculus flexor hallucis brevis – Caput mediale
6 Sehne des Musculus flexor digitorum longus
7 Vagina tendinis hallucis
8 Vagina synovialis digitorum pedis – Vinculum longum
9 Ligamentum plantare longum
10 Arteria digitalis plantaris communis
11 Kommunikation der bis zu dieser Stelle dünnen Arteria digitalis plantaris communis mit der Arteria metatarsalis plantaris
12 Sehne des Musculus flexor digitorum brevis
13 Sehne des Musculus flexor hallucis longus
14 Arteria digitalis plantaris communis
15 Arcus plantaris superficialis (Varietät: unvollständig)
16 Arteria plantaris medialis – Ramus superficialis
17 Nervus plantaris medialis – Ramus medialis
18 Nervus plantaris medialis – Ramus lateralis
19 Musculus flexor digitorum brevis
20 Tuber calcanei mit Ursprungssehnen
21 Aponeurosis plantaris
22 Musculus abductor digiti minimi
23 Nervus plantaris lateralis – medialer Ast des Ramus superficialis [Nervus digitalis plantaris communis IV]
24 Nervus plantaris lateralis – lateraler Ast
25 Musculus interosseus plantaris III (für Digitus V)
26 Mm. opponens et flexor digiti minimi brevis
27 Sehne des Musculus flexor digitorum longus und Musculus lumbricalis für Digitus V
28 Nervi digitales plantares proprii
29 Pars cruciformis vaginae fibrosae digitorum pedis
30 Pars anularis vaginae fibrosae digitorum pedis
31 Pars cruciformis vaginae fibrosae digitorum pedis

345

Abbildung 174 Planta pedis 6

Der *Musculus flexor digitorum brevis* wurde von seinem Ursprung bis zum Eintritt der Sehnen in die Sehnenscheiden der Zehen *entfernt*. Der an der unteren Seite des *Calcaneus* entspringende *Musculus quadratus plantae* setzt von lateral an der Sehne des *Musculus flexor digitorum longus* an. *Zwischen* den auseinanderstrahlenden *Sehnen* dieses Muskels und am *medialen Rand* der *langen Beugesehne* für die *zweite Zehe* entspringen die *Musculi lumbricales*, welche die Sehnen medial begleiten. Sie ziehen *oberflächlich* von den *Ligamenta metatarsalia transversa profunda* zu den seitlichen Zipfeln der *Dorsalaponeurose* an den Zehen. Der *Musculus flexor hallucis longus* entspricht der *Abb. 173*.

Die *Vagina tendinum digitorum pedis* der *zweiten Zehe* ist eröffnet, und die darin liegenden *Sehnen* wurden *in situ* belassen. Die *Sehne des Musculus flexor digitorum longus* setzt an der *Basis* der *Endphalanx* an, wo auch die *Sehnenscheide* endet. Sie wird von den beiden Zügeln des *Musculus flexor digitorum brevis* unter Bildung eines *Chiasma tendineum* umfaßt, so daß jene an die *Basis* der *Mittelphalanx* gelangen und sich wiederum kreuzend ansetzen.

An den *uneröffneten Sehnenscheiden* schimmern über den Gelenken durch die dünnen *Partes cruciformes* der *Vagina fibrosa digitorum pedis* die Sehnen hindurch, während zwischen den Gelenken die dicke *Pars anularis vaginae fibrosae digitorum pedis* die Sehnen vollkommen verdeckt.

In der Nähe der Ferse kreuzt die *Arteria plantaris lateralis*, begleitet vom *Nervus plantaris lateralis*, oberflächlich den *Musculus quadratus plantae* und geht vorn in den verdeckten *Arcus plantaris* über. Mit diesem zieht der *Ramus profundus* des *Nervus plantaris lateralis* in die Tiefe. Der *Ramus superficialis* des *Nervus plantaris lateralis* ist ebenso wie der *Nervus plantaris medialis* durch einen Faden abgehoben.

1 Musculus adductor hallucis – Caput transversum
2 Sehne des Musculus flexor digitorum longus (Digitus II)
3 Vagina tendinum digitorm pedis – eröffnet
4 Nervi digitales plantares proprii
5 Sehne des Musculus flexor digitorum brevis
6 Sehne des Musculus flexor digitorum longus mit Musculus lumbricalis für Digitus II
7 Nervi digitales plantares communes
8 Arteria digitalis plantaris communis
9 Arcus plantaris superficialis (Varietät: unvollständig)
10 Sehne des Musculus flexor hallucis longus
11 Nervus plantaris medialis
12 Septum plantare mediale
13 Arteria plantaris lateralis
14 Nervus plantaris lateralis
15 Musculus flexor digitorum brevis
16 Sehne des Musculus flexor digitorum longus an der Aufteilungsstelle
17 Musculus abductor digiti minimi mit Sehnenspiegel
18 Septum plantare laterale
19 Nervus plantaris lateralis – Ramus superficialis
20 Musculus quadratus plantae
21 Sehne des Musculus abductor digiti minimi
22 Arteria plantaris lateralis – Arcus plantaris profundus
23 Arteria plantaris lateralis – Ramus superficialis (Arcus plantaris superficialis)
24 Musculi opponens et flexor digiti minimi brevis
25 Nervi digitales plantares communes
26 Sehne des M. flexor digitorum longus und Musculus lumbricalis für Digitus V
27 Nervi digitales plantares proprii
28 Vagina fibrosa digitorum pedis

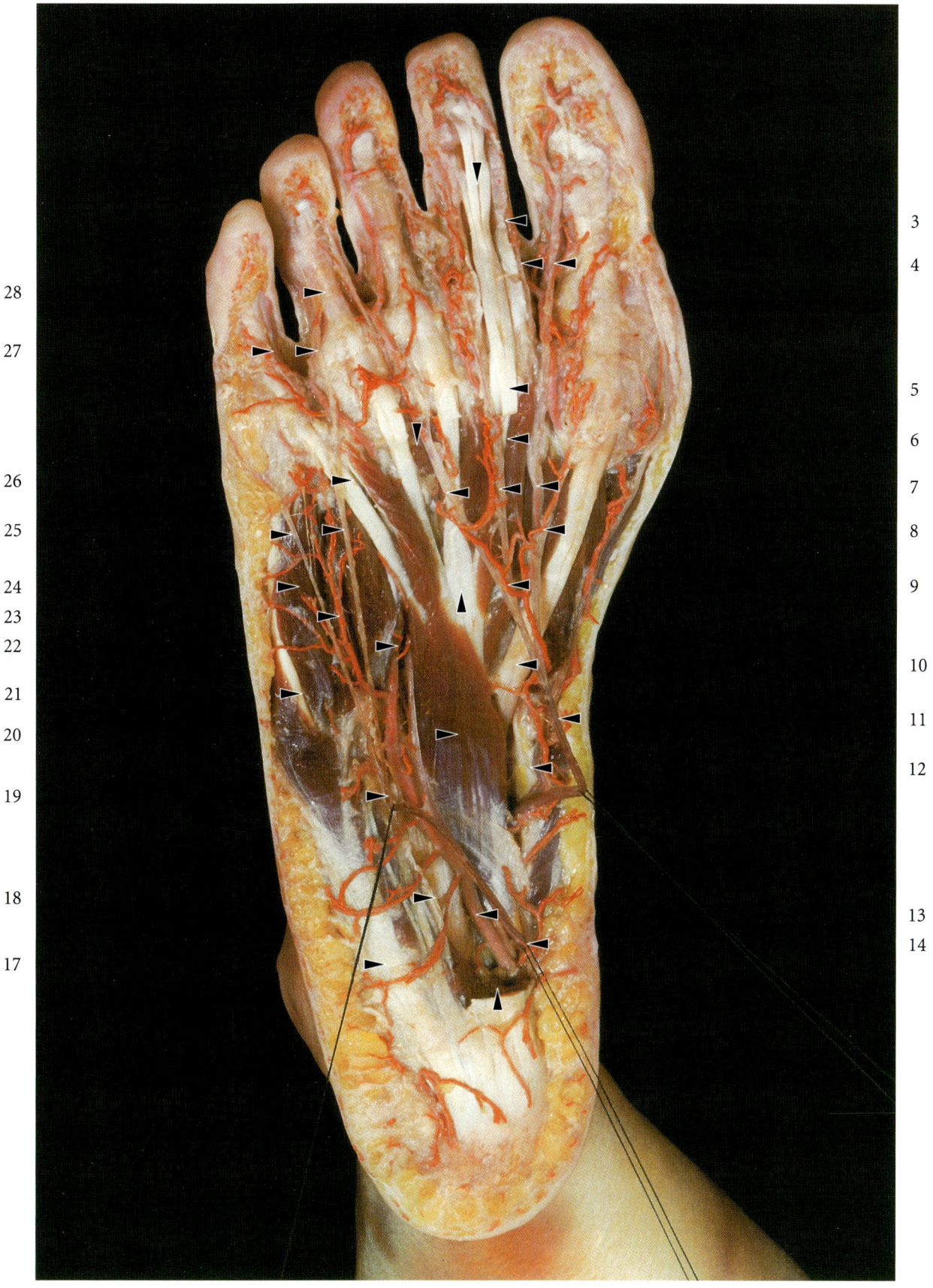

Abbildung 175 Planta pedis 7

Durch die *S-förmige Verziehung* der Sehne des *Musculus flexor digitorum longus* ist dessen *Überkreuzung* mit der Sehne des *Musculus flexor hallucis longus* zu sehen, die als das *Chiasma plantare* dem oberhalb des *Malleolus medialis* gelegenen *Chiasma crurale* gegenübergestellt wird.

Beim *Chiasma plantare* gibt es meistens eine starke *sehnige Verbindung*, die proximal von der Sehne des *Musculus flexor hallucis longus* nach distal zur Sehne des *Musculus flexor digitorum longus* zieht, so daß bei *Beugung* der *großen Zehe* zwangsläufig die übrigen Zehen mitgebeugt werden. Eine *isolierte Streckung* der großen Zehe, wie sie auch beim *Plantarreflex* vorkommt, ist natürlich möglich.

Die *Sehnenverbindung* war an diesem Präparat verhältnismäßig kurz und ist durch die *Sehne des M. flexor digitorum longus* verdeckt. Sie ist ein *phylogenetisches Rudiment* eines *Flexor fibularis*, der ursprünglich nicht nur zur großen Zehe, sondern *zu allen Zehen* zog und sich mit den Sehnen des *Flexor tibialis* verbunden hat, aus dem hauptsächlich der *M. flexor digitorum longus* entsteht. An den *Sehnen* des *M. flexor digitorum longus* sind daher mehr oder weniger deutliche *Spaltbildungen* zu erkennen, die darauf hinweisen, daß diese Sehnen aus den zwei Anteilen hervorgegangen sind.

Der *mediale hintere Haken* zieht den *Musculus abductor hallucis* mit dem abgeschnittenen *Septum plantare mediale* zur Seite. Die *Arteria plantaris medialis* und der *Nervus plantaris medialis* haben beim Eintritt in die Mittelkammer der Planta ihre *Lage* zu den *Sehnen* des *Musculus flexor hallucis longus* und des *Musculus flexor digitorum longus*, wie sie in der Regio retromalleolaris medialis bestanden hat, weitgehend beibehalten. Die *Aufteilung* der *Arteria plantaris medialis* in einen *Ramus superficialis* mit einem nur gelegentlich vorkommenden und unvollständigen *Arcus plantaris superficialis* sowie einen *Ramus profundus* sind sichtbar.

1 Ligamentum metatarsale transversum profundum
2 Vagina fibrosa digitorum pedis
3 Vagina tendinum digitorum pedis – eröffnet
4 Musculus flexor hallucis brevis – Caput laterale
5 Musculus flexor hallucis brevis – Caput mediale
6 Nervi digitales plantares proprii
7 Chiasma tendineum
   der Mm. flexores digitorum pedis
8 Sehne des Musculus flexor digitorum brevis
9 Sehne des Musculus flexor digitorum longus
   mit Musculus lumbricalis
10 Musculus adductor hallucis – Caput transversum
11 Nervi digitales plantares communes
12 Sehne des Musculus flexor hallucis longus
13 Arcus plantaris superficialis (Varietät: unvollständig)
14 Musculus adductor hallucis – Caput obliquum
15 Nervus plantaris medialis – Ramus medialis
16 Nervus plantaris medialis – Ramus lateralis
17 Arteria plantaris medialis – Ramus superficialis
18 Arteria plantaris medialis – Ramus profundus
19 Sehne des Musculus flexor digitorum longus
20 Musculus abductor hallucis
21 Musculus flexor digitorum brevis (Schnittfläche)
22 Musculus quadratus plantae
23 Musculus interosseus dorsalis IV (für Digitus IV)
24 Musculus interosseus plantaris III (für Digitus V)
25 Septum plantare laterale
26 Arteria plantaris lateralis
27 Nervus plantaris lateralis
28 Chiasma plantare
29 Musculus abductor digiti minimi
30 Musculus opponens digiti minimi
31 Arteria plantaris lateralis – Ramus superficialis
32 Musculus flexor digiti minimi brevis
33 Nervi digitales plantares communes
   des Nervus plantaris lateralis
34 Pars cruciformis vaginae fibrosae digitorum pedis
35 Pars anularis vaginae fibrosae digitorum pedis
36 Pars cruciformis vaginae fibrosae digitorum pedis

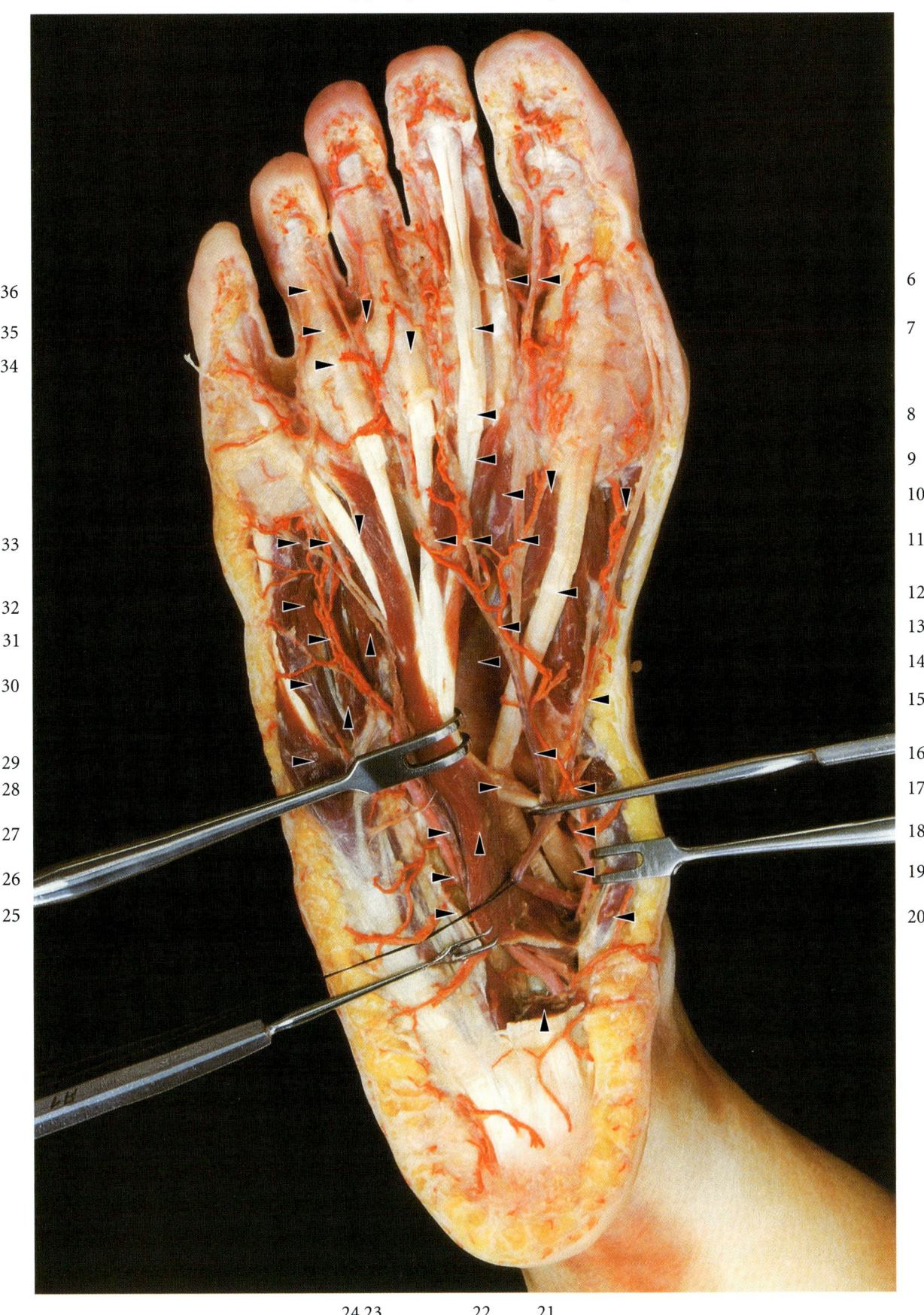

Abbildung 176 Planta pedis 8

Die Sehnen des *Musculus flexor digitorum longus* wurden zusammen mit dem *Musculus quadratus plantae* nach medial verzogen. Dadurch wurde der weitere *Verlauf* des *Arcus plantaris* sichtbar, der vom *Ramus profundus* des *Nervus plantaris lateralis* begleitet wird. Proximal davon ist der Ursprung des *Caput obliquum* vom *Musculus adductor hallucis* teilweise freigelegt.

Die *Muskeln* des *Kleinzehenrandes* liegen in der *lateralen Muskelkammer* der *Planta*, die durch das *Septum plantare laterale* von der *Mittelkammer* getrennt wird. In dieser *lateralen Muskelkammer* liegen der *M. abductor digiti minimi*, der *M. opponens digiti minimi* und der *M. flexor digiti minimi brevis*. Nur der *Musculus abductor digiti minimi* reicht über den ganzen lateralen Fußrand vom *Tuber calcanei* bis zur *Basis* der *Grundphalanx* der *kleinen Zehe*. Die Sehne ist fast bis zu ihrem Ansatz lateral von Muskulatur bedeckt. Im *Bereich* des *Metatarsus* liegen medial von dieser Sehne der *Musculus opponens digiti minimi* und der oft mit ihm weitgehend verwachsene *Musculus flexor digiti minimi brevis*. An sie schließen die *Musculi interossei* an, die bereits der *Mittelkammer* zugerechnet werden, soweit sie plantar von den Spatia interossea liegen.

Die *Mm. interossei* werden in *plantare* und *dorsale* aufgeteilt. Die *dorsalen* sind von dorsal nur allein sichtbar. Sie überragen aber insbesondere mit ihrem *lateralsten M. interosseus* plantar das *Spatium interosseum* beachtlich, so daß dort die dorsalen mit den plantaren Mm. interossei alternieren.

In der *Mittelkammer* ist medial vom *Septum plantare laterale* zu sehen, wie die *Arteria plantaris lateralis* ihre starken *Äste* durch den *Sulcus plantaris lateralis* zur Subcutis und Haut schickt. Vom *Septum plantare mediale* ist die Verwachsung mit dem *Musculus quadratus plantae* gelöst worden und *Gefäße* treten auf die gleiche Art im *Sulcus plantaris medialis* an die Oberfläche.

1 Sehne des Musculus flexor digitorum longus und Musculus lumbricalis für Digitus minimus [Digitus V]
2 Arteria metatarsalis plantaris
3 Sehne des Musculus flexor digitorum longus für Digitus secundus [Digitus II]
4 Vagina tendinum digitorum pedis – eröffnet
5 Chiasma tendinum der Mm. flexores digitorum
6 Sehne des Musculus flexor digitorum brevis
7 Nervi digitales plantares communes des Nervus plantaris medialis
8 Musculus flexor hallucis brevis
9 Sehne des Musculus flexor hallucis longus
10 Musculus interosseus plantaris II (für Digitus IV)
11 Musculus interosseus dorsalis III (für Digitus III)
12 Arteria plantaris medialis – Ramus superficialis
13 Nervus plantaris medialis
14 Nervus plantaris lateralis – Ramus profundus
15 Musculus quadratus plantae
16 Nervus plantaris lateralis
17 Arteria plantaris lateralis
18 Musculus flexor digitorum brevis (Schnittfläche)
19 Processus medialis tuberis calcanei mit Ursprungssehnen
20 Processus lateralis tuberis calcanei mit Ursprungssehnen
21 Musculus interosseus plantaris III (für Digitus V)
22 Musculus abductor digiti minimi mit Sehnenspiegel
23 Septum plantare laterale
24 Musculus abductor digiti minimi
25 Nervus plantaris lateralis – Ramus superficialis
26 Arcus plantaris profundus
27 Musculus opponens digiti minimi
28 Arteria plantaris lateralis – Ramus superficialis
29 Musculus interosseus dorsalis IV (für Digitus IV)
30 Musculus flexor digiti minimi brevis
31 Nervus digitalis plantaris communis des Nervus plantaris lateralis
32 Pars anularis vaginae fibrosae digitorum pedis
33 Pars cruciformis vaginae fibrosae digitorum pedis

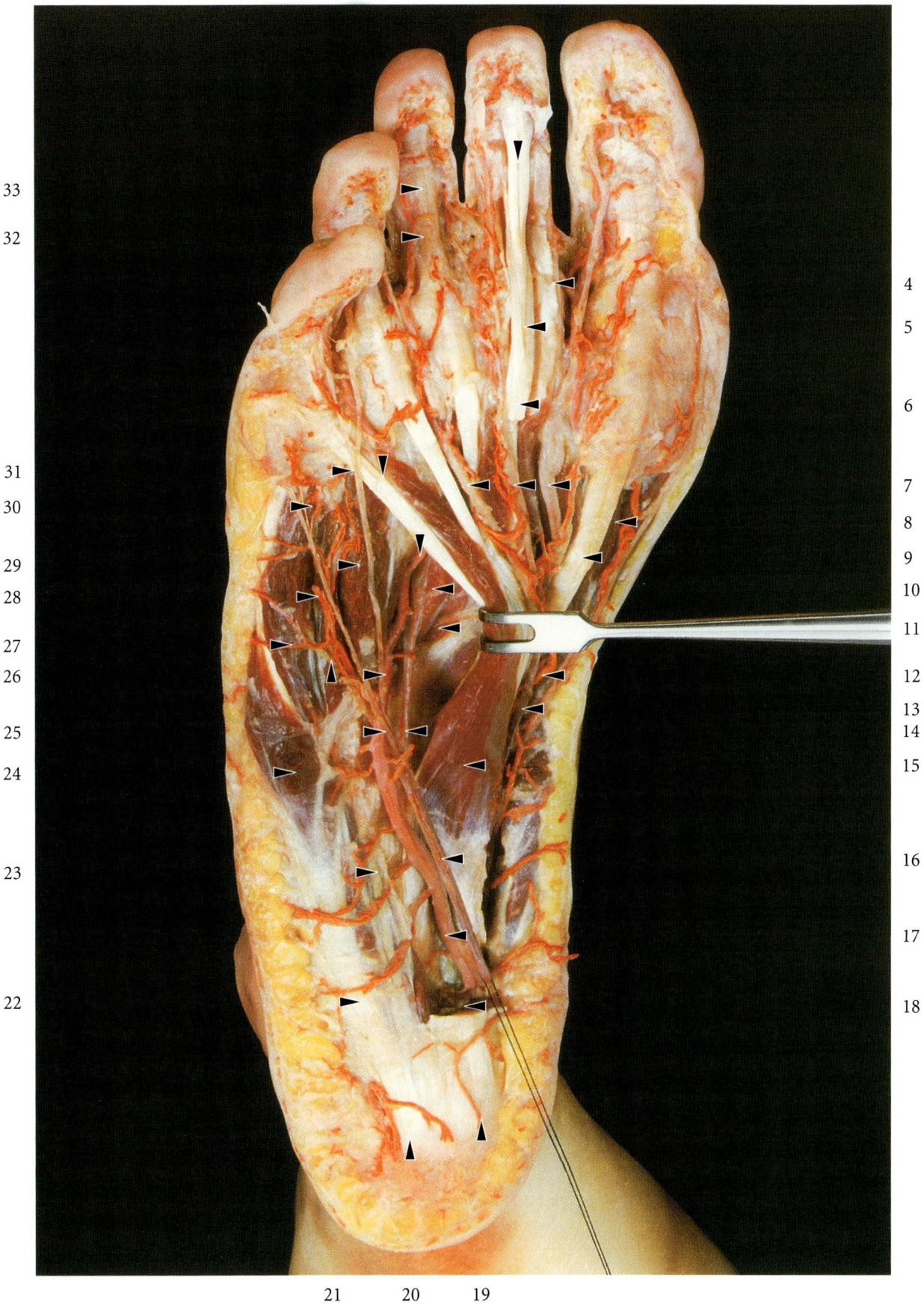

Abbildung 177 Articulatio coxae 1

Das *Hüftgelenk* verbindet den *Beckengürtel* mit der *freien unteren Extremität*. Es ist ein *Kugelgelenk*, das infolge der Tiefe der Gelenkspfanne *Articulatio cotylica* genannt wird. Die Gelenkspfanne, das *Acetabulum*, liegt am *Os coxae* und nimmt den Kopf des Femur, das *Caput femoris*, auf. Zur Sicherung des Zusammenhaltes der beiden Gelenkskörper und zur Begrenzung des Bewegungsumfanges sind sehr *starke Bänder* ausgebildet. In *Normalstellung* befindet sich das *Hüftgelenk* in *Streckstellung*, bei welcher das an der Vorderseite des Gelenkes liegende *Ligamentum iliofemorale* angespannt ist und dadurch die Streckung begrenzt.

Das *Ligamentum iliofemorale* entspringt am *Rand* des *Acetabulums* unterhalb der *Spina iliaca anterior inferior* und zieht sich verbreiternd nach abwärts bis zur *Linea intertrochanterica* des Femur, an der es breitflächig ansetzt. Durch die nach unten gerichteten *Divergenz* der *Faserbündel* kann mehr aus funktionellen Gründen ein *Quer-* und ein *Längszug* unterschieden werden. Die *sehnigen Faserstränge* des Ligamentes sind in so viel straffes, durchflochtenes Bindegewebe eingelagert, daß ein geschlossener sehniger Glanz der Oberfläche nicht entsteht. Ebenso verhält sich das vom *Corpus ossis pubis* ausgehende, wesentlich dünnere *Ligamentum pubofemorale*. Es begibt sich außer zum *Femur* von unten in die *hinteren Kapselanteile*. Zwischen den beiden Bändern befindet sich eine sehr dünne Kapselstelle, über die eine *Bursa iliopectinea* mit dem Gelenksraum kommunizieren kann.

Von der *Spina iliaca anterior superior* zum *Tuberculum pubicum* zieht das nur künstlich begrenzbare *Ligamentum inguinale*. Den *Pecten ossis pubis* überhöht das *Ligamentum pectineum*, das nach medial in das oberhalb der *Symphyse* gelegene *Ligamentum pubicum superius* ausläuft.

Mit dem *Os sacrum* verbindet sich das *Os coxae* durch die Amphiarthrose der *Articulatio sacroiliaca*, die an der Vorderseite die relativ dünnen *Ligamenta sacroiliaca anteriora [ventralia]* trägt.

1 Tuberculum iliacum
2 Crista iliaca
3 Ligamentum iliolumbale
4 Processus costalis von L IV
5 Ligamentum longitudinale anterius
6 Discus intervertebralis
7 Articulatio lumbosacralis
8 Articulatio sacroiliaca
9 Ligamenta sacroiliaca anteriora [ventralia]
10 Linea arcuata des Os coxae
11 Ligamentum pectineum
12 Ligamentum pubicum superius
13 Symphysis pubica
14 Tuberculum pubicum
15 Membrana obturatoria
16 Ligamentum pubofemorale
17 Bursa iliopectinea
18 Trochanter minor
19 Corpus femoris
20 Linea intertrochanterica
 – Ansatz des Lig. iliofemorale
21 Trochanter major (tastbarer Knochenpunkt)
22 Ligamentum iliofemorale – Pars descendens
23 Ligamentum iliofemorale – Pars transversa
24 Spina iliaca anterior inferior
25 Ligamentum inguinale
26 Spina iliaca anterior superior

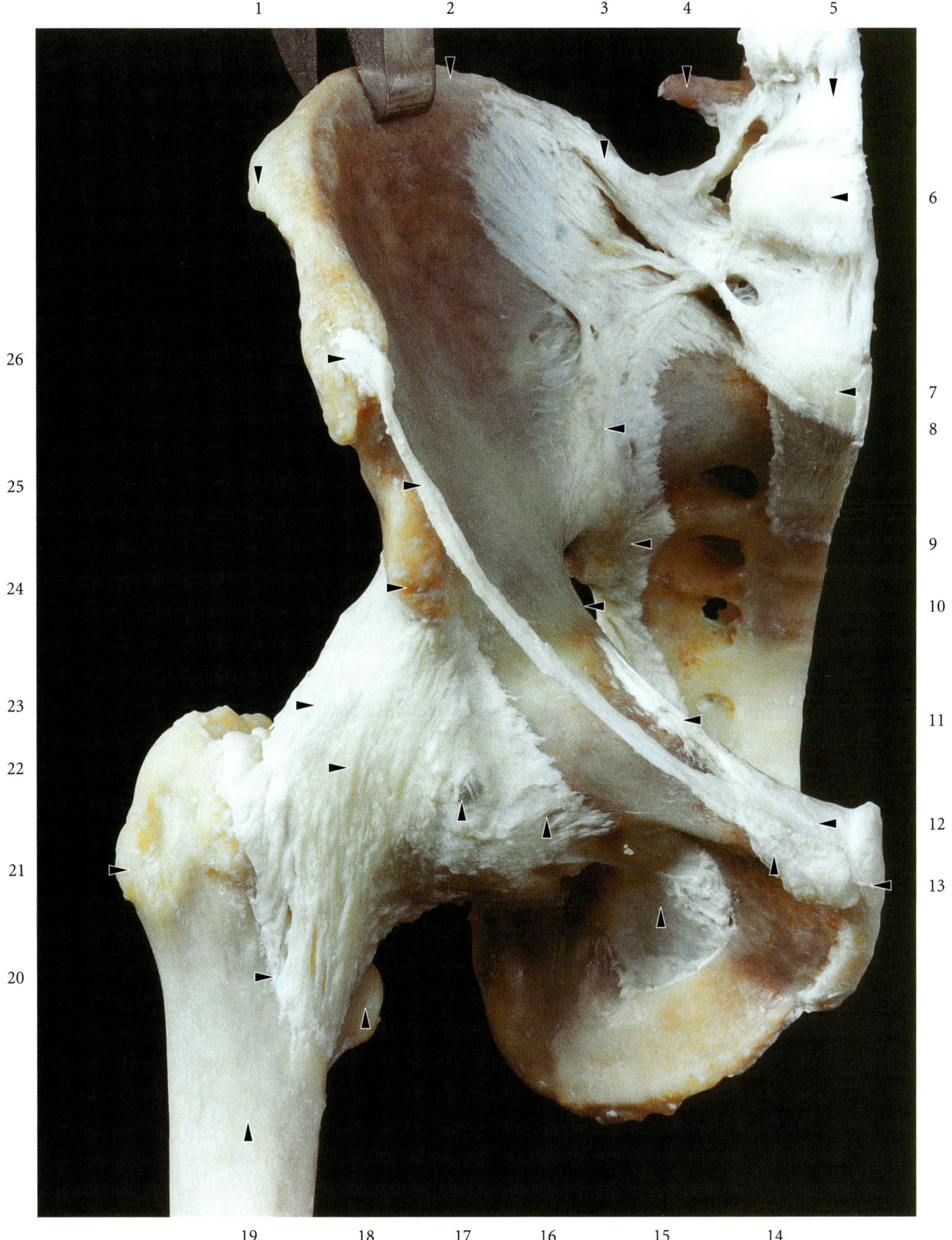

Abbildung 178 Articulatio coxae 2

Bei der *Ansicht* des *Hüftgelenkes* von *dorsal* nimmt das *Ligamentum ischiofemorale* die ganze Hinterfläche der Gelenkskapsel ein und bildet dort das verstärkte *Stratum fibrosum* der *Capsula articularis*. Es entspringt außerhalb des *Acetabulums* am *Corpus ossis ischii* und schraubt sich über den Kopfansatz des Femur vor allem als *ringförmige Verstärkung* an die *Innenseite* des *Stratum fibrosum* und ist dort hauptsächlich für den *Aufbau* der *Zona orbicularis* verantwortlich.

An der *hinteren Seite* des *Hüftgelenkes* läßt die *Gelenkskapsel* einen beträchtlichen Teil des Femurhalses frei, weil der Hals hinten durch die Ausbildung der *Fossa trochanterica* deutlich länger ist als vorn.

Der *Trochanter major* setzt sich vom *Schaft* des *Femur* durch einen *Randwulst* ab, der bis zur *Crista intertrochanterica* verfolgbar ist und von ihr eine stärker vorspringende obere Hälfte abteilen läßt. Unterhalb der beiden Trochanteren befindet sich am *Femurschaft* die *Tuberositas glutea* für den Ansatz des *Musculus gluteus maximus,* die sich manchmal als *Trochanter tertius* vorwölbt.

Das *Foramen ischiadicum majus* und *Foramen ischiadicum minus* werden durch die *Spina ischiadica* und das an ihr ansetzende *Ligamentum sacrospinale* getrennt. Beide Foramina werden nach hinten durch das *Ligamentum sacrotuberale* begrenzt.

Das *Ligamentum sacrotuberale* setzt am *Tuber ischiadicum* an und entspringt von den *Spinae iliacae posteriores*, dem freien *Rand* des *Os sacrum,* hinunter bis zum *zweiten Coccygealwirbel*. Durch seinen kranialen Ursprung verbindet es sich mit den *Ligamenta sacroiliaca posteriora*, die ebenfalls von den *Spinae iliacae posteriores* kommen. Von dem *Ursprung* an der *Spina iliaca posterior inferior* läuft ein *Bindegewebszug* zwischen die beiden größeren *Glutealmuskeln* aus, der bei *Abb. 133* beschrieben wurde, und vom *Tuberansatz* zieht sich innen ein *Processus falciformis* nach vorne.

1 Crista iliaca
2 Ala ossis ilium – Facies glutea
3 Tuberculum iliacum
4 Corpus ossis ilium
5 Stelle der praepubertären Synchondrosis ilioischiadica
6 Spitze des Trochanter major
7 Ligamentum ischiofemorale
8 Collum femoris
9 Trochanter minor
10 Tuberositas glutea
11 Zona orbicularis – weitgehend verdeckt durch das Lig. ischiofemorale
12 Corpus ossis ischii
13 Tuber ischiadicum
14 Ligamentum sacrotuberale – Processus falciformis
15 Membrana obturatoria
16 Symphysis pubica
17 Incisura ischiadica minor
18 Ligamentum sacrospinale
19 Ligamentum sacrotuberale
20 Incisura ischiadica major
21 Ligamentum sacroiliacum posterius [dorsale longum]
22 Ligamenta sacroiliaca posteriora [dorsalia brevia]
23 Spina iliaca posterior superior
24 Linea glutea posterior

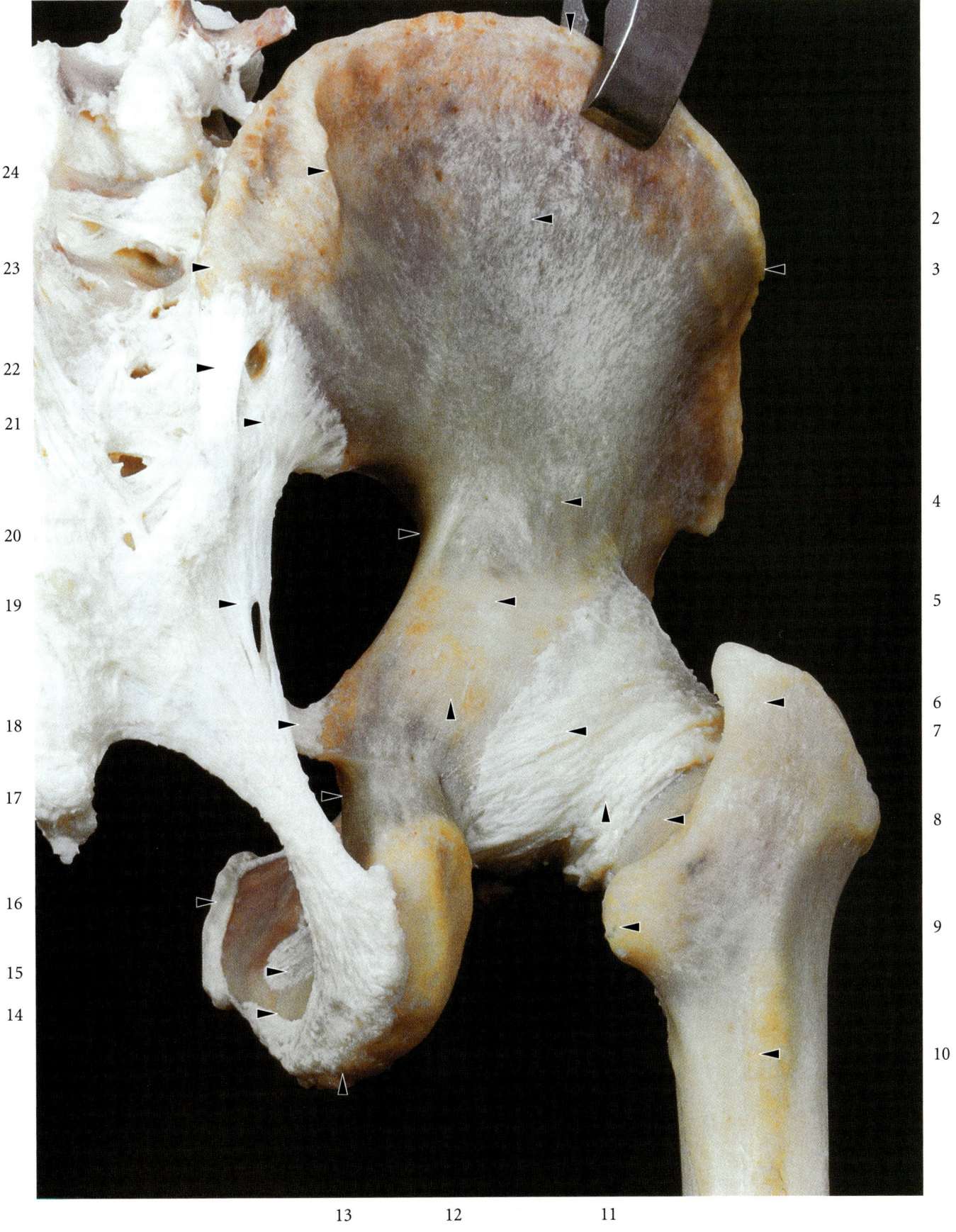

Abbildung 179   Articulatio coxae 3

Die *Abb. 179 A* zeigt ein *Hüftgelenk* in *maximaler Abduktion*. Die *Exkursionsweite* ist *individuell* sehr *unterschiedlich* und wird bei einer gleichzeitigen Flexion bedeutend größer. Dabei spannen sich immer die relativ dünnen, *unteren Kapselanteile* mit dem *Ligamentum pubofemorale* an, während sich der *Querzug* des *Ligamentum iliofemorale* deutlich entspannt.

Die *Abb. 179 B* zeigt das maximal *abduzierte Hüftgelenk* von *hinten*. Wegen seiner *großen Breite* kann sich das *Ligamentum ischiofemorale* nicht einheitlich verhalten. Der *obere Teil* wird dabei entspannt und der *untere* gespannt werden. Infolge seiner *Einstrahlung* in die *Zona orbicularis,* die sich oben dem *Acetabulum* nähert und eine gewisse *Verdrehbarkeit* im Dienste des *Spannungsausgleiches* besitzt, wird diese *Spannung* nur eine *geringe* sein, so daß die *Hemmung* der *Abduktion* nur von den dünnen und daher relativ leicht zerreißbaren *unteren Kapselanteilen* beigestellt werden kann.

Die *Abb.179 C* zeigt ein *Hüftgelenk* in *maximaler Adduktion*. Die *unteren Kapselanteile* mit dem *Ligamentum pubofemorale* sind dabei deutlich *entspannt,* während sich die *oberen Anteile* mit dem *Querzug* des *Ligamentum iliofemorale* stark *gespannt* haben.

Die *Abb. 179 D* zeigt das *maximal adduzierte Hüftgelenk* von *hinten*. Durch die *Entfernung* der *Zona orbicularis* vom *Acetabulum* ist das ganze *Ligamentum ischiofemorale* recht gut *gespannt,* obwohl seine oberen Anteile davon stärker betroffen sind.

Der *Längszug* des *Ligamentum iliofemorale* verhält sich bei diesen Bewegungen verhältnismäßig *neutral* und sichert nur den *Zusammenhalt* des *Gelenkes*.

1   Spina iliaca anterior superior
2   Spina iliaca anterior inferior
3   Ligamentum iliofemorale – Pars transversa
4   Ligamentum pubofemorale
5   Ligamentum iliofemorale – Pars descendens
6   Trochanter minor
7   Corpus femoris
8   Crista iliaca
9   Ala ossis ilium
10 Corpus ossis ilium
11 Limbus acetabuli – [Margo acetabuli]
12 Ligamentum ischiofemorale
13 Trochanter major
14 Tuber ischiadicum
15 Trochanter minor
16 Ligamentum sacrotuberale – Processus falciformis
17 Trochanter minor
18 Os ischii
19 Ligamentum ischiofemorale
20 Trochanter major
21 Foramen ischiadicum majus
22 Os ilium
23 Linea glutea posterior
24 Spina iliaca posterior superior
25 Corpus femoris
26 Ligamentum iliofemorale – Pars descendens
27 Ligamentum pubofemorale
28 Ligamentum iliofemorale – Pars transversa
29 Spina iliaca anterior inferior
30 Spina iliaca anterior superior
31 Crista iliaca
32 Tuberculum iliacum

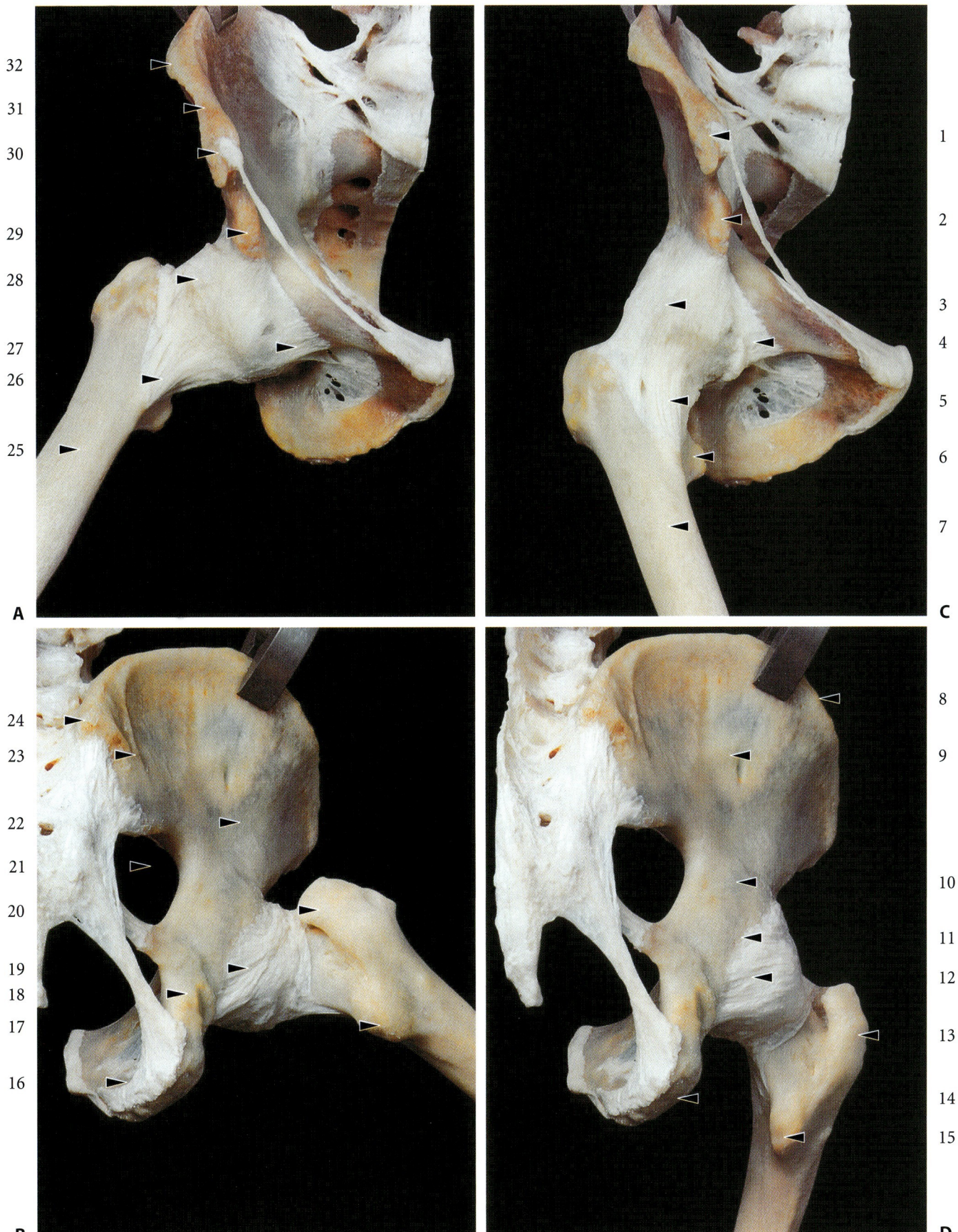

Abbildung 180 Articulatio coxae 4

Die *Abb. 180 A* zeigt ein *Hüftgelenk* in *maximaler Innenrotation*. Die *vorderen Kapselanteile* sind entspannt und stark verfaltet. Das *ganze Ligamentum iliofemorale* nimmt an diesem Verfaltungsprozess teil, obwohl der *Längszug* des Bandes durch die *Rotation* des *Femurschaftes* einen Teil dieser Entspannung auffängt. Auch die *unteren Kapselanteile* mit dem *Ligamentum pubofemorale* sind entspannt und verfaltet. Die entspannten Kapselanteile besitzen eine *ringförmige Einziehung* in der Gegend der *Zona orbicularis*.

Die *Abb. 180 B* zeigt das *Hüftgelenk* in *maximaler Innenrotation* von *hinten*. Die *hinteren Kapselanteile* und das *Ligamentum ischiofemorale* sind stark gespannt und haben die *Zona orbicularis* gegen den *Femurkopf* hin gezogen, wo der *Femurhals* einen *größeren Durchmesser* hat. Die *ringförmige Einziehung* der *Kapsel* an der *Vorderseite* ist daher sehr verständlich.

Die *Abb. 180 C* zeigt ein *Hüftgelenk* in *maximaler Außenrotation*. Dabei entfernt sich der *Trochanter major* weit von der *Spina iliaca anterior inferior*. Der *Querzug* des *Ligamentum iliofemorale* wird daher stark angespannt und hemmt diese Bewegung. Der *Längszug* des *Ligamentum iliofemorale* ist davon nicht betroffen, weil sein Ansatz der Rotationsachse näher liegt. Warum die *untere Hälfte* des *vorderen Kapselanteils* und das *Ligamentum pubofemorale* eine deutliche *Faltung* aufweisen, liegt daran, daß sie für die *Abduktion* entsprechend *lang dimensioniert* sein müssen.

Die *Abb. 180 D* zeigt das *Hüftgelenk* in *maximaler Außenrotation* von *hinten*. Die *hinteren Kapselanteile* mit dem *Ligamentum ischiofemorale* sind stark entspannt und durch eine *wulstige Falte* entlang des *Labrum acetabuli* gekennzeichnet.

1 Promontorium
2 Foramen sacrale anterius S III
3 Spina iliaca anterior superior
4 Os ilium – Corpus ossis ilium
5 Eminentia iliopubica
6 Os pubis – Corpus ossis pubis
7 Linea intertrochanterica
 – Ansatz des Lig. iliofemorale
8 Trochanter minor
9 Corpus femoris
10 Os ilium
11 Ligamentum sacrotuberale
12 Limbus acetabuli [Margo acetabuli]
13 Os ischii
14 Trochanter major
15 Trochanter minor
16 Tuberositas glutea
17 Tuberositas glutea
18 Trochanter minor
19 Crista intertrochanterica
20 Ligamentum ischiofemorale
21 Lage der präpubertären Synchondrosis ilioischiadica, dem hinteren Teil der dreistrahligen Cartilago epiphysialis, als Grenze zwischen Os ilium und Os ischii
22 Foramen ischiadicum majus
23 Spina iliaca posterior inferior
24 Ligamenta sacroiliaca posteriora
25 Spina iliaca posterior superior
26 Corpus femoris
27 Linea intertrochanterica
 – Ansatz des Lig. iliofemorale
28 Trochanter major
29 Spina iliaca anterior inferior
30 Os coxae
31 Os sacrum – Facies pelvica
32 Articulatio sacroiliaca

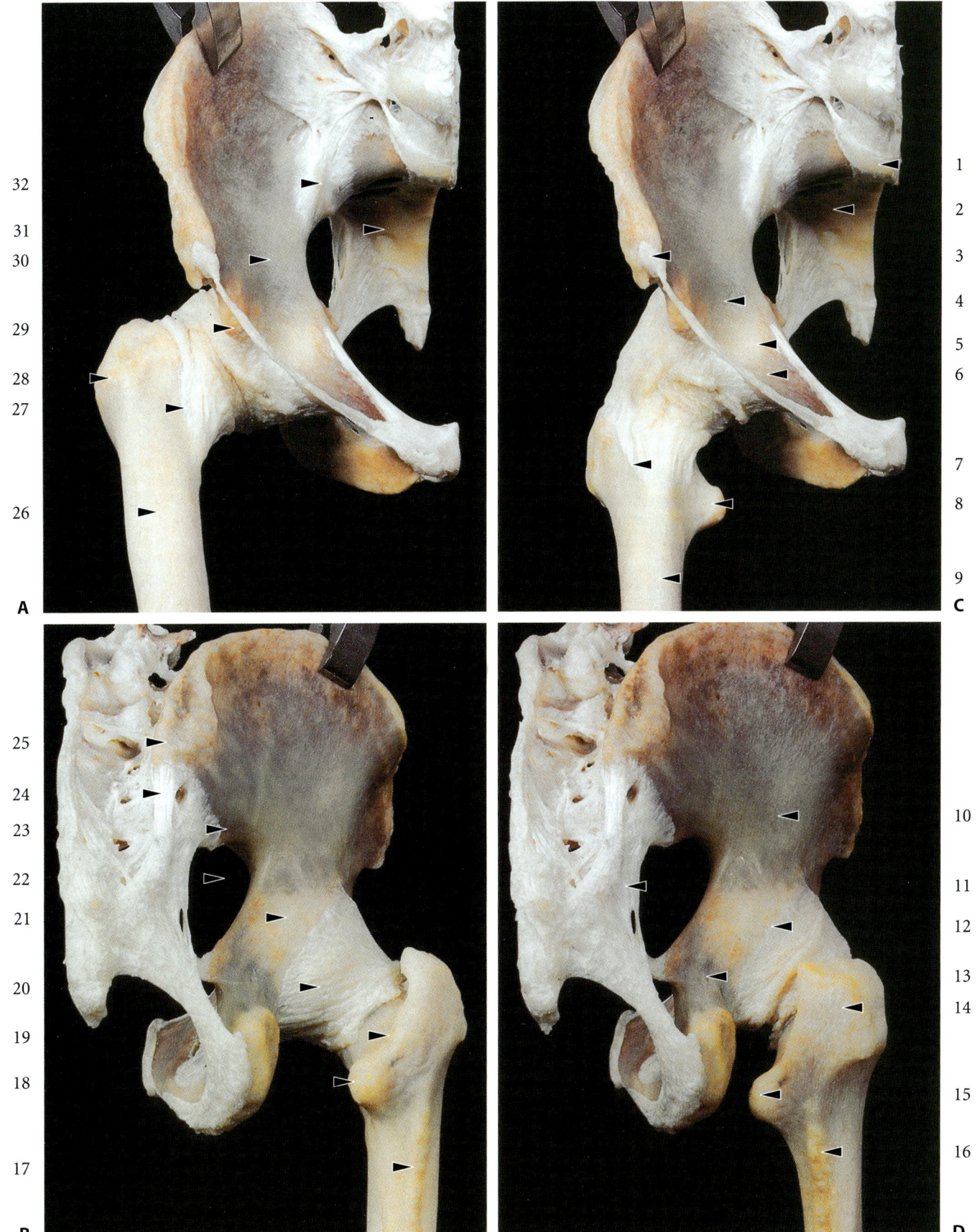

Abbildung 181 Articulatio coxae 5

Der *Aufbau* des *Acetabulum* spielt ein Rolle beim Entstehen einer *Hüftgelenksluxation.* Der Femurkopf, das *Caput femoris,* wurde daher aus dem *Acetabulum* herausgewälzt, nachdem die äußere Kapsel des Hüftgelenkes und deren Bänder entfernt worden waren. Die überknorpelte *Facies lunata* ist nur mit ihrem oberen Teil nach unten gerichtet. Sie wird außen von einer faserknorpligen Lippe, dem *Labrum acetabuli* umgeben, das *frei* in den *Gelenksraum* hineinragt. An der *knorpelfreien Stelle* werden die beiden Enden des *Labrum acetabuli* durch das *Ligamentum transversum acetabuli* verbunden, das die *Incisura acetabuli* überbrückt.

Von außen gelangt man über die *Incisura acetabuli* in die *Fossa acetabuli,* die mit einem Fettpolster ausgestattet ist. In der Nähe der *Incisur* hebt sich das zur *Fovea capitis femoris* ziehende *Ligamentum capits femoris* vom *Fettpolster* ab. Es wird zusammen mit dem Fettpolster von einer eigenen *Membrana synovialis* überzogen, die am *Innenrande* der *Facies lunata* und des *Ligamentum transversum acetabuli* ansetzt. Dieser *Ansatz* zeigt an zwei Stellen leichte *pathologische Veränderungen,* während die das *Collum femoris* überziehende *Membrana synovialis* völlig unverändert an den Knorpelrand des *Caput femoris* anschließt.

Wenn das *flektierte Bein* gewaltsam *abduziert* und *nach außen rotiert* wird, drängt der *Femurkopf* gegen die Weichteilstelle des *Acetabulums* und die dünnen Kapselanteile des *Ligamentum pubofemorale* an, so daß es um einiges leichter zu einer *vorderen Luxation* mit vorderem Einriß der Kapsel kommt.

Wenn hingegen auf das *flektierte Bein* eine *besonders starke Adduktion* und *Innenrotation* wirkt, zerreißt die Kapsel hinter dem *Ligamentum iliofemorale,* und es entsteht eine *hintere Luxation.*

Der Femurkopf kann daher bei einer *Luxatio coxae* sehr verschiedene *Positionen* einnehmen, die zusammen mit dem immer unverletzt bleibenden *Ligamentum iliofemorale* ganz *charakteristische Beinstellungen* ergeben. Die Lage des Kopfes bei der *vorliegenden Abbildung* würde einer *Luxatio coxae obturatoria* entsprechen. Es ist die einzige Form, bei der ein unzerrissenes *Ligamentum capitis femoris* vorstellbar ist.

1   Ligamentum ischiofemorale – Schnittrand
2   Labrum acetabuli
3   Incisura acetabuli
4   Ala ossis ilium – Facies glutea
5   Crista iliaca
6   Spina iliaca anterior superior
7   Spina iliaca anterior inferior
8   Ligamentum iliofemorale – Schnittrand
9   Ligamentum inguinale
10 Ligamentum transversum acetabuli
11 Ligamentum capitis femoris
12 Caput femoris
13 Tuberculum pubicum
14 Trochanter minor
15 Ligamentum iliofemorale – Schnittrand
16 Trochanter major – tastbarer Knochenpunkt
17 Collum femoris mit Membrana synovialis
18 Tuber ischadicum
19 Fossa acetabuli mit Fettkörper und Membrana synovialis
20 Facies lunata
21 Ligamentum sacrotuberale
22 Spina iliaca posterior inferior
23 Spina iliaca posterior superior

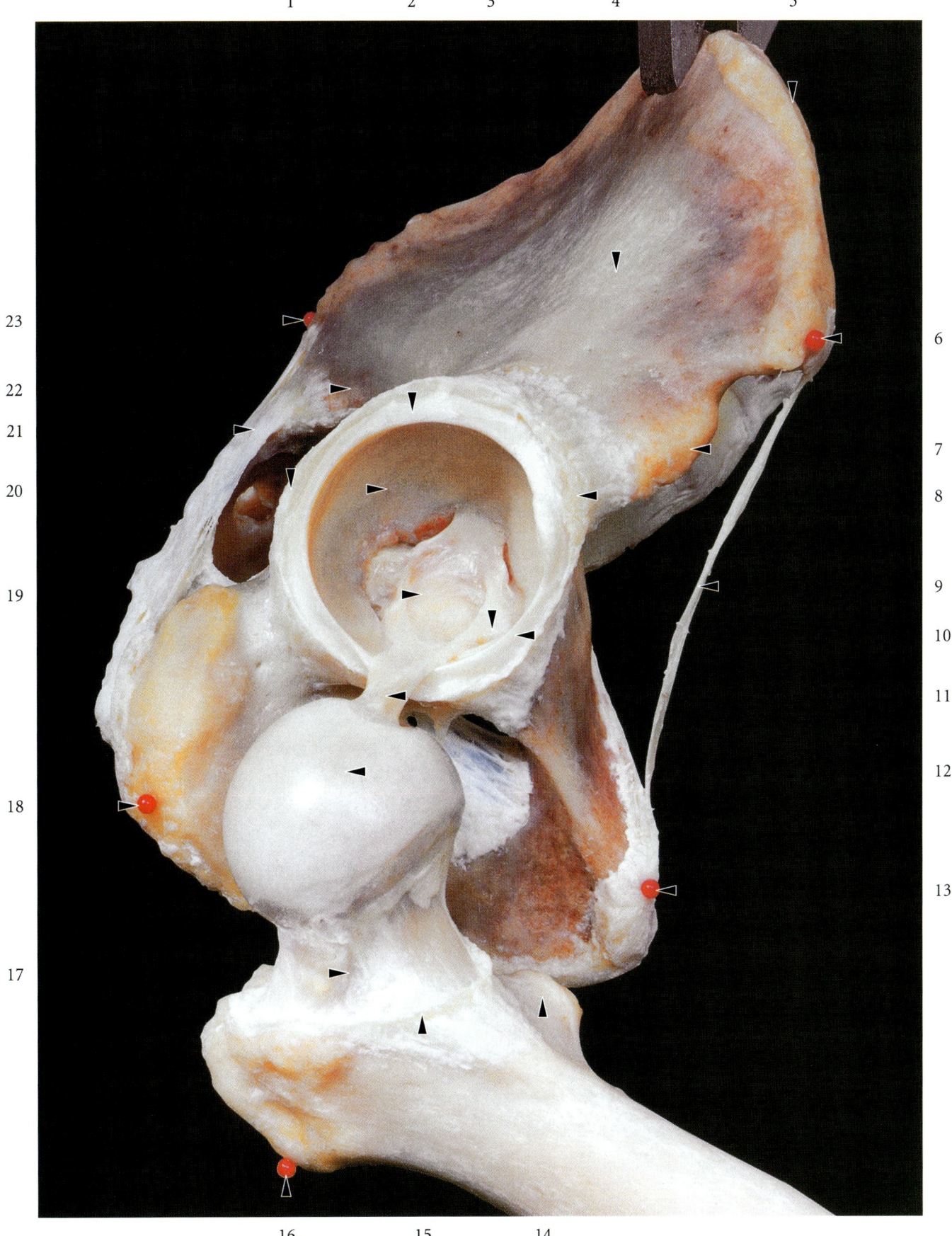

Abbildung 182 Articulatio coxae 6

Bei diesem *Hüftgelenk* in *Normalstellung* wurden die hinteren Kapselanteile reseziert, so daß am *Rand* des *Acetabulums* das faserknorplige *Labrum acetabuli* zu sehen ist. Das *Stratum fibrosum [Membrana fibrosa]* der *Capsula articularis* besteht an dieser Stelle aus dem *Ligamentum ischiofemorale*, das hier in abschätzbarer Dicke und an der Innenseite mit der *Membrana synovialis* bedeckt, vom Außenrand des *Labrum acetabuli* an, querfingerbreit die Außenfläche des *Pfannenrandes* als Ursprungsfeld benutzt.

Die *Membrana synovialis* setzt sich vom *Ansatz* der ganzen *Capsula articularis*, hinten in der Mitte des *Collum femoris*, bis zur *Knorpelknochengrenze* am Rande des *Caput femoris* fort und überzieht dabei den *Schenkelhals*.

Die *tastbaren Knochenpunkte* am *Trochanter major*, an der *Spina iliaca anterior superior*, an der *Spina iliaca posterior superior* und am *Tuber ischiadicum* wurden durch rote Kügelchen markiert.

Die *Crista iliaca* dehnt sich hinten weit nach unten aus und ruft eine *tiefe Grube* hervor, die hinter der *Articulatio sacroiliaca* liegt. Dort ziehen von der *Tuberositas iliaca* zur *Tuberositas sacralis* kräftige *Ligamenta sacroiliaca interossea*, an welche die kurzen *Ligamenta sacroiliaca posteriora* anschließen. Diese greifen auf die *Facies dorsalis* des *Os sacrum* über, wo sie sich mit den *Ursprungssehnen* des *M. erector spinae* treffen. Die zwischen den *Processus spinosi* ausgebildeten *Ligamenta interspinalia* setzen sich über die aus den Processus spinosi hervorgegangene *Crista sacralis mediana* nach unten fort und bilden mit den übrigen Band- und Sehnenbestandteilen bis zum dritten *Foramen sacrale dorsale* eine kaum entwirrbare mit dem *Periost* verwachsene dickere *Schicht* von *Bindegewebe*.

Unterhalb vom dritten *Foramen sacrale dorsale* bedeckt die *Facies dorsalis* des *Os sacrum* eine *Bindegewebsplatte*, die aus der Verwachsung von *Muskelursprüngen* des *M. erector spinae* mit der apoaneurotischen *Fascia thoracolumbalis* entstanden ist. Diese hatte sich oberhalb davon mit den *Ligamenta interspinalia* und den oberflächlicheren *Ligamenta sacroiliaca posteriora* verbunden. Der Ursprung des *Ligamentum sacrotuberale* geht in die so entstandene *Bindegewebsplatte* ebenso über wie die von den *Spinae iliacae posteriores* ausgehenden *Ligamenta sacroiliaca posteriora*. (S. auch Abb. 178 und deren Beschreibung)

1 Spina iliaca posterior superior
2 Spina iliaca posterior inferior
3 Crista iliaca
4 Ala ossis ilium – Facies glutea
5 Tuberculum iliacum
6 Spina iliaca anterior superior
7 Spina iliaca anterior inferior
8 Labrum acetabuli
9 Ligamentum ischiofemorale – Schnittrand
10 Collum femoris mit Membrana synovialis
11 Membrana synovialis – Schnittrand
12 Trochanter major – tastbarer Knochenpunkt
13 Crista intertrochanterica – Tuberculum quadratum
14 Trochanter minor
15 Tuber ischiadicum
16 Ligamentum sacrotuberale
17 Os coccygis
18 Foramen ischiadicum minus
19 Ligamentum sacrospinale
20 Foramen ischiadicum majus
21 Foramen sacrale posterius S III
22 Ligamenta sacroiliaca posteriora

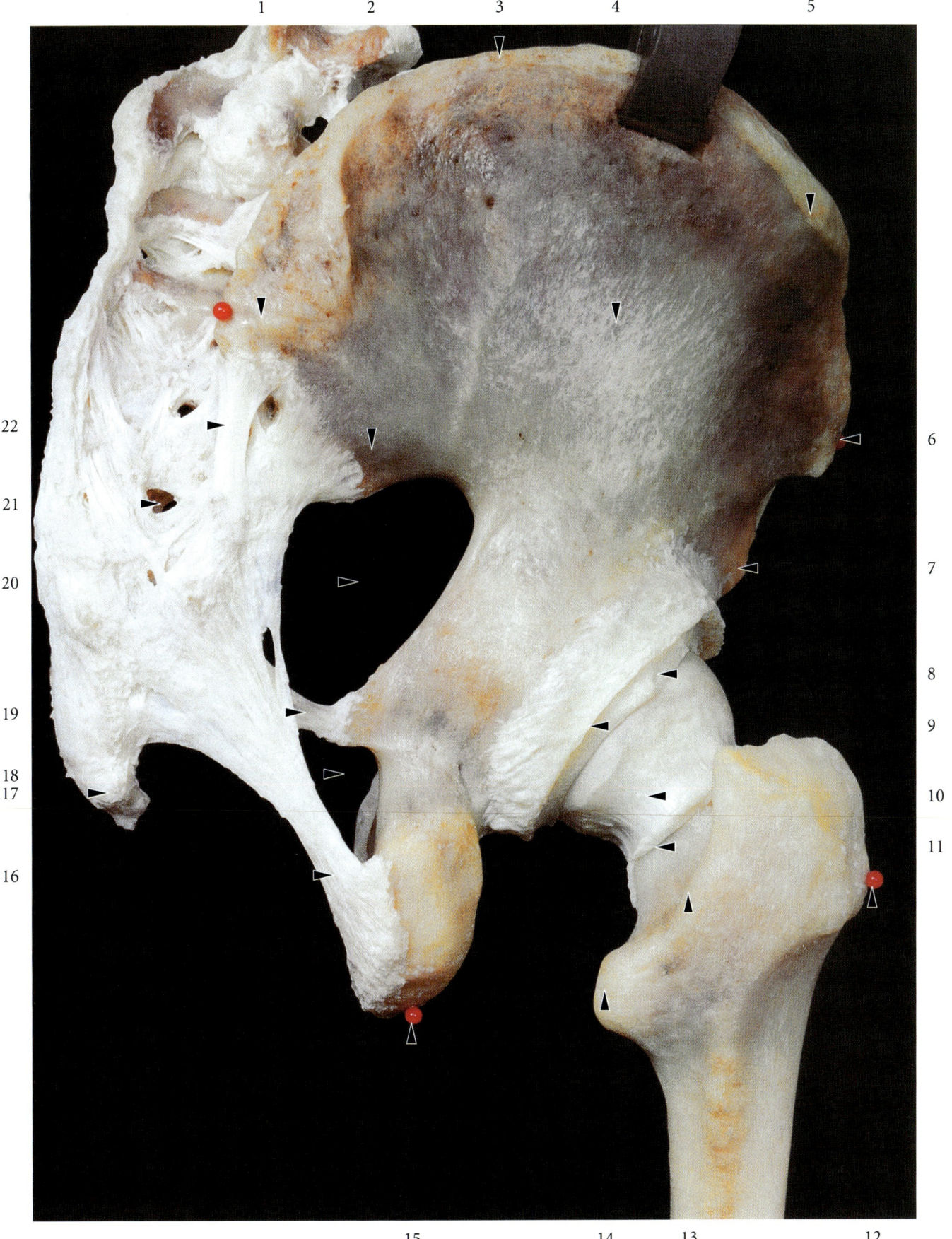

Abbildung 183   Articulatio coxae 7

Bei einem *gestreckten* und leicht *außenrotierten Hüftgelenk* wird nach *Entfernung* der *Kapsel* ein *Einblick* in das *Innere* gewährt. Mit dem *Kapselursprung* an der Basis verbunden, ragt das faserknorpelige *Labrum acetabuli* frei in den *Gelenksraum*. Würde die leichte Außenrotation rückgängig gemacht werden, so verliefe die *Grenze* des *Kopfes* annähernd *parallel* und in nicht allzu großer Entfernung zum *Labrum acetabuli*. Daraus geht hervor, daß weit mehr als die *Hälfte* des *Caput femoris* in der *Gelenkspfanne* untergebracht ist und somit eine *Articulatio cotylica* vorliegt.

Das *Labrum acetabuli* setzt sich unten in das *Ligamentum transversum acetabuli* fort, und der *Ansatz* der *Membrana synovialis* begibt sich von der *Basis* des *Labrum acetabuli* über die äußere Fläche des Ligaments in die *Nähe* von dessen *äußerem Rand* und kehrt am hinteren Übergang zum *Labrum acetabuli* wieder in seine alte Position zurück.

An der *Innenseite* des *Stratum fibrosum* der *Capsula articularis* gelangt die *Membrana synovialis* bis fast zur *Linea intertrochanterica,* wo sie sich auf den *Hals* des *Femur* umschlägt und mit ihm bis zur *Knorpelknochengrenze* am Rande des *Femurkopfes* zieht. Vorne ist somit im Gegensatz zu hinten der *ganze Schenkelhals mit Membrana synovialis* bedeckt, weil er vorne kürzer ist als hinten. Von der *Membrana synovialis* des *Schenkelhalses* werden die *ernährenden Gefäße* des *Femurkopfes* bedeckt und sind daher bei einer *Schenkelhalsfraktur* besonders gefährdet.

Das *Stratum fibrosum* der *Hüftgelenkskapsel* besteht aus einer fast geschlossenen *Manschette* von *Bändern*, deren Dicke auf den *Schnittflächen* abschätzbar ist.

Unterhalb des *Ursprunges* des *Ligamentum iliofemorale* hat sich in der Rinne zwischen Labrum acetabuli und Kapsel eine *Plica synovialis* ausgebildet, die ungewöhnlich ist.

1   Crista iliaca
2   Fossa iliaca
3   Ligamentum iliolumbale
4   Processus costalis von LV
5   Foramen intervertebrale LIV
6   Foramen intervertebrale LV
7   Articulatio sacroiliaca
    – Ligamenta sacroiliaca anteriora
8   Foramen sacrale anterius I
9   Os sacrum – Facies pelvica
10 Spina iliaca anterior inferior
11 Ligamentum pectineum
12 Tuberculum pubicum
13 Ligamentum inguinale
14 Membrana obturatoria
15 Labrum acetabuli
16 Caput femoris
17 Ligamentum iliofemorale
    – Pars descendens
18 Collum femoris
19 Trochanter major
    – tastbarer Knochenpunkt
20 Ligamentum iliofemorale
    – Pars transversa
21 Ligamentum iliofemorale
    (Schnittrand)
22 Labrum acetabuli
23 Spina iliaca anterior inferior
24 Ala ossis ilium – Facies glutea
25 Spina iliaca anterior superior

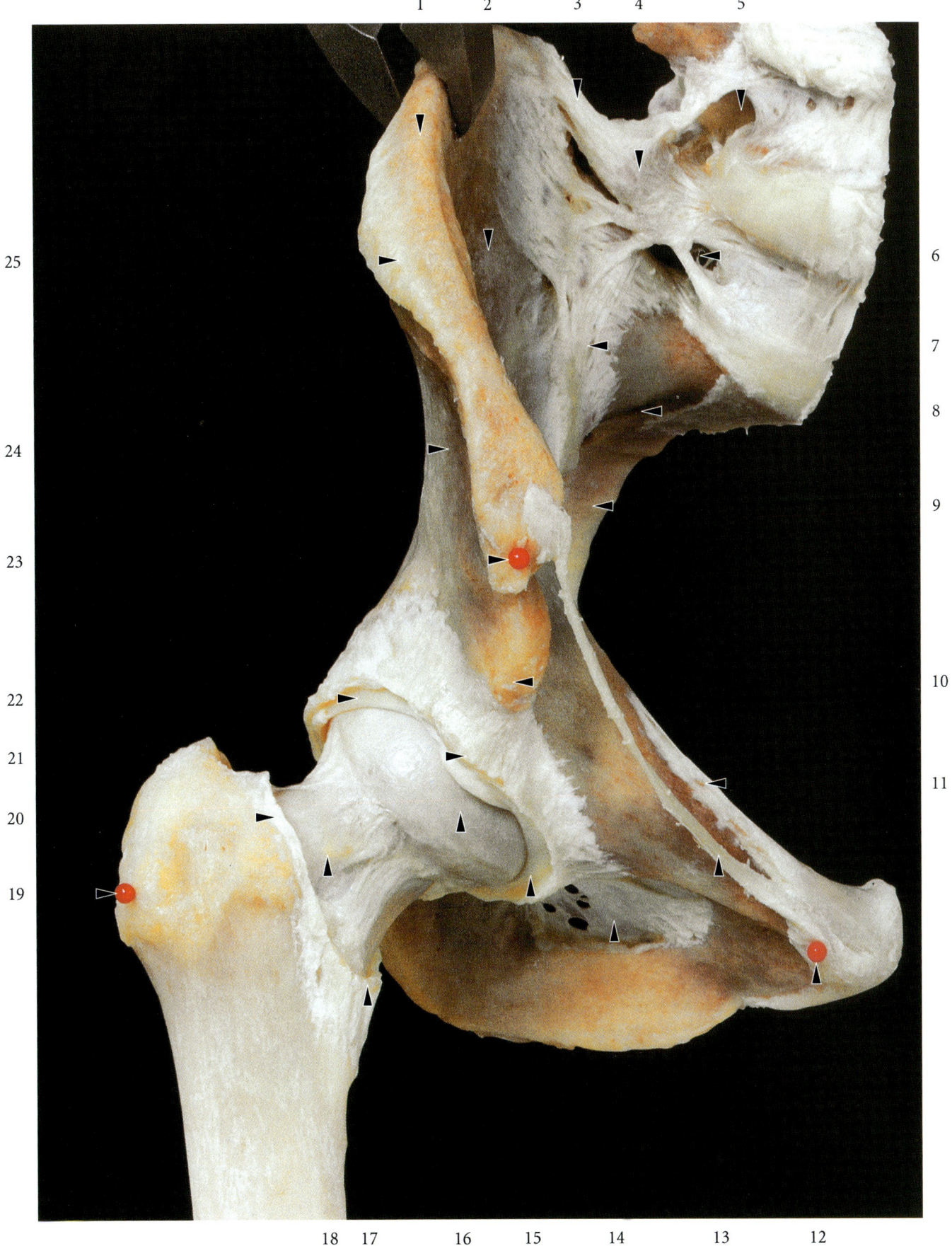

**Abbildung 184 Articulatio coxae 8
Punktionen**

Bei der *lateralen Punktion* wird etwas oberhalb des *Trochanter major* transversal auf das Hüftgelenk eingestochen. In einer *Tiefe* von drei bis vier Querfingerbreiten wird die Gegend der *Knorpelknochengrenze* des *Caput femoris* erreicht.

Dabei durchdringt die *Nadel* den *Übergang* des *M. gluteus maximus* in den *Tractus iliotibialis*, den *M. gluteus medius* und den *M. gluteus minimus* sowie schließlich die *obere Wand* der Gelenkskapsel.

Für die *Positionierung* der *lateralen Punktion* ist der *Trochanter major* eine entscheidende Hilfe. Dabei ist aber zu bedenken, daß die *Spitze* des *Trochanter major* wegen der dort ansetzenden Muskeln *nicht tastbar* ist. Der am besten tastbare Knochenpunkt wurde deshalb durch ein rotes Kügelchen markiert. Weiter muß beachtet werden, daß *Ad-* und *Abduktionsbewegungen* die *Projektion* des *Trochanter major* auf den *Femurkopf* von lateral sehr stark beeinflussen. Es ist daher eine Adduktionsstellung des Beines bei der Seitenlage des Körpers zu vermeiden oder in Rechnung zu stellen. Ebenso ist die *Variabilität* des *Schenkelhals-Schaftwinkels* von einer gewissen Bedeutung (s. auch Abb. 185).

Weiter *empfiehlt es sich* bei der lateralen Punktion den hinten am Femurschaft stärker ausgeprägten Trochanter major durch eine *Innenrotation* etwas nach vorn zu bringen, damit die über den Trochanter vordringende Nadel das Hüftgelenk mehr in der Mitte trifft und die, wenn auch sehr geringe Gefahr, das Hüftgelenk hinten zu verfehlen, vermieden wird.

Bei der *ventralen Punktion* wird *medial* vom *Trochanter major* in einer Entfernung von drei bis vier Querfingerbreiten und in einer Höhe knapp oberhalb des *Trochanter major* von vorn *sagittal* eingestochen. Das *Caput femoris* wird in einer *ähnlichen,* allerdings vom Körperbau und dem Ernährungszustand stärker abhängigen *Tiefe* wie bei der lateralen Punktion erreicht.

Die *ventrale Punktion* dringt zwischen dem *M. tensor fasciae latae* und dem *M. sartorius* in einer *transversalen Ebene*, die etwas *oberhalb* vom *Trochanter major* liegt, vor. Sie wird, nachdem sie dort die recht kräftige *Fascia lata* durchsetzt hat, meistens den *M. rectus femoris* durchstechen und erreicht die durch das *Ligamentum iliofemorale* gebildete dicke Kapsel.

Die *ventrolaterale Punktion* des Hüftgelenkes nutzt die *Ausdehnung* des *Gelenksraumes* entlang des *Femurhalses* aus und sticht auf diesen in einem *schrägen Winkel* ein, der etwas größer als der *Anschliffwinkel* der *Kanüle* ist. Die *Orientierung* für die *Lage* des *Femurhalses* gibt der *Trochanter major*.

1 Laterale Punktion der Articulatio coxae
2 Ventrale Punktion der Articulatio coxae
3 Crista iliaca
4 Fossa iliaca
5 Ligamenta sacroiliaca anteriora
6 Ligamentum iliolumbale
7 Articulatio sacroiliaca
8 Incisura ischiadica major
9 Ligamentum sacrotuberale
10 Ligamentum pectineum
11 Ligamentum sacrospinale
12 Ligamentum pubicum superius
13 Symphysis pubica – Discus interpubicus
14 Tuberculum pubicum
15 Tuber ischiadicum
16 Ligamentum pubofemorale
17 Trochanter minor
18 Linea intertrochanterica
19 Ventrolaterale Punktion der Articulatio coxae
20 Ligamentum iliofemorale
21 Trochanter major
22 Spina iliaca anterior inferior
23 Ligamentum inguinale
24 Spina iliaca anterior superior
25 Tuberculum iliacum

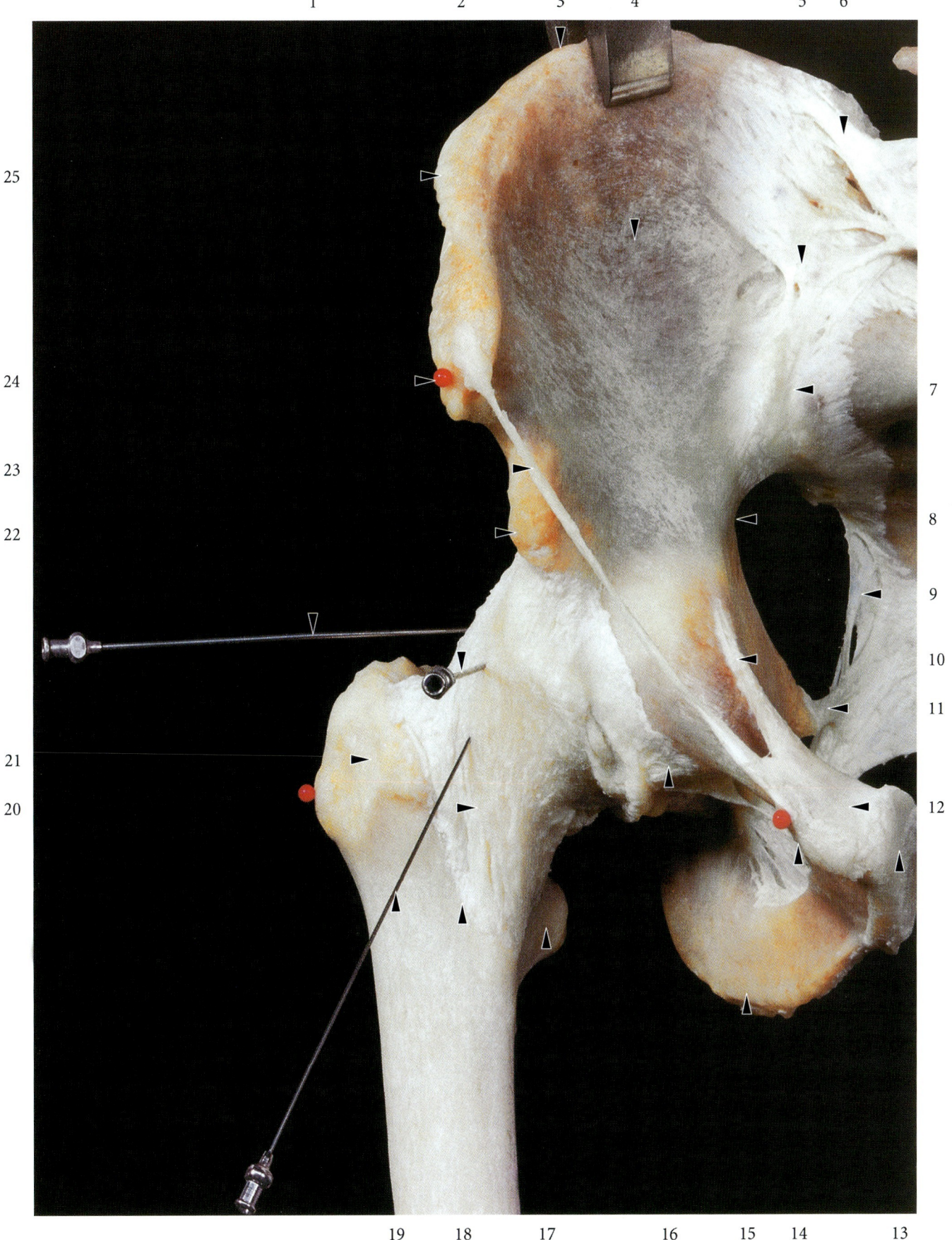

Abbildung 185   Lage des Trochanter major

Nur ein normal geformtes *Femur* [Os femoris] in normaler Lage projiziert die *Trochanterspitze* von lateral in die *Mitte* des *Femurkopfes*. Abgesehen von den *starken Verschiebungen* des *Projektionsbildes* bei *Ab*- und *Adduktion* des Beins verändern die *Varietäten* des *Schenkelhals-Schaftwinkels* die *Lage* des *Trochanter major* zum *Acetabulum* bei der extremen Schwankungsbreite zwischen *Coxa vara* und *Coxa valga* von 25° nicht ganz unwesentlich.

Unter *pathologischen Bedingungen* kann die *Coxa vara* sogar einen *Schenkelhals-Schaftwinkel* von 90° erreichen und der *Trochanter major* in eine Lage gebracht werden, die sonst nur bei *Schenkelhalsfrakturen* auftritt.

Um die *Lage* des *Trochanter major* zum *Acetabulum* einer gewissen Beurteilung zuzuführen ist die *ROSER-NELATONSCHE Linie* von Nutzen. Sie zieht von der *Spina iliaca anterior superior* zum *Tuber ischiadicum* und schneidet bei leicht flektiertem Bein die *Spitze* des *Trochanter major*. Dabei kreuzt sie bei reiner Lateralbetrachtung auch ungefähr die *Mitte* des *Acetabulums,* das in der Mitte der Linie liegt. Daraus ergibt sich für die *laterale Punktion* eine gute Zielrichtung. Es muß aber betont werden, daß bei aller *Unschärfe* der *Bezugspunkte,* wegen der Größe des Gelenkes, keine besonderen Schwierigkeiten bestehen, den Gelenksraum zu erreichen.

Die große *Ausdehnung* des *Gelenksraumes* am *Halse* des *Femur* erlaubt auch einen schrägen Zugang. Diese *ventrolaterale Punktion* richtet sich von vorn unten auf das *Collum femoris,* das vom tastbaren Teil des *Trochanter major* aus leicht lokalisiert werden kann (Abb. 184).

Der *Einstich* geht durch den *unteren Teil* des von starken Faszien umscheideten *M. tensor fasciae latae* und benutzt mehr oder weniger die *Spalte* zwischen den *Mm. vasti* und dem *M. rectus femoris,* bevor die Nadel das dicke *Ligamentum iliofemorale* der Gelenkskapsel durchdringt. Der *Stichkanal* geht durch ein *gefäßreiches Gebiet* und trifft oft sehr schräg auf den Schenkelhals, so daß die dort ankommende Nadel Gefahr läuft, unter die *Membrana synovialis* zu gelangen. Der große *Vorteil* dieser Punktionsrichtung ist, daß sie von allen *Form*- und *Funktionsvarianten* des *Femur* unabhängig ist.

1 Crista sacralis mediana
2 Processus spinosus L V
3 Linea glutea anterior
4 Crista iliaca
5 Tuberculum iliacum
6 Linea glutea anterior
7 Linea glutea inferior
8 Spina iliaca anterior superior
9 Spina iliaca anterior inferior
10 Ligamentum ischiofemorale
11 Os pubis
12 Limbus acetabuli [Margo acetabuli]
13 Tuberositas glutea
14 Trochanter minor
15 Spina ischiadica
16 Os coccygis
17 Tuber ischiadicum
18 Trochanter major
19 Incisura ischadica minor
20 Ligamentum sacrospinale
21 Ligamentum sacrotuberale
22 Incisura ischiadica major
23 Spina iliaca posterior inferior
24 Linea glutea posterior
25 Spina iliaca posterior superior

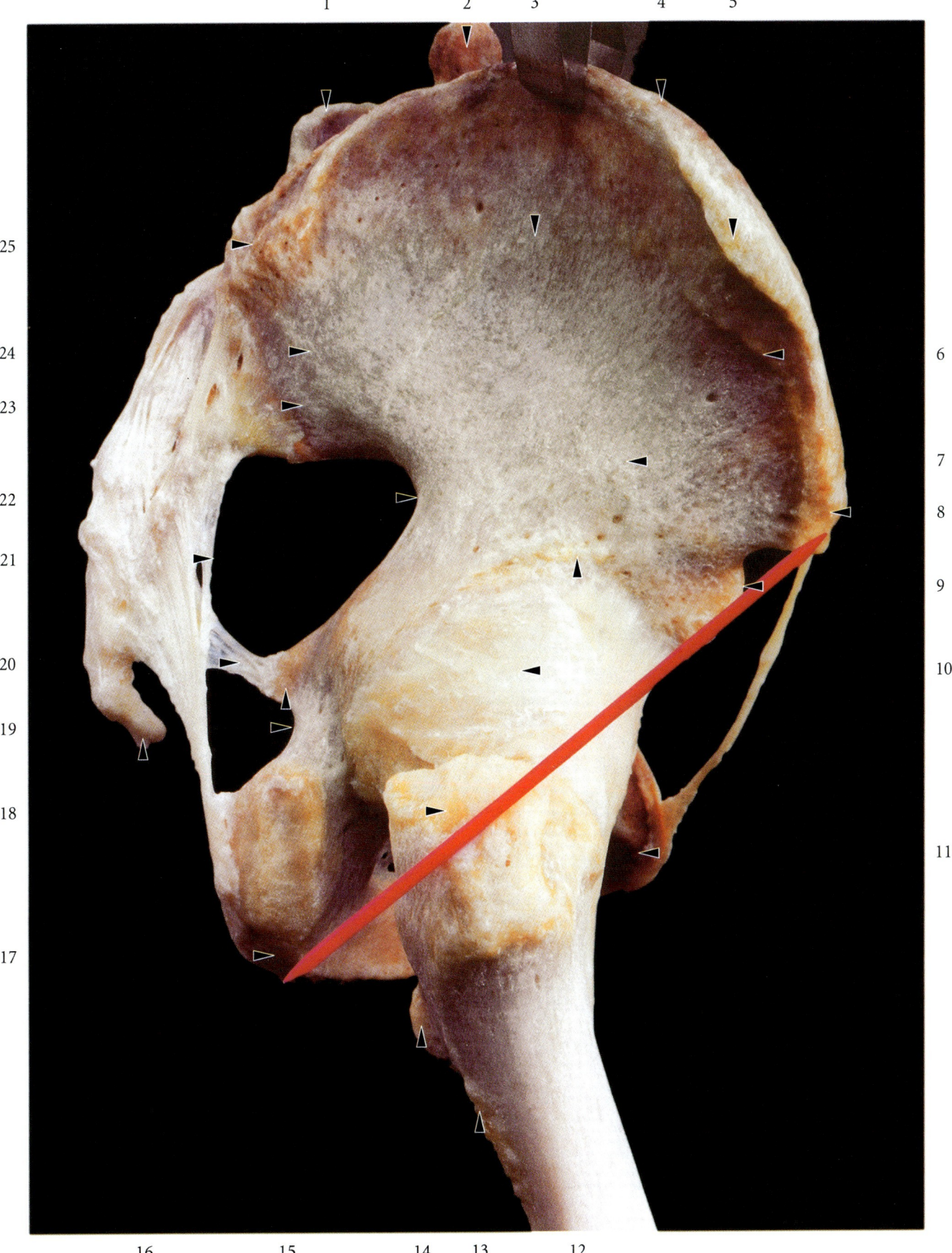

369

**Abbildung 186   Articulatio genus 1
Laterale Punktion**

Das *Kniegelenk* bildet an seiner *Vorderseite* die Grundlage der *Regio genus anterior*. Es bestimmt an dieser Stelle die *Oberflächenmodellierung*, weil hier seine Oberfläche nur von einer verhältnismäßig dünnen *Haut-Subcutisschicht* überzogen wird. Einzelne für die *Orientierung* wichtige Strukturen zeichnen sich in ihrer Lage bereits *optisch* gut ab, können aber durch die *Palpation* noch besser lokalisiert werden. Die für diesen Zweck hilfreichen, *tastbaren Knochenpunkte* wurden durch rote Kügelchen markiert.

Zwischen den beiden obersten Kügelchen liegt die *Basis patellae*. Nach abwärts reicht die *Patella* bis zu ihrem vom Ursprung des Ligamentum patellae eingehüllten *Apex patellae*. Das kräftige *Ligamentum patellae* zieht zur markierten *Tuberositas tibiae*. Etwas oberhalb und lateral davon ist am *Condylus lateralis* der *Tibia* die *Tuberositas tractus iliotibialis (Tuberculum* GERDY*)* mit dem Ansatz des gleichnamigen *Tractus* tastbar. Ganz lateral wurden das *Caput* der *Fibula* und der *Epicondylus lateralis* des *Femur* markiert, und ganz medial dessen *Epicondylus medialis*.

Seitlich vom *Ligamentum patellae* wurde das *Corpus adiposum infrapatellare* freigelegt, soweit es nicht von den *Retinacula patellae* bedeckt wird. Von den beiden *Epicondylen* des *Femur* gehen die *Seitenbänder* des Kniegelenkes ab, von denen das *laterale* am *Caput fibulae* von der *Sehne* des *M. biceps femoris* überlagert wird.

Die *Patella* ist in ein *sehniges Zentrum* des *Quadriceps-Streckapparates* eingelagert, an deren *oberem Rand* der *Gelenksraum* von *lateral* am einfachsten *punktiert* werden kann. Oberhalb vom *Caput fibulae* kann das Kniegelenk auch über den die *Popliteussehne* begleitenden *Recessus subpopliteus* von lateral punktiert werden.

1   Tractus iliotibialis
2   Musculus vastus lateralis
3   Sehne des Musculus rectus femoris
4   Musculus vastus medialis
5   Retinaculum patellae mediale
    – Einstrahlung vom M. vastus lateralis
6   Patella – tastbarer Knochenpunkt
    am Ende der Basis patellae
7   Epicondylus medialis des Femur
8   Apex patellae
9   Retinaculum patellae mediale – Pars longitudinalis
10 Ligamentum patellae
11 Tuberositas tibiae
12 Ligamentum collaterale tibiale
13 Musculus gastrocnemius – Caput mediale
14 Corpus adiposum infrapatellare
15 Fascia cruris
16 Musculus gastrocnemius – Caput laterale
17 Caput fibulae – tastbarer Knochenpunkt
18 Tuberositas tractus iliotibialis
19 Retinaculum patellae laterale – Pars transversalis
20 Epicondylus lateralis des Femur
21 Retinaculum patellae laterale – Pars longitudinalis
22 Patella – tastbarer Knochenpunkt
    am Ende der Basis patellae

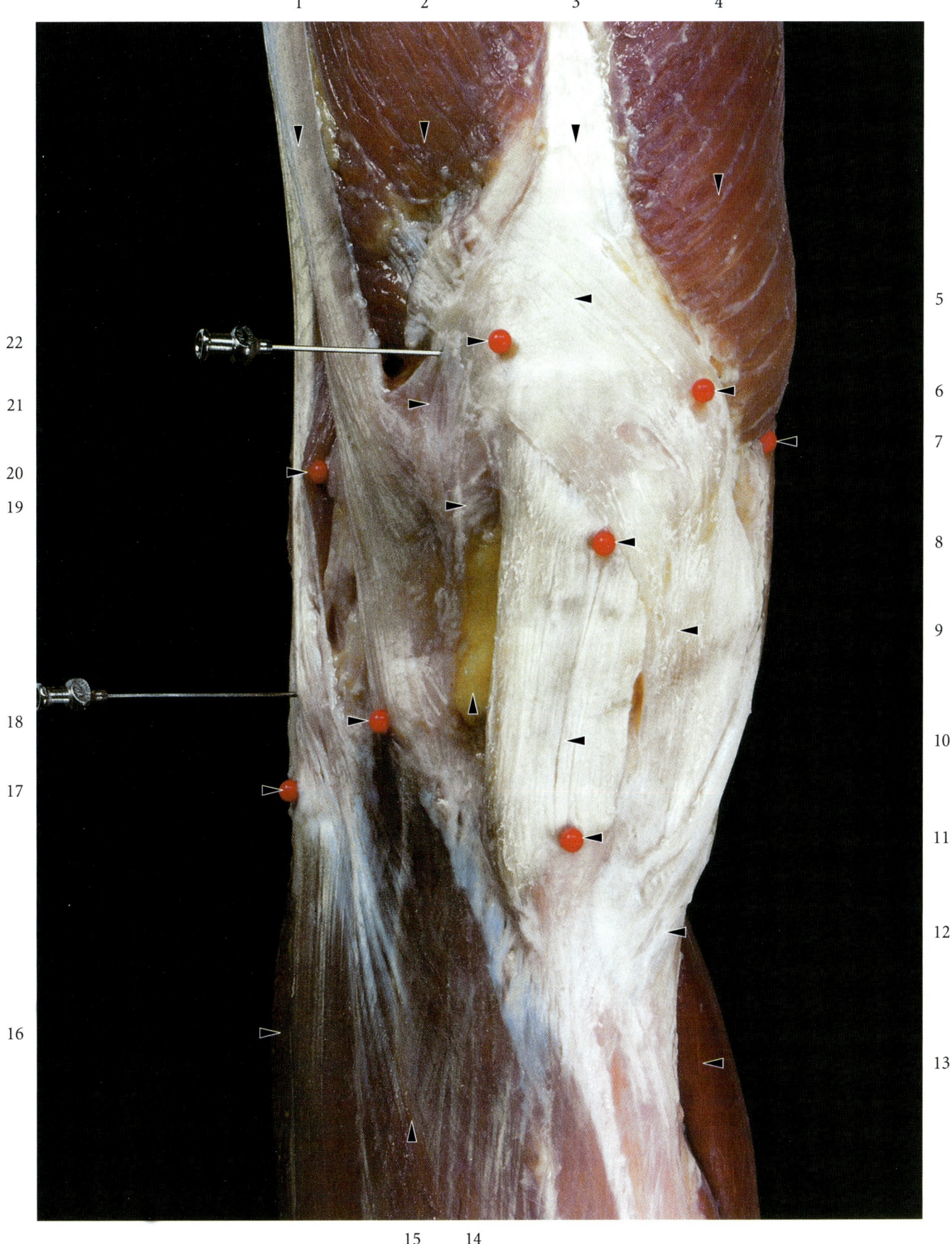

**Abbildung 187 Articulatio genus 2
Laterale Punktion**

Das *Kniegelenk* der *Abbildung 186* wird noch einmal in der *Ansicht* von *vorne-lateral* präsentiert, weil bei der *lateralen Punktion* des Kniegelenkes diese *Blickrichtung* die *adäquatere* ist und das Verhalten der lateralen sehnigen Strukturen deutlicher wird. Insbesondere kommt hier die Beziehung des *Retinaculum patellae laterale* zum *Tractus iliotibialis* besser zum Ausdruck.

Die *Retinacula patellae* bestehen aus einem *sehnigen* und einem *peritendinösen* Anteil, der sich unter der *Subcutis* aus der *Fascia lata* über das *Kniegelenk* nach unten fortsetzt. Er *verschmilzt* mit den *Retinacula patellae* ebenso wie mit dem *Ligamentum patellae,* an dem er ein deutliches *Peritendineum* bildet. Diese *fasziale Schicht* wurde, wie die *Fascia lata* vor dem *M. quadriceps femoris,* vor dem ganzen Kniegelenk entfernt, so daß die *sehnigen Strukturen* des *Kniegelenkes* allein stehen geblieben sind.

In den *oberen Rand* der *Patella* strahlt das zu einer *einheitlichen Platte* verschmolzene *Sehnenmaterial* des *Musculus quadriceps femoris* ein, und am *seitlichen Rand* sowie am *Apex* der *Patella* nehmen sehnige Bündel des *Ligamentum patellae* ihren Ursprung. Ein Teil der sehnigen Fasern *überbrückt* aber sowohl *vor* der *Patella* als auch *am Rande* derselben die Distanz. Mit der randständigen Überbrückung verbindet sich ein *querer Zug,* der sich zugespitzt bis zum *Epicondylus lateralis* begibt und eine starke *Verbindung* zum *Tractus iliotibialis* aufweist. Es ist der *transversale Teil* des *Retinaculum patellae laterale.* Oberflächlich zu diesem transversalem Teil liegt der *longitudinale Teil* des *Retinaculum patellae laterale,* der sich lateral weitgehend unabgrenzbar mit dem *Tractus iliotibialis* verbindet.

Aus dem *sehnigen Anteil* des *Musculus vastus lateralis* geht aber auch ein *großer Teil* vom *longitudinalen Retinaculum patellae mediale* hervor, der vor der *Patella* nach medial kreuzt und dort durch die *Bursa subtendinea prepatellaris* von ihr abgehoben wird.

1 Tractus iliotibialis
2 Musculus vastus lateralis
3 Sehne des Musculus rectus femoris
4 Musculus vastus medialis
5 Patella – tastbarer Knochenpunkt am lateralen Ende der Basis patellae
6 Patella – tastbarer Knochenpunkt am medialen Ende der Basis patellae
7 Retinaculum patellae laterale – Pars transversalis
8 Apex patellae
9 Ligamentum patellae
10 Tuberositas tibiae
11 Tibia – Margo anterior
12 Corpus adiposum infrapatellare
13 Fascia cruris – skelettergänzend für die Mm. tibialis anterior und extensor digitorum longus
14 Tuberositas tractus iliotibialis
15 Fascia cruris – skelettergänzend für den M. fibularis [peroneus] longus
16 Musculus soleus
17 Musculus gastrocnemius – Caput laterale
18 Caput fibulae – tastbarer Knochenpunkt
19 Ligamentum collaterale fibulare
20 Epicondylus lateralis des Femur
21 Retinaculum patellae laterale – Pars longitudinalis
22 Musculus biceps femoris

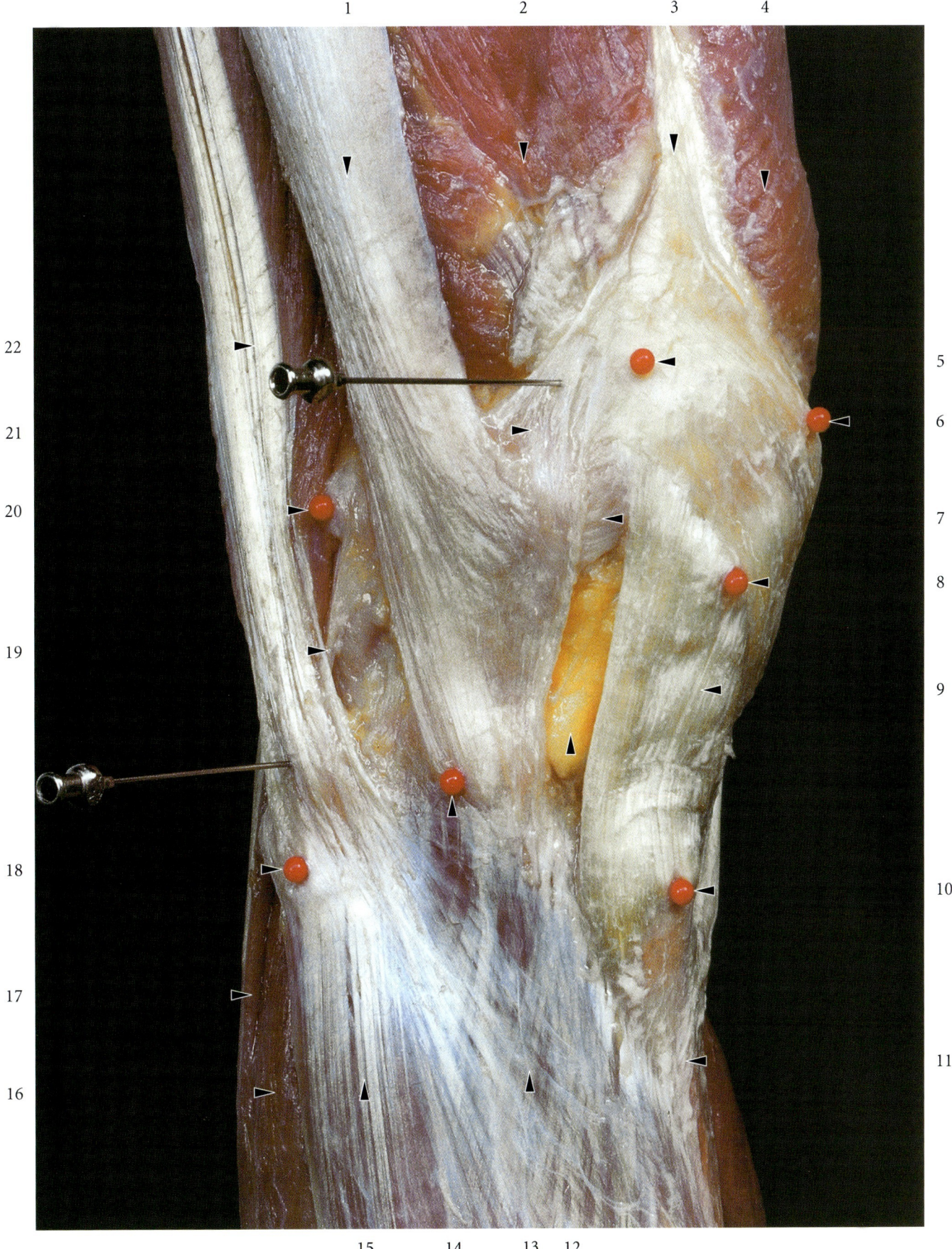

**Abbildung 188   Articulatio genus 3
Laterale Punktion**

Um die *Lage* der *Kanülen* zum *Gelenksraum* zu demonstrieren, wurde das *Kniegelenk* von *lateral eröffnet* und der *Tractus iliotibialis* teilweise reseziert. Der *Kniescheibenlappen* wurde nach vorne verzogen, wodurch die *Patella* von der *Facies patellaris* des *Femur* leicht abgehoben wurde.

Der *Ansatz der Membrana synovialis* am *Femur* und der *Patella* ist gut zu erkennen, und die *Bursa suprapatellaris* ist durch einen Haken stark entfaltet. Sie zeigt hier eine nicht selten vorkommende, von medial her vordringende *Falte*, welche die *Bursa* unvollständig vom *Gelenksraum* abgrenzt.

Die *embryonal getrennte Anlage* der *Bursa* verbindet sich im *Kindesalter* allmählich mit dem *Gelenksraum*, bleibt aber auch beim *Erwachsenen* noch manchmal getrennt. Daraus ergibt sich die Notwendigkeit die obere *laterale Punktion* nicht über die *Bursa suprapatellaris* vorzunehmen, sondern über den *genuinen Gelenksraum*, der mit einer kleinen Tasche oberhalb der *Patella* endet. Außerdem befindet sich zwischen dem *Femur* und der *Hinterwand* der *Bursa suprapatellaris* ein *kräftiges Fettpolster*, in welches die Kanüle leicht geraten könnte.

Bei der *oberen lateralen Punktion* des *Kniegelenkes*, die in *Streckstellung* ausgeführt wird, wird als *Leitstruktur* der obere Teil der *hinteren Fläche* der *Patella* benutzt, die in dieser Position der Kanüle leicht entgegengeschoben werden kann. Der *Weg* der *Kanüle* zum *Gelenksraum* ist dargestellt.

Der äußere Rand des *lateralen Meniskus* wurde nach *Entfernung* des Knieanteils des *Tractus iliotibialis* und der davon überlagerten *Membrana synovialis* auspräpariert. Vom *Epicondylus lateralis* des *Femur* zieht durch eine Sonde hervorgehoben das *Ligamentum collaterale fibulare* zum *Caput fibulae*. Vor ihm und durch die hier resezierte Gelenkskapsel getrennt, verläuft die *Sehne* des *M. popliteus* zu ihrem *Ansatz* am *lateralen Femurkondyl*. Sie schleift dabei an einer *Rinne der Außenfläche* des *lateralen Meniskus* und wird vom *Recessus subpopliteus* begleitet, der immer mit dem Gelenksraum kommuniziert.

Bei der *unteren lateralen Punktion* wird oberhalb des *Caput fibulae* die *Bizepssehne* in der dargestellten Entfernung *horizontal* durchstochen. Medial davon trifft die Kanüle auf die *Popliteussehne*, deren *Recessus subpopliteus* oder knapp davor direkt in den *meniskotibialen Gelenksspalt*.

1   Tractus iliotibialis
2   Capsula articularis (Schnittrand)
3   Musculus vastus lateralis
4   Facies patellaris des Femur
5   Bursa suprapatellaris
6   Plica synovialis als rudimentäres Septum zwischen Cavum articulare und Bursa suprapatellaris
7   Musculus vastus lateralis (Schnittrand)
8   Basis patellae
9   Patella – tastbarer Knochenpunkt am Ende der Basis patellae
10 Retinaculum patellae laterale – Schnittrand
11 Ligamentum patellae – Ansatz am Apex patellae
12 Corpus adiposum infrapatellare
13 Tuberositas tibiae
14 Fascia cruris
    – skelettergänzend für die Mm. tibialis anterior und extensor digitorum communis mit Ausstrahlungen der Bicepssehne
15 Condylus lateralis des Femur
16 Tuberositas tractus iliotibialis
17 Meniscus lateralis
18 Caput fibulae – tastbarer Knochenpunkt
19 Musculus soleus
20 Musculus gastrocnemius – Caput laterale
21 Fascia cruris – skelettergänzend für den M. fibularis [peroneus] longus
22 Membrana synovialis – als Überbrückung des menisco-tibialen Gelenksspaltes
23 Rinne des Meniscus lateralis – für die Anlagerung der Popliteussehne
24 Ligamentum collaterale fibulare
25 Sehne des Musculus popliteus – Ansatz am Condylus lateralis des Femur
26 Epicondylus lateralis des Femur
27 Musculus biceps femoris

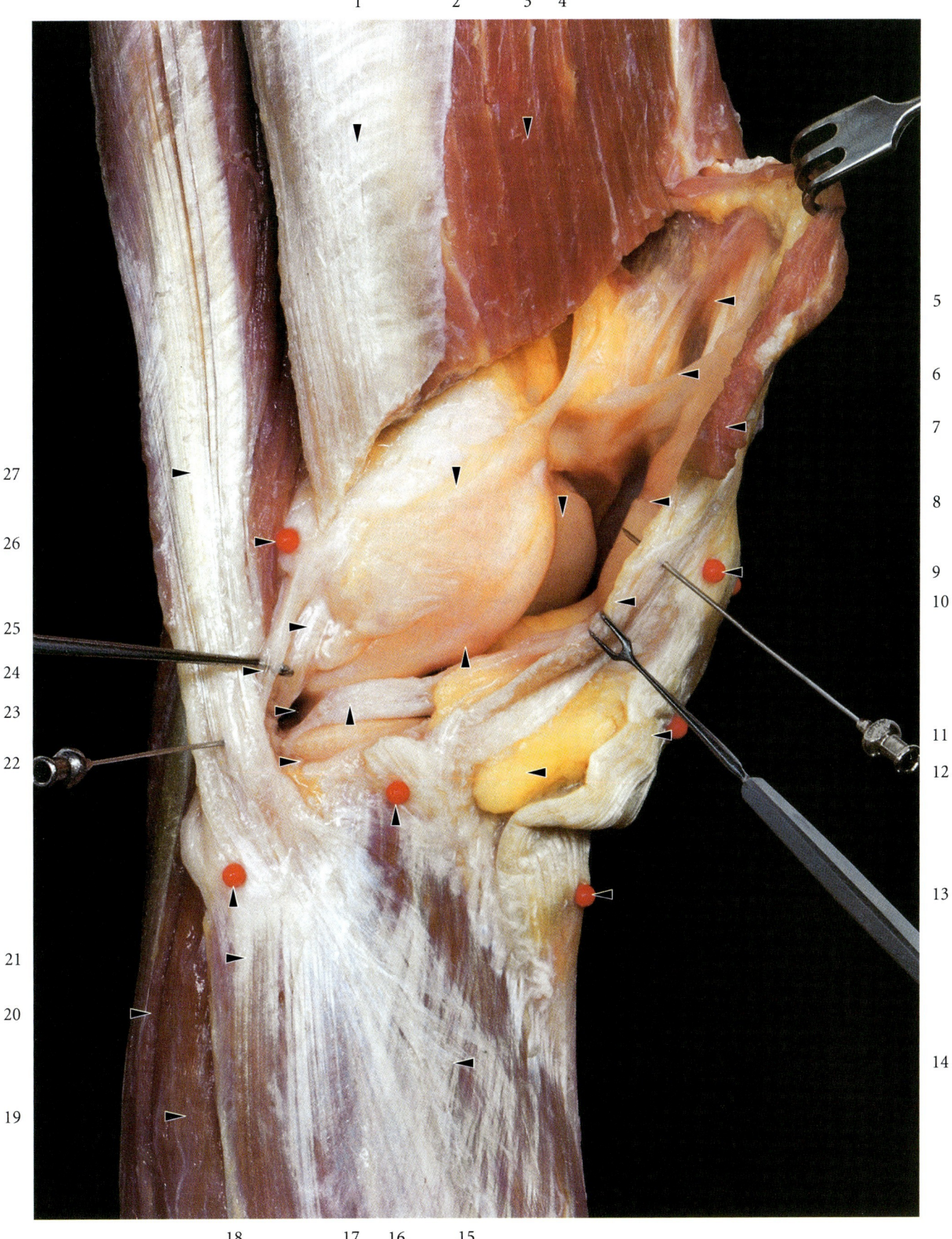

Abbildung 189   Articulatio genus 4

Bei einem durch mittlere Beugung im Kniegelenk gut gespanntem *Retinaculum patellae mediale* wurde der *Musculus vastus medialis* durch einen Haken vom *Epicondylus medialis* weggezogen, von dem der *transversale Teil* des *Retinaculum patellae mediale* zusammen mit dem *Ligamentum collaterale tibiale* entspringt.

Vom vorderen Rand des *Ligamentum collaterale tibiale* setzt sich ein dünnes *Stratum fibrosum* nach vorne fort, das oben in den *transversalen Teil* des *Retinaculum patellae mediale* übergeht und vorn vom hinteren Rande des *longitudinalen Teils* getrennt wurde. In der dadurch entstandenen *lippenförmigen Öffnung* ist das *Fettgewebe* der seitlichen Ausläufer der *Plicae alares* zu sehen, welches sich außen an die *Membrana synovialis* anlagert.

Der *longitudinale Teil* des *Retinaculum patellae mediale* bedeckt die durch die *drei Eckpunkte* markierte *Facies anterior* der *Patella* mit seinem *Anteil*, der sich aus der *Sehne* des *Musculus vastus lateralis* entwickelt, fast vollständig und formt zusammen mit jenem *Teil*, der aus der *Sehne* des *Musculus vastus medialis* kommt, eine *breite kräftige Platte*, die über den *Margo infraglenoidalis* des *medialen Tibiakondyls* weit nach abwärts reicht. Obwohl sich dabei diese Platte dem *Ansatz* des *Ligamentum collaterale tibiale* stark nähert, bleibt zwischen ihr und dem *Ligamentum patellae* im Gegensatz zur lateralen Seite, wenn überhaupt, nur eine sehr kleine Lücke, so daß bei der *Punktion* des *Kniegelenkes* von *vorne* das *Retinaculum patellae mediale* immer durchsetzt werden muß.

Mit dem *parallelen Verlauf* zum *Ligamentum patellae* stellen die *Retinacula* einen *Reservestreckapparat* des *Kniegelenkes* dar, der bei *Querfrakturen* der *Patella* funktionell zum Tragen kommt.

1 Patella – tastbarer Knochenpunkt am lateralen Ende der Basis patellae
2 Musculus vastus medialis
3 Retinaculum patellae mediale – Pars transversalis
4 Epicondylus medialis des Femur
5 Sehne des M. adductor magnus
6 Musculus sartorius
7 Ligamentum collaterale tibiale – Pars tibiae
8 Retinaculum patellae mediale – Pars longitudinalis
9 Sehne des Musculus gracilis
10 Musculus gastrocnemius – Caput mediale
11 Sehne des M. semitendinosus
12 Pes anserinus (superficialis)
13 Tuberositas tibiae
14 Ligamentum patellae
15 Apex patellae
16 Patella – tastbarer Knochenpunkt am medialen Ende der Basis patellae

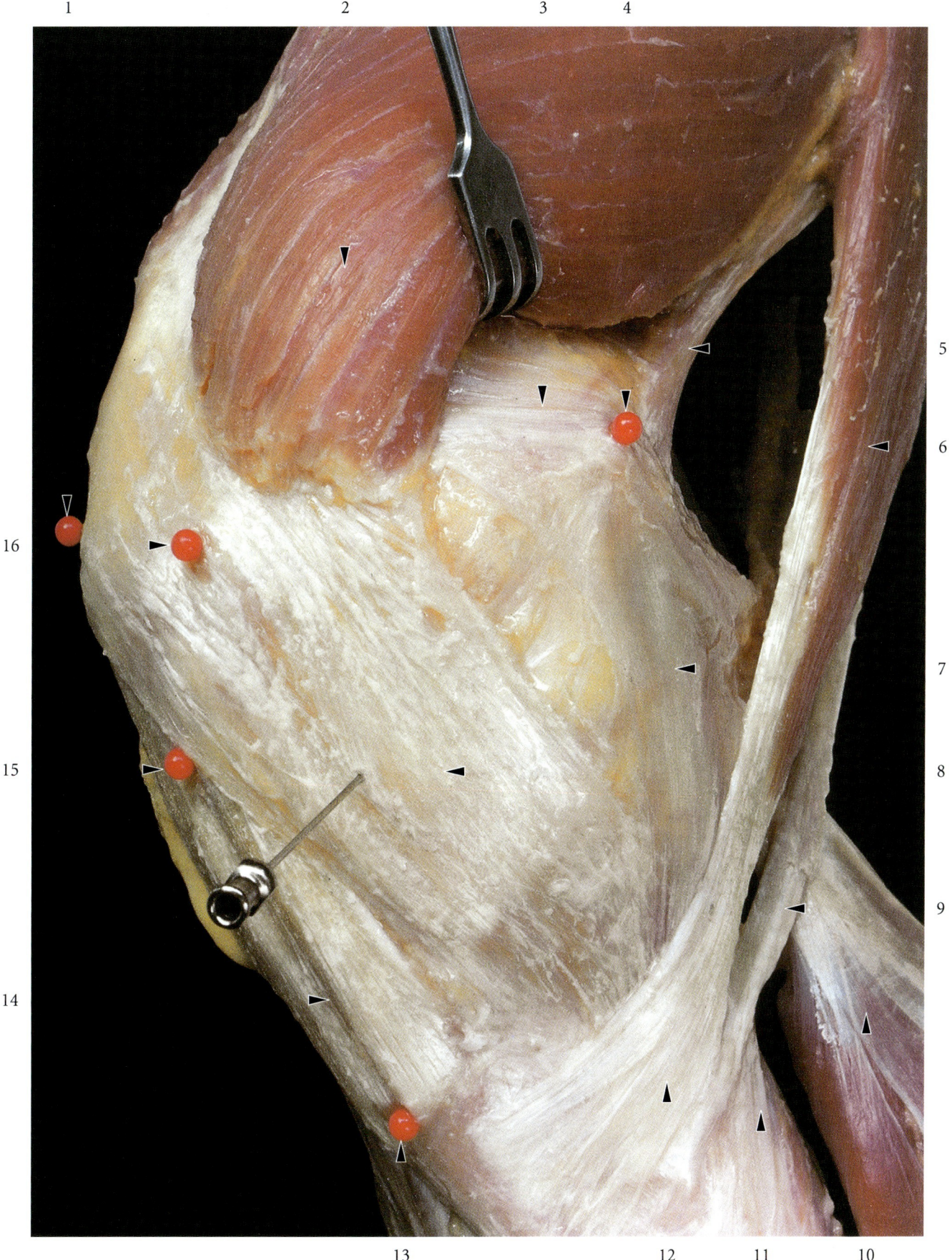

**Abbildung 190 Articulatio genus 5
Ventrale Punktion**

Die *tastbaren Knochenpunkte* sind wie anderswo durch *rote Kügelchen* markiert. Hier sind sie zugeordnet: den *Endpunkten* der *Basis* und dem *Apex patellae*, der *Tuberositas tibiae*, der *Tuberositas tractus iliotibialis* und dem *Caput fibulae*.

Die *ventrale Punktion* wird zweckmäßigerweise in *mittlerer Beugung* durchgeführt, weil in dieser Position das Kniegelenk vorne gut geöffnet und der *Reservestreckapparat* passiv nicht besonders gespannt ist. Seitlich des *Ligamentum patellae* lassen sich dann die Weichteile leicht eindellen, wodurch die *Gelenkskörper* und der mit den *Meniski* ausgefüllte *Gelenkspalt* palpierbar werden.

Die *Einstichstelle* der *Kanülen* bei der *ventralen Punktion* liegt oberhalb der *Menisci*, seitlich des *Ligamentum patellae*, und die *Kanülen* sind von der Mitte des Kniegelenkes aus, *quer* zum *Unterschenkel*, gegen die *Fossa intercondylaris* gerichtet.

Die *Fascia lata* wurde über den *Mm. vasti* des *M. quadriceps femoris* ebenso entfernt wie ihre Fortsetzung über dem Kniegelenk, wo sie über den *sehnigen Strukturen* des *Streckapparates* eine *peritendinöse Schicht* und dazwischen *Überbrückungen* des *Corpus adiposum infrapatellare* bildet. Stehen geblieben sind somit ausschließlich die *sehnigen Anteile* des *Streckapparates*.

Besonders deutlich ist der *Ursprung* des *longitudinalen Teils* des *Retinaculum patellae mediale* zu sehen, der vom *Musculus vastus lateralis* kommt und *vor* der *Patella* zur anderen Seite hinüberkreuzt. Er überlagert dabei die *sehnige Schicht* der Quadricepsmuskulatur, welche die *Patella* vorn bedeckt und in das *Ligamentum patellae* übergeht. Zwischen diesen beiden sehnigen Strukturen befindet sich die *Bursa subtendinea prepatellaris*. Oberhalb des freigelegten *Corpus adiposum infrapatellare* ist in dem Winkel zwischen den *longitudinalen Teilen* der *Retinacula patellae* der kräftige *transversale Teil* des *Retinaculum patellae laterale* sichtbar.

1 Musculus vastus medialis
2 Retinaculum patellae mediale
   – Einstrahlung vom M. vastus lateralis
3 Sehne des Musculus rectus femoris
4 Musculus vastus lateralis
5 Patella – tastbarer Knochenpunkt
   am lateralen Ende der Basis patellae
6 Retinaculum patellae laterale – Pars longitudinalis
7 Retinaculum patellae laterale – Pars transversalis
8 Tractus iliotibialis
9 Corpus adiposum infrapatellare
10 Caput fibulae
11 Tuberositas tractus iliotibialis
12 Tuberositas tibiae
13 Pes anserinus (superficialis)
14 Ligamentum patellae
15 Retinaculum patellae mediale – Pars longitudinalis
16 Apex patellae
17 Patella – tastbarer Knochenpunkt
    am lateralen Ende der Basis patellae

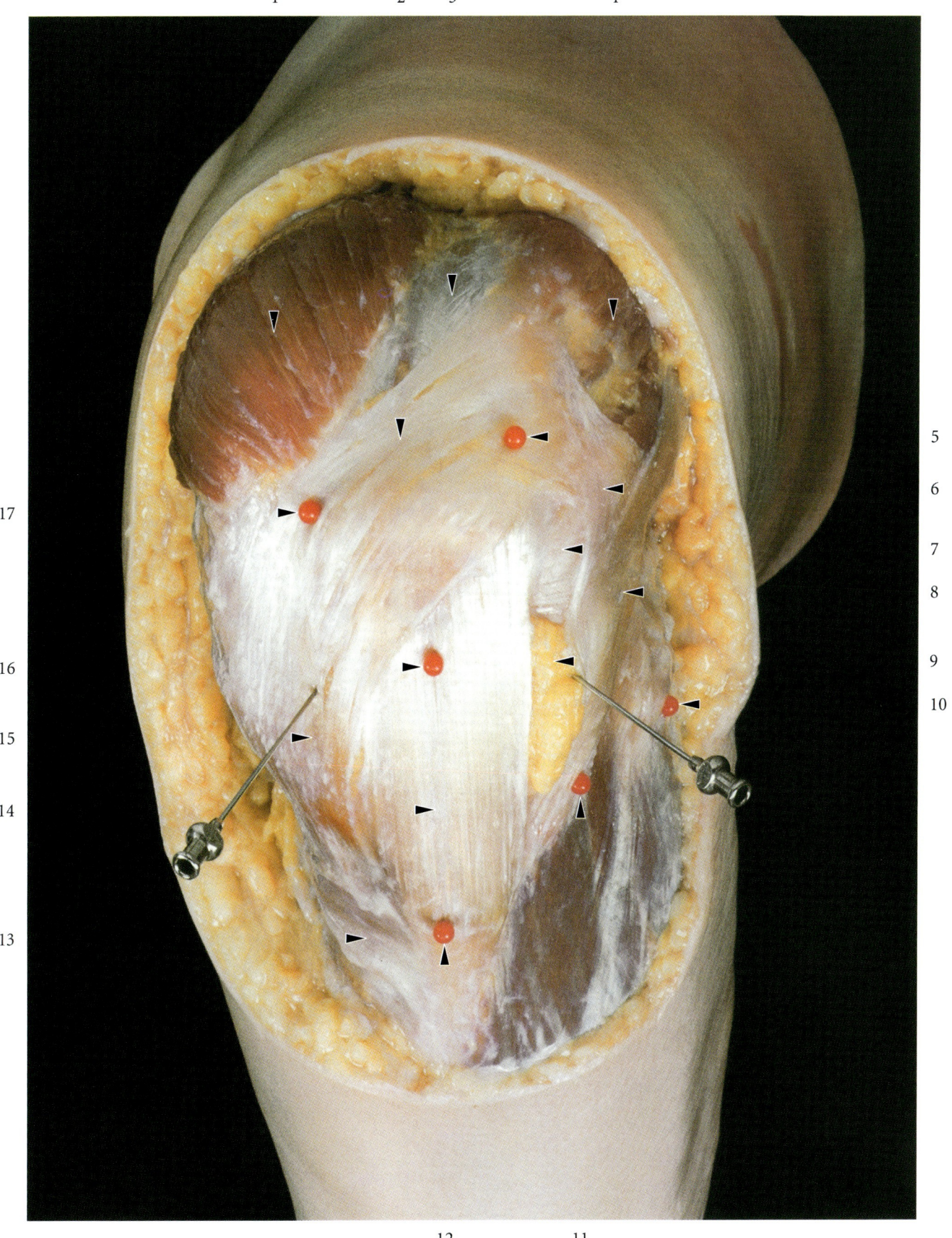

**Abbildung 191   Articulatio genus 6
Ventrale Punktion**

Nach *bogenförmiger Umschneidung* der Patella wurde der *Patellarlappen* zurückgeklappt und das *Kniegelenk* dadurch von *ventral eröffnet*. Hinter dem durchschnittenen *Musculus quadriceps femoris* wurde die *Bursa suprapatellaris* eröffnet und ihre vordere Wand durch einen Haken abgehoben. Hinter ihrer *hinteren Wand* ist das *Fettpolster* zu sehen, das sie vom *Femur* trennt. Am zurückgeschlagenen *Lappen* ist die *Falte* unterlegt, welche auch in diesem Fall die *Bursa suprapatellaris* von der wirklichen *Cavitas articularis* des *Kniegelenkes* unvollständig trennt (s. auch Abb. 188).

Die *Punktionskanülen* sind gegen die *Fossa intercondylaris* gerichtet. Sie haben nach den *Einstichstellen der Abb. 186* das *Corpus adiposum infrapatellare* oberhalb der *Menisci* durchsetzt und liegen beiderseits der *Plica synovialis infrapatellaris*.

Diese mehr oder weniger Fettgewebe enthaltende *Falte* entwickelt sich aus der *Membrana synovialis,* die innen das *Corpus adiposum infrapatellare* bedeckt. Sie setzt als *Rudiment* eines *embryonalen Septums* oft den *Synovialisüberzug* des *Ligamentum cruciatum anterius* nach vorne hin fort und endet mit einem freien Rand. An ihrem Abgang zeigt das *Corpus adiposum infrapatellare* ebenfalls eine gewisse *Zweiteilung*.

Aus dem *Corpus adiposum infrapatellare* entwickeln sich die beiden *Plicae alares,* welche die *Patella* umgreifen und sich nach oben wie nach den Seiten hin allmählich verlieren. Ihre *Membrana synovialis* setzt weitgehend an der *Knorpelgrenze* der *Patella* an und enfernt sich nur an deren oberem Rand ein wenig von ihr. Der *Ansatz* der *Membrana synovialis* am *Femur* ist, abgesehen von vorne oben, seitlich am weitesten vom Knorpel entfernt, und der mit *Synovialis* bedeckte *Knochenstreifen* kann dort, wie zu ersehen ist, die Breite eines Fingers betragen.

1 Musculus vastus medialis
2 Bursa suprapatellaris
3 Patella – Facies articularis
4 Membrana synovialis des Femur – seitlicher Schnittrand
5 Plica synovialis infrapatellaris
6 Condylus lateralis des Femur
7 Corpus adiposum infrapatellare
8 Tractus iliotibialis (Schnittrand)
9 Caput fibulae
10 Capsula articularis – seitlicher Schnittrand
11 Sehnen des M. vastus lateralis
12 Sehne des M. rectus femoris
13 Plica synovialis als rudimentäres Septum zwischen Bursa suprapatellaris und Cavum articulare
14 Musculus vastus medialis
15 Plica alaris
16 Patella – Facies articularis
17 Condylus medialis des Femur
18 Fossa intercondylaris
19 Ansatz der Capsula articularis am Femur

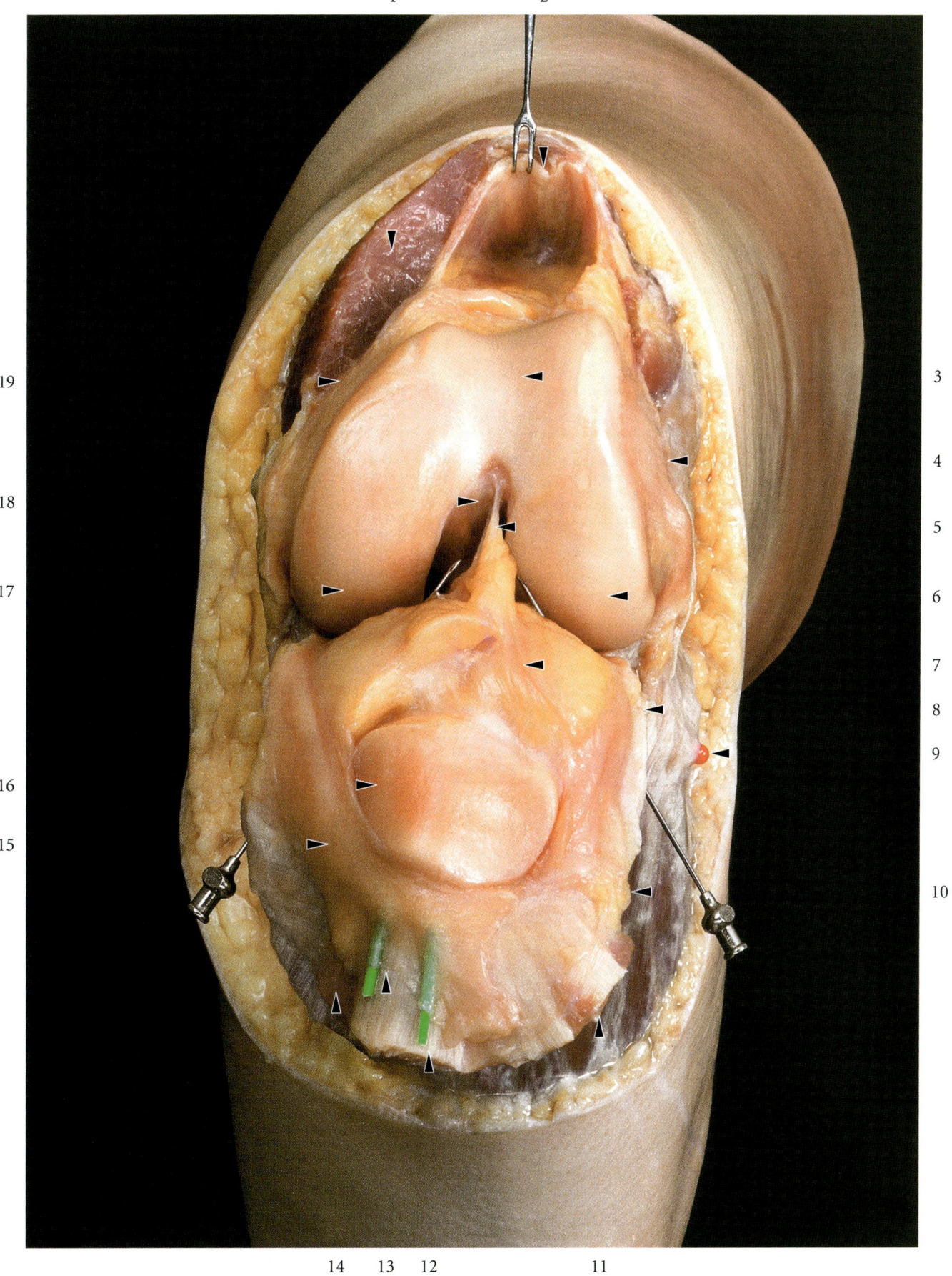

381

Abbildung 192 **Articulatio genus 7
Ventrale Punktion**

Bei einem *Kniegelenk* der *anderen Seite,* einem rechten, wurde nach einer *ventralen Punktion* wiederum ein *Patellarlappen* gebildet und zurückgeklappt. Das *von vorn eröffnete* Gelenk zeigt die *Lage* der *Kanülen* bei einer *geringgradigeren Flexion.*

Die *Fossa intercondylaris* des *Femur* weist mehr nach unten als nach vorn, gibt aber immer noch den Blick auf die *beiden Kreuzbänder* frei. Die *Plica synovialis infrapatellaris* hat ein ähnliches Aussehen wie bei der vorhergehenden Abbildung, war aber von dem dahintergelegenen und sichtbaren *Ligamentum cruciatum anterius* durch eine Lücke getrennt. Medial von dieser zarten Falte ist der *Ansatz* des *Ligamentum cruciatum posterius* ziemlich weit vorne am *medialen Femurkondyl* zu sehen.

Weil die *Kapsel* seitlich, wo sie mit den Menisci verwachsen ist, stärker mobilisiert wurde, konnte der *Patellarlappen* weiter nach unten verlagert werden, so daß der *laterale Meniskus* und dessen Verhalten zur *Membrana synovialis* gezeigt werden kann. Die *Membrana synovialis,* welche das *Corpus adiposum infrapatellare* zudeckt, setzt am *oberen Rand* des *Meniskus* an, und ein getrennt davon bestehender, schmaler Teil zieht vom *unteren Rand* des *Meniskus* zum *Rand* der *Gelenksfläche* der *Tibia.* Diese Kapselansätze wurden im lateralen Bereich der Menisci reseziert, so daß die freie laterale Fläche des *Meniscus lateralis* zwischen dem *Femur-* und *Tibiakondyl* zu sehen ist.

Eine *unterlegte* dünne *Synovialisplatte* trennt wiederum die *Bursa suprapatellaris* vom eigentlichen *Gelenksraum.* Die *Hinterwand* der *Bursa suprapatellaris* vor dem schon beschriebenem *Fettkörper* wird durch zwei Häkchen ausgespannt (s. auch Abb. 188, 191).

Die *Facies patellaris* des *Femur* ist gut von seinen *Kondylen* abgesetzt und ist mit ihrer *longitudinalen Rinne* nach vorne *konvex,* so daß die ebenfalls *konvexe Leiste* der *Patella* in keiner Position breitflächig anliegen kann und daher die Voraussetzung für eine *Querfraktur* der *Patella* bildet. Die *Leiste* der Patella trennt ebenso wie die *Längsrinne* der *Facies patellaris* zwei ungleichgroße *Felder.* Obwohl die *Knochenführung* gegen eine Lateralverschiebung der Patella wesentlich *besser* ist, kommt es doch fast ausschließlich zu *Luxationen* nach *lateral.* Sie werden durch den *Verlauf* des *Ligamentum patellae* von oben medial nach unten lateral (Abb. 182) und durch die *Zugrichtung* des *M. quadriceps femoris* begünstigt. Schließlich muß bei Luxationen immer der transversale Teil eines *Retinaculum patellae laterale* lädiert werden. Es dürfte daher der starke *transversale Teil* des *lateralen Retinaculums* die *Luxation* nach *medial* meistens verhindern (s. Abb. 187, 190).

1 Musculus vastus lateralis
2 Capsula articularis – seitlicher Schnittrand
3 Capsula articularis – oberer Schnittrand
4 Capsula articularis – seitlicher Schnittrand
5 Musculus vastus medialis – Schnittfläche
6 Epicondylus medialis
7 Plica synovialis infrapatellaris
8 Condylus medialis des Femur
9 Corpus adiposum infrapatellare
10 Patella – Facies articularis
11 Capsula articularis – seitlicher Schnittrand
12 Bursa suprapatellaris – obere Begrenzung
13 Plica synovialis als rudimentäres Septum zwischen Cavum articulare und Bursa suprapatellaris
14 Ligamantum cruciatum anterius
15 Capsula articularis seitliche Begrenzung
16 Septum intermusculare cruris anterius
17 Musculus fibularis [peroneus] longus
18 Musculus gastrocnemius – Caput laterale
19 Caput fibulae – tastbarer Knochenpunkt
20 Meniscus lateralis
21 Condylus lateralis des Femur
22 Epicondylus lateralis
23 Facies patellaris des Femur

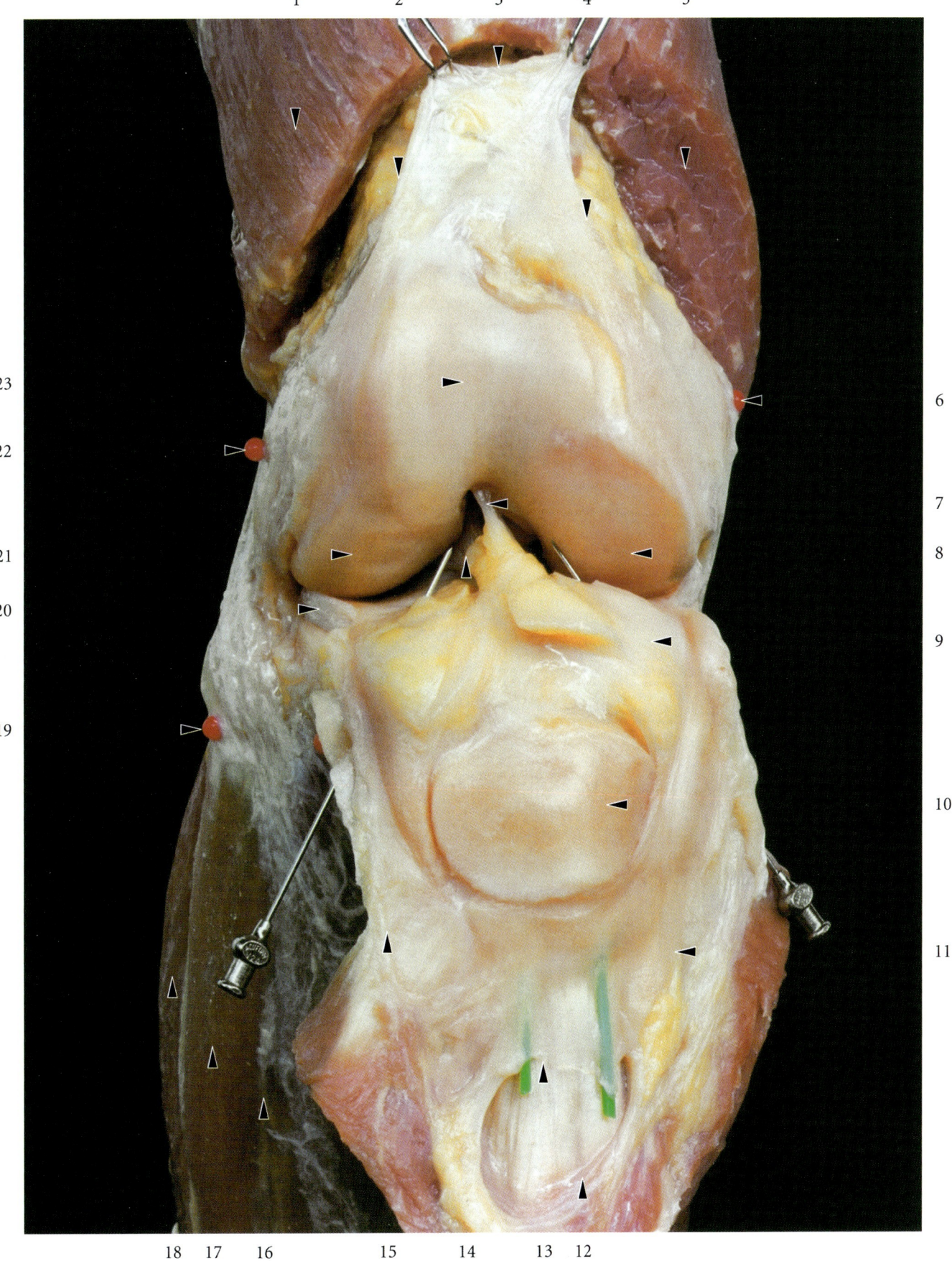

**Abbildung 193 Articulatio genus 8
Pars lateralis
der Cavitas articularis**

An einem *rechten Kniegelenk* wurde der *Gelenksraum* von *vorne* und von *lateral* eröffnet. Oberhalb der Patella wurde der *M. quadriceps femoris* zusammen mit dem *Tractus iliotibialis* bogenförmig durchschnitten und der *Patellarlappen* nach unten geklappt.

Der *vordere Anteil* des *lateralen Kondyls* des *Femur* mit dem dazugehörenden *Teil* der *Facies patellaris* wurden *reseziert,* damit bei der gewählten Ansicht von lateral Einblick in den vorderen Teil des Gelenksraumes gewonnen werden kann.

Zwischen der *Gelenksfläche* des *lateralen Kondyls* der *Tibia* und dem *lateralen Kondyl* des *Femur* liegt der *Meniscus lateralis,* dessen seitliche Fläche freipräpariert wurde. Sein *vorderes Horn* setzt vor der *Eminentia intercondylaris* der *Tibia* in der knorpelfreien *Area intercondylaris anterior* hinter dem *Ursprung* des *Ligamentum cruciatum anterius* an, das von dieser Area zum *lateralen Kondyl* des *Femur* zieht. Von der *Eminentia intercondylaris* der *Tibia* ist das *Tuberculum intercondylare laterale* sichtbar.

Vorn wird der *Meniskus* vom *Corpus adiposum infrapatellare* bedeckt, das gegen den Gelenksraum hin durch die breitflächige *Membrana synovialis* abgeschlossen wird, die am *oberen Rand* des *Meniskus* ansetzt und durch die *Plica synovialis infrapatellaris* mit dem Femur verbunden ist. Ein von ihr getrennter, *schmaler Streifen* zieht noch innen vom Fettkörper vom *unteren Rand* des *Meniskus* in die Nähe des *Knorpelrandes* der *Facies articularis superior* der *Tibia.*

Hinter und seitlich der *Popliteussehne* wurde die *Gelenkskapsel* mit ihrem *Ligamentum popliteum arcuatum* bis zum sehnigen Ursprung des lateralen Kopfes vom *Musculus gastrocnemius* entfernt, so daß unterhalb des *Epicondylus lateralis* und hinter dem *Seitenband* der *hintere Teil* des *Condylus lateralis femoris* sichtbar wurde.

Die *derben Strukturen* hinten am *lateralen Kondyl* des *Femur* im sogenannten *Popliteuseck* (MÜLLER) spielen besonders für die *pathologische Gelenksmechanik* eine beachtliche Rolle.

1 Musculus biceps femoris
2 Tractus iliotibialis
3 Musculus vastus lateralis
4 Musculus vastus medialis
5 Facies patellaris des Femur
6 Condylus medialis des Femur
7 Plica synovialis infrapatellaris
8 Ligamentum cruciatum anterius
9 Corpus adiposum infrapatellare
10 Patella – Facies articularis
11 Eminentia intercondylaris
 – Tuberculum intercondylare laterale
12 Tuberositas tractus iliotibialis
 des Condylus lateralis der Tibia
13 Caput fibulae – tastbarer Knochenpunkt
14 Fascia cruris – skelettergänzende Faszie
 der fibularen Muskelgruppe
15 Musculus soleus
16 Musculus gastrocnemius – Caput laterale
17 Membrana synovialis
 des menisco-tibialen Gelenksspaltes
18 Facies articularis superior – lateraler Rand
19 Meniscus lateralis
20 Ligamentum collaterale fibulare
21 Sehne des Musculus popliteus
22 Epicondylus lateralis

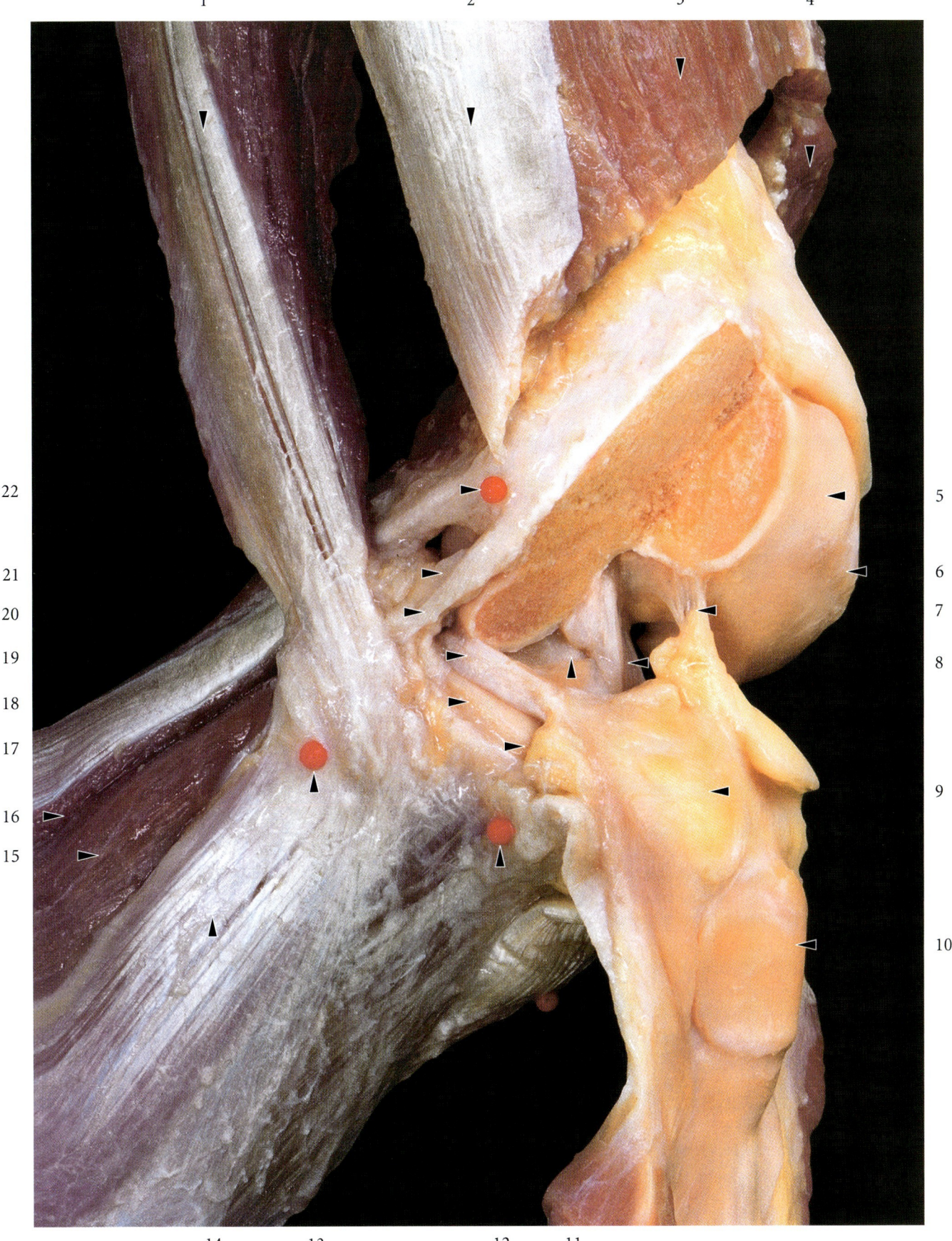

385

Abbildung 194   Articulatio genus 9
Ligamentum cruciatum anterius

Das hier dargestellte *Kniegelenk* besitzt *dieselbe Eröffnung* wie bei der vorhergehenden Abbildung, nur befindet es sich entgegen der Beugung in *absoluter Streckstellung*.

Das *Ligamentum cruciatum anterius* ändert während des *Bewegungsvorganges* seinen *Verlauf*. In *Streckstellung* ist das Band *aufgerichtet* und verläuft nahezu in Längsrichtung. Das sehnig glänzende *Band* kommt aus der *Area intercondylaris anterior* der *Tibia* vor dem *Ansatz* des *vorderen Horns* des *Meniscus lateralis* und zieht zur *Fossa intercondylaris*. Beim Betreten der Fossa nähert sich das Band der *Innenseite* des *lateralen Femurkondyls* und wird durch eine *flache Rinne* (Abb. 193) an der *Kante* hinter der überknorpelten *Kondylenverbindung* in der Längsmitte etwas *abgelenkt*, bevor es am *lateralen Kondyl* des *Femur* weit hinten ansetzt.

Hinter dem sehnig glänzenden Band und oberhalb des *Tuberculum laterale* der *Eminentia intercondylaris* der *Tibia* liegt ein *Bindegewebspolster*, welches ebenso *wie das vordere Kreuzband* mit *Membrana synovialis* bedeckt ist und die *Niveaudifferenz* zum *Ligamentum cruciatum posterius* ausgleicht. Unmittelbar hinter der *Eminentia intercondylaris* der *Tibia* setzt das mit der Kapselwand verbundene, *hintere Horn* des *Meniscus lateralis* an.

Bei *gebeugtem Kniegelenk* (s. Abb. 193) zieht das *Ligamentum cruciatum anterius* mehr *horizontal* nach hinten. Sein *vorderer Anteil* spannt sich dabei an, während sein *hinterer Anteil* mehr entspannt bleibt. Das weist darauf hin, daß sich eine *operative Fixierung* eines abgerissenen Bandes zu *weit vorn* in der *Fossa intercondylaris* mit einer stärkeren Beugung des Kniegelenkes nicht verbinden ließe und dabei wieder zerreißen würde.

Das *vordere Kreuzband* hemmt die *Innenrotation* des *Unterschenkels*, weil die Rotationsachse durch die medialen Kondylen zieht. *Gewaltsame Innenrotation*, oft verbunden mit *forcierter Streckung*, kann eine *isolierte Zerreißung* des *Bandes* herbeiführen. Solange der die Innenrotation ebenfalls hemmende *Tractus iliotibialis* nicht lädiert ist, der mit seiner Verankerung über den unteren Teil des *Septum intermusculare femoris laterale* ein »*Ligamentum femoro-tibiale laterale*« bildet, kann *keine übertriebene Innenrotation* bei gebeugtem Kniegelenk nachgewiesen werden. In dieser Stellung läßt sich lediglich die Tibia in Form der *vorderen Schublade* nach vorne ziehen. Allein in der *Streckstellung* läßt sich bei *Innenrotationsdruck* hinten eine *Subluxation* des *lateralen Femurkondyls* erreichen, die bei *Flexion* durch die geänderte Zugrichtung des *Tractus iliotibialis* wieder aufgehoben wird. Sie ist das Gegenteil der in der *Endphase* der *Streckung* durch das *intakte Band* mitverursachten *zwangsläufigen Schlußrotation*.

1 Musculus biceps femoris
2 Tractus iliotibialis
3 Musculus vastus lateralis
4 Corpus adiposum suprapatellare – Fettkörper zwischen Femur und Bursa suprapatellaris
5 Musculus vastus medialis
6 Facies patellaris des Femur
7 Ligamentum cruciatum anterius
8 Corpus adiposum infrapatellare
9 Patella – Facies articularis
10 Sehnen des M. quadriceps femoris mit Membrana synovialis
11 Eminentia intercondylaris – Tuberculum intercondylare laterale
12 Fascia cruris – skelettergänzend über den Extensoren mit Ausstrahlungen der Sehne des M. biceps femoris
13 Rinne des Septum intermusculare cruris anterius
14 Fascia cruris – skelettergänzend über der Fibularisgruppe
15 Caput fibulae – tastbarer Knochenpunkt
16 Tuberositas tractus iliotibialis des Condylus lateralis der Tibia
17 Ansatz der Membrana synovialis unterhalb der Facies articularis superior der Tibia
18 Rinne des Meniscus lateralis für die Anlagerung der Sehne des M. popliteus
19 Sehne des Musculus popliteus
20 Ligamentum collaterale fibulare
21 Epicondylus lateralis des Femur

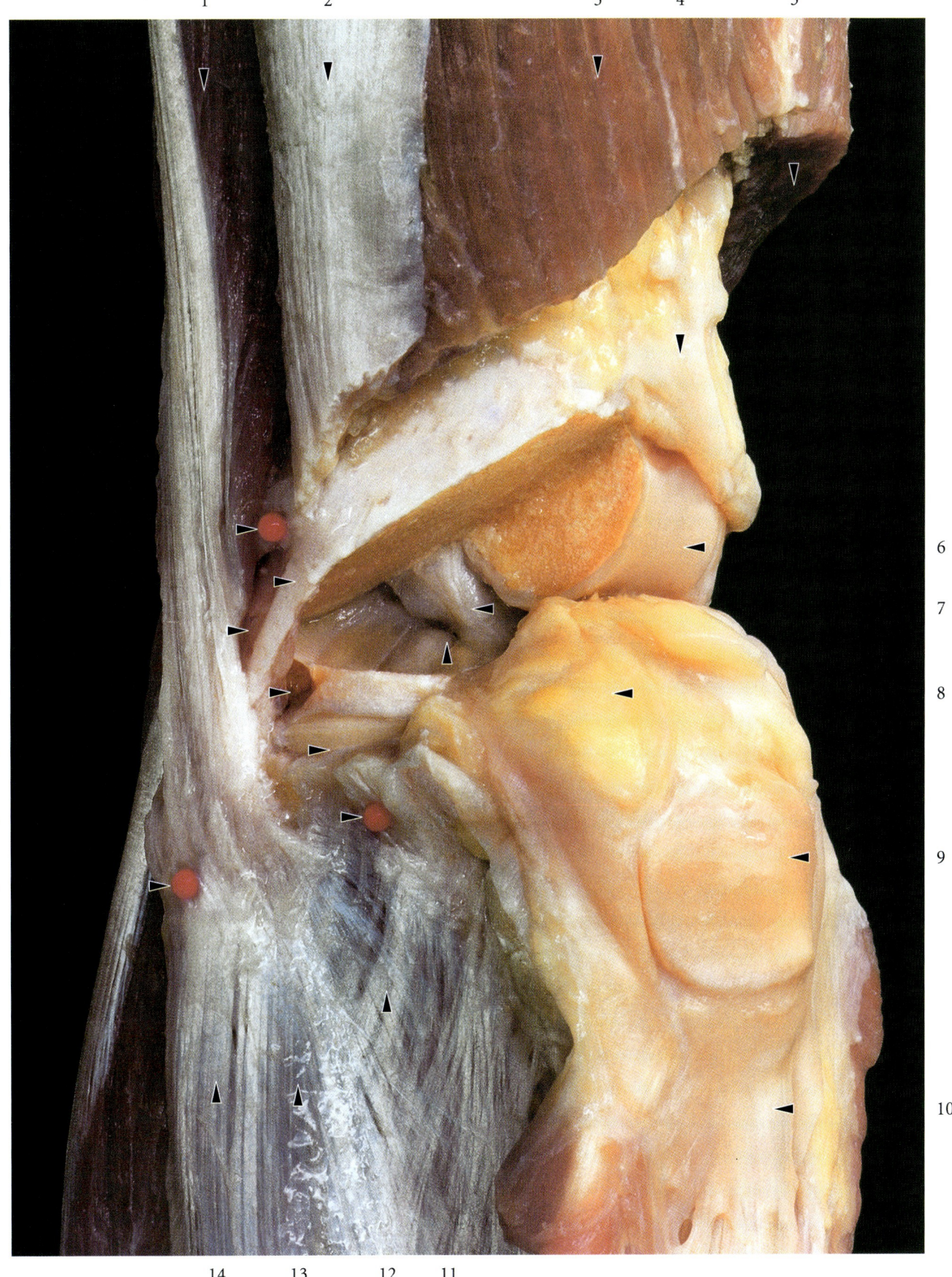

387

**Abbildung 195   Articulatio genus 10
Pars medialis
der Cavitas articularis**

Bei einem *linken Kniegelenk* wurde der hergestellte *Patellarlappen* in der üblichen Form zurückgeklappt. Sodann wurde der untere sowie vordere Teil des *medialen Kondyls* des *Femur* mit der dazugehörenden Facies patellaris *reseziert,* damit beim Anblick von medial das *mediale Kompartiment* des *Gelenksraumes* überblickt werden kann.

In derselben *Ebene* der *Knochenresektion* wurde das *Ligamentum cruciatum posterius* durchtrennt, wo es am *medialen Kondyl* des *Femur* ansetzt. Lateral von ihm ist das *Ligamentum cruciatum anterius* zu sehen, das bei der *mittleren Beugestellung* des *Gelenkes* bereits eine leichte *Torquierung* und eine Gliederung in einen *vorderen* und *hinteren Anteil* bei ziemlich *horizontalem Verlauf* zeigt.

Der *Meniscus medialis* ist zur Gänze überblickbar. Sein *hinteres Horn* setzt in der *Area intercondylaris posterior* vor dem *Ursprung* des *hinteren Kreuzbandes* an und ist daher von der *Eminentia intercondylaris* der *Tibia* mit ihrem sichtbaren *Tuberculum intercondylare mediale* weiter entfernt als der *hintere Ansatz* des *Meniscus lateralis.*

Das *vordere Horn* des *medialen Meniskus* zieht vor der *Area intercondylaris anterior* zur *Tibia* und verbindet sich vorher mit dem *Meniscus lateralis* durch das *Ligamentum transversum genus,* das der Oberfläche des *Corpus adiposum infrapatellare* unten angelagert ist. Oberhalb von ihm wurzelt die *Plica synovialis infrapatellaris,* die aber auch bis zu ihm hinabreichen oder sich mit dem vorderen Kreuzband verbinden kann (s. Text der Abb. 191).

Vorne medial wurde der *Meniscus medialis* von der Kapsel abpräpariert, zu der er sich analog dem lateralen Meniskus verhält. Nur weiter hinten wurde seine *Verbindung* zum *Ligamentum collaterale tibiale* aufrechterhalten, das vom rot markierten *Epicondylus medialis* des *Femur* entspringt und am *Margo medialis* der *Tibia* weit nach abwärts verläuft, so daß es noch vom oberen Teil des *Pes anserinus* überkreuzt wird.

1 Musculus vastus medialis
2 Corpus adiposum suprapatellare –
   Fettkörper zwischen Femur
   und Bursa suprapatellaris
3 Bursa suprapatellaris
4 Musculus vastus lateralis
5 Facies patellaris des Femur
6 Plica synovialis infrapatellaris
7 Condylus lateralis des Femur
8 Plica alaris
9 Ligamentum patellae
   mit Membrana synovialis
10 Patella – Facies articularis
11 Ligamentum cruciatum anterius
12 Eminentia intercondylaris
   – Tuberculum intercondylare mediale
13 Facies articularis superior der Tibia
14 Ligamentum collaterale tibiale
15 Retinaculum patellae mediale
16 Ansatz der Membrana synovialis
   am Condylus medialis der Tibia
17 Meniscus medialis
18 Ligamentum cruciatum posterius
   – Schnittfläche
19 Epicondylus medialis des Femur

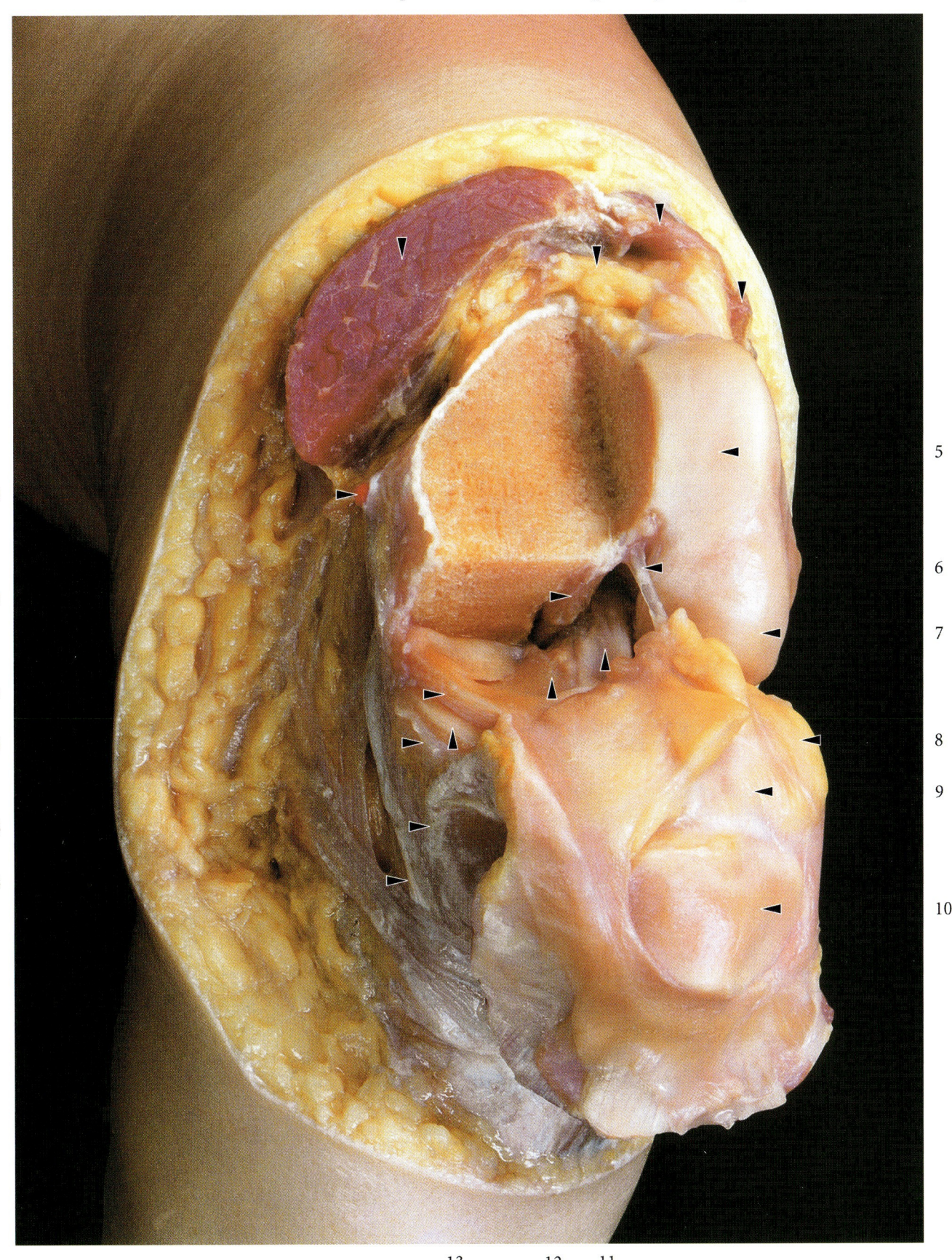

Abbildung 196   Articulatio genus 11
Area intercondylaris anterior

Dasselbe *linke Kniegelenk* der vorhergehenden Abbildung mit derselben Eröffnung wurde *stärker gebeugt* und mehr von oben photographiert, so daß die *Blickrichtung* senkrecht auf die *Facies articularis superior* der *Tibia* gerichtet ist.

Das Gebiet der *Area intercondylaris anterior* der *Tibia* kann voll überblickt werden. Es liegt *zwischen* den beiden *überknorpelten Gelenksflächen* der *Facies articularis superior,* an deren Rand sich die *Membrana synovialis* verankert, welche die *Kreuzbänder* seitlich bedeckt. Medial ist in der *Lücke* zwischen dem *vorderen* und dem *hinteren Kreuzband* nur wenig fetthaltiges *Bindegewebe* eingelagert, so daß sich auf dieser Seite das vordere Kreuzband auch nach hinten hin gut abgrenzt.

Die *Membrana synovialis,* welche von vorne das *Ligamentum cruciatum anterius* bedeckt, gelangt zum vorderen Ende der *Area intercondylaris anterior* und schlägt sich von dort auf das *Corpus adiposum infrapatellare,* unterhalb des *Ligamentum transversum genus,* über. Große *Transparenz* läßt die Membrana synovialis weitgehend unsichtbar bleiben, und oft weist nur ein spiegelnder Glanz auf deren Existenz hin.

Hinter dem Ursprung des *Ligamentum cruciatum anterius* in der *Area intercondylaris anterior* setzt auch das *vordere Horn* des *lateralen Meniskus* an und wird dort vom *Ansatz* der *Membrana synovialis* überkreuzt.

Das *vordere Horn* des *medialen Meniskus* verankert sich mit einem breiten Streifen *vor* der *Area intercondylaris anterior* und der *Gelenksfläche* des *medialen Kondyls* und wird am Rande des *Knorpels* ebenfalls vom *Ansatz* der *Membrana synovialis* überkreuzt.

Die *Lage* der *Bursa suprapatellaris* zu den Bestandteilen des *M. quadriceps femoris* und zum *Femur* ist am oberen Schnittrand besonders gut zu sehen.

1   Musculus vastus medialis
2   Corpus adiposum suprapatellare – Fettkörper zwischen Femur und Bursa suprapatellaris
3   Sehnen des Musculus rectus femoris
4   Bursa suprapatellaris
5   Musculus vastus lateralis
6   Membrana synovialis am Femur
7   Epicondylus lateralis
8   Facies patellaris
9   Condylus lateralis
10 Plica alaris
11 Meniscus lateralis
12 Patella – Facies articularis
13 Plica alaris
14 Ligamentum transversum genus
15 Meniscus medialis
16 Facies articularis superior der Tibia
17 Ligamentum cruciatum anterius
18 Epicondylus medialis

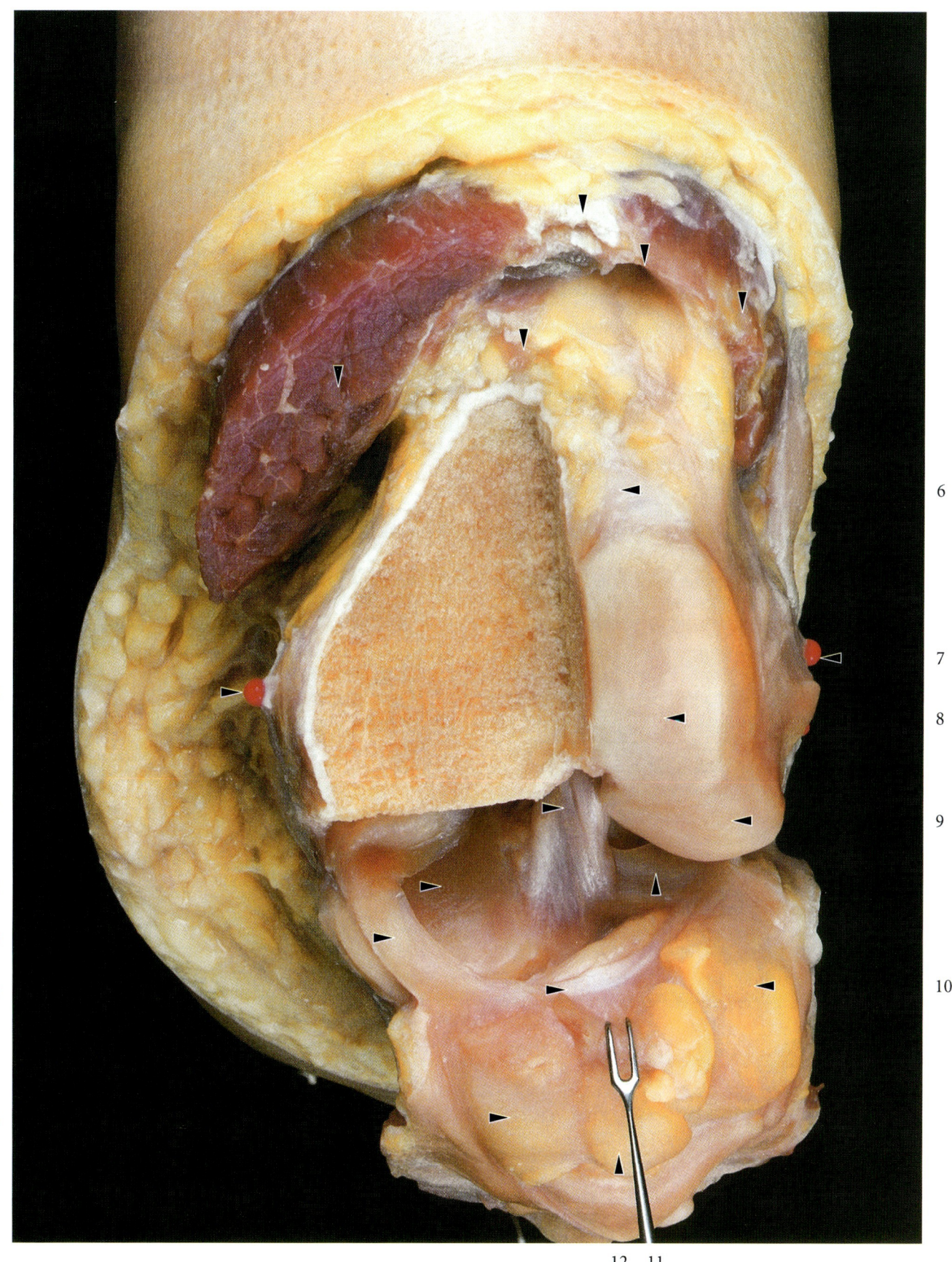

391

Abbildung 197 Articulatio genus 12
Dorsale Ansicht

Das *Kniegelenk* bildet den *Boden* der *Fossa poplitea* und reicht von Muskulatur überlagert bis zur unteren Grenze der *Regio genus posterior,* die unterhalb der beiden *Tibiakondylen* und des *Caput fibulae* gezogen wird.

Um die *hintere Gelenkskapsel* darzustellen, mußten daher die beiden Köpfe des *M. gastrocnemius,* der *M. plantaris* und der *M. popliteus* reseziert werden.

Die *hintere Gelenkskapsel* weist ein *dickes Stratum fibrosum* auf, das durch einen oft viel deutlicheren *Ausläufer* der *Sehne* des *Musculus semimembranosus* in Form des *Ligamentum popliteum obliquum* verstärkt wird. Die *Hauptsehne* des *Musculus semimembranosus* spaltet sich in zwei kurze Züge auf, die am medialen Kondyl der Tibia ansetzen. Eine *Bursa musculi semimembranosi* umgibt die Sehne oberhalb davon. Schließlich strahlt die *Sehne* auch noch in die *Faszie* des *Musculus politeus* aus, so daß der *ganze Ansatz* des *Musculus semimembranosus* auch *Pes anserinus profundus* genannt wird. Lateral von ihm ist der leicht abgehobene *Pes anserinus* (superficialis) zu sehen.

Die eröffnete *Bursa subtendinea musculi gastrocnemii medialis* wurde durch ein Häkchen entfaltet. Ihre Verbindung zum Gelenksraum ist sondiert.

Vor dem *resezierten Musculus popliteus* wurde die in diesem Bereich relativ dünne Kapsel des Kniegelenkes entfernt, so daß der hintere überknorpelte *Abhang* des *lateralen Tibiakondyls* zur Ansicht kommt. Er bildet eine Wand eines tiefen *Recessus,* der über den *Spalt* zwischen dem teilweise freigelegten *Meniscus lateralis* und der *Gelenksfläche* der *Tibia* mit dem übrigen Gelenksraum zusammenhängt.

Dieser *Recessus popliteus* hat nichts mit dem *Recessus subpopliteus* zu tun, der als *Bursa m. poplitei* an der Innenseite der *Popliteussehne* eine ziemlich enge Verbindung zum Gelenksraum aufnimmt und sich am lateralen Rande des *M. popliteus* mit der *Articulatio tibiofibularis* verbinden kann. Die beiden *Recessus* sind voneinander durch die hier entfernte dünne Kapselwand getrennt, die mit ihrer *Membrana synovialis* am unteren Rand des lateralen *Meniskus* ansetzt.

1 Musculus biceps femoris
2 Caput mediale des M. gastrocnemius
3 Musculus semimembranosus
4 Musculus gracilis
5 Musculus sartorius
6 Bursa subtendinea m. gastrocnemii medialis
7 Sehne des Musculus semitendinosus
8 Ligamentum collaterale tibiale – Pars menisci
9 Sehne des Musculus sartorius
10 Bursa musculi semimembranosi
11 Sehne des Musculus gracilis
12 Sehne des Musculus semitendinosus
13 Ligamentum collaterale tibiale – Pars tibiae
14 Fascia musculi popliti
15 Fascia cruris
16 Caput mediale des M. gastrocnemius
17 Caput laterale des M. gastrocnemius
18 Recessus popliteus des Kniegelenksraumes
19 M. soleus
20 Musculus popliteus
21 Facies articularis superior der Tibia
22 Sehne des Musculus popliteus
23 Stratum fibrosum der Capsula articularis
24 Caput laterale des M. gastrocnemius
25 Musculus plantaris
26 Facies poplitea des Femur

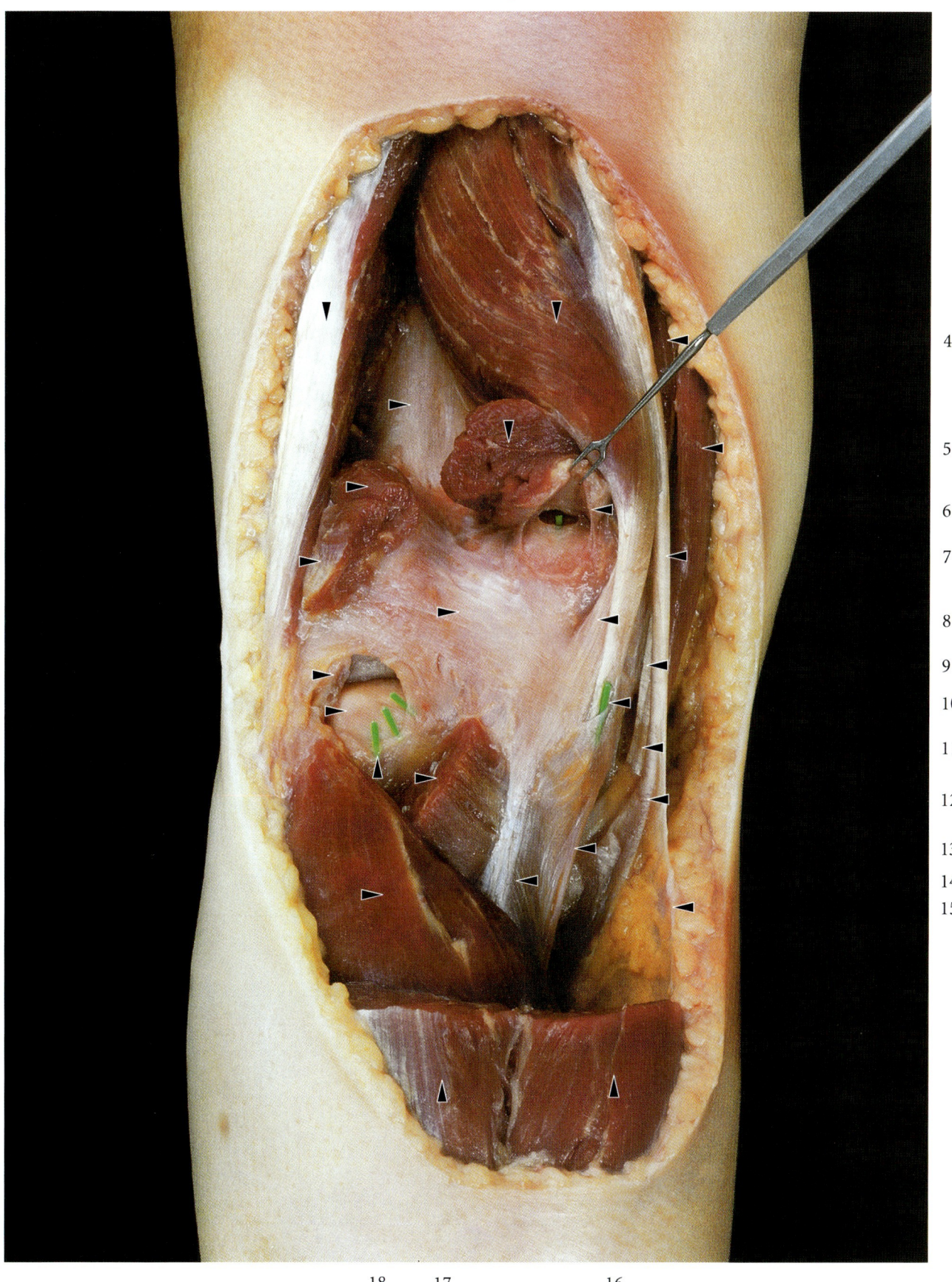

393

**Abbildung 198   Articulatio genus 13
Innerer Aufbau von dorsal**

Die *hintere Gelenkskapsel,* die hinter dem *Ligamentum cruciatum posterius* und hinter den *Menisci* nur aus *Stratum fibrosum* besteht, wurde entfernt. Ihr *Ansatz,* der die *Kondylen* des *Femur* umgreift, ist lokalisierbar, und ihr *Ansatz* an den *Kondylen* der *Tibia* wurde sondiert. Es ist wiederum der weit nach unten reichende *Kapselansatz* am *lateralen Tibiakondyl* zu sehen.

Das *Ligamentum cruciatum posterius* entspringt in der *Area intercondylaris posterior* ganz hinten und zieht in der *Fossa intercondylaris* zum *medialen Kondyl* des *Femur* weit vorne. Es ist ein sehr *starkes Band* und wird nur sehr selten verletzt. Nur an der medialen Seite liegt ihm die *Membrana synovialis* direkt an, während sie von dessen lateralen Seite durch ein fettreiches *Bindegewebspolster* etwas abgehalten wird.

Der *Meniscus lateralis* setzt mit seinem *hinteren Horn* gleich hinter der *Eminentia intercondylaris* an und kommt mit diesem Ansatz in der *Area intercondylaris posterior* etwas vor den *Ansatz* des *hinteren Hornes* vom *medialen Meniskus* zu liegen.

Vom *Meniscus lateralis* zieht dorsal vom *hinteren Kreuzband* das *Ligamentum meniscofemorale posterius* zum *medialen Kondyl* des *Femur* und verdeckt das *Ligamentum meniscofemorale anterius.* Das *untere Ende* des *medialen Femurkondyls* wurde reseziert, so daß in der Tiefe noch das *vordere Horn* des *medialen Meniskus* zu sehen ist. Medial des Kondyls wurde durch ein Häkchen die durch die hinteren Züge des *Ligamentum collaterale mediale* verstärkte *Kapsel* weggespannt. Sie verbindet sich dort sehr fest mit dem *Meniscus medialis.* Von der *Sehne* des *M. semimembranosus* wurde sie isoliert.

An der lateralen Seite wurde der *Sehnenstumpf* des *M. popliteus,* der in einer *Rinne* des *lateralen Meniskus* schleift, zusammen mit den *Stümpfen* des *lateralen Gastrocnemiuskopfes* und des *M. plantaris* zur Seite gezogen.

1 M. biceps femoris
2 Condylus lateralis femoris
3 Ansatz der Capsula articularis
4 Ligamentum meniscofemorale posterius
5 Ansatz der Membrana synovialis der Capsula articularis
6 Caput mediale des M. gastrocnemius
7 Musculus semimembranosus
8 Sehne des M. semitendinosus
9 Musculus gracilis
10 Musculus sartorius
11 Condylus medialis femoris
12 Capsula articularis
13 Ligamentum cruciatum posterius
14 Meniscus medialis
15 Facies articularis superior der Tibia
16 Pes anserinus profundus
17 Pes anserinus superficialis
18 Fascia cruris
19 Caput mediale des M. gastrocnemius
20 Musculus popliteus
21 Caput laterale des M. gastrocnemius
22 Recessus popliteus des Kniegelenksraums
23 Musculus soleus
24 Facies articularis superior der Tibia
25 Rinne des Meniscus lateralis für die Popliteussehne
26 Sehne des Musculus popliteus
27 Caput laterale des M. gastrocnemius
28 Musculus plantaris

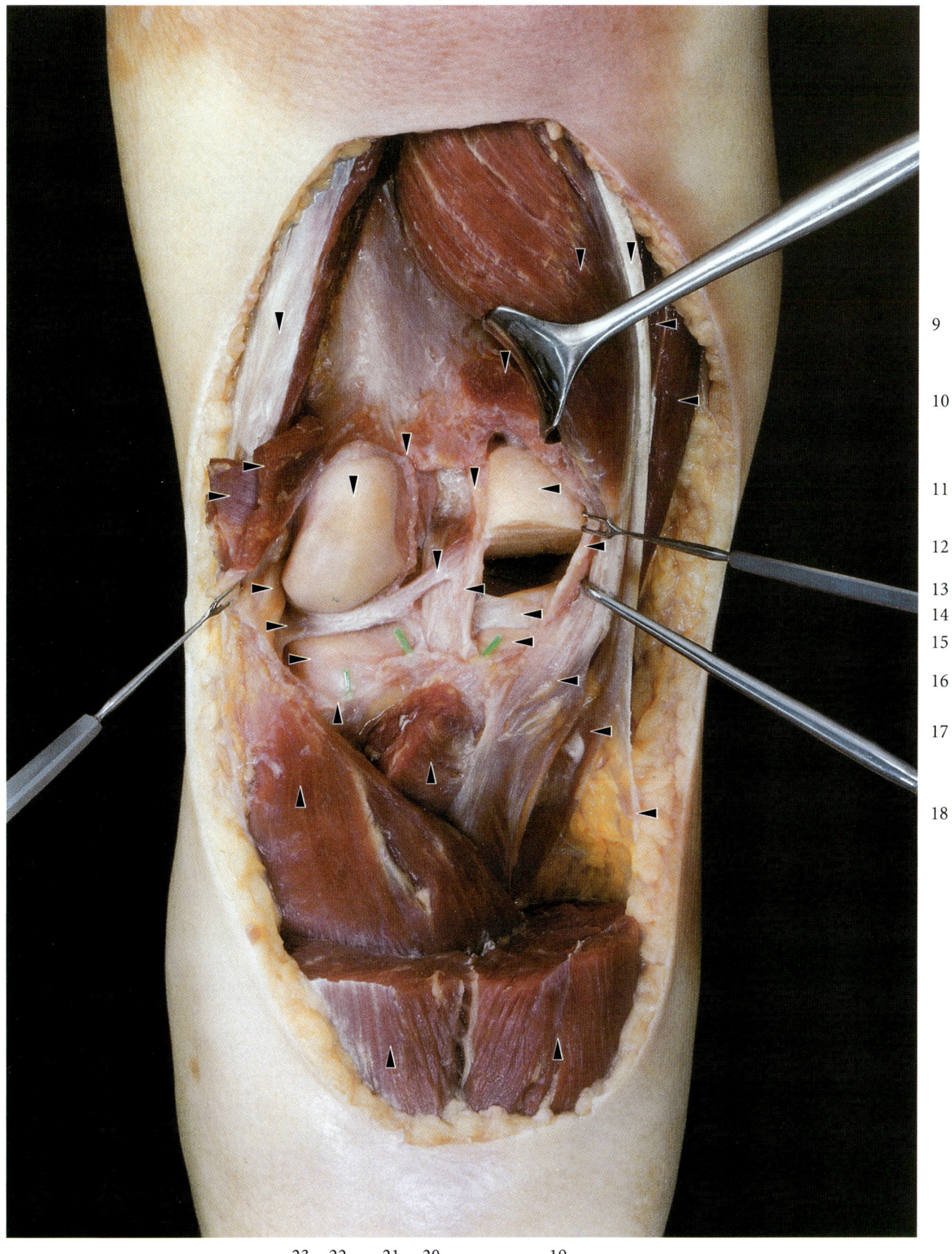

**Abbildung 199　Articulationes pedis 1
　　　　　　　　Ventro-laterale Ansicht**

Bei einem *Bänderpräparat* des *Fußgelenkes* wurden die dünnen Kapselanteile reseziert, so daß das *obere Sprunggelenk,* das *hintere Sprunggelenk* und die *Articulatio calcaneocuboidea* eröffnet sind.

Durch die *leichte Plantarflexion* des Fußes ist ein größerer Teil der *Talusrolle* mit ihrer *Facies superior* und *Facies malleolaris lateralis* sichtbar. Die *Talusrolle* bildet mit den *unteren Gelenksflächen* der *Tibia* und *Fibula* das *obere Sprunggelenk,* die *Articulatio talacruralis. Tibia* und *Fibula* werden miteinander durch die *Syndesmosis tibiofibularis* verbunden, von welcher von vorne nur das *Ligamentum tibiofibulare anterius* zu sehen ist.

Vom *Talus* zum *Malleolus lateralis* zieht das *Ligamentum talofibulare anterius.* Es zerreißt bei der *Luxatio pedis* und erlaubt sodann, auch bei intakten übrigen Bändern, daß der *Talus* aus der Gabel der Unterschenkelknochen weit *herausgewälzt* wird.

Unterhalb des *Talus* ist das *hintere Sprunggelenk,* die *Articulatio subtalaris* eröffnet. Sie wird überbrückt vom *Ligamentum talocalcaneum laterale* und zusammen mit dem *oberen Sprunggelenk* vom *Ligamentum calcaneofibulare.* Vor dem *Gelenk* liegt der *Sinus tarsi,* in welchem sich eine kräftige Bandmasse, das *Ligamentum talocalcaneum interosseum,* befindet.

Vor dem *Sinus tarsi* liegt das *vordere Sprunggelenk,* das so gut wie unaufgeöffnet geblieben ist, weil es ringsherum von *Bändern* umgeben wird. Es wird wegen der beteiligten Knochen als *Articulatio talocalcaneonavicularis* bezeichnet. *Zusammen* mit der *Articulatio calcaneocuboidea* bildet es die *Articulatio tarsi transversa.* Obwohl es sich dabei immer um *zwei* völlig *getrennte Gelenke* handelt, welche eigentlich nur eine *Gelenkslinie* bilden, wurde diese auch früher schon als Chopartsches »Gelenk« bezeichnet. Es teilt den Tarsus in *Vorder-* und *Hintertarsus* und wird von dem *Ligamentum bifurcatum* überbrückt, das aus dem *Ligamentum calcaneonaviculare* und dem *Ligamentum calcaneocuboideum* besteht.

Dorsal wird die eröffnete *Articulatio calcaneocuboidea* noch durch das breitflächige *Ligamentum calcaneocuboideum dorsale* überbrückt. Ebenso wird die *Kapsel* des *vorderen Sprunggelenkes* durch das noch breitflächigere *Ligamentum talonaviculare* verstärkt. Beide Bänder gehören bereits zu den *Ligamenta tarsi dorsalia,* welche vor ihnen die *Amphiarthrosen* des *Vordertarsus* dorsal festigen.

1　Caput tali
2　Trochlea tali – Facies superior
3　Margo interosseus der Tibia
4　Margo interosseus der Fibula
5　Membrana interossea cruris
6　Ligamentum tibiofibulare anterius
7　Malleolus lateralis
8　Ligamentum calcaneofibulare
9　Articulatio subtalaris
10　Tuber calcanei
11　Articulatio calcaneocuboidea
12　Ligamentum plantare longum
13　Sulcus tendinis musculi fibularis [peronei] longi
14　Tuberositas ossis metatarsi quinti (V)
15　Lig. talocalcaneum laterale
16　Lig. talocalcaneum anterius [dorsale]
17　Lig. talocalcaneum interosseum
18　Lig. calcaneocuboideum (Ligamenti bifurcati)
19　Lig. calcaneonaviculare (Ligamenti bifurcati)
20　Caput ossis metatarsi V
21　Articulatio metatarsophalangea
22　Articulatio interphalangea pedis (proximalis)
23　Articulatio interphalangea pedis (distalis)
24　Os cuneiforme intermedium
25　Os naviculare (Lig. cuboideonaviculare dorsale)
26　Lig. talonaviculare
27　Lig. talofibulare anterius
28　Facies articularis malleoli (tibiae)

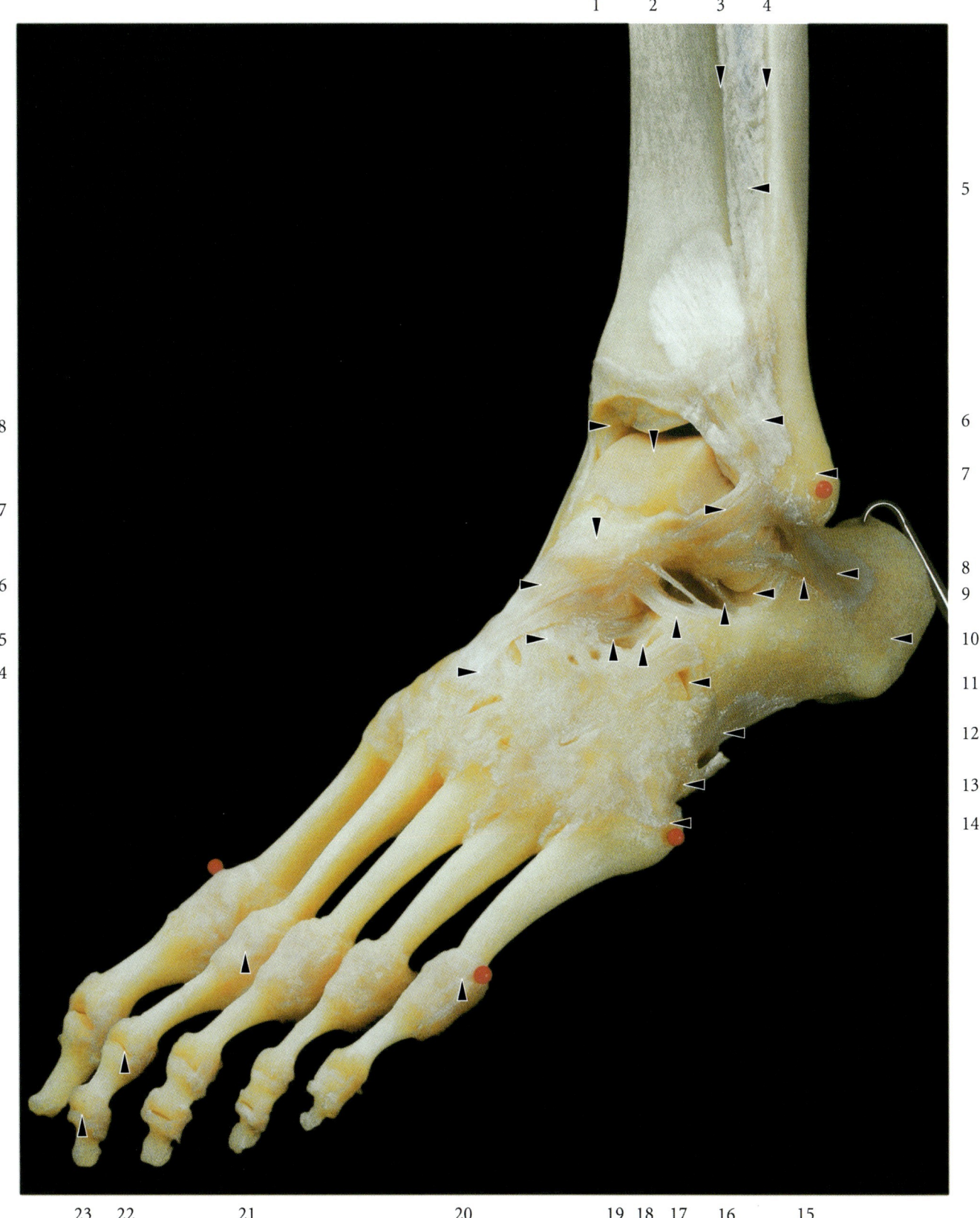

Abbildung 200 **Articulationes pedis 2**
Ventro-laterale Ansicht
Punktionen

An einem *Bänderpräparat* des *Fußes* mit erhaltenen Gelenkskapseln wurden *Injektionsnadeln* in den *Positionen* der gängigsten *Fußgelenkspunktionen* eingestochen.

Weil die *Gelenksräume* außerhalb der überknorpelten Flächen am Fuße nur sehr *geringe Ausdehnung* haben, ist man angewiesen, mit der Punktionsnadel den *Kontakt* zur *überknorpelten Fläche,* und oft zum engen *Gelenksspalt* selbst, zu suchen. Es empfiehlt sich daher bei dem Einstich, den *Anschliff* der *Punktionsnadel* einer *ausgewählten Knorpeloberfläche,* die *Zielfläche* genannt werden soll, zuzuwenden und *parallel* zu halten, damit die Nadel unter dem *Anschliffwinkel* schräg auf die ausgewählte Oberfläche trifft und dadurch sicherer erreicht wird. Sobald die Nadel dann auf die Oberfläche trifft, bedonders wenn es eine knorpelige ist, gleitet sie mit ihrer parallelen Anschlifffläche an der Oberfläche der Zielfläche ab, ohne sie anzustechen, und *gelangt* auf diese Weise meistens spürbar in einen auch noch so *engen Gelenksspalt.*

Die *beiden oberen Nadeln* zeigen die *Punktion* des *oberen Sprunggelenkes.* Bei der *ventro-lateralen Punktion* wird die Nadel *medial* des *Malleolus lateralis* horizontal eingestochen. Die *Zielfläche* ist die *Facies malleolaris lateralis* der *Trochlea tali.* Die *Schrägstellung* zur *Sagittalebene* ergibt sich aus dem obigen Vorschlag. Bei tieferem *Vorschieben* gelangt die Nadel zwischen die *Zielfläche* und die *Facies articularis malleoli lateralis* der *Fibula.*

Die *Punktion* des *hinteren Sprunggelenkes,* der *Articulatio subtalaris,* ist nur von *lateral* praktikabel. Die *Zielfläche* stellt die *Facies articularis talaris posterior* des *Calcaneus.* Ihr *lateraler Rand* fällt deutlich etwas ab, und seine *Lage* zum *Malleolus lateralis* ist auf *Abb. 199* klar sichtbar.

Bei der *Plantarflexion* des *Fußes* lockert sich der *Kontakt* der *Gelenksflächen* des *oberen Sprunggelenkes,* weil der schmalere, hintere *Teil* der *Trochlea* des *Talus* in die *Gabel* der *Unterschenkelknochen* zu liegen kommt. Auf Abb. 199 ist sogar eine *leichte Abhebung* erkennbar, die bei einem normalen geschlossenem Gelenk natürlich nicht ganz auftreten kann. Sie *erleichtert* aber sicher die *Auffindung* des *Gelenksspaltes* sowie dessen Tastbarkeit.

Die *ventro-mediale Punktion* des *oberen Sprunggelenkes* und die *Punktion* des *vorderen Sprunggelenkes* werden bei den dafür besseren Blickrichtungen beschrieben.

1 Caput tali
2 Articulatio talocruralis – Capsula articularis
3 Ventro-laterale Punktion der Articulatio talocruralis
4 Ligamentum talofibulare anterius
5 Ligamentum tibiofibulare anterius
6 Ligamentum calcaneofibulare
7 Sinus tarsi
8 Processus lateralis tuberis calcanei
9 Os cuboideum
10 Sulcus tendinis musculi fibularis [peronei] longi
11 Punktion der Articulatio subtalaris
12 Ligamentum talocalcaneum interosseum
13 Caput ossis metatarsi V
14, 15, 16   Articulationes interphalangeae pedis
17 Ligamentum cuneocuboideum dorsale
18 Ligamenta cuneonavicularia dorsalia
19 Punktion der Articulatio talocalcaneonavicularis
20 Ventro-mediale Punktion der Articulatio talocruralis

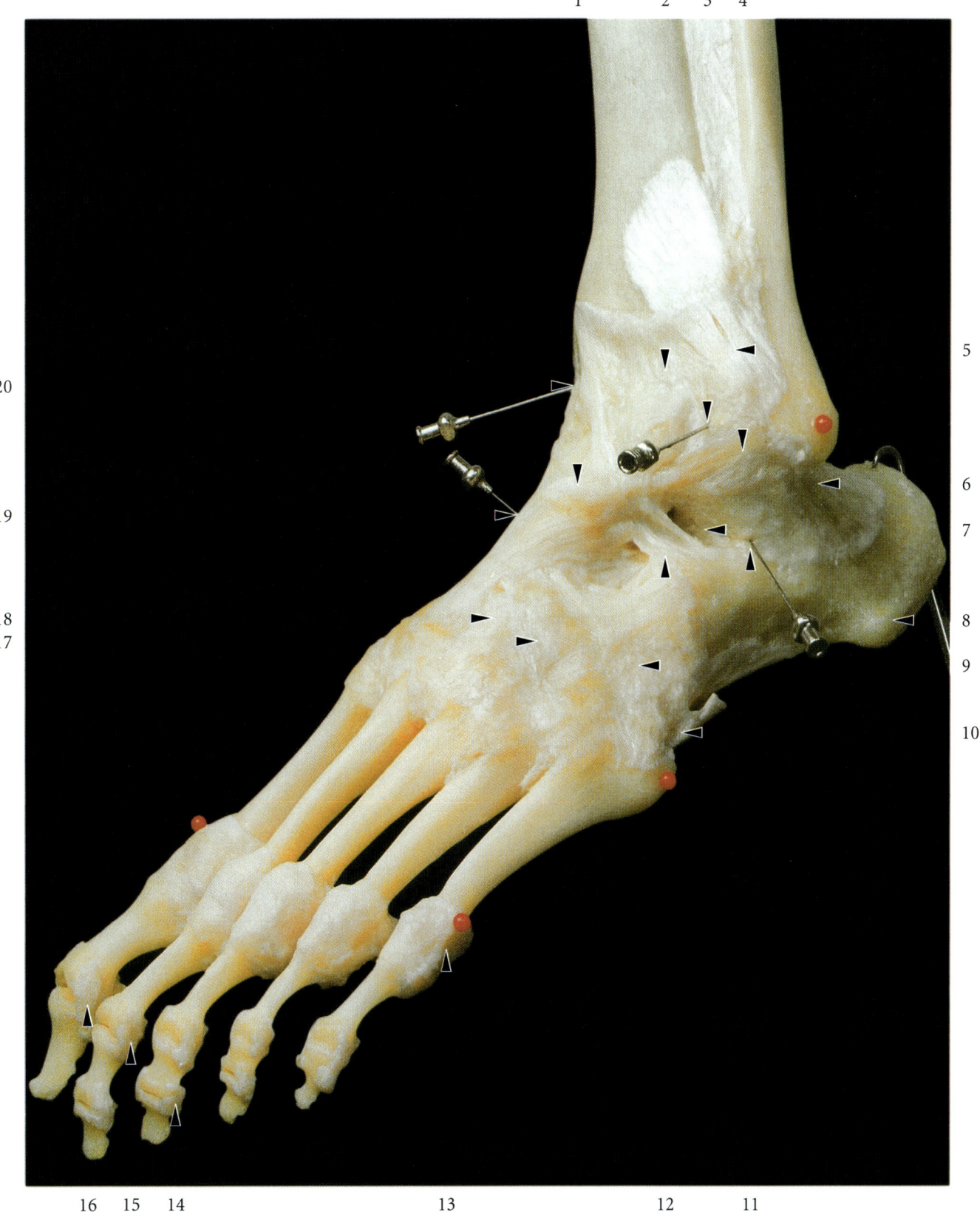

399

Abbildung 201 **Articulationes pedis 3**
Ventro-laterale Ansicht
Punktionen und Sehnen

Die den *Fußgelenken* angelagerten *Sehnen* mit ihren *Sehnenscheiden* haben für die *Gelenkspunktion* insofern eine Bedeutung, weil sie wo möglich nicht angestochen werden sollen und durch ihre manchenorts erzielbare gute *Tastbarkeit* eine zusätzliche *Orientierung* bieten.

Die *Punktionsnadel* für die *ventro-laterale Punktion* des *oberen Sprunggelenkes* durchsetzt bei einer Position, entsprechend der *Abb. 200*, die *Muskulatur* des *Musculus fibularis [peroneus] tertius*. Durch *aktive Kontraktion* der *Streckmuskulatur* des *Fußes*, wie sie bei einer intendierten Dorsalflexion des Fußes und der Zehen auftritt, läßt sich die *Sehne* des *Musculus extensor digitorum communis* mit der meistens lateral angeschlossenen *Sehne* des *Musculus fibularis [peroneus] tertius* gut tasten. Die *Einstichstelle* liegt in der *Höhe* des *Malleolus lateralis* etwas *lateral* von den erwähnten *Sehnen*.

Der *Einstich* für die *Punktion* des *hinteren Sprunggelenkes* wird knapp *oberhalb* der *Sehne* des *Musculus fibularis [peroneus] brevis* – in der schon bei *Abb. 200* dargestellten Position – durchgeführt. Durch das Bemühen, den *lateralen Fußrand* im *Sinne* einer *Pronation* des *Fußes* intermittierend *anzuheben*, können die *Sehnen* der *Musculi fibulares [peronei]* an der *lateralen Seite* des *Calcaneus* bei ihrer jeweiligen Anspannung deutlich getastet werden. Außerdem kann dieser Sehnenabschnitt des *Musculus fibularis [peroneus] brevis* gut durch die tastbaren Knochenpunkte lokalisiert werden, denn er zieht geradewegs vom *unteren Ende* des *Malleolus lateralis* zur *Tuberositas ossis metatarsi V*.

Die *beiden medialen Punktionsnadeln* betreffen die *ventro-mediale Punktion* des oberen *Sprunggelenkes* und die *Punktion* des *vorderen Sprunggelenkes*. Sie werden bei der *ventralen* und *medialen Ansicht* des *Fußgelenkes* beschrieben. Eine Zusammenfassung der *injizierten Sehnenscheiden* findet sich bei *Abb. 207*.

1 Musculus extensor digitorum longus cum vagina tendinis
2 Retinaculum musculorum extensorum superius
3 Musculus fibularis [peroneus] brevis
4 Musculus fibularis [peroneus] longus
5 Musculus fibularis [peroneus] tertius
6 Ventro-laterale Punktion der Articulatio talocruralis
7 Sehne des Musculus fibularis [peroneus] brevis
8 Punktion der Articulatio subtalaris
9 Sehne des M. fibularis [peroneus] longus
10 Insertio der Sehne des M. fibularis [peroneus] brevis
11 Tuberositas ossis metatarsi quinti [V]
 – tastbarer Knochenpunkt
12 Sehnenbündel des M.fibularis [peroneus] brevis zum Digitus V (häufige Varietät)
13 Retinaculum musculorum fibularium [peroneorum] inferius
14 Retinaculum musculorum extensorum inferius
15 Sehne des M. extensor digitorum longus für Digitus V
16 Sehne des M. extensor digitorum brevis für Digitus II
17 Sehne des M. extensor digitorum longus für Digitus II
18 Sehne des M. extensor hallucis longus
19 Sehne des M. extensor hallucis brevis
20 Vagina tendinis musculi extensoris hallucis longi
21 Sehne des M. fibularis [peroneus] tertius
22 Punktion der Articulatio talocalcaneonavicularis
23 Ventro-mediale Punktion der Articulatio talocruralis

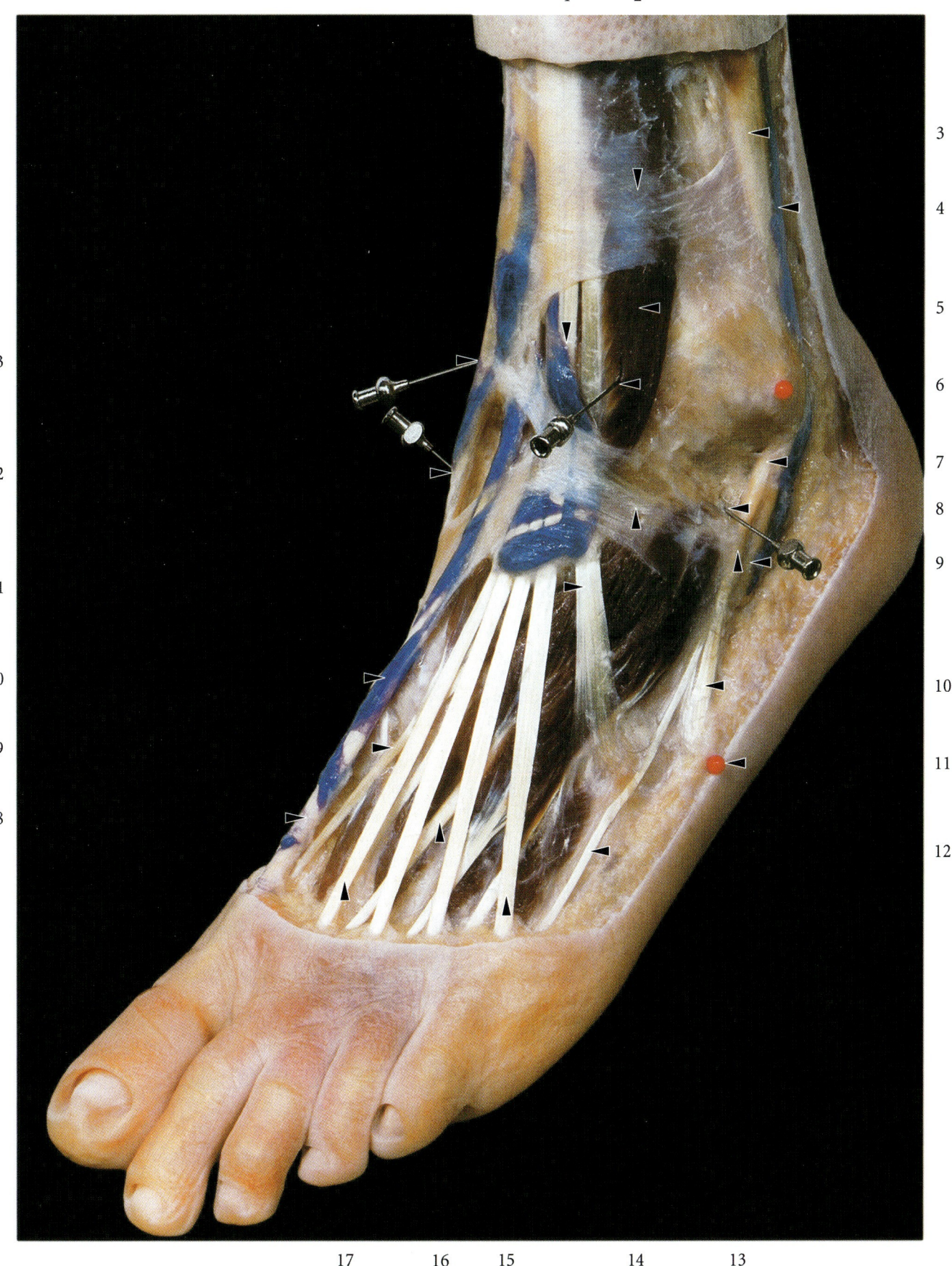

**Abbildung 202 Articulationes pedis 4
Mediale Ansicht**

Bei der Betrachtung eines *Bänderpräparates* des *Fußes* von *medial* tritt die *Gewölbeform* des *Fußes* besonders in *Erscheinung*. Sie ist aufgebaut aus *zwei Längsbögen,* die beide im *Calcaneus* wurzeln und sich nach vorn bis zu den *Köpfen* der *Ossa metatarsalia* erstrecken. Ein *Quergewölbe* des *Vordertarsus* sorgt dafür, daß sich außer dem *Tuber calcanei* nur der *Kopf* des *Os metatarsi V* und die *Sesambeine* am *Kopf* des *Os metatarsi I* auf einer ebenen Fläche abstützen.

Der *mediale Längsbogen* wird fortgesetzt und verselbständigt durch den *Talus,* der über das *Os naviculare* zu der Aufspaltung in die *drei Ossa cuneiformia* mit je einem *Os metatarsi* führt. Er ruht durch den *Talus* an seinem *Scheitelpunkt* auf dem schwächer gekrümmten *lateralen Längsbogen* auf.

Der *laterale Längsbogen* setzt den *Calcaneus* mit dem *Os cuboideum* nach vorne hin fort, welches die *beiden* lateral liegenden *Ossa metatarsalia* trägt.

Das *vordere Sprunggelenk,* die *Articulatio talocalcaneonavicularis,* ist auf *Abb. 202 A* von medial eröffnet und zeigt die *Gelenksfläche* des *Taluskopfes* für das *Os naviculare*. Durch die verstärkte Gelenkskapsel verdeckt, folgen vom *unteren Rande* dieser *Gelenksfläche* nach hinten *zwei kleinere Gelenksflächen*. Sie artikulieren mit den *beiden vorderen Gelenksflächen* des *Calcaneus,* von denen die *hintere* auf dem *Sustentaculum tali* liegt.

Die *Sehne* des *M. tibialis posterior* wurde kurz *vor* ihrem Ansatz, an der *Tuberositas ossis navicularis,* abgeschnitten. Die dadurch freigelegte *Rinne* gehört dem *medialen,* faserknorpeligen *Anteil* des *Ligamentum calcaneonaviculare plantare* an, der zusammen mit der *Sehne* des *M. tibialis posterior* dem medialen Abgleiten des Taluskopfes als Voraussetzung der *Entstehung* eines *Plattfußes* entgegenwirkt. Hinter dieser Rinne befindet sich medial des *Sustentaculum tali* eine *weitere Rinne* für die *Einlagerung* der *Sehne* des *M. flexor digitorum longus* (s. Abb. 202 B).

Auf *Abb. 202 B* wurde *unterhalb* des *Processus posterior* des *Talus* das *hintere Sprunggelenk* eröffnet, das von der *Sehne* des *Musculus flexor hallucis longus* zwischen den *beiden* nach ihr benannten *Sulci* am *Talus* und *Calcaneus* überkreuzt wird.

Die *Abb. 202 B* zeigt auch das von hinten eröffnete *obere Sprunggelenk* mit dem *Ligamentum talofibulare posterius* und der *Pars tibiotalaris posterior* des *Ligamentum collaterale mediale [deltoideum]*. Ebenso ist das *Ligamentum tibiofibulare posterius* der *Syndesmosis tibiofibularis* zu sehen.

1 Ligamentum tibiofibulare posterius
2 Malleolus medialis
3 Trochlea tali
4 Caput tali
5 Os naviculare
6 Os cuneiforme mediale
7 Ligamentum collaterale mediale [deltoideum]
8 Articulatio talocalcaneonavicularis
9 Sehne des M. tibialis posterior
10 Tuberositas ossis navicularis
11 Caput ossis metatarsi I
12 Os sesamoideum
    der Articulatio metatarsophalangea I
13 Malleolus medialis
14 Ligamentum collaterale mediale [deltoideum]
    – Pars tibiocalcanea
15 Tuberculum mediale des Processus posterior tali
16 Rinne der Sehne des M. tibialis posterior
17 Rinne der Sehne des M. flexor digitorum longus
    am Sustentaculum tali
18 Os cuneiforme mediale
19 Caput ossis metatarsi I
20, 21 Ossa sesamoidea
    der Articulatio metatarsophalangea I
22 Sehne des M. fibularis [peroneus] longus
23 Ligamentum calcaneocuboideum plantare
24 Ligamentum plantare longum
25 Tuber calcanei
26 Sulcus tendinis musculi flexoris hallucis longi
    am Sustentaculum tali
27 Articulatio subtalaris
28 Sulcus tendinis musculi flexoris hallucis longi
    am Processus posterior tali
29 Malleolus lateralis
30 Ligamentum tibiofibulare posterius
31 Tuber calcanei
32 Ligamentum plantare longum
33 Sustentaculum tali
34 Tuberculum mediale des Processus posterior tali
35 Sulcus tendinis musculi flexoris hallucis longi
    des Processus posterior tali

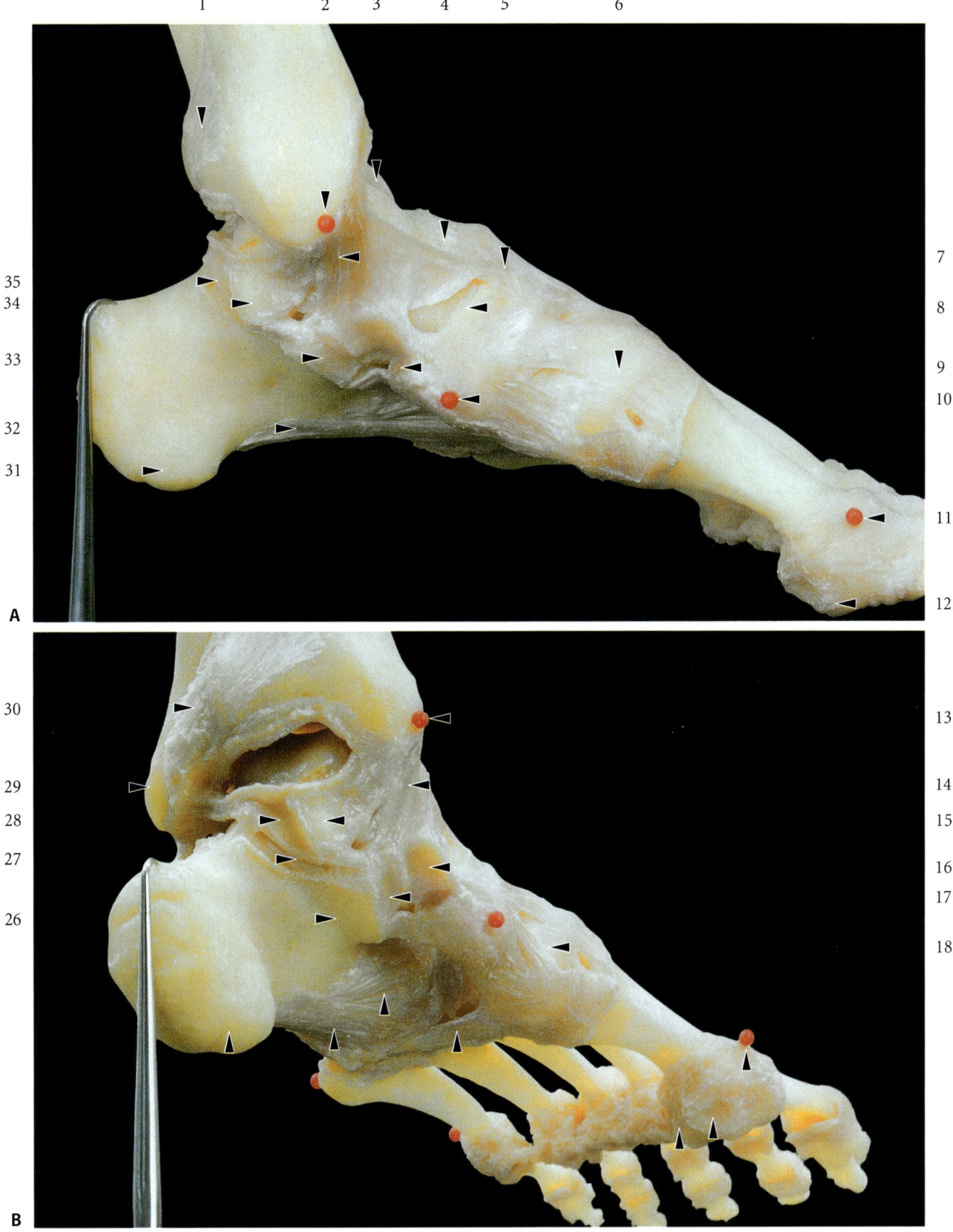

Abbildung 203 Articulationes pedis 5
Mediale Ansicht
Punktionen

Bei der *Ansicht* des *Fußgelenkes* von *medial* kann die *Punktion* des *vorderen Sprunggelenkes* am besten dargestellt werden. Zur *Orientierung* für den *Einstich* wird der *tastbare*, rot markierte *Knochenpunkt* der *Tuberositas ossis navicularis* verwendet. Auch ist dabei die durch das *Caput tali* hervorgerufene *leichte Vorwölbung* am Dorsum pedis recht hilfreich.

Unter *Abschätzung* der *Breite* des *Os naviculare* wird schräg von *medial* und *oben* in einiger Entfernung von der *Tuberositas ossis navicularis* auf die *Zielfläche* des *Caput tali* unter den bei *Abb. 200* dargelegten Kautelen *quer* zur *Längsausdehnung* des *Fußes* eingestochen. Die *Nadel* durchsticht den *bindegewebigen Ausläufer* des *faserknorpligen Ligamentum calcaneonaviculare plantare* vor dem *medialen Rand* des *Taluskopfes* und erreicht den *Gelenksspalt* des *vorderen Sprungelenkes* im Bereich der CHOPARTschen *Gelenkslinie*.

Etwas *oberhalb* des *Malleolus medialis* sind die Nadeln für die *Punktion* des *oberen Sprunggelenkes* eingestochen, die bei anderer Ansicht genauer beschrieben werden.

Vom *Malleolus medialis* strahlt das *breitflächige Ligamentum collaterale mediale [deltoideum]* aus, das die *Sprungelenke* von medial bedeckt. Direkt nach unten zum *Sustentaculum tali* zieht seine *Pars tibiocalcanea* zwischen den *Teilen*, die sich am *Talus* verankern. An seine *Pars tibiotalaris anterior* schließt sich vorn noch seine *Pars tibionavicularis* an, welche über das *vordere Sprunggelenk* hinwegzieht. Die *Pars tibiotalaris posterior* reicht nach hinten bis zum *Tuberculum mediale* des *Processus posterior tali*.

1 Corpus fibulae
2 Membrana interossea cruris
3 Corpus tibiae
4 Ventro-mediale Punktion der Articulatio talocruralis
5 Ventro-laterale Punktion der Articulatio talocruralis
6 Ligamentum collaterale mediale [deltoideum]
 – Pars tibionavicularis
7 Ligamentum collaterale mediale [deltoideum]
 – Pars tibiotalaris anterior
8 Punktion der Articulatio talocalcaneonavicularis
9 Ligamenta cuneonavicularia dorsalia
10 Os cuneiforme mediale
11 Articulatio tarsometatarsalis I
12 Articulatio interphalangea (hallucis)
13 Phalanx proximalis (hallucis)
14 Articulatio metatarsophalangea I
15 Caput ossis metatarsi I
16 Tuberositas ossis metatarsi quinti (V)
17 Sehne des M. tibialis posterior
18 Ligamentum plantare longum
19 Sustentaculum tali mit Rinne für die Sehne des M. flexor digitorum longus
20 Ligamentum collaterale mediale [deltoideum]
 – Pars tibiocalcanea
21 Ligamentum collaterale mediale [deltoideum]
 – Pars tibiotalaris posterior
22 Articulatio talocruralis [Capsula articularis]
23 Lig. tibiofibulare posterius

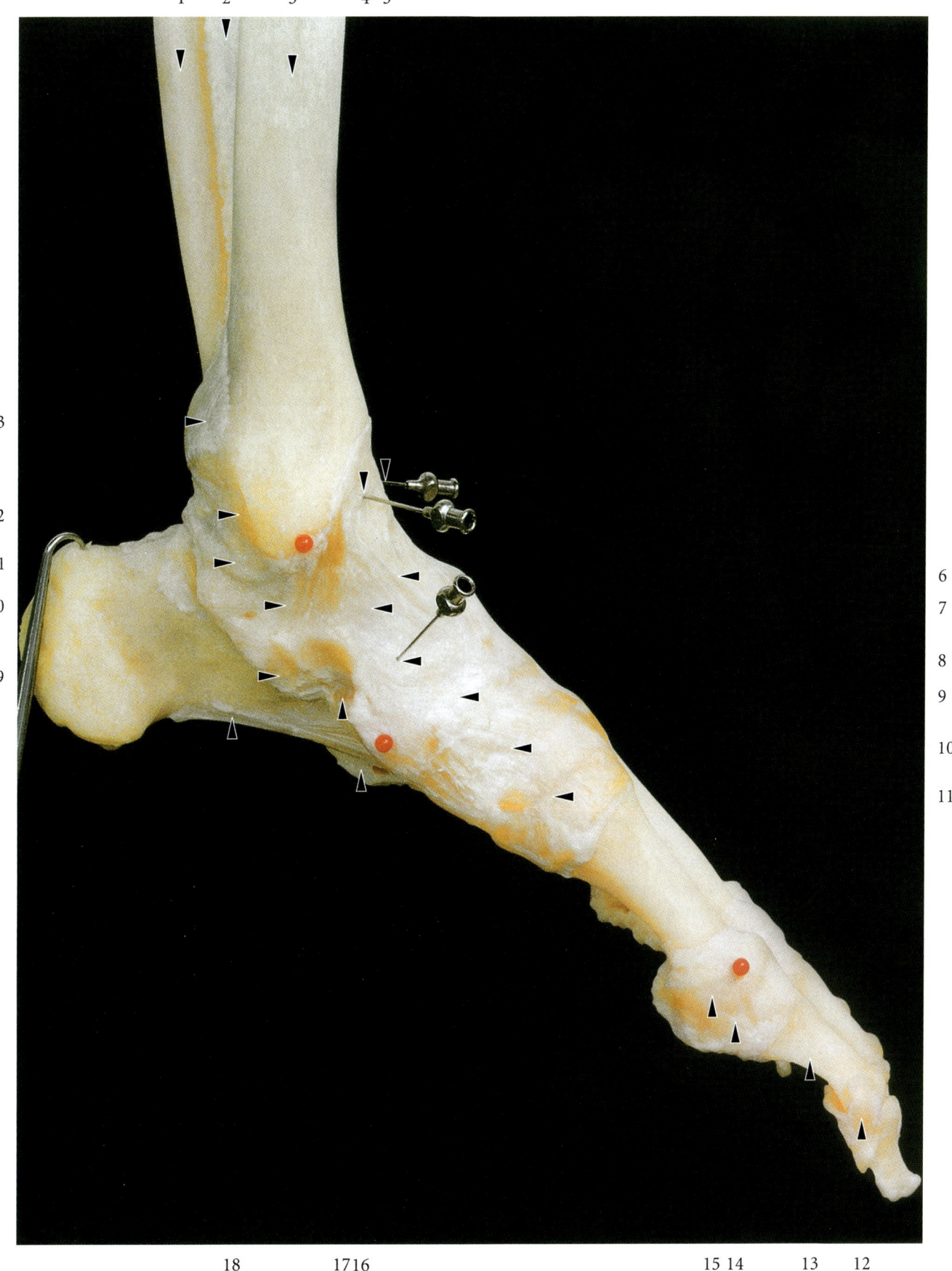

405

Abbildung 204   Articulationes pedis 6
Mediale Ansicht
Punktionen und Sehnen

Die *Punktion* des *vorderen Sprunggelenkes* liegt zwischen den *Sehnen* des *Musculus tibialis posterior* und *Musculus tibialis anterior* in der *Position* der *Abb. 203*, die nach den dort gegebenen Anweisungen leicht hergestellt werden kann. Die *Sehnen* der beiden Muskeln lassen sich durch die Haut bei *intendierten Plantar-* und *Dorsalflexionen* des Fußes gut *ertasten*, so daß durch die Palpation eine *klare Vorstellung* von den direkt unter der Haut liegenden *Gebilden* im *Punktionsfelde* entsteht.

Dieses Feld erstreckt sich *medial* der *Sehne* des *Musculus tibialis anterior* nach oben bis in die Höhe des *Malleolus medialis*, vor dem die *ventro-mediale Punktion* des *oberen Sprunggelenkes* dargestellt ist. Wie schon bei *Abb. 200* im allgemeinen ausgeführt wurde, richtet sich die *Abweichung* der *horizontal* eingestochenen *Nadel* von der *sagittalen* Ebene wiederum nach der *Lage* der *Zielfläche*, die in diesem Falle die *Facies malleolaris medialis* der *Trochlea tali* ist.

Der *oberflächliche Teil* des *Retinaculum musculorum flexorum*, der an den *M. abductor hallucis* ausläuft, wurde *reseziert*, so daß der Muskel vom medialen Längsbogen des Fußes abgehoben werden konnte.

Die durch das *Retinaculum* befestigten *Sehnen* besitzen *getrennte Sehnenscheiden*. Am weitesten *hinten* legt sich die *Sehne* des *M. flexor hallucis longus* mit ihrer *Sehnenscheide* in die nach ihr benannten *Sulci* am *Processus posterior* des *Talus* und unterhalb des *Sustentaculum tali* am *Calcaneus*. Die *mittlere Sehne* gehört dem *M. flexor digitorum longus*. Sie wird durch Bindegewebszüge des auslaufenden Retinaculums an dem *medialen Rand* des *Sustentaculum tali* verankert. Die *Sehne* des *M. tibialis posterior*, die sich *hinter* der *Tibia* in deren *Sulcus malleolaris* einlagert, wird fast bis zu ihrem *Ansatz* von einer *Sehnenscheide* begleitet. Der *Raum* der *Sehnenscheide*, der in der *Tiefe* weiter *hinabreicht* als an der *Oberfläche*, trennt sie auch von der *Rinne* des medialen, faserknorpeligen Teils des *Ligamentum calcaneonaviculare plantare (s. Abb. 202)*.

Das *grundsätzliche Verhalten* von *Sehnenscheiden* wird bei *Abb. 207* beschrieben.

1   Sehne des M. tibialis posterior
2   Ventro-mediale Punktion der Articulatio talocruralis
3   Ventrolaterale Punktion der Articulatio talocruralis
4   Sehne des M. tibialis anterior
5   Punktion der Articulatio talocalcaneonavicularis
6   Os cuneiforme mediale
7   Vagina tendinis musculi extensoris hallucis longi
8   Os metatarsi I – Corpus ossis metatarsi
9   M. abductor hallucis mit zusätzlichem Ursprung
10 Tuberositas ossis navicularis
11 Sustentaculum tali mit Ramus recurrens der Sehne des M. tibialis posterior
12 Vagina tendinis musculi flexoris hallucis longi proximal des Chiasma plantare mit der Sehne des M. flexor digitorum longus
13,14   Retinaculum musculorum flexorum – Schnittrand des Stratum superficiale
15 Sehne des M. plantaris
16 Retinaculum musculorum flexorum – Stratum profundum
17 Sehne des M. flexor hallucis longus
18 Tendo calcaneus
19 M. soleus
20 Sehne des M. flexor digitorum longus nach ihrem Chiasma crurale mit dem M. tibialis posterior

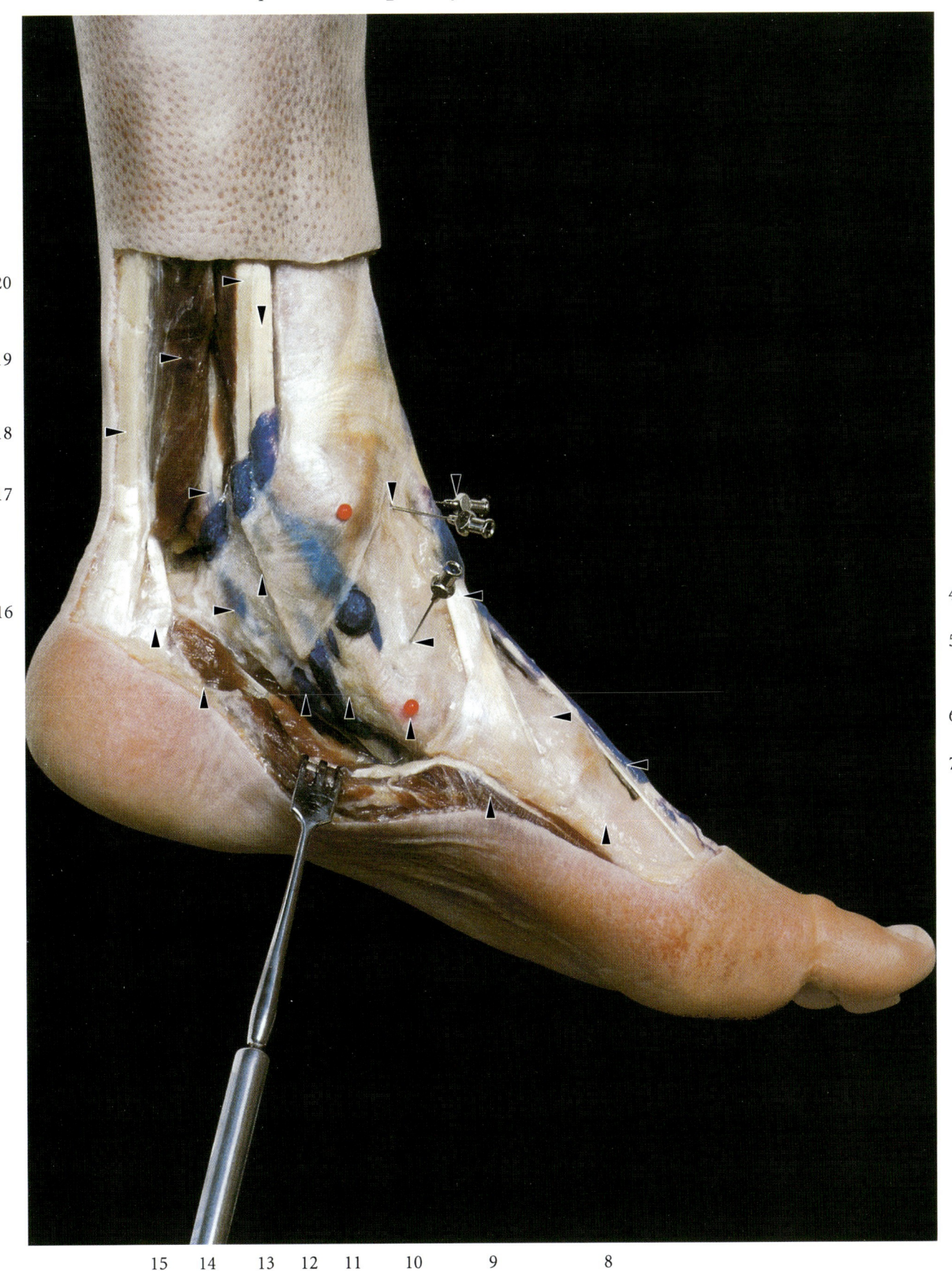

**Abbildung 205　Articulationes pedis 7
Plantare und dorsale Ansicht**

Bei *Abb. 205 A* sind die *plantaren Bänder* dargestellt. Sie haben für die *Erhaltung* des *Fußgewölbes* eine große Bedeutung und sind daher von besonderer Stärke.

Den *lateralen Längsbogen* festigen das *Ligamentum plantare longum* und das *Ligamentum calcaneocuboideum plantare*. Das *Ligamentum plantare longum* überbrückt mit oberflächlichen Zügen einen *Kanal*, in dem die *Sehne des M. fibularis [peroneus] longus* in einer eigenen *Sehnenscheide* liegt.

An sehr exponierter Stelle des *medialen Längsbogen* liegt das *Ligamentum calcaneonaviculare plantare*. Es schließt die *Lücke* zwischen dem *vorderen Rand* des *Sustentaculum tali* und dem *hinteren Rand* des *Os naviculare*. Es setzt sich von der *plantaren Seite* des *Fußes* entsprechend der *Krümmung* des *Taluskopfes* bis auf dessen *mediale Seite* fort, wo es schließlich, stark verdickt, fast eine vertikale Einstellung gewinnt. Vor allem dieser mediale Teil ist faserknorpeliger Natur und trägt die *Rinne* für die *Anlagerung* der *Sehne* des *M. tibialis posterior*. Mit ihm verbindet sich vor dem Sustentaculum tali auch das *Ligamentum collaterale mediale [deltoideum]*.

Die *Sehne* des *M. tibialis posterior* wurde kurz vor ihrem Ansatz an der *Tuberositas ossis navicularis* abgeschnitten, bevor sie einen *Ramus recurrens* an das *Sustentaculum tali* und einen *Ramus plantaris* zu den *drei Ossa cuneiformia* und dem *Os metatarsi IV* abgibt. Aus diesen beiden Ästen der *Sehne* des *M. tibialis posterior* formt sich eine *plantare Bandverspannung*, die auf die *Erhaltung* des *Fußgewölbes* großen Einfluß hat.

An den *Metatarsophalangealgelenken* sind die *Ligamenta plantaria* als bindegewebige Kapselverstärkungen mit den *Rinnen* für die *Beugesehnen* zu sehen. Sie sind miteinander durch die *Ligamenta metatarsalia transversa profunda* verbunden.

Bei *Abb. 205 B* ist das *obere Sprunggelenk*, die *Articulatio talocruralis*, von vorn unter Bewahrung des Kapselansatzes eröffnet. An der *Trochlea tali* ist die Lage der *Facies malleolaris medialis* und deren Entfernung von der Oberfläche des *Malleolus medialis* bei *ventro-medialen Punktionen* wichtig.

Seitlich des vorgewölbten *Taluskopfes* wird die *Articulatio calcaneocuboidea* durch das *Ligamentum calcanecuboideum dorsale* und das *Ligamentum calcaneocuboideum* des *Lig. bifurcatum* überbrückt. Die *Aufgliederung* der *Ligamenta tarsi dorsalia* in einzelne Ligamente läßt sich weitgehend erkennen. Auch sind die *Articulationes tarsometatarsales*, welche die *Amphiarthrose* des Lisfrancschen Gelenkes bilden, und die *Ligamenta tarsometatarsalia dorsalia* recht gut lokalisierbar. An den *Articulationes metatarsophalangeae* wurden die *Gelenkskapseln* erhalten.

1　Processus lateralis tuberis calcanei
2　Processus medialis tuberis calcanei
3　Sulcus tendinis musculi flexoris hallucis longi des Sustentaculum tali
4　Sehne des M. tibialis posterior
5　Malleolus medialis mit Facies articularis malleoli
6　Facies malleolaris medialis der Trochlea tali
7　Facies articularis inferior der Tibia
8　Malleolus lateralis
9　Ligamentum talofibulare anterius
10　Ligamentum collaterale mediale (deltoideum) – Pars tibionavicularis
11　Sinus tarsi
12　Ligamentum talonaviculare
13　Ligamentum calcaneocuboideum dorsale
14　Os cuboideum mit Lig. cuboideonaviculare dorsale
15　Articulatio tarsometatarsalis II
16　Articulatio tarsometatarsalis I
17　Caput ossis metatarsi V
18　Basis phalangis proximalis
19　Ligamentum metatarsale transversum profundum
20　Caput ossis metatarsi I
21, 22　Ossa sesamoidea der Articulatio metatarsophalangea I
23　Articulatio interphalangea (distalis)
24　Articulatio interphalangea (proximalis)
25, 26　Ansatz der Vagina tendinum digitorum pedis am Ligamentum plantare
27, 28　Ligamentum metatarsale transversum profundum
29　Sehne des M. fibularis [peroneus] longus
30　Ursprungssehnen der Musculi interossei
31　Ausläufer des Ligamentum plantare longum
32　Ramus plantaris der Sehne des M. tibialis posterior
33　Ligamentum calcaneocuboideum plantare
34　Ligamentum calcaneonaviculare plantare
35　Ramus recurrens [R. sustentacularis] der Sehne des M. tibialis posterior
36　Ligamentum plantare longum

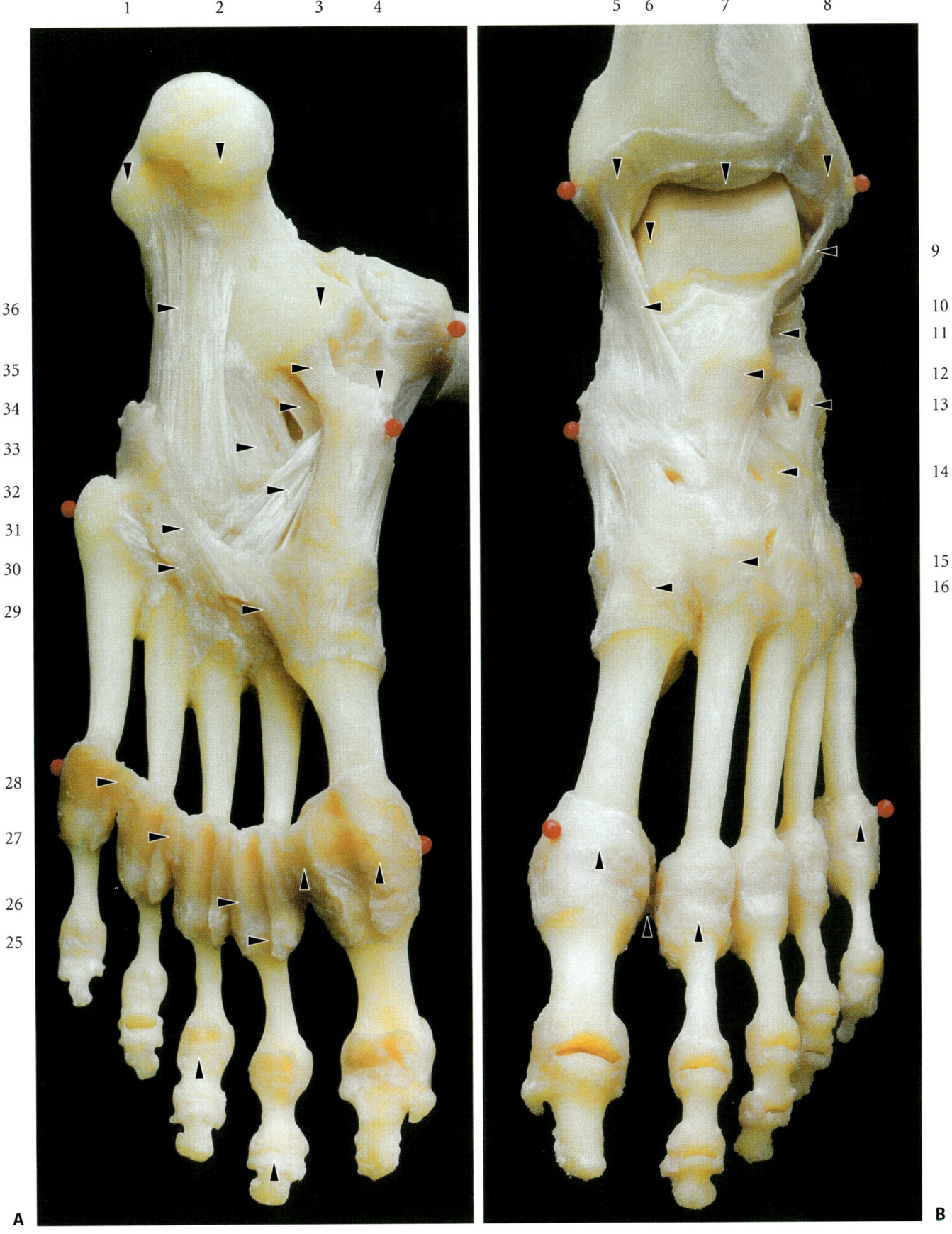

**Abbildung 206 Articulationes pedis 8
Ventrale Ansicht
Punktionen**

Bei der *ventralen Ansicht* läßt sich die *ventro-mediale Punktion* des *oberen Sprunggelenkes* am besten lokalisieren. In der Höhe der äußeren *Vorwölbung* des *Malleolus medialis* geht bei *plantarflektiertem Fuß* an dem sich nach vorn öffnenden Gelenksspalt die *Facies malleolaris* in die *Facies superior* der *Trochlea tali* über (s. Abb. 205 B). In dieser Höhe wird unter Berücksichtigung der recht beachtlichen *Dicke* des *medialen Malleolus* lateral von dem *tastbaren* und durch ein rotes Kügelchen markierten *Knochenpunkt* eingestochen.

Da bei dieser *Ausgangsposition* unsicher ist, ob man die *Facies malleolaris* oder die *Facies superior* der *Trochlea tali* trifft, kehrt man die *Anschlifffläche* der *Kanüle* am besten der *Kante* zu und wählt eine *Stichrichtung*, die *gemäß* der *Beschreibung* von Abb. 200 beiden anschließenden *Gelenksflächen* gerecht wird. So wird die *Kanüle* für den Fall, daß sie die *Facies superior* trifft, mit ihrer Spitze, verglichen mit der Kanüle für die ventro-laterale Punktion, etwas mehr nach oben geführt. Der *Winkel* zur *Sagittalebene* für die *Facies malleolaris medialis* der *Trochlea* als *Zielfläche* läßt sich in der dargestellten Weise kombinieren. Beim Vorschieben gelangt die Kanüle in den *Gelenksspalt*, der vorn bei *Plantarflexion* des *Fußes* stark *entlastet* ist und vom Bandapparat her eine beachtliche Erweiterung erlaubt (s. Abb. 199).

Die *Kanülen* der *Punktionen* des *oberen Sprunggelenkes* durchsetzen *unverstärkte* Anteile der *Gelenkskapsel*. Zwischen der Kanüle der *ventro-medialen Punktion* des *oberen Sprunggelenkes* und der Kanüle der *Punktion* des *vorderen Sprunggelenkes* liegt die gut entwickelte *Pars tibionavicularis* des *Ligamentum collaterale mediale [deltoideum]*.

1 Ventro-mediale Punktion der Articulatio talocruralis
2 Ventro-laterale Punktion der Articulatio talocruralis
3 Ligamentum tibiofibulare anterius
4 Malleolus lateralis
5 Lateraler Rand der Trochlea tali
6 Articulatio talocalcaneonavicularis
7 Articulatio calcaneocuboidea
8 Os cuboideum
9 Basis ossis metatarsi V
10 Caput ossis metatarsi V
11 Articulationes metatarsophalangeae
12 Articulatio interphalangea pedis (proximalis)
13 Articulatio interphalangea (hallucis)
14 Caput ossis metatarsi I
15 Articulatio tarsometatarsalis I
16 Os cuneiforme mediale
17 Os naviculare
18 Punktion der Articulatio talocalcaneonavicularis
19 Ligamentum collaterale mediale [deltoideum]
   – Pars tibionavicularis
20 Ligamentum collaterale mediale [deltoideum]
   – Pars tibiotalaris anterior
21 Ligamentum collaterale mediale [deltoideum]
   – Pars tibiocalcanea
22 Malleolus medialis

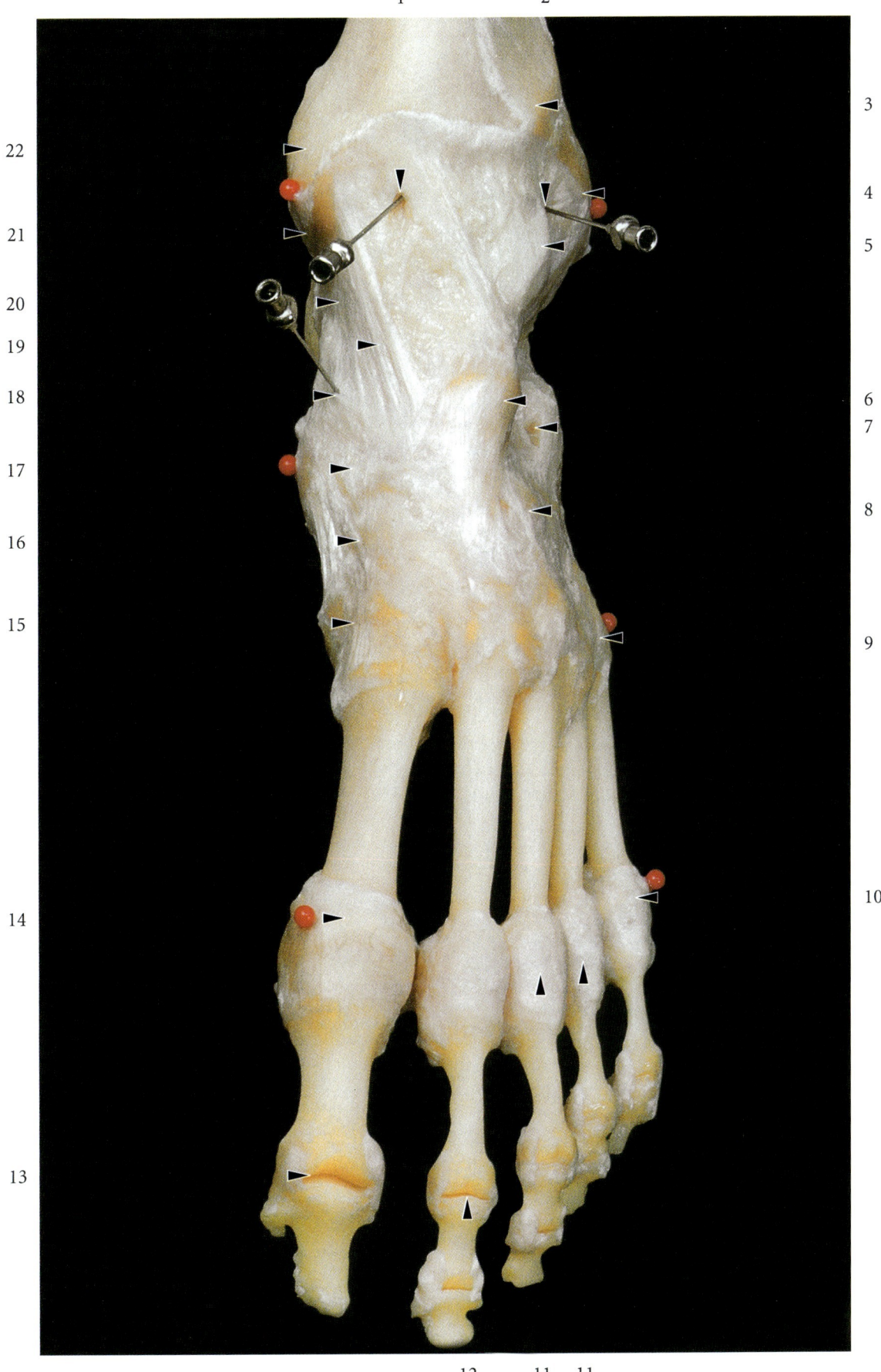

**Abbildung 207   Articulationes pedis 9
Ventrale Ansicht
Punktionen und Sehnen**

Bei der *vorliegenden Abbildung* soll die *Lage* der *ventromedialen Punktion* des *oberen Sprunggelenkes* zu den *Sehnen* und deren *Scheiden* in der Blickrichtung der vorhergehenden Abbildung gezeigt werden. Der *Einstich* liegt *nahe* dem *medialen Rand* der *Sehne* des *Musculus tibialis anterior*, so daß die *Sehne* dieses Muskels für die *Festlegung* der *Punktionsstelle* außer der *tastbaren Rinne* vor dem *Gelenksspalt* und der *Lage* des *Malleolus medialis* eine *wichtige Rolle* spielt.

Die *Sehne* des *M. tibialis anterior* kann beim *Lebenden* leicht *lokalisiert* werden, indem eine *aktive Dorsalflexion* des *Fußes* mit *supinatorischem Einschlag* durchgeführt wird. Dabei wölbt sich die Sehne am Übergang von Unterschenkel zum Fuß deutlich vor. Der *palpierende Finger* kann sie sodann bei einer anschließenden Plantarflexion, wie sie bei den *Punktionen* des *oberen Sprunggelenkes* erforderlich ist, hinreichend *sicher* verfolgen. Sie läßt sich aber auch bei einem *normalen Fuß* in *mittlerer Plantarflexion* von den *Sehnen* der *langen Zehenstrecker* von vornherein recht gut *unterscheiden*.

Für die *Einstichrichtung* der *Punktion* des *vorderen Sprunggelenkes* und deren *Entfernung* von der markierten *Tuberositas ossis navicularis* bietet die vorliegende Blickrichtung eine *Ergänzung* zu Abb. 204.

Die *Sehnenscheiden* wurden mit einer gut schlüpfenden, *dünnen Masse* mit sehr *geringem Druck* injiziert und zeigen trotz ihrer *mächtigen Füllung* an den *Stellen,* wo sie einem *einengenden Druck* ausgesetzt sind, *Füllungsdefekte,* wie die *Sehne* des *M. tibialis anterior* an den *Überkreuzungen* mit den *Retinacula mm. extensorum*. Auch an der *Sehnenscheide* des *M. extensor hallucis longus* sind solche *Füllungsdefekte* sichtbar. Nicht überall lassen sie sich damit erklären, daß ein *vorgebildeter Hohlraum* nicht gefüllt worden sei. Eine aus den üblichen Abbildungen hervorgehende *Vorstellung,* eine *Sehnenscheide* würde stets wie ein *Schlauch* einen gut begrenzten *Hohlraum* ringsherum um die *Sehne* bis zu einem festgelegten und festen Ende umgeben, kann aufgrund eigener Injektionserfahrungen nicht als richtig angesehen werden. Es gibt vielmehr *einseitige, zungenförmige Fortsetzungen,* die sich, oft schlecht begrenzt, in sehnenbegleitende *Bindegewebsräume* fortsetzen oder sich mit anderen die Sehne ringsherum umgebenden Abschnitten der Sehnenscheide verbinden.

1 Sehne des M. fibularis [peroneus] tertius
2 Ventro-laterale Punktion der Articulatio talocruralis
3 Retinaculum musculorum extensorum inferius
4 Vagina tendinum musculi extensoris digitorum pedis longi
5 Sehne des Musculus fibularis [peroneus] tertius
6 Sehne des Musculus extensor digitorum longus für Digitus V
7 Sehne des Musculus extensor digitorum brevis für Digitus IV
8 Überzählige Sehne des M. extensor digitorum brevis für Digitus II (Varietät)
9 Abspaltung der Sehne des M. extensor hallucis longus (Varietät)
10 Sehne des Musculus extensor hallucis brevis
11 Vagina tendinis musculi extensoris hallucis longi
12 Punktion der Articulatio talocalcaneonavicularis
13 Vagina tendinis musculi tibialis anterioris
14 Ventro-mediale Punktion der Articulatio talocruralius
15 Retinaculum musculorum extensorum superius

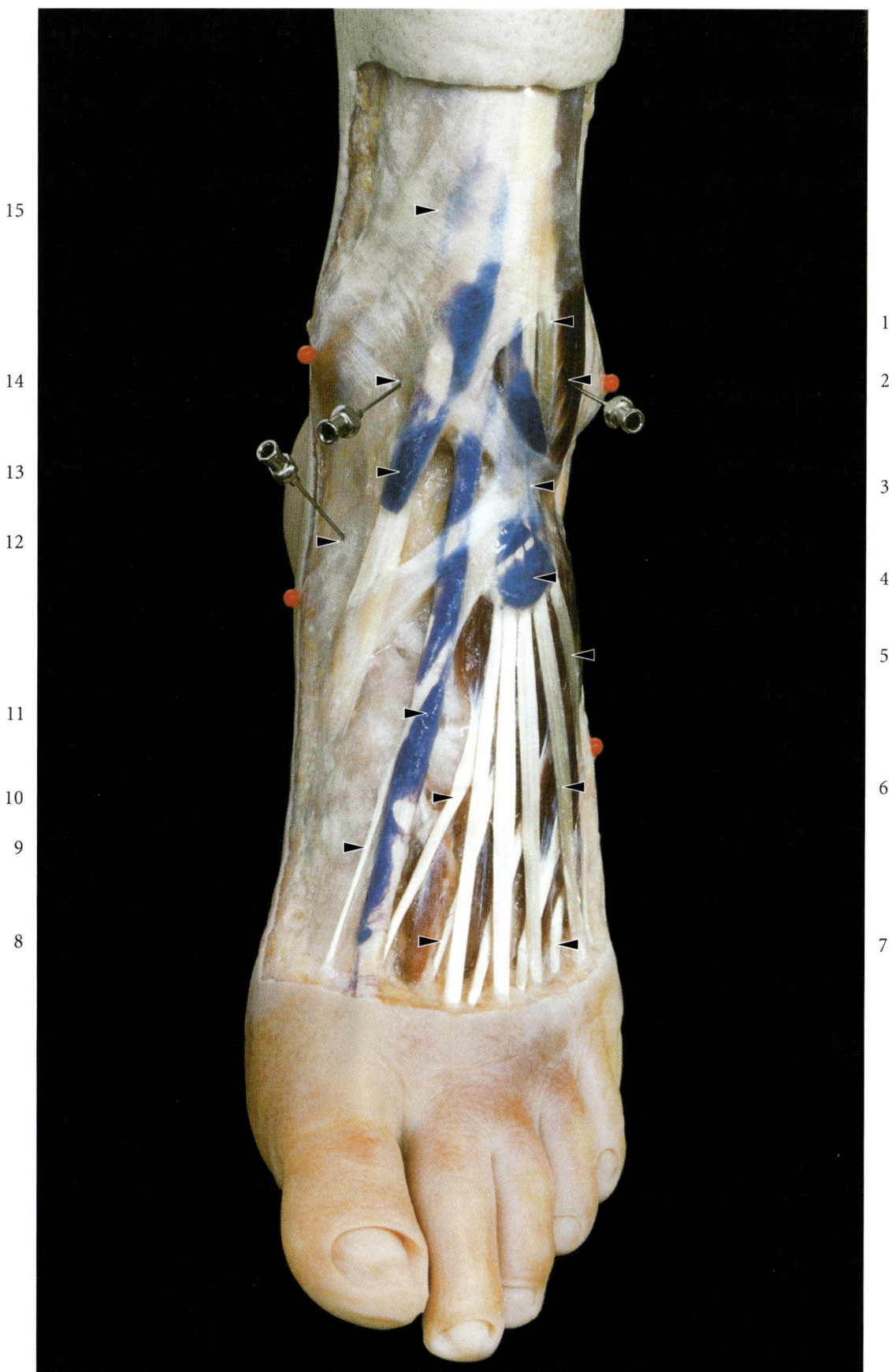

**Abbildung 208 Oberflächliche Halsregion 1
Punctum nervosum**

Eine dünne *Fascia cervicalis superficialis* hüllt die Oberfläche des Halses ein. Sie wird bedeckt von der äußeren Haut, dem *Integumentum commune*, und dem *Platysma*.

Das *Platysma* liegt unter der *Cutis* des Halses in einer Schicht, die anderswo viel Fettgewebe besitzen kann, und als *Tela subcutanea* bezeichnet wird. Diese Schicht wird überall durch eine faszienartige Bindegewebsverdichtung nach der Tiefe hin abgeschlossen, für welche die Bezeichnung *Lamina profunda strati subcutanei* verwendet wird.

Das *Platysma* hat sowohl an der äußeren wie an der inneren Oberfläche eine *Bindegewebsverdichtung*, wobei die innere die wesentlich stärkere ist. Sie verbindet sich mit der dünnen *Fascia cervicalis superficialis* zu einer dickeren Schicht, in welcher die Stämme der Hautnerven und die größeren Gefäße liegen. Sie wurde ventral von der *Vena jugularis externa* erhalten. Hinter der Vene wurde diese der *Lamina profunda strati subcutanei* entsprechende Schicht durch scharfe Präparation beseitigt, um die Hautnerven des *Plexus cervicalis*, die am *Punctum nervosum* an die Oberfläche treten, darstellen zu können.

Unterlegt ist der *Nervus auricularis magnus*, der sich in den *Ramus anterior* und *Ramus posterior* teilt. Direkt nach vorn zieht der *Nervus transversus colli*, indem er die *Vena jugularis externa* unterkreuzt.

Der untere unterlegte Nerv ist ein *Nervus supraclavicularis medialis*, der zur Haut über dem Manubrium sterni zieht und daher auch *Nervus suprasternalis* genannt wurde. Die übrigen Nervi supraclaviculares und der Nervus occipitalis minor liegen etwas tiefer und gelangen erst in einiger Entfernung vom Punctum nervosum an die Oberfläche (s. Regio cervicalis lateralis).

Die *Vena jugularis externa* wird von einem Streifen Fettgewebe begleitet, wie es bei den in der Einleitung beschriebenen *Flachtunneln* üblich ist. Ihr angelagert ist ein *Ramus colli* des *Nervus facialis*. Wo sie ursprünglich vom *Platysma* bedeckt war, ist aus der Lage von dessen beiden Reststümpfen zu entnehmen.

1. Tela subcutanea (mit reichlichem Fettgewebe)
2. Fascia parotidea
3. Übergang der Fascia parotidea
in eine derbe Lamina profunda strati subcutanei
4. Nervus transversus colli
5. Nervus auricularis magnus (Ramus anterior)
6. Nervus auricularis magnus (Ramus posterior)
7. Nervus auricularis magnus (Stamm)
8. Punctum nervosum
9. Vena jugularis externa
10. Fettkörper im Trigonum cervicale posterius
[Trigonum colli laterale] mit einem Gefäßast
der Arteria transversa colli
11. Nervus supraclavicularis medialis
([Nervus suprasternalis])
12. Platysma
13. Musculus sternocleidomastoideus
(mit Fascia cervicalis superficialis bedeckt)
14. Gefäßast der Arteria suprascapularis
([Ramus suprasternalis])
15. Clavicula
16. Verbindung der Fascia cervicalis superficialis
[Lamina superficialis der Fascia cervicalis]
mit der Lamina profunda strati subcutanei
17. Fascia cervicalis superficialis
[Lamina superficialis der Fascia cervicalis]
(Schnittrand)
18. Musculus sternocleidomastoideus
mit Fascia cervicalis superficialis bedeckt
19. Fascia cervicalis superficialis
[Lamina superficialis der Fascia cervicalis]
durch Verwachsung
mit der Lamina profunda strati subcutanei
der Innenseite des Platysma verstärkt
20. Articulatio sternoclavicularis
21. Fossa jugularis
22. Restbrücke der Lamina profunda strati subcutanei
von der Innenseite des Platysma
23. Tela subcutanea (ohne Fettgewebe)
24. Lamina profunda strati subcutanei
von der äußeren Oberfläche des Platysma
25. Nervus facialis (Ramus colli)
26. Platysma (Schnittrand)
27. Fortsetzung der Fascia parotidea in die Lamelle
der Lamina profunda strati subcutanei
an der äußeren Oberfläche des Platysma
28. Fortsetzung der Fascia parotidea in die Lamelle
der Lamina profunda strati subcutanei
an der inneren Oberfläche des Platysma

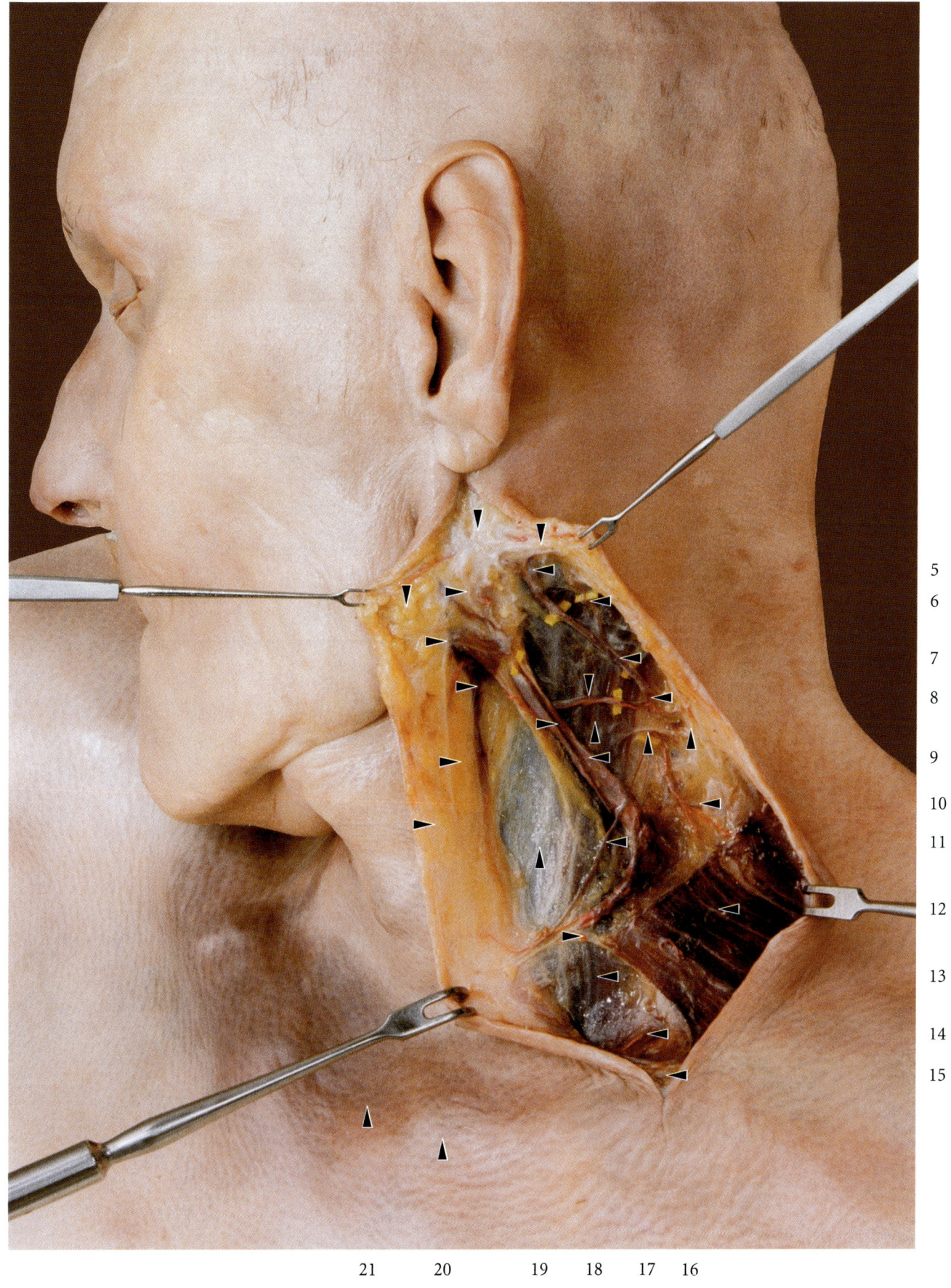

Abbildung 209 Regio cervicalis anterior 1

Die *Regio cervicalis media* erlangt ihre praktische Bedeutung durch die Zugangswege zur Trachea und dem Larynx. Sie wird seitlich begrenzt durch den *Musculus omohyoideus* und den *Musculus sternocleidomastoideus*. Sie reicht vom *Os hyoideum* bis zum *Sternum*. Sie entspricht also jenem Gebiet, das von der *Regio cervicalis anterior* nach Abzug der Trigona carotica, submandibularia und submentalia übrigbleibt und entspricht den beiden in der Medianebene zusammenstoßenden *Trigona omotrachealia*.

In dieser *mittleren Halsregion* lassen die beiden Platysmata einen nach unten hin leicht verbreiterten *Streifen* frei, in welchem sich die *Cutis* bei wohlgenährten Menschen mit einer verhältnismäßig dünnen Fettschicht als Tela subcutanea der *Fascia cervicalis superficialis* anlagert. Diese Fettschicht umgibt seitlich nur noch den Rand des Platysma, der dadurch abhebbar wird und bei der erschlafften Haut alter Menschen zwei typische Längsfalten bildet.

Auf der vorliegenden Abbildung wurde die *Haut* nach einem medianen Hautschnitt von den medialen Rändern des Platysmas abpräpariert und zusammen mit der *Tela subcutanea* zur Seite gezogen. Seitlich von diesen Rändern enthält die Schicht zwischen Cutis und Platysma auch bei gut genährten Menschen im infrahyalen Bereich kaum Fettgewebe und besteht nur aus einer locker-fasrigen Schicht von Bindegewebe. Das Gleiche gilt auch für ihre innere Oberfläche.

Die freigelegte *Fascia cervicalis superficialis* läßt oben, wo sie der Fascia cervicalis media mehr anglagert ist, den *Musculus sternohyoideus* hindurchscheinen, und in der Mitte deutet sich bereits die *Linea alba colli* an.

Aberrationsbündel des Platysma im infrahyalen Bereich, wie hier, kommen öfters auch beidseitig vor.

1 Regio parotideomasseterica
2 Positio des Angulus mandibulae
3 Bucca
4 Positio des unteren Randes der Mandibula
5 Labium inferius
6 Angulus oris
7 Bucca
8 Regio parotideomasseterica
9 Lobulus auriculae
10 Mentum
11 Positio des Os hyoideum
12 Wulst des Musculus sternocleidomastoideus
13 Linea alba colli
    durch die Fascia cervicalis superficialis hindurchscheinend
14 Medialer Rand des Musculus sternohyoideus hinter den Faszien
15 Platysma
16 Fossa supraclavicularis major
17 Wulst der Clavicula
18 Platysma (aberrantes Muskelbündel)
19 Manubrium sterni
20 Vorwölbung der Extremitas sternalis der Clavicula
21 Fossa jugularis
22 Position des hinteren Randes des Musculus sternocleidomastoideus
23 Platysma
24 Tela subcutanea
25 Cutis (Schnittrand)
26 Wulst des Musculus sternocleidomastoideus
27 Lobulus auriculae
28 Antitragus

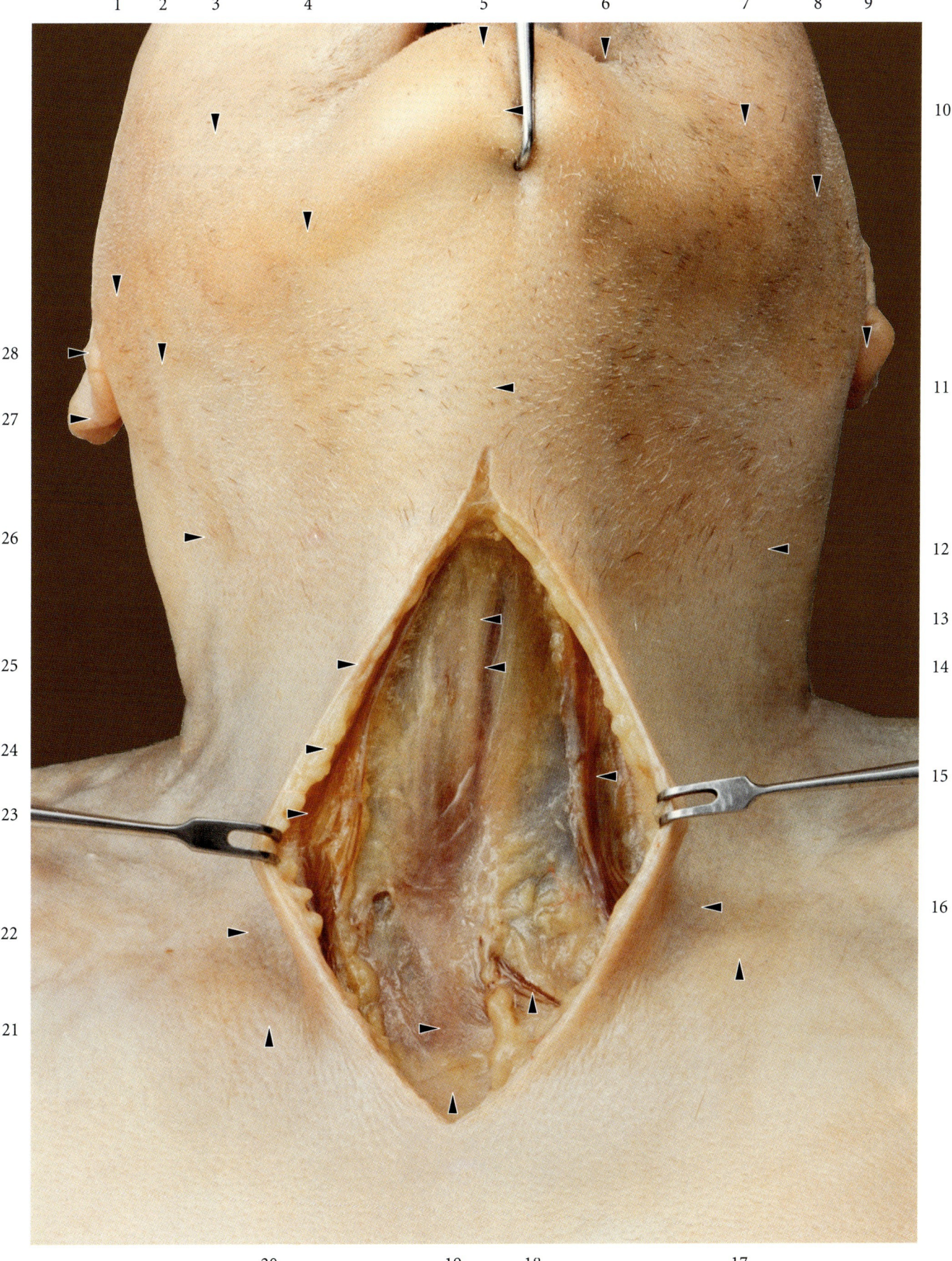

Abbildung 210   Regio cervicalis anterior 2

Nach einem medianen Hautschnitt wurde die *Cutis* mit ihrer *Tela subcutanea* von der Unterlage abpräpariert und zur Seite gezogen. Die freigelegte *Fascia cervicalis superficialis* wurde sodann ebenfalls nach einem medianen Schnitt auseinander gespreizt. Am *Musculus sternocleidomastoideus* spaltet sich die Faszie auf und umhüllt ihn. Diese Umhüllungstasche wurde in der Nähe des Muskelansatzes eröffnet.

Durch die Spaltung der Fascia cervicalis superficialis wurde das mit fetthaltigem Bindegewebe angefüllte *Spatium suprasternale* eröffnet. Dieses Spatium nimmt unten die ganze Breite der Incisura jugularis sterni ein und besitzt dort den in seiner Dicke recht variablen *Arcus venosus jugularis*. Er nimmt im selben Spatium die beiden *Venae jugulares anteriores* auf, die ganz oben durch die Fascia cervicalis superficialis noch einmal aufgesucht wurden. Nach oben verschmälert sich der Raum zu einem engen Spalt, indem sich die *Fascia cervicalis superficialis* der *Fascia cervicalis media* anlagert, die zusammen mit den eingeschlossenen Musculi detractores laryngis die Hinterwand des ganzen Raumes bildet.

Weil die eingeschlossenen Muskeln durch ihre dünne Faszienbedeckung gut sichtbar sind, wie hier der *Musculus sternohyoideus*, kommt ein medianer, schmaler, weißlicher Streifen zustande, der als *Linea alba colli* bezeichnet wurde.

Im unteren Bereich des Spatiums wurde hinter dem Arcus venosus jugularis ein Rest des Bindegewebes belassen, das die freie Sicht auf die Hinterwand des Raumes verwehrt.

Der *Arcus venosus jugularis* verbindet die beiden Einmündungsstellen der Venae jugulares externae in die Venae subclaviae oder die Venenwinkel, welche jeweils die Vena subclavia mit der Vena jugularis interna bildet.

1 Positio des Angulus mandibulae
2 Positio des unteren Randes der Mandibula
3 Mentum
4 Trigonum submentale
5 Positio des Os hyoideum
6 Tela subcutanea
7 Präparationsspalte in der Fascia cervicalis superficialis
8 Medialer Rand des linken Musculus sternohyoideus (durch die Faszie hindurchscheinend)
9 Fascia cervicalis superficialis [Lamina superficialis der Fascia cervicalis] (Schnittrand)
10 Platysma
11 Vena jugularis anterior
12 Arcus venosus jugularis
13 Tendo musculi sternocleidomastoidei
14 Vorwölbung der Clavicula
15 Articulatio sternoclavicularis
16 Incisura jugularis
17 Vorwölbung der Clavicula
18 Tendo musculi sternocleidomastoidei
19 Restbindegewebe im Spatium suprasternale
20 Vena jugularis anterior
21 Fascia cervicalis superficialis [Lamina superficialis der Fascia cervicalis] (Schnittrand)
22 Platysma
23 Präparationsspalte der Fascia cervicalis superficialis
24 Cutis (Schnittrand)
25 Wulst des Musculus sternocleidomastoideus
26 Vorwölbung des Lobus colli der Glandula parotidea

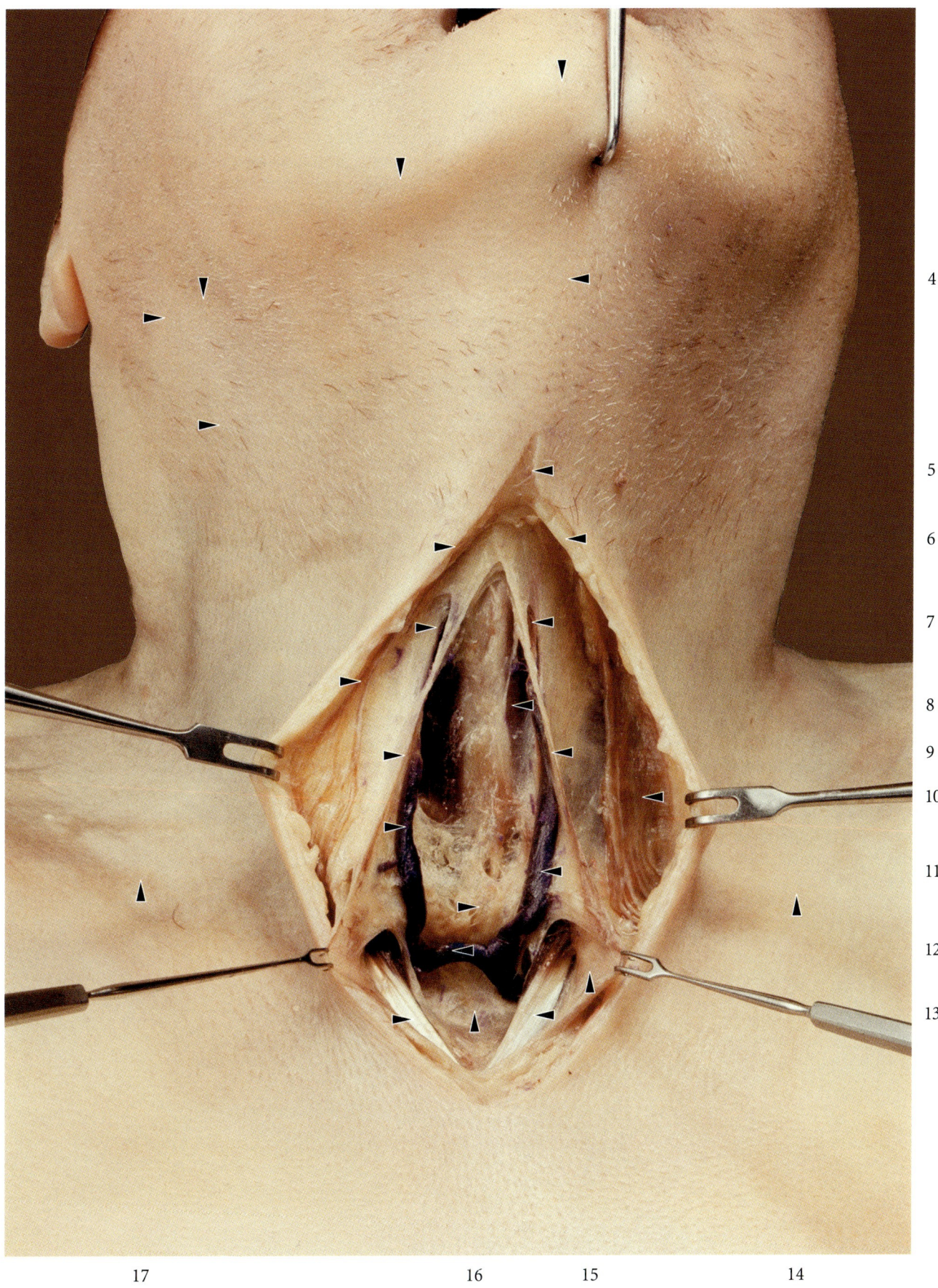

Abbildung 211   Regio cervicalis anterior 3

Nach Aufspreizung der Haut und der Fascia cervicalis superficialis wie bei der vorhergehenden Abbildung wurde der Arcus venosus jugularis reseziert und das *Spatium suprasternale* vollständig ausgeräumt. Sehr deutlich sind nunmehr die ganze hintere Wand des Spatiums, das obere Ende des Sternums mit der *Incisura jugularis* und dahinter der Ansatz der *Fascia cervicalis media* mit den eingelagerten *Musculi detractores laryngis* zu sehen.

Im unteren Teil der *Linea alba colli* wurde in der Medianebene die Fascia cervicalis media durchtrennt und damit das *Spatium praetracheale* eröffnet. Nach Ausräumung des lockeren Fett-Bindegewebes erscheint in der Tiefe die *Trachea*, die vor einem Einschnitt im Zuge einer *Tracheotomia inferior* durch den charakteristischen Tastbefund, den die *Cartilagenes tracheales* verursachen, verifiziert werden sollte, damit nicht ein hoch- und vorgelagerter Truncus brachiocephalicus zu einer Verwechslung führen kann.

In der oberen Hälfte der ovalen Öffnung ist der *Isthmus glandulae thyroideae* zu sehen, von welchem die *Venae thyroideae inferiores* nach abwärts verlaufen. Diese Venen können sich zu einem einzigen Stamm vereinigen, erlangen aber bei Stauung die vielfache Dicke. Eine nicht sehr häufig vorkommende *Arteria thyroidea ima* ist vorhanden.

Die *Musculi sternohyoidei* werden nur von einem sehr dünnen Faszienanteil der *Fascia cervicalis media* überzogen. Ihre *Intersectiones tendineae* verbinden sich aber, wie hier, oft durch einen stärkeren Bindegewebszug der Linea alba colli miteinander. Eine stärkere Faszienbedeckung haben die *Musculi sternothyroidei*, die im unteren Bereich des Präparationsfeldes medial die *Musculi sternohyoidei* überragen.

1 Verstärkung der Fascia cervicalis media [Lamina pretrachealis der Fascia cervicalis] zwischen zwei Intersectiones tendineae
2 Intersectio tendinea des Musculus sternohyoideus (unvollständig)
3 Fascia cervicalis superficialis [Lamina superficialis der Fascia cervicalis] (Schnittrand)
4 Musculus sternohyoideus (mit Faszie bedeckt)
5 Linea alba colli der Fascia cervicalis media [Lamina pretrachealis der Fascia cervicalis] (in Höhe des Conus elasticus)
6 Vena jugularis anterior
7 Fascia cervicalis media [Lamina pretrachealis der Fascia cervicalis] (Schnittrand)
8 Musculus sternothyroideus (mit Faszie bedeckt)
9 Trachea
10 Arcus venosus jugularis (reseziert)
11 Vena thyroidea inferior
12 Arteria thyroidea ima
13 Arcus venosus jugularis (reseziert)
14 Incisura jugularis
15 Musculus sternothyroideus (mit Faszie bedeckt)
16 Isthmus glandulae thyroideae
17 Vena jugularis anterior
18 Intersectio des Musculus sternohyoideus
19 Musculus sternohyoideus (mit Faszie bedeckt)
20 Fascia cervicalis superficialis [Lamina superficialis der Fascia cervicalis] (Schnittrand)
21 Wulst des Musculus sternocleidomastoideus
22 Os hyoideum

421

Abbildung 212   Regio cervicalis anterior 4

Auf dem gleichen Zugangswege wie bei der vorhergehenden Abbildung wurde die hintere Wand des *Spatium suprasternale*, die *Fascia cervicalis media,* in der ganzen Länge median gespalten und zusammen mit der Fascia cervicalis superficialis aufgespreizt. Das dadurch eröffnete *Spatium pretracheale* zeigt nach Ausräumung des lockeren Bindegewebes die Trachea mit dem davorgelagerten Isthmus glandulae thyroideae sowie darüber die Vorderansicht des Larynx.

Der Anfangsteil der *Trachea* ist für die *Tracheotomia superior* ungefähr 2 cm von der Hautoberfläche entfernt. Diese Distanz verdoppelt sich für die *Tracheotomia inferior* knapp oberhalb der Incisura jugularis.

Der vom Isthmus glandulae thyroideae nach oben gelegentlich abgehende *Lobus pyramidalis* liegt nicht wie oft in der Mitte, sondern ist nach rechts verlagert und legt sich dort an den *Musculus cricothyroideus*. Der zwischen der Cartilago thyroidea und cricoidea ausgespannte *Conus elasticus* mit seiner medianen Verstärkung, dem Ligamentum cricothyroideum medianum, bleibt in diesem Falle für eine *Koniotomie* frei. Der *Ramus cricothyroideus* der Arteria thyroidea superior mit seinen Venen bedeckt den Konus üblicherweise in der Nähe der Cartilago thyroidea und bietet für die wegen der Öffnungsneigung quer zusetzende Koniotomie meistens keine Beeinträchtigung.

Die *Venae thyroideae inferiores* haben sich zu einer Vene, der Vena thyroidea ima, vereinigt, die auf Grund ihrer hiesigen Lage in die Vena brachiocephalica sinistra einmünden wird. Die Venen an der oberen Thoraxapertur bergen bei Verletzungen alle die Gefahr der *Luftembolie*. Das gilt besonders für die *Venae jugulares anteriores*, die ersichtlicherweise gut an den Halsfaszien fixiert sind und daher meistens nicht kollabieren können.

1 Musculus cricothyroideus
2 Conus elasticus
3 Ramus cricothyroideus mit Vene
4 Os hyoideum
5 Incisura thyroidea superior
6 Fascia cervicalis media
   [Lamina pratrachealis der Fascia cervicalis]
   (Schnittrand)
7 Musculus sternothyroideus (mit Faszie bedeckt)
8 Arteria thyroidea superior
9 Vena jugularis anterior
10 Fascia cervicalis superficialis
   [Lamina superficialis der Fascia cervicalis]
   (Schnittrand)
11 Fascia cervicalis media
   [Lamina pretrachealis der Fascia cervicalis]
   (Schnittrand)
12 Vena thyroidea inferior
13 Tendo des Musculus sternocleidomastoideus
14 Musculus sternothyroideus (mit Faszie bedeckt)
15 Trachea
16 Musculus sternothyroideus (mit Faszie bedeckt)
17 Tendo des Musculus sternocleidomastoideus
18 Incisura jugularis
19 Arteria thyroidea ima
20 Fascia cervicalis media
   [Lamina pretrachealis der Fascia cervicalis]
   (Schnittrand)
21 Vena jugularis anterior
22 Isthmus glandulae thyroideae
23 Musculus sternohyoideus
   (mit zwei Intersectiones tendineae)
24 Arcus cartilagenis cricoideae
25 Fascia cervicalis superficialis
   [Lamina superficialis der Fascia cervicalis]
   (Schnittrand)
26 Lamina dextra der Cartilago thyroidea
27 Fascia cervicalis superficialis
   [Lamina superficialis der Fascia cervicalis]
   (Schnittrand)

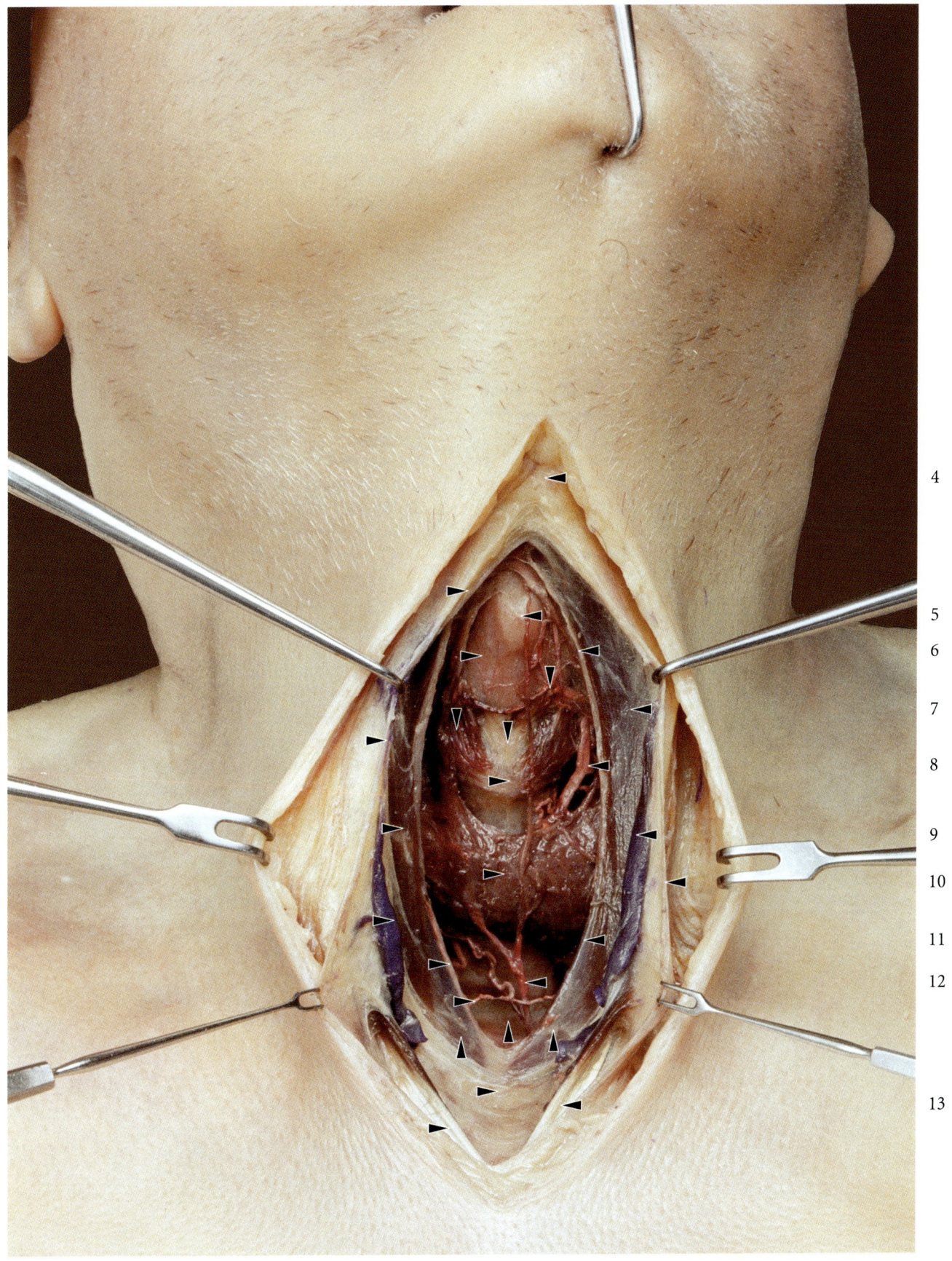

Abbildung 213 Regio cervicalis anterior 5

Diese Abbildung zeigt die Muskulatur der Regio cervicalis anterior ohne Verziehung. Die *Faszien* wurden weitgehend entfernt. Nur Reste der Fascia cervicalis superficialis befinden sich noch am *Musculus sternocleidomastoideus*, den die Faszie, wie rechts oben gut sichtbar ist, einhüllt, und am *Musculus sternothyroideus*, der von der Fascia cervicalis media noch bedeckt ist.

Die *Musculi sternohyoidei* konvergieren nach oben und setzen mehr oder weniger einander genähert am *Corpus ossis hyoidei* an. Sie entspringen von der *Articulatio sternoclavicularis* und in der Nähe von deren aufbauenden Knochen. Der rechte Muskel zeigt neben der obligaten *Intersectio tendinea* eine seltene in der Höhe der Linea obliqua des Schildknorpels.

Die *Musculi sternothyroidei* divergieren nach oben. Sie entspringen daher einander berührend oder gar überschreitend von der oberen Hälfte der Hinterfläche des *Manubrium sterni* und vom ersten Rippenknorpel und setzen an der *Linea obliqua* der *Cartilago thyroidea* an. Sie werden zum größten Teil bedeckt von den Musculi sternohyoidei. Nur ein unteres dreieckiges Feld, das bis zur Medianebene reicht, bleibt frei und ist an diesem Präparat noch mit der Faszie überzogen, welche der Schicht der *Fascia cervicalis media* angehört und dicker ist als die vordere Faszie des Musculus sternohyoideus. Durch die Faszie hindurch leuchtet auf der linken Seite eine obligate *Intersectio tendinea*.

Seitlich vom Musculus sternohyoideus ist der *Venter superior* des *Musculus omohyoideus* mit seinem Ansatz am *Corpus ossis hyoidei* dargestellt. Er bildet die Grenze der Regio cervicalis media zum Trigonum caroticum.

1 Musculus sternohyoideus
2 Conus elasticus
3 Ramus cricothyroideus mit Vene
4 Musculus sternohyoideus
5 Corpus ossis hyoidei
6 Glandula thyroidea accessoria
7 Ligamentum thyrohyoideum medianum
8 Prominentia laryngea
9 Musculus cricothyroideus
10 Arteria thyroidea superior
11 Fascia cervicalis superficialis
   [Lamina superficialis der Fascia cervicalis]
12 Vena communicans
   zwischen der Vena thyroidea inferior und superior
13 Musculus sternocleidomastoideus
14 Vena thyroidea inferior
15 Tendo des Musculus sternocleidomastoideus
16 Musculus sternothyroideus mit Faszie
   und Intersectio tendinea
17 Trachea
18 Musculus sternothyroideus mit bedeckender Faszie
19 Intersectio tendinea des Musculus sternohyoideus
20 Incisura jugularis
21 Musculus sternocleidomastoideus
   (Übergang des medialen Anteils in die Sehne)
22 Arteria thyroidea ima
23 Isthmus glandulae thyroideae
24 Musculus sternocleidomastoideus
25 Trachea mit erster Cartilago trachealis
26 Arcus cartilaginis cricoideae
27 Fascia cervicalis superficialis
   [Lamina superficialis der Fascia cervicalis]
   (Schnittrand)
28 Fascia cervicalis superficialis
   [Lamina superficialis der Fascia cervicalis]
   (Schnittrand)
29 Musculus omohyoideus

425

Abbildung 214 Regio cervicalis anterior 6

Diese Abbildung zeigt die Regio cervicalis media in der größten Entfaltung. Um die zweite Schicht der *Musculi detractores laryngis* zur Darstellung zu bringen, wurde der *Musculus sternohyoideus* abgehoben und nach lateral verzogen. Seine zur Ansicht gebrachte hintere Seite ist noch mit Faszie bedeckt.

Der *Musculus sternothyroideus* wurde auf der rechten Seite umfangreicher sichtbar gemacht. Bevor er an der Linea obliqua des Schildknorpels ansetzt, wird er durch den *Lobus dexter* der *Glandula thyroidea* vorgewölbt. Die *Linea obliqua* beginnt am *Tuberculum thyroideum inferius*. Oberhalb dieser Linea obliqua setzt der *Musculus thyrohyoideus* die Muskelschicht fort.

Durch die Abhebung des Musculus sternohyoideus ist die Schilddrüse besser zu überblicken. Der in diesem Falle ziemlich stark rechts liegende *Lobus pyramidalis* bedeckt den Musculus cricothyroideus und setzt sich in einen bindegewebigen Strang fort, der sich mit einer größeren, unterhalb des Hyoids gelegenen *Glandula thyroidea accessoria* verbindet und mehrere kleine Inseln von Schilddrüsenparenchym enthält. Es handelt sich um das Rudiment des *Ductus thyroglossalis*.

Der die *Arteria thyroidea superior* fortsetzende Hauptast kann, wie auf der linken Seite, außerhalb des *Musculus sternothyroideus* liegen, oder, wie auf der rechten Seite, von ihm verdeckt werden.

Auffällig ist weiterhin eine nicht ungewöhnliche *Vena communicans* zwischen der Vena thyroidea inferior und superior, die den *Isthmus glandulae thyroideae* ventral überkreuzt und eine sehr lange Längsverbindung von den multiplen Anastomosen der beiden venösen Gefäßgebiete bildet.

1 Musculus sternohyoideus
2 Musculus sternothyroideus (angelagert an den Lobus dexter der Glandula thyroidea)
3 Prominentia laryngea
4 Ramus cricothyroideus
5 Musculus sternohyoideus
6 Glandula thyroidea accessoria
7 Ligamentum thyrohyoideum medianum
8 Musculus thyrohyoideus
9 Arteria thyroidea superior
10 Musculus cricothyroideus
11 Musculus sternohyoideus
12 Musculus sternothyroideus (mit Faszie bedeckt)
13 Vena communicans zwischen der Vena thyroidea inferior und superior
14 Intersectio tendinea des Musculus sternothyroideus
15 Cartilago trachealis
16 Vena thyroidea inferior
17 Incisura jugularis
18 Musculus sternocleidomastoideus
19 Trachea
20 Arcus venosus jugularis (reseziert)
21 Musculus sternocleidomastoideus
22 Vena jugularis anterior (reseziert)
23 Arteria thyroidea ima
24 Musculus sternothyroideus (mit Faszie bedeckt)
25 Isthmus glandulae thyroideae
26 Ligamentum cricotracheale
27 Conus elasticus mit Ligamentum cricothyroideum medianum
28 Tuberculum thyroideum inferius
29 Rudiment des Ductus thyroglossalis (Ligamentum suspensorium lobi pyramidalis) mit eingelagerten Glandulae thyroideae accessoriae
30 Musculus thyrohyoideus
31 Membrana thyrohyoidea
32 Corpus ossis hyoidei

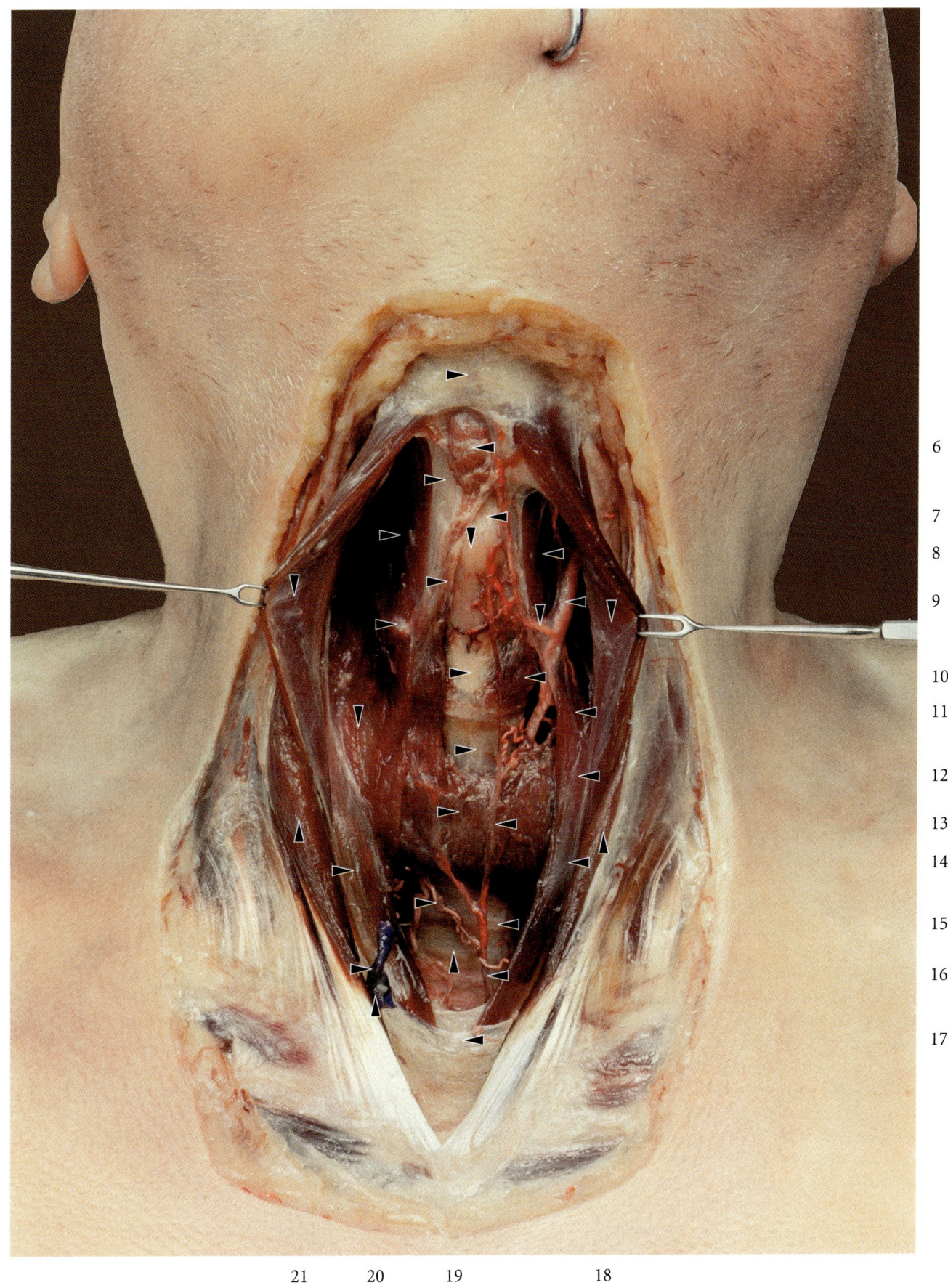

427

Abbildung 215 Regio cervicalis anterior 7
Regio sternocleidomastoidea 1
Trigonum caroticum 1

In den beiden *Trigona omotrachealia*, der *Regio cervicalis media*, hat sich gegenüber der vorhergehenden Abbildung nichts verändert, nur gewährt der schräge Einblick noch eine etwas bessere Vermittlung des Zurückweichens der Trachea von der Halsoberfläche. Dargestellt wurde hier die Beziehung der Regio cervicalis media zur *Regio sternocleidomastoidea* und zum *Trigonum caroticum*.

Die *Regio sternocleidomastoidea* wurde durch das seitwärts Verziehen des *Musculus sternocleidomastoideus* entfaltet. Er bedeckt sonst vermehrt den unteren Teil des *Musculus sternohyoideus*, die der Zwischensehne benachbarten Teile des *Musculus omohyoideus* und die zwischen den beiden Musculi omohyoidei ausgespannte *Fascia cervicalis media*. Oberhalb und seitlich davon ist der Musculus sternocleidomastoideus dem *Lobus* der *Glandula thyroidea* und dem *Gefäßnervenstrang* angelagert, soweit dieser die Drüse seitlich überragt. Der obere Pol des Schilddrüsenlappens erreicht meistens das Trigonum caroticum.

Vor der Regio sternocleidomastoidea liegt lateral von der Regio cervicalis media das *Trigonum caroticum*. Es wird begrenzt durch den *Venter superior* des *Musculus omohyoideus*, den *Musculus sternocleidomastoideus* und den vom Lobus colli der Glandula parotidea bedeckten *Venter posterior* des *Musculus digastricus*.

Im *Trigonum caroticum* wurde ebenso wie in der ganzen, zwischen den beiden Musculi sternocleidomastoidei gelegenen, *Regio cervicalis anterior* außer der Haut und dem Platysma die *Fascia cervicalis superficialis* entfernt, so daß zwischen den beiden Regionen nur noch ein schmaler Verbindungsstreifen zur inneren Lamelle der Faszie des Musculus sternocleidomastoideus stehengeblieben ist. Dadurch konnte der *Musculus sternocleidomastoideus* weit nach lateral verlagert werden, nachdem ein *Ramus sternocleidomastoideus* der *Arteria thyroidea superior* durchtrennt worden war. Das auf diese Weise stark entfaltete Trigonum caroticum wurde von seinem fetthaltigen *Bindegewebskörper* mit den zahlreichen *Nodi lymphoidei cervicales profundi* größtenteils durch stumpfe Präparation befreit und der Gefäßnervenstrang mit seiner *Vagina carotica* dargestellt.

Die *Vagina carotica* umschließt die *Arteria carotis communis* und setzt sich an den Aufzweigungen in die Adventitia der Gefäßäste fort. Sie verbindet sich mit der Adventitia der *Vena jugularis interna* zu einer gemeinsamen Bindegewebsumhüllung des Gefäßnervenstranges, in dem die *Arteria carotis communis* mit der angelagerten *Ansa cervicalis* gut zu erkennen ist.

1 Prominentia laryngea
2 Musculus cricothyroideus
3 Fascia cervicalis superficialis [Lamina superficialis der Fascia cervicalis] (Schnittrand)
4 Fascia cervicalis superficialis [Lamina superficialis der Fascia cervicalis] (Schnittrand)
5 Musculus digastricus (Venter posterior)
6 Arteria sternocleidomastoidea der Arteria carotis externa
7 Glandula submandibularis bedeckt mit Fascia cervicalis superficialis [Lamina superficialis der Fascia cervicalis]
8 Nervus accessorius
9 Nodus lymphoideus jugulodigastricus der Nodi lymphoidei cervicales profundi
10 Arteria carotis externa in der Vagina carotica
11 Ramus sternocleidomastoideus der Arteria thyroidea superior
12 Vena jugularis interna mit Adventitia
13 Vena sternocleidomastoidea
14 Glandula thyroidea in ihrer Capsula fibrosa (lateraler Rand des Lobus sinister)
15 Ramus sternocleidomastoideus der Arteria thyroidea superior
16 Musculus sternocleidomastoideus
17 Ansa cervicalis
18 Nodus lymphoideus juguloomohoideus der Nodi lymphoidei cervicales profundi bedeckt von Fascia cervicalis media [Lamina pretrachealis der Fascia cervicalis]
19 Nodus lymphoideus cervicalis profundus medialis
20 Musculus sternohyoideus mit Intersectio tendinea
21 Musculus sternothyroideus
22 Isthmus glandulae thyroideae
23 Musculus sternothyroideus
24 Musculus sternohyoideus
25 Trachea
26 Fascia cervicalis superficialis (Schnittrand der inneren Lamelle der Sternocleidomastoideusfaszie)
27 Tendo intermedius des Musculus omohyoideus
28 Musculus sternocleidomastoideus
29 Conus elasticus mit Ligamentum cricothyroideum medianum
30 Ansa cervicalis (Radix superior) [Ramus descendens nervi hypoglossi]
31 Arteria carotis communis mit Bifurcatio carotidis
32 Musculus omohyoideus (Venter superior)
33 Glandula thyroidea accessoria
34 Corpus ossis hyoidei

429

Abbildung 216 Regio cervicalis anterior 8
Regio sternocleidomastoidea 2
Trigonum caroticum 2

Durch einen medianen Schnitt wurde der *Larynx* und die *Trachea* eröffnet und danach etwas aufgespreizt. Die Teile der *Cartilago thyroidea* lassen sich ebenso wie die der *Trachea* leichter verziehen als die des *Arcus cartilaginis cricoideae*.

Durch den gleichzeitig durchtrennten *Isthmus glandulae thyroideae* kann die Hohlraumbeziehung der *Tracheotomia superior* und *inferior* gut abgeschätzt werden. Ebenso ergibt die Eröffnung des Larynx einen lebendigen Eindruck von der Lage der *Koniotomie* und der zu überwindenden Dickenverhältnisse.

Im *Larynx* sind das Stimmband, die *Plica vocalis*, und die *Plica vestibularis* gut erkennbar. Zwischen diesen beiden Falten ist eine seitliche Ausbuchtung, der *Ventriculus laryngis* (MORGAGNI), zu sehen. Weiter oben wird der *Aditus laryngis* umgrenzt von der nicht ganz median getroffenen *Epiglottis* und der *Plica aryepiglottica*.

Seitlich vom linken Musculus sternohyoideus mit seiner Intersectio tendinea befindet sich der *Musculus omohyoideus* mit seinem Venter superior und inferior. Der *Musculus sternocleidomastoideus* ist stark seitwärts verlagert, so daß der Lobus sinister der *Glandula thyroidea* lateral der Musculi detractores laryngis sichtbar wurde. Er ist noch von seiner *Capsula fibrosa* bedeckt und überlagert den Gefäßnervenstrang des Halses. Sein oberer Pol ragt bis in das Trigonum caroticum hinein, das in diesem Zusammenhang zur Darstellung gekommen ist.

Das zentrale Gebilde des *Trigonum caroticum* ist die *Arteria carotis communis* mit ihrer Gabel, der *Bifurcatio carotidis*. Meistens schon von der *Arteria carotis externa* geht als erstes Gefäß die *Arteria thyroidea superior* ab. Sie wird begleitet von der Vena thyroidea superior, die im vorliegenden Fall mit der Vena lingualis einen gemeinsamen Stamm bildet, der *Truncus thyrolingualis* genannt werden kann. Die *Vena jugularis* interna ist auf der linken Seite fast immer verhältnismäßig dünn.

Das Trigonum caroticum ist ausgefüllt mit einem fetthaltigen Bindegewebe, welches die *Nodi lymphoidei cervicales profundi* beinhaltet. Ein Stück dieses Fettgewebskörpers in der Nähe des Musculus sternocleidomastoideus wurde stehen gelassen.

1 Aditus laryngis
2 Musculus sternohyoideus
3 Platysma
4 Glandula submandibularis in ihrer Loge
5 Nervus hypoglossus
6 Vena jugularis interna mit Vena facialis
7 Fascia cervicalis superficialis
 [Lamina superficialis der Fascia cervicalis]
 (mediale Lamelle
 für den Musculus sternocleidomastoideus)
8 Fascia cervicalis superficialis
 [Lamina superficialis der Fascia cervicalis]
 (laterale Lamelle
 für den Musculus sternocleidomastoideus)
9 Arteria sternocleidomastoidea
10 Arteria thyroidea superior
11 Bifurcatio carotidis
12 Truncus thyrolingualis
 (Stamm der Vena thyroidea superior
 und Vena lingualis)
13 Nervus vagus
14 Ansa cervicalis (Radix superior)
 [Ramus descendens nervi hypoglossi]
15 Glandula thyroidea
 (Lobus sinister in seiner Capsula fibrosa)
16 Vena thyroidea media
17 Arteria cervicalis ascendens
18 Musculus sternocleidomastoideus
19 Musculus omohyoideus (Venter inferior)
20 Musculus omohyoideus (Venter superior)
21 Musculus sternothyroideus
22 Musculus cricothyroideus
23 Cartilago thyroidea (Lamina sinistra)
24 Trachea
25 Musculus sternocleidomastoideus
26 Isthmus glandulae thyroideae (Schnittfläche)
27 Musculus sternohyoideus
28 Cartilago trachealis (Schnittfläche)
29 Arcus cartilaginis cricoideae (Schnittfläche)
30 Conus elasticus (Schnittfläche)
31 Plica vocalis
32 Plica vestibularis
33 Membrana thyrohyoidea
 mit Ligamentum thyrohyoideum medianum
34 Epiglottis
35 Corpus ossis hyoidei

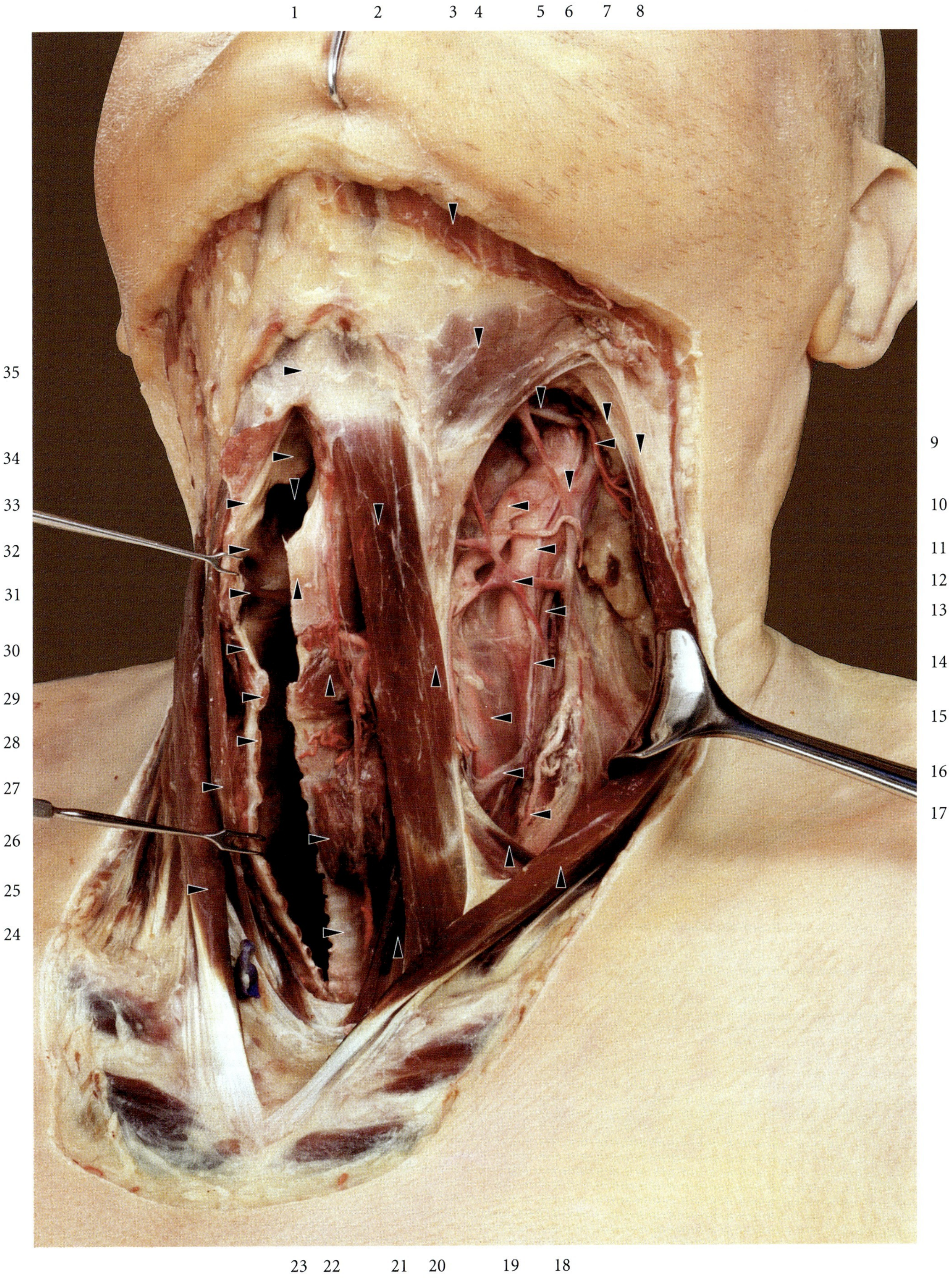

1 2 3 4 5 6 7 8

35
34
33
32
31
30
29
28
27
26
25
24

9
10
11
12
13
14
15
16
17

23 22 21 20 19 18

431

Abbildung 217   Trigonum caroticum 3
Aufsuchung der Arteria carotis communis 1

Eingriffe in das *Trigonum caroticum* werden meistens bei abgewendetem Kopf durchgeführt. Dabei schiebt sich der *Musculus sternocleidomastoideus* zwar vermehrt über den Gefäßnervenstrang des Halses, er kann aber nach Befreiung aus oder von der *Fascia cervicalis superficialis* leicht nach außen gezogen werden, so daß dabei eine gute Entfaltung des Trigonums entsteht.

Bei dieser Stellung liegen die *Karotiden* auf einer *Projektionslinie*, die von der Mitte der Fossa retromandibularis zur Articulatio sternoclavicularis zieht. Der Hautschnitt wurde daher zwischen den tastbaren Knochenpunkten des *Angulus mandibulae* und des *Processus mastoideus*, die mit roten Kügelchen markiert sind, begonnen und in Richtung *Articulatio sternoclavicularis* geführt. Er schneidet den Vorderrand des *Musculus sternocleidomastoideus* unter einem sehr spitzen Winkel.

Zusammen mit der Haut und der *Tela subcutanea* wurde das *Platysma* durchtrennt und zur Seite präpariert. Es erscheint im oberen Winkel des Hautschnittes die derbe *Fascia parotidea*, welche sich nach unten in das *verdichtete Bindegewebe* an der Innenseite des *Platysmas* fortsetzt. Diese Schicht ist eigentlich der *Lamina profunda strati subcutanei* zuzuordnen und verschmilzt am Musculus sternocleidomastoideus mit der *Fascia cervicalis superficialis*. Im Bereich des Trigonum caroticum ist sie aber durch einen flachen *Fettkörper* von der Fascia superficialis abgehoben, die an der Innenseite der *Glandula parotidea* nach oben zieht, so daß dort ein *Flachtunnel* für den *Ramus colli* des *Nervus facialis* und das Verbindungsgefäß der *Vena jugularis externa* entsteht.

Eine dicke Fettschicht zwischen Cutis und Platysma als *Tela subcutanea* ist nur im oberen Bereich des Platysma vorhanden und kann in der *Regio submentalis* bis zur Dicke eines *Doppelkinns* heranwachsen. Überall gibt es aber auch an der äußeren Oberfläche des *Platysma* verdichtetes Bindegewebe, das zusammen mit der faszienartigen Schicht an dessen Innenseite als *Lamina profunda strati subcutanei* aufgefaßt werden kann, in welche das Platysma eingelagert ist.

1 Angulus mandibulae (Gonion)
2 Fascia parotidea
3 Fettpolster zwischen der Bindegewebsverdichtung an der Innenseite des Platysma und der Fascia cervicalis superficialis
4 Processus mastoideus
5 Tela subcutanea (oberflächlich zum Platysma)
6 Platysma
7 Faszienartige Bindegewebsverdichtung an der Innenseite des Platysma
8 Fascia cervicalis superficialis
9 Faszienartige Bindegewebsverdichtung an der Innenseite des Platysma
10 Faszienartige Bindegewebsverdichtung an der Außenseite des Platysma
11 Musculus sternocleidomastoideus (bedeckt mit Fascia cervicalis superficialis)
12 Nervus transversus colli (Ramus superior)
13 Faszienartige Bindegewebsverdichtung an der Innenseite des Platysma (mit der Fascia cervicalis superficialis verschmelzend)
14 Vorwölbung der Clavicula
15 Articulatio sternoclavicularis
16 Nodus lymphoideus cervicalis superficialis
17 Faszienartige Bindegewebsverdichtung an der Außenseite des Platysma
18 Musculus omohyoideus (Venter superior – bedeckt mit Fascia cervicalis superficialis)
19 Platysma
20 Tela subcutanea (oberflächlich zum Platysma)
21 Faszienartige Bindegewebsverdichtung an der Innenseite des Platysma
22 Ramus colli des Nervus facialis

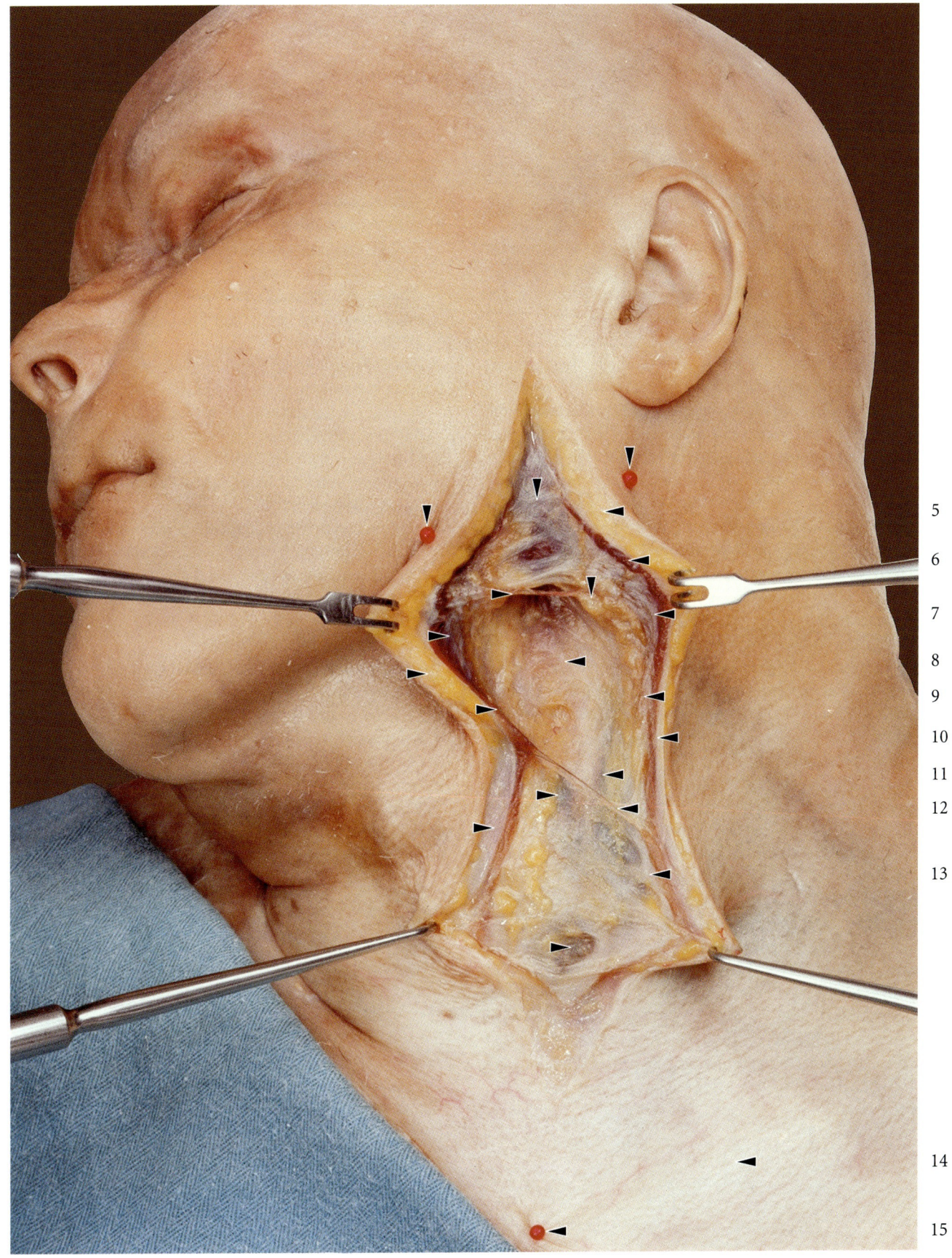

**Abbildung 218 Trigonum caroticum 4
Aufsuchung der Arteria carotis communis 2**

Nach Entfernung der *Fascia parotidea* vom Lobus colli der Parotis wurde die *Fascia cervicalis superficialis* gespalten und mit den Haut-Platysma-Lappen auseinandergezogen. Dem Zuge des hinteren Weichteillappens folgt auch der *Musculus sternocleidomastoideus*.

Das *Bindegewebe* im Raum des Trigonum caroticum mit den eingelagerten *Nodi lymphoidei cervicales profundi* wurde zur Seite gedrängt und von den Gefäßen geringeren Kalibers abpräpariert.

Ziemlich starke *Venen* aus dem Gebiet der Schilddrüse, der Zunge und des Gesichtes kreuzen die großen arteriellen Gefäße oberflächlich. Sie können als *Vena thyroidea*, *Vena lingualis* und *Vena facialis* einzeln oder unter den verschiedensten *Stammbildungen* in die Vena jugularis interna münden. Im vorliegendem Falle wurde ein gemeinsamer Stamm gebildet, der *Truncus thyrolinguofacialis* genannt wird.

Die *Vena facialis* wurde am Eintritt in den Truncus durchtrennt und zur Seite gezogen. Meistens verbindet sich diese Vene mit der *Vena retromandibularis* zu einer *Vena facialis communis*, die in die Vena jugularis interna dort einmündet, wo es der vorliegende gemeinsame Stamm tut. In dem darüberliegenden Winkel liegt an der *Vena jugularis interna* der oft stark vergrößerte *Nodus lymphoideus jugulodigastricus*. Er ist eine wichtige Durchgangsstation eines großen Teiles der Kopflymphe und wurde von Most als »*Hauptdrüse*« der tiefen Halslymphknoten bezeichnet.

Die *Arteria carotis externa*, die ebenso wie die *Arteria carotis communis* noch in die transparente *Vagina carotica* eingehüllt ist, entläßt als erstes Gefäß die *Arteria thyroidea superior*, die von zwei Venen begleitet wird.

Die *Schilddrüse* ist etwas vergrößert und hat die äußere Kontur des Halses deutlich vorgewölbt. Die, wenn auch nicht sehr große, *Struma* bewirkt bei dieser Kopfhaltung, daß der Gefäßnervenstrang ein wenig von der beschriebenen Projektionslinie abweicht.

Der vordere Weichteillappen wurde vom Kieferwinkel kräftig abgehoben, so daß der *Musculus digastricus* mit seiner Zwischensehne als obere Begrenzung des *Trigonum caroticum* freiliegt und darüber hinausreichende *Nodi lymphoidei cervicales profundi* gut sichtbar sind.

1 Musculus digastricus (Tendo intermedius)
2 Fascia cervicalis superficialis
  [Lamina superficialis der Fascia cervicalis]
3 Ramus colli [cervicalis] des Nervus facialis
4 Vena retromandibularis
5 Nodus lymphoideus cervicalis superficialis
6 Vena jugularis externa
7 Glandula parotidea (Lobus colli)
8 Platysma mit faszienartiger Bindegewebsverdichtung an der Innenseite
9 Nodus lymphoideus jugulodigastricus
10 Vena jugularis interna
11 Arteria carotis communis mit Radix superior der Ansa cervicalis in der Vagina carotica
12 Musculus sternocleidomastoideus mit Faszie bedeckt
13 Musculus omohyoideus (Venter superior) mit Faszie bedeckt
14 Nodus lymphoideus cervicalis profundus (lateralis)
15 Truncus thyrolinguofacialis der Vena thyroidea, Vena lingualis und Vena facialis
16 Nodus lymphoideus cervicalis profundus (medialis)
17 Vena facialis
18 Fascia cervicalis superficialis
  [Lamina superficialis der Fascia cervicalis]
  (Schnittrand)
19 Vena thyroidea superior
20 Arteria thyroidea superior
21 Nervus hypoglossus
22 Nodi lymphoidei cervicales profundi (mediales)
23 Platysma (Schnittrand)
24 Tela subcutanea
25 Fascia parotidea

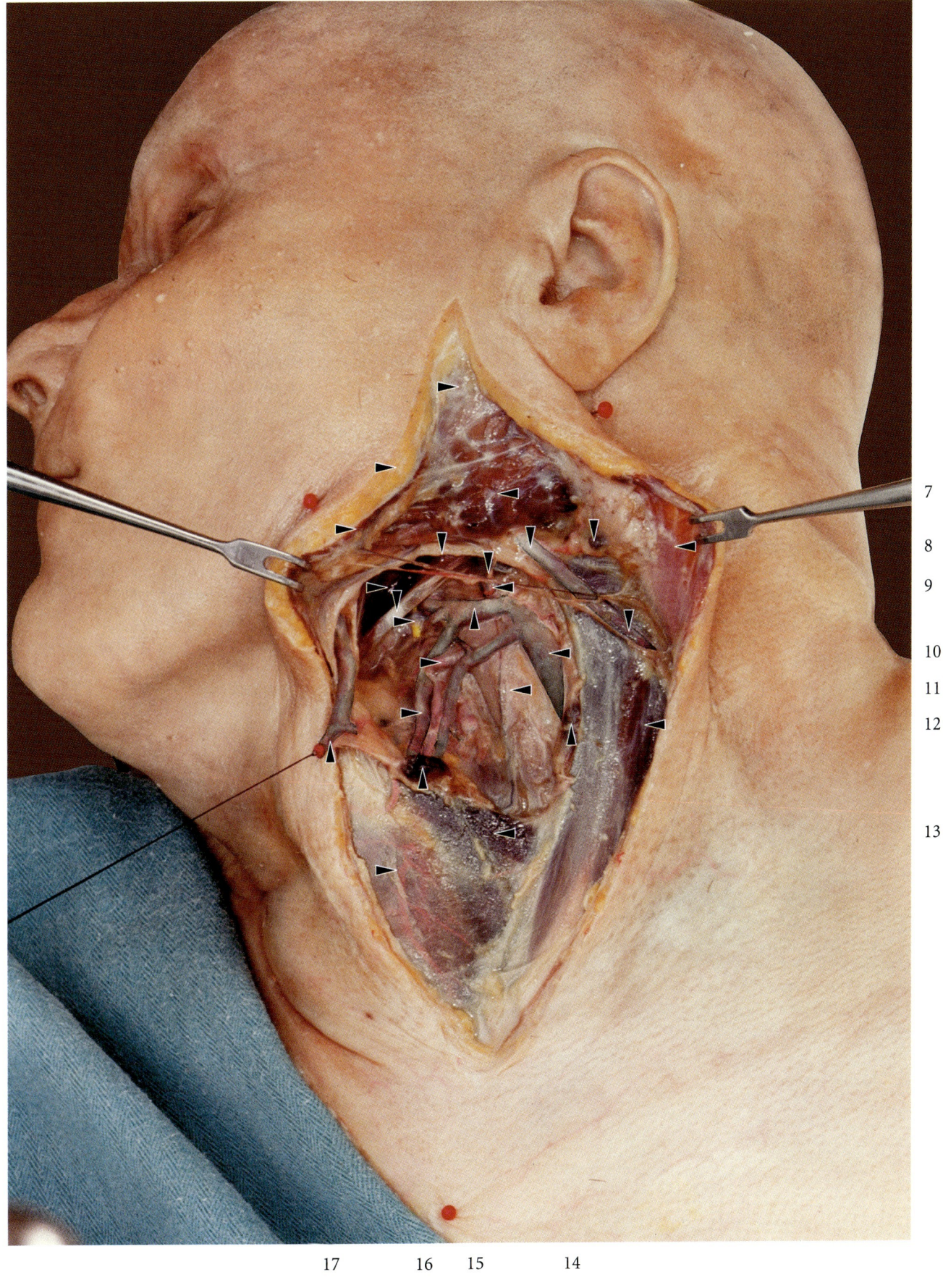

**Abbildung 219　Trigonum caroticum 5
Aufsuchung der Arteria carotis communis 3**

Nach der Entfernung der *Fascia parotidea* vom unteren Teil der *Glandula parotidea* und der Abhebung ihrer Fortsetzung mit dem Platysma wurden die *Nodi lymphoidei infraauriculares* und ein *Nodus lymphoideus cervicalis superficialis* dargestellt. Neben dem vorderen Nodus lymphoideus infraauricularis ist noch ein zweiter zu sehen. Beide sind in typischer Weise in das Parenchym der Drüse eingelagert.

Most faßt diese Knoten alle zur Gruppe der *Nodi lymphoidei cervicales superficiales* zusammen und verwendet für diesen Bereich auch die Bezeichnung »Glandulae infraauriculares«. Sie erhalten aber die Lymphe nicht nur vom äußeren Ohr, sondern, wenn auch nicht allein, aus einem ausgedehnten Hautgebiet des Kopfes von der Oberlippe über die Nase und die Augenlider bis zur Scheitelregion.

Der Zugang zu den großen Gefäßen des Halses ist der gleiche wie bei der vorhergehenden Abbildung. Nur ist die gespaltene *Fascia cervicalis superficialis* noch etwas stärker auseinandergespannt und dadurch der *Musculus sternocleidomastoideus* mehr nach hinten verzogen. Am oberen Rande des Eröffnungsfeldes ist an der *Vena jugularis interna* wiederum der *Nodus lymphoideus jugulodigastricus* zu sehen, und vorn verläßt die abgeschnittene *Vena facialis* die spaltförmig eröffnete Submandibularisloge, nachdem sie in der Loge die Glandula submandibularis oberflächlich gekreuzt hat.

Der die *Bifurcatio carotica* überlagernde *Truncus thyrolinguofacialis* als gemeinsamer Stamm der *Vena thyroidea*, *Vena lingualis* und *Vena facialis* wurde vor der Einmündung in die *Vena jugularis interna* durchschnitten und zurückgeklappt. Ebenso wurde die zweite *Vena thyroidea* durchtrennt.

An der Arteria carotis communis wurde die *Vagina carotica* bis hinauf zur Bifurcatio carotidis und ihren beiden Ästen längs gespalten und durch Fäden auseinandergezogen. Die in ihr verlaufende *Radix superior* der *Ansa cervicalis* wurde auf diese Weise freigelegt, und durch ihre Hinterwand scheint zwischen der Vena jugularis interna und der Arteria carotis communis der *Nervus vagus* hindurch.

1　Platysma
2　Nervus facialis (Ramus colli [cervicalis])
3　Vena lingualis
4　Nervus hypoglossus
5　Fascia cervicalis superficialis
　　[Lamina superficialis der Fascia cervicalis]
　　(Schnittrand)
6　Nodus lymphoideus jugulodigastricus
7　Nodus lymphoideus infraauricularis
8　Nodus lymphoideus cervicalis superficialis
9　Vena jugularis externa
10　Vena jugularis interna
11　Vagina carotica (Schnittrand)
12　Nervus vagus
13　Ansa cervicalis (Radix superior)
　　[Ramus descendens n. hypoglossi]
14　Glandula thyroidea (Lobus sinister – oberer Pol)
15　Musculus omohyoideus (Venter superior)
16　Fascia cervicalis media
　　[Lamina pretrachealis der Fascia cervicalis]
17　Musculus sternocleidomastoideus
18　Arteria carotis communis
19　Arteria thyroidea superior
20　Musculus sternohyoideus
　　in der Fascia cervicalis media
21　Vena facialis
22　Fascia cervicalis superficialis
　　[Lamina superficialis der Fascia cervicalis]
23　Nodus lymphoideus cervicalis profundus (medialis)
24　Arteria, Vena thyroidea superior
25　Vagina carotica (Schnittrand)
26　Arteria laryngea superior
27　Truncus thyrolinguofacialis
28　Musculus digastricus (Venter posterior)
29　Nodus lymphoideus infraauricularis
30　Glandula parotidea (Lobus colli)

437

**Abbildung 220 Trigonum caroticum 6
Arteria carotis externa**

Der Zugang ist derselbe wie bei der Aufsuchung der Arteria carotis communis, nur wurde die *Glandula parotidea* vom hinteren Bauch des *Musculus digastricus*, mit dem sie nur sehr locker verbunden ist, abpräpariert und stark angehoben. Dadurch wurde nicht nur die obere Grenze des Trigonum caroticum fast zur Gänze dargestellt, sondern auch der Übertritt der *Arteria carotis externa* in die *Fossa retromandibularis*.

Die *Fascia cervicalis superficialis* gelangt mit ihrem am Kieferwinkel befestigten *Tractus angularis* an die Innenseite der *Glandula parotidea* und setzt sich in deren sehr dünne innere Kapsel fort. Unterhalb der Parotis bleibt von der Fascia cervicalis superficialis, wie schon bei Abbildung 216 beschrieben, die *Lamina profunda strati subcutanei* als Fortsetzung der *Fascia parotidea* vorerst getrennt. Ebenso verhält sich diese Schicht am Vorderrande des Musculus sternocleidomastoideus, wo sie einen *Flachtunnel* für die *Vena jugularis anterior* bildet.

Die *Arteria carotis externa* wird bei Verlassen des Trigonum caroticum wie ihre beiden sichtbaren Äste, die *Arteria facialis* und die *Arteria occipitalis*, oberflächlich vom hinteren Bauch des *Musculus digastricus* und vom *Musculus stylohyoideus* gekreuzt. In geringer Entfernung kaudal davon überkreuzt auch der *Nervus hypoglossus* das Gefäß, nachdem er vorher die *Radix superior* der *Ansa cervicalis* abgegeben hat, und wendet sich medial von der Zwischensehne des Musculus digastricus der Zunge zu.

Über den *Nervus hypoglossus* schlingt sich in typischer Weise ein sehr konstanter Ast der Arteria carotis externa als *Arteria sternocleidomastoidea*. Sie versorgt neben dem Ramus sternocleidomastoideus der Arteria thyroidea superior den entsprechenden Muskel und betritt ihn zusammen mit dem Nervus accessorius.

Vom vorderen Rande der Arteria carotis externa gehen noch die *Arteriae lingualis* und *thyroidea superior* ab, die auch einen gemeinsamen Stamm bilden können. Wie dicht die abgehenden Gefäße beieinander liegen, hängt von der Lage der *Bifurcatio carotidis* ab. Am häufigsten liegt sie wie hier in der *Mitte des Trigonum caroticum*. Sie kann aber bis an das obere oder untere Ende des Trigonum verlagert sein. Die zahlreich abgehenden Äste schützen das Gefäß vor einer Verwechslung mit der Arteria carotis interna.

1 Truncus thyrolinguofacialis
2 Platysma (Schnittrand)
3 Nervus hypoglossus mit Vena lingualis
4 Musculus stylohyoideus
5 Musculus digastricus (Venter posterior)
6 Vena jugularis interna
7 Vena retromandibularis
8 Lamina profunda strati subcutanei
   als Fortsetzung der Fascia parotidea
9 Platysma (innere Oberfläche)
10 Arteria occipitalis
11 Arteria carotis externa
12 Vena jugularis externa
13 Ansa cervicalis (Radix superior)
    [Ramus descendens nervi hypoglossi]
14 Nervus vagus
15 Musculus sternocleidomastoideus
16 Fascia cervicalis media
    [Lamina pretrachealis der Fascia cervicalis]
    vor dem Lobus sinister der Glandula thyroidea
17 Nodus lymphoideus cervicalis profundus
    (hervorgezogen)
18 Vena jugularis interna
    mit resezierten Veneneinmündungen
19 Arteria sternocleidomastoidea
    der Arteria carotis externa
20 Arteria carotis communis
    am Übergang zur Bifurcatio carotidis
21 Arteria thyroidea superior
22 Lamina profunda strati subcutanei
    (fasziale Bindegewebsverdichtung
    an der Innenseite des Platysmas)
23 Vena facialis (Schnittstelle)
24 Fascia cervicalis superficialis
    [Lamina superficialis der Fascia cervicalis]
    (Schnittrand)
25 Musculus sternohyoideus
    (in die Fascia cervicalis media eingelagert)
26 Musculus omohyoideus (Venter superior)
27 Glandula thyroidea (Lobus sinister – oberer Pol)
28 Nodus lymphoideus cervicalis profundus (medialis)
29 Vena thyroidea superior
30 Arteria lingualis
31 Arteria facialis
32 Fascia cervicalis superficialis
    [Lamina superficialis der Fascia cervicalis]
    (Schnittrand)
33 Arteria carotis externa
34 Glandula parotidea (Lobus colli)

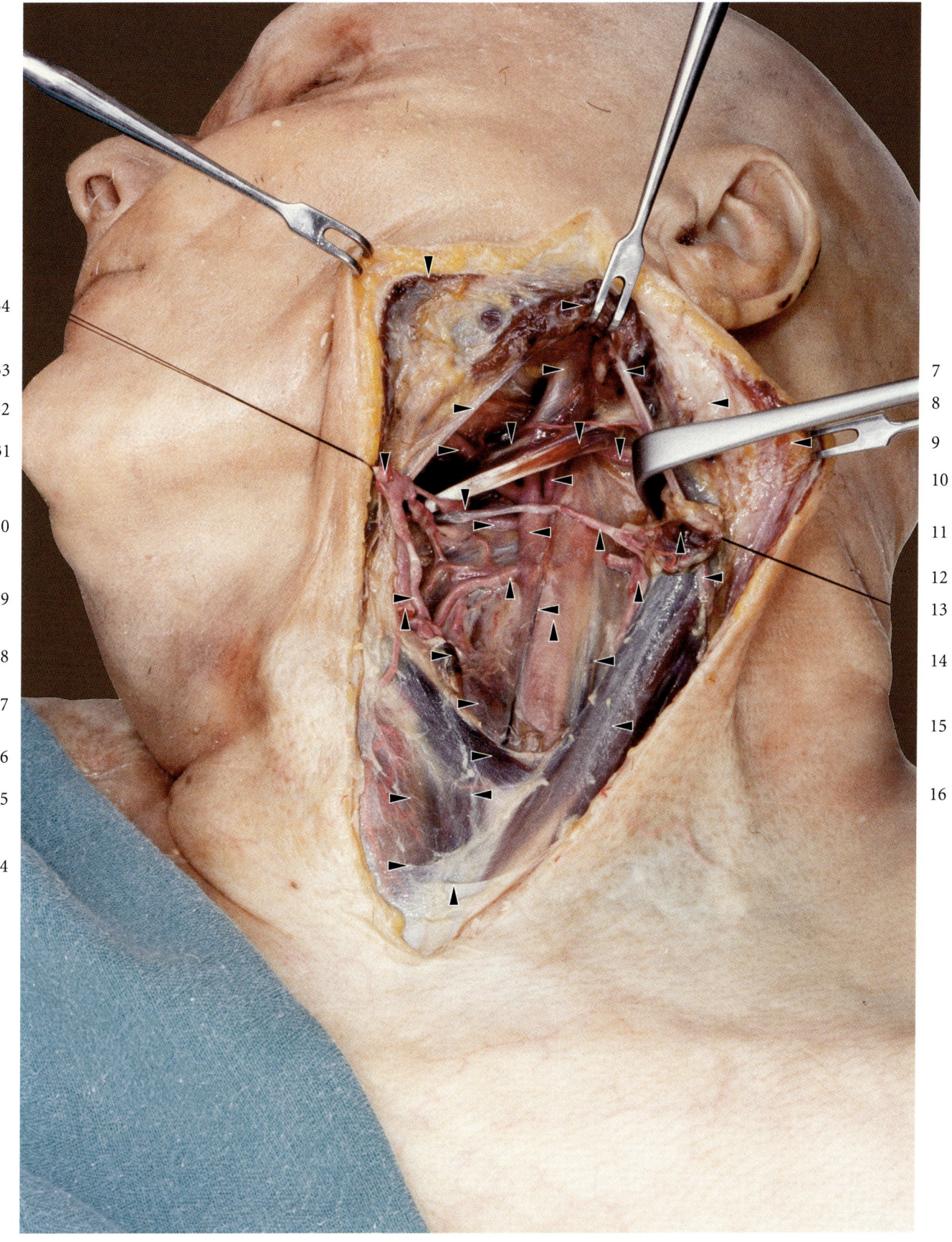

**Abbildung 221   Trigonum caroticum 7
Gesamtaufbau**

Nach dem *Zugang* wie zur Aufsuchung der *Arteria carotis communis* wurde die *Fascia cervicalis superficialis* bis zu den Grenzen des Trigonum caroticum entfernt. Durch Zurückbeugen des Kopfes wurde der *Musculus sternocleidomastoideus* etwas entspannt. Er gibt bei dieser Kopfhaltung ohne Verlagerung die ganzen Arterien des Trigonum caroticum frei. Die *Arteria carotis communis* wird kranial durch die *Arteria carotis interna* fortgesetzt. Beide liegen nun ziemlich präzise auf der vorgegebenen Aufsuchungslinie zwischen den rot markierten Punkten der *Fossa retromandibularis* und der *Articulatio sternoclavicularis*.

Von der *Arteria carotis communis* wurde die Vagina carotica entfernt. Sie geht nach der Bifurcatio carotidis in die Adventitia der Gefäßäste über. Ein Rest dieser *Adventitia* an der *Arteria carotis interna* wurde durch einen Faden weggespannt.

Die *Arteria carotis interna* beginnt mit einer leichten Erweiterung, dem *Sinus caroticus*. Die Lage der Arteriae carotis externa und carotidis interna zueinander ist schon im Bereich der *Bifurcatio carotidis* unterschiedlich.

Im vorliegenden Fall liegt die *Arteria carotis interna* dorsal und lateral zur externa, was meistens als typisch beschrieben wird. Sie kann aber nach HUEBNER fast ebensooft rein dorsal und nicht allzu selten dorsal und medial liegen. Der weitere Verlauf der Arteria carotis interna ist auch variabel. Öfters zeigt sie statt des geraden Verlaufs eine Schlängelung (*Coiling*). Sie kann dabei bis in die Nähe des Pharynx in der Gegend der Fossa tonsilaris gelangen und bei Tonsilektomien gefährdet werden.

Durch die geringfügige Verziehung der Arteria carotis interna wird der Eindruck erweckt, der *Nervus hypoglossus* käme zwischen den beiden Karotiden hervor. In Wirklichkeit hat er aber die Arteria carotis interna schon im verdeckten Teil überkreuzt.

Im vorderen Teil des *Trigonum caroticum* ist zusätzlich der *Eingeweidetrakt* dargestellt. Die *Arteria lingualis* verschwindet medial vom *Musculus hyoglossus*, während der *Nervus hypoglossus* lateral vorbeizieht, bevor er die Zwischensehne des *Musculus digastricus* unterkreuzt.

Die *Arteria laryngea superior* wird vom dunkelverfärbten Ramus internus des *Nervus laryngeus superior* begleitet, und der Ramus externus ist an die *Arteria thyroidea superior* angeschmiegt.

1 Platysma
2 Fascia cervicalis superficialis
   [Lamina superficialis der Fascia cervicalis]
   (Schnittrand)
3 Ramus thyrohyoideus
4 Nervus hypoglossus
5 Musculus digastricus (Venter posterior)
6 Arteria sternocleidomastoidea
7 Angulus mandibulae
   (Gonion – tastbarer Knochenpunkt)
8 Vena retromandibularis
9 Fossa retromandibularis
10 Glandula parotidea (Lobus colli)
11 Processus mastoideus (tastbarer Knochenpunkt)
12 Arteria carotis interna
13 Arteria carotis externa
14 Arteria thyroidea superior
15 Nervus laryngeus superior (Ramus externus)
16 Arteria carotis communis
17 Nervus accessorius
18 Musculus sternocleidomastoideus
19 Vena jugularis interna
20 Ansa cervicalis (Radix superior)
   [Ramus descendens nervi hypoglossi]
21 Nervus laryngeus superior (Ramus internus)
22 Arteria lingualis
23 Membrana thyrohyoidea
24 Musculus sternohyoideus
   (in die Fascia cervicalis media eingelagert)
25 Articulatio sternoclavicularis
   (Position der Gelenksräume)
26 Fascia cervicalis superficialis
   [Lamina superficialis der Fascia cervicalis]
   (Schnittrand)
27 Fascia cervicalis media
   [Lamina pretrachealis der Fascia cervicalis]
28 Musculus omohyoideus (Venter superior)
29 Glandula thyroidea (Lobus sinister – oberer Pol)
30 Musculus constrictor pharyngis inferior
   (Pars thyropharyngea)
31 Arteria laryngea superior und Ramus internus
   des Nervus laryngeus superior
32 Cornu majus des Os hyoideum
33 Musculus hyoglossus
34 Nervus facialis (Ramus colli)

441

Abbildung 222 Trigonum caroticum 8
Gefäße und Nerven

Nach dem Zugang der vorhergehenden Abbildungen wurde bei stark seitlich gedrehtem Kopf der *Musculus sternocleidomastoideus* unter dem auslaufenden *Nervus auricularis magnus* nach hinten gezogen, so daß ein innerer Sehnenspiegel sichtbar wird. Unterhalb von ihm betritt der *Nervus accessorius* zusammen mit der *Arteria sternocleidomastoidea* den Muskel. Der *Nervus accessorius* hat beim Eintritt in das Trigonum caroticum die *Vena jugularis interna*, wie es öfter vorkommt, nicht lateral, sondern medial gekreuzt.

Die *Bifurcatio carotidis* wurde an ihrer Tunica adventitia nach vorn gezogen, um ihre mediale Oberfläche zur Ansicht zu bringen, damit das mehr medial in der Aufteilung gelegene *Glomus caroticum* gesehen werden kann.

Der *Nervus hypoglossus*, der usprünglich angelagert an den *Nervus vagus* wie der *Nervus accessorius* zwischen der *Arteria carotis interna* und *Vena jugularis interna* lag, überkreuzt die Arteria carotis interna und verläßt in flachem Bogen das Trigonum caroticum medial von der Zwischensehne des *Musculus digastricus*.

Von der Verziehung der großen Gefäße ist der *Nervus vagus* nicht betroffen, weil er aus dem Bindegewebe, das den Gefäßnervenstrang des Halses einhüllt, herauspräpariert wurde, so daß er frei vor der *Fascia cervicalis profunda* liegt.

Im *Nervus vagus* liegt ein verfärbtes Nervenbündel, das aus dem Nervus accessorius stammt. Dieser Anteil des *Nervus accessorius* wird *Pars vagalis* genannt.

Der *Nervus laryngeus superior* des *Nervus vagus* teilt sich im Trigonum caroticum in den *Ramus internus* und *Ramus externus*. Der Ramus externus hat zur *Arteria thyroidea superior* enge Beziehung. Durch die *Fascia cervicalis profunda* hindurchscheinend kann der in die Faszie eingeschlossene *Truncus sympathicus* am Rande des *Musculus longus capitis* wahrgenommen werden.

Oberhalb des *Musculus digastricus* ist der *Musculus stylohyoideus* und *Musculus styloglossus* zusehen, zwischen denen die *Arteria carotis externa* die Fossa retromandibularis, medial der Glandula parotidea, betritt. Ihre Lage zur *Arteria carotis interna* kann aus deren Verlaufsrichtung weitgehend abgeleitet werden.

Aus dem emporgehobenen *Lobus colli* der *Parotis* treten die *Vena retromandibularis* und der *Ramus colli* des *Nervus facialis* aus.

1 Arteria facialis
2 Nervus hypoglossus
3 Ligamentum stylomandibulare
4 Arteria carotis externa
5 Musculus digastricus (Venter posterior)
6 Nervus accessorius
7 Glandula parotidea (Lobus colli)
8 Vena retromandibularis
9 Nervus auricularis magnus
10 Musculus stylohyoideus
11 Nervus laryngeus superior
12 Nervus laryngeus superior (Ramus internus)
13 Nervus laryngeus superior (Ramus externus)
14 Nervus vagus
15 Truncus sympathicus
16 Fascia cervicalis superficialis
  [Lamina superficialis der Fascia cervicalis]
  (Schnittrand)
17 Lamina profunda strati subcutanei (Schnittrand)
18 Vena jugularis externa
19 Musculus sternocleidomastoideus
20 Vena jugularis interna
21 Arteria sternocleidomastoidea
22 Arteria thyroidea superior
23 Arteria laryngea superior
24 Musculus sternohyoideus
  (eingelagert in die Fascia cervicalis media)
25 Fascia cervicalis media
  [Lamina pretrachealis der Fascia cervicalis]
26 Fascia cervicalis superficialis
  [Lamina superficialis der Fascia cervicalis]
27 Musculus omohyoideus
28 Glandula thyroidea (Lobus sinister – oberer Pol)
29 Arteria carotis communis
30 Nervus laryngeus superior (Ramus internus)
31 Glomus caroticum
32 Fascia cervicalis superficialis
  [Lamina superficialis der Fascia cervicalis]
33 Musculus styloglossus
34 Angulus mandibulae
35 Nervus facialis (Ramus colli)

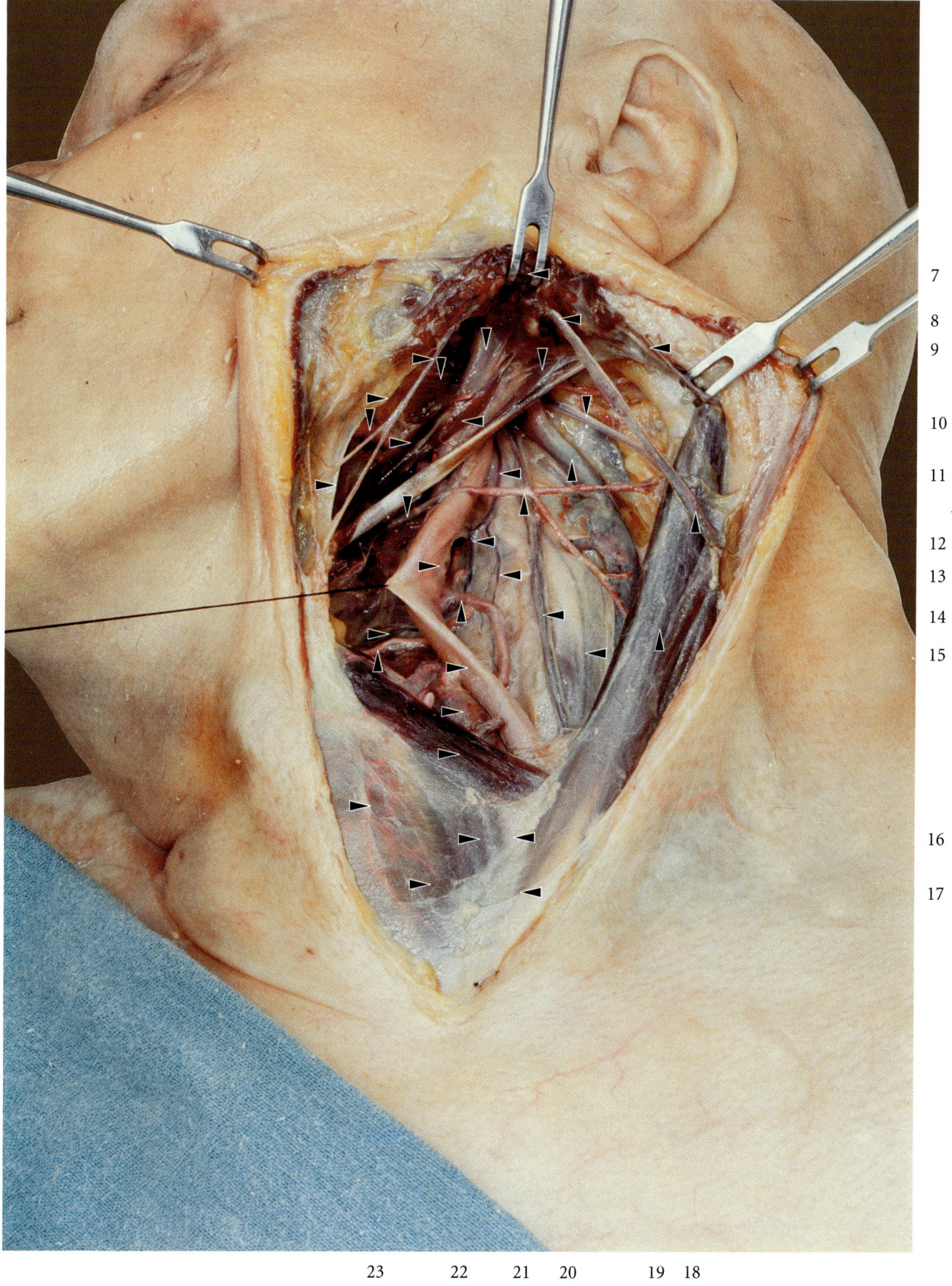

**Abbildung 223 Vorderer Zugang zur Wirbelsäule
Punktion der Disci intervertebrales**

Im *Trigonum caroticum* läßt sich der *Gefäßnervenstrang vor* der Wirbelsäule relativ leicht nach medial verschieben, wenn die *Vena jugularis interna* vom *Musculus sternocleidomastoideus* isoliert wird. Dabei geht die Trennung durch einen lockeren Fett-Bindegewebskörper, der dort zahlreiche laterale *Nodi lymphoidei cervicales profundi* enthält. Durchtrennt müssen auch meistens die *Arteria sternocleidomastoidea* und der *Ramus sternocleidomastoideus* der Arteria thyroidea superior werden.

Die Ansa cervicalis bildet sich aus den Radices superior und inferior in sehr verschiedener Höhe. Bei mittlerer Lage kommt ihre Radix inferior in das Präparationsfeld.

Ist man bis auf die *Fascia cervicalis profunda* gelangt, läßt sich der *Gefäßnervenstrang* mit seiner *Lamina intercarotica* weitgehend stumpf abheben und nach medial verlagern.

Hinter der transparenten *Lamina prevertebralis* der *Fascia cervicalis profunda* [Lamina prevertebralis der Fascia cervicalis] ist sodann die prävertebrale Muskulatur zu sehen, die aus den Musculi longus colli und longus capitis besteht.

Der *Musculus longus colli* bedeckt von vorn die Halswirbelkörper und verankert sich an ihnen. Seine mediale Portion, von LUSCHKA *Musculus rectus colli* genannt, ist an diesem Präparat besonders kräftig und muskulös. Fast immer wird er, wie die beiden seitlichen Anteile, von längeren Sehnen bedeckt, und sein Muskelfleisch läßt einen breiteren Streifen zu dem in der Medianebene gelegenen *Ligamentum longitudinale anterius* frei.

Der *Musculus longus capitis* findet sein unteres Ende am *Tuberculum caroticum*, dem Tuberculum anterius des Querfortsatzes des sechsten Halswirbels. An seinem Vorderrand verläuft der *Truncus sympathicus* und an seinem Hinterrand die *Radix inferior* der *Ansa cervicalis*. Sie bekommt ihren letzen Zuschuß vom *dritten Zervikalnerven*, der zwischen dem Musculus longus capitis und dem Musculus scalenus medius austritt.

Punktiert wurden die *Disci intervertebrales* zwischen dem vierten und siebenten Halswirbel.

1 Arteria carotis interna
2 Musculus digastricus (Venter posterior)
3 Nervus cervicalis III (Ramus anterior)
4 Nervus accessorius
5 Vena jugularis externa
6 Nervus accessorius
7 Musculus scalenus medius
8 Ansa cervicalis (Radix inferior)
9 Musculus longus capitis
10 Truncus sympathicus
11 Musculus longus colli (mediale Portion)
   [Musculus rectus colli (LUSCHKA)]
12 Musculus sternocleidomastoideus
13 Fascia cervicalis superficialis
   [Lamina superficialis der Fascia cervicalis]
14 Tuberculum caroticum
15 Discus intervertebralis
   zwischen Vertebra cervicalis VI, VII
   (hinter dem Musculus longus colli)
16 Musculus omohyoideus
17 Arteria carotis communis
18 Discus intervertebralis
   zwischen Vertebra cervicalis V, VI
   (hinter dem Musculus longus colli)
19 Lamina intercarotica der Fascia cervicalis profunda
20 Truncus thyrolinguofacialis
   der Vena jugularis interna
21 Nervus facialis (Ramus colli)
22 Glandula parotidea (Lobus colli)
23 Fascia parotidea

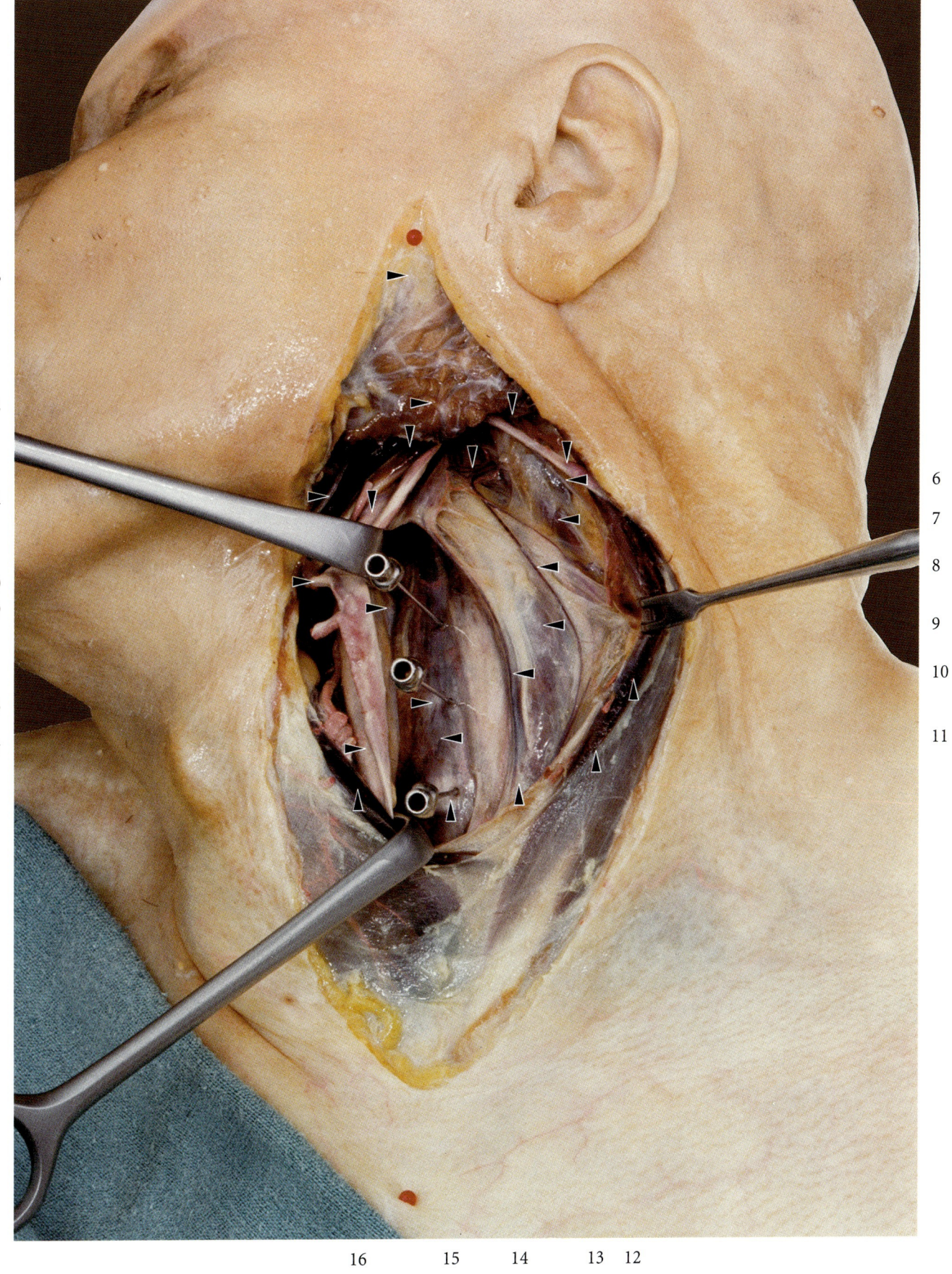

**Abbildung 224 Trigonum caroticum 9
Gesamtaufbau (rechts)**

Das *Erscheinungsbild* des Trigonum caroticum ist, abgesehen von den normalen Variationen, sehr unterschiedlich, je nachdem, ob es sich um einen kräftigen kurzen Hals oder, wie hier, um einen schlanken langen Hals handelt.

In diesem Falle wurde ein *rechtes Trigonum caroticum* gewählt, damit durch die gleichzeitig dargestellten Übergangsregionen eine gute Verbindung zu den Kopfpräparationen, die rechtsseitig vorgenommen wurden, hergestellt werden kann. Durch die Präparation der benachbarten Regionen sind die *Grenzen des Trigonum caroticum* besonders gut überblickbar. Sie sollen aber an dieser Stelle nicht mehr wiederholt werden.

Beim dargestellten Eingeweidetrakt dominiert die *Lamina dextra* der *Cartilago thyroidea*, die sich mit der Lamina der anderen Seite zu einer stark vorspringenden *Prominentia laryngea*, dem *Pomum Adami*, erhebt, weil es sich um einen Mann handelt. Seitlich davon kommt es zu einer entsprechenden Tiefe des Trigonum caroticum oder bei mageren Menschen zu einer leichten Eindellung der Halsoberfläche an dieser Stelle.

Vom oberen Rand der Schildknorpelplatte zum *Cornu majus* des *Os hyoideum* spannt sich die *Membrana thyrohyoidea* aus, an welcher der *Ramus internus* des *Nervus laryngeus superior* unterlegt ist. Hinter dem Rande des *Musculus omohyoideus* schaut, dem Larynx angelagert, der *Musculus thyrohyoideus* hervor, und hinter ihm entspringt der *Musculus constrictor pharyngis inferior*.

Die *Vena jugularis interna* ist sehr stark kollabiert, und die *Vagina carotica*, welche die *Arteria carotis communis* einscheidet, wurde nur im untersten Teil des Trigonums erhalten.

Die *Bifurcatio carotidis* zeigt eine ziemlich seltene Position. Die *Arteria carotis interna* liegt nicht dorsal von der *Arteria carotis externa*, sondern medial. Eine solche Lage besteht schon im Kindesalter und kommt nicht etwa durch einen altersbedingten Verlängerungsschub der vorderen Arterien zustande. Durch diese naturgegebene Verdrehung der Karotisgabel ist das auspräparierte *Glomus caroticum* von der Seite her zu sehen.

1 Arteria sternocleidomastoidea
2 Nervus vagus
3 Musculus digastricus (Venter posterior)
4 Nervus hypoglossus
5 Os hyoideum (Cornu majus)
6 Glandula submandibularis
7 Arteria facialis
8 Nervus facialis
9 Musculus masseter
10 Glandula parotidea (Pars profunda)
11 Arteria carotis externa
12 Musculus stylohyoideus
13 Vena pharyngea
14 Arteria facialis
15 Arteria carotis interna
16 Nervus laryngeus superior (Ramus internus)
17 Nervus laryngeus superior (Ramus externus)
18 Arteria thyroidea superior
19 Musculus thyrohyoideus
20 Musculus digastricus (Venter anterior)
21 Musculus mylohyoideus
22 Tendo intermedius des Musculus digastricus (Verankerungsschlinge)
23 Musculus omohyoideus
24 Membrana thyrohyoidea
25 Arteria laryngea superior
26 Musculus constrictor pharyngis inferior
27 Arteria thyroidea superior (Ramus sternocleidomastoideus)
28 Vena thyroidea superior
29 Musculus sternocleidomastoideus (Caput claviculare)
30 Vagina carotica
31 Ansa cervicalis (Radix superior) [Ramus descendens nervi hypoglossi]
32 Arteria carotis communis
33 Vena jugularis interna
34 Musculus sternocleidomastoideus
35 Glomus caroticum
36 Arteria carotis externa
37 Nervus accessorius
38 Arteria occipitalis
39 Vena jugularis interna vor dem Musculus longus capitis
40 Glandula parotidea (Pars superficialis)

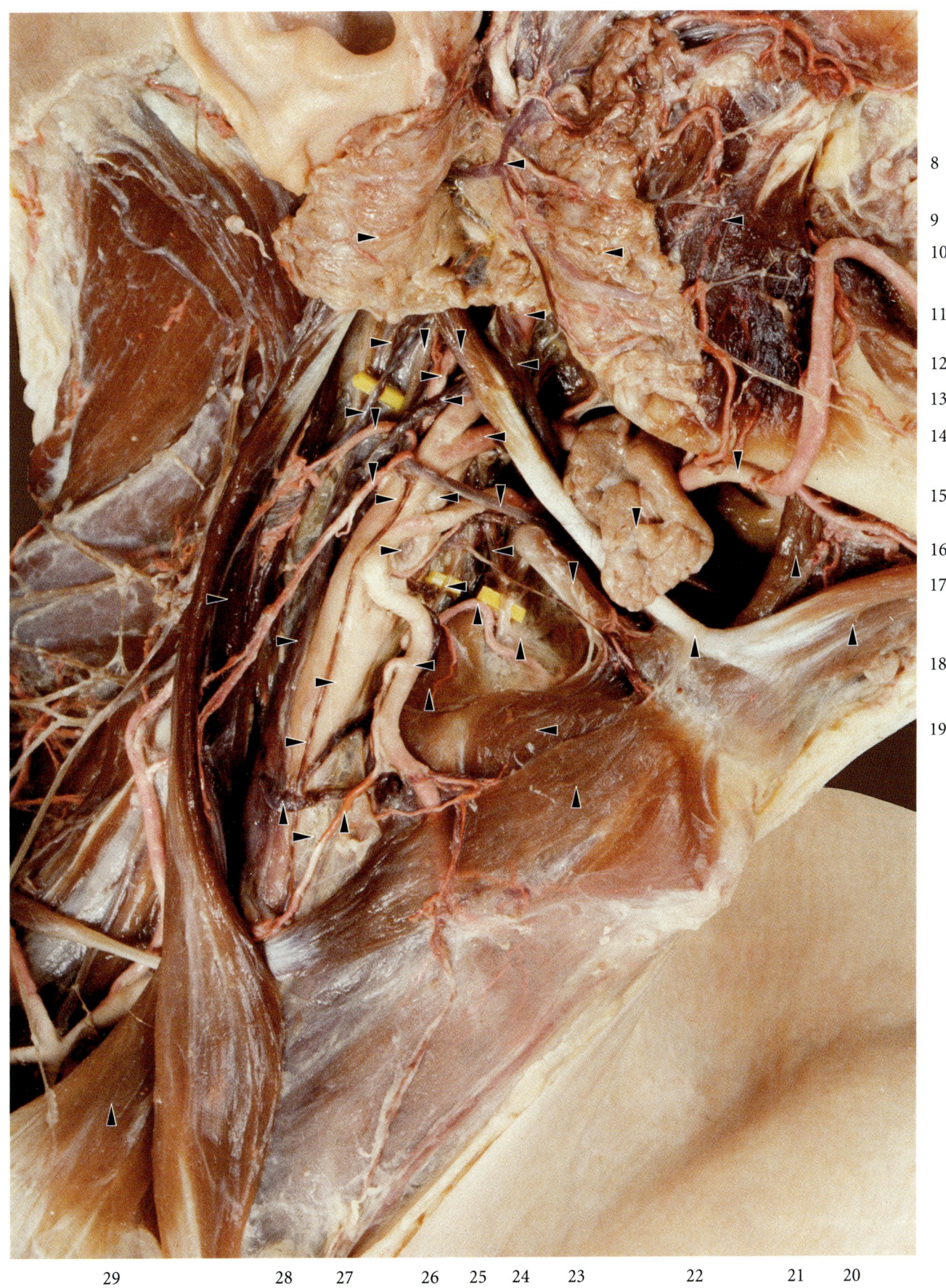

Abbildung 225 **Trigonum caroticum 10**
Gesamtaufbau (rechts)

Nach der Präparation für die vorhergehende Abbildung wurde der Übergang zur Fossa retromandibularis durch die Wegnahme der Glandula parotidea ausgiebiger gestaltet.

Die *Arteria carotis externa* ist nun in ihrer gesamten Ausdehnung, bis zur Aufteilung in ihre beiden Endäste, zu überblicken. Sie kreuzt den hinteren Bauch des *Musculus digastricus* und den *Musculus stylohyoideus* an deren medialer Seite, nachdem sie die *Arteria occipitalis* nach hinten und die *Arteria facialis* nach vorn abgegeben hat. Begleitet wird sie atypisch von einem eigenen Abfluß der *Vena maxillaris*, der durch eine *Vena pharyngea* in die *Vena jugularis interna* einmündet.

Die *Arteria sternocleidomastoidea*, die sich wie üblich um den *Nervus hypoglossus* schlingt, besteht hier aus zwei Ästen und hat durch Verziehung des Musculus sternocleidomastoideus den flachen Bogen des Nerven abgewinkelt.

Der medial von allen Aufzweigungen der Arteria carotis communis verlaufende *Nervus laryngeus superior* ist in seine beiden Äste zerfallen, die durch je einen Faden gespannt und hervorgehoben werden. Der *Ramus externus*, der neben seinen Ästen an den Pharynx vor allem den *Musculus cricothyroideus* versorgt, verläuft in unmittelbarer Nähe der *Arteria thyroidea superior* und ist bei Schilddrüsenoperationen gefährdet.

Die *Vagina carotica* wurde aufgespalten und die an ihr angewachsene, stark kollabierte *Vena jugularis interna* wurde durch zwei Fäden nach hinten hochgezogen. Sie ist ein außerordentlich dünnwandiges Gebilde, erreicht aber bei Füllung auf dieser Seite oft Fingerdicke. Zwischen ihr und der *Arteria carotis communis* ist der in zartes Bindegewebe eingelagerte *Nervus vagus* zu sehen. An ihrem oberen Ende kreuzt der unterlegte *Nervus accessorius* in typischer Weise ihre laterale Seite, und an ihrem unteren Ende ist die *Ansa cervicalis* unterlegt.

Das atypische Verhalten der Karotisgabel wurde schon bei der vorhergehenden Abbildung beschrieben.

1 Processus transversus des Atlas
2 Nervus facialis
3 Processus styloideus
4 Arteria zygomaticoorbitalis
5 Glandula submandibularis
6 Nervus auriculotemporalis
7 Arteria temporalis superficialis
8 Musculus stylohyoideus (Tendo)
9 Arteria carotis externa
10 Musculus masseter
11 Musculus stylohyoideus
12 Arteria carotis externa
13 Arteria facialis
14 Arteria lingualis
15 Arteria carotis interna
16 Arteria thyroidea superior
17 Musculus constrictor pharyngis inferior
 (Pars thyropharyngea)
18 Musculus thyrohyoideus
19 Vagina carotica (Schnittrand)
20 Musculus omohyoideus (Venter superior)
21 Fascia cervicalis media
 [Lamina pretrachealis der Fascia cervicalis]
22 Musculus digastricus (Venter anterior)
23 Musculus mylohyoideus
24 Musculus digastricus (Tendo intermedius
 mit bindegewebiger Verankerungsschlinge)
25 Cornu majus des Os hyoideum
26 Arteria laryngea superior
27 Nervus laryngeus superior (Ramus internus)
28 Bifurcatio carotidis
29 Musculus omohyoideus (Venter inferior)
30 Ansa cervicalis (Radix inferior)
31 Vena jugularis interna (stark kollabiert)
32 Ansa cervicalis (Radix inferior)
 [Ramus descendens nervi hypoglossi]
33 Nervus vagus
34 Ramus sternocleidomastoideus
 aus dem Nervus cervicalis III
 und ein Ast der Arteria sternocleidomastoidea
35 Musculus sternocleidomastoideus
36 Nervus laryngeus superior (Ramus externus)
37 Nervus hypoglossus
 und Arteria sternocleidomastoidea
38 Vena pharyngea
39 Nervus accessorius
40 Musculus digastricus (Venter posterior)
41 Arteria auricularis posterior
42 Vena maxillaris
 (Abfluß zur resezierten Vena retromandibularis)
43 Processus mastoideus

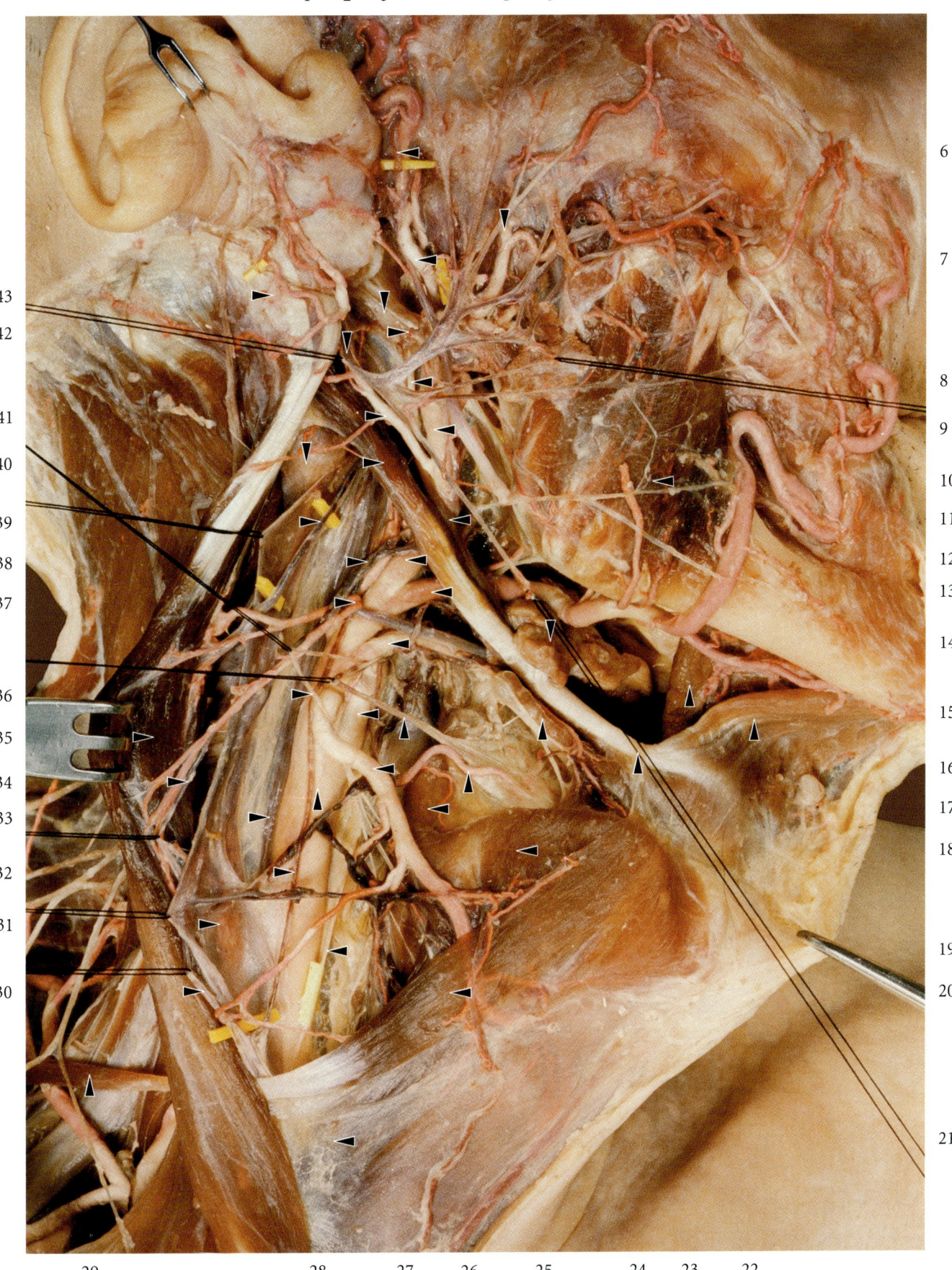

Abbildung 226   Regio thyroidea 1

Die Bezeichnung *Regio thyroidea* soll nicht den Eindruck erwecken, als wäre sie eine Unterteilung einer anderen Region, sondern soll nur zum Ausdruck bringen, daß es sich dabei um ein Gebiet, eben das *Schilddrüsengebiet*, handelt.

Die *Glandula thyroidea* wird nicht nur in der *Regio cervicalis anterior* angetroffen, wo sie bereits beschrieben wurde, sondern sie reicht seitlich je nach ihrer Größe mehr oder weniger weit unter den Musculus sternocleidomastoideus hinein und gehört damit auch der *Regio sternocleidomastoidea* an. Der obere Pol des Seitenlappens liegt meistens schon im *Trigonum caroticum*. Die Schilddrüse gehört dieser Region aber nicht nur an, sondern erhält von dort auch einen wesentlichen Teil ihrer Versorgung.

Die *Regio thyroidea* hat für die Gliederung der Oberfläche keine Bedeutung. Sie von der Oberfläche her darzustellen und zu beschreiben ist aber zweckmäßig.

Die Haut und die Subcutis wurden in diesem Gebiet entfernt. Im unteren Teil der *Regio sternocleidomastoidea* ist die typische Vorwölbung des *Musculus sternocleidomastoideus* zu sehen. Dieser wird weitgehend vom *Platysma* bedeckt, das unten zur Freilegung der *Clavicula* resiziert wurde.

In der *Regio cervicalis anterior* wurde die *Fascia cervicalis superficialis* entfernt und gleichzeitig der mediale Rand des gegenüberliegenden *Musculus sternocleidomastoideus* freigelegt. Das dadurch breit eröffnete *Spatium suprasternale* wurde ausgeräumt, so daß seine hintere Wand mit der *Linea alba colli* und dem in die *Fascia cervicalis media* eingeschlossenen *Musculus sternohyoideus* überblickt werden kann. Mit Faszie bedeckt, ziehen zwei dünnere Venen von den *Venae jugulares anteriores* zur Mitte des Halses und bilden eine *Vena mediana colli*. Sie mündet in den *Arcus venosus jugularis*, der hier nur sehr schwach entwickelt ist.

1 Prominentia laryngea
2 Musculus sternocleidomastoideus
3 Musculus thyrohyoideus mit Vorwölbung durch den Arcus cartilaginis cricoideae
4 Vorwölbung durch den Isthmus glandulae thyroideae
5 Vena jugularis anterior (oberflächlicher Abfluß zum Arcus venosus jugularis)
6 Musculus sternocleidomastoideus (Tendo des Caput sternale)
7 Incisura jugularis
8 Musculus pectoralis major (Pars sternocostalis – Resektionsstumpf)
9 Arcus venosus jugularis
10 Articulatio sternoclavicularis
11 Costa prima
12 Platysma
13 Musculus pectoralis major (Pars clavicularis)
14 Clavicula im Bereich des Trigonum deltoideopectorale
15 Tractus coracoclavicularis
16 Musculus deltoideus
17 Vena mediana colli
18 Fascia cervicalis superficialis [Lamina superficialis der Fascia cervicalis] (Schnittrand)
19 Vorwölbung der Fascia cervicalis media [Lamina pretrachealis der Fascia cervicalis] mit dem eingelagerten Musculus thyrohyoideus durch den Lobus dexter der Glandula thyroidea
20 Ast der Vena jugularis anterior zur Vena mediana colli
21 Linea alba colli
22 Arteria cutanea der Arteria thyroidea superior
23 Vena jugularis anterior

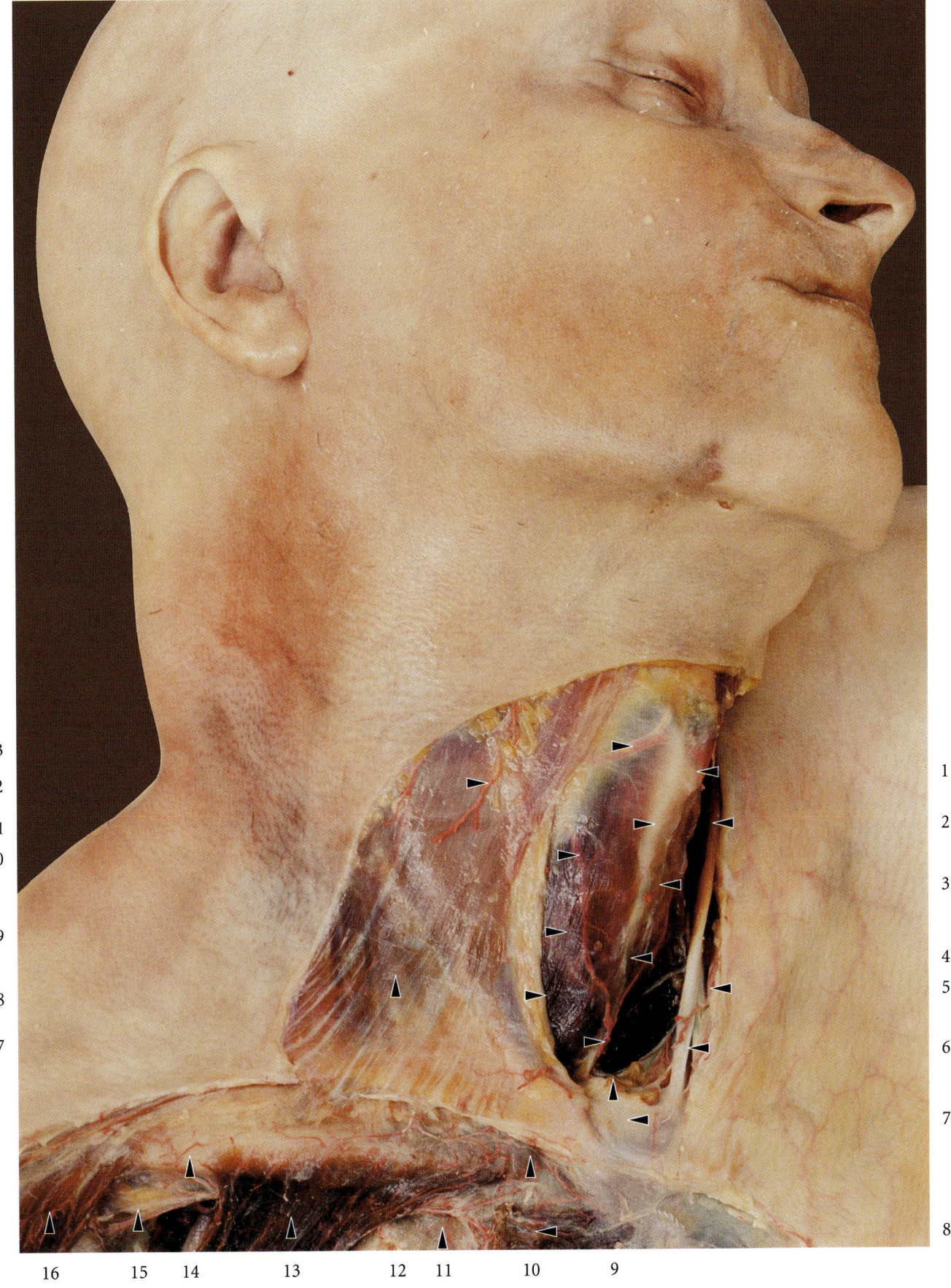

451

Abbildung 227   Regio thyroidea 2

Im unteren Bereich der Regio sternocleidomastoidea entspringt der *Musculus sternocleidomastoideus* mit zwei Köpfen. Der mediale Kopf, das *Caput sternale*, kommt mit einer abgeplatteten Sehne von der Vorderfläche des *Manubrium sterni*, die sehr bald in einen mehr runden Muskelbauch übergeht. Der laterale Kopf, das *Caput claviculare*, ist abgeplattet und kommt vom oberen Rande der *Clavicula*. Er schließt sich dem medialen Kopf hinten an und bildet danach mit ihm einen ziemlich einheitlichen Muskel.

Beide Köpfe lassen oberhalb der *Articulatio sternoclavicularis* eine Lücke frei, die bei mageren Menschen die Haut zur *Fossa supraclavicularis minor* einsinken läßt. Lateral vom lateralen Kopf befindet sich die *Fossa supraclavicularis major*.

Der schräge Verlauf des Muskels sorgt dafür, daß der untere Teil des Schilddrüsenlappens stärker überlagert wird und in gespanntem Zustand die Betastung der Glandula thyroidea erschwert.

Die *Fascia cervicalis superficialis*, die auch den Musculus sternocleidomastoideus bedeckt, wurde im gesamten Präparationsfeld entfernt, so daß die Hinterwand des *Spatium suprasternale* dargestellt werden konnte. Sie besteht aus der *Fascia cervicalis media* mit den eingelagerten *infrahyalen Muskeln*, die wegen ihrer Funktion auch als *Musculi detractores laringis* bezeichnet werden.

Diese recht dünne Schicht bedeckt die *Glandula thyroidea* unmittelbar, und es ist zu erwarten, daß sie durch eine gut entwickelte Drüse eine leichte Modellierung erfährt, aus der man die Lage des Organs erahnen kann. Von den eingelagerten Muskeln sind die *Musculi sternohyoidei* und zwischen ihnen die *Linea alba colli* zu sehen. Auch der obere Bauch des *Musculus omohyoideus* ist zu erkennen. Von Faszie bedeckt sind ebenso die *Vena jugularis anterior* und ihre dünne Verbindung zur *Vena mediana colli*.

Das *Spatium suprasternale* erfährt einen seitlichen Abschluß durch den Zusammenhang der Fascia cervicalis media mit der inneren Faszie des Musculus sternocleidomastoideus.

1   Prominentia laryngea
2   Vena jugularis anterior
3   Musculus sternocleidomastoideus
4   Linea alba colli
5   Musculus sternothyroideus
    (eingelagert in die Fascia cervicalis media)
6   Vena jugularis anterior (oberflächlicher Abfluß zum Arcus venosus jugularis)
7   Musculus sternocleidomastoideus
    (Tendo des Caput sternale)
8   Incisura jugularis
9   Vena mediana colli
10 Articulatio sternoclavicularis
11 Costa prima
12 Musculus pectoralis major (Pars clavicularis)
13 Clavicula
14 Tractus coracoclavicularis
15 Musculus deltoideus
16 Musculus sternocleidomastoideus (Caput claviculare)
17 Medialer Ast der Nervi supraclaviculares mediales
    [Nervus suprasternalis]
18 Musculus sternocleidomastoideus (Caput claviculare)
19 Fascia cervicalis media
    [Lamina pretrachealis der Fascia cervicalis]
20 Musculus omohyoideus
    (eingelagert in die Fascia cervicalis media)
21 Arteria cutanea der Arteria thyroidea superior

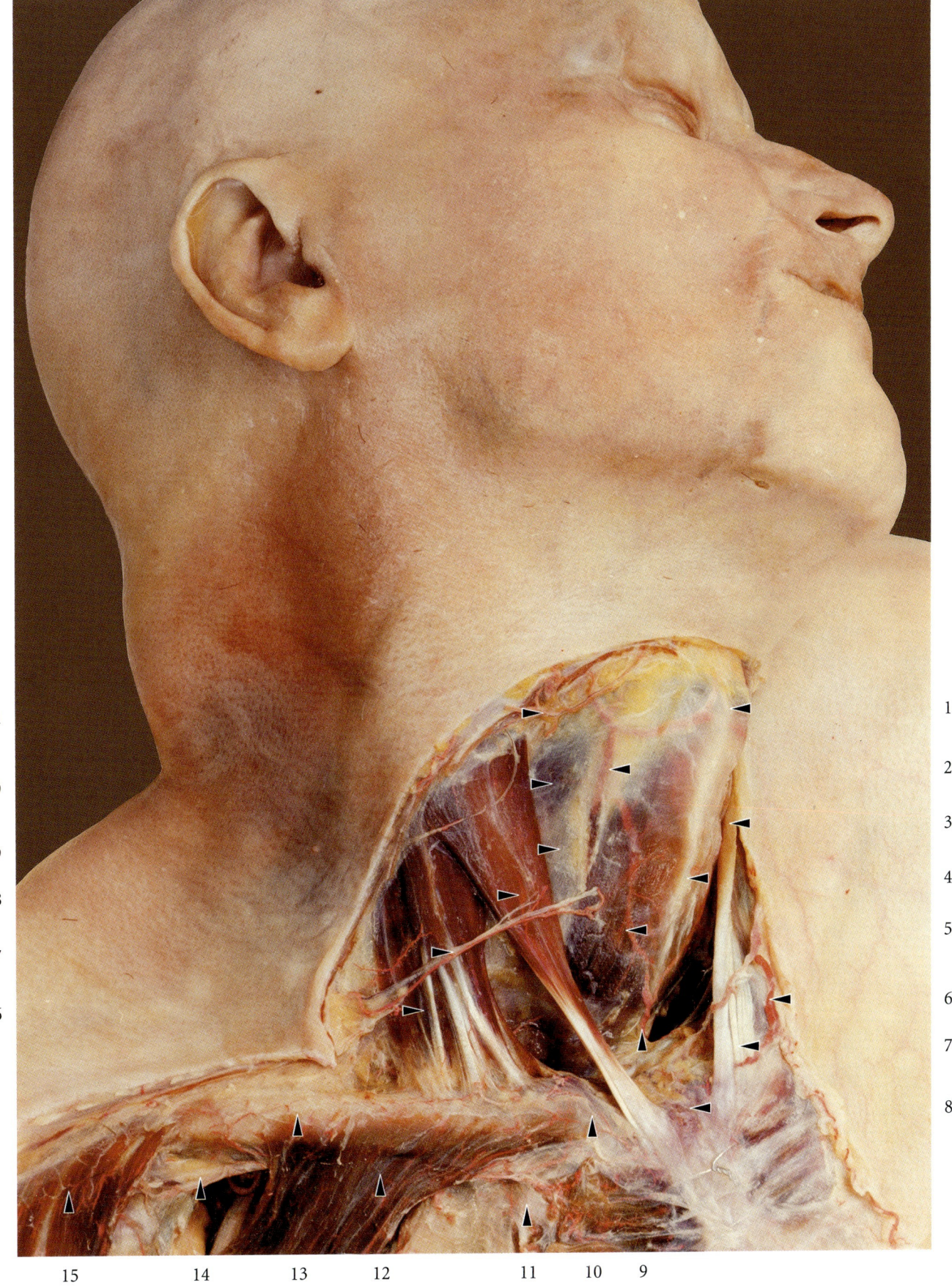

Abbildung 228 Regio thyroidea 3

Die *Fascia cervicalis media*, die zwischen den beiden Musculi omohyoidei ausgespannt ist, wurde in der Nähe ihres Ansatzes bis hinter den Musculus sternocleidomastoideus zusammen mit den eingelagerten infrahyalen Muskeln der vorderen Schicht durchschnitten und nach oben geklappt.

Diese dünne Platte trennt zusammen mit dem stehengelassenen Musculus sternothyroideus das *Spatium suprasternale* vom *Spatium pretracheale*, das sich nach oben bis zum Kehlkopf erstreckt. Dort legt sich die *Fascia cervicalis media* zusammen mit ihren Muskeln an die *Cartilago thyroidea* an oder verwächst mit ihr.

Der *Musculus sternothyroideus* bedeckt einen großen Teil der Schilddrüse und wird in der gleichen Breite kranial durch den *Musculus thyrohyoideus* fortgesetzt. Zwischen den beiden Muskeln, mehr oder weniger an der *Linea obliqua* des Schildknorpels, verläuft oft der vordere sehr starke Ast der *Arteria thyroidea superior* mit seiner Vene, der sich meistens am oberen Rande des *Isthmus* der *Glandula thyroidea* mit dem gleichen Ast der anderen Seite verbindet. Im gegebenen Fall liegt hier nur ein dünner arterieller Gefäßstamm, aus dem der *Ramus cricothyroideus* hervorgeht, mit einer ziemlich dicken Vene.

Das *Spatium pretracheale* beherbergt den *Isthmus* der *Glandula thyroidea*. Es ist aber eigentlich nur kaudal davon ein wirklicher Raum, der ausgefüllt ist mit lockerem Fettgewebe und mit den *Venae thyroideae inferiores*. Diese vereinigen sich meistens zu zwei oder auch nur einer Vene und bilden damit den *Plexus thyroideus impar*.

Der *Musculus sternocleidomastoideus* ist zur Seite gezogen und mit ihm auch der *Gefäßnervenstrang*. Durch die *Fascia cervicalis profunda* scheint der *Musculus longus colli* hindurch, und an der Faszie verankern sich ein paar abgespaltene Muskelbündel des *Musculus sternothyroideus*.

1 Musculus sternocleidomastoideus
2 Musculus longus colli
   (bedeckt mit Fascia cervicalis profunda)
3 Arteria, Vena thyroidea superior
4 Musculus omohyoideus
5 Fascia cervicalis media
   [Lamina pretrachealis der Fascia cervicalis]
6 Vena jugularis anterior
7 Musculus sternohyoideus
8 Linea alba colli
9 Musculus sternohyoideus
10 Musculus omohyoideus
11 Musculus thyrohyoideus
12 Prominentia laryngea
13 Conus elasticus
   mit Ligamentum cricothyroideum medianum
14 Musculus sternocleidomastoideus
   (Caput sternale)
15 Vena communicans
   zwischen den Venae thyroideae superior
   und inferior
16 Vena thyroidea inferior
17 Incisura jugularis
18 Vena jugularis anterior
   (oberflächlicher Abfluß
   zum Arcus venosus jugularis)
19 Vena thyroidea superior
20 Fascia cervicalis media
   [Lamina pretrachealis der Fascia cervicalis]
   (Schnittrand)
21 Arteria thyroidea superior (Ramus anterior)
22 Musculus sternothyroideus
23 Musculus sternocleidomastoideus
   (Caput claviculare)
24 Fossa supraclavicularis major
25 Musculus pectoralis major (Pars clavicularis)
26 Musculus sternocleidomastoideus
   (Tendo des Caput sternale)
27 Vena thyroidea inferior (Plexus thyroideus impar)
28 Trachea
29 Isthmus der Glandula thyroidea
30 Arteria carotis communis in der Vagina carotica
31 Abgespaltene Muskelbündel
   des Musculus sternothyroideus
32 Musculus cricothyroideus
33 Ramus cricothyroideus
34 Musculus constrictor pharyngis inferior
   (Pars thyropharyngea)

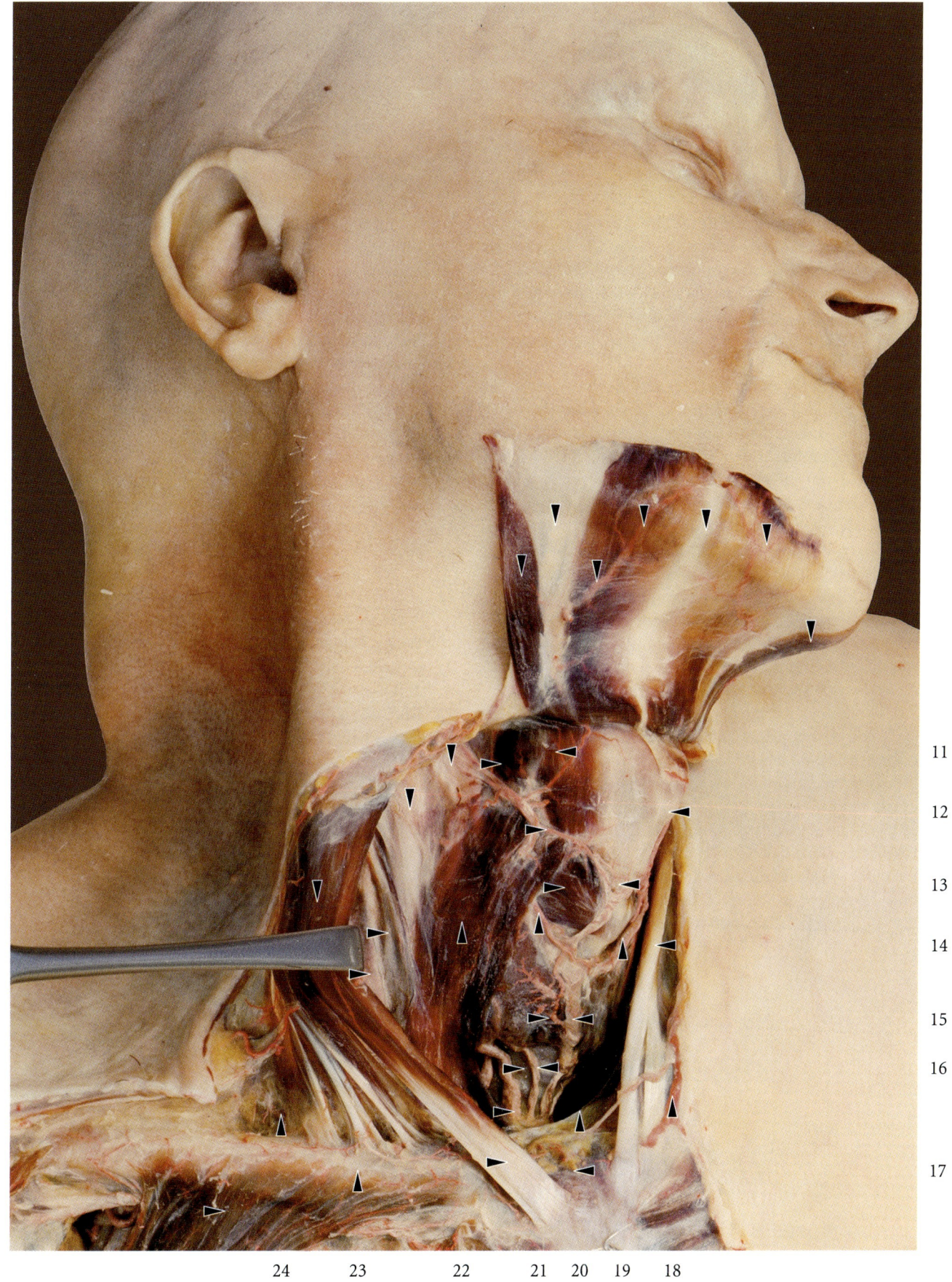

Abbildung 229   Regio thyroidea 4

Hier wurden zusätzlich der *Musculus sternothyroideus* reseziert und die *Gefäße* zum oberen Pol des *Lobus dexter* der *Glandula thyroidea* auspräpariert.

Von der *Glandula thyroidea* ist nun außer dem *Isthmus* durch das Wegziehen des Musculus sternocleidomastoideus der ganze *Lobus dexter* zu sehen. Die Drüse wird von einer ziemlich transparenten *Capsula fibrosa* eingehüllt, unter welcher selbst stärkere Gefäße über größere Strecken verlaufen. Die größten Gefäße im Bereich der Drüse sind zumindest der Kapsel angelagert und mit ihr verwachsen.

Die *Arteria thyroidea superior* zerfällt in der Nähe des oberen Pols des Lappens in drei sichtbare Äste, die vorne, lateral und hinten liegen. Der *vordere Ast*, der auch in der Bahn des Stamms für den Ramus cricothyroideus verlaufen und damit oberhalb des *Musculus sternothyroideus* liegen kann, ist hinter ihm an die Drüse herangetreten und wurde medial von einer dicken Vene begleitet. In unmittelbarer Nachbarschaft zur Arteria thyroidea superior verläuft der *Ramus externus* des *Nervus laryngeus superior*, der durch einen Faden gespannt wurde. Sein Ast für den *Musculus cricothyroideus*, der als grober Spanner des Stimmbandes funktionelle Bedeutung hat, wurde ebenso wie die vorher abgehenden zarten Äste für die *Pharynxmuskulatur* auspräpariert.

Den *Isthmus* kreuzt in der Mitte eine dicke *Vene*, die auch von den vor dem Conus elasticus liegenden *Venae cricothyroideae* gespeist wird. Sie geht nach kaudal in den *Plexus thyroideus impar* über, der im gegebenen Fall recht gut ausgebildet ist.

Die *Arteria carotis communis* hat ihre Lage zur Drüse trotz Verziehung des *Musculus sternocleidomastoideus* gut beibehalten. Sie wird bedeckt von einem abgespaltenen *Muskelbündel* des Musculus sternothyroideus, welches in die *Vagina carotica* ausläuft und nicht mitreseziert wurde.

1   Musculus sternocleidomastoideus
2   Arteria carotis communis
3   Musculus omohyoideus
4   Fascia cervicalis media
    [Lamina pretrachealis der Fascia cervicalis]
5   Vena jugularis anterior
6   Musculus sternohyoideus
7   Linea alba colli
8   Musculus sternohyoideus
9   Musculus omohyoideus
10 Fascia cervicalis media
    [Lamina pretrachealis der Fascia cervicalis]
11 Incisura thyroidea superior
12 Musculus thyrohyoideus
13 Ramus cricothyroideus
14 Conus elasticus
    mit Ligamentum cricothyroideum medianum
15 Vena communicans
    zwischen dem Ramus cricothyroideus
    und der Vena thyroidea inferior
16 Musculus sternocleidomastoideus
    (Caput sternale – Tendo)
17 Vena communicans
    zwischen den Venae thyroideae superior
    und inferior
18 Vena thyroidea inferior
19 Incisura jugularis
20 Fascia cervicalis media
    [Lamina pretrachealis der Fascia cervicalis]
    (Schnittrand)
21 Isthmus der Glandula thyroidea
22 Musculus sternocleidomastoideus
    (Caput sternale – Tendo)
23 Lobus dexter der Glandula thyroidea
24 Musculus sternocleidomastoideus
    (Caput claviculare)
25 Fossa supraclavicularis major
26 Vena thyroidea inferior (Plexus thyroideus impar)
27 Trachea
28 Vena jugularis interna
29 Ramus cardiacus cervicalis superior
30 Abgespaltene Muskelbündel
    des Musculus sternothyroideus
31 Musculus cricothyroideus
32 Arteria thyroidea superior (Ramus anterior)
33 Nervus laryngeus superior (Ramus externus)

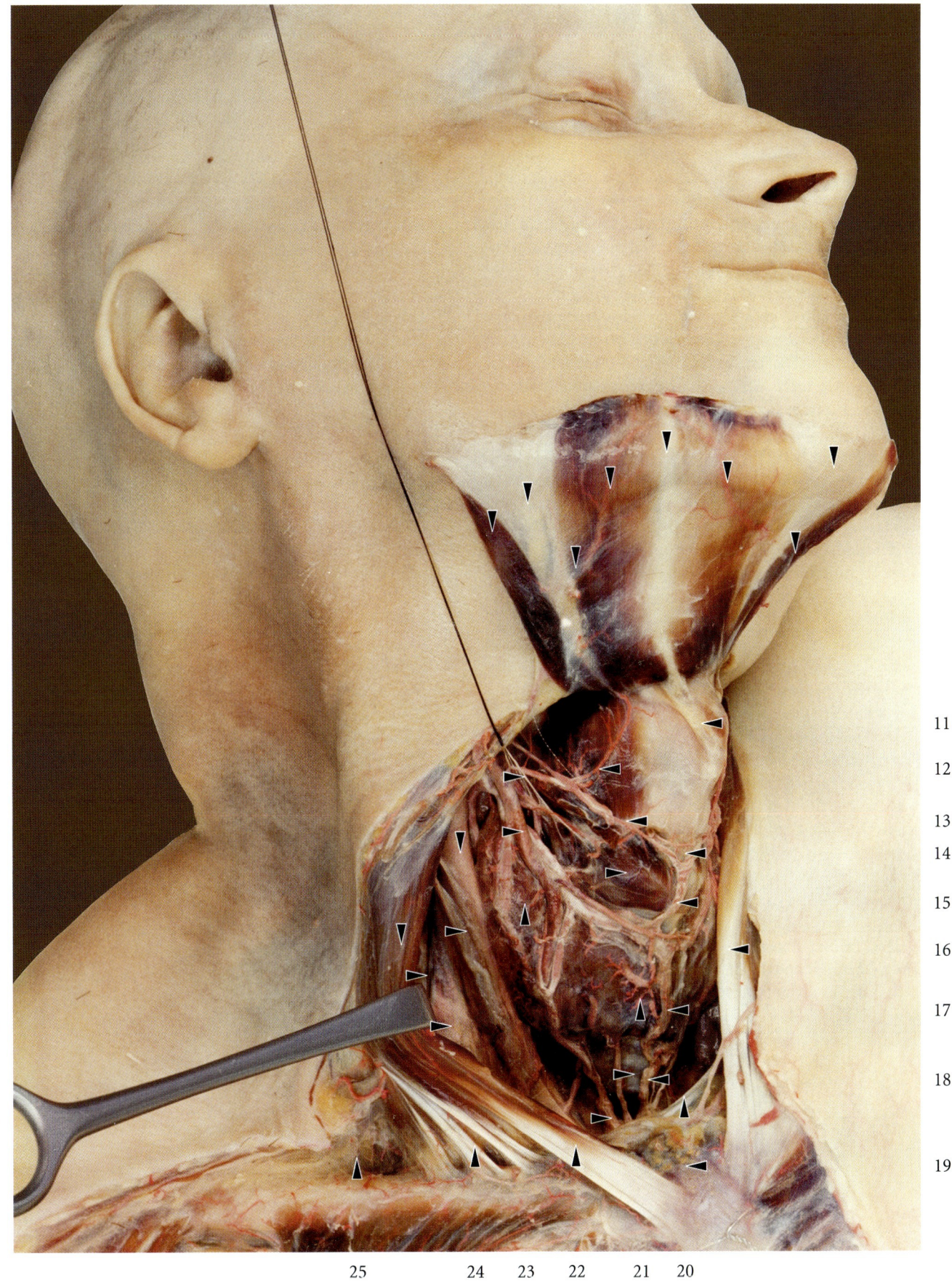

Abbildung 230 Regio thyroidea 5

Das *Bett der Schilddrüse* besteht aus einer Bindegewebslamina, die sich zwischen den *Vaginae caroticae* der beiden Seiten ausspannt und daher *Lamina intercarotica* genannt werden kann. Sie lagert sich im oberen und mittleren Halsbereich an die Faszie an, welche die *prävertebrale Muskulatur* unmittelbar bedeckt. Mit ihr zieht sie dort hinter dem Pharynx zur anderen Seite. Im unteren Halsbereich hebt sie sich unter Zwischenlagerung einer Fettschicht allmählich ab und gewinnt in der *Rinne* zwischen dem *Ösophagus* und der *Trachea* beiderseits einen nach medial gerichteten Ansatz. Unterhalb der Schilddrüse folgt sie noch mehr der Lage der Arteria carotis communis und verbindet sich mit der Trachea bis zu dem dichteren Bindegewebe an der Corona cordis.

Aus diesem Bett läßt sich die *Glandula thyroidea* weitgehend stumpf mit ihrer *Capsula fibrosa* herausschälen und nach vorne verziehen. Hinter ihr erscheint die ziemlich transparente *Lamina intercarotica* der *Fascia cervicalis profunda* und die *Arteria thyroidea inferior*, welche diese Lamina durchsetzt hat. Sie kommt aus dem *Truncus thyrocervicalis*, der in dem Fettkörper zwischen der *Lamina intercarotica* und *Lamina prevertebralis*, wie das Anfangsstück der Arteria thyroidea inferior, verborgen bleibt. Der Fettkörper liegt im Bereich des *Trigonum scalenovertebrale* und reicht nach kaudal bis zur Arteria subclavia und der Pleurakuppel.

Der rechte *Nervus laryngeus recurrens* hat sich um die *Arteria subclavia* herumgeschlungen und ist in dem Fettkörper aufgestiegen. Er erreicht erst allmählich die *Anwachsungsstelle* der *Lamina intercarotica*, in der er zwischen *Ösophagus* und *Trachea* zu liegen kommt. Er kreuzt ungefähr in der Mitte des Lobus dexter an dessen medialer Seite die Äste der *Arteria thyroidea inferior* auf die verschiedenste Weise und zieht in der Nähe des Hinterrandes der Trachea zum Larynx.

Den beiden *Arterien* stehen zahlreiche *Venen* gegenüber, die miteinander vielfach kommunizieren.

Um dieses Gebiet vollständig zur Darstellung zu bringen, mußte der *Musculus sternocleidomastoideus* mit dem *Gefäßnervenstrang* nach lateral weggezogen werden.

1 Arteria carotis communis
2 Musculus longus colli
  (bedeckt mit Fascia cervicalis profunda)
3 Musculus omohyoideus
4 Fascia cervicalis media
  [Lamina pretrachealis der Fascia cervicalis]
5 Vena jugularis anterior
6 Musculus sternohyoideus
7 Linea alba colli
8 Musculus sternohyoideus
9 Musculus omohyoideus
10 Fascia cervicalis media
  [Lamina pretrachealis der Fascia cervicalis]
11 Arteria thyroidea superior
12 Musculus thyrohyoideus
13 Prominentia laryngea
14 Glandula parathyroidea superior
15 Lobus dexter der Glandula thyroidea
16 Glandula parathyroidea inferior
17 Musculus sternocleidomastoideus (Caput sternale)
18 Plexus thyroideus impar
19 Incisura jugularis
20 Musculus pectoralis major
  (Pars sternocostalis – Resektionsstumpf)
21 Fascia cervicalis media
  [Lamina pretrachealis der Fascia cervicalis]
  (Schnittrand)
22 Trachea
23 Musculus sternocleidomastoideus
  (Caput sternale – Tendo)
24 Arteria thyroidea inferior
25 Musculus sternocleidomastoideus
  (Caput claviculare)
26 Musculus sternocleidomastoideus
27 Musculus pectoralis major (Pars clavicularis)
28 Tractus coracoclavicularis
29 Vena thyroidea inferior
30 Vena thyroidea media
31 Nervus laryngeus recurrens
32 Ramus cardiacus cervicalis superior
  des Nervus vagus
33 Nervus vagus
34 Truncus sympathicus
  (bedeckt mit Lamina intercarotica
  der Fascia cervicalis profunda)
35 Polus superior des Lobus dexter
  der Glandula thyroidea
36 Vena thyroidea superior

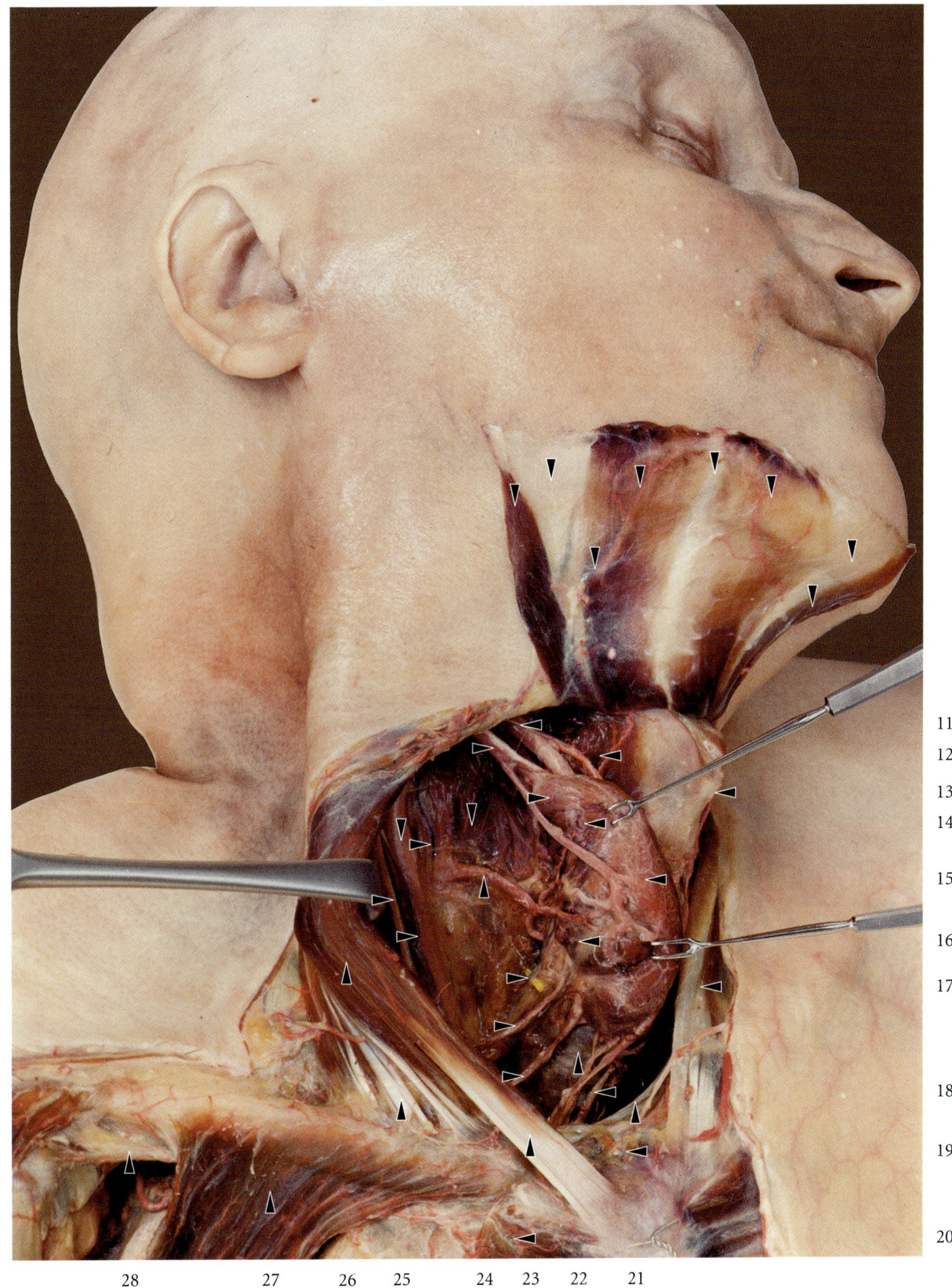

Abbildung 231   Regio thyroidea 6
Nervus laryngeus recurrens (rechts)

Diese Darstellung zeigt die Lage der beiden für den Kehlkopf wichtigen Nerven der rechten Seite in ihrer Beziehung zu den Blutgefäßen bei herausgewälztem *Lobus dexter* der *Glandula thyroidea* in detaillierter Form. Das *Bett* seiner ursprünglichen Lage wurde schon bei der vorhergehenden Abbildung beschrieben und ist unverändert geblieben.

Der Schilddrüsenlappen ist in seinem mittleren Bereich medial gut an der Trachea und dem Krikoid durch strafferes Bindegewebe fixiert, das auch als *Ligamentum thyroideum laterale* bezeichnet wird. Ohne scharfe Durchtrennung dieser Bandstruktur könnte der Seitenlappen nicht mehr weiter verlagert werden.

Der *Nervus laryngeus recurrens*, zieht dorsal von dieser Bandstruktur vorbei, oder durchsetzt sie manchmal, und betritt medial des *Cornu inferius* der *Cartilago thyroidea* unterhalb der Pharynxmuskulatur den Kehlkopf.

Der *Nervus laryngeus recurrens* ist vielfach unterlegt und wird von *Nodi lymphoidei paratracheales* begleitet, die daher auch als Rekurrenskette bezeichnet werden. Er gibt *Rami oesophagei* und *tracheales* ab und zieht, nachdem er sich der *Trachea* genähert hat, an ihrem Hinterrand nach kranial und kreuzt die Äste der *Arteria thyroidea inferior* ohne bestimmte Regel.

Die Arterie gibt in ihren Aufzweigungsbereich für die Drüse, neben der *Arteria laryngea inferior*, dünne Äste an den Pharynx, den Ösophagus und die Trachea ab. An der *Capsula fibrosa* liegt zwischen den Drüsenästen die *Glandula parathyroidea inferior*. Sie hat eine Größe, wie sie nur manchmal bei älteren Menschen vorkommt. Die *Glandula parathyroidea superior* ist auf dieser Abbildung verdeckt. Die Glandulae parathyroideae, *Epithelkörperchen*, haben bei jüngeren Menschen eine mehr gelblich-rötliche Färbung und sollten reichlich linsengroß sein.

In Begleitung der *Arteria thyroidea superior* und ihrer starken Vene verläuft der unterlegte *Ramus externus* des *Nervus laryngeus superior*, der vor allem bei beidseitiger Verletzung Störungen der Stimme in der Richtung von Heiserkeit hervorruft.

1 Disci intervertebrales zwischen Vertebra cervicalis V und VII
2 Musculus omohyoideus
3 Fascia cervicalis media [Lamina pretrachealis der Fascia cervicalis]
4 Vena jugularis anterior
5 Musculus sternohyoideus
6 Linea alba colli
7 Musculus sternohyoideus
8 Cartilago thyroidea (Lamina dextra)
9 Musculus thyrohyoideus
10 Glandula thyroidea (Polus superior)
11 Ramus arteriosus für die Glandula parathyroidea superior
12 Arteria laryngea inferior
13 Glandula parathyroidea inferior
14 Nervus laryngeus recurrens
15 Nervus laryngeus recurrens (Ramus trachealis)
16 Nodus lymphoideus paratrachealis
17 Trachea
18 Plexus thyroideus impar
19 Musculus sternocleidomastoideus (Caput sternale – Tendo)
20 Glandula thyroidea (Polus inferior)
21 Ligamentum thyrohyoideum laterale
22 Vena thyroidea media
23 Arteria thyroidea inferior
24 Arteria thyroidea inferior (bedeckt mit der Lamina intercarotica der Fascia cervicalis profunda)
25 Arteria carotis communis in der Vagina carotica
26 Musculus sternocleidomastoideus
27 Nervus laryngeus recurrens
28 Nervus laryngeus recurrens (Ramus oesophageus)
29 Oesophagus
30 Arteria thyroidea inferior (Ramus oesophageus)
31 Arteria thyroidea inferior (Ramus pharyngeus)
32 Musculus longus colli (bedeckt mit der Fascia cervicalis profunda)
33 Musculus constrictor pharyngis inferior
34 Nervus laryngeus superior (Ramus externus)
35 Vena thyroidea superior

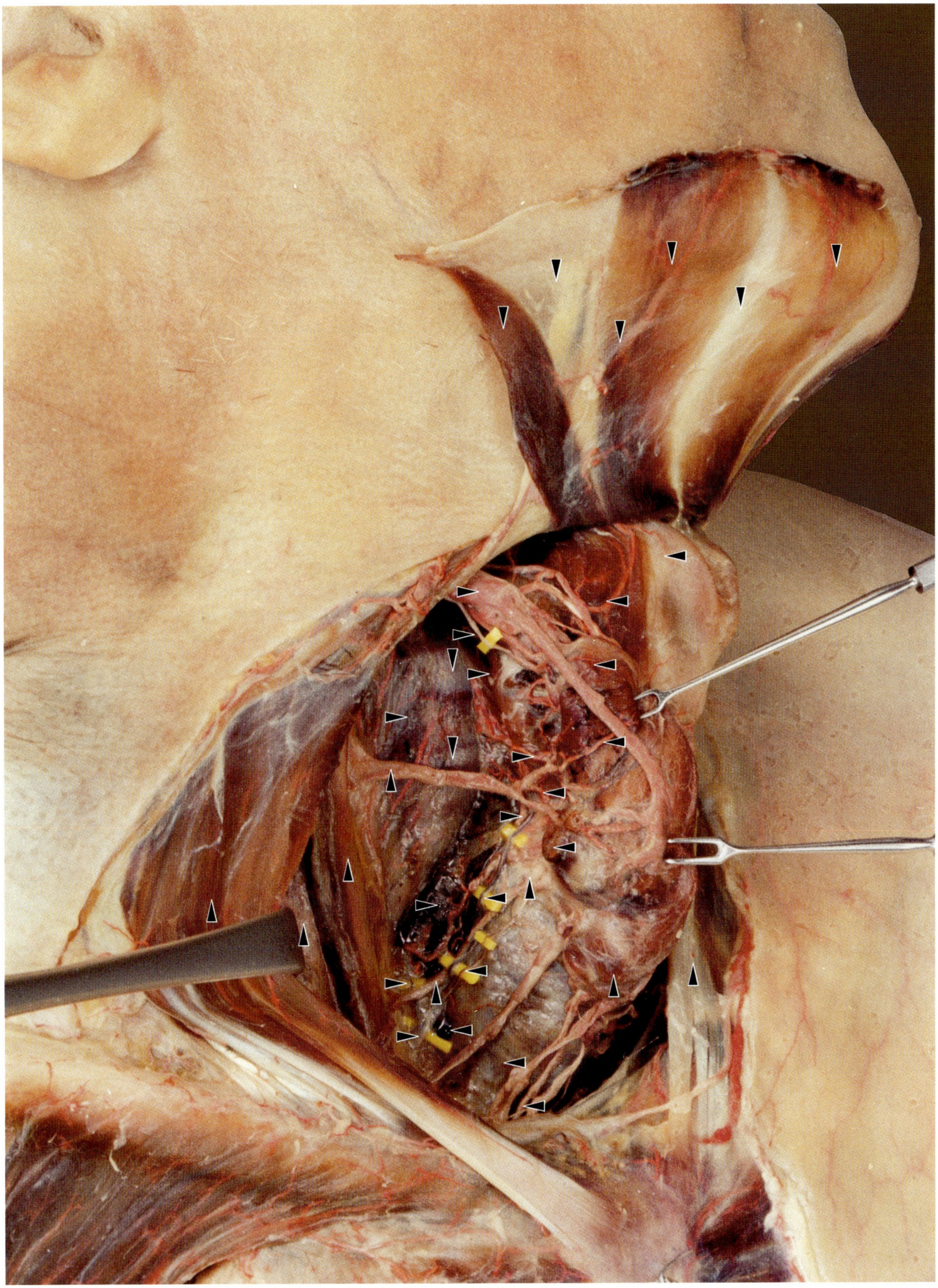

1 2 3 4 5 6 7

8
9
10
11
12
13
14
15
16
17
18

35
34
33
32
31
30
29
28
27

26 25 24 23 22 21 20 19

461

Abbildung 232   Regio thyroidea 7

Das Bedürfnis, beide Seiten der Regio thyroidea zu präsentieren, ergibt sich vor allem aus dem unterschiedlichen Verhalten des Nervus laryngeus recurrens. Es bietet aber auch einen zusätzlichen Einblick in die Variabilität des Aufbaus der Region im allgemeinen.

Der Versorgungsbereich der *Arteria thyroidea superior* auf der linken Seite geht aus den Abbildungen 214, 215, 216, 218 und 221 schon weitgehend hervor, so daß im Zusammenhang mit der Darstellung des Gebietes auf der rechten Seite auf eine weitere spezielle Bebilderung verzichtet werden kann.

Somit beginnt die Darstellung der *linken Regio thyroidea* mit dem aus seinem Bett herausgewälzten *Lobus sinister*, nachdem die Schicht der *Fascia cervicalis media* mit den eingelagerten *Musculi detractores laryngis* durchschnitten und zur Seite gezogen wurde. Das *Bett* wird wie auf der rechten Seite durch die *Lamina intercarotica* der *Fascia cervicalis profunda* gebildet (s. Text der Abb. 230), aus der aber hier statt einem zwei Gefäße austreten. Es sind die beiden Äste, in welche sich die *Arteria thyroidea inferior* regelmäßig teilt, allerdings meistens erst in der Nähe der Drüse.

Die *Arteria thyroidea inferior* zeigt an sich eine viel größere *Variabilität* als die Arteria thyroidea superior. Sie kann auf einer Seite überhaupt fehlen oder sehr unterschiedliche Stärke aufweisen. Ihre Teilung kann, wie zu sehen ist, stark verschoben sein. Noch seltener gehen überhaupt zwei Arteriae inferiores aus dem *Truncus thyrocervicalis* ab, oder die Aufteilung erfolgt gar erst in der Drüsensubstanz. Daraus ergibt sich, daß der *Nervus laryngeus recurrens* die verschiedenartigsten Beziehungen zu diesem Gefäß hat, mit denen man in der Praxis nicht viel anfangen kann. Wesentlich konstanter und daher nützlicher ist die Lage des Nerven zur *Trachea*, die bei der nächsten Abbildung beschrieben werden soll.

Zwischen den Verzweigungen des oberen Astes liegt die *Glandula parathyroidea superior* und zwischen den Verzweigungen des unteren Astes die *Glandula parathyroidea inferior*. Sie sind mit ihrer Bindegewebshülle an die *Capsula fibrosa* außen angewachsen.

1 Os hyoideum (Cornu majus)
2 Musculus digastricus (Venter posterior)
3 Arteria lingualis
4 Nervus hypoglossus
5 Nervus vagus
6 Musculus longus capitis
   mit Fascia cervicalis profunda
   (Lamina prevertebralis)
   [Lamina prevertebralis der Fascia cervicalis]
7 Vena jugularis externa
8 Vena jugularis interna
9 Arteria carotis interna
10 Arteria carotis externa
11 Arteria thyroidea superior
12 Truncus sympathicus
13 Ansa cervicalis (Radix superior)
   [Ramus descendens nervi hypoglossi]
14 Ansa cervicalis (Radix inferior)
15 Musculus longus colli
   (bedeckt mit Fascia cervicalis profunda)
16 Arteria thyroidea inferior (oberer Ast)
17 Fascia cervicalis profunda
   (Lamina intercarotica – Schnittrand)
18 Arteria thyroidea inferior (unterer Ast)
19 Nervus laryngeus recurrens
20 Musculus sternocleidomastoideus
21 Arteria carotis communis
   (teilweise ohne Vagina carotica)
22 Oesophagus
23 Fascia cervicalis media
   [Lamina pretrachealis der Fascia cervicalis]
   (Schnittrand)
24 Glandula thyroidea (Lobus sinister)
25 Musculus sternothyroideus
26 Musculus sternohyoideus
27 Fascia cervicalis media
   [Lamina pretrachealis der Fascia cervicalis]
28 Musculus omohyoideus
29 Vena thyroidea inferior
30 Trachea
31 Glandula parathyroidea inferior
32 Glandula parathyroidea superior
33 Vena thyroidea superior
34 Musculus constrictor pharyngis inferior
35 Membrana thyrohyoidea
36 Musculus hyoglossus
37 Musculus stylohyoideus
38 Arteria facialis
39 Glandula parotidea

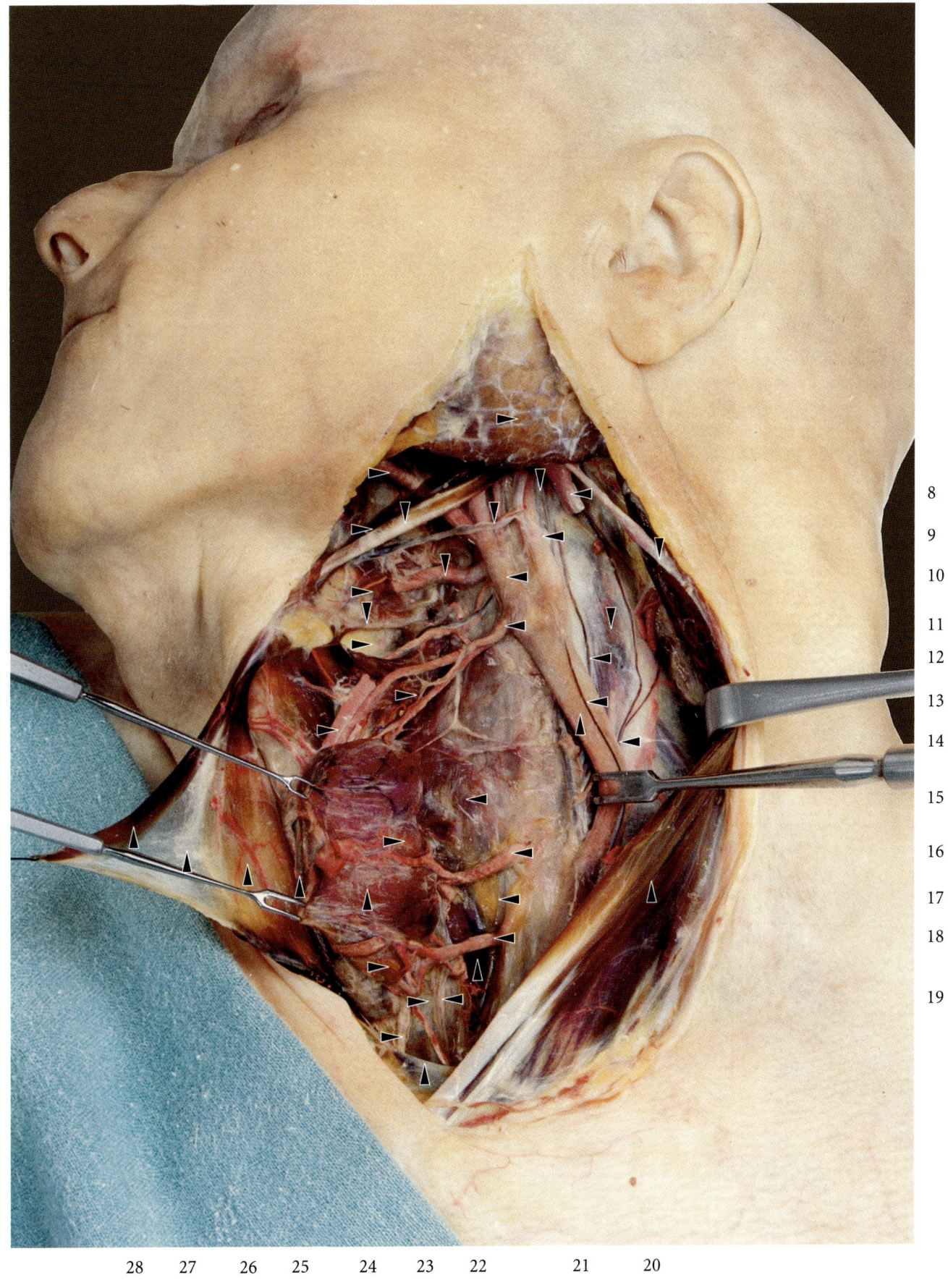

Abbildung 233   Regio thyroidea 8
Nervus laryngeus recurrens (links)

Nachdem sich der *Nervus laryngeus recurrens* um das *Ligamentum arteriosum* (BOTALLI) und um den *Arcus aortae* herumgeschlungen hat, liegt er, zum Unterschied vom rechten Nervus laryngeus recurrens, sofort an der *Trachea* und begleitet sie nach oben, indem er sich ihrem hinteren Rande nähert. Er liegt dort wie der rechte in dem Bindegewebe des Ansatzes der *Lamina intercarotica* der *Fascia cervicalis profunda*.

Um den *Nervus laryngeus recurrens* darstellen zu können, wurde der Ansatz der *Lamina intercarotica* mit einem benachbarten Streifen bis auf das unterste Stück entfernt. Durch das entstandene Fenster sind der *Ösophagus* mit seinem Übergang in den *Pharynx* und der hinter ihm liegende *Musculus longus colli*, bedeckt von der *Lamina prevertebralis* der *Fascia cervicalis profunda*, zu sehen.

Durch das Auseinanderweichen der beiden Laminae der *Fascia cervicalis profunda* kranial von der *Pleurakuppel*, im Bereich des *Trigonum scalenovertebrale*, hat der Fettgewebskörper Platz gefunden, der am lateralen Rande des Fensters hervorschaut. Oberhalb des Fensters zieht die *Lamina intercarotica* hinter dem *Pharynx* zur anderen Seite.

Im vorliegenden Fall kreuzt der *Nervus laryngeus recurrens* die Äste der *Arteria thyroidea inferior* dorsal. Dieses Kreuzungsverhalten ist variabel, so daß von den Gefäßen her keine sichere Lokalisation des Nerven vorgenommen werden kann. Immer aber betritt der *Nervus laryngeus recurrens* den Larynx medial vom tastbaren Cornu inferius des Schildknorpels.

Der *Nervus laryngeus recurrens* zeigt nicht selten eine Aufspaltung, die oft nur durch den frühen Abgang des *Ramus pharyngeus* vorgetäuscht wird.

Die *Arteria thyroidea superior* wird von dem unterlegten *Ramus externus* des *Nervus laryngeus superior* begleitet.

Die Schilddrüse wird von einem reichlichen, *autonomen Plexus* gespeist, von dem hier nur ein stärkerer Zufluß vom *Nervus laryngeus superior* und vom *Sympathikus* zu sehen ist.

1 Musculus omohyoideus
2 Glandula thyroidea (Lobus sinister)
3 Musculus thyrohyoideus
4 Musculus constrictor pharyngis inferior
5 Os hyoideum (Cornu majus)
6 Arteria laryngea superior
7 Musculus stylohyoideus
8 Arteria lingualis
9 Nervus hypoglossus
10 Arteria carotis interna
11 Musculus digastricus (Venter posterior)
12 Arteria occipitalis
13 Ganglion cervicale superius
14 Arteria carotis externa
15 Nervus vagus
16 Truncus sympathicus
   (bedeckt mit Fascia cervicalis profunda)
17 Musculus longus capitis
   (bedeckt mit Fascia cervicalis profunda)
18 Fascia cervicalis profunda
   (Lamina intercarotica – Schnittrand)
19 Musculus longus colli
   (bedeckt mit Lamina prevertebralis
   der Fascia cervicalis profunda
   [Lamina prevertebralis der Fascia cervicalis])
20 Arteria thyroidea superior (oberer Ast)
21 Nervus laryngeus recurrens
   (Ramus pharyngeus)
22 Arteria thyroidea inferior (unterer Ast)
23 Trachea
24 Musculus sternocleidomastoideus
25 Ansa cervicalis (Radix inferior)
26 Arteria carotis communis mit Ansa cervicalis
   (Radix superior)
27 Arteria thyroidea superior
28 Fascia cervicalis profunda
   (Lamina intercarotica – Schnittrand)
29 Oesophagus
30 Nervus laryngeus recurrens
31 Musculus sternothyroideus
32 Musculus sternohyoideus
33 Plexus thyroideus impar
34 Nervus laryngeus recurrens (Ramus trachealis)
35 Glandula parathyroidea inferior
36 Nervus laryngeus recurrens
37 Glandula parathyroidea superior
38 Nervus laryngeus superior (Ramus externus)
39 Musculus hyoglossus
40 Glandula parotidea

465

Abbildung 234 **Regio thyroidea 9**
Trigonum scalenovertebrale 1

Die *Seitenlappen* der Glandula thyroidea bedecken zusammen mit dem *Gefäßnervenstrang* von vorn ein Gebiet, das als *Trigonum scalenovertebrale* bezeichnet wird. Es entsteht dadurch, daß vom *Tuberculum caroticum* des sechsten Halswirbels angefangen der *Musculus scalenus anterior* schräg nach vorn und unten verläuft, so daß er mit dem prävertebralen *Musculus longus colli* ein Dreieck begrenzt, welches bis zu der über die *Pleurakuppel* hinweglaufenden *Arteria subclavia* reicht.

In diesem Bereich gibt die *Arteria subclavia* neben der *Arteria vertebralis* vor allem den *Truncus thyrocervicalis* ab, aus dem die *Arteria thyroidea inferior* entspringt.

Das *Trigonum scalenovertebrale* liegt im Bereich, wo sich die beiden Schichten der *Fascia cervicalis profunda*, die *Lamina intercarotica* von der *Lamina prevertebralis*, wie schon bei Abbildung 230 und 233 beschrieben, divergierend trennen und einen Fettkörper aufnehmen, der oberhalb der Pleurakuppel liegt und das Trigonum scalenovertebrale ausfüllt.

In diesem *Fettkörper* kommt es zur Ausbildung strafferer Bindegewebszüge, welche die Pleurakuppel verankern. Der stärkste Zug ist das Ligamentum vertebropleurale.

Nach Entfernung der *Lamina intercarotica* der Fascia cervicalis profunda wurde das *Ligamentum vertebropleurale* dargestellt. Es entspringt von der *Lamina praevertebralis* der Fascia cervicalis profunda, welche den *Musculus longus colli* bedeckt, und von den Querfortsätzen der beiden untersten Halswirbel. Es verbindet sich seitlich mit den Ausstrahlungen des *Musculus scalenus anterior* und zieht mit ihnen haupsächlich vor der Arteria subclavia an die *Pleurakuppel*, wo es in eine straffere Schicht, die *Membrana suprapleuralis,* ausläuft.

Kranial von seiner charakteristischen bogenförmigen Begrenzung erscheint die *Arteria thyroidea inferior*. Sie gibt die *Arteria cervicalis ascendens* ab, wird vom *Truncus sympathicus* überkreuzt und zerfällt in diesem Falle sehr bald in ihre beiden Endäste. In der Tiefe ist gerade noch die *Arteria vertebralis* auf dem Wege zur Spitze des Trigonums zu sehen.

1 Musculus thyrohyoideus
2 Arteria laryngea superior
3 Nervus laryngeus superior (Ramus internus)
4 Nervus hypoglossus
5 Arteria thyroidea superior
6 Tuberculum caroticum
7 Nervus vagus
8 Arteria carotis interna
9 Ramus cardiacus cervicalis superior
10 Arteria carotis communis
11 Truncus sympathicus
12 Ramus communicans für C VI des Plexus brachialis
13 Truncus sympathicus
14 Arteria cervicalis ascendens
15 Vena vertebralis
16 Vena thyroidea media (reseziert)
17 Trachea
18 Musculus sternocleidomastoideus
19 Musculus scalenus anterior
20 Arteria thyroidea inferior
21 Ligamentum vertebropleurale
22 Nervus cardiacus cervicalis medius
23 Nervus laryngeus superior (Ramus externus)
24 Glandula thyroidea (Lobus sinister)
25 Nervus laryngeus recurrens
26 Oesophagus
27 Arteria vertebralis
28 Ligamentum thyrohyoideum laterale
29 Ganglion cervicale medium
30 Vena thyroidea media (reseziert)
31 Spatium retropharyngeum
32 Vena thyroidea superior (reseziert)
33 Os hyoideum (Cornu majus)
34 Arteria carotis externa
35 Musculus digasticus (Venter posterior) und Musculus stylohyoideus

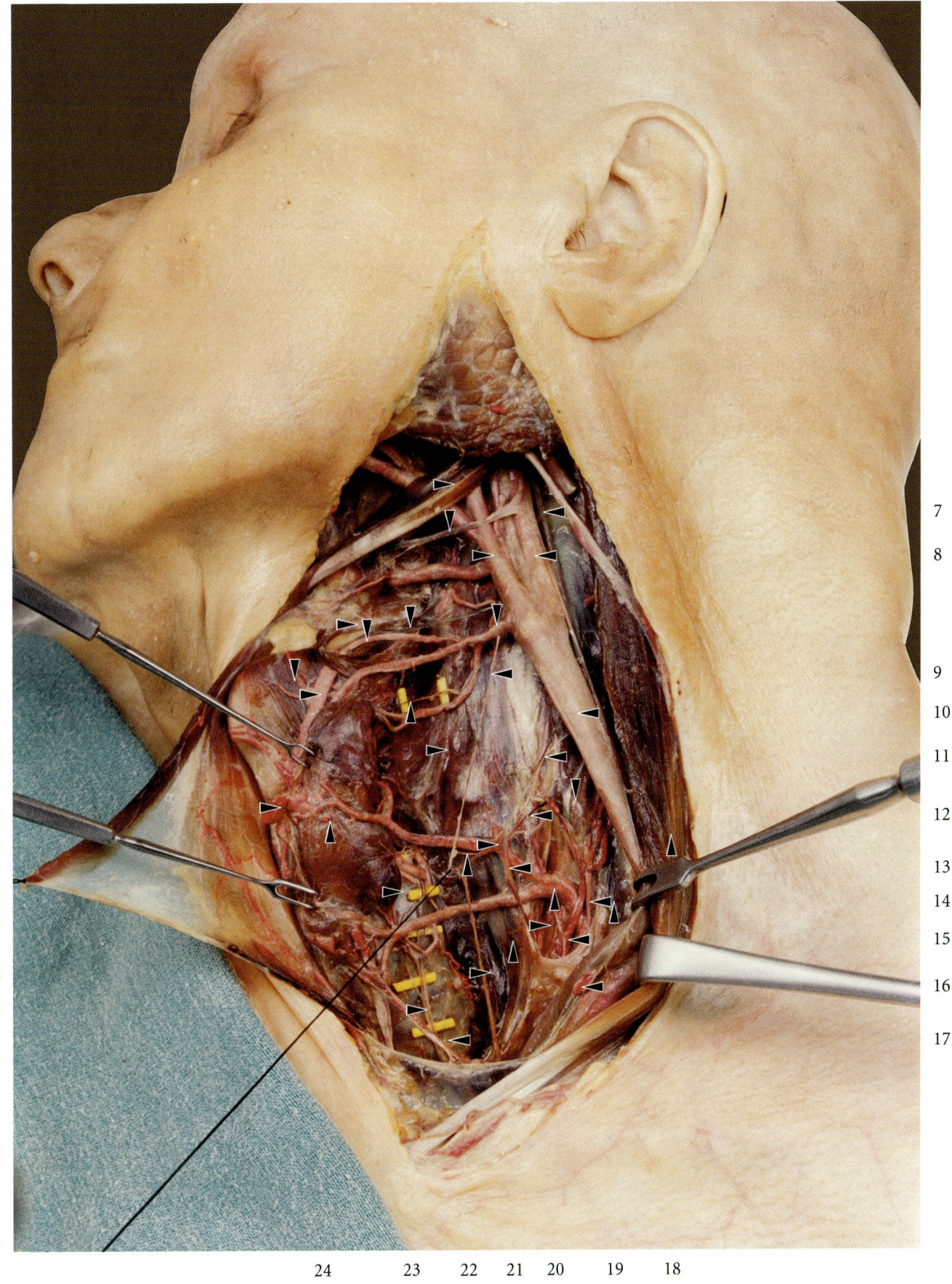

**Abbildung 235 Regio thyroidea 10
Trigonum scalenovertebrale 2**

Diese Präparation soll vor allem die Beziehung des Truncus sympathicus zur *Arteria thyroidea inferior* veranschaulichen. Der *Truncus sympathicus* kreuzt die Arterie ventral oder dorsal, und manchmal bildet er um sie herum eine Schlinge, die *Ansa thyroidea* genannt wird. An dieser Stelle befindet sich das inkonstante *Ganglion cervicale medium*. Von ihm geht nach unten ein *Nervus cardiacus cervicalis medius* ab, der sich mit einem *Ramus cardiacus cervicalis superior* aus dem Nervus laryngeus superior zu einem dicken *Nervus cardiacus* verbunden hat. Er gelangt vor dem Arcus aortae in den *Plexus cardiacus superficialis*. Aus dem gleichen Ganglion zieht ein dünner *Ramus communicans* zum Plexus cervicalis.

Durch die Entfernung des *Ligamentum vertebropleurale* ist der Verlauf des *Truncus sympathicus* verfolgbar. Er gelangt zu dem *Ganglion cervicale inferius*, das meistens mit dem Ganglion thoracicum I zum *Ganglion cervicothoracicum* verschmolzen ist. Das Ganglion vor der Arteria vertebralis wird daher als *Ganglion vertebrale* bezeichnet. Von ihm geht der *Nervus cardiacus cervicalis inferior* und die *Ansa subclavia* ab, welche die Arteria subclavia umschlingt. Von dem Ganglion ziehen mehrere *Rami communicantes* hinter dem Musculus scalenus anterior zum Plexus brachialis.

In diesem unteren Bereich des Trigonum scalenovertebrale ist die *Arteria subclavia* zu sehen. Von ihr gehen der *Truncus thyrocervicalis* und die *Arteria vertebralis* ab. Sie wird lateral von der *Vena vertebralis* begleitet, welche die zu einem Stamm vereinigten oberflächlicheren Venen aufnimmt. In der Tiefe des Trigonum ist medial von der Arteria vertebralis die *Arteria cervicalis profunda* zu sehen, die aus dem verdeckten *Truncus costocervicalis* der Arteria subclavia entsprungen ist. Der untere Pol des Seitenlappens der Schilddrüse liegt bei normaler Lage in der Nähe der Arteria subclavia und kann bei geringfügiger Vergrößerung die *Pleurakuppel* erreichen.

Der herausgewälzte *Lobus sinister* der *Glandula thyroidea* ist durch das *Ligamentum thyrohyoideum laterale* fixiert, welches sich wiederum durch die helle Stelle im obersten Abschnitt der Trachea anzeigt.

1 Lobus sinister der Glandula thyroidea
2 Vena thyroidea superior (reseziert)
3 Arteria laryngea superior
4 Nervus laryngeus superior (Ramus internus)
5 Musculus digastricus (Venter posterior)
6 Nervus hypoglossus
7 Musculus longus capitis
8 Vena jugularis externa
9 Arteria carotis interna
10 Ansa cervicalis (Radix superior)
   [Ramus descendens nervi hypoglossi]
11 Bifurcartio carotidis
12 Ramus cardiacus cervicalis superior
13 [Vena prevertebralis]
14 Truncus sympathicus
15 Ramus communicans für C VI des Plexus brachialis
16 Ganglion cervicale medium
17 Arteria cervicalis ascendens
18 Arteria thyroidea inferior
19 Arteria vertebralis und Rami communicantes für den Plexus brachialis (unterer Teil)
20 Vena vertebralis
21 Musculus sternocleidomastoideus
22 Musculus scalenus anterior
23 Ansa subclavia
24 Nervus laryngeus recurrens
25 Trachea
26 Plexus thyroideus impar
27 Musculus sternothyroideus
28 Musculus sternohyoideus
29 Fascia cervicalis media
   [Lamina pretrachealis der Fascia cervicalis]
30 Musculus omohyoideus
31 Nervus cardiacus cervicalis inferior
32 Ganglion vertebrale
33 Arteria cervicalis profunda
34 Truncus sympathicus
35 Nervus cardiacus cervicalis medius
36 Musculus constrictor pharyngis inferior
37 Nervus laryngeus superior (Ramus externus)
38 Musculus thyrohyoideus
39 Os hyoideum (Cornu majus)
40 Arteria carotis externa
41 Musculus stylohyoideus

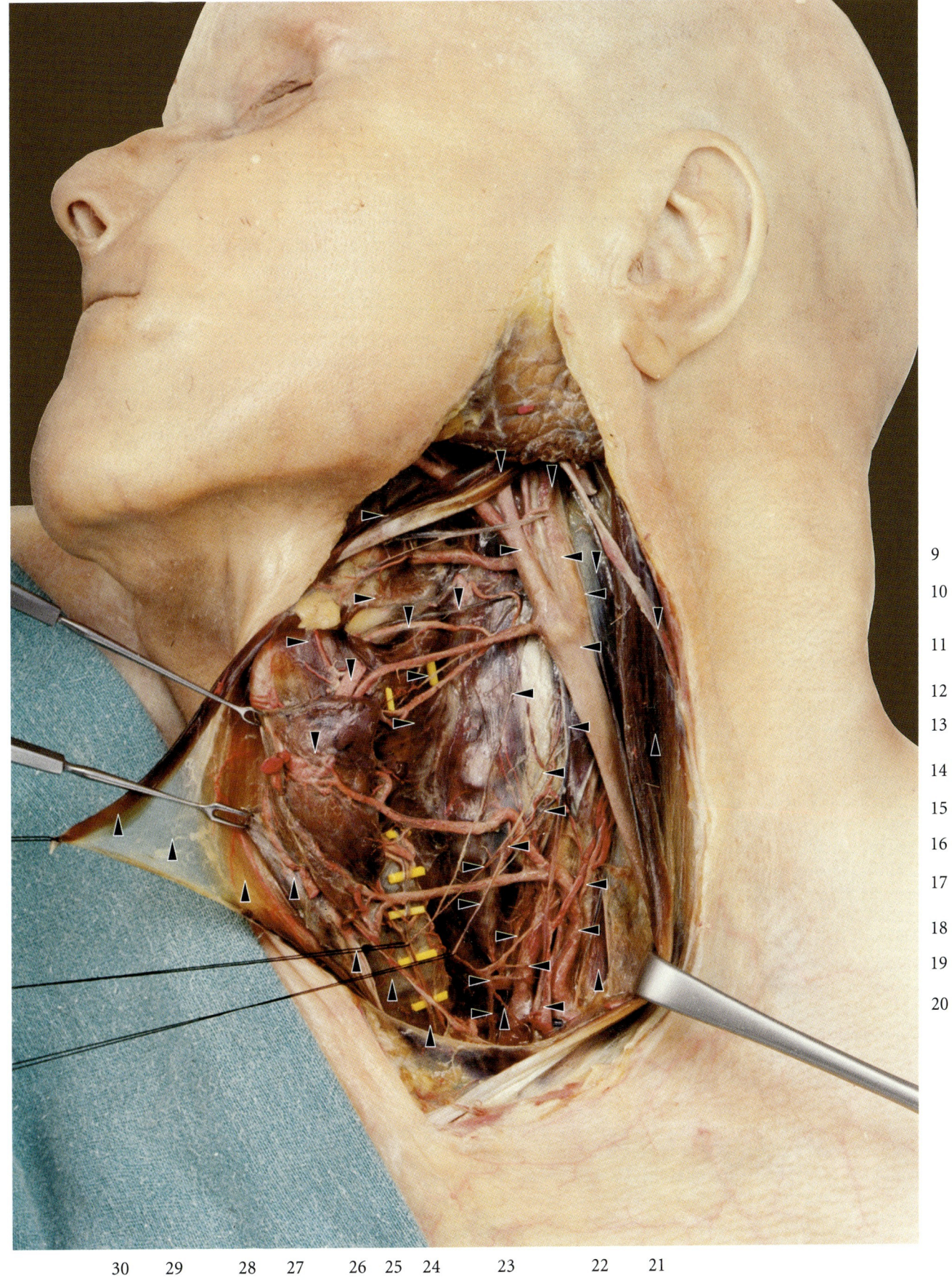

469

**Abbildung 236   Trigonum scalenovertebrale 3
Ductus thoracicus**

Der *Ductus thoracicus* kreuzt hinter dem *Musculus sternocleidomastoideus* das *Trigonum scalenovertebrale*. Er liegt dabei in jenem fetterfüllten Bindegewebsraum über der Pleurakuppel, der durch das Auseinanderweichen der beiden *Laminae* der *Fascia cervicalis profunda* seinen Platz findet. Er zieht dabei vor dem *Ligamentum vertebropleurale* vorbei und geht vor dem *Musculus scalenus anterior* zum linken *Venenwinkel*.

Vom *Musculus omohyoideus* zieht der laterale Ausläufer der *Fascia cervicalis media* nach abwärts zur hinteren Fläche der *Klavikula*. Sein lateraler Teil wurde reseziert, um das dahinterliegende Gebiet zur Ansicht zu bringen. Im untersten Winkel ist eine leichte Vorwölbung erkennbar, die durch die *Arteria subclavia* hervorgerufen wird. Sie selbst ist nicht zu sehen, weil sie die Ausläufer des *Ligamentum vertebropleurale* verdecken. Ebenso sind der *Truncus thyrocervicalis* und der Abgang der *Arteria transversa colli* durch das Band überlagert und damit verschleiert.

Oberhalb des Musculus omohyoideus sind die *Musculi scaleni anterior* und *medius* sowie der *Plexus brachialis* von *Fascia cervicalis profunda* bedeckt, welche deren *Lamina prevertebralis* entspricht. Das vordere Blatt der Fascia cervicalis profunda, die *Lamina intercarotica*, wurde zusammen mit dem Gefäßnervenstrang und dem Musculus sternocleidomastoideus abgehoben und nach medial gezogen. Der *Ductus thoracicus* ist an diese vordere Wand angelagert und entzieht sich dadurch oft seiner Auffindung.

Der *Ductus thoracicus* hat sich im Halsbereich von der linken Seite des *Ösophagus* sehr bald über das Niveau der *Arteria carotis communis* hinaus hinter die *Vena jugularis interna* begeben. Die *Lamina intercarotica* findet dort, wo sich die Arteria carotis communis von der Vena jugularis interna entfernt, eine seitliche *Ergänzung* durch eine Bindegewebslamelle, die von der *Vagina carotica* zur Adventitia der *Vena jugularis interna* zieht. Sie reicht hinunter bis zur Vena brachiocephalica.

Von dem *Bindegewebsraum* über der *Pleurakuppel*, der durch das Auseinanderweichen der beiden *Laminae* der *Fascia cervicalis profunda* und seiner Ergänzung entstanden ist, gelangt man nach medial bis zum *Ösophagus* und mit ihm vor der Wirbelsäule in das *hintere Mediastinum* bis zum Zwerchfell. Dieser mit Fett ausgefüllte außerordentlich große Raum wurde in Hinblick auf Infektionen von GRODINSKY und HOLYOKE als »Danger Space« bezeichnet. Es ist der Raum, in dem der *Ductus thoracicus* seinen Weg nimmt.

1   Musculus sternohyoideus
2   Musculus sternocleidomastoideus
3   Nervus hypoglossus
4   Ganglion vertebrale
5   Musculus scalenus anterior
    bedeckt mit Fascia cervicalis profunda
    (Lamina prevertebralis)
    [Lamina prevertebralis der Fascia cervicalis]
6   Musculus scalenus medius
    bedeckt mit Fascia cervicalis profunda
    (Lamina prevertebralis)
    [Lamina prevertebralis der Fascia cervicalis]
7   Arteria carotis externa
8   Ansa cervicalis (Radix superior)
9   Tuberculum caroticum
10 Arteria cervicalis ascendens
11 Nodus lymphoideus cervicalis lateralis
12 Truncus jugularis sinister
13 Ductus thoracicus
14 Ductus thoracicus
15 Ductus thoracicus
16 Clavicula
17 Musculus omohyoideus (Venter inferior)
18 Arteria transversa colli
19 Nodus lymphoideus supraclavicularis
20 Ligamentum vertebropleurale
21 Nodus lymphoideus paratrachealis
22 Nodus lymphoideus paratrachealis
23 Arteria subclavia
    hinter dem Ligamentum vertebropleurale
24 Oesophagus
25 Fascia cervicalis media
    [Lamina pretrachealis der Fascia cervicalis]
26 Arteria thyroidea inferior
27 Truncus sympathicus
28 Arteria thyroidea superior
29 Vena lingualis

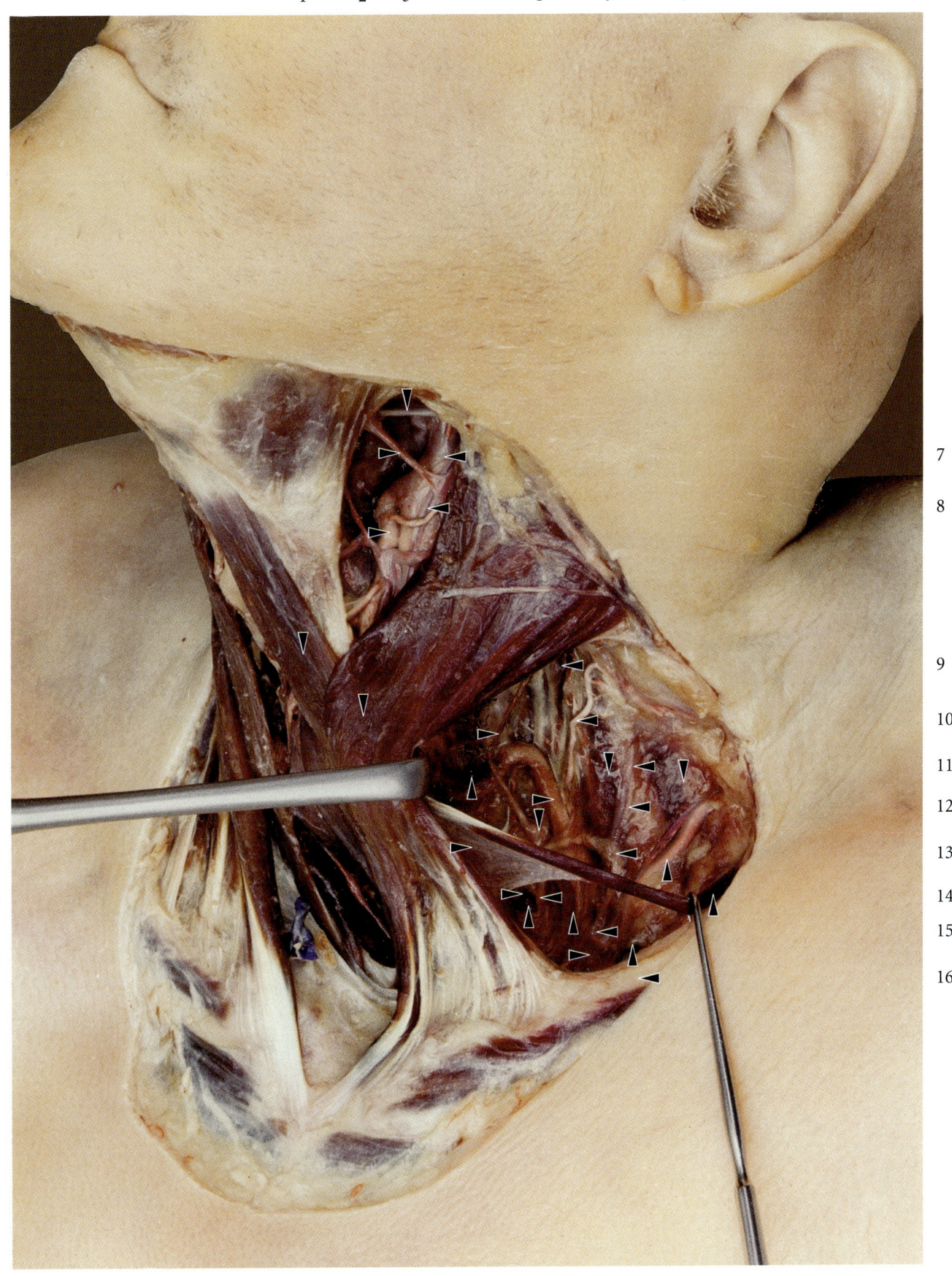

Abbildung 237 Regio cervicalis lateralis 1

Die Region wird begrenzt durch den *Musculus sternocleidomastoideus*, den *Musculus trapezius* und die *Clavicula*. Von ihr kann man durch den unteren Bauch des Musculus omohyoideus ein *Trigonum omoclaviculare* abtrennen, welches an jener Stelle liegt, wo die Haut bei nicht fettleibigen Menschen zur *Fossa supraclavicularis major* einsinkt.

Die ganze Region hat eine *Fascia cervicalis superficialis*, die sich an den Rändern der genannten Muskeln aufspaltet. Die oberflächliche Schicht wurde von den Muskeln entfernt. Dazwischen bedeckt die Faszie einen *Fettkörper,* der zahlreiche *Nodi lymphoidei cervicales laterales* und außer den Blutgefäßen den *Nervus accessorius* und die Äste des *Plexus cervicalis* enthält.

Der *Nervus accessorius* liegt in dem Fettkörper ziemlich oberflächlich. Er wurde durch Spaltung der Fascia cervicalis superficialis aufgesucht. Er tritt etwas oberhalb von der Clavicula unter den *Musculus trapezius*.

Oberhalb der *Clavicula* wurde die oberflächliche Halsfaszie gefenstert, so daß der untere Bauch des *Musculus omohyoideus* dargestellt werden konnte. Von ihm nach abwärts zieht der laterale Anteil der *Fascia cervicalis media* zur hinteren Fläche der Clavicula und bildet mit der Fascia cervicalis superficialis eine Tasche, die etwas Fett und den Abfluß der *Vena jugularis externa* enthält. Dahinter liegt die Hauptmasse des Fettkörpers der Region.

Im oberen Teil des Faszienfensters wurde das Fettgewebe bis auf die *Fascia cervicalis profunda* ausgeräumt, so daß die *Musculi scaleni medius* und *anterior,* der *Plexus brachialis* und der *Nervus phrenicus* durch die Faszie hindurchscheinen. Die *Arteria transversa colli* wird von den *Nervi supraclaviculares* überkreuzt.

Am hinteren Rande des *Musculus sternocleidomastoideus* treten die übrigen Hautnerven des Plexus cervicalis an die Oberfläche. Die beiden Äste des *Nervus auricularis magnus* haben sich vorzeitig voneinander getrennt und erscheinen als selbständige Nerven.

Die durch einen Haken nach hinten gezogene *Vena jugularis externa* hat die *Vena facialis* erst weit unten aufgenommen.

1 Musculus sternocleidomastoideus
2 Vena facialis
3 Tractus angularis
 der Fascia cervicalis superficialis
4 Vena jugularis externa
5 Fascia cervicalis superficialis
 [Lamina superficialis der Fascia cervicalis]
 (Schnittrand)
6 Arteria cervicalis ascendens
7 Musculus scalenus anterior
8 Nervus phrenicus
 (bedeckt mit Fascia cervicalis profunda)
9 Musculus omohyoideus (Tendo intermedius)
10 Fascia cervicalis media
 [Lamina pretrachealis der Fascia cervicalis]
11 Clavicula
12 Ramus thoracicus der Arteria suprascapularis
13 Nervus transversus colli
14 Plexus brachialis
 hinter der Fascia cervicalis profunda
15 Arteria transversa colli
16 Fascia cervicalis superficialis
 [Lamina superficialis der Fascia cervicalis]
 (Schnittränder)
17 Arteria transversa colli
 (Ramus descendens des Ramus superficialis)
18 Fascia cervicalis superficialis (Schnittrand)
19 Nervi supraclaviculares
20 Musculus scalenus medius
 (bedeckt mit Fascia cervicalis profunda)
21 Fascia cervicalis superficialis
 [Lamina superficialis der Fascia cervicalis]
 (Schnittrand)
22 Nervus accessorius
23 Musculus trapezius
24 Nervus auricularis magnus (Ramus anterior)
25 Nervus auricularis magnus (Ramus posterior)

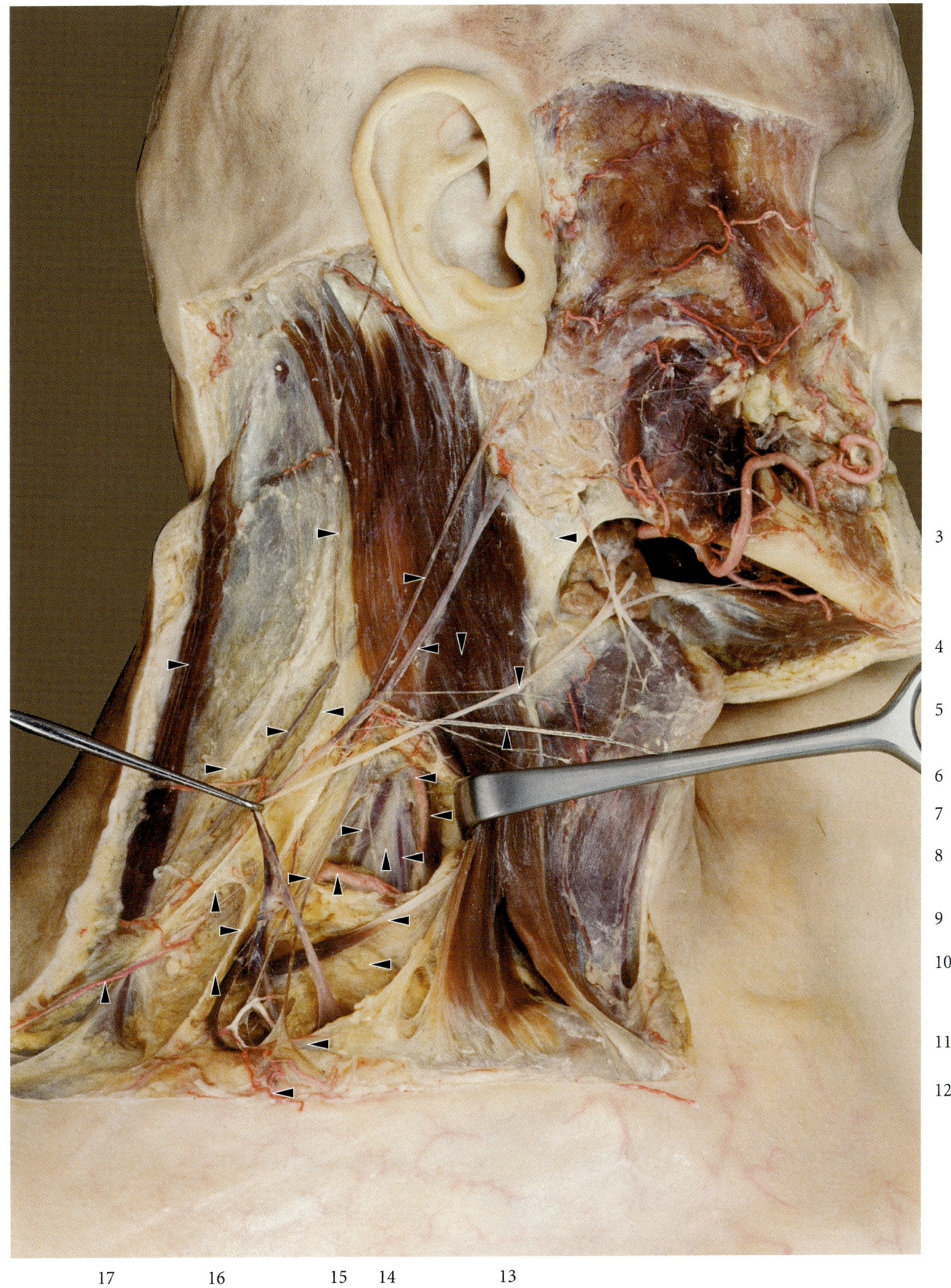

**Abbildung 238 Regio cervicalis lateralis 2
Nerven**

An der *Wirbelsäule* entsteht hinter den Querfortsätzen durch dichte Anlagerung von Muskeln, die als *Musculi transversospinales* bezeichnet werden, ein *Muskel-Wirbelsäulen-Block*, von dem sich mit einer tiefen Spalte der *Musculus levator scapulae* unterhalb seines Ursprungs abheben läßt.

Der *Muskel-Wirbelsäulen-Block* wird vorn durch die *Musculi scaleni* ergänzt, welche die *Brücke zur Thoraxwand* schlagen. Die sie bedeckende *Fascia cervicalis profunda* wurde entfernt.

In der *hinteren Skalenuslücke*, zwischen dem *Musculus scalenus medius* und dem *Musculus scalenus anterior* tritt der *Plexus brachialis* aus. Oberhalb des dritten Halswirbels wird diese Spalte von vorn durch den *Musculus longus capitis* fortgeführt. Sofort kranial von diesem Wirbel bildet der *Ramus anterior* des *Nervus cervicalis III* als stärkster Bestandteil des *Plexus cervicalis* eine reiche Verzweigung, mit welcher sich auch der *Nervus accessorius* verbindet. Aus dieser Verzweigung geht eine größere Anzahl von sensiblen und motorischen Nerven hervor.

Der *Nervus cervicalis IV* ist mit dem *Nervus cervicalis III*, wie alle Nerven des Plexus cervicalis, durch eine Ansa verbunden. Aus ihm gehen die *Nervi supraclaviculares* und ein *Ramus trapezius* hervor. Aus der unterlegten Verbindung zwischen C IV und C V setzt sich der am *Musculus scalenus anterior* weiterhin vom tiefen Blatt der *Fascia cervicalis profunda* bedeckte *Nervus phrenicus* fort.

Der *Nervus thoracicus longus* durchsetzt den *Musculus scalenus medius* ungewöhnlich nahe seines ventralen Randes und gibt zwei Äste ab. Der unterlegte dünne Ast ist ein motorischer Ast für den *Musculus scalenus medius*, und der dickere zieht zur obersten Zacke des *Musculus serratus anterior*. Hinter dem *Musculus scalenus medius* verläuft an den *Musculus scalenus posterior* angelagert der *Nervus dorsalis scapulae*.

Um die Austrittsstellen der Zervikalnerven darzustellen, mußte der *Musculus sternocleidomastoideus* nach vorn gezogen werden. Dadurch wurde an ihm die Durchtrittsstelle des *Nervus accessorius* sichtbar. Der Nervus accessorius ist durch ein Häkchen abgehoben.

1 Musculus trapezius
2 Musculus splenius capitis
3 Nervus accessorius
4 Musculus sternocleidomastoideus
5 Musculus longus capitis
  (bedeckt mit Lamina prevertebralis
  der Fascia cervicalis profunda
  [Lamina prevertebralis der Fascia cervicalis])
6 Nervus auricularis magnus (Ramus anterior)
7 Nervus transversus colli (Rami superiores)
8 Nervus cervicalis III (Ramus anterior)
9 Ansa cervicalis (Radix inferior)
10 Nervus transversus colli (Ramus inferior)
11 Nervus cervicalis IV (Ramus anterior)
12 Vena jugularis interna
13 Nervus cervicalis V (Verbindungsast zu C IV)
14 Ansa cervicalis (Radix inferior)
15 Tuberculum caroticum (Tuberculum anterius
   des Processus transversus des sechsten Halswirbels)
16 Arteria cervicalis ascendens
17 Nervus phrenicus
18 Arteria transversa colli
19 Vena transversa colli
20 Musculus omohyoideus (Venter inferior)
21 Fascia cervicalis media
   [Lamina pretrachealis der Fascia cervicalis]
22 Clavicula
23 Arteria thyroidea inferior
24 Musculus scalenus anterior
25 Plexus brachialis
26 Musculus scalenus medius
27 Arteria transversa colli (Ramus superficialis)
28 Musculus levator scapulae
   (bedeckt mit Fascia cervicalis profunda
   [Lamina prevertebralis der Fascia cervicalis])
29 Musculus serratus anterior (oberste Zacke)
30 Nervus thoracicus longus
31 Nervus thoracicus longus
   (Muskelast zur obersten Zacke
   des Musculus serratus anterior)
32 Nervus dorsalis scapulae
33 Arteria transversa colli (Ramus profundus)
34 Ramus muscularis des Musculus scalenus medius
35 Ramus trapezius des Plexus cervicalis von C IV
36 Nervi supraclaviculares
37 Ramus trapezius des Plexus cervicalis von C III
38 Ramus muscularis des Plexus cervicalis
   zum Musculus levator scapulae
39 Nervus auricularis magnus (Ramus posterior)
40 Nervus occipitalis minor

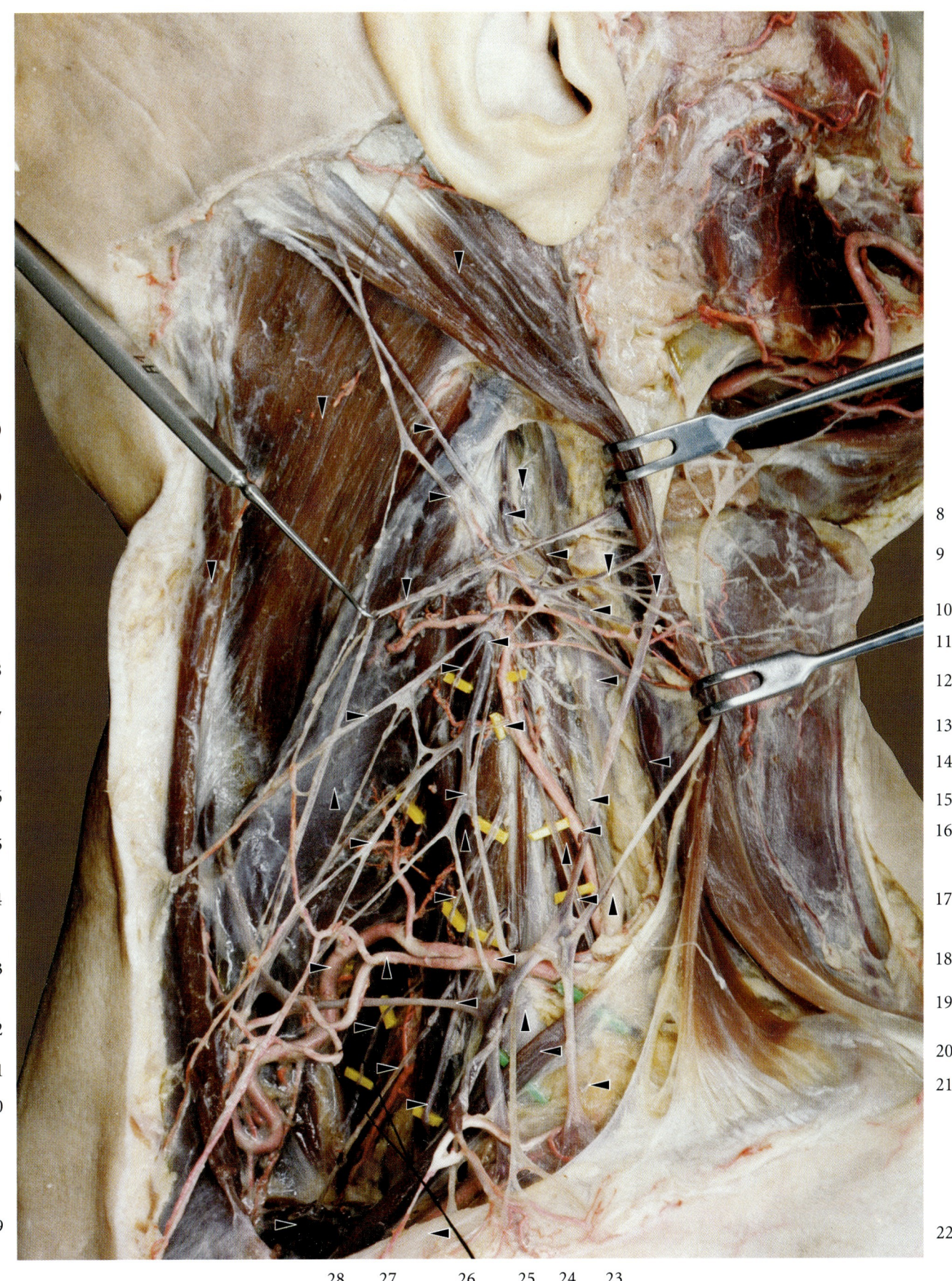

**Abbildung 239 Regio cervicalis lateralis 3
Arterien**

Zu einer übersichtlichen *Einordnung* der *Arterien* in dieser Region ist es wiederum zweckmäßig, das *skapuläre Muskellager* von dem *Muskel-Wirbelsäulen-Block* durch eine tiefe Spalte abzuheben.

Die *Spalte* reicht nach oben bis zum vierten Halswirbel, an dem der kaudalste Ursprung des *Musculus levator scapulae* liegt, und geht nach unten in die dünne Gleitschicht zwischen dem *Thorax* und der *Scapula* über. Dieser Schicht folgt der *Nervus dorsalis scapulae*, vorn an die *Musculi rhomboidei* angelagert. Näher am *Margo medialis der Scapula* liegt in der gleichen Schicht die Endstrecke des *Ramus profundus* der *Arteria transversa colli*.

Die *Arteria transversa colli* geht aus dem *Truncus thyrocervicalis* hervor. Sie betritt vor dem *Musculus scalenus anterior* die Region und teilt sich in zwei Äste. Der *Ramus superficialis* benutzt die Schicht des *Nervus accessorius* zwischen *Musculus trapezius* und *Musculus levator scapulae* und verläuft in der Nähe des Nerven. Der *Ramus profundus* benutzt vorerst die gleiche Schicht, wendet sich aber um den skapulären Ansatz des *Musculus levator scapulae* herum vor die *Musculi rhomboidei* in die Schicht des *Nervus dorsalis scapulae*. Auf diesem Wege durchsetzt das Gefäß manchmal den *Musculus levator scapulae*.

Sehr oft entspringt der *Ramus profundus* selbständig aus der *Arteria subclavia* und verläuft durch den *Plexus brachialis*. Neuerdings wird er dann *Arteria dorsalis scapulae* in Analogie zum Nerven genannt.

Aus dem *Truncus thyrocervicalis* entspringt meistens auch die *Arteria suprascapularis*. Sie hat Bezug zum *Nervus suprascapularis* aus dem *Plexus brachialis*. Sie liegt im *Trigonum omoclaviculare* in der Nähe der Clavicula und konnte erst nach der Entfernung des lateralen Teils der *Fascia cervicalis media* dargestellt werden.

Von der *Arteria thyroidea inferior* entspringt die *Arteria cervicalis ascendens*. Sie verläuft medial vom *Nervus phrenicus* nach oben und gibt entlang der Nervi cervicales *Rami spinales* zum Rückenmark ab, die mit der *Arteria vertebralis* anastomosieren. Spätestens in der Höhe des dritten Halswirbels zerfällt sie in mehrere *Muskeläste*, welche die benachbarte Muskulatur zusammen mit der tiefen Nackenmuskulatur versorgen.

1 Musculus trapezius
2 Musculus splenius capitis
3 Ramus trapezius des Plexus cervicalis von C III
4 Nervus accessorius
5 Nervus auricularis magnus (Ramus anterior)
6 Glandula parotidea (Lobus colli)
7 Musculus sternocleidomastoideus
8 Tractus angularis der Fascia cervicalis superficialis
9 Nervus cervicalis III (Ramus anterior)
10 Nervus phrenicus (Anteil von C IV)
11 Nervus cervicalis V
 (Ramus anterior – Verbindung zu C IV)
12 Nervi supraclaviculares
13 Tuberculum caroticum (Chassaignac)
14 Nervus phrenicus und Arteria cervicalis ascendens
15 Arteria thyroidea inferior
16 Truncus thyrocervicalis
17 Plexus brachialis
18 Musculus scalenus anterior
19 Nervus suprascapularis
20 Nervus suprasternalis der Nervi supraclaviculares
21 Arteria suprascapularis
22 Arteria transversa colli
23 Musculus scalenus medius
24 Nervus thoracicus longus
25 Arteria transversa colli (Ramus superficialis)
26 Nervus dorsalis scapulae
27 Musculus serratus anterior (oberste Zacke)
28 Musculus omohyoideus (Venter inferior)
29 Nervus thoracicus longus (Ast zur obersten Zacke des Musculus serratus anterior)
30 Musculus scalenus posterior
31 Arteria transversa colli (Ramus descendens des Ramus superficialis)
32 Arteria transversa colli (Ramus profundus)
33 Arteria tansversa colli (Ramus ascendens des Ramus superficialis)
34 Ramus trapezius des Plexus cervicalis von C IV
35 Musculus levator scapulae
 (bedeckt mit Fascia cervicalis profunda)
36 Ramus muscularis des Plexus cervicalis für den Musculus levator scapulae
37 Nervus accessorius
38 Nervus auricularis magnus (Ramus posterior)
39 Nervus occipitalis minor

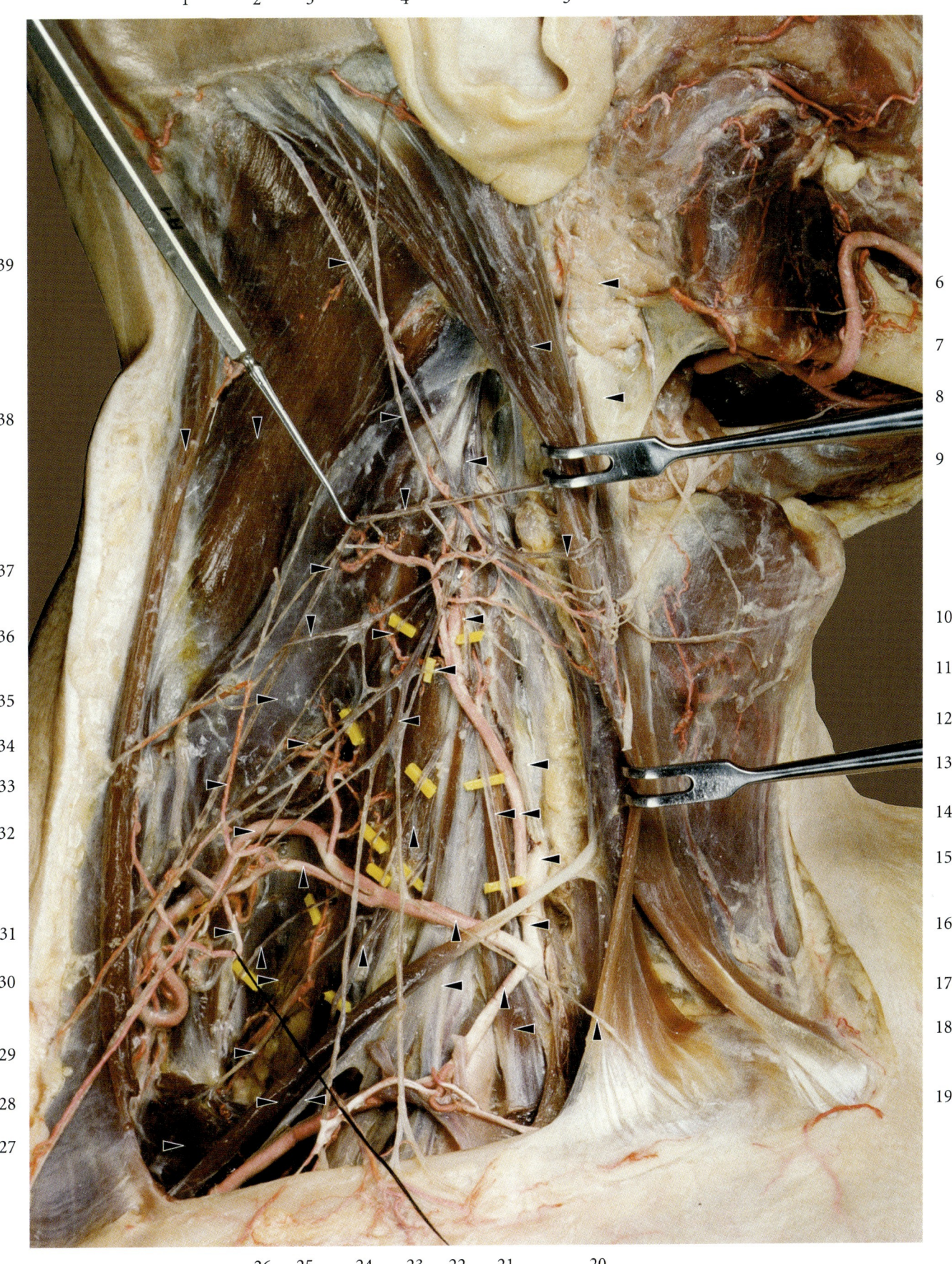

Abbildung 240 Trigonum submandibulare 1
Oberflächliche Halsregion 2

Das *Trigonum submandibulare* wird begrenzt durch den *Musculus digastricus* und die *Mandibula*. Es steht in Beziehung zur oberflächlichen Halsregion, weil die *Glandula submandibularis* in einer Loge der *Fascia cervicalis superficialis* liegt.

Die *Loge* der *Glandula submandibularis* wurde von der Oberfläche her eröffnet. Ihre mediale Wand legt sich an den *Musculus mylohyoideus* und das dahinterliegende Fett-Bindegewebslager an. Sie ist so zart und transparent, daß sie optisch nicht in Erscheinung tritt.

Zwischen der *Submandibularis-* und *Parotisloge* ist ein starker Bindegewebszug der *Fascia cervicalis superficialis* ausgebildet, der sich am *Angulus mandibulae* verankert und daher *Tractus angularis* genannt wird.

Die Submandibularisloge ist weitgehend ausgefüllt durch die *Glandula submandibularis*, die sich bei guter Entfaltung um den hinteren Rand des *Musculus mylohyoideus* hakenförmig herumlegt. In deren medialen Anteil lagert sich die *Arteria facialis* ein, die in der Loge die *Arteria submentalis* und eine Hautarterie abgibt.

Oberflächlich zur Glandula submandibularis hat die resezierte *Vena facialis* die Loge passiert und zieht oberflächlich zu der am ganzen übrigen Hals belassenen *Fascia cervicalis superficialis* in einem eröffneten *Flachtunnel* atypisch weit nach unten, bevor sie sich mit der Vena jugularis externa vereinigt.

Die *Vena jugularis externa* geht aus der *Vena retromandibularis* hervor. Sie kreuzt den *Musculus sternocleidomastoideus*, ebenfalls in einem *Flachtunnel*, von dem die Ansatzstelle der Tunneldecke noch besser sichtbar ist. Vor ihr verbinden sich die Äste des *Nervus transversus colli* mit dem *Ramus colli* des *Nervus facialis* zur *Ansa cervicalis superficialis*.

Hinter der Vena jugularis externa zieht der vordere Ast des *Nervus auricularis magnus* nach oben und lagert sich, wie üblich, in die *Glandula parotidea* ein. Die ihn begleitende Hautarterie stammt aus der *Arteria auricularis posterior*. Die Hautarterie aus dem Bereich des *Trigonum caroticum* kommt vom *Ramus sternocleidomastoideus* der *Arteria thyroidea superior*.

1 Glandula parotidea
2 Ductus parotideus
3 Angulus mandibulae
4 Arteria facialis
5 Fett-Bindegewebslager (lateral des Musculus hyoglossus)
6 Musculus mylohyoideus
7 Arteria submentalis
8 Arteria transversa faciei
9 Corpus adiposum buccae
10 Nervus facialis (Ramus buccalis)
11 Musculus masseter
12 Mandibula
13 Glandula submandibularis
14 Ansa cervicalis superficialis
15 Nervus facialis (Ramus colli)
16 Vena facialis
17 Musculus sternohyoideus (bedeckt mit Fascia cervicalis superficialis [Lamina superficialis der Fascia cervicalis])
18 Vena jugularis anterior
19 Musculus digastricus (Venter anterior)
20 Vena submentalis
21 Musculus digastricus (Tendo intermedius mit Verankerungsschlinge)
22 Musculus omohyoideus (bedeckt mit Fascia cervicalis superficialis [Lamina superficialis der Fascia cervicalis])
23 Nervus transversus colli
24 Musculus sternocleidomastoideus (bedeckt mit Fascia cervicalis superficialis [Lamina superficialis der Fascia cervicalis])
25 Vena jugularis externa
26 Ansatz der Flachtunneldecke
27 Nervus auricularis magnus (Ramus anterior)
28 Tractus angularis der Fascia cervicalis superficialis
29 Nervus facialis (Ramus marginalis mandibularis)

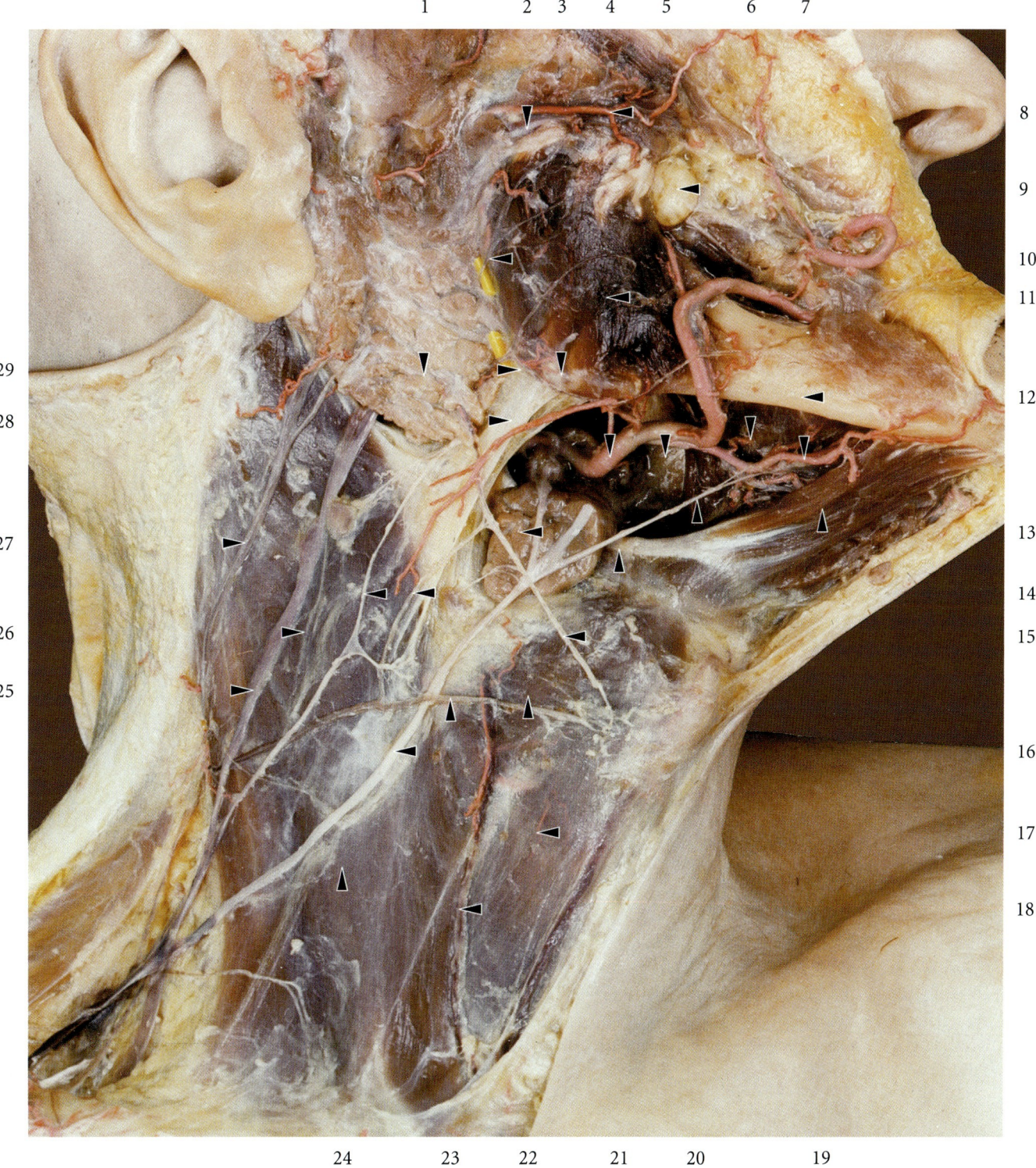

Abbildung 241   Trigonum submandibulare 2

Bei dieser Präparation wurden die Gebilde des Fett-Bindegewebslagers lateral vom *Musculus hyoglossus* auspräpariert.

Aus der nach hinten gezogenen *Glandula submandibularis* kommt der *Ductus submandibularis* (WHARTONI) und begibt sich nach vorn in den Spalt zwischen dem *Musculus mylohyoideus* und dem *Musculus hyoglossus*. Er liegt dort medial von der *Glandula sublingualis,* die mit ihrem hinteren Ende aus dem Spalt ein wenig hervorgezogen wurde. Die *Glandula submandibularis* schlägt sich bei normaler Lage hakenförmig um den hinteren Rand des *Musculus mylohyoideus* herum und kommt dadurch der *Glandula sublingualis* sehr nahe.

In dieselbe Spalte zieht der *Nervus hypoglossus*, nachdem er die Zwischensehne des *Musculus digastricus* unterkreuzt hat. Der Nervus hypoglossus bildet mit der Zwischensehne und dem hinteren Rande des *Musculus hyoglossus* das *Trigonum linguale*, in dem man, wenn der Muskel durchtrennt wird, die *Arteria lingualis* findet. Dieses Dreieck wurde durch das Herabziehen der Zwischensehne etwas erweitert.

Ganz oben gelangt in dieselbe Spalte der *Nervus lingualis*, der im weiteren Verlauf den *Ductus submandibularis* von außen unterkreuzt. An seinem Bogen vor der Spalte liegt das *Ganglion submandibulare*, das durch prä- und postganglionäre Fasern mit ihm verbunden ist. Vom Ganglion ziehen *postganglionäre Fasern* zur *Glandula submandibularis*, um sie zu innervieren.

An der äußeren Oberfläche des *Musculus mylohyoideus* ist neben der *Arteria submentalis* der *Nervus mylohyoideus* zu sehen, der vom Nervus alveolaris inferior kommt und die Innenseite der *Mandibula* gekreuzt hat.

Hinter dem *Tractus angularis* der *Fascia cervicalis superficialis* wurde die *Glandula parotidea* aus ihrer Loge herausgehoben, so daß die austretenden *Fazialisäste* und die in diesem Falle verdoppelte *Ansa cervicalis superficialis* gut zu sehen sind.

1 Nervus auricularis magnus (Ramus anterior)
2 Nodus lymphoideus cervicalis superficialis
3 Glandula parotidea (Pars profunda)
4 Nervus facialis (Ramus marginalis mandibularis)
5 Nervus facialis (Rami buccales)
6 Nodus lymphoideus submandibularis
7 Ganglion submandibulare
8 Nervus lingualis
9 Nervus mylohyoideus
10 Arteria submentalis
11 Mandibula
12 Corpus adiposum buccae
13 Musculus masseter
14 Ramus anastomoticus für die Arteria buccalis
15 Ramus tonsillaris
16 Musculus mylohyoideus
17 Glandula sublingualis
18 Musculus hyoglossus
19 Musculus omohyoideus
    (bedeckt mit Fascia cervicalis superficialis
    [Lamina superficialis der Fascia cervicalis])
20 Musculus sternohyoideus
    (bedeckt mit Fascia cervicalis superficialis
    [Lamina superficialis der Fascia cervicalis])
21 Musculus digastricus (Venter anterior)
22 Ductus submandibularis [WHARTONI]
23 Arteria lingualis
24 Glandula submandibularis
25 Nodus lymphoideus submandibularis
26 Vena facialis
27 Nervus transversus colli
28 Musculus sternocleidomastoideus
    (bedeckt mit Fascia cervicalis superficialis
    [Lamina superficialis der Fascia cervicalis])
29 Vena jugularis externa
30 Musculus digastricus (Tendo intermedius)
31 Nervus hypoglossus
    mit Vena comitans nervi hypoglossi
32 Ansa cervicalis superficialis
33 Arteria facialis
34 Tractus angularis der Fascia cervicalis superficialis
35 Vena retromandibularis
36 Nervus facialis (Ramus colli – reseziert)

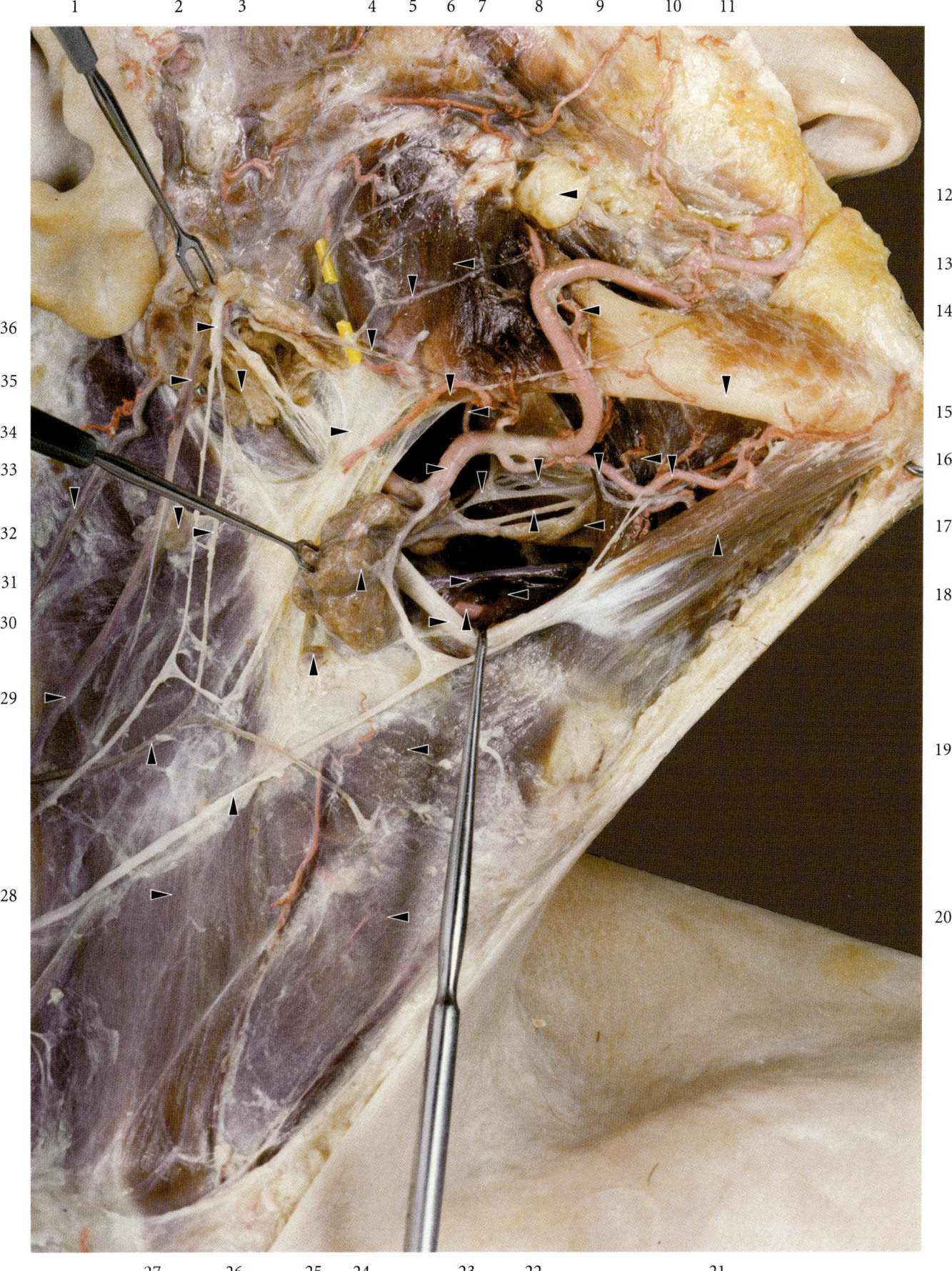

Abbildung 242   Regio parotideomasseterica 1
Platysma

Die *Glandula parotidea* wird von einer dicken, filzigen *Fascia parotidea* überzogen, die bei gut genährten Menschen zu einer schichtweisen Aufsplitterung neigt. Gegen ihren vorderen Rand hin wird die Faszie dünner und läßt das Parenchym der Drüse hindurchscheinen. Vorn geht sie dann in die ebenfalls sehr dünne *Fascia masseterica* über, an die sich noch die zarte Hülle des *Corpus adiposum buccae* anschließt, die aber keine Fortsetzung in die Regio buccalis erfährt. Das Fettgewebe am *Musculus buccinator* hängt somit mit dem Fettgewebe der übrigen *Tela subcutanea* direkt zusammen.

Die *Fascia parotidea* entspricht der *Lamina profunda strati subcutanei*. Sie bildet mit der *Fascia masseterica* eine geschlossene Schicht, welche auch die *Glandula parotidea accessoria*, den *Ductus parotideus* und die austretenden Äste des *Nervus facialis* bedeckt.

Das *Platysma* und die *mimische Muskulatur* haben den gleichen genetischen Ursprung und zeigen daher die entsprechenden Zusammenhänge. Von der *mimischen Muskulatur* wurden der *Musculus orbicularis oculi* und der *Musculus zygomaticus major* dargestellt. Getrennt durch das Feld des bukkalen Fettgewebes wurden der *Musculus risorius* und der *Musculus depressor anguli oris* auspräpariert. In den von diesen beiden Muskeln hergestellten Winkel strahlen *oberflächliche Bündel* des *Platysma* in die genannten Muskeln und in die Haut des Mundwinkels und der unteren Lippe ein. Die *tiefen Muskelbündel* des Platysma verankern sich am unteren Rande der *Mandibula*.

Nicht ungewöhnlich ist es, daß am Rande des Platysmas *kurze Muskelbündel* angetroffen werden. Das obere kurze Muskelbündel kommt von der *Fascia parotidea* und schließt sich dem *Musculus risorius* an. Oberhalb von diesem Muskelbündel ist durch die dünne Faszie hinten noch ein Stück der *Glandula parotidea* und vorn der *Musculus masseter* zu sehen. Dessen vorderer Rand wird vom *Corpus adiposum buccae* überlagert, und oberhalb davon ist die *Glandula parotidea accessoria* zu erkennen.

Durch den dicken Teil der *Fascia parotidea* wurde der *Nervus auricularis magnus* mit seinen Ästen aufgesucht.

1   Fascia parotidea
2   Glandula parotidea
    (bedeckt mit dem dünnen Anteil
    der Fascia parotidea)
3   Glandula parotidea accessoria
    (bedeckt mit Fascia parotideomasseterica)
4   Musculus zygomaticus major
5   Musculus orbicularis oris
6   Musculus orbicularis oculi (Pars orbitalis)
7   Musculus zygomaticus minor
8   Corpus adiposum buccae
9   Musculus risorius
10 Musculus depressor labii inferioris
    ([Musculus quadratus labii inferioris])
11 Hautarterie der Arteria facialis
12 Musculus depressor anguli oris
    [Musculus triangularis]
13 Platysma (oberflächliches Muskelbündel)
14 Platysma
15 Platysma (kurzes Muskelbündel)
16 Musculus masseter (bedeckt mit Fascia masseterica)
17 Musculus masseter (bedeckt mit Fascia masseterica)
18 Glandula parotidea (bedeckt mit Fascia parotidea)
19 Hautarterie der Arteria sternocleidomastoidea
20 Hautarterie der Arteria transversa colli
21 Hautarterie der Arteria thyroidea superior
22 Nervus auricularis magnus (Ramus posterior)
23 Nervus auricularis magnus (Ramus anterior)
24 Platysma (kurzes Muskelbündel)
25 Hautarterie der Arteria auricularis posterior
26 Hautarterie der Arteria temporalis superficialis
27 Rami auriculares anteriores
    der Arteria temporalis superficialis
28 Hautarterie der Arteria temporalis superficialis

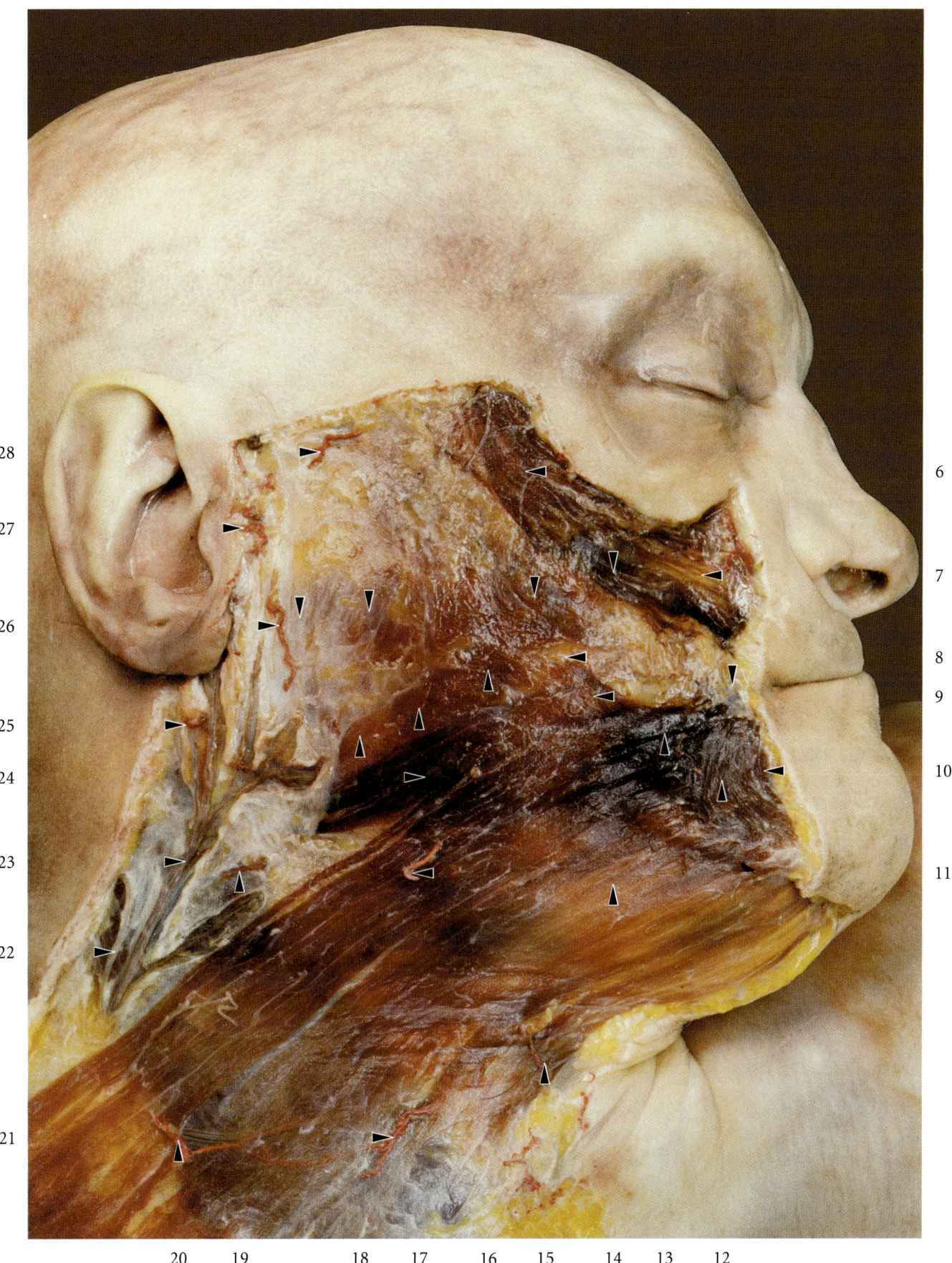

Abbildung 243 Regio parotideomasseterica 2
Nervus facialis 1

Nach *Entfernung* der *Fascia parotidea* und der *Fascia masseterica* wurden die aus der *Glandula parotidea* austretenden Äste des Nervus facialis dargestellt und unterlegt. Die *Äste des Nervus facialis* zeigen, was ihre Zahl und ihre gegenseitigen Anastomosen anbelangt, ein sehr wechselhaftes Bild. Sie werden daher am besten nach ihren *Versorgungsgebieten* geordnet und benannt.

Die Äste, welche die Fazialismuskulatur oberhalb der Lidspalte versorgen, werden *Rami temporales* genannt. Sie ziehen tatsächlich über die Schläfengegend hinweg und innervieren die *Musculi auriculares anterior* und *superior*, die vorderen Muskeln der *Kopfschwarte* und den oberen Teil des *Musculus orbicularis oculi*.

Der unterlegte Nerv, welcher die Schläfengegend ganz hinten mit der *Arteria temporalis superficialis* betritt, ist der *Nervus auriculotemporalis*. Er gehört zum *Ramus mandibularis* des *Nervus trigeminus* und besitzt zum Nervus facialis nur eine wichtige Anastomose.

Den *Ductus parotideus* begleiten meistens mehrere starke Stränge, die als *Rami zygomatici* bezeichnet werden. Sie versorgen den unteren Teil des *Musculus orbicularis oculi* und die *mimische Muskulatur* zwischen Lid- und Mundspalte.

Über den *Musculus masseter* hinweg ziehen meistens ziemlich dünne *Rami buccales* in wechselnder Zahl und verschwinden unter dem stehengelassenen *Rest des Platysmas*. Unterhalb von ihnen folgen der *Ramus marginalis mandibularis* und der *Ramus colli*, die erst nach der Entfernung des Platysmas bei der nächsten Abbildung genauer beschrieben werden sollen.

Das *Platysma* bedeckt auch die *Arteria* und *Vena facialis* sowie den weiteren Verlauf der *Vena retromandibularis*, die aus dem unteren Pol der Glandula parotidea hervorgetreten ist.

Vom vorderen Rand des *Musculus masseter* wurde das *Corpus adiposum buccae* etwas abgehoben. Über dieses hinweg zieht der unterlegte *Ductus parotideus* in die Tiefe zum *Musculus buccinator*.

1 Arteria temporalis superficialis
2 Fascia temporalis (Lamina superficialis)
3 Nervus facialis (Rami zygomatici)
4 Ductus parotideus
5 Glandula parotidea accessoria
6 Ductus parotideus
7 Musculus orbicularis oculi (Pars orbitalis)
8 Nervus facialis (Rami temporales)
9 Musculus zygomaticus major
10 Vena facialis
11 Musculus risorius
12 Musculus depressor anguli oris
 [Musculus triangularis]
13 Platysma
14 Tela subcutanea
15 Vena jugularis anterior
 (mit Hautarterien
 der Arteria thyroidea superior)
16 Arteria facialis
17 Corpus adiposum buccae
18 Nervus facialis (Ramus buccalis)
19 Nervus facialis
 (Ramus buccalis mit Anastomose
 zu einem Ramus zygomaticus)
20 Nervus facialis (Ramus buccalis)
21 Nervus facialis
 (Ramus marginalis mandibularis)
22 Nervus facialis (Ramus colli)
23 Nervus transversus colli
24 Musculus sternocleidomastoideus
 (bedeckt mit Fascia cervicalis superficialis
 [Lamina superficialis
 der Fascia cervicalis])
25 Nervus auricularis magnus (Ramus posterior)
26 Nervus auricularis magnus (Ramus anterior)
27 Vena retromandibularis
28 Musculus masseter
29 Glandula parotidea
30 Nervus auriculotemporalis
31 Vena temporalis superficialis

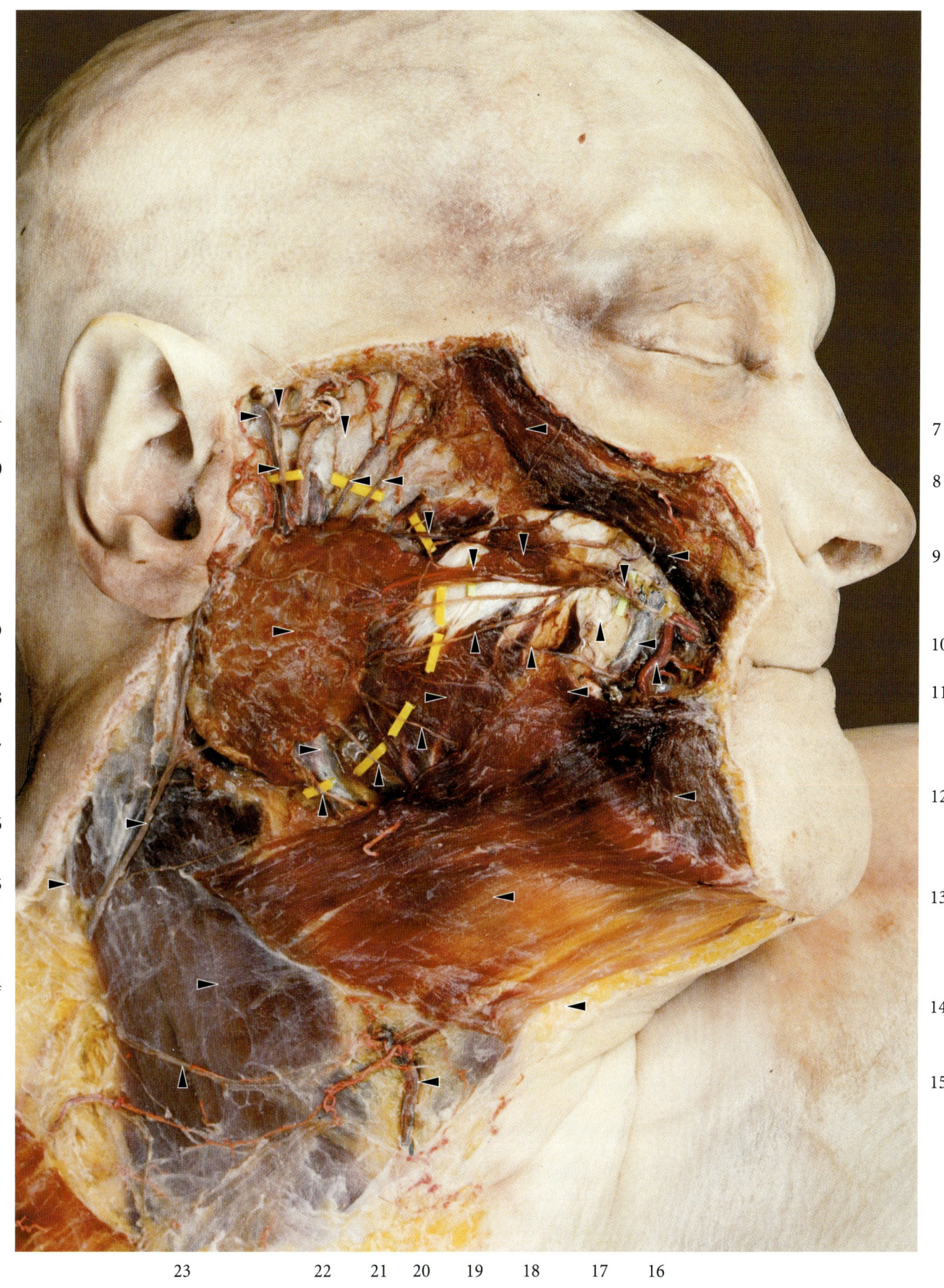

Abbildung 244   Regio parotideomasseterica 3
                  Nervus facialis 2

Nach der totalen Entfernung des Platysmas können die beiden *untersten Fazialisäste* in größerer Länge gezeigt werden. Sie kommen von dem *unteren Hauptast* des *Nervus facialis*, der sich schon in der Glandula parotidea gebildet hat.

Der *Ramus marginalis mandibularis* verläuft in der Nähe des unteren Randes der Mandibula zu der mimischen Muskulatur unterhalb der Mundspalte. Er kann aus zwei Ästen bestehen oder wie hier eine Anastomose mit einem *Ramus buccalis* eingehen. Trennt er sich erst spät vom *Ramus colli* des Nervus facialis, rückt sein Verlauf nach abwärts, und er kann dann in einiger Entfernung vom *Angulus mandibulae* gefunden werden. Sein Hauptast kreuzt die *Arteria* und *Vena facialis* oberflächlich.

Der *Ramus colli* des Nervus facialis versorgt das *Platysma*. Nicht immer sind die beiden Versorgungsgebiete streng aufgeteilt. Es kommt öfters vor, daß der *Ramus marginalis mandibularis* kurze Äste an den oberen Teil des Platysmas abgibt. Andererseits hat der dargestellte *vordere Ast* des *Ramus colli* durch seine Seitenäste und seine Endstrecke offensichtlich Bezug zur mimischen Muskulatur des Gesichtes.

Dieser vordere Ast verlief in einer dünnen *Fettschicht* an der *Innenseite des Platysmas*, die oberhalb des Hyoids ausgebildet ist, und sich vom Trigonum caroticum mit Aussparung des Gebietes der *Glandula submandibularis* bis zum Kinn erstreckt. Dieser dünnen Fettschicht steht an der *äußeren Oberfläche des Platysmas* in derselben Gegend eine dickere gegenüber, die sich bei fettleibigen Menschen zu einem sogenannten *Doppelkinn* entwickeln kann.

Der *Nervus facialis* geht in seiner Peripherie vielfache *Anastomosen* mit allen benachbarten *sensiblen Nerven* ein. Aber auch schon im Bereich der Glandula parotidea kommt es zu einer solchen Verbindung. Der dargestellte, in die Parotis eindringende Ast des *Nervus auricularis magnus* bildet eine besonders dicke Anastomose mit dem *Plexus intraparotideus*.

 1 Nervus auriculotemporalis
 2 Vena temporalis media
 3 Nervus facialis (Ramus buccalis)
 4 Ductus parotideus mit Arteria transversa faciei)
 5 Nervus facialis (Rami zygomatici)
 6 Glandula parotidea accessoria
 7 Musculus masseter
    (Ursprungssehne am Os zygomaticum)
 8 Ductus parotideus
 9 Arteria zygomatico-orbitalis
10 Nervus facialis (Rami temporales)
11 Musculus orbicularis oculi (Pars orbitalis)
12 Nervus facialis
    (Anastomosen der peripheren Facialisäste)
13 Musculus zygomaticus major
14 Arteria labialis superior
15 Musculus risorius (Schnittrand)
16 Musculus depressor anguli oris
    [Musculus triangularis]
17 Nervus facialis
    (Ast der mimischen Kopfmuskulatur
    des Ramus colli)
18 Arteria facialis
19 Corpus adiposum buccae
20 Vena facialis
21 Musculus masseter
22 Nervus facialis
    (Ramus buccalis
    des Ramus marginalis mandibularis)
23 Nervus facialis
    (Ramus marginalis mandibularis)
24 Vena retromandibularis
25 Nervus facialis (Ramus colli)
26 Vena jugularis anterior
27 Musculus sternocleidomastoideus
    (bedeckt mit Fascia cervicalis superficialis
    [Lamina superficialis
    der Fascia cervicalis])
28 Nervus facialis
    (Ramus colli – absteigender Ast – reseziert)
29 Nervus auricularis magnus (Ramus anterior)
30 Nervus facialis
    (Ramus buccalis mit Anastomose
    zum Ramus marginalis mandibularis)
31 Glandula parotidea
32 Vena temporalis superficialis
33 Arteria temporalis superficialis

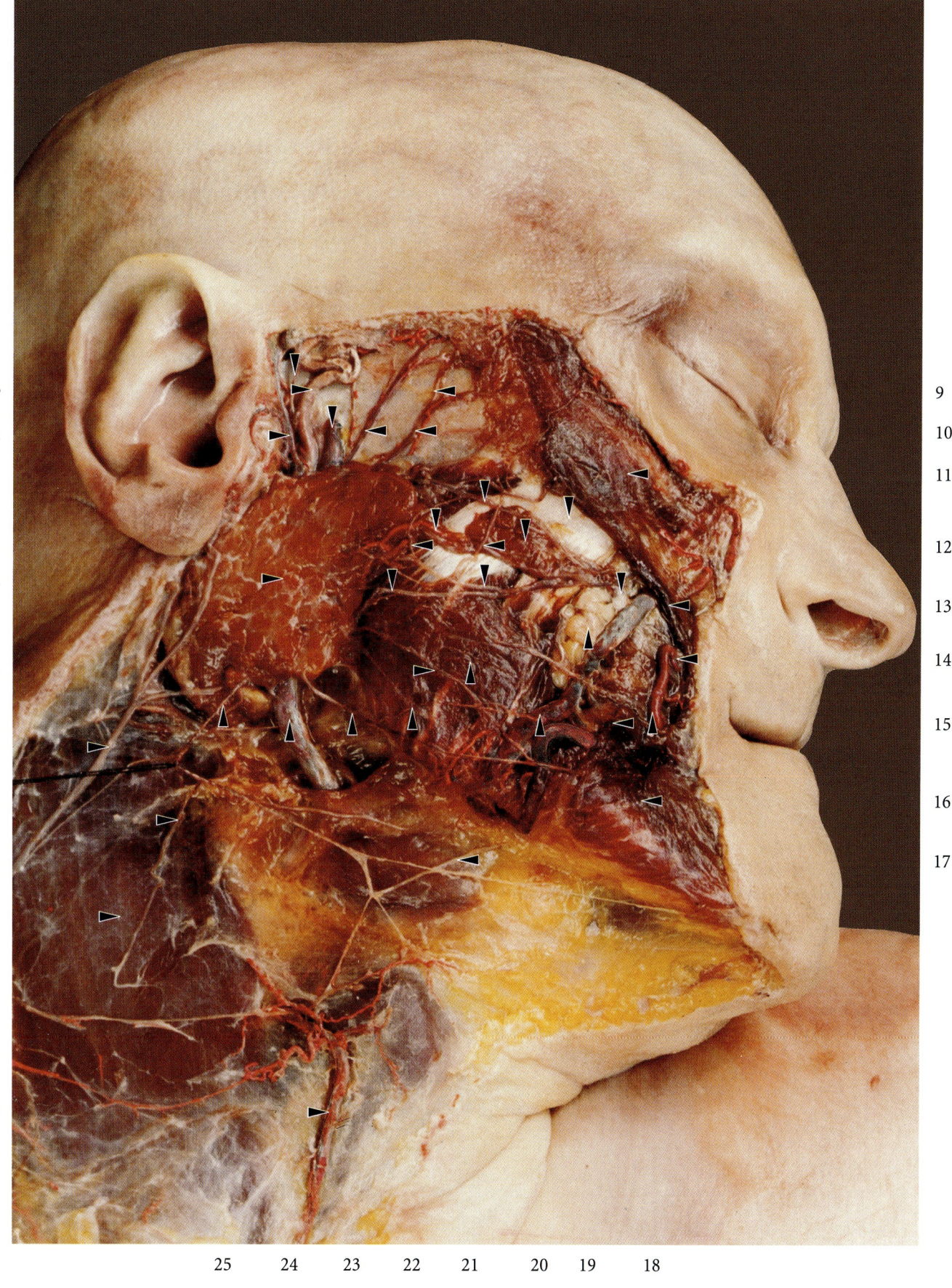

**Abbildung 245   Regio parotideomasseterica 4
Nervus facialis 3**

Die *Glandula parotidea* wurde in der Ebene des *Plexus intraparotideus* und der austretenden Fazialisäste in eine *Pars superficialis* und eine *Pars profunda* zerlegt. Die beiden Teile sind durch eine unvollständige Bindegewebsschicht des *Plexus intraparotideus* voneinander getrennt. Sie hängen aber zwischen den größeren Lücken des Plexus, auch mit ihrem Ausführunggangsystem, zusammen.

Am *Plexus intraparotideus* läßt sich ein oberer und ein un-terer Ast unterscheiden. Aus dem *oberen Ast* gehen die Rami temporales und die Rami zygomatici hervor. Er wurde daher auch als *Ramus temporofacialis* bezeichnet. Aus dem *unteren Ast* gehen der Ramus marginalis mandibularis und der Ramus colli hervor, so daß er auch *Ramus cervicofacialis* genannt wurde. Die Rami buccales gesellen sich dem einen oder dem anderen Ast bei.

Hinter dem Kiefergelenk schlingt sich der *Nervus auriculotemporalis* nach oben in die Schläfengegend. Vorher hat er bereits die unterlegten *Rami communicantes* zum *Nervus facialis* abgegeben, welche die Drüse mit *sekretorischen Fasern* versorgen. In Fortsetzung des unteren Ramus communicans ist ein solches *Innervationsbündel* für die Pars superficialis zu sehen. Unterhalb von ihm hat ein Ast des *Nervus auricularis magnus* die Verbindung zum *Plexus intraparotideus* aufgenommen.

Durch die Spaltung der Drüse wird Einblick in die Tiefe der *Fossa retromandibularis* gewonnen, wo sich die *Vena retromandibularis* und die *Arteria carotis externa* mit ihrer Endaufteilung befinden. Schon von der *Arteria temporalis superficialis* geht die *Arteria transversa faciei* ab, die sich an diesem Präparat hauptsächlich im Musculus masseter und in der Glandula parotidea erschöpft. Oberhalb von ihr entspringt aus der *Arteria temporalis superficialis* die *Arteria temporalis media*, welche mit der *Vena temporalis media* die beiden Laminae der *Fascia temporalis* durchsetzt, um zum *Musculus temporalis* zu gelangen.

Die ursprünglich in das Drüsenparenchym eingelagerte *Vena retromandibularis* verbindet sich mit der *Vena facialis* und mündet in diesem Fall ohne eine *Vena jugularis externa* zu bilden, ausschließlich in die *Vena jugularis interna*.

1 Glandula parotidea (Pars superficialis)
2 Innervationsbündel der Glandula parotidea
3 Nervus facialis
   (Ramus superior [Ramus temporofacialis])
4 Ramus communicans cum nervo faciali
5 Arteria transversa faciei
6 Nervus facialis (Rami zygomatici)
7 Nervus facialis
   (Äste für den Musculus orbicularis oculi)
8 Ductus parotideus [STENONII]
9 Musculus orbicularis oculi (Pars orbitalis)
10 Musculus zygomaticus major
11 Nervus facialis (Ramus temporalis
   für die Musculi auriculares anterior, superior
   und temporoparietalis)
12 Arteria temporalis superficialis
13 Ramus communicans cum nervo faciali
14 Glandula parotidea accessoria
15 Ramus massetericus
16 Nervus facialis (Rami buccales)
17 Musculus masseter
18 Arteria facialis
19 Vena facialis
20 Musculus risorius (reseziert)
21 Musculus depressor anguli oris
   [Musculus triangularis]
22 Nervus mylohyoideus
23 Musculus buccinator
24 Nervus facialis
   (Ramus marginalis mandibularis – tiefer Ast)
25 Arteria submentalis
26 Ductus submandibularis [WHARTONI]
27 Musculus digastricus (Tendo intermedius)
28 Nervus facialis
   (Ramus inferior [Ramus cervicofacialis])
29 Nervus auricularis magnus
   (Anastomose mit dem Nervus facialis)
30 Musculus mylohyoideus
31 Nervus hypoglossus
32 Glandula submandibularis
33 Nervus facialis (Ramus marginalis mandibularis)
34 Nervus facialis (Ramus colli [Ramus cervicalis])
35 Vena retromandibularis
36 Glandula parotidea (Pars profunda)
37 Ramus auricularis anterior
38 Nervus auriculotemporalis
39 Vena temporalis superficialis (kollabiert)

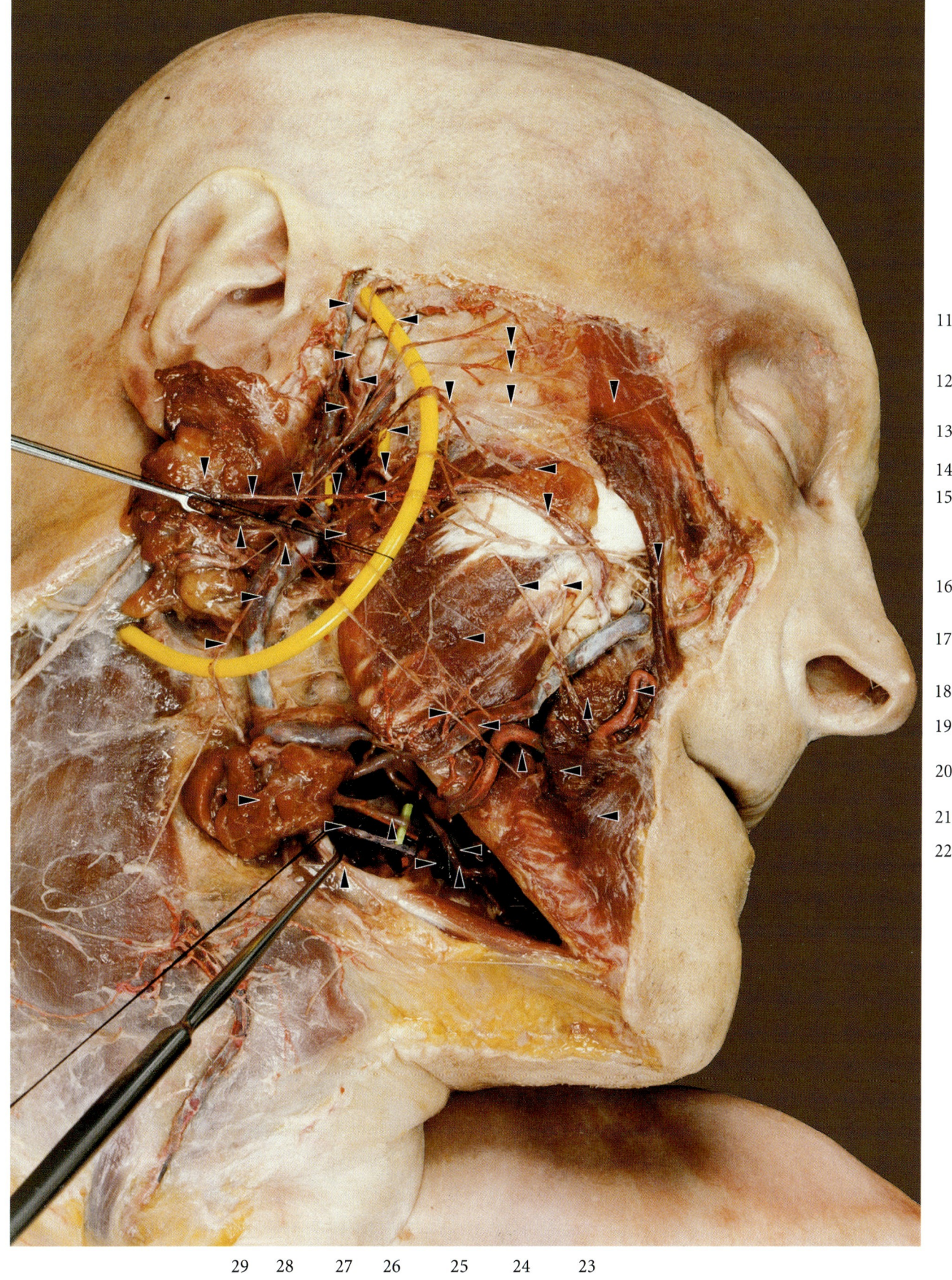

Abbildung 246   Regio parotideomasseterica 5
           Glandula parotidea und Gefäße

Die *Aufteilung* der Glandula parotidea in eine *Pars superficialis* und eine *Pars profunda* ist sehr unterschiedlich. Hier ist die Pars profunda der größere Teil, wie es nach HURFORD bei jedem zweiten Menschen vorkommt.

Bei der *Vaskularisation* fällt eine sehr starke Arteria transversa faciei und eine sehr starke Arteria zygomaticoorbitalis auf. Dagegen liegt in der Drüse nur eine sehr schwache *Vena retromandibularis*. Durch die Zusammenhänge des *Plexus pterygoideus* mit den *Pharynxvenen* ist der venöse Hauptabfluß dieses Gebietes statt über die *Venae maxillares* auch über eine *Vena pharyngea* direkt in die Vena jugularis interna möglich.

Größere *Gefäße* überschreiten die *Teilungsebene* der Glandula parotidea nicht. Die Drüse wird *von oben* durch *Rami parotidei* der *Arteria temporalis superficialis* und der *Arteria transversa faciei* versorgt. Der Ast der Arteria transversa faciei geht aus dem Anfangsstück des Gefäßes ab, das in die Drüse eingelagert ist.

Der *untere Teil* der *Pars superficialis* wird von Ästen der *Arteria auricularis posterior* versorgt, der hier in Begleitung der schmächtigen Vena retromandibularis gefunden wird. Der *untere Teil* der *Pars profunda* bekommt einen starken Ast der *Arteria facialis*, der gleichzeitig den *Musculus masseter* versorgt.

Die *Arteria transversa faciei* wird von zwei *Rami zygomatici* des Nervus facialis begleitet und ist an die Innenseite der *Glandula parotidea accessoria* gelangt, an die sie Äste abgibt. Ihr Endgebiet liegt an der Oberfläche des Gesichtes, wo sie, wie alle Arterien des Gesichtes, reichlich *Anastomosen* bildet. Eine besonders starke Anastomose mit der *Arteria facialis* wurde dargestellt.

Die *Arteria zygomaticoorbitalis* ist hier ein Ast der Arteria transversa faciei. Sie begibt sich vorübergehend unter die dort verstärkte Fascia masseterica und zieht dann zur Orbita. Sie anastomosiert mit den palpebralen Gefäßen der *Arteria ophthalmica*.

Der *Nervus facialis* hat sich in der Drüse in die beiden typischen Äste aufgeteilt, ohne, wie es öfters vorkommt, einen wirklichen *Plexus intraparotideus* zu bilden (s. Text der Abb. 245).

1 Glandula parotidea (Pars superficialis)
2 Cartilago meatus acustici
3 Ramus parotideus
   der Arteria temporalis superficialis
4 Arteria transversa faciei
5 Arteria temporalis media accessoria (Varietät)
6 Nervus facialis (Ramus zygomaticus)
7 Arteria transversa faciei
8 Corpus adiposum buccae
9 Arteria facialis (Ramus lateralis nasi)
10 Arteria zygomatico-orbitalis
11 Glandula parotidea accessoria
12 Nervus facialis
    (Ramus superior [Ramus temporofacialis])
13 Nervus facialis
    (Ramus inferior [Ramus cervicofacialis])
14 Glandula parotidea (Pars profunda)
15 Arteria carotis externa
16 Arteria facialis (Ramus massetericus et glandularis)
17 Arteria facialis
18 Glandula submandibularis
19 Musculus mylohyoideus
20 Musculus depressor anguli oris
    [Musculus triangularis]
21 Arteria facialis (Arteria labialis inferior)
22 Arteria submentalis
23 Musculus masseter
24 Ramus parotideus
25 Vena glandularis der Pars profunda gl. parotideae
26 Ramus parotideus der Arteria transversa faciei
27 Musculus digastricus (Venter posterior)
28 Arteria occipitalis
29 Os hyoideum (Cornu majus)
30 Bifurcatio carotidis
31 Nervus hypoglossus
32 Vena pharyngea
    (tiefer Abfluß des Maxillarvenengebietes
    in die Vena jugularis interna)
33 Nervus accessorius
34 Arteria auricularis posterior
    mit Rami parotidei und Vene
35 Nervus facialis (Hauptstamm)
36 Ramus parotideus der Arteria temporalis superficialis
37 Arteria temporalis superficialis mit Vene
38 Nervus auriculotemporalis
39 Arteria temporalis superficialis
    (Rami auriculares anteriores)
40 Arteria temporalis superficialis

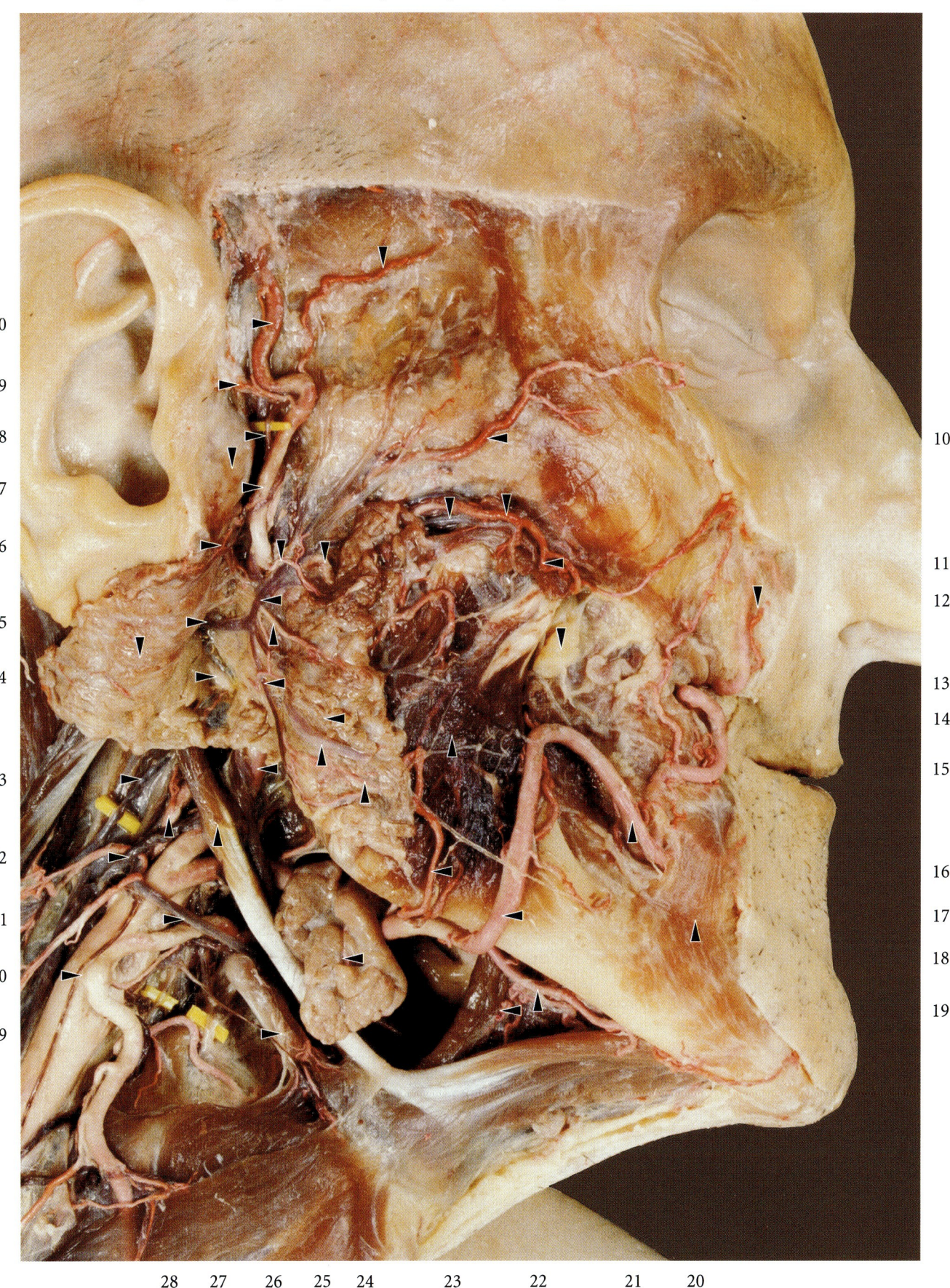

Abbildung 247   Regio facialis 1
Fossa retromandibularis

Die Regio faciei lateralis setzt sich aus der *Regio buccalis* und der *Regio parotideomasseterica* zusammen. Nach Entfernung der Glandula parotidea kann die *Fossa retromandibularis* in der ganzen Ausdehnung betrachtet werden. Durch den *Processus styloideus* und die beiden tiefer gelegenen, von ihm entspringenden Muskeln wird sie vom *Spatium parapharyngeum* getrennt.

Von der Spitze des *Processus styloideus* geht das *Ligamentum stylomandibulare* zum *Angulus mandibulae*, und kranial von ihm entspringt der *Musculus styloglossus*. Zwischen ihm und dem *Musculus stylopharyngeus* zieht die *Arteria palatina ascendens* der Arteria facialis zum Pharynx nach oben. Der *Musculus stylohyoideus* kreuzt die Arteria carotis externa an ihrer vorderen Seite.

Zwischen dem *Processus styloideus* und dem *Processus mastoideus* tritt der *Nervus facialis* aus dem *Foramen stylomastoideum* aus und gibt sofort den unterlegten *Nervus auricularis posterior* ab. Der *Nervus facialis* zeigt seine typische Aufspaltung in einen *oberen* und einen *unteren Hauptast* (s. Text der Abb. 245). Intra- wie extraglanduläre *Anastomosen* zwischen den Ästen sind vorhanden.

Der *Musculus masseter* besitzt an sich eine sehr dünne *Faszie*, die entfernt wurde. Nur am oberen hinteren Rande seiner Pars superficialis ist die Faszie zu einer *bindegewebigen Platte* verstärkt, die vom *Arcus zygomaticus* und der *Gelenkskapsel* des Kiefergelenks nach abwärts zieht. Sie ist dort mit der Innenseite der *Glandula parotidea* fest verbunden. Diese Platte wurde reseziert, wo die *Arteria transversa faciei* sie unterlaufen hat.

Der *Musculus masseter* bekommt neben seiner Versorgung aus der *Arteria maxillaris* kräftige oberflächliche Äste aus der *Arteria facialis* und der *Arteria temporalis superficialis*.

Durch das Emporheben des *Lobulus auriculae* wurde das Verbreitungsgebiet der *Arteria auricularis posterior* einsehbar und die *Cartilago meatus acustici* in ihrer Verbindung mit dem *Processus mastoideus* freigelegt. Die *Arteria auricularis profunda* der Arteria maxillaris betritt über eine *Incisura cartilaginis meatus acustici* den Gehörgang.

 1 Arteria auricularis posterior (Ramus auricularis)
 2 Ramus parotideus der Arteria auricularis posterior
 3 Cartilago meatus acustici
 4 Processus styloideus
    Arteria auricularis profunda
    der Arteria maxillaris
 5 Ramus parotideus der Arteria temporalis superficialis
 6 Arteria temporalis media accessoria (Varietät)
 7 Fascia temporalis (Lamina superficialis)
 8 Nervus facialis (Rami zygomatici)
 9 Arteria transversa faciei
10 Corpus adiposum buccae
11 Ductus parotideus [STENONII]
12 Arteria zygomatico-orbitalis
13 Nervus auriculotemporalis
14 Nervus facialis (Rami temporales)
15 Arteria masseterica der Arteria transversa faciei
16 Ramus massetericus der Arteria transversa faciei
17 Nervus facialis
18 Ligamentum stylomandibulare
19 Musculus stylopharyngeus
20 Arteria palatina ascendens der Arteria facialis
21 Rami masseterici der Arteria facialis
22 Nervus facialis (Ramus colli)
23 Arteria facialis
24 Nervus facialis
    (Ramus buccalis am Musculus masseter)
25 Nervus facialis (Ramus marginalis mandibularis)
26 Bindegewebsplatte der Fascia masseterica
27 Musculus styloglossus
28 Nervus facialis
    (oberer Hauptast [Ramus temporofacialis])
29 Arteria carotis externa
30 Processus transversus des Atlas
31 Arteria occipitalis
32 Musculus digastricus (Venter posterior)
    und Musculus stylohyoideus
33 Nervus facialis (unterer Hauptast
    [Ramus cervicofacialis]
    und Vena auricularis posterior)
34 Arteria auricularis posterior
35 Arteria auricularis posterior (Ramus occipitalis)
36 Nervus facialis (Nervus auricularis posterior)
37 Arteria auricularis posterior (Ramus auricularis)
38 Lamina tragi
39 Arteriae auriculares anteriores
40 Arteria temporalis superficialis

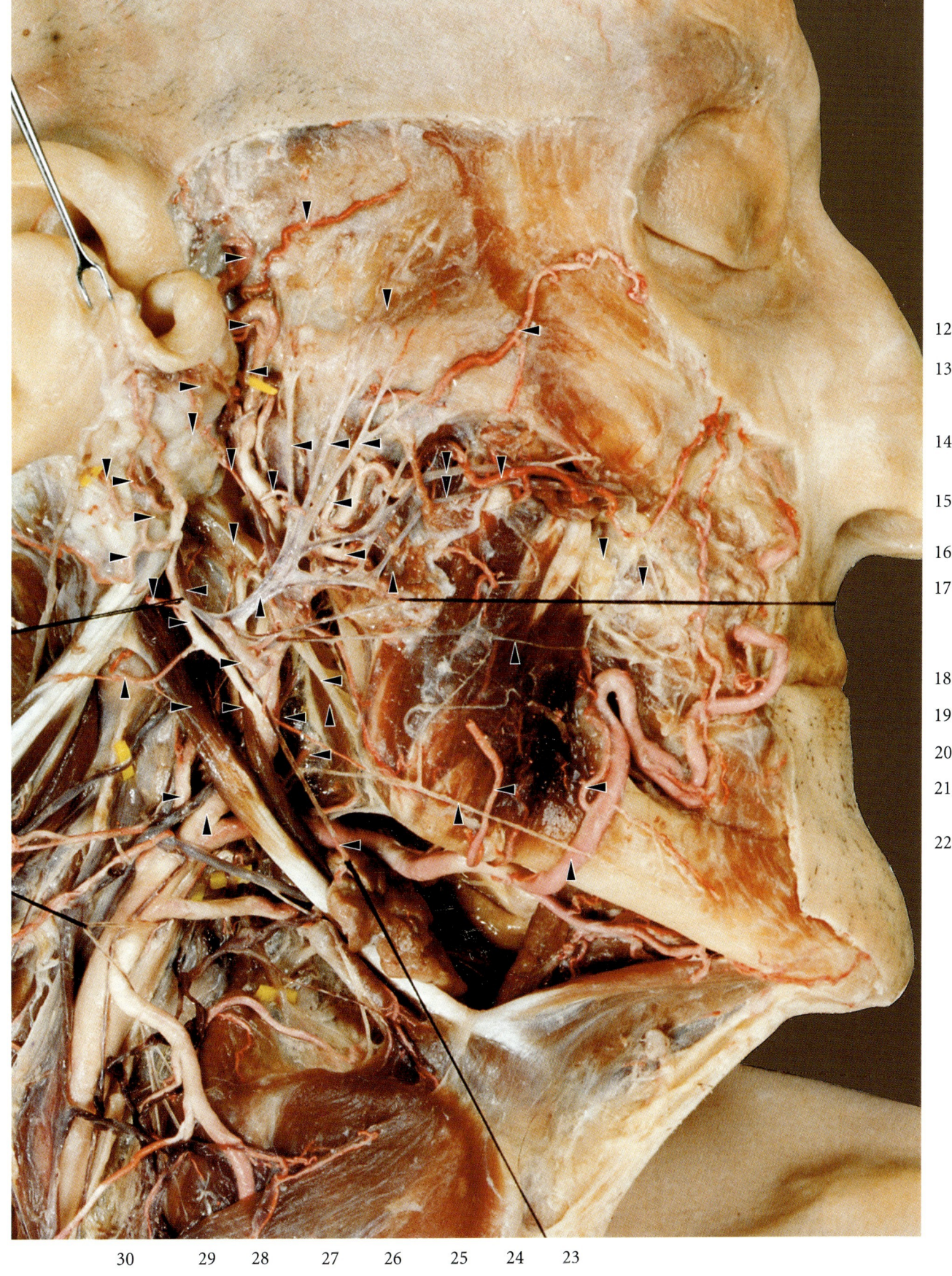

**Abbildung 248 Regio temporalis 1
und Regio facialis 2**

Die multiplen Anastomosen der Kopfarterien ermöglichen *Verschiebungen* der *Versorgungsbereiche* oder der Abgänge einzelner Gefäße ohne größere Bedeutung. So hat bei der Ausbildung einer akzessorischen *Arteria temporalis media* ein höher oben abgehender Ast der *Arteria temporalis superficialis* als *Ramus frontalis* die Versorgung der Stirn übernommen, und die Arteria *zygomaticoorbitalis* geht nicht von der Arteria temporalis superficialis, sondern von der *Arteria transversa faciei* ab.

Die *Lamina profunda strati subcutanei* wurde über den Muskeln des *Musculus epicranius* beseitigt. Über die ganze Breite der Stirn ist der *Venter frontalis* des *Musculus occipitofrontalis* dargestellt. Zur Schläfe hin schließt an ihn der *Musculus temporoparietalis* an, der in der Höhe der *Lineae temporales* des Schädels zusammen mit einem Teil des *Musculus auricularis superior* reseziert wurde. Auch der *Musculus auricularis anterior* wurde zum Teil entfernt. Freigelegt ist dadurch die *Lamina superficialis* der *Fascia temporalis*, die zusammen mit dem unter ihr befindlichen *Fettkörper* aufgeklappt wurde, um die *Lamina profunda* zu zeigen.

Die *beiden Laminae* trennen sich erst kaudal von einer nach oben leicht konvexen *Linie,* die vom *Processus mastoideus* in Richtung *Margo supraorbitalis* verläuft. Vereint kommen sie aus der *interlinearen Zone* des *Os parietale* und setzen wiederum vereint am oberen Rande des *Os zygomaticum* an. Den interfaszialen mit Fett ausgefüllten Raum durchsetzt die *Arteria temporalis media*, um zum *Musculus temporalis* zu gelangen.

Neben den zahlreichen resezierten *Rami parotidei* ist in der *Fossa retromandibularis* die *Vena retromandibularis* und die Endaufteilung der Arteria carotis externa zu sehen.

Die *Pars superficialis* des *Musculus masseter* wurde von seiner *Pars profunda* deutlich abgegrenzt und die Versorgung mit den äußeren Blutgefäßen dargestellt.

Im Bereich der *Regio buccalis* sei auf eine ziemlich starke *Anastomose* zwischen der *Arteria facialis,* der *Arteria transversa faciei* und der *Arteria infaorbitalis* hingewiesen.

1 Musculus auricularis superior
2 Musculus auricularis superior
3 Arcus zygomaticus
4 Fascia temporalis
  (Lamina superficialis – Schnittrand)
5 Arteria zygomaticoorbitalis
6 Musculus orbicularis oculi (Pars orbitalis)
7 Musculus occipitofrontalis (Venter frontalis)
8 Musculus auricularis anterior (reseziert)
9 Fascia temporalis (Lamina profunda)
10 Arteria temporalis media
11 Articulatio temporomandibularis
12 Arteria transversa faciei
13 Ramus lateralis nasi
14 Musculus masseter (Pars superficialis)
15 Arteria facialis
16 Arteria labialis inferior
17 Corpus adiposum buccae [Bichat]
18 Glandula parotis accessoria
19 Ductus parotideus [Stenonis]
20 Musculus masseter (Pars profunda)
21 Processus styloideus (unteres Ende)
22 Ramus parotideus
   der Arteria auricularis posterior
23 Musculus sternocleidomastoideus
24 Musculus digastricus (Tendo intermedius)
25 Ramus mandibulae
26 Arteria auricularis posterior
27 Vena retromandibularis
28 Arteria temporalis superficialis
29 Nervus auriculotemporalis
30 Ramus auricularis anterior
31 Ramus auricularis anterior
32 Arteria temporalis superficialis
33 Musculus temporoparietalis (Schnittrand)

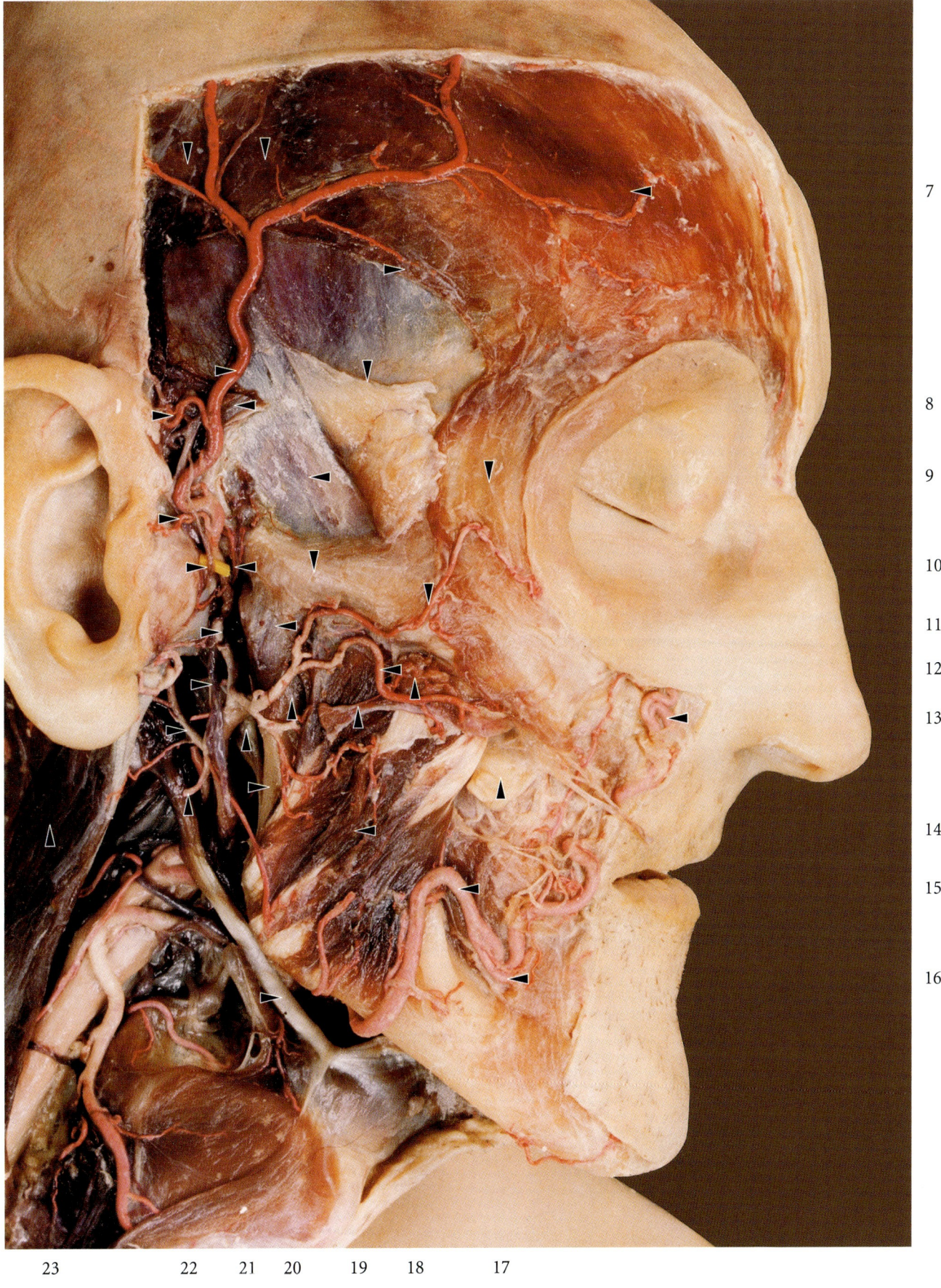

Abbildung 249 Regio temporalis 2 und Regio facialis 3

Der *Arcus zygomaticus* vor dem *Kiefergelenk* wurde reseziert und mit dem daran entspringenden *Musculus masseter* zurückgeklappt. Entfernt wurde auch die am oberen Rande des Arcus zygomaticus befestigte *Fascia temporalis,* soweit sie nicht dem *Musculus temporalis* als skelettergänzende Faszie dient.

Freigelegt wurde dadurch der *Musculus temporalis*, der vordere Teil des *Ramus mandibulae* und ein großer Teil des *Corpus adiposum buccae* (BICHAT).

Die *Hauptmasse* des *Corpus adiposum buccae* liegt hinter dem *Tuber maxillae* und erstreckt sich mit einem *Processus pterygoideus* medial vom dem an der Mandibula ansetzenden *Musculus temporalis* über den *Musculus pterygoideus medialis* weit nach hinten. Nach oben steigt der mächtige *Processus temporalis* in die Fossa temporalis auf und umgibt den vorderen Rand des *Musculus temporalis*. Nach vorn überragt den Rand des Musculus masseter der von FORSTER *Masseterpfropf* genannte Anteil. Dieser hat eine charkteristische Beziehung zunm *Ductus parotideus* (STENONII) und wird von unten durch eine Ausstrahlung der Sehne des *Musculus temporalis*, die zum *Musculus buccinator* zieht, von einem Raum abgegrenzt, in dem der *Nervus buccalis* und eine *Anastomose* zwischen den Arteriae buccalis und facialis liegt.

Die Haut- und Schleimhautäste des *Nervus buccalis* werden durch Fäden gespannt. In der *Regio oralis* gehen im Bereiche des Mundwinkels von der *Arteria facialis* wie öfters verselbständigte dünne Arterien ab, die in der Nähe der Mundspalte unter der Schleimhaut einen Gefäßring bilden und daher auch als *Arteriae coronariae* bezeichnet worden sind.

Der Ansatz des *Musculus temporalis* am *Processus coronoideus* reicht vor allem an der medialen Seite der *Mandibula* weit nach unten. Hinter ihm tritt der *Nervus massetericus* über der *Incisura mandibulae* an den *Musculus masseter*. Eine ihn begleitende *Arteria masseterica* der *Arteria maxillaris* war nicht ausgebildet. Das erklärt die starke Gefäßversorgung des Muskels von außen, wie sie bei der vorhergehenden Abbildung gezeigt wurde.

1 Processus zygomaticus des Os temporale (mit Tuberculum articulare)
2 Arteria temporalis superficialis (Ramus frontalis)
3 Fascia temporalis
4 Musculus occipitofrontalis (Venter frontalis) [Musculus frontalis]
5 Musculus temporalis
6 Corpus adiposum buccae (Processus temporalis)
7 Os zygomaticum (Schnittfläche)
8 Corpus adiposum buccae (Processus orbitalis)
9 Tuber maxillae
10 Arteria facialis (Ramus lateralis nasi)
11 Ductus parotideus (Stenonis)
12 Arteria facialis (Arteria labialis superior)
13 Nervus buccalis
14 Arteria facialis (Arteria labialis inferior)
15 Musculus depressor anguli oris [Musculus triangularis]
16 Arteria coronaria oris superior
17 Corpus adiposum buccae (Masseterpfropf [FORSTER])
18 Fascia buccotemporalis
19 Processus coronoideus (mit Temporalissehne)
20 Processus condylaris
21 Musculus digastricus (Tendo intermedius mit bindegewebigem Verankerungszug)
22 Arteria facialis
23 Ramus anastomoticus für die Arteria buccalis
24 Linea obliqua der Mandibula
25 Musculus buccinator
26 Musculus masseter
27 Nervus massetericus
28 Articulatio temporomandibularis (Ligamentum laterale)
29 Lamina tragi
30 Nervus auriculotemporalis
31 Arteria temporalis superficialis (Ramus auricularis anterior)
32 Arteria temporalis superficialis
33 Arteria temporalis superficialis (Ramus parietalis)

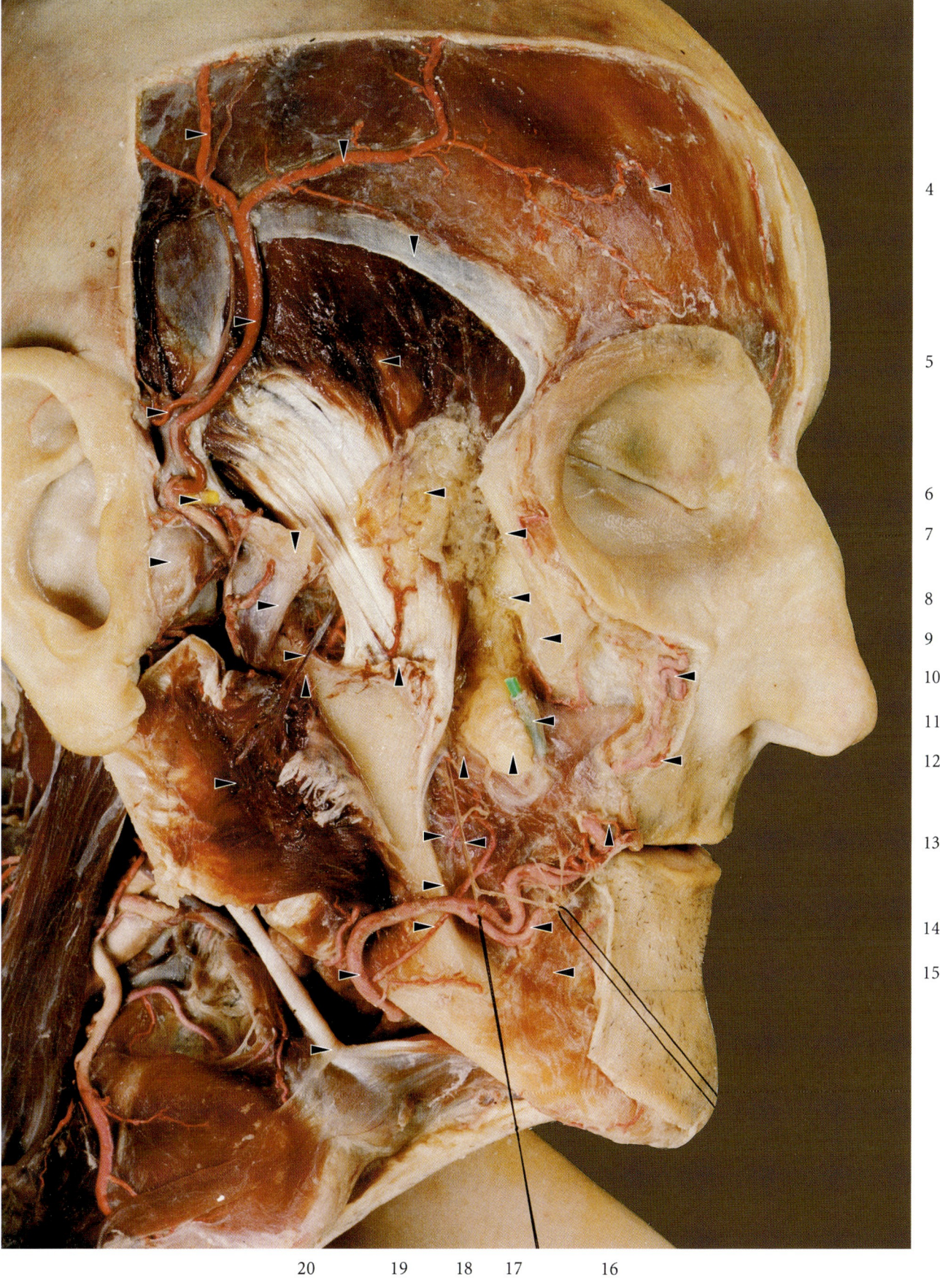

Abbildung 250   Fossa infratemporalis 1

Der *Ramus mandibulae* mit dem *Musculus masseter* und dem Ansatz des *Musculus temporalis* wurden reseziert. Stehen geblieben ist der *Processus condylaris* in Verbindung mit dem *Kiefergelenk* und dessen *Ligamentum laterale*.

Die *Arteria maxillaris* betritt die Fossa infratemporalis zwischen dem *Processus condylaris* der Mandibula und dem *Ligamentum sphenomandibulare*, das von der *Spina angularis ossis sphenoidalis* zur Umgebung des *Foramen mandibulae* zieht.

Auf dem Wege zur Fossa pterygopalatina kann die *Arteria maxillaris* lateral oder medial des *Musculus pterygoideus lateralis* verlaufen. Um ihre mediale Lage sichtbar zu machen, wurde der *obere Kopf* des *Musculus pterygoideus lateralis*, der außerdem oft mit der Muskulatur des *Musculus temporalis* kaum trennbar verbunden ist, teilweise reseziert. Die Arterie gibt dort mehrere *Rami pterygoidei* an den Muskel ab und entläßt die *Arteria buccalis*, die ebenso wie der benachbarte *Nervus buccalis* zwischen den beiden Köpfen des Musculus pterygoideus lateralis austritt.

In der Tiefe nach oben zieht die *Arteria temporalis profunda anterior*, bevor die Arteria maxillaris in die *Fossa pterygoplatina* eintritt und die weiteren Äste abgibt. Die *Arteria temporalis profunda posterior* verläuft meistens etwas oberflächlicher, wurde aber hier durch den unteren Bauch des *Musculus pterygoideus lateralis* verdeckt, so daß er aufgespalten wurde. Sie gibt in diesem Fall neben *Rami pterygoidei* die *Arteria alveolaris inferior* für den Unterkiefer ab.

Die *Nervi temporales profundi* liegen außer den Ästen, die vom *Nervus buccalis* abgehen, dem Knochen eng an, bevor sie in den Muskel eintreten. Der hinterste hat meistens mit dem *Nervus massetericus* einen gemeinsamen Stamm, der auch den *Musculus pterygoideus lateralis* versorgen kann.

Zwischen den beiden Musculi pterygoidei ist der *Processus pterygoideus* des *Corpus adiposum buccae* in seiner richtigen Lage geblieben. Hinter ihm sind der *Nervus lingualis* und *alveolaris inferior* unterlegt, wo sie über den *Musculus pterygoideus medialis* zu ihrem Zielgebiet verlaufen.

1 Rami auriculares anteriores
2 Articulatio temporomandibularis
   (mit Capsula articularis und Ligamentum laterale)
3 Processus zygomaticus des Os temporale
   und Tuberculum articulare
4 Nervus temporalis profundus (medius)
5 Arteria maxillaris
6 Fascia temporalis
7 Musculus temporalis
8 Corpus adiposum buccae (Processus temporalis)
9 Arteria temporalis profunda anterior
10 Nervus temporalis profundus (anterior)
11 Arteria buccalis
12 Nervus alveolaris inferior
13 Nervus lingualis
14 Arteria alveolaris inferior mit Ramus mylohyoideus
15 Nervus buccalis
16 Anastomose zwischen Arteria buccalis
   und Arteria facialis
17 Arteria labialis inferior
18 Arteria facialis
19 Os zygomaticum (Schnittfläche)
20 Corpus adiposum buccae (Masseterpfropf
   [Forster])
21 Musculus buccinator
22 Corpus adiposum buccae (Processus pterygoideus)
23 Nervus mylohyoideus
24 Arteria maxillaris
25 Musculus stylohyoideus
26 Musculus masseter
27 Musculus sternocleidomastoideus
28 Musculus digastricus (Venter posterior)
29 Processus styloideus
   mit Ligamentum stylomandibulare
30 Arteria carotis externa
31 Arteria temporalis profunda posterior
32 Collum mandibulae
33 Musculus pterygoideus lateralis
   (Caput inferius mit Rami pterygoidei)
34 Nervus temporalis profundus (posterior)
   mit Nervus massetericus
35 Nervus auriculotemporalis
36 Arteria temporalis superficialis

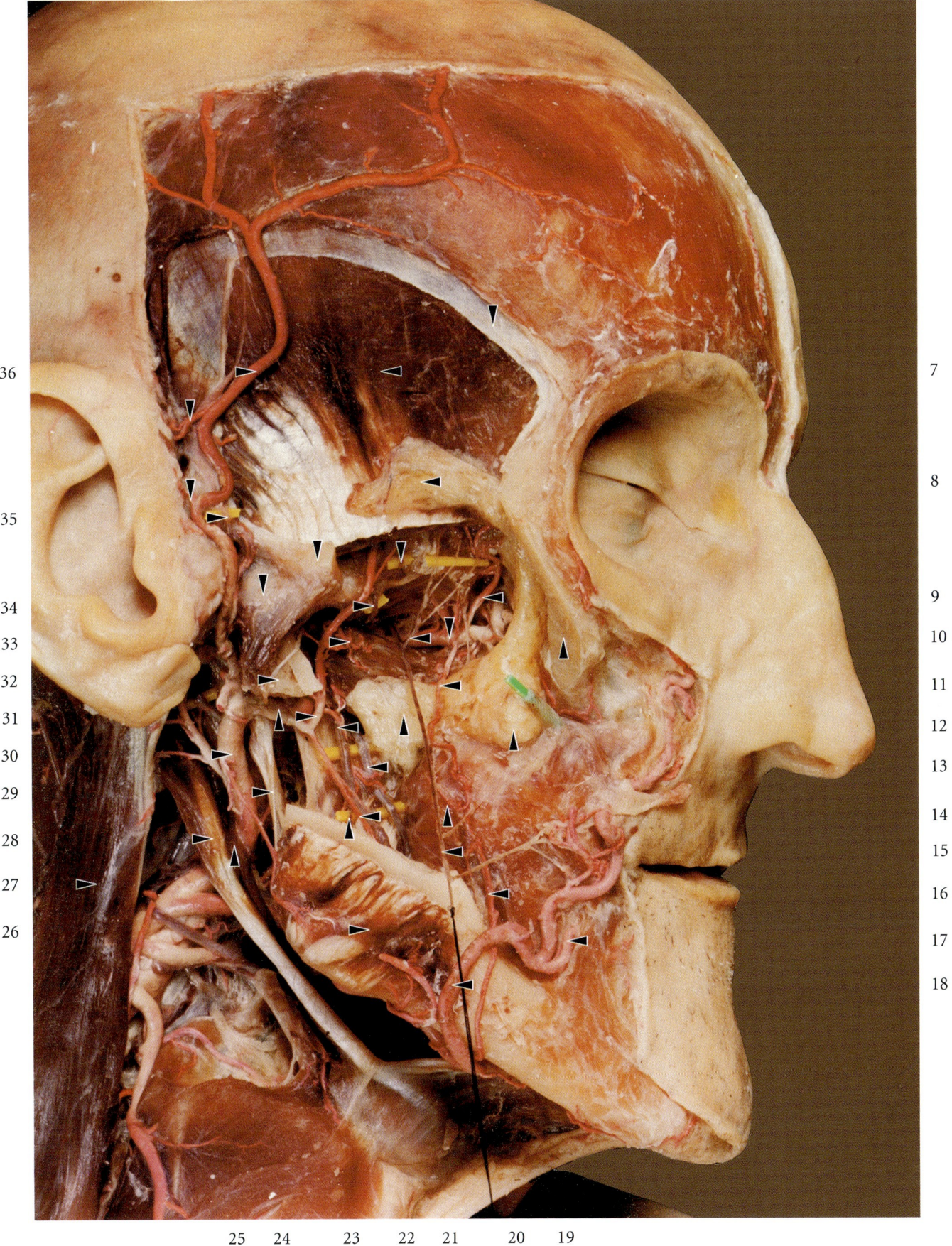

Abbildung 251 Fossa infratemporalis 2

Bei dieser Präparation wurde auch der *Processus condylaris* der Mandibula und der vordere Teil der *Kapsel* des *Kiefergelenkes* entfernt, wodurch oberhalb des nunmehr sichtbaren *Discus articularis* der Einblick in den oberen Gelenksraum entstanden ist.

Weiterhin wurde der ganze *Musculus pterygoideus lateralis* bis auf einige sehnige Ursprungsstellen beseitigt. Vom oberen Kopf des Muskels blieb nur der *Sehnenstreifen* an der *Crista infratemporalis* stehen, wo die vertikal eingestellte *Facies temporalis* des großen Keilbeinflügels in dessen fast horizontale *Facies maxillaris* übergeht. Außerdem wurde der stark sehnig durchwachsene *Ursprung* des *unteren Kopfes* an der *Lamina lateralis* des *Processus pterygoideus* des Keilbeins erhalten.

Vom *Musculus pterygoideus medialis* wurde der wulstige hintere Teil, der aus der *Fossa pterygoidea* kommt, reseziert. Er besitzt an seiner medialen Seite eine *sehnige Platte*, die von der *Lamina medialis* des *Processus pterygoideus* kommt und dem Musculus tensor veli palatini angelagert ist. Der *Musculus tensor veli palatini* ist von einer Bindegewebsschicht bedeckt, die nach hinten in das *Ligamentum sphenomandibulare* übergeht.

Der stark vorgebauchte *Musculus buccinator* hat den stehengelassenen vorderen Rand des *Musculus pterygoideus medialis*, der von der *Lamina lateralis* des *Processus pterygoideus* kommt, etwas überwölbt.

Der erhaltene *Processus temporalis* des *Corpus adiposum buccae* wurde an seiner Wurzel nach vorne verlagert, damit der Einblick in die *Fossa pterygopalatina* ermöglicht wird. Der *Stiel* des *Corpus adiposum buccae*, der in diese Fossa hineinragt, wurde entfernt.

Von der *Spina ossis sphenoidalis*, hinter dem *Foramen spinosum* des großen Keilbeinflügels, und ihrer Umgebung geht das *Ligamentum sphenomandibulare* zur Mandibula im Lingulabereich, und das *Ligamentum pterygospinale* (CIVININI) zieht zu einer gleichbenannten *Spina* an der *Lamina lateralis* des *Processus pterygospideus*. Dieses Band kann sonst wesentlich stärker ausgebildet sein als hier oder manchmal sogar verknöchert sein, so daß dort ein *Foramen pterygospinosum* entsteht.

1 Arteria maxillaris
2 Spina ossis sphenoidalis
3 [Foramen pterygospinosum]
  mit Musculus tensor veli palatini
4 Processus pterygoideus (Lamina lateralis)
5 Foramen pterygopalatinum
6 Fascia temporalis
7 Musculus temporalis
8 Corpus adiposum buccae (Processus temporalis)
9 Crista infratemporalis
  mit Ursprungssehnen des Venter superior
  vom Musculus pterygoideus lateralis
10 Foramen ovale (vorderer Rand)
11 Processus pterygospinosus der Lamina lateralis
   des Processus pterygoideus
12 Musculus pterygoideus medialis
   (von der Außenfläche der Lamina lateralis
   des Processus pterygoideus
   entspringende Portion)
13 Musculus buccinator
14 Musculus masseter
15 Arteria facialis
16 Corpus mandibulae (unterer Rand)
17 Musculus depressor anguli oris
   [Musculus triangularis]
18 Os zygomaticum (Schnittfläche)
19 Tuber maxillae
20 Musculus pterygoideus lateralis (Venter inferior)
21 Sehnenplatte an der Innenseite
   des Musculus pterygoideus medialis
22 Arteria carotis externa
23 Musculus digastricus (Venter posterior)
24 Musculus sternocleidomastoideus
25 Musculus stylohyoideus
26 Processus styloideus
   und Ligamentum stylomandibulare
27 Ligamentum sphenomandibulare
28 Musculus tensor veli palatini
29 Ligamentum pterygospinale
30 Discus articularis
   der Articulatio temporomandibularis
31 Crista infratemporalis
32 Processus zygomaticus des Os temporale
33 Arteria temporalis superficialis

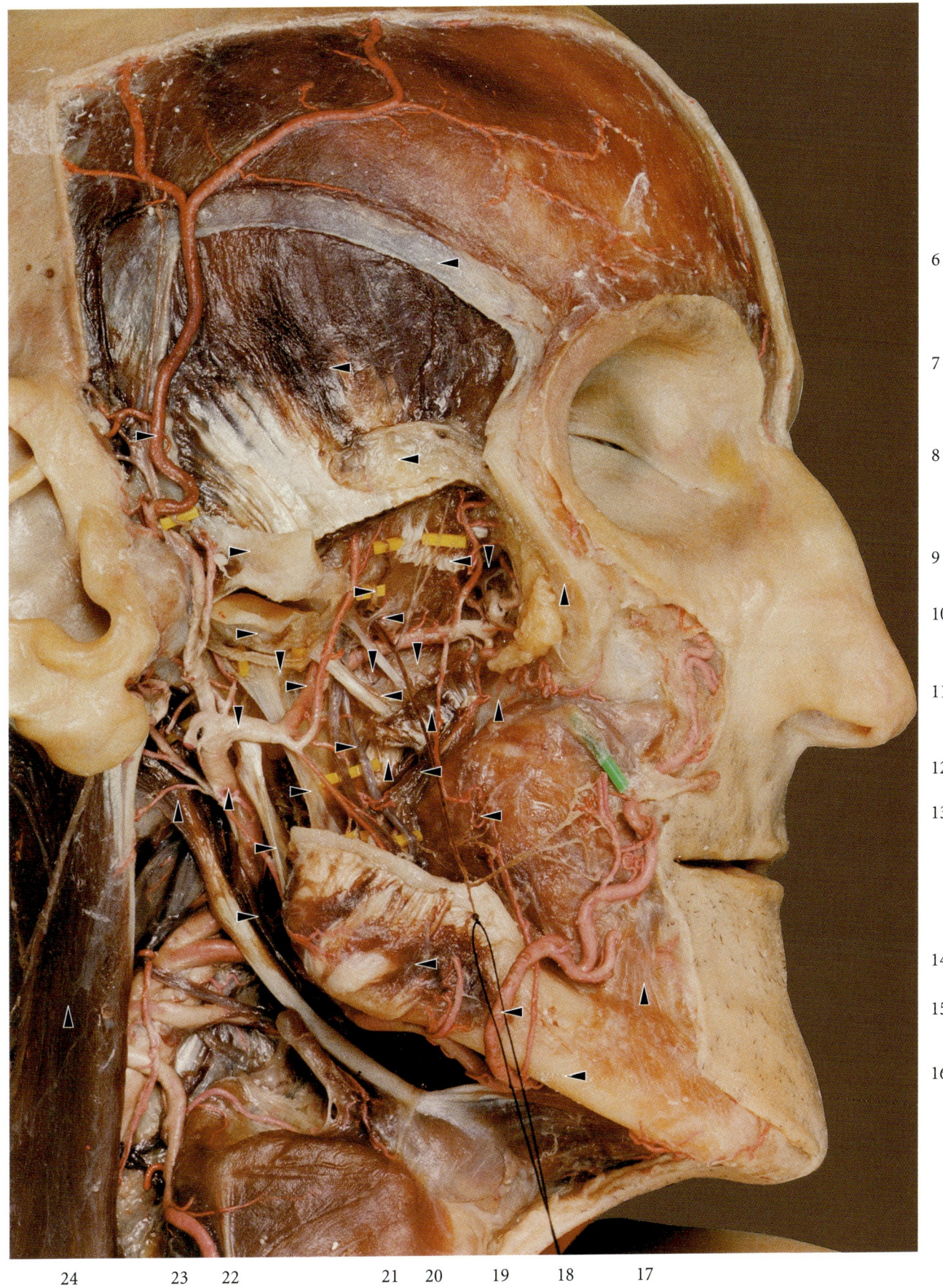

**Abbildung 252   Fossa infratemporalis 3
Gefäße und Nerven**

In dem bei *Abbildung 251* beschriebenen *Präparationsfeld* ist die *Arteria maxillaris* in ihrer ganzen Länge zu sehen. Sie ist aus der *Arteria carotis externa* entsprungen, kreuzt den *Processus styloideus* lateral und zieht dann immer zwischen dem *Collum mandibulae* und dem *Ligamentum sphenomandibulare* in die *Fossa infratemporalis*.

Bei der *tiefen Lage* der *Arteria maxillaris*, wie in diesem Falle, kommt sie in Beziehung zu dem *Nervus alveolaris inferior* und dem *Nervus lingualis*, die sie allerdings meistens lateral kreuzt. Die beiden Nerven des *Foramen ovale* gelangen zur lateralen Oberfläche des *Musculus pterygoideus medialis*. Der *Nervus lingualis* nimmt von hinten die *Chorda tympani* auf, nachdem sie die *Spina ossis sphenoidalis* medial gekreuzt hat, und der *Nervus alveolaris inferior* gibt kurz vor seinem Eintritt in das Foramen mandibulae den unterlegten *Nervus mylohyoideus* ab.

Vom *Foramen ovale* nach hinten zieht der *Nervus auriculotemporalis*, der in der Regel mit zwei Zinken die *Arteria meningea media* umgibt, die in das *Foramen spinosum* der Schädelbasis gelangt.

Direkt unterhalb vom *Foramen ovale* zieht der *Nervus pterygoideus medialis* an der lateralen Fläche des *Musculus tensor veli palatini* medial vom *Ligamentum pterygospinale* nach abwärts und versorgt diesen Muskel und den Musculus pterygoideus medialis.

Das *Foramen ovale* wird durch ein inkonstantes Band, das *Ligamentum innominatum* HYRTL, in zwei Abteilungen zerlegt. Durch die vordere Öffnung, die HYRTL *Porus crotaphiticobuccinatorius* nannte, treten die *Nervi temporales profundi* und der *Nervus buccalis* aus, während die hintere alle übrigen schon erwähnten Äste des *Nervus mandibularis* entläßt. Die zweite hier vorliegende Bandstruktur verhält sich in Hinblick ihrer Knochenverankerung ähnlich wie das Ligamentum HYRTL und ist wohl als Varietät desselben anzusehen.

Die *Arteria maxillaris* verläßt die Fossa infratemporalis über die *Fossa pterygopalatina*, in welcher sie mehrere Äste abgibt. Sie gelangen zum Oberkiefer, dem Gaumen und zur Orbita. Auch der Pharynx und die Tuba auditiva erhalten Verzweigungen. Ein großer Teil des Blutes wird aber über die *Arteria sphenopalatina* den hinteren zwei Dritteln der Nasenschleimhaut zugeführt.

1 Rami auriculares anteriores
2 Nervus auriculotemporalis
3 Spina ossis sphenoidalis [Spina angularis]
4 Arteria temporalis profunda posterior
5 Ligamentum innominatum HYRTL
6 Arteria temporalis profunda anterior
7 Arteria und Nervus alveolaris superior posterior
8 Musculus temporalis
9 Corpus adiposum buccae (Processus temporalis)
10 Nervus temporalis profundus (medius)
11 Nervus massetericus
12 Arteria infraorbitalis
13 Nervus pterygoideus medialis
14 Arteria buccalis
15 Chorda tympani
16 Nervus alveolaris inferior
17 Nervus lingualis
18 Nervus und Arteria alveolaris inferior mit dem Ramus mylohyoideus
19 Nervus buccalis
20 Os zygomaticum (Schnittfläche)
21 Arteria palatina descendens
22 Nervus temporalis profundus (anterior)
23 Musculus tensor veli palatini im Foramen pterygospinosum
24 Arteria meningea media und Ramus pterygoideus der Arteria maxillaris
25 Arteria maxillaris
26 Arteria auricularis profunda
27 Arteria transversa faciei (reseziert)
28 Arteria auricularis posterior
29 Musculus stylohyoideus
30 Musculus digastricus (Venter posterior)
31 Ligamentum stylomandibulare
32 Arteria carotis externa
33 Ligamentum sphenomandibulare
34 Processus styloideus
35 Chorda tympani am Ligamentum pterygospinosum
36 Arteria tympanica anterior
37 Discus articularis der Articulatio temporomandibularis
38 Processus zygomaticus des Os temporale
39 Nervus auriculotemporalis
40 Arteria temporalis superficialis

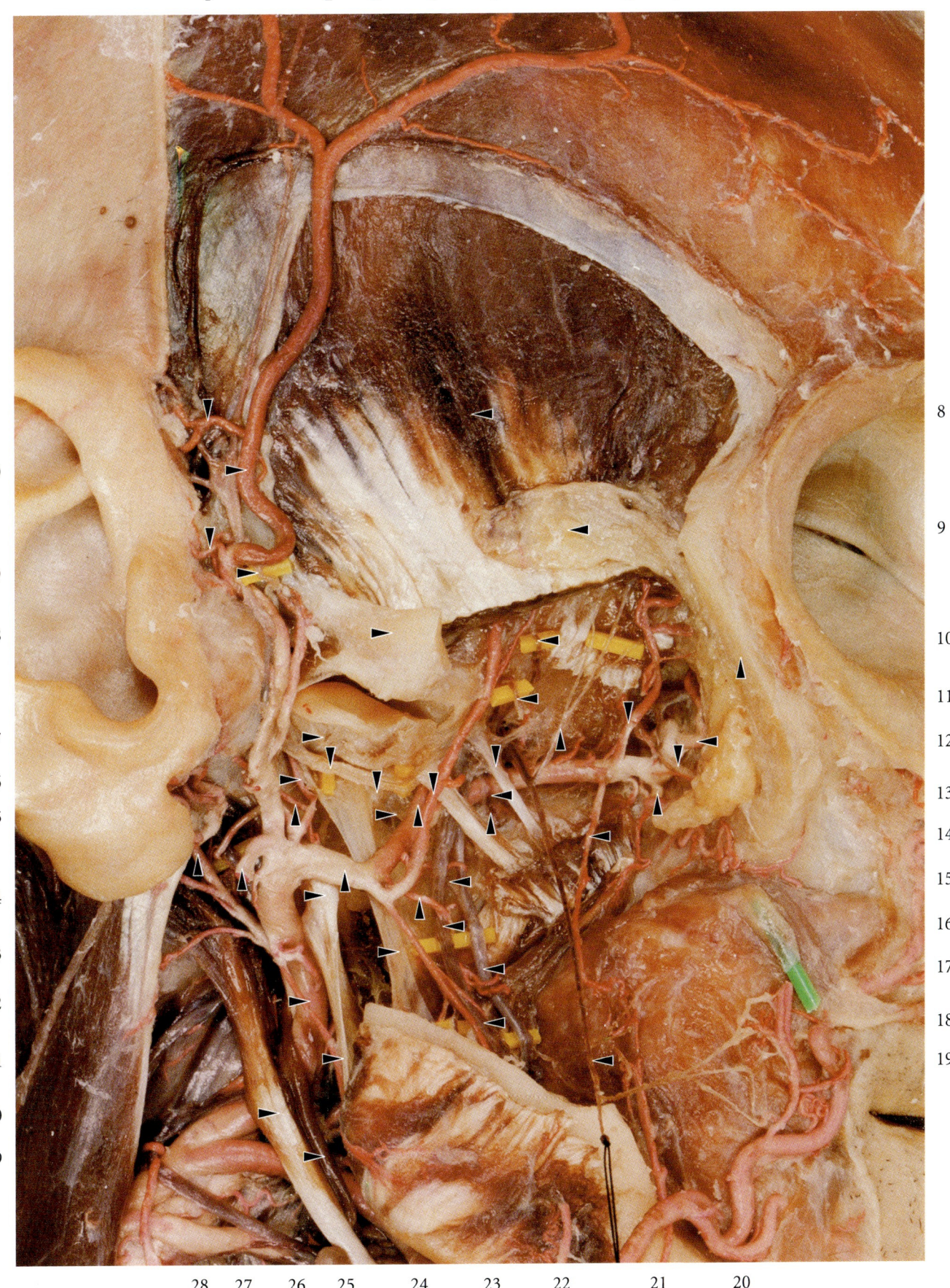

Abbildung 253   Aufsuchung der Arteria meningea media 1

Die Aufsuchung der *Arteria meningea media* beim *epiduralen Hämatom* geht über die *Regio temporalis*, die bei der Aufteilung der *Arteria temporalis superficialis* ein wechselhaftes Bild zeigt.

Der *Ramus frontalis* der Arterie geht in diesem Fall nicht weit oberhalb des *Arcus zygomaticus* ab und gelangt dadurch, wie meistens, in den Operationsbereich. Er liegt in der *Tela subcutanea*, während die Äste des *Nervus facialis* von der *Lamina profunda strati subcutanei* zugedeckt werden.

Die *Lamina profunda strati subcutanei* ist über dem *Musculi auricularis superior* und *auricularis anterior* dünn und wurde entfernt.

Der *Musculus auricularis superior* kommt von der *Galea aponeurotica* und geht zur medialen Fläche des Ohrmuschelknorpels. Der *Musculus temporoparietalis* kommt ebenfalls von der *Galea aponeurotica* und geht in eine filzige *Lamina profunda strati subcutanei* über, an welcher auch der *Musculus auricularis anterior* entspringt.

Verstärkt zieht diese *filzige Platte* nach unten bis zum *Arcus zygomaticus*, an dessen Außenfläche sie sich fest verankert, bevor sie in die derbe *Fascia parotidea* übergeht. Dadurch bekommt der nur mit lockerem Bindegewebe ausgefüllte *subgaleatische Raum* einen kaudalen Abschluß, der sich von der *Protuberantia occipitalis externa* bis zum *Margo supraorbitalis* erstreckt.

Bei *Abbildung A* wurden die zwei *Rami temporales* des *Nervus facialis* durch Spaltung der *Lamina profunda strati subcutanei* aufgesucht. Durch die Verspannung des hinteren Astes wurde der *Ramus parietalis* der *Arteria temporalis superficialis* verlagert, um die Position des Nerven sichtbar zu machen.

Bei *Abbildung B* sind die beiden *Rami temporales* weiter auspräpariert. Von dem hinteren Ramus temporalis sind zwei Seitenäste dargestellt, die den *Musculus auricularis anterior* und den *Musculus auricularis superior* innervieren, und von dem vorderen Ramus temporalis sind die Seitenäste zu sehen, die den oberen Teil des *Musculus orbicularis oculi* und den *Musculus temporoparietalis* versorgen. Der Rest des Nerven zieht zum *Venter frontalis* des *Musculus occipitofrontalis*.

1 Musculus auricularis superior
2 Musculus auricularis anterior
3 Arteria temporalis superficialis (Ramus frontalis)
4 Lamina profunda strati subcutanei (Schnittrand)
5 Musculus temporoparietalis
   (bedeckt mit Lamina profunda strati subcutanei)
6 Musculus orbicularis oculi (Pars orbitalis)
7 Lamina profunda strati subcutanei
8 Ramus temporalis des Nervus facialis (vorderer Ast)
9 Vena temporalis media
10 Ramus muscularis
   für den Musculus temporoparietalis
11 Fascia temporalis (Lamina superficialis)
12 Musculus orbicularis oculi (Pars orbitalis)
13 Ramus muscularis
   für den Musculus temporoparietalis
14 Ramus temporalis des Nervus facialis (vorderer Ast)
15 Ramus muscularis für den Musculus orbicularis oculi
16 Musculus temporoparietalis
   (bedeckt mit Lamina profunda strati subcutanei)
17 Arteria temporalis superficialis (Ramus frontalis)
18 Arteria temporalis superficialis
19 Musculus auricularis superior
20 Ramus temporalis des Nervus facialis (hinterer Ast)
21 Lamina profunda strati subcutanei (Schnittrand)
22 Vena temporalis superficialis
23 Musculus auricularis anterior mit Ramus muscularis
24 Ramus muscularis
   für den Musculus auricularis superior
25 Arteria temporalis superficialis (Ramus parietalis)
26 Ramus temporalis des Nervus facialis (hinterer Ast)
27 Arteria auricularis anterior
28 Arteria temporalis superficialis (Ramus parietalis)
29 Ramus muscularis
   für den Musculus auricularis superior
30 Vena temporalis superficialis

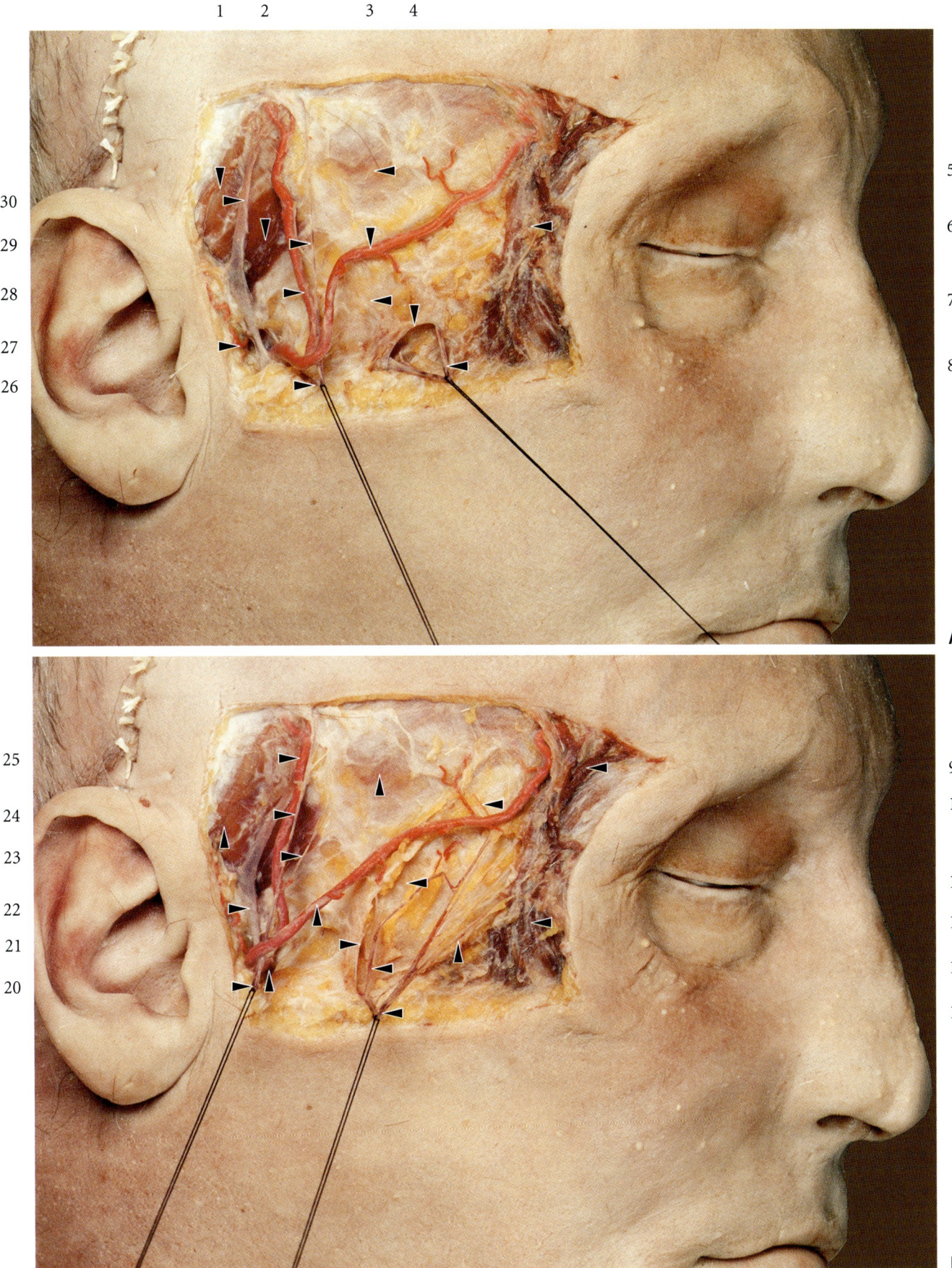

Abbildung 254   Aufsuchung der Arteria meningea media 2

Für die *intrakranielle Aufsuchung* der *Arteria meningea media* ist das Feld zwischen der Deutschen und der Oberen Horizontalen von Interesse. Die *Deutsche Horizontale* geht vom Margo infraorbitalis zur oberen Umrandung des Porus acusticus externus und liegt nur sehr wenig unterhalb des oberen Randes des *Arcus zygomaticus*. Die *Obere Horizontale* wird parallel zur Deutschen Horizontale durch den Margo supraorbitalis gelegt.

In diesem Feld wurden die Weichteile der *Fossa temporalis* gefenstert, wobei aber der untere Rand des Fensters etwas oberhalb vom *Arcus zygomaticus* liegt.

In der *oberflächlichen Schicht* wurde der vordere *Ramus temporalis* des Nervus facialis auspräpariert und zur Seite gezogen. Am oberen Rande dieser Schicht ist der *Musculus temporofrontalis* und am hintern Rande der *Musculus auricularis anterior* angeschnitten.

Der vordere Rand des Fensters in der *Lamina superficialis* der *Fascia temporalis* wird durch einen Haken bis an den hinteren Rand des *Os zygomaticum* gezogen, um einen besseren Einblick in die Fossa temporalis zu bekommen. Innerhalb des Fensters ist an dessen hinterem und unterem Rand die Schnittfläche des *Fettkörpers* zwischen den *Laminae superficialis* und *profunda* der *Fascia temporalis* zu sehen.

Das *Fenster* des kräftigen *Musculus temporalis* legt die Schädelknochen frei, von denen das *Perikranium* entfernt wurde. Von den Schädelknochen ist die *Pars squamossa* des *Os temporale* und die *Facies temporalis* des *großen Keilbeinflügels* zu sehen, die durch die *Sutura sphenosquamosa* miteinander verbunden sind.

Die *Facies temporalis* des *großen Keilbeinflügels* bildet die tiefste Stelle der *Fossa temporalis*. Sie hat die Form eines vertikal stehenden Rechtecks, das sich nach hinten mit der *Pars squamosa* des *Os temporale* und nach vorn mit dem *Os zygomaticum* verbindet. An seinem schmalen oberen Rand legen sich das *Os parietale* und das *Os frontale* an. Die Stelle, wo sich am oberen Rand des Rechtecks die vier Schädelknochen treffen, wird als *Pterion* bezeichnet und liegt knapp oberhalb der vorderen oberen Ecke des vorliegenden Muskelfensters.

1 Vena temporalis superficialis
2 Fettkörper zwischen Lamina superficialis und Lamina profunda der Fascia temporalis
3 Musculus temporalis (Schnittrand)
4 Musculus temporoparietalis (Schnittrand)
5 Os sphenoidale (Ala major – Facies temporalis)
6 Musculus temporalis (Schnittrand)
7 Pericranium (Schnittrand)
8 Sutura sphenosquamosa
9 Musculus temporalis (Sehnenspiegel)
10 Musculus orbicularis oculi
11 Fascia temporalis (Lamina superficialis)
12 Arcus zygomaticus
13 Nervus facialis (Ramus temporalis)
14 Fettkörper zwischen Lamina superficialis und Lamina profunda der Fascia temporalis
15 Arteria temporalis superficialis
16 Nervus auriculotemporalis
17 Fascia temporalis (Lamina superficialis)
18 Musculus auricularis anterior (Schnittrand)
19 Os temporale (Pars squamosa)
20 Fascia temporalis

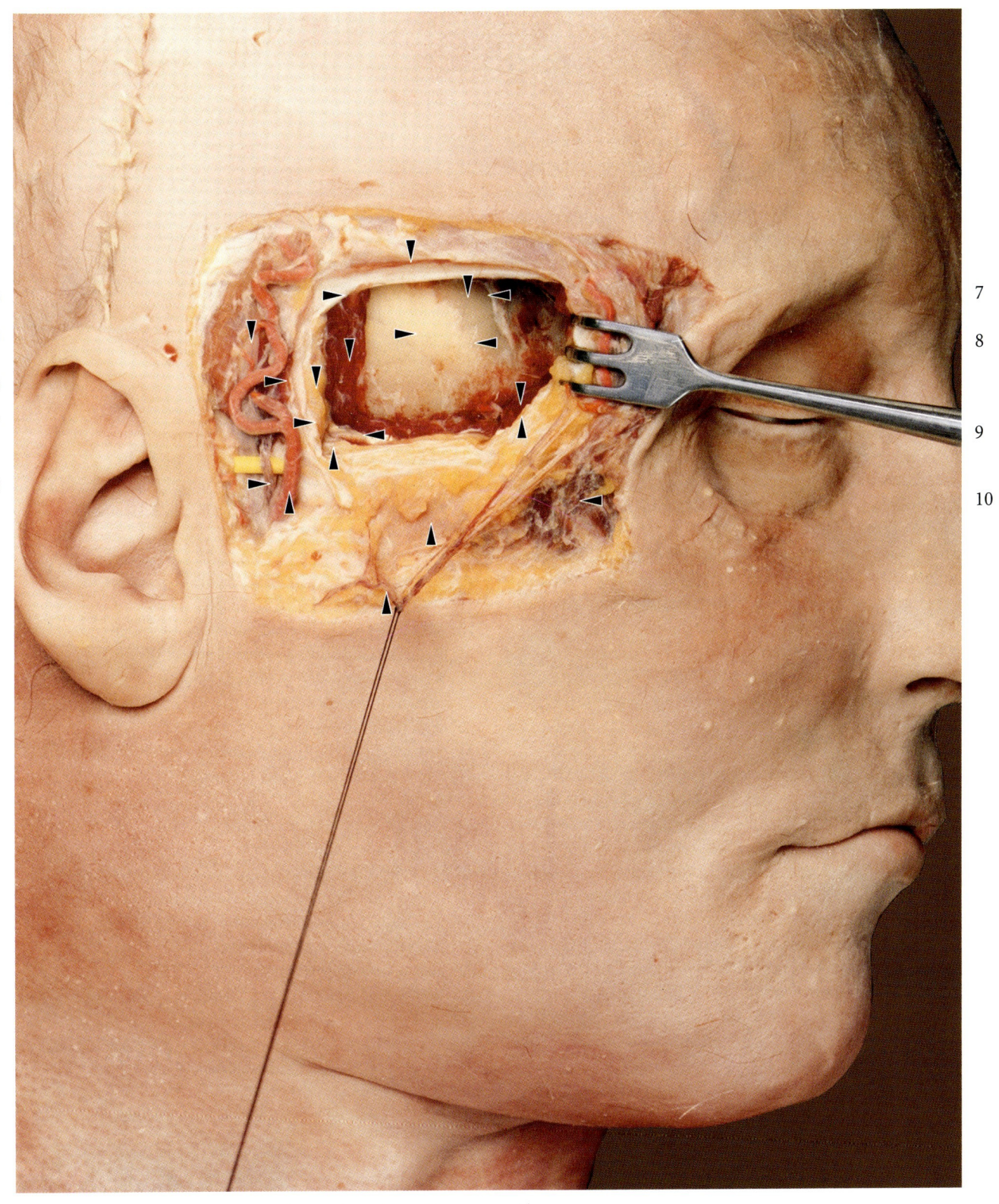

Abbildung 255   Aufsuchung der Arteria meningea media 3

Nach der Fensterung der knöchernen Schädelkapsel ist die *Arteria meningea media* zu sehen. Sie betritt die *Cavitas cranii* durch das *Foramen spinosum* und begibt sich in die *Dura mater cranialis*, mit der sie an die Innseite der *Pars squamosa* des *Os temporale* gelangt. In ihrem Bereich spaltet sie sich in einen *Ramus anterior* und *posterior*, manchmal bald nach dem Foramen spinosum und manchmal erst, bevor sie diese Knochenpartie verläßt.

Der *Ramus anterior* erreicht das *Os parietale*, an dem er den *Sulcus arteriae meningeae mediae* hervorruft. Dieser ist anfangs sehr tief und bei der Hälfte der Menschen dort sogar in Form eines Kanals vorhanden.

Im Bereich der *Pars squamosa* des *Schläfenbeins* ist die *Arteria meningea media* noch vollständig in die *Dura mater* eingeschlossen oder liegt in einer sehr flachen Furche des Knochens. Sie selbst oder schon ihr Ramus frontalis ist dort knapp dorsal von der *Sutura sphenosquamosa* zu finden, die nach Entfernung des *Perikraniums* gut sichtbar ist. Zur *Aufsuchung* der Arteria meningea media eignet sich daher diese Stelle unmittelbar oberhalb des *Arcus zygomaticus* etwas vor seiner Mitte am besten.

Die *Arteria meningea media* ist bei diesem Präparat schon im verdeckten unteren Teil mehr nach vorne geraten, so daß sie dann etwas steiler als gewöhnlich nach oben zieht, und sie gibt verhältnismäßig erst weit oben ihren *Ramus parietalis* ab.

An der *Schnittstelle* der *Vertikalen* von der Mitte des *Processus zygomaticus* mit der *Oberen Horizontalen* ist der *Ramus frontalis* der *Arteria meningea media* wohl am sichersten anzutreffen. Es ist aber auch die Stelle, wo die Arterie sehr oft in den Knochen eingelagert ist, so daß der *Trepanationsvorschlag* zur Aufsuchung der Meningea media von KRÖNLEIN problematisch ist.

An der *Dura mater* sind zahlreiche dunkle Punkte zu sehen, die von einmündenden *Venen* des Knochens herkommen, weil die *Dura mater cranialis* zugleich auch *Periost* ist. Die größeren *Arterien* werden beiderseits von *Venen* begleitet, die über das *Foramen spinosum* zum *Plexus pterygoideus* gelangen.

1   Musculus auricularis superior
2   Arteria temporalis superficialis
    (Ramus frontalis – reseziert)
3   Musculus temporalis (Schnittfläche)
4   Musculus temporoparietalis (Schnittfläche)
5   Fascia temporalis
6   Sutura sphenosquamosa
7   Arteria temporalis superficialis
    (Ramus frontalis – reseziert)
8   Pericranium (Schnittrand)
9   Os temporale (Pars squamosa)
10 Fascia temporalis
    (Lamina superficialis – Schnittrand)
11 Musculus orbicularis oculi (Pars orbitalis)
12 Lamina profunda strati subcutanei (Schnittrand)
13 Arteria meningea media (Ramus frontalis)
14 Arteria meningea media
    (Stamm der Rami frontalis und parietalis)
15 Arteria meningea media (Ramus orbitalis)
    [[Arteria meningo-orbitalis]]
16 Musculus orbicularis oculi (Pars orbitalis)
17 Arteria temporalis profunda anterior
18 Arteria temporalis profunda posterior
19 Musculus temporalis (Schnittfläche)
20 Arteria temporalis superficialis
21 Vena temporalis superficialis
22 Nervus facialis (Ramus temporalis)
23 Arcus zygomaticus
24 Nervus auriculotemporalis
25 Dura mater cranialis
26 Os temporale (Pars squamosa – Schnittfläche)
27 Arteria meningea media (Ramus parietalis)
28 Musculus temporoparietalis (Schnittfläche)
29 Nervus facialis (Ramus temporalis)
30 Nervus auriculotemporalis
31 Fettkörper zwischen den Laminae superficialis
    und profunda der Fascia temporalis
32 Vena temporalis superficialis
33 Arteria temporalis superficialis (Ramus parietalis)

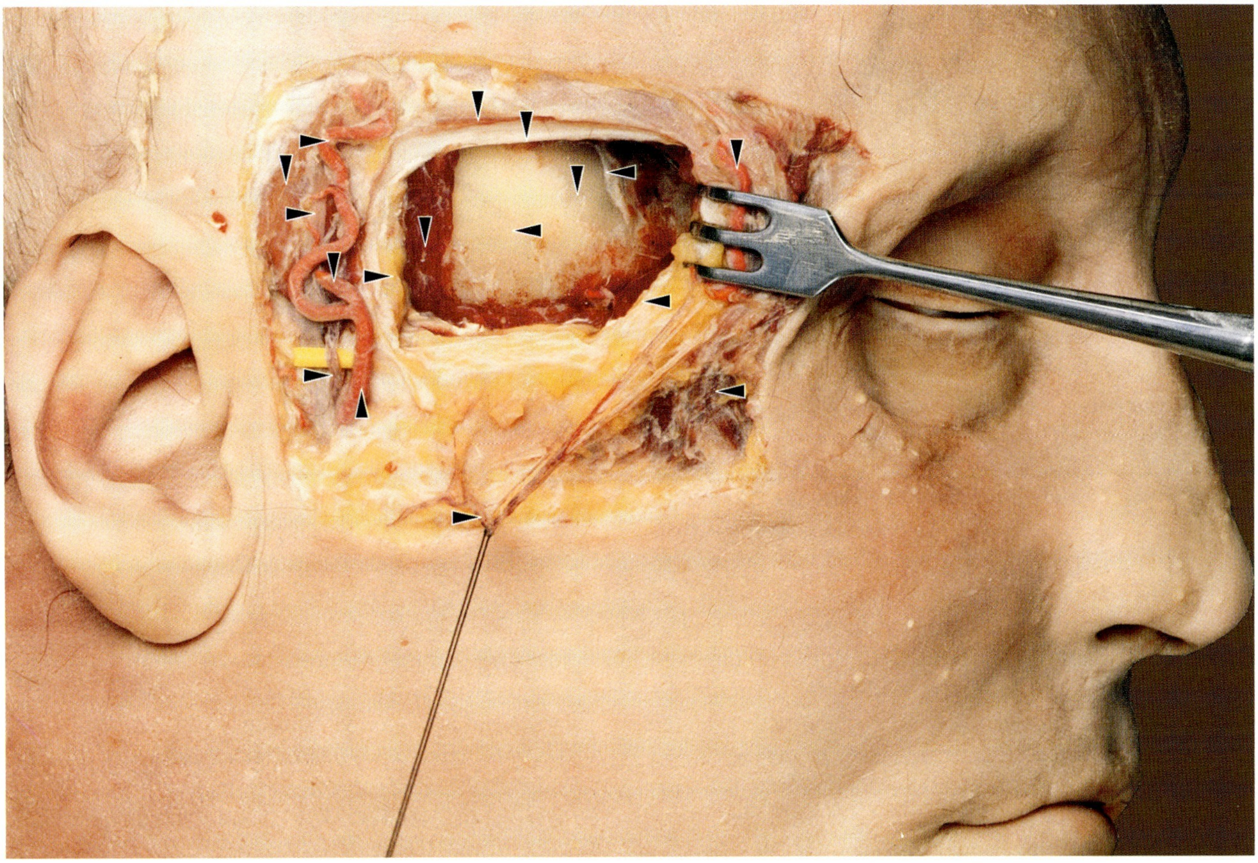
1 2 3 4 5 6 7
33
32
31
30
29
8
9
10
11
A

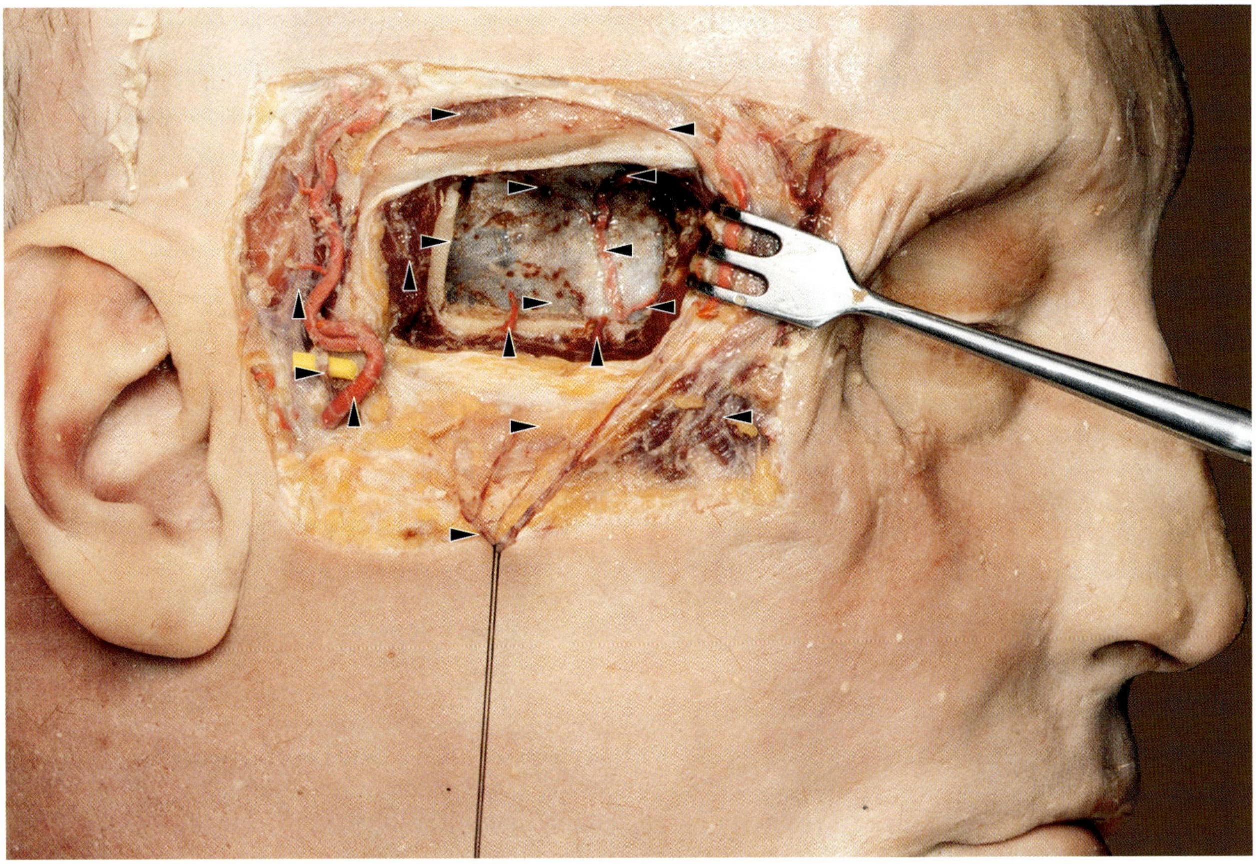
28
27
26
25
24
23
22
12
13
14
15
16
21 20 19 18 17
B

Abbildung 256 Orbita und Regio temporalis

Bei *Abbildung A* sind das *Corpus adiposum orbitae* und die angelagerten *Musculi recti* zu sehen. An den *Bulbus oculi* legt sich von oben der *Musculus levator palpebrae superioris* an und schickt eine faszienartige *Ausstrahlung* seiner Sehne zum lateralen Orbitalrand. Oberhalb davon liegt die *Pars orbitalis* der *Glandula lacrimalis*. Sie verbindet sich hinter dieser Ausstrahlung mit der *Pars palpebralis*, die zwischen dem *Bulbus oculi* und der *Sehnenaustralung* des Musculus levator palpebrae superioris liegt.

Am oberen Rande des *Musculus rectus lateralis* ziehen die *Arteria* und der *Nervus lacrimalis* zur Tränendrüse, die wie ziemlich selten, noch einen *Arterienast* der *Arteria infraorbitalis* erhält.

Bei Abbildung B wurde das *Corpus adiposum orbitae* entfernt und die TENONsche Kapsel (Vagina bulbi) vom *Bulbus oculi* abgehoben. Dort wo die *Musculi bulbi* die Kapsel durchsetzen, gehen von ihr kurze *Muskelscheiden* zurück an die Muskeln ab, von denen bei den seitlichen *Musculi recti* nach vorn gerichtete Verankerungen als *Faszienzipfel* zur Orbitalwand ziehen. Vom *Musculus rectus lateralis* ist der *laterale Faszienzipfel* deutlich zu sehen.

Die *Pars orbitalis* der *Glandula lacrimalis* wurde von ihrer *Pars palpebralis* getrennt und mit ihrer *Arteria* und ihrem *Nervus lacrimalis* zur Seite gezogen.

In der Umgebung des *Nervus opticus* gibt die *Arteria ophthalmica* die *Arteriae ciliares posteriores* ab und wendet sich über den *Nervus opticus* nach medial. Nur selten zieht sie unterhalb des Nervs vorbei. Sie liegt sodann zwischen *Nervus opticus* und *Musculus rectus medialis* und gibt im sichtbaren Bereich die *Arteria ethmoidalis anterior* ab, die zwischen den *Musculi rectus medialis* und *obliquus superior* das *Foramen ethmoidale anterius* betritt. Die *Arteria ophthalmica* wird vom *Nervus nasociliaris* begleitet und endet als *Arteria supratrochlearis* und *Arteria dorsalis nasi*. Über ihrem Anfangsstück wurde die *Vena ophthalmica superior* schleifenförmig nach oben zurückgeschlagen.

An der *Vagina externa* des *Nervus opticus* sind zwei zarte *Nervi ciliares breves* zu sehen. Siehe auch *Nachtrag* auf den Seiten 512 und 513.

1 Musculus temporalis (Schnittfläche)
2 Dura mater cranialis
3 Sutura sphenosquamosa
4 Arteria meningea media (Ramus frontalis)
5 Arteria meningea media (Ramus orbitalis)
6 Os sphenoidale (Ala major – Facies temporalis)
7 Os zygomaticum (Schnittfläche)
8 Sutura sphenofrontalis
9 Musculus rectus superior
10 Bulbus oculi (bedeckt mit Vagina bulbi [TENONsche Kapsel])
11 Musculus levator palpebrae superioris
12 Periorbita am Übergang in das Septum bulbi
13 Corpus adiposum orbitae
14 Musculus rectus lateralis
15 Glandula lacrimalis (Pars orbitalis)
16 Ramus lacrimalis der Arteria infraorbitalis (Var.) und Sehnenausstrahlung des Musculus levator palpebrae superioris
17 Musculus levator palpebrae superioris
18 Arteria ophthalmica ([Arteria nasofrontalis])
19 Vagina bulbi [TENONsche Kapsel]
20 Glandula lacrimalis (Pars palpebralis) und hinterer Rand der Sehnenausstrahlung des Musculus levator palpebrae superioris
21 Glandula lacrimalis (Pars orbitalis)
22 Musculus rectus superior beim Durchtritt durch die Vagina bulbi mit Muskelscheide
23 Faszienzipfel des Musculus rectus lateralis
24 Ramus communicans des Nervus lacrimalis mit dem Nervus zygomaticus
25 Musculus rectus lateralis und Arteriae ciliares posteriores
26 Os zygomaticum (Schnittfläche)
27 Arteria meningea media (Ramus orbitalis)
28 Arteria meningea media
29 Arteria meningea media (Ramus parietalis)
30 Fascia temporalis (Lamina profunda)
31 Musculus temporalis (Schnittfläche)
32 Ramus lacrimalis der Arteria infraorbitalis (Var.)
33 Arteria und Nervus lacrimalis
34 Nervus opticus mit angelagerten Nervi ciliares
35 Vena ophthalmica superior
36 Corpus adiposum buccae (Processus temporalis)
37 Arteria meningea media
38 Periorbita (Schnittrand)
39 Fascia temporalis (oberhalb ihrer Aufteilung in Lamina superficialis und profunda)

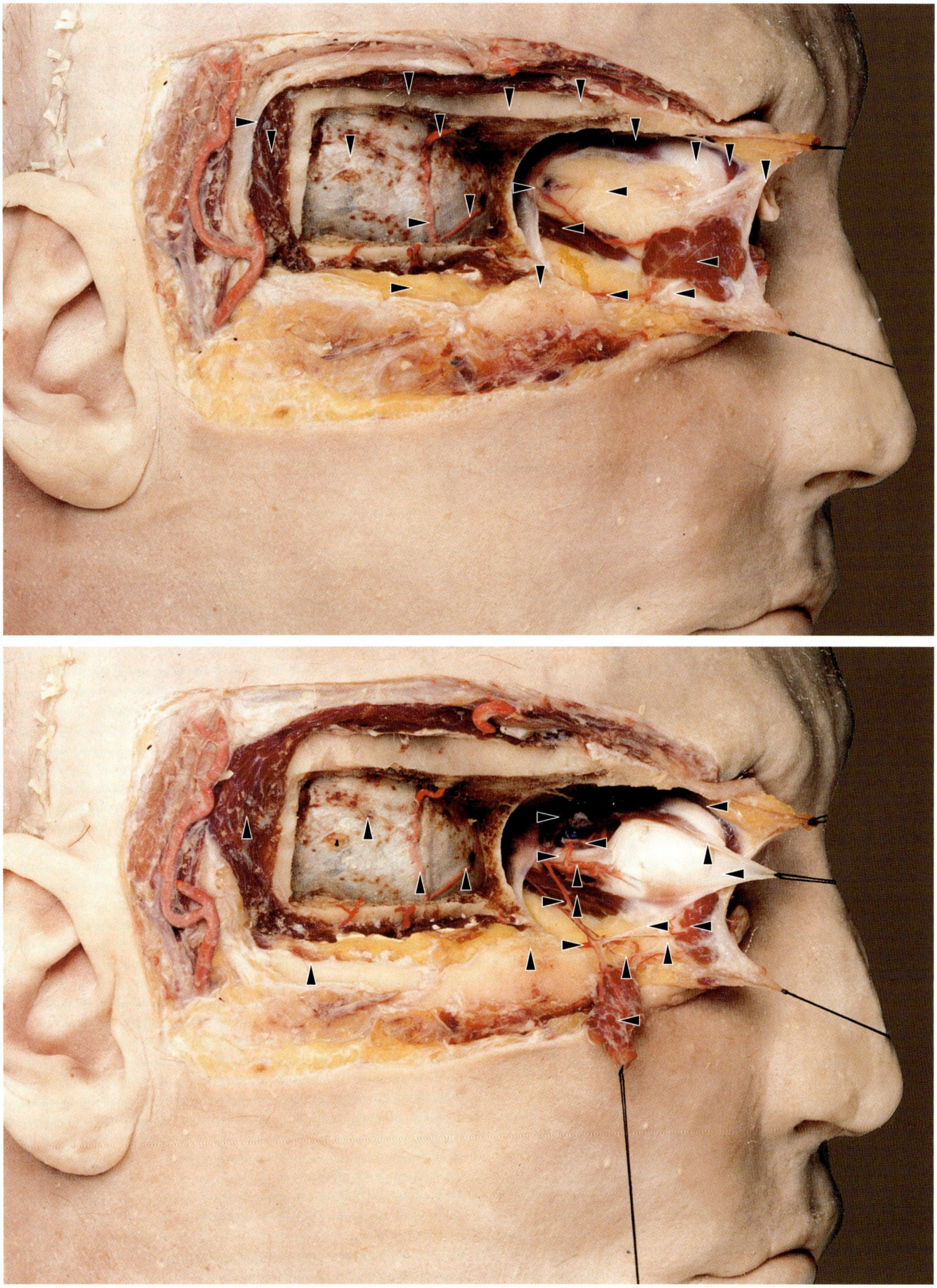
1 2 3 4 5 6 7 8 9 10 11 12
39
38
37
36
13
14
15
16
A
35
34
33
32
17
18
19
20
21
B
31 30 29 28 27 26 25 24 23 22

Knochensituation der Orbita und Fossa cranii media

Zusammen mit dem *Margo orbitalis* des *Os zygomaticum* wurde die dünne, knöcherne Wand, die zwischen der *Orbita* und der *Fossa temporalis* liegt, reseziert. Sie wird von einem hinteren Ausläufer des *Os zygomaticum* und einem vorderen Ausläufer des *großen Keilbeinflügels* gebildet. In direkter Fortsetzung nach hinten trennt der stehengebliebene *Teil* des *großen Keilbeinflügels* die *Fossa cranii media* von der *Orbita*.

Die *Fossa cranii media* wurde von lateral durch die Wegnahme der hinteren Ausladung des seitlichen Teils des *großen Keilbeinflügels* und eines anschließenden Stückes der *Pars squamosa* des *Os temporale* eröffnet.

Vom unteren Knochenrand des *temporalen Fensters* verläuft oberhalb der *Fissura orbitalis inferior* eine stehengebliebene *Knochenbrücke* zum Rest des *Os zygomaticum*.

Im *temporalen Fenster* ist der *Ramus frontalis* der *Arteria meningea media* in die hintere obere Ecke des *großen Keilbeinflügels* unter Bildung eines *Kanals* eingelagert. Oberhalb des unteren Knochenrandes geht von der *Arteria meningea media* der *Ramus orbitalis* ab, der über die *Fissura orbitalis superior* in die *Orbita* gelangt und dort mit der *Arteria lacrimalis* anastomosiert oder sie übernimmt. Auch die ganze *Arteria ophthalmica* kann gelegentlich aus dem Ramus orbitalis hervorgehen.

Nach der Eröffnung der knöchernen *Orbita* wurde die *Periorbita* weitgehend reseziert. Der hintere Rest ist vom Knochen etwas abgehoben. Vorn geht sie in das *Periost* des *Margo orbitalis* über. Dieser Übergangsstreifen wurde aufgeklappt und durch zwei Fäden nach vorne gezogen.

Autonome Innervation des Kopfes in der Orbita

In der *Orbita* betrifft die autonome Innervation mit teilweise selbständigen Nervenwegen den Bulbus und die Tränendrüse. Im *Bulbus oculi* wird die glatte Muskulatur des *Musculus ciliaris* und der *Iris* von solchen Nervenfasern erreicht.

Der *Musculus ciliaris* und der *Musculus sphincter pupillae* bekommen vom *Ganglion ciliare* die *Nervi ciliares breves*, die in der Nähe des *Nervus opticus* zum *Bulbus* ziehen und die *Akkomodation* und *Abblendung* des Auges bewirken. Sie durchsetzen die *Sklera* und ziehen im *Spatium perichoroideum* zu den genannten Muskeln. Zwei von drei bis sechs kleinen Stämmchen der *Nervi ciliares breves*, die sich außerhalb und innerhalb des Bulbus mehrfach aufteilen, sind angelagert an die äußere Scheide des Nervus opticus zu sehen.

Das *Ganglion ciliare* liegt lateral des *Nervus opticus* gerade noch verdeckt durch den Rest der *Periorbita* und erhält dort eine parasympathische, eine sympathische und eine sensible Wurzel.

Die beiden feinen *Nervi ciliares longi* gehen vom *sensiblen Nervus nasociliaris* noch vor dem Ganglion ciliare ab und legen sich an die *Vagina externa* des *Nervus opticus* an. Sie durchsetzen die Sklera etwas weiter vorn, sind aber bei dieser Vergrößerung nur schwer zu sehen. Sie führen auch sympathische Fasern, die zusammen mit den sympathischen Fasern der Nervi ciliares breves den *Musculus dilatator pupillae* versorgen.

Die *Tränendrüse* wird mit sekretorischen Fasern vom *Ganglion pterygopalatinum* über den *Nervus zygomaticus* versorgt, der sich durch einen *Ramus communicans* mit dem *Nervus lacrimalis* verbindet. Dieser Ramus communicans verbindet sich mit dem oberen Ast des Nervus zygomaticus, dem *Ramus zygomaticotemporalis*, meistens bevor er in das gleichnamige Foramen des Os zygomaticum eintritt.

Abbildung 257   Regio orbitalis 1

Die *Orbita* wird nach vorn durch das *Septum orbitale* abgeschlossen. Nerven und Gefäße, welche die Orbita verlassen, müssen den Ansatz des Septum orbitale durchsetzen. Sie werden anfangs vom *Musculus orbicularis oculi* zugedeckt. Bei den Abbildungen wurde der Muskel entfernt.

Auf *Abbildung A und B* sind die austretenden Nerven gelb unterlegt. Der *Ramus lateralis* des *Nervus supraorbitalis* zieht zusammen mit der *Arteria supraorbitalis* durch die mit einem Band überbrückte *Incisura supraorbitalis* und zerfällt sofort in mehrere starke Äste. Medial davon zieht durch die *Incisura frontalis* der *Ramus medialis* des *Nervus supraorbitalis*, der bald von der *Arteria supratrochlearis* begleitet wird. Oberhalb von der *Trochlea* erscheint der dünne *Nervus supratrochlearis*, der mit dem *Ramus medialis* des *Nervus supraorbitalis* einen beachtlichen Faseraustausch oder gar eine Verschmelzung haben kann.

Unterhalb der *Trochlea* erscheint neben dem *Nervus infratrochlearis* die *Vena ophthalmica superior*, die sich durch die *Vena nasofrontalis* mit der *Vena angularis* der *Vena facialis* verbindet. Die *Vena frontalis (Vena supratrochlearis)* wurde reseziert und mit ihr auch der mediale Teil des Venenbogens zur *Vena temporalis media*, der durch die *Vena supraorbitalis* gebildet wird. Die *Arterien* und *Venen* zeigen keinen streng einander zugeordneten Verlauf. Das Ende der *Arteria ophthalmica* verläßt aber doch zusammen mit dem unteren Ast der *Vena ophthalmica superior* die Orbita und gibt einen gemeinsamen Stamm für die *Arteriae palpebrales mediales* ab, die mit den *Arteriae palpebrales laterales* der *Arteria lacrimalis* in der Nähe der Lidränder die *Arcus palpebrales* bilden. Sodann zerfällt das Ende der *Arteria ophthalmica* in die *Arteriae supratrochlearis* und *dorsalis nasi*. Zwischen der *Arteria supratrochlearis* und *Arteria supraorbitalis* ist ein ungewöhnlich starker anastomotischer Bogen ausgebildet.

Bei der *Abbildung B* wurde das *Septum orbitale* am *Margo supraorbitalis* abgetrennt und nach abwärts gezogen. In dem eröffneten Feld ist der *Musculus levator palpebrae superioris* durch einen Ausläufer des *Corpus adiposum orbitae* verdeckt. Lateral davon ist oberhalb der *Faszienaustrahlung* des Muskels die *Pars orbitalis* der *Glandula lacrimalis* zu sehen.

1   Vena supratrochlearis [Vena frontalis]
2   Vena ophthalmica superior
    (oberer Ast – supratrochlearer Austritt)
3   Vena supraorbitalis
4   Arteriae palpebrales laterales (superiores)
5   Vena temporalis media
6   Arteria zygomaticoorbitalis
7   Septum orbitale
8   Tarsus superior
9   Arteria palpebralis lateralis (inferior)
10 Tarsus inferior
11 Septum orbitale
12 Margo supraorbitalis
13 Ausläufer des Corpus adiposum orbitae
14 Glandula lacrimalis (Pars orbitalis)
15 Faszienausstrahlung
    des Musculus levator palpebrae superioris
16 Septum orbitale (Innenseite)
17 Vena transversa faciei
18 Os zygomaticum
19 Verbindung der Faszienausstrahlung
    des Musculus levator palpebrae superioris
    mit dem Septum orbitale
20 Arteria conjunctivalis posterior der Arteria lacrimalis
21 Margo infraorbitalis
22 Arcus palpebralis inferior
23 Arcus palpebralis superior
24 Arteria palpebralis medialis (inferior)
25 Crista lacrimalis posterior
26 Crista lacrimalis anterior
27 Vena angularis
28 Saccus lacrimalis
29 Arteria dorsalis nasi
30 Arterie und Nerv des Saccus lacrimalis
31 Vena nasofrontalis und Nervus infratrochlearis
32 Arteria und Nervus supratrochlearis
33 Anastomose zwischen den Arteriae
    supratrochlearis und supraorbitalis
34 Vena nasalis externa
35 Fascia lacrimalis
36 Vena nasalis externa
37 Arteria palpebralis (superior)
38 Vena ophthalmica superior
    (unterer Ast – infratrochlearer Austritt)
39 Arteria und Nervus supratrochlearis
40 Nervus supraorbitalis (Ramus medialis)
41 Nervus supraorbitalis (Ramus lateralis)
    und Arteria supraorbitalis

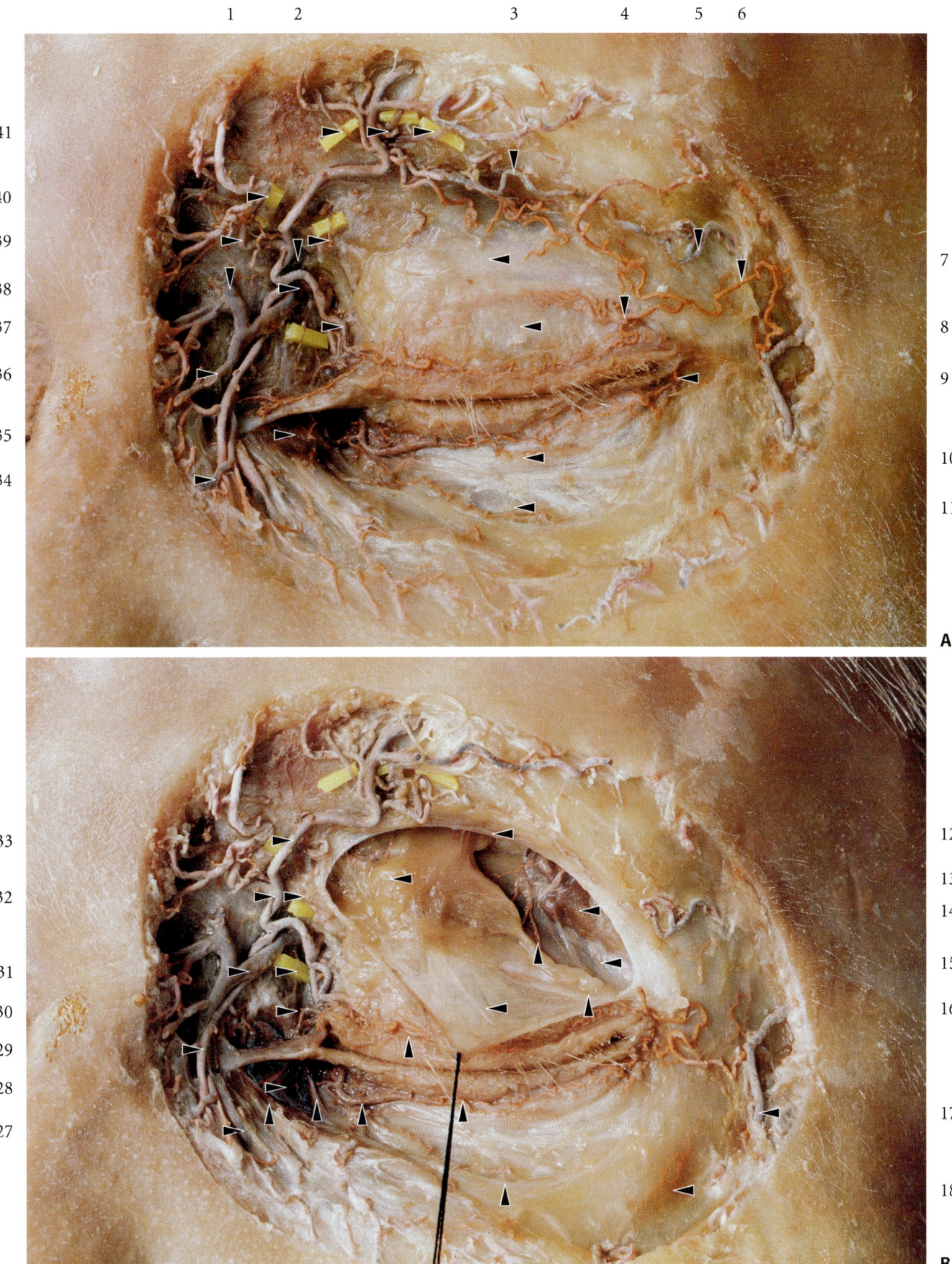

Abbildung 258   Regio orbitalis 2

Bei dieser Abbildung wurde das *obere Augenlid* und der *Musculus levator palpebrae superioris* gespalten und auseinandergeklappt, so daß der Einblick in den *Fornix conjunctivae superior* weitgehend ermöglicht wurde.

An den aufgeklappten Lidhälften ist durch die straff fixierte *Tunica conjunctiva palpebrarum* der *Tarsus superior* mit seinen eingelagerten MEIBOMschen *Drüsen*, den *Glandulae tarsales*, gut zu sehen. Er bildet am Übergang zur Lidspalte durch den *Limbus palpebralis posterior* eine ziemlich scharfe Kante an der die *Tunica conjunctiva* in die Haut übergeht. Am medialen Ende des *Tarsus* liegen dort die *Puncta lacrimalia* mit denen die *Canaliculi lacrimales* beginnen, welche die Tränenflüssigkeit zum *Tränensack* leiten. Am oberen Lid ist eine seltene Varietät in Form eins zweiten *Punctum lacrimale* ausgebildet, wie sie FOLTZ 1860 schon beschrieben hat.

Medial von den normalen Puncta lacrimalia rundet sich die Kante des hinteren Lidrandes zur *Commissura medialis palpebrarum* etwas ab und bildet den *Angulus oculi medialis*, in dem die leicht höckrige *Caruncula lacrimalis* und die *Plica semilunaris conjunctivae* liegen.

Die *Tunica conjunctiva* wird von Gefäßen versorgt, die aus den *Arterien der Lider* und der *Arteria lacrimalis* als *Arteriae conjunctivales posteriores* kommen. Sie sind in der *Tunica conjunctiva palpebralis* stärkere Gefäße, die besonders an den *Tarsi* ein dichtes *Gefäßnetz* bilden. Hingegen sind sie in der *Tunica conjunctiva bulbaris* so zart, daß sie mit freiem Auge kaum wahrgenommen werden können und daher am Präparat auch nicht gefüllt sind. Sie sind aber beim Lebenden mit der dort locker fixierten Bindehaut verschieblich und dadurch leicht von den *Arteriae ciliares anteriores* unterscheidbar.

Bei der *Abbildung B* wurde die *Tunica conjunctiva* im *Fornix superior* durchtrennt und durch zwei Fäden nach vorn gezogen. Ebenso wurde die von der TENONschen *Kapsel* abgehende *Muskelscheide* an ihrem proximalen Ende durchtrennt und nach vorn gezogen. Der dadurch freigelegte *Musculus rectus superior* wird durch eine Sonde, knapp hinter seinem Ansatz am *Bulbus oculi*, emporgehoben. An der *Tunica conjunctiva* ist ein austrahlendes Gewebsbündel des *Musculus levator palpabrae superioris* zum *Fornix conjunctivae superius* zu sehen.

1 Ligamentum palpebrale mediale
2 Punctum lacrimale
3 Arteria conjunctivalis posterior
   (der Arteria palpebralis medialis)
4 Punctum lacrimale
5 Musculus levator palpebrae superioris
   (durch einen sagittalen Schnitt gespalten)
6 Fornix conjunctivae superior
7 Arteria conjunctivalis posterior
   (der Arteria lacrimalis)
8 Arteria conjunctivalis posterior
   (der Arteria lacrimalis)
9 Limbus posterior palpebrae
10 Arteria ciliaris anterior am Bulbus oculi
   (bedeckt mit Tunica cunjunctiva bulbi)
11 Tarsus superior mit Glandulae tarsales
   [MEIBOMsche Drüsen]
12 Cornea mit hindurchscheinender Iris
13 Crista lacrimalis posterior (des Os lacrimale)
14 Musculus rectus superior sowie die laterale
   Faszienausstrahlung der Musculi levator palpebrae
   superioris und rectus superior
   sowie der Musculus rectus superior
15 Arteria conjunctivalis posterior
   (der Arteria lacrimalis)
16 Commissura lateralis palpebrarum
17 Tarsus superior mit Glandulae tarsales
   [MEIBOMsche Drüsen]
18 Arteria conjunctivalis posterior
   (der Arteria lacrimalis)
19 Limbus corneae
20 Tunica conjunctiva
21 Caruncula lacrimalis
22 Ligamentum palpebrale mediale (vorderer Zügel)
23 Saccus lacrimalis
24 Plica semilunaris conjunctivae
25 Fascia muscularis der Vagina bulbi
   (Muskelscheide des Musculus rectus superior –
   Schnittränder)
26 Tarsus superior mit Glandulae tarsales
   [MEIBOMsche Drüsen]
27 Mediale Faszienausstrahlung
   der Musculi levator palpebrae superioris
   und rectus superior
   zur Trochlea des Musculus obliquus superior
28 Crista lacrimalis anterior der Maxilla
29 Saccus lacrimalis
30 Punctum lacrimale accessorium (Var.)
31 Gefäßnetz der Arteriae conjunctivales posteriores
32 Tarsus superior mit Glandulae tarsales
   [MEIBOMsche Drüsen]

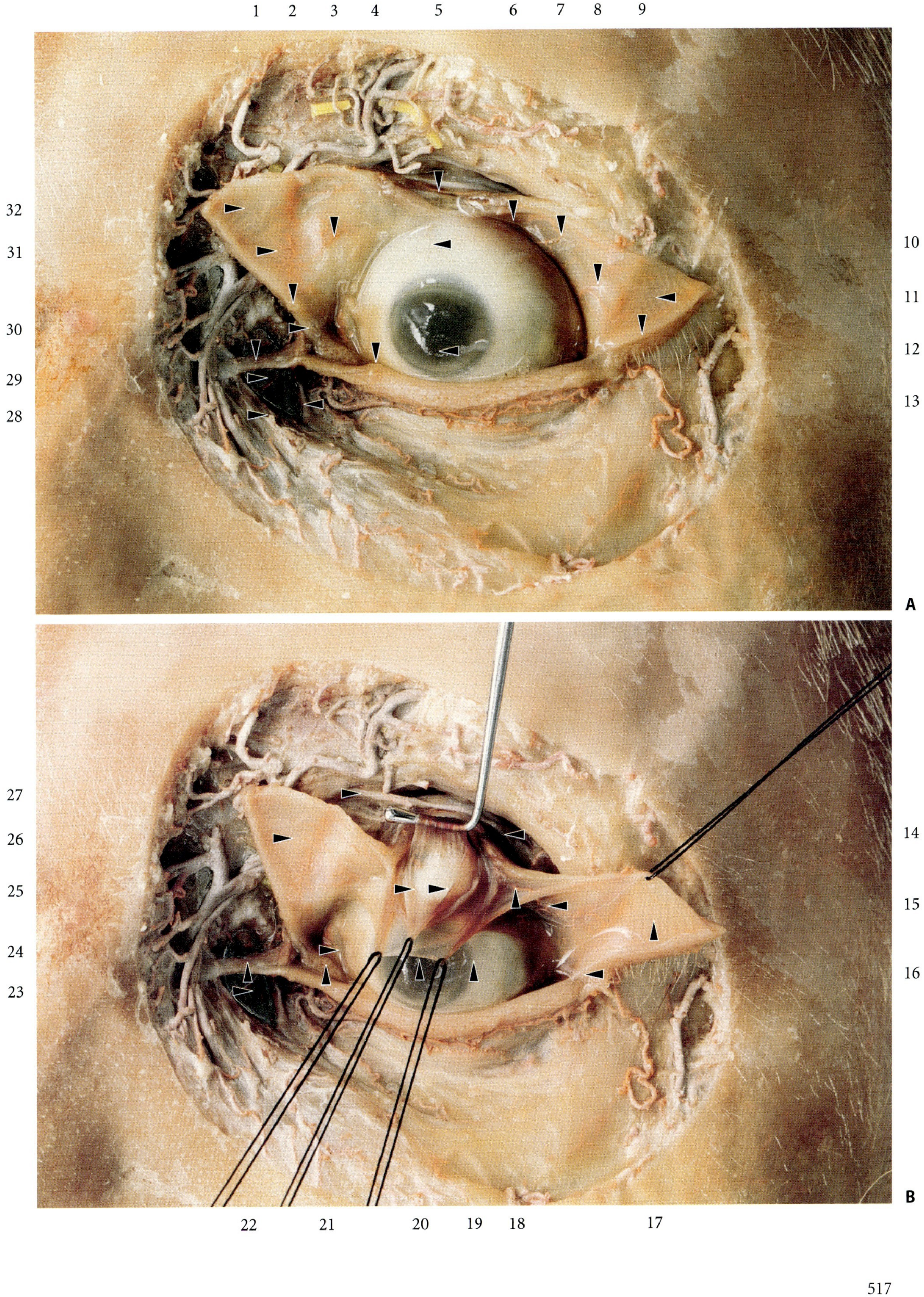

A

1 2 3 4 5 6 7 8 9

32
31
30
29
28

10
11
12
13

B

27
26
25
24
23

14
15
16

22 21 20 19 18 17

517

**Abbildung 259   Regio occipitalis und
Regio cervicalis posterior 1**

Die dorsale Seite des Halses, auch als *Nacken* oder *Nucha* bezeichnet, erstreckt sich von der *Linea nuchalis suprema* und der *Protuberantia occipitalis externa* bis zu einer Linie, die von dem *Processus spinosus* der *Vertebra prominens* zum *Acromion* verläuft. Sie läßt sich durch eine weitere Linie zwischen den beiden *Processus mastoidei*, die den *Processus spinosus* des *Axis* (Epistropheus) kreuzt, in eine *Regio cervicalis posterior* und *Regio occipitalis* unterteilen, die bis zum *Margo lambdoideus* des Os occipitale zu erweitern ist.

Der Nacken ist ausgefüllt mit einem massiven Lager *autochthoner Muskulatur*, die sich zwischen den *Processus transversi* und *spinosi* an die Wirbelbögen der Halswirbelsäule anlagert. Sie gehört dem *Musculus erector spinae* an und wird nur von den oberen Teilen des *Musculus sternocleidomastoideus* und *Musculus trapezius* überlagert.

Die beiden Muskeln verbinden sich an der *Linea nuchalis superior* bindegewebig miteinander oder als häufige Varietät durch den *Musculus transversus nuchae*. In der Spalte zwischen den beiden Muskeln erscheint das breite Band des *Musculus splenius capitis*, das den gleichen Ansatz wie der *Musculus sternocleidomastoideus* hat und von ihm gedeckt vom *Processus mastoideus* die *Linea nuchalis superior* erreicht.

Der *Musculus trapezius* entspringt in der Mitte vom elastischen *Ligamentum nuchae* und wird in dessen Nähe von den sensiblen *Rami posteriores* der *Nervi cervicalis* C III bis C VII durchsetzt.

Durch Fäden sind abgespreizt der *Nervus occipitalis major, occipitalis minor* und *auricularis magnus*. Der *Nervus occipitalis minor* wird von einem meistens sehr dünnen Hautnerven für den seitlichen Teil der Regio cervicalis posterior und die Gegend des Warzenfortsatzes aus dem dritten Zervikalnerven, dem *Nervus occipitalis minor secundus*, begleitet.

Oben links im Bild ist der *Nervus auricularis posterior* des *Nervus facialis* für die hinteren Ohrmuskeln und den *Venter occipitalis* des *Musculus occipitofrontalis* durch einen Faden gespannt.

1   Musculus auricularis posterior
2   Musculus auricularis superior
3   Nervus occipitalis minor
    (Ast für die Hinterfläche der Ohrmuschel)
4   Venter occipitalis des Musculus occipitofrontalis
5   Linea nuchalis suprema
    (Ursprung des Venter occipitalis)
6   Musculus transversus nuchae
7   Linea nuchalis suprema
8   Protuberantia occipitalis externa
9   Arteria occipitalis
10 Venter occipitalis des Musculus occipitofrontalis
11 Planum occipitale
12 Arteria occipitalis
13 Linea nuchalis superior
    (Ansatz des Musculus sternocleidomastoideus)
14 Nervus occipitalis major
15 Nervus occipitalis tertius
16 Ramus posterior von C IV
17 Ramus posterior von C V
18 Ramus posterior von C VI
19 Ramus posterior von C VII
20 Vertebra prominens
21 Ligamentum nuchae
22 Musculus trapezius (Sehnenspiegel)
23 Arterienast der Arteria cervicalis profunda
24 Musculus trapezius (Pars descendens)
25 Musculus sternocleidomastoideus
26 Nervus occipitalis minor secundus
27 Nervus auricularis magnus
28 Musculus splenius capitis
29 Nervus occipitalis minor
30 Arteria auricularis posterior
31 Nervus auricularis posterior des Nervus facialis

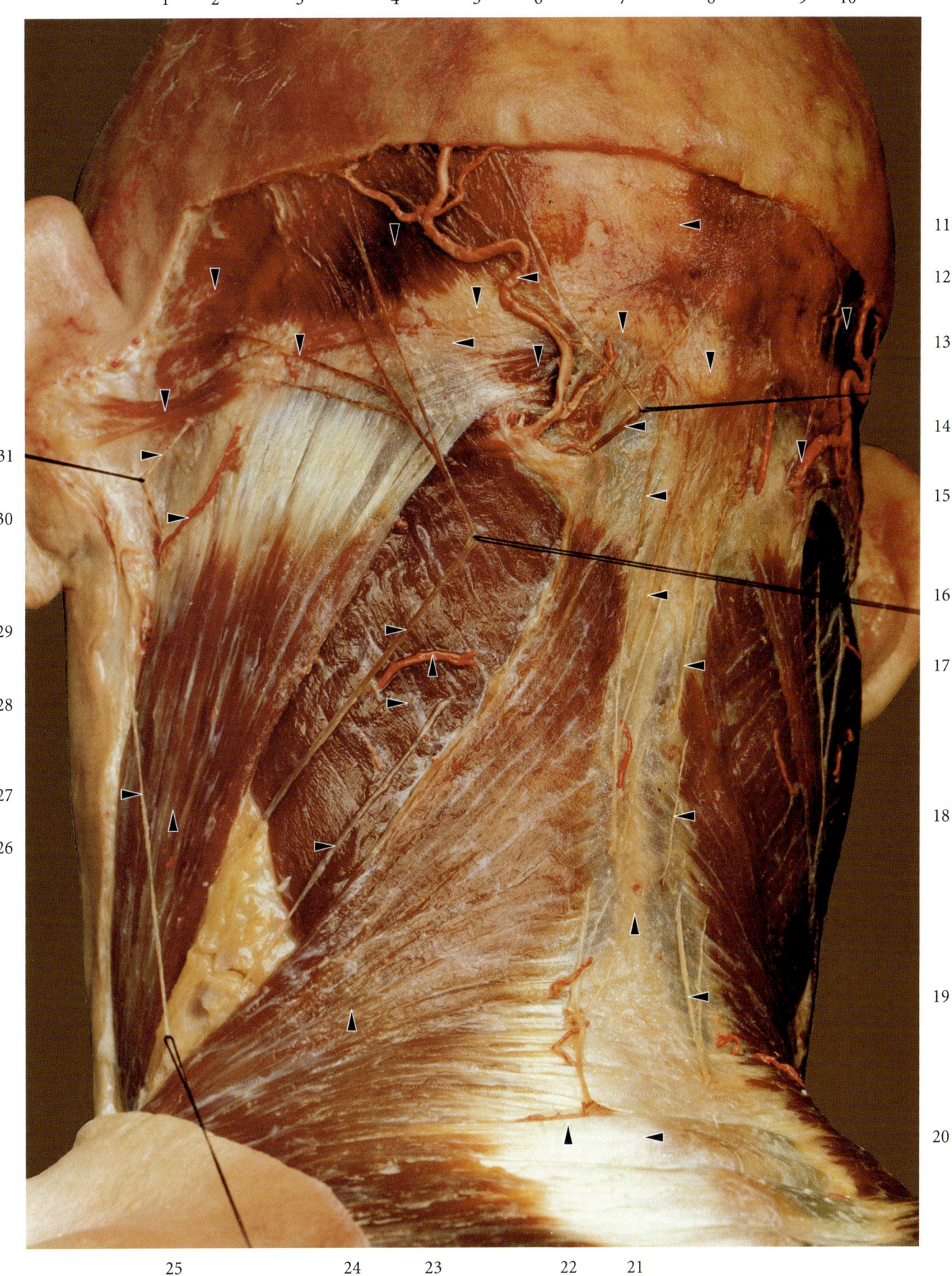

**Abbildung 260   Regio occipitalis und
Regio cervicalis posterior 2**

Gegenüber der linken Seite des Präparates unterscheidet sich der Verlauf des *Nervus occipitalis minor* dadurch, daß er um ein abgesprengtes *Muskelbündel* des *Musculus trapezius* zieht, bevor er die Regio occipitalis betritt. Auch kommt es nicht allzuselten vor, daß er den Rand eines normal geformten *Musculus trapezius* durchsetzt. Das erscheint umso verwunderlicher, als er ja oberhalb des *Punctum nervosum* sonst noch recht weit vom *Musculus sternocleidomastoideus* überlagert wird.

Der *Nervus occipitalis minor* verbindet sich mit dem *Nervus occipitalis major* durch eine übliche Anastomose und teilt sich mit ihm in das Versorgungsgebiet am Hinterhaupt bis zur Scheitelregion. Er steht mit ihm in einem sogenannten *vikariierenden Verhältnis*, das besagt, daß bei einem sehr dicken Nervus occipitalis major der Nervus occipitalis minor dünn ist und umgekehrt.

Der *Nervus occipitalis major* tritt mit der *Arteria occipitalis* entweder durch den bindegewebigen Verbindungsbogen zwischen dem *Musculus trapezius* und *sternocleidomastoideus* oder gerade unterhalb davon aus. An dieser Stelle liegen die *Nodi lymphoidei occipitales* und können bei Erkrankung eine Okzipitalneuralgie verursachen.

Am *Processus mastoideus* in der Umgebung des *Nervus auricularis posterior* des *Nervus facialis* sind die *Nodi lymphoidei mastoidei*, die auch als *retroauriculares* beschrieben werden, zu sehen. Unterhalb davon liegen die *Nodi lymphoidei infraauriculares* in der Umgebung des *Ramus posterior* des *Nervus auricularis magnus* am hinteren Rande der *Glandula parotidea*.

Die *Arteria occipitalis* und die *Nervi occipitales* sind in die Kopfschwarte eingelagert, die hinter und zwischen den *Venter occipitales* des *Musculus occipitofrontalis* nur aus der *Cutis* und der modifizierten *Tela subcutanea* besteht.

Diese derbe und filzige *Tela subcutanea* heftet sich fest an die *Linea nuchalis suprema* und verbindet sich unterhalb davon fest mit den Ansatzsehnen des *Musculus sternocleidomastoideus* und *Musculus trapezius*. Die in ihr liegenden Gefäße und Nerven sind gut fixiert und nur schwer auspräparierbar.

1   Nodus lymphoideus occipitalis
2   Bindegewebsbogen zwischen Musculus trapezius und Musculus sternocleidomastoideus
3   Anastomose zwischen Nervus occipitalis minor und Nervus occipitalis major
4   Venter occipitalis des Musculus occipitofrontalis
5   Musculus auricularis posterior
6   Musculus auricularis superior
    (hinterer Teil – geht in die Galea aponeurotica des Venter occipitalis über)
7   Nervus occipitalis minor
    (Ast für die Hinterfläche der Ohrmuschel)
8   Musculus auricularis superior (vorderer Teil)
9   Nodi lymphoidei mastoidei [retroauriculares]
10 Nervus auricularis posterior des Nervus facialis
11 Nodi lymphoidei infraauriculares
12 Nervus auricularis magnus (Ramus posterior)
13 Nervus auricularis magnus (Ramus anterior)
14 Nervus auricularis magnus
15 Musculus sternocleidomastoideus
16 Nervus occipitalis minor
17 Musculus trapezius
18 Musculus trapezius (abgesprengtes Bündel)
19 Musculus splenius capitis
20 Nervus occipitalis minor
21 Nervus occipitalis major
    und Nodus lymphoideus occipitalis
22 Arteria occipitalis

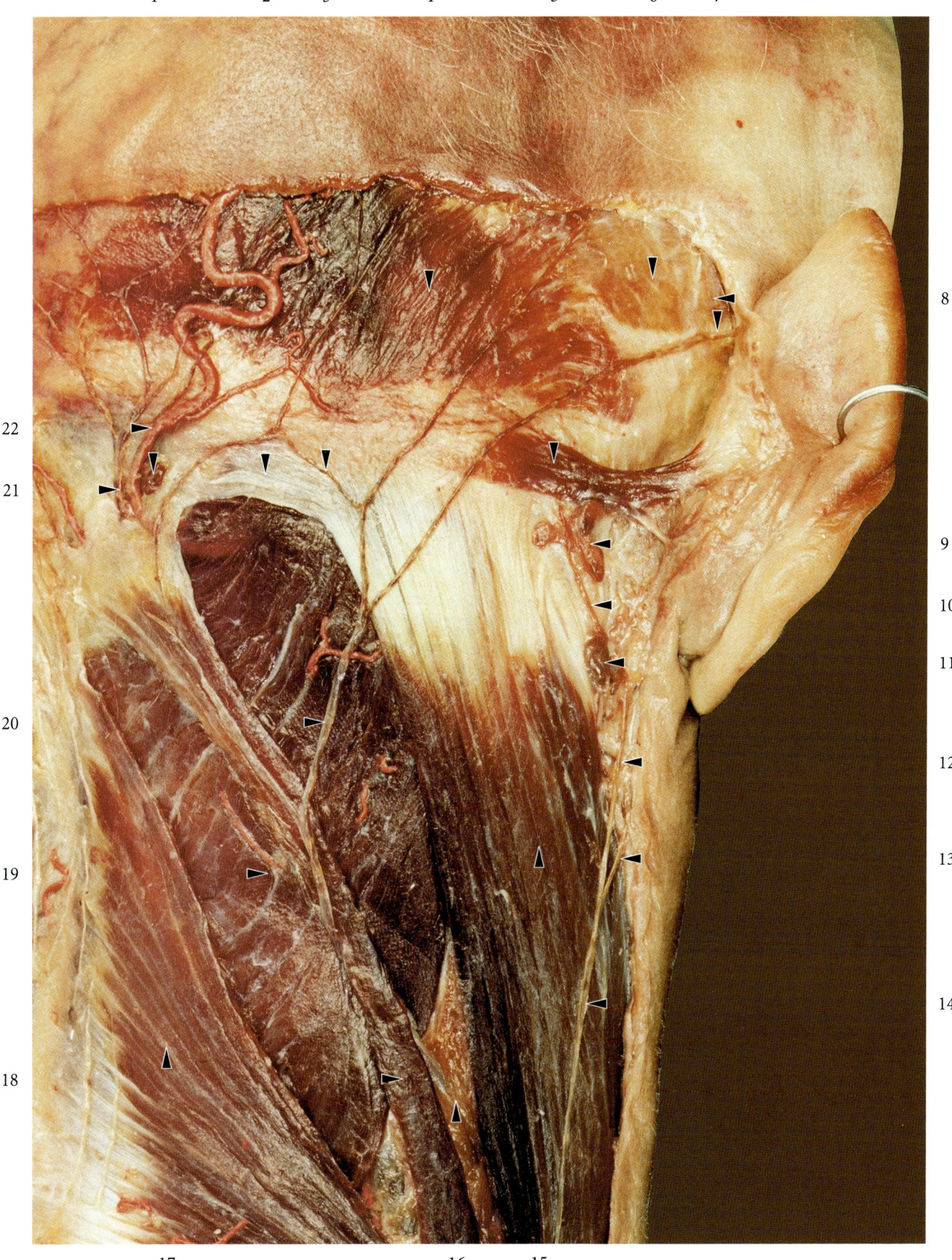

Abbildung 261 Regio occipitalis und Regio cervicalis posterior 3

Nach Entfernung der nach hinten gewanderten ventralen Muskulatur in Form des Musculus trapezius und der Musculi rhomboidei ist die Oberfläche der *autochthonen, dorsalen Muskulatur* frei überblickbar. Sie wird weiterhin nur mehr eingerahmt durch den *Musculus levator scapulae* und den *Musculus sternocleidomastoideus*, die zur ventralen Muskelgruppe gehören.

Das breitflächige Band des *Musculus splenius capitis*, das von den *Processus spinosi* der unteren Hals- und oberen Brustwirbel entspringt und an der *Linea nuchalis superior* bis zum *Processus mastoideus* hin ansetzt, wird unten vom *Musculus serratus posterior superior* überlagert. Selbst bedeckt es den größten Teil der beachtlichen Muskelmasse, die dorsal von den kurzen tiefen Nackenmuskel liegt und als *Musculus semispinalis capitis* zum *Planum occipitale* des *Os occipitale* gelangt.

Seitlich an den Musculus splenius capitis ist der wesentlich schmalere *Musculus splenius cervicis* angeschlossen, dessen Ursprung um zwei weitere Processus spinosi der Brustwirbel nach unten reicht. Sein Ansatz liegt an den *Querfortsätzen* der beiden oberen Halswirbel.

Durch den freigelegten oberen Teil des *Musculus semispinalis capitis* tritt der unterlegte *Nervus occipitalis major* aus, der sich nach lateral zur *Arteria occipitalis* begibt. Diese ist am oberen Rande des *Musculus splenius capitis* ganz lateral erschienen und wird auf der rechten Seite vom unterlegten *Nervus occipitalis minor* überkreuzt. Am medialen Ende des oberen Randes vom *Musculus splenius capitis* gelangt der *Nervus occipitalis tertius* an die Oberfläche, indem er meistens den Muskel noch durchsetzt.

Von der medialen Seite des *Musculus levator scapulae* tritt der *Nervus dorsalis scapulae* in die Schicht zwischen dem *Musculus serratus posterior superior* und den hier resezierten *Musculi rhomboidei* ein.

Lateral vom *Musculus levator scapulae* verläuft der *Nervus accessorius* mit einem *Ramus trapezius* des *Plexus cervicalis*, die ursprünglich nur vom *Musculus trapezius* bedeckt wurden. Im Fettgewebe vor dem Nerven liegt die *Arteria transversa colli*.

1 Musculus trapezius (Schnittfläche)
2 Musculus sternocleidomastoideus
3 Venter occipitalis des Musculus occipitofrontalis
4 Musculus semispinalis capitis
5 Protuberantia occipitalis externa
6 Musculus semispinalis capitis
7 Arteria occipitalis
8 Musculus sternocleidomastoideus
9 Musculus trapezius (Schnittfläche)
10 Kopfschwarte (Schnittfläche)
11 Arteria occipitalis (Ramus occipitalis)
12 Planum occipitale
13 Nervus occipitalis major
14 Nervus occipitalis minor
15 Nervus occipitalis tertius
16 Nervus cervicalis III (Ramus posterior)
17 Vertebra prominens
18 Musculus splenius cervicis
19 Musculus serratus posterior superior
20 Nervus dorsalis scapulae
21 Nervus accessorius
22 Musculus supraspinatus
23 Musculus iliocostalis thoracis
24 Scapula (Margo medialis) und Arteria dorsalis scapulae
25 Spina scapulae
26 Arteria transversa colli
27 Musculus levator scapulae
28 Musculus longissimus thoracis
29 Musculus splenius cervicis
30 Nervus thoracicus II (Ramus posterior) und Ramus dorsalis der Arteria intercostalis posterior II
31 Musculus levator scapulae
32 Musculus supraspinatus
33 Angulus superior der Scapula
34 Nervus dorsalis scapulae
35 Nervus accessorius
36 Musculus splenius cervicis
37 Musculus splenius capitis
38 Nervus occipitalis minor
39 Ligamentum nuchae
40 Nervus occipitalis major
41 Arteria occipitalis

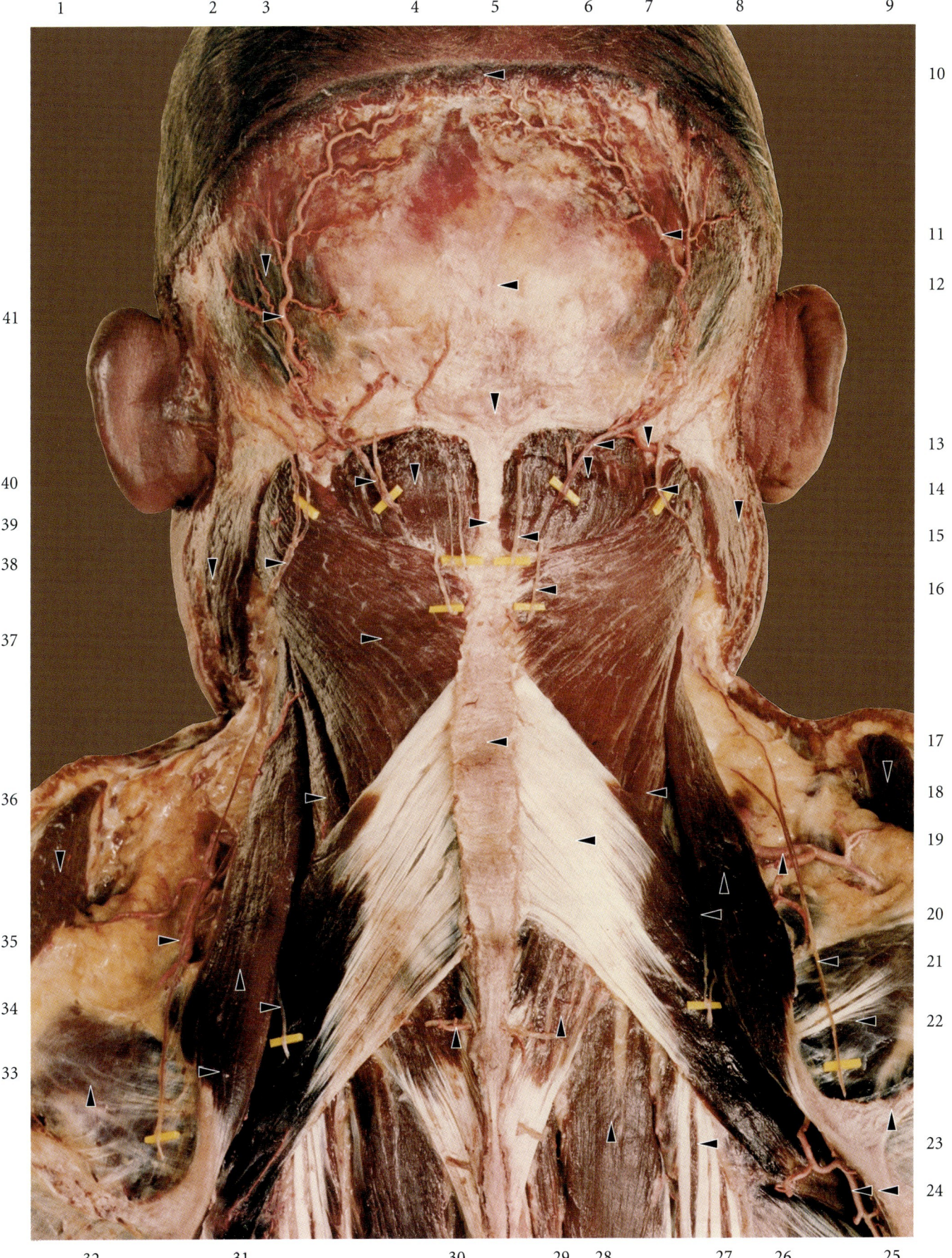

Abbildung 262 Regio occipitalis und Regio cervicalis posterior 4

Gegenüber der vorhergehenden Abbildung wurden die *Musculi splenii capitis* und *cervicis* sowie der *Musculus serratus posterior superior* zusätzlich reseziert, so daß der *Musculus semispinalis capitis* und der *Musculus longissimus capitis* freigelegt wurden.

Der schlanke *Musculus longissimus capitis* legt sich seitlich an den *Musculus semispinalis capitis* an und wurde zusammen mit ihm vom *Musculus splenius cervicis* von der Seite her umgurtet.

Durch den *Musculus semispinalis capitis* treten, vom zweiten angefangen, die *Rami posteriores* der Zervikalnerven aus. Es sind ihre *medialen Äste*, weil die lateralen nur motorische Fasern führen. Sie treten daher in der Nähe der *Processus spinosi* oder weiter unten sogar schon an den *Processus spinosi* aus. Sie werden begleitet von Ästen der *Arteria cervicalis profunda*, die den Rami dorsales der Arteriae intercostales posteriores entsprechen.

Der oberste *Ramus posterior*, der zur Haut gelangt, kommt von dem *zweiten Nervus cervicalis*. Er geht sofort nach der *Articulatio atlantoaxialis lateralis* vom *Spinalnerven* ab. Sein dicker sensibler *dorsaler Ast* schlingt sich um den *Musculus obliquus capitis inferior* nach oben, durchsetzt den *Musculus semispinalis capitis* und den *Musculus trapezius* und versorgt als *Nervus occipitalis major* die Haut bis zur Scheitelgegend.

Der *Ramus posterior* des *dritten Zervikalnerven* bildet mit seinem medialen Ast den *Nervus occipitalis tertius*. Er hat sich nach dem *Foramen intervertebrale* um die *Processus articulares* des zweiten und dritten Halswirbels nach hinten geschlungen und durchsetzt die Muskulatur immer noch leicht aufsteigend. Vom fünften Zervikalnerven an verlaufen die *Rami dorsales* mehr und mehr absteigend durch die Muskulatur, so daß zwischen ihnen größere Distanzen auftreten, als es den Wirbelhöhen entsprechen würde.

1 Musculus sternocleidomastoideus
2 Musculus splenius capitis (Schnittfläche)
3 Protuberantia occipitalis externa
4 Nervus occipitalis major
5 Musculus splenius cervicis (reseziert)
6 Musculus splenius capitis und Nervus occipitalis minor
7 Musculus sternocleidomastoideus
8 Kopfschwarte (Schnittfläche mit Verzweigung der Arteria occipitalis)
9 Arteria occipitalis (Ramus occipitalis)
10 Planum occipitale der Squama occipitalis
11 Musculus semispinalis capitis
12 Nervus occipitalis tertius
13 Musculus longissimus capitis
14 Nervus cervicalis IV (Ramus posterior)
15 Nervus accessorius
16 Musculus levator scapulae
17 Musculus longissimus capitis
18 Nervus cervicalis V (Ramus posterior)
19 Vertebra prominens
20 Nervus cervicalis VI (Ramus posterior)
21 Nervus cervicalis VII (Ramus posterior)
22 Scapula (Margo medialis)
23 Musculus longissimus thoracis
24 Musculus supraspinatus
25 Nervus suprascapularis und Arteria suprascapularis
26 Nervus dorsalis scapulae
27 Musculus iliocostalis cervicis
28 Musculus longissimus cervicis
29 Musculus levator scapulae
30 Spina scapulae
31 Musculus trapezius (Schnittfläche)
32 Musculus rhomboideus major (Schnittfläche)
33 Musculus iliocostalis thoracis
34 Scapula (Angulus superior)
35 Nervus dorsalis scapulae
36 Nervus accessorius
37 Musculus longissimus capitis (Intersectio tendinea)
38 Arteria transversa colli
39 Musculus longissimus capitis
40 Musculus splenius cervicis (reseziert)
41 Nervus occipitalis minor

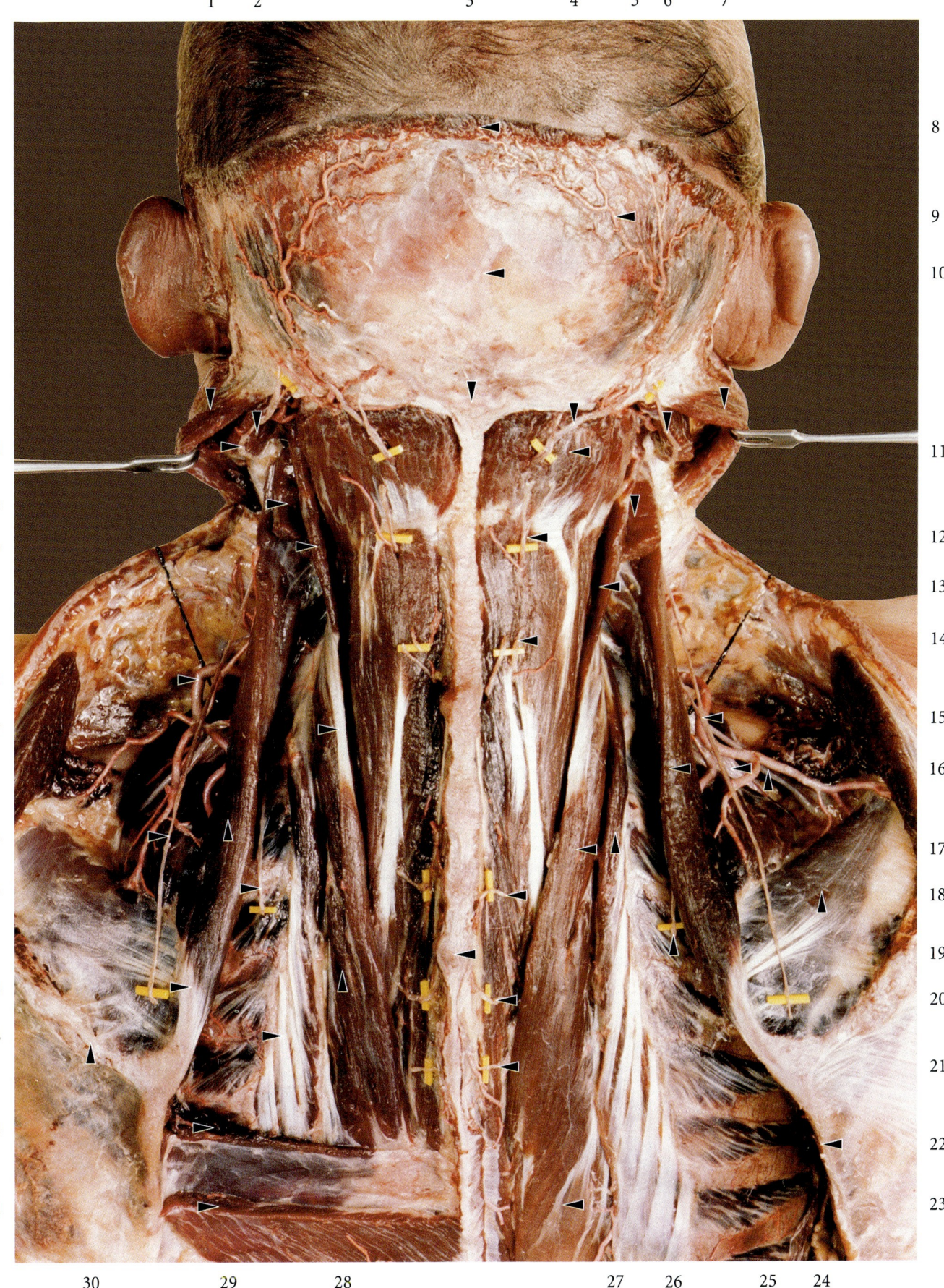

Abbildung 263 Regio occipitalis und Regio cervicalis posterior 5

An diesem Präparat wurde nach der Entfernung des *Musculus trapezius* nur ein Teil des *Musculus splenius capitis* reseziert, um den Verlauf der *Arteria occipitalis* zu zeigen.

Der *Musculus sternocleidomastoideus* wurde zusammen mit dem *Nervus occipitalis minor* durch einen Haken weggespannt, damit der überlagerte Ansatz des *Musculus splenius capitis* besser erkannt werden kann. Der *Musculus splenius capitis* setzt wie der *Musculus sternocleidomastoideus* an der äußeren Hälfte der *Linea nuchalis superior* und am *Processus mastoideus* an.

Vor seinem Ansatz bedeckt der *Musculus splenius capitis* den *Musculus longissimus capitis*, der ebenfalls am *Processus mastoideus* ansetzt. Er benutzt dort seiner Größe entsprechend ein kleines Feld in der Nähe von dessen hinterem Rand und seinem unteren Ende.

Zu diesen beiden Muskeln in der Nähe ihrer Ansätze hat die *Arteria occipitalis* eine entsprechende Beziehung. Sie kann wie auf der rechten Seite des Präparates entweder medial vom *Musculus longissimus capitis* sofort an den *Musculus semispinalis capitis* angelagert verlaufen, oder sie zieht zwischen dem *Musculus longissimus capitis* und dem *Musculus splenius capitis* hindurch, wie auf der linken Seite des Präparates.

Die *Arteria occipitalis* ist von der *Arteria carotis externa* im *Trigonum caroticum* nach dorsal abgegangen und ist mit dem unteren Rand des *hinteren Digastricusbauches* unter den *Musculus sternocleidomastoideus* gezogen. Zwischen dem Ansatz des Musculus sternocleidomastoideus am *Processus mastoideus* und dem Ursprung des hinteren Digastricusbauches in der *Incisura mastoidea* legt sich die Arterie dem Felsenbein an und benützt dort den *Sulcus arteriae occipitalis*, bevor sie zwischen die beschriebenen Muskeln eintritt.

Gegenüber der vorhergehenden Abbildung durchsetzt der *Nervus occipitalis tertius* noch den *Musculus splenius capitis,* und der *Nervus occipitalis major* hat sich rechts vor seinem Austritt aus dem *Musculus semispinalis capitis* schon in zwei Äste gespalten.

1 Musculus sternocleidomastoideus (Ansatzsehne)
2 Musculus occipitofrontalis (Venter occipitalis)
3 Linea nuchalis suprema (Ursprung des Venter occipitalis)
4 Linea nuchalis superior (Ansatz des Musculus semispinalis capitis)
5 Protuberantia occipitalis externa
6 Nervus occipitalis tertius
7 Musculus semispinalis capitis (medialer Anteil)
8 Musculus semispinalis capitis (lateraler Anteil)
9 Musculus occipitofrontalis (Venter occipitalis)
10 Musculus sternocleidomastoideus (Ansatzsehne)
11 Planum occipitale der Squama occipitalis
12 Arteria occipitalis
13 Nervus occipitalis major
14 Ligamentum nuchae
15 Musculus splenius capitis (Schnittfläche)
16 Musculus longissimus capitis
17 Musculus longissimus capitis mit Intersectio tendinea
18 Nervus occipitalis minor
19 Musculus splenius capitis
20 Vertebra prominens
21 Vertebra thoracica III (Processus spinosus)
22 Musculus levator scapulae
23 Musculus iliocostalis thoracis
24 Musculus splenius cervicis
25 Musculus splenius cervicis
26 Musculus iliocostalis thoracis
27 Musculus longissimus thoracis
28 Musculus levator scapulae
29 Nervus occipitalis minor
30 Musculus longissimus capitis
31 Musculus semispinalis capitis (lateraler und medialer Anteil)
32 Arteria occipitalis
33 Musculus splenius capitis (Schnittfläche)
34 Nervus occipitalis minor

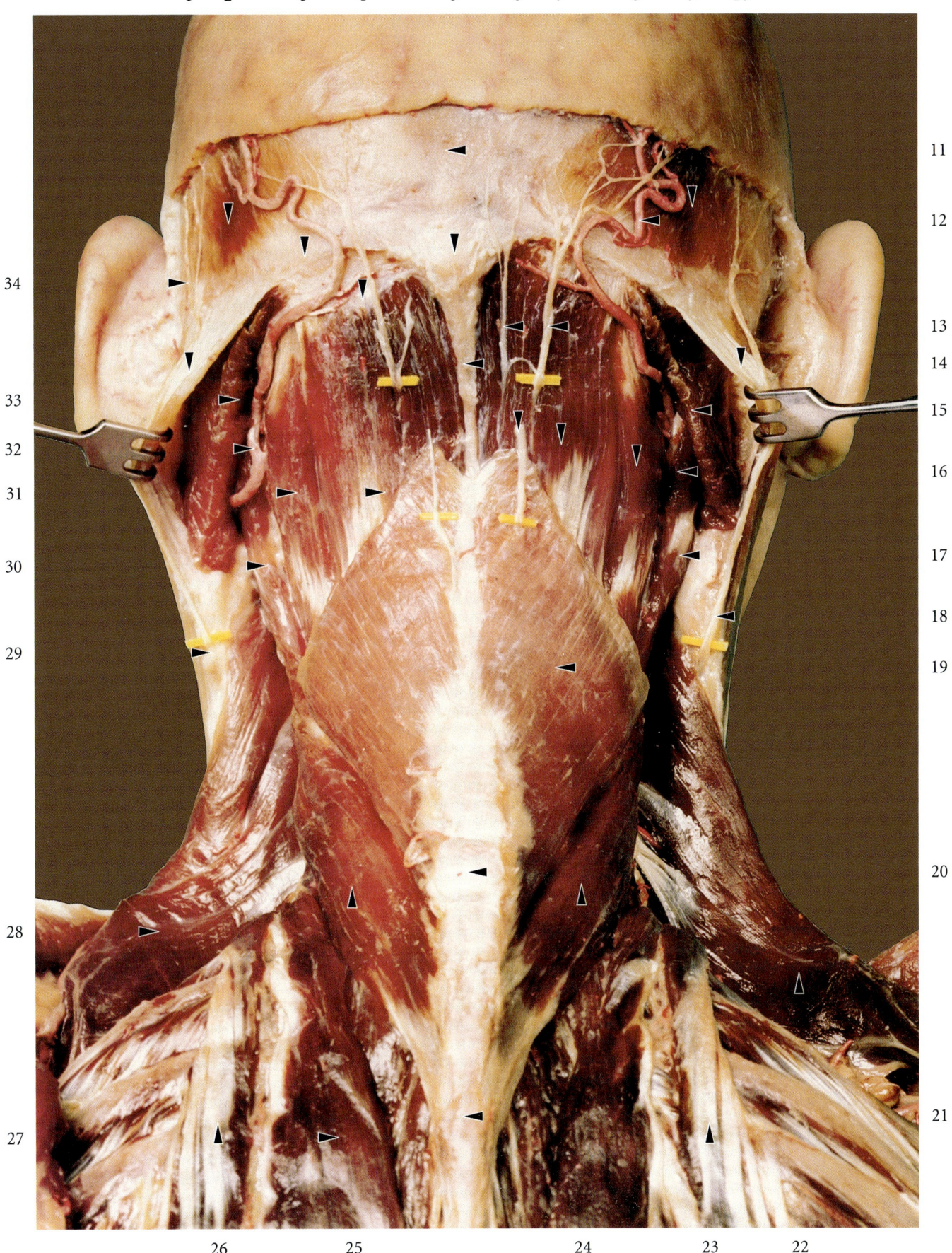

**Abbildung 264 Regio occipitalis und
Regio cervicalis posterior 6**

Nach Beseitigung der ganzen *Musculi splenii capitis* und *cervicis* sind die *Intersectiones tendineae* des *Musculus semispinalis capitis* und des *Musculus longissimus capitis* an diesem Präparat eindrucksvoll zu sehen.

Die *Intersectiones tendineae* sind nicht nur ein morphologisches Detail, das die Mehrbäuchigkeit dieser Muskeln zum Ausdruck bringt, sondern sie sind bei ihrer charakteristischen Ausbildung auch eine große Hilfe, bei einem kleineren Eröffnungsfeld die Muskeln zu erkennen.

Der *Musculus semispinalis capitis* besitzt zwei Schaltsehnen. Die untere ist eine lange schräg verlaufende *Schaltsehne*, die ihre Mitte in der Höhe der *Vertebra prominens* besitzt. Sie ist eingeschaltet in die Ursprungszacken, die von den Querfortsätzen der oberen Brustwirbel kommen. Von ihrem oberen Ende geht ein *oberflächlicher Teil* der *Muskelbündel* bis zum *Os occipitale*. Die medialen und tiefen Bündel haben hingegen in der Höhe des *Axis* eine *zweite sehnige Unterbrechung*. Diese setzt sich auch in den durch einen Spalt abgrenzbaren *lateralen Abschnitt* fort und besitzt dort einen bis in die Höhe vom vierten Halswirbel nach abwärts reichenden Ausläufer.

Die Muskulatur des oberen Bauches beider Abschnitte reicht oberflächlich bis fast zum *Ansatz* an der medialen Hälfte der *Linea nuchalis superior*, während in der Tiefe längere sehnige Anteile zu finden sind, die bis zur *Linea nuchalis inferior* hinabreichen.

Der seitlich dem *Musculus semispinalis capitis* anliegende schlanke *Musculus longissimus capitis* hat ebenfalls *zwei Schaltsehnen*, die in ähnlicher Höhe liegen. Die obere ist nicht immer ausgeprägt, aber die untere ist lang und bandförmig. Der *Musculus longissimus capitis* entspringt wie der *Musculus semispinalis capitis* von den Querfortsätzen der unteren Hals- und oberen Brustwirbel und setzt am *Processus mastoideus* an.

Zwischen den auseinanderbewegten medialen Rändern der *Musculi semispinales capitis* sind nach Entfernung des *Ligamentum nuchae* die *Processus spinosi* mit den *Musculi interspinales cervicis* zu sehen.

1 Musculus splenius capitis (Schnittfläche)
2 Kraniale Intersectio tendinea des Musculus semispinalis capitis (nach unten weisende Zacke des lateralen Anteils)
3 Kraniale Intersectio tendinea des Musculus semispinalis capitis (nach oben weisende Zacke des medialen Anteils)
4 Kraniale Intersectio tendinea des Musculus semispinalis capitis
5 Protuberantia occipitalis externa
6 Musculus semispinalis capitis (medialer Anteil)
7 Musculus semispinalis capitis (lateraler Anteil)
8 Musculus longissimus capitis
9 Musculus sternocleidomastoideus (Ansatzsehne)
10 Musculus occipitofrontalis (Venter occipitalis)
11 Arteria occipitalis
12 Nervus occipitalis major
13 Musculus splenius capitis (Schnittfläche)
14 Nervus occipitalis tertius
15 Musculus longissimus capitis (inkonstante Intersectio tendinea)
16 Axis [Epistropheus] (Processus spinosus)
17 Nervus occipitalis minor
18 Musculi interspinales
19 Intersectio tendinea des Musculus longissimus capitis
20 Vertebra prominens (Processus spinosus)
21 Musculus iliocostalis cervicis
22 Musculus levator scapulae
23 Musculus splenius cervicis
24 Musculus longissimus cervicis
25 Musculus semispinalis cervicis
26 Musculus longissimus cervicis
27 Musculus splenius cervicis (inkonstante Sehne zum dritten Brustwirbel)
28 Musculus levator scapulae
29 Musculus semispinalis thoracis
30 Kaudale Intersectio tendinea des Musculus semispinalis capitis
31 Intersectio tendinea des Musculus longissimus capitis
32 Kraniale Intersectio tendinea des Musculus semispinalis capitis (unterer Ausläufer im lateralen Anteil)
33 Nervus cervicalis IV (Ramus posterior)
34 Musculus longissimus capitis
35 Nervus occipitalis tertius
36 Musculus semispinalis capitis (obligates, durchlaufendes Muskelbündel zwischen mittlerem und oberem Bauch)
37 Arteria occipitalis
38 Nervus occipitalis major
39 Musculus sternocleidomastoideus (Ansatzsehne)
40 Nervus occipitalis minor

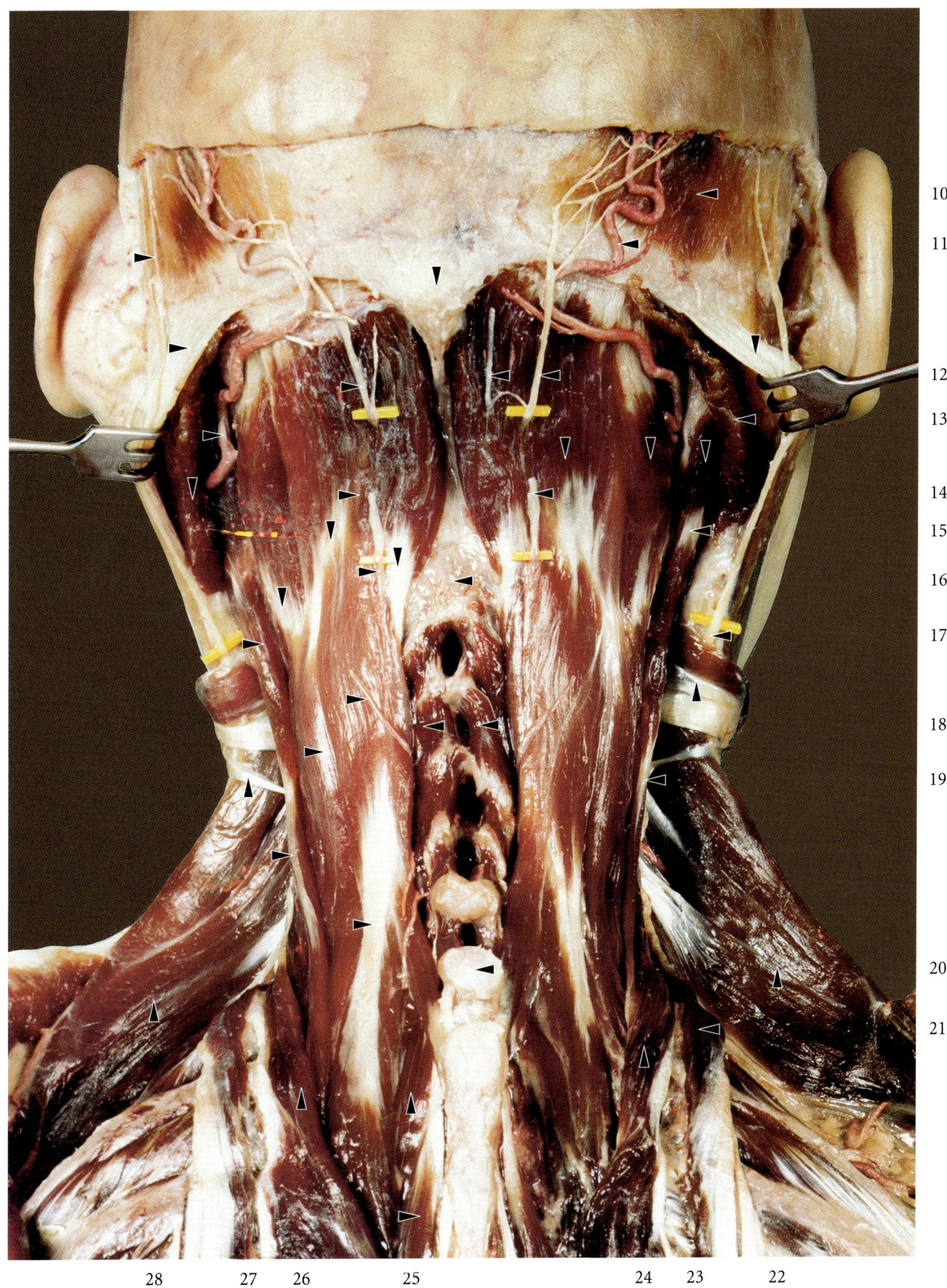

Abbildung 265 Regio occipitalis und Regio cervicalis posterior 7

Durch die zusätzliche Resektion des *Musculus semispialis capitis* auf der linken Körperseite wurde der *Musculus semispinalis cervicis* in seinem Halsbereich freigelegt. Er bedeckt hinter den Wirbelbögen nur mehr die verhältnismäßig dünne Schicht des *Musculus multifidus*.

Weiterhin sind dadurch die *Musculi suboccipitales* freigelegt worden. Sie bilden durch den *Musculus rectus capitis posterior major* und die beiden *Musculi obliqui capitis superior* und *inferior* das *Trigonum suboccipitale*, in dem die *Arteria vertebralis* und der *Arcus posterior atlantis* zu finden sind.

In diesem *Trigonum* verläßt vor dem unterlegten *Nervus suboccipitalis* ein Ast die *Arteria vertebralis*, der sich mit dem tiefen Ast des *Ramus descendens* der *Arteria occipitalis* zur *Okzipitalisanastomose* verbindet. Diese meist sehr starke Anastomose ist bei *Blockaden* der proximalen *Arteria vertebralis* oder der *Karotiden* eine wichtige Verbindung für die Blutzufuhr zum Gehirn. Außerdem anastomosieren hier auch die *Arteria cervicalis profunda* und die *Arteria cervicalis ascendens* durch ein grobmaschiges Gefäßnetz miteinander, an dem die *Arteria occipitalis* mit ihrem *Ramus descendens* beteiligt ist.

Die *Rami posteriores* der *Zervikalnerven* wurden zweimal unterlegt. Das eine Mal beim Eintritt in die *Muskelkammer* der *autochthonen Muskulatur* und das andere Mal bei ihrem Austritt. Sofort nach ihrem Abgang aus dem Nervus spinalis umrunden sie von lateral die Gelenkfortsätze der Halswirbel. Nur der *Ramus posterior* des zweiten Zervikalnerven geht hinter der *Articulatio atlantoaxialis lateralis* aus dem *Nervus spinalis* hervor und begibt sich direkt nach dorsal. Nachdem er den *Musculus obliquus capitis inferior* von unten umlaufen hat, durchsetzt er den *Musculus semispinalis capitis* und gelangt als *Nervus occipitalis major* zum Hinterhaupt.

Die *Arteria cervicalis profunda* hat sich nach ihrem Ursprung aus dem *Truncus costocervicalis* nicht wie bei zwei Dritteln der Menschen zwischen den Querfortsätzen des siebenten Hals- und ersten Brustwirbels nach hinten begeben, sondern unterhalb des Querfortsatzes des *ersten Brustwirbels*. An typischer Stelle ist nur eine zusätzliche Verbindung vorhanden. Auch ist ein *Ramus cutaneus posterior* von *C VI* nicht ausgebildet.

1 Musculus sternocleidomastoideus
2 Musculus splenius capitis (Schnittfläche)
3 Nervus occipitalis major
4 Musculus semispinalis capitis
5 Protuberantia occipitalis externa
6 Musculus rectus capitis posterior minor
7 Musculus rectus capitis posterior major
8 Okzipitalisanastomose
9 Arteria occipitalis
10 Musculus splenius capitis (Schnittfläche)
11 Musculus sternocleidomastoideus
12 Nervus occipitalis minor
13 Musculus obliquus capitis superior
14 Nervus occipitalis major
15 Musculus longissimus capitis mit Intersectio tendinea
16 Musculus splenius cervicis (Schnittfläche)
17 Nervus cervicalis V (Ramus posterior)
18 Arteria cervicalis profunda
19 Musculus semispinalis cervicis
20 Nervus cervicalis VIII (Ramus posterior)
21 Nervus accessorius
22 Nervus dorsalis scapulae
23 Ramus cutaneus posterior medialis des Nervus thoracicus I
24 Arteria suprascapularis
25 Nervus auricularis magnus
26 Musculus levator scapulae
27 Vertebra thoracica I (Processus transversus)
28 Musculus longissimus capitis
29 Musculus trapezius
30 Musculus rhomboideus major
31 Musculus longissimus thoracis
32 Musculus longissimus cervicis
33 Musculus iliocostalis cervicis
34 Vertebra prominens (Processus spinosus)
35 Nervus cervicalis V (Ramus posterior)
36 Musculus longissimus capitis
37 Musculus splenius cervicis (reseziert)
38 Axis (Processus spinosus)
39 Arteria occipitalis
40 Nervus occipitalis minor

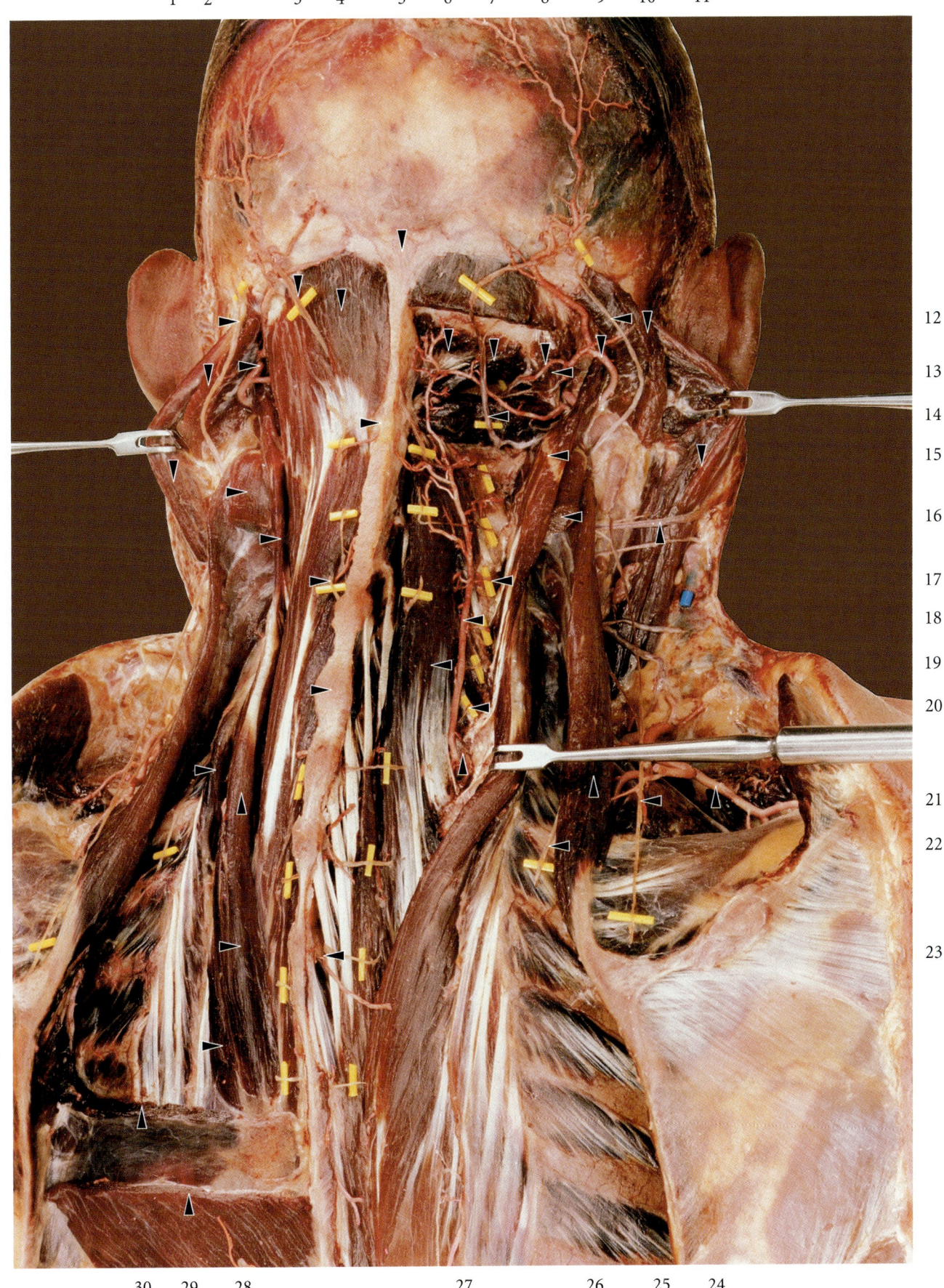

Abbildung 266 **Subokzipitalpunktion 1**
Regio occipitalis und
Regio cervicalis posterior

Die *Subokzipitalpunktion* wird bei vorgeneigtem Kopf praktiziert. Die *Punktionsnadel* wird in der *Medianebene* oberhalb des *Processus spinosus* des *Axis [Epistropheus]* durch die *Cutis* eingestochen und schräg nach oben geführt, bis sie mit der *Squama occipitalis* Kontakt bekommt.

Es hat wenig Sinn sich bei der Lokalisation der *Einstichstelle* auf die Palpation des *Processus spinosus* des *Axis* zu beziehen, da dieser korrekt gar nicht tastbar ist. Seine *Lage* kann aber durch die stets gut tastbare *Protuberantia occipitalis externa* abgeschätzt werden. Sie ist bei vorgebeugtem Kopf ca 7 cm entfernt.

Durch mäßiges Vor- und Zurückschieben der Punktionsnadel bei gleichzeitigem Anheben verschiebt sich die *Einstichstelle* an der Haut durch die Nachgiebigkeit der *Tela subcutanea* nach oben bis in die Höhe des *Arcus posterior atlantis*, weil in der Nähe des hinteren, festen Randes des *Ligamentum nuchae* eine Art Drehpunkt entsteht, der durch die Überkreuzung der beiden Punktionsnadeln versinnbildlicht werden soll. Der hintere Rand vom *Foramen magnum* des *Os occipitale* läßt sich auf diese Weise gut lokalisieren, weil unmittelbar unterhalb von ihm die Punktionsnadel keinen Knochenkontakt mehr bekommt. Sie durchsticht dann die *Membrana atlantooccipitalis posterior* und gelangt in die *Cisterna cerebellomedullaris*. Niemals wird dazu mehr als 5 cm Stichtiefe benötigt.

Die *Dura mater spinalis* ist oberhalb des *Arcus posterior atlantis* mit der *Membrana atlantooccipitalis posterior* zu einer einheitlichen bindegewebigen Platte verwachsen, der innen die *Arachnoidea mater* direkt angelagert ist. In dieser Platte gibt es keine Fortsetzung des *Spatium epidurale*. Nur seitlich setzt sich das *Spatium epidurale* bis an die *Schädelbasis* fort und beinhaltet das letzte extrakranielle Stück der *Arteria vertebralis*.

Um die *Membrana atlantooccipitalis* sichtbar zu machen, wurden zusätzlich der *Musculus rectus capitis posterior minor* und *major* reseziert. Seitlich von diesen sind im *Trigonum suboccipitale* die *Arteria vertebralis* in dem nach ihr benannten *Sulcus* mit dem abgeschnittenem Verbindungsast zur *Arteria occipitalis* und der unterlegte *Nervus suboccipitalis* zu sehen.

1 Protuberantia occipitalis externa
2 Nervus occipitalis major
 und Musculus rectus capitis posterior minor (Schnittrand)
3 Linea nuchalis superior
 (Ansatz des Musculus semispinalis capitis)
4 Linea nuchalis suprema
 (Ursprung des Venter occipitalis)
5 Arteria occipitalis (Ramus descendens)
6 Musculus splenius capitis (Schnittrand)
7 Nervus auricularis posterior
 und Musculus sternocleidomastoideus
8 Musculus auricularis superior
9 Musculus occipitofrontalis (Venter occipitalis)
10 Arteria occipitalis
11 Arteria auricularis posterior
12 Musculus rectus capitis posterior major
13 Musculus obliquus capitis superior
14 Musculus obliquus capitis inferior
15 Musculus rectus capitis posterior major (Schnittrand)
16 Arteria vertebralis (Ramus muscularis)
17 Musculus semispinalis capitis (Schnittrand)
18 Arteria cervicalis profunda
19 Musculus levator scapulae
20 Nervus auricularis magnus (Ramus posterior)
21 Nervus occipitalis minor
22 Musculus longissimus capitis
23 Arteria vertebralis
24 Nervus suboccipitalis und Arteria vertebralis
25 Foramen magnum (hinterer Rand)
26 Ligamentum nuchae
27 Musculus semispinalis cervicis
28 Tela subcutanea (paramedianer Schnittrand)
29 Cutis (paramedianer Schnittrand)
30 Arcus posterior atlantis
31 Membrana atlantooccipitalis posterior
32 Os occipitale (Squama occipitalis)
33 Linea nuchalis inferior
 (teilt das Planum occipitale des Os occipitale in zwei Hälften)
34 Musculus semispinalis capitis (reseziert)
35 Subgaleatischer Raum
 (Bindegewebsraum zwischen Pericranium und Kopfschwarte)

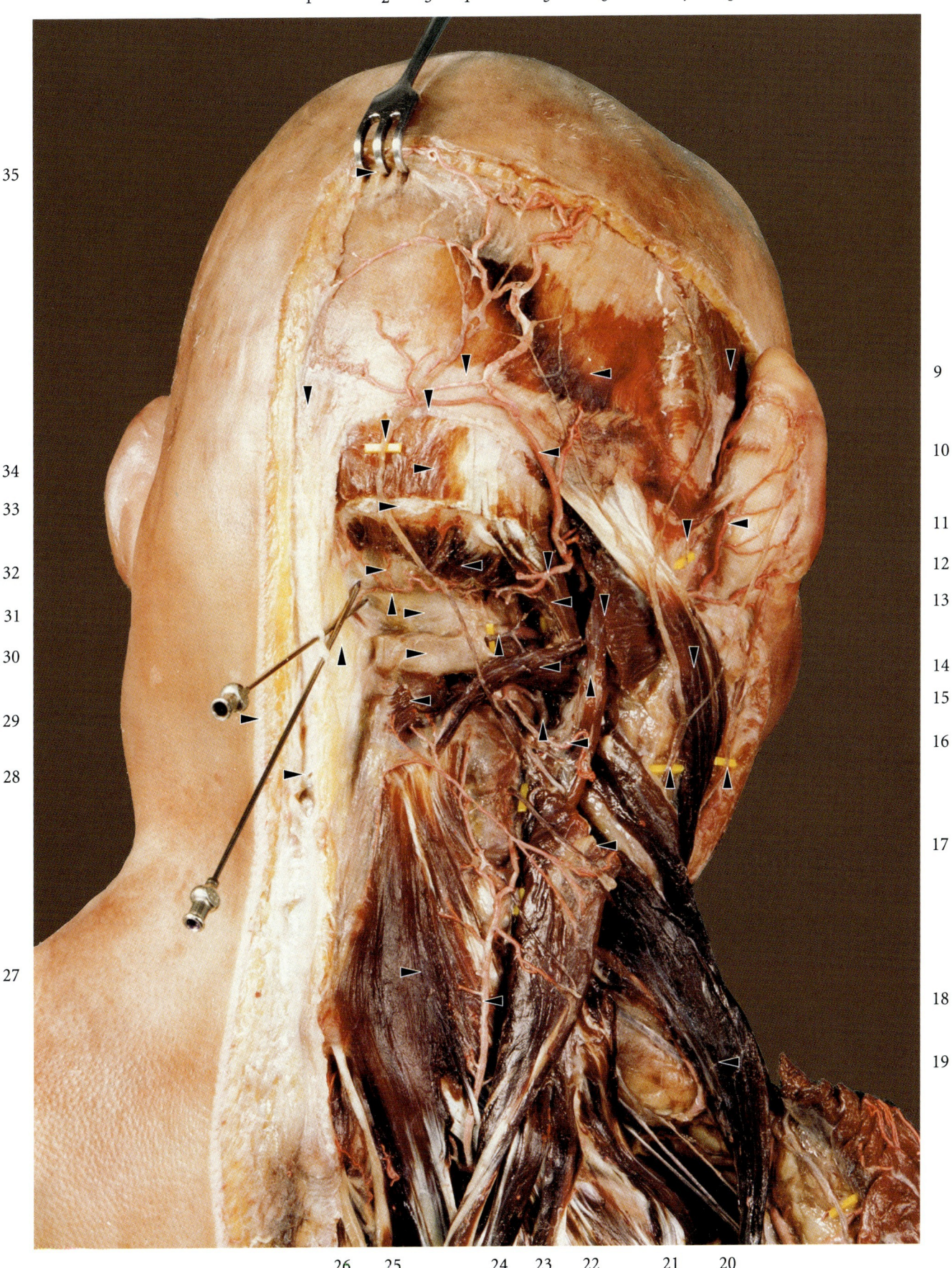

**Abbildung 267 Subokzipitalpunktion 2
Regio occipitalis und
Regio cervicalis posterior**

Die *knöcherne Schädelkapsel* wurde in der rechten hinteren Hälfte gefenstert. Durch die gleichzeitige Wegnahme der mit dem Knochen verbundenen *Dura mater* wurde die Schädelhöhle hinunter bis zum *Foramen magnum* des *Os occipitale* eröffnet.

Der *Polus occipitalis* des Gehirns wurde durch ein Spatel zurückgedrängt, so daß die obere Fläche des *Tentorium cerebelli* mit dem Übergang in die *Falx cerebri* sichtbar ist. Am ehemaligen Ansatz dieser Duraduplikaturen befinden sich teilweise eröffnete *Sinus durae matris*. Vom noch verschlossenen *Confluens sinuum* erstreckt sich die *Falx cerebelli* nach abwärts.

In der *Fossa cranii posterior* wurde die rechte Hälfte des *Cerebellums* mit der *Arachnoidea mater* entfernt, so daß ein Einblick in den *vierten Ventrikel* des Gehirns gegeben ist.

Der untere Teil des *Kleinhirnwurmes* hebt sich von der *Tela choroidea* des vierten Ventrikels und der *Medulla oblongata* früher ab als die Kleinhirnhemisphären, so daß sich zwischen ihnen die *Vallecula* des *Cerebellums* bildet. Die *Arachnoidea mater* folgt der *Dura mater* und macht die *Vallecula* zur weitesten Stelle der *Cisterna cerebellomedullaris*.

Die durch die *Membrana atlantooccipitalis* vorgeschobene Punktionsnadel zeigt ihre Lage in der *Cisterna cerebellomedullaris*. Sie soll nach dem spürbaren Widerstand an der Membran nur noch einen halben bis höchstens einen ganzen Zentimeter vorgeschoben werden.

Die Position der sich kreuzenden *Punktionsnadeln* ist wie bei der vorhergehenden Abbildung und wurde dort beschrieben. Für Erfahrenere ist aber auch eine Punktion in der Richtung der oberen Punktionsnadel von vornherein möglich. Sie liegt in einer Ebene, die durch die beiden äußeren Gehörgänge zum oberen Teil der Stirn geht. Sie setzt den gefühlten Widerstand beim Durchstechen der *Membrana atlantooccipitalis* voraus, die ungefähr 3 cm von der Hautoberfläche entfernt ist.

Die *Membrana atlantoaxialis posterior*, das Ligamentum flavum zwischen den Wirbelbögen des *Atlas* und des *Axis*, wurde auf der rechten Seite entfernt, so daß dort die *Dura mater spinalis* und das Ganglion spinale des *Nervus cervicalis II* sichtbar sind.

1 Protuberantia occipitalis externa
2 Pyramis vermis
3 Falx cerebri
4 Ventriculus quartus mit Fossa rhomboidea
5 Pedunculus cerebellaris superior (Schnittfläche)
6 Os occipitale (äußere Oberfläche)
7 Pericranium
8 Pericranium (Schnittrand)
9 Sutura lambdoidea
10 Musculus occipitofrontalis
   (Venter occipitalis -Schnittrand)
11 Sutura lambdoidea und Sinus transversus
   (am Übergang zum Sinus sigmoideus eröffnet)
12 Pedunculus cerebellaris medius (Schnittfläche)
13 Pedunculus cerebellaris inferior (Schnittfläche)
14 Os occipitale
   (Rand des Foramen magnum – Schnittfläche)
15 Membrana atlantooccipitalis posterior
   (Schnittfläche)
16 Musculus splenius capitis (Schnittfläche)
17 Nervus cervicalis II (Ganglion spinale
   und Nervus occipitalis major)
18 Arteria vertebralis
19 Ansa cervicalis (Radix inferior)
20 Nervus cervicalis III
   (Ramus anterior im Sulcus nervi spinalis)
21 Musculus levator scapulae
22 Musculus sternocleidomastoideus
   und Nervus occipitalis minor
23 Arteria vertebralis und Nervus suboccipitalis
24 Dura mater spinalis (Schnittrand)
25 Musculus obliquus capitis inferior
26 Ligamentum nuchae
27 Vertebra thoracica I
   (Processus transversus – freies Ende)
28 Musculus semispinalis cervicis
29 Arteria cervicalis profunda und Musculus multifidus
30 Vertebra cervicalis III (Tuberculum posterius)
31 Vertebra cervicalis III (Tuberculum anterius)
32 Nervus occipitalis tertius
33 Musculus rectus capitis posterior major
34 Dura mater spinalis
   mit dorsal anschließender Verankerung
   am Arcus posterior atlantis
35 Tuberculum posterius
   des Arcus posterior atlantis mit Ursprung
   des Musculus rectus capitis posterior minor
36 Membrana atlantooccipitalis posterior (Schnittrand)
37 Os occipitale
   (Rand des Foramen magnum – Schnittfläche)
38 Tela choroidea ventriculi quarti
   mit Plexus choroideus
39 Falx cerebelli
40 Sinus transversus (vor seiner Einmündung
   in den Confluens sinuum eröffnet)
41 Sinus sagittalis superior (eröffnet)

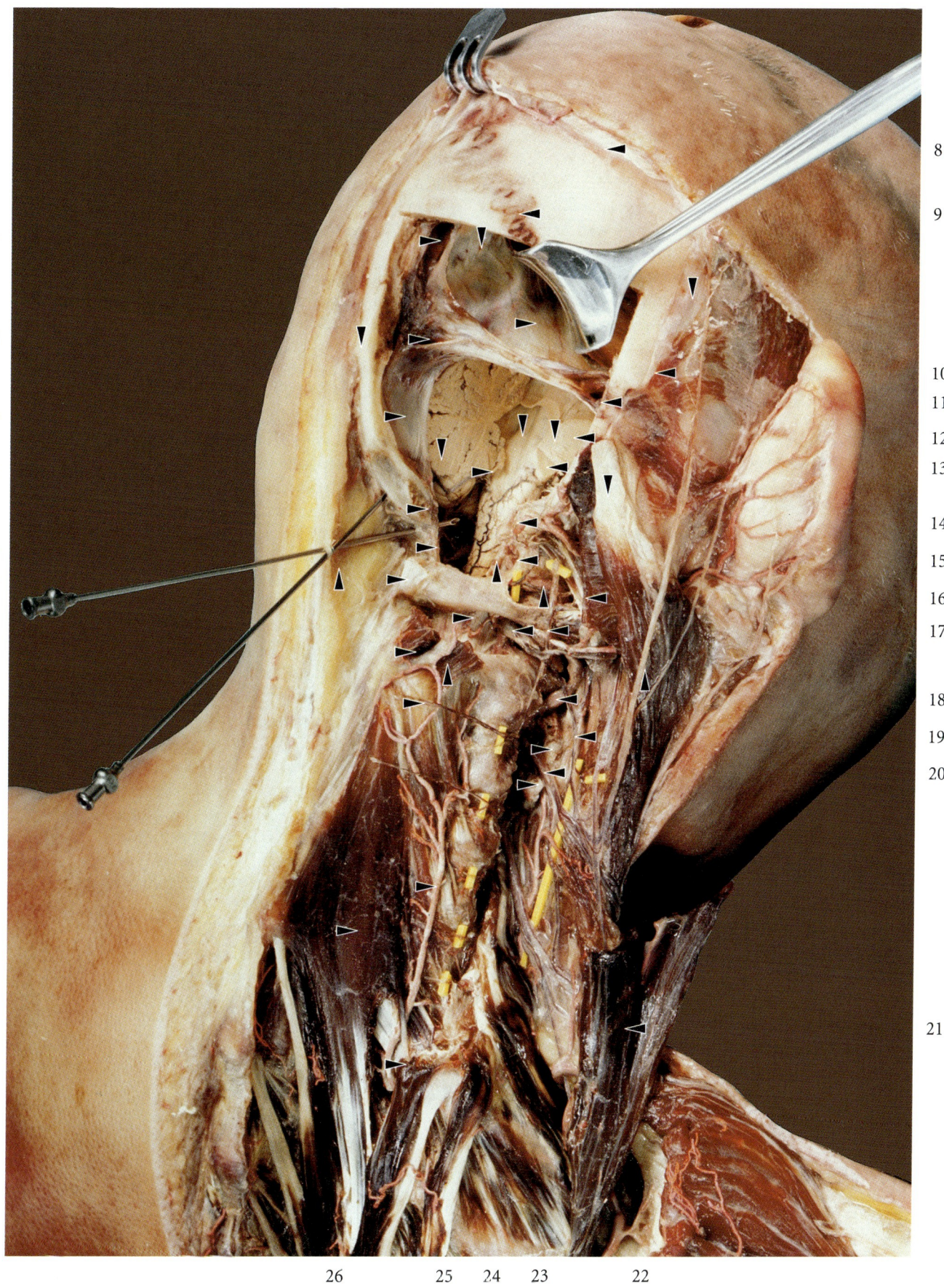

Abbildung 268   Regio suprascapularis 1
Regio cervicalis posterior

Die untere Abgrenzung der anatomischen *Regio cervicalis posterior* durch eine Linie, die vom *Processus spinosus* der *Vertebra prominens* zum *Akromion* verläuft, deckt sich nicht mit dem optischen Eindruck des Halses. Von hinten betrachtet erscheint der Hals viel kürzer, weil sein unterer Teil in die Schulter übergeht.

Um den *Hals* von der *Schulter* abzugrenzen, empfiehlt es sich, auf den oberen freien Rand des *Musculus trapezius* eine *Normale* zum *Processus spinosus* der *Vertebra prominens* zu errichten und damit in der *Regio cervicalis posterior* eine *Regio suprascapularis* abzuteilen, die bis zur *Spina scapulae* nach unten reicht.

Die *Regio suprascapularis* verdient für den Übergang der Gefäße und Nerven des Halses zur Schulter eine eigene *topographische Position*. Diese werden dorsal bedeckt durch die kräftige *Pars transversa* des *Musculus trapezius*, die von den *Processus spinosi* der beiden unteren Hals- und der drei oberen Brustwirbel entspringt und vom akromialen Ende der *Clavicula* bis fast zum medialen Ende der *Spina scapulae* ansetzt. An ihrer Oberfläche erscheinen kräftige Hautarterien vom *Ramus superficialis* der *Arteria transversa colli*.

Die kaudaleren Muskelbündel der *Pars transversa* gehen zu einem *atypischen Sehnenbogen*, der zu der vorgewölbten Knochenstelle der Spina scapulae, dem *Tuberculum deltoideum*, zieht. In der dadurch entstandenen Lücke ist die *Fascia supraspinata* mit den an ihr auslaufenden Sehnenbündeln der *Pars ascendens* des *Musculus trapezius* zu sehen.

Die *Pars descendens* entspringt an der *Linea nuchalis superior* und am *Ligamentum nuchae*. Sie bildet bei ihrem Verlauf zum lateralen Drittel der *Clavicula* den nach vorn eingerollten freien oberen Rand des Muskels. Die *Pars ascendens* setzt mit einer dreieckigen Sehne an der *Spina scapulae* in der Nähe ihres *Tuberculums* an.

Eine *Anastomose* zwischen dem *Nervus occipitales major* und *minor* und die Versorgung der *Ohrmuschel* durch den *Nervus occipitalis minor* und den *Ramus posterior* des *Nervus auricularis magnus* sind dargestellt.

Der von der *Protuberantia occipitalis externa* an nach unten geführte *Sagittalschnitt* der Haut zeigt die Dickenverhältnisse der *Cutis* und *Tela subcutanea* in der Nähe der Medianebene auf.

1 Protuberantia occipitalis externa
2 Nervus occipitalis major
3 Arteria occipitalis
4 Anastomose zwischen den Nervi occipitales major und minor
5 Musculus occipitofrontalis (Venter occipitalis)
6 Musculus auricularis posterior
7 Musculus auricularis superior
8 Nervus und Arteria auricularis posterior
9 Musculus sternocleidomastoideus
10 Nervus auricularis magnus (Ramus posterior)
11 Nervus occipitalis minor
12 Musculus trapezius (Pars descendens)
13 Arteria transversa colli (Ramus ascendens des Ramus superficialis – Hautast)
14 Arteria transversa colli (Ramus ascendens des Ramus superficialis – Hautast)
15 Musculus trapezius (Pars transversa)
16 Fascia supraspinata mit sehnigen Ausstrahlungen des Musculus trapezius
17 [Tuberculum deltoideum] – [Tuberositas spinae]
18 Arteria transversa colli (Ramus descendens des Ramus superficialis – Hautast)
19 Arteria transversa colli (Ramus supraspinalis des Ramus profundus)
20 Musculus trapezius (Pars ascendens)
21 Nervus thoracicus II (Ramus posterior)
22 Arteria transversa colli (Ramus descendens des Ramus superficialis – Hautast)
23 Vertebra thoracica III (Processus spinosus)
24 Vertebra thoracica II (Processus spinosus)
25 Vertebra thoracica I (Processus spinosus)
26 Vertebra prominens (Processus spinosus)
27 Cutis (Schnittrand)
28 Nervus occipitalis tertius
29 Musculus splenius capitis
30 Tela subcutanea (Schnittfläche)

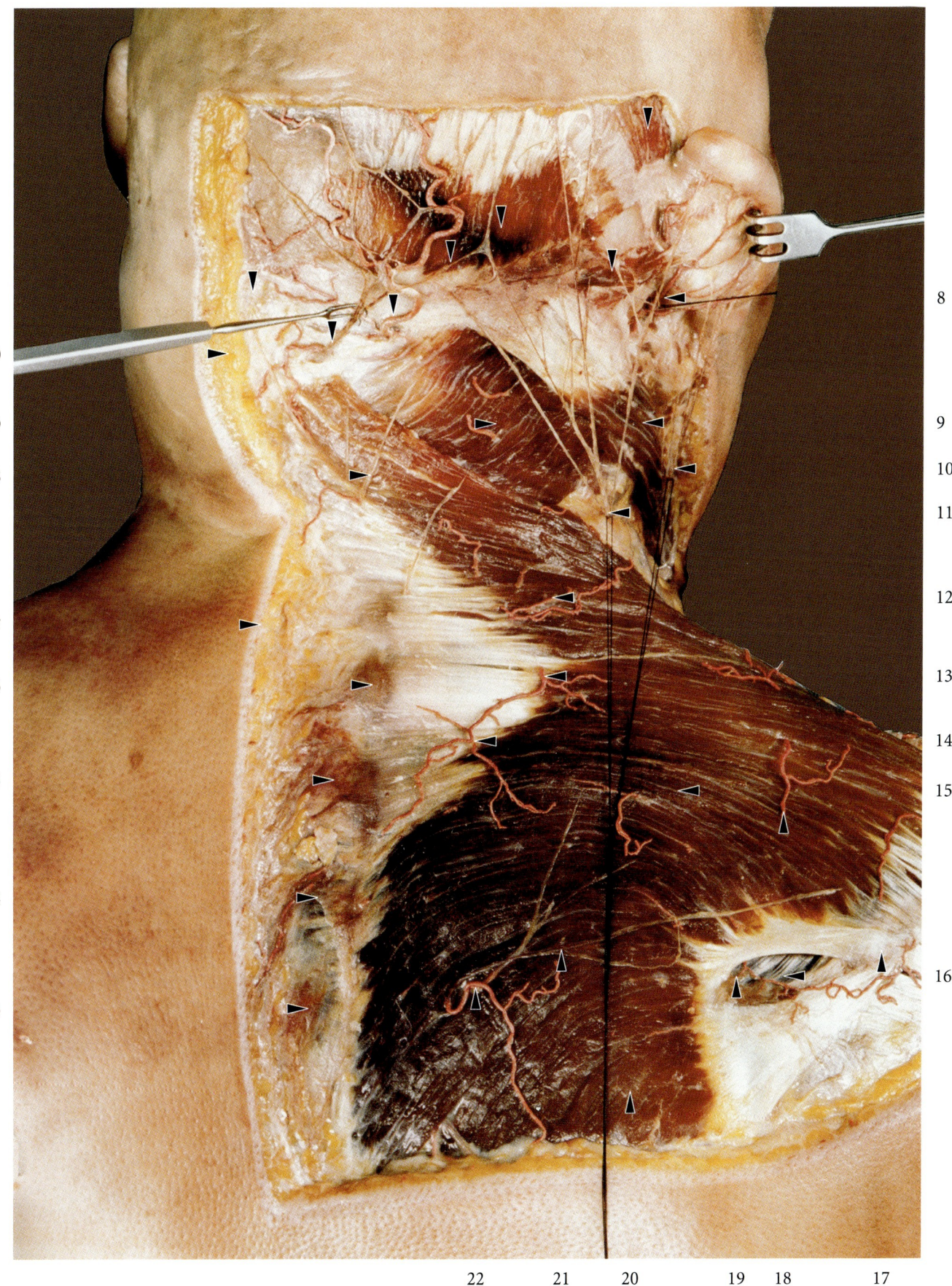

**Abbildung 269 Regio suprascapularis 2
Regio cervicalis posterior**

Durch die *Resektion* der *Pars descendens* und des größten Teils der *Pars transversa* des *Musculus trapezius* wurde die zweite Schicht der *Regio supraclavicularis* freigelegt. Sie besteht aus dem *Musculus levator scapulae* und den *Musculi rhomboidei*.

Der *Musculus levator scapulae* wurde von den *Musculi rhomboidei* seitlich weggezogen, damit in der vergrößerten Spalte der unterlegte *Nervus dorsalis scapulae* und der *Ramus profundus* der *Arteria transversa colli* zur Ansicht kommen. Oberhalb vom Nervus dorsalis scapulae ist die *Thoraxwand* und der *Musculus scalenus posterior* zu sehen.

Der *Musculus levator scapulae* entspringt mit vier Zacken von den *Querfortsätzen* der ersten vier Halswirbel und setzt oberhalb der Spina am *Margo medialis* der *Scapula* und an deren *Angulus superior* an. Zwischen ihm und dem *Musculus trapezius* verläuft der *Nervus accessorius* und der *Ramus superficialis* der *Arteria transversa colli* mit ihrem *Ramus ascendens* und *Ramus descendens*.

Der *Nervus accessorius* hat sich nach dem *Trigonum colli laterale* um den seitlichen Rand des *Musculus levator scapulae* bogenförmig zum *Margo medialis* der *Scapula* begeben, dem er medial folgt, bis sich seine Äste im *Musculus trapezius* erschöpft haben.

Der *Resektionsstumpf* des *Musculus trapezius* ist etwas aufgestellt. Sein Querschnitt zeigt, daß die dickste Stelle der *Pars transversa* angehört. Bei muskelstarken Menschen geht dadurch die seitliche Halskontur auf Kosten der wahrnehmbaren *Halslänge* sehr bald in die *Schulter* über, insbesondere dann, wenn die Schulter etwas angehoben ist oder beim *Thorax emphysematicus* von vornherein hochsteht.

Die etwas erweiterte Spalte in den Musculi rhomboidei trennt den *Musculus rhomboideus minor* vom *Musculus rhomboideus major*, die von den *Processus spinosi* kommend am *Margo medialis* der *Scapula* bis fast zu deren *Angulus inferior* hin ansetzen.

Die *Nervi occipitales major* und *minor* sind durch Fäden angehoben.

1 Protuberantia occipitalis externa
2 Musculus semispinalis capitis
3 Linea nuchalis suprema
  mit Ursprung des Venter occipitalis
4 Musculus occipitofrontalis (Venter occipitalis)
5 Musculus sternocleidomastoideus (Tendo)
6 Musculus auricularis posterior
7 Musculus auricularis superior
8 Nervus auricularis posterior des Nervus facialis
9 Arteria auricularis posterior
10 Nervus occipitalis minor
11 Musculus splenius cervicis (Resektionsstumpf)
12 Musculus longissimus capitis
13 Musculus levator scapulae
14 Ramus trapezius des Plexus cervicalis
15 Arteria transversa colli
16 Nervus accessorius
17 Nervus dorsalis scapulae
18 Arteria transversa colli (Ramus profundus)
   [Arteria dorsalis scapulae]
19 Musculus deltoideus
   (Ursprung an der Spina scapulae)
20 Fascia supraspinata mit Ausstrahlungen
   der Pars ascendens des Musculus trapezius
21 Acromion mit Rete acromiale
22 Articulatio acromioclavicularis
23 Spina scapulae
24 Musculus trapezius (Schnittfläche)
25 Arteria transversa colli (Ramus descendens)
26 Arteria transversa colli (Ramus ascendens)
27 Musculus rhomboideus minor
28 Musculus rhomboideus major
29 Musculus trapezius (Pars ascendens)
30 Vertebra thoracica III (Processus spinosus)
31 Musculus trapezius (Pars transversa)
32 Vertebra thoracica I (Processus spinosus)
33 Musculus serratus posterior superior (Tendo)
34 Vertebra prominens (Processus spinosus)
35 Nervus occipitalis tertius
36 Ligamentum nuchae
37 Musculus splenius capitis
38 Nervus occipitalis major
39 Arteria occipitalis
40 Galea aponeurotica

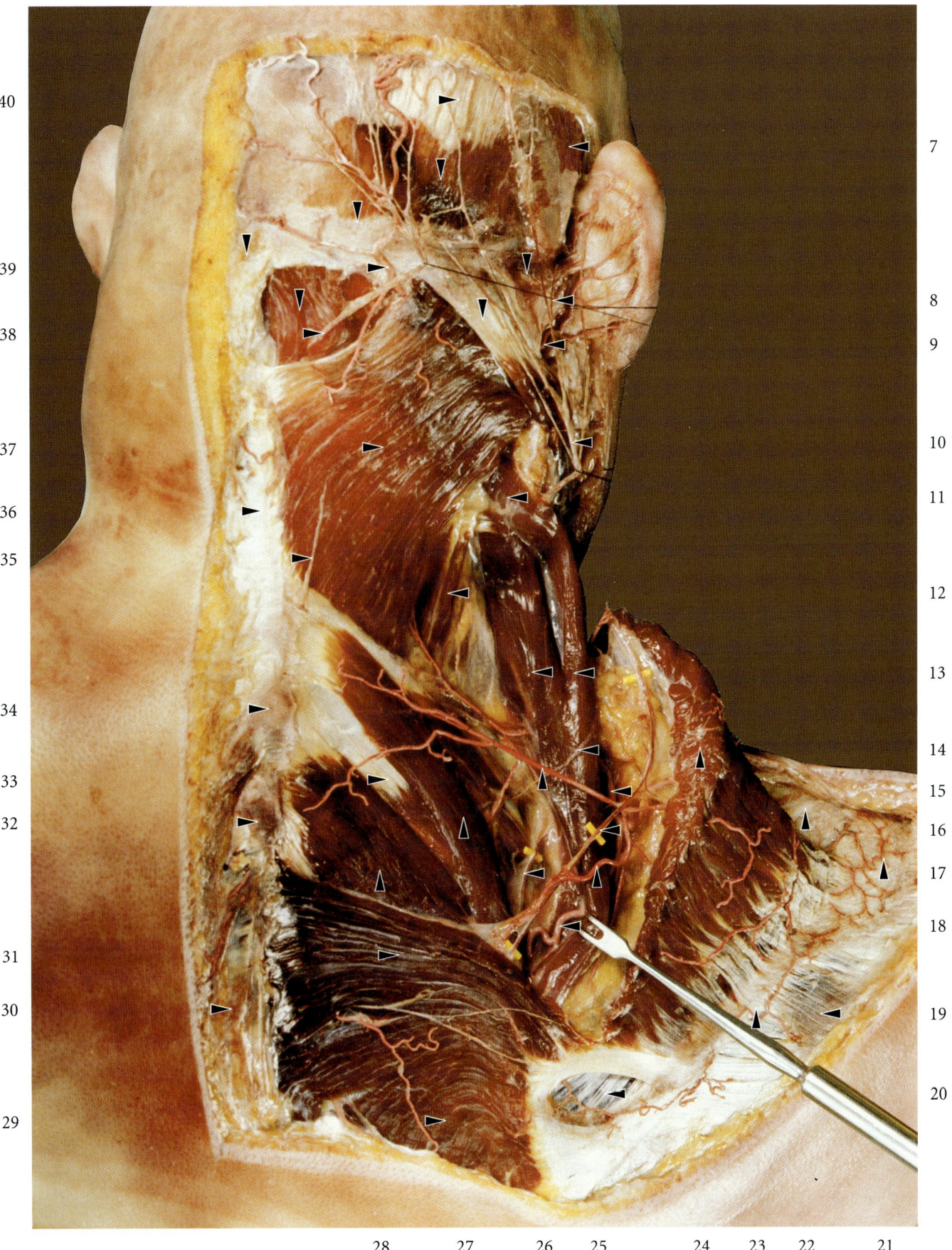

Abbildung 270 Regio suprascapularis 3
Regio cervicalis posterior

Nach der Entfernung der *Musculi rhomboidei* und durch die starke Verlagerung des *Musculus levator scapulae* und der *Scapula* nach lateral wurde die dritte Schicht der *Regio suprascapularis* freigelegt.

Der *Musculus serratus posterior superior* entspringt mit langen platten Sehnen von den *Processus spinosi* der beiden unteren *Hals-* und der beiden oberen *Brustwirbel* und setzt fleischig oder kurzsehnig mit vier Zacken an der *zweiten* bis *fünften Rippe* an. Seinem Ansatz an der zweiten Rippe schließt sich die Sehne des *Musculus scalenus posterior* und die sehnige Ausstrahlung des *Musculus scalenus medius* an. Nach seinem Ursprung hat er die *Musculi splenius, longissimus* und *iliocostalis* überlagert.

Unterhalb der letzten Ursprungssehne des *Musculus levator scapulae* entspringt am *Querfortsatz* des *fünften* und *sechsten Halswirbels* der *Musculus scalenus posterior*, hinten vom *Musculus iliocostalis cervicis* und vorn vom *Musculus scalenus medius* flankiert.

Der *Musculus scalenus medius* zeigt zwischen seinem fleischigen Ansatz an der oberen Fläche der *ersten Rippe* und der Ausstrahlung zur *zweiten Rippe* eine etwas erweiterte Spalte, in welcher der rötlich verfärbte Rand der ersten *Rippe* sichtbar ist.

Aus dem *Scalenus medius* treten der *Nervus dorsalis scapulae* und der *Nervus thoracicus longus* aus. Der *Nervus dorsalis scapulae* wurde mit dem *Musculus levator scapulae* zur Seite gezogen, so daß er erst in der Höhe des *Angulus superior* der *Scapula*, zusammen mit dem *Ramus profundus* der *Arteria transversa colli*, wieder sichtbar wird. Dieser Ramus profundus führt auch die Bezeichnung *Arteria dorsalis scapulae*, weil er in der gleichen Schicht wie der *Nervus dorsalis scapulae* verläuft. Beide werden von dorsal durch die *Musculi rhomboidei* bedeckt und ziehen medial vom *Margo medialis* der *Scapula* nach abwärts.

Der in der Eröffnungsspalte zum Trigonum colli laterale oben unterlegte *Nervus accessorius* zieht lateral vom *Musculus levator scapulae* an die Innenseite des *Musculus trapezius* nach abwärts und wird vom *Ramus superficialis* der *Arteria transversa colli* begleitet.

1 Protuberantia occipitalis externa
2 Nervus occipitalis major
3 Arteria occipitalis
4 Musculus occipitofrontalis (Venter occipitalis)
5 Musculus auricularis posterior
6 Eminentia conchae
7 Musculus auricularis superior
8 Nervus auricularis posterior des Nervus facialis
9 Musculus sternocleidomastoideus
10 Nervus occipitalis minor
11 Musculus longissimus capitis (Schnittfläche)
12 Musculus splenius cervicis (Schnittfläche)
13 Nervus accessorius
14 Nervus dorsalis scapulae
15 Arteria transversa colli
16 Arteria subclavia
17 Nervus thoracicus longus
18 Arteria transversa colli (Ramus superficialis)
19 Nervus accessorius
20 Nervus dorsalis scapulae
21 Arteria transversa colli (Ramus profundus) [Arteria dorsalis scapulae]
22 Musculus supraspinatus
23 Spina scapulae
24 Musculus trapezius (Schnittfläche)
25 Ramus trapezius des Plexus cervicalis
26 Musculus levator scapulae
27 Musculus scalenus medius
28 Musculus scalenus posterior
29 Musculus serratus posterior superior (Ursprungsaponeurosen)
30 Scapula (Angulus superior)
31 Costa III
32 Costa secunda
33 Costa prima
34 Vertebra prominens (Processus spinosus)
35 Musculus scalenus medius
36 Musculus iliocostalis cervicis
37 Nervus cervicalis IV (Ramus posterior)
38 Musculus splenius capitis
39 Nervus occipitalis tertius
40 Musculus semispinalis capitis

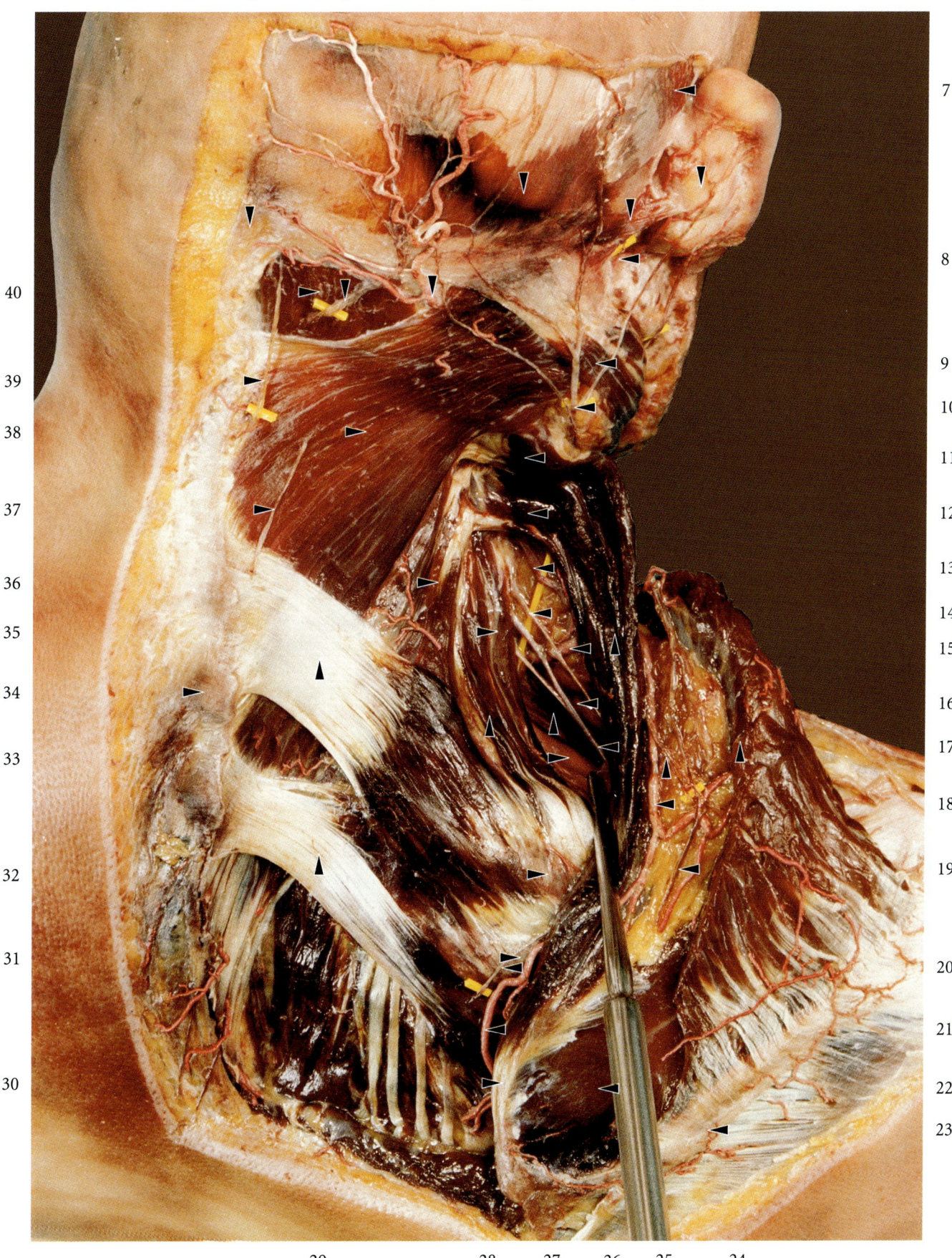

541

Abbildung 271   Dorsum thoracis 1

Für den *Rücken* gibt es in der Nomenklatur keine eindeutige Bezeichnung. Das *Dorsum* wird oft als das hintere Gebiet des Körpers zwischen der *Protuberantia occipitalis externa* und dem *Apex ossis sacri* aufgefaßt. Unter Rücken versteht man aber weder die dorsale Halspartie noch die Lumbalgegend, sondern das *hintere Gebiet* des *Thorax*. Es wird daher hier für diesen Bereich die Bezeichnung *Dorsum thoracis* verwendet.

Das *Dorsum thoracis* läßt sich in die *Regio scapularis*, die *Regio interscapularis* und die *Regio infrascapularis* aufteilen. Der mediale Teil der *Regio interscapularis* liegt hinter der Wirbelsäule, die von der Vertebra prominens bis zum Sakrum eine eigene Region, die *Regio vertebralis*, besitzt. Somit beinhaltet die Regio interscapularis die *Regio vertebralis thoracica,* und an die *Regio vertebralis lumbalis* schließt seitlich die *Regio lumbalis* an.

Die *Regio suprascapularis* ist eine *Übergangsregion* zwischen Hals und Rücken. Sie umfaßt den unteren Teil der *Regio cervicalis posterior*, mit der bei Abbildung 268 gegebenen Abgrenzung, und den oberen Teil der *Regio scapularis* bis zur *Spina scapulae*.

Die *Abbildung* zeigt ein *Dorsum thoracis* bei vorgeschobener Schulter und abduziertem Arm. Das *Dreieck* zwischen dem *Margo medialis* der *Scapula* und den beiden Rändern der *Musculi trapezius* und *latissimus dorsi* ist daher stark entfaltet. In ihm ist ein großer Teil des *Musculus rhomboideus major* und lateral von dem *Musculus iliocostalis thoracis* sind die *siebente* und *achte Rippe* mit der *von Faszie bedeckten Interkostalmuskulatur* zu sehen.

Die *Fascia infraspinata* wurde gefenstert, um die Abgrenzung des *Musculus teres minor* vom *Musculus infraspinatus* zu sehen. Eine Hautarterie der *Arteria circumflexa scapulae* verläßt die *mediale Achsellücke* zwischen den *Musculi teres major* und *teres minor*.

Die *Rami cutanei posteriores* treten aus den *Musculus trapezius* im mittleren Thoraxbereich in *zwei Reihen* aus, ohne daß sich die beiden Seiten symmetrisch verhalten. In den unteren Thoraxbereich setzt sich nur die *laterale Reihe* fort. Die Grenze zwischen den *Rami cutanei posteriores* und den *Rami cutanei laterales* der *Interkostalnerven* liegt bei normal eingestellter Scapula in einer nach medial ausgebogenen Linie, die, wie aus den aufgelegten Hautästen zu ersehen ist, vom *Angulus inferior* der *Scapula* zur Mitte der *Crista iliaca* verläuft.

1 Musculus trapezius (Pars transversa)
2 Musculus trapezius (Pars descendens)
3 Musculus rhomboideus major
4 Tuberculum deltoideum
5 Musculus infraspinatus
6 Fascia infraspinata (Schnittrand)
7 Musculus deltoideus
8 Articulatio acromioclavicularis
9 Acromion
10 Spina scapulae
11 Musculus teres minor
12 Musculus teres major
13 Scapula (Margo medialis)
14 Nervi thoracici (Rami cutanei laterales)
15 Musculus latissimus dorsi
16 Musculus intercostalis externus
   des Spatium intercostale VII
   (bedeckt mit Fascia intercostalis externa)
17 Costa VIII (Corpus costae)
18 Nervi thoracici (Rami cutanei posteriores laterales)
19 Nervi thoracici (Rami cutanei posteriores mediales)
20 Fascia thoracolumbalis
   (oberflächliches Blatt [Pars aponeurotica])
21 Vertebra thoracica XII (Processus spinosus)
22 Musculus trapezius (Pars ascendens)
23 Nervus thoracicus III (Ramus cutaneus posterior)
   (versorgt das dritte thorakale Segment,
   das sich nach Head lateral stark verbreitert
   und fast die ganze Regio scapularis einnimmt –
   atypisch ist der laterale Austritt)
24 Vertebra thoracica III (Processus spinosus)
25 Vertebra prominens (Processus spinosus)

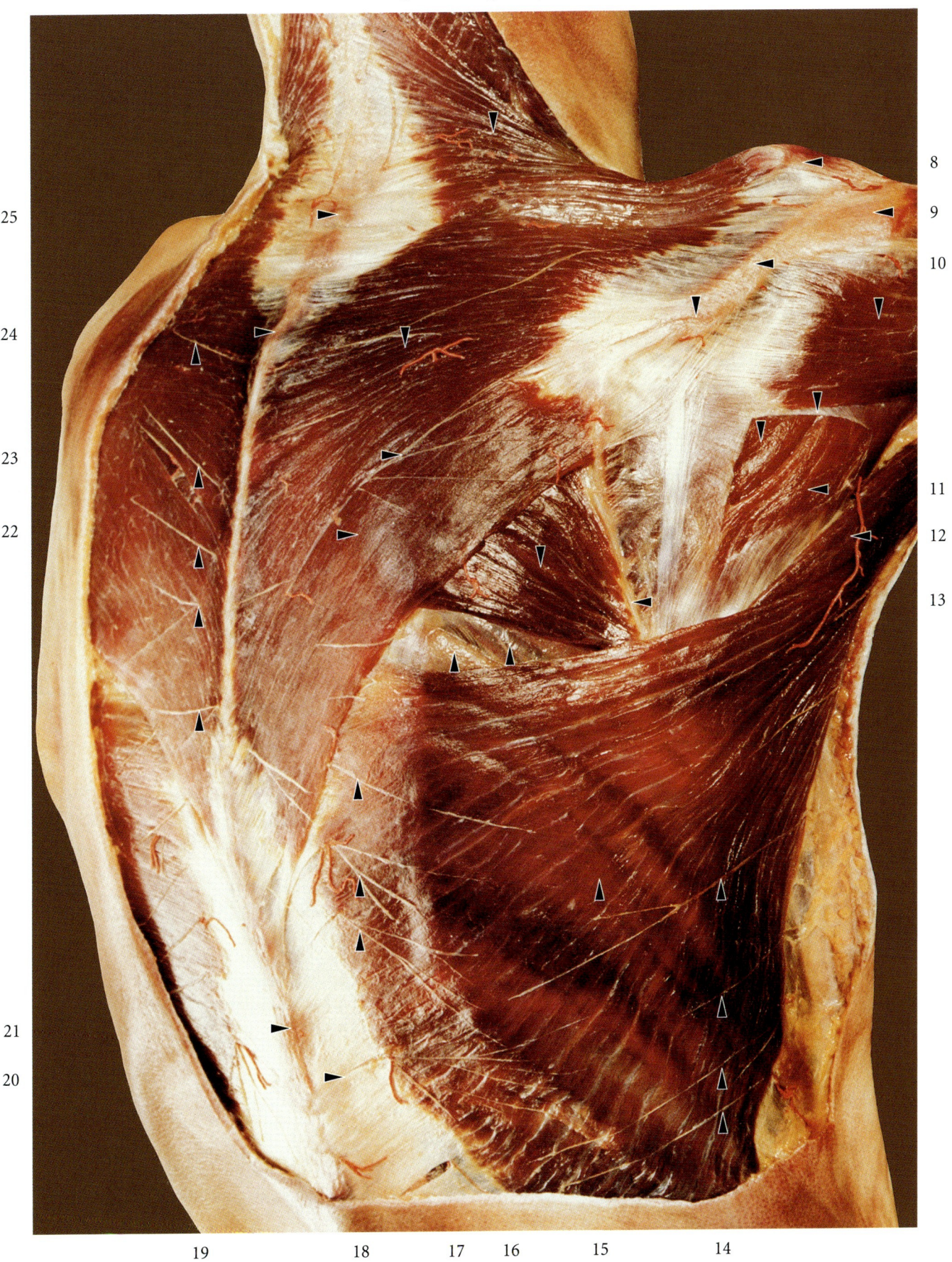

543

Abbildung 272 Dorsum thoracis 2
Regio suprascapularis 4

Bei einer Blickrichtung von oben kommt die *Krümmung* der *Brustwirbelsäule*, die aktiv nur wenig verstärkt werden kann, gut zum Ausdruck. Die normale *Kyphose* der Brustwirbelsäule hat beim Erwachsenen schon ein verschiedenes Ausmaß. Im Alter verstärkt sie sich meistens und kann in pathologischen Fällen zu einem *Rundrücken* führen.

Durch das große *Fenster* im *Musculus trapezius* ist die *zweite Muskelschicht* der *Regio suprascapularis* und *Regio interscapularis* zu sehen, die für die Aufteilung der Nerven und Gefäße eine besondere Bedeutung hat. Sie besteht aus dem *Musculus levator scapulae* und den *Musculi rhomboidei*.

Der *Nervus accessorius* gelangt dorsal des *Musculus levator scapulae* in die Schicht zwischen dem *Musculus trapezius* und den *Musculi rhomboidei*. Der *Nervus dorsalis scapulae* liegt eine Schicht tiefer und gelangt medial des *Musculus levator scapulae* zur ventralen Oberfläche der *Musculi rhomboidei*, dorsal vom *Musculus serratus posterior superior*.

Die *Arteria transversa colli* teilt sich in den *Ramus superficialis* und den *Ramus profundus*.

Der *Ramus profundus* verläuft in der Schicht des *Nervus dorsalis scapulae*. Wenn er selbständig aus der *Arteria subclavia* entspringt, durchsetzt er den *Plexus brachialis* und wird als *Arteria dorsalis scapulae* bezeichnet. Er gelangt an die ventrale Seite der *Musculi rhomboidei*, indem er von vornherein diese Schicht aufsucht und vor dem *Musculus levator scapulae* nach medial zieht oder indem er den Ansatz des *Musculus levator scapulae* dorsal umkreist. Er verläuft sodann in unmittelbarer Nähe des *Margo medialis* der *Scapula* nach abwärts und gibt Äste an die *Musculi rhomboidei*, die Muskeln der *Scapula* und den *Musculus latissimus dorsi* ab. Er anastomosiert dort auch mit hinteren Ästen der *Arteriae intercostales posteriores*, die ihn weitgehend ersetzen können.

Der *Ramus superficialis* gehört der Schicht des *Nervus accessorius* an und teilt sich in die *Rami ascendens* und *decendens*.

1 Vertebra prominens (Processus spinosus)
2 Musculus trapezius (Pars descendens)
3 Musculus rhomboideus minor
4 Musculus trapezius (Pars transversa)
5 Arteria transversa colli
 (Ramus ascendens des Ramus superficialis)
6 Arteria transversa colli
 (Ramus descendens des Ramus superficialis)
7 Musculus levator scapulae (Insertio)
8 Arteria transversa colli
 (Ramus suprascapularis des Ramus superficialis)
9 Scapula (Margo superior)
10 Articulatio acromioclavicularis
11 Acromion
12 Arteria transversa colli (Ramus superficialis)
13 Nervus accessorius und Ramus descendes
 des Ramus superficialis der Arteria transversa colli
14 Spina scapulae
15 Musculus supraspinatus
16 Musculus trapezius
 (Insertio der Pars transversa – Schnittrand)
17 Tuberculum deltoideum
18 Nervus accessorius
19 Scapula (Margo medialis)
20 Musculus deltoideus
21 Musculus latissimus dorsi
22 Musculus rhomboideus major
23 Musculus trapezius (Pars ascendens)
24 Musculus rhomboideus major
25 Vertebra thoracica III (Processus spinosus)
26 Musculus trapezius (Schnittrand)
27 Arteria transversa colli (Ramus profundus)
28 Nervus dorsalis scapulae
29 Scapula (Angulus superior)
30 Arteria transversa colli (Ramus profundus)
31 Nervus dorsalis scapulae
32 Musculus levator scapulae
33 Musculus trapezius (aberrantes Bündel)
34 Musculus sternocleidomastoideus
 mit Nervus auricularis magnus

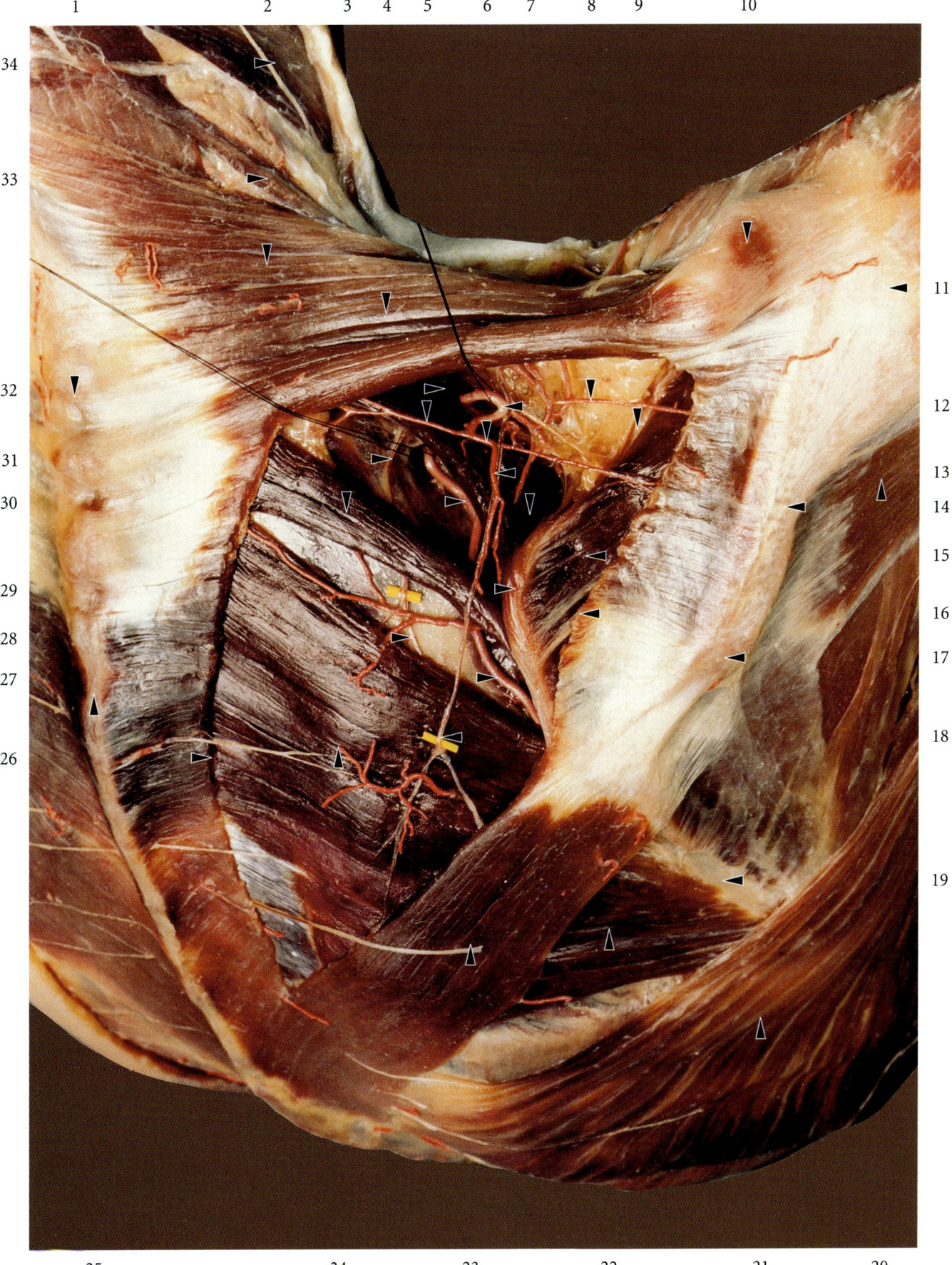

Abbildung 273   Regio scapularis

Die Präparation zeigt die *Achsellücken* von dorsal bei maximaler Abduktion im Schultergelenk. Der hintere Rand des *Musculus deltoideus* ist durch einen Haken abgehoben, damit die laterale Achsellücke freigelegt wurde. Zu ihrer Entfaltung wurde das *Caput longum* des *Musculus triceps brachii* nach unten gezogen.

Die *Achsellücken* liegen zwischen dem *Musculus teres major* und dem *Musculus teres minor*. Sie werden durch das *Caput longum* des *Musculus triceps brachii* als *mediale* und *laterale* Achsellücke voneinander getrennt. Das *Caput longum* zieht dorsal vom *Musculus teres major* und ventral vom *Musculus teres minor* vorbei.

Die *laterale Achsellücke* ist viereckig. Die vierte Wand bildet das *Collum chirurgicum* des *Humerus*. Um dieses schlingen sich der *Nervus axillaris* und die *Arteria circumflexa humeri posterior*, bei abduziertem Arm, von kaudal zum *Musculus deltoideus*, um sich hauptsächlich in ihm zu verteilen.

Sie zerfallen daher schon sehr bald in mehrere Äste. Am Beginn der Aufzweigung des *Nervus axillaris* geht aus seinem dorsalen, stets ganglionartig angeschwollenen Teil der *Nervus cutaneus brachii lateralis superior*, ein *Ramus muscularis* mit einem perforierenden Hautast und der *Nerv* für den *Musculus teres minor* hervor. Der *Nervus cutaneus brachii lateralis superior* gelangt um den hinteren Rand des *Musculus deltoideus* zu seinem Versorgungsbiet über dem distalen Teil des Muskels und dem proximalen Oberarmgebiet.

An die Hinterseite des Arms zieht der *Nervus cutaneus brachii posterior* aus dem *Nervus radialis*, der sich in zwei Äste aufgeteilt hat, von denen der untere bis zum Ellenbogen reicht.

Die beiden dargestellten Nervenäste an der hinteren Axelfalte sind hintere Zweige der *Rami cutanei laterales* von *Th III* und *IV*.

Durch die *mediale*, dreieckige *Axellücke* zieht die *Arteria circumflexa scapulae* und begibt sich in die *Fossa infraspinata* zur Versorgung der dort befindlichen Muskulatur. Sie gibt vorher einen Ast zu den *Musculi teretes* und der *Haut* ab.

1 Musculus rhomboideus major
2 Tuberculum deltoideum
3 Spina scapulae
4 Arteria circumflexa scapulae
5 Musculus teres major
6 Acromion
7 Nervus axillaris
8 Arteria circumflexa humeri posterior
9 Nervus cutaneus brachii lateralis superior
10 Corpus humeri
11 Nervus axillaris
   (Ramus perforans eines Ramus muscularis)
12 Musculus deltoideus (Pars spinalis)
13 Humerus (Collum chirurgicum)
   und Musculus triceps brachii (Caput laterale)
14 Musculus triceps brachii (Caput longum)
15 Musculus teres major (Tendo)
16 Nervus axillaris
   (Ramus perforans eines Ramus muscularis)
17 Musculus deltoideus
18 Nervus axillaris (Ramus muscularis)
19 Arteria circumflexa humeri posterior
20 Musculus triceps brachii (Caput longum)
21 Musculus teres major (Tendo)
22 Nervus cutaneus brachii lateralis superior
23 Musculus triceps brachii (Caput laterale)
24 Humerus (Collum chirurgicum)
25 Nervus axillaris
26 Nervus cutaneus brachii posterior
   des Nervus radialis
27 Nervus axillaris
   (Ramus muscularis des Musculus teres minor)
28 Musculus teres major
29 Arteria circumflexa scapulae
30 Musculus latissimus dorsi
31 Musculus teres minor
32 Fascia infraspinata (Schnittrand)
33 Musculus infraspinatus
34 Musculus latissimus dorsi
35 Musculus teres minor
36 Fascia infraspinata (Schnittrand)
37 Musculus infraspinatus
38 Scapula (Margo medialis)
39 Musculus trapezius

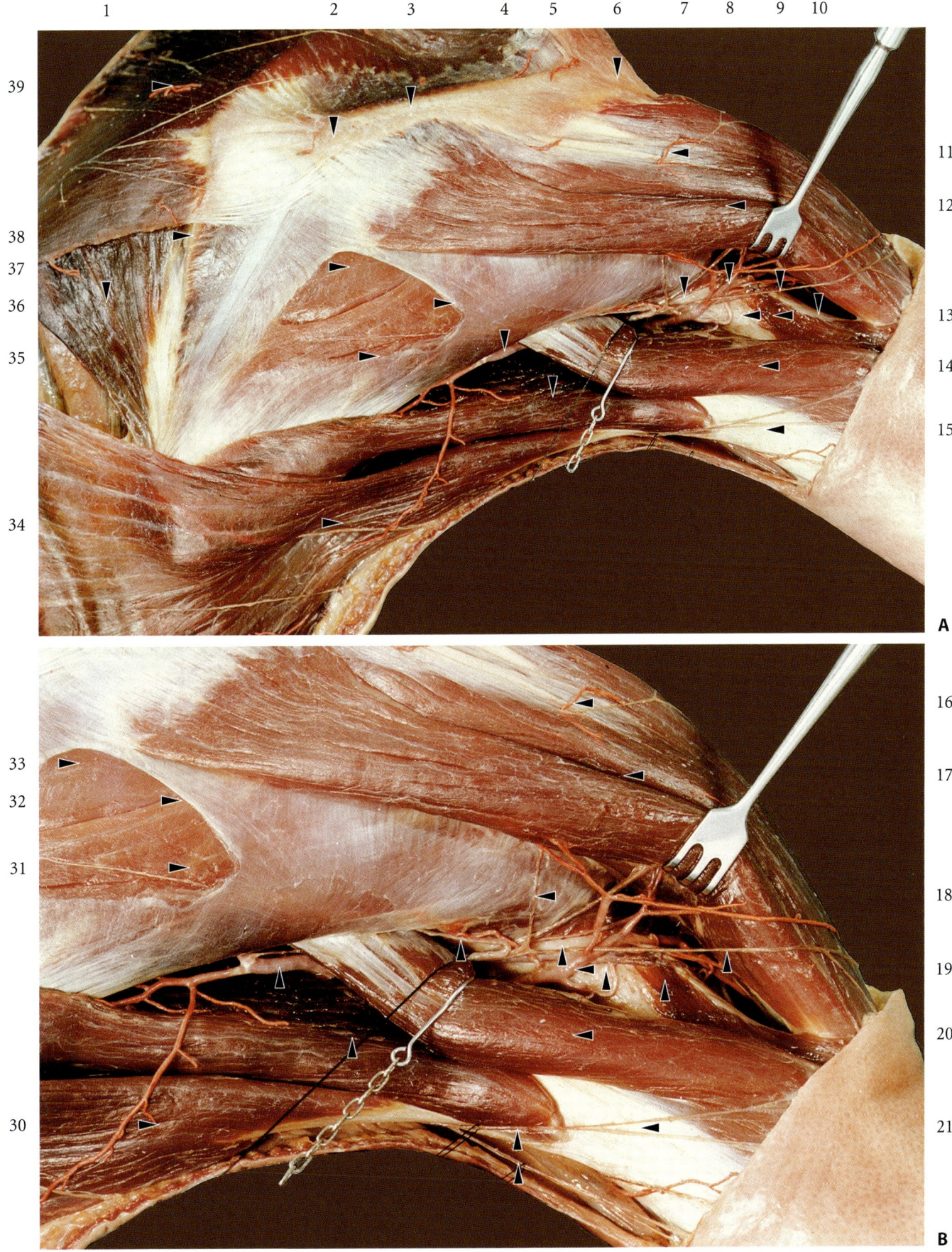

Abbildung 274 Dorsum thoracis 3
Regio suprascapularis 5
Regio interscapularis 1

Bei einem Präparat mit *normaler Schulterhaltung* wurde eine reine Ansicht von dorsal gewählt, damit auf leichte Weise eine Verbindung zu den üblichen Skelettdarstellungen hergestellt werden kann.

Vom *Musculus trapezius* wurde ein großer Teil entfernt. Stehengeblieben ist noch sein unterer Rand und der größte Teil der Ansatzsehne der Pars ascendens am *Tuberculum deltoideum*, der nach außen umgeschlagen wurde. Vom *Angulus superior* bis zum *Angulus inferior* der *Scapula* setzt die Muskulatur der *zweiten Schicht* an. Sie beginnt oben mit dem *Musculus levator scapula* und setzt sich in die beiden *Musculi rhomboidei* nach unten fort.

Der *Musculus rhomboideus minor* ist vom *Musculus rhomboideus major* durch eine etwas erweiterte Spalte geschieden, in welcher der *Nervus dorsalis scapulae* unterlegt ist. Er verläuft zusammen mit dem durch einen Faden hervorgehobenen *Ramus profundus* der *Arteria transversa colli*, der am vorderen Rand des *Musculus levator scapulae* von ihr abgegangen ist.

Die *Arteria transversa colli* wird vom unterlegten *Nervus accessorius* überkreuzt und hat eine Anastomose mit einem resezierten [Ramus suprascapularis] des *Ramus profundus*, der den *Ramus descendens* des Ramus superficialis dorsal von den *Musculi rhomboidei*, ersetzt hat. Damit ist die Ordnung, daß in der Schicht des *Nervus accessorius* der *Ramus superficialis* liegen soll, etwas gestört. Bei der großen *Variabilität* gerade diesen Gefäßes ist es aber nicht sehr verwunderlich. Ungewöhnlich ist vielmehr der späte Abgang des Ramus superficialis, der nur aus einem Ramus ascendens besteht.

Die *Nervi cutanei posteriores*, die in zwei Reihen als *Nervi cutanei posteriores mediales* und *laterales* austreten, sind unterlegt.

1 Nervus thoracicus I
   (Ramus cutaneus posterior medialis)
2 Musculus rhomboideus minor
3 Musculus levator scapulae
4 Arteria transversa colli
   (Ramus descendens des Ramus superficialis)
5 Scapula (Tuberculum deltoideum)
6 Arteria transversa colli (Ramus superficialis)
7 Arteria transversa colli (Ramus profundus)
8 Nervus accessorius
9 Musculus supraspinatus
10 Ramus anastomoticus zum Ramus descendens
   des Ramus superficialis
11 Oberflächlicher Ast des Ramus profundus
   der Arteria transversa colli
12 Fascia infraspinata
13 Scapula (Margo medialis)
14 Musculus teres major
15 Musculus latissimus dorsi
   (inkonstanter, skapulärer Ursprung
   vom Angulus inferior)
16 Scapula (Angulus inferior)
17 Musculus latissimus dorsi
18 Nervus thoracicus VI
   (Ramus cutaneus posterior lateralis)
19 Nervus thoracicus IX
   (Ramus cutaneus posterior lateralis)
20 Musculus trapezius
21 Vertebra thoracica XI (Processus spinosus)
22 Nervus thoracicus VIII
   (Ramus cutaneus posterior medialis)
23 Musculus trapezius (Teil der Pars ascendens)
24 Fascia thoracolumbalis (oberflächliches Blatt)
25 Nervus thoracicus VI
   (Ramus cutaneus posterior lateralis)
26 Musculus rhomboideus major
27 Arteria transversa colli (Ramus profundus)
28 Nervus dorsalis scapulae
29 Vertebra thoracica III (Processus spinosus)
30 Vertebra prominens (Processus spinosus)

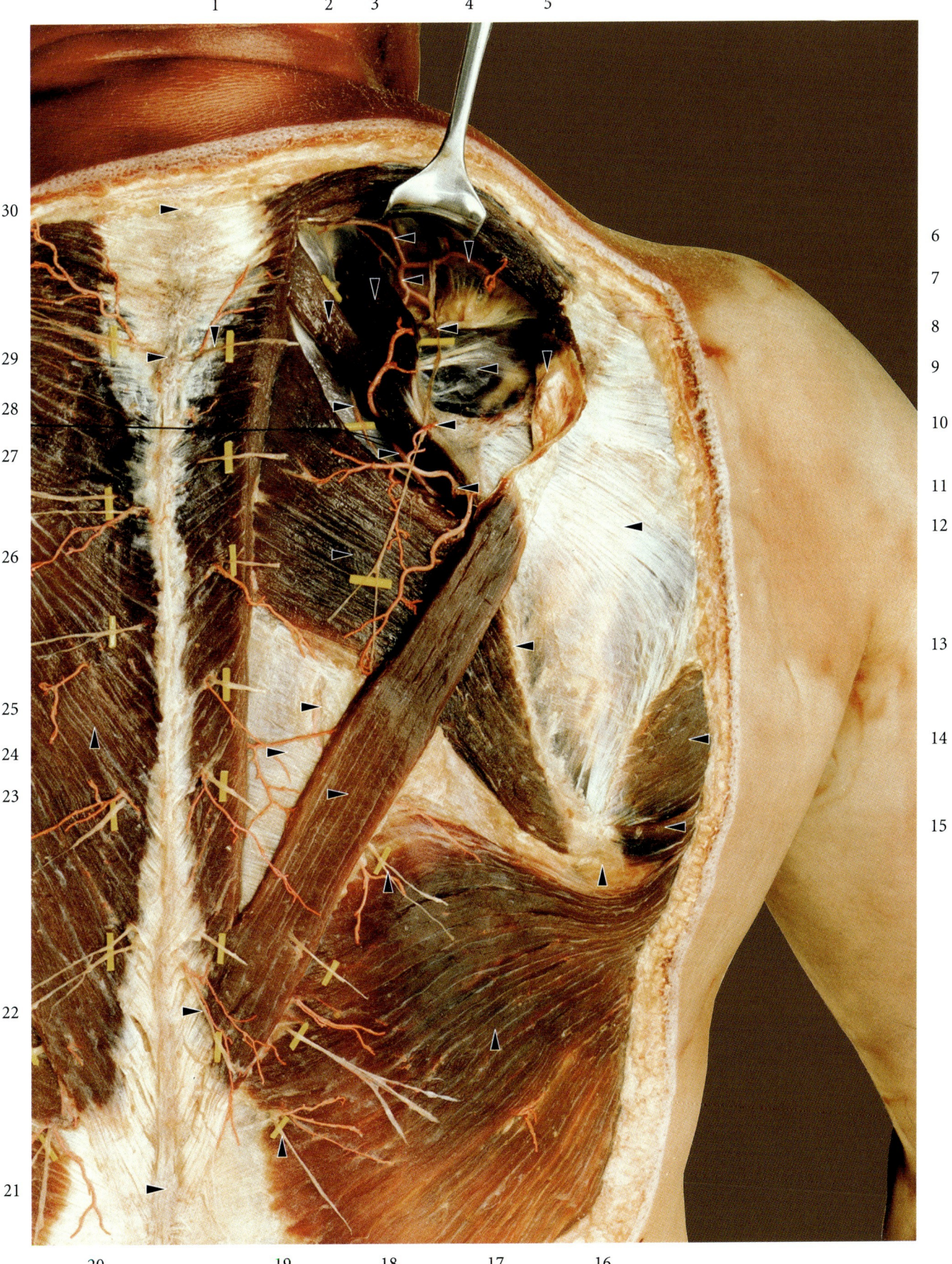

Abbildung 275   Dorsum thoracis 4
Regio suprascapularis 6
Regio interscapularis 2

Gegenüber der vorhergehenden Abbildung wurden die *Musculi rhomboidei* durchschnitten und aufgeklappt, so daß die tiefste Schicht der *Regio interscapularis* freigelegt wurde. Sie zeigt die Ansatzsehnen des *Musculus iliocostalis thoracis*, der von den unteren Rippen entspringt und an den *Anguli costarum* der oberen Rippen ansetzt.

Im oberen Eröffnungswinkel wird der *Musculus iliocostalis* vom *Musculus serratus posterior superior* überlagert, der mit seiner untersten Zacke zur fünften Rippe zieht. In dem darunterliegenden, von den beiden Muskeln freigebliebenen Winkel ist zwischen den Rippen die *Interkostalmuskulatur* zu sehen, die mit der *Fascia thoracica externa* bedeckt ist.

Das *oberflächliche Blatt* der *Fascia thoracolumbalis*, welches den *Musculus erector spinae* bedeckt und im unteren Teil einen aponeurotischen Charakter besitzt, verdünnt sich unter dem *Musculus trapezius* allmählich und läßt die *Sehnen des Musculus iliocostalis* hindurchschimmern. Am unteren Rand des *Musculus rhomboideus major* erfolgt die Verdünnung der Faszie durch eine Stufe, die darauf hinweist, daß die *Musculi rhomboidei* ebenso wie der *Musculus serratus posterior superior* von der *Fascia thoracolumbalis* eingehüllt werden.

Zwischen der *Fascia thoracolumbalis* und den *Musculi rhomboidei* verläuft der unterlegte *Nervus dorsalis scapulae*, und lateral von ihm zieht am umgestülpten Rande der Musculi rhomboidei der *Ramus profundus* der *Arteria transversa colli* entlang des *Margo medialis* der *Scapula* nach abwärts. Er gibt nach lateral mehrere *Rami musculares* zur Muskulatur an der Scapula ab. Nach medial zieht ein Ast, der mit den hinteren Teilen der *Arteriae intercostales posteriores* die typischen Anastomosen bildet.

In der *Regio suprascapularis* ist ein Ast des *Plexus cervicalis* unterlegt, der mit dem *Nervus accessorius* anastomosiert.

1   Musculus trapezius
2   Musculus rhomboideus minor (reseziert)
3   Musculus levator scapulae
4   Nervus accessorius
5   Arteria transversa colli
    (Ramus supraspinatus des Ramus profundus)
6   Tuberculum deltoideum
7   Fascia infraspinata
8   Arteria transversa colli (Ramus profundus)
9   Musculus supraspinatus
10 Musculus rhomboideus minor (Schnittfläche)
11 Arteria transversa colli (Ramus profundus)
12 Costa IV
13 Musculus intercostalis externus
    (bedeckt mit Fascia thoracica externa)
14 Musculus intercostalis externus
    des Spatium intercostale V
    (bedeckt mit Fascia thoracica externa)
15 Musculus teres major
16 Musculus latissimus dorsi
    (inkonstanter, skapulärer Ursprung
    vom Angulus inferior)
17 Nervus thoracicus VII
    (Ramus cutaneus posterior medialis)
18 Musculus rhomboideus major (Schnittfläche)
19 Musculus latissimus dorsi
20 Nervus thoracicus VII
    (Ramus cutaneus posterior lateralis)
21 Musculus trapezius
22 Vertebra thoracica X (Processus spinosus)
23 Nervus thoracicus VIII
    (Ramus cutaneus posterior medialis)
24 Nervus thoracicus VII
    (Ramus cutaneus posterior medialis)
25 Fascia thoracolumbalis
    (oberflächliches Blatt [Pars aponeurotica])
26 Musculus trapezius (Schnittrand)
27 Musculus iliocostalis
    (bedeckt mit Fascia thoracolumbalis)
28 Anastomose des Ramus profundus
    der Arteria transversa colli
    mit der Arteria intercostalis posterior
29 Musculus rhomboideus major (Schnittrand)
30 Musculus serratus posterior superior
    (bedeckt mit Fascia thoracolumbalis)
31 Nervus dorsalis scapulae
32 Vertebra thoracica III (Processus spinosus)
33 Arteria transversa colli (Ramus superficialis)
34 Vertebra prominens (Processus spinosus)

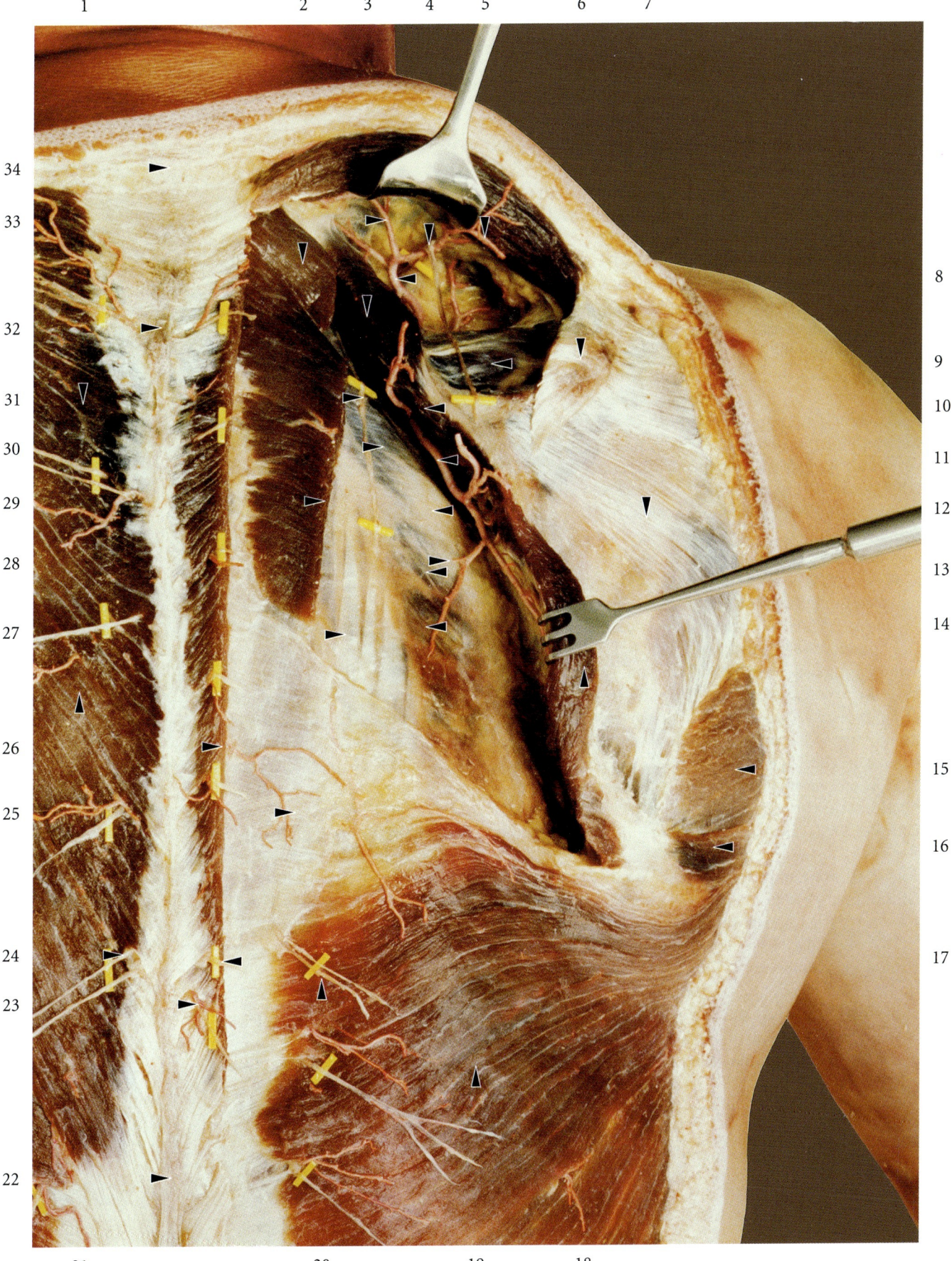

**Abbildung 276 Dorsum thoracis 5
Rami cutanei posteriores 1**

Der Verlauf der Rami cutanei posteriores bildet eine wichtige Grundlage für das Lokalisationsverständnis der *Dermatome*, weil sich daraus deren zum Teil sehr beachtliche Verschiebung gegenüber den Segmenten des Skeletts erklärt.

Die *vorliegende Abbildung* zeigt ein *Dorsum thoracis* mit den unterlegten Eintrittsstellen der *Rami cutanei posteriores* aller Thorakalnerven in die *Tela subcutanea*. Für die Ausrichtung des *Dermatoms* kann der subkutane Verlauf der Hautnerven verwendet werden, weil sich herausgestellt hat, daß ihr Versorgungsgebiet auf beide Seiten der Nerven meistens ziemlich gleichmäßig verteilt ist.

Die *Rami posteriores* der *Nervi thoracici* teilen sich jeweils in einen *medialen* und einen *lateralen Ast*. In der *oberen Thoraxhälfte* führen die medialen und in der *unteren Thoraxhälfte* hauptsächlich die lateralen Äste die *sensiblen Fasern* für die Haut. Es handelt sich dabei um einen fließenden und recht variablen Übergang. Es entstehen aber dabei immer zwei Austrittsreihen.

In der *medialen Reihe* treten die *Rami cutanei posteriores mediales* in der Nähe der *Processus spinosi* aus und in der *lateralen Reihe* die *Rami cutanei posteriores laterales*. Die *laterale Reihe* liegt am lateralen Rand des *Musculus trapezius* und am Übergang der Ursprungssehne des *Musculus latissimus dorsi* in sein Muskelfleisch.

Beide Zweige zeigen einen absteigenden Verlauf. Die *Rami cutanei posteriores mediales* beginnen kranial mit einem stark absteigenden Verlauf, der nach unten hin vorübergehend geringer wird. Er beträgt dort aber immer noch fast eine Interkostalraumhöhe. Die absteigende Tendenz der *Rami cutanei posteriores laterales* wird anschließend bebildert und besprochen werden.

Zur Orientierung der Hautnervenaustritte dient der untere Rand des Musculus trapezius und sein Ursprung, der am zwölften Brustwirbel beginnt.

Der obere Rand des Hautschnittes liegt unmittelbar kranial vom *Processus spinosus* des *ersten Brustwirbels,* und der Austritt des ersten *unterlegten Ramus cutaneus posterior medialis* liegt am oberen Rand des *Processus spinosus* des *dritten Brustwirbels*. Er stammt vom *Ramus posterior* des *Nervus thoracicus* I.

1 Nervus thoracicus I
  (Ramus cutaneus posterior medialis)
2 Musculus trapezius
3 Musculus rhomboideus major
4 Scapula (Tuberculum deltoideum)
5 Fascia infraspinata
6 Scapula (Margo medialis)
7 Musculus teres major
8 Musculus latissimus dorsi
  (inkonstanter, skapulärer Ursprung
  am Angulus inferior)
9 Nervus thoracicus VI
  (Ramus cutaneus posterior lateralis)
10 Nervus thoracicus VII
  (Ramus cutaneus posterior medialis)
11 Nervus thoracicus VIII
  (Ramus cutaneus posterior medialis)
12 Musculus latissimus dorsi
13 Nervus thoracicus X
  (Ramus cutaneus posterior lateralis)
14 Nervus thoracicus X
  (Ramus cutaneus posterior lateralis)
15 Nervus thoracicus XI
  (Ramus cutaneus posterior lateralis)
16 Spina iliaca posterior superior
17 Vertebra lumbalis V (Processus spinosus)
18 Fascia thoracolumbalis
  (oberflächliches Blatt [Pars aponeurotica])
19 Vertebra lumbalis I (Processus spinosus)
20 Vertebra thoracica XII (Processus spinosus)
21 Nervus thoracicus III
  (Ramus cutaneus posterior medialis)
22 Vertebra thoracica III (Processus spinosus)
23 Vertebra thoracica I (Processus spinosus)

553

Abbildung 277 Dorsum thoracis 6
Rami cutanei posteriores 2

Durch die Wegnahme der nach dorsal gewanderten ventralen Leibesmuskulatur und des oberflächlichen Blattes der *Fascia thoracolumbalis* wurde der *Musculus erector spinae* freigelegt.

Der *untere* große gemeinsame *Sehnenspiegel* des *Musculus iliocostalis*, *Musculus longissimus* und *Musculus spinalis*, der von der *Crista sacralis mediana* bis zur *Crista iliaca* reicht, hat nach oben über dem *Musculus longissimus* einen längeren Ausläufer. An dessen lateraler Seite beginnt sich die Muskulatur in einen *Musculus iliocostalis* und *Musculus longissimus* zu spalten. Aus dieser Spalte treten die *Rami cutanei posteriores laterales* als Fortsetzung der lateralen Zweige der *Rami posteriores* der *Nervi thoracici* aus. Nur die untersten durchsetzen den *Musculus iliocostalis*.

Nachdem die *Rami cutanei posteriores laterales* die Muskulatur des *Musculus erector spinae* verlassen haben, verlaufen sie noch ein unterschiedliches Stück weit unter der *Fascia thoracolumbalis* nach abwärts, bevor sie sie durchsetzen und mehr nach lateral gerichtet der *Tela subcutanea* zustreben. Die Abwinklung der Nerven und Gefäße um die roten Stecknadelköpfe soll die Stelle des Fasziendurchtrittes markieren.

Die Länge des nach abwärts gerichteten subfaszialen Abschnittes nimmt von oben nach unten ab und beträgt beim obersten Nerven, der vom *Ramus posterior* des *sechsten Thorakalnerven* kommt, mehr als zwei Interkostalräume.

Diese starke Kaudalverschiebung machen die *Rami cutanei laterales* der Thorakalnerven nicht mit, so daß es an der Nahtstelle im lateralen Bereich des *Dorsum thoracis* zu einer nach oben gerichteten *Zackenbildung* der *Dermatomabgrenzung* kommt, die in bemerkenswerter Weise, wie bei HEAD zu entnehmen ist, um das achte Thorakalsegment herum am größten ist. Meistens sind auch die *Rami cutanei posteriores laterales* auf eine etwas geringere Anzahl beschränkt.

1 Musculus serratus posterior superior
2 Musculus levator scapulae
3 Scapula (Tuberculum deltoideum)
4 Musculus teres major
5 Musculus trapezius (Schnittfläche)
6 Arteria transversa colli (Ramus superficialis)
7 Nervus accessorius
8 Nervus dorsalis scapulae
9 Arteria transversa colli (Ramus profundus)
10 Fascia infraspinata
11 Musculus rhomboideus major (Schnittfläche)
12 Nervus thoracicus VI
 (Ramus cutaneus posterior lateralis)
13 Musculus latissimus dorsi
 (inkonstanter, skapulärer Ursprung)
14 Nervus thoracicus VIII
 (Ramus cutaneus posterior lateralis)
15 Nervus thoracicus IX
 (Ramus cutaneus posterior lateralis)
16 Costa XI
17 Nervus thoracicus X
 (Ramus cutaneus posterior lateralis)
18 Musculus obliquus internus
19 Nervus thoracicus XI
 (Ramus cutaneus posterior lateralis)
20 Musculus latissimus dorsi
21 Musculus serratus posterior inferior
22 Musculus iliocostalis
23 Musculus longissimus
24 Spina iliaca posterior superior
25 Fascia thoracolumbalis
 (oberflächliches Blatt [Pars aponeurotica])
26 Vertebra lumbalis II (Processus spinosus)
27 Vertebra thoracica XII (Processus spinosus)
28 Vertebra thoracica IX (Processus spinosus)
29 Musculus spinalis thoracis
30 Musculus trapezius
31 Musculus splenius cervicis
32 Vertebra thoracica II (Processus spinosus)

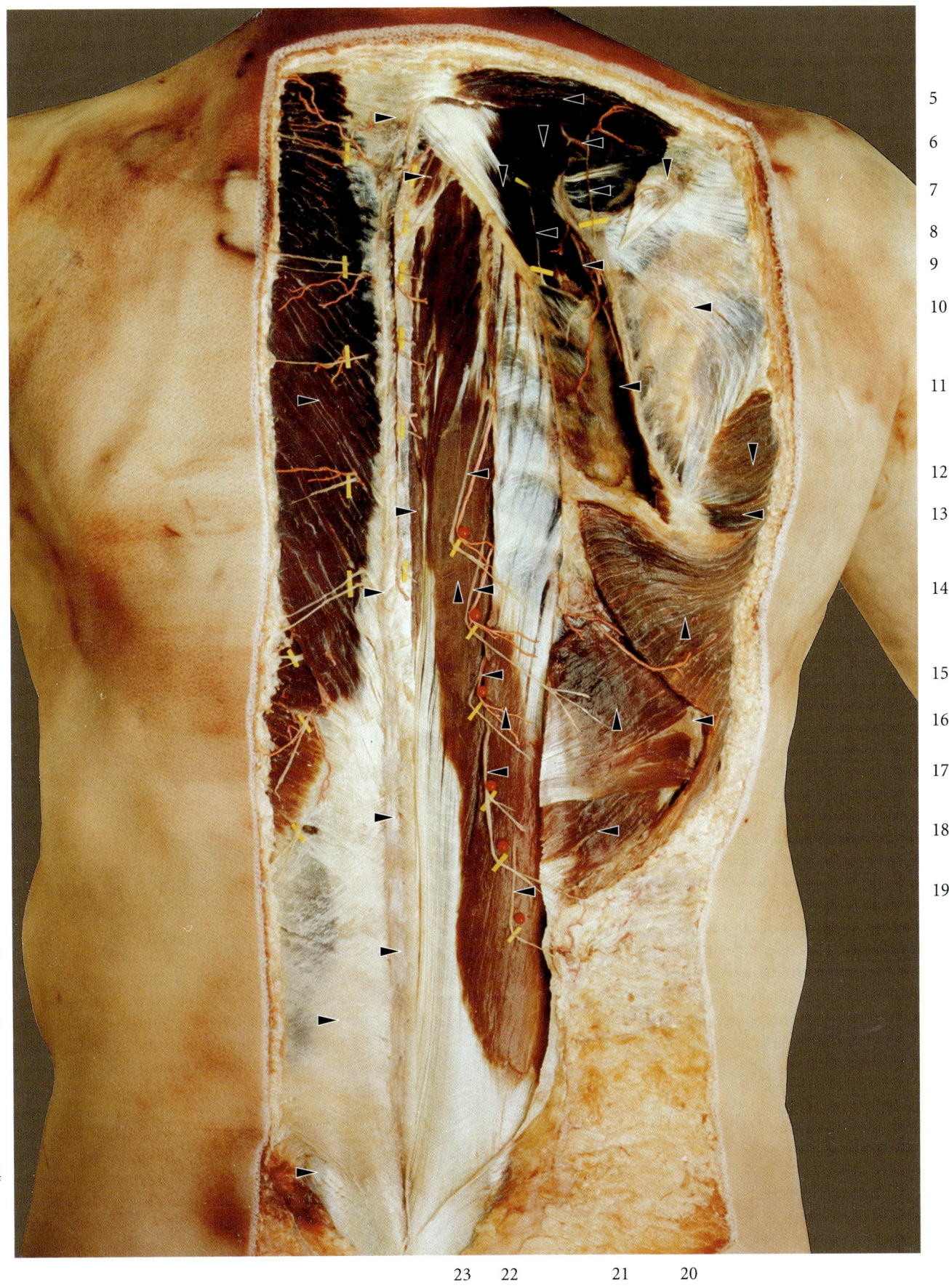

Abbildung 278 **Dorsum thoracis 7**
Rami cutanei posteriores 3

Gegenüber der vorhergehenden Abbildung wurde die *Spalte* zwischen dem *Musculus iliocostalis* und dem *Musculus longissimus* erweitert. Dadurch, daß der *Musculus iliocostalis*, der an den *Anguli costarum* ansetzt, zur Seite gezogen wurde, sind die Ansatzsehnen des *Musculus longissimus* an den Enden der *Processus transversi* und dem unmittelbar seitlich davon gelegenen Rippenabschnitten zu sehen.

Zwischen diesen Ansatzzacken des *Musculus longissimus* oder deren benachbarter Muskulatur treten die *lateralen Äste* des *Ramus posterior* oder schon ihre weitere Aufteilung in den motorischen und sensiblen Anteil in die *Spalte* zwischen dem *Musculus longissimus* und dem *Musculus iliocostalis* ein. Die sensiblen Anteile bilden die *Rami cutanei posteriores laterales*. Diese werden sehr bald von Arterien begleitet, die jeweils ein Segment kaudaler aus den *Arteriae intercostales posteriores* entsprungen sind, und nehmen den schon bei der vorhergehenden Abbildung beschriebenen Verlauf.

Im einzelnen zeigt diese Präparation, daß der laterale Ast des *Ramus posterior* vom *Nervus thoracicus VII* keinen Hautast abgegeben hat und sich in der Muskulatur erschöpft. Der ursprünglich vorhandene Ast zwischen den *Rami cutanei posteriores laterales Th VI* und *Th VIII* war ein verlagerter *Ramus cutaneus posterior medialis* und fehlt daher bei der vorhergehenden Abbildung.

Atypisch ist weiterhin, daß der *Ramus cutaneus posterior lateralis* von *Th X* an zwei getrennten Stellen austritt, die ungefähr eine Segmenthöhe auseinanderliegen. Er hat aber das kaudal auf ihn folgende Segment nicht übernommen, weil der an ihn kaudal anschließende Hautnerv von dem *Nervus thoracicus XI* kommt. Daraus ist ersichtlich, daß die schematischen Vorstellungen mit der Wirklichkeit nicht immer konform gehen.

Die medialen und die lateralen Äste der *Rami posteriores* der *Thorakalnerven* sind an sich gemischter Natur. Allerdings werden die *sensiblen Fasern* für die *untere Hälfte* der Thorakalnerven vor allem von den lateralen Ästen geführt, während der sensible Anteil für die *obere Hälfte* in der Regel ausschließlich den medialen Ästen angehört.

1 Spina scapulae
2 Musculus serratus posterior superior
3 Musculus levator scapulae
4 Musculus supraspinatus
5 Scapula (Tuberculum deltoideum)
6 Fascia infraspinata
7 Musculus teres major
8 Musculus trapezius (Schnittfläche)
9 Arteria transversa colli (Ramus profundus)
10 Arteria transversa colli (Ramus profundus)
11 Costa VI
    und Ligamentum costotransversarium laterale
12 Nervus thoracicus VI
    (Ramus cutaneus posterior lateralis)
13 Nervus thoracicus VII
    (mit Rami musculares ohne Ramus cutaneus)
14 Nervus thoracicus VIII
    (Ramus cutaneus posterior lateralis)
15 Costa X
16 Nervus thoracicus IX
    (Ramus cutaneus posterior lateralis)
17 Nervus thoracicus X
    (Ramus cutaneus posterior lateralis)
18 Nervus thoracicus XI
    (Ramus cutaneus posterior lateralis)
19 Nervus thoracicus X
    (Ramus cutaneus posterior lateralis)
20 Nervus thoracicus XII
    (Ramus posterior – lateraler Ast)
21 Nervus lumbalis I
    (Ramus posterior – lateraler Ast)
22 Musculus latissimus dorsi
23 Musculus serratus posterior inferior
24 Musculus obliquus internus
25 Musculus iliocostalis
26 Musculus longissimus
27 Spina iliaca posterior superior
28 Vertebra lumbalis V (Processus spinosus)
29 Fascia thoracolumbalis
    (oberflächliches Blatt [Pars aponeurotica])
30 Vertebra thoracica XII (Processus spinosus)
31 Musculus spinalis thoracis
32 Musculus trapezius
33 Musculus splenius cervicis
34 Vertebra thoracica II (Processus spinosus)

557

**Abbildung 279   Dorsum thoracis 8
Regio vertebrolumbalis
Nerven – Arterien**

Die gemeinsame *Ursprungssehne* des *Musculus iliocostalis* und des *Musculus longissimus* mit ihrem Sehnenspiegel, der sich von der *Crista iliaca* bis zu den *Dornfortsätzen* der *Lendenwirbel* erstreckt, wurde gespalten und mit der darunterliegenden Muskulatur aufgeklappt.

Das Muskellager ist von vornherein gut aufgeteilt. Der Ursprung des *Musculus longissimus* schiebt sich aber ventral des Ursprungs des *Musculus iliocostalis* an der *Crista iliaca* sehr weit nach lateral, so daß beim Vordringen auf die *Processus costales* der Lendenwirbel dieser Anteil von ihm durchtrennt werden mußte.

Der *Musculus iliocostalis*, der mit seinen Sehnen zu den *Anguli costarum* zieht, wurde nach lateral verlagert. Einige Insertionen der *Musculi levatores costarum* sind sichtbar, weil der *Musculus longissimus* etwas nach medial zurückpräpariert wurde.

Im untersten Bereich der Präparationsspalte sind die lateralen Äste der *Rami posteriores* von den *drei obersten Lumbalnerven* unterlegt. Aus ihnen gehen die unterlegten *Nervi clunium superiores* als Hautäste für die *Regio glutea* hervor. Die medialen Äste dieser Rami posteriores versorgen nur die Muskulatur.

Von den *Rami cutanei posteriores laterales* gehen resezierte Zweige nach medial ab. Die Zweige der unteren Thorakalnerven versorgen die Haut kaudal des Dorsum thoracis bis zum vierten Lumbalwirbel, weil sich die *Rami cutanei posteriores mediales* dieser Segmente in der Muskulatur erschöpft haben. Nur der kranialste der nach lateral gelagerten *Rami cutanei posteriores laterales* vom *Nervus thoracicus IX* soll nach HEAD noch das Segment unmittelbar oberhalb vom *Processus spinosus* des *zwölften Brustwirbels* versorgen.

Die kranial vom neunten Ramus cutaneus austretenden *Rami cutanei posteriores laterales* wurden mit ihren Arterien nach medial gelegt, weil sich ihre Anfangsstrecken nach dem Austritt aus den Musculus erector spinae vorübergehend so verhalten.

Die *Rami dorsales* der *Arteriae lumbales* bilden starke Längsanastomosen und versorgen hauptsächlich die Muskulatur. Aus dieser Gefäßkette, die schon im unteren Brustbereich beginnt, gehen vereinzelt, entlang der Nerven, *Rami cutanei posteriores laterales* hervor.

1   Musculus longissimus
2   Musculus longissimus (Ansatzsehne)
3   Musculus iliocostalis
4   Angulus costae von Costa VIII
5   Musculus intercostalis externus
6   Musculus levator costae brevis
7   Nervus thoracicus IX
     (Ramus cutaneus posterior lateralis)
8   Tuberculum costae von Costa XI
     mit Ansatz eines Musculus levator costae longus
9   Musculus levator costae longus
10 Tuberculum costae der Costa XII
     mit Ansatz des Musculus levator costae longus
11 Nervus thoracicus XI
     (Ramus cutaneus posterior lateralis
     mit reseziertem medialen Zweig)
12 Musculus iliocostalis
13 Nervus thoracicus XII
     (Ramus cutaneus posterior lateralis)
14 Nervus thoracicus XI
     (Ramus cutaneus posterior lateralis)
15 Fascia thoracolumbalis
     (tiefes Blatt [Aponeurosis lumbalis])
16 Nervus thoracicus XII
     (Ramus cutaneus posterior lateralis)
17 Nervus lumbalis I (Nervus clunium superior)
18 Nervus lumbalis III (Nervus clunium superior)
19 Musculus obliquus externus abdominis
20 Crista iliaca
21 Musculus obliquus internus abdominis
22 Costa XII (Corpus costae)
23 Musculus longissimus (Schnittfläche)
24 Vertebra lumbalis IV (Processus spinosus)
25 Nervus lumbalis III
     (Ramus cutaneus posterior lateralis)
26 Fascia thoracolumbalis
     (oberflächliches Blatt [Pars aponeurotica])
27 Nervus lumbalis I
     (Ramus cutaneus posterior lateralis)
28 Arteria lumbalis I (Ramus dorsalis)
29 Vertebra thoracica XII (Processus spinosus)
30 Musculus longissimus (Tendo)
31 Vertebra thoracica X (Processus spinosus)
32 Musculus spinalis thoracis
33 Nervus thoracicus VIII
     (Ramus cutaneus posterior lateralis)
34 Tuberculum costae von Costa IX
35 Ligamentum costotransversarium laterale

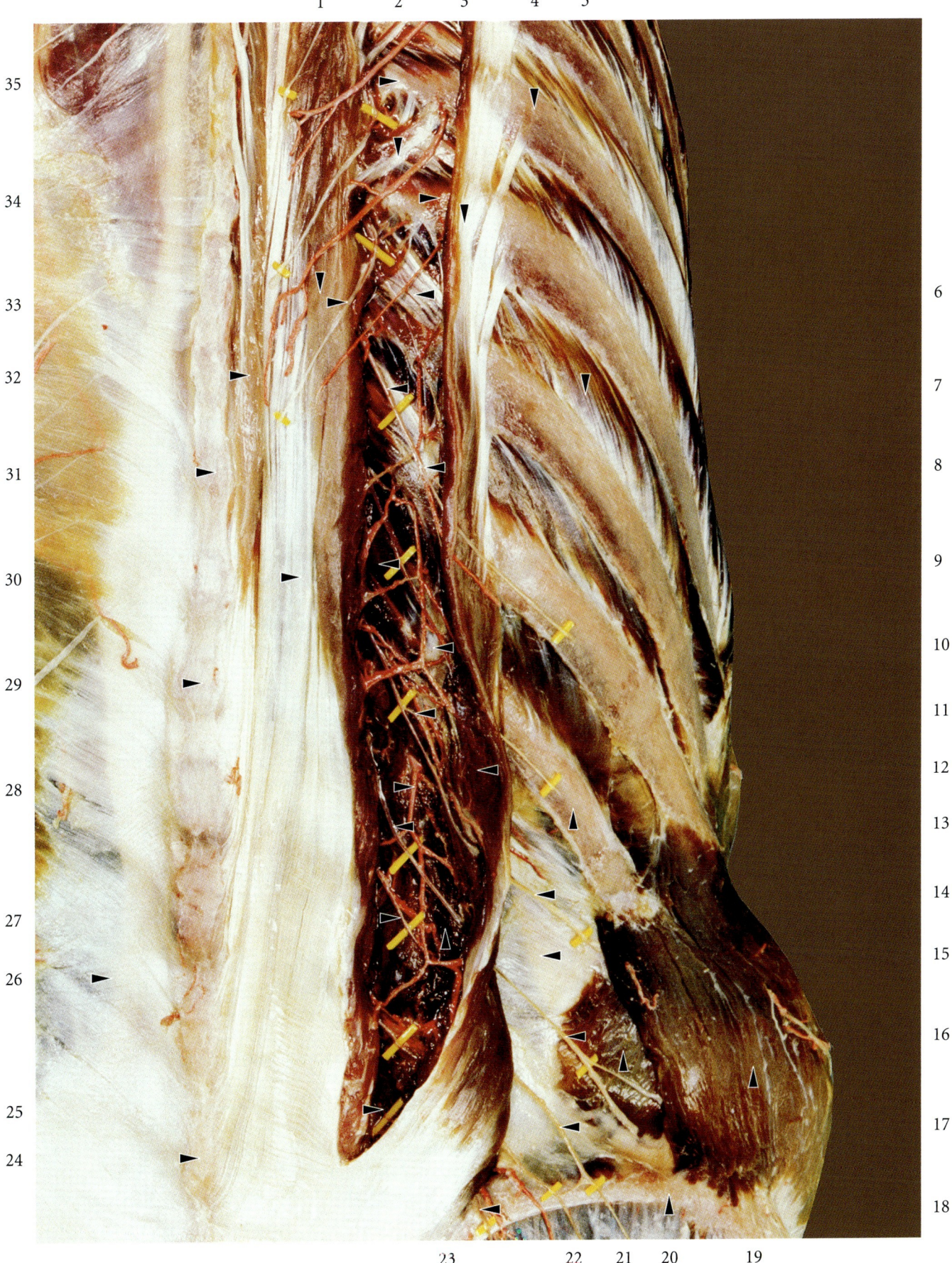

**Abbildung 280 Dorsum thoracis 9
Rami posteriores der Nervi thoracici**

Hinter den *Processus transversi* und den *Wirbelbögen* der Brustwirbel wurde auf der rechten Seite die ganze Muskulatur des *Musculus erector spinae* entfernt.

Von den Enden der nach dorsal geneigten *Processus transversi* gehen nach lateral die *Musculi levatores costarum* ab und schließen die Lücke, welche die *Musculi intercostales externi* zur Wirbelsäule hin offengelassen haben. Im dritten Segment von oben wurde ein *Musculus levator costae brevis* reseziert, so daß der mediale, hintere Rand des *Musculus intercostalis externus* sichtbar ist. In den beiden kaudal folgenden Segmenten wurde auch noch ein Stück des *Musculus intercostalis externus*, bei seitlich verlagertem *Musculus iliocostalis*, entfernt, damit die *Membrana intercostalis interna* mit den durchtretenden Gefäßen breiter zur Ansicht kommt.

An die *Membrana intercostalis interna* schließt sich nach medial das *Ligamentum costotransversarium superius* an, das sich zwischen den *Ramus anterior* und den *Ramus posterior* des *Nervus thoracicus* einschiebt. Um es besser sichtbar zu machen, wurden in zwei Segmenten die *Ligamenta intertransversaria* und die *Musculi intertransversarii* entfernt.

Aus der *Öffnung* zwischen dem Ligament und der aufsteigenden Wurzel des Processus transversus tritt der *Ramus posterior* des jeweiligen Thorakalnerven aus und teilt sich nach kuzem Verlauf in einen lateralen und medialen Ast.

Der Ramus lateralis setzt die Zugrichtung vorerst weitgehend fort, während der *Ramus medialis* nach dorsal abbiegt und zwischen *Ligamentum intertransversarium* und *Musculus intertransversarius thoracis*, soweit dieser vorhanden ist, in die Muskulatur eintritt.

Die *Rami mediales* begeben sich zwischen dem *Musculus multifidus* und dem *Musculus semispinalis*, der von dorsal durch den *Musculus longissimus* und den *Musculus spinalis* zugedeckt wird, in einem nach medial konvexen Bogen in die Nähe der *Processus spinosi*. Nachdem sie den durchlaufenen Teil der autochthonen Muskulatur mit *motorischen Zweigen* versorgt haben, durchsetzen sie dort, wenn sie sensible Fasern führen, die Ursprünge der *Musculi rhombodei* und des *Musculus trapezius*, um als *Rami cutanei posteriores mediales* in die *Tela subcutanea* zu gelangen. *Rami dorsales* der *Arteriae intercostales posteriores* begleiten die Rami der Nerven.

1 Ramus cutaneus posterior lateralis
2 Musculus longissimus thoracis
3 Ramus cutaneus posterior medialis
4 Musculus spinalis thoracis
5 Nervus thoracicus VI (Ramus posterior)
6 Musculus levator costae brevis
7 Membrana intercostalis interna
8 Musculi levatores costarum breves (Schnittflächen)
9 Ramus muscularis der Arteria intercostalis posterior
10 Arteria cutanea posterior lateralis
11 Nervus thoracicus VII
   (Ramus cutaneus posterior lateralis)
12 Musculus intercostalis externus
13 Musculus intercostalis externus
14 Ligamentum costotransversarium superius
15 Membrana intercostalis interna
16 Ligamentum costotransversarium superius
17 Nervus thoracicus VII
   (Ramus medialis des Ramus posterior)
18 Membrana intercostalis interna
19 Musculus intercostalis externus (reseziert)
20 Musculus levator costae (reseziert)
21 Musculus intercostalis externus
22 Musculus levator costae brevis
23 Arteria intercostalis posterior
   (Ramus medialis des Ramus dorsalis)
24 Nervus thoracicus IX
   (Ramus lateralis des Ramus posterior)
25 Musculus levator costae brevis et longus
26 Costa IX
27 Musculus iliocostalis
28 Angulus costae
29 Musculus levator costae longus
30 Arteria intercostalis posterior
   (Ramus medialis des Ramus dorsalis)
31 Nervus thoracicus IX
   (Ramus medialis des Ramus posterior)
32 Vertebra thoracica XI (Processus spinosus)
33 Musculus intertransversarius
34 Costa XI
35 Ligamentum intertransversarium
36 Musculus intertransversarius
37 Nervus thoracicus VIII (Ramus posterior)
38 Ligamentum costotransversarium laterale
39 Arteria intercostalis VII (Ramus dorsalis)
40 Vertebra thoracica VI (Processus transversus)
41 Ligamentum intertransversarium

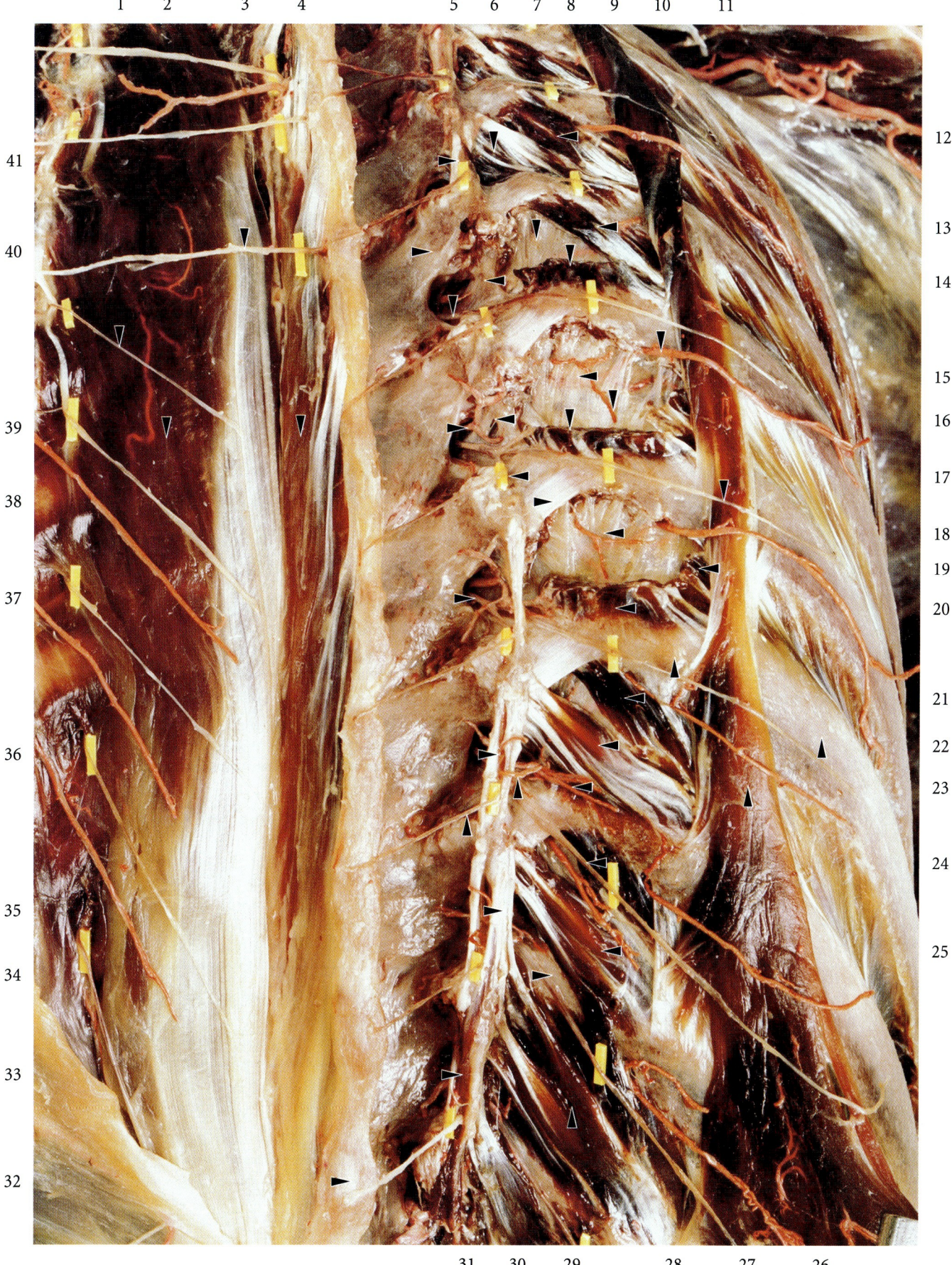

Abbildung 281   Dorsum thoracis 10
Nervus intercostalis und
Arteria intercostalis posterior

Die *Membrana intercostalis interna* liegt an der Innenseite des *Musculus intercostalis externus* und erstreckt sich vom hinteren Rand des *Musculus intercostalis internus* bis zum *Ligamentum costotransversarium superius*.

Das *Ligamentum costotransversarium superius* zieht vom *Collum costae* zum nächsthöheren *Querfortsatz* und läßt gegenüber dem Wirbelkörper nur das *Foramen costotransversarium* frei.

Vor dem *Foramen costotransversarium* im *Foramen intervertebrale* teilt sich der *Nervus thoracalis* meistens schon in zwei Äste. Der *Ramus posterior* biegt dorsal vom *Ligamentum costotransversarium superius* nach hinten ab, und der *Ramus anterior* zieht als *Nervus intercostalis* ventral von diesem Ligament in den Interkostalraum.

Durch Entfernung des *Ligamentum costotransversarium superius* und der *Membrana intercostalis interna* wurde der *Nervus intercostalis* in einem Segment sichtbar gemacht. Er wird von den Interkostalgefäßen begleitet und gibt sehr bald Äste für die Interkostalmuskulatur ab. Der *Hauptnerv* tritt in die Schicht zwischen den *Musculi intercostales internus* und *intimus* ein, in welche die Arterie erst etwas später gelangt. Bis zum Eintritt in die Muskulatur sind der Nerv und die Gefäße von der *Pleura parietalis* nur durch die dünne *Fascia endothoracica* geschieden.

Die *Rami posteriores* sind dort, wo die *Ligamenta intertransversaria* entfernt wurden, nach medial zurückgeschlagen. Im unteren Bildbereich ist aber der *laterale Ast* des *Ramus posterior* in seiner typischen Lage unterlegt. Er kreuzt das *Ligamentum costotransversarium laterale* und wechselt dadurch das Segment. Im neuen Segment gesellt sich zu ihm sehr regelmäßig eine selbständig entspringende Arterie, die ihn bis zur Haut begleitet und daher *Arteria cutanea posterior lateralis* genannt werden soll. Ein weiterer selbständiger Ast der Interkostalarterie durchsetzt als *Ramus muscularis* ebenfalls die *Membrana intercostalis interna*.

Die Freilegung der *Membrana intercostalis interna* wurde schon bei der vorhergehenden Abbildung beschrieben.

1 Nervus thoracicus VI (Ramus posterior)
2 Artereria intercostalis posterior VII (Ramus dorsalis)
3 Collum costae (VII)
4 Membrana intercostalis interna
5 Musculus levator costae brevis (Schnittrand)
6 Nervus intercostalis VII
7 Musculus levator costae brevis (Schnittrand)
8 Nervus intercostalis VII (Ramus muscularis zwischen Musculus intercostalis externus und Musculus intercostalis internus)
9 Musculus intercostalis internus (reseziert)
10 Musculus intercostalis internus (Schnittfläche)
11 Arteria cutanea posterior lateralis
12 Musculus intercostalis externus
13 Ligamentum costotransversarium superius
14 Ligamentum costotransversarium laterale
15 Pleura parietalis
16 Musculus intercostalis intimus
17 Arteria intercostalis posterior (Ramus collateralis – [Ramus supracostalis])
18 Membrana intercostalis interna
19 Ligamentum costotransversarium superius
20 Musculus intercostalis externus
21 Ligamentum intertransversarium
22 Nervus thoracicus VIII (Ramus cutaneus lateralis)
23 Arteriae cutaneae posteriores laterales
24 Musculus intercostalis externus (reseziert)
25 Musculus levator costae brevis (Schnittfläche)
26 Nervus thoracicus IX (Ramus lateralis des Ramus posterior)
27 Musculus levator costae brevis
28 Nervus thoracicus VIII (Ramus lateralis des Ramus posterior)
29 Arteria intercostalis posterior IX (Ramus lateralis des Ramus dorsalis)
30 Arteria intercostalis posterior VIII (Ramus dorsalis)
31 Nervus intercostalis IX (Ramus medialis des Ramus posterior)
32 Nervus intercostalis VIII (Ramus medialis des Ramus posterior)
33 Arteria intercostalis posterior (Ramus medialis des Ramus dorsalis)
34 Vertebra thoracica IX (Processus transversus)
35 Nervus intercostalis VIII (Ramus posterior)
36 Ligamentum costotransversarium (Schnittfläche)
37 Ligamentum costotransversarium (Schnittfläche)
38 Arteria intercostalis posterior (Ramus muscularis für den Musculus erector spinae)
39 Arteria intercostalis posterior (Ramus dorsalis)
40 Vertebra thoracica IV (Processus spinosus)
41 Ligamentum intertransversarium

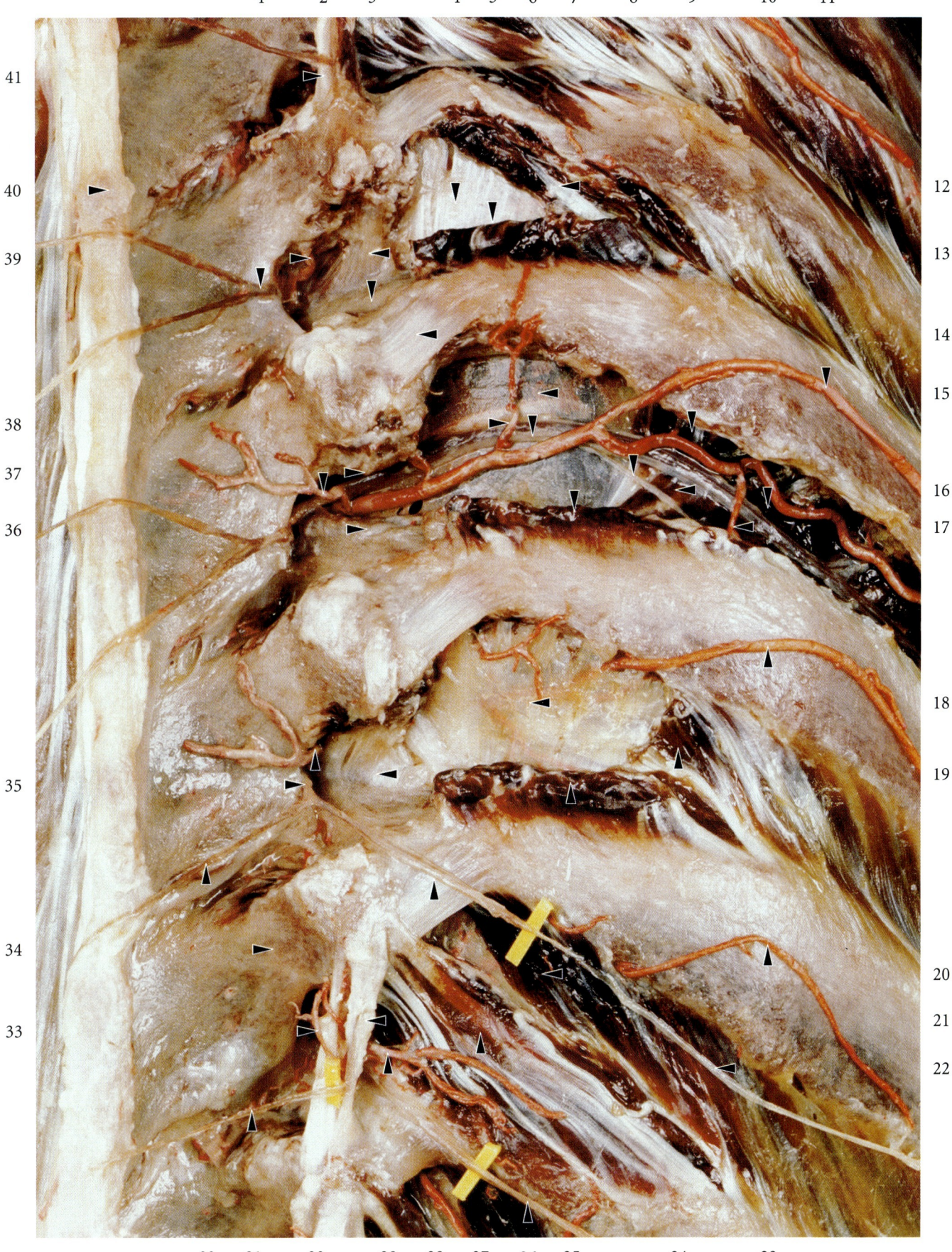

Abbildung 282 Lumbalpunktion 1
Regio vertebrolumbalis

Während sich im Thorakalbereich die Membrana intercostalis interna und das Ligamentum costotransversarium superius wie ein Wellenbrecher zwischen die *Rami anteriores* und *posteriores* der Spinalnerven einschieben, ist es in der Lumbalgegend ein dünner Muskelkeil, der aus dem *Musculi intertransversarii laterales lumborum* und dem hinteren Teil des *Musculus psoas major* besteht.

Beide Muskeln sind mit den *Rippenrudimenten*, den Processus costales, verbunden. Um diese Schicht darzustellen, mußte der ganze Musculus erector spinae entfernt werden. Auf der rechten Köperseite wurde dadurch die hintere Oberfläche des *Os sacrum* und der *Wirbelsäule* mit den ausladenden *Processus costales* dargestellt.

An den Enden der *Processus costales* verankert sich das tiefe Blatt der *Fascia thoracolumbalis*, das auch als *Aponeurosis lumbalis* bezeichnet wurde, weil es dem Musculus obliquus internus und dem Musculus transversus abdominis als Ursprung dient. Durch diese Faszienplatte schimmern der *Musculus psoas major* und der *Musculus quadratus lumborum* hindurch, soweit sie nicht oben durch den Verstärkungszug, das *Ligamentum lumbocostale*, verdeckt werden.

Die Äste der *Rami posteriores* der *Lumbal-* und *Sakralnerven* sind unterlegt. Die lateralen verlaufen lateral und die medialen medial von den *Musculi intertansversarii mediales lumborum*, die sich an den *Processus mamillares* und *Processus accessorii* der Lendenwirbel verankern.

Zwischen dem dritten und vierten Lumbalwirbel wurden die *Ligamenta inter- und supraspinalia* sowie die *Ligamenta flava* ausgeräumt. Es zeigt sich eine knöchern umgrenzte Öffnung, die ziemlich hoch aber nicht sehr breit ist. Die Breite wird begrenzt durch die *Articulatio zygapophysialis [Articulatio columnae vertebralis]* der Lendenwirbelsäule, die wegen ihrer Nähe zum *Processus spinosus* wider Erwarten nur ganz kurze Wirbelbögen erlaubt.

Ausgeräumt wurde weiterhin das *Spatium epidurale*, um die *Dura mater spinalis* zur Darstellung zu bringen. Die Lage der Nadel oberhalb des vierten Lumbalwirbels entspricht der typischen Lumbalpunktion.

1 Vertebra lumbalis III (Processus spinosus)
2 Ligamentum flavum
3 Articulatio zygapohysialis I
  [Articulatio vertebralis I]
4 Musculus intertransversarius lateralis lumborum
5 Musculus psoas major
6 Fascia thoracolumbalis
  (tiefes Blatt – [Aponeurosis lumbalis])
7 Ligamentum lumbocostale
8 Costa XII
9 Vertebra lumbalis I (Processus costalis)
10 Nervus thoracicus XII
  (Ramus lateralis des Ramus posterior)
11 Arteria lumbalis I
12 Vertebra lumbalis II (Processus costalis)
13 Nervus lumbalis II
  (distal vom Foramen intervertebrale)
14 Plexus lumbalis und Ramus lateralis
  des Ramus dorsalis der Arteria lumbalis II
15 Nervus lumbalis I
  (Ramus lateralis des Ramus posterior)
16 Vertebra lumbalis III (Processus costalis)
17 Musculus intertransversarius medialis lumborum
  und Ligamentum intertransversarium
18 Musculus intertransversarius lateralis lumborum
19 Plexus lumbalis und Ramus dorsalis
  der Arteria lumbalis III
20 Nervus lumbalis III
  (Ramus lateralis des Ramus posterior)
21 Fascia thoracolumbalis (Ansatzstelle
  des oberflächlichen Blattes am tiefen Blatt)
22 Nervi clunium superiores
23 Musculus obliquus externus abdominis
24 Musculus obliquus internus abdominis
25 Crista iliaca
26 Ligamentum iliolumbale
27 Vertebra lumbalis IV (Processus costalis)
28 Spina iliaca posterior superior
29 Nervus sacralis I (Ramus posterior)
30 Dura mater spinalis
31 Crista sacralis mediana
32 Nervus lumbalis III
  (Ramus medialis des Ramus posterior)
33 Cavitas articularis mit Schnitträndern der Capsula articularis (Articulatio zygapophysialis L III – L IV)
34 Vertebra lumbalis III
  (Abgang des Processus articularis inferior
  von der Lamina arcus vertebrae)
35 Dorsale Leiste des Processus articularis superior
  (begrenzt das Foramen intervertebrale nach lateral)
36 Vertebra lumbalis III (Processus mamillaris
  am Processus articularis superior)
37 Vertebra lumbalis II
  (kaudaler Rand der Lamina arcus vertebrae)
38 Nervus lumbalis I
  (Ramus medialis des Ramus posterior)
39 Ligamentum flavum (kaudaler Ansatz an der
  Hinterfläche der Lamina arcus vertebrae)
40 Nervus thoracicus XII
  (Ramus medialis des Ramus posterior)

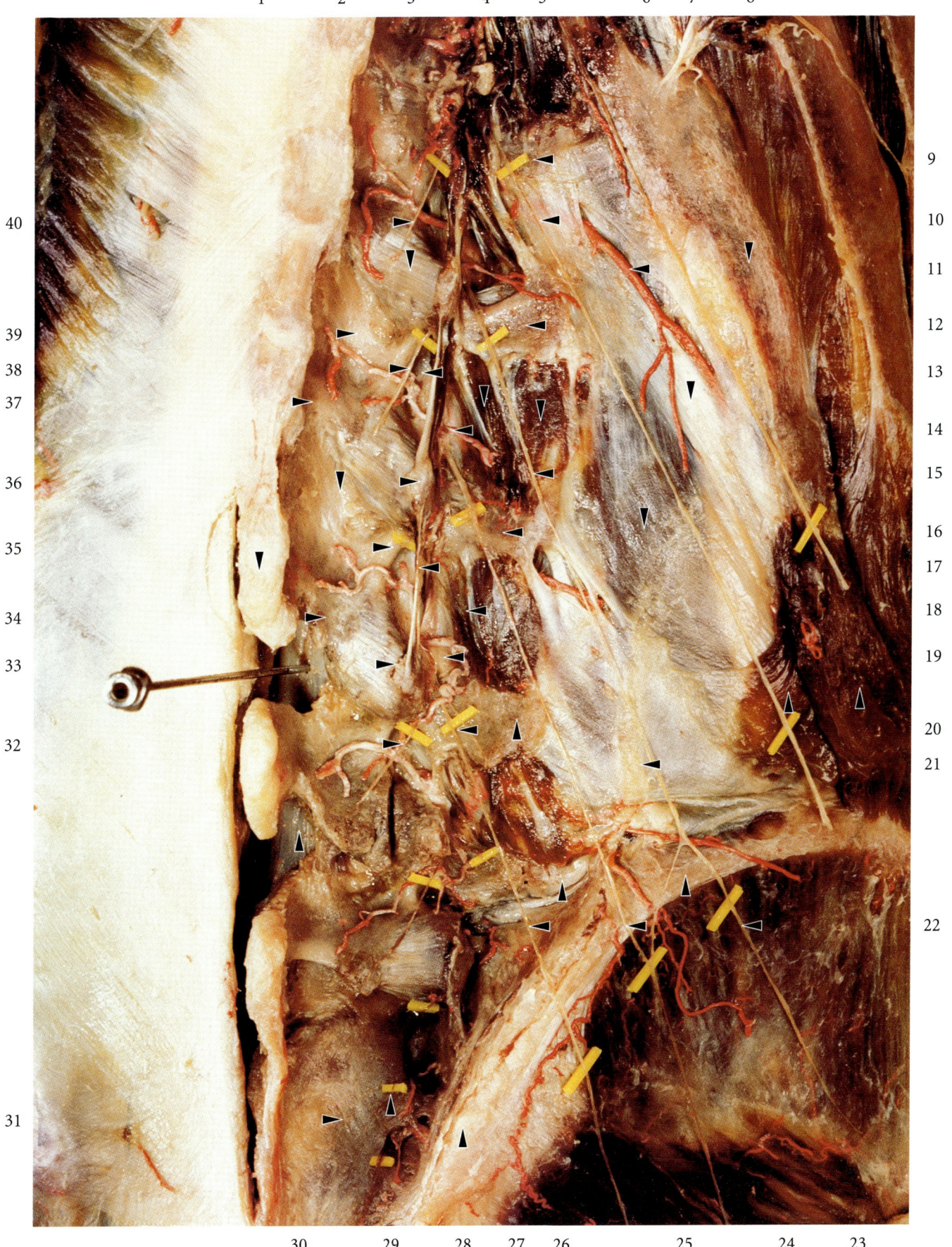

Abbildung 283 Lumbalpunktion 2

Markiert sind die höchsten Stellen der *Cristae iliacae* und der *Processus spinosus* des vierten Lendenwirbels, die auf einer horizontalen Linie liegen, und die *Spinae iliacae posteriores superiores*. Die Muskulatur des *Musculus erector spinae* wurde von der Wirbelsäule abpräpariert und zur Seite gezogen. Die mit der Eröffnung des Wirbelkanals verbundene sagittale Schnittführung in der Medianebene hat die *Processus spinosi* und die *Ligamenta supra-* und *interspinalia* getroffen.

Im eröffneten Wirbelkanal wurde die rechte Hälfte der *Dura mater spinalis* entfernt, so daß der *Conus medullaris* und die *Cauda equina* durch die *Arachnoidea mater spinalis* sichtbar sind.

Die Lage der Nadel zeigt eine *Lumbalpunktion* an typischer Stelle. Sie durchdringt beim uneröffneten Wirbelkanal nach der Haut und der Subcutis das feste *Ligamentum supraspinale* und gelangt in das *Ligamentum interspinale*, das besonders in der Medianen eine sagittal ausgerichtete lamelläre Struktur mit geringerem Widerstand besitzt. Nur in unmittelbarer Nähe zum Knochen kann es fast faserknorpelartige Konsistenz erreichen.

Die *Ligamenta flava* bilden in der Lumbalgegend in der Medianebene einen zwei bis drei Millimeter breiten Spalt, so daß sie bei korrekter Nadelführung nicht in Erscheinung treten. Bei abgewichener Nadel bilden sie aber einen sehr deutlich merkbaren Widerstand, weil das Ligament eine Dicke von 3 mm erreicht.

Nach Überwindung dieser Stukturen gelangt die Nadel in das *Spatium epidurale*, welches mit lockerem Fettgewebe und dem *Plexus venosus vertebralis internus* ausgefüllt ist. Nach der dort aufgetretenen kurzen Entlastung des Vorschubs folgt ein merkbarer Widerstand beim Durchstechen der *Dura mater spinalis*, die zugleich mit der *Arachnoidea mater spinalis* überwunden wird.

Der *Conus medullaris* erreicht am Präparat den oberen Rand des zweiten Lumbalwirbels und liegt daher für einen Erwachsenen noch an normaler Stelle. Einer Lumbalpunktion um einen Wirbel höher steht beim Erwachsenen daher nichts im Wege, zumal bei der starken Vorbeugung der Wirbelsäule, wie sie bei der Lumbalpunktion zweckmäßig ist, der Conus medullaris noch etwas angehoben wird.

1. Musculus latissimus dorsi
2. Musculus trapezius
3. Musculus spinalis thoracis
4. Musculus longissimus thoracis
5. Musculus iliocostalis
6. Musculus serratus posterior inferior
7. Musculus latissimus dorsi
8. Musculus obliquus internus abdominis
9. Fascia thoracolumbalis (oberflächliches Blatt – [Pars aponeurotica])
10. Musculus multifidus (Tendo)
11. Articulatio zygapophysialis L II – L III (Processus mamillaris)
12. Musculus longissimus thoracis
13. Articulatio zygapophysialis L III – L IV
14. Articulatio zygapophysialis L IV – L V
15. Articulatio lumbosacralis
16. Markierung der Crista iliaca
17. Markierung der Spina iliaca posterior superior
18. Markierung der Spina iliaca posterior superior
19. Dura mater spinalis (Schnittrand)
20. Fascia thoracolumbalis (oberflächliches Blatt – [Pars aponeurotica])
21. Vertebra lumbalis IV (Processus spinosus – Schnittfläche)
22. Ligamentum interspinale L III – L IV
23. Dura mater spinalis (Schnittrand)
24. Cauda equina eingehüllt in Arachnoidea mater spinalis
25. Filum terminale (hinter der Arachnoidea mater spinalis)
26. Ligamentum interspinale L I – L II
27. Conus medullaris (eingehüllt in Arachnoidea mater spinalis)

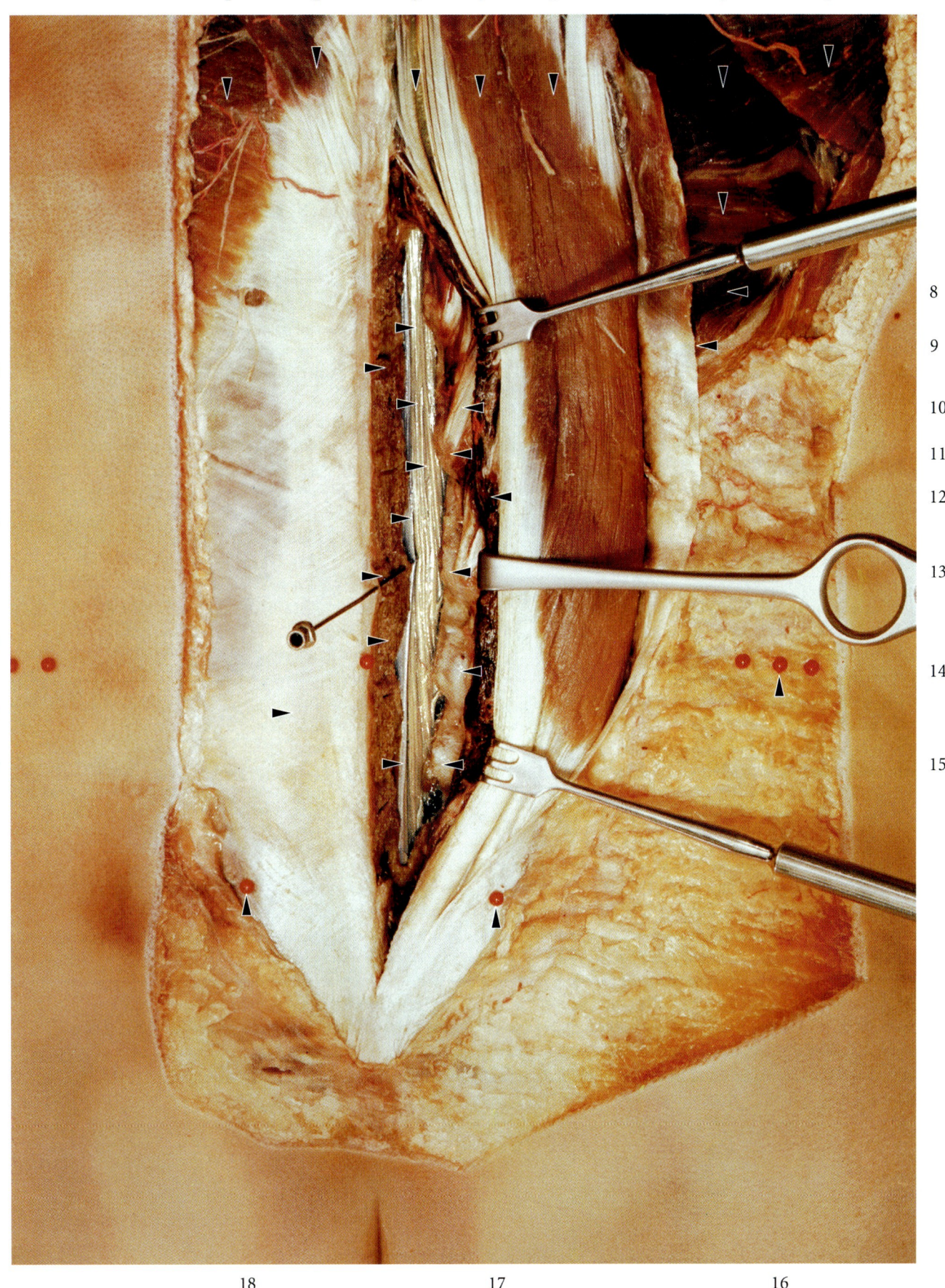

**Abbildung 284 Regio vertebralis (Pars lumbalis)
Discus intervertebralis und
Radix nervi spinalis**

Bei der *Freilegung* der *Wirbelbögen* von dorsal wölben sich in wider Erwarten geringer Entfernung von der Reihe der *Processus spinosi* bohnengroße Erhebungen vor, die mit einem weißlich schimmernden *Stratum fibrosum* bedeckt sind und von den lumbalen *Articulationes columnae vertebrales* herrühren (s. auch Abb. 282). Von diesen Erhebungen gehen oben seitlich *Sehnen* ab, die zur tiefsten Schicht des *Musculus multifidus* gehören, der mit dem fleischigen Muskelbauch des *Musculus longissimus* zur Seite gezogen und dabei umgeklappt wurde.

Die von der fibrösen Gelenkskapsel überzogenen Erhebungen beinhalten lateral die *Processus articulares superiores* und medial die *Procesus articulares inferiores* der Lendenwirbel. Sie sind mit ihren Gelenksflächen sagittal eingestellt, und die *Processus articulares superiores* tragen an ihrem oberen Ende die *Processus mamillares*, von denen die erwähnten Sehnen entspringen.

Der obere Rand einer *Lamina arcus vertebrae* schraubt sich um den *Processus inferior* des höheren Wirbels nach ventral, um zu dem ventralen Rand seines *Processus superior* zu gelangen. Das führt dazu, daß jeweils die obere Lamina dachziegelartig über die untere gerät. Die dadurch entstandene Stufe wird vom *Ligamentum flavum* ausgeglichen, indem es, wie zu sehen ist, vom unteren Rande der oberen Lamina zur hinteren Fläche der unteren Lamina zieht.

Im dritten lumbalen Intervertebralraum wurde das *Ligamentum flavum* gespalten und der untere Teil durch einen Faden abgehoben.

Vom vierten und fünften Lumbalwirbel wurden Teile der einander gegenüberliegenden Laminae reseziert. Durch eine in den *Discus intervertebralis* eingestochene Nadel wurde der *Duralsack* etwas nach medial verlagert, um den Abgang der in der duralen Wurzelscheide belassenen *Radix posterior* des *Nervus lumbalis IV* sichtbar zu machen. Ihr distales Ende befindet sich am Übergang zum *Foramen intervertebrale*, das ventral vom mittleren Drittel der Articulatio vertebralis liegt. Im Segment unterhalb davon wurde die Nadel in den *Discus intervertebralis* zwischen dem fünften Lendenwirbel und dem Os sacrum eingestochen. Die Abbildung zeigt nach derselben Vorgangsweise ein übertragbares Ergebnis.

1 Musculus latissimus dorsi
2 Musculus trapezius
3 Musculus spinalis thoracis
4 Musculus longissimus thoracis
5 Musculus iliocostalis
6 Musculus serratus posterior inferior
7 Musculus latissimus dorsi
8 Nervus thoracicus X
   (Ramus cutaneus posterior lateralis)
9 Musculus obliquus internus abdominis
10 Musculus multifidus (Tendo)
11 Musculus longissimus thoracis
12 Vertebra lumbalis III
   (kaudaler Rand der Lamina arcus vertebrae)
13 Articulatio zygapophysialis
   [Articulatio columnae vertebralis LIII-LIV]
   (Processus mamillaris)
14 Fascia thoracolumbalis (oberflächliches Blatt
   [Pars aponeurotica] – Schnittrand)
15 Articulatio zygapophysialis
   [Articulatio columnae vertebralis LIV-LV]
16 Radix posterior des Nervus lumbalis IV
   mit Durascheide
17 Discus intervertebralis LV-SI
18 Radix posterior (sensoria) des Nervus lumbalis V
   mit Durascheide
19 Dura mater spinalis
20 Lamina arcus vertebrae der Vertebra lumbalis V
   (beidseitig reduziert)
21 Dura mater spinalis
22 Lamina arcus vertebrae der Vertebra lumbalis IV
   (von kaudal reduziert)
23 Ligamentum flavum (Schnittrand)
24 Fascia thorcacolumbalis
   (oberflächliches Blatt [Pars aponeurotica])
25 Ligamentum flavum
   (kaudaler Ansatz an der Hinterfläche
   der Lamina arcus vertebrae)
26 Lamina arcus vertebrae der Vertebra lumbalis II
27 Ligamentum flavum
28 Vertebra lumbalis I (Processus spinosus)

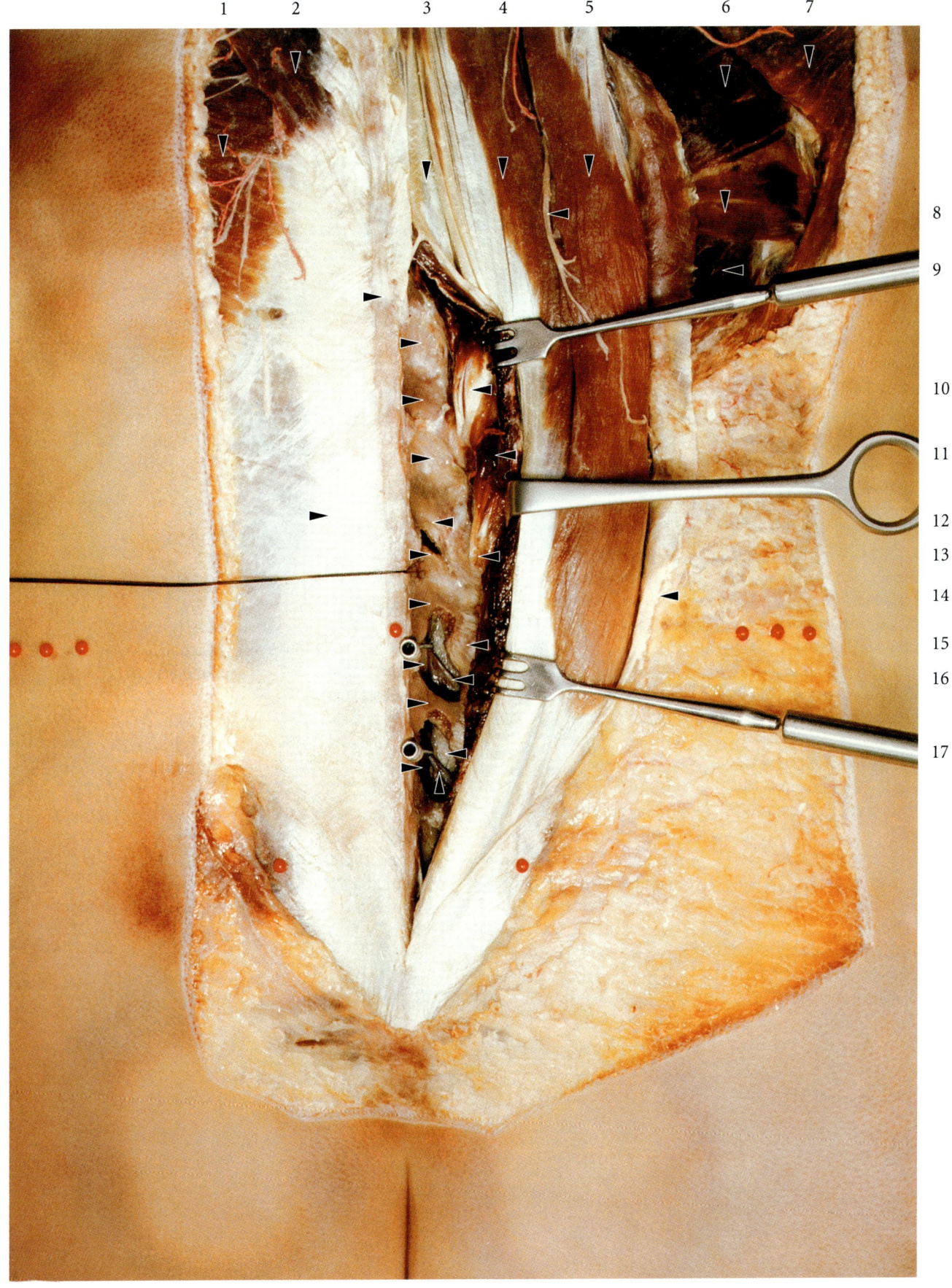

Abbildung 285   **Regio pectoralis 1**
             Panniculus adiposus

Bei der präparatorischen Verfolgung der allgemeinen inneren Oberfläche der *Cutis* bleiben an der *Tela subcutanea* weißliche Streifen bestehen, die nach den LANGERschen *Spaltlinien* der Haut ausgerichtet sind. Sie gehen aus Bindegewebsbündeln der Subcutis hervor, die in das Corium der Cutis als *Retinacula cutis* einstrahlen und Kämme an der Innenseite der Cutis bilden. Diese Einstrahlungen schienen den inneren Aufbau des *Coriums*, der bei querer Unterbrechung zu klaffenden Wunden oder bei chirurgischen Wiedervereinigungen zu unerwünschten Spannungen und großen Narben führt.

Die *Retinacula cutis* begrenzen je nach ihrer Zugrichtung die Verschieblichkeit der Haut. An der ganzen Brust ist die Haut kaum nach unten, aber sehr stark nach oben verschiebbar. Das weist darauf hin, daß die längsorientierten Streifen mit abwärtsgerichteten Bindegewebsbündeln verbunden gewesen sein dürften. Vor der mittleren Axillarlinie wiederum läßt sich die Haut unterhalb der Mamma nur wenig in der Richtung der Rippen nach vorn verschieben. Für die mehr querorientierten Streifen dieser Gegend wird daher eine entsprechende Zugrichtung zu erwarten sein.

Die *Retinacula cutis* führen außerdem zum Teil Gefäße und Nerven zur Cutis und verleihen ihnen Schutz vor Überdehnungen bei passiven Verschiebungen des Integumentes.

Die LANGERschen *Spannungslinien* bilden an der Brust ein Dreieck, das von den *Fossae infraclaviculares* bis zum *Processus xiphoideus* reicht. In ihm verlaufen die Spaltlinien longitudinal. Es ist durch die entsprechenden Bindegewebstreifen gut markiert. Von dem seitlichen Rand dieses Dreiecks umgreifen die *Regio mammaria* mehr quergerichtete Strukturen. Auffällig ist ein Gebiet unterhalb des Rippenbogens in dem Bereich der Rektusscheide, wo die Abhebbarkeit des Integumentum commune besonders reduziert ist.

Die *Regio sternalis* zeigt zwar keine starke Gruppierung von Bindegewebszügen. Dort ist aber die *Cutis* durch Fettarmut der *Tela subcutanea* mit ihrer Unterlage gut verwachsen.

1 Plica axillaris posterior
2 Plica axillaris anterior
3 Clavicula
4 Musculus sternocleidomastoideus
    mit Fossa supraclavicularis minor
5 Fossa jugularis
6 Clavicula
7 Cutisverankerungen der Retinacula cutis
    (längsorientiert)
8 Cutisverankerung des Retinaculum cutis
    (längsorientiert)
    mit quergeschnittenem Gefäßästchen
9 Cutisverankerung eines Retinaculum cutis
    des Sternums
10 Cutisverankerungen der Retinacula cutis
    mit eingelagerten Seitenästchen
    eines Hautgefäßes (längs- und querorientiert)
11 Arcus costalis
    mit Cutisverankerungen der Retinacula cutis
12 Angulus infrasternalis
13 Cutisverankerung eines Retinaculum cutis
    mit einstrahlendem Seitenästchen
    einer Hautarterie (längsorientiert)
14 Verankerungskomplex
    dicht gelagerter Retinacula cutis
    vor dem seitlichen Teil der Rektusscheide
15 Retinacula cutis (vorherrschend querorientiert)
16 Mamilla
17 Retinacula cutis (vorherrschend querorientiert)
18 Fossa axillaris
19 Fossa infraclavicularis
20 Eindellung zwischen Schultergelenksdach
    und Caput humeri bei Subluxatio humeri

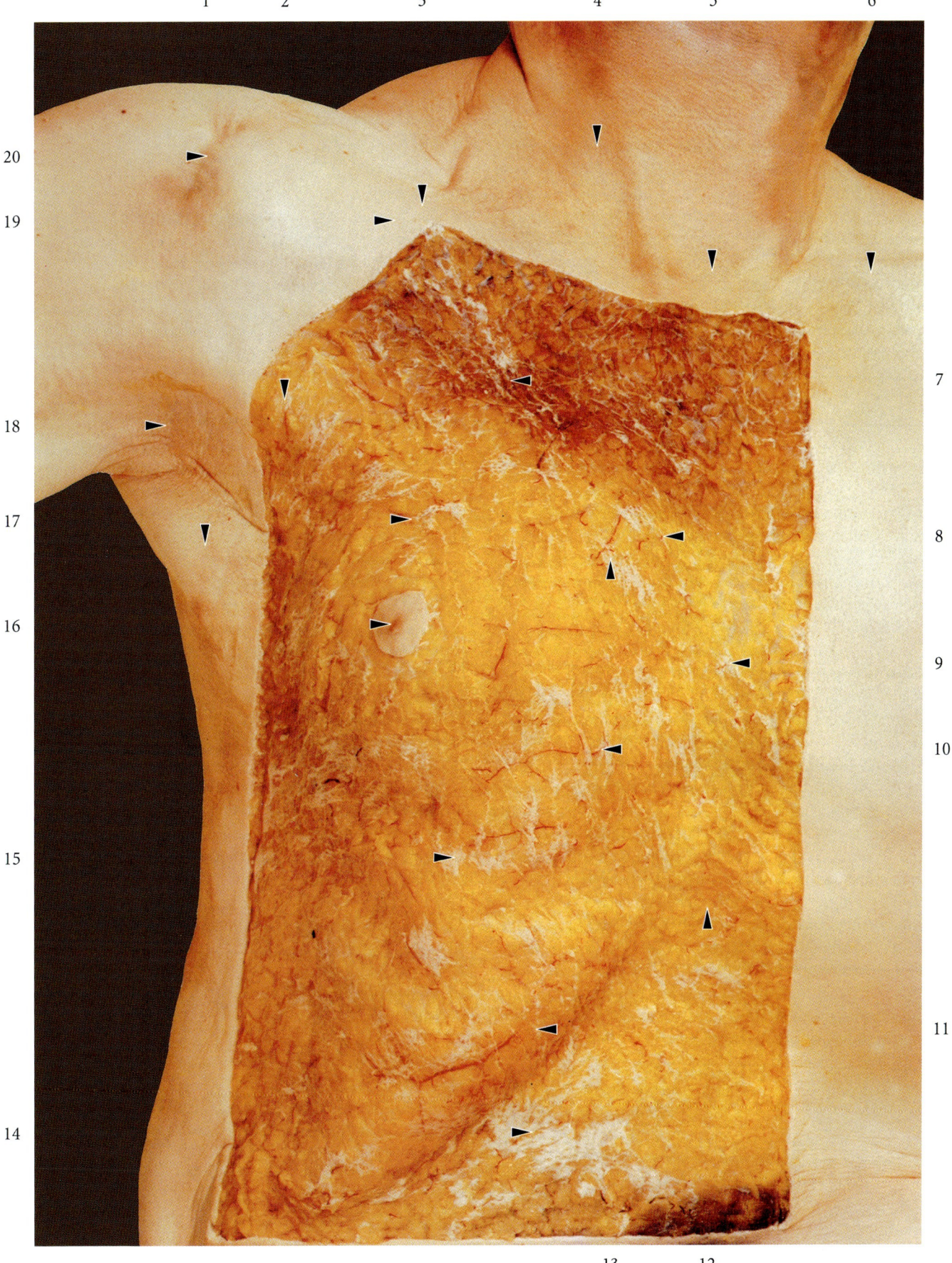

Abbildung 286   Regio pectoralis 2
Fascia pectoralis superficialis

Nach Entfernung des Fettgewebes der Subcutis wurde deren *Lamina profunda strati subcutanei* über dem unteren Teil des Musculus pectoralis major und in der Nähe des Rippenbogens schmetterlingsflügelartig reseziert. In dem freigelegten Feld ist eine deutliche *Fascia pectoralis superficialis* zu sehen, die am *Musculus pectoralis major* gespalten wurde. Ihr angelagert sind, in der Umgebung größerer Gefäße, flache Fettpolster, die von der Lamina profunda strati subcutanei bedeckt wurden oder in der Regio infraclavicularis noch bedeckt werden.

Die *Fascia pectoralis superficialis* ist im infraklavikulären Bereich sehr dünn und imponiert dort fast nur als *Perimysium externum*, während sie sich nach kaudal deutlich verstärkt über den Ursprung des *Musculus obliquus externus abdominis* bis zum Beginn der Rektusscheide fortsetzt. Dort geht sie in das *Peritendineum* dieser Aponeurose über, so daß bei einer Freipräparation der Muskulatur oberhalb des Rektusansatzes die Verfolgung der Schicht nach unten unweigerlich unter die Rektusscheide führt und für weniger Erfahrene immer ein präparatorisches Problem darstellt.

Unterhalb der Clavicula, am Sternum und am lateralen Rande des Musculus pectoralis major sind die beiden Schichten etwas fester verwachsen, so daß ein *Spatium pectorale subcutaneum* abgegrenzt wird, in dem sich *subcutane Pektoralphlegmonen* ausbreiten können.

Keine Verwachsung dieser beiden Schichten besteht im lateralen Bereich des Rippenbogens. Dort geht die *Lamina profunda strati subcutanei* in die abhebbare SCARPAsche *Fazie* des Bauches über.

Über die Verwachsung am lateralen Rande des *Musculus pectoralis major* setzt sich die *Lamina profunda strati subcutanei* in die *Fascia axillaris superficialis* fort.

Aus dem Fettgewebe der *Tela subcutanea* wurde die männliche Brustdrüse auspräpariert. Die Brustwarze, *Mamilla*, wurde umschnitten. An ihr hängt ein kurzgestielter Bindegewebskörper der *Mamma masculina*, der nur wenige rudimentäre Ductus lactiferi enthält. Sie liegt im vierten Interkostalraum und erhält einen *Ramus mammarius medialis* der *Arteria thoracica interna*.

1 Plica axillaris anterior
2 Fossa axillaris
3 Clavicula
4 Fascia pectoralis superficialis (Schnittrand)
5 Fossa supraclavicularis major
   mit Wulst des Musculus omohyoideus
6 Arteria thoracica interna (Ramus perforans)
7 Fossa jugularis
8 Sternum zwischen den Ursprüngen
   der Musculi pectorales majores
9 Musculus sternocleidomastoideus
   mit Fossa supraclavicularis minor
10 Musculus pectoralis major mit Fascia
   und Lamina profunda strati subcutanei bedeckt
11 Arteria thoracica interna (Ramus perforans)
12 Arteria thoracica interna (Ramus perforans)
13 Arteria thoracica interna (Ramus perforans)
14 Processus xiphoideus mit Rami sternales
   der Arteria thoracica interna
15 Arteria thoracica interna (Ramus perforans)
16 Vorwölbung der Cartilago costalis von Costa VI
17 Arteria epigastrica superficialis superior [MANCHOT]
   der Arteria thoracica interna (Ramus perforans VI)
18 Arteria epigastrica superficialis superior [MANCHOT]
   der Arteria thoracica interna
19 Linea alba (abdominis)
20 Vagina musculi recti abdominis
21 Arteria thoracica interna (Ramus perforans)
22 Musculus obliquus externus abdominis
   mit Fascia pectoralis superficialis bedeckt
23 Musculus obliquus externus abdominis
   mit Fascia pectoralis superficialis bedeckt
24 Musculus obliquus externus abdominis
   mit Fascia pectoralis superficialis bedeckt
25 Lamina profunda strati subcutanei
26 Arcus costalis
27 Vorwölbung der Costa V
28 Vorwölbung der Costa IV
29 Mamilla
30 Lamina profunda strati subcutanei
31 Musculus pectoralis major
32 Plica axillaris anterior
33 Eindellung zwischen Schultergelenksdach
   und Caput humeri bei Subluxatio humeri

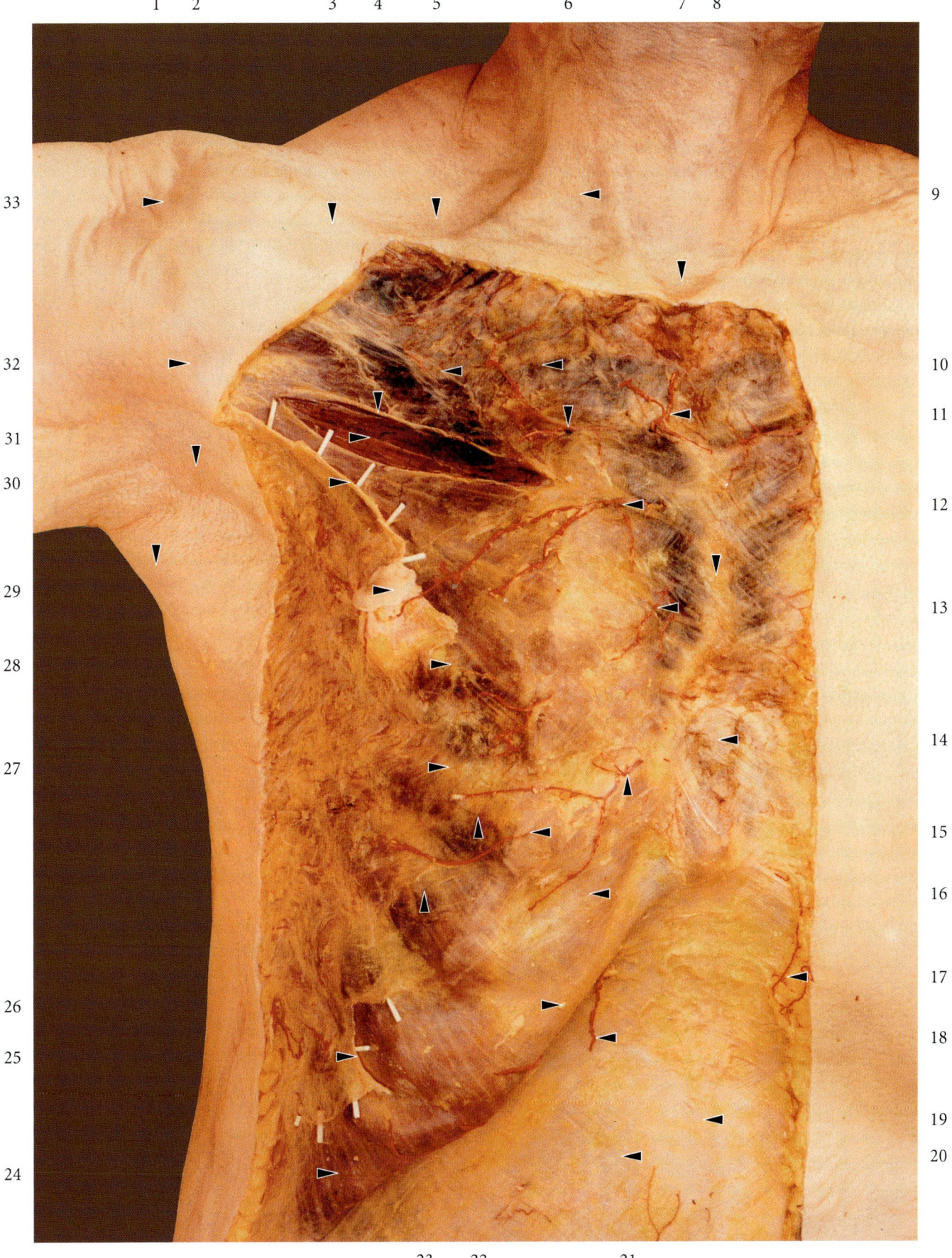

**Abbildung 287　Regio pectoralis 3
Muskulatur**

Das Erscheinungsbild der Brust unterscheidet sich nicht nur bei verschiedenem Geschlecht, sondern oft auch durch die Ausbildung der Muskulatur sehr wesentlich voneinander.

Bei muskelstarken Männern beherrscht der *Musculus pectoralis major* das Relief der Brust. Am fünften und sechsten Rippenknorpel verzahnen sich die Ursprünge des *Musculus rectus abdominis* und *Musculus pectoralis major* miteinander. Der Ursprung des *Musculus pectoralis major* setzt sich vom *sechsten Rippenknorpel* zum *Sternum* fort, wo er mit seinen kurzen Sehnen die *Membrana sterni* verstärkt.

Von dieser *Pars sternocostalis* ist die von der Clavicula entspringende *Pars clavicularis* des Muskels immer gut trennbar, wenn sie auch meistens nicht durch eine so breite Spalte wie hier abgesetzt ist.

Dem lateralen Rande der *Pars sternocostalis* schließt sich die *Pars abdominalis* des Musculus pectoralis major an, die von der Vorderwand der Rektusscheide kommt.

Der laterale Rand des Muskels bildet die vordere Achselfalte oder *Plica axillaris anterior*. Hinter ihr sinkt die Haut zur *Fossa axillaris* ein, die nach dorsal durch die hintere Achselfalte oder *Plica axillaris posterior* begrenzt wird.

Das Fettgewebe zwischen den beiden Achselfalten besteht, wie an der Schnittfläche zu erkennen ist, aus zwei Schichten, welche durch die *Fascia axillaris superficialis* getrennt werden. Diese entspricht der *Lamina profunda strati subcutanei* und grenzt die Tela subcutanea vom Fettgewebe der Achselhöhle ab.

An der seitlichen Brustwand sind die alternierenden Zacken des *Musculus obliquus externus abdominis* und des *Musculus serratus anterior* zu sehen, welche die Gerdysche Linie bilden. Zwischen den Zacken des Musculus serratus anterior treten die *Rami laterales* der *Interkostalnerven*, meistens schon in einen vorderen und hinteren Ast geteilt, aus. Sie werden von den *Rami laterales* der *Arteriae intercostales posteriores* begleitet.

1　Tela subcutanea
　　mit Lamina profunda strati subcutanei
　　und Fascia pectoralis superficialis (Schnittfläche)
2　Clavicula
3　Musculus pectoralis major (Pars clavicularis)
4　Clavicula
5　Musculus sternocleidomastoideus
　　(Tendo originis des Caput sternale)
6　Extremitas sternalis claviculae
7　Musculus pectoralis major (Pars sternocostalis)
8　Papilla mammaria [Mamilla]
9　Membrana sterni
10　Musculus pectoralis major
　　(lateraler Rand der Pars sternocostalis)
11　Cartilago costalis VI
12　Musculus pectoralis major (Pars abdominalis)
13　Arcus costalis
14　Vagina musculi recti abdominis
　　(bedeckt mit Lamina profunda strati subcutanei)
15　Tela subcutanea
16　Musculus rectus abdominis
17　Fascia pectoralis superficialis
　　und Lamina profunda strati subcutanei
18　Nervus intercostalis VI
　　(Ramus cutaneus lateralis – vorderer Ast)
19　Musculus obliquus externus abdominis
　　(Ursprungszacke von Costa VII)
20　Nervus intercostalis VI
　　(Ramus cutaneus lateralis – hinterer Ast)
21　Musculus obliquus externus abdominis
　　(Ursprungszacke von Costa VIII)
22　Musculus obliquus externus abdominis
　　(Ursprungszacke von Costa VI)
23　Spatium intercostale VI
24　Musculus serratus anterior
　　(Ursprungszacke von Costa VI)
25　Tela subcutanea
26　Lamina profunda strati subcutanei
27　Corpus adiposum axillae
28　Plica axillaris posterior
29　Fossa axillaris
30　Plica axillaris anterior
31　Fossa infraclavicularis

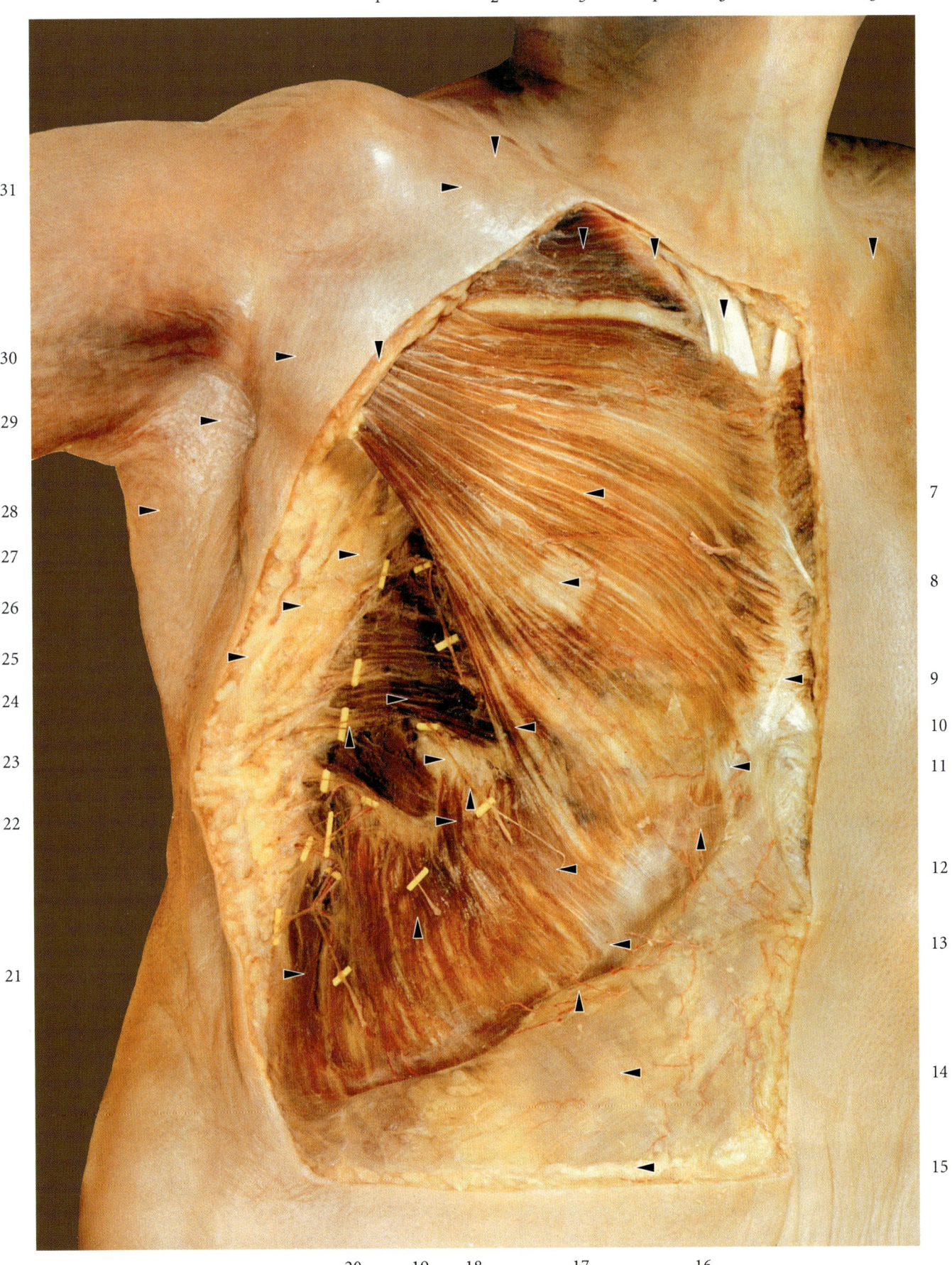

**Abbildung 288   Regio pectoralis 4
Muskulatur**

Bei muskelschwachen Männern mit nur geringem Fettpolster wird das *Relief der Brust* vom Brustkorb bestimmt. Die Rippen sind bei ihnen nicht nur besser tastbar, sondern treten durch deutliche Vorwölbungen schon optisch in Erscheinung.

Die Gruben an der Clavicula haben sich vertieft. Die *Fossa infraclavicularis*, welche durch die Muskellücke zwischen der *Pars clavicularis* des *Musculus pectoralis major* und dem *Musculus deltoideus* entsteht, hat sich dabei auch verbreitert, weil die Pars clavicularis des Brustmuskels entsprechend der Wölbung des Thorax einsinkt.

Die Clavicula kann in ihrer ganzen Längsausdehnung auch deshalb besonders deutlich vorspringen, weil sie bei muskelschwachen Menschen in der horizontalen Ebene meistens weniger gekrümmt sind.

In der *Regio presternalis* verhält sich der Ursprung des Musculus pectoralis major wie bei muskelstarken Menschen, aber es kommt natürlich nicht zu einer entsprechenden Rinnenbildung der Haut zwischen den Muskeln beider Seiten.

Im unteren Teil des Sternums läßt die Muskulatur wie immer einen breiteren Streifen der *Membrana sterni* frei. Mit ihren *Ligamenta sternocostalia radiata*, welche die untersten Rippenknorpel verankern, überlagert sie die vom sechsten und siebenten Rippenknorpel ausgehenden Ursprünge der *Ligamenta costoxiphoidea*. Diese beachtlich starken Bänder durchflechten sich wiederum mit den obersten Bindegewebszügen der Rektusscheide.

Die *Rektusscheide* geht oberhalb des Rippenbogens in die *Fascia pectoralis superficialis* über. Sie wurde so wie vom Musculus pectoralis major auch vom obersten Teil des *Musculus rectus abdominis* entfernt, mit welchem er lateral bis zum Knorpel der fünften Rippe hinaufreicht. Dadurch ist ein auf der rechten Seite gut sichtbarer Rand entstanden, der dem oberen Ende des vorderen Blattes der Rektusscheide entspricht.

1   Musculus trapezius
2   Clavicula
3   Fossa supraclavicularis major
4   Fossa supraclavicularis minor
5   Articulatio sternoclavicularis
6   Fossa jugularis (colli)
7   Clavicula (Extremitas sternalis)
8   Musculus pectoralis major (Pars clavicularis)
9   Musculus omohyoideus
     in der Fossa supraclavicularis major
10 Clavicula
11 Sulcus deltoideopectoralis
12 Musculus sternocleidomastoideus
     (Tendo des Caput sternale)
13 Angulus sterni (LUDOVICI)
14 Membrana sterni
15 Ligamenta costoxiphoidea
16 Spatium intercostale VI
17 Übergänge des Os costale in die Cartilago costalis
18 Cartilago costalis VI
19 Arcus costalis
20 Ligamentum sternocostale radiatum
     für die Articulatio sternocostalis
     der Cartilago costalis VII
21 Vagina musculi recti abdominis
     (Lamina anterior – oberer Rand)
22 Vorwölbung der Costa IV
23 Vorwölbung der Costa VII
24 Vorwölbung der Costa VI
25 Musculus rectus abdominis (Tendo originis)
26 Spatium intercostale V
27 Vorwölbung der Cartilago costalis V
28 Papilla mammaria (Mamilla)
29 Vorwölbung der Costa III
30 Vorwölbung der Cartilago costalis II
31 Fossa infraclavicularis

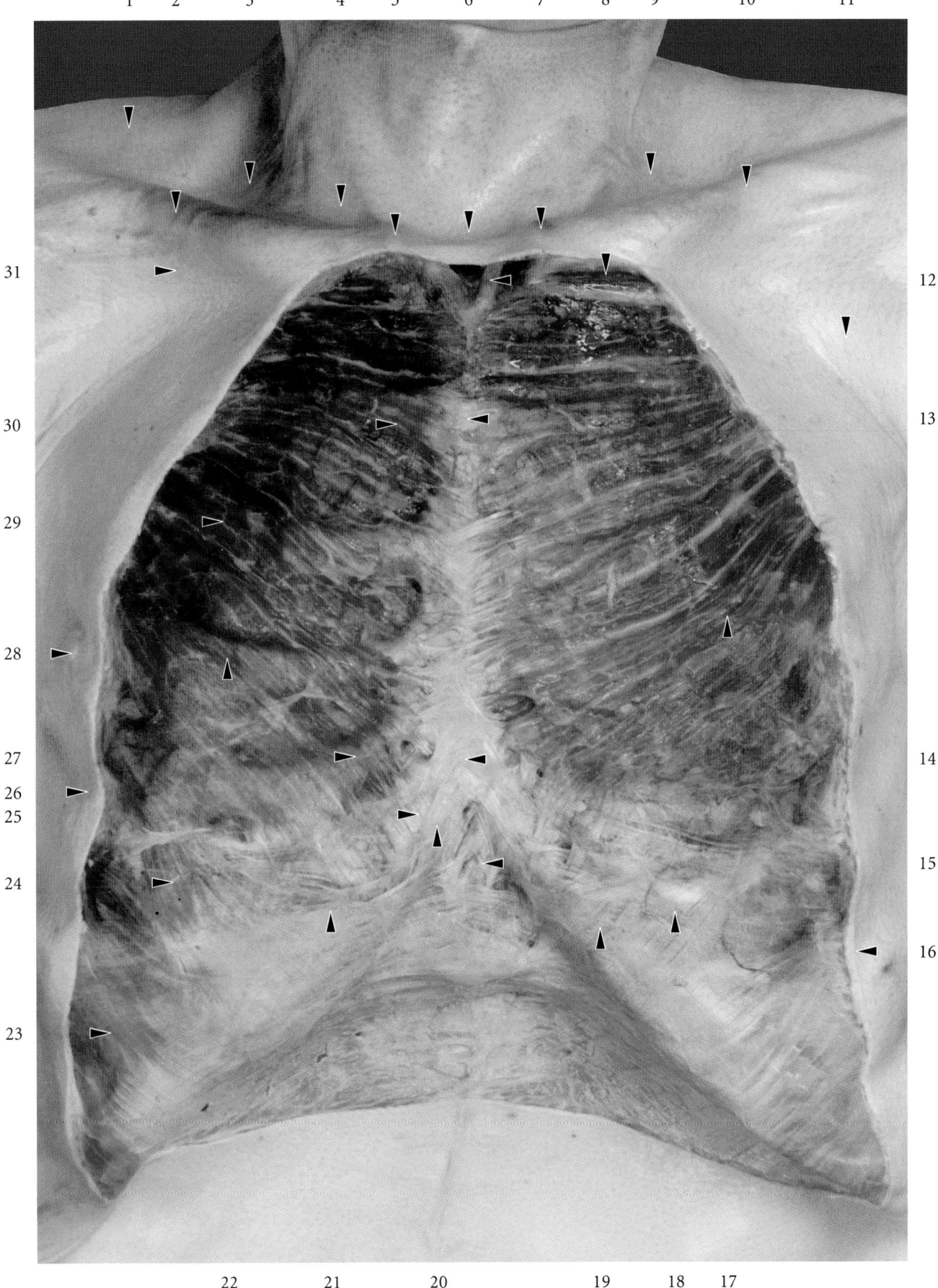

**Abbildung 289 Regio pectoralis 5
Mamma masculina**

Die *Mamma masculina* liegt im vierten Interkostalraum. Sie kann aber auch etwas höher oder tiefer angetroffen werden, und meistens ist ihre Lage auf beiden Seiten nicht ganz symmetrisch. Sie besteht aus einem kleinen, flachen Bindegewebskörper in der Tela subcutanea, der durch einen ganz kurzen Stiel mit der *Papilla mammaria* [*Mamilla*] verbunden ist. Die Papilla mammae zeigt in der Mitte eine zerklüftete Öffnung, die Drüsenausführungsgänge aufnimmt, und wird von einer stärker pigmentierten *Areola mammae* umgeben.

Die *Blutversorgung* erfolgt hauptsächlich von medial, durch die *Rami perforantes* der *Arteria thoracica interna*, die in dieser Funktion *Rami mammarii mediales* genannt werden. Sie stammen aus dem zweiten oder dritten Interkostalraum.

Die Hauptstämme dieser Gefäße betreten die *Tela subcutanea* erst in einiger Entfernung vom *Sternum* und verlaufen, wie die Präparation zeigt, ziemlich lang in Flachtunneln unter der Tela subcutanea. Um sich den Flachtunneln zu nähern, wurde ein Teil der *Tela subcutanea* reseziert. Die Decke der Flachtunnel als *Lamina profunda strati subcutanei* wurde gespalten und aufgeklappt, bevor die Gefäße mehr an die Oberfläche ziehen, um schließlich die *Areola mammae* zu erreichen. Ihre letzten Verzweigungen werden auf dem Wege durch die Tela subcutanea von Bindegewebe begleitet, das zu den *Retinacula cutis* gehört und schon bei Abb. 285 beschrieben wurde. Die Aufspaltung der Flachtunnel ist an den weißen Rändern der Aufsuchungsrinne zu erkennen.

Durch die Resektion eines großen Teils der *Tela subcutanea* sind die *Retinacula cutis* an ihren Abgängen von der *Lamina profunda strati subcutanei* getroffen. Die dadurch entstandenen weißlichen Bindegewebsstreifen stimmen mit den Langerschen Spaltlinien der Haut wieder gut überein.

Die zusätzliche arterielle Versorgung der Mamma, die auch für die männliche Mamma gilt, soll erst bei der weiblichen Mamma behandelt werden, weil sie dort größere praktische Bedeutung besitzt.

1 Retinaculum cutis (Schnittrand)
2 Tela subcutanea (Schnittfläche)
3 Lamina profunda strati subcutanei (Decke des Flachtunnels – Schnittrand)
4 Retinaculun cutis (am Abgang von der Lamina profunda strati subcutanei)
5 Tela subcutanea (Schnittfläche)
6 Lamina profunda strati subcutanei (Decke des Flachtunnels – Schnittrand)
7 Cutis (Schnittrand)
8 Tela subcutanea (Schnittfläche)
9 Fossa infraclavicularis
10 Lamina profunda strati subcutanei
11 Arteria thoracica interna (Ramus perforans I)
12 Cutis (Schnittrand)
13 Cutis der Areola mammae (Schnittrand)
14 Areola mammae (subkutane, fettfreie Bindegewebsschicht – Schnittfläche)
15 Arcus costalis
16 Arteria thoracica interna (Ramus perforans III – Ramus mammarius medialis)
17 Lamina profunda strati subcutanei (Decke des Flachtunnels – Schnittrand)
18 Retinaculum cutis (Schnittrand)
19 Fascia pectoralis superficialis (Bodenplatte des Flachtunnels)
20 Lamina profunda strati subcutanei (Decke des Flachtunnels – Schnittrand)
21 Areoala mammae
22 Papilla mammaria
23 Lamina profunda strati subcutanei mit Abgang eines Retinaculum cutis
24 Arteria thoracica interna (Ramus perforans II – Ramus mammarius medialis)
25 Retinaculum cutis (am Abgang von der Lamina profunda strati subcutanei)

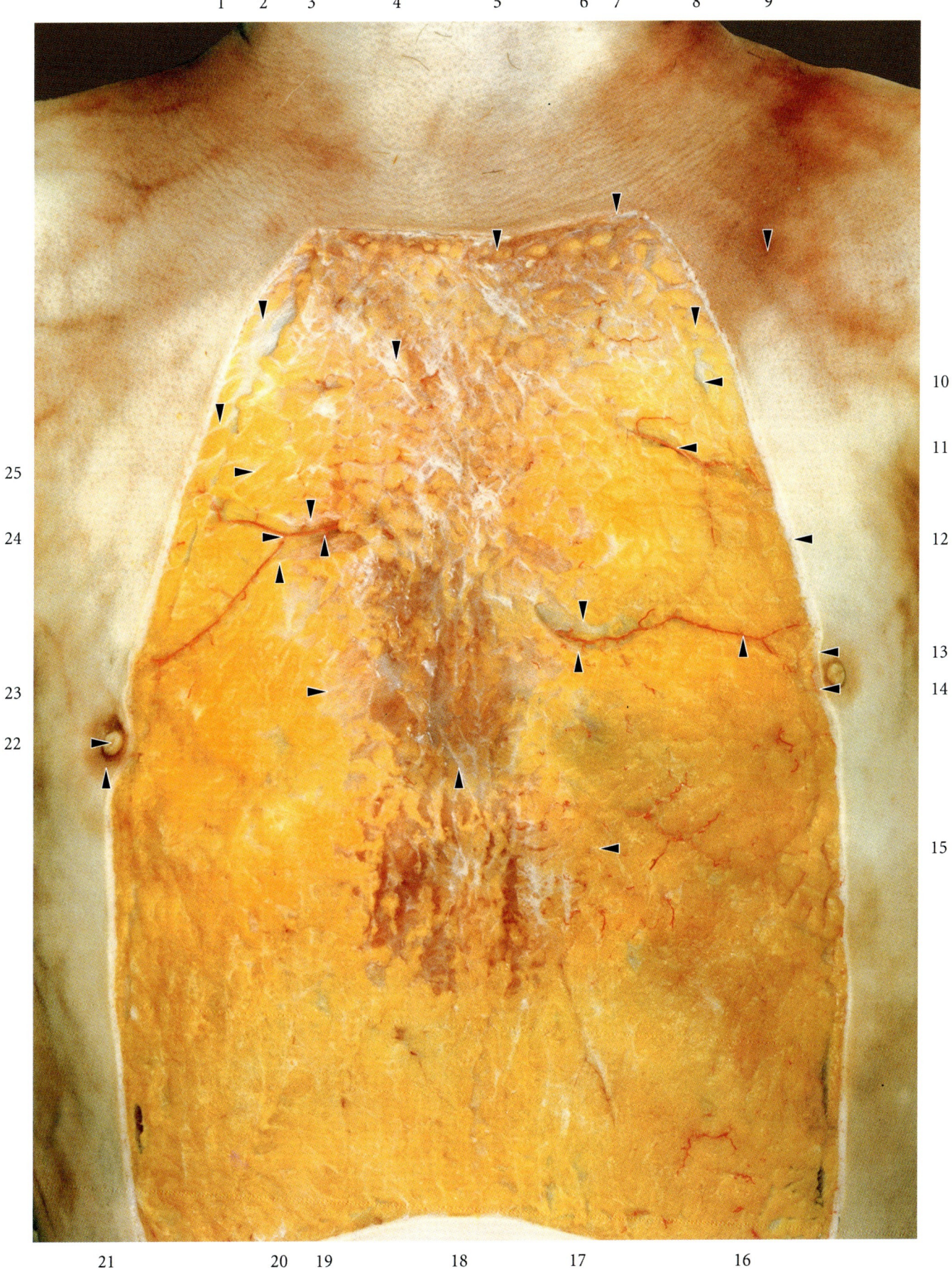

Abbildung 290   Regio pectoralis 6
Rami mammarii und Tela subcutanea
Membrana sterni

Auf der linken Brustseite wurde die *Lamina profunda strati subcutanei* dargestellt, indem das Fettgewebe der *Tela subcutanea* entfernt wurde.

Die *Lamina profunda strati subcutanei* verbindet sich über weiten Teilen des Musculus pectoralis major mit der *Fascia pectoralis superficialis*, hebt sich aber über den Hauptstämmen der *Rami mammarii mediales* als Decke von Flachtunneln ab.

Die Flachtunnel öffnen sich in ein flaches Fettpolster, das durch die allgemeine Abhebung der Lamina profunda strati subcutanei entstanden ist. Diese Lamina erreicht nach Art einer *Fascia subcutanea* auch die Mamma. Mit ihr eng verbunden gelangen die peripheren Äste der Arterien zu ihrem Bestimmungsort.

Über den Gefäßen wurde ein schmaler Streifen der *Lamina profunda strati subcutanei* reseziert, um die Gefäße rein darstellen zu können.

Auf der rechten Brustseite wurden die Faszien abpräpariert, damit die Durchtrittsstellen der *Rami mammarii mediales* durch den *Musculus pectoralis major* gesehen werden können. Dabei wird auch deutlich, wie sich die Ursprungssehnen des Musculus pectoralis major zur *Membrana sterni* verhalten.

Das *Manubrium sterni* wird fast vollständig vom *Musculus pectoralis major* bedeckt, und die *Membrana sterni* besteht dort fast nur aus einem medianen Streifen von einstrahlenden Ursprungssehnen. Erst vom *Angulus sterni* (Ludovici) angefangen nach abwärts besteht eine geschlossene derbe *Membrana sterni*, die vor allem durch die sich verflechtenden *Ligamenta sternocostalia radiata* aufgebaut wird. Insbesondere am unteren Ende des Sternums ziehen starke sich überkreuzende Bündel vom fünften, sechsten und siebten Rippenknorpel der einen zu denen der anderen Seite.

Mit ihnen verbinden sich die ebenfalls starken *Ligamenta costoxiphoidea* nach unten, die Ursprungssehnen des *Musculus pectoralius major* nach oben und die Verankerungen des oberen Randes vom vorderen Blatt der *Rektusscheide* nach lateral.

1 Nervus supraclavicularis medialis
2 Musculus sternocleidomasteoideus (Caput sternale)
3 Tela subcutanea
4 Platysma
5 Lamina profunda strati subcutanei
   (Decke des Flachtunnels – Schnittrand)
6 Arteria thoracica interna (Ramus perforans I –
   eingelagert in die Lamina profunda strati subcutanei)
7 Tela subcutanea (Schnittfläche)
8 Cutis (Schnittfläche)
9 Lamina profunda strati subcutanei
10 Tela subcutanea (Schnittfläche)
11 Arteria thoracica interna (Ramus perforans III –
    Ramus mammarius medialis)
12 Cutis der Areola mammae (Schnittrand)
13 Arteria intercostalis posterior
    (Ramus mammarius lateralis)
14 Arteria thoracica interna (Ramus perforans)
15 Arteria epigastrica superior (Ramus cutaneus)
16 Musculus obliquus externus abdominis
17 Arteria intercostalis posterior VII
    (Ramus cutaneus anterior)
18 Arteria intercostalis posterior VIII
    (Ramus cutaneus anterior)
19 Fascia subcutanea
    mit eingelagertem Ramus mammarius medialis
20 Lamina profunda strati subcutanei
21 Lamina profunda strati subcutanei
    (Decke des Flachtunnels – Schnittrand)
22 Arteria epigastrica superior (Ramus cutaneus)
23 Ligamentum sternocostale radiatum
    der Articulatio sternocostalis VII
24 Vagina musculi recti abdominis (oberer Rand)
25 Musculus pectoralis major (Pars abdominalis)
26 Areola mammae
27 Vagina musculi recti abdominis
28 Linea alba
29 Musculus obliquus externus abdominis
30 Tela subcutanea (Schnittfläche)
31 Ligamentum costoxiphoideum
32 Ligamentum costoxiphoideum
33 Nervus intercostalis V (Ramus cutaneus anterior)
34 Papilla mammaria [Mamilla]
35 Membrana sterni
36 Musculus pectoralis major (Pars sternocostalis)
37 Arteria thoracica interna (Ramus perforans II –
    Ramus mammarius medialis)
38 Membrana sterni vor dem Angulus sterni (Ludovici)
39 Nervus intercostalis I (Ramus cutaneus anterior)
40 Arteria thoracica interna (Ramus perforans I)

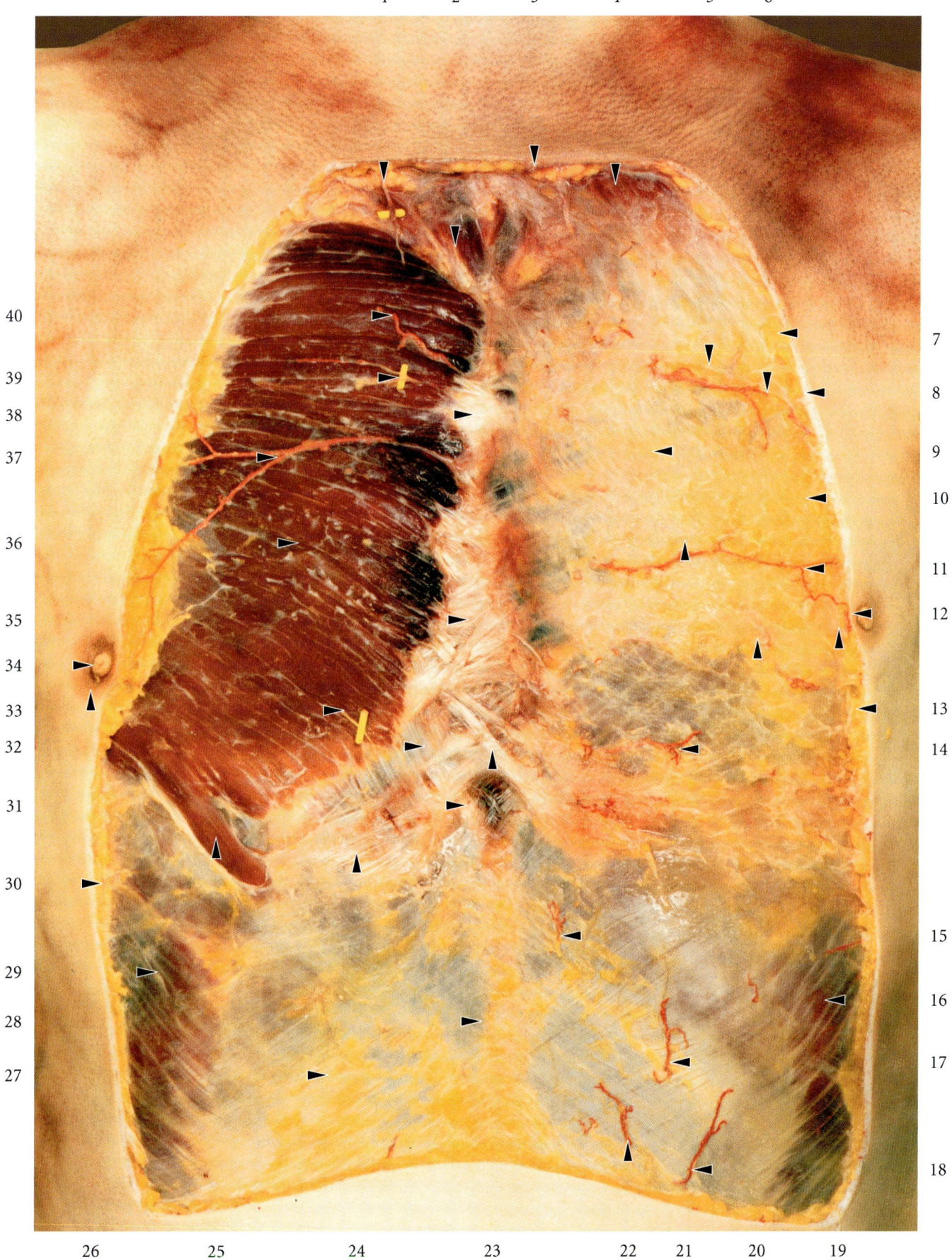

Abbildung 291 Regio pectoralis 7
Rami cutanei anteriores

Auf der linken Brustseite wurde der *Musculus pectoralis major* weitgehend reseziert, so daß der *Brustkorb* mit den *Articulationes sternocostales* und deren *Ligamenta sternocostalia* zu sehen sind.

Durch Erhaltung des *Musculus pectoralis major* auf der anderen Seite wird deutlich, welchen Anteil dessen Ursprungssehnen an der Ausbildung der *Membrana sterni* haben.

Medial von der Brustwarze sind einige resezierte kostale Ursprünge des *Musculus pectoralis major* zu sehen, die sich als Varietät vorerst mit ihm nicht vereinigt haben.

Der *Musculus pectoralis minor* ist noch von der *Fascia clavipectoralis* bedeckt, unter welcher unregelmäßige Fetteinlagerungen den Übergang in seine Ursprungsehnen an der dritten und vierten Rippe unsichtbar machen.

Medial vom *Musculus pectoralis minor* sind die *Musculi intercostales interni* in den *Spatia intercostalia* zu sehen. Sie ziehen jeweils von der oberen Rippe und ihrem Knorpel schräg nach lateral zur nächsten unteren Rippe und ihrem Knorpel. Sie werden bedeckt von der größtenteils sehr transparenten *Membrana intercostalis externa*, welche die Schicht und Zugrichtung der *Musculi intercostales externi* fortsetzt.

Das sternale Ende des Interkostalraums kann durch die Muskelbündel des *Musculus intercostalis internus* nur deshalb geschlossen werden, weil sich dort deren Zugrichtung aufgerichtet hat. Zwischen diesen Muskelbündeln treten die unterlegten *Rami cutanei anteriores* oft schon in Äste gespalten an die Unterfläche des *Musculus pectoralis major* und durchsetzen ihn. Vom zweiten bis zum vierten Segment geben sie die *Rami mammarii mediales* ab.

Durch die gleichen Muskelbündel in der Nähe des Sternalrandes ziehen *Rami perforantes* der *Arteria thoracica interna*, die vom zweiten bis zum vierten Interkostalraum zu *Rami mammarii mediales* gestaltet werden können. Im dritten und vierten Interkostalraum treten seitlich davon Äste der *Interkostalarterien* als *Rami mammarii laterales* aus den Musculus intercostalis internus aus.

1 Musculus pectoralis major (Pars sternocostalis)
2 Musculus sternocleidomastoideus (Venter sternalis)
3 Manubrium sterni
4 Synchondrosis costosternalis (Synchondrosis costae primae)
5 Musculus intercostalis internus
6 Musculus intercostalis externus
7 Musculus pectoralis minor (bedeckt mit Fascia clavipectoralis)
8 Musculus pectoralis minor (bedeckt mit Fascia clavipectoralis)
9 Areola mammae
10 Plica axillaris anterior
11 Costa prima
12 Musculus intercostalis internus
13 Arteria thoracica interna (Ramus perforans I)
14 Musculus pectoralis major (Schnittfläche)
15 Membrana intercostalis externa
16 Arteria thoracica interna (Ramus perforans II)
17 Membrana intercostalis externa
18 Musculus intercostalis internus
19 Articulatio costochondralis der Costa IV
20 Arteria intercostalis posterior IV (Ramus mammarius lateralis)
21 Musculus obliquus externus abdominis
22 Musculus rectus abdominis (Schnittfläche)
23 Musculus obliquus externus abdominis
24 Papilla mammaria [Mamilla]
25 Musculus pectoralis major (getrennte costale Ursprungsbündel – Varietät)
26 Arteria intercostalis posterior III (Ramus mammarius lateralis)
27 Arteria thoracica interna (Ramus perforans III – Ramus mammarius medialis)
28 Ligamenta sternocostalia radiata
29 Membrana sterni
30 Vagina musculi recti abdominis (Lamina anterior)
31 Ligamenta costoxiphoidea
32 Nervus intercostalis V (Rami cutanei anteriores) und Ramus perforans
33 Ligamenta sternocostalia radiata
34 Cartilago costalis V
35 Cartilago costalis IV
36 Nervus intercostalis III (Ramus cutaneus anterior – Ramus mammarius medialis)
37 Musculus intercostalis internus
38 Articulatio sternocostalis der Costa III
39 Nervus intercostalis II (Ramus cutaneus anterior – Ramus mammarius medialis)
40 Nervus intercostalis I (Ramus cutaneus anterior)
41 Nervus intercostalis I (Ramus cutaneus anterior)

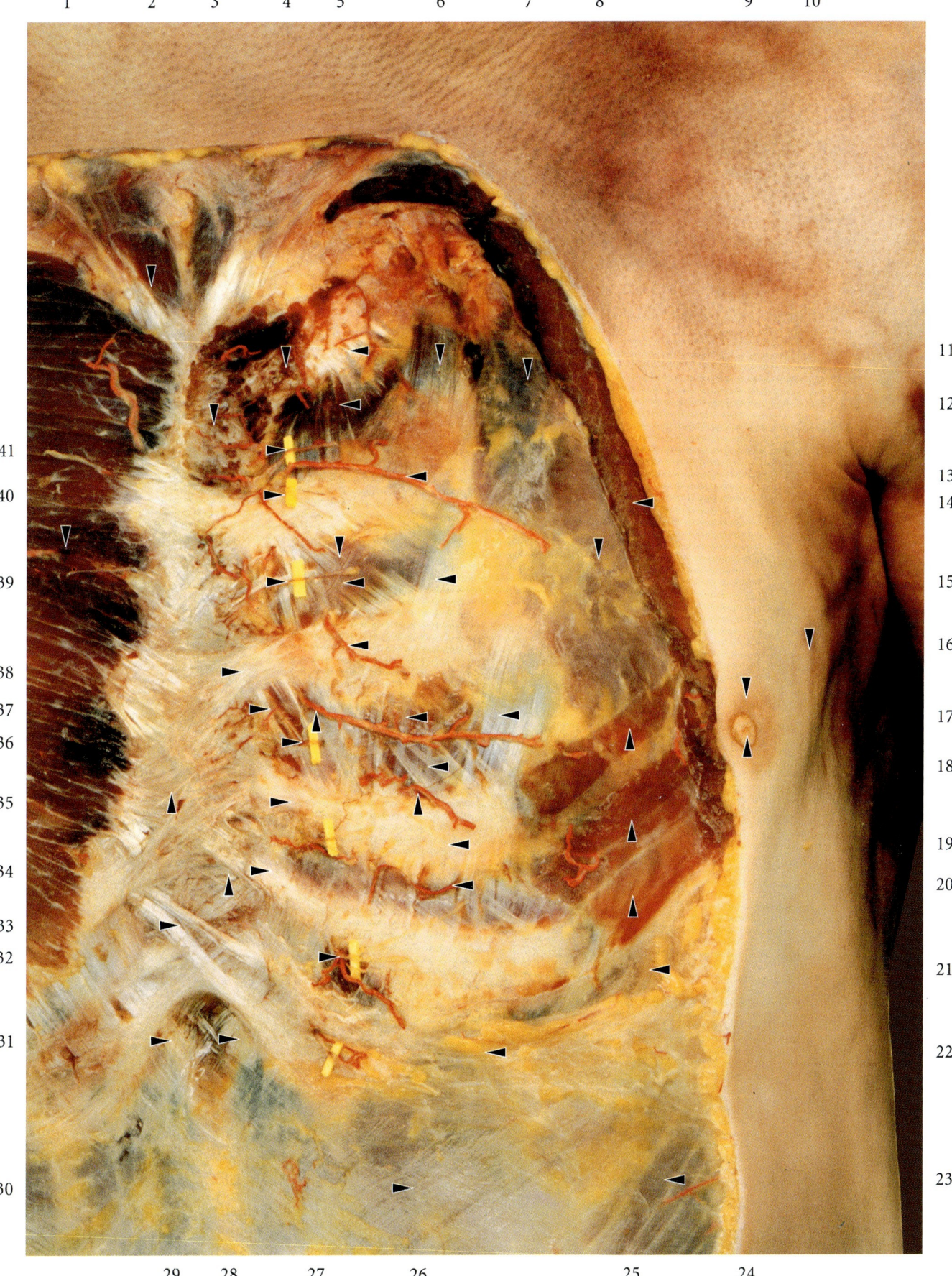

**Abbildung 292 Regio pectoralis 8
Arteria thoracica interna**

Nach der Entfernung des Musculus pectoralis major wurden die *Musculi intercostales interni* seitlich vom *Sternum* in ihrer dort mehr oder weniger vorherrschenden Zugrichtung reseziert. Unmittelbar hinter ihnen erscheint die *Arteria thoracica interna [Arteria mammaria interna]*. Ihre beiden *Begleitvenen* schließen sich oberhalb des dritten Interkostalraums zu einer medial von ihr gelegenen kräftigen *Vene* zusammen, die nach oben in die Vena brachiocephalica einmündet.

Der *Gefäßstrang* verläuft entlang des *Sternums* nach medial leicht durchgebogen nach abwärts, so daß er im zweiten Interkostalraum dem Sternum, mit einer knappen Fingerbreite entfernt, am nächsten liegt.

In den beiden oberen Interkostalräumen liegt der *Gefäßstrang* direkt vor der *Pleura*. Ab dem dritten Interkostalraum schiebt sich zwischen ihn und die Pleura der *Musculus transversus thoracis* ein. Ihm angelagert sind die *Nodi lymphoidei parasternales*. Sie bilden eine, im Alter stark reduzierte, Lymphknotenkette, welche zur interkostalen Abflußbahn der Mamma gehört und auf Grund des prästernalen Netzwerkes der Lymphgefäße beidseitig oder gegenseitig erkranken kann.

Die Enden der *Nervi intercostales* sind zwischen der Pleura und den Musculi intercostales interni direkt am unteren Rand der Rippen zum Gefäßstrang gelangt und kreuzen, wie in zwei unterlegten Beispielen gezeigt wird, den Gefäßstrang ventral, bevor sie als *Rami cutanei anteriores* an die Oberfläche treten.

Die *Arteriae thoracicae internae* geben zahlreiche Seitenäste ab. Nach lateral ziehen die *Rami intercostales anteriores*, die mit den Arteriae intercostales posteriores am oberen und unteren Rand der Rippen anastomotische Bögen bilden. Nach vorn durchsetzen die *Rami perforantes* die Musculi intercostales interni und nach medial verlaufen in jedem Interkostalraum einzelne oder mehrere *Rami sternales*, die selbständig entspringen können oder mit den Rami perforantes einen gemeinsamen Stamm bilden. Mit einem starken Venenplexus sind die Rami sternales besonders vor dem Manubrium sterni verbunden.

1 Musculus intercostalis internus
2 Arteria thoracica interna (Ramus perforans)
3 Arteria thoracica interna (Ramus intercostalis anterior)
4 Nodus lymphoideus parasternalis
5 Angulus sterni (LUDOVICI)
6 Pleura parietalis
7 Vena thoracica interna
8 Musculus intercostalis internus
9 Musculus intercostalis externus
10 Musculus intercostalis externus
11 Nervus intercostalis I (Ramus cutaneus anterior)
12 Arteria thoracica interna
13 Nodus lymphoideus parasternalis
14 Nodus lymphoideus parasternalis (an der Vena thoracica interna)
15 Musculus intercostalis internus
16 Nodus lymphoideus parasternalis
17 Arteria thoracica interna mit Venae comitantes
18 Nodus lymphoideus parasternalis
19 Costa IV (Übergang des Os costale in die Cartilago costalis)
20 Musculus intercostalis internus
21 Cartilago costalis VI
22 Arcus costalis
23 Nodus lymphoideus parasternalis
24 Nervus intercostalis III (Ramus cutaneus anterior)
25 Vagina musculi recti abdominis (Lamina anterior)
26 Musculus transversus thoracis
27 Arteria thoracica interna (Ramus perforans)
28 Vagina musculi recti abdominis (Lamina anterior – oberer Rand)
29 Musculus rectus abdominis (bedeckt mit Fascia pectoralis superficialis)
30 Ligamenta costoxiphoidea
31 Musculus intercostalis internus
32 Cartilago costalis IV
33 Arteria thoracica interna (Ramus perforans)
34 Nodus lymphoideus parasternalis
35 Arteria thoracica interna (Ramus perforans mit abgegebenen Ramus sternalis)
36 Musculus transversus thoracis
37 Pleura parietalis
38 Arteria und Vena thoracica interna
39 Nervus intercostalis II (Ramus cutaneus anterior)
40 Costa prima (Synchondrosis costosternalis, Synchondrosis costae primae)

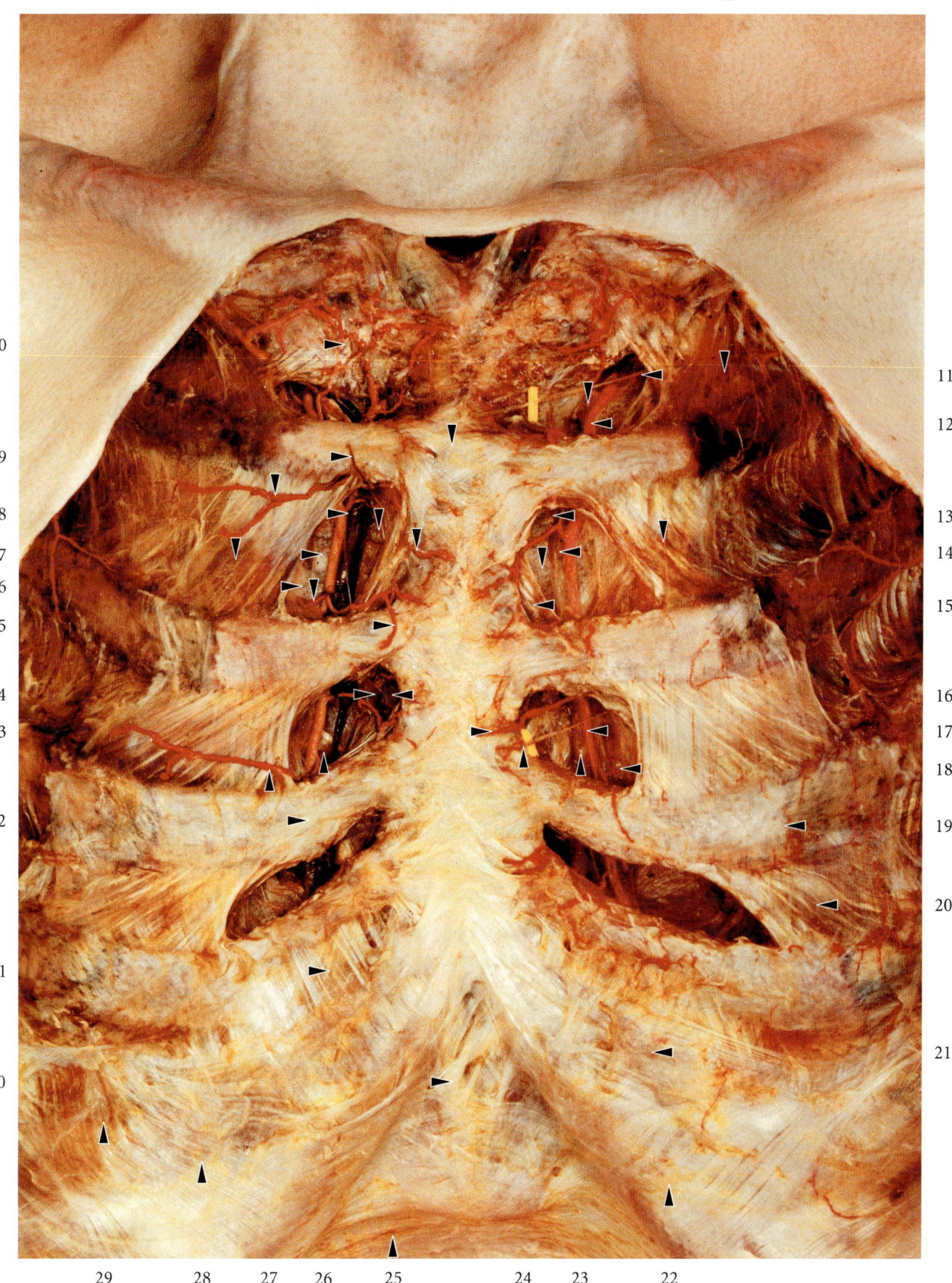

Abbildung 293   Mamma muliebris 1
Lage und Aufbau

Die weibliche Brustdrüse, die *Mamma muliebris* tritt in sehr verschiedenen Ausformungen auf. Die Mamma des Neugeborenen geht in die puerile Mamma über, die in der Pubertät zur Mamma der geschlechtsreifen Frau heranwächst. Nach einer Konzeption wird sie zur laktierenden Mamma, die nach der Stillperiode wieder in einen ähnlichen Zustand zurückkehrt, den sie vorher besessen hat.

Die Beschreibung geht von einer Abbildung aus, welche die *Mamma* einer *geschlechtsreifen Frau*, außerhalb der Laktation, von mittlerer Größe zeigt. Eine solche Mamma reicht von der dritten bis zur sechsten Rippe. Sie bedeckt einen großen Teil des *Musculus pectoralis major* und überragt dessen lateralen Rand unterhalb der *Fossa axillaris* etwas nach dorsal. In diesem Feld liegt die *Papilla mammaria* der Höhe nach ungefähr in der Mitte. Das entspricht der Angabe des vierten Interkostalraums bei der *Mamma masculina*.

Die *horizontale Position* der *Papilla mammaria*, der *Mamilla*, weicht allerdings meistens deutlich nach lateral ab, weil schon die jungfräuliche Mamma nach der Seite gerichtet ist. Daraus ergibt sich, daß die Verwendung der vertikalen *Linea mamillaris* für detaillierte Beschreibungen bei der Frau, ganz abgesehen von den oft vorhandenen unklassischen Formen der Brust, nicht brauchbar und durch die *Linea medioclavicularis* zu ersetzen ist.

Die Brustdrüse liegt in der *Tela subcutanea* und hängt mit dieser auf das Engste zusammen. Nach Entfernung der *Cutis* sind an der Oberfläche der *Tela subcutanea* wiederum die quergeschnittenen *Retinacula cutis* als weißliche Streifen zu erkennen, die sich gut in die LANGERschen Spaltlinien der Haut einfügen. Auch sieht man an der lateralen Seite der Mamma, daß bindegewebige Platten an die Cutis gegangen sind, die mit Fett ausgefüllte Kammern gebildet haben. Sie verleihen der weiblichen Brust eine pralle Elastizität, wie sie besonders bei Brüsten besteht, die noch nicht laktiert haben. Die bindegewebigen Einstrahlungen in die Cutis verhindern deren Abhebbarkeit in Falten. Sie lassen aber im gesunden Zustand eine gute Verschieblichkeit der Haut zu.

Die *Cutis* der *Areola mammae*, die besonders dünn ist, wurde reseziert, und das unter ihr liegende fettlose Bindegewebe ist zu sehen, welches mit dem derberen Bindegewebsdrüsenkörper direkt zusammenhängt. Seine zarten Gefäße versorgen die Areola mammae.

1 Musculus deltoideus
2 Arteria thoracica interna
   (Ramus perforans I – oberflächlicher Hautast)
3 Arteria thoracoacromialis
   (Ramus cutaneus thoracicus)
4 Fossa supraclavicularis major
5 Musculus sternocleidomastoideus
6 Musculus trapezius
7 Clavicula
8 Fossa infraclavicularis
9 Fossa jugularis
10 Arteria thoracica interna
   (Ramus perforans I – oberflächlicher Hautast)
11 Tela subcutanea mit Retinacula cutis
12 Papilla mammaria
13 Tela subcutanea
   mit horizontal orientiertem Retinaculum cutis
14 Arteria thoracica interna
   (Ramus mammarius medialis –
   oberflächlicher Hautast
15 Mamma mit horizontal orientiertem
   Retinaculum cutis
16 Ramus mamillaris (des R. mammarius lateralis)
   unter der Areola mammae
17 Mamma (Fettgewebspolster zwischen
   den in die Cutis einstrahlenden Bindegewebsplatten)
18 Subkutanes Bindegewebe der Areola mammae
19 Arteria thoracica interna
   (Ramus mammarius medialis –
   oberflächlicher Hautast)
20 Plica axillaris posterior
21 Fossa axillaris
22 Plica axillaris anterior

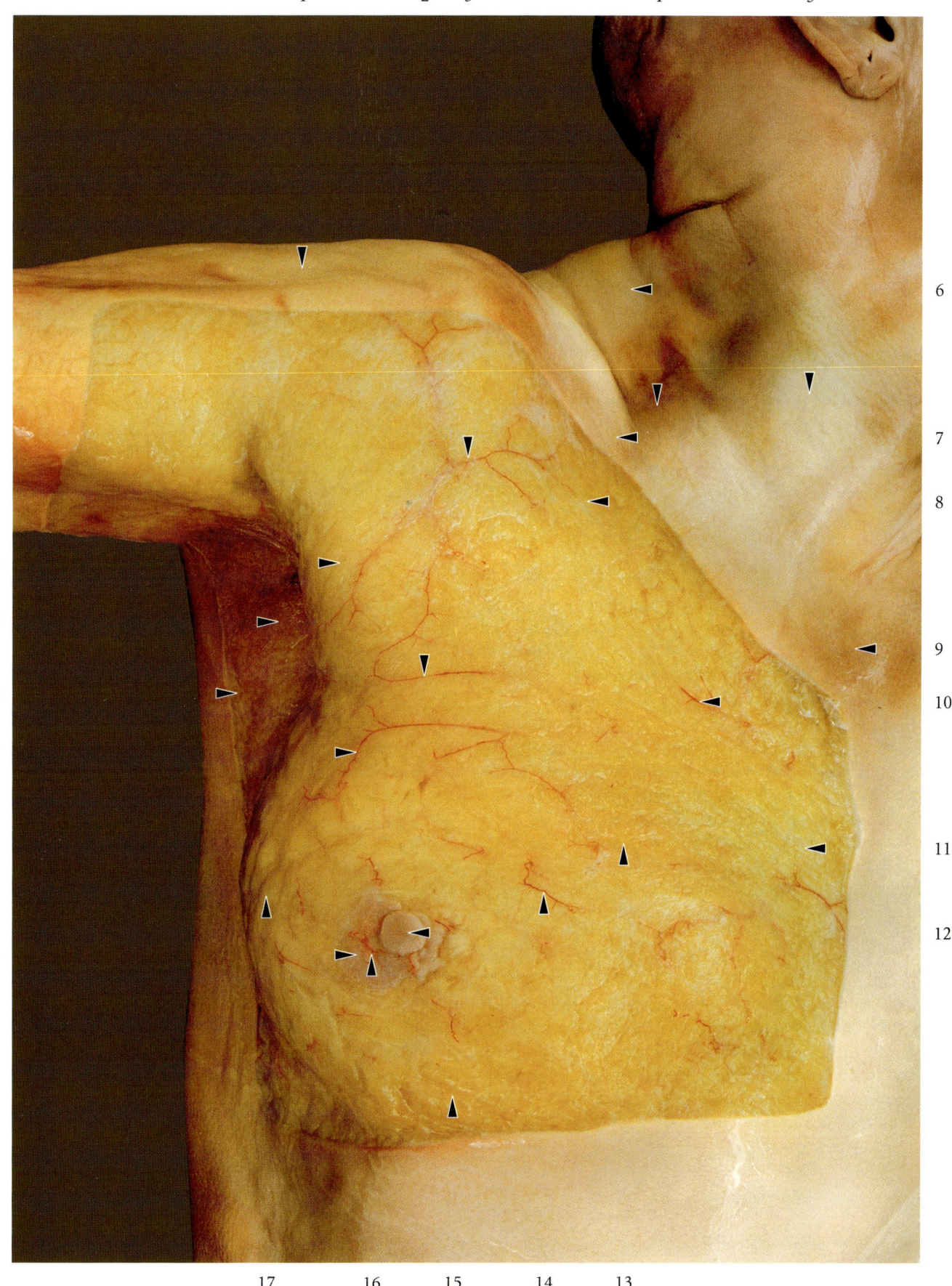

Abbildung 294 Mamma muliebris 2
Aufbau und Gefäßversorgung

Die großen Arterien der *Mamma muliebris* liegen in der Tiefe der *Tela subcutanea* und nähern sich deren Oberfläche nur wenig. In der Nähe der Mamilla liegen sie meistens immer noch einen halben Zentimeter tief. Von der *Areola mammae* wurde die Haut abpräpariert und in deren Umgebung das Fettgewebe vom Drüsenkörper entfernt. Das mit Fettgewebe durchdrungene Bindegewebe des Drüsenkörpers enthält die mengenmäßig ganz zurücktretenden *Ductus lactiferi*. Es geht an der Oberfläche in kammartige Fortsätze über, die sich durch bindegewebige Platten mit der *Cutis* verbinden und dadurch Kammern für das oberflächliche Fettgewebe bilden.

Die vorliegende *Abbildung* zeigt ein verhältnismäßig typisches Bild, das die Hauptversorgung der Drüse durch die *Arteria perforans* der *Arteria thoracica interna* [Arteria mammaria interna] aus dem zweiten Interkostalraum präsentiert. Allerdings übernimmt nicht viel weniger oft auch der Ramus perforans aus dem dritten Interkostalraum die Hauptversorgung.

Außer dieser Versorgung von medial erhält die Drüse über die *Arteria thoracica lateralis* von lateral und über die *Rami mammarii laterales* der Interkostalarterien von unten Gefäße.

Der *Ramus perforans II* als *Ramus mammarius medialis* bildet mit Ästen der *Arteria thoracica lateralis* um die *Areola mammae* einen nach unten offenen *Ring*, der mit einem *Ramus mammerius lateralis* einer Interkostalarterie anastomosiert. Aus diesem Ringe gehen radiäre Gefäßchen ab, welche die *Areola mammae* und *Papilla mammaria* versorgen. Ein Teil des Gefäßringes wird auf nicht ungewöhnliche Weise vom Drüsenkörper überbrückt.

Nach MARCUS kann manchmal jedwede Ring- oder Schleifenbildung fehlen; die meisten Gefäße anastomosieren aber untereinander, wie das vorliegende Präparat eindrucksvoll zeigt.

Der Einfachheit halber werden die Rami perforantes in diesem Atlas nach ihrer Herkunft aus den Interkostalräumen numeriert, so daß ein oberster Ramus perforans der Arteria thoracica, der zwischen der Clavicula und der ersten Rippe austritt, unberücksichtigt bleibt (s. Abb. 291). Eine fortlaufende Numerierung würde sehr verwirrend sein, weil aus manchem Interkostalraum auch zwei Rami perforantes austreten können.

1 Sulcus bicipitalis lateralis
2 Musculus deltoideus
3 Arteria thoracoacromialis (Ramus cutaneus thoracicus)
4 Fossa infraclavicularis
5 Clavicula
6 Musculus sternocleidomastoideus
7 Fossa supraclavicularis major
8 Anastomose zwischen Arteria thoracoacromialis und Ramus perforans I
9 Musculus pectoralis major
10 Arteria thoracica interna (Ramus perforans II)
11 Arteria intercostalis posterior IV (Ramus mammarius lateralis)
12 Anastomose zwischen Ramus mammarius lateralis und Arteria thoracica superficialis (MANCHOT)
13 Arteria thoracica interna (Ramus perforans III)
14 Arteria thoracica interna (Ramus perforans I)
15 Ramus mammarius medialis des Ramus perforans II
16 Tela subcutanea (Schnittrand)
17 Mamma (Drüsenkörper)
18 Rami mammarii der Arteria thoracica superficialis (MANCHOT)
19 Mamma (Gewebsbrücke des Drüsenkörpers über dem Gefäßring)
20 Tela subcutanea (Schnittrand)
21 Subcutanes Bindegewebe der Areola mammae
22 Papilla mammaria
23 Circulus arteriosus mammae
24 Tela subcutanea (Schnittrand)
25 Anastomose zwischen dem Ramus perforans I und II
26 Plica axillaris posterior
27 Fossa axillaris
28 Plica axillaris anterior

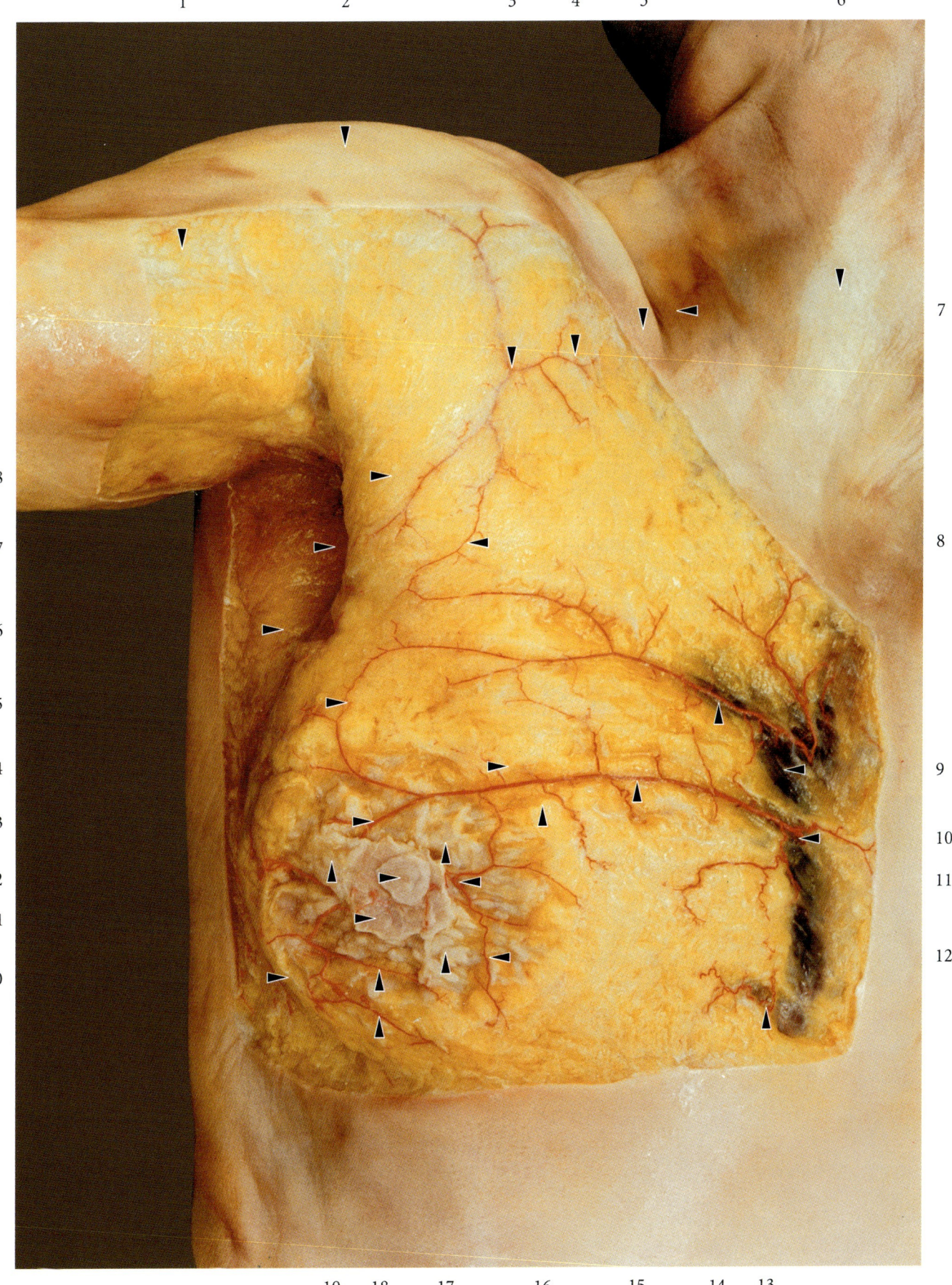

Abbildung 295   Mamma muliebris 3
             Gefäßversorgung

Bei dieser Abbildung wurde das Präparat mehr von lateral betrachtet, damit die laterale Versorgung der Drüse demonstriert werden kann. Sie findet nach MARCUS nur in etwas mehr als der Hälfte der Fälle statt.

Bei Beschreibungen wird oft zwischen der Versorgung aus der *Arteria thoracica lateralis* und der *Arteria thoracica superficialis* (MANCHOT) nicht unterschieden, weil diese in der Nomenklatur nicht aufscheint.

Die *Arteria thoracica superficialis* (MANCHOT) ist ein selbständiges Gefäß aus der *Arteria axillaris* und soll fast regelmäßig vorkommen. Sie steigt nach den Angaben des Autors auf dem lateralen Rand des *Musculus pectoralis major* herab, und ein bis drei Äste sollen in der Regel direkt zur *Areola mammae* ziehen. Diese Beschreibung deckt sich weitgehend mit der vorliegenden Abbildung und wurde deshalb wiedergegeben.

Die *Arteria thoracica superficialis* kann aber auch durch Äste der *Arteria thoracica lateralis* ersetzt werden, die an sich einen sehr variablen Verlauf besitzt. Sie wird aber immer vom *Musculus pectoralis major* mehr zugedeckt, so daß ihre Äste zur Drüse oft den Muskel durchsetzen müssen. Eine viel geringere Rolle spielen die Hautäste der *Arteria thoracoacromialis* für den oberen Teil der Mamma.

Die Äste der *Arteria thoracica superficialis* (MANCHOT) beteiligen sich an dem zum Teil durch Drüsensubstanz verdeckten *Ring* um die Areola mammae oder geben direkte radiäre Ästchen, wie zu sehen ist, an die *Papilla mammaria* ab.

Unterhalb der Papilla mammae wurde ein Seitenast eines *Ramus mammarius lateralis* aus der Interkostalarterie, der mit dem zirkumpapillären Gefäßring anastomosiert, auspräpariert.

1 Sulcus bicipitalis medialis
2 Sulcus bicipitalis lateralis
3 Musculus deltoideus
4 Plica axillaris anterior
5 Arteria thoracoacromialis
   (Ramus cutaneus thoracicus)
6 Arteria thoracica interna (Ramus perforans I)
7 Clavicula
8 Musculus trapezius
9 Musculus sternocleidomastoideus
10 Fossa supraclavicularis major
11 Fossa infraclavicularis
12 Anastomose zwischen Arteria thoracoacromialis
   und Ramus perforans I
13 Fossa jugularis
14 Circulus arteriosus mammae
15 Arteria thoracica interna (Ramus perforans II)
16 Ramus mamillaris des Ramus mammarius lateralis
17 Mamma (Fettgewebe –
   Schnittfläche mit Retinaculum cutis)
18 Arteria thoracica interna (Ramus perforans III)
19 Ramus mammarius medialis des Ramus perforans II
20 Papilla mammaria
21 Mamma (Drüsenkörper)
22 Ramus mammarius
   der Arteria thoracica superficialis (MANCHOT)
23 Anastomose zwischen den Rami mammarii
   der Arteria thoracica superficialis (MANCHOT)
24 Subcutanes Bindegewebe der Areola mammae
   mit Blutgefäßen für die Areola mammae
   und Papilla mammaria
25 Arteria thoracica superficialis (MANCHOT)
26 Mamma (Fettgewebe –
   Schnittfläche mit Retinaculum cutis)
27 Anastomose zwischen den Rami perforantes I und II
28 Arteria thoracica superficialis (MANCHOT)
29 Plica axillaris posterior
30 Fossa axillaris

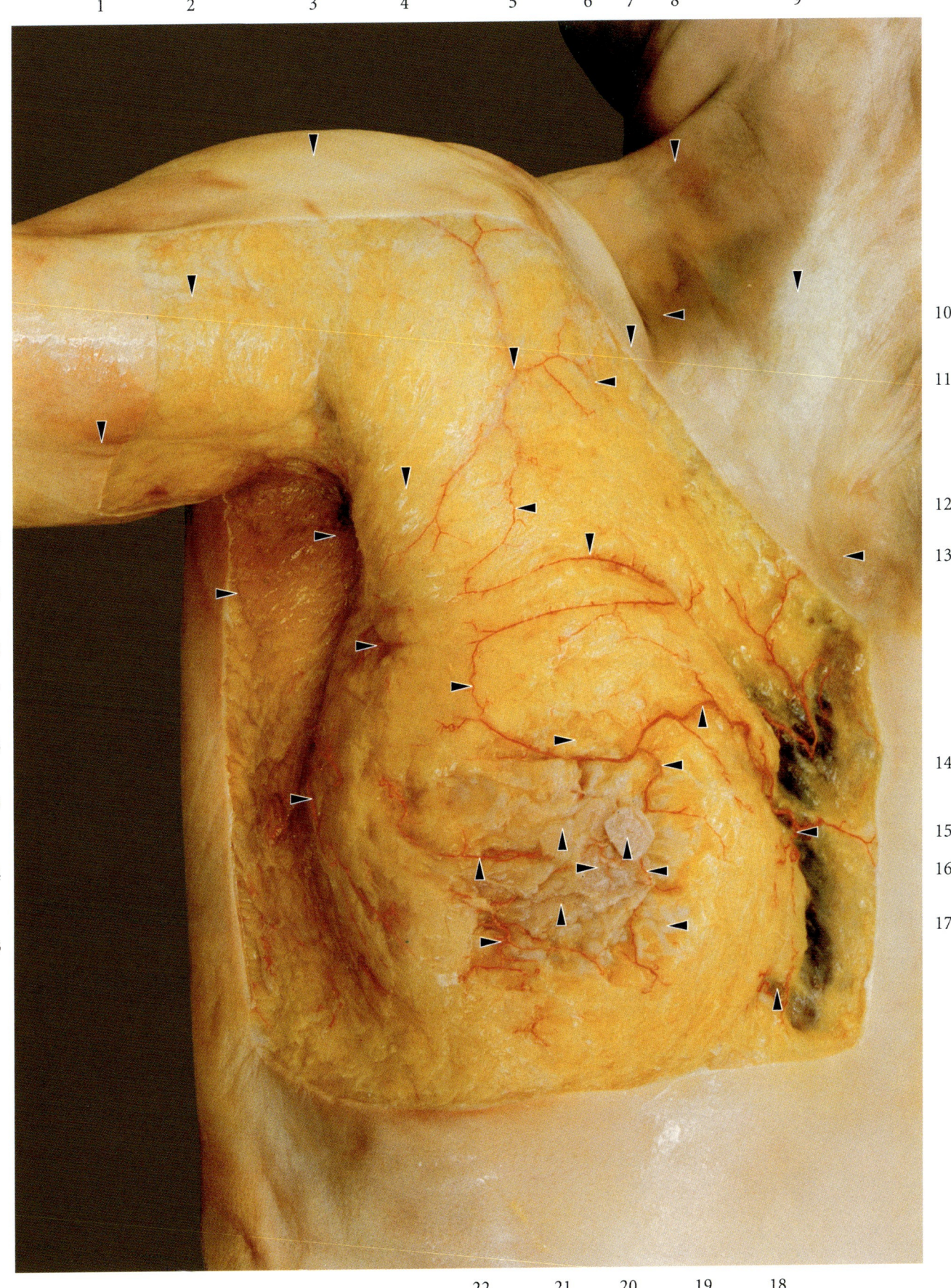

Abbildung 296   Mamma muliebris 4
Fixierung der Mamma

Die *Tela subcutanea* wurde rings um die *Mamma* herum mit Ausnahme ihres oberen Randes umschnitten, und die Drüse wurde als ein Bestandteil der Tela subcutanea vom *Musculus pectoralis major* ein Stück weit abgehoben. Bei diesem Versuch spannt sich ein kräftiges *Ligamentum suspensorium mammarium* von unten an, das seiner Lage nach eine Verstärkung der *Lamina profunda strati subcutanei* darstellt. Es verankert sich am Rand des bindegewebigen Drüsenkörpers der Mamma in der Nähe seiner hinteren Oberfläche.

Beiderseits von diesem kräftigen Ligament wurde zusammen mit der Tela subcutanea die *Lamina profunda strati subcutanei* durchtrennt und dadurch ein Blick auf deren Innenseite ermöglicht. In dem lateralen aufgeklappten Präparationsfeld ist die *Arteria thoracica superficialis* (MANCHOT) mit ihren teilweise durchschnittenen Ästen, für die Mamma, zu sehen.

Durch die *Abhebung* des bindegewebigen Drüsenkörpers vom Musculus pectoralis major spannt sich das lockere Bindegewebe an, das sich zwischen der *Fascia pectoralis superficialis* und der Drüse befindet. Das lockere Bindegewebe ermöglicht *Verschiebungen* des Drüsenkörpers, die nur durch die *Ligamenta suspensoria mammaria* begrenzt werden. Bei einer Mamma, die noch nicht laktiert hat, ist an dieser Stelle eine dünne Fettschicht vorhanden. Nach der Laktation, bei der das Fettgewebe wie das Bindegewebe durch das echte Drüsenparenchym ersetzt worden war, kommt es hier im allgemeinen nicht mehr zu einer entsprechenden Fetteinlagerung.

Der funktionelle Sinn des unteren *Ligamentum suspensorium mammarium* kann nicht einfach aus seiner Zugrichtung in dem Sinne entnommen werden, daß es ausschließlich einer Verschiebung der Mamma nach oben entgegenwirken würde. Es wird auf Grund seiner Breitflächigkeit auf alle Fälle auch extreme Seitwärtsverschiebungen und eine stärkere Abhebung des Drüsenkörpers von der Brustwand verhindern, zumal es selbst durch seitlich anschließende, später zu zeigende Ligamenta suspensoria mammaria mit der Brustwand vergurtet ist.

1 Sulcus bicipitalis lateralis
2 Sulcus bicipitalis medialis
3 Musculus deltoideus
4 Musculus trapezius
5 Ramus mammarius medialis des Ramus perforans II
6 Anastomose zwischen Ramus mammarius medialis und Ramus mammarius lateralis
7 Papilla mammaria
8 Arteria intercostalis IV (Ramus mammarius lateralis)
9 Mamma (Fettgewebe zwischen Cutis und Drüsenkörper)
10 Lamina profunda strati subcutanei (innere Oberfläche)
11 Tela subcutanea
12 Musculus pectoralis major
13 Mamma (Drüsenkörper)
14 Ligamentum suspensorium mammarium [inferius]
15 Musculus pectoralis major (bedeckt von Fascia pectoralis superficialis)
16 Musculus pectoralis major (lateraler Rand – bedeckt von Fascia pectoralis superficialis)
17 Lamina profunda strati subcutanei (Schnittrand)
18 Ligamentum suspensorium mammarium [laterale] (Schnittrand)
19 Tela subcutanea
20 Arteria thoracica superficialis (MANCHOT)
21 Lamina profunda strati subcutanei (innere Oberfläche)
22 Ligamentum suspensorium mammarium [laterale] (Schnittrand)
23 Plica axillaris posterior
24 Plica axillaris anterior
25 Fossa axillaris

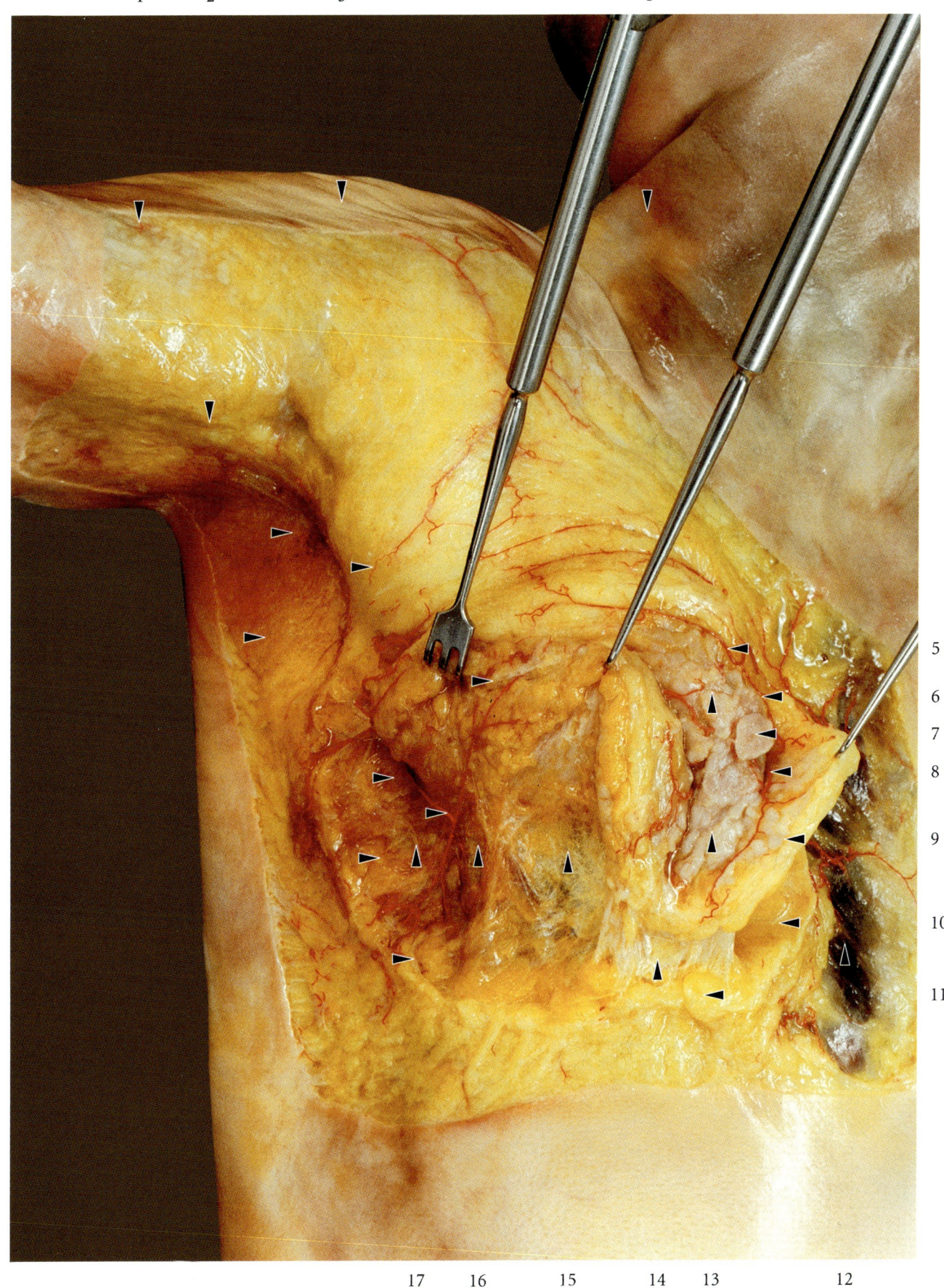

Abbildung 297   Mamma muliebris 5
Bett und Verankerung der Mamma 1

Nach der Durchtrennung des unteren *Ligamentum suspensorium mammarium* wurde die *Mamma* von dem *Musculus pectoralis major* abgehoben und nach oben geklappt. An ihrer Unterseite erscheint eine geschlossene Schicht *Fettgewebe*, die darauf hinweist, daß es sich um eine Mamma handelt, die noch nie laktiert hat. In der Laktationsphase wird diese Fettschicht wie das eingelagerte Fettgewebe durch echtes Drüsenparenchym ersetzt, aber nachher in der Regel nicht mehr aufgebaut.

Diese Fettgewebsschicht ist durch lockeres Bindegewebe mit der transparenten *Fascia pectoralis superficialis* verbunden, das als eine Art Gleitschicht Verschiebungen der Mamma zuläßt. Zwischen der Faszie und dem *Musculus pectoralis major* sind zirkumskripte Einlagerungen sichtbar, die einer gelegentlich vorkommenden sehr begrenzten Ausbreitung der Brustdrüse in den Musculus pectoralis major entsprechen könnten.

Beim Mann ist die *Lamina profunda strati subcutanei* am lateralen Rande des *Musculus pectoralis major* gut fixiert, bevor sie sich in die *Fascia axillaris superficialis* fortsetzt. Sie erfährt bei der Frau durch die Brustdrüse eine Ausbauchung, von der sich erst die Fascia axillaris superficialis abhebt. Sie selbst verankert sich an der hinteren Fläche des lateralen Pectoralisrandes und wird im unteren Bereich zu einem ansehlichen lateralen *Ligamentum suspensorium mammarium* verstärkt.

Durch die Anlagerung der *Lamina profunda strati subcutanei* an den lateralen Rand des *Musculus pectoralis major* ist ein Flachtunnel entstanden, das die *Arteria thoracica superficialis* (Manchot) führt. Es wurde aufgeklappt, nachdem die Lamina profunda strati subcutanei vom Drüsenkörper getrennt worden war.

Am lateralen Rand des *Musculus pectoralis major* sind neben der Arteria thoracica superficialis (Manchot) Äste der *Arteria thoracica lateralis* für die Mamma zu sehen, von denen einer den Muskel durchsetzt. Es handelt sich in diesem Falle also um die gleichzeitige Versorgung der Drüse aus den beiden lateralen möglichen Quellen.

1 Fossa axillaris
2 Plica axillaris anterior
3 Tela subcutanea der Plica axillaris anterior
4 Musculus pectoralis major
   (bedeckt mit Fascia pectoralis superficialis)
5 Mamma (hintere Oberfläche)
6 Mamma
   (Fettgewebsschicht an der hinteren Oberfläche)
7 Articulatio sternoclavicularis
8 Arteria thoracica interna (Ramus perforans I)
9 Ligamentum suspensorium mammarium
   [inferius] (Schnittrand)
10 Arteria thoracica interna (Ramus perforans III)
11 Musculus pectoralis major
   (bedeckt mit Fascia pectoralis superficialis)
12 Tela subcutanea
13 Musculus pectoralis major
   (bedeckt mit Fascia pectoralis superficialis)
14 Ligamentum suspensorium mammarium
   [laterale] (Schnittrand)
15 Fascia axillaris superficialis
16 Ligamentum suspensorium mammarium [laterale]
17 Tela subcutanea
18 Lamina profunda strati subcutanei (Schnittrand)
19 Arteria thoracica lateralis (Ramus mammarius)
20 Arteria thoracica superficialis (Manchot)
21 Arteria thoracica lateralis (Ramus mammarius)
22 Lamina profunda strati subcutanei (Schnittrand)
23 Arteria thoracica superficialis (Manchot)
   (Ramus mammarius)

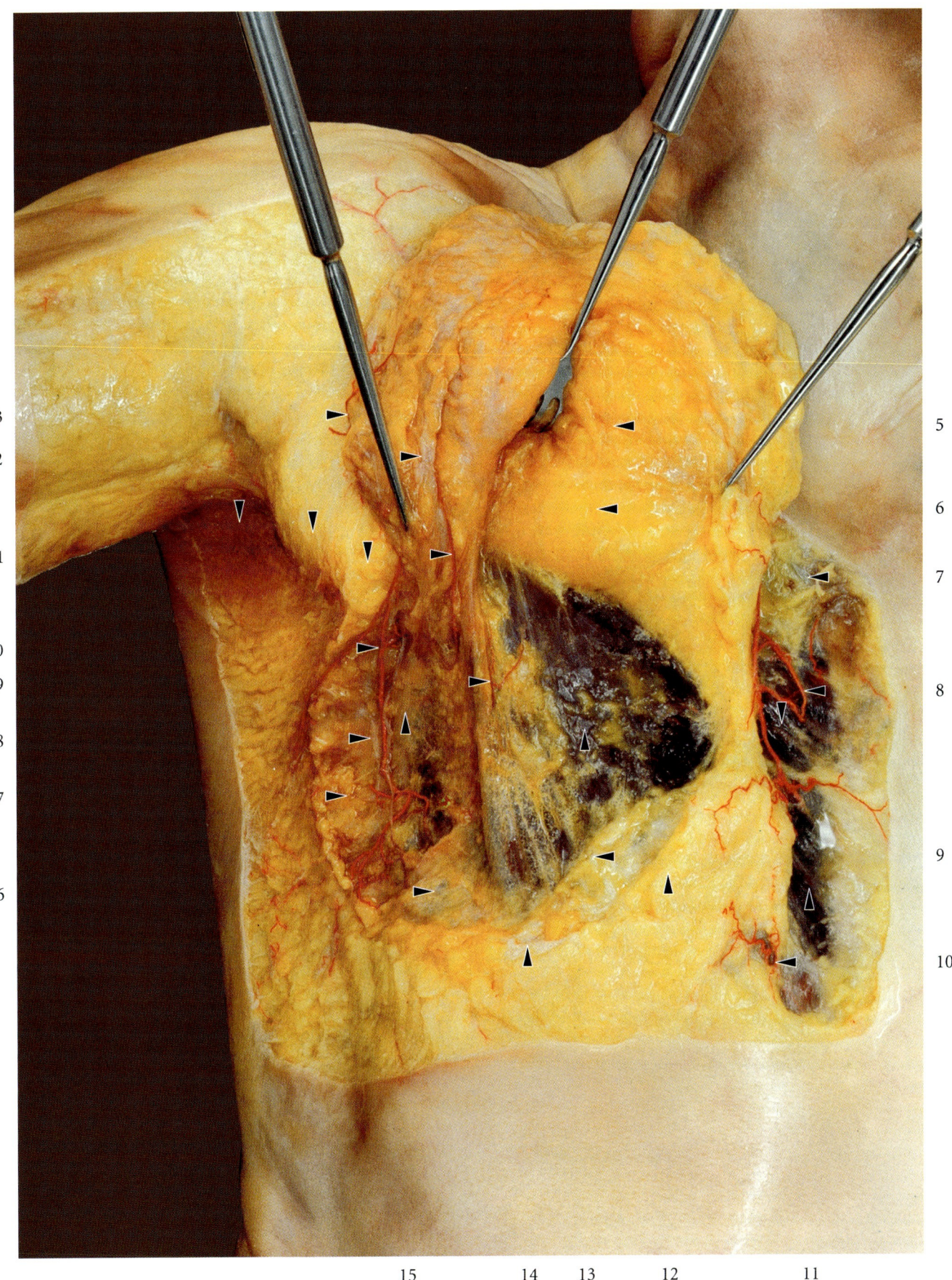

Abbildung 298 Mamma muliebris 6
Bett und Verankerung der Mamma 2

Wird die *Mamma* vollständig aus ihrem *Bett* herausgehoben und zurückgeschlagen, ist ihre obere Verankerung sichtbar, an der sie aufgehängt ist. Es ist das *obere Ligamentum suspensorium mammarium*, das nichts anderes als eine Verstärkung der *Lamina profunda strati subcutanei* ist, die sich wie immer zum Rande des Drüsenkörpers ausspannt.

Das ganze Areal des Brustdrüsenbettes wird umgrenzt durch die *Schnittlinie* der *Lamina profunda strati subcutanei*, die an einzelnen Stellen verschiedene Stärke zeigt.

Unten wird die stärkste Stelle des Schnittrandes vom *unteren Ligamentum suspensorium mammarium* verursacht, das sich nach medial in eine mitteldicke Platte fortsetzt, die als *mediales Ligamentum suspensorium mammarium* bezeichnet werden könnte.

Von der hinteren Fläche des lateralen Randes des *Musculus pectoralis major* hat sich in dessen kaudalen Bereich eine gut fixierte Verstärkung der Lamina profunda strati subcutanei entwickelt, die um den Rand des Muskels gekrümmt zum Drüsenkörper gezogen ist und ein *laterales Ligamentum suspensorium mammarium* gebildet hat. Indem es den lateralen Rand des Musculus pectoralis major gleichsam einhüllt, schließt es von lateral an das *untere Ligamentum suspensorium mammarium* an. Die unteren *Ligamenta suspensoria mammaria* bilden daher einen zusammenhängenden Bogen, der zum großen Teil den Ligamenta suspensoria mammaria von COOPER entspricht.

Wenn man bedenkt, wie bescheiden die Stärke des oberen Ligamentum suspensorium gegenüber dem unteren Ligamenta suspensoria ist, ist es nicht verwunderlich, daß es bei entsprechender Vergrößerung der Mamma zu einer *Mamma pendulans* oder zumindest zu einer stark herabhängenden Brust kommen kann, die durch eine tiefe Furche von der Brustwand getrennt ist.

1 Ligamentum suspensorium mammarium [superius]
2 Clavicula
3 Fossa supraclavicularis
4 Musculus sternocleidomastoideus
5 Musculus trapezius
6 Fossa infraclavicularis
7 Tela subcutanea (Schnittfläche)
8 Lamina profunda strati subcutanei
9 Musculus pectoralis major (bedeckt mit Fascia pectoralis superficialis)
10 Arteria thoracica interna (Ramus perforans I)
11 Arteria thoracica interna (Ramus perforans II)
12 Musculus pectoralis major (bedeckt mit Fascia pectoralis superficialis)
13 Tela subcutanea (Schnittfläche)
14 Arteria thoracica interna (Ramus perforans III)
15 Ligamentum suspensorium mammarium [mediale] (Schnittrand)
16 Ligamentum suspensorium mammarium [inferius] (Schnittrand)
17 Ligamentum suspensorium mammarium [laterale] (Schnittrand)
18 Musculus pectoralis major (lateraler Rand)
19 Tela subcutanea (Schnittfläche)
20 Mamma (Hinterfläche)
21 Ligamentum suspensorium mammarium [laterale]
22 Lamina profunda strati subcutanei (Schnittrand)
23 Arteria thoracica superficialis (MANCHOT)
24 Ligamentum suspensorium mammarium [laterale]
25 Mamma (hervorragende, bindegewebig eingehüllte Endknospen der Ductus lactiferi)

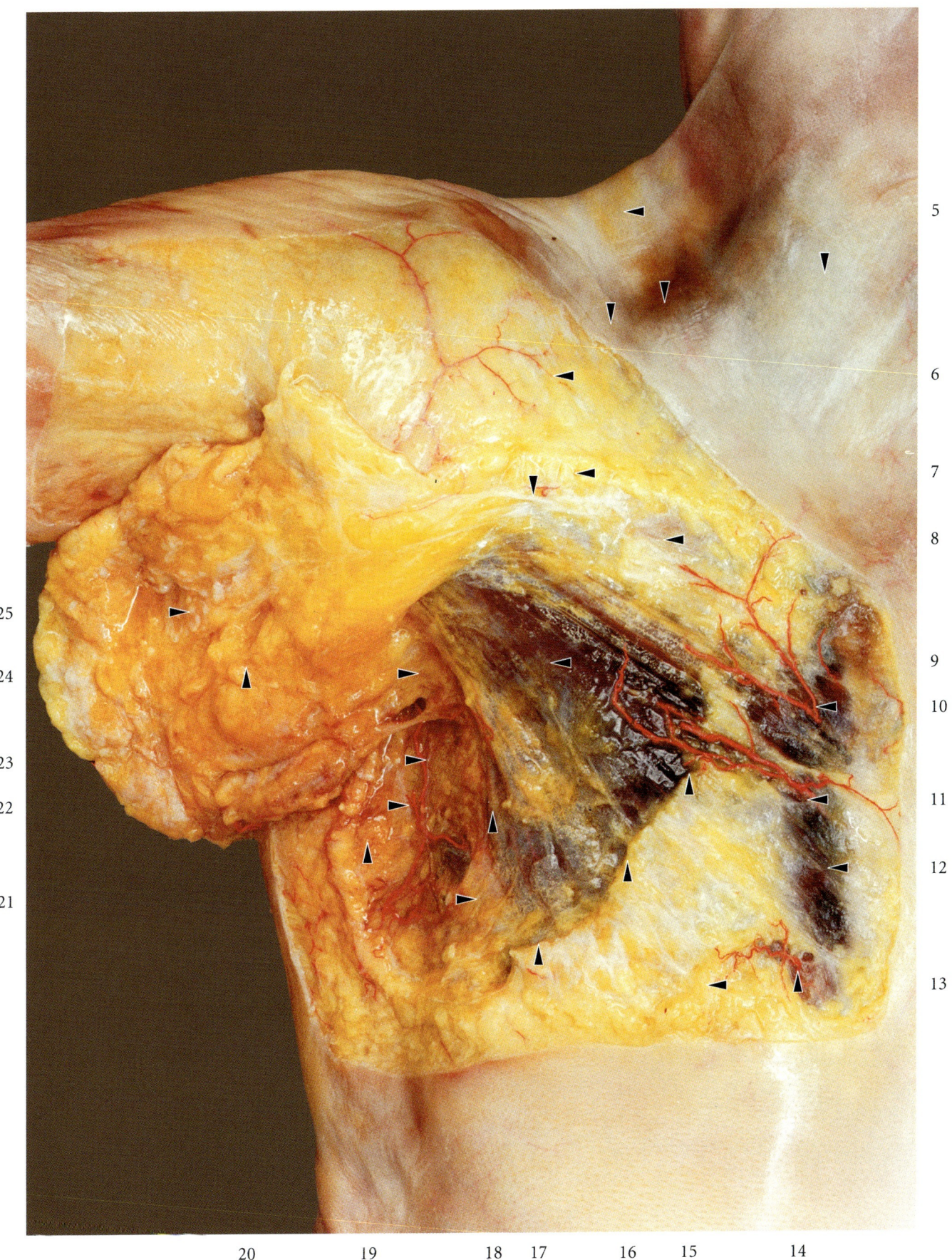

597

Abbildung 299 **Mamma muliebris 7**
Mamma exstirpata mit Schnittfläche

Die *Mamma* hat keine streng kreisförmige Begrenzung. Sie neigt vielmehr dazu, sich quer stärker auszudehnen und besitzt oben einen deutlichen Fortsatz. Bei einem vertikalen *Schnitt* wird daher im unteren Bereich nicht allzuviel Masse des Drüsenkörpers zu erwarten sein. Oberhalb von der Mamilla scheint dagegen ein langes Feld von ihm auf, wenn der Schnitt wie beim vorliegenden Präparat die ganze Länge des oberen Fortsatzes getroffen hat.

Dieser *obere Fortsatz* hat sich entlang des lateralen Randes des *Musculus pectoralis major* bis zur *Fossa axillaris* ausgedehnt und ist dadurch in unmittelbare Nähe der axillären *Lymphknoten* gelangt. Wenn sein Ende keine auffällige Kontinuität aufweist, kann er sogar verhältnismäßig leicht mit Lymphknoten verwechselt werden. Er liegt dem lateralen Rand des Musculus pectoralis major mehr dorsal an und führt bei schwangeren Frauen oft zu einer spürbaren Anschwellung unter dem Arm.

Wie aus der *Schnittfläche* zu entnehmen ist, hat der stumpfe Kegel des Drüsenkörpers in seinen mittleren Partien mehr Fett eingelagert, während die Randpartien, die auch beim Übergang der Drüse in die Laktation die aktiveren sind, dichter gewebt sind.

Am Präparat wurde die *Papilla mammaria* umschnitten und an dem Rand der *Areola mammae* durch ein Häkchen hochgezogen. Es ist der fettlose Streifen unter der Areola mammae zu erkennen, durch welchen die *Ausführungsgänge* der *Ductus lactiferi* zusammengedrängt durch ein weniger straffes Bindegewebe ziehen. Vorher sind einige von den mehr als ein Dutzend *Sinus lactiferi* durch den Schnitt längsgetroffen, die in der Laktationsphase dicker als Strohhalme werden. Sie werden von zarten Blutgefäßen begleitet, die zur Papilla mammae aufsteigen.

An den großen Blutgefäßen ist zu erkennen, daß es sich um die mediale Hälfte der Mamma der vorhergehenden Abbildungen handelt. Das die *Ductus lactiferi* mit ihren Endknospen enthaltende Bindegewebe hat eine weißlichrötliche Farbe und hebt sich von dem umgebenden gelblichen Fettgewebe recht gut ab.

1 Anastomose zwischen Arteria thoracoacromialis und Ramus perforans I
2 Tela subcutanea (Schnittfläche)
3 Stroma des Drüsenkörpers im oberen Fortsatz der Mamma (Schnittfläche)
4 Stroma des Drüsenkörpers der Mamma (Schnittfläche)
5 Tela subcutanea (Oberfläche)
6 Fettgewebe im Drüsenkörper der Mamma
7 Ramus mammarius medialis des Ramus perforans II
8 Areola mammae (Schnittrand)
9 Ausführungsgänge der Ductus lactiferi
10 Sinus lactiferus (Längsschnitt)
11 Stroma des Drüsenkörpers der Mamma (Schnittfläche)
12 Stroma des Drüsenkörpers der Mamma (Schnittfläche)
13 Stroma des Drüsenkörpers der Mamma (Schnittfläche)
14 Sinus lactiferus (Längsschnitt)
15 Arterie für die Papilla mammaria und Areola mammae
16 Stroma des Drüsenkörpers der Mamma (Schnittfläche)
17 Stromastrang des Drüsenkörpers der Mamma (Schnittfläche)
18 Anastomose zwischen Ramus perforans I und II

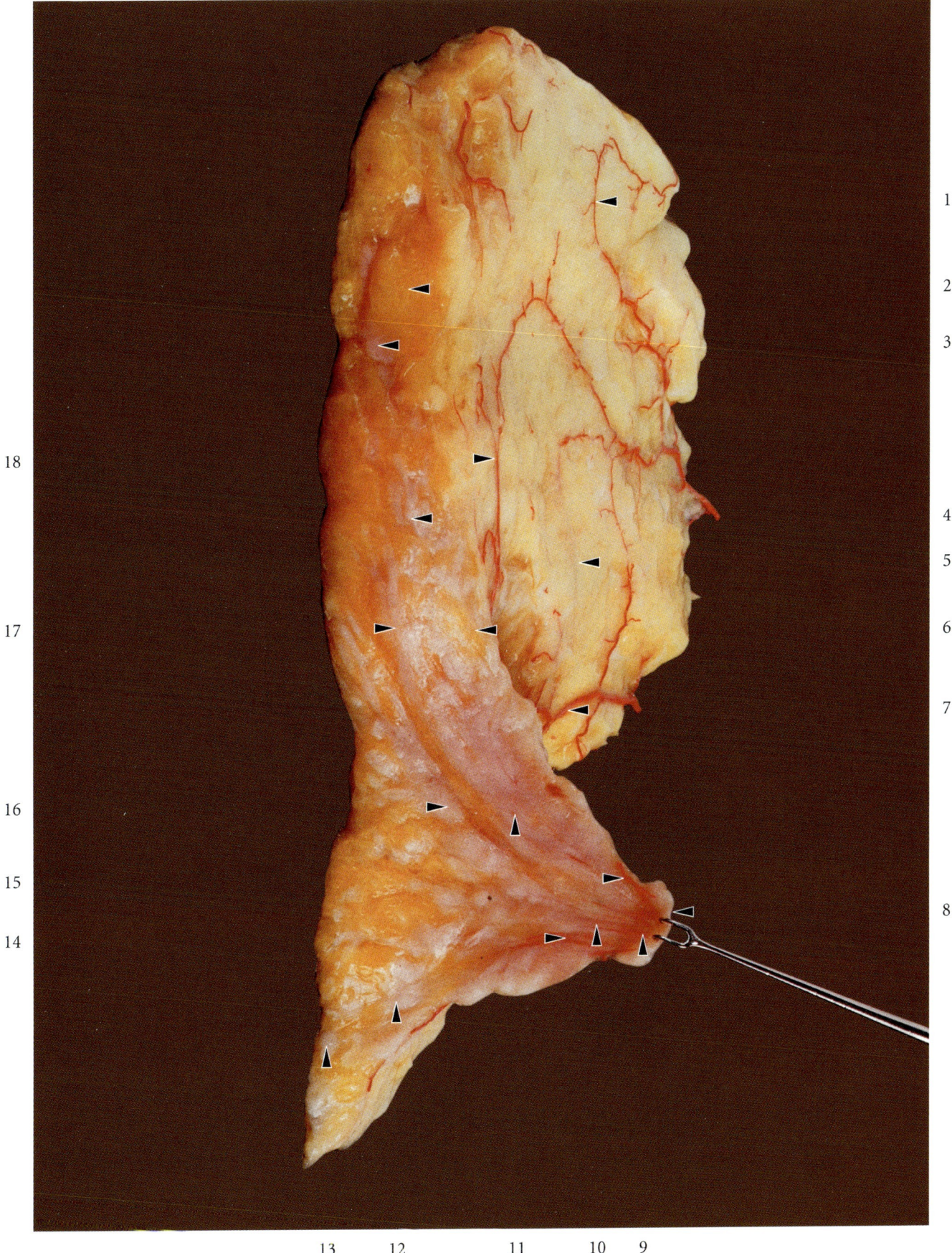

Abbildung 300 **Mamma muliebris 8**
 Verankerung der Cutis
 Venöser Abfluß

Beim Abpräparieren der *Cutis* sind die *Leisten* ihrer inneren Oberfläche stehen geblieben, in welche die verankernden Bindegewebsstränge als *Retinacula cutis* einstrahlen. Dadurch ist wiederum ein Muster weißlicher Streifen entstanden, welches sich den Langerschen *Spaltlinien* der *Haut* gut anschließt.

Das Muster ist über der *Mamma* transversal ausgerichtet, mit leicht konzentrischer Anpassung um die *Mamilla*. Senkrecht wird es durchkreuzt durch radiär zur Mamilla stehende Streifen. Das Fettgewebe der *Tela subcutanea* kann demnach über der Mamma durch *Bindegewebsplatten* zerlegt und allseitig eingeschlossen werden, die von den bindegewebigen Kämmen des Drüsenkörpers ausgehen und zur Cutis ziehen.

Von dem Spannungsverhältnis in diesen Kammern, und nicht von der Größe des Drüsenkörpers, hängt es außerhalb der Laktation ab, wie fest eine weibliche Brust ist, denn auch die jungfräuliche Brustdrüse besteht größtenteils aus Fettgewebe.

Bemerkenswert ist, daß am oberen Rande der Mamma starke Einstrahlungen vorliegen, die als *Retinacula cutis* ein Bestandteil des *Ligamentum suspensorium mammarium superius* sind und bei aufrechter Stellung zugleich die Haut der Mamma an ihrem Platz halten. Es ist kein Zufall, daß bei einer so wohlgeformten Brust der Bindegewebsapparat sehr gut ausgebildet ist und die an der Tela subcutanea verbliebenen Streifen daher besonders markant sind.

Das Präparat zeigt mehrere Venen, die den *Abfluß* des *oberflächlichen Venennetzes* darstellen. Das oberflächliche Venennetz liegt unmittelbar unter der *Cutis* und schimmert besonders bei laktierenden Mammae durch die Haut hindurch. Zu ihm gehört auch der Venenzirkel unter der Areola mammae (Haller). Der Abfluß diesen Netzes geht hauptsächlich zu den tiefen Venen der Mamma. *Tiefe Venen* begleiten die versorgenden Arterien, ohne ihnen direkt angelagert zu sein, und die Venenabflüsse zum Sternalrand sind stärker und zahlreicher als die arteriellen Rami perforantes. Alle Venen erfahren während der *Laktation* eine starke Ausweitung.

1 Articulatio sternoclavicularis
2 Clavicula
3 Fossa infraclavicularis
4 Sulcus deltoideopectoralis
5 Fossa axillaris
6 Plica axillaris anterior
7 Plica axillaris posterior
8 Retinaculum cutis (transversal orientiert)
9 Abflußvene des oberflächlichen Gefäßnetzes und des Circulus venosus Halleri
10 Vene des oberflächlichen Gefäßnetzes
11 Papilla mammaria [Mamilla]
12 Vena mammaria (tiefer Abfluß)
13 Areola mammae
14 Retinaculum cutis (transversal orientiert)
15 Tela subcutanea
16 Retinacula cutis (longitudinal orientiert)
17 Retinacula cutis (longitudinal orientiert)

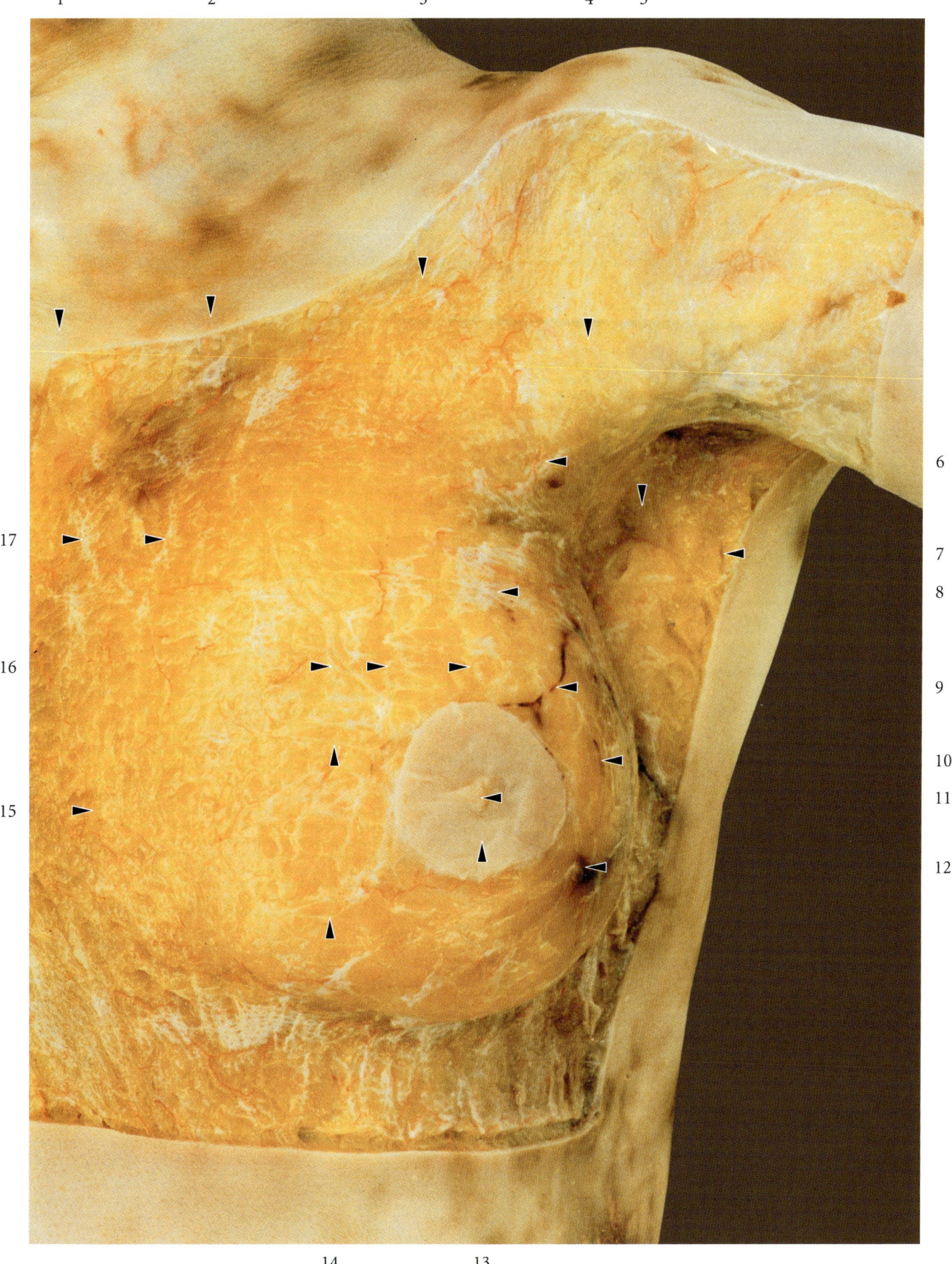

Abbildung 301   **Mamma muliebris 9**
Gefäßversorgung

Die Abbildung zeigt eine seltenere Art der Gefäßversorgung der Mamma. Das betrifft vor allem die Versorgung der Areola mammae durch einen *Ramus perforans* aus dem *ersten* Interkostalraum, der einen *Ramus mammarius medialis* gebildet hat. Auch ist die Versorgung der Mamilla von den Interkostalgefäßen über *Rami mammarii laterales* nicht allzu häufig.

Durch das gut fixierte Fettgewebe ist der Graben, der zur Präparation der Hauptversorgungsgefäße hergestellt werden mußte, gut erhalten geblieben, so daß es deutlich sichtbar wird, in welcher Tiefe diese Gefäße in der *Tela subcutanea* liegen. Sie verlaufen je nach der Position der Mamma mehr oder weniger geschlängelt und werden erst in der Nähe des Sternums von starken Venen begleitet.

Der *Ramus perforans* aus dem *zweiten* Interkostalraum, der meistens als *Ramus mammarius medialis* die Mamma versorgt, ist in diesem Falle überhaupt nicht beteiligt, während der *Ramus perforans* aus dem *dritten* Interkostalraum wie oft als *Ramus mammarius medialis* seinen Weg bis zur Areola mammae gefunden hat. Der Ramus perforans aus dem vierten Interkostalraum übernimmt nur selten Versorgungsaufgaben der Mamma und hat auch hier keine Beteiligung.

Die Interkostalgefäße des dritten bis fünften Interkostalraums geben Äste als *Rami mammarii laterales* manchmal nur zu den basalen Anteilen des Drüsenkörpers ab. Ungefähr jede fünfte Mamilla wird aber nach Marcus von einem solchen Gefäß des dritten oder vierten Interkostalraums erreicht. Diese Rami mammarii laterales versorgen den unteren vorderen Quadranten der Brustdrüse, durch den sie auch, wie in unserem Falle, hindurchziehen.

Die oberflächlicheren Arterien zeigen an diesem Präparat schwere degenerative Veränderungen, ein Zustand wie er gerade in der Mamma bei alten Frauen häufig vorkommt. Bereits Cooper hat in seiner grundlegenden Arbeit darauf hingewiesen, daß diese Gefäße oft weitgehend obliteriert und dann kaum mehr injizierbar sind.

1 Vena thoracica interna (Ramus perforans II)
2 Arteria thoracica interna (Ramus perforans I)
3 Vena thoracica interna (Ramus perforans I)
4 Tela subcutanea (Schnittrand)
5 Ramus mammarius medialis des Ramus perforans I
6 Tela subcutanea (Schnittrand)
7 Plica axillaris anterior
8 Plica axillaris posterior
9 Fossa infraclavicularis
10 Fossa axillaris
11 Mamma (Fettgewebe – Schnittrand)
12 Papilla mammaria [Mamilla]
13 Mamma (Fettgewebe – Schnittrand)
14 Areola mammae
15 Circulus arteriosus mammae
16 Arteria intercostalis posterior
    (Ramus mammarius lateralis)
17 Mamma (Fettgewebe – Schnittrand)
18 Ramus mammarius medialis des Ramus perforans III
19 Tela subcutanea (Schnittrand)
20 Vena thoracica interna (Ramus perforans III)
21 Arteria thoracica interna (Ramus perforans IV)
22 Arteria thoracica interna (Ramus perforans III)
23 Arteria thoracica interna (Ramus perforans II)
24 Articulatio sternoclavicularis

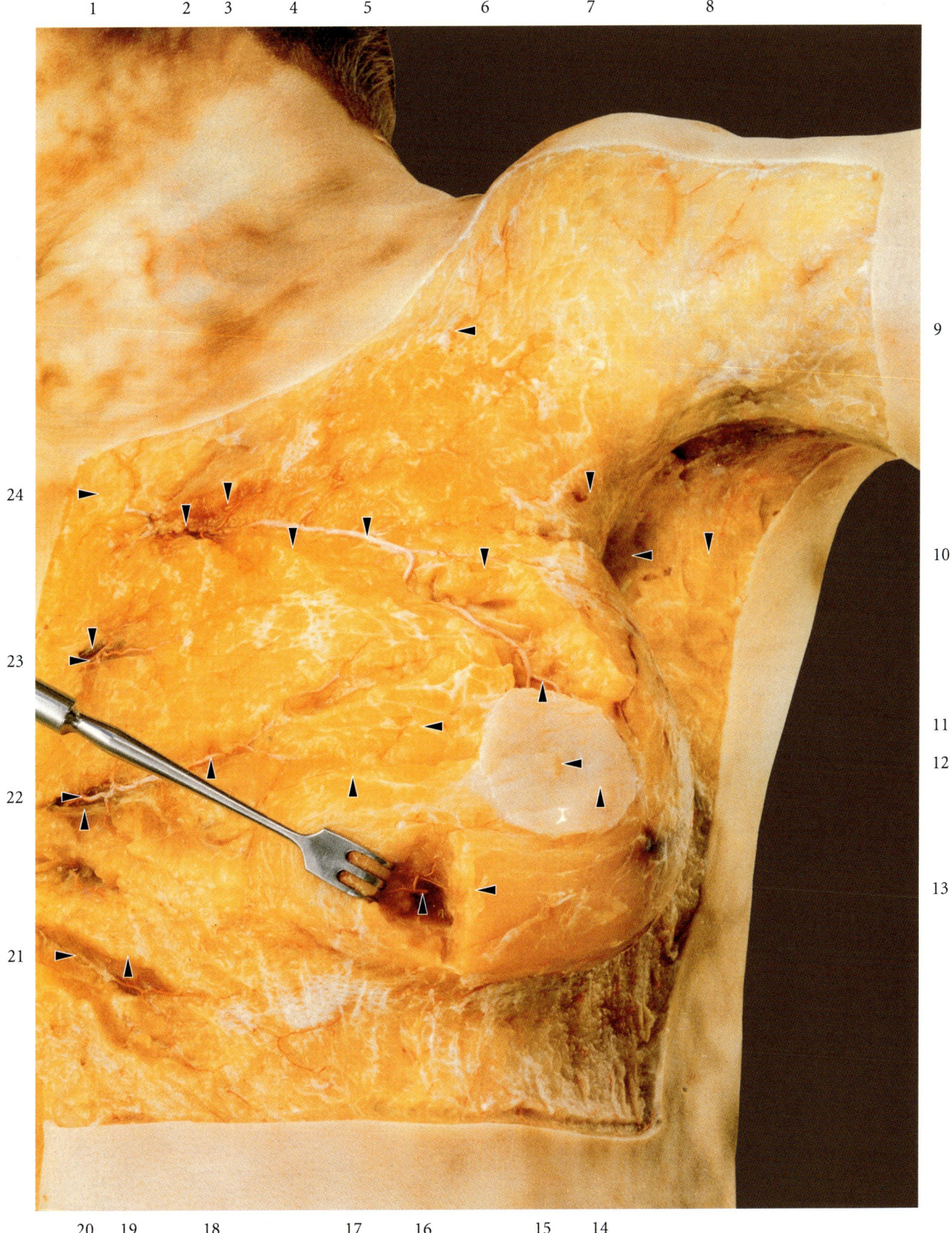

Abbildung 302 Mamma muliebris 10
Gefäßversorgung

An dem Präparat der vorhergehenden Abbildung wurden die Äste der *Arteria thoracica lateralis* auspräpariert und die Mamma wurde durch zwei Haken nach medial verzogen.

Es zeigt sich, daß die Äste der *Arteria thoracica lateralis* tiefer in der *Tela subcutanea* liegen als die *Rami mammarii mediales*.

Die *Arteria thoracica lateralis* gibt zwei Äste ab, von denen der obere den Weg zur Mamilla einschlägt und sich dort meistens, wie auch hier, an der Ringbildung um die *Areola mammae* beteiligt. Bei starker Ausbildung kann auch der untere Ast unterhalb der Mamilla Verbindungen mit den anderen Mammariaästen besonders mit einem Ramus mammarius lateralis eingehen und sich an einer Ringbildung beteiligen.

Begleitet wird die *Arteria thoracica lateralis* von einer starken Vene, die sich mit der Vena epigastrica superficialis zur *Vena thoracoepigastrica* verbinden kann.

Die *Arteria thoracica lateralis* ist sehr variabel. Sie kann ganz fehlen oder ihren Versorgungsbereich mit der *Arteria thoracodorsalis* der Arteria subscapularis austauschen. Auch kann sie doppelt sein oder eine *Arteria thoracica accessoria* aus der Arteria subscapularis bekommen.

Sie kann ihren Versorgungsbereich mit der oft vorkommenden *Arteria thoracica superficialis* (MANCHOT) teilen (vgl. Abb. 295).

Von der *Arteria thoracica superficialis* (MANCHOT) unterscheidet sich die *Arteria thoracica lateralis* dadurch, daß sie in ihrem Anfangsstück dem *Musculus serratus anterior* angelagert ist und vom *Musculus pectoralis major* bedeckt wird, bevor sie subkutan wird.

1 Arteria thoracica interna (Ramus perforans II)
2 Arteria thoracica interna (Ramus perforans I)
3 Ramus mammarius medialis des Ramus perforans I
4 Vena mammaria medialis
5 Abfluß des oberflächlichen Gefäßnetzes der Mamma
6 Vena thoracica lateralis
7 Plica axillaris anterior
8 Plica axillaris posterior
9 Fossa infraclavicularis
10 Fossa axillaris
11 Mamma (Fettgewebe – Schnittrand)
12 Arteria thoracica lateralis
   (Ramus mammarius superior)
13 Arteria thoracica lateralis
   (Ramus mammarius inferior)
14 Mamma (Fettgewebe – Schnittrand)
15 Mamma (Fettgewebe – Schnittrand)
16 Tela subcutanea (Schnittrand)
17 Musculus serratus anterior
18 Tela subcutanea (Schnittrand)
19 Mamma (Fettgewebe – Schnittrand)
20 Vena intercostalis posterior
   (Ramus mammarius lateralis)
21 Papilla mammaria
22 Arteria und Vena thoracica interna
   (Rami perforantes III)
23 Mamma (Drüsenkörper)
24 Areola mammae
25 Vena thoracica interna (Ramus perforans II)
26 Mamma (Fettgewebe – Schnittrand)

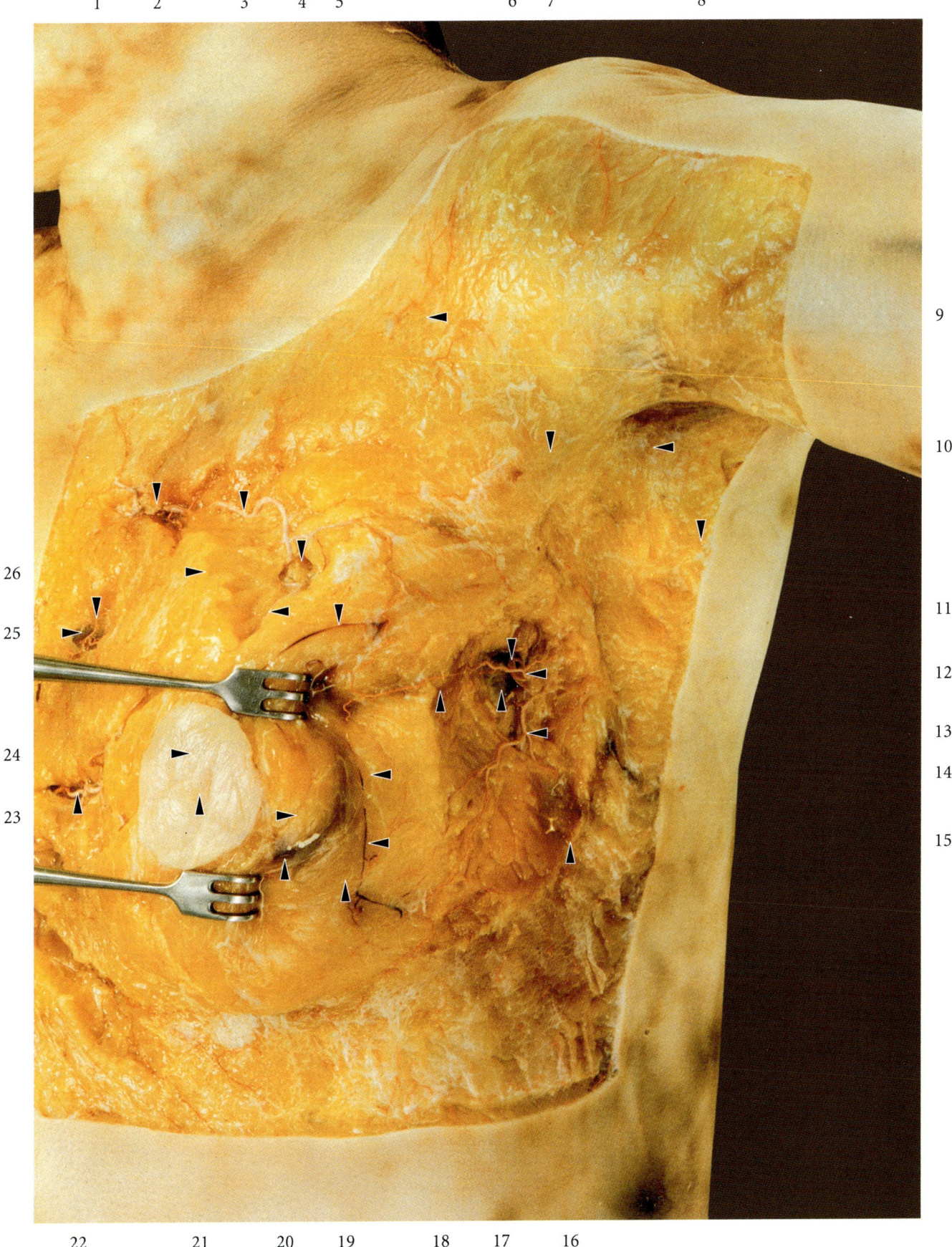

**Abbildung 303   Cavitas thoracis 1
Recessus pleurales**

Der *Thorax* wurde zwischen den knöchernen Anteilen der Rippen von der Mitte des *Manubrium* sterni bis zum Abgang des *Processus xiphoideus* eröffnet. Das zwischen den *Cavitates pleurales* gelegene *Mediastinum* ist bei der liegenden Stellung etwas zurückgesunken.

Von der *Pleura costalis* wurde dort, wo sie in die *Pleura mediastinalis* übergeht, ein daumenbreiter Streifen erhalten und zurückgeschlagen. An dieser Stelle befindet sich sonst der spitzwinkelige Graben des *Recessus costomediastinalis*. Aus ihm hat sich die kollabierte, stark anthrakotische Lunge mit ihrem *Margo anterior* zurückgezogen.

Die *Recessus costomediastinales* beider Seiten liegen zwischen der zweiten und vierten Rippe ganz nahe beieinander. Oberhalb und unterhalb davon weichen sie auseinander und begrenzen das obere und untere pleurafreie Dreieck.

In dem etwas erweiterten, oberen pleurafreien Dreieck, der *Area interpleurica superior*, liegt hinter dem *Manubrium sterni* ganz vorn die *Vena brachiocephalica sinistra*, die von unten eine *Vena thymica* aufgenommen hat. Unterhalb von ihr ist der Aortenbogen und die noch in das Pericard eingehüllte *Pars ascendens aortae* sichtbar.

Zu Resten des Corpus adiposum retrosternale ziehen *Arteriae thymicae*, die meistens direkt von den *Arteriae thoracicae internae* abgehen. Manchmal verbindet sich eine starke Arteria thymica distal mit der *Arteria pericardiacophrenica* in so starkem Umfang, daß sie sogar deren Hauptquelle sein kann.

Im unteren pleurafreien Dreieck, der *Area interpleurica inferior*, liegt das *Perikard*, welches in diesem Bereich durch flächige, nicht allzu feste Ligamente mit dem *Sternum* verbunden war.

Der *Recessus costomediastinalis* endet kaudal an der Stelle, wo er mit dem *Recessus costodiaphragmaticus* und mit dem *Recessus phrenicomediastinalis* zusammentrifft. So wie zwischen dem Pericard und der Pleura mediastinalis stellenweise eine sehr dicke Fettschicht liegen kann, werden bei wohlgenährten Menschen in den *Recessus pleurales* sogar lappenförmige Fettfalten gefunden.

1 Pulmo dexter (Lobus superior)
2 Arteria thoracica interna
3 Incisura jugularis
4 Arteria thymica
5 Pulmo sinister (Lobus superior)
6 Musculus sternocleidomastoideus (Tendo des Caput sternale)
7 Arteria thoracica interna
8 Arcus aortae
9 Pleura costalis (Schnittrand)
10 Thymusrest des Corpus adiposum retrosternale
11 Pulmo sinister (Margo anterior)
12 Rand des Recessus costomediastinalis
13 Pleura mediastinalis
14 Rand des Recessus costomediastinalis
15 Pericardium (Pericardium fibrosum)
16 Pulmo sinister (Fissura obliqua)
17 Lingula pulmonis sinistri
18 Übergang des Recessus costomediastinalis in den Recessus costodiaphragmaticus
19 Pulmo sinister (Lobus inferior)
20 Recessus phrenicomediastinalis
21 Recessus costodiaphragmaticus
22 Diaphragma
23 Musculus rectus abdominis
24 Processus xiphoideus
25 Musculus rectus abdominis
26 Plicae adiposae pleurales des Recessus phrenicomediastinalis
27 Arteria musculophrenica (reseziert)
28 Pulmo dexter (Lobus inferior)
29 Rand des Recessus costomediastinalis
30 Lobus medius pulmonis dextri
31 Pulmo dexter (Margo anterior)
32 Pulmo dexter (Fissura horizontalis)
33 Pars ascendens aortae bedeckt mit Pericardium
34 Pleura costalis (Schnittrand)
35 Vena thymica
36 Arteria thymica
37 Vena brachiocephalica sinistra
38 Manubrium sterni (Schnittfläche)
39 Musculus sternocleidomastoideus (Tendo des Caput sternale)

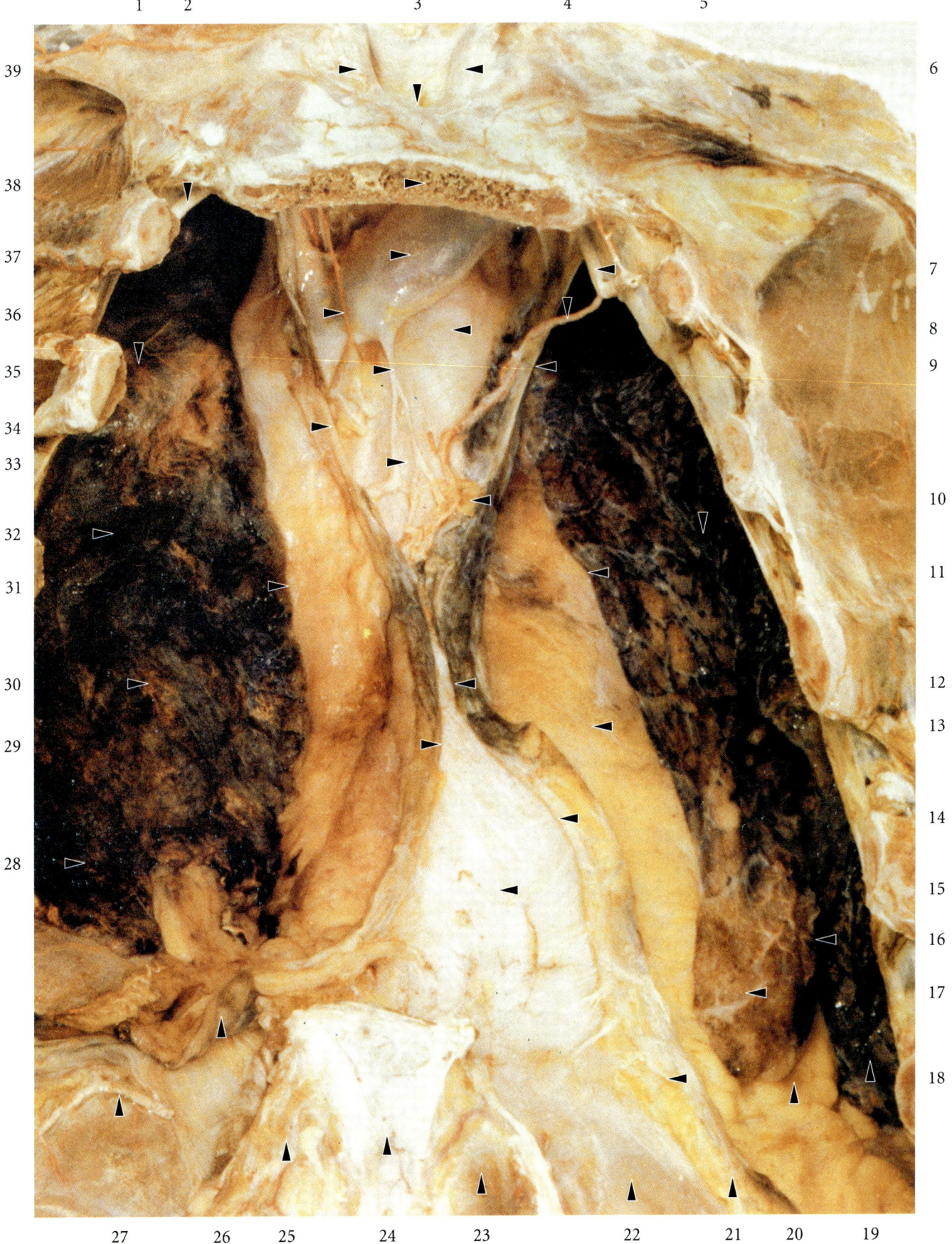

Abbildung 304 **Pulmo dexter**
Aufbau und Einbau

Von dem mit *Pleura mediastinalis* bedeckten *Mediastinum* wurde die *Facies mediastinalis* der rechten Lunge abgehoben und zurückgeschlagen. Dadurch ist der *Lungenstiel* von vorn freigelegt, über den die Pleura parietalis in die Pleura visceralis übergeht.

Die *Pleura parietalis* bedeckt als *Pleura mediastinalis* unten auch das *Perikard*, welches vom rechten Vorhof des Herzens durch eine Falte etwas abgehoben ist. In dem sagittal verlaufenden *Recessus phrenicomediastinalis* wurde ein Stück der mit Fett unterfütterten Pleura reseziert, um die Verankerung des Perikards durch das *Ligamentum phrenicopericardiacum dextrum* (TANDLER) zu zeigen.

Oberhalb des Lungenstiels bedeckt die *Pleura mediastinalis* die *Vena cava superior*, in welche von hinten die sich leicht vorwölbende *Vena azygos* einmündet. Der Eintritt der Vena cava superior in das Perikard ist durch ein größeres subpleurales Fettpolster überlagert.

Der *Lungenstiel*, die *Radix pulmonis*, ist am Eintritt in die Lunge mit zarten Pleura-Adhäsionen versehen, die auf eine stattgefundene zirkumskripte Pleuritis hinweisen.

Die Lunge zeigt die vom Zwerchfell abgehobene *Facies diaphragmatica* und die klaffende *Fissura obliqua* zwischen dem *Lobus inferior* und dem *Lobus medius pulmonis dextri*. Der Lobus inferior beteiligt sich in der Nähe des *Hilum pulmonis* schon an der *Facies mediastinalis* und der Lobus medius in der Nähe des *Margo anterius* an der *Facies diaphragmatica* der Lunge.

Die *Fissura horizontalis*, die den Lobus medius vom Lobus superior trennt, ist wie oft verwachsen. Ein vollständiges Fehlen dieser Fissur kommt vor, ist aber relativ selten.

An der mit *Pleura pulmonalis* überzogenen Lungenoberfläche sind kleine Felder zu sehen, die durch die vorherrschende Einlagerung von anthrakotischem Pigment in die *Septa interlobaria* zu *Lobuli pulmonales* zusammengefaßt werden. Die Lobuli pulmonales beinhalten an der Oberfläche durchschnittlich 5 bis 6 *Acini* und sind selbst ungefähr zwei bis drei Zentimeter breit. Ihre Größe schwankt aber sehr beachtlich. In der Nähe des Margo anterior der Lunge sind sie viel kleiner und gegen deren massiven hinteren Rand hin werden sie viel größer.

1 Lobus medius pulmonis dextri
2 Fissura horizontalis
3 Lobus superior
4 Vena cava superior
  (bedeckt mit Pleura mediastinalis)
5 Vena azygos bedeckt mit Pleura mediastinalis
6 Radix pulmonis
7 Pulmo dexter (Margo anterior)
8 Stratum adiposum subpleurale
9 Acinus (lobi medii)
10 Lobus inferior (Facies mediastinalis)
11 Pericardium (bedeckt mit Pleura mediastinalis)
12 Stratum adiposum subpleurale (Schnittfläche)
13 Pleura mediastinalis (Schnittrand)
14 Ligamentum phrenicopulmonale dextrum
   (TEUTLEBEN)
   [Ligamentum phrenicopericardiacum dextrum
   (TANDLER)]
15 Recessus phrenicomediastinalis
16 Diaphragma (Schnittfläche)
17 Peritoneum parietale
18 Pleura mediastinalis (Schnittrand)
19 Recessus phrenicomediastinalis
20 Pulmo dexter (Margo inferior)
21 Fissura obliqua
22 Lobus medius pulmonis dextri (Facies interlobaris)
23 Pulmo dexter (Margo inferior)
24 Pulmo dexter (Margo inferior)
25 Diaphragma (bedeckt mit Pleura diaphragmatica)
26 Lobus inferior (Facies diaphragmatica)
27 Lobus inferior (Facies interlobaris)
28 Lobus medius pulmonis dextri
   (Facies diaphragmatica)
29 Septa interlobularia

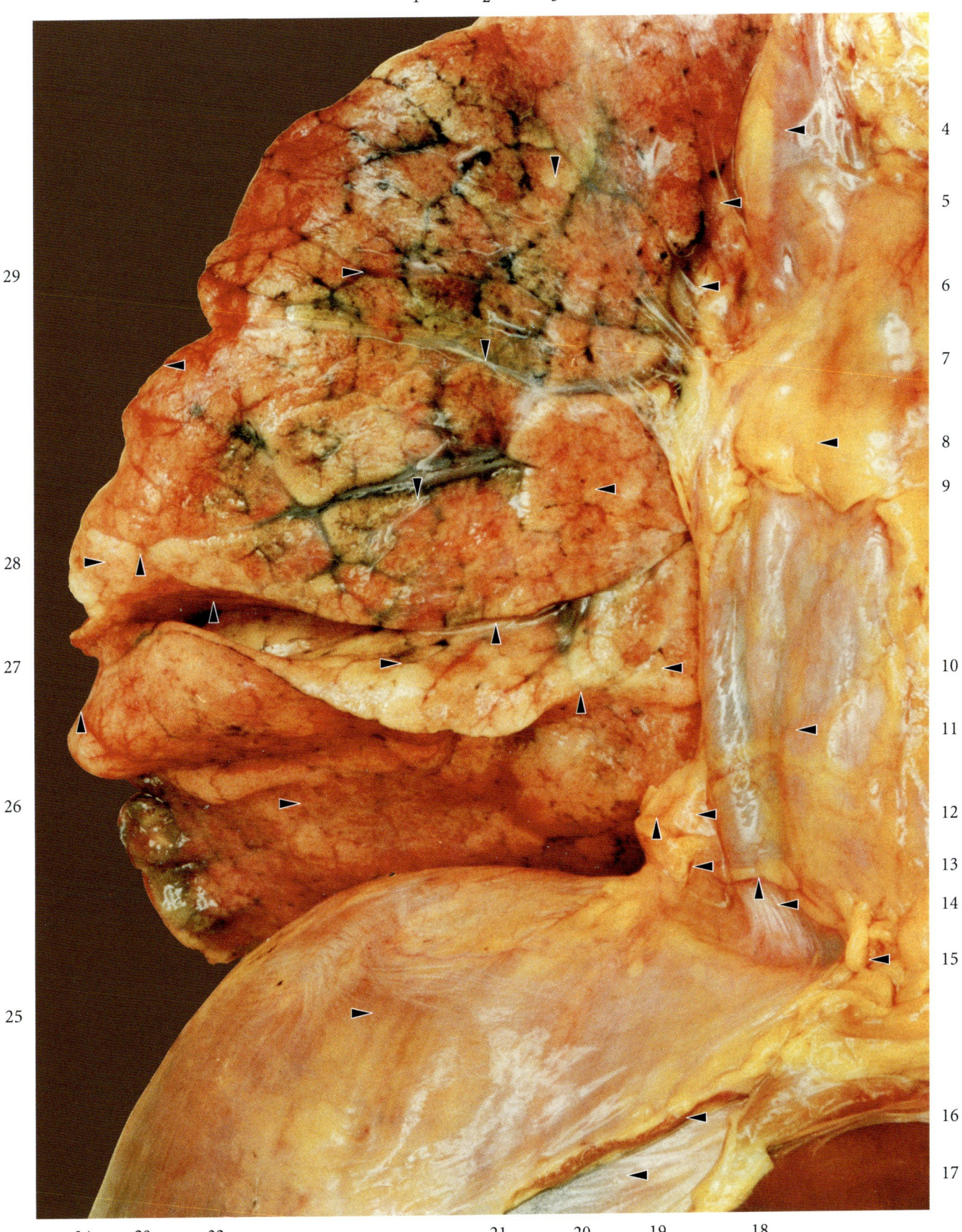

**Abbildung 305 Cavitas thoracis 2
Radix pulmonis 1**

Die Lunge besitzt starke *anthrakotische Einlagerungen*, wie sie meistens bei Rauchern vorkommen. Obwohl die *Fissuren* durch abgelaufene entzündliche Prozesse verwachsen und verschwielt sind, ist der Lungenstiel davon nicht betroffen.

Um den Lungenstiel in situ zu zeigen, wurde die Lunge aus dem eröffneten Thorax hervorgezogen und die durchschnittene *Pleura costalis* durch Fäden weggespannt. Dadurch wurde der *Recessus costomediastinalis* und der *Recessus costodiasphragmaticus* entfaltet.

Aus dem *Recessus phrenicomediastinalis* wurde ein mit Pleura überzogener Fettlappen hervorgezogen, der zwischen die beiden anderen Recessus zu liegen kommt. Oben geht der *Recessus costomediastinalis* in die *Pleurakuppel* über.

Während unter der *Pleura diaphragmatica*, abgesehen von der Nähe ihres Recessus, kein Fettgewebe vorkommt, ist ein solches wiederum zwischen dem *Perikard* und der *Pleura mediastinalis* ziemlich reichlich vorhanden.

Oberhalb des Lungenstiels wird die *Pleura mediastinalis* durch die dicke *Vena azygos* vorgewölbt, und unmittelbar ventral davon zieht der *Nervus phrenicus* am Wulst der *Vena cava*, von Pleura bedeckt, nach abwärts. Ihm nähert sich, ebenfalls ohne Präparation sichtbar, die *Arteria pericardiacophrenica*, mit der er, vor dem Lungenstiel vorbei, seinen Weg zum Zwerchfell zwischen dem *Perciard* und der *Pleura mediastinalis* fortsetzt.

Am Lungenstiel ist ein Wulst zu erkennen, der von der *Vena pulmonalis dextra superior* hervorgerufen wird, und zwischen ihren Ästen ist ein anthrakotisch, schwarz verfärbter Lymphknoten durch die Pleura hindurch zu sehen, der zu den *Nodi lymphoidei bronchopulmonales* gehört.

1 Lobus superior (Facies mediastinalis)
2 Vena azygos (bedeckt mit Pleura mediastinalis)
3 Vena cava superior (bedeckt mit Pleura mediastinalis)
4 Area interpleurica superior
5 Arteria thymica
6 Pulmo sinister (Lobus superior)
7 Musculus sternocleidomastoideus
8 Arteria thoracica interna
9 Pleura costalis (Schnittrand)
10 Nervus phrenicus (bedeckt mit Pleura mediastinalis)
11 Arteria pericardiacophrenica bedeckt mit Pleura mediastinalis
12 Pleura costalis (Schnittrand)
13 Recessus costomediastinalis
14 Vena pulmonalis dextra superior in der Radix pulmonis
15 Pleura mediastinalis
16 Recessus costomediastinalis
17 Pleura costalis (Schnittrand)
18 Plica adiposa pleuralis des Recessus phrenicomediastinalis
19 Recessus costodiaphragmaticus
20 Musculus rectus abdominis (Schnittrand)
21 Pleura costalis (Schnittrand)
22 Recessus costodiaphragmaticus
23 Diaphragma (Schnittfläche des Rippenansatzes)
24 Musculi intercostales (Schnittfläche)
25 Musculus obliquus externus abdominis (Schnittfläche)
26 Plica adiposa pleuralis des Recessus costodiaphragmaticus
27 Diaphragma (bedeckt mit Pleura diaphragmatica)
28 Fissura obliqua (schwielige Verwachsung)
29 Lobus inferior
30 Lobus medius pulmonis dextri
31 Hilum pulmonis
32 Pulmo dexter (Margo anterior)
33 Manubrium sterni (Schnittfläche)
34 Musculus sternocleidomastoideus

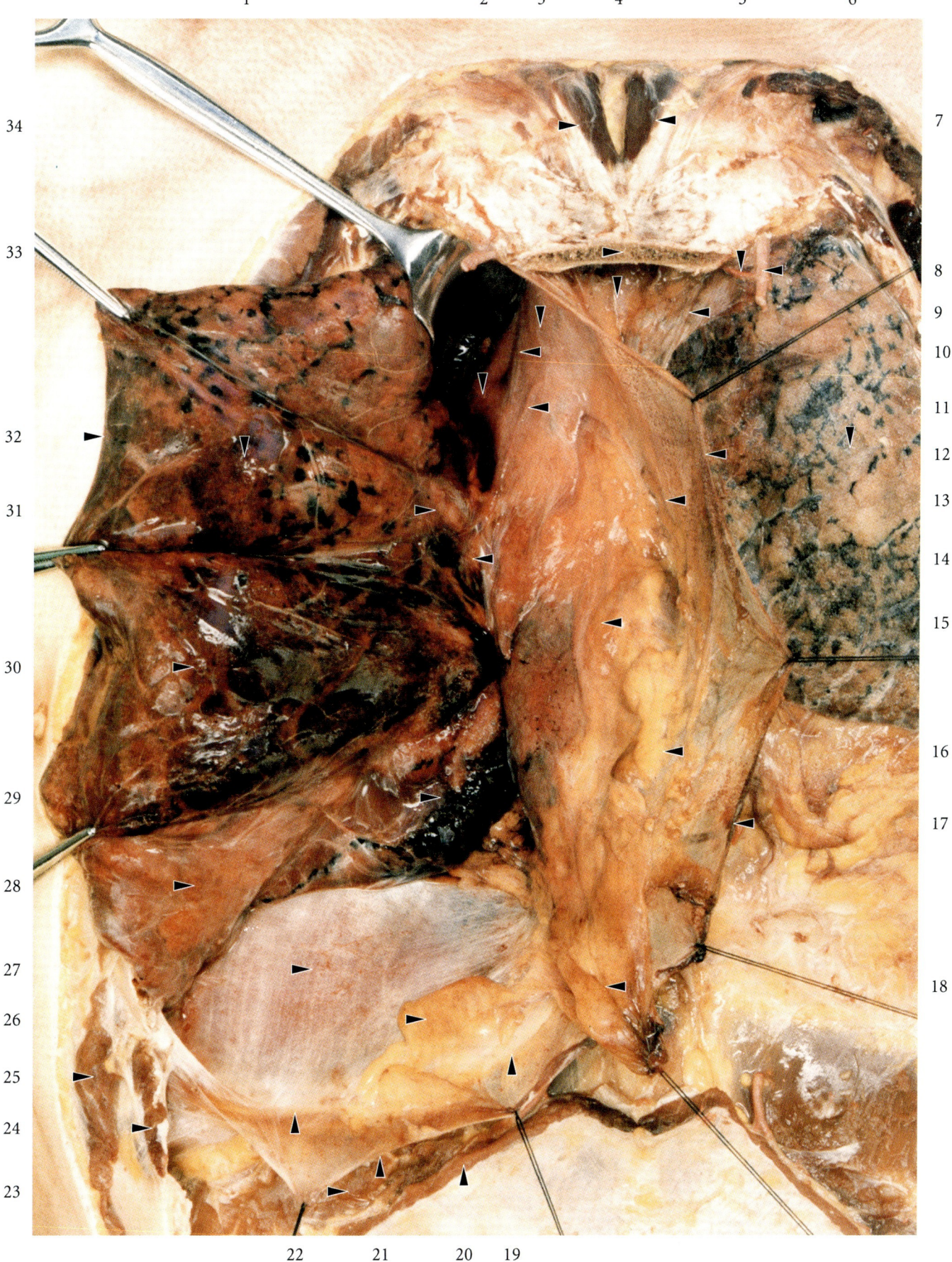

**Abbildung 306   Cavitas thoracis 3
Radix pulmonis 2
Venae pulmonales**

Nach der Entfernung der Pleura vom rechten Lungenstiel erscheint zuerst die *Vena pulmonalis dextra superior*, weil sie am weitesten vorn liegt. Oberhalb von ihr und deutlich tiefer liegt die *Arteria pulmonalis dextra*, die den Bronchus dexter verdeckt.

Die Gefäße spalten sich am *Hilum pulmonis* schon in ihre Äste auf, die sich durch Abdrängen des Lungengewebes sehr leicht ein Stück weit in die Lunge verfolgen lassen.

Den Venen des Lungenstiels kommt eine ganz besondere Bedeutung zu, weil sie der Weg zu den Intersegmentalvenen sind, die bei operativen Eingriffen an der Lunge eine wichtige Rolle spielen. Es ist beim Umfang dieses Atlasses nicht möglich, die intrapulmonale Topographie abzuhandeln, aber der Weg zu ihr führt über die Gebilde des Lungenstiels.

Jede Lunge läßt sich in 10 Segmente aufteilen, die *bronchovaskuläre Einheiten* bilden oder isolierte bronchovaskuläre Einheiten sind. Im *Zentrum* eines *Segmentes* liegt ein Segmentbronchus und eine Segmentarterie, während der venöse Abfluß abgesehen von den intrasegmentalen Venen unersetzbar über die Peripherie des Segmentes erfolgt und damit zwischen den Segmenten liegt. Die dort befindlichen *Venae intersegmentales* sind zugleich wichtige Leitgebilde bei der Aufsuchung der Intersegmentalebene.

Der obere Stamm der *Vena pulmonalis dextra superior* läßt den *Vena/Ramus apicalis* (V 1) nach oben und den *Vena/Ramus anterior* (V 3) nach vorn abgehen. Beide Venen/Rami können auch getrennt entspringen.

Aus der *Vena V 3* geht die Pars intersegmentalis hervor, die zwischen dem anterioren Segment des Oberlappens und dem lateralen Segment des Mittellappens liegt. Sie bildet daher eine wichtige Vene, die zur Aufsuchung der Trennungsebene bei Verwachsung des Mittellappens mit dem Oberlappen dient.

Deutlich nach hinten geht von der Vena pulmonalis dextra superior der *Vena/Ramus posterior* (V 2), der sich mit seiner Pars infralobaris zwischen dem posterioren Segment des Oberlappens und dem apikalen Segment des Unterlappens befindet.

Der *Vena/Ramus lobi medii* (V 4, 5) geht mit einer Pars lateralis und einer Pars medialis zu den beiden Segmenten des Mittellappens.

Unterhalb davon ist in der Tiefe die *Vena pulmonalis dextra inferior* zu sehen, die in das Hilum des Unterlappens eindringt.

1   Musculus pectoralis major (Schnittfläche)
2   Musculus pectoralis minor (Schnittfläche)
3   Costa II (Schnittfläche)
4   Hilum pulmonis
5   Nodus lymphoideus tracheobronchialis superior
6   Arteria thoracica interna
7   Vena cava superior
8   Area interpleurica superior
9   Pleura costalis (Schnittrand)
10 Pulmo dexter (Lobus superior)
11 Arteria thoracica interna
12 Arteria pericardiacophrenica
13 Nervus phrenicus
14 Nodus lymphoideus mediastinalis anterior
15 Arteria pulmonalis dextra
16 Nodi lymphoidei tracheobronchiales inferiores
17 Pleura mediastinalis (Schnittrand)
18 Recessus costomediastinalis
19 Vena pulmonalis dextra inferior
20 Pleura costalis (Schnittrand)
21 Musculus rectus abdominis (Schnittfläche)
22 Plica adiposa pleuralis
    des Recessus phrenicomediastinalis
23 Recessus phrenicomediastinalis
24 Plica adiposa
    des Recessus costodiaphragmaticus
25 Pleura costalis (Schnittrand)
26 Recessus costodiaphragmaticus
27 Arcus costalis (Schnittfläche)
28 Diaphragma (Schnittfläche des Rippenansatzes)
29 Musculus obliquus externus abdominis
30 Diaphragma (bedeckt mit Pleura diaphragmatica)
31 Lobus inferior
32 Lobus medius pulmonis dextri
33 Vena pulmonalis dextra superior
    (Vena/Ramus lobi medii)
34 Vena pulmonalis dextra superior
    (Vena/Ramus posterior)
35 Vena pulmonalis dextra superior
    (Vena/Ramus anterior)
36 Vena pulmonalis dextra superior
    (Vena/Ramus apicalis)
37 Vena azygos
38 Nodi lymphoidei tracheobronchiales superiores
39 Manubrium sterni (Schnittfläche)

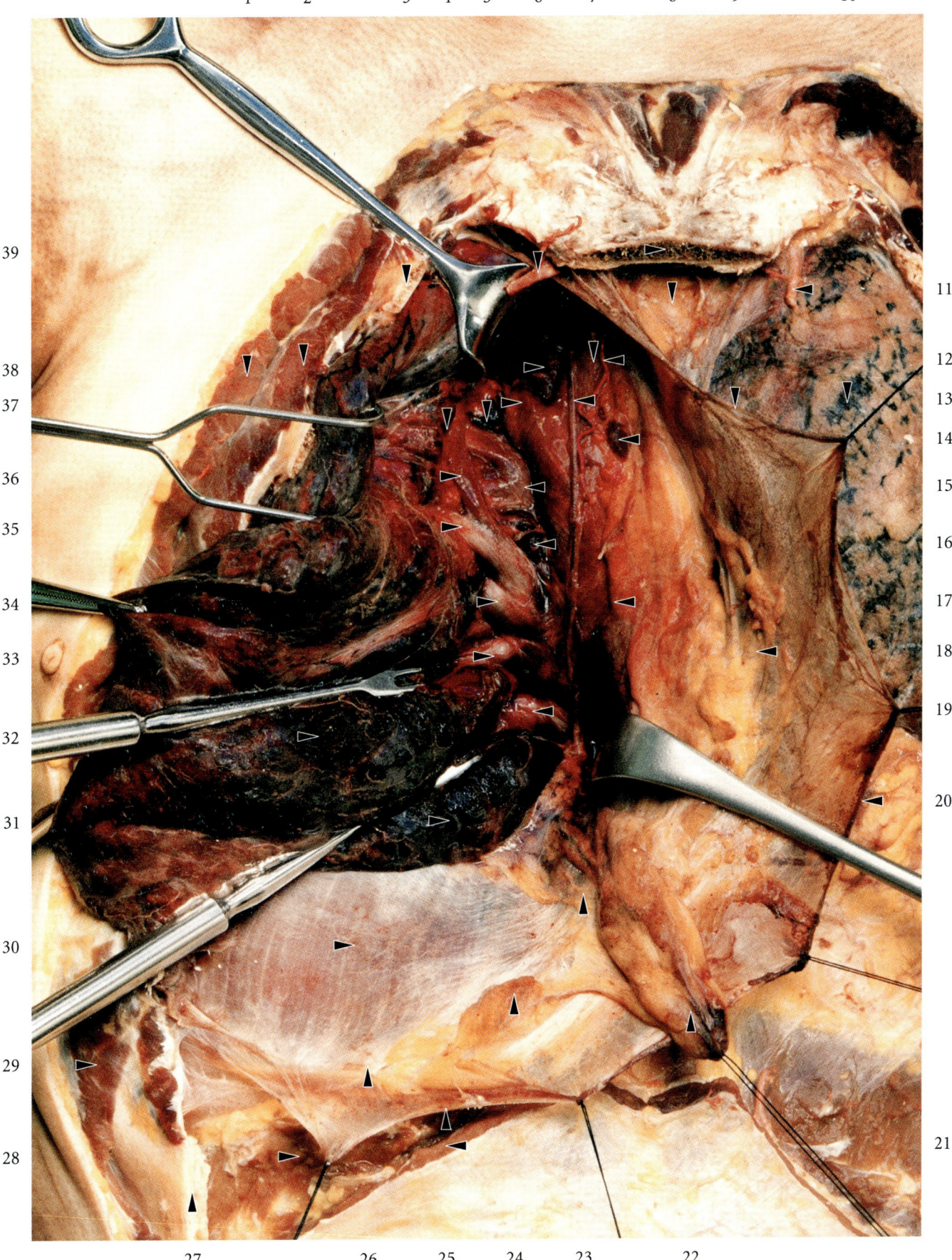

Abbildung 307   **Cavitas thoracis 4**
Radix pulmonis 3
Arteria pulmonalis – Bronchus
Nodi lymphoidei

Durch die stärkere Isolierung der Gefäße wird am oberen Rand des Lungenstiels der *Bronchus dexter* mit seinem Abgang des *Bronchus lobaris superior* hinter der *Arteria pulmonalis* zur Ansicht gebracht.

Die *Arteria pulmonalis dextra* gibt vor dem *Bronchus lobaris superior* einen starken Gefäßstamm zum Oberlappen ab, der auch *Truncus anterior* der Arteria pulmonalis dextra genannt wird. Er versorgt meistens das *Segmentum anterius* und das *Segmentum apicale*. Nur selten übernimmt er alle drei Segmente des Oberlappens durch eine Trifurcatio.

Der *Hauptstamm* des Gefäßes kreuzt den Bronchus ventral und begleitet den Hauptbronchus dann an dessen lateraler Seite. Dieser Teil des Gefäßes wird als *Pars interlobaris* bezeichnet, weil er zwischen den Lappen von der *Fissura obliqua* aus direkt erreichbar ist. Von dieser Strecke gehen alle Segmentarterien für den Mittel- und Unterlappen aus sowie die sogenannten aszendierenden Arterien der Segmente oder Segmentteile des Oberlappens, die durch den Truncus anterior noch nicht versorgt wurden.

Oberhalb des Bronchus dexter sind mehrere *Nodi lymphoidei tracheobronchiales superiores* zu sehen, von denen eine Knotengruppe bereits seitlich an der *Trachea* hinter dem *Nervus phrenicus* liegt.

Unterhalb der Arteria pulmonalis kommen die *Nodi lymphoidei tracheobronchales inferiores* zum Vorschein, die sich hinter dem *Perikard* über die *Bifurcatio tracheae* bis zur anderen Seite fortsetzen.

Ein Streifen der *Pleura mediastinalis* wurde über dem *Nervus phrenicus* und der *Arteria pericardiacophrenica* bis zum Zwerchfell entfernt, so daß die *Vena cava superior* mit der einmündenden *Vena azygos* und das *Perikard* freigelegt wurden. Im *Mediastinum* sind dadurch weitere Lymphknoten zur Darstellung gekommen. Von diesen *Nodi lymphoidei mediastinales anteriores* werden die unteren lagegemäß *Nodi lymphoidei pericardiaci laterales* genannt.

1 Musculus pectoralis major (Schnittfläche)
2 Musculus pectoralis minor (Schnittfläche)
3 Pulmo dexter (Lobus superior)
4 Vena pumonalis dextra superior
   (Vena/Ramus apicalis)
5 Arteria pulmonalis dextra (Truncus anterior)
6 Bronchus principalis dexter
7 Nodi lymphoidei tracheobronchiales superiores
8 Vena cava superior
9 Nodus lymphoideus mediastinalis anterior
10 Recessus costomediastinalis
11 Pleura costalis (Schnittrand)
12 Manubrium sterni (Schnittfläche)
13 Nervus phrenicus und Arteria pericardiacophrenica
14 Vena azygos
15 Nodus lymphoideus tracheobronchialis superior
16 Arteria pulmonalis dextra
17 Nodi lymphoidei tracheobronchiales inferiores
18 Pleura mediastinalis (Schnittrand)
19 Nodi lymphoidei pericardiaci laterales
20 Nodus lymphoideus pericardiacus lateralis
21 Pleura mediastinalis (Schnittrand)
22 Pericardium
23 Recessus phrenicomediastinalis
24 Plica adiposa pleuralis
    des Recessus phrenicomediastinalis
25 Pleura costalis (Schnittrand)
26 Recessus costodiaphragmaticus
27 Diaphragma (bedeckt mit Pleura diaphragmatica)
28 Fissura obliqua (schwielige Verwachsung)
29 Lobus medius pulmonis dextri
30 Vena pulmonalis dextra superior
    (Vena/Ramus lobi medii)
31 Vena pulmonalis dextra superior
    (Vena/Ramus posterior)
32 Vena pulmonalis dextra superior
    (Vena/Ramus anterior)
33 Nodi lymphoidei bronchopulmonales
34 Nodi lymphoidei tracheobronchiales superiores
35 Nodus lymphoideus arcus venae azygos
36 Nodi lymphoidei paratracheales
37 Arteria thoracica interna

615

**Abbildung 308 Pulmo sinister
Aufbau und Einbau**

Von dem mit *Pleura mediastinalis* bedeckten *Mediastinum* wurde die *Facies mediastinalis* der linken Lunge abgehoben und zurückgeschlagen, dadurch ist der *Lungenstiel* von vorn freigelegt, über den die *Pleura parietalis* in die *Pleura visceralis* übergeht.

Die *Pleura parietalis* bedeckt als *Pleura mediastinalis* das *Perikard* und geht unten am Zwerchfell in einem sagittalen Graben, dem *Recessus phrenicomediastinalis*, in die *Pleura diaphragmatica* über.

Zwischen dem Perikard und der Pleura gibt es bei wohlgenährten Menschen große Fettansammlungen, die den *Nervus phrenicus* bis zum Zwerchfell begleiten und dort mit einem Fettlappen zusammenhängen, der vorn in den *Recessus phrenicomediastinalis* hineinragt.

Am oberen Ende des Perikards erstreckt sich das subpleurale Fettgewebe mit dem Lungenstiel bis zum *Hilum* der Lunge und hängt medial mit dem Fettlager zusammen, das bei der Rückbildung des Thymus auftritt und *Corpus adiposum retrosternale* genannt wird.

Die Lunge ist mit dem Mediastinum durch die massive *Radix pulmonis*, dem *Lungenstiel*, verbunden, in dem die großen Gefäße und der Bronchus liegen. Dieser Stiel wird nach unten durch eine dünne, transparente Serosaduplikatur bis zum Zwerchfell fortgesetzt, die *Ligamentum pulmonale* genannt wird. Sie wurzelt im Mediastinum unmittelbar hinter dem Perikard.

Die linke Lunge besteht aus zwei Lappen, dem *Lobus superior* und dem *Lobus inferior*. Sie werden beide durch die *Fissura obliqua* getrennt. Zum Lobus superior gehört die *Lingula*, die sich meistens, wie auch hier, durch eine kleine Inzisur vom Rest des Oberlappens, dem *Culmen pulmonis sinistri*, absetzt.

Die *Lingula* entspricht bis zu einem gewissen Grad dem Mittellappen der rechten Lunge und kann, wenn auch sehr selten, durch eine Fissur vollkommen abgespalten sein. Sie besteht aus einem oberen und einem unteren Segment, was am vorliegenden Präparat durch eine Furche angedeutet ist.

1 Anastomose zwischen Arteria thymica und Arteria pericardiacophrenica
2 Radix pulmonis (oberer Rand)
3 Radix pulmonis (unterer Rand)
4 Lobus superior
5 [Incisura marginis anterioris] am oberen Ende der Incisura cardiaca pulmonis sinistri
6 Pulmo sinister (Margo anterior)
7 Apex pulmonis
8 Septa interlobularia
9 Radix pulmonis
10 Septum intersegmentale zwischen Segmentum anterius (lobi superioris) und Segmentum lingulare superius
11 Ligamentum pulmonale (Ansatz am Lobus superior)
12 Pulmo sinister (Margo anterior)
13 Ligamentum pulmonale (Ansatz am Lobus inferior)
14 Lobus inferior (Facies interlobaris)
15 Ligamentum pulmonale (freier Rand)
16 Lingula pulmonis sinistri (Facies diaphragmatica)
17 Lingula pulmonis sinistri (Facies mediastinalis)
18 Fissura obliqua
19 Lobus inferior (Facies diaphragmatica)
20 Segmentum lingulare superius und Segmentum lingulare inferius
21 Lobus inferior (Facies mediastinalis)
22 Diaphragma bedeckt mit Pleura diaphragmatica
23 Ligamentum pulmonale
24 Plicae adiposae pleurales im Recessus phrenicomediastinalis
25 Recessus phrenicomediastinalis
26 Pericardium bedeckt mit Pleura mediastinalis
27 Ventriculus sinister bedeckt mit Pericardium und Pleura mediastinalis
28 Nervus phrenicus bedeckt mit Pleura mediastinalis
29 Pleura mediastinalis
30 Nervus phrenicus und Vasa pericardiacophrenica (bedeckt mit Pleura mediastinalis)
31 Vasa thymica (bedeckt mit Pleura mediastinalis)
32 Nodus lymphoideus tracheobronchialis mit Pleura bedeckt
33 Pleura mediastinalis am Übergang zur Cupula pleurae (Schnittrand)

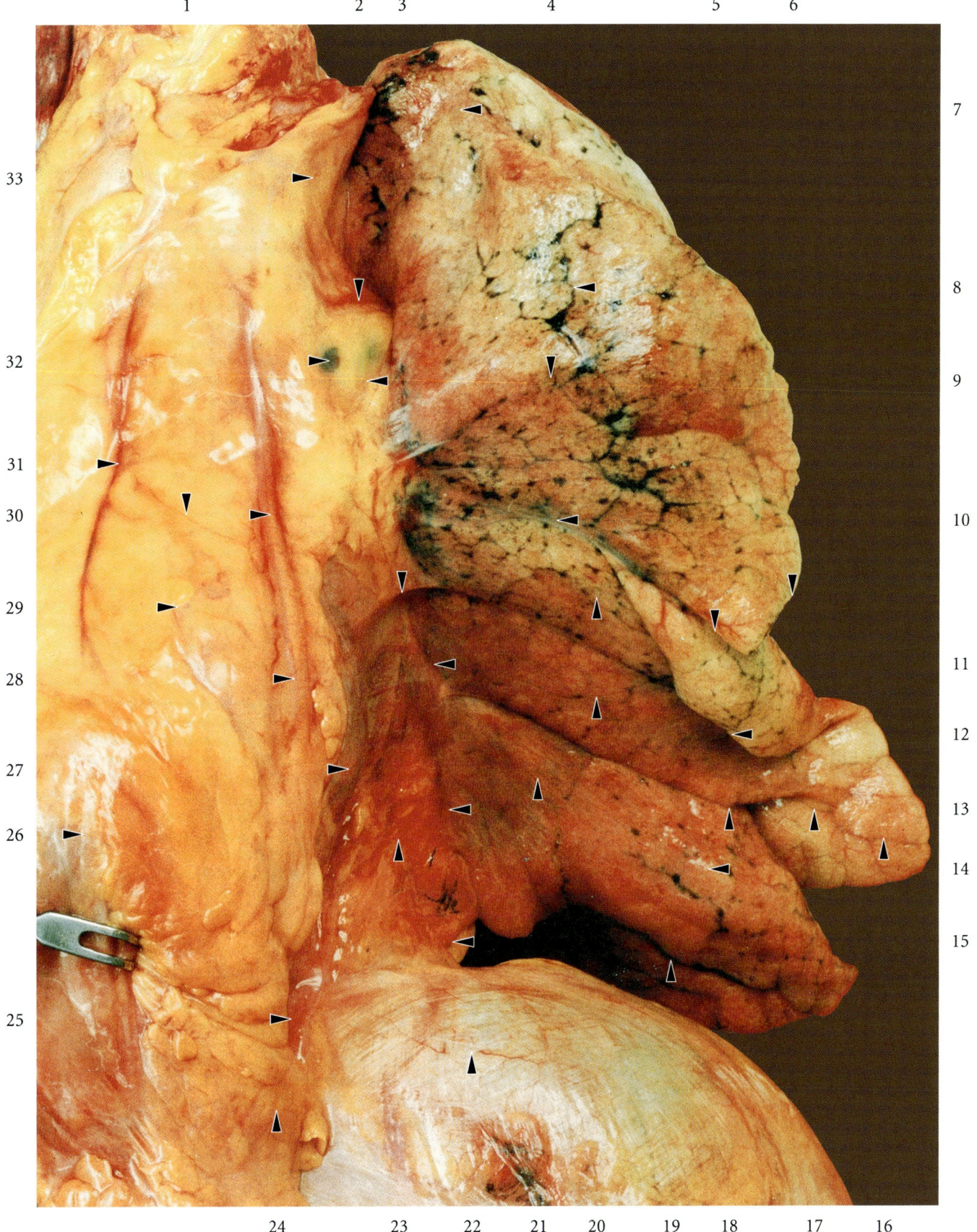

**Abbildung 309 Cavitas thoracis 5
Radix pulmonis 4**

Der Lungenstiel und seine Umgebung hat bei verschiedenen Menschen ein ganz unterschiedliches *Aussehen*, je nachdem, welchen *Fettreichtum* ein Mensch besitzt oder welchen Belastungen mit *Kohlenstaub* seine Lungen ausgesetzt waren. Auch verändern irgendwelche *entzündliche Prozesse* den Lungenstiel und die Lunge durch Verschwielungen und Verwachsungen so nachhaltig, daß ihr Erscheinungsbild von der Idealform, wenn es eine solche überhaupt gibt, stark abweicht.

Solche Veränderungen sind so allgemein, daß es schwer ist, bei älteren Menschen einen völlig intakten Brustsitus zu finden. Damit gehören solche Veränderungen nicht mehr allein in den Bereich der Pathologie, die sich konkret damit ja auch nicht befassen will, sondern auf Grund ihres allgemeinen Auftretens bereits in den Bereich der Anatomie.

Auch die Anordnung der *Lymphknoten* trägt zusätzlich zur Vielgestaltigkeit dieser Region bei, so daß einige wenige Beispiele, die sich voneinander recht wesentlich unterscheiden, hier beigebracht werden sollen.

Die *vorliegende Abbildung* zeigt eine mittlere *Anthrakose* mit einer mäßigen Verschwielung des Lungenstiels und schwieligen Ausstrahlungen über den oberflächlicheren Gefäßen.

Der relativ geringe Fettreichtum des Verstorbenen läßt den *Nervus phrenicus* mit seinen begleitenden Gefäßen ohne Präparation durch die *Pleura mediastinalis* hindurch sichtbar werden.

Der zurückgefallene Streifen der *Pleura costalis* markiert den *Recessus costomediastinalis*, der unten in einen lappigen Fettkomplex am Übergang in den *Recessus costodiaphragmaticus* übergeht, wohin sich auch der *Recessus phrenicomediastinalis* von hinten her begibt.

Während die rechte Lunge mit ihrem Margo anterior noch im *Recessus costomediastinalis* liegt, wurde die linke, stärker kollabierte Lunge vom *Mediastinum* und dem *Zwerchfell* zurückgeschlagen.

1 Lobus medius pulmonis dextri (Facies interlobaris)
2 Lobus superior
3 Sternum (Incisura jugularis)
4 Articulatio sternoclavicularis
5 Vena brachiocephalica sinistra
6 Arteria thoracica interna (Schnittfläche)
7 Pleura mediastinalis
8 Pulmo sinister (S I des Segmentum apicoposterius)
9 Pulmo sinister (S II des Segmentum apicoposterius)
10 Pulmo sinister (Segmentum anterius)
11 Arteria pericardiacophrenica
    mit Pleura mediastinalis bedeckt
12 Arteria thymica
13 Nervus phrenicus mit Pleura mediastinalis bedeckt
14 Recessus costomediastinalis
15 Nodus lymphoideus tracheobronchialis
    (laterale Gruppe – mit Pleura mediastinalis bedeckt)
16 Vena pericardiacophrenica
    mit Pleura mediastinalis bedeckt
17 Radix pulmonis (verschwielt)
18 Pulmo sinister (Segmenta lingularia)
19 Fissura obliqua
20 Pulmo sinister (Lobus inferior)
21 Arteria pericardiacophrenica
22 Diaphragma mit Pleura diaphragmatica bedeckt
23 Recessus costodiaphragmaticus
    mit Plicae adiposae pleurales
24 Recessus phrenicomediastinalis
    mit Plicae adiposae pleurales
25 Vereinigungsstelle
    der Recessus phrenicomediastinalis,
    costomediastinalis und costodiaphragmaticus
    mit Plicae adiposae pleurales
26 Plica adiposa pleuralis
    im Recessus costomediastinalis
27 Sehniger Ursprungsstreifen
    des Musculus transversus abdominis
    und des Diaphragma an der Innenseite
    des siebenten Rippenknorpels
28 Lobus medius pulmonis dextri
29 Processus xiphoideus mit Bandapparat
30 Pericardium
31 Recessus costomediastinalis
32 Recessus costomediastinalis
33 Fissura horizontalis
34 Thymus (Restkörper)
35 Pleura mediastinalis
36 Vena thymica und Thymus (Restkörper)
37 Arcus aortae
38 Arteria thymica
39 Arteria pericardiacophrenica
40 Manubrium sterni (Schnittfläche)

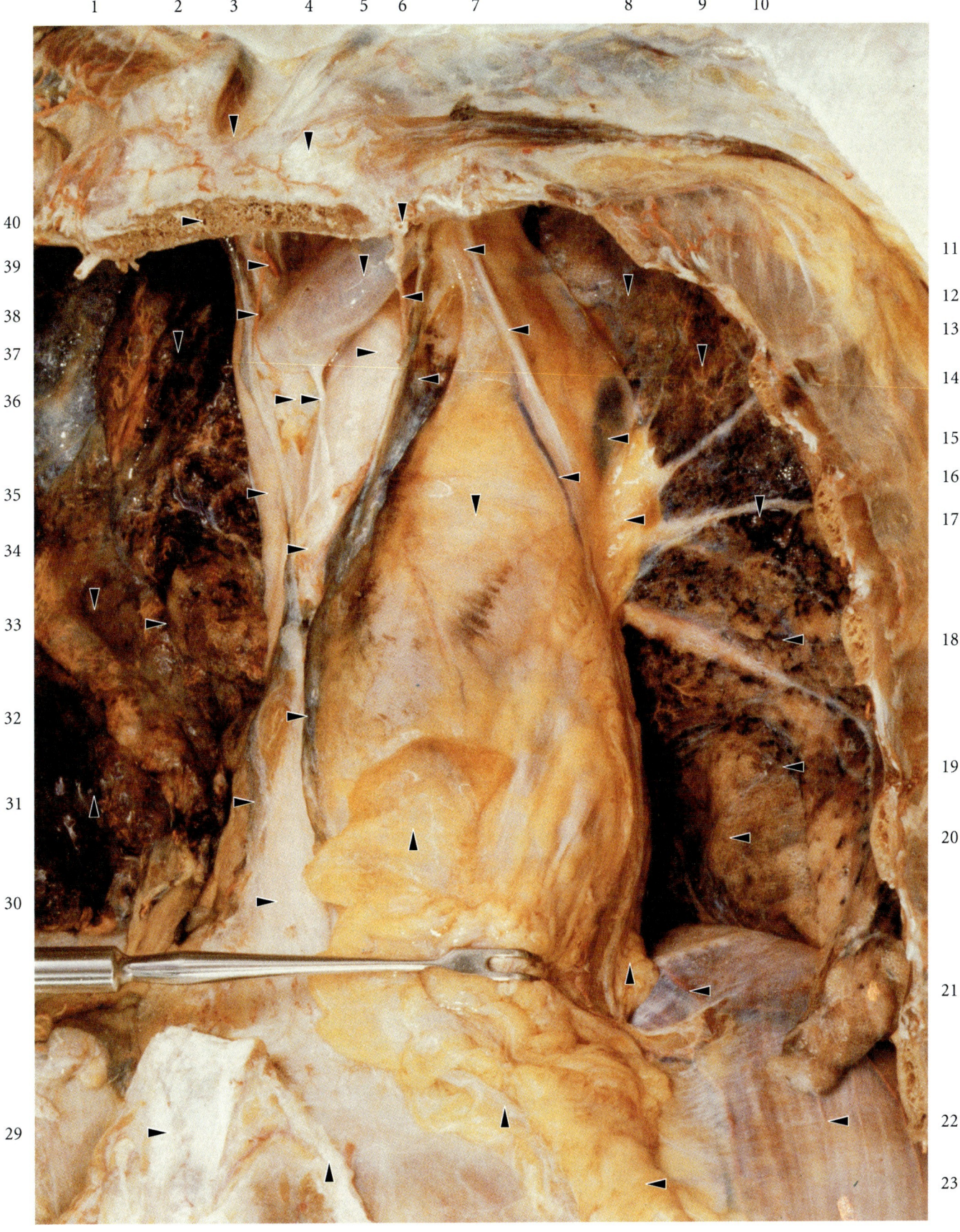

Abbildung 310   Cavitas thoracis 6
   Radix pulmonis 5
   Venae pulmonales
   Mediastinum superius

Dorsal von der Falte des *Nervus phrenicus* wurde die *Pleura* bis zum *Hilum pulmonis* entfernt und die *Vena pulmonalis sinistra superior* im Lungenstiel auspräpariert. Oberhalb der Vene befindet sich der Wulst der *Arteria pulmonalis sinistra*, an dem anthrakotische Lymphknoten angelagert sind, und ventral von diesem Drüsenkomplex ist das freigelegte *Perikard* zu sehen.

Die *Vena pulmonalis sinistra superior* zerfällt sofort nach ihrem Austritt aus dem Perikard in drei große Äste, die ein Stück weit scharf in das leicht verschwielte Hilum pulmonis hinein verfolgt wurden.

Der obere Ast, der *Vena/Ramus apicoposterior (V 1 + 2)*, teilt sich im Lungenparenchym in einen apikalen Ast (V 1) und einen posterioren Ast (V 2), die jeweils in eine Pars intra- und intersegmentalis zerfallen.

Der mittlere Ast, der *Vena/Ramus anterior (V 3)*, bildet neben seiner Pars intrasegmentalis für das Segmentum anterius eine *Pars intersegmentalis* zwischen dem Segmentum anterius (S 3) und dem Segmentum lingulare superius (S 4) und somit eine Intersegmentalvene zwischen dem Culmen und der Lingula. Die Aufteilung des mittleren Astes erfolgt ganz in der Nähe seines Beginn, und seine Teiläste können von den benachbarten Ästen übernommen werden. Der obere Teilast, die Pars intrasegmentalis, hat sich am vorliegenden Präparat mit dem Vena/Ramus apicoposterior vereinigt.

Der untere Ast, der *Vena/Ramus lingularis (V 4 + 5)* versorgt mit seiner Pars superior (V 4) und Pars inferior (V 5) die Lingulasegemente.

Im freigelegten *Mediastinum superius* ist an dem Wulst des *Arcus aortae* die unterlegte *Vena hemiazygos* zu sehen, die zwischen dem *Nervus vagus* und *Nervus phrenicus* zur *Vena brachiocephalica sinistra* zieht.

Die anthrakotische Lymphknotengruppe an der Arteria pulmonalis und Aorta gehört zu den *Nodi lymphoidei tracheobronchiales superiores*. Sie liegt an einer wichtigen Teilungsstelle von zwei Abflußwegen, welche die Aorta umfassen. Der mediale gelangt zur Trachea, und der laterale führt zur MOSTschen Drüsenkette, die als *Truncus mediastinalis anterior* ihren Abfluß zum linken Venenwinkel findet.

1   Arteria thoracica interna
2   Manubrium sterni (Schnittfläche)
3   Recessus costomediastinalis
4   Vena brachiocephalica sinistra
5   Arteria thoracica interna
6   Pleura mediastinalis (Schnittrand)
7   Vena hemiazygos accessoria
8   Arteria pulmonalis sinistra
9   Pulmo sinister (Segmentum apicoposterius)
10 Pulmo sinister (Segmentum anterius)
11 Nervus vagus
12 Vena mediastinalis
13 Nervus phrenicus
14 Nodi lymphoidei tracheobronchiales
    (laterale Gruppe)
15 Vena pulmonalis sinistra superior
    (Vena/Ramus apicoposterior)
16 Vena pulmonalis sinistra superior
    (Vena/Ramus anterior)
17 Vena pulmonalis sinistra superior
    (Vena/Ramus lingularis)
18 Pleura mediastinalis
19 Fissura obliqua
20 Pulmo sinister (Lobus inferior)
21 Nervus phrenicus
22 Diaphragma mit Pleura diaphragmatica bedeckt
23 Plica adiposa pleuralis
    im Recessus costodiaphragmaticus
24 Pulmo sinister
    (Segmenta lingularia superius und inferius)
25 Pleura diaphragmatica
    im Recessus costodiaphragmaticus
26 Plica adiposa pleuralis
    im Recessus phrenicomediastinalis (Schnittrand)
27 Pleura costalis
    im Recessus costodiaphragmaticus
28 Sehniger Ursprungsstreifen
    des Musculus transversus abdominis
    und des Diaphragma
    an der Innenseite des siebten Rippenknorpels
29 Arteria musculophrenica
30 Musculus tansversus abdominis
31 Synchondrosis xiphosternalis
32 Plica adiposa pleuralis
    im Recessus costomediastinalis
33 Pericardium
34 Recessus costomediastinalis
35 Auricula sinistra (bedeckt mit Pericardium)
36 Truncus pulmonalis (bedeckt mit Pericardium)
37 Vena pericardiacophrenica
38 Vena thymica
39 Arcus aortae
    (bedeckt mit subpleuralem Bindegewebe)
40 Arteria thymica
41 Arteria pericardiacophrenica
42 Musculus sternocleidomastoideus
    (Tendo des Caput sternale)

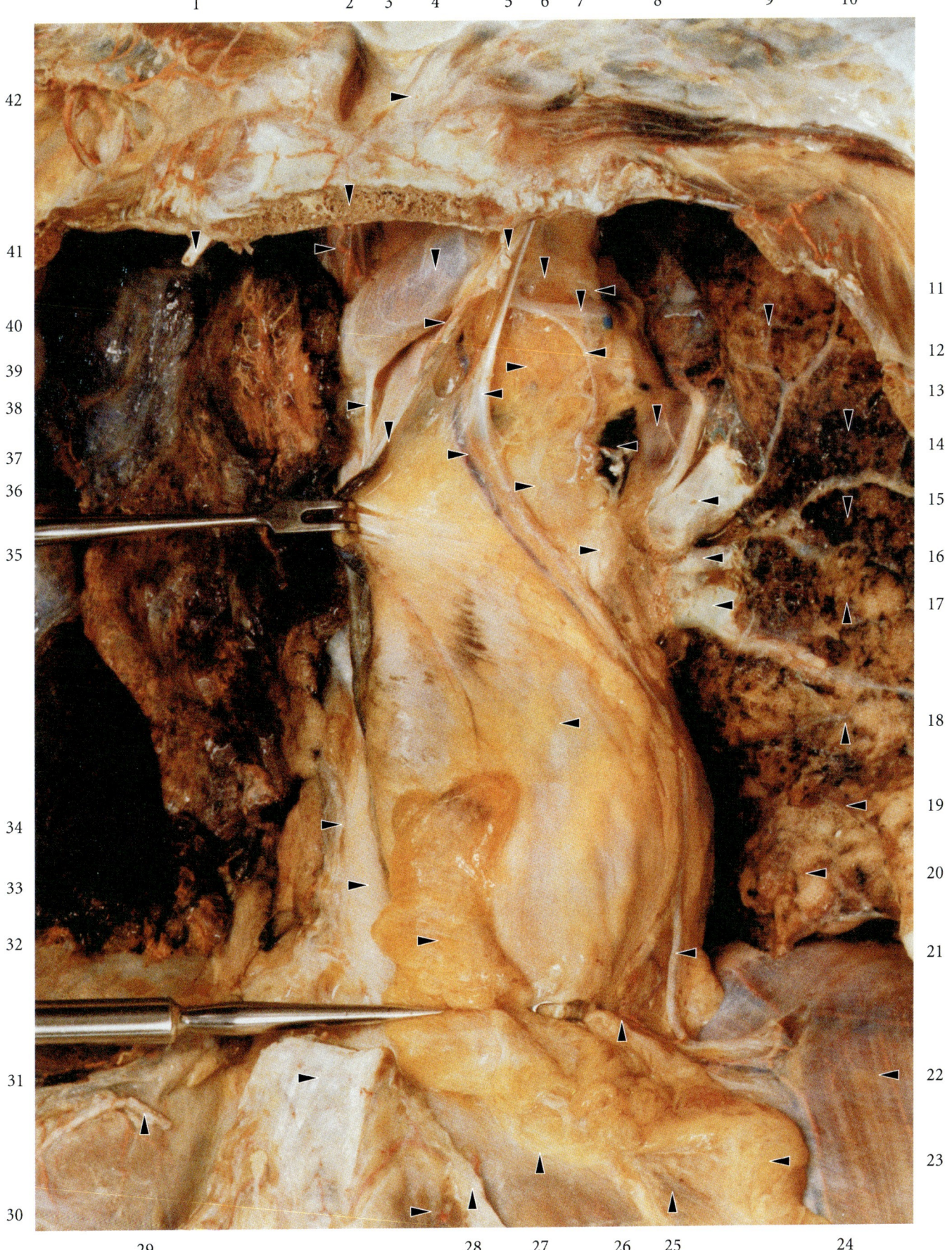

Abbildung 311   Cavitas thoracis 7
Radix pulmonis 6
Venae pulmonales
Nodi lymphoidei

Im Gegensatz zu der vorhergehenden zeigt diese Abbildung ein Zustandsbild bei einer schweren *Anthrakose* der Lunge, wie sie meistens bei Rauchern auftritt.

Von der *Radix pulmonis* sowie dem anschließenden *Mediastinum* wurde die *Pleura* entfernt, und die dort schon durch die Pleura hindurch sichtbaren stark anthrakotisch veränderten Lymphknoten wurden auspräpariert. Sie sind der *Arteria pulmonalis* und der *Aorta* angelagert und bilden eine *laterale Gruppe* der *Nodi lymphoidei tracheobronchiales superiores*, die mit der am Bronchus und der Trachea gelegenen medialen Gruppe über den unteren Rand der *Arteria pulmonalis sinistra* zusammenhängt. Sie bilden aber auch lateral von der Aorta einen eigenen Abflußweg, der als Mostsche Drüsenkette unter der Pleura nach oben zieht und über den *Truncus mediastinalis anterior* zum linken Venenwinkel gelangt.

Obwohl die Lunge schwere Veränderungen wie eine schwielige Verwachsung der *Fissura obliqua* zeigt, ist der Lungenstiel von einer Verschwielung frei geblieben. Das Lungengewebe hat sich stumpf entlang der Äste der *Vena pulmonalis sinistra superior* wie an einer ganz normalen Lunge leicht zurückpräparieren lassen. Es sind in diesem Fall nur zwei Äste aufgetreten. Der obere Ast ist nach wie vor der *Vena/Ramus apicoposterior,* und der untere Ast ist aus der relativ seltenen Vereinigung des *Vena/Ramus anterior* und des *Vena/Ramus lingularis* entstanden. Öfter vereinigt sich der Vena/Ramus anterior mit dem Vena/Ramus apicoposterior.

Das Herz mit seinem *Perikard* wurde in der Gegend der Auricula sinistra nach medial abgedrängt, um den Austritt der *Vena pulmonalis sinistra superior* sichtbar zu machen.

Die im *Mediastinum superius* verbliebene *Pleura mediastinalis* ist mit einem Haken nach medial verzogen, so daß der oberste Teil des *Perikards* mit seinem Ansatz an der *Aorta ascendens* freigelegt wurde. Seitlich davon, vor dem mit Perikard überdeckten Truncus pulmonalis, liegt ein Restkörper des *Thymus*, der bis an den freipräparierten *Nervus phrenicus* heranreicht.

1 Pulmo dexter
2 Arteria thoracica interna
3 Area interpleurica superior
  mit Corpus adiposum retrosternale
4 Pars ascendens aortae mit Pericardium
5 Arteria thoracica interna
6 Pulmo sinister (Lobus superior
  mit verschwielter Pleura pulmonalis)
7 Musculus sternocleidomastoideus
  (Tendo des Caput sternale)
8 Musculus pectoralis major (Schnittfläche)
9 Vena mediastinalis
10 Nodi lymphoidei tracheobronchiales superiores
   (laterale Gruppe)
11 Arteria pulmonalis sinistra
12 Vena pulmonalis sinistra superior
   (Vena/Ramus apicoposterior)
13 Hilum pulmonis
14 Vena pulmonalis sinistra superior
   (Vena/Ramus lingularis mit Vena/Ramus anterior)
15 Vena pulmonalis sinistra inferior
16 Nervus phrenicus mit Pleura mediastinalis bedeckt
17 Fissura obliqua (schwielig verwachsen)
18 Pulmo sinister (Lobus inferior)
19 Recessus phrenicomediastinalis
20 Recessus costodiaphragmaticus
21 Plica adiposa pleuralis
   des Recessus phrenicomediastinalis
22 Pleura costalis (Schnittrand)
23 Recessus costomediastinalis
24 Recessus costomediastinalis
25 Plica adiposa pleuralis
   des Recessus costomediastinalis
26 Arteria pericardiacophrenica (Ramus pericardiacus)
27 Recessus costomedistinalis
28 Pleura costalis (Schnittrand)
29 Pars ascendens aortae mit Pericardium bedeckt
30 Pleura mediastinalis (Schnittrand)
31 Nervus phrenicus mit Vasa pericardiacophrenica
32 Pleura costalis (Schnittrand)
33 Manubrium sterni (Schnittfläche)

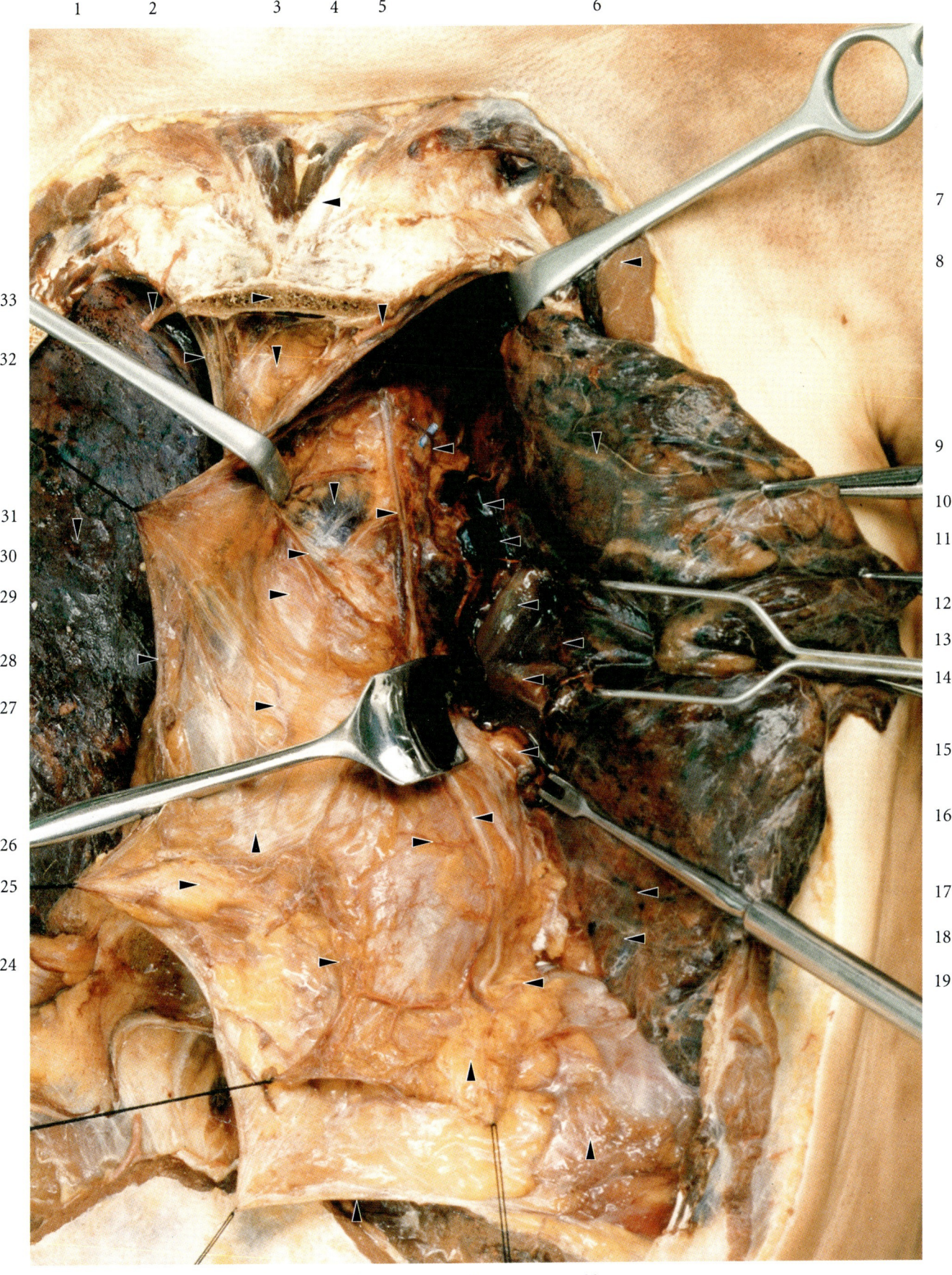

Abbildung 312   Cavitas thoracis 8
             Radix pulmonis 7
             Arteria pulmonalis

Diese Abbildung fußt auf einer Weiterentwicklung der Präparation der vorhergehenden Abbildung. Nach Entfernung der Lymphknoten ist die *Arteria pulmonalis sinistra* als oberstes Gebilde des linken Lungenstiels darstellbar geworden. Durch die leichte Verziehung des Herzens und seines Perikards etwas unterhalb der Auricula sinistra nach vorne und medial ist der Austritt der Arteria pulmonalis aus dem *Perikard* zu sehen.

In der dreieckigen Delle zwischen der Arteria pulmonalis und dem oberen Ast der Vena pulmonalis sinistra superior kann der *Bronchus principalis sinister* mit seiner weißlichen Wand wahrgenommen werden, weil der Bronchus auf der linken Seite unterhalb der Arterie liegt.

Oberhalb der Arteria pulmonalis zeichnet sich im Bindegewebe des Mediastinums der *Arcus aortae* ab, der vom *Nervus phrenicus* und der ihn begleitenden *Arteria pericardiacophrenica* sowie vom *Nervus vagus* überkreuzt wird.

In der Nähe des oberen Randes des *Arcus* aortae verläuft die unterlegte *Vena hemiazygos accessoria* in der Richtung zu ihrer Einmündung in die Vena brachiocephalica sinistra und wird dabei den *Nervus phrenicus* und die aus der Arteria thoracica interna entsprungene *Arteria pericardiacophrenica* unterkreuzen. Vorher hat die Vena hemiazygos accessoria auf typische Weise den unterlegten *Nervus vagus* überkreuzt, der nach unten hinter den Lungenstiel zieht, um zwischen diesem und der Aorta descendes zum Ösophagus zu gelangen.

Ösophagus, Lunge und Bronchien werden von *Arteriae bronchiales* oft mit selbständigem, allerdings sehr variablem Ursprung aus dem *Aortenbogen* und der *Pars descendens aorta*e versorgt, die auch die benachbarten Lymphknoten mitversorgen. Die *Lymphknotenäste* können sogar eine beachtliche Stärke erlangen.

Die *Venae pulmonales sinistrae* wurden schon beim vorhergehenden Präparat beschrieben und sollen hier nicht mehr wiederholt werden.

1   Pulmo dexter
2   Arteria thoracica interna
3   Area interpleurica superior
    mit Corpus adiposum retrosternale
4   Cupula pericardii
5   Pleura mediastinalis (Schnittrand)
6   Vena hemiazygos accessoria
7   Vena pulmonalis sinistra superior
    (Vena/Ramus anterior)
8   Pulmo sinister (Lobus superior
    mit verschwielter Pleura pulmonalis)
9   Musculus sternocleidomastoideus
    (Tendo des Caput sternale)
10 Arteria thoracica interna
11 Nervus vagus
12 Arteria bronchialis
13 Arteria pulmonalis sinistra
14 Vena pulmonalis sinistra superior
    (Vena/Ramus apicoposterior)
15 Vena pulmonalis sinistra superior
    (Vena/Ramus lingularis)
16 Vena pulmonalis sinistra inferior
17 Arteria pericardiacophrenica
18 Nervus phrenicus
19 Recessus costodiaphragmaticus
20 Diaphragma mit Pleura diaphragmatica bedeckt
21 Ligamentum pulmonale
22 Recessus phrenicomediastinalis
23 Plica adiposa pleuralis
    des Recessus phrenicomediastinalis
24 Arteria musculophrenica
25 Pleura costalis (Schnittrand)
26 Recessus costomediastinalis
27 Pericardium mit Pleura mediastinalis bedeckt
28 Pleura costalis (Schnittrand)
29 Recessus costomediastinalis
30 Bronchus principalis sinister
31 Pericardium (über dem Truncus pulmonalis)
32 Nervus phrenicus mit Arteria pericardiacophrenica
33 Arcus aortae
34 Pleura costalis (Schnittrand)
35 Manubrium sterni (Schnittfläche)

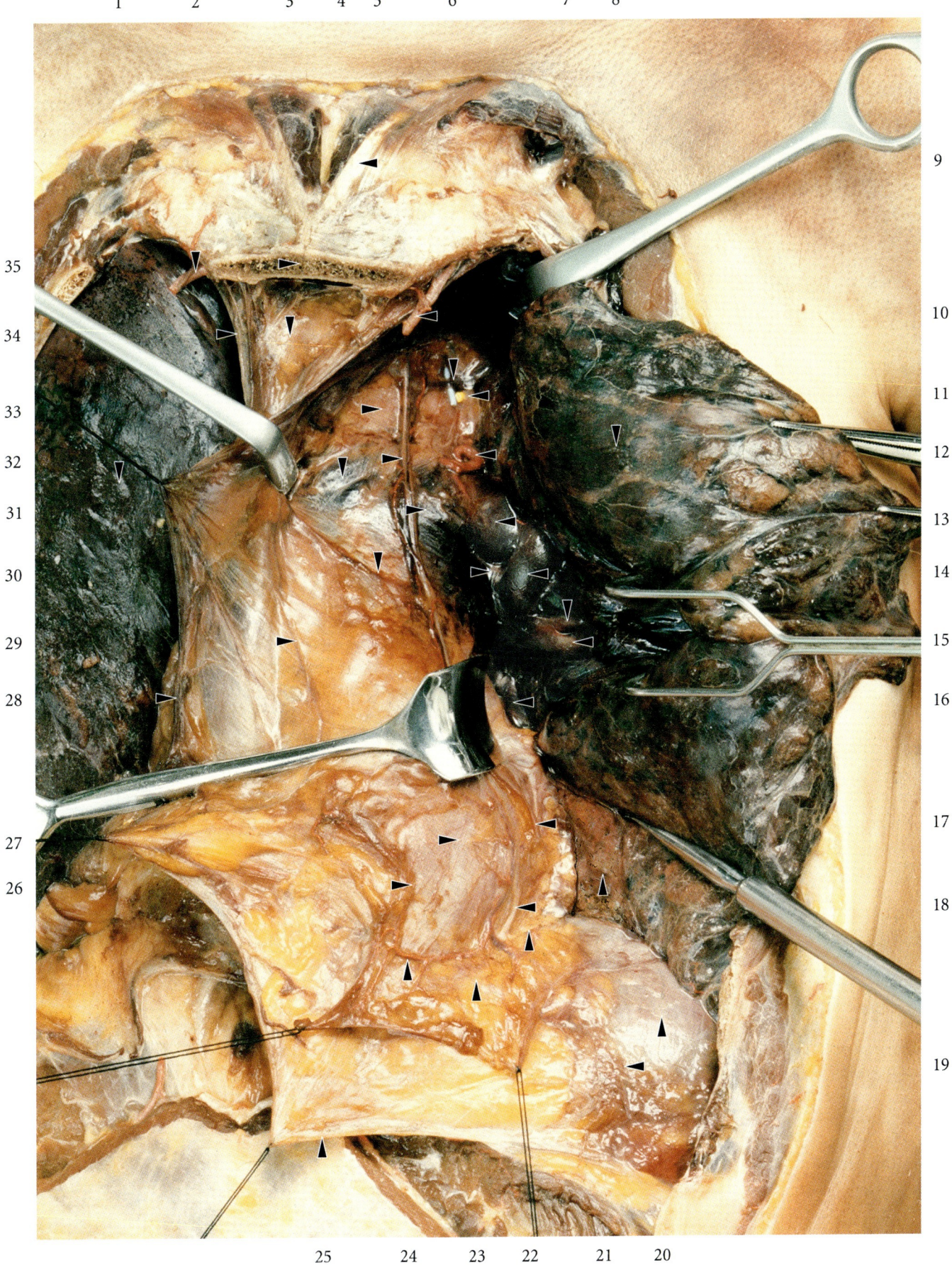

**Abbildung 313   Cavitas thoracis 9
Radix pulmonis 8
Bronchus principalis dexter**

Am Ende der mehrgliedrigen Präparationsreihe einer hochgradigen anthrakotischen Lunge soll der Entstehungsmechanismus der *Anthrakose* kurz erläutert werden, weil die Speicherung des Pigments eng mit der Anatomie der Lunge und deren endgültigem Aussehen verbunden ist.

Die an der Lungenoberfläche auftretende, primär sehr deutliche Oberflächenzeichnung, die vor allem einer Abgrenzung der *Lobuli pulmonales* entspricht, hat mit den Lymphgefäßen der Lunge nichts zu tun. Der in den *Septa interlobularia* abgelagerte Kohlenstaub gelangt dorthin durch die von Monozyten abstammenden *Alveolarphagozyten*, die ursprünglich an der Oberfläche der Alveolarepithelien lagen und sich nach Beladung mit Pigment, soweit sie nicht ausgehustet wurden, wieder in das *interstitielle Bindegewebe* der Lunge zurückziehen. Wenn sie nach längerer Zeit zerfallen, kann das Pigment von phagozytierenden Bindegewebselementen übernommen werden. Dieser Prozeß ist verständlicherweise nicht allein an das interlobuläre Bindegewebe gebunden, so daß allmählich eine diffuse Gesamtfärbung die primäre Zeichnung überlagert. Es steht aber natürlich ganz außer Zweifel, daß der Kohlenstaub über die *interstitielle Gewebsflüssigkeit* auch Eingang in die *Lymphgefäße* findet, die ihn, wie allgemein festgestellt werden kann, ohne sich selbst zu tingieren, zur Speicherung in die Lymphknoten führen. Es ist nicht bekannt, wie weit sich beim Lymphgefäßtransport zelluläre Elemente beteiligen.

Gegenüber der vorhergehenden Abbildung wurde nur die *Arteria pulmonalis sinistra* durch einen Haken nach oben gezogen, so daß der *Bronchus principalis sinister* mit seinen *Cartilagines bronchiales* und einer *Arteria bronchialis* besser sichtbar wurde.

Der ganze Restkörper des *Thymus* wurde zusätzlich von der ihn bedeckenden *Pleura mediastinalis* befreit. Er erhält eine *Arteria thymica* aus der *Arteria pericardiophrenica* und zeigt in seinem interlobulären Bindegewebe anthrakotisches Pigment, das wie bei anderen Organen nur auf dem Blutweg dorthin gelangt sein kann.

Vielleicht sollte noch darauf hingewiesen werden, daß im *Recessus costomediastinalis* und im *Recessus phrenicomediastinalis* je ein großer Fettlappen durch Fäden nach vorn gezogen wird und daß am mediastinalen Rande vom Fettlappen des Recessus phrenicomediastinalis die *Arteria musculophrenica* der Arteria thoracica interna mit der *Arteria pericardiacophrenica* anastomosiert.

1   Musculus pectoralis minor (Schnittfläche)
2   Musculus pectoralis major (Schnittfläche)
3   Pulmo dexter
4   Arteria thoracica interna
5   Area interpleurica superior
    mit Corpus adiposum retrosternale
6   Thymus (Restkörper)
7   Arteria bronchialis
8   Hilum pulmonis
9   Arteria thoracica interna
10 Nervus phrenicus
11 Nervus vagus
12 Arteria pulmonalis sinistra
13 Vena pulmonalis sinistra superior
    (Vena/Ramus apicoposterior)
14 Vena pulmonalis sinistra superior
    (Vena/Ramus lingularis mit Vena/Ramus anterior)
15 Vena pulmonalis sinistra inferior
16 Nervus phrenicus und Arteria pericardiacophrenica
17 Recessus phrenicomediastinalis
18 Plica adiposa pleuralis
    des Recessus phrenicomediastinalis
19 Diaphragma mit Pleura diaphragmatica bedeckt
20 Recessus costodiaphragmaticus
21 Vena pulmonalis sinistra superior
22 Recessus costomediastinalis
23 Pleura costalis (Schnittrand)
24 Pericardium mit Pleura mediastinalis
25 Plica adiposa pleuralis
    des Recessus costomediastinalis
26 Corpus adiposum retrosternale
    mit Pleura mediastinalis bedeckt
27 Recessus costomediastinalis
28 Bronchus principalis sinister mit Arteria bronchialis
29 Arcus aortae
30 Pleura costalis (Schnittrand)
31 Manubrium sterni (Schnittfläche)
32 Musculus sternocleidomastoideus
    (Tendo des Caput sternale)

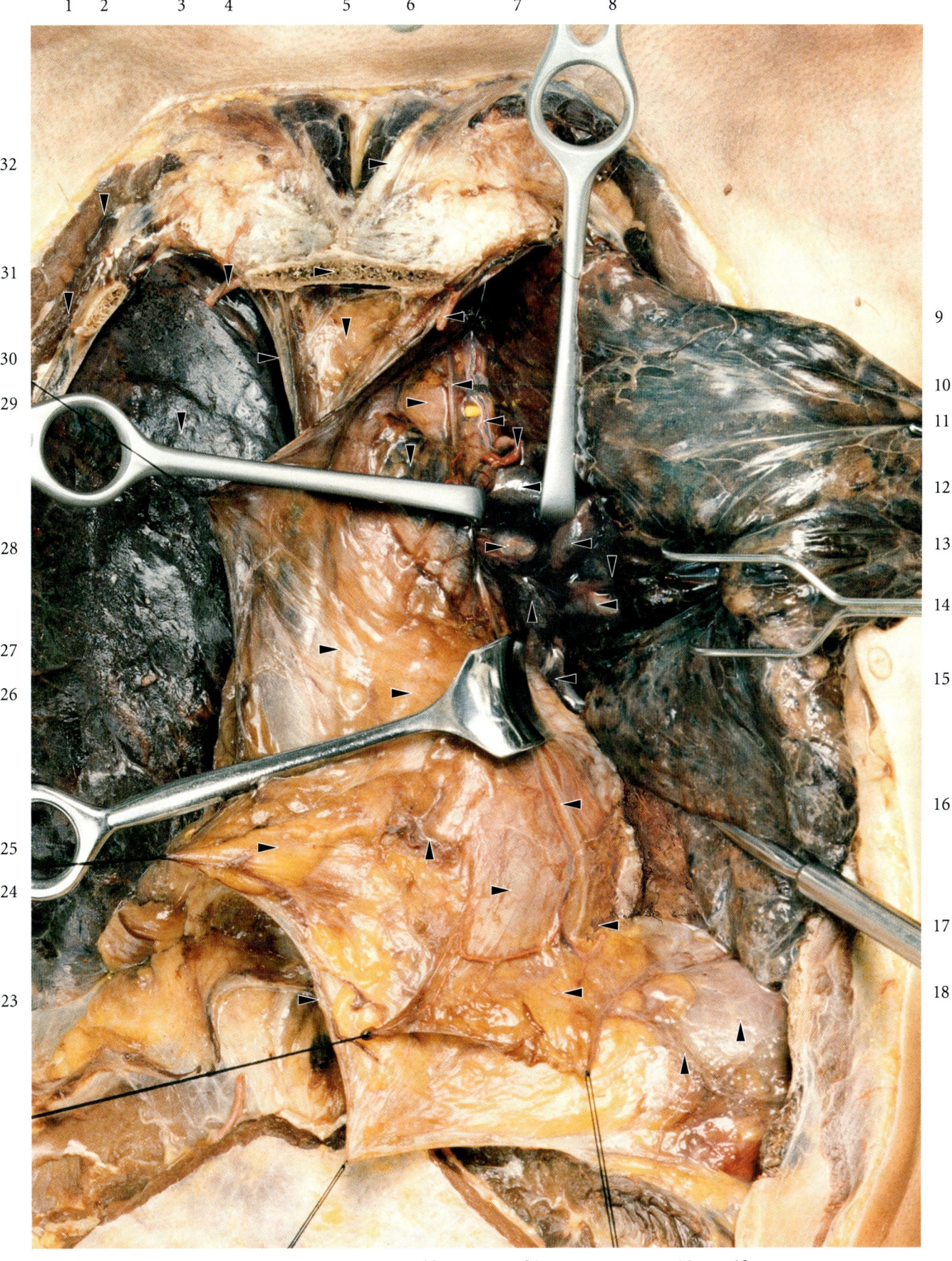

**Abbildung 314 Arteria pulmonalis
Lage und Aufzweigung**

Die Arteria pulmonalis dextra und die Arteria pulmonalis sinistra gehen aus dem *Truncus pulmonalis* hervor, der innerhalb des Perikards liegt.

Die *Arteria pulmonalis dextra* kommt hinter dem *Perikard* hervor und kreuzt den Stammbronchus unterhalb des Abgangs des *rechten Oberlappenbronchus,* der aus diesem Grund auch als *e*parterieller Bronchus bezeichnet wird. Sie liegt daher im Lungenstiel unterhalb vom *Bronchus principalis dexter* und gibt im Hilum der Lunge den *Truncus anterior* ab, der den Oberlappenbronchus von vorn verdeckt.

Ganz anders verhält sich die *Arteria pulmonalis sinistra* zum *linken Oberlappenbronchus.* Dieser liegt hyparteriell, und die Arterie muß daher den *Bronchus principalis sinister* überkreuzen. Dadurch liegt die Arterie im linken Lungenstiel am weitesten oben.

Der linke Oberlappenbronchus ist der erste ventrale hyparterielle Bronchus auf der linken Seite, und er entspricht dem Mittellappenbronchus der rechten Seite. Denkt man sich den *Bronchus lobaris medius dexter* zur Bildung eines Oberlappens hochgezogen, ergibt sich die konkrete Lagesituation der linken Seite. Über diese ersten ventralen hyparteriellen Bronchien hinweg ziehen die *Arteriae pulmonales* mit ihren Hauptstämmen an die dorsolaterale Seite des Bronchialstammes.

Der *Truncus anterior* der Arteria pulmonalis dextra ist für die Versorgung des Oberlappens mit Segmentarterien zuständig.

Ein *Segment* kann grundsätzlich ganz oder teilweise deszendierend oder aszendierend mit *Arterien* versorgt werden. Dabei kommt es nicht auf die Verlaufsrichtung des Gefäßes an, sondern nur auf dessen Abgang. Die *deszendierenden* Arterien gehen proximal von dem entsprechenden Segmentbronchus ab und die *aszendierenden* distal davon. Daraus ergibt sich, daß manchmal die deszendierenden Arterien einen aszendierenden und die aszendierenden einen deszendierenden Verlauf nehmen.

Der vorliegende *Truncus anterior* läßt *Rami decendentes* hervorgehen, die durch eine *A. segmentalis anterior, R. ascendens* ergänzt werden, und im Hilum der linken Seite hat sich ein nicht allzu häufig vorkommener *Truncus superior* aus mehreren deszendierenden Segmentarterien des Oberlappens gebildet.

Die *Lingulasegmente* werden in diesem Falle nur aszendierend und mit zwei getrennten Ästen versorgt. Die deszendierende Versorgung der *Lingula,* die allein oder gemeinsam vorkommen kann, entspringt proximal vom Oberlappenbronchus und kreuzt ihn von vorne.

1 Bronchus segmentalis posterior
2 Arteria pulmonalis dextra (Ramus posterior descendens)
3 Arteria pulmonalis dextra (Truncus anterior)
4 Bronchus principalis dexter
5 Arteria pulmonalis dextra
6 Bifurcatio tracheae
7 Bronchus principalis sinister
8 Arteria pulmonalis sinistra
9 Bronchus lobaris superior sinister
10 Bronchus lingularis
11 Arteria pulmonalis sinistra (A. lingularis superior)
12 Bronchus segmentalis apicoposterior (apikaler Anteil)
13 Bronchus segmentalis apicoposterior (posteriorer Anteil)
14 Arteria pulmonalis sinistra – Aa. lobares superiores (Ramus posterior)
15 Arteria pulmonalis sinistra (Truncus superior)
16 Bronchus segmentalis anterior
17 Bronchus lingularis superior
18 Bronchus lingularis inferior
19 Arteria pulmonalis sinistra (A. lingularis inferior)
20 Bronchus segmentalis basalis medialis
21 Bronchus segmentalis basalis anterior
22 Arteria pulmonalis sinistra (A. lingularis superior)
23 Arteria pulmonalis sinistra (A. lingularis inferior)
24 Arteria pulmonalis sinistra (A. segmentalis basalis anterior)
25 Arteria pulmonalis sinistra (A. segmentalis basalis medialis)
26 Bronchus segmentalis basalis lateralis
27 Arteria pulmonalis dextra (A. segmentalis basalis anterior)
28 Arteria pulmonalis dextra (A. segmentalis basalis medialis)
29 Bronchus segmentalis basalis anterior
30 Bronchus segmentalis basalis medialis
31 [Bronchus segmentalis subapicalis]
32 Bronchus lobaris medius dexter
33 Arteria pulmonalis dextra ([Pars interlobaris])
34 Arteria pulmonalis dextra (A. segmentalis anterior, R. ascendens)
35 Bronchus segmentalis anterior
36 Arteria pulmonalis dextra – Arteria lobi superioris (A. segmentalis anterior, R. descendens)
37 Arteria pulmonalis dextra – Aa. lobares superiores (A. segmentalis apicalis)
38 Bronchus segmentalis apicalis [b]
39 Bronchus segmentalis apicalis [a]
40 Trachea

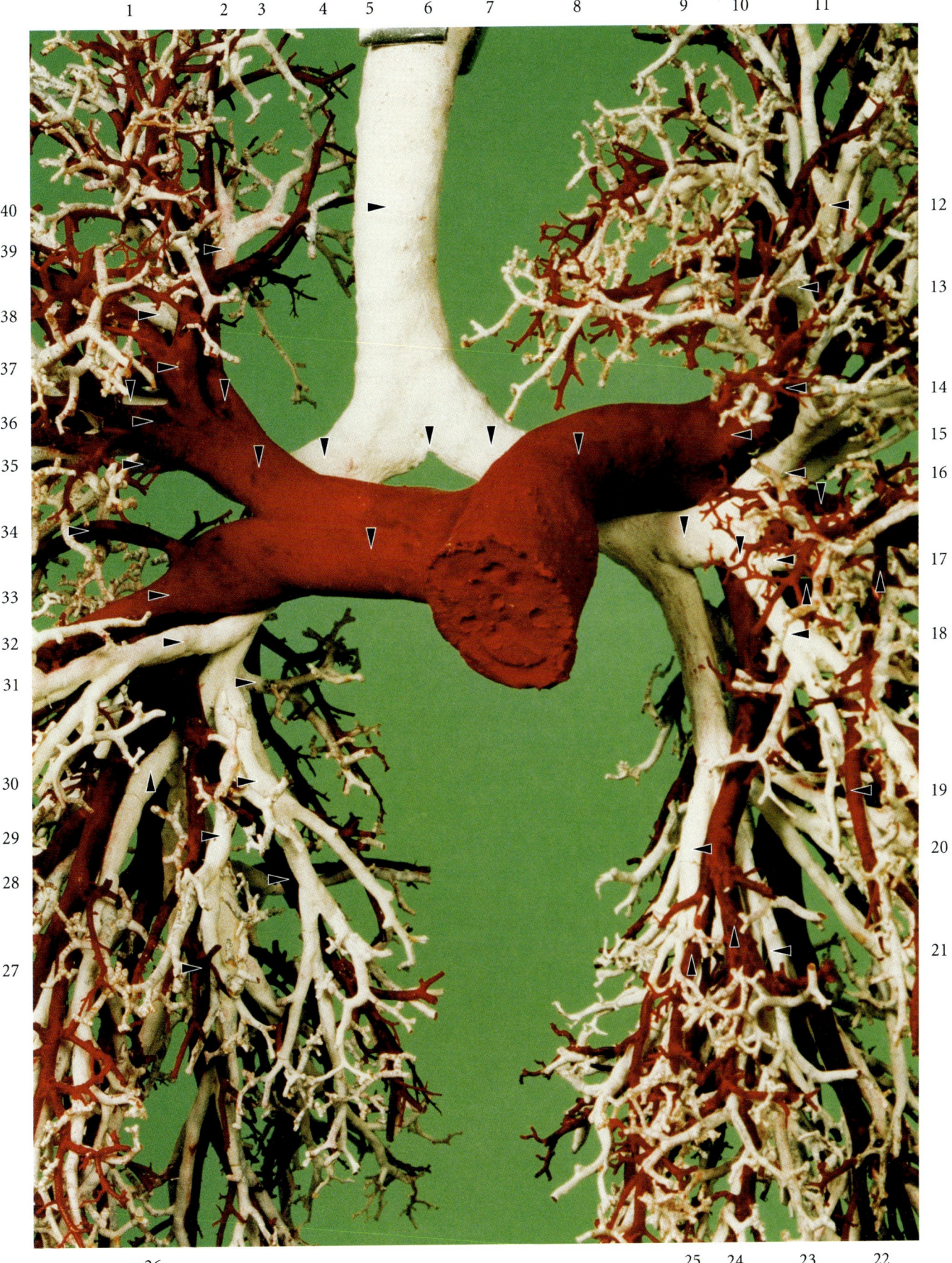

Abbildung 315 Hinteres Mediastinum 1
Radix pulmonis
Sulcus pulmonalis

Das *hintere Mediastinum* liegt hinter einer Ebene, die durch die Bifurcatio tracheae und die Hinterwand des Perikards gegeben ist. Es wurde *Pars posterior mediastini* genannt und eignet sich für das gleichzeitig zur Ansicht gebrachte Gebiet mit den weitgehend durchlaufenden Strukturen am besten.

Die *Pars posterior mediastini* entspricht nach der jetzt geltenden Einteilung dem *Mediastinum posterius*, das hinter dem Perikard liegt, und dem oberhalb davon befindlichen, hinteren Teil des *Mediastinum superius*.

Um das *hintere Mediastinum* von rechts zur Darstellung zu bringen, wurde die rechte Lunge aus dem *Sulcus pulmonalis* des Thorax herausgewälzt und zur Mitte hinübergeschlagen. Dadurch ist hinter dem Lungenstiel und dem Ligamentum pulmonale ein niedriger Graben aufgeklappt worden, der als *Recessus vertebromediastinalis* bezeichnet wird. Er wird nach hinten von der *Vena azygos* begrenzt und führt bei Aufspaltung zum ganz nahe liegenden *Ösophagus*.

In diesem Bereich zwischen dem Außenrand der *Vena azygos* und dem *Recessus vertebromediastinalis* über den Lungenstiel hinweg bis zur Vena cava superior wurde ein Streifen der *Pleura* parietalis reseziert und die Lunge mit ihrem *Ligamentum pulmonale* nach vorne und medial verzogen.

Hinter dem Lungenstiel zieht der *Ösophagus* nach abwärts, der mit dem gesamten Weichteilkomplex von der Wirbelsäule etwas abgehoben wurde, so daß der *Ductus thoracicus* zu sehen ist.

Durch die teilweise Entfernung der Pleura hinter dem Lungenstiel konnte der *Nervus vagus* an seinem Übergang in den *Plexus oesophageus* und den Stamm der *Rami bronchiales* durch einen Faden abgehoben werden. Am freigelegten Lungenstiel ist der *Bronchus principalis dexter* bis zu seiner ersten Aufteilungsstelle und eine starke *Arteria bronchialis* zu sehen. Unterhalb vom Bronchus wurde die *Vena pulmonalis dextra* inferior auspräpariert.

Die mit Blutgerinnseln gefüllte *Vena azygos* zieht über den rechten Bronchus hinweg zur *Vena cava superior*, an die sich der unterlegte *Nervus phrenicus* anzulagern beginnt. Ihm nähert sich die *Arteria pericardiaciphrenica* aus der *Arteria thoracica interna*.

1 Fossa supraclavicularis major
2 Clavicula
3 Clavicula (Extremitas sternalis)
4 Vena brachiocephalica dextra
5 Nodus lymphoideus mediastinalis anterior [anguli anonymi]
6 Arteria pericardiacophenica und Nodus lymphoideus mediastinalis anterior
7 Vena thyroidea ima
8 Ligamentum sternoclaviculare posterius (Schnittfläche)
9 Ligamentum interclaviculare (Schnittfläche)
10 Clavicula (Facies articularis sternalis)
11 Trachea
12 Plexus thyroideus impar
13 Vena brachiocephalica sinistra
14 Vena thoracica interna (reseziert)
15 Vena cava superior
16 Bronchus principalis dexter
17 Nervus vagus (Stamm der Rami bronchiales)
18 Oesophagus mit Plexus oesophageus
19 Ductus thoracicus
20 Pulmo dexter (Lobus inferior)
21 Vena pulmonalis dextra inferior
22 Columna vertebralis mit einer Arteria intercostalis posterior
23 Discus intervertebralis mit Pleura parietalis bedeckt
24 Articulatio capitis costae mit Pleura costalis bedeckt
25 Diaphragma mit Pleura diaphragmatica bedeckt
26 Arteria diaphragmatica inferior (lateraler Ast)
27 Truncus sympathicus mit Pleura costalis bedeckt
28 Ligamentum longitudinale anterius
29 Vena azygos
30 Arteria intercostalis posterior (Ramus bronchialis)
31 Nervus phrenicus
32 Nervus vagus
33 Arteria thoracica interna (reseziert) mit Abgang der Arteria pericardiacophrenica
34 Pleura parietalis der Cupula pleurae (Schnittrand)
35 Truncus brachiocephalicus
36 Clavicula (Facies articularis sternalis)
37 Arteria carotis communis dextra (Abgang)

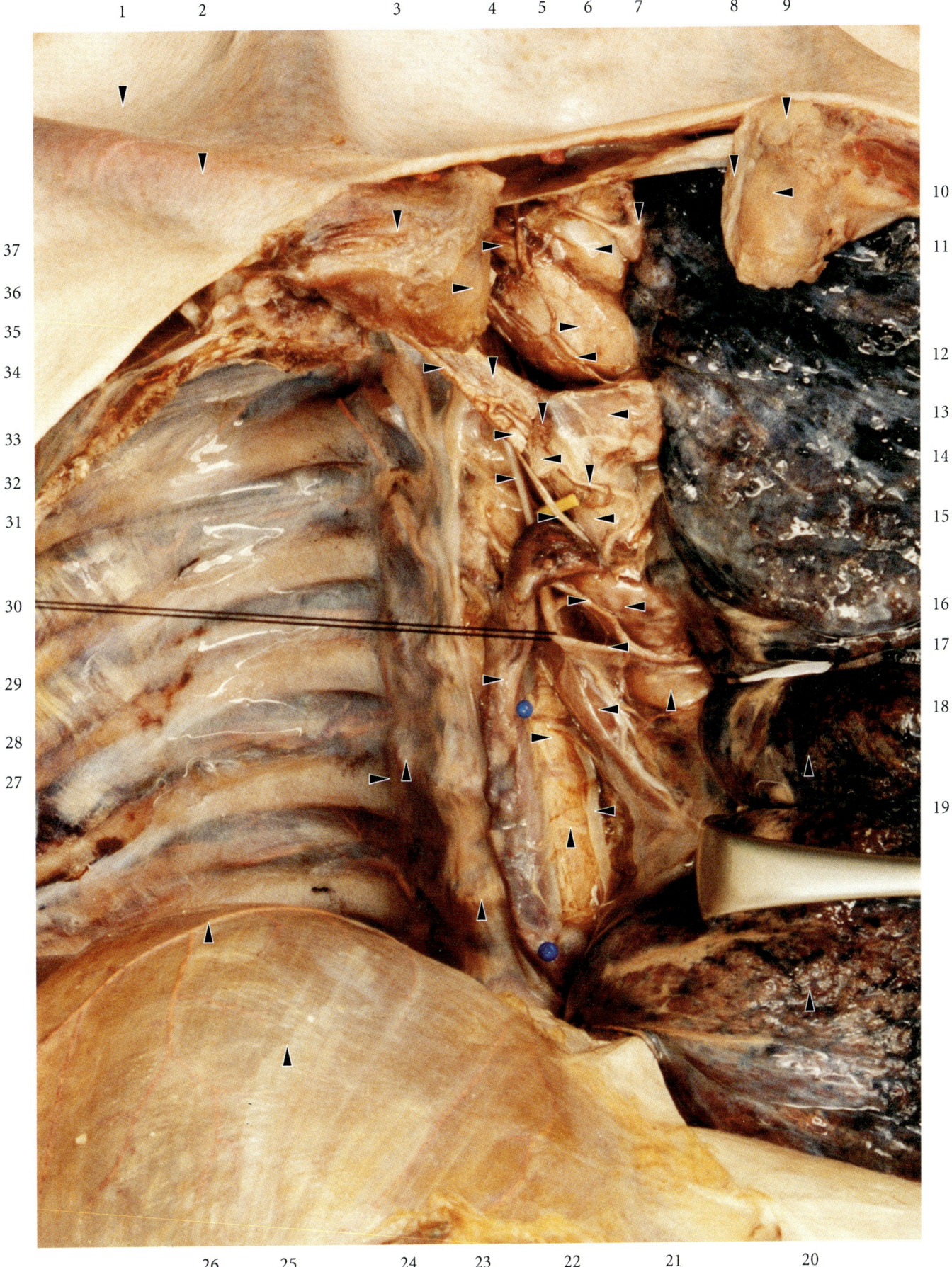

Abbildung 316   Hinteres Mediastinum 2
Wirbelsäulenregion
und Spatia intercostalia

Nach Entfernung der parietalen Pleura von der hinteren Brustwand treten die *Veränderungen der Wirbelsäule*, wie sie bei den meisten Menschen in höherem Lebensalter zu finden sind, deutlich in Erscheinung. Sie sind eine Folge der *Spondylosis deformans*, bei welcher es zu einer Randwulstbildung an den Wirbelkörpern mit Vorwölbung der *Disci intervertebrales* kommt. Insbesondere drängt sich der die *Fovea costalis inferior* tragende untere Rand des Wirbelkörpers mehr vor und bildet mit einer dementsprechenden Wucherung des *Caput costae* ein Höckerchen, an welches lateral der *Truncus sympathicus* angelagert ist.

In den *Spatia intercostalia* liegen nach Entfernung der Pleura die *Nervi intercostales*, bis sie in der Interkostalmuskulatur verschwinden, mit den sie begleitenden Gefäßen ziemlich frei. Bedeckt werden sie dort nur von der äußerst zarten und transparenten *Fascia endothoracica*, deren Entfernung im mittleren Interkostalraum kaum zu merken ist. Ihre typische Lage, nach der die Vene am weitesten oben, die Arterie unterhalb davon und kranial vom Nerven liegen soll, finden sie meistens erst in ihrem späteren Verlauf.

Beim Aufsuchen des Interkostalraums haben die *Arteriae* und *Venae intercostales posteriores* den *Truncus sympathicus* unterkreuzt, und die Venae intercostales posteriores vom zweiten bis vierten Interkostalraum bilden als *Vena intercostalis superior dextra* einen gemeinsamen Stamm. Von ihm wird eine aus der vierten Interkostalarterie entspringende *Arteria bronchialis dextra* überlagert. Sie entspricht unter den sehr vielgestaltigen rechtsseitigen Arteriae bronchiales einer sehr häufigen Variante und gibt wie üblich hinter dem Lungenstiel einige Ästchen an den Ösophagus ab.

Der *Nervus phrenicus* und der *Nervus vagus* sind durch Fäden angehoben, und der von Pleura ganz befreite Ösophagus ist durch Verspannung des *Plexus oesophageus* nach links verlagert worden, so daß der hinter ihm gelegene *Ductus thoracicus* zu sehen ist. Am von hinten freipräparierten Lungenstiel hat sich gegenüber der vorhergehenden Abbildung nichts Wesentliches verändert.

1 Arteria intercostalis posterior V
2 Nervus intercostalis IV
  (Ramus muscularis zwischen dem
  Musculus intercostalis externus und internus)
3 Nervus intercostalis V
4 Arteria intercostalis posterior IV (Ramus bronchialis)
5 Vena brachiocephalica dextra
6 Vena thoracica interna (reseziert)
7 Vena cava superior
  mit angelagerter Arteria pericardiacophrenica
8 Clavicula (Facies articularis sternalis)
9 Trachea mit Plexus thyroideus impar
10 Truncus brachiocephalicus
11 Pulmo dexter (Lobus superior)
12 Nervus vagus
13 Nodus lymphoideus arcus venae azygos
14 Bronchus principalis dexter
15 Ramus bronchialis
16 Vena pulmonalis dextra inferior
17 Vena azygos
18 Oesophagus mit Plexus oesophageus
19 Ductus thoracicus
20 Nodus lymphoideus prevertebralis
21 Pulmo dexter (Lobus inferior)
22 Ligamentum pulmonale
23 Nervus vagus (Rami bronchiales)
24 Vena intercostalis posterior V
25 Articulatio capitis costae (oberer Teil)
26 Musculus intercostalis internus
27 Musculus intercostalis intimus
28 Diaphragma mit Pleura diaphragmatica bedeckt
29 Discus intervertebralis
30 Truncus sympathicus (Ramus communicans)
31 Truncus sympathicus
32 Nodus lymphoideus intercostalis
33 Nodus lymphoideus intercostalis
34 Arteria intercostalis posterior IV (Ramus bronchialis)
35 Arteria und Vena intercostalis posterior III
36 Nervus phrenicus
37 Arteria thoracica interna
38 Arteria subclavia
39 Arteria carotis communis
40 Clavicula

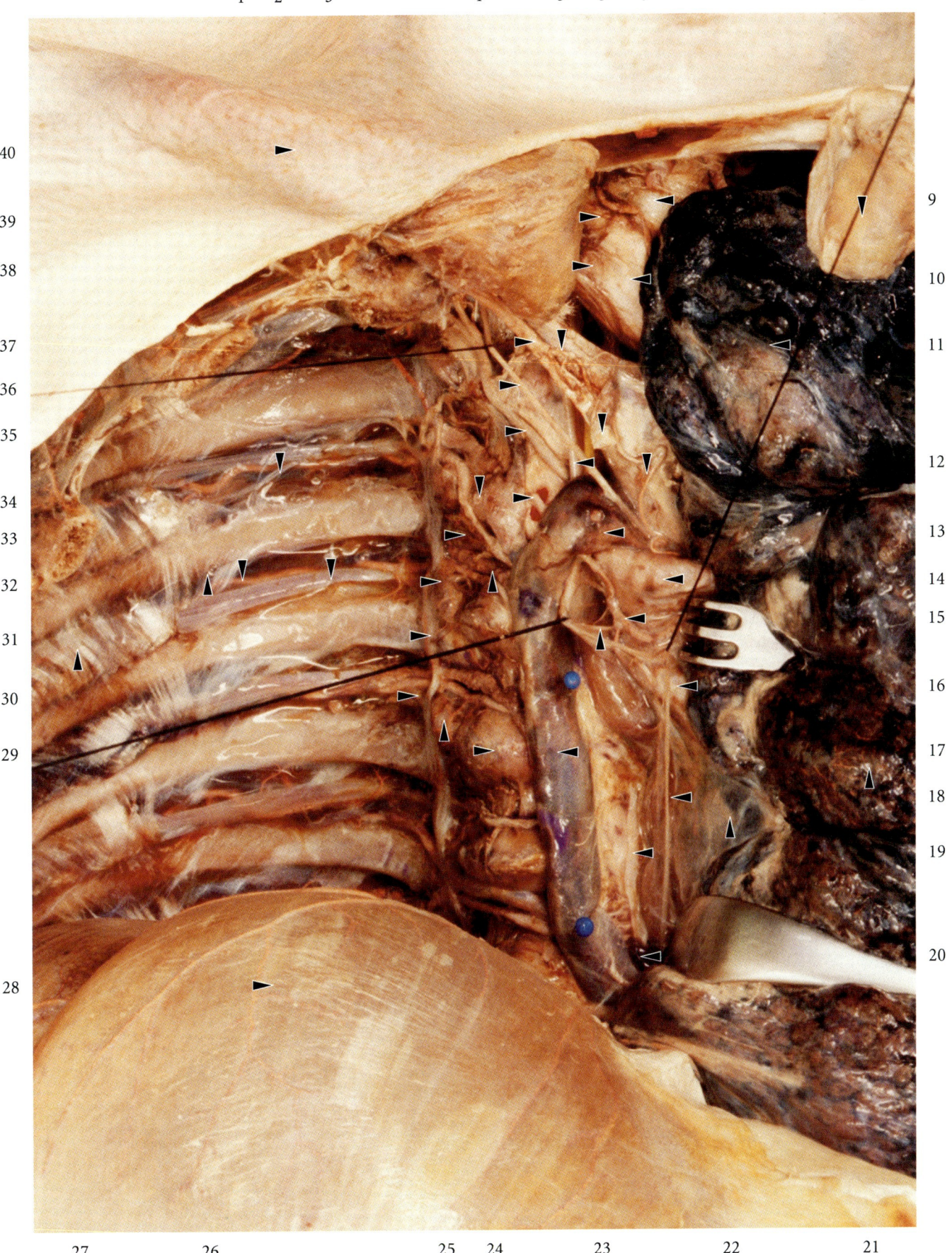

Abbildung 317 Hinteres Mediastinum 3
Radix pulmonis
Sulcus pulmonalis

Die linke Lunge wurde aus dem *Sulcus pulmonalis* des Thorax herausgewälzt und zur Mitte hinübergeschlagen. Vom *Mediastinum* und der *Thoraxwand* wurde die *Pleura* entfernt, so daß die Gebilde des hinteren Mediastinums, des Lungenstiels und des Sulcus pulmonalis darstellbar wurden.

Der *linke Lungenstiel* wird von oben durch den *Arcus aortae* so umrundet, wie es auf der rechten Seite die *Vena azygos* tut. Unterhalb des Arcus aortae wurde der linke Lungenstiel von hinten auspräpariert. Er führt in der Mitte den *Bronchus principalis sinister,* der von mehreren anthrakotischen *Nodi lymphoidei tracheobronchiales* begleitet wird. An seinem lateralen Ende gibt er den *Bronchus lobaris superior* nach oben ab, der dorsal von der starken *Arteria pulmonalis sinistra* überlagert wird, bevor sie ebenfalls von Lymphknoten umgeben in der Fissura obliqua verschwindet.

Unterhalb des *Bronchus lobaris inferior* ist die *Vena pulmonalis sinistra inferior* unterlegt. Sie gibt den unterlegten *Ramus superior* ab, der mit seiner *Pars intersegmentalis* die Intersegmentalvene zwischen dem Segmentum superius und der basalen Segmentgruppe des Unterlappens bildet.

Hinter dem Lungenstiel vorbei zieht der *Nervus vagus*, der kurz vorher den *Nervus laryngeus recurrens* abgegeben hat, der sich um das *Ligamentum arteriosum* (BOTALLI) herumschlingt. Durch zwei Fäden sind die Stränge des Nervus vagus abgehoben, die in den *Plexus oesophgageus* am sichtbaren Ösophagus übergehen.

Der *Nervus phrenicus*, der ursprünglich lateral vom *Nervus vagus* lag, überkreuzt ihn, indem er der *Vena brachiocephalica* folgt.

In den beiden oberen Interkostalräumen wurde die *Fascia endothoracica* beseitigt und medial davon ist der an den Ösophagus angelagerte *Ductus thoracicus* aus dem zarten subpleuralen Bindegewebe ein Stück weit herausgeschält worden.

Die *Pars descendens aortae* gibt wie oft zwei direkte *Arteriae bronchialis* ab, von denen die untere aber ungewöhnlich dick ist.

1 Arteria pulmonalis sinistra
2 Arcus aortae
3 Vena brachiocephalica sinistra
4 Arteria carotis communis (sinistra)
5 Vena hemiazygos accessoria
6 Vena hemiazygos accessoria
7 Arteria und Vena intercostalis posterior IV
8 Nervus intercostalis IV
9 Oesophagus
10 Corpus costae III
11 Arteria thoracica interna (reseziert)
12 Oesophagus
13 Ductus thoracicus
14 Nervus vagus
15 Nervus laryngeus recurrens
16 Fascia endothoracica (Schnittrand)
17 Pars thoracica aortae
18 Truncus sympathicus (Ramus communicans)
19 Vena hemiazygos
20 Truncus sympathicus
21 Oesophagus mit Fascia visceralis
22 Nervus splanchnicus major
23 Diaphragma mit Pleura diaphragmatica bedeckt
24 Arteria intercostalis posterior VI
25 Discus intervertebralis
26 Ramus bronchialis der Aorta thoracica
27 Bronchus principalis sinister
   mit Nodi lymphoidei tracheobronchiales
28 Vena pulmonalis sinistra inferior
29 Pars diaphragmatica pericardii
30 Plexus oesophageus [Chordae oesophageae]
31 Vena pulmonalis sinistra inferior
   (Ramus superior)
32 Bronchus lobaris inferior sinister
33 Bronchus lobaris superior sinister
34 Ramus bronchialis der Aorta thoracica
35 Ligamentum arteriosum (BOTALLI)
36 Vena thymica
37 Arteria pericardiacophrenica
38 Nervus phrenicus
39 Arteria subclavia (sinistra)
40 Trachea mit Vena thyroidea inferior

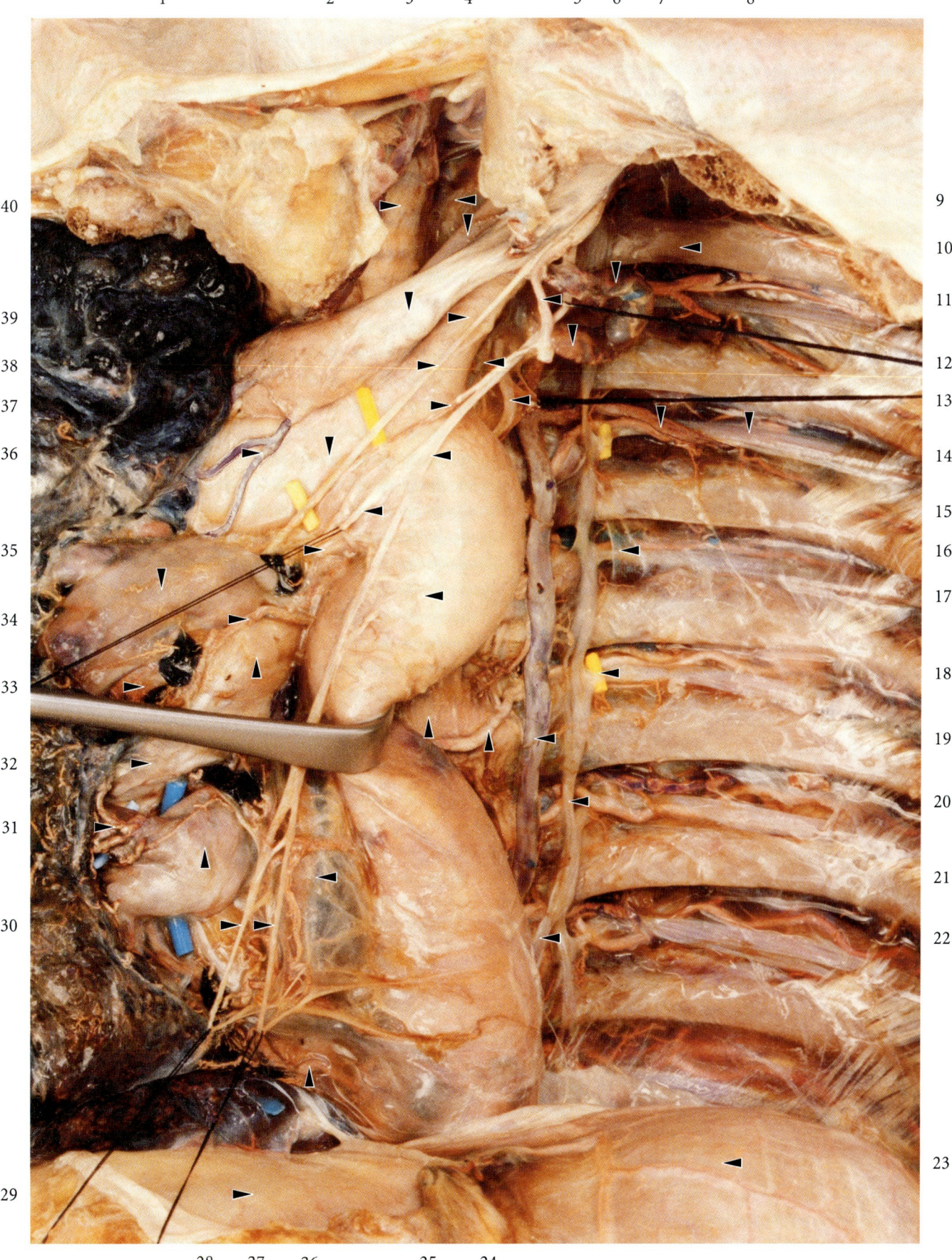

**Abbildung 318 Pericardium 1
Lage und äußere Oberfläche**

Das Pericardium, der Herzbeutel, hat außen ein straffes *Pericardium fibrosum*, das dort, wo es nicht von anderem Gewebe überlagert ist, eine weißliche Farbe besitzt.

Die Seitenflächen werden von *Pleura mediastinalis* bedeckt, die an dieser Stelle auch *Pleura pericardiaca* genannt wird. Sie reicht nach vorn bis zu den *Recessus costomediastinales*, die zwischen sich in der *Area interpleurica inferior* das Perikard freilassen. Dieses ist dort der vorderen Brustwand direkt angelagert, wenn man vom unteren Teil absieht, wo meistens eine dünne Fettschicht eingeschoben ist.

Vor dem oberen Teil des Perikards liegt ein Fettkörper, der sich bis ins obere pleurafreie Dreieck erstreckt. Er wird als *Corpus adiposum retrosternale* bezeichnet. Er wird zum großen Teil noch von Pleura mediastinalis bedeckt und liegt damit hinter den Recessus costomediastinales. Er ist aus der physiologischen *Altersinvolution* des *Thymus* entstanden und beinhaltet oft auch makroskopisch gut abgrenzbare *Restkörper* des *Thymus* in Form einer einzelnen Platte, wie bei Abbildung 313, oder in Form von zwei dünnen Längssträngen, die den Thymushörnern des Kindes entsprechen.

Das retrosternale Fettgewebe setzt sich aber auch entlang der *Recessus costomediastinales* und der *Nervi phrenici* in Form von *Plicae adiposae pleurales* [franges sérograisseuses (POIRIER)] nach unten wie oben hin fort und ist makroskopisch vom *Thymusfettkörper* bei älteren Menschen meistens nicht abgrenzbar.

Mit dem Zwerchfell, hauptsächlich mit seinem *Centrum tendineum*, bildet die *Pars diaphragmatica* des Perikards das nach links etwas abfallende *Planum cardiacum*, welches auch *Herzboden* genannt wird. Das *Perikard* ist nur nur an seinem vorderen und seitlichen Rand fester mit dem Zwerchfell verwachsen und bildet dort mit seinen seitlichen Wänden die mit Fettfalten angefüllten *Recessus phrenicomediastinales*. Von unten legt sich an den *Herzboden* beim Kind der linke *Leberlappen* an, der durch Zurückbleiben seines Wachstums im späteren Leben dem Fundus des Magens mehr oder weniger Platz macht.

Der obere Teil des Perikards hüllt die großen Arterien des Herzens ein und reicht an der *Pars ascendens aortae* mit seinem *Pericardium fibrosum* bis fast zum Abgang des *Truncus brachiocephalicus*, so daß besonders an der rechten Seite der Aorta innen ein ziemlich hoch hinaufreichender *Recessus aorticus* ermöglicht wird.

1 Fissura horizontalis (pulmonis dextri) (verwachsen)
2 Fissura obliqua
3 Pulmo dexter (Lobus superior)
4 Radix pulmonis
5 Pleura mediastinalis (Pleura pericardiaca)
6 Recessus costomediastinalis (äußerer Rand)
7 Corpus adiposum retrosternale
8 Vena pericardiacophrenica
9 Pulmo sinister (Lobus superior)
10 Lingula pulmonis sinistri (Facies interlobaris)
11 Recessus costomediastinalis (äußerer Rand)
12 Pleura mediastinalis (Pleura pericardiaca)
13 Recessus costomediastinalis (äußerer Rand)
14 Area interpleurica inferior
15 Recessus costomediastinalis (äußerer Rand)
16 Pleura mediastinalis (Pleura pericardiaca) ohne subpleuralem Fettgewebe
17 Recessus phrenicomediastinalis mit Plicae adiposae pleurales
18 Curvatura minor
19 Corpus gastricum
20 Incisura angularis
21 Curvatura major
22 Omentum splenicum [lienale] des Ligamentum gastrosplenicum
23 Fundus gastricus
24 Pars costalis diaphragmatis (Schnittfläche)
25 Planum cardiacum
26 Omentum minus (Ligamentum hepatogastricum)
27 Hepar (Margo inferior)
28 Lobus hepatis sinister
29 Ligamentum teres hepatis
30 Pylorus
31 Ligamentum falciforme (Schnittrand)
32 Lobus hepatis dexter
33 Pars sternalis diaphragmatis (Schnittfläche)
34 Recessus phrenicomediastinalis mit Plicae adiposae pleurales
35 Pulmo dexter (Lobus inferior)
36 Recessus costomediastinalis (äußerer Rand)
37 Pulmo dexter (Lobus medius)
38 Recessus costomediastinalis (äußerer Rand)

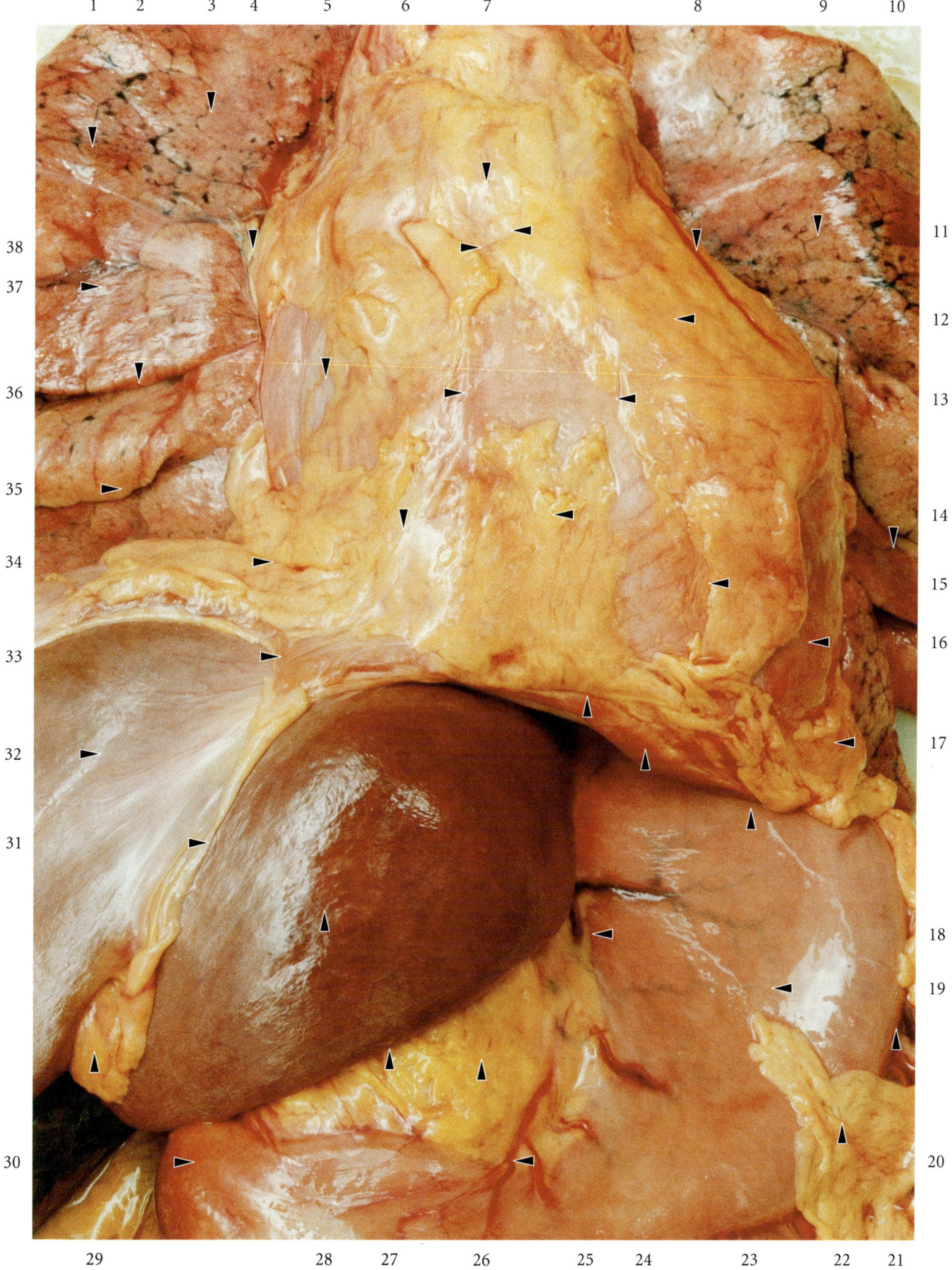

Abbildung 319 Pericardium 2
Cavitas pericardialis 1

Nach der *Eröffnung* des *Perikards* ist die *Facies anterior* eines leicht aufgehellten *Herzens* mit den aus den Ventrikeln hervorgehenden *intraperikardialen* großen *Gefäßen* zu sehen.

Der Zeigefinger einer rechten Hand wurde in den *Sinus transversus pericardii* hinter die *Pars ascendens aortae* und den *Truncus pulmonalis* eingeschoben, der beim tieferen Eindringen links vom Truncus pulmonalis zwischen diesem und der Auricula sinistra wieder erschienen wäre.

Die beiden großen Gefäße verlassen das Perikard in einer gemeinsamen Öffnung, die als *Porta arteriarum* der *Porta venarum* gegenübergestellt wird. Die *Porta venarum* besteht aus einzelnen Öffnungen des Perikards, die durch eine gemeinsame Umschlagsfalte des *Pericardium serosum* zusammengefaßt werden, welche die Form eines liegenden T hat und als Sappeysches T bezeichnet wird.

Zwischen den beiden Umschlagsfalten der Porta arteriarum und der Porta venarum pericardii liegt der *Sinus transversus pericardii*. Er beginnt daher rechts zwischen der *Vena cava superior* und der *Pars ascendens aortae* und liegt oberhalb des horizontalen Schenkels des Sappeyschen T, der die *Venae pulmonales superiores* miteinander verbindet.

An der *Pars ascendens aortae* liegt die Umschlagsfalte des Pericardium serosum deutlich unterhalb des Abganges des *Truncus brachiocephalicus*, weil ganz allgemein das *Pericardium serosum* in der Nähe der Durchtrittsöffnungen die enge Anlagerung an das *Pericardium fibrosum* verläßt. Dennoch bleibt aber genug Spielraum für die Ausbildung eines weit nach oben reichenden *Recessus aorticus* der *Cavitas pericardialis,* besonders an der rechten Seite der Pars ascendens aortae.

Am *Truncus pulmonalis* beginnt die Umschlagsfalte an der Aufteilungsstelle, so daß der Sporn zwischen den beiden *Arteriae pulmonales* gerade schon außerhalb der Cavitas pericardialis liegt, und der dort gelegene Abgang des *Ligamentum arteriosum* Botalli nur manchmal noch in die Perikardialhöhle vorspringt.

1 Vena brachiocephalica sinistra
2 Clavicula (Facies articularis sternalis)
3 Costa prima (Schnittfläche)
4 Arteria pericardiacophrenica
5 Vena thoracica interna
6 Pleura mediastinalis
7 Truncus pulmonalis
8 Auricula sinistra
9 Pericardium (Pars lateralis)
10 Conus arteriosus
11 Arteria coronaria sinistra
  (Ramus marginalis sinister)
12 Ventriculus sinister
13 Arteria coronaria sinistra
  (Ramus interventricularis anterior)
14 Pericardium (Pars diaphragmatica)
15 Diaphragma mit Pleura diaphragmatica bedeckt
16 Arteria coronaria sinistra (Ramus ventriculi dextri des Ramus interventricularis anterior)
17 Ventriculus dexter
18 Vena marginalis dextra
19 Pericardium (Pars sternocostalis)
20 Auricula dextra
21 Diaphragma mit Pleura diaphragmatica bedeckt
22 Arteria coronaria dextra (Ramus marginalis dexter)
23 Sulcus coronarius
  mit Ramus ventriculi dextri anterior
24 Pericardium (Pars lateralis)
25 Arteria coronaria dextra (Ramus coni arteriosi)
26 Vena cava superior
27 Pars ascendens aortae
28 Pericardium (Cupula pericardii)

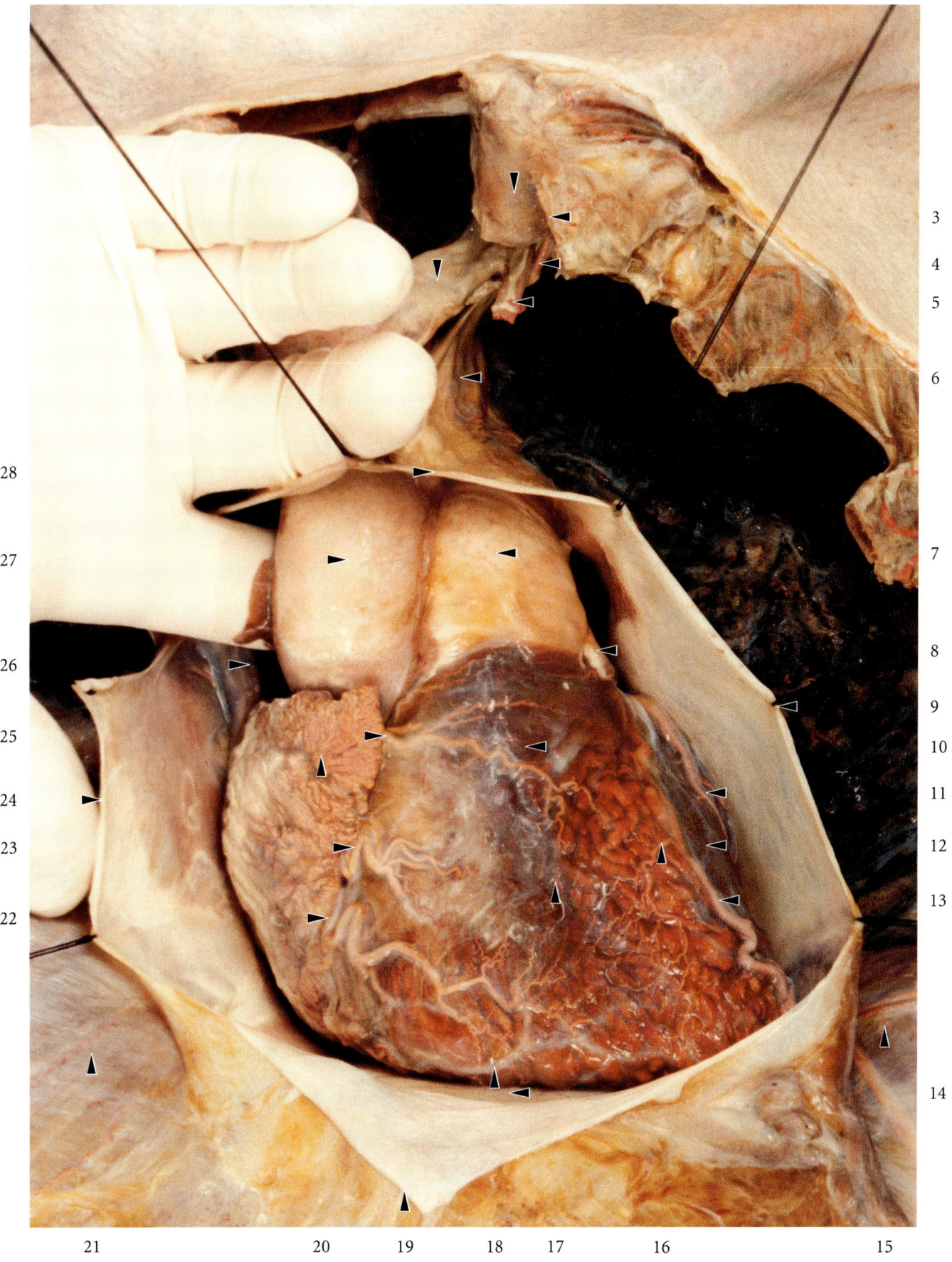

Abbildung 320   **Pericardium 3**
              Cavitas pericardialis 2
              Vasa cordis

Nach der Eröffnung des Perikards wurde ein leicht aufgehelltes Herz aus seiner *Cavitas pericardialis* herausgehoben und nach rechts hinübergeklappt. Durch einen Haken wird der *Sinus obliquus pericardii* entfaltet, der unterhalb vom *horizontalen Schenkel* des SAPPEYschen T liegt und durch den linken Vorhof und den benachbarten Teil des linken Ventrikels ausgefüllt wurde.

Hinter der abgehobenen *Auricula sinistra* sind die kollabierten *Venae pulmonales sinistrae* aus dem linken Vorhof entsprungen und ziehen aufgespalten zur Durchtrittsstelle des Perikards. Eine Umschlagsfalte in Form des *horizontalen Schenkels* des SAPPEYschen T hat sie dorsal weitgehend verdeckt begleitet. Der *vertikale Schenkel* des SAPPEYschen T ist dorsal von der *Vena cava inferior* zur *Vena pulmonalis dextra inferior* gezogen.

Oberhalb von der *Auricula sinistra* ist eine Falte zu sehen, die vom Perikard links von der Aufteilungsstelle des *Truncus pulmonalis* ausgeht und an den linken Vorhof zur *Vena obliqua atrii sinistri* zieht. Es ist die *Plica venae cavae sinistrae*, die andeutungsweise meistens gefunden wird und als Varietät eine Vena cava sinistra enthalten kann. Zwischen dieser Falte und dem *Truncus pulmonalis* endet auf der linken Seite der *Sinus transversus pericardii*.

An der *Facies diaphragmatica* [Facies inferior] des Herzens sind die Gefäße in ihrer gegenseitigen Lagebeziehung durch die Aufhellung gut zu erkennen. Am oberflächlichsten ziehen dicke *Venen* zum *Sulcus coronarius*, um ihr Blut über den dort gelegenen *Sinus coronarius* an den rechten Vorhof abgeben zu können.

Zwischen dem rechten und linken Ventrikel zieht die *Vena interventricularis posterior*, die alte *Vena cordis media*, zum Sinus coronarius und verdeckt dabei weitgehend den *Ramus interventricularis posterior* der *Arteria coronaria dextra*. Sie anastomosiert an der Herzspitze regelmäßig mit der *Vena interventricularis anterior* und bildet manchmal kurz vor ihrer Einmündung mit der *Vena coronaria dextra* einen gemeinsamen Stamm.

Von der linken Seite zieht die *Vena coronaria sinistra* in dem nicht beseitigten Bindegewebe des *Sulcus coronarius* zum *Sinus coronarius* und nimmt neben der *Vena interventricularis anterior*, aus der sie hervorgeht, mehrere dicke Venen des linken Ventrikels auf, so daß sie selbst zu einem sehr stattlichen Gefäß heranwächst, das die Bezeichnung *Vena cordis magna* erhalten hatte. Die *Vena ventriculi sinistri posterior*, die sie von der Facies diaphragmatica aufnimmt, ist an diesem Präparat verdoppelt.

1 Costa secunda (Schnittfläche)
2 Arteria thoracica interna
3 Clavicula (Facies articularis sternalis)
4 Truncus brachiocephalicus
5 Arcus aortae
6 Vena brachiocephalica sinistra
7 Pericardium (Schnittrand)
8 Clavicula (Facies articularis sternalis)
9 Vena thyroidea inferior [Vena thyreoidea ima]
10 Vena thoracica interna
11 Pleura mediastinalis (Schnittrand)
12 Vena pericardiacophrenica
13 Truncus pulmonalis
14 Plica venae cavae sinistrae
15 Auricula sinistra
16 Arteria coronaria sinistra (Ramus atrialis)
17 Atrium sinistrum
18 Sinus coronarius
19 SAPPEYSCHES T (Übergang des vertikalen
   in den horizontalen Schenkel)
20 Vena cava inferior
21 Arteria coronaria dextra
   (Ramus posterolateralis dexter)
22 Vena ventriculi sinistri posterior
23 Arteria coronaria dextra
   (Ramus marginalis dexter)
24 Vena interventricularis posterior
   (Vena cordis media)
25 Diaphragma mit Pleura diaphragmatica bedeckt
26 Arteria coronaria sinistra
   (Ramus posterior ventriculi sinistri)
27 Vena ventriculi sinistri posterior
28 Arteria coronaria sinistra
   (Ramus posterior ventriculi sinistri)
29 Arteria coronaria sinistra
   (Ramus posterior ventriculi sinistri)
30 Arteria coronaria sinistra
   (Ramus marginalis sinister)
31 Pars ascendens aortae
32 Vena thoracica interna
33 Trachea

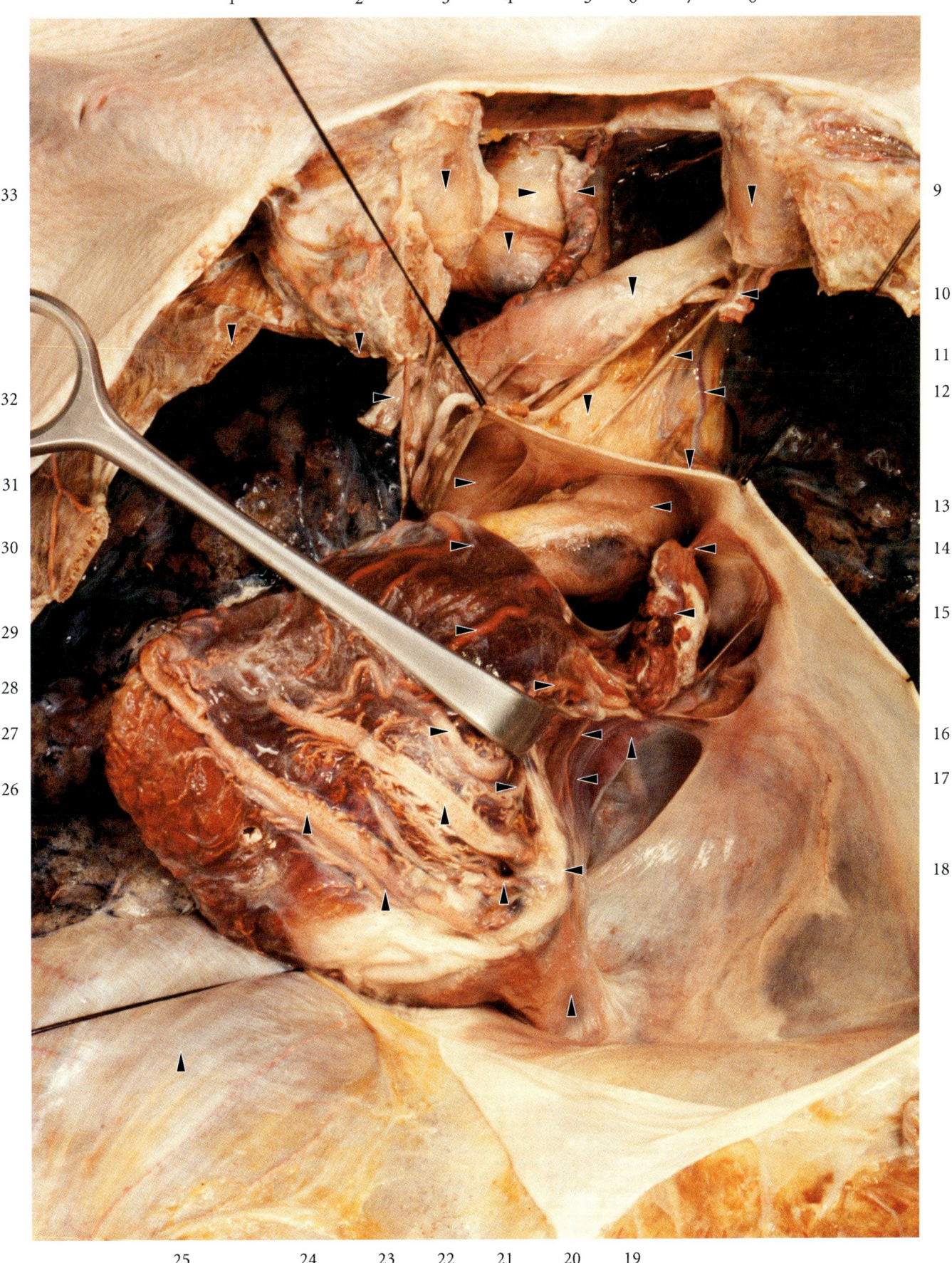

Abbildung 321   Pericardium 4
Cavitas pericardialis 3
Vasa cordis

Das Erscheinungsbild eines Herzens ist durch die unterschiedliche Einlagerung von *subepikardialem Fett* sehr vielgestaltig und soll daher an einem sehr fettreichen Herzen vorgestellt werden.

Auf der *Abbildung A* liegt vor dem in den *Sinus transversus pericardii* eingeschobenen Zeigefinger die *Pars ascendens aortae* und der *Truncus pulmonalis*, und auf *Abbildung B* ist der Ausgang des *Sinus transversus pericardii* zwischen dem *Truncus pulmonalis* und den hier gut gefüllten *Venae pulmonales sinistrae* zu sehen. Die *Plica venae cavae sinistrae* ist bei diesem Präparat nur andeutungsweise vorhanden.

Durch das Herausheben der Herzspitze aus dem resezierten Perikard ist die Öffnung einer Tasche zu sehen, die sich zwischen der *Vena pulmonalis sinistra inferior* und der *Vena cava inferior* hinter den linken Vorhof einschiebt und *Sinus obliquus pericardii* genannt wird. Er ist wegen der guten Füllung der Herzräume und der recht dicken subepikardialen Fettschicht hinter dem linken Vorhof weniger entfaltet als bei der vorhergehenden Abbildung.

Beim Vergleich der *subepikardialen Fettschicht* fällt auf, daß diese vor allem den *Sulcus coronarius* ausfüllt und die *Facies anterior* des Herzens bedeckt, während dessen *Facies inferior* und *Facies pulmonalis* weitgehend freibleiben.

Dadurch sind an der Hinterseite des linken Ventrikels die *Venae ventriculi sinistri posteriores*, welche auch an diesem Präparat verdoppelt aufgetreten sind, gut zu sehen. Sie werden nur von schmalen Fettstreifen subepikardialen Fettgewebes begleitet. Überhaupt kein Fettgewebe hat das Stratum subepicardiale der *Auricula dextra* gespeichert und dasjenige der *Auricula sinistra* nur sehr wenig.

Die sichtbare Tasche zwischen dem *Truncus pulmonalis* und der *Pars ascendens aortae* bei Abbildung B wurde als *Recessus pulmonalis* dem rechts von der Aorta liegenden *Recessus aorticus* gegenübergestellt.

 1 Fissura horizontalis (pulmonis dextri)
 2 Vena cava superior
 3 Pars ascendens aortae
 4 Truncus pulmonalis
 5 Pulmo sinister (Lobus superior)
 6 Costa IV (Schnittfläche)
 7 Ventriculus dexter (Facies anterior cordis)
 8 Sulcus interventicularis anterior
 9 Apex cordis
10 Pars ascendens aortae
11 Truncus pulmonalis
12 Auricula sinistra
13 Pericardium (Pars lateralis – Schnittrand)
14 Vena pulmonalis sinistra superior
15 Vena pulmonalis sinistra inferior
16 Plica venae cavae sinistrae
17 Sulcus coronarius
18 Atrium sinistrum
19 Vena cava inferior
20 Pericardium (Pars diaphragmatica)
21 Margo dexter cordis [Margo acutus]
22 Plicae adiposae pleurales
   des Recessus costodiaphragmaticus
23 Plicae adiposae pleurales
   des Recessus phrenicomediastinalis
24 Vena interventricularis posterior
   [Vena cordis media]
25 Vena ventriculi sinistri posterior
26 Vena ventriculi sinistri posterior
27 Apex cordis
28 Margo dexter cordis [Margo acutus]
29 Diaphragma bedeckt mit Pleura diaphragmatica
30 Pericardium (Pars sternocostalis – Schnittrand)
31 Auricula dextra
32 Pulmo dexter (Lobus medius)

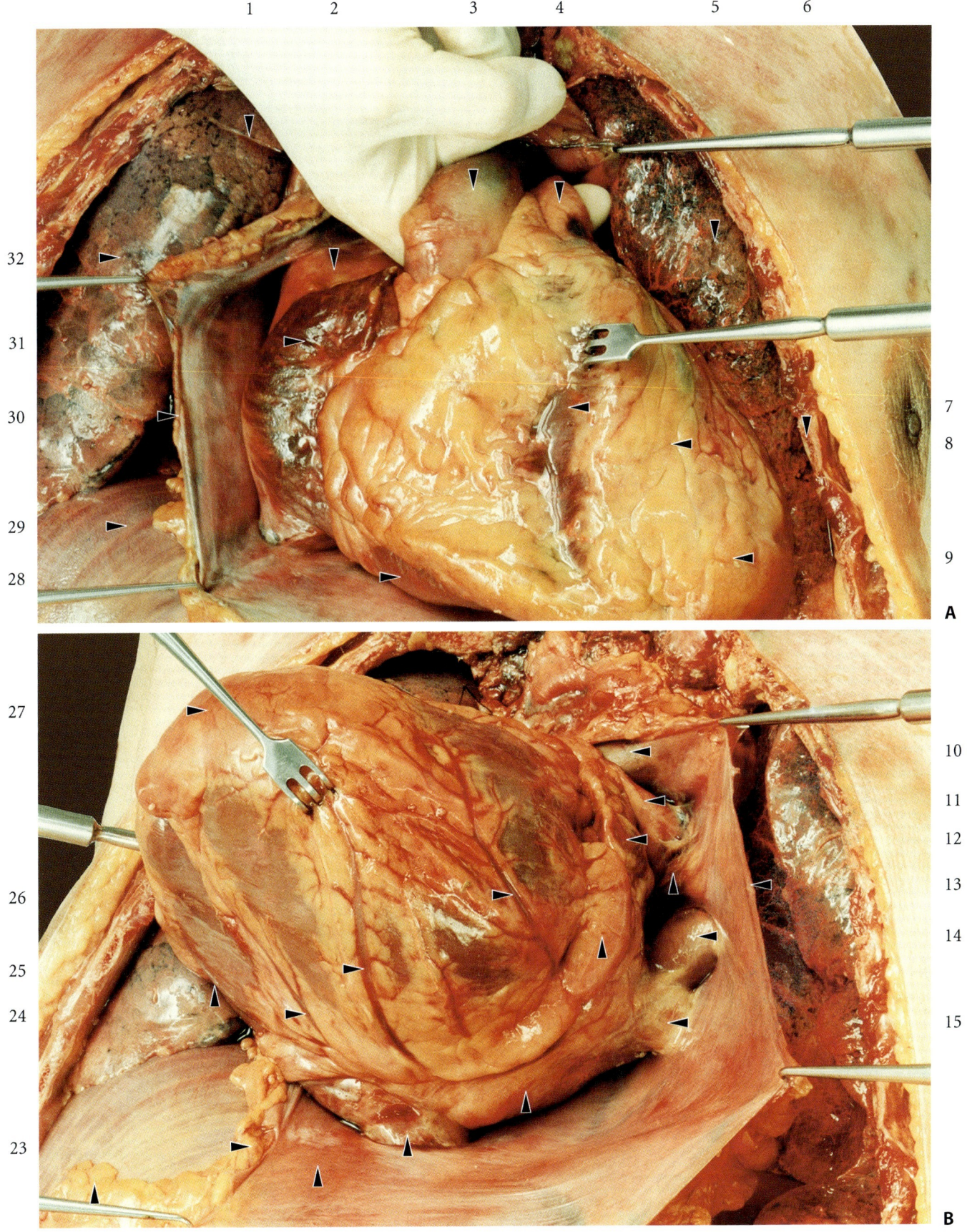

Abbildung 322 Cor 1
Vasa cordis

An einem etwas aufgehellten Herzen ist durch das Myocardium hindurch die Füllung des *Ventriculus dexter* und der *Auricula dextra* mit ihren Vorsprüngen zu sehen.

Aus dem *Sulcus coronarius* zwischen dem *Ventriculus dexter* und dem rechten Vorhof mit seiner *Auricula dextra* treten die Arterienäste der *Arteria coronaria dextra* aus, welche die vordere Wand des rechten Ventrikels versorgen. Es sind dies der *Ramus coni arteriosi* und der *Ramus marginalis dexter*, neben einem dazwischengelegenen *Ramus ventricularis dexter anterior*.

Die Arterien der Vorderwand des rechten Ventrikels werden von den *Venae ventriculi dextri anteriores [Venae cordis anteriores]* begleitet, die direkt in den rechten Vorhof münden.

An der Versorgung der Vorderwand des rechten Ventrikels nimmt aber auch ein sichtbarer Ast des *Ramus interventricularis anterior* von der *Arteria coronaria sinistra* teil. Das entspricht der üblichen *Grenzebene* zwischen den Versorgungsbieten der beiden Koronararterien, die durch den vorderen Papillarmuskel des rechten Ventrikels und dem hinteren Papillarmuskel des linken Ventrikels verläuft. Auf diese Weise wird auch das *Septum interventriculare* in den meisten Fällen von den benachbarten *Rami interventriculare*s versorgt, die nicht von der gleichen Koronararterie kommen.

Der *Ramus interventricularis anterior* ist zwischen der *Auricula sinistra* und dem *Conus arteriosus* des rechten Ventrikels erschienen und an der Grenze zwischen dem rechten und linken Ventrikel als Ast der *Arteria coronaria sinistra* nach abwärts verlaufen, nachdem sie den *Ramus circumflexus* an die *Facies pulmonalis* des linken Ventrikels abgegeben hat.

Die Grenze zwischen dem rechten und linken Ventrikel ist gut zu erkennen, weil die stärkere Muskulatur des linken Ventrikels dessen Füllung nicht mehr hindurchscheinen läßt.

Unterhalb des Überganges der *Vena cava superior* in den rechten Vorhof ist dorsal davon der Eintritt der *Vena pulmonalis dextra superior* in das *Perikard* zu sehen.

1 Clavicula (Facies articularis sternalis)
2 Truncus brachiocephalicus
3 Vena brachiocephalica sinistra
4 Pericardium (Cupula pericardii)
5 Clavicula (Facies articularis sternalis)
6 Vena thyroidea inferior [Vena thyreoidea ima]
7 Vena thoracica interna
8 Pleura mediastinalis (Schnittrand)
9 Arcus aortae
10 Truncus pulmonalis
11 Auricula sinistra
12 Arteria coronaria sinistra (Ramus coni arteriosi)
13 Arteria coronaria sinistra (Ramus marginalis sinister)
14 Ventriculus sinister mit Vena interventicularis anterior
15 Arteria coronaria sinistra (Ramus interventricularis anterior)
16 Pericardium (Pars diaphragmatica)
17 Pericardium (Pars sternocostalis)
18 Arteria coronaria sinistra (Ramus ventriculi dextri)
19 Ventriculus dexter
20 Vena marginalis dextra
21 Arteria coronaria dextra (Ramus marginalis dexter)
22 Diaphragma mit Pleura diaphragmatica bedeckt
23 Vena ventriculi dextri anterior [Vena cordis anterior]
24 Arteria coronaria dextra (Ramus ventriculi dextri anterior) mit Vena ventriculi dextri anterior [Vena cordis anterior]
25 Conus arteriosus
26 Arteria coronaria dextra (Ramus coni arteriosi) mit Vena ventriculi dextri anterior [Vena cordis anterior]
27 Vena cava superior
28 Pericardium (Pars lateralis)
29 Pars ascendens aortae
30 Vena thoracica interna
31 Trachea

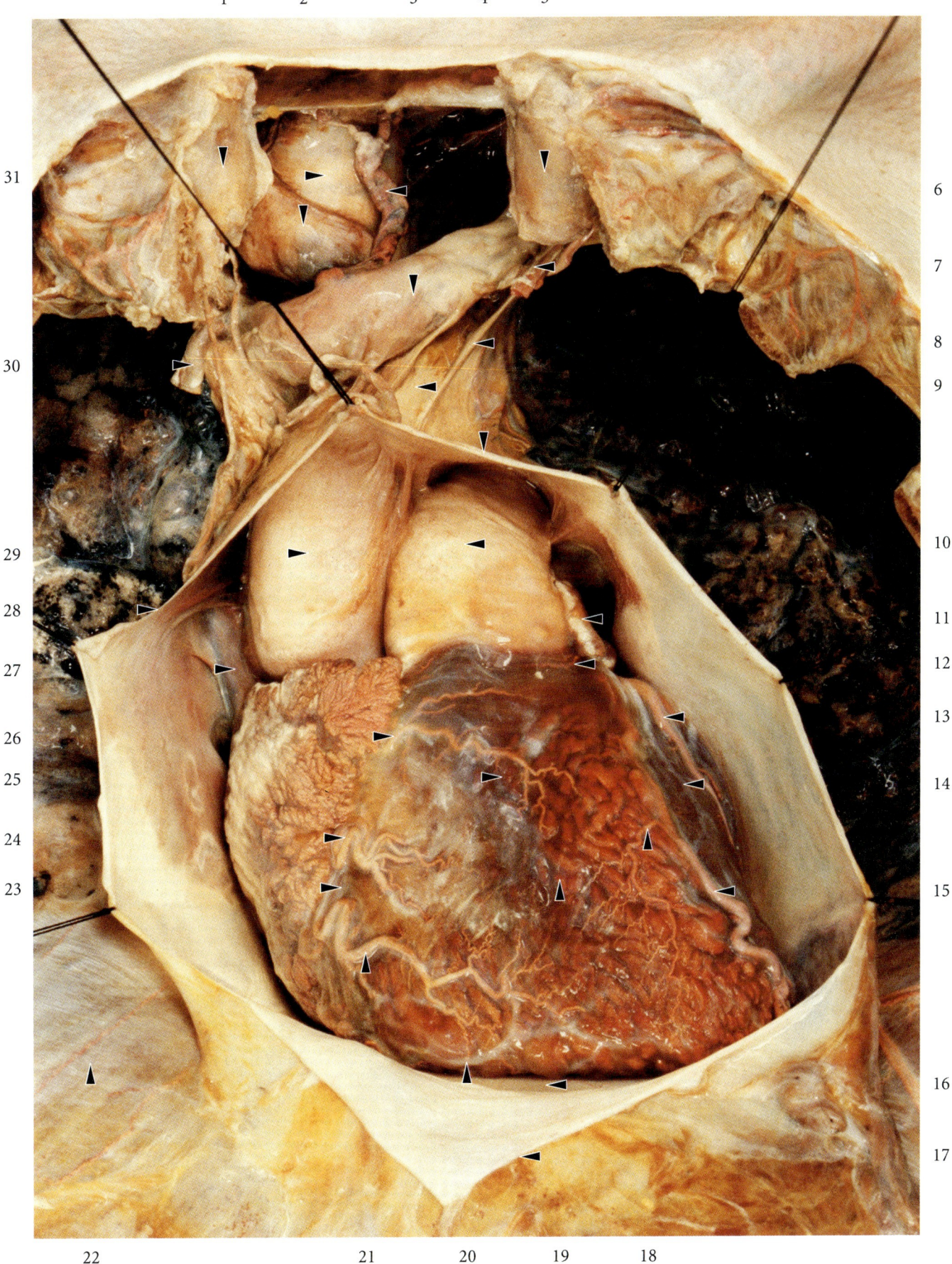

Abbildung 323   Cor 2
Aufsuchung der Arteria coronaria dexta 1

Nachdem das *Epikard* um die Anlagerungsstelle der *Auricula dextra* umschnitten worden war, konnte die Auricula dextra vom *Conus arteriosus* des rechten Ventrikels und von der *Pars ascendens aortae* abgehoben werden. In dem dadurch geschaffenen serosafreien Feld beginnt der *Sulcus coronarius*. In ihm liegt das Anfangsstück der *Arteria coronaria dextra* mit ihrem Ursprung aus dem rechten *Sinus aortae* (VALSALVAE).

Der *Sinus aortae* wölbt sich deutlich vor, so daß die Lage des Ursprungs der *Arteria coronaria dextra* gut abgeschätzt werden kann. Nicht immer liegt er in der Mitte des Sinus. Manchmal wird er an dessen oberem Rand oder sogar oberhalb davon gefunden.

Sehr bald nach dem Ursprung entläßt die *Arteria coronaria dextra* den *Ramus coni arteriosi*, der mit dem gleichnamigen Ast des *Ramus interventricularis anterior* der Arteria coronaria sinistra anastomosiert. Nicht allzuselten entspringt er selbständig aus dem gleichen Sinus aortae und bildet dadurch eine dritte Kranzarterie.

Der nächste Ast der *Arteria coronaria dextra* ist der *Ramus nodi sinuatrialis*, der an der medialen Seite der Auricula zum Atrium dextrum zieht.

Gekreuzt wird die Arteria coronaria dextra durch *Venae ventriculi dextri anteriores*, die direkt in den rechten Vorhof einmünden.

Die Stärke der *Arteria coronaria dextra* ist schwankend, je nachdem ob sie oder wieviel sie von der Hinterwand des linken Ventrikels übernimmt. Sie gibt in der Regel den *Ramus interventricularis posterior* und einen *Ramus posterolateralis dexter* für einen kleineren oder größeren Teil der Hinterwand des linken Ventrikels wie bei Abb. 320 ab. Eine solche Versorgung wird als *Rechtstyp* bezeichnet. Beim *Linkstyp* hingegen übernimmt die *Arteria coronaria sinistra* den *Ramus interventricularis posterior* und versorgt dadurch das ganze Septum interventriculare.

Die Äste der Arteria coronaria dextra an der Facies anterior wurden schon bei Abb. 322 beschrieben. Hier soll nur noch auf die besser sichtbare *Vena marginalis dextra* hingewiesen werden, die wie die *Venae ventriculi dextri anteriores* direkt in den rechten Vorhof mündet oder sich zur *Vena cardiaca parva* begibt.

1 Clavicula (Facies articularis sternalis)
2 Truncus brachiocephalicus
3 Vena brachiocephalica sinistra
4 Pericardium (Cupula pericardii)
5 Clavicula (Facies articularis sternalis)
6 Vena thyroidea inferior [Vena thyreoidea ima]
7 Vena thoracica interna
8 Pleura mediastinalis (Schnittrand)
9 Arcus aortae
10 Truncus pulmonalis
11 Pericardium (Pars lateralis)
12 Auricula sinistra
13 Conus arteriosus mit Rami coni arteriosi der Arteriae coronariae
14 Arteria coronaria sinistra (Ramus marginalis sinister)
15 Arteria coronaria sinistra (Ramus interventricularis anterior)
16 Planum cardiacum mit Pars diaphragmatica pericardii
17 Pericardium (Pars sternocostalis)
18 Arteria coronaria sinistra (Ramus ventriculi dextri des Ramus interventricularis anterior)
19 Ventriculus dexter
20 Vena marginalis dextra
21 Arteria coronaria dextra (Ramus marginalis dexter)
22 Venae ventriculi dextri anteriores [Venae cordis anteriores]
23 Atrium dextrum
24 Auricula dextra
25 Diaphragma mit Pleura diaphragmatica bedeckt
26 Pericardium (Ansatz am Diaphragma mit vorderem Ast der Arteria pericardiacophrenica)
27 Sulcus coronarius
28 Arteria coronaria dextra mit Abgang des Ramus marginalis dexter
29 Arteria coronaria dextra (Ramus venticuli dextri anterior)
30 Arteria coronaria dextra (Ramus nodi sinuatrialis)
31 Arteria coronaria dextra mit Abgang des Ramus coni arteriosi
32 Pericardium serosum (Schnittrand der Lamina visceralis)
33 Vena cava superior
34 Pars ascendens aortae
35 Vena cava superior
36 Trachea

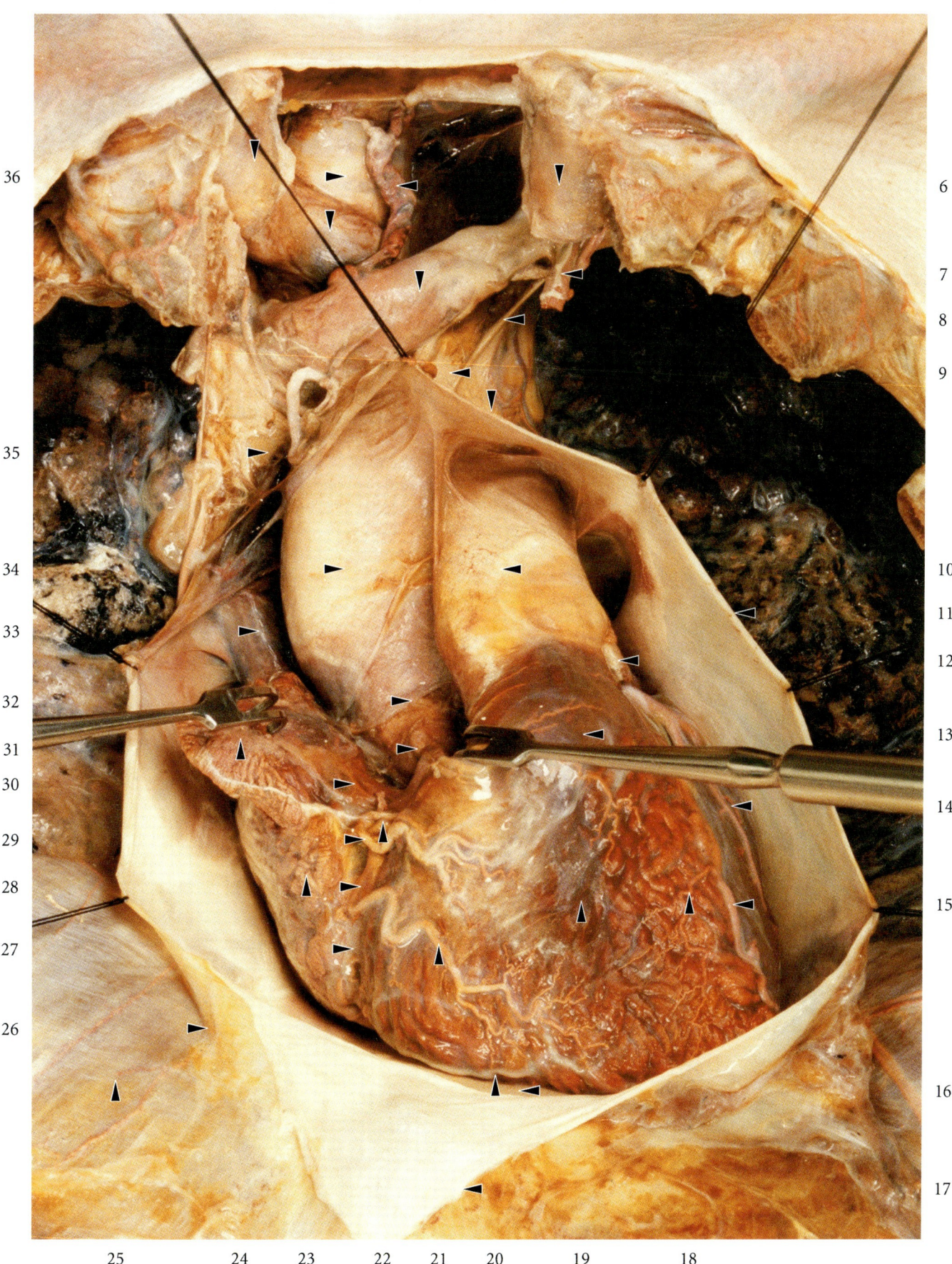

Abbildung 324   Cor 3
Aufsuchung der Arteria coronaria dextra 2

Die Kranzgefäße des Herzens werden bei einem wohlgenährten Menschen oft von dicken *subepikardialen Fettgewebspolstern* begleitet, die das optische Erscheinungsbild des Herzens stark beeinflussen und ihre Aufsuchung erschweren. Zum Vergleich wird daher die gleiche Präparationssituation der vorhergehenden Abbildung an einem fettreichen Herzen dargeboten.

Fettgewebspolster umrahmen die *Facies anterior* des rechten Ventrikels und lassen nur ein bescheidenes Dreieck frei, in welchem das dunkle *Myokard* durch das sehr transparente *Epicardium* hindurchscheint. Das obere Fettgewebspolster füllt den *Sulcus coronarius* aus und folgt ihm um den ebenfalls mit Fettgewebe bedeckten *Margo dexter* zur hinten gelegenen *Facies inferior* des Herzens. Links wird das weitgehend fettfreie Dreieck durch das Fettpolster entlang des *Sulcus interventricularis anterior* begrenzt, und vor dem *Conus arteriosus* und am *Apex cordis* hängen die einzelnen Fettpolster miteinander zusammen.

Das Fettpolster am *Sulcus interventricularis anterior* beinhaltet den *Ramus interventricularis anterior* der *Arteria coronaria sinistra*. Die durch das Epikard hindurchschimmernden Gefäße sind aber Äste der *Vena interventricularis anterior*, die um den Margo obtusus des Herzens zu der im hinteren Teil des *Sulcus coronarius* gelegenen *Vena coronaria sinistra* ziehen und demnach der Vene angehören, die jetzt wieder *Vena cordis magna* heißt. Das entspricht dem allgemeinen Prinzip, daß die größeren Stämme der Venen oberflächlicher und diejenigen der Arterien tiefer liegen.

Nach *Spaltung des Epicardiums* über dem rechten Anfang des *Sulcus coronarius* wurde das Fettgewebe bis auf die *Arteria coronaria dextra* durchtrennt und auseinandergezogen. Die Arterie wurde sodann bis zum rechten *Sinus aortae* auspräpariert, wo sie entspringt. Sie überlagert kleine Venen, die in den rechten Vorhof einmünden, und gibt als erste Äste den *Ramus coni arteriosi* nach unten und den *Ramus nodi sinuatrialis* nach oben hin ab.

An dem von Fettgewebe nicht überlagerten Myokard des rechten Ventrikels ist ein Stück des für ihn bestimmten Astes zu sehen, der vom *Ramus interventricularis anterior* kommt.

 1 Arteria thoracica interna
 2 Manubrium sterni (Schnittfläche)
 3 Pars ascendens aortae
 4 Arteria thoracica interna
 5 Pericardium (Schnittrand)
 6 Musculus sternocleidomastoideus
 7 Auricula sinistra
 8 Sinus aortae (dexter)
 9 Vena coni arteriosi
10 Conus arteriosus
11 Venae interventriculares anteriores
12 Ventriculus dexter
13 Diaphragma (Pars costalis)
14 Arteria epigastrica superior
15 Apex cordis
16 Arteria coronaria sinistra (Ramus ventriculi dextri des Ramus interventricularis anterior)
17 Pericardium (Pars sternocostalis)
18 Arteria coronaria dextra (Ramus coni arteriosi)
19 Arteria coronaria dextra (Ramus nodi sinuatrialis)
20 Diaphragma (Pars costalis)
21 Auricula dextra
22 Diaphragma mit Pleura diaphragmatica bedeckt
23 Musculus rectus abdominis (Schnittfläche)
24 Arteria epigastrica superior
25 Diaphragma (Pars sternalis)
26 Margo dexter
27 Pericardium (Pars lateralis)
28 Sulcus coronarius
29 Atrium dextrum
30 Epicardium (Schnittfläche)
31 Arteria coronaria dextra
32 Epicardium (Schnittfläche)
33 Vena cava superior
34 Pleura partietalis (Pars costalis – Schnittrand)
35 Vena brachiocephalica sinistra
36 Musculus sternocleidomastoideus

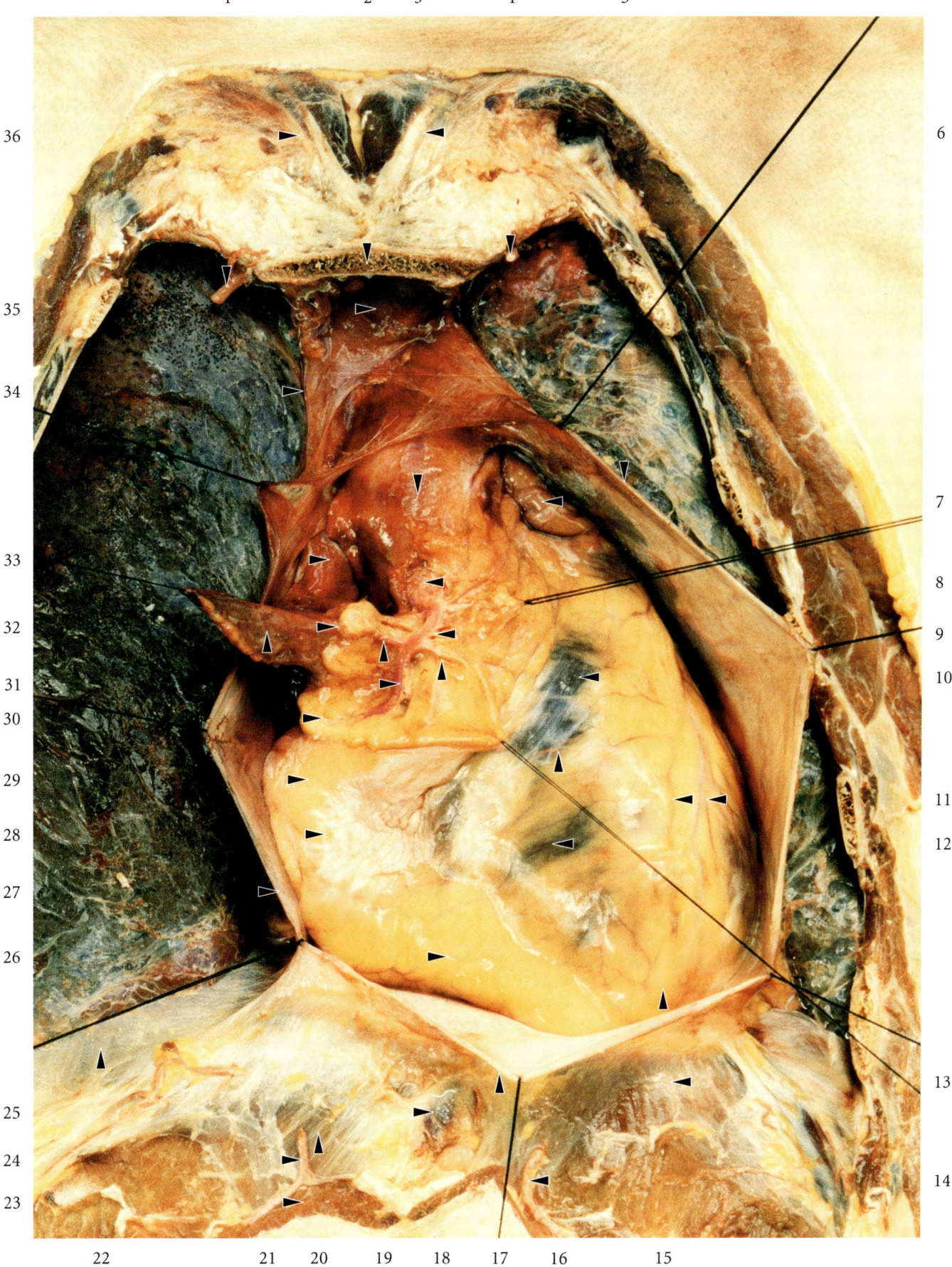

Abbildung 325 Cor 4
Aufsuchung der Arteria coronaria sinistra

Das Herz wurde aus der *Cavitas pericardialis* herausgehoben und mit seinem *Apex cordis* nach medial verlagert, so daß seine *Facies pulmonalis* mit ihrem *Margo obtusus* nach vorne gekehrt wurde.

Vom *linken Vorhof,* der dorsal von den Ventrikeln liegt, ist nur die zur Seite gezogene *Auricula sinistra* und andeutungsweise die obere Vorhofswand zu sehen. Das Epicardium *und* das Fettgewebe lateral vom *Truncus pulmonalis* wurde vom auslaufenden *Sulcus coronarius* an gespalten und auseinandergezogen, so daß der aus dem *Sulcus coronarius* austretende *Ramus interventricularis anterior* der Arteria coronaria sinistra dargestellt werden konnte.

Der zwischen dem Abgang der Auricula sinistra und dem linken Ventrikel dem Sulcus coronarius folgende *Ramus circumflexus* ist in dem sichtbaren Wulst des Fettgewebes verborgen geblieben.

Als ersten Ast gibt der *Ramus interventricularis anterior* den dargestellten *Ramus coni arteriosi* ab, der mit dem gleichnamigen Ast der Arteria coronaria dextra anastomosiert. Nach lateral gehen Äste für den linken Ventrikel ab, von denen der als *Ramus lateralis* [Ramus diagonalis] bezeichnete meistens, wie an diesem Präparat, der stärkste ist.

Der Versorgungsbereich des *Ramus circumflexus* ist besonders variabel. Er umfaßt normalerweise nur einen Teil der Hinterwand des linken Ventrikels wie bei Abb. 106, obwohl er dort mehrere *Rami posteriores ventriculi sinistri* abgibt. Sein Ende gelangt als *Ramus atrialis* zur hinteren Wand des linken Vorhofs oder kann sich als *Ramus nodi atrioventricularis* zum ASCHOFF-TAWARAschen Knoten fortsetzen, der allerdings meistens vom Ramus interventricularis posterior abgeht. Diese Versorgung der Hinterwand des Herzens wird *Rechtsversorgungtyp* genannt, weil die Arteria coronaria dextra an ihr einen großen Anteil hat.

Übernimmt der *Ramus circumflexus* die ganze Hinterwand des linken Ventrikels und auch den hinteren Teil des Septum interventriculare, indem er auch den Ramus interventricularis posterior abgibt, wird vom *Linksversorgungstyp* (KALBFLEISCH und HORT) gesprochen. Er ist nicht der Normalversorgungstyp, weil er nur bei ungefähr einem Viertel der Menschen vorkommt. Die Stärke des Ramus circumflexus variiert auf Grund seines unterschiedlichen Versorgungsgebietes beachtlich. Die *Arteria coronaria sinistra* bleibt aber bei allen Versorgungstypen das stärkere Gefäß.

1 Arteria thoracica interna
2 Conus arteriosus
3 Epicardium (Schnittrand)
4 Truncus pulmonalis
5 Arteria coronaria sinistra (Ramus circumflexus – von subepikardialem Fettgewebe bedeckt)
6 Auricula sinistra
7 Manubrium sterni (Schnittfläche)
8 Pars ascendens aortae (zwischen Ansatz des Percardium serosum und Percardium fibrosum)
9 Arteria coronaria sinistra (Ramus marginalis sinister)
10 Pericardium (Pars lateralis)
11 Ventriculus sinister (Facies pulmonalis) [Margo obtusus]
12 Arteria coronaria sinistra (Ramus posterior ventriculi sinistri)
13 Planum cardiacum mit Pars diaphragmatica pericardii
14 Diaphragma (Pars costalis)
15 Arteria epigastrica superior
16 Arteria coronaria sinistra (Ramus interventricularis anterior)
17 Vena interventricularis anterior
18 Pericardium (Pars sternocostalis)
19 Diaphragma (Pars costalis)
20 Musculus rectus abdominis (Schnittfläche)
21 Diaphragma (Pars sternalis)
22 Apex cordis
23 Ventriculus sinister (Facies diaphragmatica) [Facies inferior]
24 Sulcus interventricularis anterior
25 Arteria coronaria sinistra (Ramus lateralis [diagonalis] des Ramus interventricularis anterior)
26 Ventriculus dexter (Facies sternocostalis) [Facies anterior]
27 Pericardium fibrosum mit Percardium serosum (Schnittrand)
28 Pars ascendens aortae mit Recessus aorticus
29 Pericardium serosum (Schnittrand)
30 Vena brachiocephalica sinistra in der Area interpleurica superior

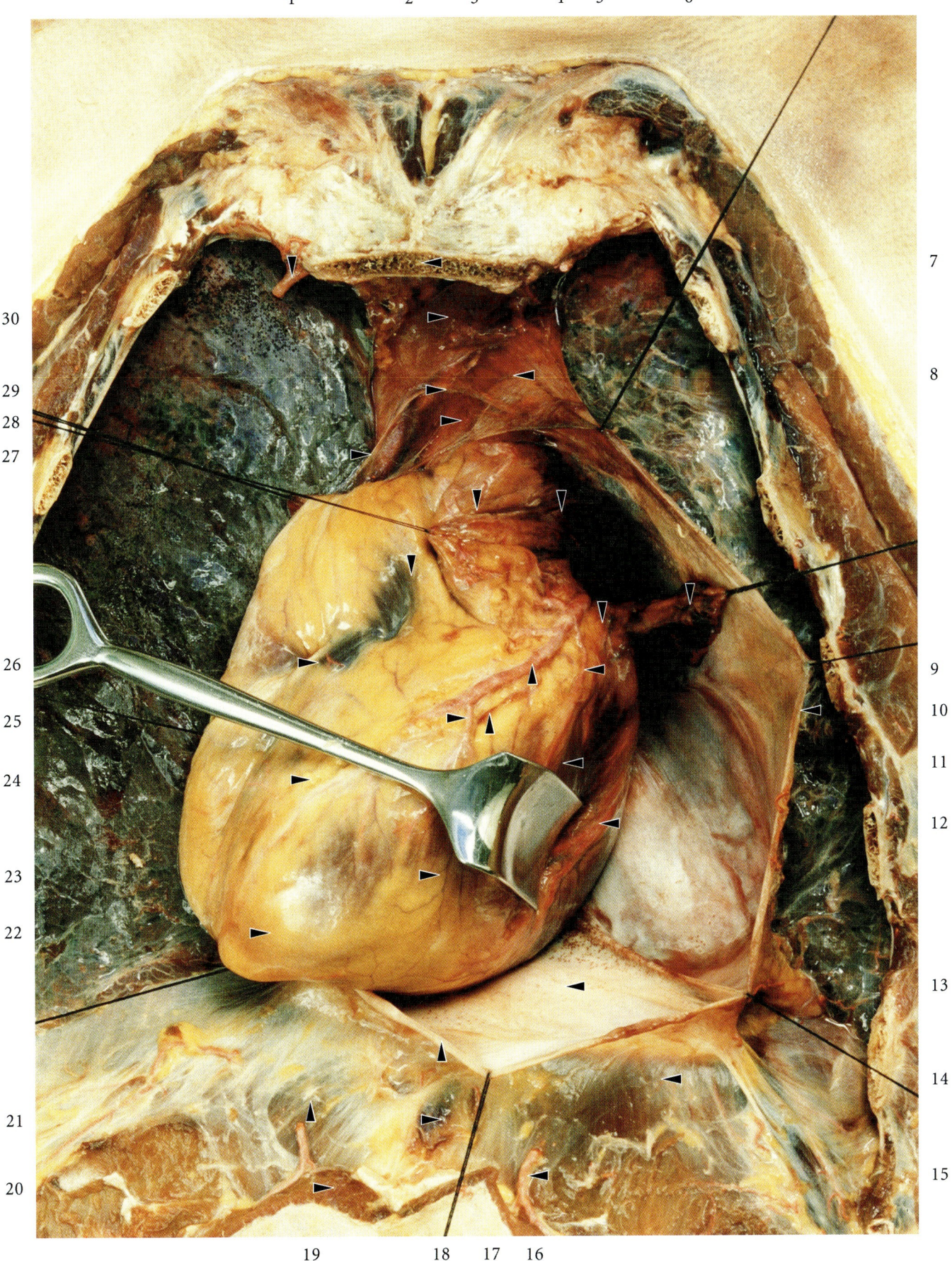

Abbildung 326 Cor 5
Ventriculus dexter

An einem entnommenen Herzen wurden die Ventrikel von vorn eröffnet. Bei der vorliegenden topographischen Einstellung ist die rechte Oberfläche des *Septum interventriculare* sichtbar, weil das Septum nicht rein sagittal steht. Von ihr entspringt im oberen Teil die *Crista supraventricularis*. Sie begrenzt mit der im unteren Teil zum vorderen Papillarmuskel ziehenden *Trabecula septomarginalis* eine Öffnung, die den Einströmungsteil vom Ausströmungsteil des rechten Ventrikels trennt.

Der *Einströmungsteil* beginnt mit dem *Ostium atrioventriculare dextrum*, welches von der *Valva tricuspidalis* gebildet wird, und der *Ausströmungsteil* engt sich zum *Ostium trunci pulmonalis* hin konisch ein und wird als *Conus arteriosus* oder *Infundibulum* bezeichnet.

An der *Valva tricuspidalis*, auch *Valva atrioventricularis dextra* genannt, wird die *Cuspis anterior* mit der *Cuspis posterior* durch eine sichtbare schmale *Kommissur* verbunden, und vom *Musculus papillaris anterior* ziehen *Chordae tendineae* zu diesen beiden Segeln. Sie gelangen zum freien Rand und zur ventrikulären Fläche der Segel, wobei sich die gegen die Kommissuren gerichteten fächerförmig aufspalten. Sie zeigen damit ein Verhalten, wie es bei den Chordae tendineae üblich ist.

Von dem zwischen dem Septum und der Hinterwand des rechten Ventrikels ausgehenden *Musculus papillaris posterior* gehen die *Chordae tendineae* nur zum Hauptteil der *Cuspis posterior*, während die Chordae tendineae zum hinteren Kommissurenbereich von einer nicht seltenen Abspaltung des Muskels kommen.

Die *Kommissur* zwischen den *Cuspides anterior* und *septalis* ist durch die Einstrahlung der *Chordae tendineae* eines *Musculus papillaris septalis* weitgehend verdeckt. Der Musculus papillaris septalis ist meistens sehr unscheinbar und wird durch *akzessorische Musculi papillares septales* ergänzt. Diese können aber auch ganz fehlen oder werden durch Chordae tendineae ersetzt, die aus der ebenen Fläche des Septum interventriculare auftauchen.

Das *Ostium trunci pulmonalis* wird von der *Valva trunci pulmonalis* gebildet, von welcher die *Valvula semilunaris sinistra* sichtbar ist. Sie liegt etwas dorsaler als die verdeckte *Valvula semilunaris dextra,* und oberhalb von ihr ist der *Truncus pulmonalis* über der *Valvula semilunaris anterior* etwas vorgewölbt.

1 Arteria pulmonalis dextra
2 Truncus brachiocephalicus
3 Arteria carotis communis sinistra (Ursprungsöffnung)
4 Valva trunci pulmonalis (Valvula semilunaris sinistra)
5 Vena coronaria sinistra [Vena cordis magna]
6 Arcus aortae
7 Truncus pulmonalis (Aufteilungssporn)
8 Auricula sinistra
9 Valva trunci pulmonalis (Valvula semilunaris dextra)
10 Myocardium des Conus arteriosus (Schnittfläche)
11 Chordae tendineae
12 Musculus papillaris anterior
13 Septum interventriculare (Pars muscularis)
14 Ventriculus sinister mit Trabeculae carneae
15 Vena interventricularis anterior
16 Sulcus interventricularis anterior
17 Anastomose der Venae interventriculares anterior und posterior
18 Mycardium des Ventriculus sinister (Schnittfläche)
19 Apex cordis
20 Trabecula septomarginalis
21 Commissura anteroseptalis
22 Commissura anteroposterior
23 Sulcus coronarius
24 Atrium dextrum
25 Myocardium des Ventriculus dexter
26 Cuspis posterior
27 Cuspis septalis
28 Cuspis anterior
29 Crista supraventricularis
30 Auricula dextra
31 Pars ascendes aortae
32 Arteria subclavia sinistra

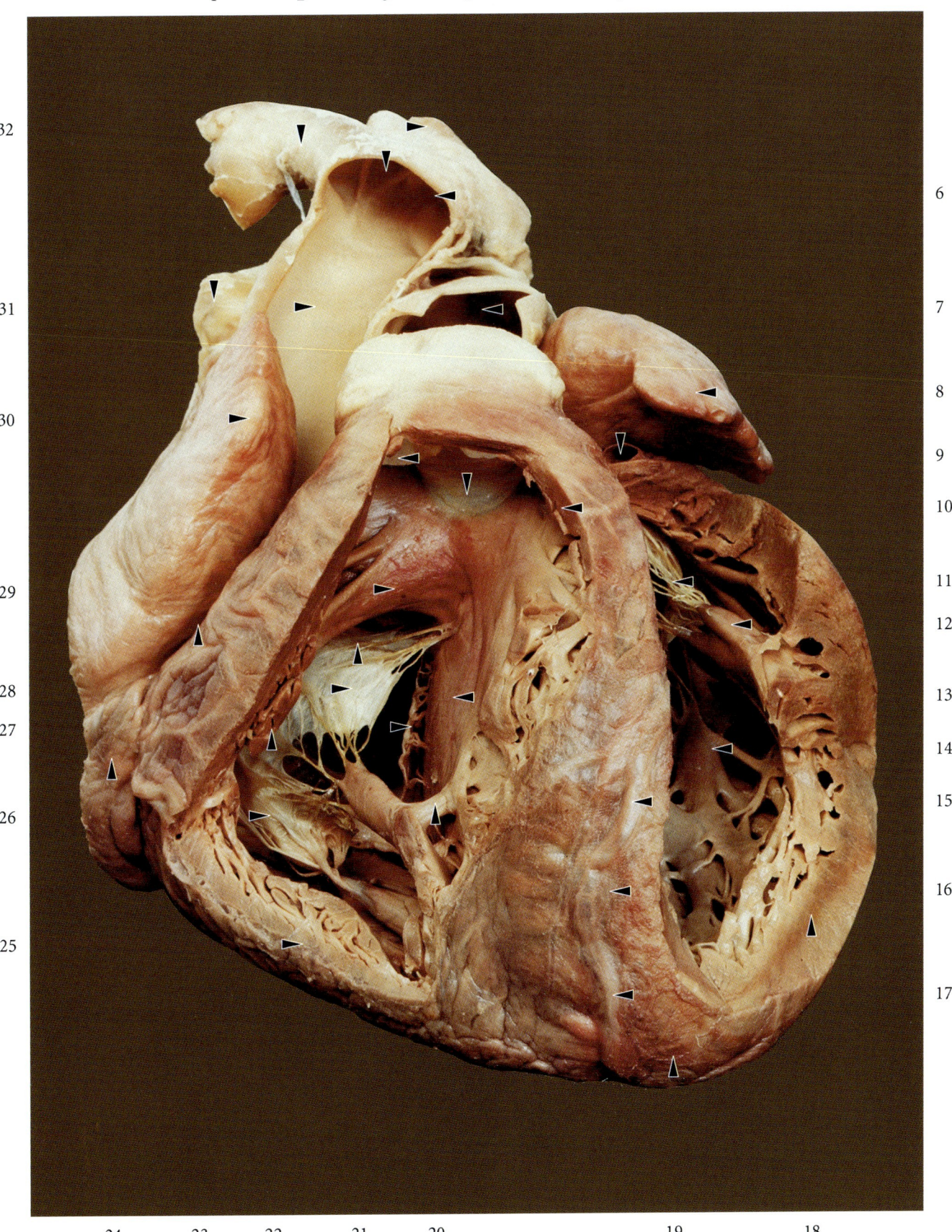

Abbildung 327   Cor 6
Ventriculus sinister

Wird das *Septum interventriculare* in die Blickrichtung gedreht, gewinnt man gleichzeitig Einblick in beide von vorn eröffnete Herzkammern. Insbesondere entsteht dadurch eine gute Übersicht über den linken Ventrikel, der hier besprochen werden soll.

Im *Ventriculus sinister* geht der *Einströmungsteil* vom *Ostium atrioventriculare sinistrum* aus, das von der *Valva mitralis*, auch *Valva atrioventricularis sinistra* oder *Valva bicuspidalis* genannt, umgeben wird. Sie wurzelt wie die *Valva tricuspidalis* an einem Anulus fibrosus, der die Vorhofsmuskulatur von der Kammermuskulatur trennt. Der *Anulus fibrosus sinister* hat aber zum Septum interventriculare hin eine Lücke, die von der lateralen Wand des *fibrösen Aortenrings* geschlossen wird.

Der *fibröse Aortenring* besteht dort zwischen der *Valvula semilunaris sinistra* und *Valvula semilunaris posterior* aus dem *Septum intervalvulare sinistrum*, welches sich ventrikelwärts in die bindegewebige Grundlage der *Cuspis anterior* der Valva bicuspidalis fortsetzt.

Die *Cuspis anterior* trennt durch ihre Verankerung am *fibrösen Aortenring* den Einströmungsteil vom Ausströmungsteil des linken Ventrikels und wird auf Grund ihres Zusammenhangs mit der Aorta auch als *Aortensegel* bezeichnet. Sie besitzt zum Unterschied von allen anderen Segeln auch an ihrer ventrikulären Oberfläche größtenteils keine Rippung durch angelagerte Chordae tendineae, welche die Strömung behindern würden.

Die *Kommissuren* zwischen beiden Segeln sind nicht besonders tief, aber ihnen gegenüber liegen die beiden kräftigen Papillarmuskeln, die ihre *Chordae tendineae* zu den benachbarten Segeln schicken. Der *Musculus papillaris anterior* kommt von der lateralen Wand der Kammer, und der *Musculus papillaris posterior* wurzelt an der Hinterwand in der Nähe des *Septum interventriculare*. Beide Muskeln sind mit der kompakten Ventrikelmuskulatur breitflächig verbunden, wenn sich ihnen auch kräftige *Trabeculae carneae* in der Umgebung ihres Ursprungs anlagern.

An den *Ausströmungsteil* der linken Herzkammer schließt die eröffnete *Pars ascendens aortae* an, die einen Einblick in die vom *Arcus aortae* abgehenden Gefäße gewährt.

1   Sulcus coronarius
2   Myocardium des Conus arteriosus (Schnittfläche)
3   Truncus brachiocephalicus
4   Truncus brachiocephalicus (Ursprungsöffnung)
5   Aufteilungssporn zwischen Truncus brachiocephalicus und Arteria carotis communis sinistra
6   Arteria subclavia sinistra
7   Auricula sinistra
8   Aufteilungssporn zwischen Arteria carotis communis sinistra und Arteria subclavia sinistra
9   Arteria pulmonalis sinistra
10 Truncus pulmonalis (eröffnet)
11 Arteria coronaria sinistra (reseziert)
12 Valva trunci pulmonalis (Valvula semilunaris sinistra)
13 Valva atrioventricularis sinistra [Valva bicuspidalis] (Commissura anterolateralis)
14 Cuspis anterior der Valva bicuspidalis
15 Musculus papillaris anterior
16 Musculus papillaris anterior (Zusammenhang mit der kompakten Schicht des Myocardium)
17 Musculus papillaris posterior
18 Myocardium des linken Ventrikels (Schnittfläche)
19 Apex cordis und seine Ventrikelbeziehung
20 Cuspis posterior der Valva bicuspidalis
21 Ventriculus sinister mit Trabeculae carneae (Ausströmungsteil)
22 Vena interventricularis anterior
23 Valva atrioventicularis dextra [Valva tricuspidalis] (Commissura posteroseptalis)
24 Musculus papillaris posterior (hintere Abspaltung)
25 Anastomose zwischen den Venae interventriculares anterior und posterior
26 Sulcus interventricularis anterior
27 Trabeculae carneae des Ventriculus dexter (Schnittfläche)
28 Trabecula septomarginalis
29 Musculus papillaris anterior des Ventriculus dexter
30 Cuspis posterior der Valva tricuspidalis
31 Valva atrioventricularis dextra [Valva tricuspidalis] (Commissura anteroposterior)
32 Cuspis anterior der Valva tricuspidalis
33 Valva atrioventricularis dextra [Valva tricuspidalis] (Commissura anteroseptalis)
34 Crista supraventricularis
35 Valva trunci pulmonalis (Valvula semilunaris dextra)
36 Auricula dextra
37 Truncus pulmonalis (Aufteilungssporn)
38 Pars ascendens aortae (hintere Wand von innen)

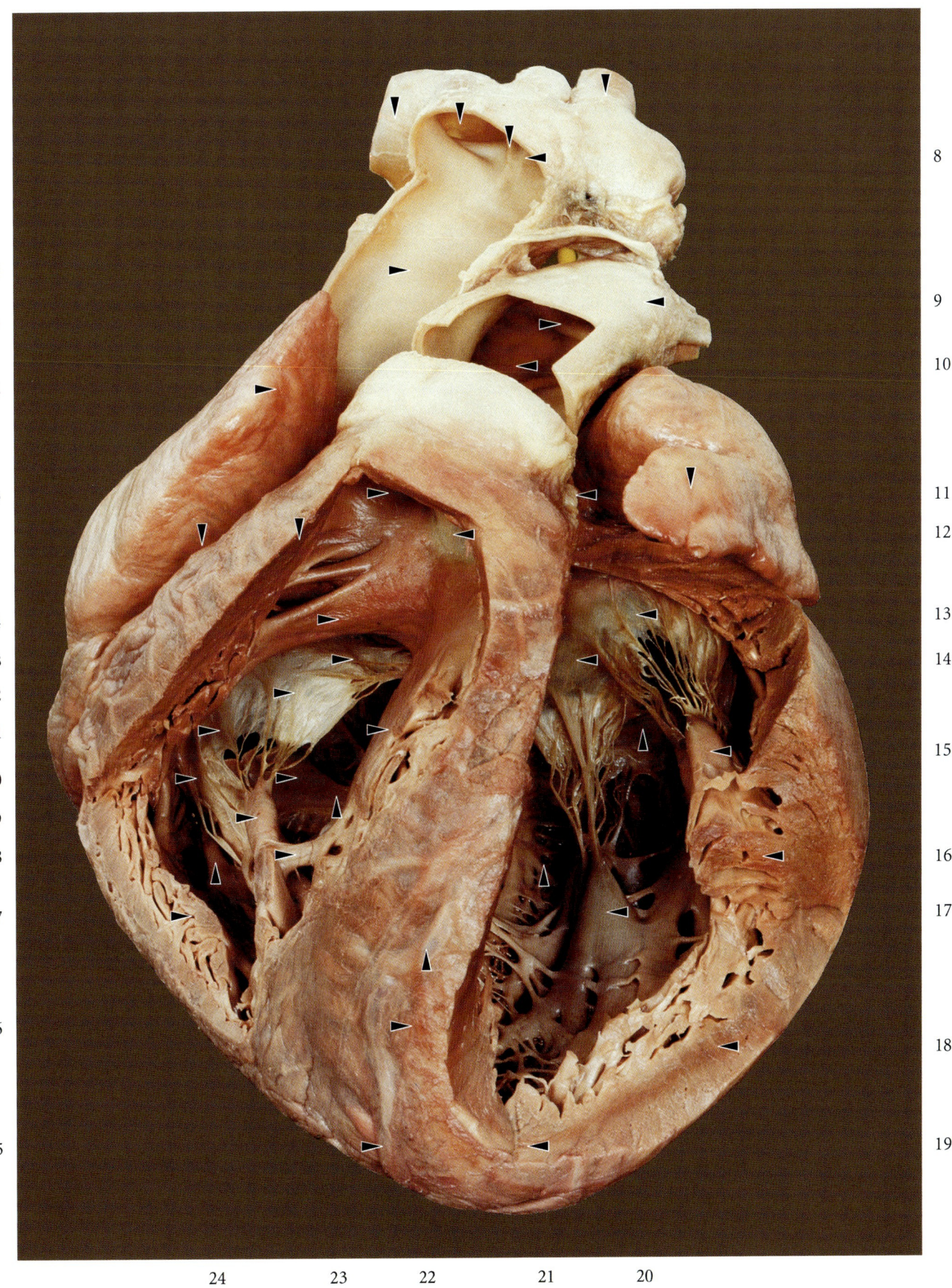

Abbildung 328 Cor 7
Ausguß der Hohlräume

Das Ausgußpräparat entspricht in seiner Einstellung der vorhergehenden Abbildung. Das *Septum interventriculare* liegt im unteren Teil in der Blickrichtung und dreht sich im oberen Teil schraubig in die frontale Ebene, so daß der *Conus arteriosus* des rechten Ventrikels vor dem Ausströmungsteil des linken Ventrikels zu liegen kommt.

Das entspricht der schraubigen Verdrehung der Bulbuswülste in der Entwicklungsgeschichte, welche die Trennung des rechten Herzens vom linken mit dem Ziele fortsetzen, den Lungenkreislauf hinter den Körperkreislauf zu schalten.

Damit hat sich der Ausströmungsteil des rechten Ventrikels in Form des *Conus arteriosus* vom Einströmungsteil abgewinkelt, während die beiden Strömungsteile des linken Ventrikels nur durch die Cuspis anterior getrennt aneinandergelagert verbleiben.

Die beiden *Auriculae atrii* zeigen die Zerklüftungen duch die *Musculi pectinati*, wobei nur die *Auricula sinistra* an ihrem gestielten Abgang in die glatte Wand des linken Vorhofes übergeht.

Der *Conus arteriosus* besitzt auch an der äußeren Oberfläche keine auffälligen *Trabeculae carneae* und trägt am *Ostium trunci pulmonalis* die *Valva trunci pulmonalis* mit ihren Ausbauchungen an den drei *Valvulae semilunares*.

Am weitgehend verdeckten *Übergang* des Ausströmungsteils des linken Ventrikels in die *Aorta* ist am *Ostium aortae* von der *Valva aortae* nur gerade noch der ausgegossene *Sinus aortae* der *Valvula semilunaris sinistra* zu sehen, von dem sich der *Sulcus coronarius* nach lateral fortsetzt.

Der *Musculus papillaris anterior* der *rechten Herzkammer* hat eine deutliche Vertiefung hinterlassen, während die Abgänge der beiden Papillarmuskeln der linken Herzkammer zu weit dorsal liegen, um bei dieser Blickrichtung in Erscheinung zu treten.

Der *Ventriculus sinister* fällt durch seine rundliche Form und die regelmäßigen Abdrücke der *Trabeculae carneae* auf, während der *Ventriculus dexter* eine ausgesprochen dreieckige Querschnittsform mit unruhigeren Abdrücken der Trabaculae carneae besitzt.

1 Pars ascendens aortae
2 Truncus pulmonalis
3 Atrium sinistrum
4 Sinus trunci pulmonalis
 (Vorwölbung bei der Valvula semilunaris anterior)
5 Auricula sinistra
6 Sinus trunci pulmonalis
 (Vorwölbung bei der Valvula semilunaris sinistra)
7 Sinus aortae sinister
8 Ventriculus sinister
9 Conus arteriosus des Ventriculus dexter
10 Ventriculus dexter
11 Atrium dextrum
12 Musculus papillaris anterior (Abdruck)
13 Sulcus coronarius
14 Auricula dextra
15 Sinus trunci pulmonalis
 (Vorwölbung bei der Valvula semilunaris dextra)

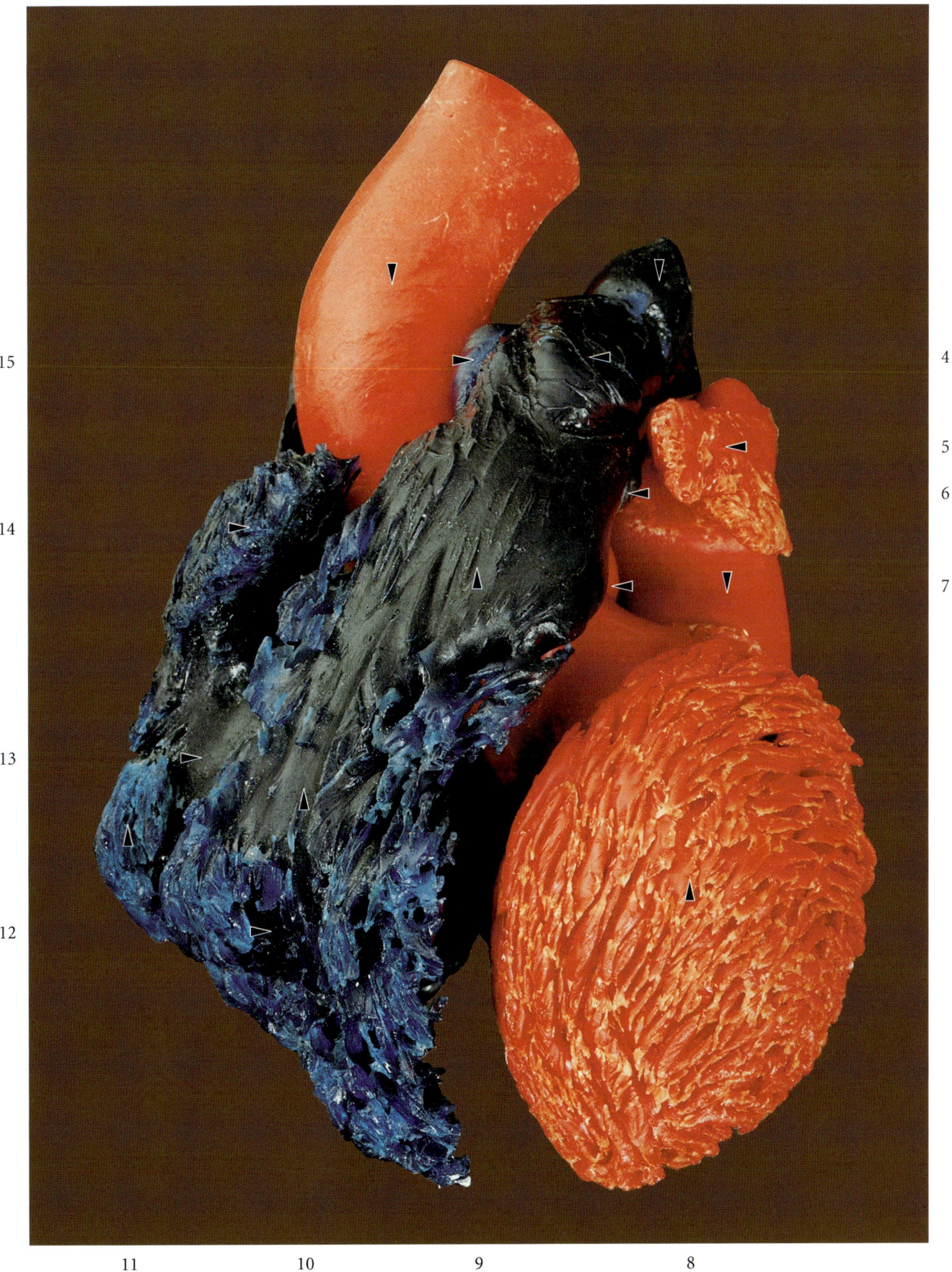

Abbildung 329 Cor 8
Atria cordis

A. Beim Einblick in das *Atrium dextrum* eines auf die Spitze gestellten Herzens von oben ist die Umrandung des *Ostium atrioventriculare dextrum* mit dem Ansatz der *Valva tricuspidalis* zu sehen. Die drei Segel der Klappe, die durch *Kommissuren* miteinander verbunden sind, wölben sich mit ihren Hauptteilen ein wenig vor und können daher als *Cuspis anterior*, *Cuspis posterior* und *Cuspis septalis* gut unterschieden werden.

Die *Cuspis anterior* ist nicht genau nach vorn gerichtet, sondern liegt mehr dem nach oben gekehrten *Margo dexter* gegenüber. Die an sich dünne Vorhofwand trägt an der Innenseite nicht nur im Bereich der *Auricula dextra* die vorspringenden *Musculi pectinati*, sondern auch an einem anschließenden größeren Teil der Vorhofwand, der innen durch die *Crista terminalis* und außen durch den *Sulcus terminalis* von dem einbezogenem glattwandigen *Sinus venarum cavarum* abgegrenzt wird. Ein massiveres Lager von abgehobenen Muskelbündeln stellt in der Verlängerung des Margo dexter des Herzens einen geradezu spongiösen Wandanteil der Vorhofwand her, der den Übergang von der kantigen Form des Ventrikels zur rundlichen des Vorhofs bildet.

B. Bei Einblick in das *Atrium sinistrum* eines auf die Spitze gestellten Herzens von oben ist die Umrandung des *Ostium atrioventriculare sinistrum* mit dem Ansatz der *Valva bicuspidalis* zu sehen, die aus einer *Cuspis anterior* und einer *Cuspis posterior* besteht. An der rechten Kommissur ist eine *Cuspis commissuralis* eingeschoben, wie sie auch an anderen Segelkommissuren vorkommt.

Der linke Vorhof liegt bei *topographischer* Einstellung dorsal am Herzen. Er dehnt sich weit nach rechts, bis hinter den rechten Vorhof aus und nimmt dort die *Venae pulmonales dextrae* auf. Vorn am linken Rand, unmittelbar oberhalb des Sulcus coronarius, trägt er die *Auricula sinistra*, die im Unterschied zur Auricula dextra in gestielter Form an ihm hängt und nur in ihrem Inneren *Musculi pectinati* besitzt. Der Wandanteil hinter der Auricula sinistra, der sich in die linken Lungenvenen öffnet, wurde reseziert.

Bei topographischer Einstellung des Herzens würden die gleichen Einblicke in die Vorhöfe bei einem auf der linken Seite liegenden Menschen von hinten in Richtung der Herzachse entstehen.

1 Auricula dextra
2 Crista terminalis
3 Septum atrioventriculare
4 Cuspis septalis der Valva tricuspidalis
5 Cuspis anterior der Valva tricuspidalis
6 Cuspis posterior der Valva tricuspidalis
7 Crista terminalis (Schnittfläche)
8 Musculi pectinati (Schnittflächen)
9 Ventriculus dexter (Facies diaphragmatica) [Facies inferior]
10 Ostium atrioventriculare dextrum
11 Pericardium
12 Vena cava inferior
13 Septum interatriale
14 Cuspis anterior der Valva bicuspidalis
15 Ostium atrioventriculare sinistrum
16 Cuspis posterior der Valva bicuspidalis
17 Vena interventricularis posterior [Vena cordis media]
18 Vena ventriculi sinistri posterior
19 Sinus coronarius
20 Atrium sinistrum (Schnittfläche der Wand)
21 Arteria coronaria sinistra (Ramus posterior ventriculi sinistri des Ramus circumflexus)
22 Sulcus coronarius mit Gefäßen
23 Ventriculus sinister
24 Ventriculus sinister (Facies diaphragmatica) [Facies inferior]
25 Atrium sinistrum (Schnittfläche der Wand mit Rami atriales)
26 Auricula sinistra
27 Vena cava superior
28 Pars ascendens aortae
29 Atrium dextrum (hintere Wand)
30 Crista terminalis
31 Sulcus terminalis
32 Musculi pectinati in der Auricula dextra

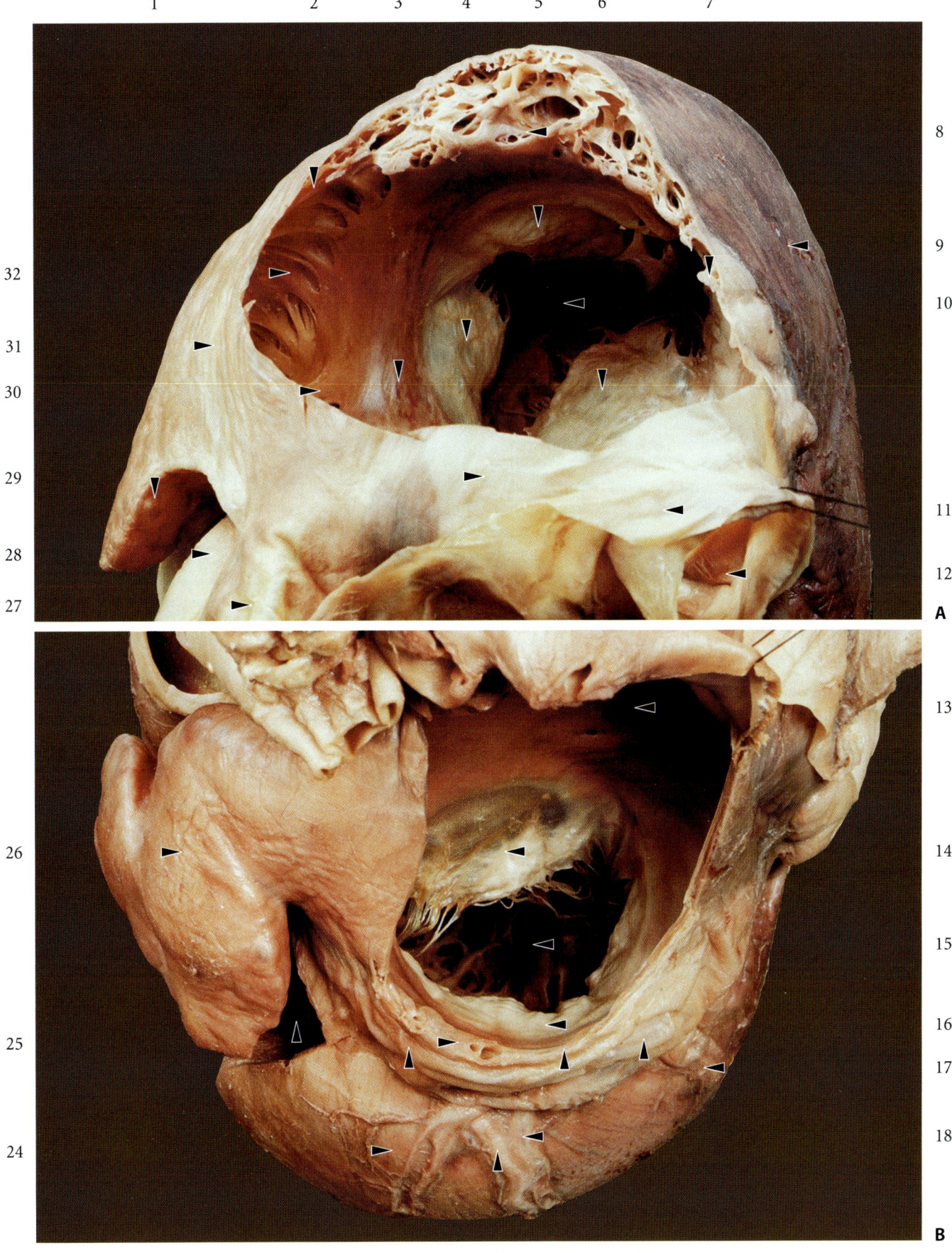

**Abbildung 330   Cor 9
Valvulae semilunares
Septum interatriale**

A. Wird ein Herz auf die Herzspitze gestellt, wie es bei der sogenannten *systematischen Einstellung* üblich ist, und blickt man von oben auf die sonst nach hinten gerichtete *Herzbasis*, so entsteht ein Einblick in die eröffneten großen Arterien des Herzens mit ihren Taschen- oder Semilunarklappen.

In dem abgetrennten Stumpf des *Truncus pulmonalis* ist die *Valva trunci pulmonalis* mit ihren *Valvulae semilunares anterior, dextra* und *sinistra* zu sehen, die mit ihren *Lunulae* und *Noduli*, dem geschlossenem Zustand der Klappe entsprechend, aneinanderliegen.

Zur *Valva trunci pulmonalis* führt der eröffnete *Conus arteriosus*, der dort sein *Ostium trunci pulmonalis* findet, das vor dem *Ostium aortae* mit dessen *Valva aortae* zu liegen kommt. Von ihr ist nur die seitliche Verankerung der *Valvula semilunaris dextra* und *posterior* mit dem Einblick in die entsprechenden *Sinus aortae* zu sehen. In der Schnittspalte des Truncus pulmonalis wölbt sich das obere Ende der Außenfläche des *Sinus aortae sinister* vor, aus dem weiter unten die *Arteria coronaria sinistra* entspringt und bis zu ihrer Resektionsstelle dargestellt wurde.

Rechts von der eröffneten *Pars acendens aortae* zieht die *Vena cava superior* nach abwärts und verbindet sich mit dem oberen Rand der *Auricula dextra*, dort wo subendokardial der *Nodus sinuatrialis* [KEITH-FLACKscher Sinusknoten] liegt.

B. Beim Einblick von lateral und etwas von hinten sind die Einmündungen der großen Venen und das *Septum interatriale* zu sehen. Zwischen den Ostien der oberen und unteren Hohlvene liegt das *Tuberculum intervenosum*, unterhalb von dem sich die *Fossa ovalis* mit ihrem *Limbus* befindet. Der glattwandige *Sinus venarum cavarum* wird durch die *Crista terminalis* von dem mit *Musculi pectinati* versehenen Anteil des *Atrium dextrum* abgegrenzt. Von ihr ist nur das Anfangs- und Endstück erhalten geblieben.

Von der Einmündung der unteren Hohlvene spannt sich zum Septum interatriale die *Valvula venae cavae inferioris* (EUSTACHII), die zu embryonalen Zeiten das Blut zum Foramen ovale leitete. Sie besitzt mit der *Valvula sinus coronarii* (THEBESII) einen gemeinsamen Schenkel, der als TODAROsche Sehne eine bindegewebige Grundlage hat und zusammen mit dem Ansatz der *Cuspis septalis* und dem *Ostium sinus coronarii* das KOCHsche Dreieck begrenzt. In ihm liegt subendokardial der *Nodus atrioventricularis* [ASCHOFF-TAWARAscher Knoten] des Erregungsleitungssystems des Herzens.

1 Auricula sinistra
2 Valva trunci pulmonalis (Valvula semilunaris anterior)
3 Valva trunci pulmonalis (Valvula semilunaris sinistra)
4 Valva trunci pulmonalis (Valvula semilunaris dextra)
5 Valva aortae (Valvula semilunaris dextra)
6 Pars ascendens aortae
7 Sulcus coronarius
8 Auricula dextra
9 Valva aortae (Valvula semilunaris posterior)
10 Auricula dextra (Lage des Nodus sinuatrialis [KEITH-FLACKscher Sinusknoten])
11 Vena cava superior
12 Auricula dextra
13 Musculi pectinati
14 Arteria coronaria dextra (Ramus marginalis dexter)
15 Septum interatriale
16 Ventriculus dexter mit Trabeculae carneae
17 Cuspis septalis der Valva tricuspidalis (septaler Ansatz)
18 Ostium sinus coronarii
19 Crista terminalis (Schnittfläche)
20 Ventriculus dexter (Margo dexter)
21 Ventriculus dexter (Facies diaphragmatica [Facies inferior])
22 Musculi pectinati (Schnittflächen)
23 Trigonum KOCH
24 Valvula sinus coronarii [Valvula THEBESII]
25 Valvula venae cavae inferioris [Valvula EUSTACHII]
26 Vena cava inferior
27 Crista terminalis (kaudales Ende)
28 Fossa ovalis
29 Limbus fossae ovalis
30 Tuberculum intervenosum
31 Ostium venae cavae superioris
32 Crista terminalis (Schnittfläche)
33 Vena cava superior
34 Pericardium
35 Truncus pulmonalis
36 Arteria coronaria sinistra
37 Ventriculus sinister
38 Nodulus valvulae semilunaris anterioris
39 Ventriculus dexter (Conus arteriosus)

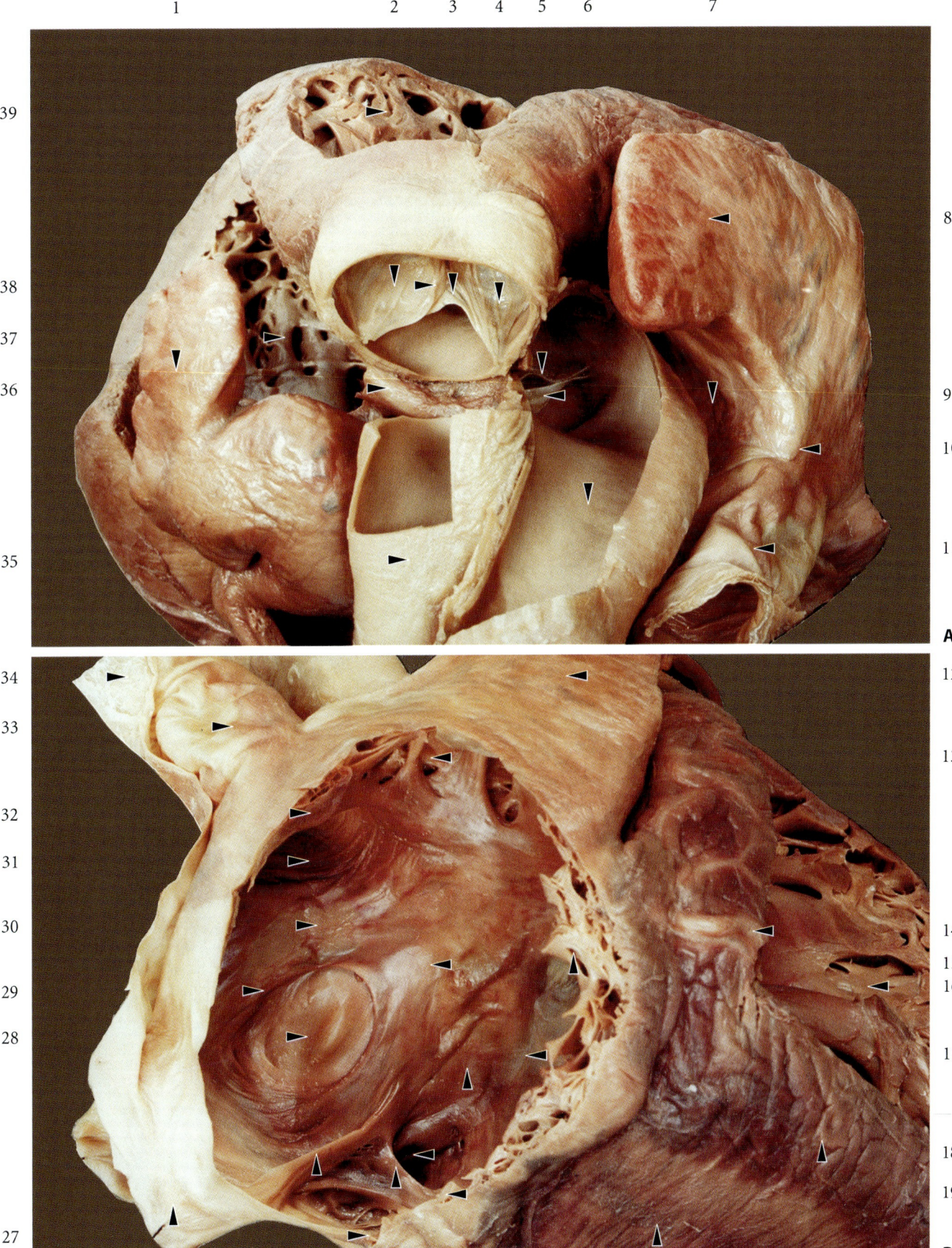

661

Abbildung 331 Regio infraclavicularis 1
Trigonum clavipectorale

Das *Trigonum clavipectorale* ist ein kleines Dreieck, das unterhalb der Klavikula zwischen den Rändern des *Musculus pectoralis major* und des *Musculus deltoideus* liegt. Es wurde daher früher auch als *Trigonum deltoideopectorale* (MOHRENHEIM) bezeichnet. Diese muskelfreie Stelle ist bei muskelstarken Menschen sehr klein, ruft an der Oberfläche des Körpers aber doch eine deutliche Grube hervor, die *Fossa infraclavicularis* genannt wird. Sie setzt sich in den *Sulcus deltoideopectoralis* nach unten hin fort, der am Arm in den *Sulcus bicipitalis lateralis* übergeht und somit den Weg für die Vena cephalica bereitet.

Die beiden Muskeln werden von der dünnen *Fascia pectoralis superficialis* bedeckt, die auch das Trigonum und den Sulcus überbrückt. Gegen den lateralen Rand des Musculus pectoralis major hin verwächst sie, wie auf Abbildung A ersichtlich ist, stärker mit der *Lamina profunda strati subcutanei*, welche sich nach hinten als *Fascia axillaris superficialis* fortsetzt.

Wird die *Fascia pectoralis superficialis* wie auf Abbildung B gespalten, so findet man im *Sulcus deltoideopectoralis* die *Vena cephalica*, welche meistens besser am *Musculus deltoideus* haftet. Sie wird vom *Ramus deltoideus* der *Arteria thoracoacromialis* begleitet und erreicht mit ihm das Trigonum clavipectorale, wo sie ebenfalls die *Fascia clavipectoralis* durchsetzt, um in die *Vena subclavia* einzumünden. Nur manchmal zieht sie selbst oder einer ihrer Äste über die *Clavicula* hinweg und verbindet sich mit den Venen des Halses.

Bevor die *Vena cephalica* in der *Fascia clavipectoralis* verschwindet, nimmt sie eine Vene auf, die den *Ramus acromialis* der *Arteria thoracoacromialis* begleitet hat, so wie sie auch für die anderen Äste der *Vena thoracoacromialis* oder deren Stämme den üblichen Abfluß bildet.

1 Musculus deltoideus
2 Cutis (Schnittfläche)
3 Musculus deltoideus mit Fascia deltoidea superficialis
4 Trigonum clavipectorale [Trigonum deltoideopectorale (MOHRENHEIM)]
5 Musculus trapezius
6 Fossa supraclavicularis major
7 Fossa supraclavicularis minor
8 Musculus sternocleidomastoideus
9 Clavicula
10 Musculus pectoralis major mit Fascia pectoralis superficialis
11 Costa prima
12 Musculus trapezius
13 Musculus sternocleidomastoideus
14 Fossa supraclavicularis major
15 Musculus pectoralis major
16 Costa prima
17 Tela subcutanea (Schnittfläche)
18 Fossa supraclavicularis minor
19 Clavicula
20 Fascia pectoralis superficialis
21 Arteria thoracoacromialis (Ramus deltoideus)
22 Vena cephalica
23 Sulcus deltoideopectoralis
24 Fossa axillaris
25 Musculus deltoideus
26 Sulcus bicipitalis medialis
27 Plica axillaris anterior
28 Lamina profunda strati subcutanei
29 Fascia clavipectoralis
30 Musculus deltoideus
31 Fascia deltoidea superficialis
32 Acromion
33 Plica axillaris posterior
34 Fossa axillaris
35 Lamina profunda strati subcutanei
36 Sulcus deltoideopectoralis
37 Acromion

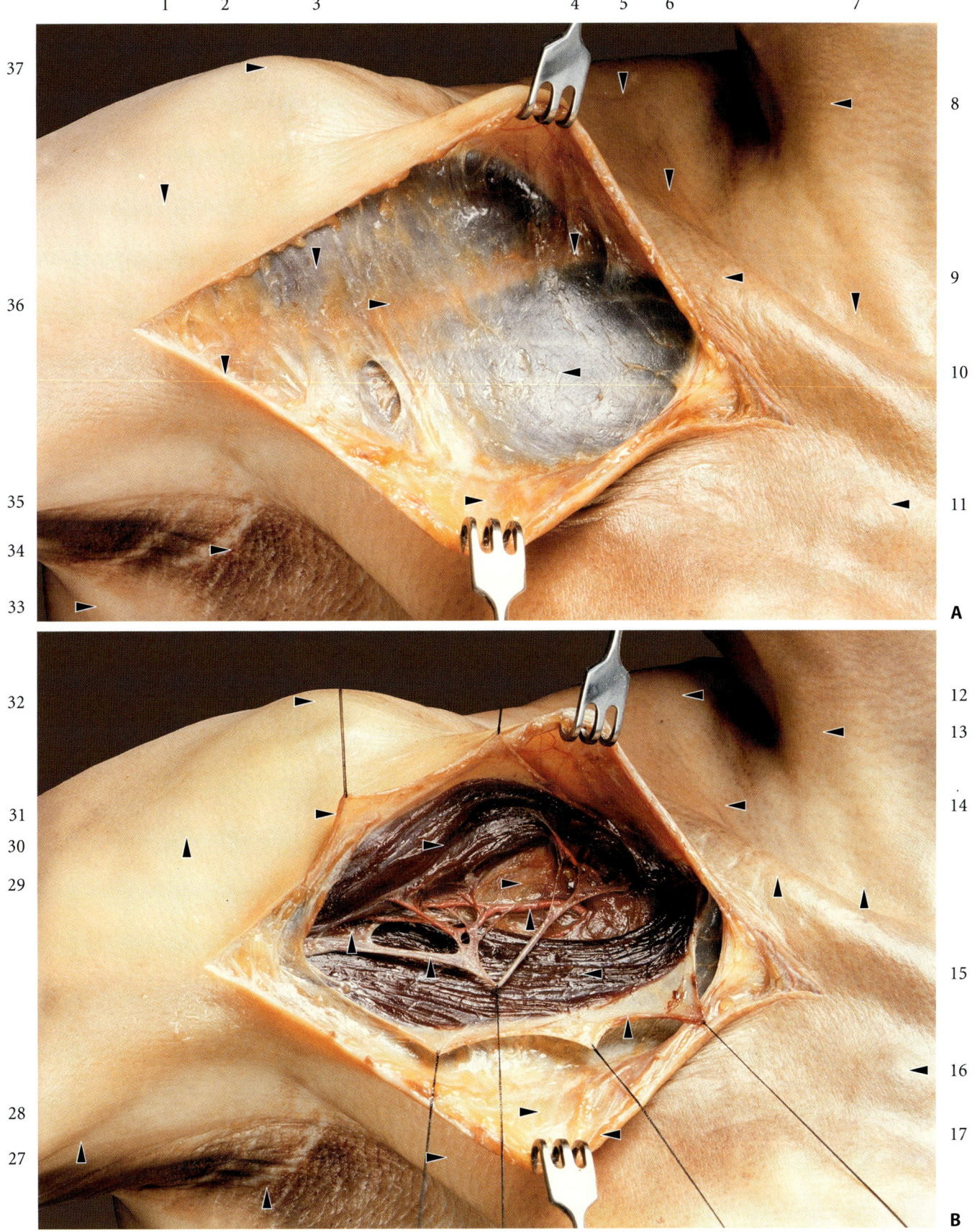

**Abbildung 332   Regio infraclavicularis 2
Musculus pectoralis major**

Der von vorn freipräparierte *Musculus pectoralis major* zeigt eine etwas erweiterte Spalte zwischen seiner *Pars clavicularis* und *Pars sternocostalis*. Diese beiden Teile sind zwar in der Regel deutlich voneinander abgesetzt, schließen aber meistens ohne größere Spaltbildung aneinander an.

Die *Pars clavicularis* kommt fleischig und kurzsehnig von der medialen Hälfte der *Clavicula* bis zur *Articulatio sternoclavicularis*. Sie besteht am Ursprung ebenso wie der obere Teil der Pars sternocostalis aus dickerer Muskulatur als der übrige Teil. Die besondere Dicke des Muskels vor seinem Ansatz, im oberen Teil der Plica axillaris anterior, entsteht aber durch die fächerartige Konvergenz aller seiner Fasern.

Bei Darstellung der *Muskelfasern* des *Musculus pectoralis major* zeigt es sich, daß die Fasern der *Pars clavicularis* am weitesten nach distal zum Arm hin verlaufen und ihre breitflächige Sehne an der *Crista tuberculi majoris* bis zur *Tuberositas deltoidea* reicht, wo sie sich mit der Sehne des Musculus deltoideus verbindet.

Dieser Sehne lagert sich an der Hinterseite ein *Sehnenblatt* an, welches von dem oberen Anteil der *Pars sternocostalis* kommt, während der untere Teil der *Pars sternocostalis* und die *Pars abdominalis* sich um den lateralen Rand des Muskels nach hinten eindrehen und mit einer eingeschlagenen Sehne ansetzen, die an der *Crista tuberculi majoris* am weitesten nach proximal reicht. Dadurch entsteht zwischen den Blättern eine Tasche, die hinter der Pars clavicularis von proximal zugänglich und mit Fett und lockerem Bindegewebe ausgefüllt ist.

Die vom Ansatz näher entspringenden Muskelfasern setzen somit distaler an als die ferner liegenden. Ein vollkommener Ausgleich ihrer Länge wird aber dadurch nicht einmal annähernd erreicht.

Im *Sulcus deltoideopectoralis* liegt eine kräftige *Vena cephalica*, die vom *Ramus deltoideus* der *Arteria thoracoacromialis* begleitet wird. Im *Trigonum clavipectorale* ist Fettgewebe zu sehen, das durch die übliche Auflockerung der *Fascia clavipectoralis* an dieser Stelle von keiner geschlossenen Bindegewebsplatte bedeckt wird.

1   Musculus deltoideus
2   Arteria thoracoacromialis (Ramus deltoideus)
3   Vena cephalica
4   Sulcus deltoideopectoralis
5   Musculus deltoideus
    (Perimysium zwischen den Muskelfaserbündeln)
6   Cutis (Schnittfläche)
7   Trigonum clavipectorale
    [Trigonum deltoideopectorale (MOHRENHEIM)]
    nach Entfernung der Fascia pectoralis superficialis
8   Clavicula
9   Articulatio sternoclavicularis
10 Musculus trapezius
11 Musculus pectoralis major (Pars clavicularis)
12 Fascia clavipectoralis
13 Musculus pectoralis major (Pars sternocostalis)
14 Plica axillaris anterior
15 Areola mammae
16 Papilla mammaria
17 Fascia pectoralis superficialis (Schnittrand)
18 Tela subcutanea (Schnittfläche)
19 Fascia pectoralis superficialis
20 Lamina profunda strati subcutanei
21 Epimysium des Musculus deltoideus

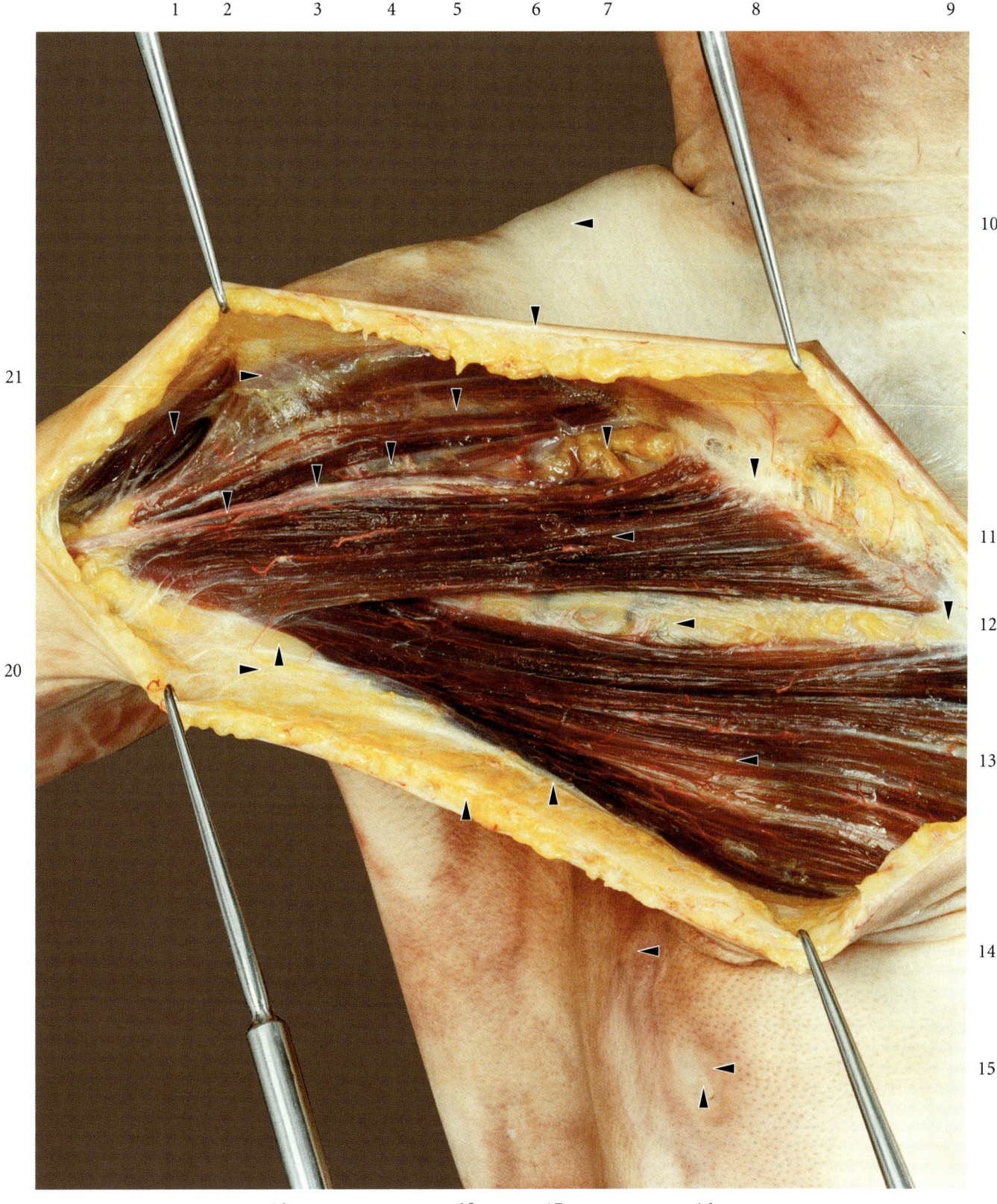

Abbildung 333 Regio infraclavicularis 3
Fascia clavipectoralis

Durch Erweiterung der Spalte zwischen der *Pars clavicularis* und der *Pars sternocostalis* des *Musculus pectoralis major* wurde die *Fascia clavipectoralis* freigelegt, die von Nerven- und Gefäßästen für den Muskel durchdrungen wird.

Die *Fascia clavipectoralis* befindet sich an der Hinterseite des *Musculus pectoralis major*. Sie entspricht aber nicht einer Fascia pectoralis profunda, weil sich eine fest mit dem Muskel verwachsene ziemlich ansehnliche Bindegewebsschicht, die EISLER zwar nur als *Perimysium externum* bezeichnet hat, diesen Platz einnimmt. Zwischen ihr und der Fascia clavipectoralis liegt das *Spatium subpectorale* in dem sich die Subpektoralphlegmonen ausbreiten können. Die *Muskelfaszien* sind mit dem Musculus pectoralis major so gut verbunden, daß eine solche pathologische Raumbildung nicht möglich ist. Schließlich liegen auch die oberflächlichen Pektoralphlegmonen außerhalb des muskulären Faszienraums. Beide Bindegewebsstrukturen verbinden sich gegen den freien Rand des Muskels hin fester miteinander und begrenzen dadurch das Spatium subpectorale nach lateral.

Die *Fascia clavipectoralis* ist ein ziemlich selbständiges Gebilde, das zwischen der *Plica axillaris anterior* und den Ursprüngen des *Musculus pectoralis major* an der Thoraxwand ausgespannt ist und oben am *Tractus coracoclavicularis* endet.

Sie besteht aus zwei Blättern, die den *Musculus pectoralis minor* umscheiden. Die Trennung der beiden Blätter geht aber über den Rand des Muskels weit hinaus und wird durch eingelagertes Fettgewebe gewährleistet.

Das *vordere Blatt* der *Fascia clavipectoralis* ist ziemlich dünn. Es bedeckt den *Musculus pectoralis minor* von vorn und läßt ihn dort, wo kein Fettgewebe dazwischen gelagert ist, wie bei der vorliegenden Abbildung hindurchscheinen.

Das *hintere Blatt* der Faszie liegt hinter dem *Musculus pectoralis minor* und bedeckt von vorn den *Fettkörper* der *Axilla*. Es bildet somit den vorderen Anteil der *Fascia axillaris profunda*, die sich an der *Arteria thoracoacromialis*, also am medialen Rande des *Musculus pectoralis minor*, mit deren hinteren Teil verbindet.

Medial von dieser Verbindungsstelle, also zwischen dem medialen Rand des *Musculus pectoralis minor* und dem *Tractus coracoclavicularis* wird der Gefäß-Nervenstrang von vorn durch die Fascia clavipectoralis bedeckt, die an dieser Stelle allerdings von durchtretenden Gefäß- und Nervenästen im Sinne einer *Lamina cribrosa* ziemlich aufgelockert ist.

1 Arteria thoracoacromialis (Ramus deltoideus)
2 Vena cephalica
3 Musculus deltoideus
4 Tela subcutanea (Schnittfläche)
5 Cutis (Schnittfläche)
6 Trigonum clavipectorale
  [Trigonum deltoideopectorale (MOHRENHEIM)]
7 Clavicula
8 Musculus pectoralis major (Pars clavicularis)
9 Nervus pectoralis lateralis
  (absteigender Ast für die Pars sternocostalis
  des Musculus pectoralis major)
10 Arteria thoracoacromialis (Ramus pectoralis)
11 Musculus pectoralis minor
  (bedeckt mit dem vorderen Blatt
  der Fascia clavipectoralis)
12 Musculus pectoralis major (Pars sternocostalis)
13 Areola mammae
14 Papilla mammaria
15 Plica axillaris anterior
16 Plica axillaris posterior
17 Lamina profunda strati subcutanei
18 Musculus coracobrachialis
19 Musculus pectoralis major (Pars clavicularis)
20 Fascia pectoralis superficialis
21 Musculus pectoralis major (Pars sternocostalis)
22 Arteria thoracoacromialis (Ramus pectoralis)
23 Fascia clavipectoralis

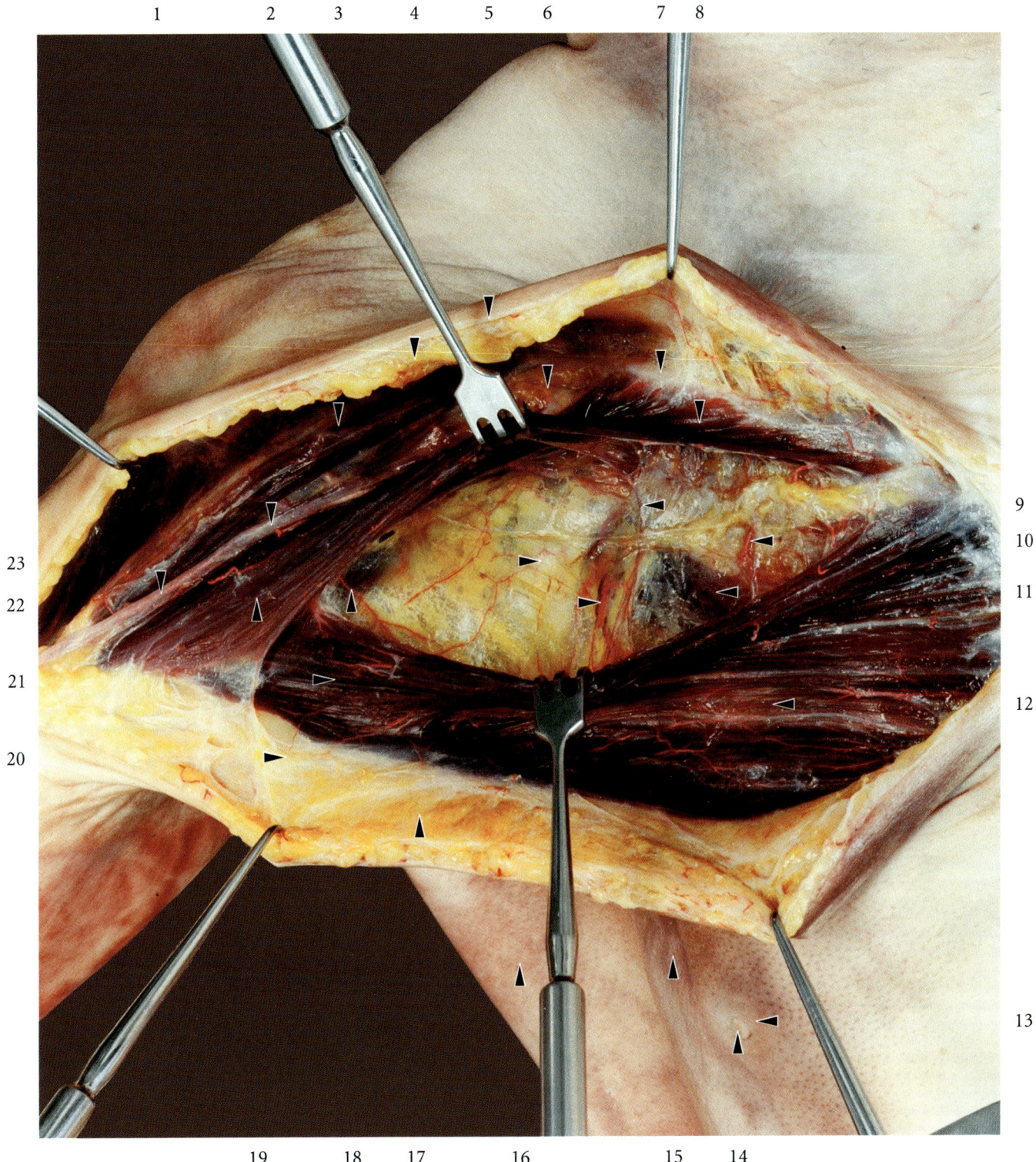

Abbildung 334 Regio infraclavicularis 4
Gefäße und Nerven

Das *Trigonum clavipectorale* [Trigonum deltoideopectorale (MOHRENHEIM)] wurde durch die Resektion der *Pars clavicularis* des *Musculus pectoralis major* erweitert.

Bei *Abbildung A* wurde zusätzlich das vordere Blatt der *Fascia clavipectoralis* entfernt, so daß die zwischen die beiden Blätter der Faszie eingetretenen Äste der *Arteria thoracoacromialis* und die *Nervi pectorales* auspräpariert werden konnten.

Die Aufteilungsstelle der *Arteria thoracoacromialis* liegt lateral vom Trigonum clavipectorale am medialen Rande des *Musculus pectoralis minor*. Ganz in der Nähe durchsetzen auch die Äste des *Nervus pectoralis lateralis* und die *Vena cephalica* die Faszie. Zwischen dem *Ramus deltoideus* und dem *Ramus pectoralis* der *Arteria thoracoacromialis* liegt ein kleines Fettpolster, welches die zur dritten Rippe ziehende Zacke des Musculus pectoralis minor teilweise zudeckt, weil die einzelnen Zacken kulissenartig übereinandergeschoben sind.

Bei *Abbildung B* wurde in dem Dreieck zwischen *Musculus pectoralis minor* und *Musculus subclavius* die ganze *Fascia clavipectoralis* entfernt, so daß die Präparation der *Arteria thoracoacromialis*, der *Nervi pectorales* und der *Vena cephalica* vervollständigt werden konnte. Die *Vena cephalica* hat sich mit einem hohen Bogen bis zur Fixierung der Vena subclavia an der Subklaviusfaszie begeben. Sie hat aber auch einen dicken Ast bereits vor dem Musculus pectoralis minor in die Axilla geschickt.

In der Tiefe dieses Raumes zwischen dem Musculus pectoralis minor und dem Musculus subclavius, den TESTUT *Spatium clavipectorale* nennt, liegen der *Plexus brachialis*, die *Arteria* und *Vena axillaris*. Der Plexus brachialis wurde an seinem *Fasciculus posterior* etwas angehoben.

Der Eingang in das *Spatium clavipectorale* wird an der oberen Seite durch einen sehnigen Zug umgrenzt, der vom Knie des *Processus coracoideus* kommt und zur unteren Seite der derben Faszie des *Musculus subclavius* zieht. Er wird *Tractus coracoclavicularis* genannt und schließt mit seinem Ursprung an den Ansatz des *Musculus pectoralis minor* an, der vom Knie des *Processus coracoideus* bis fast zu seiner Spitze reicht.

1 Musculus pectoralis major (Pars clavicularis)
2 Vena cephalica
3 Musculus coracobrachialis (Tendo)
4 Arteria thoracoacromialis (Ramus acromialis)
5 Arteria thoracoacromialis (Ramus deltoideus)
6 Nervus pectoralis lateralis
   [Nervus pectoralis anterior]
   (Ast für die Pars clavicularis)
7 Nodus lymphoideus infraclavicularis
8 Arteria thoracoacromialis (Ramus clavicularis)
9 Musculus subclavius (Ursprungssehne)
10 Musculus sternocleidomastoideus
   (Tendo des Caput sternale)
11 Nodus lymphoideus deltoideopectoralis
12 Musculus pectoralis major (Pars clavicularis)
13 Nervus pectoralis lateralis
   [Nervus pectoralis anterior]
   (Ast für die Pars sternocostalis)
14 Arteria thoracoacromialis (Ramus pectoralis)
15 Musculus pectoralis minor
   (Ursprungszacke von der dritten Rippe)
16 Musculus pectoralis major (Pars sternocostalis)
17 Clavicula
18 Musculus subclavius
   mit Nodus lymphoideus infraclavicularis
19 Nervus pectoralis lateralis
   [Nervus pectoralis anterior]
20 Costa prima
21 Musculus intercostalis internus
   mit Membrana intercostalis externa
22 Articulatio sternoclavicularis
23 Musculus subclavius (Ursprungssehne)
24 Arteria thoracoacromialis (Ramus clavicularis)
   und Musculus pectoralis major (Pars clavicularis)
25 Vena axillaris
26 Tractus coracoclavicularis
27 Musculus pectoralis minor
   und Arteria thoracoacromialis (Ramus deltoideus)
28 Processus coracoideus (Endspitze)
29 Musculus pectoralis major (Pars clavicularis)
30 Vena cephalica
31 Musculus pectoralis major (Pars sternocostalis)
32 Arteria axillaris mit Arteria thoracoacromialis
33 Nervus pectoralis medialis
   [Nervus pectoralis posterior]
34 Arteria thoracoacromialis (Ramus acromialis)
35 Musculus deltoideus
36 Plica axillaris posterior
37 Plica axillaris anterior
38 Musculus pectoralis minor
39 Musculus deltoideus
40 Processus coracoideus (Lage der Endspitze)

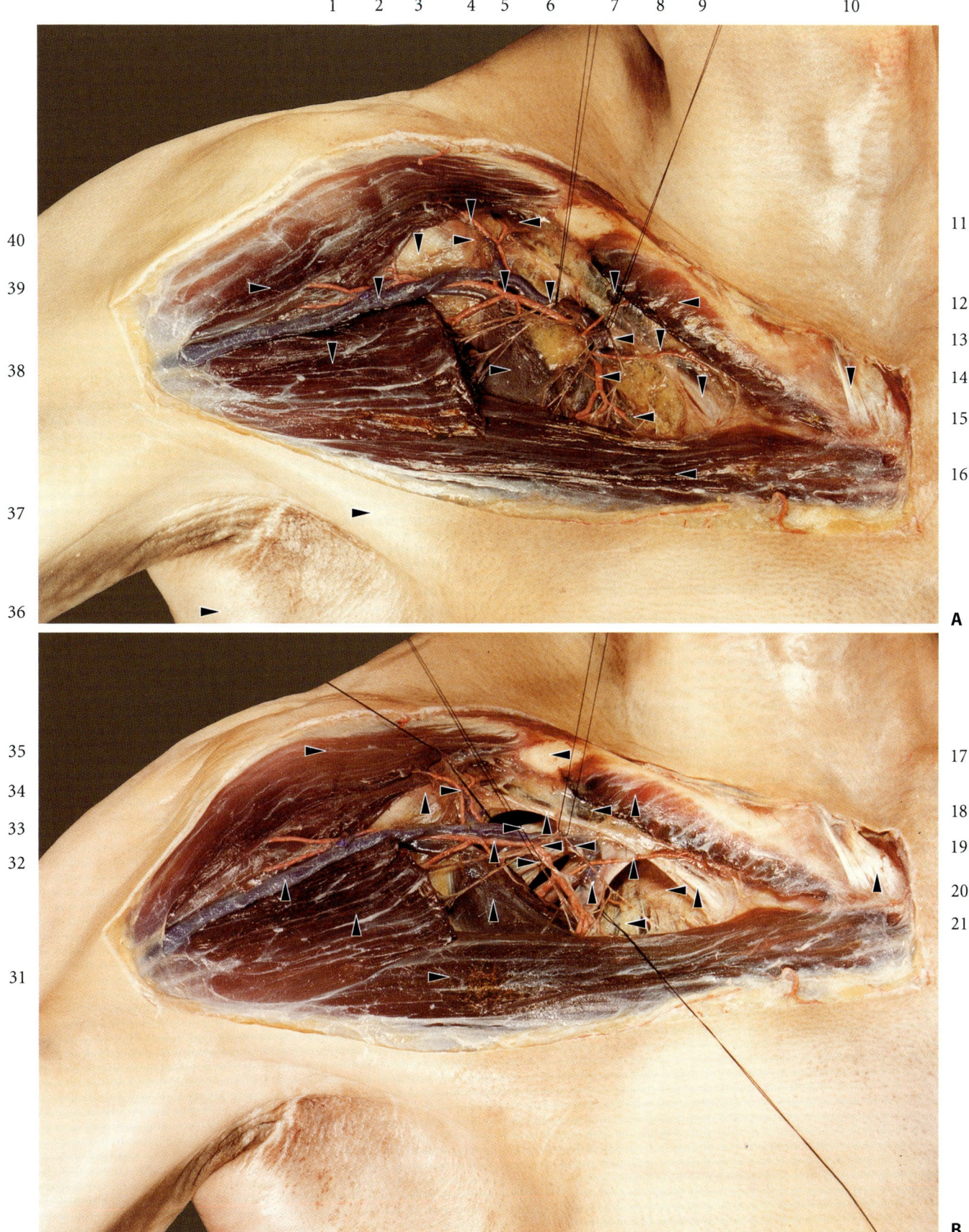

**Abbildung 335 Regio infraclavicularis 5
Übergang zur Regio axillaris**

Nach Erweiterung des *Trigonum clavipectorale* durch Resektion und Zurückklappung der *Pars clavicularis* des *Musculus pectoralis major* wurde auch der *Musculus pectoralis minor* zusammen mit dem hinteren Blatt der *Fascia clavipectoralis* reseziert. Damit wurde ein Zusammenhang zwischen dem *Spatium clavipectorale* (TESTUT) und dem *Spatium axillare* geschaffen, über welches hinweg der Gefäßnervenstrang des Armes an seinen Bestimmungsort gelangt.

Vom *Musculus pectoralis minor* ist ein sehr breiter Ursprungsstumpf stehengeblieben, weil dieser, wie nicht allzu selten, atypisch noch eine Ursprungszacke von der zweiten Rippe erhält. Sein Ansatzstumpf ist weitgehend sehnig und schließt an die sehnige Ursprungssehne des *Musculus coracobrachialis* an, die von der Spitze des *Processus coracoideus* kommt und vom Rande des *Musculus deltoideus* ein wenig überlagert wird.

Ein sichelförmiger Rest des hinteren Blattes der *Fascia clavipectoralis* spannt sich vom hinteren Rande des *Musculus coracobrachialis* über den freigelegten axillären Fettkörper nach unten hinter den *Musculus pectoralis major* aus.

Die *Fascia axillaris profunda*, die den Gefäßnervenstrang des Armes bedeckt hat und sich kuppelförmig hinter dem Musculus pectoralis minor mit dem hinteren Blatt der *Fascia clavipectoralis* vereinigt, wurde vollständig entfernt, so daß auch im *Spatium axillare* die großen Gefäße und Nerven freiliegen.

Unterhalb der *Clavicula* leuchtet der *Musculus subclavius* durch seine Faszie hindurch, die lateral durch den *Tractus coracoclavicularis* verstärkt ist und daher weißlicher aussieht. An dieser Faszie setzt von unten die noch nicht in ihre Blätter aufgespaltene *Fascia clavipectoralis* an. Sie wurde zwischen ihren beiden Resten vor der trichterförmigen Verwachsung der *Vena subclavia* mit der Faszie des Musculus subclavius entfernt, so daß die angelagerte Einmündung der *Vena cephalica* und die *Nodi lymphoidei infraclaviculares* zu sehen sind.

Die dünnwandige *Vena cephalica* ist stark kollabiert und wurde von einer axillären Verbindung abgetrennt. Auch ist der gemeinsame Stamm der *Rami deltoideus* und *acromialis* der *Arteria thoracoacromialis* reseziert.

Die *Medianusgabel* vor der *Arteria axillaris* mit ihren beiden Zinken aus den *Fasciculi laterales* und *medialis* des *Plexus brachialis* ist wohlgebildet, und aus dem *Fasciculus lateralis* gehen zwei *Rami pectorales laterales* und eine *Ansa* zum *Ramus pectoralis medialis* aus dem *Fasciculus medialis* ab.

1 Epimysium des Musculus deltoideus
2 Vena cephalica und Ramus deltoideus der Arteria thoracoacromialis
3 Musculus deltoideus
4 Arteria thoracoacromialis (Ramus acromialis)
5 Processus coracoideus (Lage der Endspitze)
6 Plexus brachialis (Fasciculus lateralis)
7 Nodi lymphoidei infraclaviculares
8 Vena subclavia mit Fixierung und Einmündung der Vena cephalica
9 Arteria thoracoacromialis (Ramus clavicularis)
10 Articulatio sternoclavicularis
11 Nervus pectoralis lateralis
   [Nervus pectoralis anterior]
   (Ast für die Pars clavicularis
   des Musculus pectoralis major)
12 Musculus subclavius mit Faszie
13 Nervus pectoralis lateralis
   [Nervus pectoralis anterior]
   und Ansa zum Nervus pectoralis medialis
   [Nervus pectoralis posterior]
14 Arteria thoracica superior
15 Nervus pectoralis medialis
   [Nervus pectoralis posterior]
16 Arteria thoracoacromialis (Ramus pectoralis)
17 Fascia pectoralis superficialis
18 Musculus pectoralis major (Pars sternocostalis)
19 Fascia clavipectoralis
   mit aufgespaltenem Schnittrand
20 Musculus tensor semivaginae articulationis
   humero–scapularis (GRUBER 1860)
   Varietät eines überzähligen Brustmuskels
   von der zweiten Rippe zur Bursa subacromialis
21 Arteria thoracoacromialis
22 Arteria axillaris
23 Vena axillaris
24 Nervus medianus
25 Fascia clavipectoralis (hinteres Blatt)
26 Musculus pectoralis major (Pars clavicularis)
27 Lamina profunda strati subcutanei
28 Corpus adiposum axillae
29 Musculus pectoralis minor (Schnittrand)
30 Musculus coracobrachialis
31 Nervus musculocutaneus
32 Nervus pectoralis lateralis [Nervus pectoralis anterior (selbständiger Ast – reseziert)
33 Musculus pectoralis minor (Schnittrand)
34 Fascia clavipectoralis (Reststück mit Fortsetzung zum Spatium subdeltoideum)
35 Musculus pectoralis major (Pars clavicularis)

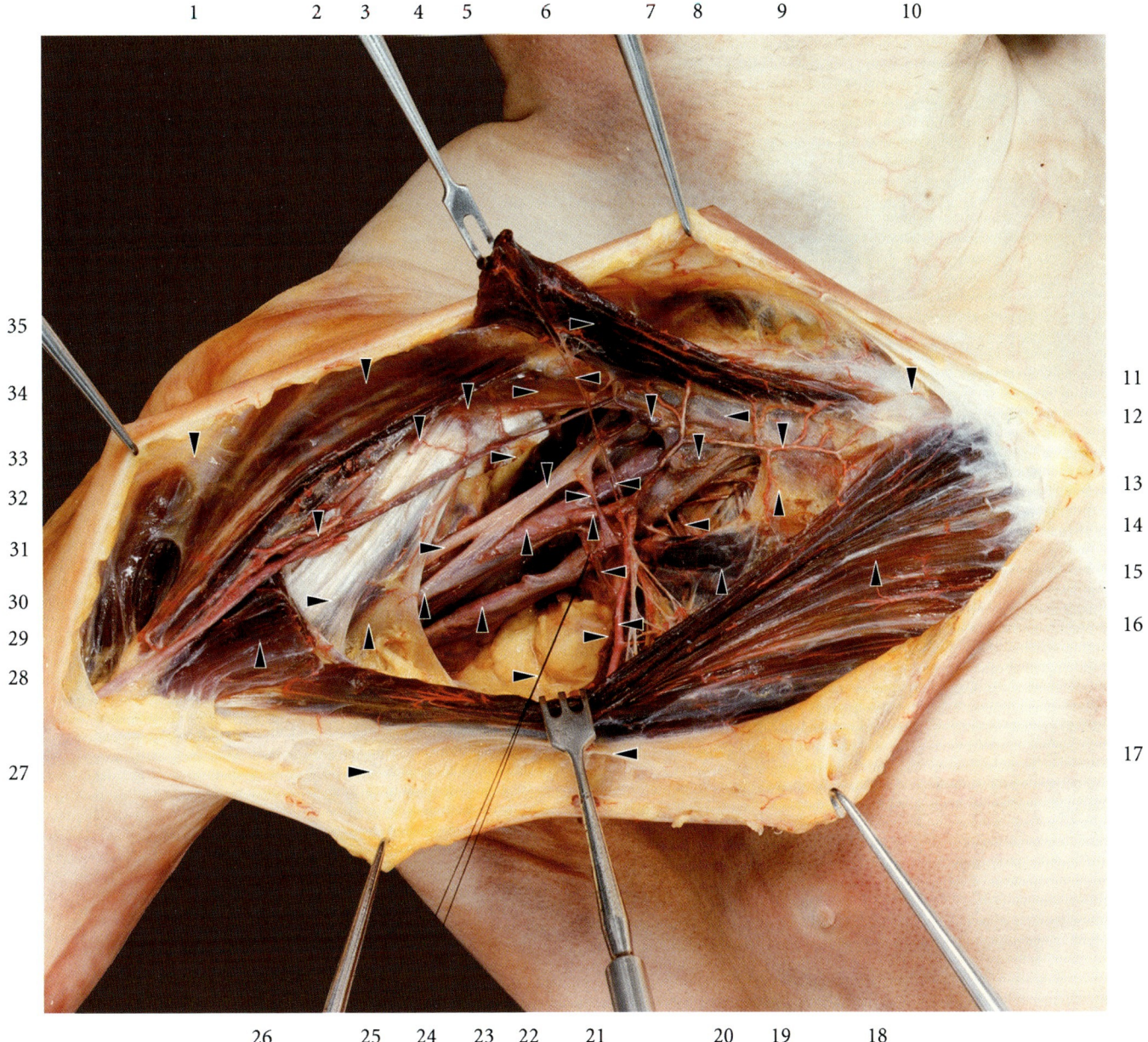

Abbildung 336 Axilla 1
Apokrine Schweißdrüsen

Die *Cutis* über der *Fossa axillaris* wurde zurückpräpariert. An der inneren Oberfläche des Cutislappens ragen die basalen Sekretionskörper der *axillären apokrinen Schweißdrüsen* hervor, die von einer Bindegewebskapsel umgeben sind, die reich an Kapillaren ist. Dadurch, daß sie mit ihren Drüsenlumina über die Haarfollikel die ganze Lederhaut durchsetzen, können auf diesem Wege tiefliegende, hypodermale *Schweißdrüsenabszesse* entstehen.

1 Sulcus deltoideopectoralis
2 Plica axillaris anterior
3 Cutis (Schnittrand)
4 Musculus biceps brachii
5 Musculus deltoideus
6 Arteria brachialis (Ramus cutaneus)
7 Glandulae sudoriferae apocrinae
8 Sulcus bicipitalis medialis
9 Cutis (Corium [Dermis])
10 Plica axillaris posterior
11 Nervus cutaneus brachii medialis (Seitenast)
12 Fossa axillaris mit Tela subcutanea

Abbildung 337 Axilla 2
Fascia axillaris superficialis

Wird in der *Fossa axillaris* die *Tela subcutanea* entfernt, so erscheint die *Lamina profunda strati subcutanei* als *Fascia axillaris superficialis*.

Sie besitzt an ihrer tiefsten Stelle einen aufgelockerten Bereich, den Gefäße und Nerven durchsetzen, und dem manchmal sogar Teile von Lymphknoten eingelagert sind. Dieser aufgelockerte Bereich zeigt den Aufbau einer Lamina cribrosa und wird von EISLER *Lamina cribrosa axillaris* genannt. Sie verschließt eine ovale Öffnung, die durch zwei charakteristische Bögen begrenzt wird. Der eine Bogen ist dem Arm zugewendet und wird als der *fasziale Armbogen* LANGERS bezeichnet. Ihm gegenüber liegt der *fasziale Achselbogen* LANGERS, der aus einem derberen Rande besteht und von der Brustwand stärker abgehoben ist als der Armbogen vom Gefäß-Nervenstrang des Armes.

Die verbindenden *ventralen Bogenschenkel* liegen am hinteren Rand des *Musculus pectoralis major* und strahlen dort in den lateralen Rand der *Fascia clavipectoralis* ein.

Manchmal findet sich an ihrer Stelle ein *pektoraler muskulöser Achselbogen*, der aus abgewichener Muskulatur des *Musculus pectoralis major* besteht, die ihren Ursprung von der Sehne des *Musculus latissimus dorsi* genommen hat. Auch der *Musculus latissimus dorsi* kann einen solchen muskulösen Achselbogen bilden, und nicht allzu selten sind beide miteinander kombiniert.

Die *dorsalen Bogenschenkel* verbinden sich an der Sehne des *Musculus latissimus dorsi* miteinander, wenn auch der Bogenschenkel des Achselbogens mehr zur Innenseite des Muskels tendiert.

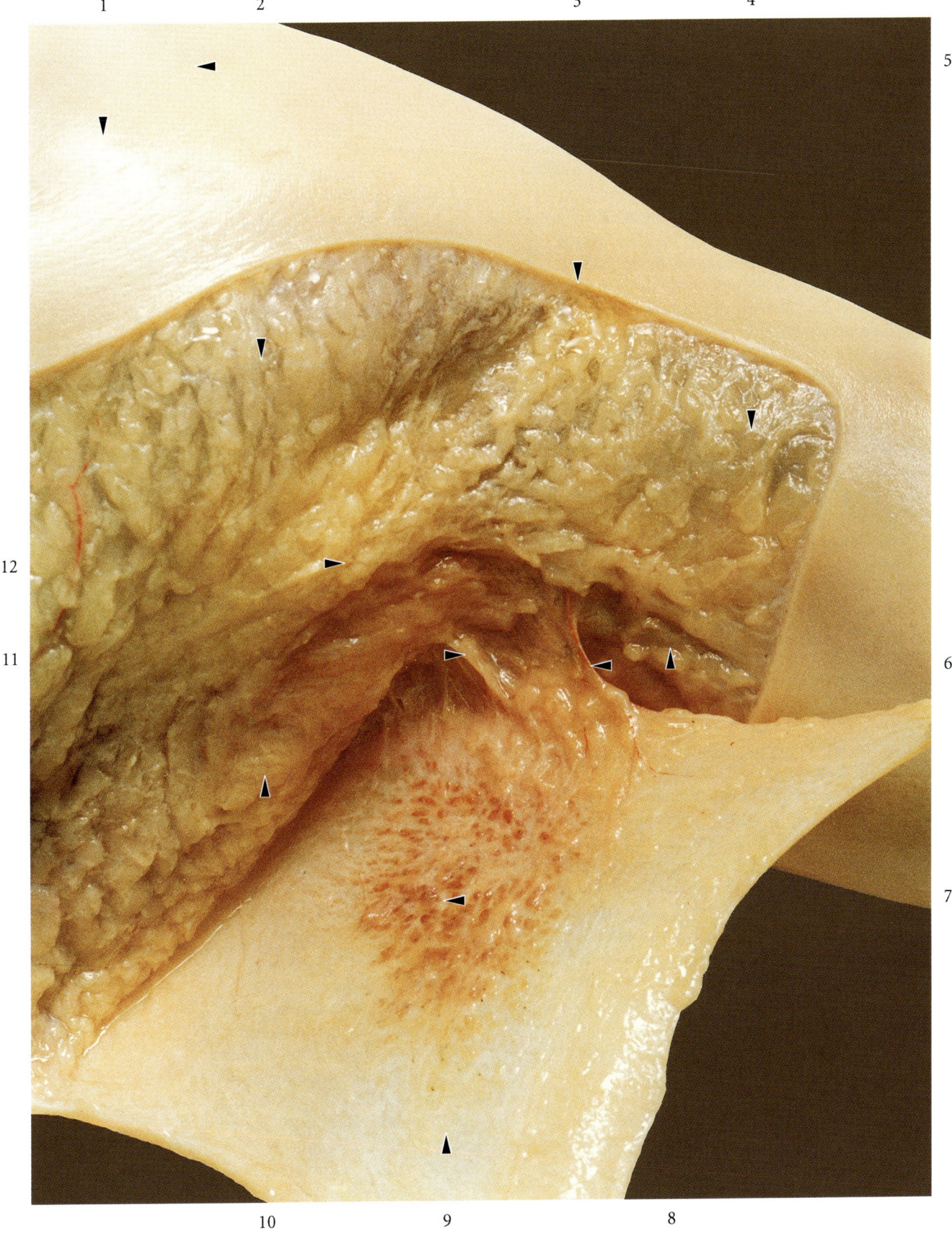

673

Abbildung 337 **Axilla 2**
(Fortsetzung) **Fascia axillaris superficialis**

Bei *Abbildung A* wurden nach Entfernung der *Lamina cribrosa axillaris* und Darstellung des *faszialen Armbogens* (LANGER) und des *faszialen Achselbogens* (LANGER) die *Nodi lymphoidei axillares superficiales* etwas hervorgezogen. Sie sind durch abgelaufene, meistens von der Hand ausgehende eitrige Prozesse deutlich vergrößert und gehören demnach zu den *Nodi lymphoidei humerales/laterales*. Bei *Abbildung B* wurde die Öffnung in der *Fascia axillaris superficialis* stark erweitert, und an den Bogenschenkeln wurden die Reste der *Lamina cribrosa* durch Fäden zurückgespannt.

Die Abgrenzung der Lamina cribrosa von der geschlossenen Fascia axillaris superficialis ist fließend, und ihre Abtrennung daher ein Kunstprodukt. Immer bleiben aber die charakteristischen Bögen stehen, wenn auch in sehr unterschiedlicher Breite, wie ein Vergleich der beiden Abbildungen veranschaulichen soll.

Durch die erweiterte Öffnung gewinnt man nach Ausräumung des axillären Fettkörpers Einblick auf die mediale und hintere Wand des *Spatium axillare*, die sich in einer tiefen Furche treffen, die noch mit Bindegewebsresten angefüllt ist. Die mediale Wand bildet der *Musculus serratus anterior*, der nach dorsal von einer stärker werdenden Faszie bedeckt ist. Aus ihm tritt der *Nervus intercostobrachialis* von *Th II* und *Th III* aus, und entlang seiner Oberfläche zieht ein starker Ast der *Arteria thoracodorsalis* in das Versorgungsgebiet der *Arteria thoracica lateralis*, die auch von ihr ersetzt werden kann.

An und in faszienartigen Bindegewebsbrücken sind mehrere tiefere Lymphknoten zu sehen, die den *Nodi lymphoidei centrales* der Achsellymphknoten angehören. Ein *Ramus thoracicus alaris*, der aus der Arteria subscapularis oder direkt aus der *Arteria axillaris* kommen kann, zieht besonders zu dem stark vergrößerten oberflächlichen Lymphknoten, um ihn wie auch andere zu versorgen.

Zum Nervus intercostobrachialis zieht ein anastomotischer Ast aus dem Bereich des Plexus brachialis.

1 Fossa infraclavicularis
2 Nodus lymphoideus subscapularis
3 Nodus lymphoideus humeralis/lateralis
4 Nervus cutaneus brachii medialis
5 Musculus coracobrachialis
  mit Fascia brachii superficialis
6 Nervus intercostobrachialis
7 Arcus fascialis brachialis
8 Nodus lymphoideus humeralis/lateralis
9 Musculus latissimus dorsi (Tendo)
  mit Fascia superficialis
10 Tela subcutanea
11 Musculus latissimus dorsi mit Fascia superficialis
12 Nodus lymphoideus brachialis (profundus)
13 Fascia axillaris profunda
14 Nodus lymphoideus centralis
15 Nodus lymphoideus centralis
16 Arcus fascialis brachialis
17 Nodus lymphoideus humeralis/lateralis
18 Nodus lymphoideus subscapularis
19 Lamina cribrosa axillaris (EISLER)
20 Musculus coracobrachialis
21 Nervus cutaneus brachii medialis
22 Nervus intercostobrachialis
23 Arteria subscapularis (Ast der Lymphknoten)
24 Arteria und Vena thoracodorsalis
25 Nodus lymphoideus centralis
26 Fascia musculi serrati anterioris
27 Arteria thoracodorsalis
28 Arcus fascialis axillaris
29 Tela subcutanea
30 Musculus latissimus dorsi mit Fascia superficialis
31 Anastomose der Arteria thoracodorsalis
  mit der Arteria intercostalis posterior
32 Nervus intercostobrachialis (Th II)
  mit Anastomose des Nervus cutaneus
  brachii medialis
33 Nervus intercostobrachialis (Th III)
34 Musculus serratus anterior
35 Nodus lymphoideus centralis
36 Lamina cribrosa axillaris (EISLER)
37 Fascia axillaris superficialis
38 Tela subcutanea der Fossa axillaris
39 Arcus fascialis axillaris
40 Musculus pectoralis major
  mit Fascia pectoralis superficialis

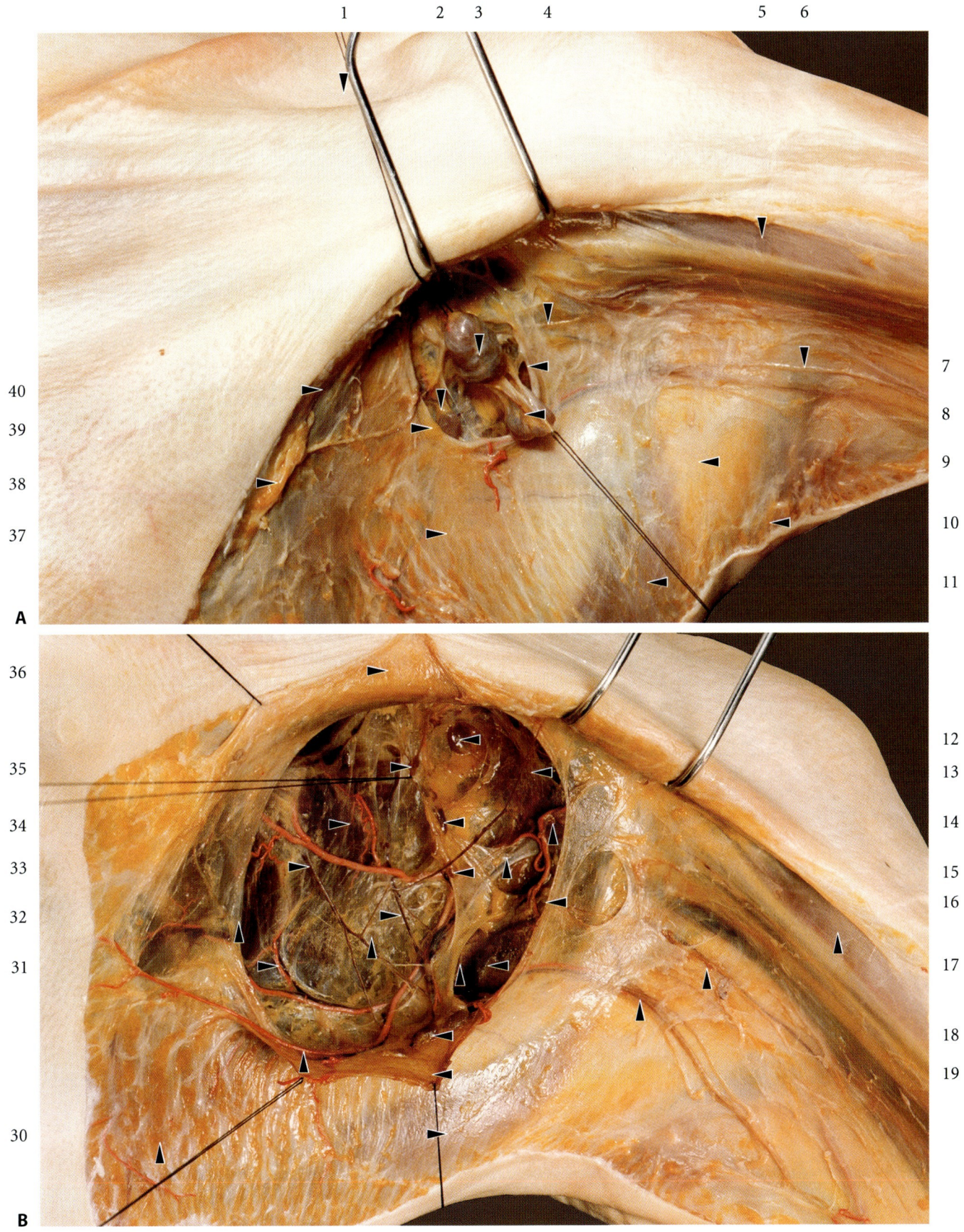

Abbildung 338　Axilla 3
Spatium axillare 1

Bei großzügiger Entfernung der *Lamina cribrosa axillaris* (EISLER) entsteht ein guter Einblick in das *Spatium axillare*, das allseits mit einer Faszie ausgekleidet ist und den axillären Fettkörper enthält.

Der axilläre Fettkörper, das *Corpus adiposum axillae*, wurde von der faszialen Wand stumpf teilweise abgeschoben, so daß bei der gewählten Blickrichtung von seitlich unten vor allem der *Wulst* des *Gefäßnervenstranges* zu sehen ist. Er liegt in der Verlängerung des Arms und wird von einer Faszie bedeckt, die als *Fascia axillaris profunda* bezeichnet wird. Mehrere an sie angelagerten Lymphknoten nehmen die Lymphe des Armes auf und werden daher als *Nodi lymphoidei humerales/laterales* bezeichnet.

Durch den Fettkörper hindurch ist der durch einen Faden angehobene *Nervus intercostobrachialis* gezogen, und in dessen oberflächlicher Schicht lag die *Vena costoaxillaris* (BRAUNE), die einen recht regelmäßigen Abfluß aus den Interkostalvenen darstellt. Sie verbindet sich außerhalb des Spatium axillare mit der *Vena thoracica lateralis* und kann manchmal über einen stärkeren Zusammenhang mit der Vena epigastrica superficialis eine *Vena thoracoepigastrica* bilden.

Innerhalb des Fettkörpers befinden sich zwar die meisten Lymphknoten der Axilla, treten aber auch mit ihren oberflächlicheren Knoten ohne Präparation kaum in Erscheinung.

Durch die Abhebung des *Musculus pectoralis major*, hinter dem die Schenkel des *faszialen Achsel-* und *Armbogens* in die *Fascia clavipectoralis* auslaufen, ist ein Einblick bis in die Spitze der Achselhöhlenpyramide zu gewinnen, die zwischen der seitlichen Brustwand, dem *Musculus subscapularis* und dem *Musculus pectoralis minor* liegt. Von der seitlichen Brustwand ist in dem eröffneten Fenster nur ein sehr kleiner Teil zu sehen, weil die Blickrichtung fast parallel zu deren zurückweichender Oberfläche verläuft.

1　Musculus deltoideus
2　Fascia axillaris profunda
3　Arcus fascialis brachialis
4　Musculus biceps brachii (Caput breve) mit Fascia brachii superficialis
5　Fascia brachii superficialis
6　Musculus latissimus dorsi (Tendo) mit Fascia superficialis
7　Ramus cutaneus der Arteria collateralis ulnaris superior
8　Nervus cutaneus brachii medialis
9　Arteria brachialis (Ramus cutaneus)
10　Vena costoaxillaris (BRAUNE)
11　Nodus lymphoideus humeralis/lateralis
12　Plica axillaris posterior
13　Retinacula cutis (zahlreich und lamellenartig)
14　Arteria intercostalis posterior (Ramus cutaneus lateralis)
15　Arteria intercostalis posterior (Ramus cutaneus lateralis)
16　Nervus intercostalis III (Ramus cutaneus lateralis)
17　Arteria intercostalis posterior (Ramus cutaneus lateralis)
18　Nervus intercostobrachialis
19　Fascia axillaris superficialis
20　Arcus fascialis axillaris
21　Arteria thoracica lateralis
22　Arteria thoracica lateralis
23　Arteria thoracica lateralis
24　Nodi lymphoidei subscapulares im Corpus adiposum axillae
25　Corpus adiposum axillae
26　Musculus pectoralis major mit Fascia pectoralis superficialis
27　Nodus lymphoideus humeralis/lateralis
28　Nodus lymphoideus humeralis/lateralis
29　Tela subcutanea der Plica axillaris anterior
30　Arteria brachialis (Ramus cutaneus)
31　Arteria brachialis (Ramus cutaneus)

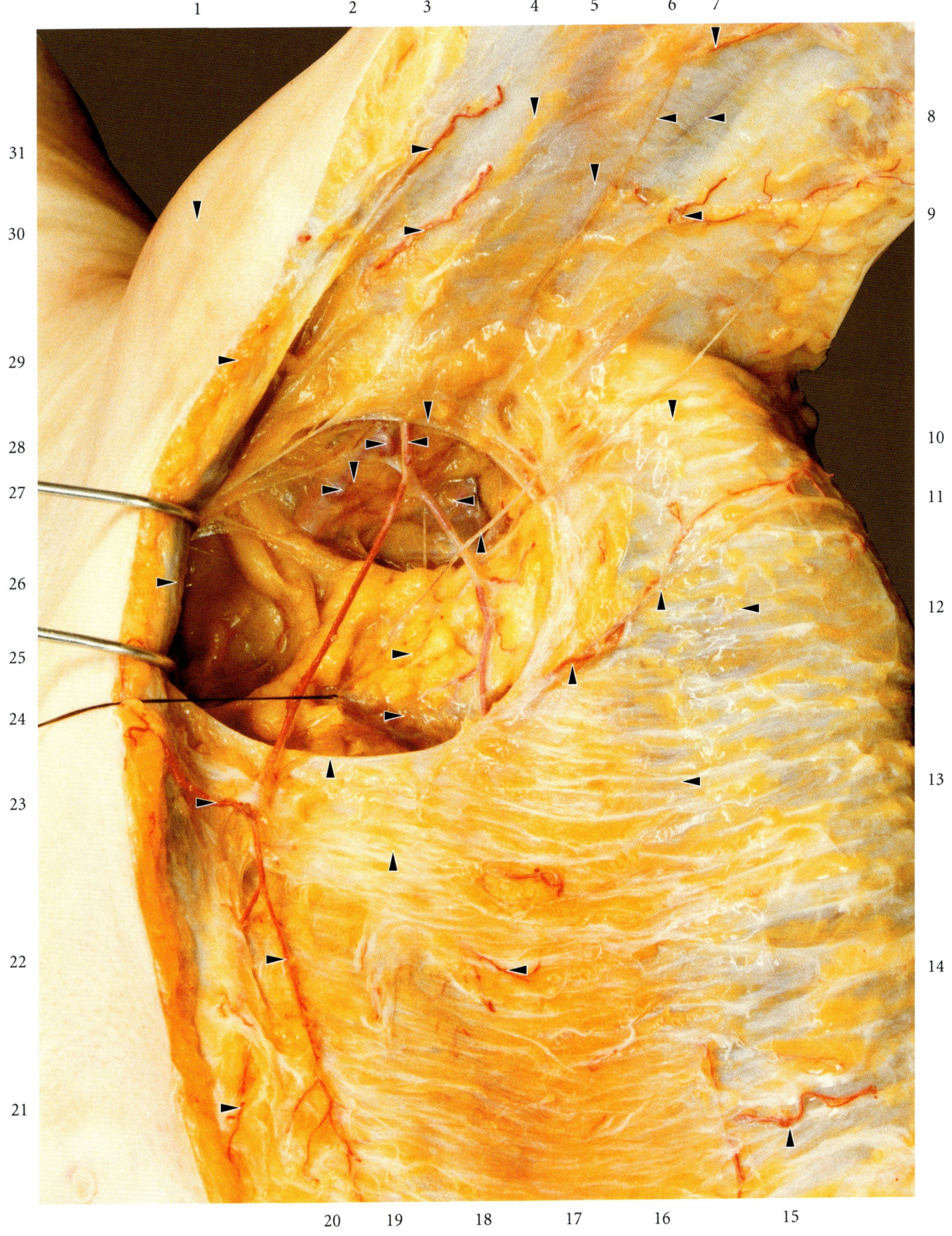

Abbildung 339   Axilla 4
Spatium axillare 2
Nodi lymphoidei axillares

Bei der gleichen Eröffnung des *Spatium axillare* wurde die Blickrichtung etwas mehr von der Seite gewählt, so daß ein größerer Teil der lateralen Brustwand zur Ansicht kommt.

Der Fettkörper der Axilla wurde weitgehend entfernt, damit die darin befindlichen Lymphknoten zusätzlich zur Darstellung gebracht werden können.

Die Zahl der *Nodi lymphoidei axillares* schwankt nach Grossman und Frohse zwischen 8 und mehr als 40 sehr beachtlich. Das für die vorliegenden Abbildungen verwendete Präparat bewegt sich daher näher der unteren Grenze.

Unmittelbar vor dem *Nervus intercostobrachialis* befindet sich ein großer Lymphknoten, der von zwei kleineren begleitet wird. Diese Knoten gehören zu den *Nodi lymphoidei centrales* und sind eine Sammel- und Durchgangsstation für die anderen Knotengruppen der Axilla.

Direkt an der Brustwand, unterhalb des Austritts des *Nervus intercostobrachialis*, also an der dritten Zacke des *Musculus serratus anterior*, liegt ein Knoten am Rande des von ihm abgehobenen *Musculus pectoralis major*, der zu den *Nodi lymphoidei pectorales* gehört, aber als *Knoten* von Sorgius besonders hervorgehoben wird. An seiner Stelle kann auch eine kleine Knotengruppe vorkommen, wie sie andeutungsweise hier vorliegt. Andere mehrere kleinere Knoten befinden sich als *Nodi lymphoidei pectorales* in stärkerer Nähe des abgehobenen Randes des Musculus pectoralis major.

Im Verzweigungsgebiet der *Arteria subscapularis*, zwischen dem *Musculus subscapularis* und dem *Musculus teres major* liegen die *Nodi lymphoidei subscapulares*, die vom unteren Ast des *Nervus intercostobrachialis* durchlaufen werden und mit ihrem obersten medialen Knoten an die Nodi lymphoidei centrales anschließen.

Die *Nodi lymphoidei humerales/laterales* sind an die *Fascia axillaris profunda* angelagert an ihrer Stelle verblieben.

1 Musculus deltoideus (Pars clavicularis)
2 Fascia axillaris profunda am Gefäß-Nervenstrang
3 Fascia axillaris profunda vor dem Musculus subscapularis
4 Arcus fascialis brachialis
5 Musculus biceps brachii (Caput breve) mit Fascia brachii superficialis
6 Arteria brachialis (Ramus cutaneus)
7 Arteria profunda brachii (Ramus cutaneus)
8 Nodi lymphoidei humerales/laterales
9 Arteria subscapularis (Ast der Lymphknoten)
10 Nervus intercostobrachialis
11 Nodus lymphoideus centralis
12 Nodus lymphoideus centralis
13 Musculus serratus anterior (Zacke der Costa III)
14 Arteria intercostalis posterior (Ramus cutaneus lateralis)
15 Arteria intercostalis posterior (Ramus cutaneus lateralis)
16 Plica axillaris posterior
17 Nervus intercostalis III (Ramus cutaneus lateralis und Arteria intercostalis posterior (Ramus cutaneus lateralis)
18 Nodus lymphoideus subscapularis
19 Corpus adiposum axillae (Restteil mit Blutgefäßen für das Fettgewebe und die Lymphknoten)
20 Arcus fascialis axillaris
21 Arteria thoracica lateralis
22 Arteria thoracica lateralis
23 Nodus lymphoideus pectoralis (Sorgius)
24 Arteria thoracica lateralis
25 Nodi lymphoidei pectorales
26 Nodus lymphoideus brachialis (profundus)
27 Nervus subscapularis
28 Vena costoaxillaris (Braune)
29 Musculus pectoralis major
30 Arteria brachialis (Ramus cutaneus)
31 Arteria brachialis (Ramus cutaneus)

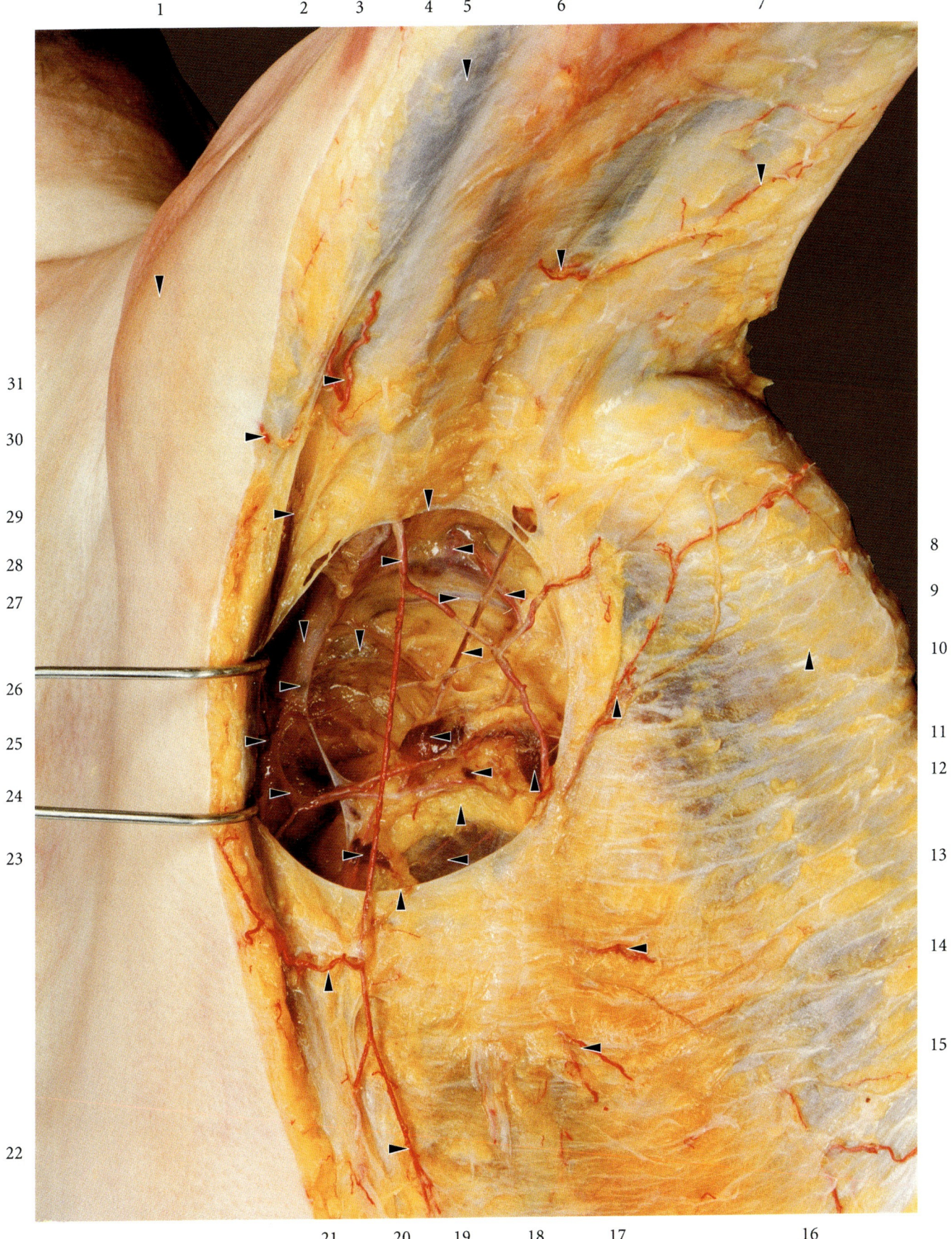

Abbildung 340 Axilla 5
Spatium axillare 3
Faszien

Wird der ganze axilläre Fettkörper entfernt, so entsteht ein von *Faszien umgrenzter Raum*, der dorsal von der Fascia clavipectoralis gelegen ist und als *Spatium axillare subfasciale* bezeichnet wurde, obwohl dieser Name eigentlich nur für die liegende Position zutreffend ist.

Beim Einblick von lateral und etwas von vorn sieht man auf die *hintere Wand* dieses Raums, die an der vorderen Fläche des Musculus subscapularis durch eine Faszie gebildet wird, die sich aber durch Fetteinlagerungen von der Faszie des Musculus subscapularis unterscheidet. Diese Schicht setzt sich aus der Faszienbedeckung des Gefäßnervenstranges, welche die *obere Wand* bildet, nach unten fort und baut mit ihr die *Fascia axillaris profunda* auf. Sie überbrückt lateral die mediale und laterale Achsellücke und geht in die Faszie des *Musculus teres major* über. In der tiefen Rinne zwischen dem Musculus subscapularis und der Brustwand schlägt sie sich auf die dünne Faszie des *Musculus serratus anterior* hinüber, welche die *mediale Wand* beistellt.

Die Spitze dieses pyramidenförmigen Hohlraums ist gegen die laterale Hälfte der Klavikula gerichtet und reicht bis unter den *Musculus pectoralis minor*, wo sich die *Fascia axillaris profunda* mit dem hinteren Blatt der *Fascia clavipectoralis* verbindet. Bei der vorliegenden Abbildung ist die Spitze noch mit etwas Fettgewebe ausgefüllt und in ihr liegen zwei kleine *Nodi lymphoidei apicales*.

In dem *Stratum fasciale subscapulare* verläuft lateral der *Nervus subscapularis* für den Musculus teres major und medial der *Nervus thoracodorsalis* für den Musculus latissimus dorsi.

Durch den freien Raum ziehen ein *Nervus cutaneus brachii medialis* und der *Nervus intercostobrachialis*, die beide miteinander durch eine Anastomose verbunden sind.

Die *Fascia axillaris superficialis* mit ihren Bögen wurde schon bei Abb. 337 beschrieben.

1 Fascia axillaris profunda
2 Arcus fascialis brachialis
3 Nervus cutaneus brachii medialis
4 Musculus triceps brachii (Caput longum) mit Fascia brachii superficialis
5 Arteria brachialis (Ramus cutaneus)
6 Arteria profunda brachii (Ramus cutaneus)
7 Nervus intercostobrachialis von Fascia brachii superficialis bedeckt
8 Vena costoaxillaris (Braune)
9 Nodus lymphoideus subscapularis
10 Arteria intercostalis posterior III (Ramus cutaneus lateralis)
11 Musculus serratus anterior mit Faszie
12 Fascia axillaris superficialis
13 Plica axillaris posterior
14 Nervus intercostalis III (Ramus cutaneus lateralis)
15 Nervus subscapularis zum Musculus teres major
16 Nervus thoracodorsalis zum Musculus latissimus dorsi
17 Arcus fascialis axillaris
18 Arteria thoracica lateralis
19 Arteria thoracica lateralis
20 Anastomose der Arteria thoracica lateralis mit der Arteria intercostalis posterior
21 Nervus intercostobrachialis
22 Nodus lymphoideus apicalis
23 Nodus lymphoideus apicalis
24 Musculus subscapularis mit Fascia axillaris profunda
25 Nodus lymphoideus humeralis/lateralis
26 Nodus lymphoideus humeralis/lateralis
27 Musculus pectoralis major
28 Fascia pectoralis superficialis
29 Arteria brachialis (Rami cutanei)
30 Fascia brachii superficialis
31 Musculus biceps brachii (Caput breve) mit Fascia brachii superficialis

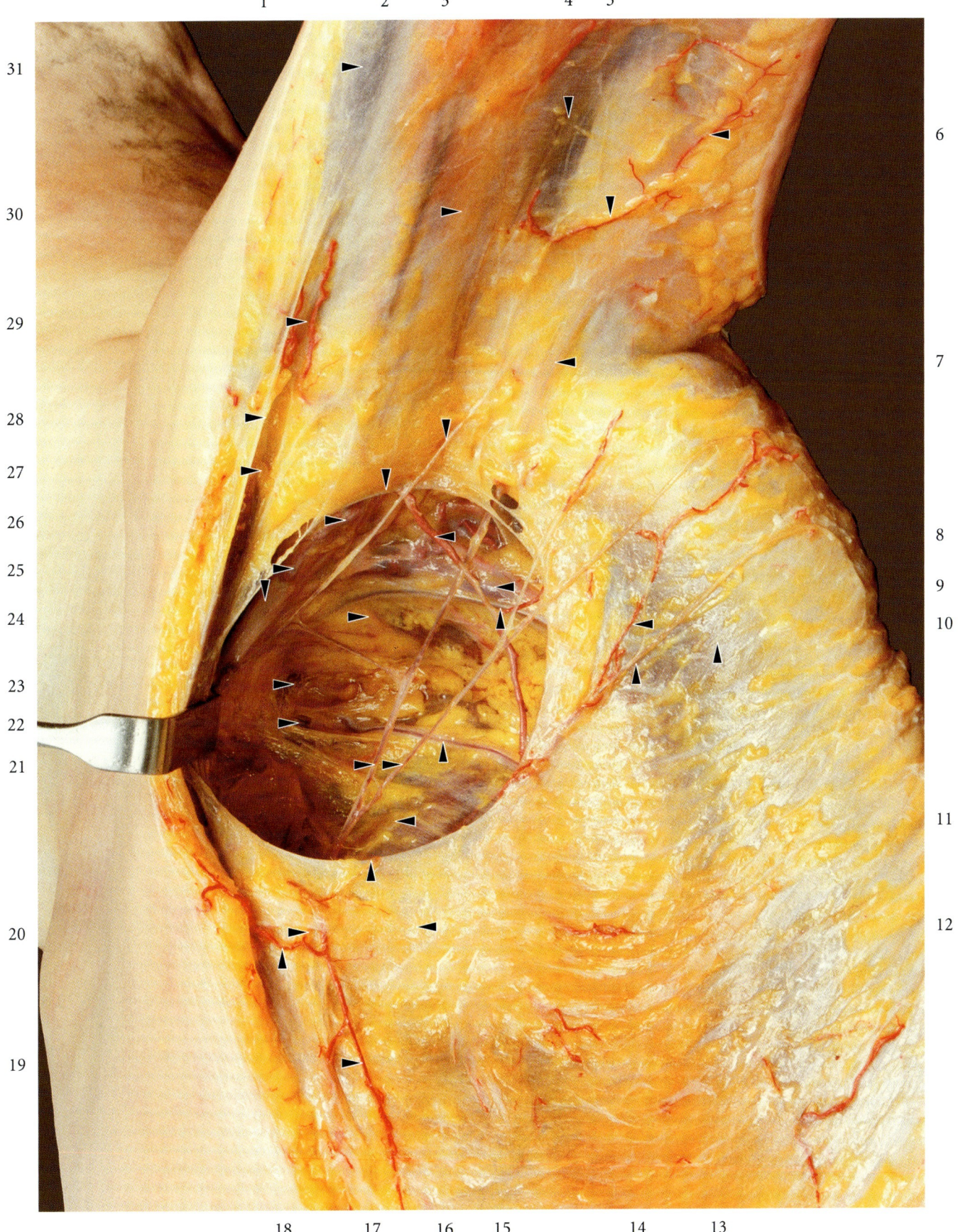

Abbildung 341 Axilla 6
Spatium axillare 4
Arterien und Nerven

Bei stärkerer Eröffnung der *Fascia axillaris superficialis* und abhebender Verlagerung der vorderen Achselfalte kann die ganze hintere Wand des *Spatium axillare* in senkrechtem Aufblick gesehen werden. Sie wird durch die Vorderfläche des *Musculus subscapularis* und die Grundlage der hinteren Achselfalte gebildet, die aus dem *Musculus teres major* und *Musculus latissimus dorsi* besteht.

Dieser Wand ist oben der *Gefäß-Nervenstrang* angelagert, und von ihm nach abwärts ertrecken sich kräftige Strukturen, die vor der deutlich sichtbaren *Fascia subscapularis* liegen. Sie werden wiederum, wie die nächste Abbildung zeigen wird, von einer Faszie bedeckt, die sie vom Faszienraum des axillären Fettkörpers trennt und als *Fascia axillaris profunda* bezeichnet wird. Sie ist von der *Fascia subscapularis* zu unterscheiden, weil die beiden Faszien bei wohlgenährten Menschen durch streifenförmige Fetteinlagerungen gut separiert sind. Die Gefäße und Nerven verlaufen daher in einer Schicht, die mit dem Bindegewebe der Achsellücken zusammenhängt und als *Stratum fasciale subscapulare* bezeichnet werden könnte.

Das auffälligste Gebilde in dieser Schicht ist die *Arteria subscapularis*. Sie geht in diesem Falle sehr weit proximal von der *Arteria axillaris* ab und verläuft daher vor dem Musculus subscapularis. Öfter entspringt sie distal von der *Medianusgabel* und zieht direkt vor den Achsellücken nach abwärts. Sie teilt sich in der Nähe der medialen Achsellücke in die *Arteria circumflexa scapulae* und die *Arteria thoracodorsalis*.

Die *Arteria circumflexa scapulae* tritt durch die mediale Achsellücke, die bei erhobenem Arm durch die Drehung der Scapula genau unterhalb der lateralen liegt, und versorgt die Muskulatur an der dorsalen Seite der Scapula.

Wird das periphere Gebiet der *Arteria thoracodorsalis* von einer anderen Arterie übernommen, so bleibt von ihr nur ein Ast bestehen, der vor allem den unteren Teil des Musculus subscapularis versorgt und daher als *Ramus infrascapularis* der Arteria subscapularis bezeichnet wird.

Die *Arteria circumflexa humeri posterior* und der *Nervus axillaris*, welche durch die laterale Achsellücke ziehen, werden durch einen Faden und einen Haken nach abwärts verlagert. Die Aufteilung des Nervus axillaris wurde dadurch aus der Lücke herausgezogen.

Die *Nervi subscapulares* sind durch Fäden angespannt, und der *Nervus cutaneus brachii medialis* nimmt unterhalb einer Aufzweigung der Arteria subscapularis einen ungewöhnlichen Verlauf.

1 Anastomose zur Arteria intercostalis posterior II
2 Nervus intercostobrachialis aus Th III
3 Nervus intercostobrachialis aus Th II
4 Arteria subscapularis
5 Nervus cutaneus brachii medialis
6 Fasciculus posterior des Plexus brachialis
7 Fasciculus medialis des Plexus brachialis
8 Radix medialis des Nervus medianus
9 Nervus radialis
10 Nervus cutaneus brachii medialis
11 Fascia axillaris superficialis (Schnittrand)
12 Nervus medianus
13 Nervus cutaneus brachii medialis
14 Musculus coracobrachialis
   mit Fascia brachii superficialis
15 Arteria circumflexa humeri anterior
16 Radix lateralis des Nervus medianus
17 Arteria circumflexa humeri posterior
18 Nervus axillaris
19 Musculus triceps brachii
   (Caput longum – Tendo)
20 Arteria circumflexa scapulae
21 Musculus latissimus dorsi (Tendo)
22 Musculus teres major
23 Nervus intercostobrachialis
24 Nervus subscapularis
   (Ast für den Musculus teres major)
25 Nervus thoracodorsalis
26 Musculus subscapularis mit Fascia subscapularis
27 Musculus subscapularis mit Fascia subscapularis
28 Musculus seratus anterior mit Faszie
29 Arteria thoracodorsalis
30 Nervus thoracicus longus
31 Anastomose des Nervus intercostobrachialis
32 Nervus subscapularis
   (Ast für den Musculus subscapularis)
33 Arteria thoracica superficialis (MANCHOT)
   (laterale Version)
34 Nervus subscapularis
35 Arteria axillaris
36 Fascia clavipectoralis

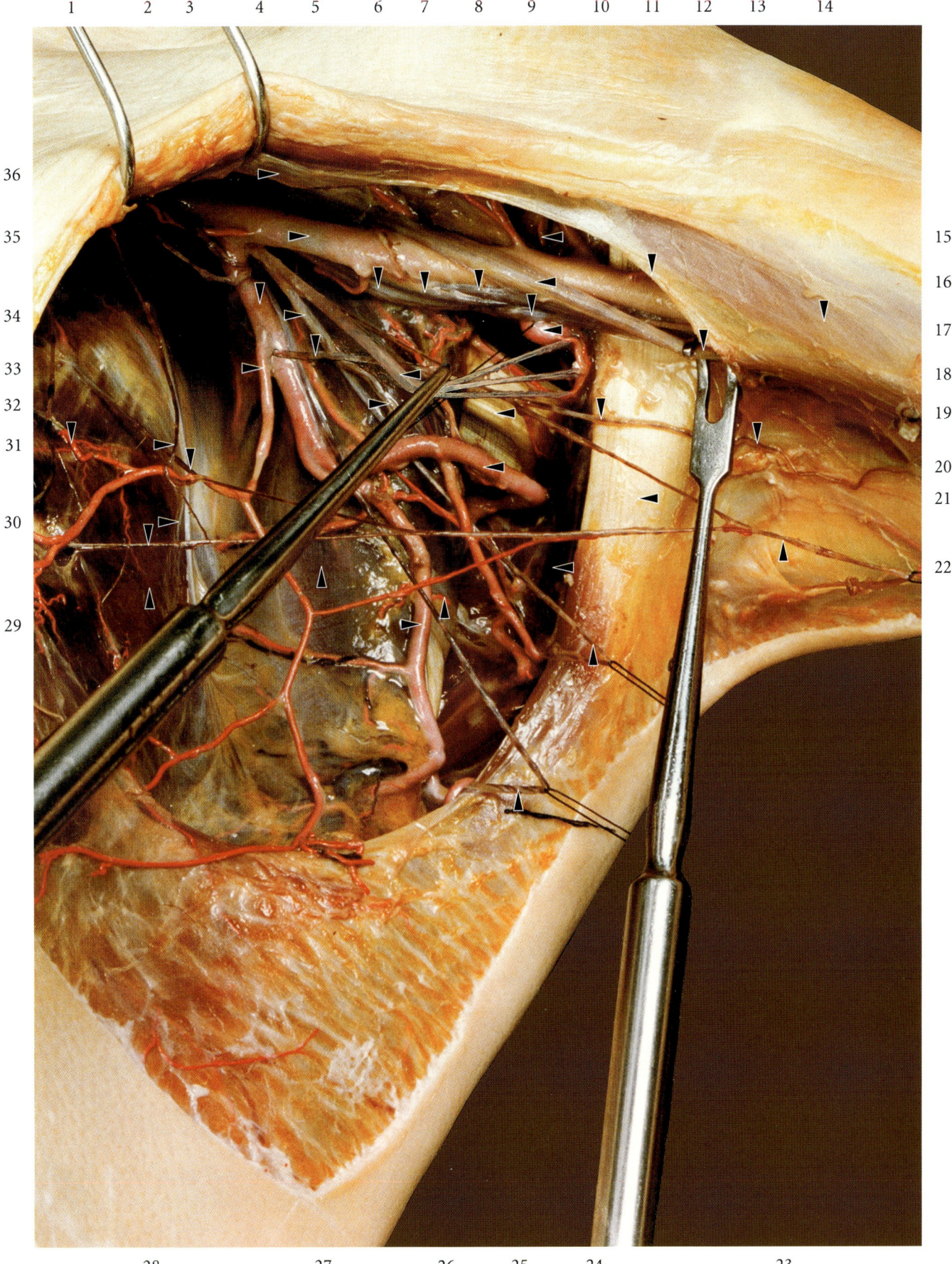

**Abbildung 342 Axilla 7
Spatium axillare subfasciale**

Bei dieser Präparation wurden die oberflächlichen Faszien einschließlich der *Fascia axillaris superficialis* entfernt, und der *Musculus pectoralis major* wurde ausgiebig reseziert. Dadurch wurde die *Fascia clavipectoralis*, die bis zur vorderen Achselfalte reicht, von vorn freigelegt. Durch ihr vorderes Blatt leuchtet teilweise der *Musculus pectoralis minor* hindurch, und in der Nähe ihres freien Randes haben sie Äste der *Arteria thoracica lateralis* durchsetzt. Auf ihr liegen die *Rami deltoideus* und *acromialis* der *Arteria thoracoacromialis* mit ihren Begleitvenen.

Die *Fascia clavipectoralis* bildet die vordere Wand eines Faszienraums, der mit dem axillären Fettkörper ausgefüllt ist und der als *Spatium axillare subfasciale* bezeichnet wird. Seine hintere Wand bildet die *Fascia axillaris profunda*, welche die an die Fascia musculi subscapularis angelagerten Gefäße und Nerven zudeckt. Sie ist dünn und transparent und läßt diese schon ohne weitere Präparation in Erscheinung treten. Die *Arteria subscapularis* hat einen ähnlichen Verlauf wie bei der vorhergehenden Abbildung. Zusätzlich sind dicke Begleitvenen zu sehen, die einen Zusammenhang zwischen der *Vena axillaris* und den *Venae intercostales posteriores* herstellen.

Die *Fascia axillaris profunda* vor dem Musculus subscapularis spannt sich über die mit Fettgewebe ausgefüllten *Achsellücken* zum *Musculus teres major* hinüber und setzt sich nach oben in den Teil der Fascia axillaris profunda fort, der den *Gefäß-Nervenstrang* und den *Musculus coracobrachialis* zugedeckt hat. Diese gemeinsame, wenn auch etwas verschieden gewölbte Faszienschicht erstreckt sich mit dem Gefäß-Nervenstrang bis unter den *Musculus pectoralis minor*, wo sie sich mit dem hinteren Blatt der *Fascia clavipectoralis* verbindet und damit einen Abschluß gegenüber dem *Spatium clavipectorale* (TESTUT) herstellt.

Durch den mit dem axillären Fettkörper ausgefüllten Faszienraum ziehen der *Nervus intercostobrachialis* und einige *Rami cutanei laterales* der oberen Interkostalnerven, oft auch eine *Vena costoaxillaris* (BRAUNE), die von einer ähnlichen Arterie begleitet sein kann. Außerdem ziehen noch recht kräftige Gefäßäste zu den Lymphknoten, die auch Hautäste zur Fossa axillaris abgeben.

1 Arteria brachialis
2 Nervus cutaneus brachii medialis
3 Nervus medianus
4 Musculus coracobrachialis
5 Nervus cutaneus antebrachi medialis
6 Nervus axillaris
7 Musculus deltoideus
8 Nervus pectoralis lateralis
 [Nervus pectoralis anterior]
9 Arteria und Vena thoracoacromialis (Rami deltoidei)
10 Vena thoracoacromialis (Ramus deltoideus)
11 Musculus pectoralis major (Tendo insertionis)
12 Musculus pectoralis minor
 in der Fascia clavipectoralis
13 Vena axillaris
14 Fascia clavipectoralis
15 Nervus subscapularis
 (bedeckt mit Fascia axillaris profunda)
16 Nervus thoracodorsalis
 (bedeckt mit Fascia axillaris profunda)
17 Arteria thoracodorsalis
 (bedeckt mit Fascia axillaris profunda)
18 Arteria thoracica lateralis
19 Musculus serratus anterior
 mit Fascia musculi serrati anterioris
20 Ramus cutaneus lateralis des Nervus intercostalis II
21 Vena subscapularis (Einmündung)
22 Arteria circumflexa scapulae
 (bedeckt mit Fascia axillaris profunda)
23 Fettgewebe der Achsellücken
 (bedeckt mit Fascia axillaris profunda)
24 Musculus latissimus dorsi
25 Nervus thoracicus longus
26 Ramus cutaneus lateralis des Nervus intercostalis III
27 Musculus subscapularis
 (bedeckt mit Fascia axillaris profunda)
28 Musculus teres major
 (bedeckt mit Fascia axillaris profunda)
29 Vena circumflexa scapulae
 (bedeckt mit Fascia axillaris profunda)
30 Musculus latissimus dorsi (Tendo insertionis)
31 Vena circumflexa humeri posterior
 (bedeckt mit Fascia axillaris profunda)
32 Nervus cutaneus antebrachii medialis
 (Ramus cutaneus brachii)
33 Arteria brachialis (Ramus muscularis)
34 Musculus biceps brachii (Caput breve)

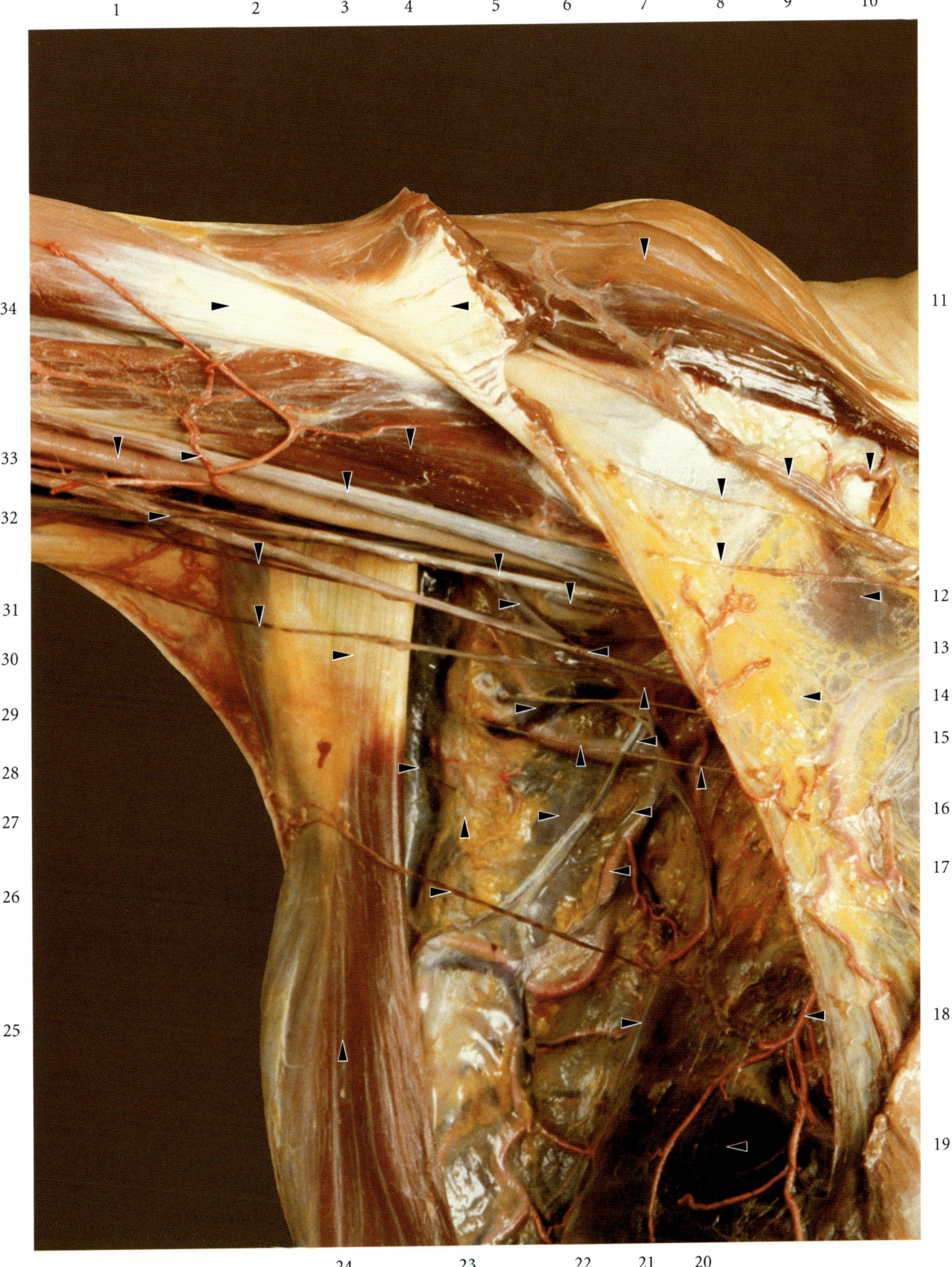

Abbildung 343 Axilla 8
Corpus adiposum axillae
Hautarterien

Die *Fascia axillaris superficialis* und die benachbarten oberflächlichen Faszien wurden entfernt. Zwischen den beiden freigelegten Achselfalten erscheint der *axilläre Fettkörper* mit seinem Ausläufer entlang des *Musculus latissimus dorsi* nach unten. Er wird oben durchsetzt vom *Nervus intercostobrachialis* und weiter unten von mehreren Hautästen, welche sich vor allem über den *Musculus latissimus dorsi* nach hinten wenden. Einzelne Äste ziehen aber auch nach vorn und erreichen im unteren Bereich auch die vordere Achselfalte, die mit Ästen aus der *Arteria thoracica lateralis* ergänzt werden.

Diese Hautarterien sind die *Rami cutanei laterales* der *Arteriae intercostales posteriores,* oder sie stammen aus einer oberflächlichen Arterie, auf die später noch genauer eingegangen werden wird. Sie hat die Vena costoaxillaris begleitet und bildet mit den Arteriae intercostales posteriores mehrfache Anastomosen.

An der Oberfläche des axillären Fettkörpers sind einige Lymphknoten zu sehen. Am unteren Rande eines *Nodus lymphoideus subscapularis* tritt die *Vena costoaxillaris* (BRAUNE) an die Oberfläche, die entlang der seitlichen Brustwand mehrfach Anastomosen mit den *Venae intercostales posteriores* aufnimmt.

Das oberste Ende der hinteren Achselfalte wird schon von einer *Hautarterie* der *Arteria brachialis* versorgt, und zwei stärkere Hautäste treten aus dem Gefäßgebiet der *Arteria thoracoacromialis* beiderseits der Pars clavicularis des Musculus pectoralis major an die Oberfläche. Von medial wird die Haut über dem *Musculus pectoralis major* durch die *Rami perforantes* der sechs oberen Interkostalräume von der *Arteria thoracica interna* versorgt.

Vor dem unteren Ausläufer des axillären Fettkörpers ist der Abschnitt des *Musculus serratus anterior* zu sehen, welcher direkt von der Fascia axillaris superficialis bedeckt wurde. Er ist dort eindeutig noch mit seiner eigenen, wenn auch dünnen, oft in Frage gestellten Faszie überzogen.

1 Musculus biceps brachii (Caput breve mit Fascia brachii superficialis)
2 Arteria brachialis (Ramus cutaneus)
3 Gefäß-Nervenstrang mit Fascia axillaris profunda
4 Nodus lymphoideus humeralis/lateralis
5 Musculus deltoideus
6 Musculus pectoralis major (Pars sternocostalis)
7 Musculus pectoralis major (Pars clavicularis)
8 Fossa supraclavicularis major
9 Musculus trapezius
10 Arteria thoracoacromialis (Hautast des Ramus deltoideus)
11 Trigonum clavipectorale
12 Articulatio sternoclavicularis
13 Musculus serratus anterior (Muskelzacke der dritten Rippe mit Fascia musculi serrati anterioris)
14 Arteria thoracica interna (Ramus perforans II)
15 Arteria thoracica interna (Ramus perforans III)
16 Arteria thoracica interna (Ramus perforans VI)
17 Membrana sterni
18 Musculus serratus anterior (Muskelzacke der vierten Rippe mit Fascia musculi serrati anterioris)
19 Arteria intercostalis posterior IV und Nervus intercostalis IV (Rami cutanei laterales)
20 Musculus latissimus dorsi
21 Vena costaxillaris (BRAUNE)
22 Arteria thoracica superficialis (MANCHOT) (laterale Version)
23 Arteria thoracica superficialis (MANCHOT) – dorsaler Hautast mit einem dorsalen Ast des Ramus cutaneus lateralis vom Nervus intercostalis III
24 Nodus lymphoideus subscapularis
25 Arteria thoracica superficialis (MANCHOT) – dorsaler Hautast mit einem dorsalen Ast des Ramus cutaneus lateralis vom Nervus intercostalis III
26 Vena costoaxillaris (BRAUNE)
27 Nervus intercostobrachialis
28 Musculus latissimus dorsi (Tendo insertionis)
29 Sulcus bicipitalis medialis

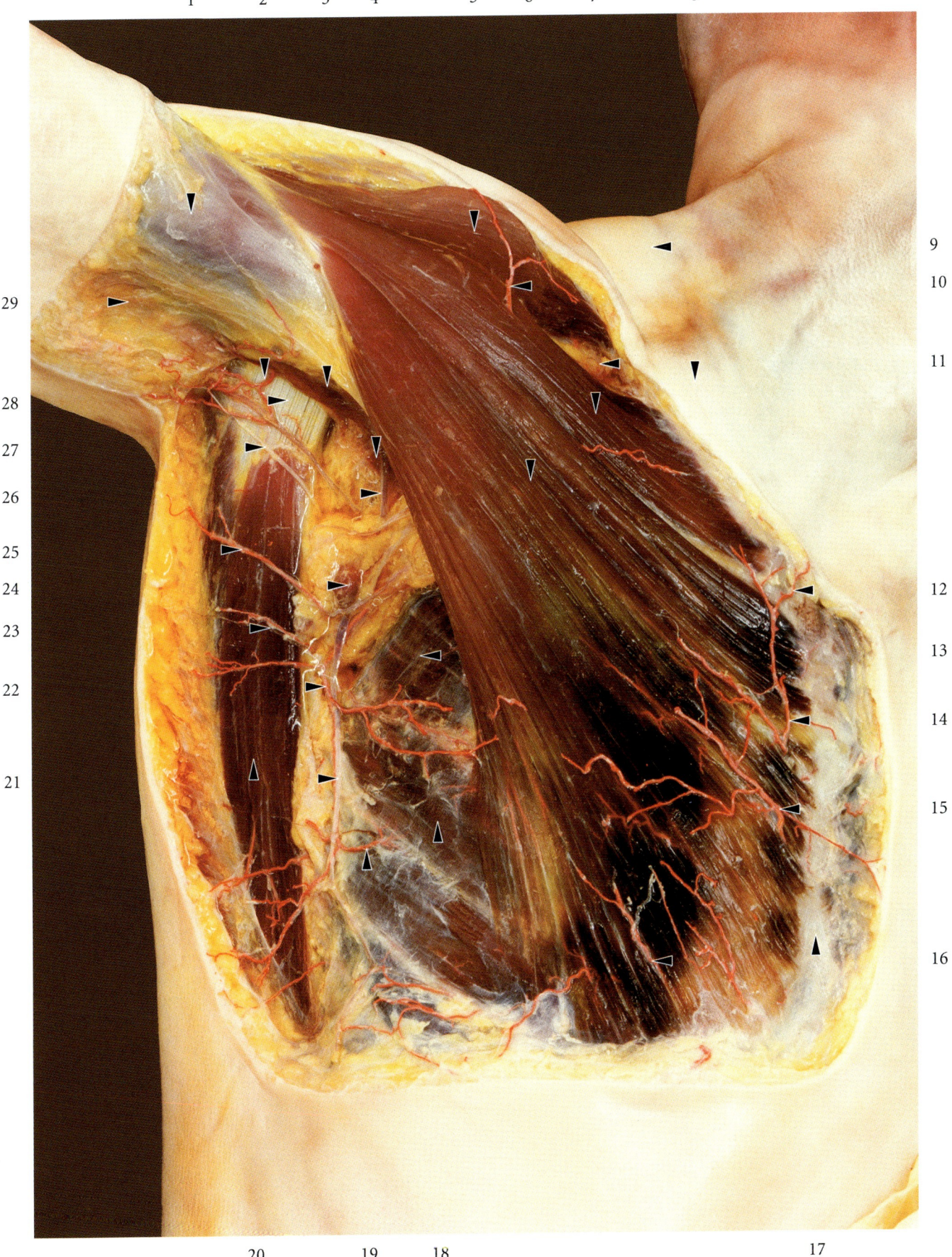

Abbildung 344 Axilla 9
Nodi lymphoidei axillares

Wird der laterale Rand des *Musculus pectoralis major* abgehoben und nach medial verlagert, so erscheint hinter ihm der *Musculus pectoralis minor* und entlang seines lateralen Randes ein vorderer nach unten gerichteter Ausläufer des *axillären Fettkörpers*. An und in diesem befinden sich die *Nodi lymphoidei pectorales*. Der unterste von ihnen liegt an der Zacke des Musculus serratus anterior von der dritten Rippe und ist demnach ein in diesem Falle recht großer *Nodus lymphoideus Sorgius*. Einen Interkostalraum weiter unten findet sich ein kleiner nicht immer vorhandener Knoten, der die Bezeichnung *Nodus lymphoideus paramammarius* (Gerota) führt und einen Nebenabfluß der Brustdrüse aufnimmt.

Zwischen den *Musculi pectoralis major* und *pectoralis minor* sind einige *Nodi lymphoidei interpectorales* zu sehen, und am lateralen Rand des Musculus pectoralis minor schaut oben ein Knoten hervor, welcher schon zu den *Nodi lymphoidei subpectorales* gehört.

Durch teilweise Aufpräparation des axillären Fettkörpers sind in ihm zwei kleine Knoten der *Nodi lymphoidei centrales* zur Darstellung gekommen, und an der Oberfläche in der Nähe der Sehne des Musculus latissimus dorsi ist ein *Nodus lymphoideus brachialis* zu erkennen. Auch wurde die Oberfläche eines zweiten etwas tiefer liegenden Knotens der *Nodi lymphoidei subscapulares* herauspräpariert.

Durch die Gruppe der *Nodi lymphatici subscapulares* zieht wiederum die *Vena costoaxillaris*, die mit Seitenästen die *Rami cutanei laterales* der *Arteriae intercostales posteriores* begleitet und sich dabei soweit nach unten fortsetzt, daß einer Verbindung mit der Vena epigastrica superficialis zur *Vena thoracoepigastrica* nichts mehr im Wege steht. Sie wird begleitet von einer Arterie, die keiner der in der Nomenklatur angeführten Arterien zuzuordnen ist und bei der nächsten Abbildung näher beschrieben werden soll.

1 Sulcus bicipitalis medialis
2 Musculus biceps brachii (Caput breve) mit Fascia brachii superficialis
3 Nervus intercostobrachialis
4 Nodus lymphoideus brachialis
5 Nodus lymphoideus brachialis
6 Nodus lymphoideus pectoralis
7 Nodus lymphoideus subpectoralis
8 Nodi lymphoidei interpectorales
9 Musculus trapezius
10 Fossa supraclavicularis major
11 Articulatio sternoclavicularis
12 Musculus pectoralis major (Pars clavicularis)
13 Nodus lymphoideus centralis
14 Nodus lymphoideus pectoralis
15 Nodus lymphoideus pectoralis (Sorgius)
16 Arteria thoracica lateralis
17 Nodus lymphoideus paramammarius (Gerota)
18 Membrana sterni
19 Musculus pectoralis major (Pars sternocostalis)
20 Musculus serratus anterior (Muskelzacke der fünften Rippe) mit Fascia musculi serrati anterioris
21 Nervus intercostalis IV (Ramus cutaneus lateralis)
22 Nervus intercostalis III (Ramus cutaneus lateralis)
23 Musculus latissimus dorsi
24 Vena costoaxillaris (Braune)
25 Arteria thoracica superficialis (Manchot)
26 Musculus serratus anterior (Muskelzacke der dritten Rippe) mit Fascia musculi serrati anterioris
27 Nodus lymphoideus subscapularis
28 Nodus lymphoideus subscapularis
29 Nodus lymphoideus centralis
30 Musculus latissimus dorsi (Tendo insertionis)

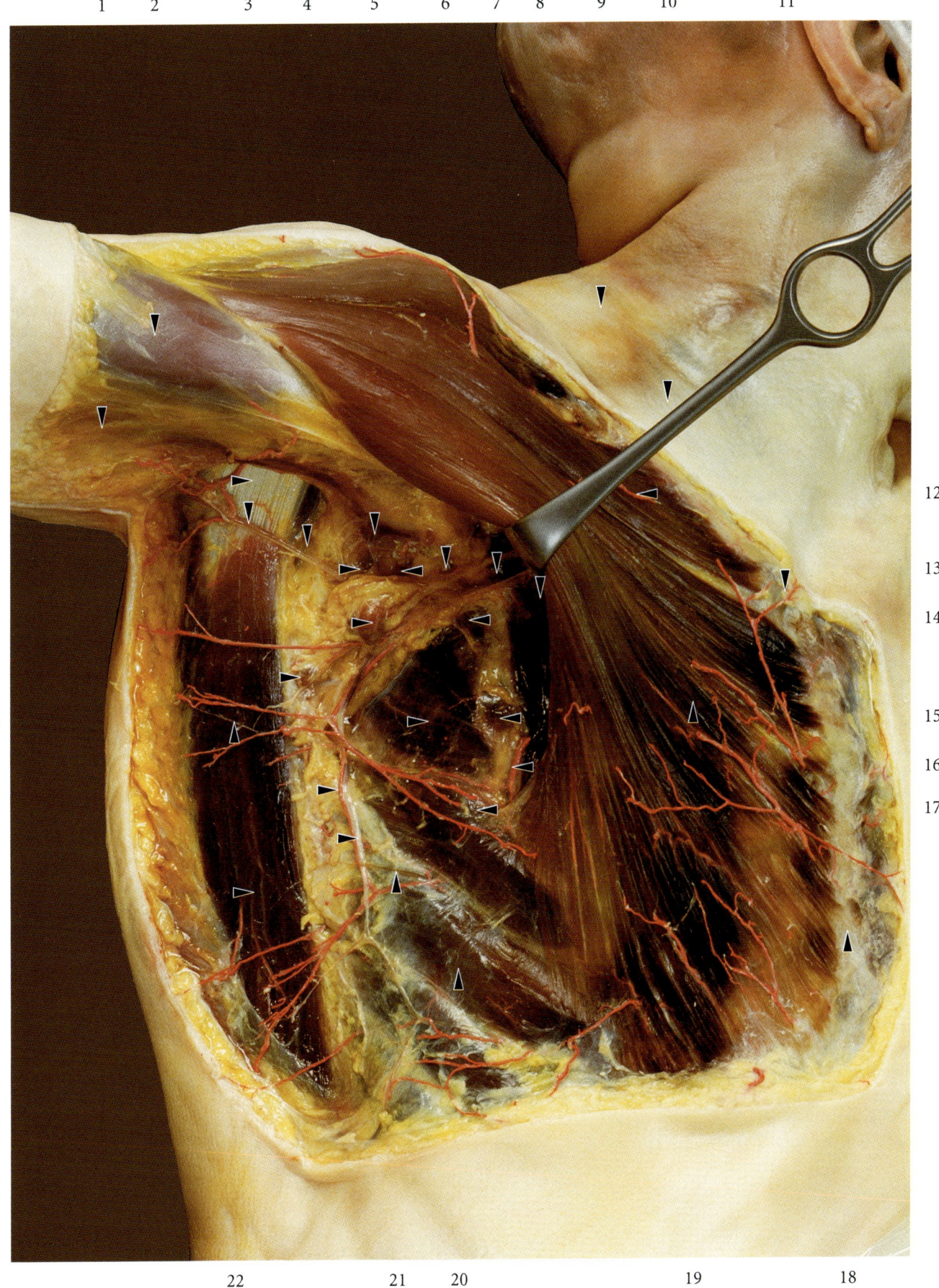

689

Abbildung 345   Axilla 10
Gefäße und Lymphknoten

Bei der Entfernung des axillären Fettkörpers wurde ein Gefäß auspräpariert, welches keinem der in der Nomenklatur angeführten Gefäße zugeordnet werden kann. Die einschlägigen Lehrbücher verweisen auf die große *Variabilität* der axillären Gefäßversorgung, was für die Interpretation konkreter Abbildungen nicht sehr hilfreich ist. Es soll daher anhand dieses Präparates der Versuch unternommen werden, eine einfache Ordnung in die Unterschiedlichkeit zu bringen.

Die vorliegende *zusätzliche Arterie* entspringt selbständig aus der *Arteria axillaris* oder geht als Ast von der *Arteria subscapularis,* wie bei Abb. 341, ab. Sie liegt zwischen den beiden Achselfalten und damit zwischen der *Arteria thoracica lateralis* und der *Arteria thoracodorsalis* aus der Arteria subscapularis. Sie gibt Äste zur vorderen und hinteren Achselfalte ab und anastomosiert mehrfach, mit und ohne Vermittlung der *Rami cutanei laterales*, mit den *Arteriae intercostales posteriores*. Sie verhält sich dadurch analog zu der Vene, die mit ganz ähnlichem Verlauf Venae intercostales posteriores mit der Vena axillaris verbindet und von BRAUNE *Vena costoaxillaris* genannt wurde.

Die peripheren *Versorgungsgebiete* dieser drei Arterien können von den einzelnen Arterien weitgehend oder vollständig übernommen werden. Tritt dies für die *Arteria thoracodorsalis* der Arteria subscapularis ein, so entsteht ein *selbständiger Ursprung* der Arteria thoracodorsalis aus der Arteria axillaris. Die Arteria subscapularis gibt dann nur einen *Ramus infrascapularis* für die Versorgung des unteren Teils vom Musculus subscapularis ab. Andererseits kann die *Arteria thoracodorsalis* das ganze Versorgungsgebiet der mittleren Arterie oder sogar noch jenes von der Arteria thoracica lateralis übernehmen. Aus den Hauptstämmen werden dann bescheidenere Arterien für die Lymphknoten, an deren Versorgung sich ohnedies alle drei Arterien beteiligen.

MANCHOT hat diese akzessorischen Arterien beschrieben. Er faßt sie mit einer am lateralen Pektoralisrand alternativ verlaufenden Arterie zu einer Gruppe zusammen, die er *Arteria thoracica superficialis* nennt und betont ihr ziemlich regelmäßiges Vorkommen. Auf die Beteiligung an der Versorgung der Brustdrüse weist auch bei der hier vorliegenden lateralen Version ihr starker ventraler Ast in der Höhe der vierten Rippe hin.

1 Sulcus bicipitalis medialis
2 Musculus biceps brachii (Caput breve) mit Fascia brachii superficialis
3 Musculus coracobrachialis mit Facia brachii superficialis
4 Musculus latissimus dorsi (Tendo insertionis)
5 Nervus cutaneus brachii medialis
6 Gefäß-Nervenstrang mit Fascia axillaris profunda
7 Arteria thoracica superficialis (MANCHOT) (laterale Version)
8 Nervus intercostobrachialis
9 Musculus pectoralis minor
10 Musculus pectoralis major (Pars clavicularis)
11 Articulatio sternoclavicularis
12 Musculus deltoideus
13 Trigonum clavipectorale
14 Musculus subscapularis
15 Nodus lymphoideus subpectoralis
16 Costa secunda
17 Musculus intercostalis externus
18 Costa tertia
19 Arteria thoracica lateralis
20 Membrana sterni
21 Arteria thoracica interna (Ramus perforans III)
22 Musculus pectoralis major (Pars sternocostalis)
23 Nodus lymphoideus parammarius (GEROTA)
24 Arteria thoracica superficialis (MANCHOT) (Ramus mammarius)
25 Arteria thoracica superficialis (MANCHOT) (Anastomose mit der Arteria intercostalis posterior IV)
26 Arteria intercostalis posterior III (Ramus cutaneus lateralis)
27 Nervus intercostalis III (Ramus cutaneus lateralis)
28 Vena thoracoepigastrica
29 Musculus serratus anterior (Muskelzacke der Costa III)
30 Nodus lymphoideus subscapularis
31 Nodus lymphoideus subscapularis
32 Nervus thoracicus longus
33 Vena costoaxillaris (BRAUNE)
34 Vena axillaris
35 Arteria brachialis (Ramus cutaneus)

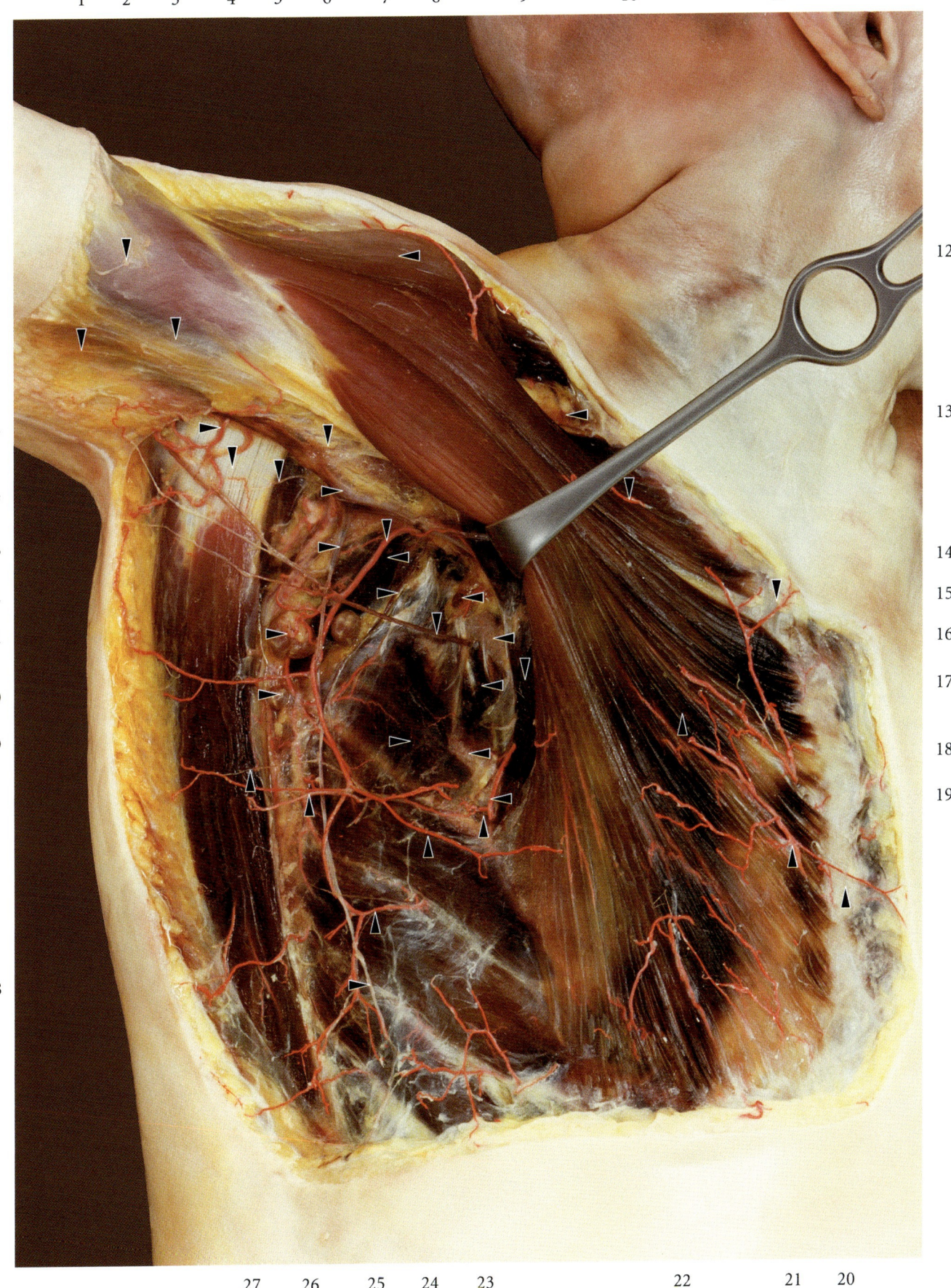

**Abbildung 346   Axilla 11
Gefäße und Nerven**

Die Faszien an und zwischen den Achselfalten wurden vollständig beseitigt. Dadurch sind die Ursprungszacken des *Musculus serratus anterior* an der lateralen Brustwand und besonders an der zweiten und dritten Rippe klar sichtbar. Unmittelbar unterhalb der zweiten Rippe tritt der *Nervus intercostobrachialis* aus. Ventral davon hat sich die *Arteria thoracica lateralis* hinter dem *Musculus pectoralis minor* in typischer Weise hervorgeschoben und geht Anastomosen mit den Interkostalarterien ein.

In der Abhebungsspalte der beiden Brustmuskeln ist der Ast des *Nervus pectoralis medialis* [Nervus pectoralis posterior] zu sehen, der den *Musculus pectoralis minor* durchsetzt, um den *Musculus pectoralis major* zu innervieren.

Die *Rami cutanei laterales* der Interkostalgefäße, die zwischen den Zacken des *Musculus serratus anterior* hervortreten, sind reseziert. Weit dorsal in der Rinne zwischen dem Musculus serratus anterior und dem Musculus subscapularis zieht der *Nervus thoracicus longus* am *Musculus serratus anterior* nach abwärts. Er wurde dort von einem verstärkten Teil der *Faszie* dieses Muskels eingehüllt. Von ihr ist noch ein Streifen stehen geblieben, der den *Musculus subscapularis* vom *Musculus serratus anterior* abgrenzt.

Von der *Vena axillaris* zieht eine stark kollabierte Vene nach abwärts, von welcher die Verbindungen zu den Venae intercostales posteriores abgetrennt wurden. Sie stellt demnach eine *Vena costoaxillaris* (BRAUNE) dar, aus der sich eine *Vena thoracoepigastrica* entwickelt hat. Die begleitende akzessorische Arterie wurde nach Darstellung ihres Ursprunges reseziert.

Die *Arteria subscapularis* geht in diesem Falle distal von der *Medianusgabel* von der *Arteria axillaris* ab und liegt damit von vornherein in der Rinne zwischen den *Musculi subscapularis* und *teres major*. Sie kann daher bereits nach kurzem Verlauf die *Arteria circumflexa scapulae* durch die mediale, dreieckige Achsellücke nach hinten schicken, während die *Arteria thoracodorsalis* in der erwähnten Rinne einfach nach abwärts zieht und begleitet vom *Nervus thoracodorsalis* an die Innenseite des *Musculus latissimus dorsi* gelangt.

 1 Fascia brachii superficialis
 2 Vena brachialis lateralis
 3 Nervus cutaneus brachii medialis und Vena axillaris
 4 Musculus coracobrachialis
 5 Nervus medianus (Radix lateralis)
 6 Arteria axillaris
 7 Musculus pectoralis minor
 8 Nervus pectoralis medialis
    [Nervus pectoralis posterior]
 9 Musculus pectoralis major (Pars clavicularis)
10 Trigonum clavipectorale
11 Nervus medianus (Radix medialis)
12 Arteria thoracica superficialis (MANCHOT)
    (laterale Version)
13 Musculus serratus anterior
14 Costa secunda
15 Musculus intercostalis externus
16 Arteria thoracica lateralis
17 Costa tertia
18 Membrana sterni
19 Arteria thoracica interna (Ramus perforans III)
20 Musculus pectoralis major (Pars sternocostalis)
21 Musculus pectoralis minor
22 Anastomose der Arteria thoracica lateralis
    zur Arteria intercostalis posterior III
23 Nervus intercostobrachialis
24 Musculus latissimus dorsi
25 Nervus intercostalis IV
    und Arteria intercostalis posterior IV
    (Ramus cutaneus lateralis)
26 Vena thoracoepigastrica
27 Nervus intercostalis III
    und Arteria intercostalis posterior III
    (Ramus cutaneus lateralis)
28 Nervus thoracicus longus
29 Musculus serratus anterior
    (Muskelzacke der Costa tertia)
30 Vena costoaxillaris (BRAUNE)
31 Arteria und Nervus thoracodorsalis
32 Musculus teres major
33 Arteria circumflexa scapulae
34 Arteria subscapularis
35 Arteria brachialis (Ramus cutaneus)
36 Nervus medianus
37 Musculus biceps brachii (Caput breve)
38 Musculus deltoideus

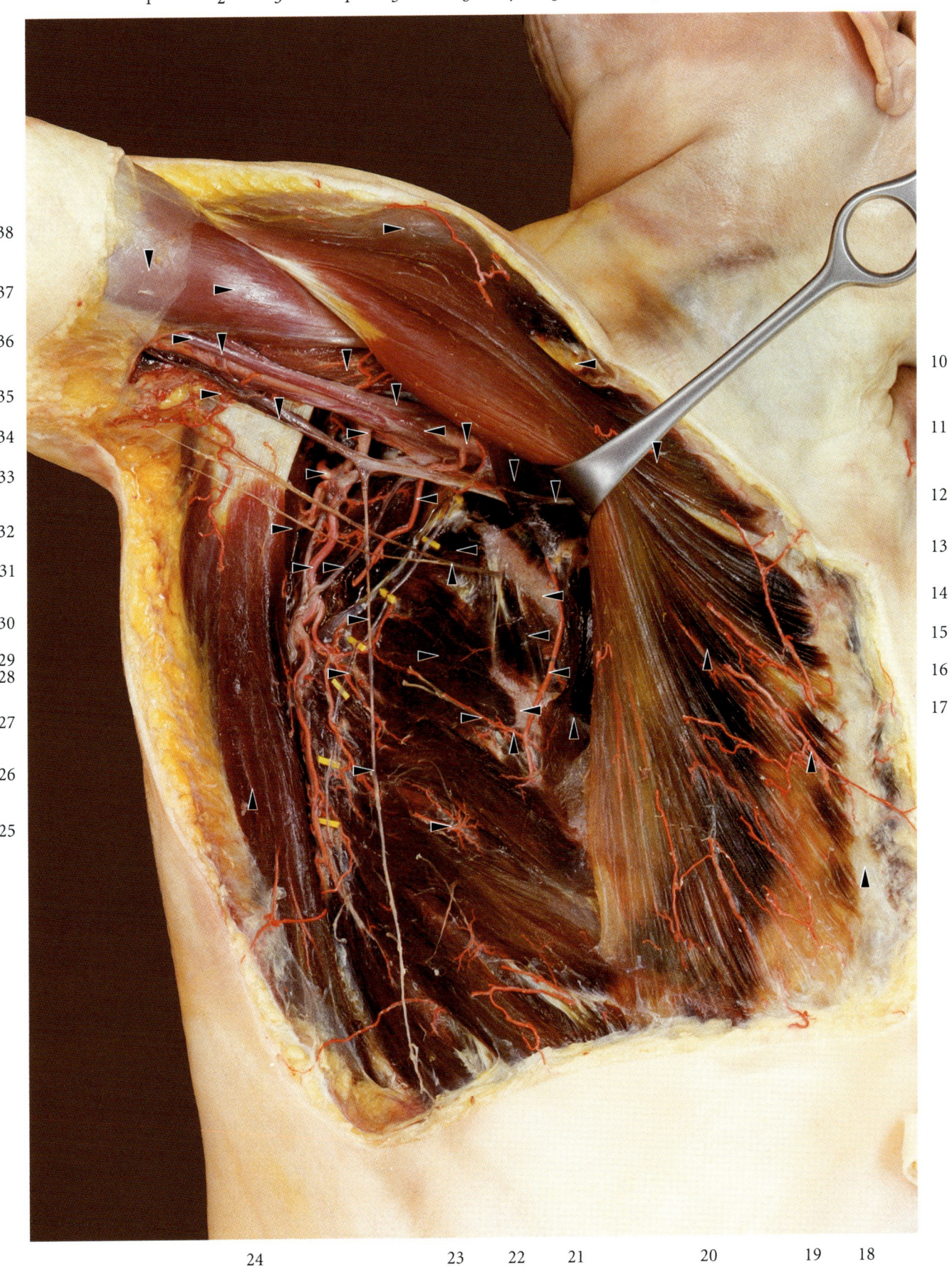

Abbildung 347   Axilla 12
Arteria axillaris
Plexus brachialis

Der *Musculus pectoralis major* wurde durchtrennt und aufgeklappt. Dadurch können alle drei Abschnitte der *Arteria axillaris* überblickt werden. Der erste Abschnitt reicht vom äußeren Rand der ersten Rippe bis zum medialen Rand des Musculus pectoralis minor. Er entläßt den kurzen Stamm der *Arteria thoracoacromialis* und wurde schon bei der Regio infraclavicularis beschrieben.

Der mittlere Abschnitt der *Arteria axillaris* wird vom *Musculus pectoralis minor* überlagert. Dieser zieht von der medialen Seite des *Processus coracoideus* in der Regel zur dritten bis fünften Rippe. An der lateralen Seite des Processus coracoideus entspringen der *Musculus coracobrachialis* und das *Caput breve* des *Musculus biceps brachii*.

Der längste Abschnitt der *Arteria axillaris* ist der laterale. Er wird von der *Medianusgabel* umgriffen, die sich aus zwei Zinken aufbaut. Die *Radix lateralis* kommt vom *Fasciculus lateralis* des Plexus brachialis, der seine Lage zur Arteria axillaris über alle ihre Abschnitte weitgehend beibehält. Die *Radix medialis* kommt aus dem *Fasciculus medialis* des Plexus brachialis, der seine mediale Position zur Arterie, wenn überhaupt, erst sehr spät findet. Er begibt sich von dorsal an die mediale Seite der Arterie und ist bei dieser Armstellung noch fast vollstänig verdeckt. Aus ihm geht der *Nervus ulnaris* und der *Nervus cutaneus antebrachii medialis* neben dem hier nicht dargestellten sehr dünnen Nervus cutaneus brachii medialis hervor.

Unterhalb der von der Medianusgabel umgriffenen *Arteria axillaris* taucht in der Tiefe der *Nervus axillaris* auf, der aus dem *Fasciculus posterior* kommt und sich unterhalb der sichtbaren Gelenkskapsel des Schultergelenks zur lateralen, viereckigen Achsellücke begibt. Knapp lateral davon entspringen aus der Arteria axillaris die *Arteria subscapularis* und die *Arteria circumflexa humeri anterior*.

Eine *Arteria circumflexa humeri posterior*, die mit dem Nervus axillaris durch die laterale Achsellücke ziehen soll, ist entweder durch die Arteria axillaris verdeckt oder wurde, wie es ziemlich oft vorkommt, durch einen rückläufigen Ast der *Arteria profunda brachii* ersetzt.

1 Fascia brachii superficialis
2 Vena brachialis lateralis (Einmündung in die Vena axillaris)
3 Nervus musculocutaneus
4 Nervus medianus
5 Arteria subscapularis
6 Nervus axillaris
7 Arteria axillaris mit Medianusgabel
8 Processus coracoideus
9 Tractus coracoclavicularis
10 Musculus pectoralis major (Pars clavicularis – Schnittfläche)
11 Arteria thoracoacromialis (Ramus deltoideus)
12 Musculus subscapularis (Tendo insertionis)
13 Nervus ulnaris
14 Arteria thoracoacromialis (Rami pectorales)
15 Nervus subscapularis
16 Arteria thoracica superficialis (MANCHOT) (laterale Version – reseziert)
17 Nervus intercostobrachialis
18 Nervus pectoralis medialis [Nervus pectoralis posterior]
19 Nervus thoracicus longus
20 Arteria thoracica lateralis
21 Membrana sterni
22 Arteria thoracica interna (Ramus perforans III)
23 Musculus pectoralis major (Pars sternocostalis – Schnittfläche)
24 Musculus pectoralis minor
25 Musculus serratus anterior (Muskelzacke der dritten Rippe)
26 Musculus subscapularis
27 Vena thoracoepigastrica
28 Arteria intercostalis posterior IV (Ramus cutaneus lateralis)
29 Arteria intercostalis posterior III (Ramus cutaneus lateralis)
30 Musculus latissimus dorsi
31 Arteria und Vena thoracodorsalis
32 Nervus thoracodorsalis
33 Musculus teres major
34 Arteria circumflexa scapulae
35 Vena axillaris
36 Arteria circumflexa humeri posterior
37 Nervus cutaneus antebrachii medialis
38 Musculus biceps brachii (Caput breve)
39 Musculus pectoralis major (Tendo insertionis der Pars sternocostalis und der Pars abdominalis)
40 Musculus deltoideus

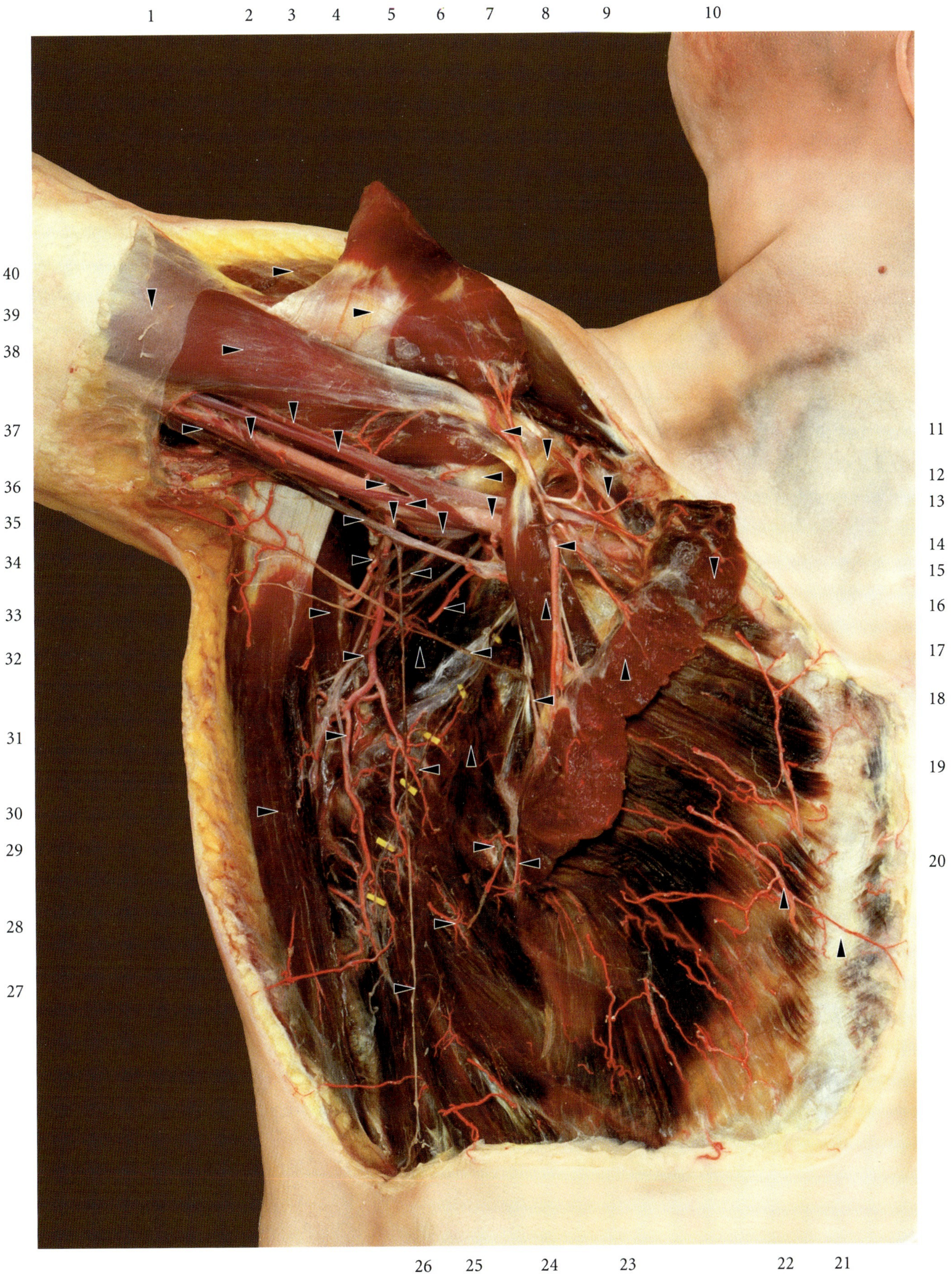

1 2 3 4 5 6 7 8 9 10

40
39
38
37
36
35
34
33
32
31
30
29
28
27

11
12
13
14
15
16
17
18
19
20

26 25 24 23 22 21

695

Abbildung 348 Oberarm und Axilla 1

Die in der Axilla eng zu einem *Gefäß-Nervenstrang* aneinander gelagerten Gebilde verlassen die Axilla an der Ansatzsehne des *Musculus latissimus dorsi* und treten in den *Sulcus bicipitalis medialis* des Oberarmes ein, der anfangs oben nicht vom Musculus biceps brachii, sondern vom auslaufenden *Musculus coracobrachialis* begrenzt wird.

Das *Zentrum* des Gefäß-Nervenstranges bildet die *Arteria brachialis* als Fortsetzung der Arteria axillaris. Ihr ist bei abduziertem Arm der *Nervus medianus* oben angelagert, nachdem er aus der Medianusgabel hervorgegangen ist. Ihrem unteren Rand folgt der aus dem medialen Faszikel entsprungene *Nervus cutaneus antebrachii medialis*. Er ist für einen Hautnerven ein besonders dicker Nerv, denn er versorgt nicht nur einen großen Teil des Unterarms, wie aus seiner Benennung hervorzugehen scheint, sondern entsendet auch einen oder mehrere Zweige als *Rami cutanei brachii* an die ventrale Seite des Oberarms. Ein solcher zum Teil resezierter Ast ist auspräpariert und zeigt seine respektable Stärke.

Von dieser *Achse des Gefäß-Nervenbündels* strahlen nach distal von den Faszikeln des Plexus brachialis Nerven aus, die durch die eingesetzen Haken etwas ausgebreitet sind.

Aus dem *Fasciculus lateralis* geht der *Nervus musculocutaneus* hervor, der in den auseinandergezogenen Musculus coracobrachialis eintritt, um ihn zu durchsetzen.

Aus dem durch einen Haken abgehobenen *Fasciculus medialis* geht der *Nervus ulnaris* hervor, der sich über das Caput longum des Musculus triceps brachii zu dessen Caput mediale begibt. Außerdem entläßt dieser Faszikel die beiden medialen Hautnerven des Arms. Dabei zeigt es sich, daß der *Nervus cutaneus brachii medialis* auch das Hautgebiet des *Nervus intercostobrachialis* übernommen hat.

So wie der Nervus intercostobrachialis den Nervus cutaneus brachii medialis ersetzen kann, fehlt hier ein *Nervus intercostobrachialis,* und der Ramus cutaneus lateralis des Nervus intercostalis II war kaum ausgebildet. Der *Ramus cutaneus lateralis* des *Nervus intercostalis III* ist dagegen sehr kräftig und wurde dargestellt.

Der *Fasciculus posterior* setzt sich in den dicken *Nervus radialis* fort, der nach hinten zum Trizepsschlitz verläuft und durch einen Haken aus seiner dorsalen Position etwas nach unten gezogen wurde.

1 Nervus musculocutaneus
2 Arteria collateralis ulnaris superior
3 Nervus cutaneus antebrachii medialis (Ramus cutaneus brachii)
4 Musculus coracobrachialis
5 Nervus radialis
6 Nervus medianus
7 Nervus cutaneus antebrachii medialis
8 Musculus subscapularis (Tendo insertionis)
9 Nervus axillaris
10 Nervus musculocutaneus
11 Arteria axillaris mit Medianusgabel
12 Musculus pectoralis minor
13 Musculus deltoideus
14 Processus coracoideus (knieförmige Umbiegung)
15 Articulatio humeri (Capsula articularis)
16 Arteria circumflexa humeri posterior
17 Fasciculus lateralis des Plexus brachialis
18 Fasciculus medialis des Plexus brachialis
19 Arteria subscapularis
20 Nervus subscapularis
21 Nervus thoracicus longus
22 Nervus thoracodorsalis
23 Vena thoracodorsalis
24 Arteria thoracodorsalis
25 Arteria thoracica lateralis
26 Laterale Brustwand mit Musculus serratus anterior
27 Nervus intercostalis III (Ramus cutaneus lateralis)
28 Musculus subscapularis mit Fascia axillaris profunda
29 Nervus ulnaris
30 Musculus latissimus dorsi
31 Nervus cutaneus brachii medialis als Ersatz des Nervus intercostobrachialis
32 Nervus radialis (Ramus muscularis)
33 Musculus triceps brachii (Caput longum)
34 Nervus ulnaris
35 Musculus teres major
36 Vena circumflexa scapulae
37 Arteria brachialis (Ramus muscularis)
38 Arteria brachialis
39 Arteria brachialis (Ramus muscularis) [Arteria collateralis radialis superior]
40 Musculus biceps brachii (Caput breve)
41 Musculus pectoralis major (Tendo insertionis – reseziert)

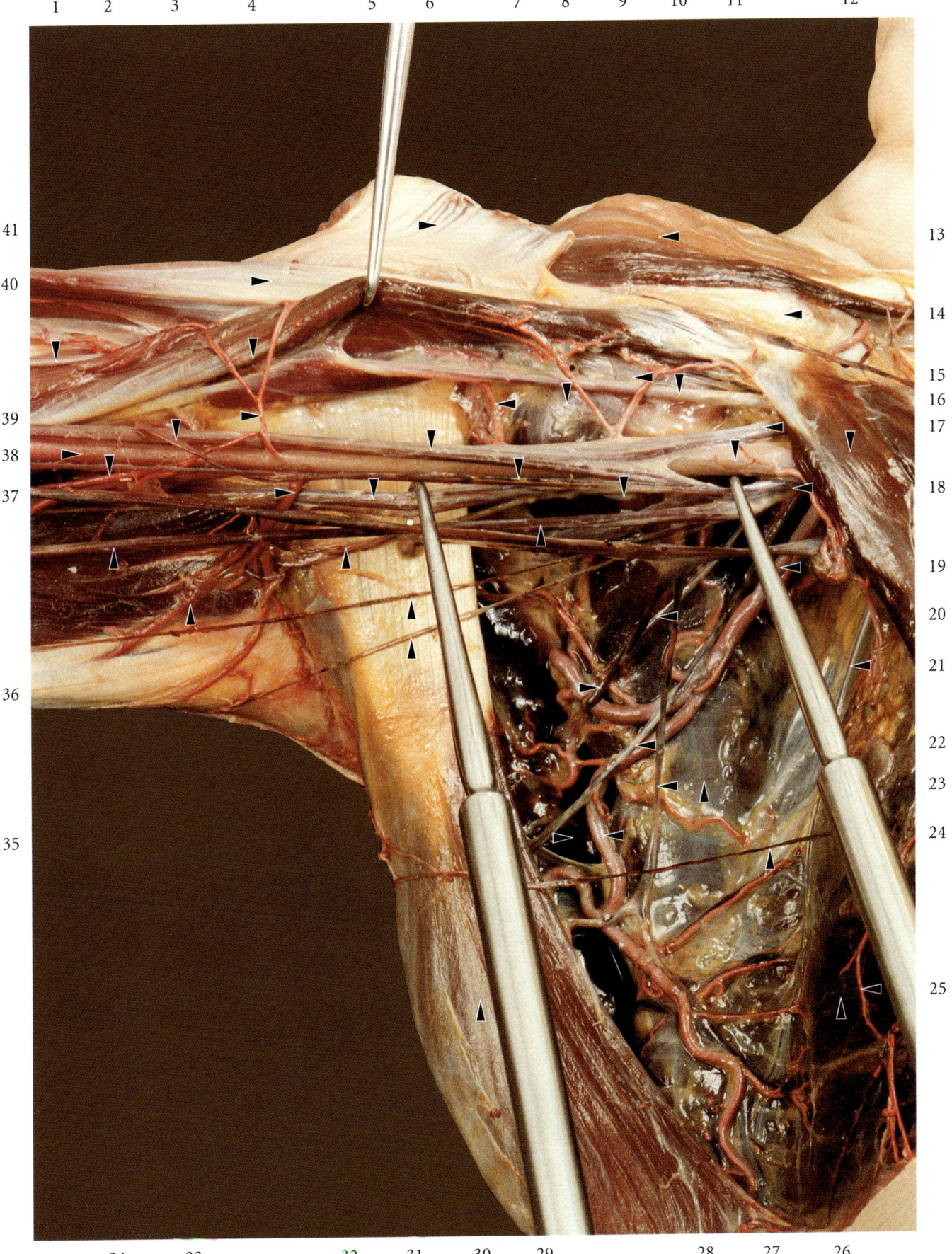

Abbildung 349 Oberarm und Axilla 2
Canalis nervi radialis

Die *Arteria brachialis* wurde zusammen mit dem *Nervus medianus* nach unten gezogen, so daß der Eingang in den *Trizepsschlitz* zu sehen ist. Der *Nervus radialis* betritt diesen Schlitz, nachdem er an der platten *Sehne* des *Musculus latissimus dorsi* vorbeigezogen ist. Er hat sich aus dem Fasciculus posterior des Plexus brachialis fortgesetzt und lag daher als tiefstes Gebilde des Gefäß-Nervenstranges der Sehne direkt an. Dort gibt er nach hinten den *Nervus cutaneus brachii posterior* ab, der sich um den Ansatz des Caput longum des Musculus triceps brachii nach hinten schlingt.

Der *Eingang* zum *Trizepsschlitz* liegt zwischen dem langen Trizepskopf und dem Humerusschaft, so daß sich der *Nervus radialis*, nachdem er den obersten Teil des *Caput mediale* des Musculus triceps brachii überkreuzt hat, dem *Sulcus nervi radialis* des Humerus anlagern kann, der durch das *Caput laterale* des Musculus triceps brachii zu einem Kanal geschlossen wird.

Auf diesem Wege wird der *Nervus radialis* von der *Arteria profunda brachii* begleitet, die unmittelbar lateral von der Latissimussehne aus der Arteria brachialis entspringt und ihm daher von vornherein sehr benachbart ist.

Der *Nervus ulnaris* aus dem Fasciculus medialis weicht bei horizontal eingestelltem Arm nach unten ab und kommt in Kontakt zum langen Trizepskopf, wo ihn sehr bald die aus der Arteria brachialis entsprungene *Arteria collateralis ulnaris superior* begleitet.

Im Bereich der lateralen Achsellücke entspringt die *Arteria circumflexa humeri anterior* und verschwindet hinter dem Musculus coracohumeralis, den zwei andere Muskeläste versorgen.

Zwischen dem Caput breve des Biceps brachii und dem Musculus coracobrachialis ist der *Nervus musculocutaneus* zu sehen, nachdem er den Musculus coracobrachialis durchsetzt hat.

Die *mediale Begleitvene* der Arteria brachialis wird durch einen Haken abgespreizt, so daß die Übernahme der lateralen Begleitvene und deren Verbindung mit der *Vena profunda brachii* sichtbar wird.

1 Nervus medianus
2 Musculus triceps brachii (Caput mediale)
3 Arteria collateralis media
4 Nervus musculocutaneus
5 Arteria collateralis radialis
6 Arteria profunda brachii
7 Nervus radialis
8 Arteria axillaris – Arteria brachialis (Übergang)
9 Nervus cutaneus antebrachii medialis
10 Nervus medianus
11 Nervus radialis
12 Arteria subscapularis (Ramus circumflexus scapulae)
13 Vena axillaris
14 Nervus intercostobrachialis
15 Musculus deltoideus
16 Trigonum clavipectorale
17 Musculus pectoralis major
18 Musculus coracobrachialis
19 Arteria circumflexa humeri anterior
20 Anastomose des Nervus intercostobrachialis mit Nervus cutaneus brachii medialis
21 Vena circumflexa scapulae
22 Musculus subscapularis mit Fascia axillaris profunda
23 Nervus thoracodorsalis (bedeckt mit Fascia axillaris profunda)
24 Arteria thoracodorsalis (bedeckt mit Fascia axillaris profunda)
25 Nervus thoracicus longus
26 Arteria thoracica lateralis
27 Musculus serratus anterior (bedeckt mit Fascia musculi serrati anterioris)
28 Nervus intercostobachialis
29 Nervus intercostalis III (Ramus cutaneus lateralis)
30 Nervus ulnaris
31 Vena brachialis und Nervus cutaneus brachii medialis
32 Nervus ulnaris
33 Nervus cutaneus brachii medialis
34 Musculus triceps brachii (Caput longum)
35 Musculus latissimus dorsi
36 Vena thoracodorsalis (bedeckt mit Fascia axillaris profunda)
37 Nervus cutaneus brachii posterior
38 Einmündung der Vena brachialis lateralis in die Vena brachialis medialis
39 Arteria brachialis mit Vena brachialis lateralis
40 Arteria profunda brachii (Ramus deltoideus [Ramus ascendens])
41 Musculus biceps brachii (Caput breve)

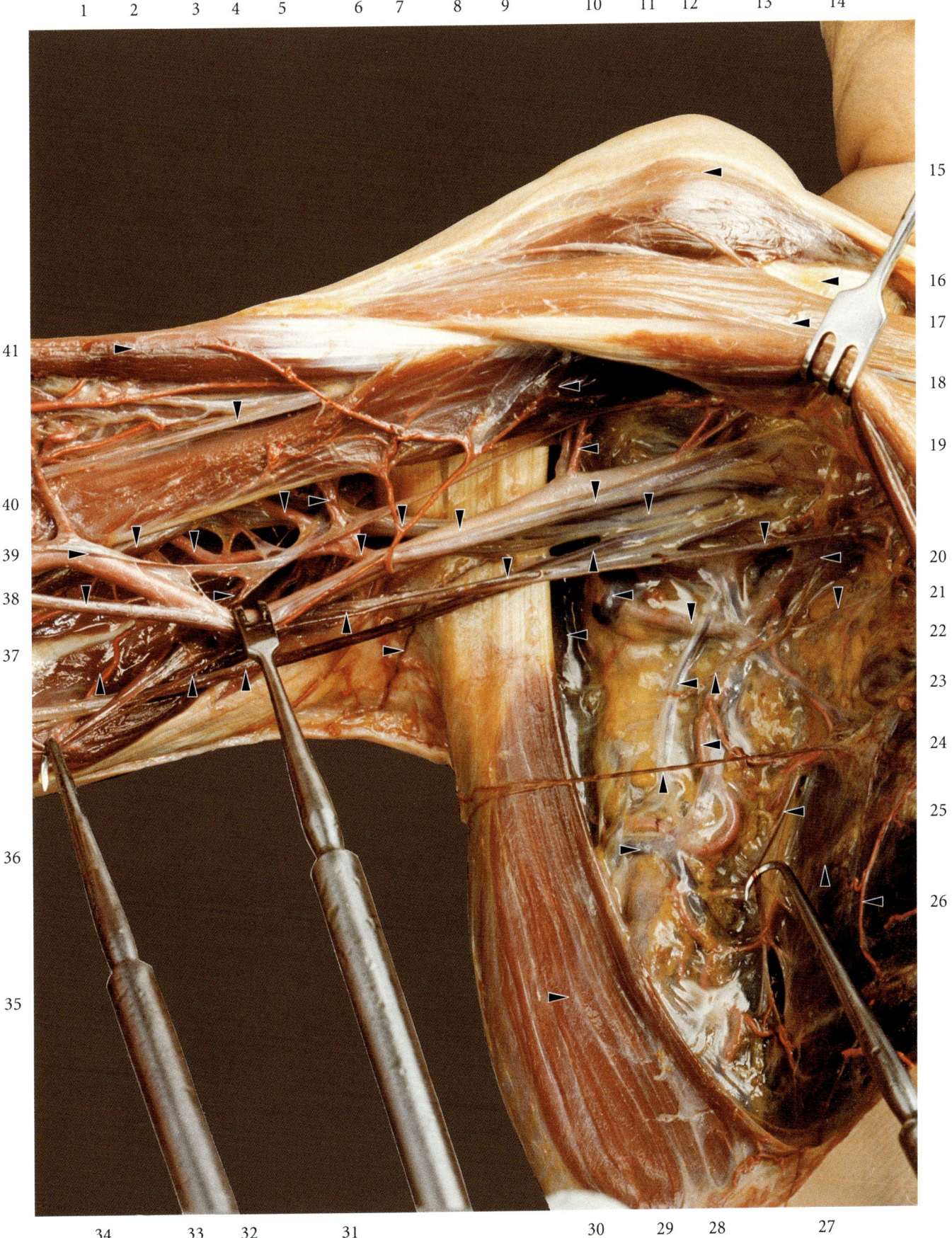

Abbildung 350 Oberarm 1
Fascia brachii superficialis

Die *Fascia brachii superficialis* ist nicht eine einschichtige Oberflächenbedeckung, wie der Name nahelegen könnte, sondern unterliegt den gleichen Bedingungen, wie sie schon in der Einleitung unterbreitet worden sind.

Sie setzt sich über weite Strecken aus der eigentlichen *Fascia superficialis* und aus der damit verbundenen *Lamina profunda strati subcutanei* zusammen. Im Bereich des *Sulcus bicipitalis medialis* hebt sich die *Lamina profunda strati subcutanei* in Form der beschriebenen *Flachtunnel* ab und schafft einen Streifen von geringerer Transparenz, weil die Flachtunnel Fettgewebe enthalten.

Der gelbliche Streifen enthält die *Vena basilica* und den *Nervus cutaneus antebrachii medialis*. Der Durchtritt der beiden Gebilde durch die Fascia brachii superficialis in Form eines *Hiatus*, wie ihn die üblichen Abbildungen zeigen, ist ein Kunstprodukt, das eigentlich nur bei sehr abgemagerten Menschen einigermaßen herstellbar ist. Bei der Beschreibung der kubitalen Venen wird auf dieses Verhalten näher eingegangen werden.

Von der *Lamina profunda strati subcutanei* spannen sich mit den aus der Tiefe zur Haut ziehenden Gefäßen und Nerven, wie zu sehen ist, plattenförmige Bindegewebsverdichtungen aus, die oberflächlich zu ihnen wiederum *streifenförmige Verdichtungen* bilden und dadurch insbesondere die längsverlaufenden Strukturen vor Gewalteinwirkungen schützen.

Das Präparat zeigt, daß die in der tiefsten Schicht der *Tela subcutanea* verlaufenden Nerven von zarten Gefäßen über große Distanzen begleitet werden. Der *Nervus cutaneus antebrachii medialis* gibt nach vorn schon bald nach der Axilla einen Ast ab, der seitlich von ihm in der Tela subcutanea bis fast zur Kubita zieht und als *Ramus cutaneus brachii* die Vorderfläche des Oberarms versorgt. Zur Rückfläche des Oberarms gelangen hingegen der *Nervus cutaneus brachii medialis* und der *Nervus intercostobrachialis*, die wiederum von dünnen sehr langen Gefäßen begleitet werden.

Vor und hinter diesen Streifen des Sulcus bicipitalis medialis schimmert die Muskulatur des Musculus biceps brachii und des Caput longum des Musculus triceps brachii durch die Faszie hindurch.

1 Nervus cutaneus brachii medialis
2 Tela subcutanea
3 Arteria brachialis (Ramus cutaneus)
4 Nervus intercostobrachialis
5 Lamina profunda strati subcutanei (Decke eines Flachtunnels)
6 Arteria brachialis (Ramus cutaneus)
7 Lamina profunda strati subcutanei
8 Nervus cutaneus brachii medialis
9 Lamina profunda strati subcutanei (Schnittrand)
10 Musculus triceps brachii (Caput longum) mit Fascia brachii superficialis
11 Tela subcutanea
12 Fascia subcutanea
13 Fascia brachii superficialis (ohne Verstärkung durch die Lamina profunda strati subcutanei)
14 Anastomose zwischen zwei Ästen des Nervus cutaneus antebrachii medialis
15 Nervus cutaneus antebrachii lateralis
16 Nervus cutaneus antebrachii lateralis (rekurrierender Ast)
17 Lamina profunda strati subcutanei (als Decke eines Flachtunnels für den Hautnerven und sein begleitendes Gefäß)
18 Musculus biceps brachii mit Fascia brachii superficialis
19 Lamina profunda strati subcutanei
20 Lamina profunda strati subcutanei (Verankerung an der Fascia brachii superficialis)
21 Nervus cutaneus antebrachii medialis (Ramus cutaneus brachii)

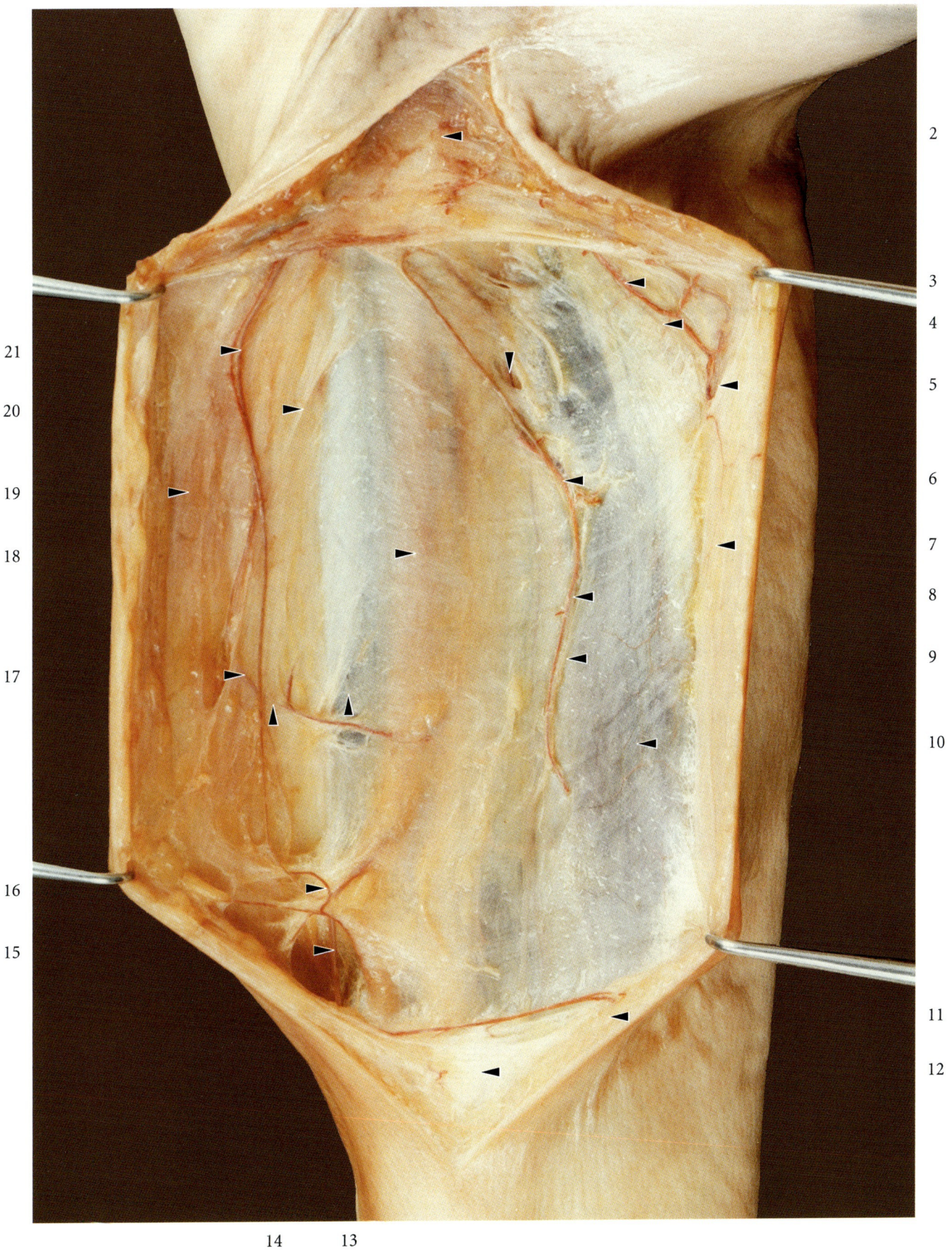

**Abbildung 351   Oberarm 2
Sulcus bicipitalis medialis**

Im distalen Bereich des *Sulcus bicipitalis medialis* wurde das Flachtunnel eröffnet und die *Vena basilica* zusammen mit dem *Nervus cutaneus antebrachii medialis* auspräpariert. Auch in diesem Bereich hat der Nervus cutaneus antebrachii medialis noch einen *Ramus cutaneus brachii* abgegeben, der mit dem *Nervus cutaneus antebrachii lateralis* anastomosiert, und einen sehr weit nach lateral in die Regio cubitalis anterior reichenden kollateralen Ast dem Ramus anterior des Nervus cutaneus antebrachii medialis hinzugefügt.

Die *Bodenplatte* des *Flachtunnels* zieht als unmittelbare Bedeckung des *Musculus biceps brachii* über den Gefäß-Nervenstrang des Armes hinweg und verankert sich am *Septum intermusculare brachii mediale*. Nach proximal verdünnt sie sich allmählich immer mehr und findet schließlich ihr Ende, so daß im oberen Bildbereich die *Deckplatte* des *Flachtunnels* in die normale Oberflächenfaszie übergegangen ist und sich das Flachtunnel mit dem Raum des Gefäß-Nervenstranges verbunden hat.

Der *Gefäß-Nervenstrang* besitzt eine Scheide, die im mittleren Bereich des Fensters entfernt wurde. Der dadurch freigelegte *Nervus medianus* zeigt die Tendenz, von der lateralen Seite der *Arteria brachialis* in Form einer langgezogenen Spirale auf deren mediale Seite überzutreten.

An der lateralen Seite des Gefäß-Nervenstranges befindet sich proximal der auslaufende *Musculus coracobrachialis* und davor der *Musculus biceps brachii*, der von einer ganz dünnen Eigenmuskelfaszie bedeckt wird.

Hinter dem Gefäß-Nervenstrang sind in die Lamina profunda strati subcutanei ein *Nervus cutaneus brachii medialis* und der *Nervus intercostobrachialis* eingelagert. Ein weiterer tiefer liegender Nervus cutaneus brachii medialis wurde durch einen kurzen Schlitz aufgesucht.

1 Fascia brachii superficialis
2 Nervus cutaneus brachii medialis
3 Nervus intercostobrachialis
4 Nervus cutaneus brachii medialis
5 Vena basilica
6 Arteria brachialis (Ramus cutaneus)
7 Nervus cutaneus antebrachii medialis
8 Arteria brachialis
9 Lamina profunda strati subcutanei
10 Musculus triceps brachii (Caput longum) mit Fascia brachii superficialis
11 Tela subcutanea (Schnittrand)
12 Lamina profunda strati subcutanei (Schnittrand des Ansatzes der Flachtunneldecke)
13 Nervus cutaneus antebrachii medialis
14 Lamina profunda strati subcutanei (Schnittrand der Flachtunneldecke)
15 Bodenplatte des Flachtunnels der Vena basilica
16 Vena basilica
17 Nervus cutaneus antebrachii medialis (Ramus cutaneus brachii als Kollateralast des Ramus anterior)
18 Lamina profunda strati subcutanei (Schnittrand des Ansatzes der Flachtunneldecke)
19 Gefäß-Nervenscheide des Armes (Schnittrand)
20 Lamina profunda strati subcutanei
21 Nervus medianus
22 Musculus biceps brachii
23 Gefäß-Nervenscheide des Armes (Schnittrand)
24 Musculus coracobrachialis
25 Nervus cutaneus antebrachii medialis (Ramus cutaneus brachii)

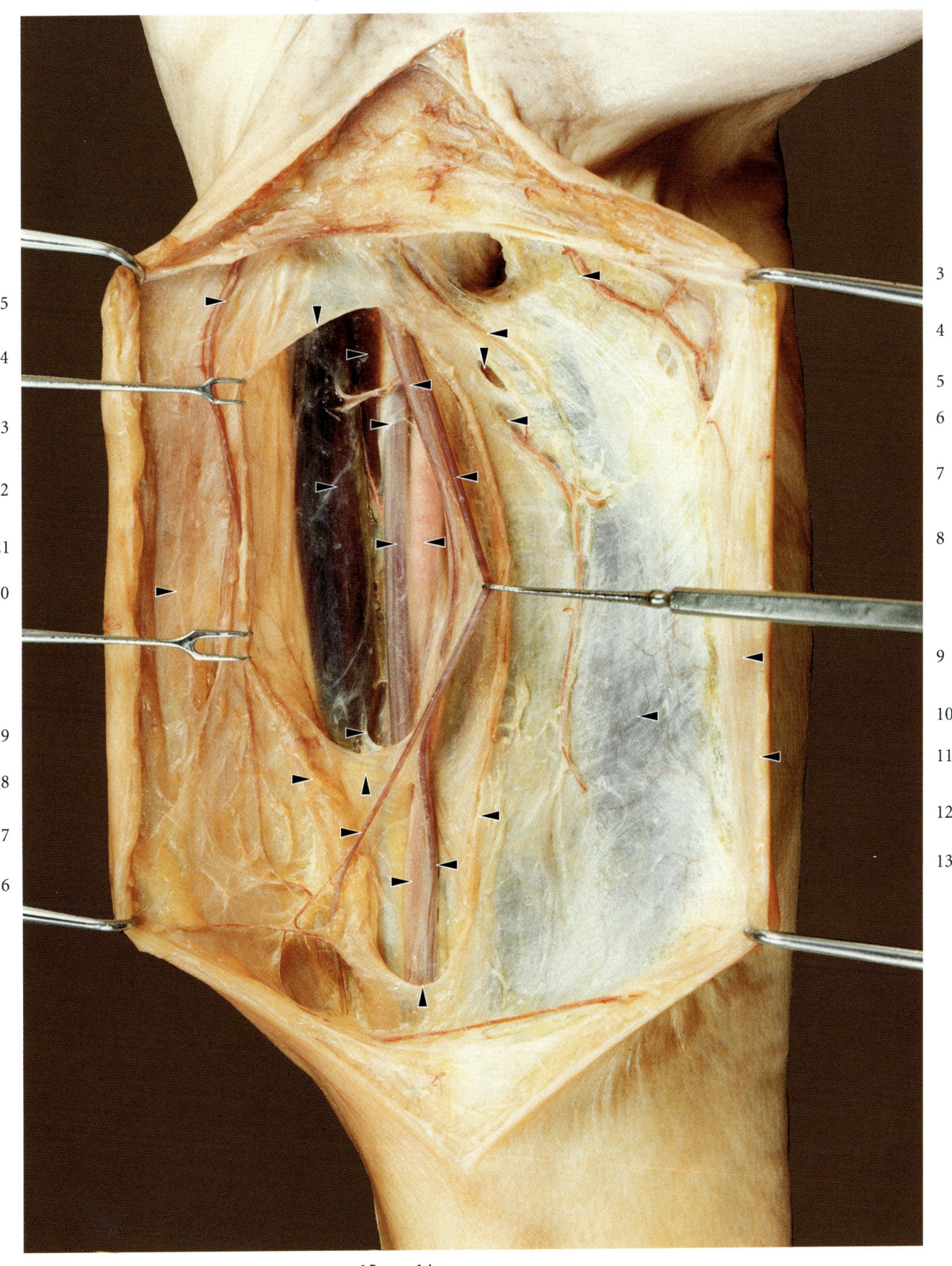

Abbildung 352 Oberarm 3
Gefäße und Nerven der Facies medialis

Durch die Verspannung der Haut und der Faszien wurde das Muskellager des Oberarms stark auseinandergezogen. Der *Musculus biceps brachii* und das *Caput longum* des *Musculus triceps* haben sich weit voneinander entfernt, und es ist eine tiefe Grube entstanden, deren laterale Wand das *Caput laterale* des Musculus triceps brachii bildet. Dadurch wurde auch die hintere Oberfläche des *Caput mediale* vom Musculus triceps freigelegt, und es ist zu sehen, wie die *Arteria profunda brachii* in die Rinne zwischen die beiden Capita zu liegen kommt und sich mit ihrer weit distal abgegangenen *Arteria collateralis radialis* dem Nervus radialis nähert. Der *Nervus radialis* lag ursprünglich medial von der Arterie an das obere Ende des *Caput mediale* des Musculus triceps brachii angelagert, bevor er sich zum *Sulcus nervi radialis* des *Humerus* begibt. Durch die Verspannung wurde der Nervus medianus über die Arterie hinweg nach hinten gewälzt.

Durch einen Haken noch weiter nach hinten wurde der *Nervus ulnaris* und seine *Arteria collateralis ulnaris superior* verlagert. Die Arterie entspringt in diesem Fall von einem starken *Muskelast* der Arteria brachialis für das Caput longum des Musculus triceps brachii. Mit dem Haken wurde zugleich ein Ast des *Nervus radialis* für das *Caput mediale* des Musculus triceps verlagert, der größtenteils mit dem Nervus ulnaris verläuft und daher als *Ramus collateralis ulnaris nervi radialis* bezeichnet wurde.

Nicht ungewöhnlich ist noch ein dünner sehr langer Ast, der als *Nervus brachii medialis* bis zum *Epicondylus medialis* des Humerus zieht und über eine große Distanz von der Fascia superficialis bedeckt wird.

An der Lage des restlichen Gefäß-Nervenstranges hat sich durch die Verspannung nichts Wesentliches verändert, außer daß der *Musculus triceps brachii* etwas von ihm abgerückt ist und die Sicht auf den *Musculus brachialis* freigegeben hat.

Die *Vena basilica* hat sich schon weit distal mit den *Venae brachiales* verbunden, und die Vena *brachialis medialis* begleitet als relativ dünnes Gefäß den *Nervus cutaneus antebrachii medialis* bis zum Schnittrand des Präparationsfeldes.

1 Nervus cutaneus antebrachii medialis (Ramus cutaneus brachii)
2 Musculus coracobrachialis
3 Arteria brachialis (Ramus musculocutaneus)
4 Musculus latissimus dorsi (Tendo insertionis)
5 Nervus radialis (Ramus muscularis für das Caput longum m. tricipitis brachii)
6 Musculus triceps brachii (Caput longum)
7 Musculus teres major
8 Verwachsung der Sehnen des Musculus latissimus dorsi und des Caput longum mit Ausstrahlung zur Crista tuberculi minoris
9 Nervus ulnaris
10 Arteria brachialis (Ramus muscularis des Caput longum m. tricipitis brachii)
11 Nervus radialis (Ramus collateralis ulnaris)
12 Arteria profunda brachii
13 Nervus radialis
14 Musculus triceps brachii (Caput laterale – Schnittrand der inneren Faszie)
15 Nervus cutaneus brachii medialis
16 Arteria collateralis ulnaris superior
17 Nervus radialis (Ramus collateralis ulnaris)
18 Musculus triceps brachii (Caput mediale)
19 Nervus ulnaris
20 Nervus cutaneus antebrachii medialis
21 Musculus triceps brachii (Caput longum)
22 Musculus triceps brachii (Caput laterale mit innerer Faszie)
23 Musculus triceps brachii (Caput mediale)
24 Septum intermusculare brachii mediale
25 Musculus brachialis
26 Musculus biceps brachii
27 Fascia brachii superficialis (Schnittrand)
28 Vena basilica
29 Nervus cutaneus antebrachii medialis (Ramus cutaneus brachii als Kollateralast des Ramus anterior)
30 Anastomose der Vena brachialis mit der Vena basilica
31 Nervus cutaneus antebrachii medialis
32 Septum intermusculare brachii mediale
33 Arteria collateralis radialis (Ursprung)
34 Vena basilica
35 Nervus medianus
36 Arteria brachialis
37 Musculus triceps brachii (Caput laterale mit innerer Faszie)
38 Vena basilica

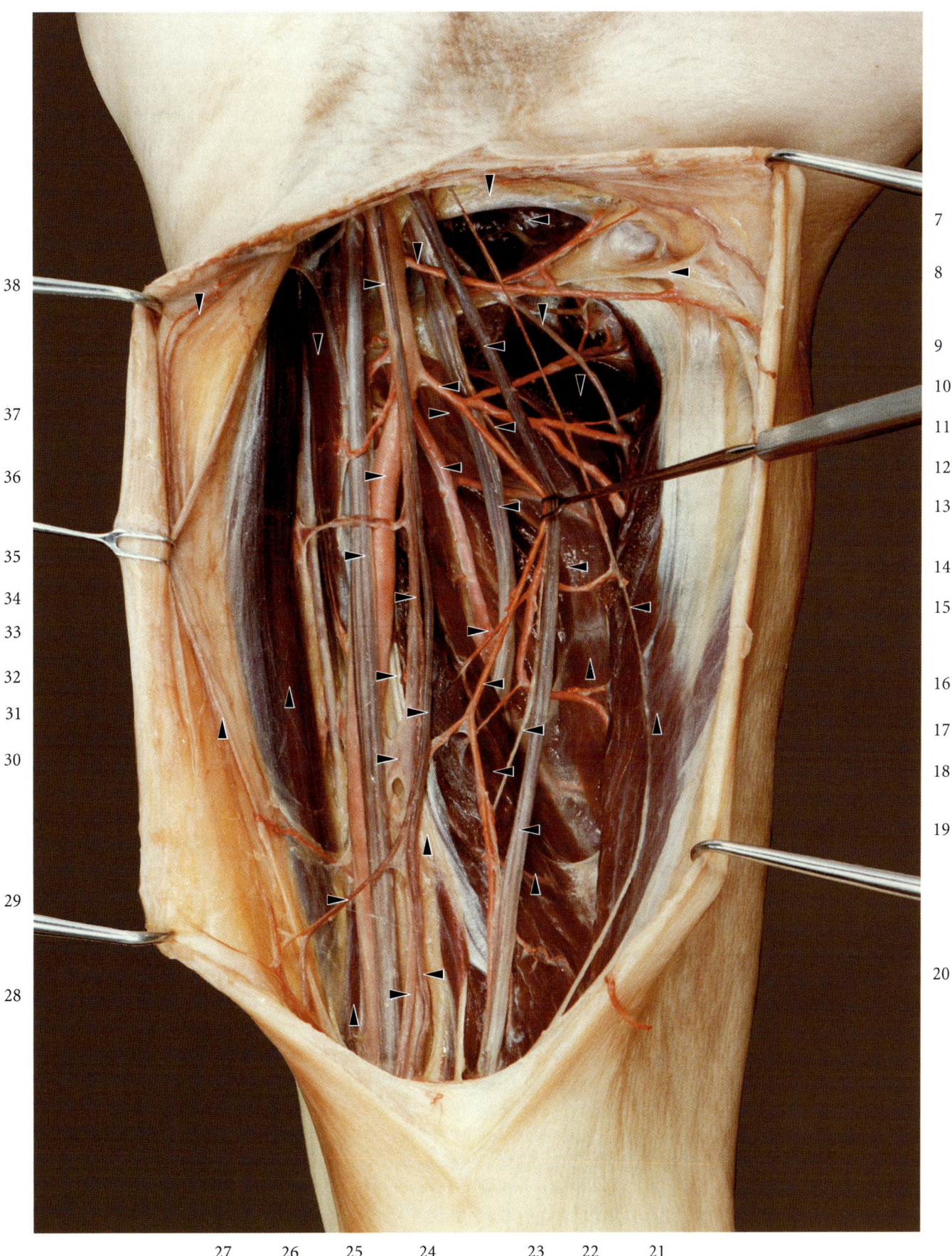

Abbildung 353   Oberarm 4
Regio brachii posterior 1

Die *Regio brachii posterior* wird von einem einzigen Muskel, dem *Musculus triceps brachii,* aufgebaut. Er besteht aus zwei oberflächlichen und einem tiefen Kopf. Die beiden oberflächlichen Köpfe schließen mit einer deutlichen Spalte aneinander, die sich nach proximal schon ausweitet, bevor sie noch vom hinteren Teil des *Musculus deltoideus* überlagert wird.

Die Muskulatur der beiden oberflächlichen Köpfe hat eine gemeinsame *Endsehne*, die am Olekranon der Ulna ansetzt und mit einer aponeurotischen Ausstrahlung an der radialen Seite der Ulna zur dorsalen Fläche der brachioradialen Muskelgruppe ausläuft. Der Übergang der Muskulatur in die gemeinsame Endsehne erfolgt ungefähr handbreit distal vom hinteren Rande des *Musculus deltoideus* und weitgehend parallel zu ihm. Dieser Übergang erfolgt sehr abrupt, so daß er bei Menschen mit kräftiger Muskulatur und geringem Fettpolster das Relief der Armoberfläche stark beeinflußt.

Der *Hautschnitt* des Präparates geht von der Mitte des hinteren Randes des *Musculus deltoideus* zur Mitte der *Kubita* und legt bei der durchgeführten Entfaltung ein Feld frei, das mit seinem vorderen oberen Rand knapp distal dem hinteren Rand des Musculus deltoideus folgt.

Außer der aufgespreizten Haut, dem *Integumentum commune*, wurde auch die verhältnismäßg dicke *Fascia brachii superficialis* nach ihrer Aufspaltung mobilisiert und auseinandergezogen, so daß vorn unten ihre Verankerung am *Septum intermusculare brachii laterale* sichtbar wird. Zwischen dieser Verankerung und dem vorderen Rande des einen oberflächlichen Kopfes des Musculus triceps brachii, dem *Caput laterale,* besteht ein streifenförmiges Feld, welches den tiefen Kopf des Musculus triceps, das *Caput mediale,* zur Ansicht bringt, obwohl wir uns an der lateralen Seite befinden.

Noch hinter dem *Septum intermusculare brachii laterale* erscheint der *Nervus cutaneus antebrachii posterior,* zieht aber schließlich vor dem *Epicondylus lateralis* an die hintere Fläche des Unterarms. Etwas distaler tritt am Rande des Caput laterale der *Ramus posterior* der *Arteria collateralis radialis* hervor, um sich mit der *Arteria interossea recurrens* zu verbinden.

1   Cutis (Schnittrand)
2   Tela subcutanea
3   Musculus triceps brachii (Caput longum)
4   Musculus deltoideus (Lage des hinteren Randes)
5   Fascia brachii superficialis (Schnittrand)
6   Musculus triceps brachii (Caput laterale)
7   Fascia brachii superficialis
8   Septum intermusculare brachii laterale
9   Musculus triceps brachii (Caput mediale)
10   Arteria collateralis radialis (Ramus posterior)
11   Arteria collateralis radialis (Ramus anterior)
12   Arteria collateralis radialis (Ramus anterior)
13   Epicondylus lateralis
14   Musculus triceps brachii (Caput laterale)
15   Musculus triceps brachii (Tendo insertionis)
16   Nervus cutaneus antebrachii posterior
17   Fascia brachii superficialis (Schnittrand)

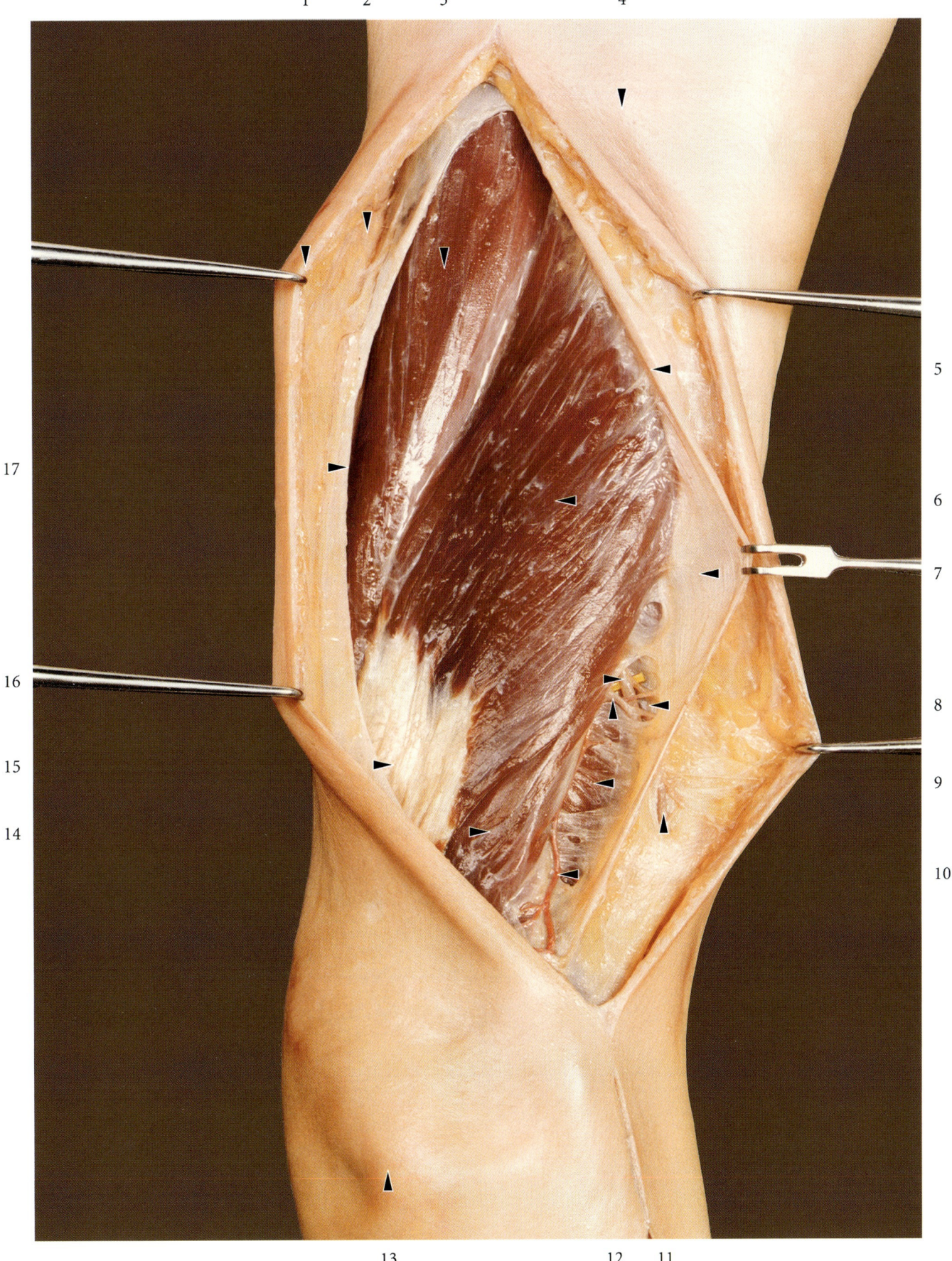

Abbildung 354 **Oberarm 5**
Regio brachii posterior 2
Aufsuchung des Nervus radialis 1

Wird die Spalte zwischen dem *Caput radiale* und dem *Caput longum* des Musculus triceps brachii unterhalb vom hinteren Rande des *Musculus deltoideus* erweitert, so stößt man auf den *Nervus radialis* am Eintritt in den Trizepsschlitz. Er wird bedeckt von einer transparenten Faszie, die sich von der inneren Oberfläche des *Caput laterale* zur inneren Oberfläche des *Caput longum* hinüberspannt und zur Faszienschicht gehört, die sich zwischen den beiden oberflächlichen Köpfen des *Musculus triceps brachii* und seinem tiefen Kopf ausspannt. Diese Faszie bedeckt demzufolge auch gleichzeitig das proximale Ende des tiefen Kopfes, des *Caput mediale* des Musculus triceps brachii, an welches der *Nervus radialis* in diesem Bereich angelagert ist.

Daraus ergibt sich, daß der *Nervus radialis* am Beginn des Trizepsschlitzes nicht sofort direkt dem *Humerus* angelagert ist und daß dort der Humerus auch keinen *Sulcus nervi radialis* besitzt, der für die Trenung der Ursprungsfelder der beiden Trizepsköpfe üblicherweise und aus praktischen Gründen generell angeführt wird.

An dieser Stelle besteht der *Nervus radialis* aus einem ziemlich einheitlichen Strang. Seine *Äste* für das *Caput longum* hat er schon vor dem Eintritt in den Trizepsschlitz abgegeben, und seine Aufteilung in die Äste für das *Caput laterale* und *Caput mediale* deutet sich gerade erst an.

Bemerkenswert ist auch, daß in unmittelbarer Nähe des *Nervus radialis* in diesem Bereich weder die *Arteria collateralis radialis* noch die *Arteria collateralis media* liegt.

In der unteren Hälfte des Präparationsfeldes ist wiederum der *Nervus cutaneus antebrachii posterior* unterlegt, und sein Verhalten zur Fascia brachii superficialis und deren Verankerung an dem Septum intermusculare laterale wird dargestellt.

Vor dem *Septum intermusculare brachii laterale* bedeckt die *Fascia brachii superficialis* noch den *Musculus brachioradialis* und den *Musculus extensor carpi radialis longus*.

1 Humerus
 (hinter der inneren Faszie des Caput laterale vom Musculus triceps brachii)
2 Nervus radialis
 (hinter der inneren Faszie des Caput laterale)
3 Musculus triceps brachii
 (Caput mediale hinter der inneren Faszie des Caput laterale)
4 Musculus triceps brachii (Caput laterale)
5 Fascia brachii superficialis
6 Nervus cutaneus antebrachii posterior
7 Septum intermusculare brachii laterale
8 Nervus cutaneus antebrachii posterior
 (mittellanger Seitenast)
9 Musculus brachioradialis mit Fascia superficialis
10 Musculus extensor carpi radialis longus
 mit Fascia superficialis
11 Olecranon
12 Epicondylus lateralis
13 Musculus triceps brachii (Caput mediale)
14 Musculus triceps brachii (Tendo insertionis)
15 Fascia brachii superficialis
16 Innensehne des Musculus triceps brachii
17 Musculus triceps brachii (Caput longum)
18 Innere [tiefe] Faszie
 des Caput laterale musculi tricipitis brachii
19 Musculus deltoideus

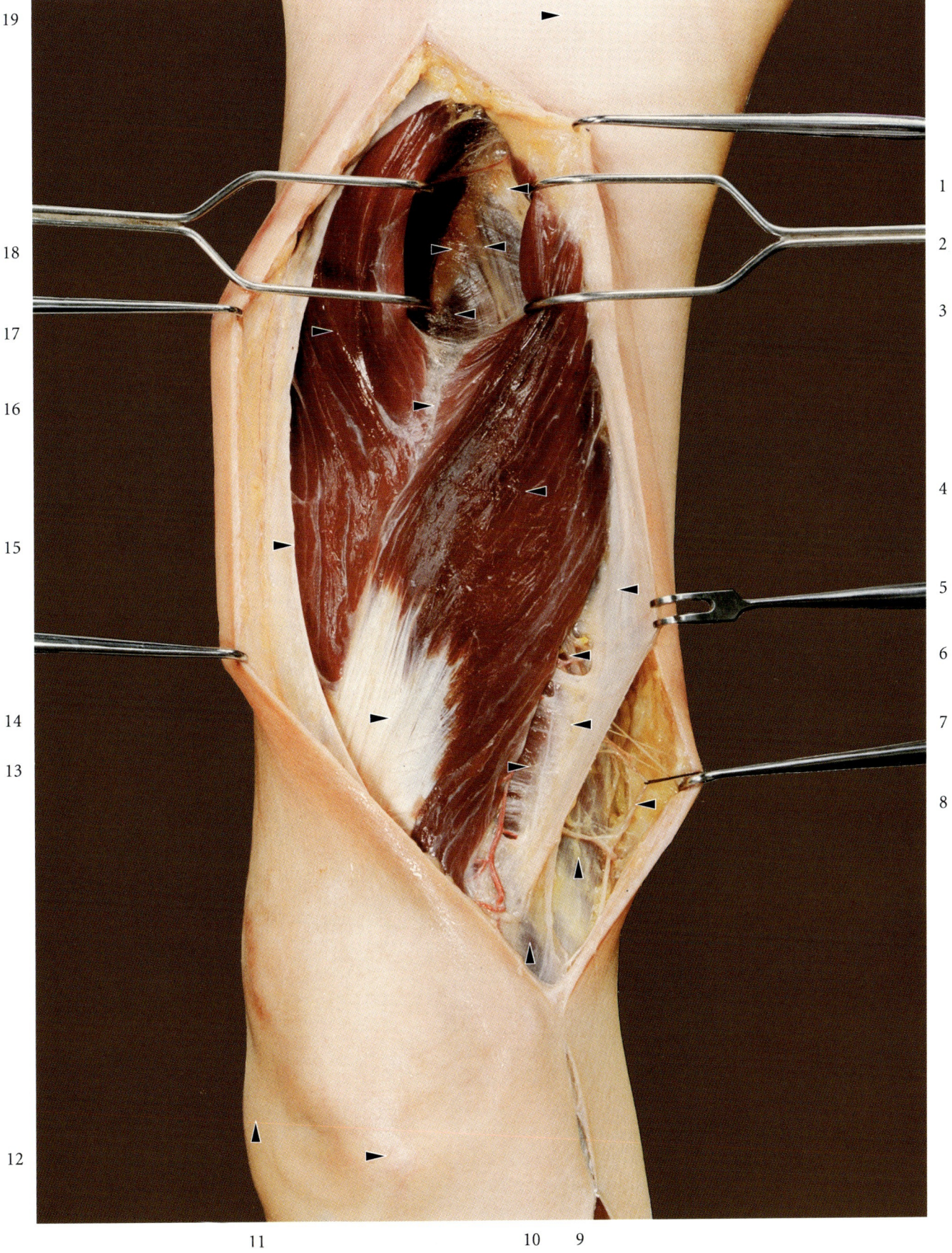

Abbildung 355 Oberarm 6
Regio brachii posterior 3
Aufsuchung des Nervus radialis 2

Beim gleichen Zugang wie bei der vorhergehenden Abbildung wurde die kräftige Faszie an der Innenseite des *Caput laterale* des *Musculus triceps brachii*, die zum inneren fleischigen Teil des *Caput longum* hinübergezogen ist, entfernt. Dadurch wurde der von zwei Arterien flankierte *Nervus radialis* freigelegt.

Hinter dem *Nervus radialis* wurde der Spiegel der *inneren Sehne* dargestellt, die der Verbindung aller drei Köpfe des *Musculus triceps* dient und von der Oberfläche des Muskels um den medialen Rand des *Caput mediale* in die Tiefe reicht, ohne die mediale Oberfläche des *Caput longum* zu erreichen, die einen eigenen Sehnenspiegel besitzt.

Dieser inneren Sehne ist der *Nervus radialis* und die *Arteria collateralis media* angelagert, so daß sie durch die Abhebung des Caput longum etwas von der hinteren Oberfläche des *Humerus* entfernt wurden.

Aus dieser Eintrittsposition in den Trizepsschlitz begibt sich der *Nervus radialis* eng an die innere Faszie des *Caput radiale,* angelagert zwischen das *Caput mediale* und das *Caput laterale* zum *Sulcus nervi radialis* am Humerus, während die *Arteria collateralis media* mit ihren Ästen an die innere Seite des *Caput mediale* zieht und daher zwischen die dorsale Fläche des Humerus und das Caput mediale zu liegen kommt.

Die *Arteria collateralis radialis* hat sich in die Rinne zwischen die Ursprünge des *Caput laterale* und des *Caput mediale* begeben und ist von der Verlagerung nicht betroffen. Ihr *Ramus posterior* erscheint im unteren Teil des Präparationsfeldes am distalen Rand des Caput laterale und wird mit der *Arteria interossea recurrens* anastomosieren.

Mit dem *Septum intermusculare brachii laterale* tritt der unterlegte *Nervus cutaneus antebrachii posterior* an die Oberfläche, bleibt aber mit seinen stärkeren Ästen noch von der Fascia superficialis der brachioradialen Muskelgruppe bedeckt.

1 Musculus triceps brachii (Caput longum)
2 Nervus radialis
3 Humerus
4 Arteria collateralis radialis
5 Musculus triceps brachii (Caput mediale)
6 Musculus triceps brachii (Caput laterale)
7 Fascia brachii superficialis
8 Septum intermusculare brachii laterale
9 Musculus brachioradialis
  mit Fascia brachii superficialis
10 Nervus cutaneus antebrachii posterior
  (kurze oberflächliche Seitenäste)
11 Nervus cutaneus antebrachii posterior
  (tiefer, langer Seitenast)
12 Nervus cutaneus antebrachii posterior
  (mittellanger Seitenast)
13 Musculus extensor carpi radialis
  mit Fascia superficialis
14 Musculus brachioradialis mit Fascia superficialis
15 Musculus triceps brachii (Caput mediale)
16 Musculus triceps brachii (Tendo insertionis)
17 Nervus cutaneus antebrachii posterior
18 Fascia brachii superficialis (Schnittrand)
19 Innensehne des Musculus triceps brachii
20 Arteria collateralis media
21 Innensehne des Musculus triceps brachii

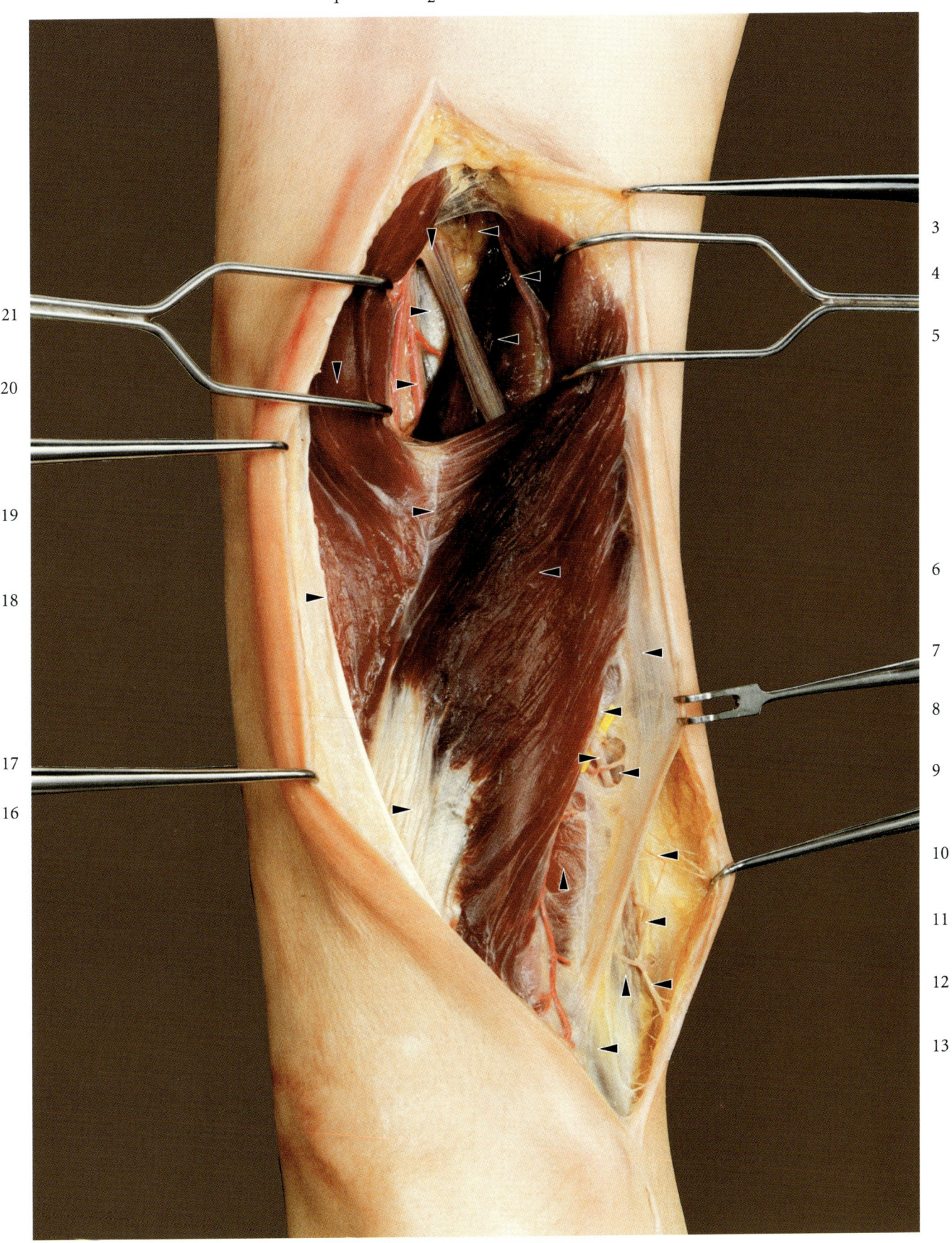

Abbildung 356 Oberarm 7
Regio brachii posterior 4
Aufsuchung des Nervus radialis 3

Wird das *Caput laterale* des *Musculus triceps brachii* quer durchtrennt, so wird ein Kanal freigelegt, der allein den Namen *Canalis nervi radialis* verdient. Der *Sulcus nervi radialis* des Humerus wird durch das *Caput laterale* des Musculus triceps brachii zu einem Kanal geschlossen, in dem der *Nervus radialis* und die *Arteria collateralis radialis* liegen.

Am Ausgang des Kanals überbrückt ein geteilter *Sehnenzug* des *Caput laterale* den Nervus radialis und seinen starken Nervus cutaneus antebrachii posterior. Unterhalb davon gelangt der *Nervus radialis* unter den Rand des *Caput mediale*, das dort vom *Septum intermusculare brachii laterale* entspringt. Er durchdringt in der Folge das Septum mit dem Ursprung des Musculus brachioradialis an seiner Basis und kommt daher in die Spalte zwischen dem *Musculus brachioradialis* und dem *Musculus brachialis* zu liegen. Durch die oberflächlichere Öffnung des geteilten Sehnenzuges gelangt der *Nervus cutaneus antebrachii posterior* hinter dem *Septum intermusculare brachii laterale* an die Oberfläche und durchsetzt dort die mit dem Septum verwachsene Fascia superficialis der Streckerloge.

Die übliche, stark vereinfachende Beschreibung der Ursprungsverhältnisse des *Musculus triceps brachii* in dem Sinn, daß sein Caput laterale oberhalb und sein Caput mediale unterhalb des *Sulcus nervi radialis* entspringt, gilt nur für das mittlere Drittel des Humerus, wo es auch allein einen Sulcus nervi radialis gibt. Oberhalb davon nähert sich der Ursprung des *Caput mediale*, wie zu sehen ist, sehr stark dem Ursprung des *Caput laterale*, welcher an der lateralen Fläche des Humerus liegt und durchaus nicht so weit nach hinten reicht, wie es einer gedachten Verlängerung des Sulcus nervi radialis entspräche.

Auch im unteren Drittel des Oberarms schiebt sich das *Caput mediale* weiter nach lateral vor, indem es seinen Ursprung vom *Septum antebrachii laterale* nimmt, das zwischen ihm und der brachioradialen Muskelgruppe ausgebildet ist. Die Lage dieses Septums geht aus dem Ansatz der durch einen Haken angespannten *Fascia superficialis* der Streckerloge des Oberarms hervor.

1 Musculus triceps brachii (Caput longum)
2 Nervus radialis
3 Musculus triceps brachii
  (Caput laterale – Schnittfläche)
4 Musculus triceps brachii
  (Caput laterale – Schnittfläche)
5 Musculus triceps brachii (Caput mediale)
6 Humerus
7 Nervus cutaneus brachii lateralis inferior
8 Musculus triceps brachii
  (Caput laterale – Tendo originis)
9 Sehnenzug des Caput laterale
10 Nervus cutaneus antebrachii posterior
11 Sehnenzug des Caput laterale
12 Arteria collateralis radialis (Ramus anterior)
13 Fascia brachii superficialis
14 Fascia brachii superficialis
  (Ansatz am Septum intermusculare brachii laterale)
15 Vena cephalica
16 Nervus cutaneus antebrachii posterior
  (oberflächlicher Seitenast)
17 Musculus brachioradialis
  (bedeckt mit Fascia brachii superficialis)
18 Musculus triceps brachii (Caput mediale)
19 Musculus triceps brachii
  (Caput laterale – Schnittfläche)
20 Musculus triceps brachii
  (Tendo insertionis oberhalb des Olecranon)
21 Epicondylus lateralis
22 Musculus extensor carpi radialis longus
  mit Faszien überlagert
23 Nervus cutaneus antebrachii posterior
  (tieferer Seitenast)
24 Musculus triceps brachii (Tendo insertionis)
25 Arteria collateralis radialis (Ramus posterior)
26 Fascia brachii superficialis (Schnittrand)
27 Musculus triceps brachii (Caput mediale)
28 Arteria collateralis radialis
29 Nervus radialis
  (Ramus muscularis für das Caput laterale
  und Caput mediale)
30 Nervus radialis
  (Ramus muscularis für das Caput mediale)
31 Arteria collateralis media

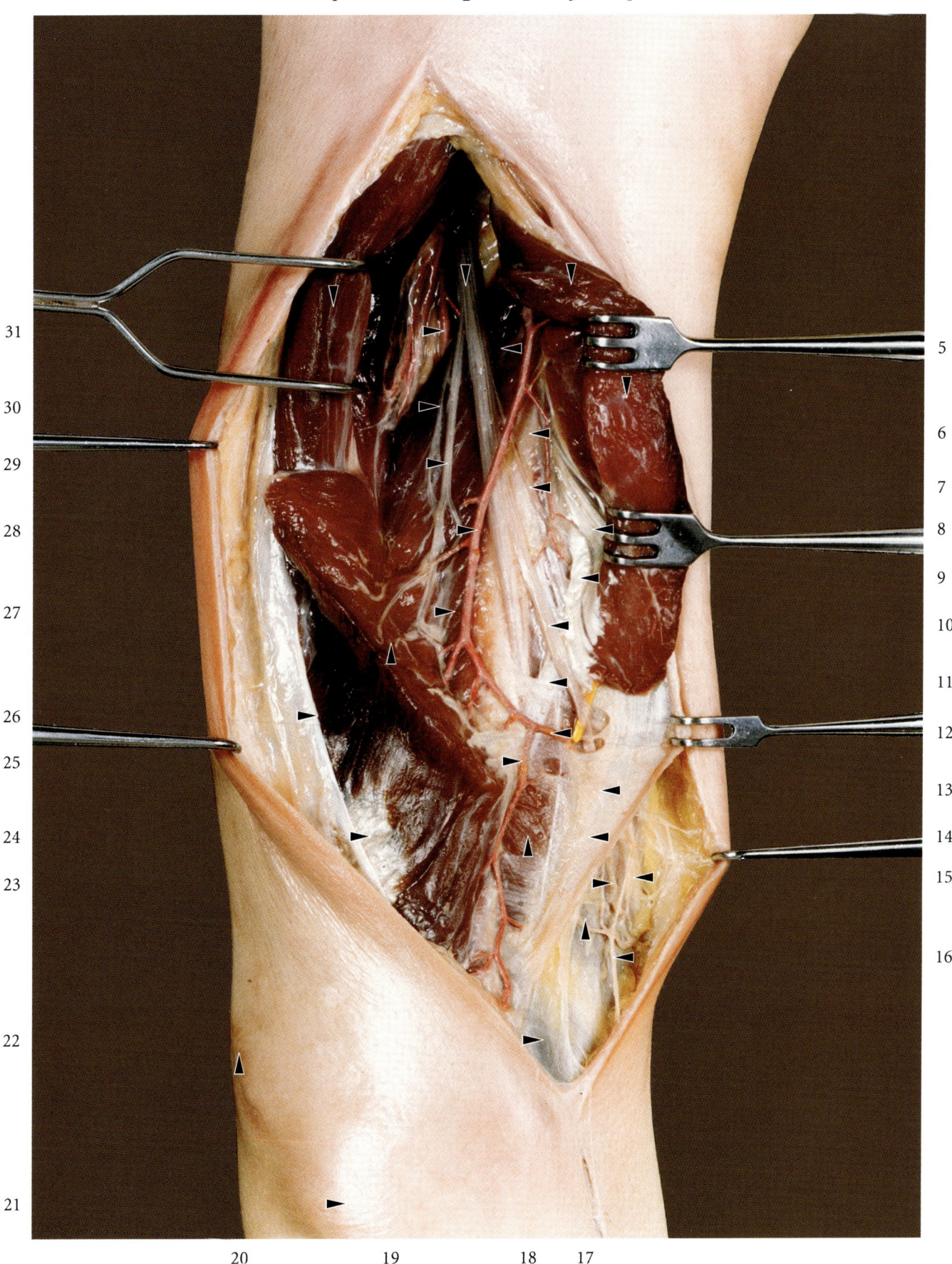

**Abbildung 357   Regio cubitalis anterior 1
Subkutane Venen**

In der *Regio cubitalis anterior* schiebt sich von proximal die Flexorengruppe des Oberarms zwischen die Flexorengruppe und die brachioradiale Gruppe des Unterarms, so daß eine *ypsilonförmige Furche* entsteht, die in der Mitte zur *Fossa cubitalis* einsinkt.

Die *Fossa cubitalis* hat ihre tiefste Stelle lateral von der gut tastbaren Bizepssehne und liegt demzufolge auch lateral von der Mitte des Unterarms.

Subkutanes Fettgewebe füllt die Fossa cubitalis und die von ihr ausgehenden Furchen bei wohlgenährten Menschen weitgehend aus. Es schimmern aber bei entfernter Cutis die *großen Venenstämme*, die in den Furchen liegen, mehr oder weniger durch die Oberfläche der Tela subcutanea hindurch oder wölben sie bei Stauung deutlich vor.

Die *Tela subcutanea* hat an ihrer Oberfläche ein Venennetz aus dünneren Venen, die der Cutis von innen angelagert sind. Dieses *oberflächliche subkutane Venennetz* hat vor allem Abflüsse zu den tiefen Venenstämmen der Fossa cubitalis über mittelstarke Venen in der mittleren Schicht der Tela subcutanea.

Daraus ergibt sich das Prinzip, daß die *Dicke* der *subkutanen Venen* von der Oberfläche zur Tiefe der Tela subcutanea beachtlich zunimmt, wenn auch die *großen Venenstämme* selbst, wie aus der Abbildung zu entnehmen ist, in recht unterschiedlicher Tiefe liegen. Der Oberfläche am nächsten liegen der Gefäßstamm in der lateralen Furche der Kubita und vor der Bizepssehne der Gefäßstamm der medialen Furche.

Über das Verhalten der subkutanen Venen zu den oberflächlichen Faszien wird bei den entsprechenden Abbildungen berichtet werden.

1 Vena cephalica hinter der Tela subcutanea
2 Musculi flexores brachii mit Tela subcutanea
3 Sulcus bicipitalis medialis
4 Vena subcutanea superficialis
5 Vena basilica mit Tela subcutanea bedeckt
6 Musculi flexores antebrachii mit Tela subcutanea
7 Vena mediana basilica mit Tela subcutanea bedeckt
8 Musculi brachioradialis et extensores antebrachii mit Tela subcutanea
9 Vena subcutanea strati medii
10 Fossa cubitalis
11 Vena mediana cephalica mit Tela subcutanea bedeckt

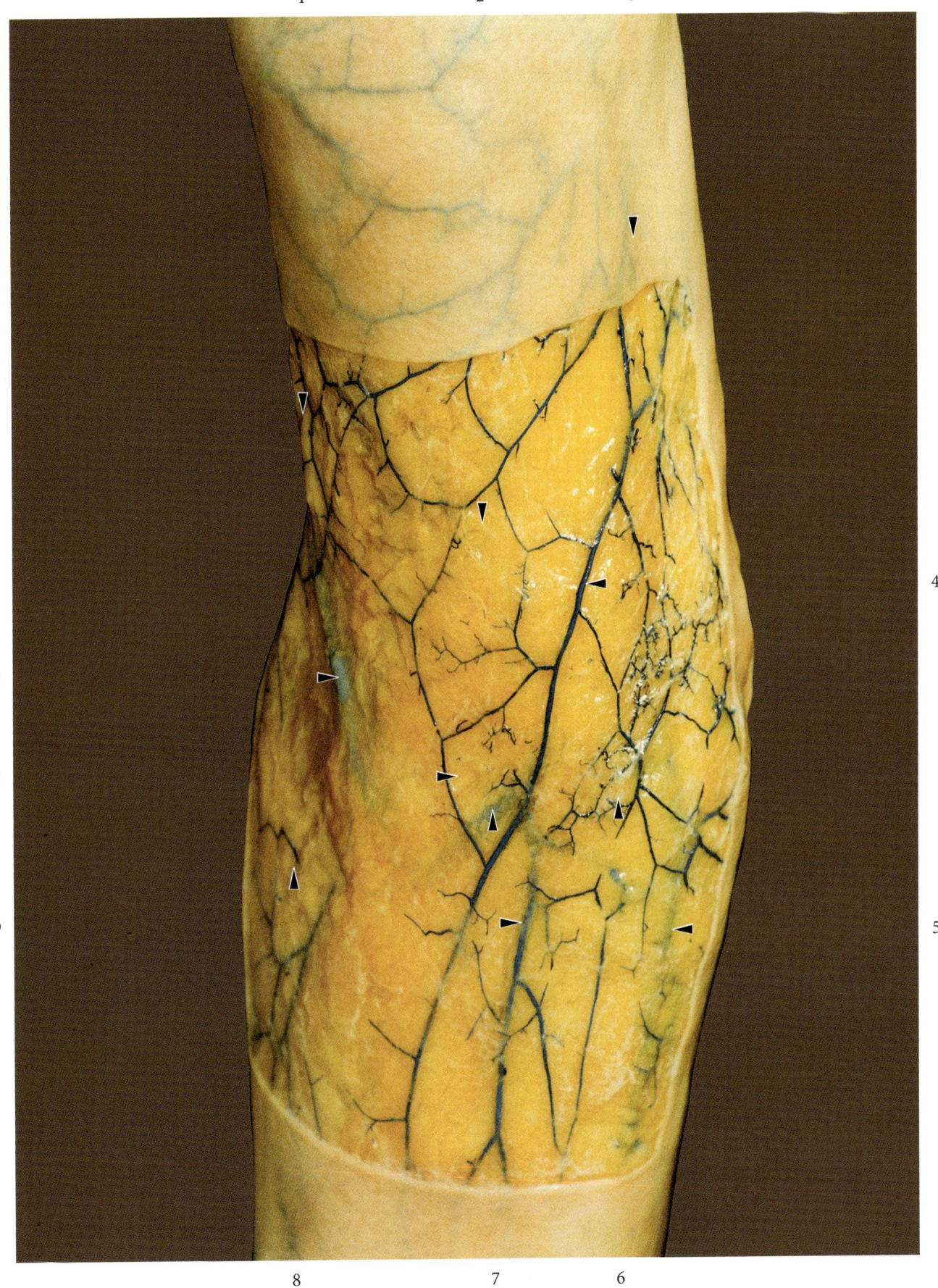

**Abbildung 358 Regio cubitalis anterior 2
Subkutane Venen**

Die *Variabilität* der großen Venenstämme in der Regio cubitalis anterior hat zu verschiedenen Interpretationen und Benennungen der Teilstücke geführt. Es sei daher ein Aufhellungspräparat an die Spitze der Betrachtungen gestellt, das eine *typische Mittelstellung* zwischen den möglichen Extremen einnimmt und den Namen, Vena mediana cephalica und Vena mediana basilica, am besten entspricht.

Die *Vena mediana cephalica* und die *Vena mediana basilica* liegen in den Furchen, die sich seitlich der Flexorengruppe des Oberarms aus dem *Sulcus bicipitalis lateralis* und dem *Sulcus bicipitalis medialis* in die *Fossa cubitalis* fortsetzen.

Diese beiden Venenstämme haben eine Teilungsstelle und verbinden sich an ihren Enden mit der *Vena cephalica* und der *Vena basilica*. Dadurch entsteht die Form eines *M*, das einen etwas steileren radialen Schenkel besitzt, weil die *Fossa cubitalis* mit ihrer tiefsten Stelle radial von der Bizepssehne liegt und jene Stelle ist, wo die Spitze der beiden Querbalken die *Vena mediana antebrachii* aufnimmt und sich durch die *Vena mediana profunda* mit den tiefen Venen verbindet. Ein Ast der Vena mediana profunda geht in diesem Fall zwischen der Bizepssehne und der Aponeurosis bicipitalis zu den *Venae comitantes* der Arteria brachialis, und der andere Ast übernimmt die Verbindung zu den *Venae comitantes* der Arteria radialis.

Die Vena cephalica und die Vena basilica bilden sich vor allem aus dem *Rete venosum dorsale manus*. Die *Vena cephalica* zieht entlang des Margo lateralis antebrachii zum *Sulcus bicipitalis lateralis*, und die *Vena basilica* wendet sich entlang des Margo medialis antebrachii mehr nach vorn, um zum *Sulcus bicipitalis medialis* zu kommen.

Nicht immer ist der *Abfluß des Blutes* an der Oberfläche des Unterarms so gleichmäßig aufgeteilt wie in diesem Fall. Wenn der Abfluß zur Vena cephalica über die *Vena mediana cephalica* stark zurücktritt, ist in der Fossa cubitalis nur mehr die Vena mediana basilica als ansehnliches, meistens verstärktes Gefäß vorhanden und wird dann einfach als *Vena mediana cubiti* bezeichnet.

Die dunklen Punkte an den Gefäßästen zeigen die Querschnitte der Einmündungen des resezierten oberflächlichen Gefäßnetzes in die tiefer gelegenen Venen.

1 Vena cephalica
2 Musculus biceps brachii
3 Fascia brachii superficialis
4 Musculus brachialis
5 Vena basilica
6 Septum intermusculare brachii mediale
7 Nervus cutaneus antebrachii medialis
   (Ramus posterior)
8 Nervus cutaneus antebrachii medialis
   (Ramus anterior)
9 Aponeurosis bicipitalis [Lacertus fibrosus]
10 Vena mediana basilica
11 Vena basilica
12 Caput commune musculorum flexorum
   mit Fascia antebrachii superficialis
13 Musculus pronator teres
   mit Fascia antebrachii superficialis
14 Sulcus antebrachii lateralis
15 Musculus brachioradialis
   mit Fascia antebrachii superficialis
16 Vena mediana antebrachii
17 Vena mediana profunda
18 Vena cephalica
19 Vena mediana profunda
20 Vena mediana cephalica
21 Nervus cutaneus antebrachii lateralis
22 Musculus biceps brachii (Tendo insertionis)
23 Musculus biceps brachii
   (aponeurotische Verbindung
   zum Musculus brachioradialis – Varietät)

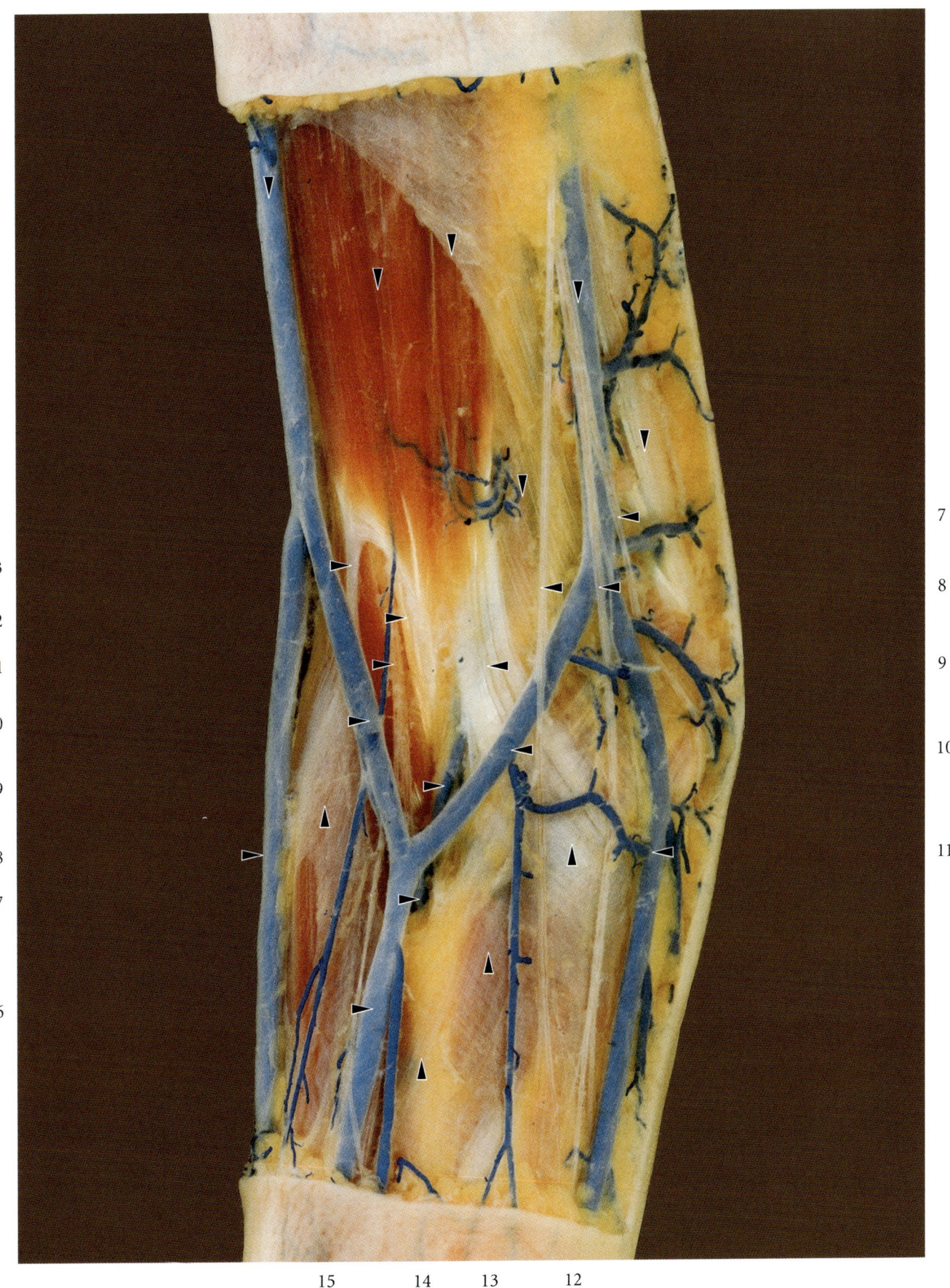

Abbildung 359 Regio cubitalis anterior 3
Einbau der subkutanen Venen und Nerven

Wird die *Tela subcutanea* im *Sulcus bicipitalis medialis* bis zur Lamina profunda strati subcutanei entfernt, so bleibt eine Fettschicht erhalten, in welcher die *Vena basilica* und der *Nervus cutaneus antebrachii medialis* liegen. Die sie bedeckende *Lamina profunda strati subcutanei* läßt sich über den dicken Venen und dickeren Hautästen nach distal verfolgen und bildet die Decke von mit Fett angefüllten *Flachtunneln*. Nur bei sehr fettgewebsarmen Extremitäten fehlt diese die Venen fixierende Fettschicht, und es kommt bei der Punktion zu dem bekannten Phänomen der *Rollvenen*. Die Lamina profunda strati subcutanei ist eine sehr dünne Bindegewebsschicht und läßt die tiefen Venenstämme durchscheinen.

Seitlich von den Flachtunneln geht die *Lamina profunda strati subcutanei* in die Fascia superficialis über oder begleitet von sich heraus die aus der Tiefe zur Haut aufsteigenden Gebilde in Form von Bindegewebsplatten, wie in der Einleitung des Bandes schon ausgeführt wurde.

Die Venen an diesem Arm verhalten sich gegenüber der Abb. 358 ein wenig anders. Die *Vena cephalica* hat sich nicht an der typischen Stelle mit der *Vena mediana cephalica* vereinigt, und so wird diese selbst als ein Bestandteil der *Vena cephalica* aufgefaßt, weil sie in einem solchen Fall über die *Vena mediana antebrachii* Anschluß an das Ursprungsgebiet der Vena cephalica erhalten hat. Von dieser so aufgebauten *Vena cephalica* geht dann die Vena mediana basilica als *Vena mediana cubiti* zur Vena basilica. Sie nimmt vor ihrer Verbindung mit der Vena basilica die verlagerte Einmündung der *Vena mediana antebrachii* auf, die fast als Verdopplung der Vena basilica des Unterarms imponieren könnte. Die Abflüsse der peripheren Venenplexus haben demnach eine Verschraubung von lateral hinten nach medial vorn erfahren.

Störend bei dieser Interpretation, die GRAY's »Anatomy« folgt, ist, daß die in ihrer Lage eindeutige *Vena mediana cephalica* und die *Vena mediana antebrachii* zu einem Teil eines ganz anderen Gefäßes geworden sind und ein fast in typischer Stelle gelegener Abschnitt der Vena cephalica als *Vena cephalica accessoria* bezeichnet werden muß. Einige ähnliche Variabilitäten der kubitalen Venen werden anhand von weiteren Abbildungen später besprochen.

1 Vena cephalica
2 Musculus biceps brachii
3 Fettgewebe des Flachtunnels der Vena basilica
4 Epicondylus medialis des Humerus
5 Nervus cutaneus antebrachii medialis (Ramus anterior)
6 Vena basilica
7 Vena basilica
8 Vena mediana cubiti
9 Vena mediana antebrachii (verlagerter Abfluß)
10 Caput commune musculorum flexorum
11 Fettgewebe des Flachtunnels der Vena mediana cubiti
12 Musculus brachioradialis
13 Vena cephalica (von der Vena mediana antebrachii übernommener Abfluß)
14 Vena cephalica (aus der Vena mediana cephalica hervorgegangener Abschnitt)
15 Vena cephalica accessoria
16 Nervus cutaneus antebrachii medialis (kollaterale Äste zum Ramus anterior)

Alle genannten Strukturen sind entweder von der Fascia superficialis oder von der Lamina profunda strati subcutanei als Decke eines Flachtunnels bedeckt.

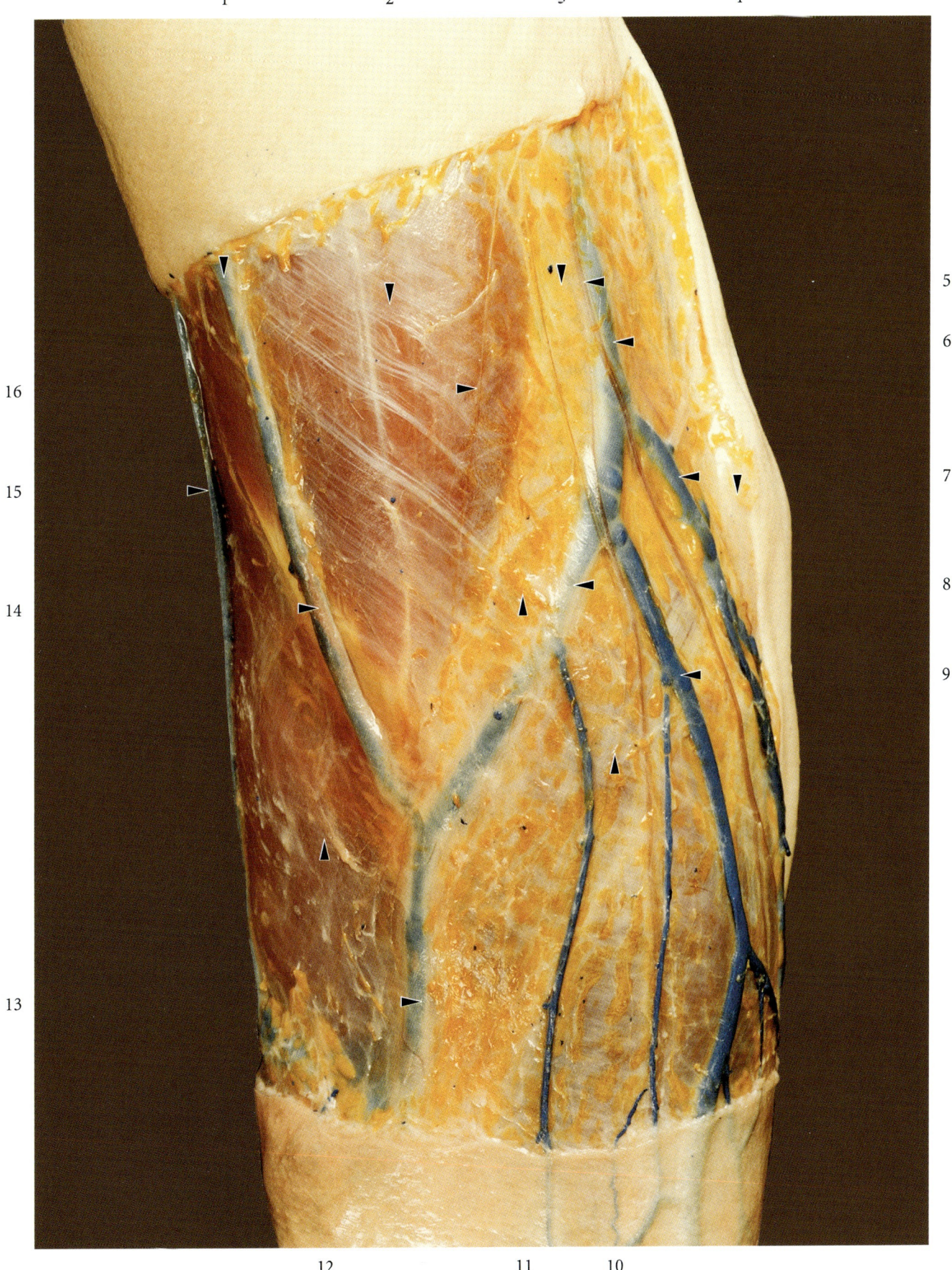

Abbildung 360   Regio cubitalis anterior 4
Aufsuchung der Vena mediana basilica
(Vena mediana cubiti)
Venaesectio

Die Aufsuchung der *Vena mediana basilica* erfolgt durch einen schrägen Hautschnitt, der gut fingerbreit oberhalb und etwas vor dem *Epicondylus medialis humeri* beginnt und gegen die tiefste Stelle der *Fossa cubitalis* gerichtet ist, die lateral von der tastbaren Bizepssehne liegt.

Nach Durchtrennung einer mehr oder weniger dicken Schicht der *Tela subcutanea* stößt man auf die *Lamina profunda strati subcutanei*, welche dort die Decke des Flachtunnels für die Vene bildet. Die Vene wird im Flachtunnel bei wohlgenährten Menschen seitlich von Fettgewebe des Flachtunnels flankiert, in dem auch die Äste des *Nervus cutaneus antebrachii medialis* liegen.

Der *Nervus cutaneus antebrachii medialis* ist in dieser Höhe bereits in den *Ramus anterior* und *Ramus posterior* zerfallen, welche die Vene über- oder unterkreuzen können. Aber auch der Ramus anterior liegt so weit hinten, daß er nur im oberen Winkel des Schnittfeldes auftauchen kann. Manchmal gibt es allerdings noch medial vom Ramus anterior dünnere *kollaterale Äste* des *Nervus cutaneus antebrachii medialis*, welche die aufzusuchende Vene ventral kreuzen und ins Präparationsfeld geraten können.

Ulnar von der Bizepssehne liegt die Vene vor der *Aponeurosis bicipitalis*, dem ehemaligen *Lacertus fibrosus*, die von einer transparenten Fortsetzung der *Fascia brachii superficialis* als Boden des Flachtunnels bedeckt wird.

Ob an der angegebenen Stelle eine brauchbare, das heißt ausreichend dicke Vene vorhanden ist, läßt sich durch *Venenstauung* und *Betastung* bei einiger Erfahrung leicht feststellen.

1   Musculus biceps brachii
2   Fettgewebe im Flachtunnel der Vena mediana basilica
3   Sulcus bicipitalis medialis
4   Epicondylus medialis des Humerus
5   Musculus biceps brachii (Tendo insertionis)
6   Tela subcutanea
7   Vena mediana basilica
8   Tela subcutanea
9   Musculus flexor carpi ulnaris
10 Vena mediana antebrachii
11 Sulcus antebrachii radialis
12 Musculus brachioradialis
13 Musculus pronator teres
14 Vena mediana cephalica
15 Lamina profunda strati subcutanei als Decke des Flachtunnels der Vena mediana basilica
16 Cutis (Schnittrand)
17 Fossa cubitalis (tiefste Stelle – radial von der tastbaren Bizepssehne)
18 Sulcus bicipitalis lateralis

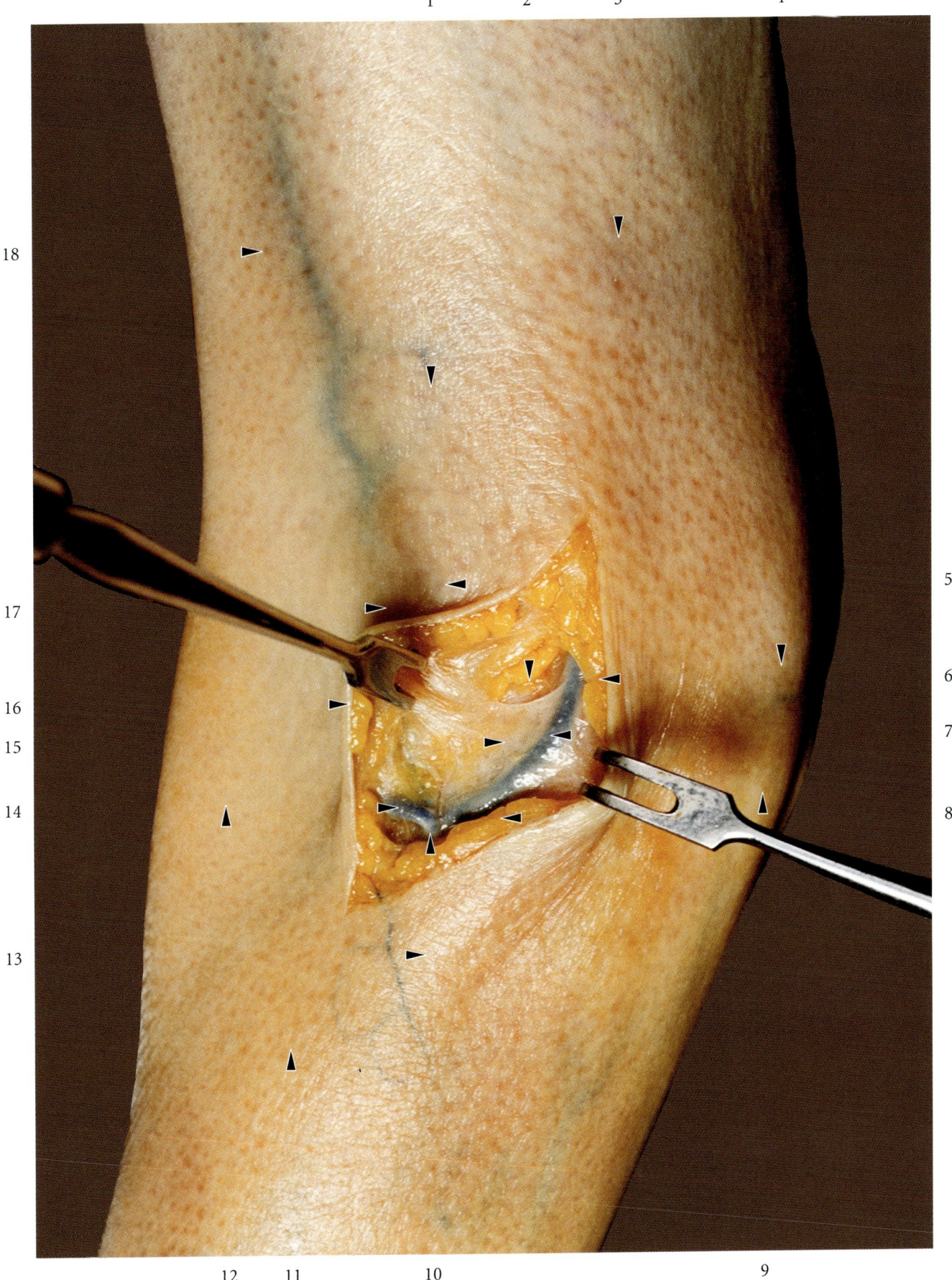

Abbildung 361 Regio cubitalis anterior 5
Fascia superficialis und die subkutanen Venen und Nerven

Die *subkutanen Venen* und *Nerven* wurden aus den *Flachtunneln* auspräpariert, indem deren Decke in Form der *Lamina profunda strati subcutanei* beseitigt und deren Fettgewebe ausgeräumt wurde. Stehengeblieben ist nur mehr die *Bodenplatte* der Flachtunnel, die durch die *Fascia superficilis* gebildet wird.

Die *Fascia brachii superficialis* wurde über dem *Musculus biceps brachii* gefenstert, und der zurückgeschlagene Lappen setzt sich mit einigen sehnigen, streifenförmigen Einlagerungen unter den großen Venenstämmen zum *Caput commune* der *Flexoren* fort, wo er in die skelettergänzende Faszie dieser Muskelgruppe übergeht und distal in die *Fascia antebrachii superficialis* Anschluß bekommt.

Über der *Aponeurosis* des *Musculus biceps brachii*, dem *Lacertus fibrosus*, bildet die Faszie eine eigene Schicht und vereinigt sich bis zu dessen Ausstrahlung in das Caput commune der Flexoren nicht mit ihm.

Oberhalb des *Epicondylus medialis* und des Ursprunges des *Musculus pronator teres* verankert sich die Faszie am *Septum intermusculare brachii mediale* und setzt sich nach hinten in die Faszie über dem *Musculus triceps brachii* fort.

Vor dem *Septum intermusculare brachii mediale* bildet die *Fascia brachii superficialis* die Bodenplatte des Flachtunnels, das die *Vena basilica* von der Arteria brachialis mit ihren Begleitvenen und dem Nervus medianus trennt.

Im *Flachtunnel* der *Vena basilica* ist auch der *Nervus cutaneus antebrachii* mit seinen Rami anterior und posterior nach abwärts gezogen. Der *Ramus anterior* hat in diesem Fall die Vene oberflächlich gekreuzt und ist bereits wiederum in zwei Äste zerfallen.

Die *Venen* zeigen meistens proximal von der Vereinigung zweier Äste deutliche, durch *Klappen* hervorgerufene, flache Ausbauchungen. Die Interpretation des vorliegenden Aufzweigungstypus wurde bereits bei der vorhergehenden Abbildung gegeben.

1 Vena cephalica
2 Musculus biceps brachii
3 Fascia brachii superficialis (Schnittrand)
4 Septum intermusculare brachii mediale
5 Musculus triceps brachii
  (Caput mediale mit Fascia brachii superficialis)
6 Nervus cutaneus antebrachii medialis
  (Ramus anterior)
7 Nervus cutaneus antebrachii medialis
  (Ramus posterior)
8 Vena basilica
9 Vena basilica
10 Valvulae venosae
11 Vena mediana cubiti
12 Vena mediana antebrachii (verlagerter Abfluß)
13 Vena mediana antebrachii
14 Epicondylus medialis des Humerus
15 Musculus biceps brachii (Tendo insertionis)
16 Musculus brachioradialis
  mit Fascia antebrachii superficialis
17 Valvula venosa der Vena cephalica
18 Vena cephalica
  (von der Vena mediana antebrachii
  übernommener Abfluß)
19 Musculus pronator teres
  mit Fascia antebrachii superficialis
20 Aponeurosis bicipitalis [Lacertus fibrosus]
21 Fascia brachii superficialis (Schnittrand)
22 Vena cephalica (aus der Vena mediana cephalica
  hervorgegangener Abschnitt)
23 Vena cephalica accessoria

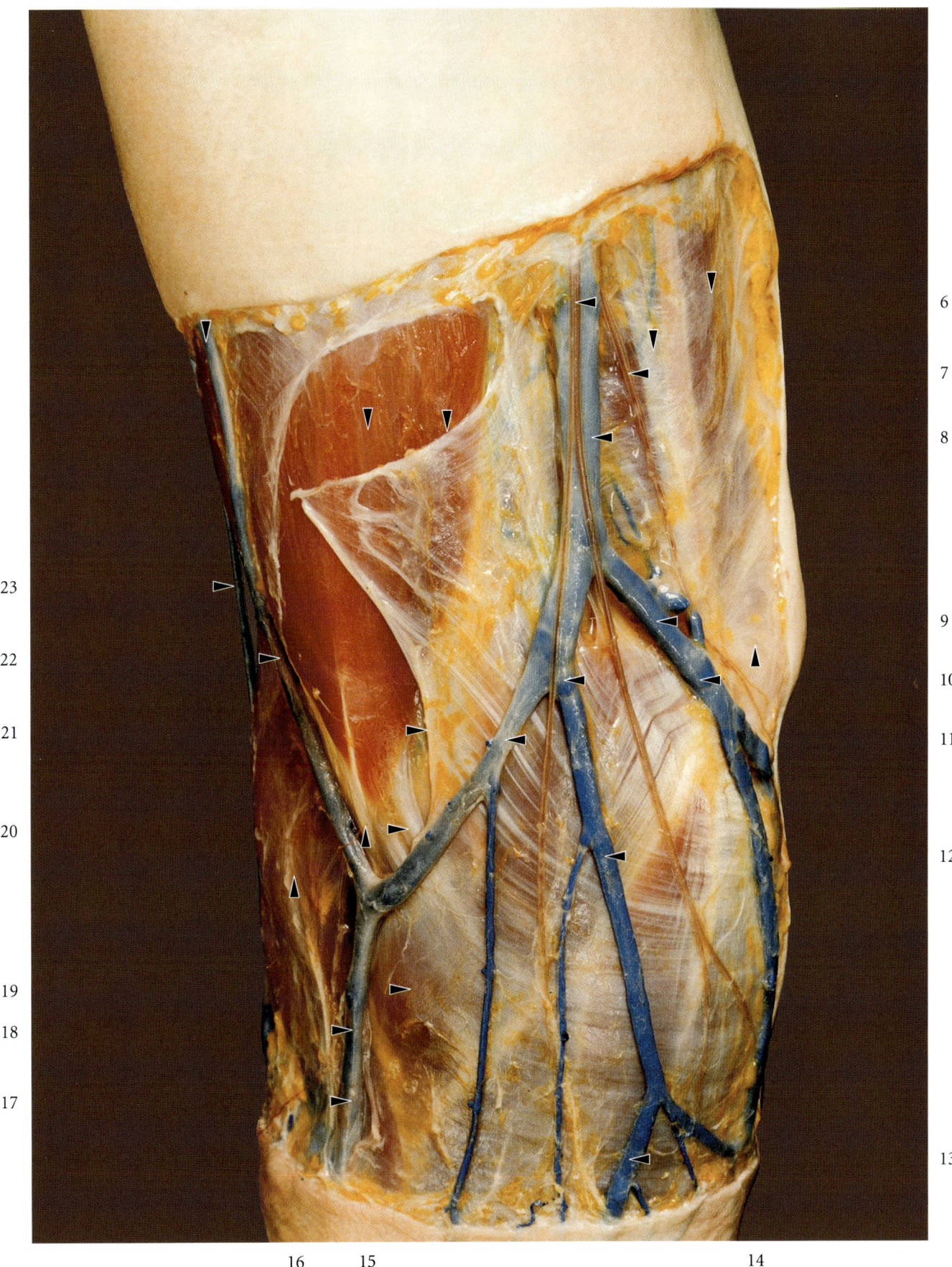

Abbildung 362　Regio cubitalis anterior 6
Variabilität der subkutanen Venen

Die *Abbildung A* zeigt ein *typisches M-förmiges Verzweigungsmuster* der subkutanen, kubitalen Venen mit der Ausbildung einer Vena mediana cephalica und einer Vena mediana basilica, die sich mit der Interpretation der *Abb. 358* voll vereinen läßt. Mehrere längsverlaufende Venen der mittleren Schicht verbinden die Venen der resezierten oberflächlichen Schicht mit den tiefen Venen.

Die *Hautnerven* wurden aus den eröffneten Flachtunneln durch Fäden herausgehoben. An der lateralen Seite der Bizepssehne erscheint vor dem Musculus brachialis unterhalb eines Faszienbogens zwischen dem Musculus biceps brachii und dem Musculus brachioradialis der *Nervus cutaneus antebrachii lateralis*.

Bei der *Abbildung B* ist die Vereinigung der Venae medianae erst sehr weit proximal erfolgt, und der Abfluß aus den Plexus venosi der vorderen Unterarmfläche über eine *Vena mediana antebrachii* ist nach hinten zur Vena basilica verlagert. Dieser Verzweigungstypus entspricht mehr dem bei *Abb. 359* beschriebenen und nimmt bei der Vena cephalica eine Zwischenstellung ein. Die Vena basilica und ihre Zuflüsse sind durch intravenöse Injektionen thrombosiert und stehen für den Abfluß des Blutes nicht mehr zur Verfügung. Die Zusammenhänge der subkutanen Plexusbereiche untereinander und deren Verbindungen zu den tiefen Venen bieten aber dafür einen ausreichenden Ersatz.

Bei *Abbildung D* ist eine *Vena cephalica* am Oberarm nur schwach ausgebildet. Die Vena cephalica des Unterarms hat die Einmündung der *Vena mediana antebrachii* übernommen und leitet ihr Blut der Vena mediana basilica zu, die dadurch zum einzigen größeren Medianagefäß geworden ist und dann als *Vena mediana cubiti* bezeichnet wird. Sie nimmt die verlagerte Vena mediana antebrachii auf und erhält Blut durch Stromumkehr über die Vena cephalica vom Oberarm. Die Einmündungsstelle der Venae cephalicae ist durch einen Faden angehoben und zeigt ihre Verbindung zu den tiefen Venen über eine *Vena mediana profunda*.

Die *Fascia brachii superficilis* ist aufgespalten und demonstriert die Lagebeziehung der Vena mediana cubiti zur *Arteria brachialis* und einer ihrer *Venae comitantes*.

Die *Abbildung C* zeigt von medial ein typisches Aufteilungsmuster der kubitalen Venen bei einem sehr dünnen, *muskelschwachen Arm* mit sehr starken Venen und gibt ein Beispiel, daß die Dicke der subkutanen Venen nicht vom Volumen des Arms bestimmt wird.

1　Vena cephalica
2　Musculus biceps brachii
3　Aponeurosis bicipitalis [Lacertus fibrosus]
4　Vena basilica
5　Vena basilica
6　Musculus biceps brachii
7　Vena basilica
8　Musculus brachialis
9　Musculus pronator teres
10　Vena mediana basilica
11　Musculus biceps brachii (Tendo insertionis)
12　Vena mediana cephalica
13　Vena basilica
14　Vena mediana antebrachii
15　Musculus brachioradialis
16　Nervus cutaneus antebrachii medialis (Ramus posterior)
17　Vena basilica
18　Fascia brachii superficialis (Schnittrand)
19　Arteria brachialis und Musculus biceps brachii
20　Vena basilica und Nervus cutaneus antebrachii medialis (Ramus anterior)
21　Vena cephalica
22　Musculus brachioradialis
23　Vena mediana antebrachii (verlagerter Abfluß)
24　Vena mediana profunda
25　Vena cephalica
26　Nervus cutaneus antebrachii lateralis
27　Vena mediana cubiti
28　Vena cephalica (von der Vena mediana antebrachii übernommener Abfluß)
29　Vena cephalica
30　Vena mediana antebrachii (verlagerter Abfluß)
31　Vena mediana basilica (thrombosiert)
32　Vena mediana cephalica
33　Vena basilica (thrombosiert)
34　Vena mediana antebrachii
35　Musculus brachioradialis
36　Vena mediana cephalica
37　Vena mediana basilica
38　Nervus cutaneus antebrachii lateralis
39　Nervus cutaneus antebrachii medialis (Ramus anterior)
40　Septum intermusculare brachii mediale

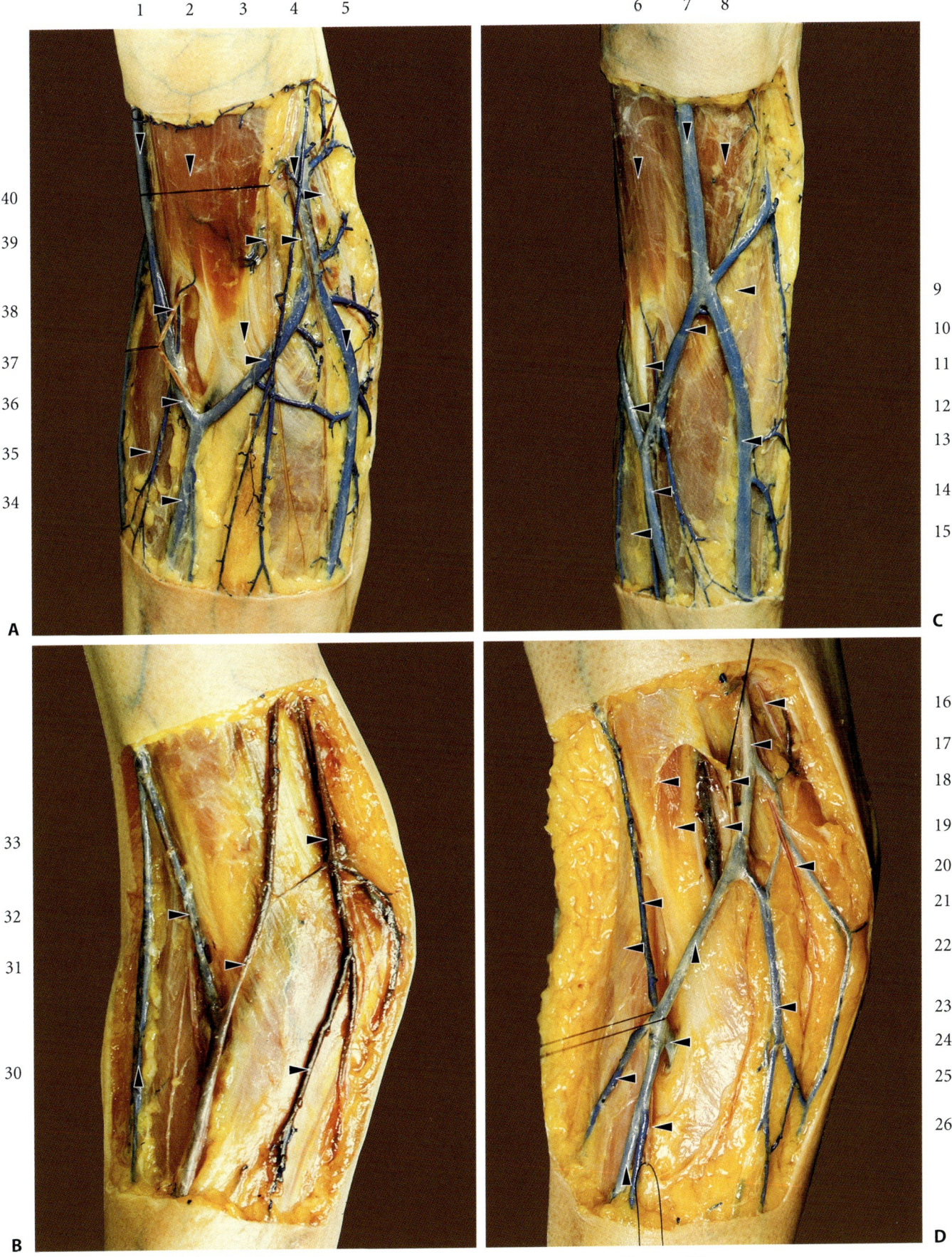

Abbildung 363 Regio cubitalis anterior 7
Fascia superficialis
Tiefe Schicht – Oberer Teil

Die *Fascia superficialis* wurde durch einen Längsschnitt gespalten und auseinandergezogen, nachdem die auspräparierte *Vena mediana basilica* durchtrennt worden war. Der dadurch freigelegte *Musculus biceps brachii* geht in seine Sehne über, welche die *Aponeurosis bicipitalis* zum *Caput commune der Flexoren* entläßt. Dem medialen Rand des Muskels angelagert, zieht die *Arteria brachialis* nach distal und verschwindet hinter der Aponeurosis bicipitalis (*Lacertus fibrosus*) und gelangt medial der Bizepssehne in die Tiefe der Fossa cubitalis.

Die *Arteria brachialis* besitzt zwei *Venae comitantes*, die geflechtartig miteinander zusammenhängen. Sie werden durch eine Gefäßscheide eng mit der Arteria brachialis verbunden, die im oberen Bereich uneröffnet geblieben ist. Dieses Gefäßbündel liegt von vorn dem *Musculus brachialis* an, vor dessen medialem Rand der *Nervus medianus* liegt. Medial vom Musculus brachialis ist das *Septum intermusculare brachii mediale* zu sehen, an dem sich die zur Seite gezogene *Fascia brachialis superficialis* verankert.

Ventral von diesem Faszienanteil liegt das eröffnete und mit Fett ausgefüllte *Flachtunnel* der *Vena basilica*, das noch von einem Rest der Lamina profunda strati subcutanei zugedeckt wird. Die *Lamina profunda strati subcutanei* hat dort eine zweite Schicht gebildet, in deren Schlitz der *Ramus anterior* des *Nervus cutaneus antebrachii medialis* zur Oberfläche strebt.

Auf der anderen Seite wurde das *Flachtunnel* der *Vena cephalica* ebenfalls eröffnet und die Vene mit der Haut abgehoben. Von der *Fascia superficialis*, die sich um den lateralen Rand der Bizepssehne mit der den Musculus brachialis deckenden Faszienschicht verbindet, geht ein *Faszienbogen* zum *Musculus brachioradialis,* und unterhalb von ihm erscheint der *Nervus cutaneus antebrachii lateralis*, der mit der Vena mediana antebrachii in ein gemeinsames Flachtunnel eingeschlossen war.

Von der zur Seite gezogenen Verbindung zwischen Vena mediana cephalica und Vena mediana basilica zieht lateral von der Bizepssehne die *Vena mediana profunda* in die Tiefe.

1 Musculus biceps brachii
2 Fascia brachii superficialis (Schnittrand)
3 Lamina profunda strati subcutanei (Schnittrand)
4 Lamina profunda strati subcutanei (Schnittrand)
5 Tela subcutanea
6 Nervus cutaneus antebrachii medialis (Ramus anterior)
7 Nervus medianus
8 Septum intermusculare brachii mediale
9 Vena basilica
10 Musculus brachialis
11 Vena brachialis medialis [Vena comitans]
12 Vena mediana basilica (reseziert)
13 Skelettergänzende Faszie des Caput commune
14 Musculus pronator teres
15 Aponeurosis bicipitalis [Lacertus fibrosus]
16 Fascia antebrachii superficialis (Schnittrand)
17 Musculus flexor carpi ulnaris mit Fascia antebrachii superficialis
18 Lamina profunda strati subcutanei
19 Caput commune musculorum flexorum
20 Musculus flexor carpi radialis mit Fascia antebrachii superficialis
21 Sulcus antebrachii radialis
22 Musculus brachioradialis mit Fascia antebrachii superficialis
23 Musculus brachioradialis mit Fascia antebrachii superficialis
24 Lamina profunda strati subcutanei (Schnittrand)
25 Vena mediana antebrachii
26 Nervus cutaneus antebrachii lateralis
27 Vena mediana profunda
28 Vena mediana basilica (Schnittrand)
29 Musculus biceps brachii (Tendo insertionis)
30 Vena mediana cephalica
31 Vena cephalica
32 Lamina profunda strati subcutanei (Decke des Flachtunnels der Vena cephalica)
33 Vena brachialis lateralis [Vena comitans]
34 Vena cephalica
35 Septum intermusculare brachii laterale
36 Fascia brachii superficialis (Schnittrand)
37 Arteria brachialis mit Venae comitantes in der Gefäßscheide
38 Fettgewebe des Flachtunnels der Vena basilica

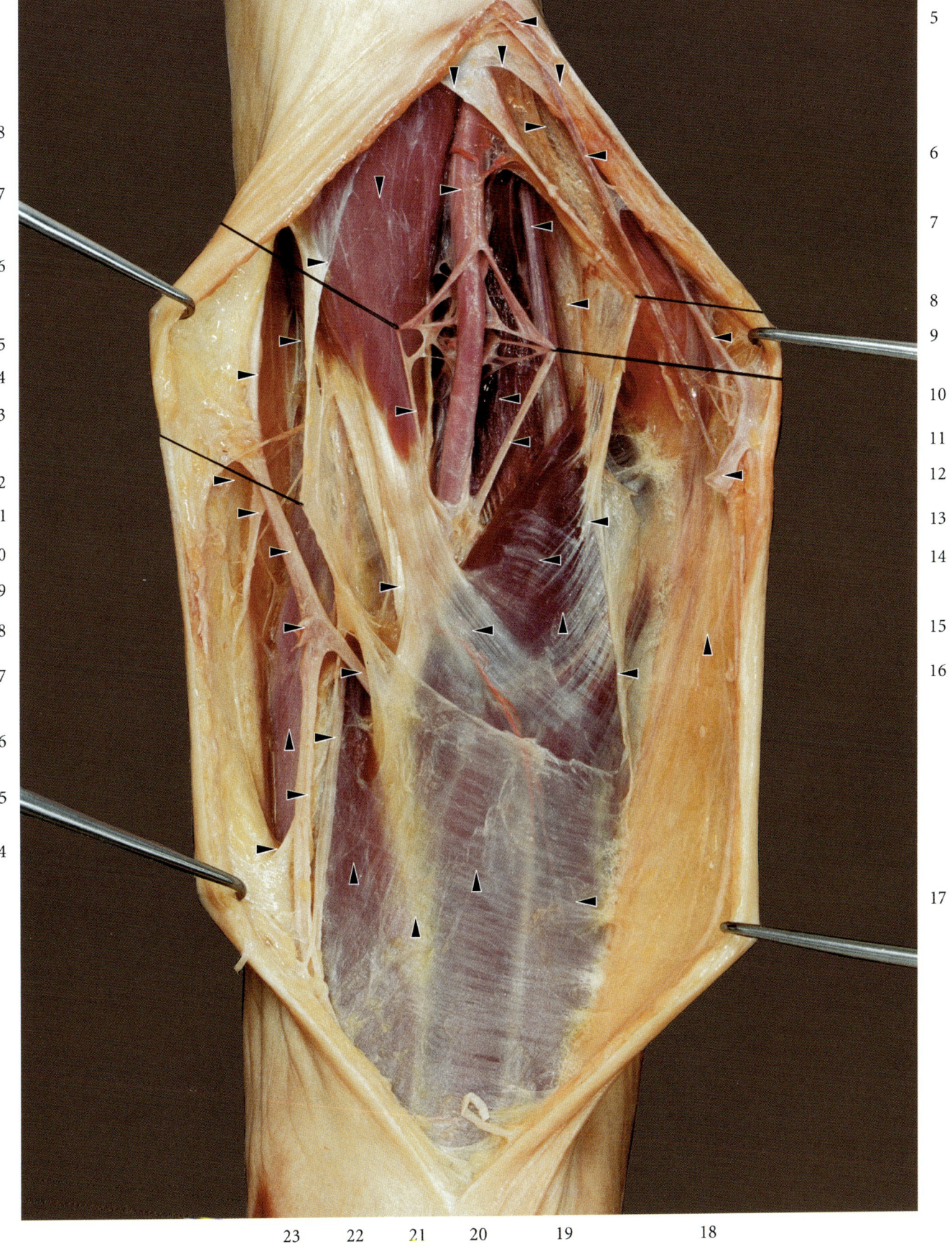

Abbildung 364 Regio cubitalis anterior 8
Tiefe Schicht – Unterer Teil 1

Nach Abhebung der Haut mit ihren subkutanen Gebilden wurde die *Fascia superficialis* in der ganzen Region entfernt und der *Musculus pronator teres* durch einen Haken nach medial verlagert. In der dadurch stärker entfalteten *Fossa cubitalis* verläuft die *Arteria brachialis* zwischen der *Aponeurosis bicipitalis [Lacertus fibrosus]* und der *Bizepssehne* in die Tiefe. Sie ist an dieser Stelle sehr gut verankert und biegt sich bei Beugung vor dem Abgang der *Arteria radialis* deutlich ab. Bei maximaler Beugung wird sie bereits oberhalb davon komprimiert, so daß die Blutversorgung des Unterarms weitgehend unterbrochen wird. Es verschwindet der Puls der *Arteria radialis,* und die maximale, sogenannte ADELMANNsche Beugung kann zur vorübergehenden Blutstillung am Unterarm verwendet werden.

Die *Arteria radialis* kreuzt den Ansatz des *Musculus pronator teres* oberflächlich und verläuft im *Sulcus antebrachii radialis* zwischen den Flexoren und Extensoren des Unterarms nach distal. Bald nach ihrem Ursprung gibt sie die *Arteria recurrens radialis* ab, die am *Nervus radialis* aufsteigt und mit dem *Ramus anterior* der *Arteria collateralis radialis* anastomosiert.

Der *Nervus radialis* hat die Region zwischen dem *Musculus brachioradialis* und dem *Musculus brachialis* betreten und teilt sich in einen *Ramus superficialis* und einen *Ramus profundus*, wo ihn ein Haken hervorhebt.

Oberflächlich zum *Nervus radialis* hat der *Nervus cutaneus antebrachii lateralis* die Schicht zwischen dem *Musculus brachialis* und dem *Musculus biceps brachii* verlassen, nachdem er die beiden Muskeln mit motorischen Fasern versorgt hat.

Oberhalb von der *Aponeurosis bicipitalis* hat sich der *Nervus medianus* sehr deutlich von der *Arteria brachialis* entfernt, weil die Arterie dem Rande des Musculus biceps und der Nerv mehr dem *Septum intermusculare brachii laterale* folgt.

Im abgehobenen Bereich der Haut sind medial die *Vena basilica* und der *Nervus cutanus antebrachii medialis* und lateral die *Vena cephalica* sichtbar.

1 Vena cephalica (im Fettgewebe des Flachtunnels)
2 Fascia brachii superficialis
3 Musculus biceps brachii
4 Lamina profunda strati subcutanei (als Decke des Flachtunnels der Vena basilica – Schnittrand)
5 Lamina profunda strati subcutanei (Abspaltung der Decke des Flachtunnels der Vena basilica – Schnittrand)
6 Arteria brachialis
7 Nervus cutaneus antebrachii medialis (Ramus posterior)
8 Nervus cutaneus antebrachii medialis (Ramus anterior)
9 Vena brachialis medialis [Vena comitans]
10 Vena basilica
11 Nervus medianus
12 Septum intermusculare brachii mediale
13 Musculus brachialis
14 Vena mediana basilica (reseziert)
15 Nervus cutaneus antebrachii medialis (Ramus anterior)
16 Caput commune musculorum flexorum
17 Nervus radialis (Ramus profundus)
18 Arteria brachialis
19 Fascia antebrachii superficialis (Schnittrand)
20 Musculus supinator
21 Musculus flexor carpi radialis
22 Aponeurosis bicipitalis [Lacertus fibrosus]
23 Musculus pronator teres
24 Musculus supinator
25 Musculus brachioradialis
26 Arteria radialis
27 Nervus radialis (Ramus superficialis)
28 Vena mediana antebrachii
29 Arteria recurrens radialis
30 Nervus radialis (Ramus superficialis)
31 Musculus biceps brachii (Tendo insertionis)
32 Vena mediana cephalica
33 Nervus radialis
34 Nervus cutaneus antebrachii lateralis
35 Musculus brachialis
36 Faszie zwischen Musculus brachialis und Musculus biceps brachii (Schnittrand) [Fascia brachii profunda]

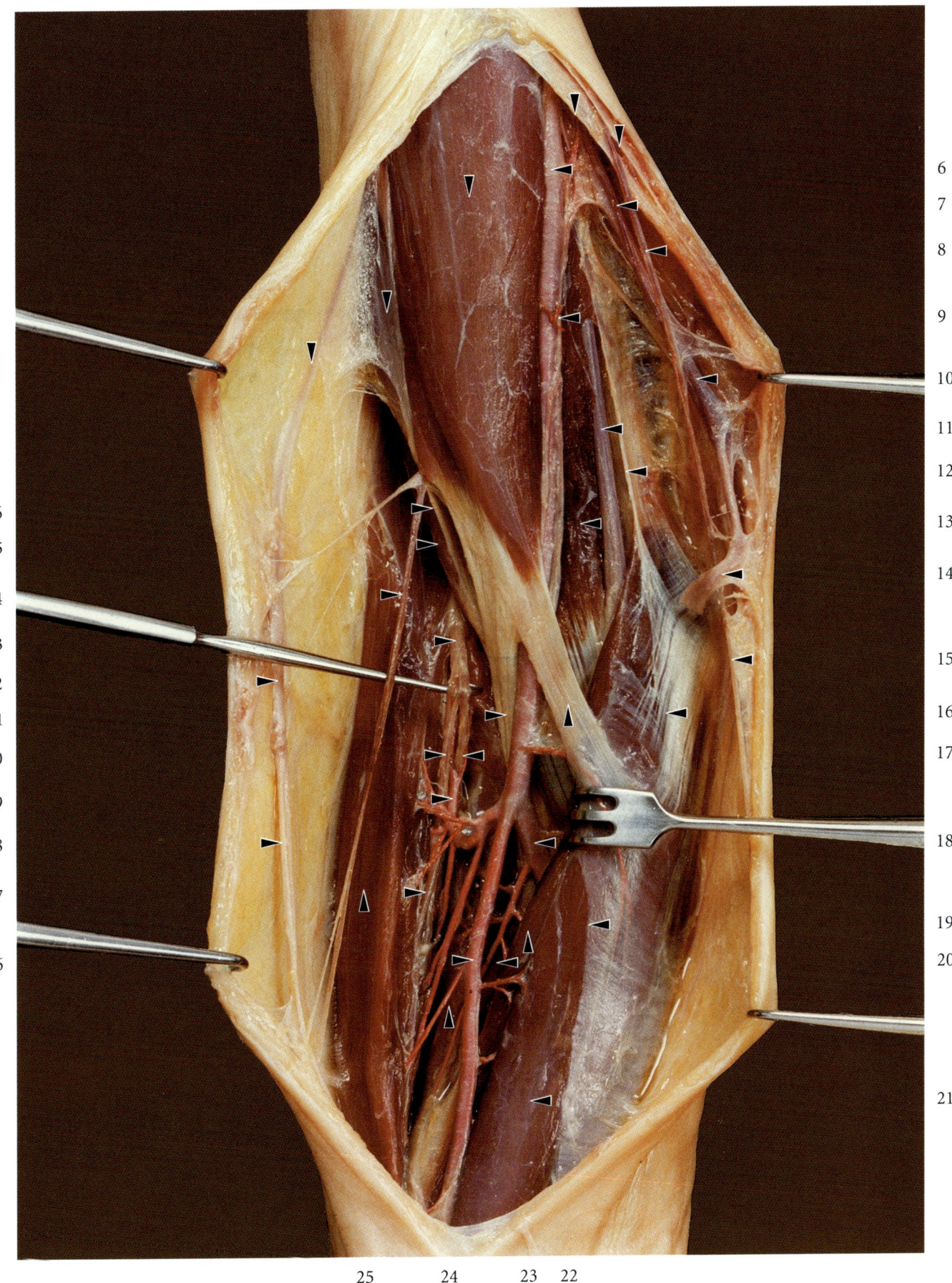

Abbildung 365 Regio cubitalis anterior 9
Tiefe Schicht – Unterer Teil 2

Nach Durchtrennung der *Aponeurosis bicipitalis [Lacertus fibrosus]* konnte die *Fossa cubitalis* noch stärker entfaltet werden. Das *Caput humerale* des *Musculus pronator teres* wurde durch zwei Haken nach medial gewälzt, so daß sein Usprung hinauf bis zum *Septum intermusculare brachii mediale* und sein *Caput ulnare* sichtbar wurden.

Zwischen *Caput humerale* und *Caput ulnare* verläßt der *Nervus medianus* die Fossa cubitalis, und lateral davon tritt die *Arteria brachialis* unter den gerade noch sichtbaren oberen Rand des *Musculus flexor digitorum superficialis*, der lateral von ihr durch einen sehnigen Zügel seines *Caput humerulnare* an der Ulna verankert wird.

Medial von der Bizepssehne zieht der *Musculus brachialis* mit einem breitflächigen Sehnenspiegel zur *Tuberositas ulnae*. Er entspringt auch noch vom *Septum intermusculare brachii mediale,* und ihm liegt von vorn der *Nervus medianus* an.

An der lateralen Seite wurde der *Musculus brachioradialis* kräftig zur Seite gezogen, so daß die Rinne zwischen ihm und dem *Musculus brachialis* bis zur *Facies anterolateralis* des *Humerus* entfaltet wurde. In ihr zieht die *Arteria recurrens radialis* nach proximal, und vor ihr liegt der *Nervus radialis*. Er wird durch einen Haken nach vorne lateral verzogen, und seine beiden Äste werden angespannt. Der *Ramus profundus* tritt in die dargestellte Lücke des *Musculus supinator* ein, und der *Ramus superficialis* begleitet den *Musculus brachioradialis*, um ihn im mittleren Drittel des Unterarms zu unterkreuzen.

Lateral vom *Musculus biceps brachii* und seiner Sehne sind noch schmale Streifen des *Musculus brachialis* zu sehen, und die Anlagerungsfläche des *Musculus brachioradialis* ist aufgeklappt. Sie führt bis zu einer bindegewebigen Kante, die am Beginn der Bizepssehne ausläuft. Dort bekommt der Musculus brachioradialis eine gerundete Oberfläche, welche die Fossa cubitalis nach lateral abschließt. Unterhalb davon tritt am Musculus brachioradialis wieder eine Kante auf, die nach medial gerichtet ist und den *Sulcus antebrachii radialis* nach lateral begrenzt.

Durch die Abhebung der brachioradialen Muskelgruppe wurde der *Musculus supinator* freigelegt, und die Ansatzsehne des *Musculus biceps brachii* ist bis zur Tuberositas radii überschaubar.

1 Fascia brachii superficialis
2 Musculus biceps brachii
3 Arteria brachialis
4 Nervus cutaneus antebrachii medialis (Ramus posterior)
5 Nervus medianus
6 Nervus cutaneus antebrachii medialis (Ramus anterior)
7 Vena basilica
8 Septum intermusculare brachii mediale
9 Musculus brachialis
10 Aponeurosis bicipitalis [Lacertus fibrosus]
11 Nervus medianus
12 Musculus biceps brachii (Tendo insertionis)
13 Arteria brachialis
14 Musculus pronator teres (Caput ulnare)
15 Musculus pronator teres (Caput humerale)
16 Arteria radialis
17 Arteria recurrens ulnaris
18 Musculus supinator
19 Arteria recurrens radialis (Ramus muscularis)
20 Musculus brachioradialis
21 Musculus pronator teres (Tendo insertionis)
22 Nervus radialis (Ramus superficialis)
23 Musculus flexor digitorum superficialis (ulnarer Zügel des Caput humeroulnare)
24 Musculus extensor carpi radialis brevis
25 Nervus cutaneus antebrachii lateralis
26 Musculus supinator (Öffnung für den Ramus profundus nervi radialis)
27 Arteria recurrens radialis
28 Nervus radialis (Ramus profundus)
29 Humerus (Facies anterolateralis)
30 Nervus radialis
31 Nervus cutaneus antebrachii lateralis
32 Musculus brachioradialis (aufgeklappte Kontaktfläche zum Musculus brachialis)

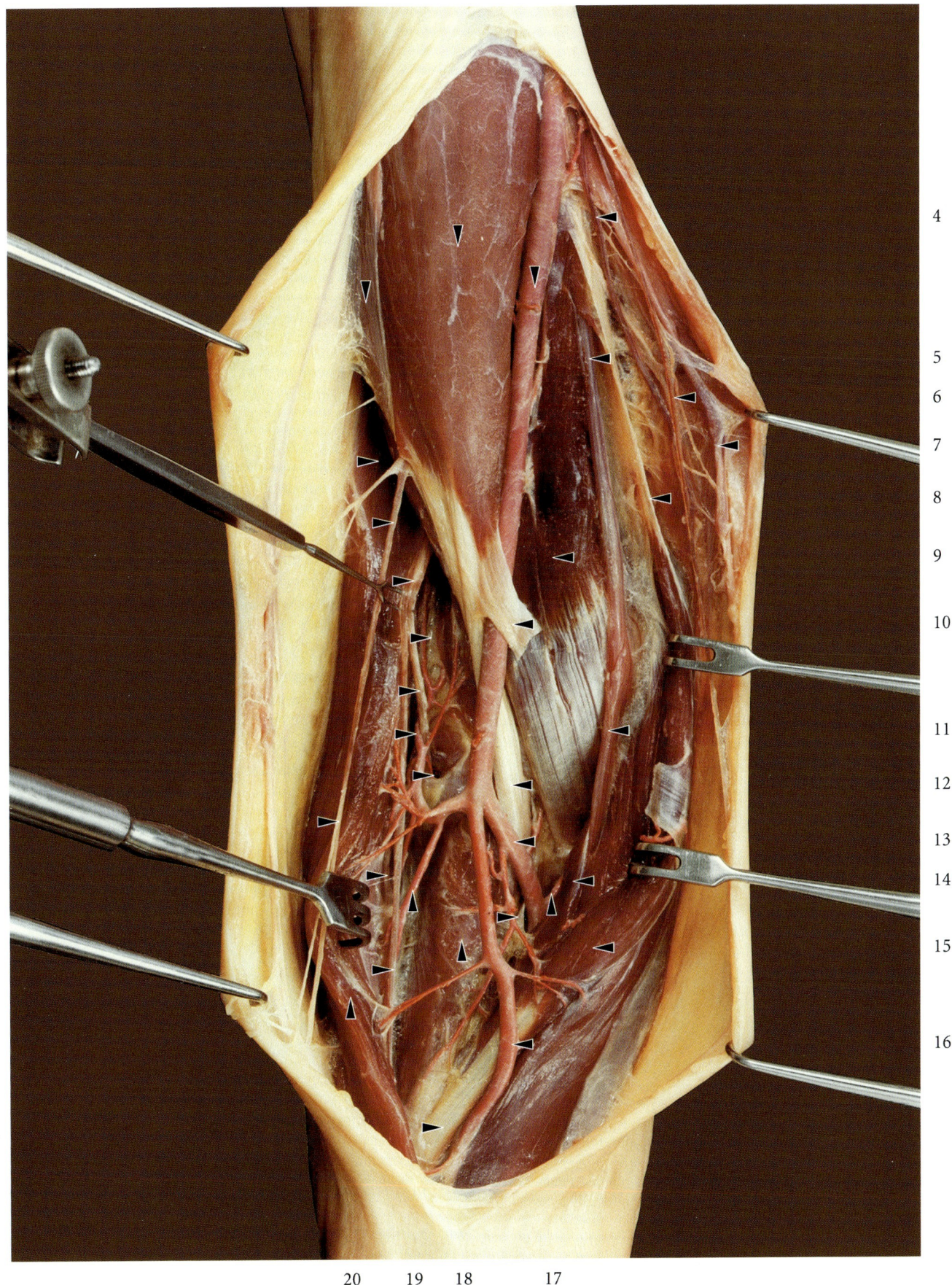

Abbildung 366 Regio antebrachii anterior 1
Oberflächliche Schicht 1

Auch an der oberen Extremität deckt sich die Ausdehnung des Extremitätenteils nicht mit der proximalen Begrenzung der Region. Das *Antebrachium* reicht von der Mitte des *Cubitus* bis zu dem distalen Ende der Unterarmknochen. Die *Regio antebrachii anterior* beginnt aber erst distal von der *Regio cubitalis anterior,* für die eine künstliche Grenze zwischen den Ansätzen des *Musculus biceps brachii* und des *Musculus pronator teres* gezogen wird.

Die Haut, das *Integumentum commune*, wurde aufgeklappt und die *Fascia antebrachii superficialis* entfernt, soweit sie nicht skelettergänzend ist. Zwischen den auspräparierten Muskellagern gibt es eine *radiale* und *ulnare Unterarmstraße*, in denen Gefäße und Nerven der Hand zustreben.

Die *radiale Unterarmstraße* liegt zwischen dem *Musculus brachioradialis* und dem *Musculus flexor carpi radialis*. Ihr Boden wird durch den Ansatz des *Musculus pronator teres* und den Ursprung des *Caput radiale* des *Musculus flexor digitorum superficialis* sowie den *Musculus flexor pollicis longus* und den *Musculus pronator quadratus* gebildet. In ihr liegt die *Arteria radialis* mit ihren Begleitvenen und vorübergehend der *Ramus superficialis* des *Nervus radialis* bis er unter der Sehne des Musculus brachioradialis nach dorsal zieht. Ihr entspricht an der Oberfläche der *Sulcus antebrachii radialis*.

Die *ulnare Unterarmstraße* liegt zwischen dem *Musculus flexor carpi ulnaris* und dem *Musculus flexor digitorum superficialis,* und ihr Boden wird durch den *Musculus flexor digitorum profundus* gebildet. In ihr liegen der *Nervus ulnaris* und die *Arteria ulnaris* mit ihren Begleitvenen.

Der *Nervus medianus* hat einen eigenen Weg zwischen den *Musculi flexores digitorum superficialis* und *profundus* genommen und erscheint radial von den Sehnen des Musculus flexor digitorum superficialis. Bei Ausbildung eines *Musculus palmaris longus* liegt er zwischen dessen Sehne und der Sehne des *Musculus flexor carpi radialis*, die beide meistens gut tastbar sind.

1 Musculus biceps brachii (Tendo insertionis)
2 Aponeurosis bicipitalis [Lacertus fibrosus]
3 Nervus cutaneus antebrachii medialis (Ramus anterior – kollateraler Ast)
4 Vena basilica
5 Nervus cutaneus antebrachii medialis (Ramus anterior)
6 Vena mediana antebrachii
7 Vena mediana cubiti (Resektionsrand)
8 Arteria brachialis mit Venae comitantes
9 Musculus flexor carpi radialis
10 Musculus palmaris longus (rudimentäre Sehne – reseziert)
11 Musculus flexor carpi ulnaris
12 Musculus flexor digitorum superficialis
13 Musculus flexor digitorum profundus
14 Arteria ulnaris mit Venae comitantes
15 Nervus ulnaris
16 Musculus flexor digitorum superficialis (Tendo insertionis des Digitus II)
17 Musculus flexor carpi ulnaris (Tendo insertionis)
18 Musculus flexor digitorum superficialis (Tendo insertionis des Digitus IV)
19 Musculus flexor digitorum superficialis (Tendo insertionis des Digitus V)
20 Musculus flexor digitorum superficialis (Tendo insertionis des Digitus III)
21 Arteria radialis (Ramus carpalis palmaris)
22 Nervus medianus
23 Musculus flexor pollicis longus (Tendo insertionis)
24 Musculus flexor pollicis longus
25 Musculus flexor carpi radialis (Tendo insertionis)
26 Musculus brachioradialis (Tendo insertionis)
27 Musculus flexor digitorum superficialis (Caput radiale)
28 Venae comitantes der Arteria radialis
29 Nervus radialis (Ramus superficialis)
30 Arteria radialis
31 Musculus brachioradialis
32 Musculus pronator teres
33 Vena cephalica und Nervus cutaneus antebrachii lateralis
34 Vena mediana profunda
35 Arteria brachialis
36 Nervus cutaneus antebrachii lateralis und Vena cephalica

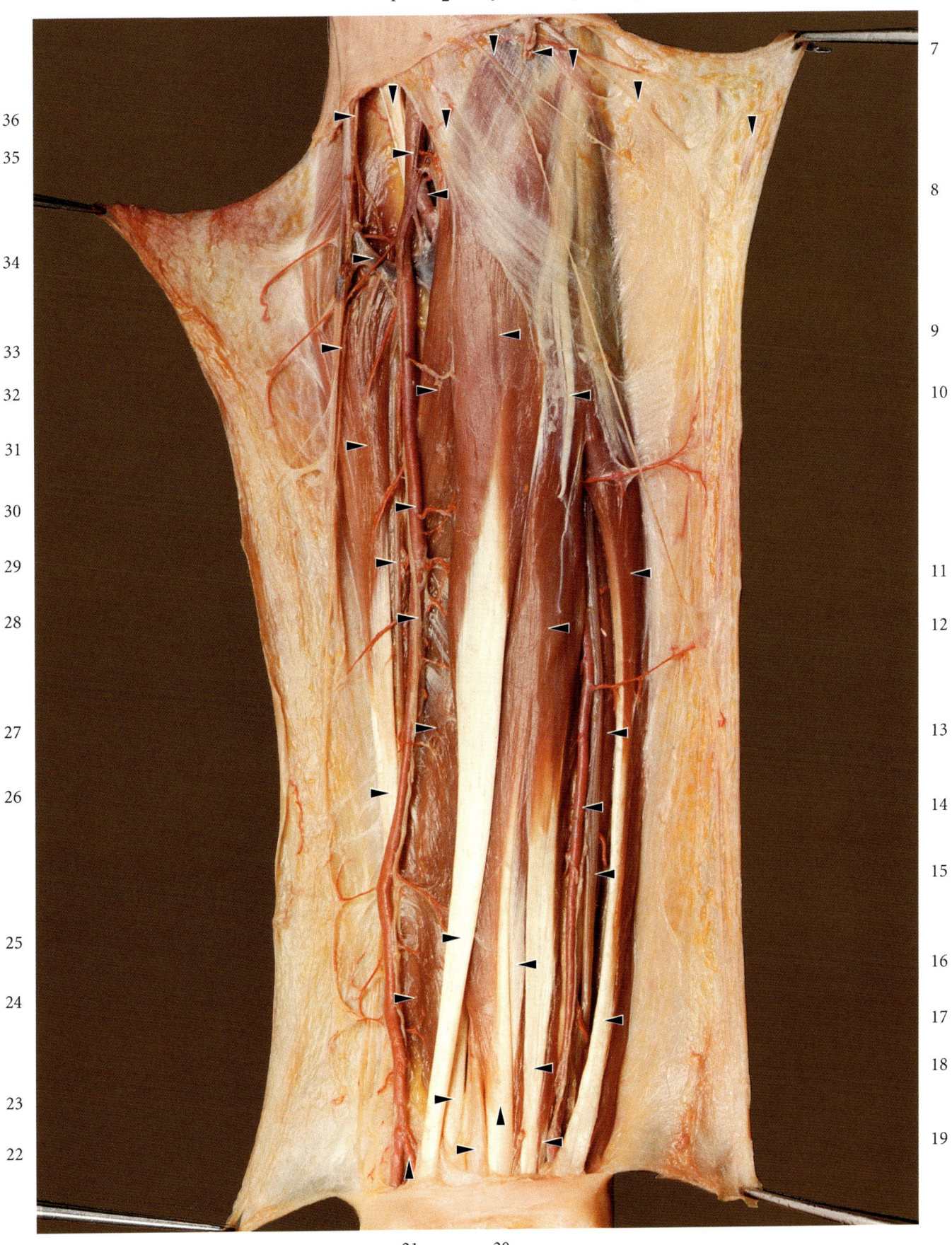

733

Abbildung 367 Regio antebrachii anterior 2
Oberflächliche Schicht 2

Durch die stärkere Entfaltung der radialen und ulnaren Unterarmstraße sind die Böden der beiden Straßen besser zu sehen. Bei der *ulnaren Unterarmstraße* wird der *Musculus flexor carpi ulnaris* durch zwei Haken stark nach medial gezogen, so daß seine innere Oberfläche bis fast zu seinem Ursprung vom Margo posterior der Ulna sichtbar wird. Dadurch wurde auch der *Musculus flexor digitorum profundus* freigelegt, der die Ulna von dieser Kante an nach vorn förmlich umhüllt und im distalen Teil der eröffneten Straße bereits in seine Sehnen für die ulnaren Finger übergeht.

Der *Nervus ulnaris*, welcher vom Ellenbogen an dem *Musculus flexor carpi ulnaris* folgt, ist in den distalen zwei Dritteln des Unterarms ohne Verletzung von Muskulatur in dieser Spalte aufsuchbar. Ungefähr in der Mitte des Unterams nähert sich ihm von lateral die *Arteria ulnaris* mit ihren Begleitvenen, und bald nachher gibt er den *Ramus dorsalis nervi ulnaris* ab, der hinter der Sehne des Musculus flexor carpi ulnaris zum Handrücken zieht.

Bei der Entfaltung der *radialen Unterarmstraße* wurden der *Musculus brachioradialis* mit seiner Sehne durch zwei Haken von den *Musculi extensor carpi radialis longus* und *brevis* und diese vom *Musculus supinator* so weit abgehoben, daß die innere Sehnenplatte des *Musculus extensor digitorum communis* zur Ansicht kommt.

Am Boden der *radialen Unterarmstraße* schließt distal an den *Musculus pronator teres* das *Caput radiale* des *Musculus flexor digitorum superficialis* an, und unter seinem Rand erscheint der *Musculus flexor pollicis longus*.

Das *Caput laterale* des *Musculus flexor digitorum longus* geht in die Sehne des Mittelfingers über, die zusammen mit der Sehne des Ringfingers oberflächlicher liegt als die beiden anderen Sehnen des Muskels. An die Sehnen des Zeige- und Mittelfingers lagert sich von radial der *Nervus medianus* an, der radial von der Sehne des *Musculus flexor pollicis longus* begleitet wird. Die Sehne für den fünften Finger ist manchmal rudimentär.

Der *Musculus palmaris longus* ist sehr wechselhaft ausgebildet und fehlt zuweilen ganz. An diesem Präparat wurde die weitgehend rudimentäre Sehne reseziert.

1 Nervus radialis (Ramus profundus)
2 Aponeurosis bicipitalis [Lacertus fibrosus]
3 Nervus cutaneus antebrachii medialis (Ramus anterior – kollateraler Ast)
4 Vena basilica
5 Nervus cutaneus antebrachii medialis (Ramus anterior)
6 Vena mediana cubiti (reseziert)
7 Vena mediana antebrachii
8 Arteria brachialis
9 Arteria brachialis
10 Musculus palmaris longus
11 Musculus flexor carpi radialis
12 Musculus supinator
13 Musculus extensor digitorum
14 Musculus pronator teres
15 Musculus flexor digitorum profundus
16 Nervus ulnaris
17 Musculus flexor digitorum superficialis
18 Arteria ulnaris mit Venae comitantes
19 Musculus extensor carpi ulnaris
20 Nervus ulnaris (Ramus dorsalis nervi ulnaris)
21 Musculus flexor digitorum profundus
22 Musculus flexor digitorum superficialis (Tendo insertionis des Digitus IV)
23 Musculus flexor digitorum superficialis (Tendo insertionis des Digitus V)
24 Musculus flexor digitorum superficialis (Tendo insertionis des Digitus III)
25 Musculus flexor pollicis longus (Tendo insertionis)
26 Nervus medianus
27 Musculus flexor pollicis longus
28 Musculus flexor carpi radialis (Tendo insertionis)
29 Musculus brachioradialis (Tendo insertionis)
30 Musculus flexor digitorum superficialis (Caput radiale)
31 Nervus radialis (Ramus superficialis)
32 Musculus extensor carpi radialis brevis
33 Arteria radialis mit Vena comitans
34 Musculus extensor carpi radialis longus (Tendo insertionis)
35 Vena cephalica und Nervus cutaneus antebrachii lateralis
36 Musculus extensor carpi radialis brevis
37 Musculus extensor carpi radialis longus
38 Vena mediana cubiti (Lumen mit Schnittrand)
39 Musculus brachioradialis
40 Nervus radialis (Ramus superficialis)

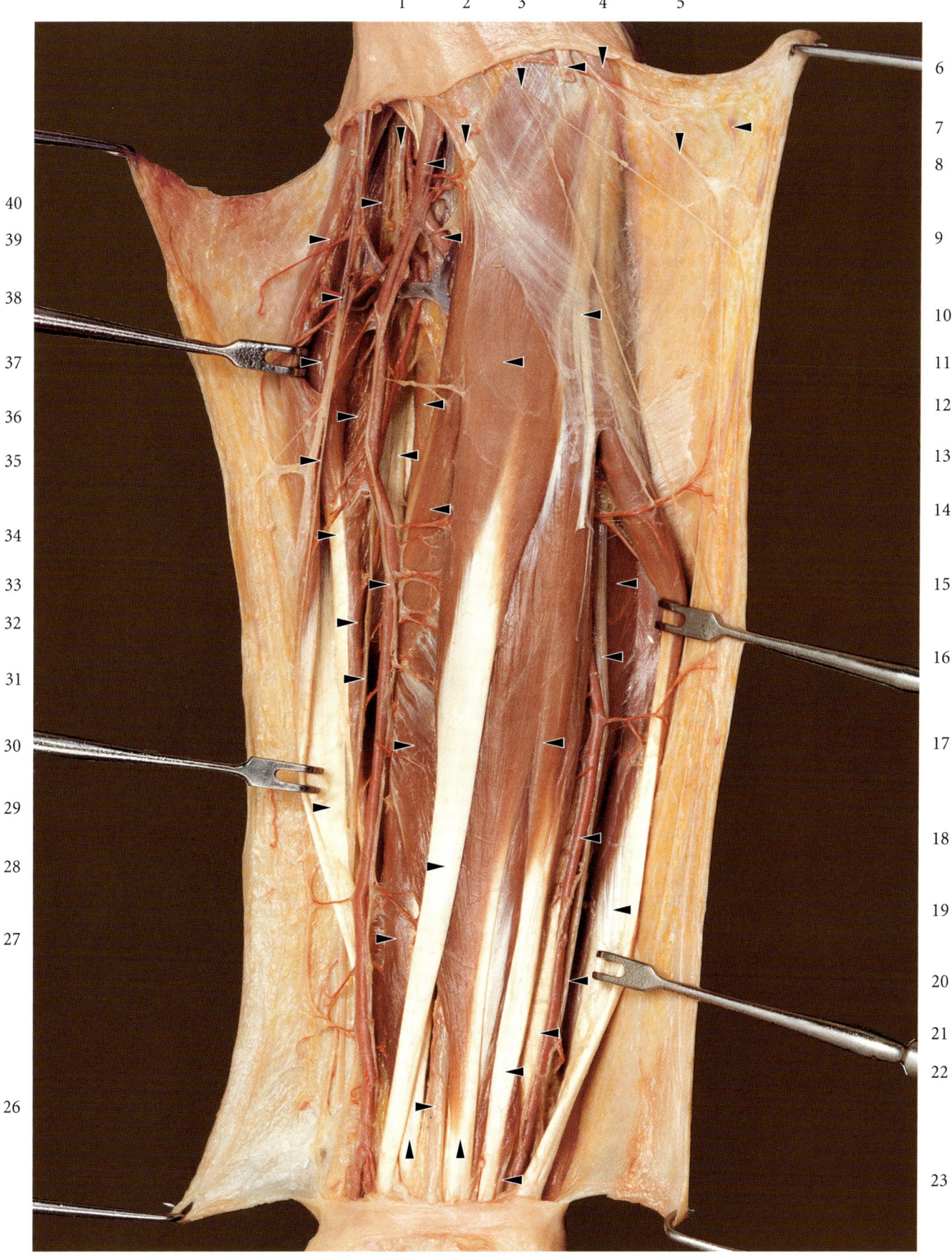

Abbildung 368 Regio antebrachii anterior 3
Oberflächliche Schicht 3
Radiale Unterarmstraße

Durch die starke Enfaltung der *brachioradialen Muskelgruppe* und ihre Abhebung von dem mit dem *Musculus supinator* bedeckten Radius entsteht eine tiefe Spalte, die bis an den gemeinsamen inneren Sehnenspiegel des *Musculus extensor carpi radialis brevis* und des *Musculus extensor digitorum* reicht.

Der lateralen Muskulatur folgt proximal vom Ansatz des *Musculus pronator teres* die *Arteria radialis*, weil sie nur mit ihr durch zahlreiche *Rami musculares* verbunden ist. Distal vom Ansatz des Musculus pronator teres ändert sich diese Situation, indem auch die Flexoren des Unterarms Rami musculares bekommen und das Gefäß in der richtigen Position halten. Daraus ergibt sich die vorliegende bajonettförmige Krümmung der Arteria radialis.

Von der *Arteria radialis* zieht in die Spalte zwischen dem Musculus brachioradialis und dem Musculus brachialis die *Arteria recurrens radialis* dem Nervus radialis entlang nach oben und anastomosiert mit dem *Ramus anterior* der *Arteria collateralis radialis*.

Die *Arteria recurrens radialis* gibt kräftige *Rami musculares* zur brachioradialen Muskelgruppe ab und wird von einer kräftigen Vene erreicht, die sich als *Vena mediana profunda* mit den tiefen Venen des Arms verbindet.

Oberhalb vom Abgang der Arteria recurrens radialis hat sich der *Nervus radialis* bereits in seine beiden Äste gespalten. Der Ramus profundus betritt den Musculus supinator, und der *Ramus superficialis* zieht an der Innenseite des *Musculus extensor carpi radialis longus* und *brevis* nach abwärts und verläßt zwischen den Sehnen des *Musculus brachioradialis* und des *Musculus extensor carpi radialis longus* die radiale Unterarmstraße. Er wurde auf seinem Wege anfangs noch vom *Ramus muscularis* für den *Musculus extensor carpi radialis brevis* begleitet.

Durch die Verziehung des *Musculus pronator teres* kann die Stelle eingesehen werden, wo der *Nervus medianus* und die *Arteria brachialis* die Fossa cubitalis verlassen, um in die Schicht unter dem *Musculus flexor digitorum superficialis* zu gelangen.

1 Musculus brachioradialis
2 Nervus radialis
3 Musculus brachialis
4 Arteria brachialis
5 Aponeurosis bicipitalis [Lacertus fibrosus]
6 Nervus cutaneus antebrachii medialis (Ramus anterior – kollateraler Ast)
7 Vena mediana cubiti (reseziert)
8 Vena basilica
9 Nervus cutaneus antebrachii medialis (Ramus anterior)
10 Vena brachialis medialis [Vena comitans]
11 Arteria brachialis mit Venae brachiales
12 Nervus medianus
13 Nervus medianus (Ramus muscularis für den Musculus pronator teres)
14 Musculus pronator teres (Caput ulnare)
15 Musculus flexor digitorum superficialis (Caput humeroulnare)
16 Musculus pronator teres (Caput humerale)
17 Musculus flexor carpi radialis
18 Musculus flexor digitorum superficialis
19 Musculus flexor carpi ulnaris
20 Musculus flexor digitorum superficialis (Caput radiale)
21 Musculus flexor carpi radialis (Tendo insertionis)
22 Musculus flexor pollicis longus
23 Musculus extensor carpi radialis longus (Tendo insertionis)
24 Musculus brachioradialis (Tendo insertionis)
25 Musculus extensor carpi radialis brevis
26 Nervus radialis (Ramus superficialis)
27 Musculus pronator teres (Tendo insertionis)
28 Musculus extensor carpi radialis longus (Tendo insertionis)
29 Musculus extensor carpi radialis brevis (Tendo)
30 Vena cephalica
31 Musculus supinator
32 Musculus extensor carpi radialis brevis
33 Musculus extensor digitorum
34 Musculus brachioradialis
35 Arteria radialis
36 Vena mediana profunda
37 Nervus radialis (Ramus superficialis)
38 Arteria recurrens radialis
39 Vena cephalica und Nervus cutaneus antebrachii lateralis

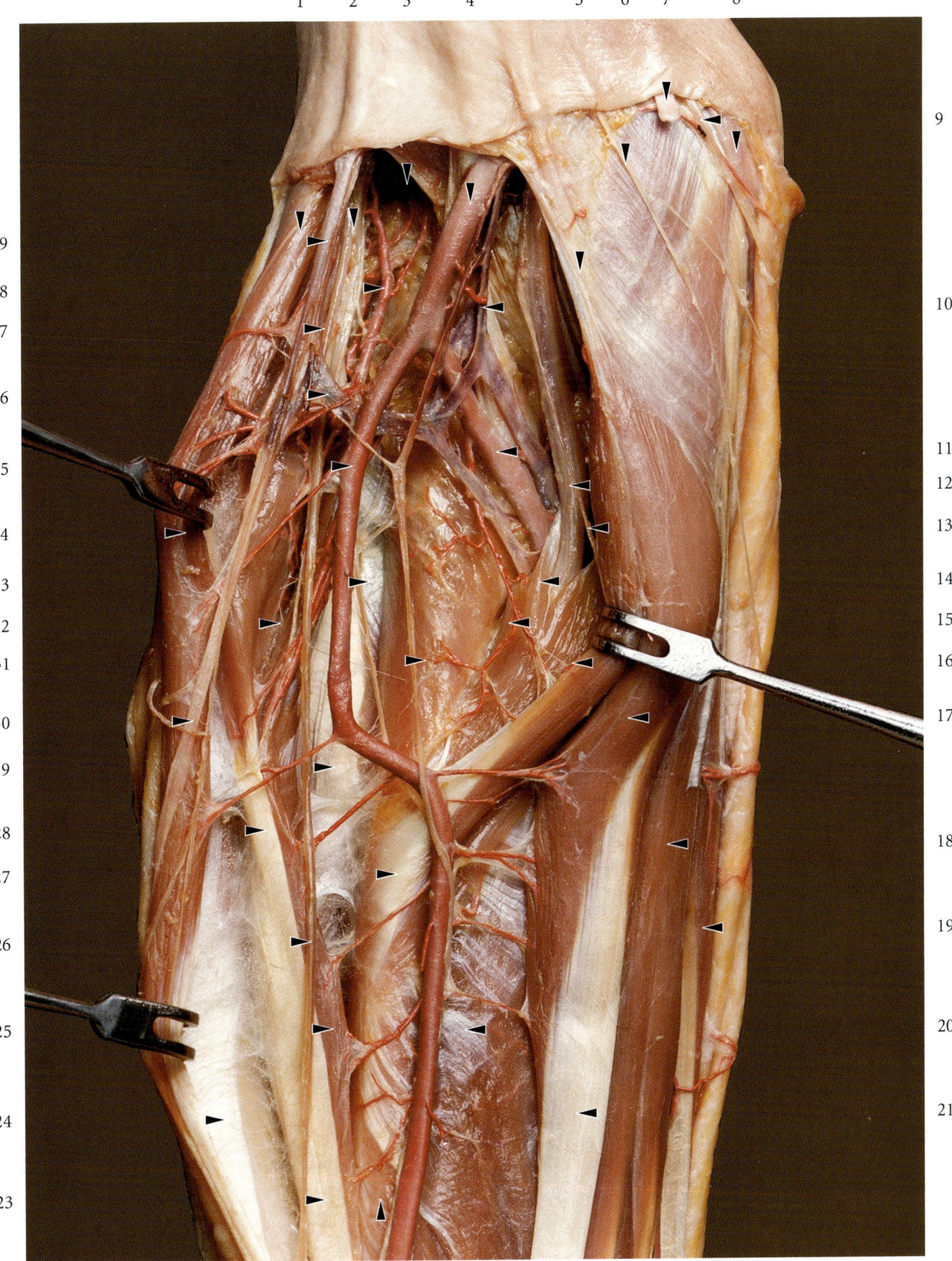

Abbildung 369   Regio antebrachii anterior 4
Oberflächliche Schicht 4
Musculus flexor digitorum superficialis

Das *Caput humerale* des *Musculus pronator teres* wurde an seinem Ansatz durchtrennt und nach medial zurückgeschlagen. Dabei zeigt es sich, daß zwischen dem *Musculus pronator teres*, dem *Musculus flexor carpi radialis* und dem *Musculus flexor digitorum superficialis* ein Sehnenblatt ausgebildet ist, an dem oberflächlich auch der Musculus pronator teres mit seinem Caput humerale obligatorisch entspringt. Sein oberes Ursprungsbündel wurde ebenfalls durchtrennt und nach medial geklappt.

Entlang des lateralen Randes des *Sehnenblattes* und mit ihm verwachsen ziehen sehnig-muskuläre Strukturen nach oben und laufen in einen Zügel aus, der lateral von der *Arteria brachialis* die Ulna erreicht und sich distal von der Tuberositas Ulnae befestigt. Dieser Zügel ist der bescheidene ulnare Ursprung des *Caput humeroulnare* des *Musculus flexor digitorum superficialis*. Er wird überkreuzt von dem stehengebliebenen und mit ihm verwachsenen *Caput ulnare* des *Musculus pronator teres*.

Der *Nervus medianus*, welcher zwischen dem *Caput ulnare* und dem *Caput humerale* des *Musculus pronator teres* nach distal zieht, gelangt unter das gemeinsame *Sehnenblatt* zwischen dem Musculus pronator teres und dem Musculus flexor digitorum superficialis und damit wie die Arteria brachialis unter die an dem Sehnenblatt entspringende Muskulatur des *Musculus flexor digitorum superficialis*.

Die an diesem Präparat zwischen dem oberen Rand des *Musculus flexor digitorum superficialis* und dem *Caput ulnare* des *Musculus pronator teres* bestehende Lücke kann durch einen, wenn auch meistens sehr schwachen, Sehnenbogen ausgefüllt sein, der sich dann vom *Epicondylus medialis* des *Humerus* bis zum *Radius* am oberen Rande des *Caput radiale* des *Musculus flexor digitorum superficialis* ausspannt. Seine Verwachsung mit dem Caput ulnare des Musculus pronator teres ist üblich.

Die *Rami musculares* des *Nervus radialis* für den *Musculus extensor carpi radialis brevis* und den *Musculus supinator* werden durch einen Faden angehoben, und der *Ramus profundus* verschwindet hinter einer aponeurotischen Ausstrahlung des Musculus extensor carpi radialis brevis im Musculus supinator.

1 Musculus brachioradialis
2 Musculus extensor carpi radialis longus
3 Arteria recurrens radialis
4 Musculus brachialis
5 Musculus pronator teres (Caput ulnare)
6 Musculus pronator teres (Caput humerale – tiefes Ursprungsbündel von der Aponeurosis intermuscularis)
7 Musculus pronator teres (Caput humerale vom Epicondylus medialis)
8 Musculus pronator teres (Caput humerale von der Aponeurosis intermuscularis)
9 Arteria brachialis
10 Nervus medianus
11 Musculus biceps brachii (Tendo insertionis)
12 Arteria brachialis
13 Arteria recurrens ulnaris
14 Aponeurosis intermuscularis
15 Arteria mediana
16 Musculus flexor digitorum superficialis (Caput humeroulnare)
17 Musculus flexor carpi radialis
18 Musculus flexor digitorum superficialis (Caput radiale)
19 Musculus flexor digitorum superficialis
20 Arteria ulnaris
21 Musculus flexor digitorum superficialis (Tendo insertionis des Digitus IV)
22 Musculus flexor digitorum superficialis (Tendo insertionis des Digutus III)
23 Musculus flexor carpi ulnaris (Tendo insertionis)
24 Musculus flexor carpi radialis (Tendo insertionis)
25 Arteria radialis (Ramus carpalis palmaris)
26 Musculus flexor pollicis longus
27 Arteria radialis und Venae comitantes
28 Musculus flexor digitorum superficialis (Caput radiale – distaler Rand)
29 Nervus radialis (Ramus superficialis)
30 Musculus brachioradialis (Tendo insertionis)
31 Musculus extensor carpi radialis longus (Tendo insertionis)
32 Musculus extensor carpi radialis brevis
33 Musculus pronator teres (muskuläre Insertio)
34 Musculus pronator teres (tendinöse Insertio)
35 Musculus extensor carpi radialis brevis (Tendo)
36 Musculus supinator
37 Arteria radialis
38 Nervus radialis (Ramus muscularis für den Musculus extensor carpi radialis brevis)
39 Nervus radialis (Ramus profundus)
40 Nervus radialis (Ramus muscularis für den Musculus supinator)
41 Nervus radialis (Ramus superficialis)

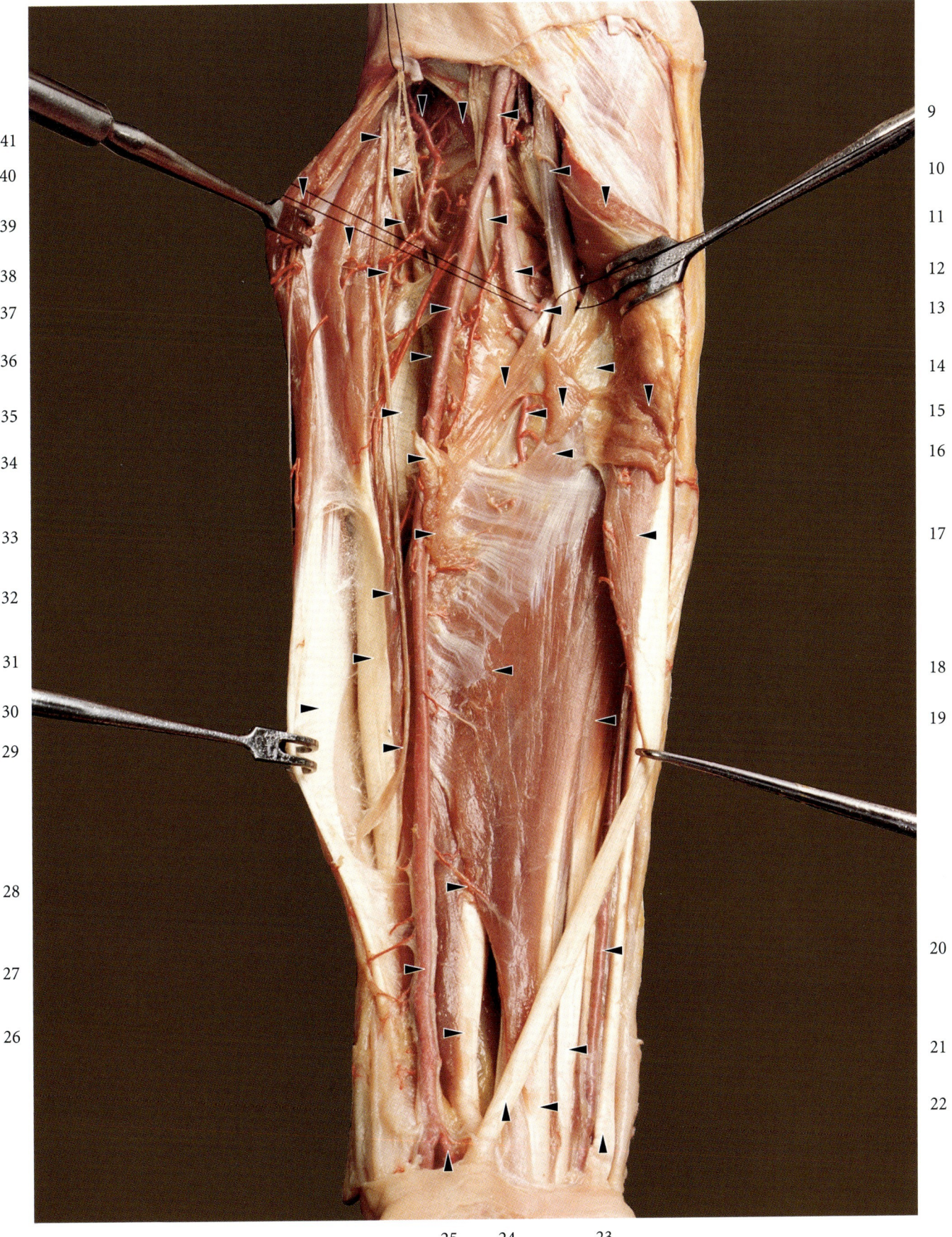

Abbildung 370 Regio antebrachii anterior 5
Tiefe Schicht 1
Nervus medianus

Das *Caput radiale* des *Musculus flexor digitorum superficialis* wurde von proximal bis fast zu seinem distalen Ende aufgespalten, damit der *Nervus medianus* zwischen dem Musculus flexor digitorum profundus und dem Musculus flexor digitorum superficialis dargestellt werden konnte. Er wird in diesem Fall von einer recht kräftigen *Arteria mediana* begleitet, die ontogenetisch wie phylogenetisch ein älteres Gefäß ist, das normalerweise weitgehend zugrunde geht, aber manchmal sogar seine Verbindung zum oberflächlichen Hohlhandbogen aufrechterhalten kann.

Der *Nervus medianus* ist nach seiner Umschlingung mit einem Faden zwischen dem *Caput ulnare* und dem *Caput humerale* des *Musculus pronator teres* an die Hinterseite der *Sehnenplatte* zwischen dem Musculus pronator teres und dem Musculus flexor digitorum superficialis gelangt und hat dort die *Arteria ulnaris* überkreuzt, die inzwischen aus der Arteria brachialis hervorgegangen ist. Auf dem Wege zu dieser Überkreuzung ist die *Arteria brachialis* zwischen dem Caput ulnare des Musculus pronator teres und der ulnaren Verankerung des *Caput humeroulnare* des *Musculus flexor digitorum superficialis* hindurchgetreten, nachdem sie die durch einen Faden angespannte *Arteria recurrens ulnaris* abgegeben hat.

Durch die Abhebung des *Musculus brachioradialis* wurde der *Musculus extensor carpi radialis longus* über eine große Distanz freigelegt. An seiner medialen Seite laufen die Äste des *Nervus radialis* nach distal, und medial von ihm zieht die *Arteria recurrens radialis* an der Facies anterolateralis des Humerus entlang, um schließlich mit dem *Ramus anterior* der *Arteria collateralis radialis* zu anastomosieren.

Mit einem Faden umschlungen sind wiederum die Äste des *Nervus radialis* für den *Musculus extensor carpi radialis brevis* und den *Musculus supinator*. Der Ast für den Musculus supinator und der *Ramus profundus* des *Nervus radialis* treten zusammen in den *Schlitz* des *Musculus supinator* ein, der von distal durch eine Ausstrahlung der Sehne des *Musculus extensor carpi radialis brevis* zum Musculus supinator noch etwas besser begrenzt wird.

1 Musculus brachioradialis
2 Nervus radialis
 (Rami musculares des Musculus supinator
 und des Musculus extensor carpi radialis brevis)
3 Capitulum humeri mit Capsula articularis
4 Arteria brachialis
5 Aponeurosis bicipitalis [Lacertus fibrosus]
6 Musculus pronator teres
 (Caput humerale des Epicondylus medialis)
7 Nervus medianus
8 Musculus biceps brachii (Tendo insertionis)
9 Arteria brachialis
10 Arteria recurrens ulnaris
11 Musculus pronator teres (Caput ulnare)
12 Aponeurosis intermuscularis
13 Musculus pronator teres (Caput humerale
 der Aponeurosis intermuscularis – Schnittflächen)
14 Musculus flexor digitorum superficialis
 (Caput humeroulnare – ulnarer Zügel)
15 Nervus medianus und Arteria mediana
16 Musculus flexor digitorum superficialis
 (Caput radiale – Schnittrand)
17 Musculus flexor carpi radialis
18 Musculus flexor digitorum superficialis
 (Caput radiale – Schnittflächen)
19 Musculus flexor digitorum superficialis
20 Musculus flexor digitorum superficialis
 (Caput radiale – Schnittflächen)
21 Arteria ulnaris
22 Musculus flexor digitorum superficialis
 (Tendo digiti IV)
23 Musculus flexor digitorum superficialis
 (Tendi digiti III)
24 Musculus flexor carpi ulnaris (Tendo insertionis)
25 Musculus flexor carpi radialis
 (Tendo insertionis)
26 Musculus brachioradialis (Tendo insertionis)
27 Musculus flexor pollicis longus
28 Musculus flexor digitorum superficialis
 (Caput radiale – distaler Rand)
29 Musculus flexor pollicis longus (Tendo)
30 Arteria radialis
31 Nervus radialis (Ramus superficialis)
32 Musculus extensor carpi radialis longus
 (Tendo insertionis)
33 Musculus pronator teres
 (Insertio des Caput humerale)
34 Musculus pronator teres
 (Insertio des Caput ulnare)
35 Musculus extensor carpi radialis brevis (Tendo)
36 Musculus extensor carpi radialis longus
37 Musculus supinator
38 Arteria radialis
39 Arteria recurrens radialis
40 Nervus radialis (Ramus profundus)
41 Nervus radialis (Ramus superficialis)

741

Abbildung 371 Regio antebrachii anterior 6
Tiefe Schicht 2
Musculus flexor digitorum profundus

Nach der totalen Längsspaltung des *Caput radiale* des *Musculus flexor digitorum superficialis* konnte die oberflächliche Schicht der ventralen Unterarmmuskulatur nach medial gezogen und deren tiefe Schicht übersichtlich dargestellt werden.

Dabei zeigt sich, daß die Sehnen des *Musculus flexor digitorum profundus* zum Unterschied von denen des Musculus flexor digitorum superficialis zusammen in einer Ebene liegen und mit Ausnahme der Sehne für den zweiten Finger bis weit nach distal eine geschlossene Platte bilden.

Auch der *Muskelbauch* des *Musculus flexor digitorum profundus* für den zweiten Finger ist vom übrigen Muskel meistens ziemlich gut abgegrenzt; allerdings sind auch Verbindungen mit benachbarten Muskeln nicht allzuselten. In diesem Fall hat er sich durch eine Sehne mit dem *Musculus flexor pollicis longus* und durch ein Muskelbündel mit dem *Musculus flexor digitorum superficialis* verbunden. Bei stärkerer Isolierung dieser beiden Verbindungen würde daraus der *obere* häufig vorkommende *Bauch* des *Musculus flexor pollicis longus* entstehen.

In der nach distal sich stark verengenden Spalte zwischen dem Musculus flexor pollicis longus und dem Musculus flexor digitorum profundus verläuft die *Arteria interossea anterior*. Sie ist der Membrana interossea von vorn direkt angelagert, während oberflächlich zum Musculus flexor digitorum profundus eine *Arteria mediana* den *Nervus medianus* bis weit nach distal begleitet.

Die *Arteria mediana* ist ein atavistisches Gefäß. Sie tritt sowohl phylo- wie ontogenetisch früher als die Arteria radialis auf und kann sich an ihrer Stelle an der Bildung des oberflächlichen Hohlhandbogens beteiligen. Sie gibt zahlreiche Äste an die benachbarte Muskulatur ab.

Die aus der Arteria brachialis hervorgegangene *Arteria ulnaris* unterkreuzt distal vom *Caput ulnare* des *Musculus pronator teres* den *Nervus medianus* und wird anschließend in atypisch massiver Weise von dem Muskelbündel zugedeckt, welches die beiden Fingerbeuger miteinander verbindet.

Proximal vom Handgelenk, an der Stelle, wo üblicher Weise der *Puls* getastet wird, liegt die *Arteria radialis*, lateral vom *Musculus flexor pollicis longus*, dem *Musculus pronator quadratus* an, der medial von ihm noch sichtbar ist.

1 Musculus brachioradialis
2 Nervus radialis
   (Rami musculares des Musculus supinator und des Musculus extensor carpi radialis brevis)
3 Arteria brachialis
4 Arteria ulnaris
5 Musculus pronator teres (Caput humerale)
6 Musculus flexor carpi radialis
7 Arteria brachialis
8 Musculus biceps brachii (Tendo insertionis)
9 Nervus medianus
10 Arteria recurrens ulnaris
11 Musculus pronator teres
    (Caput ulnare – Schnittfläche)
12 Arteria interossea anterior
13 Arteria mediana
14 Musculus flexor digitorum superficialis
    (Caput radiale – Schnittfläche)
15 Musculus flexor digitorum profundus
16 Nervus medianus
17 Musculus flexor digitorum profundus
    (Sehnenplatte der Tendines insertionis)
18 Musculus flexor digitorum superficialis
    (Tendo digiti III)
19 Musculus flexor digitorum profundus
    (Tendo digiti II)
20 Musculus flexor digitorum superficialis
    (Caput radiale – Schnittfläche)
21 Musculus flexor digitorum superficialis
    (Tendo digiti II)
22 Musculus flexor carpi radialis (Tendo insertionis)
23 Radius (Processus styloideus)
24 Musculus brachioradialis (Tendo insertionis)
25 Musculus pronator quadratus
26 Arteria radialis mit Venae comitantes
27 Musculus flexor pollicis longus
28 Musculus flexor digitorum superficialis
    (Caput radiale – Schnittfläche)
29 Musculus extensor carpi radialis longus
    (Tendo insertionis)
30 Musculus extensor carpi radialis brevis
31 Musculus flexor pollicis longus
32 Musculus flexor digitorum superficialis
    (Caput radiale – Schnittfläche)
33 Musculus pronator teres
    (Caput humerale – Schnittfläche)
34 Nervus radialis (Ramus superficialis)
35 Radius (Facies anterior)
36 Musculus pronator teres
    (Caput ulnare – Schnittfläche)
37 Musculus flexor digitorum superficialis
    (Caput humeroulnare –
    Schnittfläche des ulnaren Zügels)
38 Musculus supinator
39 Musculus extensor carpi radialis longus
40 Arteria recurrens radialis
41 Nervus radialis (Ramus profundus)

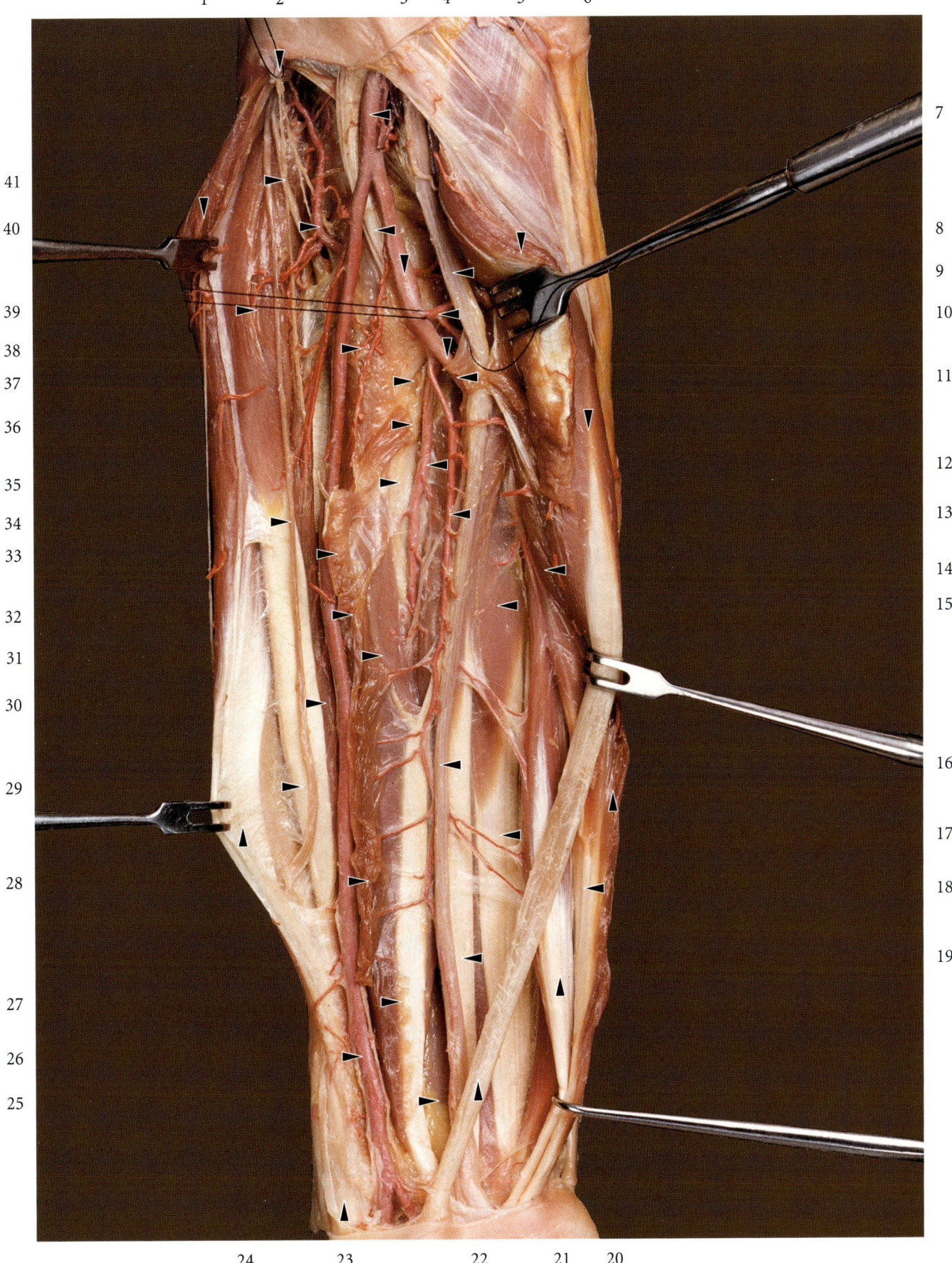

Abbildung 372 **Regio antebrachii anterior 7**
Tiefe Schicht 3
Arteria interossea communis
Arteriae recurrentes

Beim gleichen Zugang wie bei der vorhergehenden Abbildung wurde nach der Durchschneidung des *Caput radiale* des *Musculus flexor digitorum superficialis* das Fett-Bindegewebe zwischen dem Radius und der Ulna in der tiefsten Stelle der *Fossa cubitalis* ausgeräumt, so daß die Aufteilung der *Arteria brachialis* in ihre beiden Endäste sichtbar wird. Die *Arteria interossea communis* gibt dort als atavistische Form eine gut ausgebildete *Arteria mediana* ab, die den *Nervus medianus* bis weit nach distal begleitet und mit zahlreichen Ästen die umgebende Muskulatur versorgt.

Die *Arteria interossea communis* selbst zerfällt in die *Arteria interossea anterior* und *posterior*, die beiderseits der Membrana interossea nach distal ziehen. Die *Arteria interossea posterior* erreicht als das stärkere Gefäß von beiden zwischen dem oberen Rand der *Membrana interossea* und der *Chorda obliqua* die Streckerloge des Unterarms. Die *Arteria interossea anterior* lagert sich hingegen der *Membrana interossea* von vorn in der Nähe des Margo interosseus des Radius an und ist zwischen dem *Musculus pollicis longus* und dem *Musculus flexor digitorum profundus* zu finden, die in diesem Falle durch eine Zwischensehne miteinander verbunden sind.

Ein Muskelbündel vom Musculus flexor digitorum profundus zum *M. flexor digitorum superficialis*, welches sich aus der Verschmelzung des nicht immer vorhandenen oberen Bauches des Musculus flexor pollicis longus mit dem tiefen Fingerbeuger erklären läßt, überlagert die *Arteria ulnaris*, nachdem sie den *Nervus medianus* unterkreuzt hat. Sie erscheint erst wieder hinter dem Schnittrand des *Caput radiale* des *Musculus flexor digitorum superficialis* und nimmt zwischen den beiden Fingerbeugern ihre typische Lage auf dem Wege zum *Nervus ulnaris* ein. Sie wird von vorn durch den aufgeklappten *Musculus flexor digitorum superficialis* bedeckt, der durch den nach medial verlagerten *Musculus flexor carpi radialis* weitgehend der Sicht entzogen wird.

Vor der Aufteilung in ihre Endäste hat die *Arteria brachialis* die *Arteria recurrens ulnaris* abgegeben, die über ihre beiden Äste mit den Arteriae collaterales ulnares anastomosiert.

1 Musculus brachioradialis
2 Musculus extensor carpi radialis longus
3 Nervus radialis
4 Musculus supinator
5 Insertio des Musculus biceps brachii an der Tuberositas radii
6 Musculus flexor digitorum superficialis (ulnarer Zügel des Caput humeroulnare – reseziert)
7 Aponeurosis intermuscularis des Caput commune musculorum flexorum
8 Musculus pronator teres (Caput humerale)
9 Arteria brachialis
10 Musculus biceps brachii (Tendo insertionis)
11 Musculus brachialis
12 Nervus medianus
13 Arteria brachialis
14 Arteria recurrens ulnaris (Ramus anterior)
15 Arteria recurrens ulnaris (Aufteilungsstelle in die Rami anterior und posterior)
16 Arteria ulnaris
17 Arteria interossea anterior
18 Fasciculus muscularis conjunctivus zwischen den Musculi flexores digitorum superficialis und profundus
19 Arteria mediana
20 Musculus flexor digitorum superficialis (Caput radiale – Schnittfläche)
21 Musculus flexor digitorum profundus
22 Musculus flexor carpi radialis
23 Tendo intermedius zwischen Musculus flexor pollicis longus und Musculus flexor digitorum superficialis durch Verschmelzung des oberen Bauches des Musculus flexor pollicis longus
24 Musculus flexor digitorum superficialis
25 Musculus flexor pollicis longus (Tendo)
26 Musculus flexor digitorum superficialis (Caput radiale)
27 Musculus brachioradialis (Tendo insertionis)
28 Musculus flexor digitorum superficialis (Caput radiale – Schnittfläche)
29 Musculus flexor pollicis longus
30 Musculus pronator teres (Caput humerale – Tendo insertionis)
31 Musculus extensor carpi radialis longus (Tendo insertionis)
32 Arteria radialis mit Vena comitans
33 Nervus radialis (Ramus superficialis)
34 Chorda obliqua
35 Arteria interossea communis
36 Nervus radialis (Ramus muscularis des Musculus extensor carpi radialis brevis)
37 Schlitz des Musculus supinator
38 Arteria recurrens radialis
39 Nervus radialis (Ramus profundus)
40 Nervus radialis (Ramus muscularis des Musculus supinator)
41 Nervus cutaneus antebrachii lateralis

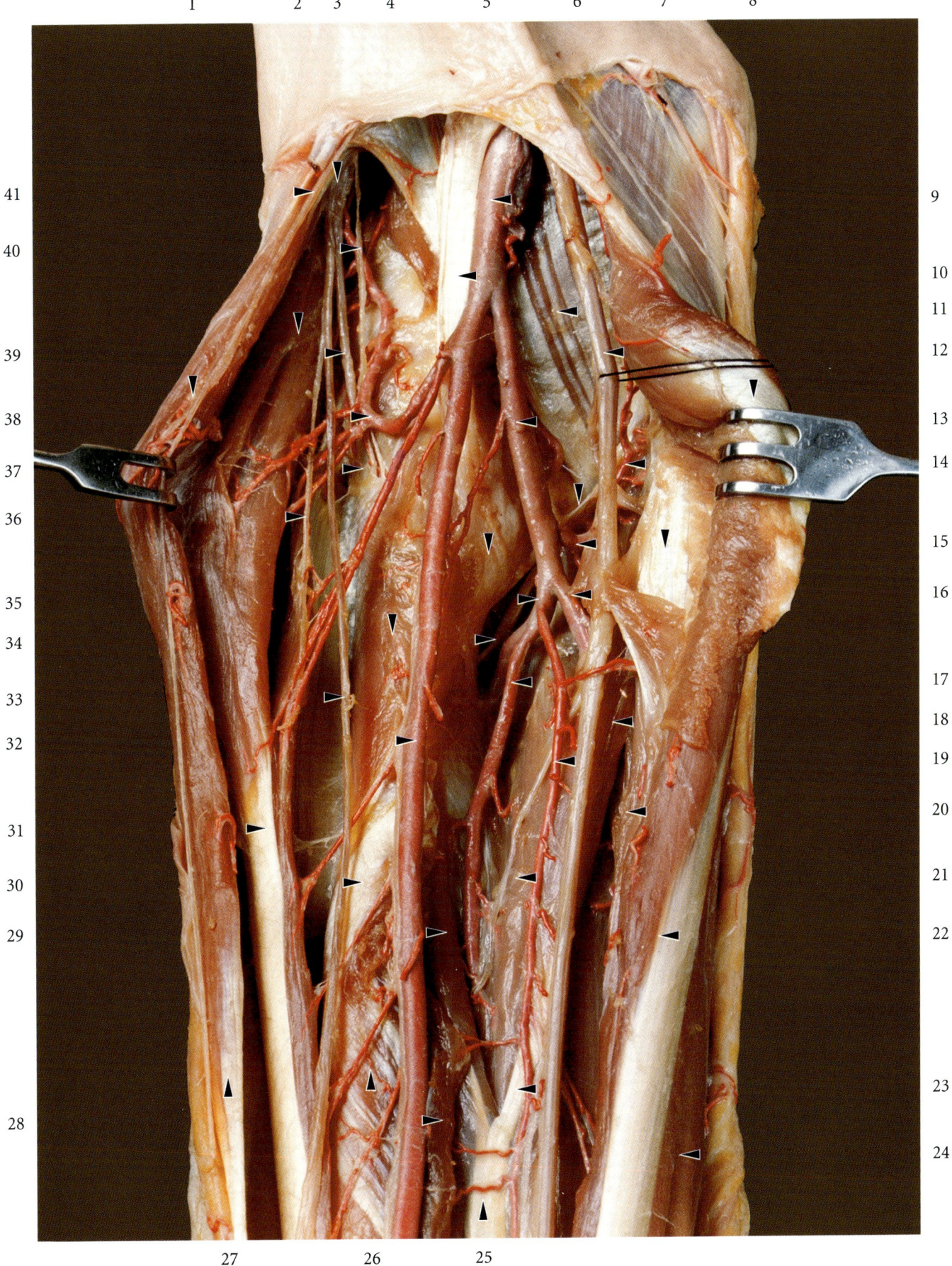

Abbildung 373   Regio carpalis anterior

Die *Regio carpalis anterior* ist eine Übergangsregion zwischen dem Unterarm und der Hand, die beide voneinander durch das proximale Handgelenk, die *Articulatio radiocarpalis*, getrennt werden. Sie verdient wegen ihrer traumatologischen und klinischen Bedeutung eine nähere Betrachtung.

Das zentrale Gebilde dieser Region ist das *Ligamentum carpi transversum*, das nunmehr seiner Funktion nach als *Retinaculum musculorum flexorum* bezeichnet wird. Es spannt sich zwischen den beiden *Eminentiae carpi* aus und überbrückt den *Sulcus carpi*. Der dadurch entstandene Karpalkanal ist ein Tunnel mit sehr starren Wänden, so daß bei Volumensvermehrung des Tunnelinhaltes eine Kompression des Nervus medianus auftritt und das sogenannte Karpaltunnelsyndrom entsteht.

Im Karpalkanal, dem *Canalis carpi*, befinden sich außer dem Nervus medianus und einer eventuellen Arteria mediana die Sehnen des Musculus flexor digitorum superficialis und profundus sowie die Sehne des Musculus flexor pollicis longus in ihren Sehnenscheiden. Die Lage der Sehnen vor dem Eintritt in den Kanal wurde schon bei Abb. 153 und 159 beschrieben.

Die *Arteria* und der *Nervus ulnaris* schlagen ihren Weg entlang der Sehne des *Musculus flexor carpi ulnaris* oberflächlich zum *Retinaculum musculorum flexorum* ein und geben dort ihre Äste ab. Die Aufteilung des Nerven ist in der Höhe des *Os pisiforme* erfolgt und wurde unterlegt.

Durch den Ansatz des *Retinaculum flexorum* beiderseits einer Furche, die sich medial vom *Tuberculum ossis trapezii* befindet und in die sich die Sehne des *Musculus flexor carpi radialis* legt, ist für diese Sehne ein Kanal entstanden, der vom Canalis carpi vollständig getrennt ist. In ihm beginnt an der Basis des Os metacarpi II eine Sehnenscheide, die sich außerhalb des Kanals noch mehrere Zentimeter entlang der Sehne fortsetzt, wo sie aber entfernt wurde.

Radial von der Sehne des Musculus flexor carpi radialis ist die *Arteria radialis* auspräpariert. Sie gibt einen *Ramus palmaris superficialis* ab, der den *Arcus palmaris superficialis* vervollständigt. Er zieht durch die Thenarmuskulatur, kann aber auch oberflächlich zu ihr verlaufen. Unter den Sehnen des *Musculus abductor pollicis longus* und *extensor pollicis brevis* gelangt die Arteria radialis in die *Foveola radialis* (Tabatière anatomique).

1   Processus styloideus radii
2   Musculus abductor pollicis longus
    (Tendo insertionis)
3   Musculus flexor carpi radialis (Tendo insertionis)
4   Nervus medianus
5   Musculus flexor digitorum superficialis
    (Tendo digiti III
    mit Vagina communis musculorum flexorum)
6   Musculus flexor digitorum superficialis
    (Tendo digiti IV
    mit Vagina communis musculorum flexorum)
7   Os pisiforme
8   Vena comitans (reseziert)
9   Arteria ulnaris
10 Musculus flexor carpi ulnaris
11 Nervus ulnaris
12 Arteria ulnaris (Ramus carpalis palmaris)
13 Nervus ulnaris (Ramus superficialis)
14 Nervus ulnaris (Ramus profundus)
15 Arteria ulnaris (Ramus palmaris profundus)
16 Nervus digitalis palmaris proprius
    (ulnaris digiti minimi)
17 Nervus digitalis palmaris communis
    (für den Digitus IV und V)
18 Arcus palmaris superficialis
19 Musculus lumbricalis IV
20 Musculus flexor digitorum superficialis
    (Tendo digiti III)
21 Musculus abductor digiti minimi
22 Musculus flexor digiti minimi brevis
23 Arteria digitalis palmaris propria
    (ulnaris digiti minimi)
24 Nervus digitalis communis
    (für den Digitus III und IV)
25 Musculus lumbricalis I
26 Musculus flexor pollicis brevis (Caput superficiale)
27 Musculus abductor pollicis brevis
28 Vagina tendinum mm. abductoris longi
    et extensoris brevis pollicis (Schnittrand)
29 Arteria radialis (Ramus palmaris superficialis)
30 Retinaculum musculorum flexorum
    [Ligamentum carpi transversum]
    (Zug zum Hamulus ossis hamati)
31 Retinaculum musculorum flexorum
    [Ligamentum carpi transversum]
    (Zug zum Os pisiforme)
32 Vagina tendinis musculi flexoris carpi radialis
    (Schnittrand)
33 Musculus extensor pollicis brevis (Tendo insertionis)
34 Arteria radialis (Ramus palmaris superficialis)
35 Vagina tendinum mm. abductoris longi
    et extensoris brevis pollicis (Schnittrand)
36 Arteria radialis (Ramus carpalis palmaris)
37 Arteria radialis
38 Vagina tendinis musculi flexoris carpi radialis
    (Schnittrand)

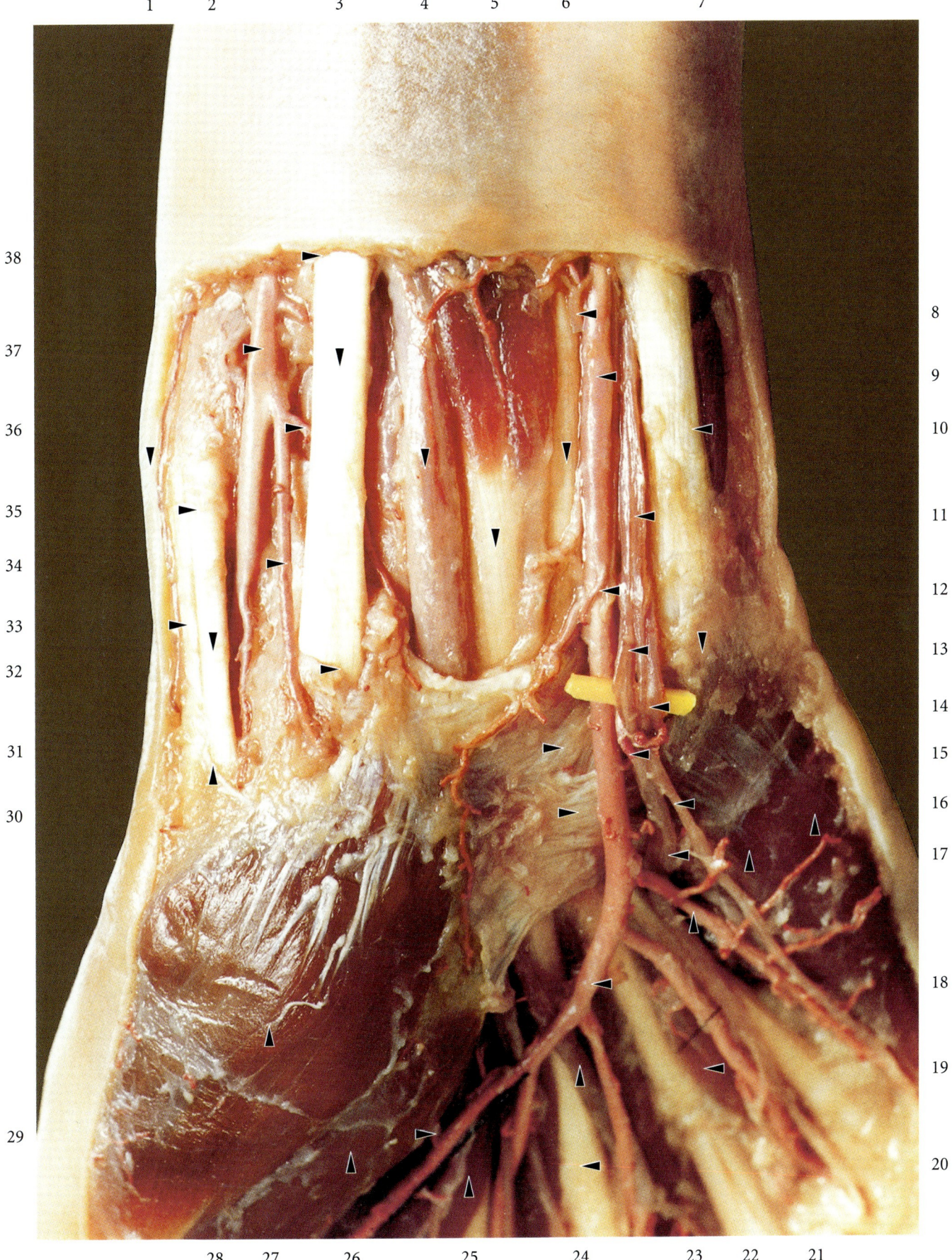

Abbildung 374 Manus 1
Palma manus 1
Aponeurosis palmaris 1

Unmittelbar unter der Haut der *Palma manus* [Vola manus], und mit ihr durch straffe Bindegewebszüge verbunden, liegt die *Aponeurosis palmaris*. Sie ist eine dreieckige Platte straffen Bindegewebes und strahlt nach distal in Stränge aus, die zur Mitte der vier mehrgliedrigen Finger gerichtet sind. Wo die Längsstränge auseinanderweichen, kommt die tiefere, querverlaufende Schicht der Aponeurose in Form der *Fasciculi transversi* zur Ansicht.

Die *Aponeurosis palmaris* wird im allgemeinen als Ausstrahlung des *Musculus palmaris longus* betrachtet, obwohl sie bei fehlender Ausbildung des Muskels immer voll vorhanden ist und dann nur vom *Retinaculum musculorum flexorum [Ligamentum carpi transversum]* ausgeht. Die Sehne des Musculus palmaris longus verbindet sich, wenn sie vorhanden ist, auch nur zum Teil, wenn auch zu einem großen Teil, mit der Aponeurosis palmaris, während ein anderer Teil vor allem vom distalen Rand des Retinaculum flexorum kommt.

Das distale Ende der *Aponeurosis palmaris* ist, soweit es die oberflächlichen Strukturen betrifft, die hier dargestellt werden sollen, weniger deutlich abbildbar. Die *Längszüge* der Aponeurose laufen neben bescheidenen seitlichen Ausstrahlungen vor allem mit einem mittleren Zug in die Hautfalte an der Basis der Finger und das darunter gelegene Fett-Bindegewebe aus, so daß sich zwischen den Zügen zweier Finger bei starker Streckung ihrer Grundgelenke ein Fettgewebspolster vorwölbt, das als *Monticulus* bezeichnet wurde. Eine solche Vorwölbung ist nur möglich, weil die *Fasciculi transversi* nicht bis zum distalen Rande der Palma reichen und die *Ligamenta metacarpalia transversa superficialia*, die sich in den *Plicae interdigitales* befinden, dieselben nicht weit nach proximal überschreiten.

Seitlich geht die *Aponeurosis palmaris* in die oberflächliche *Faszie* der *Thenar-* und *Hypothenarmuskulatur* über, die sich von diesem Übergang auch in die Tiefe bis zum Metacarpus fortsetzt und damit die *zentrale Loge* der Hohlhand von beiden Seiten begrenzt.

Oberflächlich zur Faszie der Hypothenarmuskulatur geht vom medialen Rand der Aponeurose der *Musculus palmaris brevis* ab und zieht zur Haut an der ulnaren Kante der Hand, wo er bei Kontraktion eine leichte Rinne hervorruft.

1 Tela subcutanea
2 Sulcus digitalis proximalis cutis
3 Monticulus
4 Ligamentum metacarpeum transversum superficiale
5 Aponeurosis palmaris (Fasciculi transversi)
6 Aponeurosis palmaris (Fasciculi longitudinales)
7 Aponeurosis palmaris
8 Thenar mit Fascia palmaris und Tela subcutanea
9 Fascia palmaris [superficialis]
10 Musculus palmaris longus (Tendo)
11 Articulatio metacarpophalangea [pollicis]
12 Articulatio carpometacarpalis pollicis
13 Tela subcutanea
14 Ligamentum carpi volare
15 Ligamentum carpi volare (Schnittrand)
16 Fascia palmaris [superficialis] des Hypothenar
17 Os pisiforme mit Tela subcutanea
18 Ligamentum carpi volare (atypischer Verstärkungszug)
19 Canalis carpi ulnaris
20 Musculus palmaris brevis
21 Aponeurosis palmaris (Fasciculi longitudinales)
22 Articulatio metacarpophalangea [digiti minimi]
23 Aponeurosis palmaris (Fasciculus longitudinalis)
24 Plica interdigitalis [Plica natatoria]

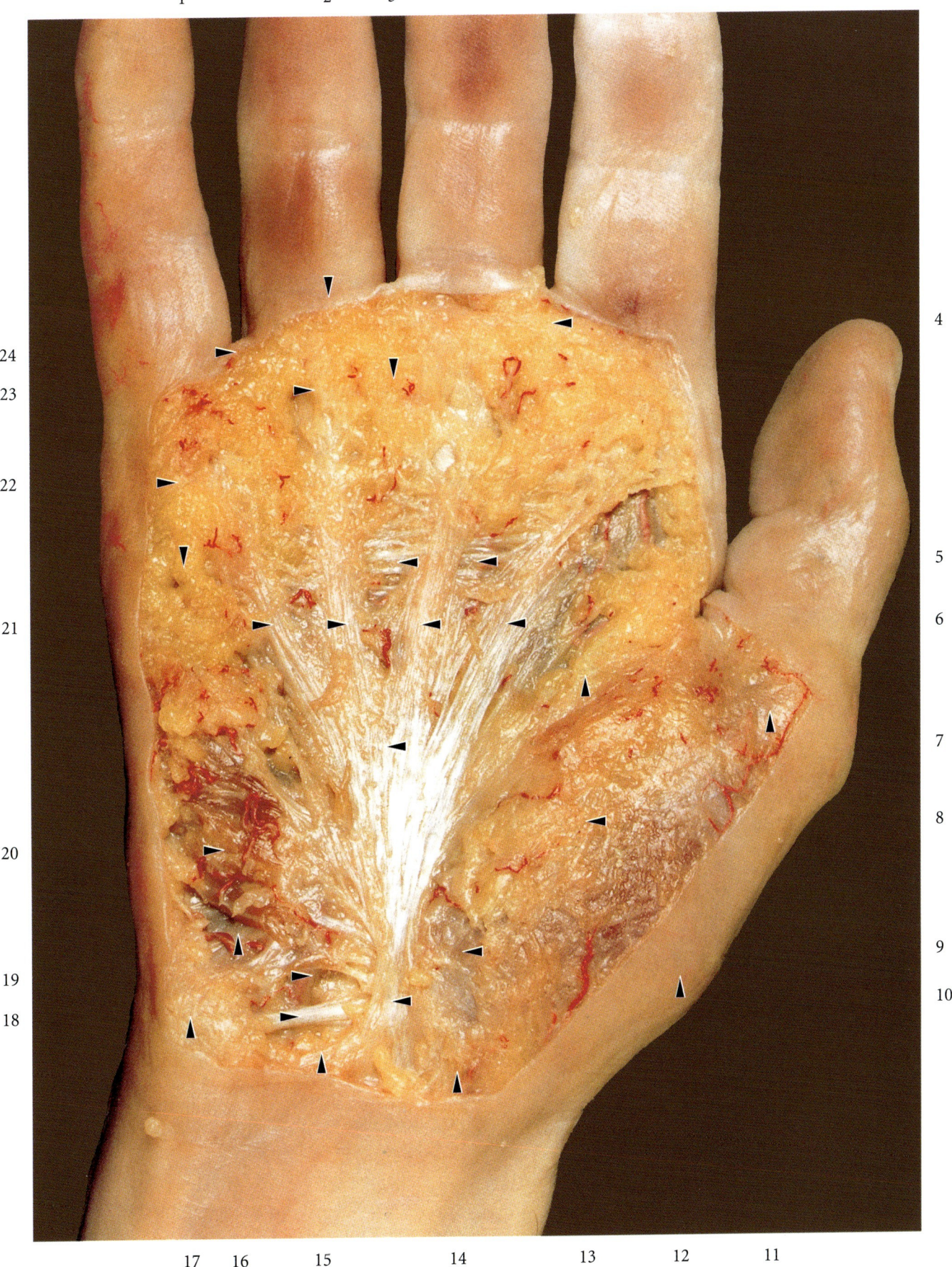

Abbildung 375 Manus 2
Palma manus 2
Aponeurosis palmaris 2

Der *Längszug* der *Aponeurosis palmaris* über den Beugesehnen des vierten Fingers wurde gespalten, und seine *tiefen Ausstrahlungen*, die zum Bandapparat der Fingergrundgelenke, den *Articulationes metacarpophalangeae*, ziehen, wurden dargestellt.

Der *Bandapparat* der *Fingergrundgelenke* besteht aus faserknorpeligen Platten, die von den Basen der *Phalanx proximalis* ausgehen und den Gelenksspalt dieser Gelenke als *Ligamenta palmaria* überbrücken. Ihre palmare Oberfläche besitzt eine Rinne, in die sich die Beugesehnen einlagern. Seitlich von der Rinne verankern sich die *Vagina tendinum digitorum manus* mit ihrer dort nicht allzu kräftigen *Vagina fibrosa digitorum manus* und die *Ligamenta metacarpalia transversa profunda*, welche die *Ligamenta palmaria* untereinander verbinden.

Zu dem dadurch entstandenen Winkel streben die tiefen Ausstrahlungen der Palmaraponeurose vorherrschend hin und setzen zusammen mit oberflächlichem Längszug die *Vagina fibrosa digitorum manus* noch ein Stück nach proximal fort, ohne daß natürlich dieser Bindegewebskanal im Inneren eine *Vagina synovialis digitorum manus* führen würde.

Der Eingang in den *Bindegewebskanal* erfolgt am freien Rande der tiefen Ausstrahlungen durch eine sehr schräg liegende Öffnung. Diese Öffnung liegt am abgebildeten Präparat ziemlich weit proximal, weil die tiefen Ausstrahlungen bereits vor dem Bandapparat der Grundgelenke zusätzlich Verbindung mit dem Os metacarpale aufnehmen können.

Die tiefen Ausstrahlungen der *oberflächlichen Längszüge* verbinden sich, wie das Präparat zeigt, auch mit dem freigelegten Beginn der *Vaginae fibrosae digitorum manus* über den Grundgelenken der Finger.

Die Schrumpfung der oberflächlichen wie auch besonders der tiefen Ausstrahlungen der Palmaraponeurose bei der DUPUYTRENschen Kontraktur erklärt die Behinderung der Fingerstreckung in den Grundgelenken.

1 Arteria digitalis palmaris propria [ulnaris digiti IV]
2 Aponeurosis palmaris (Fasciculus longitudinalis mit seitlicher Ausstrahlung)
3 Arteria digitalis palmaris propria [radialis digiti IV]
4 Vagina tendinum digitorum manus
5 Musculus lumbricalis I
6 Musculus interosseus dorsalis I
7 Plica interdigitalis [Plica natatoria]
8 Arteria digitalis palmaris propria [radialis digiti III]
9 Nervi digitales palmares proprii
10 Nervi digitales palmares proprii
11 Aponeurosis palmaris (Ausläufer zur Vagina fibrosa digitorum manus)
12 Nervus digitalis palmaris proprius [radialis digiti II]
13 Aponeurosis palmaris (tiefe Ausstrahlung)
14 Arteria radialis indicis
15 Nervus digitalis palmaris proprius [radialis pollicis]
16 Nervus digitalis palmaris proprius [ulnaris pollicis]
17 Musculus flexor pollicis brevis (Caput superficiale)
18 Nervus medianus (Ramus muscularis für die Thenarmuskulatur)
19 Musculus abductor pollicis brevis
20 Ligamentum carpi volare
21 Musculus palmaris longus (Tendo)
22 Ligamentum carpi volare (Schnittränder)
23 Musculus palmaris brevis
24 Ligamentum carpi volare (atypischer Verstärkungszug)
25 Arteria ulnaris im Canalis carpi ulnaris
26 Arteria radialis (Ramus palmaris superficialis – tiefe Lage)
27 Aponeurosis palmaris
28 Aponeurosis palmaris (Fasciculus longitudinalis – Schnittränder)
29 Musculus flexor digitorum superficialis (Tendo digiti IV)
30 Aponeurosis palmaris (tiefe Ausssstrahlung)
31 Musculus flexor digitorum profundus (Tendo digiti IV)
32 Vagina tendinum digitorum manus (proximales Ende)
33 Arteria digitalis palmaris communis
34 Nervus digitalis palmaris proprius [ulnaris digiti IV]
35 Ligamentum metacarpale transversum superficiale [Ligamentum natatorium]

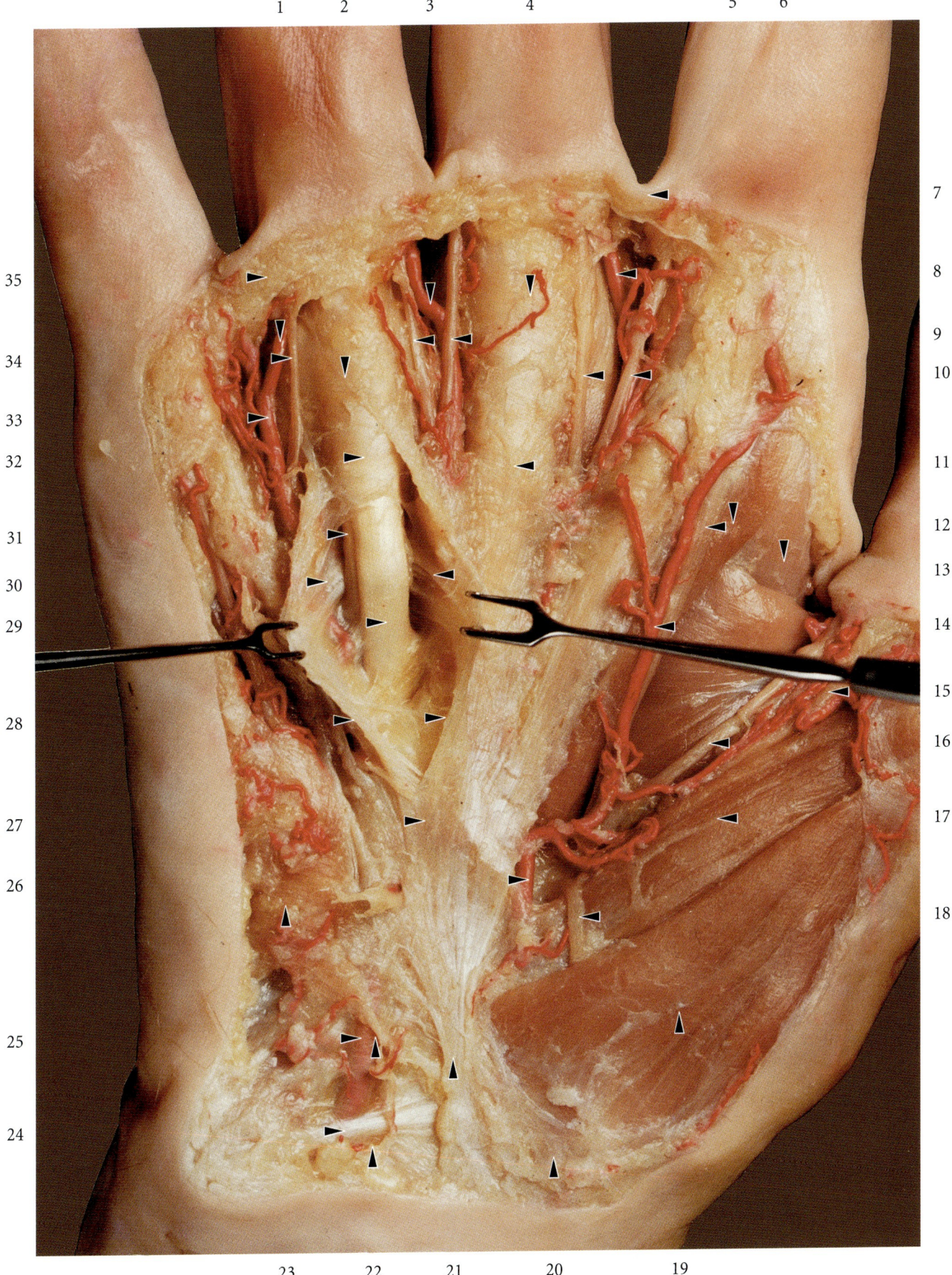

751

**Abbildung 376   Manus 3
Palma manus 3
Nervi und Arteriae digitales**

Die Gefäße und Nerven der Finger lassen sich an der Palma manus bei erhaltener *Aponeurosis palmaris* zwischen deren ausstrahlenden Längszügen von den *Fasciculi transversi* bis zu den in den Plicae interdigitalis enthaltenen *Ligamenta metacarpalia transversa superficialia* auspräparieren, indem das Fettgewebe der Monticuli beseitigt wird.

Die Gefäße und Nerven befinden sich dort zwischen den *Articulationes metacarpophalangeae* und sind so angeordnet, daß jeweils eine *Arteria digitalis palmaris communis* in zwei *Arteriae digitales palmares propriae* zerfällt, die von je einem *Nervus digitalis palmaris proprius* meistens volar überkreuzt werden.

Die Nervi digitales palmares proprii gehen mit Ausnahme der äußeren Nerven für den kleinen Finger und den Zeigefinger aus *Nervi digitales communes* hervor, die vom Arcus palmaris superficialis und oft auch von den Arteriae digitales palmares communes oberflächlich gekreuzt werden. Demnach kehrt sich die Lage der Arterien zu den Nerven im Verlauf der Palma manus im allgemeinen um.

Die oberflächliche *Faszie* der *Thenar-* und *Hypothenarmuskulatur*, in welche die Aponeurosis palmaris seitlich übergeht, wurde ebenso entfernt wie die Faszie über dem *Nervus* und der *Arteria ulnaris*, die als Fortsetzung der Fascia antebrachii superficialis wegen einer gewissen Verstärkung auch *Ligamentum carpi volare* genannt wurde. Sie ist aus der Lamina profunda strati subcutanei hervorgegangen und hat ein relativ geräumiges Flachtunnel gebildet, das als *Canalis carpi ulnaris* bezeichnet werden kann. In ihm ist der *Nervus ulnaris* radial vom *Os pisiforme* unterlegt, der nach distal ebenso wie die *Arteria ulnaris* unter dem *Musculus palmaris brevis* verschwindet.

Am Thenar wurde der *Musculus abductor pollicis brevis* in seine obligate oberflächliche und tiefe Schicht zerlegt. In die aufgespreizte Spalte dringt ein *Nervenast* des Nervus medianus ein, der zwischen dem *Caput superficiale* des *Musculus flexor pollicis brevis* und dem *Musculus abductor pollicis* als eine der vielen Varianten der Nervenversorgung des Thenar an die Oberfläche getreten ist.

1 Arteria digitalis palmaris propria [radialis digiti minimi]
2 Aponeurosis palmaris (Fasciculi transversi)
3 Aponeurosis palmaris (Fasciculus longitudinalis)
4 Tela subcutanea der Plica interdigitalis
5 Tela subcutanea
6 Nervus digitalis palmaris proprius [radialis indicis]
7 Plica interdigitalis [Plica natatoria]
8 Arteria digitalis palmaris propria [radialis digiti III]
9 Arteria digitalis palmaris communis
10 Nervi digitales palmares proprii
11 Arteria radialis indicis
12 Musculus lumbricalis I
13 Nervus digitalis palmaris communis pollicis
14 Musculus flexor pollicis brevis (Caput superficiale)
15 Ramus muscularis des Nervus medianus
16 Musculus abductor pollicis brevis (Pars profunda)
17 Insertio des Musculus abductor pollicis brevis
18 Musculus opponens pollicis
19 Musculus abductor pollicis brevis (Pars superficialis)
20 Verbindungsast zwischen Arcus palmaris superficialis und Arteria princeps pollicis
21 Ramus muscularis des Nervus medianus
22 Aponeurosis palmaris
23 Nervus ulnaris
24 Musculus palmaris brevis
25 Musculus abductor digiti minimi mit Fascia palmaris [superficialis]
26 Nervus digitalis palmaris proprius [ulnaris digiti minimi]
27 Arteria ulnaris
28 Musculus flexor digiti minimi brevis mit Fascia palmaris [superficialis]
29 Arteria digitalis palmaris propria [ulnaris digiti minimi]
30 Nervus digitalis palmaris proprius [ulnaris digiti minimi]
31 Nervus digitalis palmaris proprius [radialis digiti minimi]
32 Nervus digitalis palmaris proprius [radialis digiti anularis]
33 Arteria digitalis palmaris communis
34 Nervus digitalis palmaris proprius [ulnaris digiti medii]

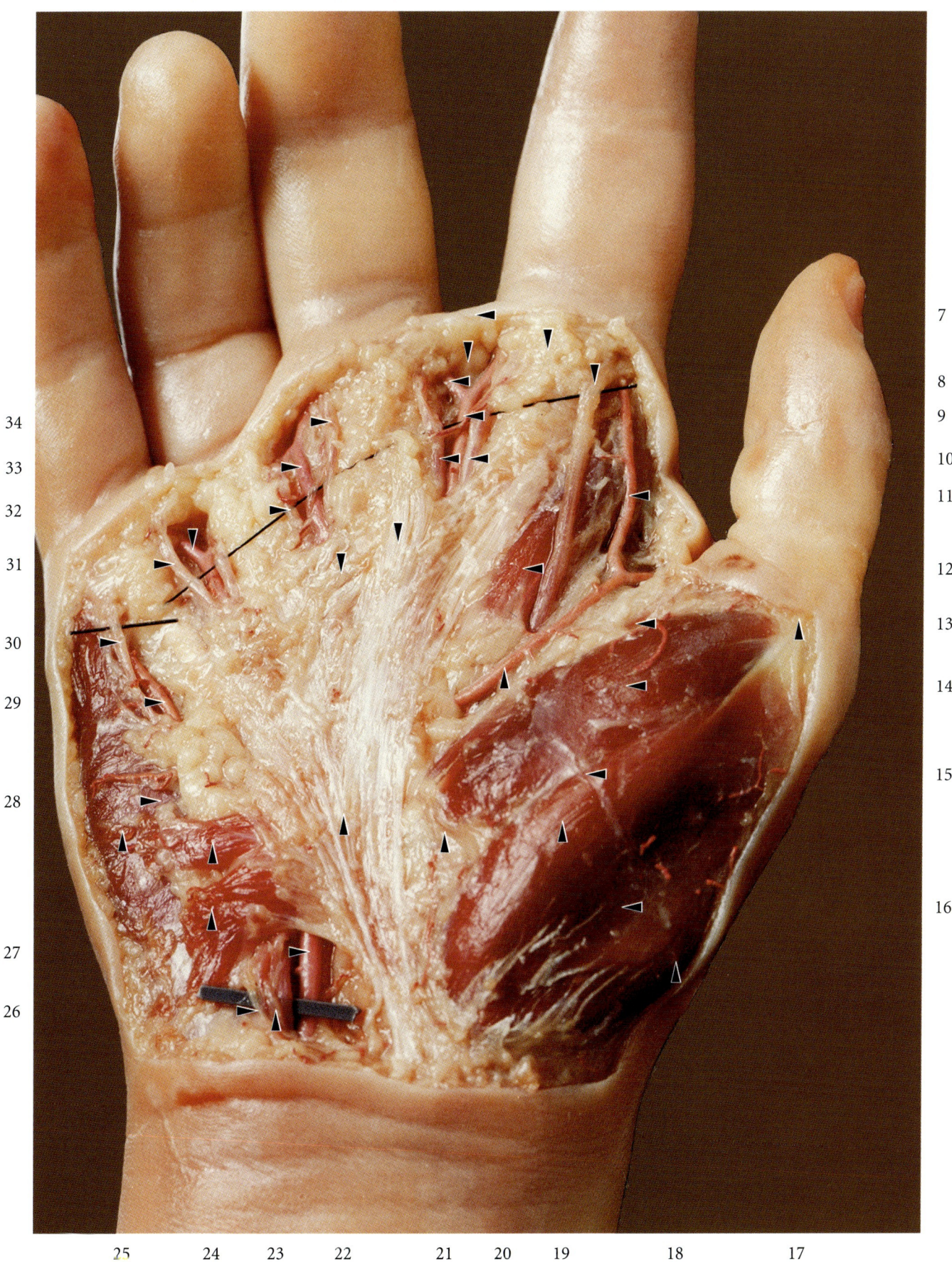

Abbildung 377 Manus 4
Palma manus 4
Gefäße und Nerven

Nach Entfernung der Aponeurosis palmaris zeigt sich ein typisches *Gefäß-Nervenbild* der Palma manus. Aus der *Arteria ulnaris* geht ein wohlgeformter *Arcus palmaris superficialis* hervor, der durch einen tiefliegenden *Ramus palmaris superficialis* der Arteria radialis vervollständigt wird. Er ist seinerseits wiederum mit der *Arteria radialis indicis* verbunden, die ein Ast der *Arteria princeps pollicis* ist.

Von dem *Arcus palmaris superficialis* strahlen die *Arteriae digitales palmares communes* zwischen den Beugesehnen der Finger gegen die Plicae interdigitales hin aus und teilen sich proximal von diesen in die *Arteriae digitales palmares propriae*. In ihrer Nähe verlaufen zwei etwas tiefer liegende *Nervi digitales communes* aus dem *Nervus medianus* und ein *Nervus digitalis communis* aus dem *Nervus ulnaris*, die sich wesentlich früher als die Arterien in die *Nervi digitales palmares proprii* aufteilen. Zum ulnaren Rand des kleinen Fingers und zum radialen Rand des Zeigefingers zieht von vornherein ein *Nervus digitalis palmaris proprius*.

Die Aufteilung des *Nervus medianus* erfolgt am distalen Rand des *Retinaculum musculorum flexorum* und diejenige des *Nervus ulnaris* in der Nähe des *Os pisiforme*, wo der *Ramus superficialis* des *Nervus ulnaris* unterlegt ist.

Die Versorgungsgebiete der beiden Nerven stoßen fast immer in der Mittellinie des Ringfingers aneinander, wenn es auch, wie STOPFORD klinisch nachweisen konnte, seltene Ausnahmen gibt, die eine ganze Fingerbreite betragen können.

Am distalen Rand des *Ligamentum carpi transversum*, dem *Retinaculum musculorum flexorum*, treten aus dem *Canalis carpi* die zum Teil in ihre Sehnenscheiden eingehüllten Beugesehnen der Finger hervor, und zwischen ihnen sind die *Musculi lumbricales* zu sehen, die zur radialen Seite der vier Finger ziehen.

Unterlegt mit einer schwarzen Borste sind die *Nervi digitales palmares proprii*, die meistens die *Arteriae digitales palmares proprii* volar kreuzen, oder wie zwischen dem zweiten und dritten Finger mit einer Aufspaltung umfassen.

1 Arteria digitalis palmaris propria [radialis digiti minimi]
2 Musculus lumbricalis IV
3 Digitus medius (Digitus tertius [III])
4 Arteria digitalis palmaris propria [radialis digiti medii]
5 Musculus lumbricalis I
6 Verbindungsast des Arcus palmaris superficialis mit der Arteria princeps pollicis
7 Nervus digitalis palmaris communis (pollicis)
8 Index (Digitus secundus [II])
9 Plica interdigitalis [Plica natatoria]
10 Nervus digitalis palmaris proprius [ulnaris indicis] (Ramus dorsalis)
11 Nervus digitalis palmaris proprius [radialis digiti medii] (Ramus dorsalis)
12 Nervus digitalis palmaris proprius [radialis indicis]
13 Nervi digitales palmares proprii
14 Arteria radialis indicis
15 Basis phalangis der Phalanx proximalis pollicis mit Insertio des Musculus abductor pollicis brevis
16 Arteria radialis (Ramus palmaris superficialis)
17 Musculus flexor pollicis brevis (Caput superficiale)
18 Nervus medianus
19 Retinaculum musculorum flexorum [Ligamentum carpi transversum]
20 Arteria radialis (Ramus carpalis palmaris)
21 Musculus opponens pollicis
22 Musculus abductor pollicis brevis
23 Ramus muscularis nervi mediani
24 Ramus muscularis nervi mediani
25 Vagina communis mm. flexorum
26 Nervus ulnaris (Ramus superficialis)
27 Arteria digitalis palmaris propria [ulnaris digiti minimi]
28 Musculus abductor digiti minimi
29 Arteria ulnaris
30 Nervus digitalis palmaris proprius [ulnaris digiti minimi]
31 Musculus flexor digiti minimi brevis
32 Arteria digitalis palmaris communis
33 Nervus digitalis palmaris communis des Nervus ulnaris
34 Nervus digitalis palmaris communis des Nervus medianus
35 Musculus flexor digitorum superficialis (Tendo digiti medii)
36 Arteria digitalis palmaris communis
37 Nervus digitalis palmaris proprius [radialis digiti minimi]
38 Nervus digitalis palmaris proprius (proximalverlegte Aufteilung)
39 Digitus minimus (Digitus quintus [V])
40 Digitus anularis (Digitus quartus [IV])

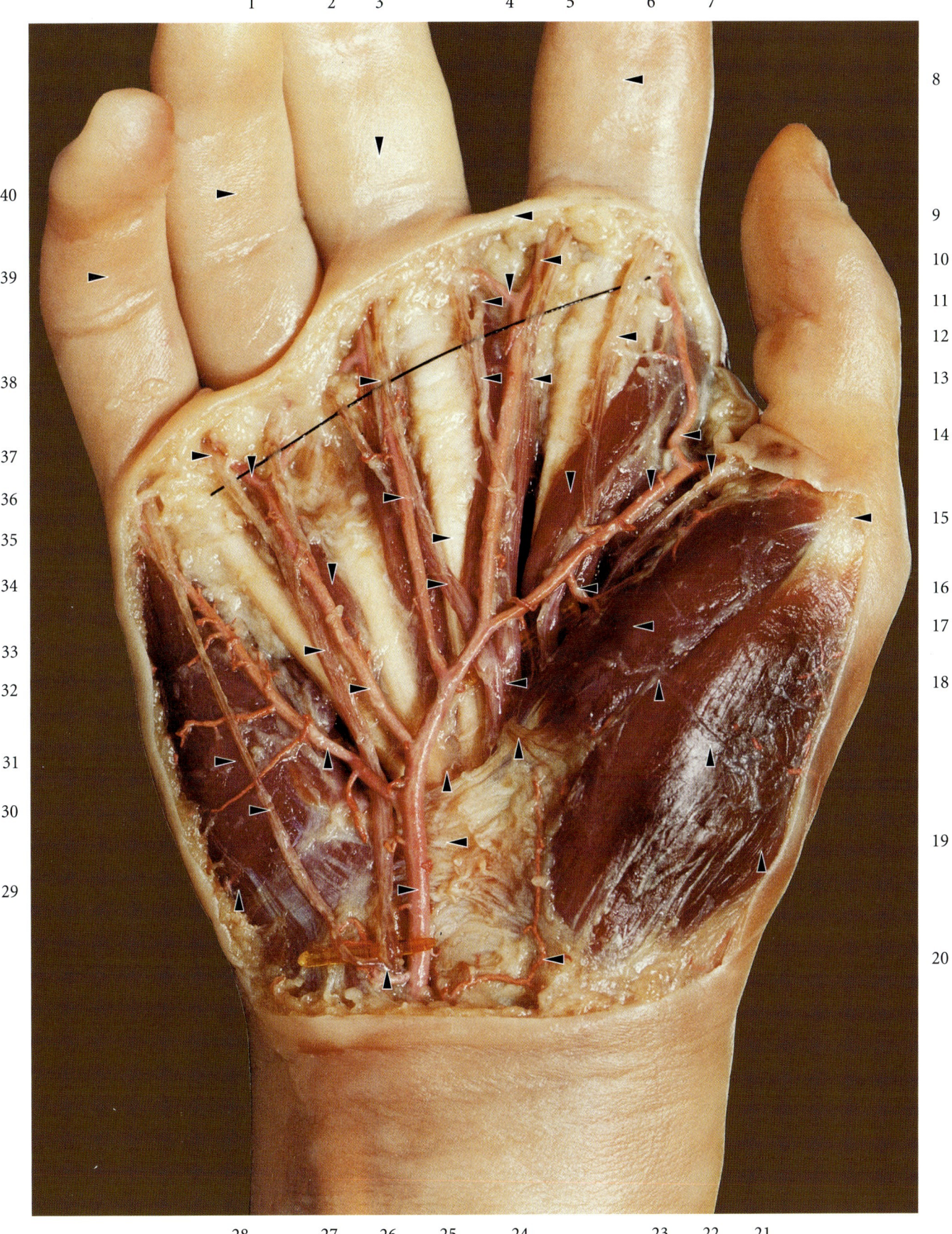

Abbildung 378 Manus 5
Aufbau des Fingers

Die *Tela subcutanea* des Fingers besteht aus Fettgewebe, welches mit straffem Bindegewebe stark durchsetzt ist, so daß daraus ein ziemlich derber Körper entsteht, der den Raum zwischen der Haut und dem passiven Bewegungsapparat ausfüllt. In diese relativ homogene Fett-Bindegewebsmasse sind die *Arteriae* und *Nervi digitales palmares proprii* eingelagert.

Die *Hautligamente* der Finger von GRAYSON haben sich bei der Präparation nicht ergeben, weil die Abgrenzung der genannten Bindegewebsstrukturen nicht so markant ist, daß sie im allgemeinen für praktische Zwecke verwertet werden können.

Die *palmaren Arterien* und *Nerven* der Finger liegen seitlich der am Präparat freigelegten *Fingersehnenscheide*. Die *Nervi digitales palmares proprii* wurden in der Höhe der *Articulationes metacarpophalangeae* unterlegt. Sie geben distal davon je einen *Ramus dorsalis* ab, der das Dorsum des Fingers über der Mittelphalanx bis zum Nagelbett versorgt.

Die *Nerven* liegen an den Fingern palmar zu den *Arterien* und überkreuzen daher auch meistens die Abgänge der *Arteriae digitales palmares proprii* palmar. Dabei haben zwei Aufspaltungen der Abgänge der *Nervi digitales palmares proprii* noch die *Arteriae digitales palmares communes* umfaßt.

An den Enden der zahlreichen Aufzweigungen der Nervi digitales palmares proprii hängen hirsekorngroße *Corpuscula lamellosa* [VATER-PACINISCHE Körperchen], und ganz proximal sind die *Rami musculares* der beiden radialen *Musculi lumbricales* unterlegt, die von den *Nervi digitales communes* des *Nervus medianus* abgegangen sind.

Die *Arteriae digitales palmares propriae* verbinden sich an der Tuberositas phalangis distalis durch einen Arterienbogen miteinander, nachdem sie kurz vorher einen Ast zum Nagelbett abgegeben haben, der auch von einem Nervenast begleitet wird.

Zwischen den Gefäßen und Nerven wurde die *Vagina fibrosa digitorum manus* des Mittelfingers freigelegt. Ihre starke *Pars anularis* über der Phalanx proximalis geht sehr abrupt in die dünne *Pars cruciformis* über dem Mittelgelenk des Fingers über, welche die mit einer Längsfurche versehene Sehne des *Musculus flexor digitorum profundus* hindurchscheinen läßt. Kreuzförmige Strukturen können an ihr wegen der normalen hohen Transparenz nicht wahrgenommen werden. Distal von ihr folgt die Pars anularis der Phalanx media.

1 Ramus anastomoticus dorsalis für das Nagelbett
2 Basis phalangis der Phalanx distalis
3 Arteria digitalis palmaris propria
 [radialis digiti medii]
4 Ramus anastomoticus distalis
 der Arteria digitalis palmaris propria
5 Pars anularis vaginae fibrosae
6 Nervus digitalis palmaris proprius
7 Pars cruciformis vaginae fibrosae
 mit Tendo des Musculus flexor digitorum profundus
8 Arteria digitalis palmaris propria
 [ulnaris digiti medii]
9 Nervus digitalis palmaris proprius
 [ulnaris digiti medii]
10 Pars anularis vaginae fibrosae
11 Nervus digitalis palmaris proprius
 [radialis digiti medii]
12 Nervus digitalis palmaris proprius (Ramus dorsalis)
13 Nervus digitalis palmaris proprius (Ramus dorsalis)
14 Nervus digitalis palmaris proprius [ulnaris indicis]
15 Arteria digitalis palmaris communis
16 Verbindungsast des Arcus palmaris superficialis
 mit der Arteria princeps pollicis
17 Ramus muscularis des Musculus lumbricalis I
18 Arteria radialis indicis
19 Nervus digitalis palmaris proprius
 [radialis indicis]
20 Musculus lumbricalis I
21 Musculus lumbricalis II
22 Arcus palmaris superficialis
23 Nervus digitalis palmaris proprius
 [ulnaris digiti anularis]
24 Nervus digitalis palmaris proprius
 [radialis digiti minimi]
25 Arteria digitalis palmaris propria
 [ulnaris digiti minimi]
26 Nervus digitalis palmaris communis des Nervus ulnaris
27 Nervus digitalis palmaris proprius
 [ulnaris digiti minimi]
28 Ramus muscularis des Musculus lumbricalis II
29 Nervus digitalis palmaris communis
 des Nervus medianus
30 Arteria digitalis palmaris communis
31 Nervus digitalis palmaris proprius
 [radialis digiti medii]
32 Pars cruciformis vaginae fibrosae
33 Nervus digitalis palmaris proprius
 [ulnaris digiti medii]
34 Nervus digitalis palmaris proprius (Ramus dorsalis)
35, 36, 37 Corpusculum lamellosum
 [VATER-PACINISCHES Körperchen]
38 Ramus anastomoticus distalis
 der Arteria digitalis palmaris propria
39 Corpusculum lamellosum
 [VATER-PACINISCHES Körperchen]

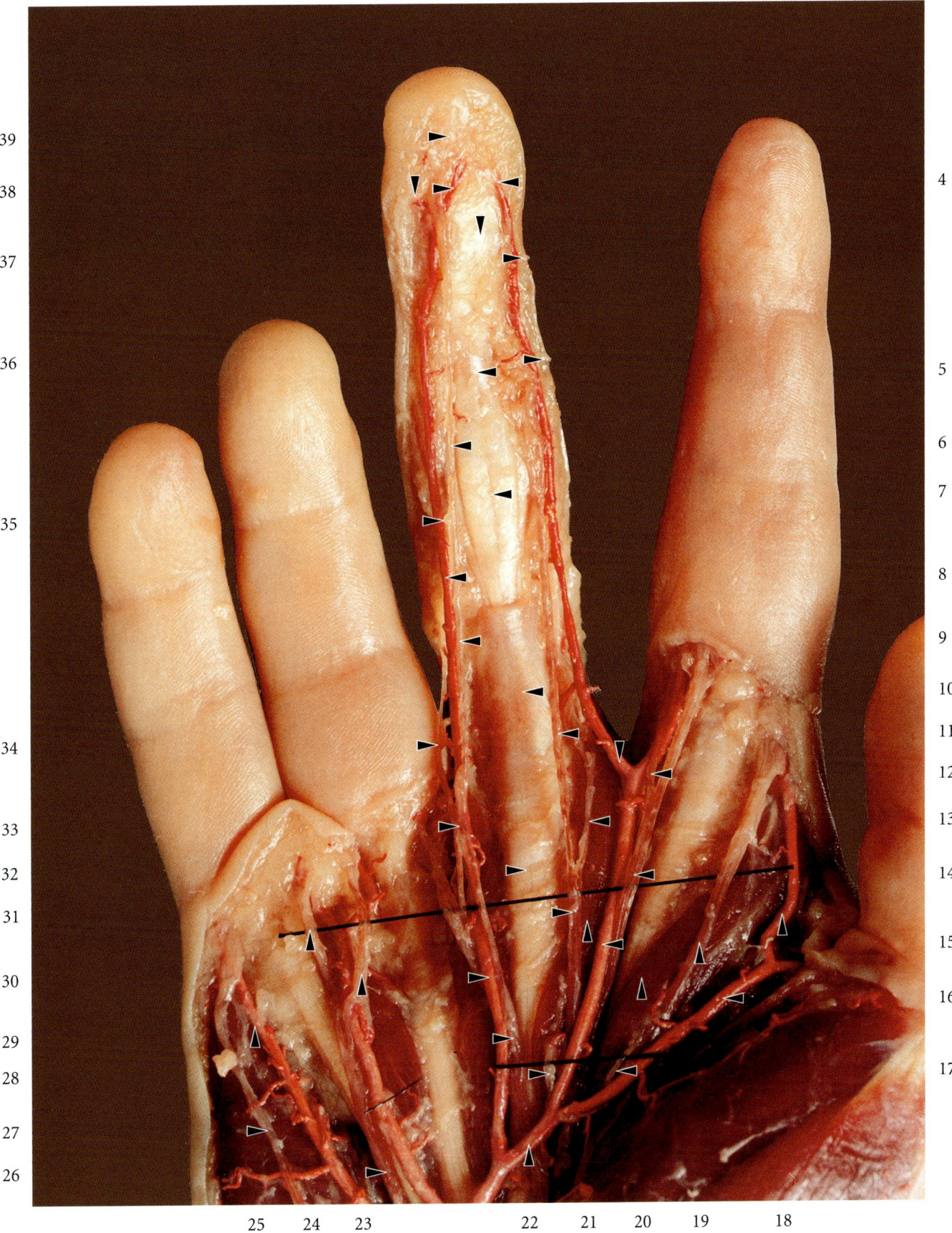

757

Abbildung 379 Manus 6
Palma manus 5
Hintere Wand der Fingerbeugerkammer

Die *Fingerbeugerkammer* ist die *zentrale Loge* der Hohlhand. In ihr verlaufen die Beugesehnen der Finger, die durch den *Canalis carpi* vom Unterarm in sie eingetreten sind. Um ihre Hinterwand zur Ansicht zu bringen, mußten daher die Sehnen des Canalis carpi durchschnitten und aus dem Canalis carpi herausgeklappt werden.

Zu diesem Zweck wurde das *Retinaculum musculorum flexorum* zwischen den beiden *Eminentia carpi* reseziert. In der dadurch entstandenen Spalte ist das *Os capitatum* mit dem von ihm ausstrahlenden *Ligamentum carpi radiatum* zu sehen. Direkt distal davon befindet sich das *Os metacarpi III*, an dem das dunkel gefärbte *Caput transversum* des *Musculus adductor pollicis* seinen Ursprung nimmt. Ulnar von diesem Ursprung ist im *Spatium interosseum* zwischen dem *Os metacarpi III* und *IV* der *Musculus interosseus palmaris II* und der *Musculus interosseus dorsalis III* zu sehen.

Diese Muskeln wurden ursprünglich von einer Bindegewebsschicht bedeckt, die den Arcus palmaris profundus und den Ramus profundus des Nervus ulnaris umgab und als *Fascia palmaris profunda* bezeichnet wurde.

Der *Ramus profundus* des *Nervus ulnaris* hat sich in der Höhe des *Os pisiforme* abgespalten und tritt dann zwischen dem *Musculus abductor digiti minimi* und dem *Musculus flexor digiti minimi brevis*, entlang des *Ligamentum pisohamatum*, distal vom *Hamulus ossis hamati* in die Tiefe. Er gibt Äste für die *Musculi interossei* und die beiden ulnaren *Musculi lumbricales* mit recht beachtlichen sensiblen Anteilen für die Grundgelenke der Finger ab, bevor er unter dem *Musculus adductor pollicis* verschwindet.

Auf dieser Strecke wird er etwas weiter distal vom *Arcus palmaris profundus* begleitet, der sich als Fortsetzung des *Ramus palmaris profundus* der *Arteria ulnaris* erweist. Dieser hat sich hier nicht mit dem Ramus profundus des Nervus ulnaris in die Tiefe begeben, sondern selbständig medial von der Hypothenarmuskulatur. Aus ihm geht wie öfters noch die *Arteria ulnaris digiti minimi* hervor, bevor die *Arteriae metacarpales palmares* abgegeben werden.

Der zusammen mit den Beugesehnen der Finger durchschnittene *Nervus medianus* wurde etwas gekürzt und über die Thenarmuskulatur herausgewälzt. Von dem Stumpf gehen zwei unterlegte *Rami musculares* für die Thenarmuskulatur ab.

1 Musculus flexor digitorum profundus (Tendo digiti IV)
2 Arteria digitalis palmaris communis (Schnittfläche)
3 Arteria digitalis palmaris propria [ulnaris digiti minimi]
4 Musculus flexor digitorum profundus (Tendo digiti IV)
5 Musculus interosseus palmaris II
6 Musculus lumbricalis II
7 Retinaculum flexorum [Ligamentum carpi transversum] (Schnittrand)
8 Nervus medianus (Ramus muscularis der Thenarmuskulatur)
9 Nervus medianus (Ramus muscularis der Thenarmuskulatur)
10 Musculus flexor pollicis brevis (Caput superficiale)
11 Musculus flexor digitorum profundus (Tendo digiti II)
12 Musculus flexor pollicis longus (Tendo insertionis)
13 Nervus medianus (Schnittfläche)
14 Musculus adductor pollicis
15 Arcus palmaris profundus
16 Nervus ulnaris (Ramus profundus)
17 Hamulus ossis hamati mit Retinaculum flexorum
18 Os capitatum
19 Musculus abductor pollicis longus (Tendo insertionis)
20 Arteria radialis
21 Musculus flexor carpi radialis (Tendo insertionis)
22 Musculus flexor digitorum superficialis (Caput radiale)
23 Musculus abductor pollicis brevis
24 Musculus flexor digitorum superficialis (Tendo digiti II)
25 Musculus flexor digitorum superficialis (Tendo digiti III)
26 Musculus flexor digitorum superficialis (Tendo digiti IV)
27 Musculus flexor digitorum superficialis (Tendo digiti V)
28 Nervus ulnaris
29 Musculus flexor digitorum profundus (Tendo digiti V)
30 Arteria ulnaris
31 Musculus flexor carpi ulnaris
32 Nervus ulnaris (Ramus profundus)
33 Arteria ulnaris (Schnittfläche)
34 Arteria ulnaris (Ramus palmaris profundus)
35 Nervus digitalis palmaris communis des Nervus ulnaris
36 Arteria metacarpalis palmaris
37 Rami articulares metacarpophalangeales und Rami musculares der Musculi lumbricales
38 Nervus digitalis palmaris proprius [ulnaris digiti V]
39 Musculus lumbricalis III
40 Musculus flexor digitorum superficialis (Tendo digiti IV)

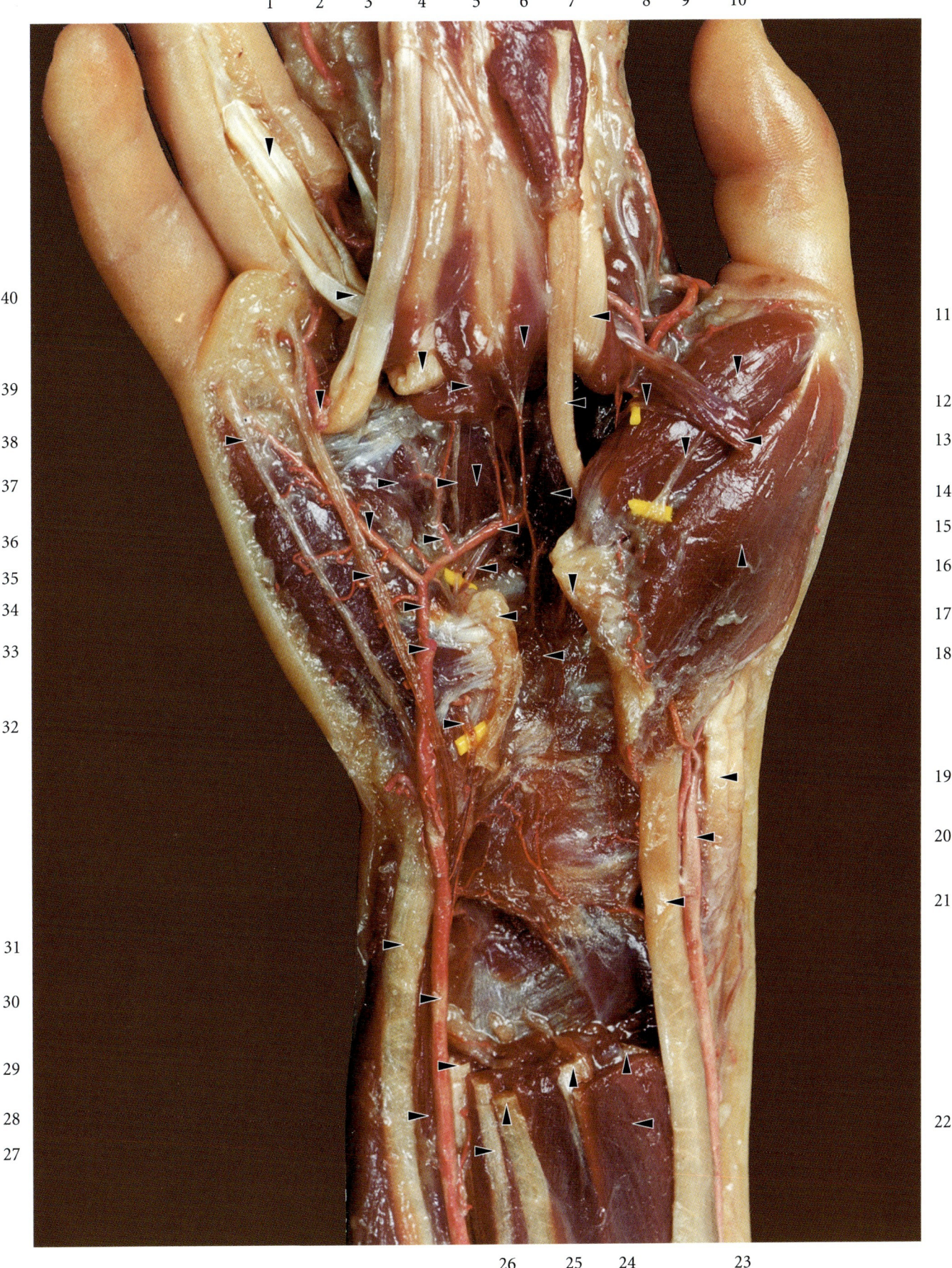

**Abbildung 380   Manus 7
Palma manus 6
Karpale Sehnenscheiden 1**

Die Ausbildung der karpalen Sehnenscheiden ist zur Zeit der Geburt noch nicht abgeschlossen. Allerdings erklärt das wohl nicht alle Varianten ihrer Erscheinungsform. Die *Vagina tendinis musculi flexoris pollicis* longi wird schon auf Grund ihrer Benennung meist als ein zylindrisches Rohr aufgefaßt und dargestellt, welches die Sehne bis zu ihrem proximalen Beginn mehr oder weniger eng umgibt. Die vorliegende Realität zeigt aber ein anderes Bild, das mit der präzisen Wiedergabe von POIRIER, v. BARDELEBEN und anderer Autoren recht gut übereinstimmt.

Die Sehnenscheide zeigt im Karpalbereich eine beachtliche ulnare *Aussackung*, die sich dorsal von dem Sehnenpaket der langen Fingerbeuger bis fast zur Sehne des vierten Fingers vom *Musculus flexor digitorum profundus* ausdehnt und damit die radial davon gelegenen Sehnen der langen Fingerbeuger von der hinteren Wand des *Canalis carpi* freispielt, und nicht die *Vagina communis mm. flexorum*. Sie verdient daher die ihr schon einmal zuteilgewordene Bezeichnung *Saccus carpalis radialis* zu Recht.

Dieser *Saccus carpalis radialis* wurde nach Entfernung des *Retinaculum musculorum flexorum [Ligamentum carpi transversum]* aufgespalten und auseinandergezogen. Vom ulnaren Rand der Sehne des *Musculus flexor pollicis longus* spannt sich ein *Mesotendineum* zur ulnaren Wand des Sackes, der sich an die Sehnen des *Musculus flexor digitorum profundus* und *superficialis* für den zweiten Finger anlehnt. Hinter dem Mesotendineum reicht eine *Tasche* bis fast zur Sehne des vierten Fingers vom *Musculus flexor digitorum profundus* und ist damit in die Nähe der dorsalen Tasche der *Vagina communis mm. flexorum* gelangt.

Entlang der Sehne des *Musculus flexor pollicis longus* wurde eine Sonde nach proximal bis an den Beginn des Hohlraums geschoben, der ungefähr fingerbreit proximal vom Rand des *Retinaculum musculorum flexorum* liegt. Nach distal hängt der Saccus carpalis radialis mit der digitalen Sehnenscheide des Daumens zusammen.

Die sondierten und aufgeschnittenen Sehnenscheiden an den Sehnen der langen Fingerbeuger werden bei der nächsten Abbildung besprochen.

1 Arcus palmaris superficialis (Schnittrand)
2 Vagina carpalis tendinis musculi flexoris digitorum superficialis III
3 Musculus flexor digitorum profundus (Tendo digiti II)
4 Musculus flexor digitorum superficialis (Tendo digiti II)
5 Pars cruciformis vaginae fibrosae
6 Musculus lumbricalis I
7 Musculus adductor pollicis (Caput transversum)
8 Arcus palmaris superficialis (Schnittrand)
9 Musculus flexor digitorum superficialis (Tendo digiti II)
10 Musculus flexor digitorum profundus (Tendo digiti II)
11 Sonde in der Vagina carpalis tendinum digitorum II
12 Mesotendineum des Saccus carpalis radialis
13 Vagina tendinis musculi flexoris pollicis longi [Saccus carpalis radialis] (Schnittrand)
14 Musculus abductor pollicis longus (Tendo insertionis)
15 Musculus flexor carpi radialis (Tendo insertionis)
16 Arteria radialis
17 Musculus abductor pollicis brevis
18 Musculus flexor pollicis brevis (Caput superficiale)
19 Musculus extensor pollicis brevis (Tendo insertionis)
20 Retinaculum musculorum flexorum [Ligamentum carpi palmare]
21 Musculus flexor pollicis longus
22 Musculus flexor digitorum profundus (Tendo digiti II)
23 Musculus flexor digitorum superficialis (Tendo digiti IV)
24 Musculus abductor digiti minimi
25 Musculus flexor digitorum superficialis (Caput radiale)
26 Musculus flexor carpi ulnaris
27 Musculus flexor digitorum superficialis (Tendo digiti V)
28 Vagina tendinis musculi flexoris pollicis logi (Sonde im proximalen Ende)
29 Musculus flexor digitorum superficialis (Tendo digiti III mit Peritendineum)
30 Musculus flexor digitorum superficialis (Tendo digiti V in der Vagina communis mm. flexorum)
31 Corpus connectivum intertendinosum carpale
32 Sonde in der Vagina communis mm. flexorum [Saccus carpalis ulnaris] (entlang der Tendo digiti V des Musculus flexor digitorum profundus)
33 Vagina communis mm. flexorum [Saccus carpalis ulnaris] (Schnittrand der Eröffnung)
34 Sonde in der Vagina communis mm. flexorum [Saccus carpalis ulnaris] (entlang der Tendo digiti V des Musculus flexor digitorum superficialis zur Verbindung mit der Vagina tendinum digitorum manus V)
35 Musculus flexor digiti minimi brevis
36 Musculus lumbricalis IV
37 Pars cruciformis vaginae fibrosae
38 Musculus flexor digitorum profundus (Tendo digiti IV)
39 Pars anularis vaginae fibrosae

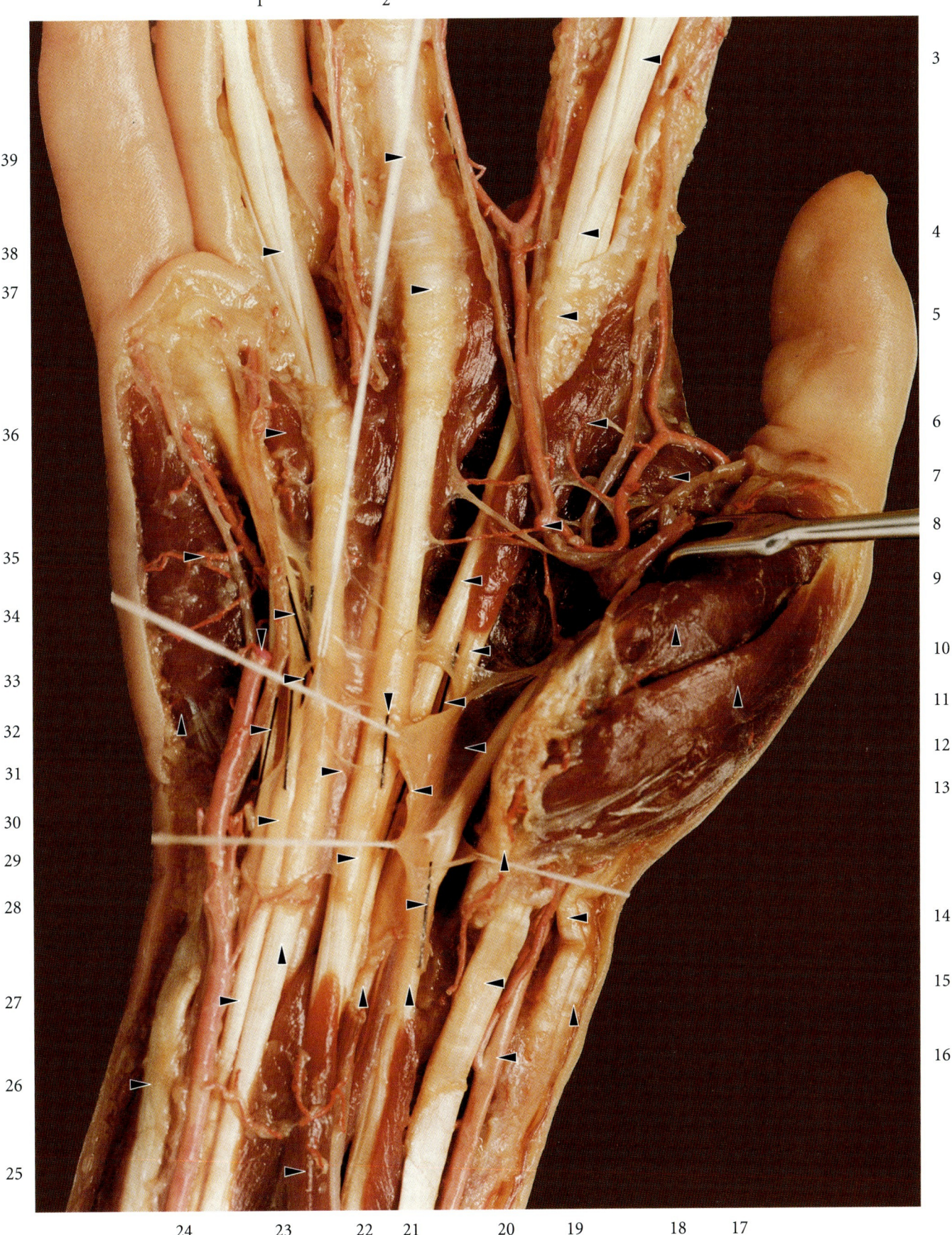

Abbildung 381 Manus 8
Palma manus 7
Karpale Sehnenscheiden 2

Die meisten Darstellungen der *Vagina communis mm. flexorum* erwecken den Eindruck, als würde ein großer gemeinsamer Sehnenscheidensack die Sehnen der langen Fingerbeuger mehr oder weniger isoliert total umfassen. In Wirklichkeit sind die Sehnen durch einen gemeinsamen nicht allzu straffen *Bindegewebskörper* miteinander verbunden, so daß daraus im *Canalis carpi* ein Block entstanden ist, der nur in verhältnismäßig bescheidenem Umfang ulnar von einer gemeinsamen Sehnenscheide mit einem kurzen prä- und retrotendinösen Ausläufer umgeben wird. Die beiden Ausläufer erreichen gerade noch die Sehnen des vierten Fingers. Nur manchmal trennt ein Ausläufer die oberflächlichen von den tiefen Sehnen.

Die *Vagina communis mm. flexorum*, der *Saccus carpalis ulnaris*, ist durch einen Längsschnitt von der Mitte des Zweizinkers bis zur Abspannung durch ein Fadenband eröffnet. In ihr ist entlang der beiden Sehnen des kleinen Fingers eine Sonde bis zum proximalen Beginn der Sehnenscheide eingeschoben. An der ulnaren Seite der oberflächlichen Sehne für den vierten Finger liegt eine parallele Sonde, die dort das proximale Ende der Sehnenscheide anzeigt. Die lange Sonde oberhalb des Zweizinkers ist in die eröffnete Verbindung des *Saccus carpalis ulnaris* mit der digitalen Sehnenscheide des kleinen Fingers vorgeschoben worden, und die überkreuzte kürzere Sonde liegt vor dem oberen Ende des kurzen *Mesotendineums* der oberflächlichen Sehne des kleinen Fingers.

Durch das Herausheben des Sehnenblocks aus dem *Canalis carpi* ist die hintere Oberfläche des *Saccus carpalis ulnaris* mit den hindurchschimmernden Sehnen des *Musculus flexor digitorum profundus* zu sehen. Sie reicht bis zu einem *Mesotendineum commune*, das sich zwischen den beiden Karpalsäcken von der Hinterwand des Canalis carpi zu dem Bindegewebsblock der Sehnen ausspannt. Innerhalb des *Bindegewebsblockes* haben sich die *Sehnen* des *zweiten* und *dritten* Fingers, wie aus der vorhergehenden Abbildung ersehen werden kann, mit je einer eigenen Sehnenscheide umgeben, die sondiert wurde. Dabei macht die Sehnenscheide des dritten Fingers einen sehr unvollständigen Eindruck, weil sie noch reichlich von Bindegewebsbälkchen durchzogen wird.

Diese beiden Sehnenscheiden entwickeln sich erst nach der Geburt und können im Laufe des Lebens Verbindungen zu den karpalen Sehnenscheidensäcken aufnehmen. Auch kommt bei Erwachsenen gelegentlich eine Verbindung zwischen den karpalen Säcken vor, oder sie entsteht bei der V-förmigen Phlegmone der Hohlhand hinter dem Sehnenpaket auf pathologische Art.

1 Hypothenar mit Fascia palmaris [superficialis]
2 Arteria tendinum des Arcus palmaris profundus
3 Vagina tendinum digitorum manus des Digitus V
4 Nervus medianus (Schnittfläche)
5 Ramus muscularis des Nervus medianus für die Thenarmuskulatur
6 Musculus adductor pollicis (Caput transversum)
7 Pars cruciformis vaginae fibrosae
8 Musculus lumbricalis I
9, 22 Musculus flexor digitorum superficialis (Tendo digiti III)
10 Musculus flexor digitorum profundus (Tendo digiti III)
11 Musculus flexor digitorum superficialis (Tendo digiti IV)
12 Sonde in der Vagina communis mm. flexorum und der Vagina tendinum digitorum manus des Digitus V
13 Sonde in der Vagina communis mm. flexorum vor dem Mesotendineum der Tendo superficialis Digiti V
14 Musculus flexor digitorum superficialis (Tendo digiti IV)
15 Musculus abductor pollicis longus (Tendo insertionis)
16 Arteria radialis
17 Musculus flexor carpi radialis (Tendo insertionis)
18 Musculus abductor pollicis brevis
19 Musculus flexor pollicis brevis
20 Musculus extensor pollicis brevis (Tendo insertionis)
21, 28 Sonde in der Vagina communis mm. flexorum
23, 30, 34 Vagina communis mm. flexorum [Saccus carpalis ulnaris] (Schnittrand der Eröffnung)
24 Arteria tendinum der Arteria ulnaris
25 Musculus flexor carpi ulnaris
26 Musculus flexor digitorum profundus (Tendo digiti V)
27 Musculus flexor digitorum superficialis (Tendo digiti V)
29 Nervus ulnaris
31 Sonde in der Vagina communis mm. flexorum entlang der Sehne des Musculus flexor digitorum profundus des Digitus V
32 Vagina communis mm. flexorum [Saccus carpalis ulnaris] (hintere Wand)
33 Retinaculum musculorum flexorum [Ligamentum carpi palmare] (Schnittrand)
35 Musculus flexor digitorum superficialis (Tendo digiti V)
36 Musculus flexor digitorum profundus (Tendo digiti V)
37 Fascia palmaris profunda
38 Pars cruciformis vaginae fibrosae

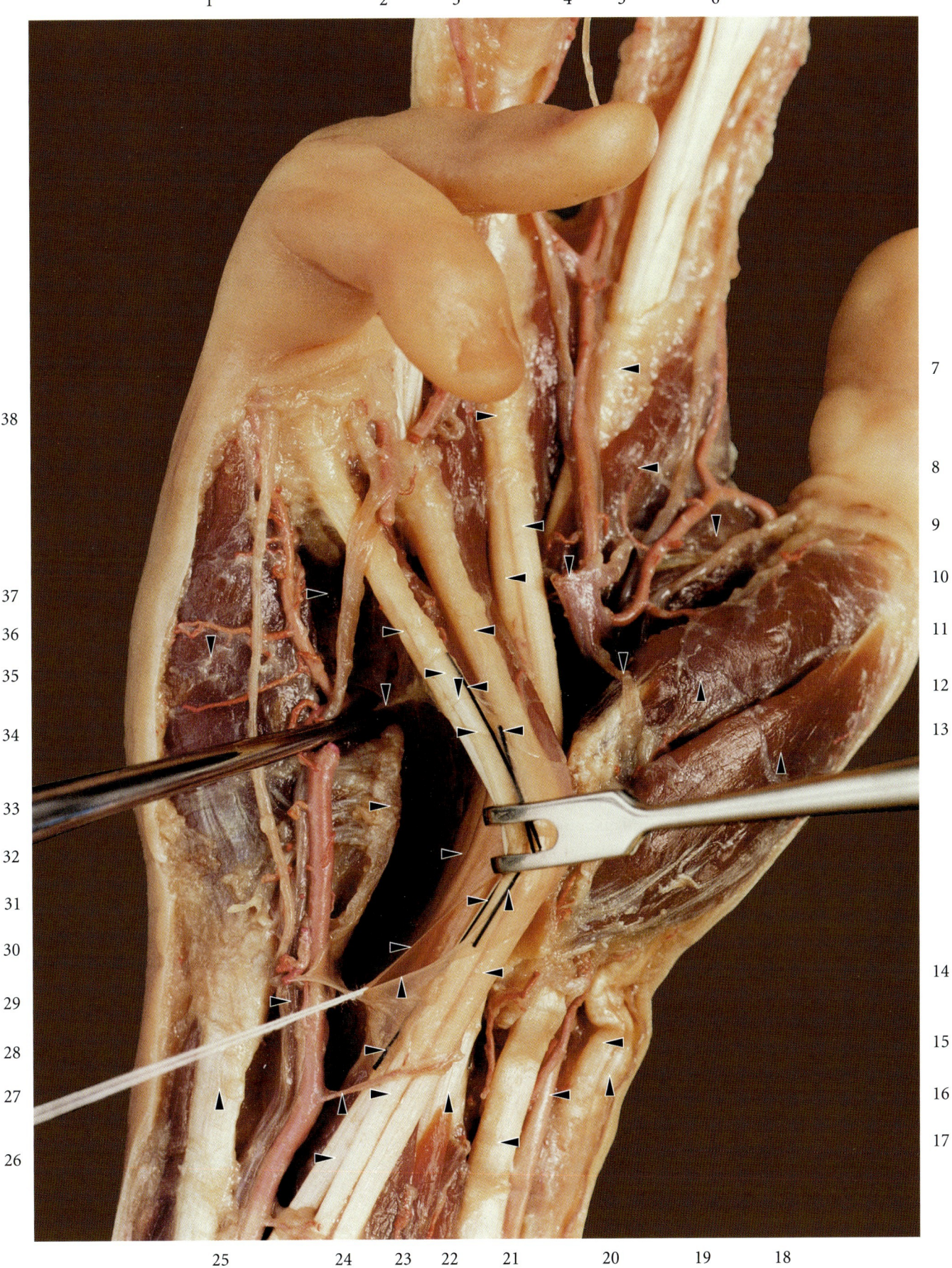

Abbildung 382   Manus 9
Fingersehnenscheiden 1

Die digitalen Sehnenscheiden, die *Vaginae tendinum digitorum*, bestehen aus der *Vagina fibrosa* und der *Vagina synovialis digitorum manus*. Sie reichen vom *Caput ossis metacarpi* bis zur *Basis* der *Phalanx distalis*.

Die *digitale Sehnenscheide* des *Zeigefingers* wurde eröffnet, und in die Endstücke ihres Hohlraums wurden zwei Sonden eingeführt, um den genauen Umfang ihrer Ausdehnung zu demonstrieren. Freigelegt wurde dabei die *Sehne* des *Musculus flexor digitorum profundus*, welche vor dem *Mittelgelenk* des Fingers eine deutliche Verbreiterung und Abflachung zeigt, die in der Mitte eine Längsfurche besitzt. Proximal von dieser Verbreiterung wird die Profundussehne von zwei *Zügeln* des *Musculus flexor digitorum superficialis* umfaßt und bildet mit ihnen das *Chiasma tendineum*.

Der proximale Teil des *Chiasma tendineum* wird von der *Pars anularis vaginae fibrosae* der Grundphalanx umhüllt und gibt den beiden Sehnen dort eine hervorragende Führung.

Diese Pars anularis ist aber auch von so derber Beschaffenheit, daß sie bei Beugung der Finger eine Verzögerung hervorrufen kann, wenn eine lokale Verdickung der Sehnen ihr Zurückziehen behindert. Das plötzliche Aufholen des Beugedefizits führt zum sogenannten schnellenden Finger.

Zwischen den *Partes anulares* der Grund- und Mittelphalanx befindet sich die dünne *Pars cruciformis vaginae fibrosae* vor dem Mittelgelenk der Finger. Ihre natürliche Transparenz läßt die sich kreuzenden Bindegewebsbündel kaum in Erscheinung treten, vielmehr ist durch sie hindurch die abgeplattete *Sehne* des *Musculus flexor digitorum profundus* mit ihrem Sulcus zu sehen. Die *Pars cruciformis vaginae fibrosae* vor dem Grundgelenk, die den Beginn der Fingersehnenscheide umhüllt, ist dagegen etwas stärker, so daß die dahintergelegene Sehne des Musculus flexor digitorum superficialis nur schemenhaft in Erscheinung tritt.

Der Ansatz der Sehne des *Musculus flexor digitorum profundus* an der *Basis* der *Endphalanx* bedingt auch das *distale Ende* der *Sehnenscheide*, das ungefähr in der Ebene des Gelenkspaltes vom Endgelenk des Fingers liegt. Das *Endglied* des Fingers wird aber durch eine volare Hautfalte abgegrenzt, die sich an der Mittelphalanx vor dem proximalen Rand der *Trochlea* befindet, so daß für chirurgische Eingriffe nur die distalen zwei Drittel des Fingerendgliedes als sehnenscheidenfrei zu betrachten sind.

1   Musculus flexor digitorum profundus (Insertio tendinis II)
2   Periosteum der Phalanx distalis
3   Vagina tendinum digitorum manus (distales Ende)
4   Musculus flexor digitorum profundus (Tendo insertionis)
5   Musculus flexor digitorum superficialis (Tendo insertionis – ulnarer Zügel)
6   Chiasma tendineum
7   Musculus flexor digitorum superficialis (Tendo insertionis – radialer Zügel)
8   Pars anularis vaginae fibrosae (Schnittrand)
9   Pars cruciformis vaginae fibrosae (Schnittrand)
10 Pars cruciformis vaginae fibrosae
11 Vagina tendinum digitorum manus (proximales Ende)
12 Musculus lumbricalis I
13 Ramus muscularis des Musculus lumbricalis I
14 Musculus flexor pollicis brevis (Caput superficiale)
15 Verbindungsgefäß zwischen Arcus palmaris superficialis und Arteria princeps pollicis
16 Arteria digitalis palmaris communis
17 Pars cruciformis vaginae fibrosae
18 Musculus lumbricalis IV
19 Musculus lumbricalis III
20 Musculus flexor digitorum superficialis (Tendo digiti III)
21 Musculus lumbricalis II
22 Nervus digitalis palmaris proprius [radialis digiti IV]
23 Nervus digitalis palmaris proprius (Ramus dorsalis)
24 Arteria digitalis palmaris propria
25 Pars anularis vaginae fibrosae
26 Nervi digitales palmares proprii
27 Arteriae digitales palmares propriae
28 Pars cruciformis vaginae fibrosae
29 Pars anularis vaginae fibrosae (an der Phalanx media)
30 Pars cruciformis vaginae fibrosae

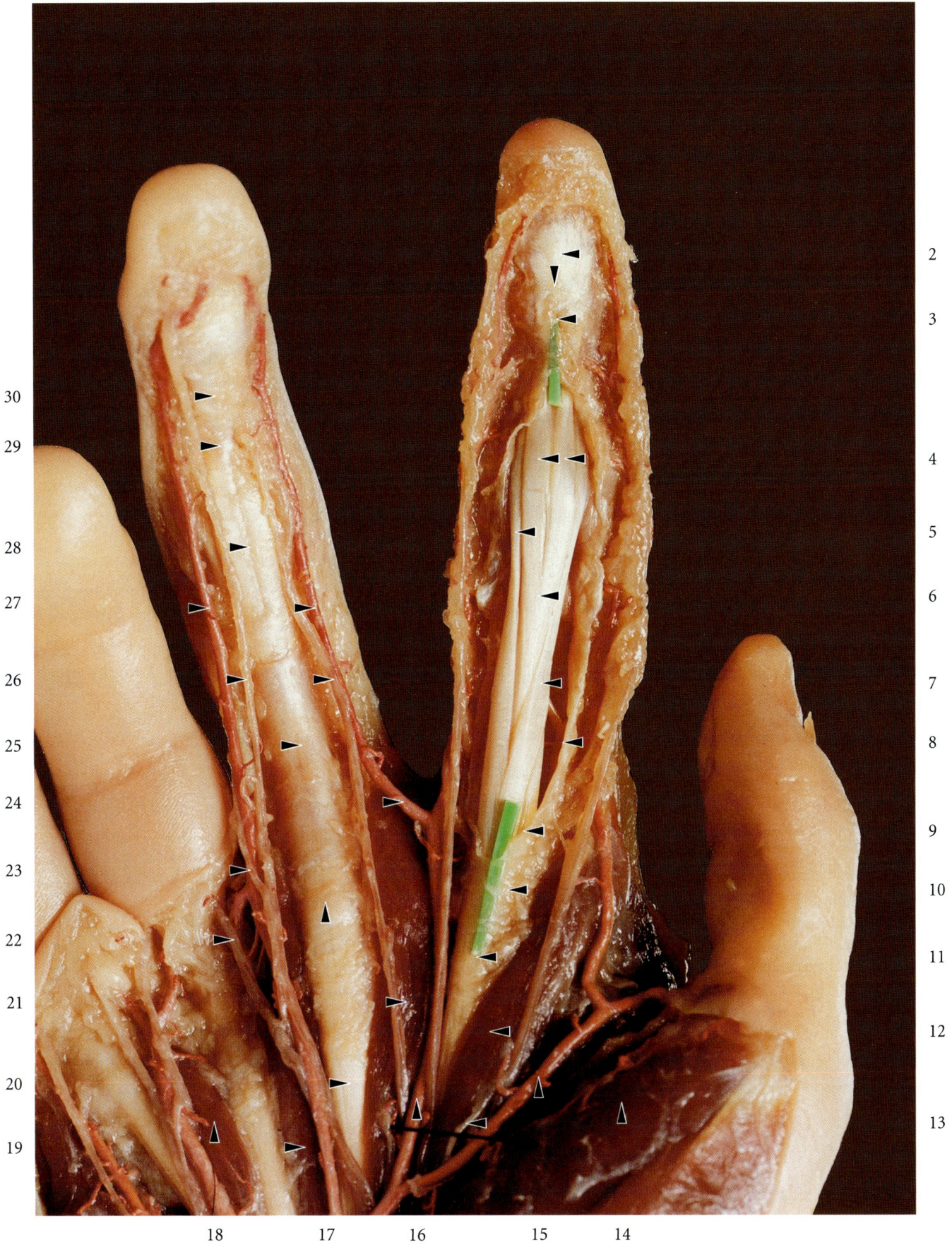

Abbildung 383 Manus 10
Fingersehnenscheiden 2

Die Situation der eröffneten Sehnenscheide des Zeigefingers wurde schon bei der vorhergehenden Abbildung beschrieben. Beim *Mittelfinger* wurden die *Nervi digitales palmares proprii* etwas zur Mitte des Fingers hin verlagert, und sie sind dadurch vor die Sehnenscheide geraten. Sie liegen sonst zusammen mit den *Arteriae digitales palmares propriae* seitlich von den Sehnenscheiden und werden durch die Überhöhung der in die Scheiden eingehüllten Sehnen beim kräftigen Zugreifen mit der Hand vor Druck geschützt.

Die Sehnenscheide des Ringfingers wurde eröffnet und die *Sehne* des *Musculus flexor digitorum profundus* mit einem Haken herausgehoben, um die *Vincula tendinum* zu zeigen. Zwischen den beiden Zügeln der Sehne des *Musculus flexor digitorum superficialis* zieht von der Phalanx proximalis zur Sehne des *Musculus flexor digitorum profundus* ein *Vinculum longum*, das manchmal zu einem schmalen Bändchen reduziert sein kann. Dieselbe Sehne besitzt vor ihrem Ansatz ein *Vinculum breve*, das in diesem Fall auch besonders breitflächig ausgebildet ist. Es entspringt von der Mittelphalanx und dem Ligamentum palmare des Endgelenkes bis zur Endphalanx.

Das *Vinculum breve* für den Ansatz des *Musculus flexor digitorum superficialis* ist dagegen viel bescheidener. Es ist wie die Sehne geteilt und geht vor allem von *Ligamentum palmare* des Mittelgelenkes der Finger aus. Die *Vincula longa* des *Musculus flexor digitorum superficialis* sind ebenfalls geteilt und meist sehr schmale Bändchen, die an den Sehnenzügeln ansetzen.

Die Entfaltung der Sehnen zeigt darüber hinaus die genaue kaum erwartete *Ansatzsituation* des *Musculus flexor digitorum superficialis*. Die beiden Sehnenzügel haben sich proximal von dem Mittelgelenk der Finger, der *Articulatio interphalangea proximalis*, durch einen sich überkreuzenden Faseraustausch vorübergehend verbunden, wodurch aus den bandartigen Sehnenzügeln, welche die Profundussehne umgaben, zwei *rundliche Stränge* geworden sind. Der Ansatz dieser rundlichen Stränge reicht in fast unverminderter Stärke von der *Basis* der *Mittelphalanx* weit über deren palmare Fläche nach distal, und zwischen ihnen verankert sich das *Vinculum breve* der *Profundussehne*.

1 Musculus flexor digitorum profundus (Tendo digiti IV)
2 Vinculum breve des Musculus flexor digitorum superficialis
3 Pars anularis vaginae fibrosae (Schnittrand)
4 Pars anularis vaginae fibrosae
5 Pars cruciformis vaginae fibrosae
6 Musculus flexor digitorum profundus (Tendo digiti II)
7 Musculus flexor digitorum superficialis (ulnarer Zügel des Tendo digiti II)
8 Pars anularis vaginae fibrosae
9 Ligamentum vaginale
10 Arteria digitalis palmaris propria [radialis digiti III]
11 Arteria digitalis palmaris communis
12 Pars cruciformis vaginae fibrosae
13 Nervi digitales palmares proprii
14 Musculus interosseus dorsalis I
15 Musculus lumbricalis I
16 Musculus flexor pollicis brevis (Caput superficiale)
17 Ramus muscularis des Musculus lumbricalis I
18 Arcus palmaris superficialis
19 Musculus lumbricalis III
20 Vinculum longum des Musculus flexor digitorum superficialis (Ansatz)
21 Musculus flexor digiti minimi brevis
22 Ramus muscularis des Musculus lumbricalis II
23 Musculus lumbricalis III
24 Vagina tendinum digitorum manus (Schnittrand)
25 Chiasma tendinum
26 Musculus flexor digitorum superficialis (radialer Zügel des Tendo digiti IV)
27 Vinculum longum des Musculus flexor digitorum profundus
28 Musculus flexor digitorum superficialis (kreuzförmiger Faseraustausch der beiden Zügel des Tendo digiti IV)
29 Musculus flexor digitorum superficialis (Tendo digiti IV)
30 Vinculum breve des Musculus flexor digitorum profundus
31 Nervus digitalis palmaris proprius [ulnaris digiti III]
32 Arteria digitalis palmaris propria [ulnaris digiti III]

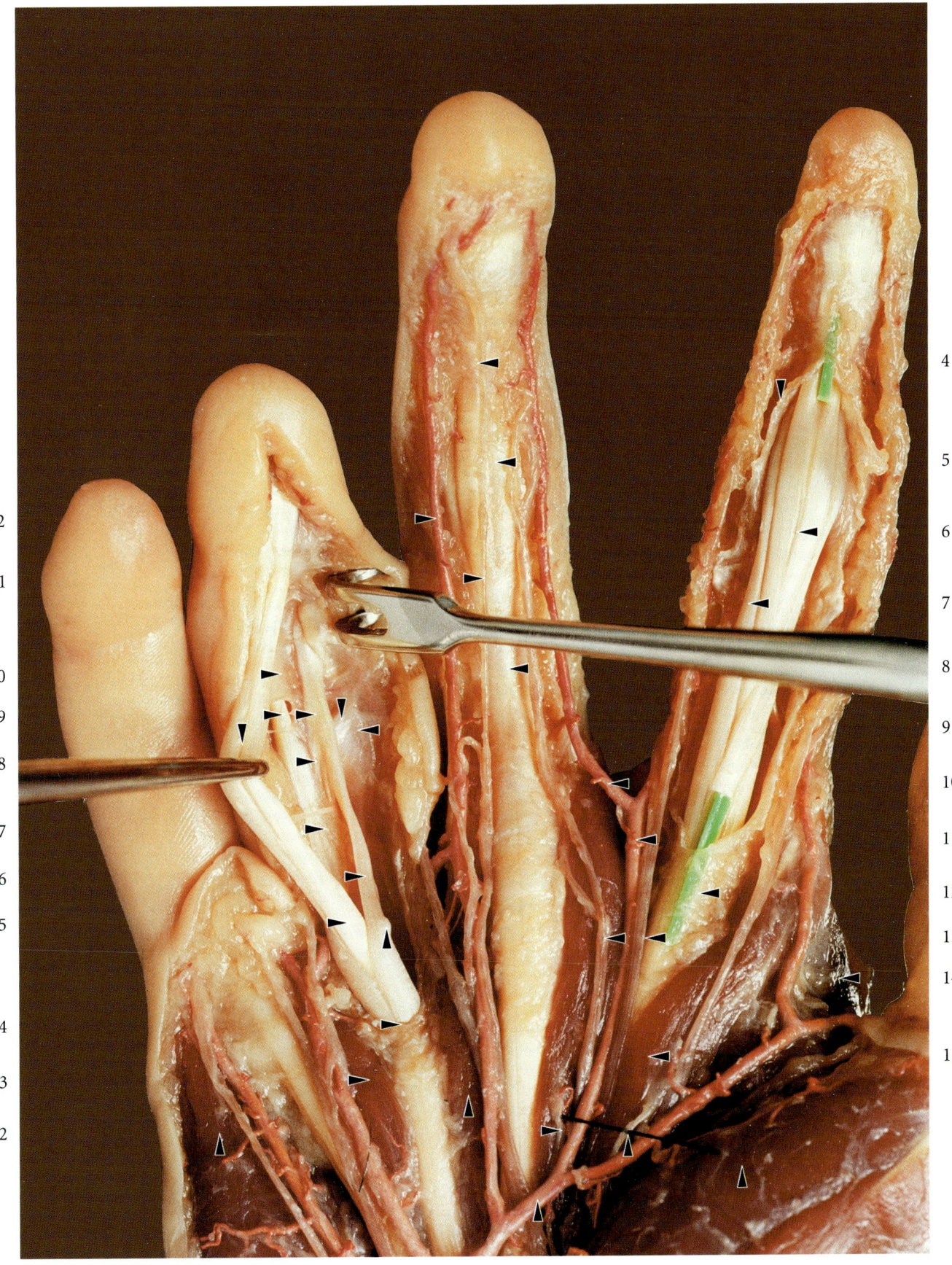

Abbildung 384   Manus 11
Fingersehnenscheiden 3

Die Sehnenscheide des Ringfingers, des *Digitus anularis*, wurde von palmar eröffnet, und die Sehnen wurden aus ihr herausgehoben, damit die dorsale Wand der Sehnenscheide sichtbar wird.

Zwischen den Gelenken heftet sich die *Vagina synovialis digitorum manus* an die palmare Seite der Phalangen und wurde an einer umschriebenen Stelle im distalen Bereich der Phalanx proximalis durch Luftbläschen abgehoben. An den Gelenken werden die Niveaudifferenzen durch faserknorpelige Platten ausgeglichen, die *Ligamenta palmaria* genannt werden.

Das größte *Ligamentum palmare* gehört dem Grundgelenk der Finger, der *Articulatio metacarpophalangea*, an, welches durch den zurückgesunkenen Finger in die optische Verkürzung geraten ist. An ihm verankert sich seitlich nicht nur die Kapsel des Gelenkes, sondern auch das proximale Ende der Sehnenscheide mit ihrer *Pars cruciformis vaginae fibrosae* und das diese Ligamente untereinander verbindende *Ligamentum metacarpale transversum profundum*.

Die hellere Stelle in der Mitte der eröffneten Sehnenscheide wird durch das *Ligamentum vaginale* des Mittelgelenkes, der *Articulatio interphalangea proximalis*, hervorgerufen. Sie liegt proximal von der noch sichtbaren *mittleren Beugefalte* des Fingers, weil diese schon über der *Basis* der *Phalanx media* liegt. Die rundlichen Züge der Sehne des *Musculus flexor digitorum superficialis*, die aus den schmalen Zügeln dieser Sehne hervorgegangen sind, nachdem sie einen gekreuzten Faseraustausch hinter der Profundussehne vollzogen haben, setzen an der palmaren Fläche der Phalanx media von der Basis bis weit nach distal an.

Die Sehne des *Musculus flexor digitorum profundus* hat sich mit der aufgeteilten Sehne des *Musculus flexor digitorum superficialis* im *Chiasma tendineum* gekreuzt und hat anschließend keine so beachtliche Verbreiterung wie beim Mittelfinger erfahren. Am Mittelfinger ist bei dieser Abbildung die Abgrenzung der *Pars anularis vaginae fibrosae* besonders deutlich zu sehen, so daß die Lage der proximalen *Pars cruciformis vaginae fibrosae* zum *Ligamentum palmare* gut abgeschätzt werden kann.

Als *Varietät* zeigt dieses Präparat einen geteilten *Musculus lumbricalis III*, der mit einem zusätzlichen Bauch atypisch zur ulnaren Seite der Streck-aponeurose des Mittelfingers zieht.

1   Distale Beugefalte des Fingers
2   Musculus flexor digitorum profundus
    (Insertio tendinis)
3   Mittlere Beugefalte des Fingers
4   Pars anularis vaginae fibrosae
    des Fingergrundgliedes (distales Ende)
5   Pars cruciformis vaginae fibrosae
    des Fingermittelgelenkes
6   Pars anularis vaginae fibrosae
    des Fingergrundgliedes
7   Pars anularis vaginae fibrosae
    des Fingergrundgliedes (proximales Ende)
8   Musculus lumbricalis II
9   Musculus lumbricalis I
10 Musculus flexor digitorum superficialis
    (Tendo digiti III)
11 Musculus flexor digitorum superficialis
    (Tendo digiti II)
12 Musculus flexor digitorum profundus
    (Tendo digiti III)
13 Musculus flexor digitorum superficialis
    (Tendo digiti II)
14 Retinaculum musculorum flexorum
    [Ligamentum carpi transversum] (Schnittrand)
15 Sonde in der karpalen Sehnenscheide
    der Sehnen des Digitus II
16 Musculus flexor digitorum superficialis
    (Tendo digiti II)
17 Musculus flexor digitorum profundus
    (Tendo digiti II)
18 Musculus lumbricalis II
    (Ursprung an den Profundussehnen)
19 Caput ossis metacarpi
20 Musculus flexor digitorum superficialis
    (Tendo digiti V)
21 Musculus lumbricalis III
    (Ursprung an den Profundussehnen)
22 Musculus flexor digitorum profundus
    (Tendo digiti IV)
23 Musculus flexor digitorum superficialis
    (Tendo digiti IV)
24 Capsula articularis
    der Articulatio metacarpophalangea
    (Schnittrand)
25 Ligamentum palmare
    der Articulatio metacarpophalangea IV
26 Pars cruciformis vaginae fibrosae (Schnittrand)
27 Vagina synovialis digitorum manus
28 Chiasma tendineum
29 Ligamentum palmare
    der Articulatio interphalangea [proximalis]
30 Musculus flexor digitorum superficialis
    (Tendo insertionis – radialer Zügel)
31 Musculus flexor digitorum profundus
    (Tendo insertionis)

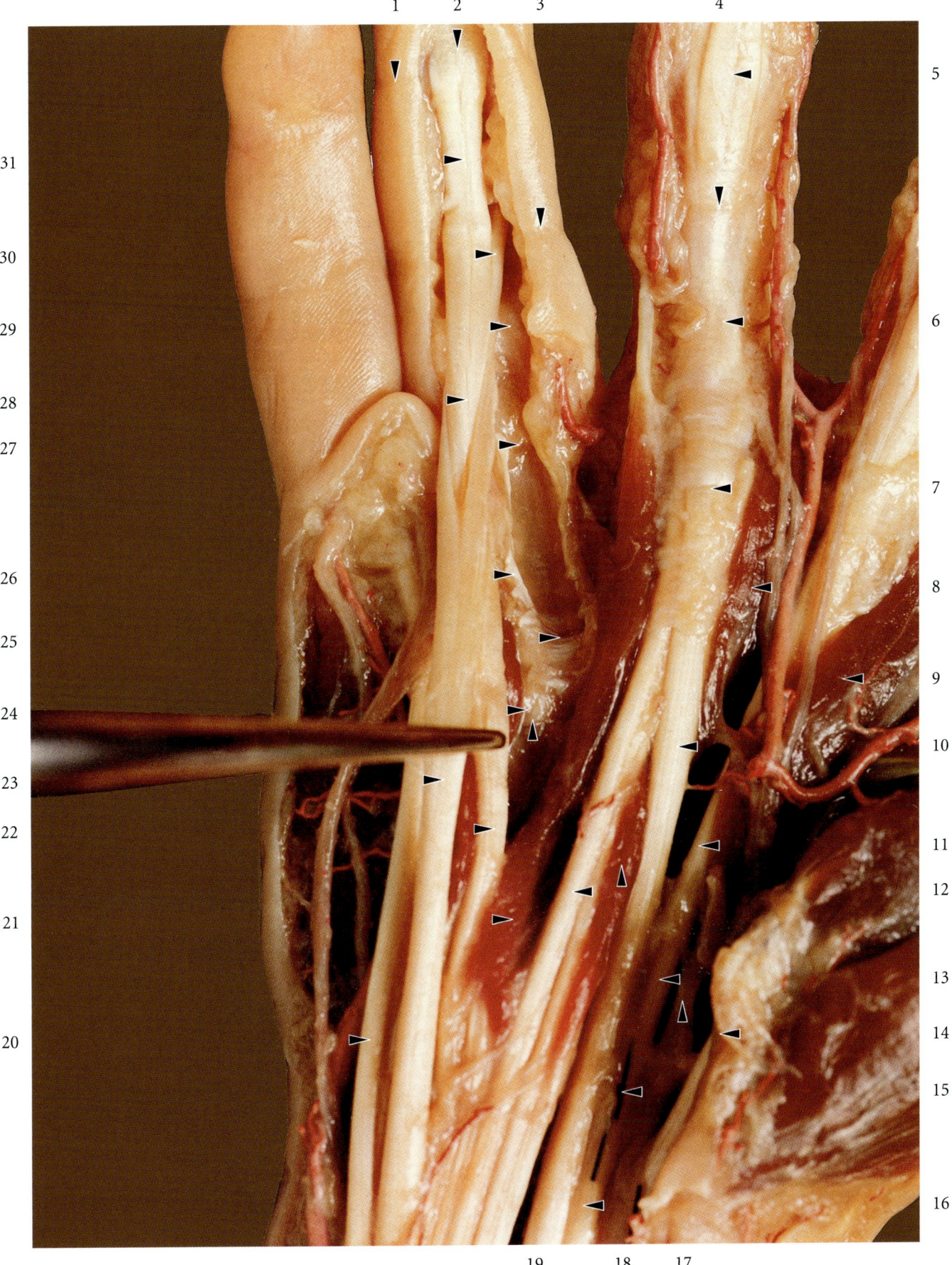

Abbildung 385   Manus 12
Dorsale Sehnenscheidenfächer

Aus der *Fascia antebrachii*, die als Fascia superficialis den Unterarm einhüllt, geht am distalen Ende des Unterarms das *Retinaculum musculorum extensorum [Ligamentum carpi dorsale]* hervor. Es verankert sich durch mehrere septumartige Bindegewebszüge mit der dorsalen Fläche des distalen Radiusendes und dem Bandapparat des Handgelenkes zur Bildung von Fächern, in denen die Sehnen der Extensoren der Hand mit ihren Sehnenscheiden liegen.

Es sind sechs dorsale *Sehnenscheidenfächer* der Hand ausgebildet. Die darin liegenden Sehnenscheiden beginnen ungefähr am proximalen Rand des *Retinaculum musculorum flexorum*, reichen aber distal unterschiedlich weit über dieses hinaus. Am weitesten werden die am Rand der Hand liegenden Sehnen des *Musculus extensor digiti minimi* und des *Musculus abductor pollicis longus* von einer Sehnenscheide begleitet. Dabei zeigt es sich wiederum, daß die Sehnen von der Sehnenscheide nicht bis zu ihrem Ende ringsherum umgeben sein müssen. Oft gibt es zungenförmige Ausläufer der Sehnenscheiden, auf die bereits bei Abb. 207 hingewiesen wurde. Auch ist die Abgrenzung der Sehnenscheiden gegenüber von Spalträumen entlang der Sehnen an manchen Stellen wieder sehr aufgelockert.

Die gemeinsame Sehnenscheide der beiden *Musculi extensores carpi* spaltet sich gegen den Ansatz der Sehnen hin auf, und die radiale Aufspaltung wird von der Sehnenscheide des *Musculus extensor pollicis longus* überlagert, so daß dort meistens eine Kommunikation der beiden Scheiden entsteht. Die Sehne des *Musculus extensor indicis* liegt hingegen von vornherein in der Sehnenscheide des *Musculus extensor digitorum*.

Die Sehnen des *Musculus extensor digitorum* zerfallen oft in mehrere Sehnen. Dabei kommt eine eigene Sehne des vierten Fingers, die auch zum fünften Finger zieht, sehr regelmäßig vor. Ein Connexus intertendineus ist an diesem Präparat kaum ausgebildet.

Die Sehnen am Dorsum manus wurden von der *Fascia dorsalis manus [superficialis]* bedeckt, die eine Fortsetzung des *Retinaculum musculorum extensorum* ist und distal in die Dorsalaponeurosen der Finger übergeht. Auf ihr ist die *Haut* gut verschieblich und abhebbar, weil die dünne Fettschicht der *Tela subcutanea* mit ihrer Lamina profunda strati subcutanei nur locker mit der Faszie verbunden ist. Die dorsalen Oberflächen der *Musculi interossei dorsales* werden von einer dünnen Faszie bedeckt, die auch als *Fascia dorsalis manus profunda* bezeichnet wird.

1 Musculus abductor digiti minimi
2 Connexus intertendineus
3 Musculus interosseus dorsalis IV mit Fascia dorsalis manus profunda
4 Connexus intertendineus [Juncturae tendinum] (schwach ausgebildet)
5 Corpus ossis metacarpi III
6 Corpus ossis metacarpi II
7 Musculus extensor pollicis longus (Tendo insertionis)
8 Caput ossis metacarpi II
9 Musculus extensor indicis (Tendo insertionis)
10 Musculus extensor digitorum (Tendo digiti II)
11 Musculus interosseus dorsalis I
12 Musculus extensor digitorum (Tendines digiti III)
13 Musculus interosseus dorsalis II
14 Basis ossis metacarpi II
15 Vagina tendinum musculorum extensoris digitorum et extensoris indicis
16 Vagina tendinum musculorum extensorum carpi radialium (Aufspaltung entlang der Sehne des Musculus extensor carpi radialis longus)
17 Vagina tendinis musculi extensoris pollicis longi
18 Retinaculum musculorum extensorum [Ligamentum carpi dorsale]
19 Vagina tendinis musculi extensoris pollicis longi
20 Vagina tendinum musculorum extensorum carpi radialium
21 Radius (Facies posterior)
22 Musculus extensor pollicis brevis
23 Musculus abductor pollicis longus
24 Tuberculum dorsale des Radius
25 Musculus extensor digitorum (Tendo digiti II)
26 Musculus extensor carpi ulnaris (Tendo insertionis)
27 Ulna (Processus styloideus)
28 Musculus extensor digitorum
29 Musculus extensor digiti minimi
30 Ulna (Facies posterior)
31 Vagina tendinis musculi extensoris carpi ulnaris
32 Vagina tendinis musculi extensoris carpi ulnaris
33 Vagina tendinum musculorum extensorum carpi radialium (Aufspaltung entlang der Sehne des Musculus extensor carpi radialis brevis)
34 Vagina tendinis musculi extensoris digiti minimi
35 Musculus extensor digiti minimi (Tendo insertionis)
36 Musculus extensor digitorum (Sehnenabspaltung mit Ausläufer zum kleinen Finger)
37 Musculus extensor digitorum (Tendines insertionis)
38 Caput ossis metacarpi V
39 Musculus extensor digitorum (Wiedervereinigung der Sehnenabspaltung)

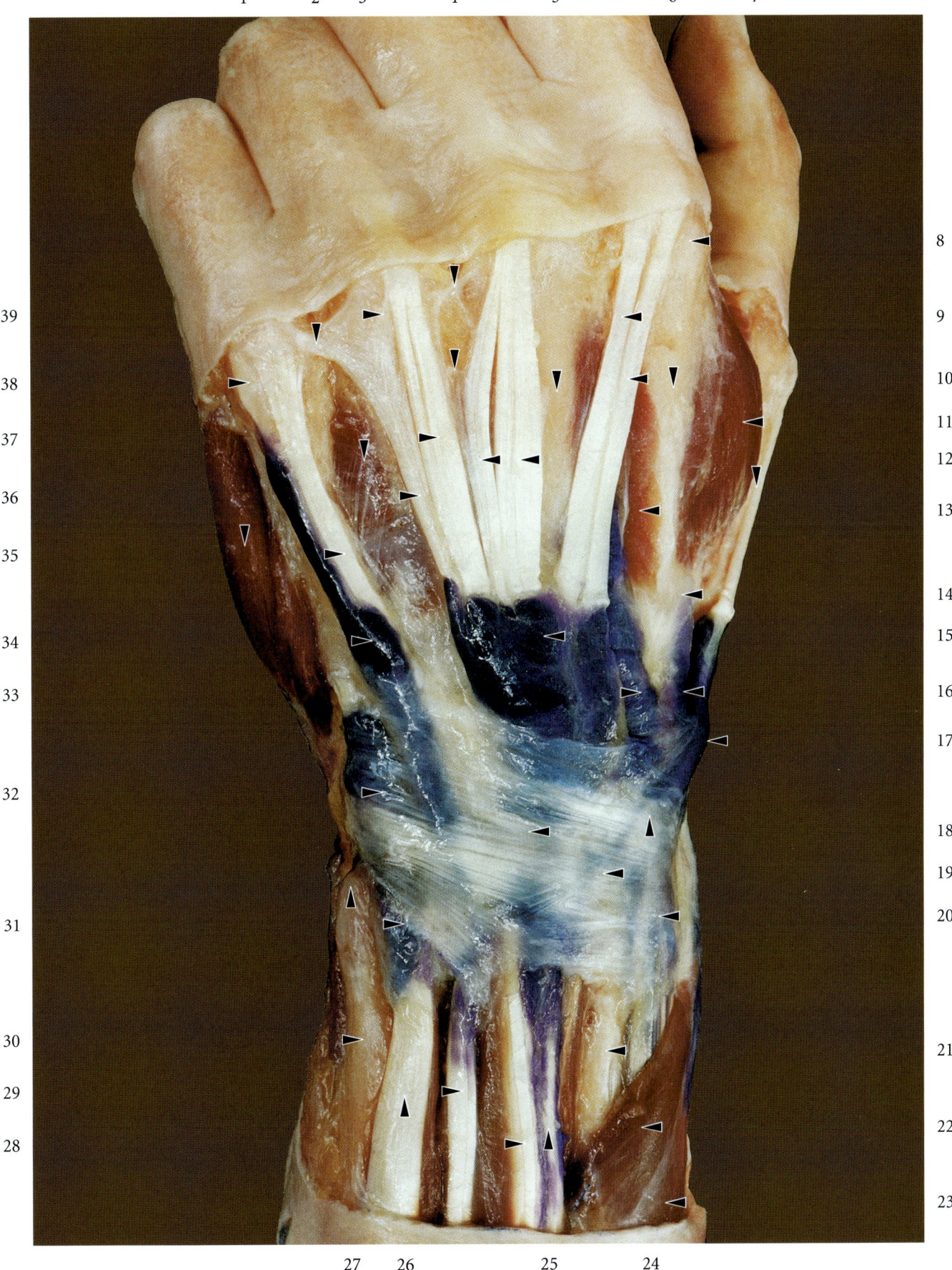

Abbildung 386 Regio antebrachii posterior 1
Oberflächliche Schicht 1

Die *Fascia antebrachii* hüllt als *Fascia superficialis* auch die hintere Oberfläche des Unterarms ein und bildet dort eine sehr homogene und transparente Schicht. Sie ist von der typischen Ausbildung von *Flachtunneln* durch die *Lamina profunda strati subcutanei* weitgehend verschont geblieben, weil in diesem Bereich kaum Nerven oder Gefäße an die Oberfläche übertreten, wenn von einigen Venen des oberflächlichen Netzes zu den tiefen Venen abgesehen wird.

Bei der erfolgten Abhebung der *Tela subcutanea* mit Ihrer *Lamina profunda strati subcutanei* sind die subkutanen Strukturen demnach in der Schicht der Tela subcutanea verblieben, wo nur der Verlauf der *Vena cephalica* sichtbar ist. Die *Vena cephalica* entwickelt sich aus dem Hauptteil des *Rete venosum dorsale manus* und hat in diesem Fall den dorsaleren Weg entlang des *Margo lateralis antebrachii* eingeschlagen, um in den *Sulcus bicipitalis lateralis* zu gelangen.

Wenn sich die Vene um den lateralen Rand herum mehr zur vorderen Fläche des Unterarms begibt, bleibt auf der hier vorliegenden Bahn meistens ein Nebenweg erhalten, der dann als *Vena cephalica accessoria* bezeichnet wird.

Durch die Faszie hindurch sind die *Muskeln* gut erkennbar, weil sich die zwischen ihnen ausgebildeten oft *aponeurotischen Septen* mit der Faszie verbinden. Auf diese Weise teilt sich der *Musculus extensor carpi radialis brevis*, der zwar zusammen mit dem *Musculus extensor digitorum* vom *Epicondylus lateralis* des Humerus entspringt, von ihm sehr gut ab. Auch sind die Muskelbäuche des *Musculus extensor carpi ulnaris* und *extensor digiti minimi* voneinander und auch vom *Musculus extensor digitorum* auf die gleiche Weise abgegrenzt.

Deutlich sichtbar ist auch das *Sehnenpaket* des *Musculus extensor digitorum*, das ulnar an die Muskeln anschließt, die aus der Tiefe an die Oberfläche gelangen.

Die Verankerung der Lamina profunda strati subcutanei an der Fascia superficialis geht aus den Bindegewebsverbindungen hervor, die durch die Abspreizung der Haut angespannt werden.

1 Fettpolster des eröffneten Flachtunnels der Vena cephalica
2 Bindegewebsschicht zwischen der Fascia antebrachii und der Lamina profunda strati subcutanei
3 Musculus extensor digiti minimi
4 Fascia antebrachii
5 Musculus extensor digiti minimi
6 Septum aponeuroticum intermusculare zwischen Musculus extensor carpi ulnaris und Musculus extensor digiti minimi
7 Musculus extensor carpi ulnaris
8 Musculus extensor digitorum mit skelettergänzender Faszie
9 Lamina profunda strati subcutanei
10 Epicondylus lateralis (Humerus)
11 Lamina profunda strati subcutanei
12 Tela subcutanea (Schnittfläche)
13 Septum aponeuroticum intermusculare zwischen Musculus extensor carpi radialis brevis und Musculus extensor digitorum
14 Musculus extensor digitorum
15 Musculus extensor carpi radialis brevis
16 Vena cephalica
17 Musculus abductor pollicis longus
18 Vena cephalica
19 Musculus abductor pollicis longus
20 Musculus extensor digitorum (Tendines insertionis)

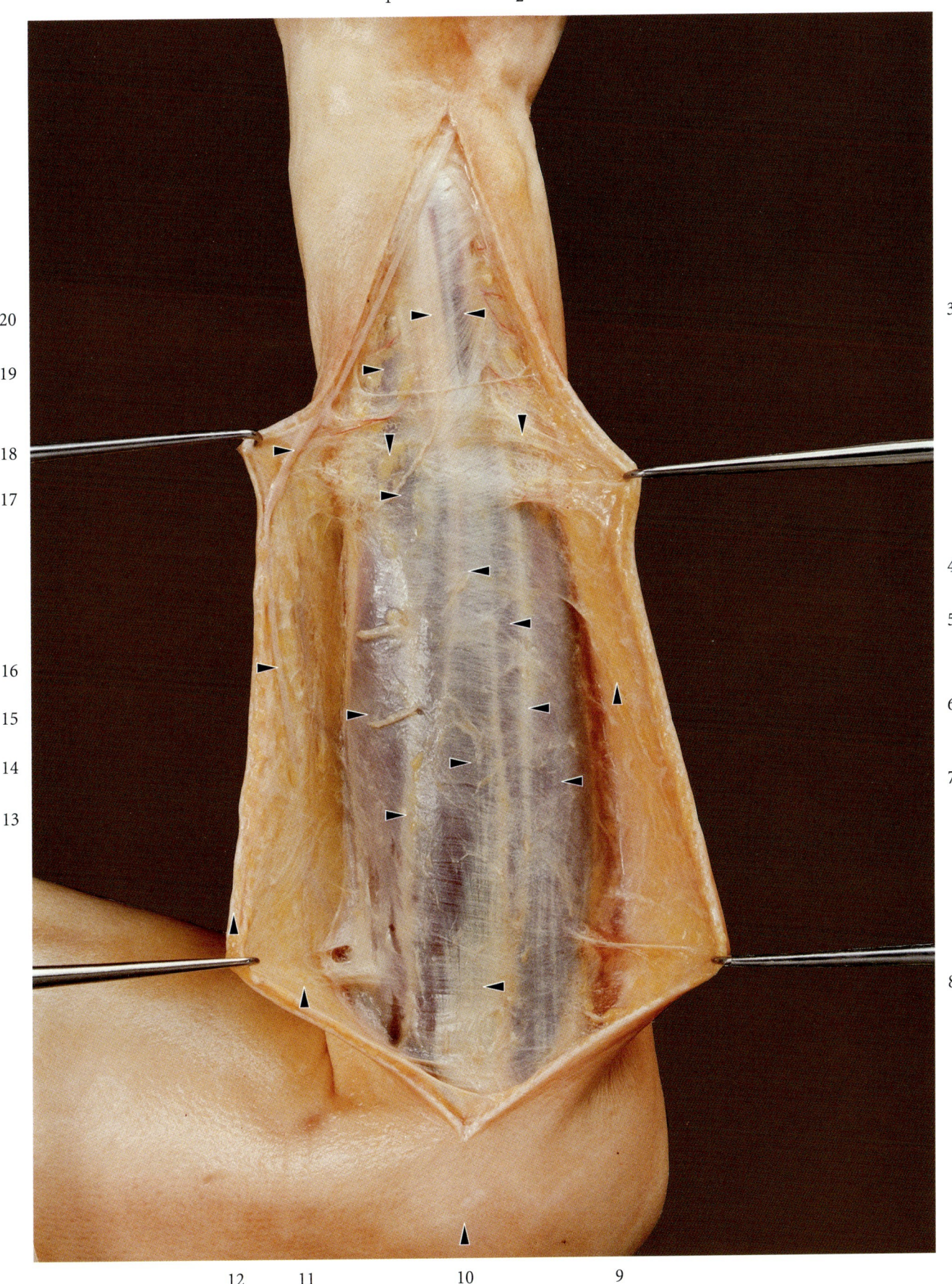

Abbildung 387 **Regio antebrachii posterior 2**
Oberflächliche Schicht 2

Nach der Aufspaltung der *Fascia antebrachii* wurde die dorsale Oberfläche des *Musculus extensor digitorum* und des *Musculus extensor digiti minimi*, so weit sie nicht von einer gemeinsamen skelettergänzenden Faszie bedeckt werden, freipräpariert.

Zwischen dem *Musculus extensor digitorum* und dem *Musculus extensor carpi radialis brevis* ist ein *intermuskuläres* aponeuritisches *Septum* ausgebildet, welches die beiden Muskeln im ganzen proximalen Drittel des Unterarms miteinander verbindet. Ebenso trennt sich der *Musculus extensor digiti minimi* erst distal von dieser Verwachsungsstelle vom Musculus extensor digitorum. Sie entspringen beide zu einem gemeinsamen Muskelbauch, vereint am *Epicondylus lateralis* des Humerus mit einem langgezogenen Sehnenspiegel als skelettergänzende Faszie.

Durch die ulnare Verziehung des *Musculus extensor digitorum* wurden die Muskeln der tiefen Schicht freigelegt, soweit sie nicht am radialen Rand des Musculus extensor digitorum als *Musculus abductor pollicis longus* und *Musculus extensor pollicis brevis* ohnedies schon an der Oberfläche lagen.

Der normalerweise verdeckte Teil der tiefen Muskelschicht besitzt keine gemeinsame tiefe Faszie, die sich zwischen die beiden Schichten einschieben würde. Die einzelnen Muskeln haben lediglich eine ganz zarte *Eigenmuskelfaszie*, die kaum in Erscheinung tritt.

Nach Beseitigung des nur wenig Fettgewebe enthaltenden lockeren Bindegewebes zwischen den Muskeln bietet sich von ulnar nach radial sodann das vorliegende Bild mit den *Musculi extensor indicis, extensor pollicis longus, extensor pollicis brevis* und *abductor pollicis longus*, wobei zwischen den beiden mittleren Muskeln ein schmaler Streifen des *Radius* zu sehen ist.

Wo die Fascia antebrachii die beiden radialen Muskeln zu bedecken beginnt, ist sie mit dem *Musculus abductor pollicis longus* linear etwas fester verwachsen.

1 Musculus extensor indicis
2 Musculus extensor pollicis longus
3 Musculus extensor digitorum
4 Musculus extensor digiti minimi
5 Fascia antebrachii (Schnittrand)
6 Lamina profunda strati subcutanei
7 Musculus extensor digitorum
8 Musculus extensor carpi ulnaris
9 Musculus extensor digitorum mit skelettergänzender Faszie
10 Epicondylus lateralis (Humerus)
11 Musculus extensor carpi radialis brevis
12 Septum aponeuroticum intermusculare zwischen Musculus extensor carpi radialis brevis und Musculus extensor digitorum
13 Lamina profunda strati subcutanei
14 Septum aponeuroticum intermusculare zwischen Musculus extensor carpi radialis brevis und Musculus extensor digitorum
15 Vena cephalica
16 Fascia antebrachii (Schnittrand)
17 Musculus abductor pollicis longus
18 Ramus perforans der Arteria interossea anterior
19 Musculus extensor pollicis brevis
20 Radius (Facies posterior)

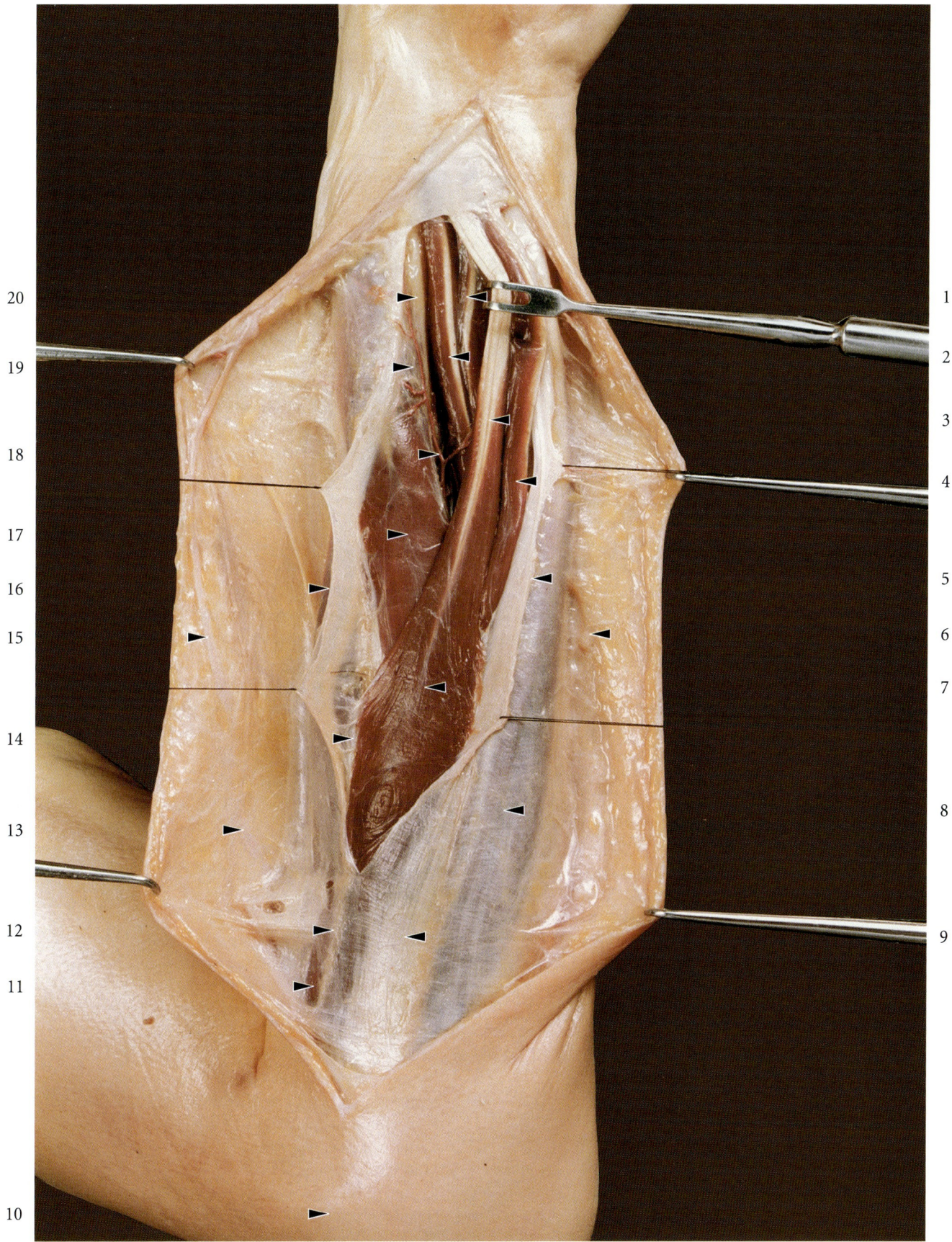

Abbildung 388 Regio antebrachii posterior 3
Tiefe Schicht 1

Nur wenn das *intermuskuläre aponeurotische Septum* zwischen dem *Musculus extensor digitorum* und dem *Musculus extensor carpi radialis brevis* ein Stück gespalten wird, kann der *Musculus extensor digitorum* so weit nach ulnar gezogen werden, daß der distale Rand des *Musculus supinator* in das Blickfeld kommt.

Direkt an den *Musculus supinator* schließt der *Musculus abductor pollicis longus* an, der auf Grund seiner beachtlichen Länge von den dorsalen Flächen beider Unterarmknochen und von der Membrana interossea entspringt.

Die Grenze zwischen diesen beiden Muskeln zeigt manchmal einen kleinen Knick, wenn am Radius die Ansätze von der oberflächlichen und tiefen Schicht des *Musculus supinator* nicht ganz ausgeglichen sind.

Zwischen beiden Schichten des *Musculus supinator* verläuft der *Ramus profundus* des *Nervus radialis*, und er tritt in der Nähe von dessen distalem Rand und nicht, wie es den Anschein haben könnte, am Rand selbst aus. Der Faden hebt daher den Nerven nicht bis zu seinem Austritt an.

Der *Ramus profundus* des *Nervus radialis* gibt mehrere Muskeläste für die Extensoren des Unterarms ab und setzt sich als *Nervus interosseus antebrachii posterior* auf der *Membrana interossea antebrachii* bis zum Handgelenk fort. Die beiden ulnaren Muskeln der tiefen Schicht wurden zur Seite gezogen, um die Lage des Nerven und seines letzten Muskelastes zur Ansicht zu bringen. In seiner Nähe verläuft ein perforierender Ast der *Arteria interossea anterior*, der zu den proximalen perforierenden Ästen der Arterie gehört. Er entspricht nicht dem starken Ast der Arteria interossea anterior, der viel weiter distal die Membrana interossea perforiert und sich am Aufbau des Rete carpale dorsale beteiligt.

An der abgehobenen Haut ist außer der *Vena cephalica* der *Nervus cutaneus antebrachii posterior* des *Nervus radialis* zu sehen, der ventral vom *Epicondylus lateralis* die hintere Oberfläche des Unterarms betritt und in der Nähe von dessen *Margo lateralis* nach distal gezogen ist.

1. Lamina profunda strati subcutanei
2. Musculus abductor pollicis longus mit Fascia antebrachii
3. Ramus muscularis des Musculus extensor indicis
4. Musculus extensor digiti minimi (Tendo insertionis bedeckt mit Fascia dorsalis manus [superficialis])
5. Os metacarpi V
6. Fascia antebrachii
7. Musculus extensor carpi ulnaris (Tendo insertionis)
8. Musculus extensor pollicis longus
9. Musculus extensor indicis
10. Membrana interossea
11. Musculus extensor digitorum
12. Musculus extensor pollicis longus
13. Ramus muscularis der Musculi abductor pollicis longus und extensor pollicis brevis
14. Ramus muscularis des Musculus extensor pollicis longus
15. Nervus radialis (Ramus profundus)
16. Musculus extensor digitorum (skelettergänzende Faszie)
17. Musculus extensor carpi ulnaris
18. Lamina profunda strati subcutanei
19. Arteria interossea posterior
20. Septum aponeuroticum intermusculare (zwischen den Musculi extensor digitorum und extensor carpi radialis brevis – Schnittfläche)
21. Epicondylus lateralis (Humerus)
22. Septum aponeuroticum intermusculare (zwischen den Musculi extensor digitorum und extensor carpi radialis brevis – Schnittfläche)
23. Septum aponeuroticum intermusculare (zwischen den Musculi extensor digitorum und extensor carpi radialis brevis)
24. Musculus extensor carpi radialis longus
25. Musculus extensor carpi radialis brevis
26. Musculus supinator (Stratum profundum)
27. Musculus supinator (Stratum superficiale)
28. Musculus abductor pollicis longus
29. Nervus cutaneus antebrachii posterior
30. Arteria interossea anterior [Ramus perforans (proximalis)]
31. Nervus interosseus antebrachii posterior
32. Fascia antebrachii (Schnittrand)
33. Radius (Facies posterior)
34. Musculus extensor pollicis brevis
35. Retinaculum musculorum extensorum [Ligamentum carpi dorsale]
36. Musculus extensor digitorum (Tendines insertionis bedeckt mit Fascia dorsalis manus [superficialis])

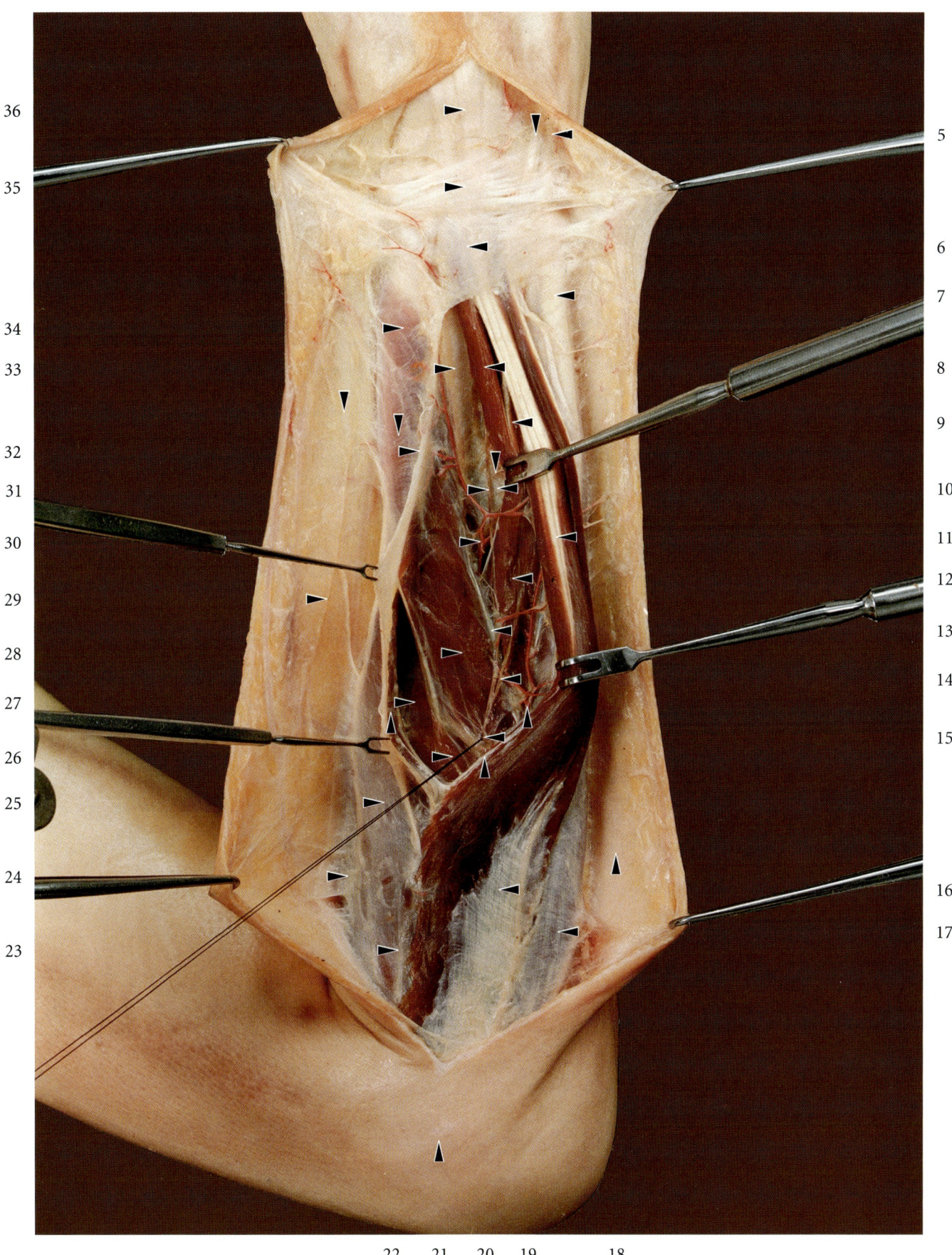

Abbildung 389 Regio antebrachii posterior 4
Tiefe Schicht 2

Auch auf der ulnaren Seite ist zwischen den Extensoren der oberflächlichen Schicht ein *intermuskuläres* aponeurotischen *Septum* ausgebildet, welches zwischen dem *Musculus extensor carpi ulnaris* und dem *Musculus extensor digiti minimi* liegt. Es reicht nach oben bis zum *Epicondylus medialis* und ist in der Tiefe mit der Ursprungsaponeurose des *Musculus supinator* verwachsen.

Durch die teilweise Aufspaltung des Septums konnte der *Musculus extensor digitorum* zusammen mit dem *Musculus extensor digiti minimi* so weit nach radial verzogen werden, daß der *Musculus supinator* in der Nähe seines distalen Randes freigelegt wurde.

Der *Musculus supinator* läßt sich durch den *Ramus profundus* des *Nervus radialis* in eine oberflächliche und eine tiefe Schicht zerlegen. Er wird von einer deutlichen Faszie bedeckt, die nur hinten über seiner distal hervorragenden tiefen Schicht entfernt wurde. Proximal von dieser freipräparierten Stelle tritt der *Ramus profundus* des *Nervus radialis* aus dem *Musculus supinator* hervor, und distal davon begibt sich die *Arteria interossea posterior* in die Schicht zwischen den oberflächlichen und tiefen Extensoren des Unterarms.

Der distale Rand des *Musculus supinator* wird ulnar vom *Musculus abductor pollicis longus* manchmal, wie in diesem Falle, noch vom *Musculus extensor pollicis longus* erreicht, der an den Musculus extensor carpi ulnaris anschließt.

Der *Musculus extensor carpi ulnaris* wird von der *Fascia antebrachii*, die sich am *Margo posterior* der *Ulna* befestigt, gut eingehüllt, und an sein Ursprungsfeld an der dorsalen Fläche der Ulna schließen sich distal diejenigen des *Musculus extensor pollicis longus* und des *Musculus extensor indicis* an, die sichtbar sind.

Die *Arteria interossea posterior* gibt unterhalb des *Musculus supinator* die *Arteria interossea recurrens* ab und verzweigt sich in beiden Schichten der Streckmuskulatur. Ein langer *anastomotischer Ast* reicht bis zu dem Ramus perforans der Arteria interossea anterior oder dem Rete carpale dorsale.

1 Musculus extensor pollicis longus
2 Retinaculum musculorum extensorum [Ligamentum carpi dorsale]
3 Musculus extensor carpi ulnaris
4 Musculus extensor digiti minimi
5 Musculus extensor indicis
6 Musculus extensor pollicis longus
7 Fascia antebrachii (Schnittrand)
8 Ramus anastomoticus der Arteria interossea posterior mit der Arteria interossea anterior
9 Ramus muscularis des Musculus extensor pollicis longus
10 Arteria interossea posterior
11 Musculus extensor pollicis longus
12 Septum aponeuroticum intermusculare (zwischen Musculus extensor carpi ulnaris und Musculus extensor digiti minimi)
13 Arteria interossea posterior (Eintritt in die Extensorenloge am distalen Rande des Musculus supinator)
14 Arteria interossea recurrens
15 Lamina profunda strati subcutanei (Schnittrand)
16 Epicondylus lateralis (Humerus)
17 Lamina profunda strati subcutanei
18 Musculus extensor carpi ulnaris
19 Musculus supinator (Stratum profundum)
20 Musculus extensor digitorum (skelettergänzende Faszie – Sehnenspiegel)
21 Musculus extensor carpi radialis brevis
22 Tela subcutanea (Schnittfläche)
23 Vena cephalica (dorsale Route)
24 Ramus muscularis des Musculus extensor digitorum
25 Nervus radialis (Ramus profundus – Austritt aus dem Musculus supinator)
26 Ramus muscularis des Musculus extensor digitorum
27 Musculus extensor digiti minimi
28 Ramus muscularis des Musculus extensor digiti minimi
29 Musculus abductor pollicis longus
30 Ramus muscularis der Musculi abductor pollicis longus und extensor pollicis brevis
31 Fascia antebrachii (Schnittrand)
32 Musculus extensor digitorum
33 Vena mediana antebrachii oder volare Route der Vena cephalica
34 Musculus abductor pollicis longus
35 Lamina profunda strati subcutanei
36 Musculus extensor pollicis brevis
37 Fascia antebrachii

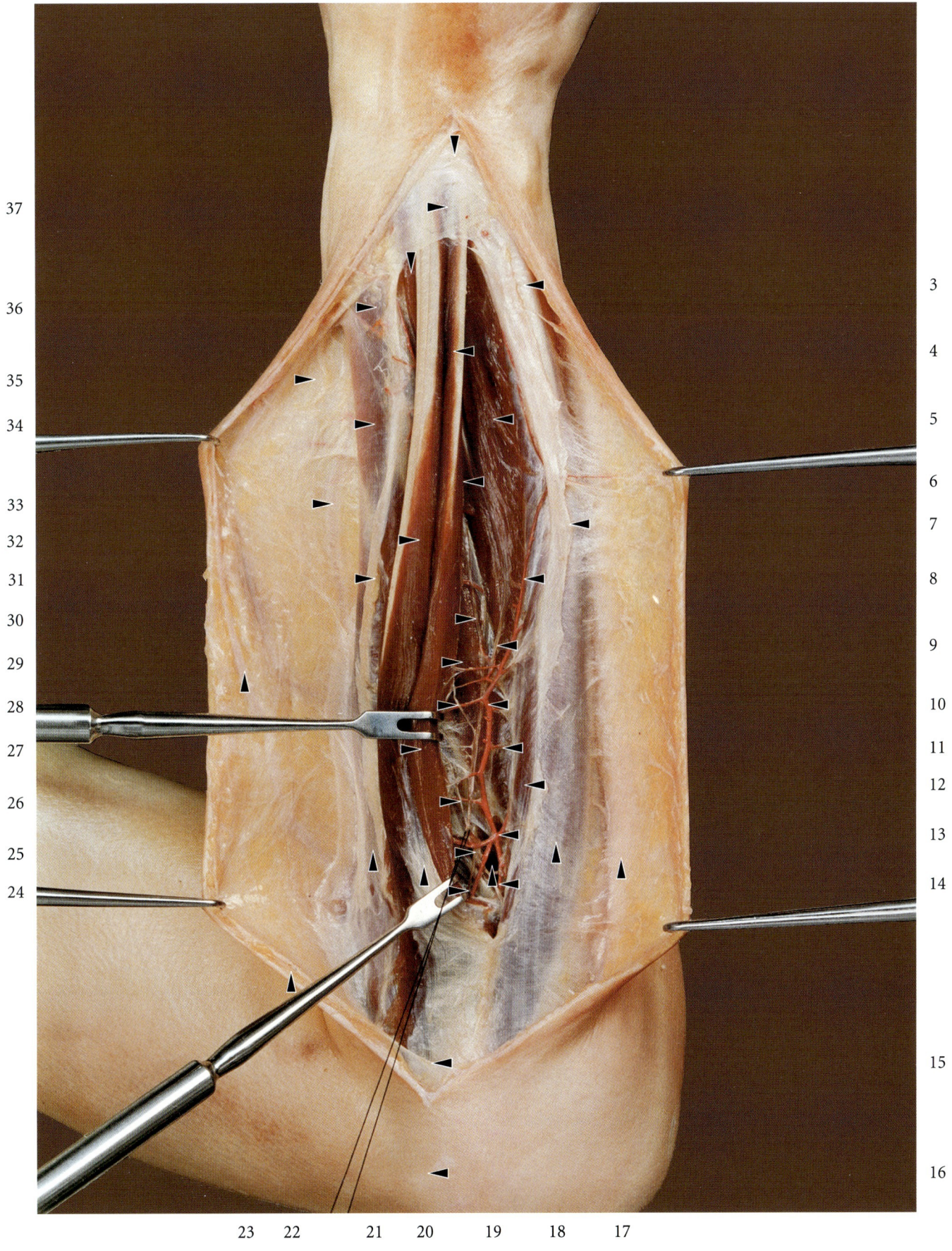

779

Abbildung 390 Manus 13
Dorsum manus

Die Sehnen des *Musculus extensor digitorum* spalten sich am Dorsum manus oft in mehrere Sehnen auf, die sich am Übergang in die *Dorsalaponeurose* wieder zu einer einzelnen Sehne vereinigen. Die Aufspaltung der Sehnen kann einen so hohen Grad erreichen, daß im proximalen Bereich des Metacarpus fast der Eindruck einer Sehnenplatte entsteht. Untereinander können die Sehnen durch einzelne oder mehrere *Connexus intertendinei* [Juncturae tendinum] wie bei der Abb. 413 verbunden sein.

Die Sehne des *Musculus extensor digitorum* für den *Zeigefinger* wird an der ulnaren Seite von der Sehne des *Musculus extensor indicis* aus der tiefen Schicht der Streckmuskulatur begleitet, und die Sehne des *Musculus extensor digiti minimi* ist am Handrücken meistens in zwei Sehnen aufgespalten.

Die *Sehnenscheiden* liegen in den sechs *Sehnenscheidenfächern* des *Retinaculum musculorum extensorum* [Ligamentum carpi dorsale]. Dabei kommuniziert die Sehnenscheide des *Musculus extensor pollicis longus* beim Erwachsenen meistens mit der gemeinsamen Sehnenscheide der beiden *Musculi extensores carpi radiales*.

Die Sehnen und Sehnenscheiden werden am Dorsum manus von der transparenten *Fascia dorsalis manus [superficialis]* bedeckt, die sich aus dem *Retinaculum musculorum extensorum* fortsetzt. Am Präparat scheinen sie durch die Faszie hindurch, als ob sie auspräpariert wären. Nur über dem *Musculus interosseus dorsalis I* ist die Existenz einer Faszie wirklich sichtbar, weil sich dort die *Fascia dorsalis manus profunda*, welche die Musculi interossei bedeckt, mit der *Fascia dorsalis manus [superficialis]* verbindet.

Oberflächlich zu den beiden Fasciae superficiales wurde der *Ramus superficialis* des *Nervus radialis* auspräpariert, der unter der Sehne des *Musculus brachioradialis* die dorsale Seite der Extremität betreten hat. Er hat in diesem Falle die Versorgung des ganzen Dorsum manus und aller proximalen Anteile der dorsalen Fingerseiten, wie bei dem von LEARMOUNTH veröffentlichten Falle, übernommen. Der *Ramus dorsalis nervi ulnaris,* mit dem sich der Ramus superficialis üblicherweise bis zum Mittelfinger die Versorgung des Dorsums teilt, hat sich abgesehen von ein paar zarten Ästen zur ulnaren Handkante als ulnarer *Nervus digitalis palmaris proprius* zum kleinen Finger begeben. Der *Ramus dorsalis nervi ulnaris* kann auch das ganze Dorsum manus allein versorgen, und weniger extreme Grenzverschiebungen kommen sehr häufig vor.

1 Musculus interosseus dorsalis I
2 Musculus extensor carpi radialis longus (Tendo insertionis)
3 Musculus extensor carpi radialis brevis (Tendo insertionis)
4 Musculus extensor digitorum (Tendo digiti II)
5 Musculus extensor digitorum (Tendo digiti III)
6 Aponeurosis dorsalis digitorum manus
7 Musculus extensor indicis (Tendo insertionis)
8 Musculus extensor digitorum (Tendo digiti IV)
9 Musculus extensor digiti minimi (Tendo insertionis)
10 Vagina tendinis musculi extensoris digiti minimi
11 Vagina tendinum musculorum extensoris digitorum et extensoris indicis
12 Vagina tendinis musculi extensoris carpi ulnaris
13 Vagina tendinis musculi extensoris digiti minimi
14 Vagina tendinis musculi extensoris digiti minimi
15 Musculus extensor digiti minimi
16 Musculus extensor digitorum
17 Musculus extensor carpi ulnaris
18 Retinaculum musculorum extensorum [Ligamentum carpi dorsale]
19 Musculus abductor pollicis longus
20 Nervus radialis (Ramus superficialis)
21 Musculus extensor pollicis brevis
22 Vagina tendinis musculi extensoris pollicis longi
23 Vagina tendinum musculorum extensorum carpi radialium
24 Vagina tendinis musculi extensoris pollicis longi
25 Vagina tendinum musculorum extensorum carpi radialium
26 Vagina tendinis musculi extensoris pollicis longi
27 Musculus extensor pollicis longus

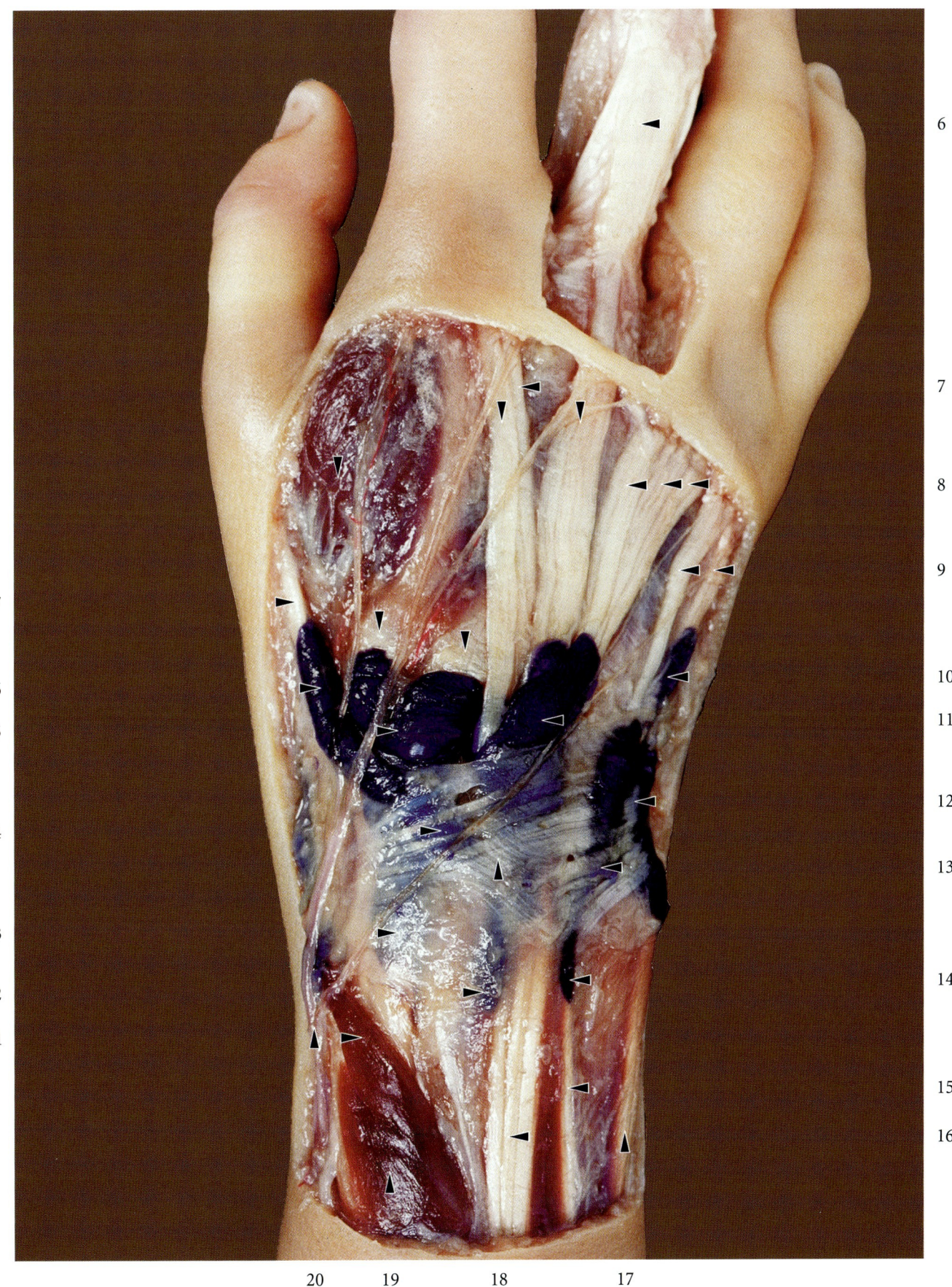

Abbildung 391 Manus 14
Streckaponeurose der Finger

Die *Aponeurosis dorsalis digitorum manus*, die Streckaponeurose der Finger, ist eine langgezogene dreieckige Bindegewebsplatte am Dorsum der Finger, die verstärkte Streifen enthält. Sie reicht von den Grundgelenken bis zu den Endgliedern der Finger und liegt unmittelbar unter der dort besonders fettarmen *Tela subcutanea*. Die *Sehnen* der *langen Fingerstrecker* verbinden sich mit ihrer schmalen Basis und strahlen in zwei seitliche und einen mittleren Längszug aus.

Die beiden *seitlichen Längszüge* weichen am Mittelgelenk der Finger, der *proximalen Articulatio interphalangea*, in der ganzen Breite des Gelenks auseinander und vereinigen sich erst vor dem Endgelenk, der *distalen Articulatio interphalangea*, wieder miteinander und setzen mit einer gemeinsamen Sehne an der *Basis* der *Phalanx distalis* an.

Der *mittlere Längszug* ist wesentlich dünner und reicht nur bis zur *Basis* der *Phalanx media*, an welcher er ansetzt. Bis zum Mittelgelenk des Fingers ist der Rand der Dorsalaponeurose durch einen kräftigen gut abgegrenzten *Randzug* verstärkt, in welchen die Sehnen der *Musculi interossei* und *lumbricales* auslaufen. Dieser Randzug strahlt über die seitlichen Längszüge zum mittleren Längszug aus und setzt mit ihm verbunden an der *Basis* der *Mittelphalanx* an, während seine Randteile sich den seitlichen Längszügen anschließen und mit ihnen gemeinsam an der *Basis* der *Endphalanx* ansetzen.

Der *Randzug* der Dorsalaponeurose liegt beim Mittel- und Endgelenk der Finger dorsal von der Bewegungsachse und bewirkt daher in diesen Gelenken eine Streckung. Er zieht aber am Grundgelenk weit palmar von dessen Flexions-Extensionsachse vorbei und verursacht an diesem Gelenk daher eine kräftige Palmarflexion.

Das *dreieckige Feld* zwischen dem Randzug und dem seitlichen Längszug der Palmaraponeurose ist mit einer dünnen, sehr transparenten Schicht von Bindegewebe ausgefüllt, in welche einige Fasern des Randzuges ausstrahlen. Sie wird manchmal als *Ligamentum triangulare* bezeichnet und hat im proximalen Teil eine stärkere Schicht von querverlaufenden Bindegewebsfasern, die sich seitlich an der Gelenkskapsel und am *Ligamentum metacarpale transversum profundum* verankern. Sie stellen ein Retinakulum der Dorsalaponeurose dar, die über der Articulatio metacarpophalangea eine verschiebliche Kappe bildet.

1 Articulatio interphalangea (proximalis)
2 Vallum unguis
3 Phalanx media (Basis phalangis)
4 Aponeurosis dorsalis digitorum manus (mittlerer Längszug [Tractus longitudinalis medius])
5 Aponeurosis dorsalis digitorum manus (Randzug [Tractus marginalis])
6 Aponeurosis dorsalis digitorum manus (seitlicher Längszug [Tractus longitudinalis collateralis])
7 Aponeurosis dorsalis digitorum manus (Ligamentum triangulare)
8 Tendo musculi extensoris digitorum
9 Retinaculum proximale der Aponeurosis dorsalis digitorum manus
10 Articulatio metacarpophalangea
11 Caput ossis metacarpi bedeckt mit Capsula articularis und Ligamentum triangulare der Aponeurosis dorsalis digitorum manus
12 Musculus interosseus dorsalis (Tendo insertionis)
13 Aponeurosis dorsalis digitorum manus (Randzug [Tractus marginalis])
14 Ausstrahlung des Randzuges der Aponeurosis dorsalis digitorum manus
15 Aponeurosis dorsalis digitorum manus (Retinaculum transversum)
16 Retinaculum distale der Aponeurosis dorsalis digitorum manus
17 Aponeurosis dorsalis digitorum manus (seitlicher Längszug [Tractus longitudinalis collateralis])
18 Articulatio interphalangea (distalis)
19 Phalanx distalis (Basis phalangis mit Ansatz der vereinten Längs- und Randzüge)

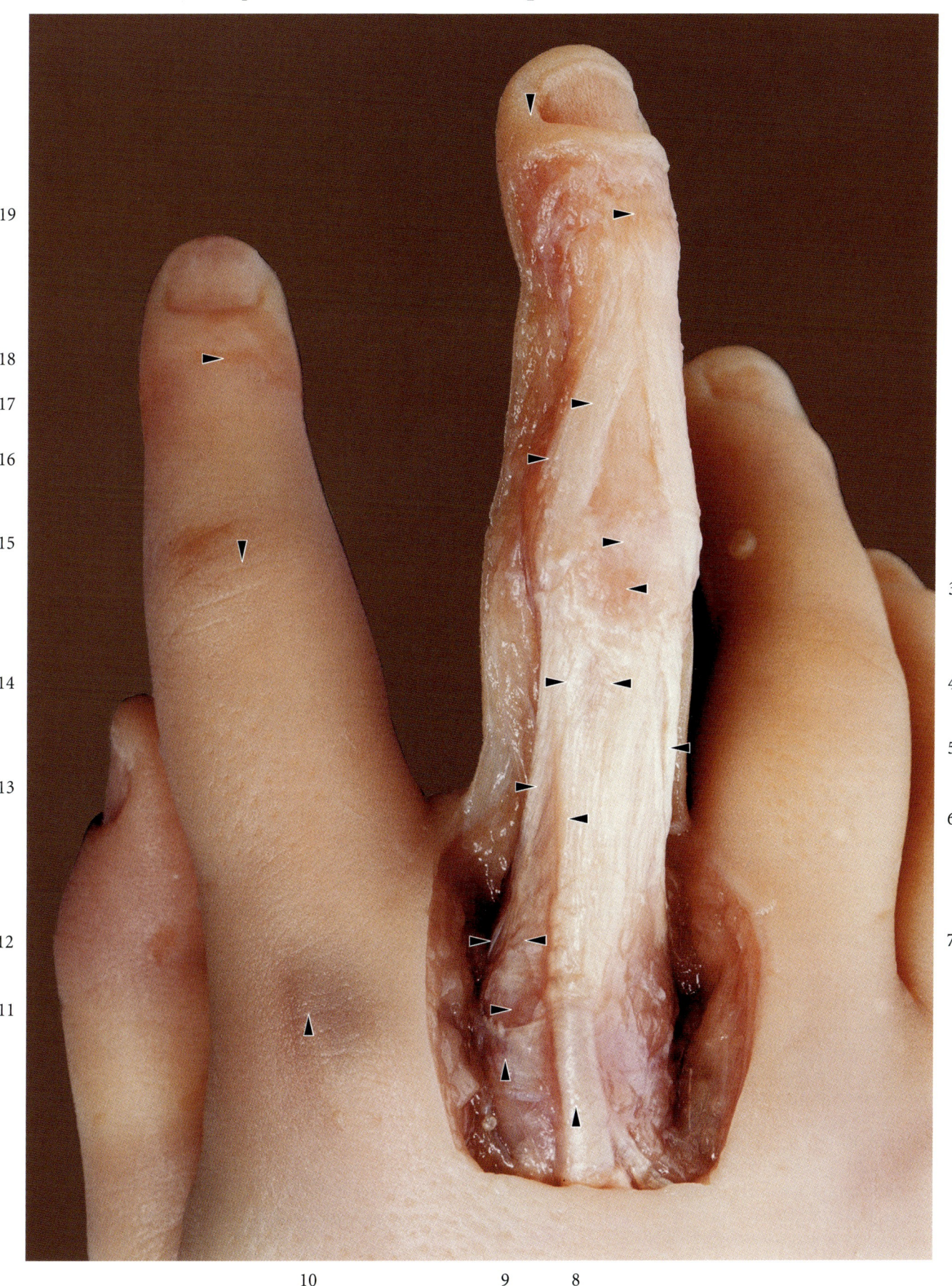

Abbildung 392 Articulatio humeri 1

Das Schultergelenk, die *Articulatio humeri*, ist eine *Articulatio sphaeroidea* und hat auf Grund der sehr unterschiedlichen Größe seiner Gelenksflächen einen besonders großen Bewegungsumfang und eine damit verbundene entsprechende Luxationsgefährdung.

Bei der Ansicht von vorn ist an einem Gelenkspräparat in mittlerer *Abduktionsstellung* zu sehen, daß das *Caput humeri* die *Cavitas glenoidalis* verlassen hat, weil die auf den großen Bewegungsumfang eingerichtete weite Gelenkskapsel den Kopf bei dieser Stellung nicht in der Pfanne hält.

Die Gelenkskapsel besitzt eine *Öffnung*, an welcher ihre *Membrana synovialis* in die *Bursa subtendinea musculi subscapularis* übergeht. Diese Öffnung befindet sich zwischen den *Ligamenta glenohumeralia superius* und *medium*.

Das *Ligamentum glenohumerale medium* und *inferius* sind unscheinbare Verstärkungen der vorderen Kapselwand und können nur bei durchfallendem Licht wahrgenommen werden. Manchmal liegt die Öffnung auch zwischen den Ligamenta glenohumeralia medium und inferius oder fehlt überhaupt.

Durch die *Öffnung* in der *Gelenkskapsel* ist das obere Ende der *Cavitas glenoidalis* mit ihrem *Labrum glenoidale* und das in der *Cavitas articularis* verlaufende Stück der *Bizepssehne* zu sehen. Oberhalb des *Ligamentum glenohumerale superius* verläuft ventral zur Bizepssehne das *Ligamentum coracohumerale*, das an der Wurzel des *Processus coracoideus* entspringt und an den beiden *Tubercula des Humerus* ansetzt. Es überbrückt dadurch den Beginn des *Sulcus intertubercularis* des Humerus und hält die Bizepssehne an dieser Stelle auch bei traumatischen Verlagerungen des Humeruskopfes fest. Der überbrückende Teil des Ligamentum coracohumerale wird manchmal als *Ligamentum humerale transversum* noch der Gelenkskapsel zugerechnet.

Über dem Schultergelenk befindet sich das *Schultergelenksdach*, das aus dem *Akromion*, dem *Processus coracoideus* und aus dem die beiden Knochenteile der Scapula verbindenden *Ligamentum coracoacromiale* besteht. Es ist eine sehr widerstandsfähige Formation, die den Grund bildet, warum bei gewaltsamer Abduktion des Arms so oft das *Caput humeri* unter Zerreißung der kaudalen Kapselanteile aus seiner flachen Pfanne herausgehebelt wird und je nach der gleichzeitig dabei ausgeübten Rotation der Humeruskopf in Form der *Luxatio humeri subcoracoidea*, *axillaris* oder *infraspinata*, in dem entstandenen Loch der Gelenkskapsel verankert, liegen bleibt.

1 Sulcus intertubercularis
2 Tuberculum majus des Humerus
3 Collum anatomicum des Humerus
4 Articulatio acromioclavicularis
5 Ligamentum glenohumerale superius
6 Cavitas glenoidalis der Scapula
7 Ligamentum coracoclaviculare (Ligamentum trapezoideum)
8 Clavicula (Extremitas acromialis)
9 Corpus claviculae
10 Scapula (Margo medialis)
11 Ligamentum coracoacromiale
12 Ligamentum coracohumerale
13 Processus coracoideus (tastbarer Knochenpunkt)
14 Ligamentum glenohumerale medium
15 Ligamentum glenohumerale inferius
16 Tuberculum infraglenoidale der Scapula
17 Scapula (Margo lateralis)
18 Angulus inferior der Scapula
19 Scapula (Facies costalis)
20 Collum scapulae mit Ansatz der Membrana fibrosa der Capsula articularis
21 Musculus biceps brachii (Tendo originis des Caput longum)
22 Corpus humeri
23 Crista tuberculi minoris
24 Collum chirurgicum des Humerus
25 Tuberculum minus des Humerus
26 Musculus biceps brachii (Tendo originis des Caput longum)
27 Spina scapulae
28 Acromion (tastbarer Knochenpunkt)

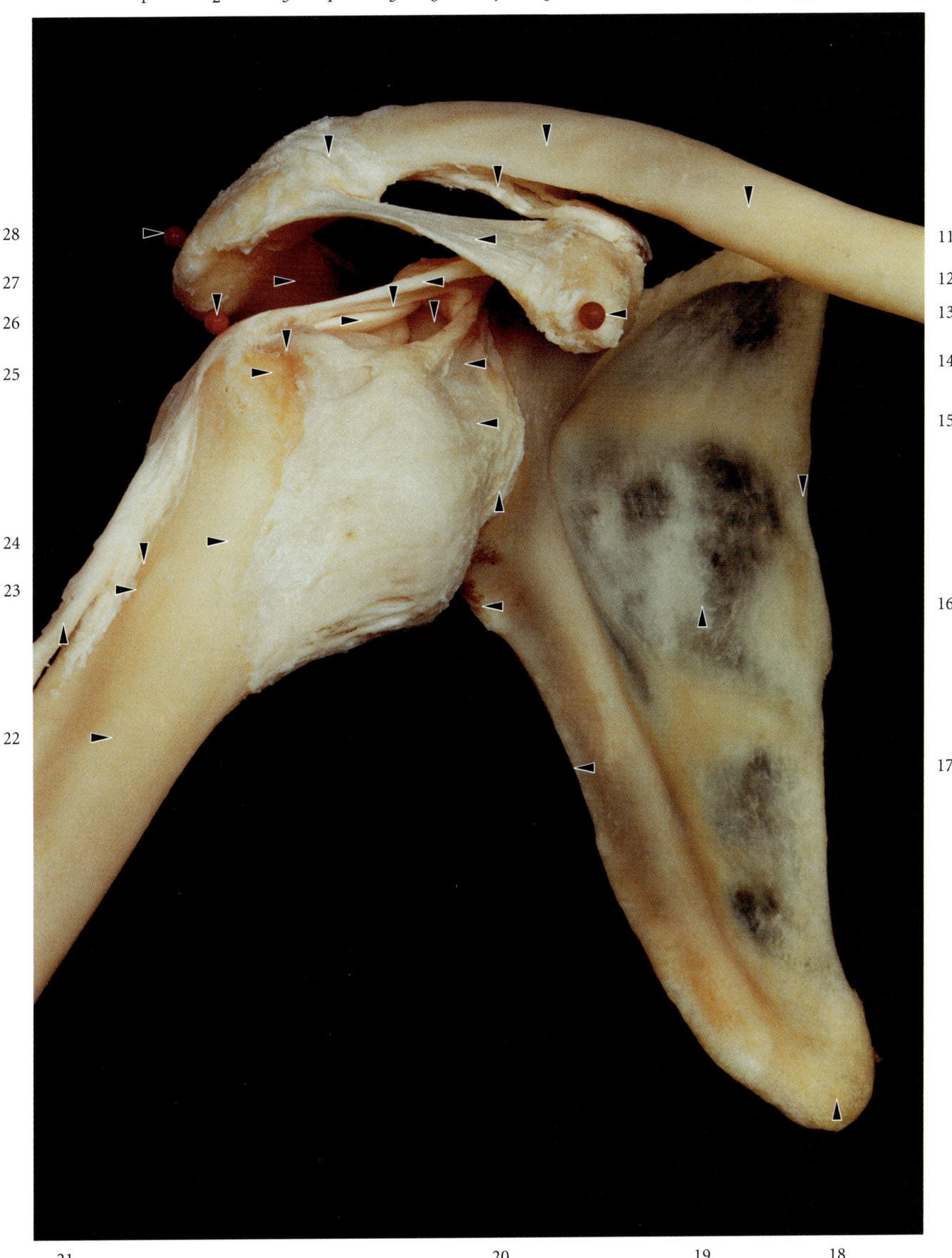

Abbildung 393 Articulatio humeri 2

Die *Ursprungssehne des langen Bizepskopfes* wird in der Gelenkskapsel angelegt und stülpt sich nach WELCKER erst im dritten Fetalmonat gegen den Gelenksraum unter Bildung eines *Mesotendineums* vor, das meistens spurlos verschwindet. Nur manchmal zeigt sich nach FICK in der *Vagina tendinis intertubercularis* des Erwachsenen ein Mesotendineum. Es kann als ein Rest dieses entwicklungsgeschichtlichen Vorgangs betrachtet werden, der in der Phylogenese seine Parallele findet. So wird z. B. beim Schaf ein ganzes Mesotendineum erhalten. Beim Pferd und dem Maulwurf bleibt die Sehne außerhalb der Gelenkskapsel, während sie sich bei manch anderen Tieren wie beim Menschen verhält.

Das *Mesotendineum* des vorliegenden Präparates geht von der oberen Wand der *Vagina tendinis intertubercularis* etwas hinter ihrer Mitte aus und nähert sich nach distal deren Hinterwand. Es besitzt an der hinteren Seite eine Tasche, in welche bei Abbildung B eine Sonde eingeschoben wurde. Das distale Fadenpaar auf Abbildung A entfaltet das distale Ende der Vagina tendinis intertubercularis mit dem auslaufenden Mesotendineum.

Auf *Abbildung A* wurde die Capsula articularis über der Ursprungssehne des langen Bizepskopfes gespalten und auseinandergezogen. Wie aus der Dicke der Schnittfläche zu erkennen ist, wurde das *Ligamentum coracohumerale* erst in der Mitte seines Verlaufes getroffen, und der proximale Rand des oberen Lappens zeigt das Verhältnis der *Capsula articularis* zum Ursprung der *Sehne* des Caput longum des M. biceps brachii am *Tuberculum supraglenoidale*.

Am unteren Lappen der *Capsula articularis* ist proximal vom ersten rechten Faden das *Ligamentum coracohumerale* mit dem angelagerten *Ligamentum glenohumerale superius* zu sehen, welches mit einer Lücke an das *Ligamentum glenohumerale medium* anschließt.

Bei *Abbildung B* wurde die hintere und untere Wand der *Capsula articularis* entfernt, so daß ein Einblick in die *Cavitas articularis* ermöglicht wird. Die *Cavitas glenoidalis* wird vom *Labrum glenoidale* umgeben, mit dem sich die Capsula articularis verbindet. Die stehengelassene vordere Wand der *Capsula articularis* ist durch das *Ligamentum glenohumerale medium* und *inferius* verstärkt. Am *Humerus* ist der Ansatz der *Capsula articularis* bestehen geblieben.

1 Crista tuberculi majoris
2 Crista tuberculi minoris
3 Mesotendineum (Varietät)
4 Tuberculum minus des Humerus
5 Mesotendineum (Varietät)
6 Caput humeri
7 Musculus biceps brachii (Tendo capitis longi)
8 Ligamentum glenohumerale medium
9 Tuberculum supraglenoidale
10 Ligamentum coracoacromiale (Schnittfläche)
11 Fossa supraspinata der Scapula
12 Spina scapulae
13 Ligamentum coracohumerale (Schnittfläche)
14 Ligamentum coracoclaviculare
    (Ligamentum trapezoideum – Schnittfläche)
15 Ligamentum glenohumerale superius
16 Ligamentum coracohumerale (Schnittfläche)
17 Processus coracoideus (horizontaler Ast)
18 Musculus biceps brachii
    (Tendo capitis longi mit Membrana synovialis)
19 Ligamentum glenohumerale medium
20 Tuberculum majus des Humerus
21 Capsula articularis (Schnittrand)
22 Collum chirurgicum des Humerus
23 Mesotendineum (Varietät)
24 Collum anatomicum des Humerus
25 Caput humeri
26 Ligamentum glenohumerale inferius
27 Cavitas glenoidalis
28 Übergang der Spina scapulae in das Acromion
    (Schnittfläche)
29 Ligamentum transversum scapulae superius
30 Scapula (Facies costalis)
31 Tuberculum infraglenoidale
32 Labrum glenoidale
    mit Membrana fibrosa der Capsula articularis
33 Collum scapulae
34 Tuberculum supraglenoidale
35 Ligamentum coracohumerale
    (Schnittrand des Ursprungs
    am Processus coracoideus)
36 Scapula (Margo superior)
37 Vagina tendinis intertubercularis (distales Ende)
38 Tuberculum majus des Humerus

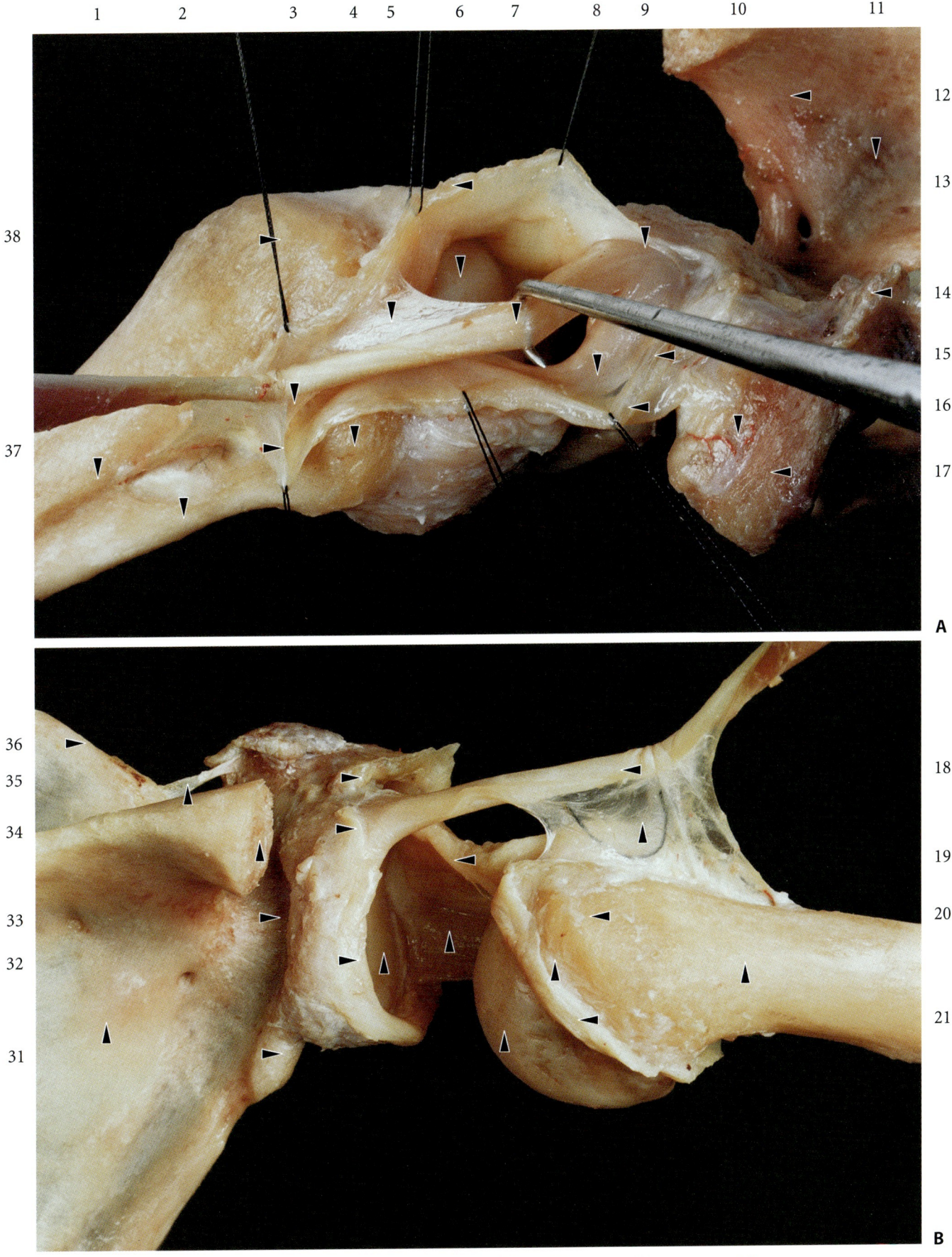

**Abbildung 394 Articulatio humeri 3
Bewegungsverformung
der Capsula articularis**

Die Weite der *Capsula articularis*, wie sie der große Bewegungsumfang erfordert, führt am Ende der Exkursionsweiten zu Raffungen und Straffungen an bestimmten Stellen der Kapsel. Die beiden Abbildungen A und B zeigen ein Schultergelenk bei maximaler Ad- und Abduktion und die Abbildung C und D bei maximaler Innen- und Außenrotation.

A. Bei *maximaler Adduktion* spannt sich oben die Capsula articularis über den Kopf des Humerus und hat das *Spatium subacromiale* mit der Bursa subacromialis gut entfaltet. An der unteren Seite des Gelenks ist die Capsula articularis zusammengestaucht und bildet einen *Recessus axillaris* des Gelenksraums durch eine zusammengeschobene Kapseltasche. Von ihr laufen Ausgleichsfalten zum gespannten Anteil der Kapsel.

B. Bei *maximaler Abduktion* spannt sich die Kapsel über den unteren Teil des aus der Pfanne herausgetretenen Humeruskopfes, während der obere Teil der Kapsel in das *Spatium subacromiale* hineingeschoben wird, so daß die Kapsel über den oberen Rand der Gelenkspfanne nach medial hinausragt und von dort eine Ausgleichsfalte zum gespannten Anteil ausgehen läßt. Es ist zu erwarten, daß der angelagerte *Musculus supraspinatus* dort die Kapsel über die Gelenkspfanne nach medial sogar noch weiter hinauszieht.

Die starken Verschiebungen und Einengungen im Spatium subacromiale erklären die *Abduktionsbeschwerden*, die bei entzündlichen periartikulären Prozessen und bei der häufigen Erkrankung der *Bursa subacromialis*, insbesondere bei älteren Menschen, auftreten.

C. Bei leichter Abduktion und *maximaler Innenrotation* sind die hinteren Kapselanteile voll entfaltet und spannen sich über den großen dorsal aus der Pfanne herausgetretenen Anteil des Humeruskopfes.

D. Bei leicher Abduktion und *maximaler Außenrotation* schiebt sich die Capsula articularis hinten zu einem faltigen Wulst zusammen, der weitgehend das *Labrum glenoidale* nach medial überragt und in situ durch den angelagerten *Musculus infraspinatus* noch stärker in dieser Richtung beeinflußt wird.

1 Acromion
2 Ausgleichsfalten des Recessus axillaris
3 Capsula articularis
   (gespannter Anteil über dem Caput humeri)
4 Tuberculum majus des Humerus
5 Spina scapulae
6 Tuberculum infraglenoidale
7 Ausgleichsfalten bei der Abduktion des Humerus
8 Capsula articularis
   (gespannter Anteil über dem Caput humeri)
9 Collum chirurgicum des Humerus
10 Clavicula
11 Acromion
12 Tuberculum majus des Humerus
13 Ligamentum transversum scapulae inferius
14 Ligamentum acromioclaviculare
15 Acromion
16 Ligamentum transversum scapulae inferius
17 Crista tuberculi majoris
18 Musculus biceps brachii (Tendo capitis longi)
19 Tuberculum minus des Humerus
20 Tuberculum majus des Humerus
21 Capsula articularis in gerafftem Zustand
22 Collum scapulae
23 Spina scapulae
24 Collum anatomicum des Humerus
25 Capsula articularis in gestrafftem Zustand
26 Ligamentum coracohumerale
27 Scapula (Margo medialis)
28 Tuberculum infraglenoidale
29 Collum scapulae
30 Ligamentum transversum scapulae inferius
31 Angulus acromialis
32 Scapula (Margo medialis)
33 Corpus humeri
34 Tuberculum infraglenoidale
35 Collum scapulae
36 Ligamentum transversum scapulae inferius
37 Clavicula

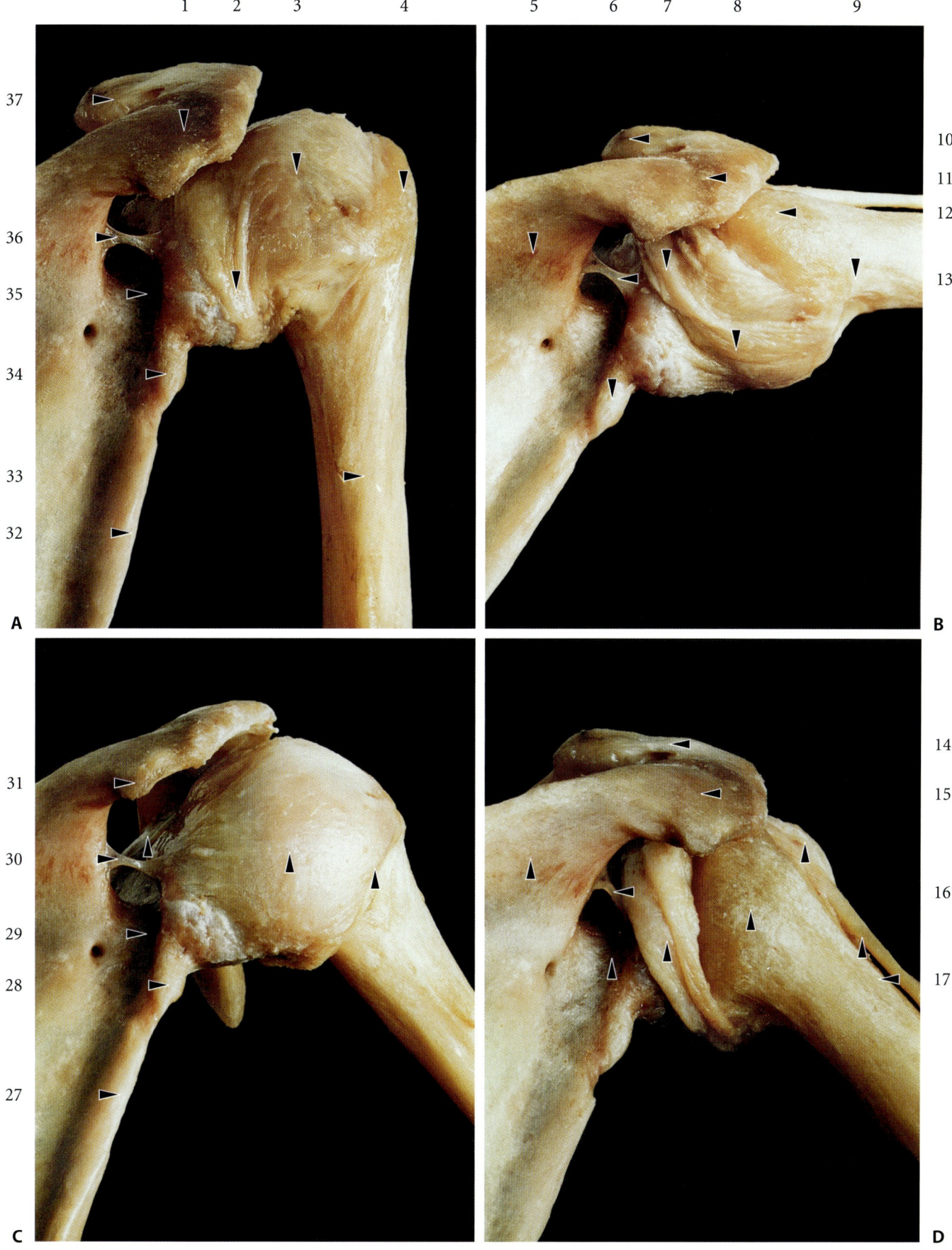

Abbildung 395 Articulatio humeri 4
Ventrale Punktion

Die *ventrale Punktion* des Schultergelenks wird bei leicht abduziertem und etwas außenrotiertem Arm durchgeführt, weil in dieser Position das *Ligamentum coracohumerale* entspannt ist und die feste Verbindung des *Caput humeri* mit der *Cavitas glenoidalis* nicht mehr wie beim herabhängenden Arm besteht. Bei nicht allzu muskelstarken Menschen läßt sich bei Rotationsbewegungen im Schultergelenk die Stufe zwischen dem Caput humeri und dem Rande des Cavitas glenoidalis der Scapula, die das Ziel der Punktion ist, recht gut tasten.

Die *Punktionsstelle* liegt knapp fingerbreit lateral von der Spitze des Processus coracoideus, von wo aus die Kanüle etwas nach medial gerichtet horizontal eingestochen wird. Die tastbaren Knochenpunkte sind durch rote Kügelchen markiert.

Den für die Punktion wichtigsten Knochenpunkt bildet die *Spitze* des *Processus coracoideus*. Sie liegt nur sehr wenig lateral von der *Fossa infraclavicularis* und wird gerade noch vom medialen Rande des *Musculus deltoideus* bedeckt.

Nachdem die Kanüle den *Musculus deltoideus* passiert hat, gelangt sie durch den oberen Rand des *Musculus subscapularis*, der dort die Capsula articularis bedeckt. Oft wird sie vorher noch den lateralen Rand des *Caput breve* vom *Musculus biceps brachii* durchsetzen, aber immer ist der Stichkanal weit von größeren Gefäßen und Nerven entfernt.

Die Punktionsnadel am vorliegenden Präparat steckt im *Ligamentum glenohumerale medium,* und zwischen diesem und dem *Ligamentum glenohumerale superius* ist das *Caput humeri* zu sehen, das von der Cavitas glenoidalis, soweit es die Kapsel zuläßt, abgehoben ist. Beim Lebenden wird eine so starke Abhebung vor allem durch den natürlichen Tonus der das Gelenk überbrückenden Muskulatur verhindert.

1 Corpus claviculae
2 Ligamentum coracoclaviculare (Ligamentum conoideum)
3 Ligamentum coracoclaviculare (Ligamentum trapezoideum)
4 Clavicula (Extremitas acromialis)
5 Ligamentum coracoacromiale
6 Ligamentum glenohumerale superius
7 Acromion
8 Articulatio acromioclavicularis (Ligamentum acromioclaviculare)
9 Spina scapulae
10 Ligamentum coracohumerale
11 Caput humeri
12 Tuberculum minus des Humerus
13 Collum chirurgicum des Humerus
14 Corpus humeri
15 Crista tuberculi minoris
16 Collum anatomicum des Humerus
17 Ligamentum glenohumerale medium
18 Collum scapulae
19 Scapula (Facies costalis)
20 Scapula (Margo medialis)
21 Tuberculum infraglenoidale
22 Punctio ventralis der Articulatio humeri
23 Processus coracoideus (horizontaler Ast)
24 Ligamentum transversum scapulae superius
25 Scapula (Margo superior)

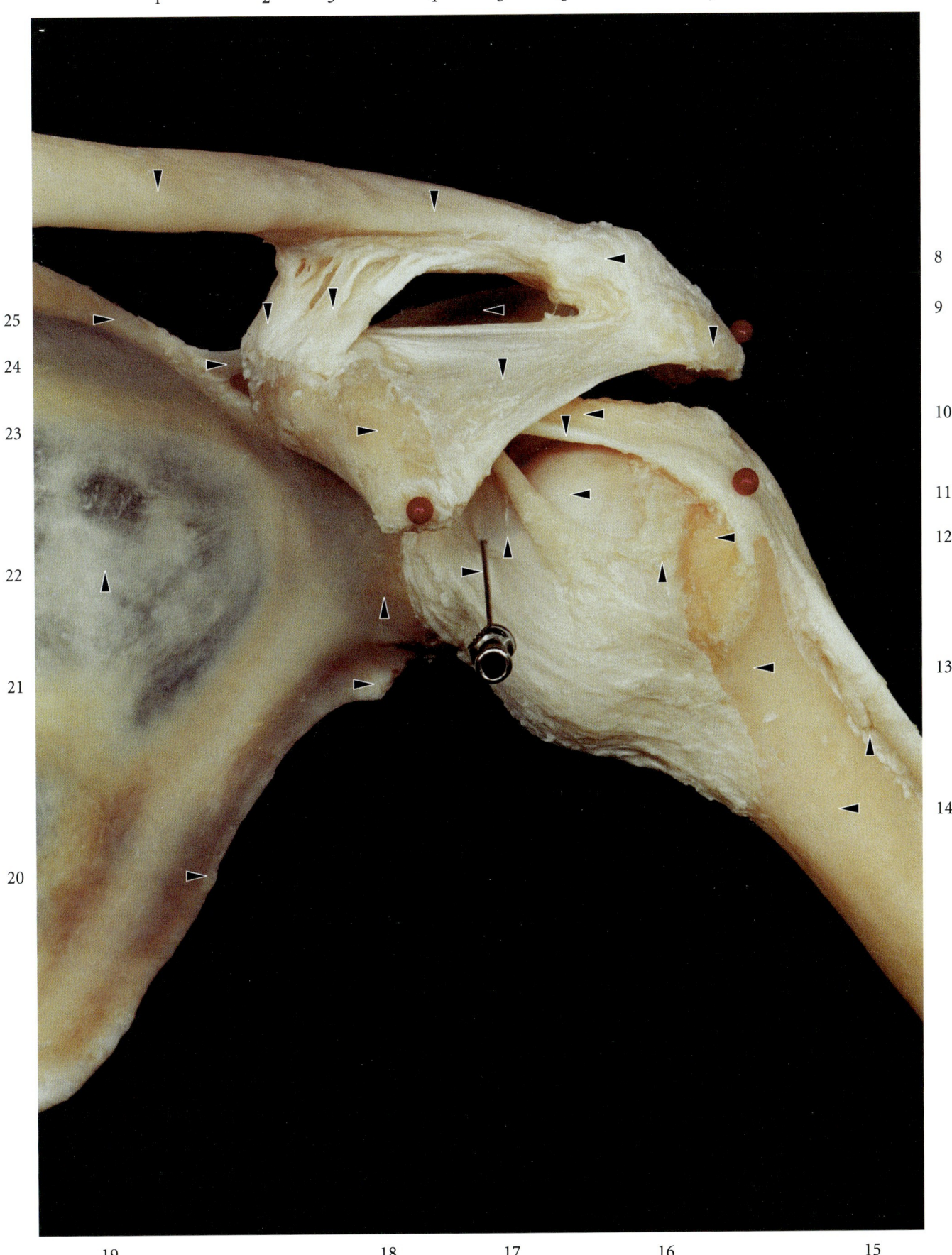

Abbildung 396   Articulatio humeri 5
Dorsale Punktion

Die *dorsale Punktion* des *Schultergelenks* wird aus den gleichen Gründen wie bei der ventralen Punktion bei leicht abduziertem Arm durchgeführt. Aber anstelle der Außenrotation wird eine geringe *Innenrotation* verwendet, damit sich der hintere Teil des *Caput humeri* etwas vorwölbt und als Zielfläche dienen kann.

Etwas mehr als daumenbreit unterhalb des *Angulus acromialis* wird horizontal nach medial gerichtet eingestochen. Die Kanüle erreicht entlang der hinteren Oberfläche des *Caput humeri* den Rand der *Cavitas glenoidalis* in der Verlängerung des Margo lateralis der Scapula.

Sie durchsticht nach der Haut den von der Spina scapulae kommenden Teil des *Musculus deltoideus* und passiert das Muskellager des *Musculus infraspinatus* und *Musculus teres minor*, welches die *Capsula articularis* bedeckt, ungefähr zwischen diesen beiden Muskeln.

Der mit einem roten Kügelchen markierte *Angulus acromialis* ist jene Stelle, an welcher sich das Akromion in die Spina scapulae abwinkelt. Gut tastbar ist in jedem Falle die ganze *Spina scapulae* und das *Akromion*. Auch bei dieser Punktion empfiehlt es sich aber, durch Rotationsbewegungen im Schultergelenk die Lage des *Caput humeri* durch *Betastung* vorher näher zu bestimmen. Dabei fühlt man, wie sich die *Tubercula* des *Humerus* unter den Musculus deltoideus verschieben und wie sich bei Innenrotation der hintere Teil des *Caput humeri* vordrängt.

Bei beiden Punktionen sollte der abgebogene Arm auf einer Unterlage abgestützt werden, weil nur dadurch eine gute Entspannung der das Gelenk überbrückenden Muskulatur möglich ist und die Gelenksflächen weniger fest aneinandergepreßt werden.

1   Corpus claviculae
2   Ligamentum coracoclaviculare (Ligamentum conoideum)
3   Ligamentum coracoclaviculare (Ligamentum trapezoideum)
4   Clavicula (Extremitas acromialis)
5   Punctio dorsalis der Articulatio humeri
6   Angulus acromialis
7   Articulatio acromioclavicularis (Ligamentum acromioclaviculare)
8   Acromion
9   Caput humeri mit Capsula articularis
10 Vagina tendinis intertubercularis
11 Corpus humeri
12 Musculus biceps brachii (Caput longum)
13 Collum chirurgicum des Humerus
14 Fossa infraspinata der Scapula
15 Scapula (Margo lateralis)
16 Tuberculum infraglenoidale
17 Collum scapulae
18 Spina scapulae
19 Fossa supraspinata der Scapula
20 Ligamentum transversum scapulae superius
21 Scapula (Margo superior)

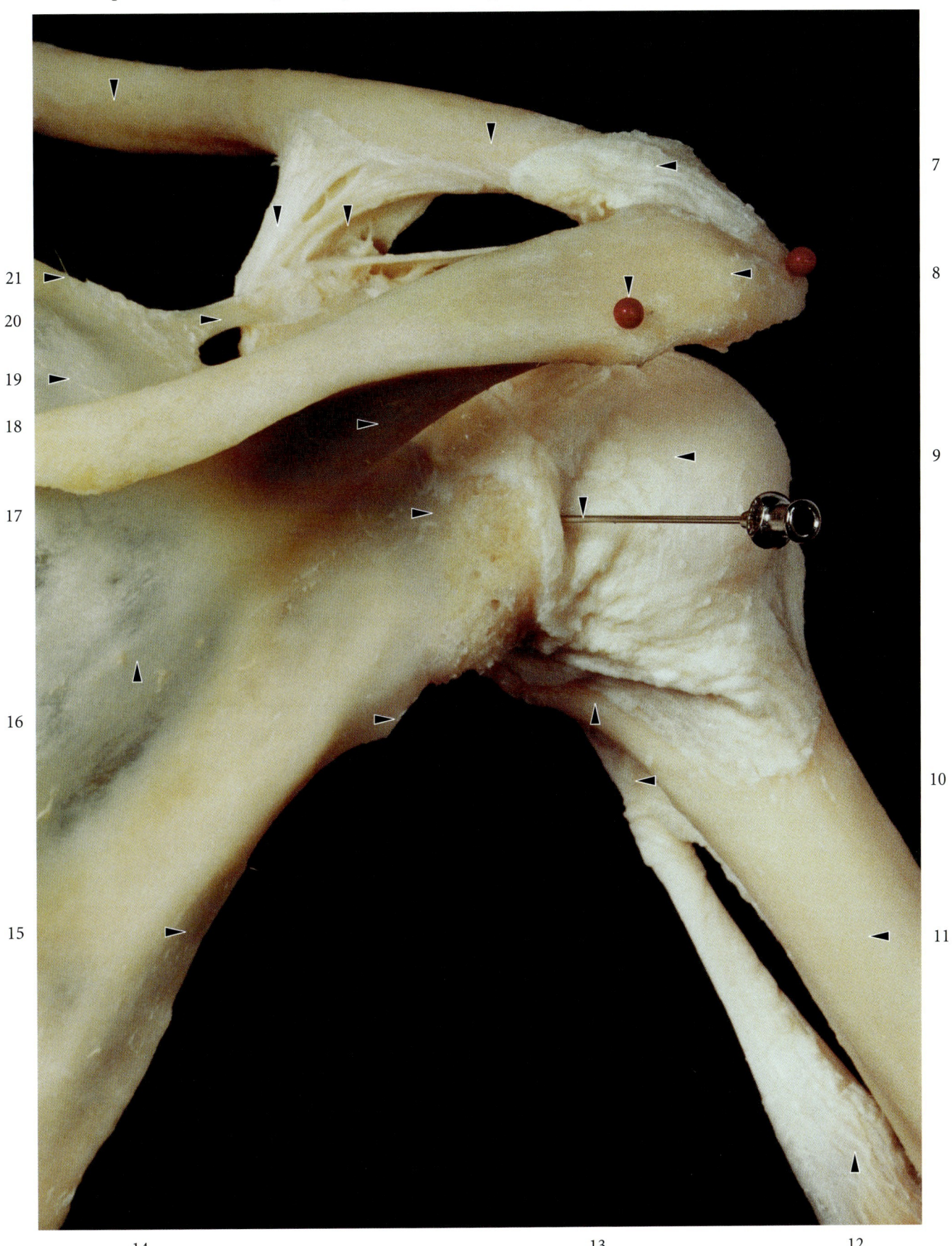

Abbildung 397 Articulatio cubiti 1

Die *Articulatio cubiti* ist eine *Articulatio composita* und besteht aus der *Articulatio humeroulnaris, Articulatio humeroradialis* und der *Articulatio radioulnaris proximalis*. Die einzelnen Gelenke sind in eine gemeinsame Kapsel eingeschlossen, die abgesehen von den Seitenbändern sehr dünn ist und den Gelenkskörpern teilweise sehr eng anliegt. So wölbt sich vorn das *Capitulum* und die *Trochlea humeri* deutlich vor, und auch das *Caput radii* ist in seiner Lage gut erkennbar.

Proximal überbrückt die *Capsula articularis* mit ihrer *Membrana fibrosa* die *Fossae coronoidea* und *radialis* und besitzt an dieser Stelle zwischen der *Membrana synovialis* und der *Membrana fibrosa* flache Fettposter, welche in gestreckter Stellung des Gelenks die Fossae auffüllen, so wie es in gebeugter Stellung das viel größere Fettpolster an der hinteren Seite mit der *Fossa olecrani* tut.

Um die Rotationsbewegungen des Radius bei der Pronation und Supination im *Ligamentum anulare radii* zuzulassen, mußte der Gelenksraum zwischen dessen distalem Rand und dem Collum radii durch einen sehr dünnen Kapselanteil abgeschlossen werden, der als *Recessus sacciformis* bezeichnet wird.

In supinierter Stellung, wie bei der vorliegenden Abbildung, weicht die Richtung des Unterarms in sehr variabler und kaum geschlechtsgebundener Form von der Richtung des Oberarms nach lateral ab und bildet den so genannten *physiologischen Abduktionswinkel*, der im englischen Sprachraum als »carrying angle« bezeichnet wird. Er geht auf die Stellung der Gelenkskörper sowohl des Humerus wie der Unterarmknochen zur Längsachse der Extremität mit wechselhafter Beteiligung zurück.

1 Epicondylus lateralis
2 Capitulum humeri
3 Humerus (Facies anterolateralis)
4 Capsula articularis (Membrana fibrosa)
5 Humerus (Facies anteromedialis)
6 Trochlea humeri
7 Ligamentum collaterale ulnare
8 Epicondylus medialis
9 Crista supracondylaris medialis
10 Tuberositas ulnae
11 Ulna (Facies anterior)
12 Foramen nutricium
13 Processus coronoideus
14 Ligamentum quadratum
15 Ligamentum collaterale radiale
16 Radius (Facies anterior)
17 Tuberositas radii
18 Collum radii
19 Recessus sacciformis
20 Ligamentum anulare radii
21 Caput radii (proximaler Rand)
22 Crista supracondylaris lateralis

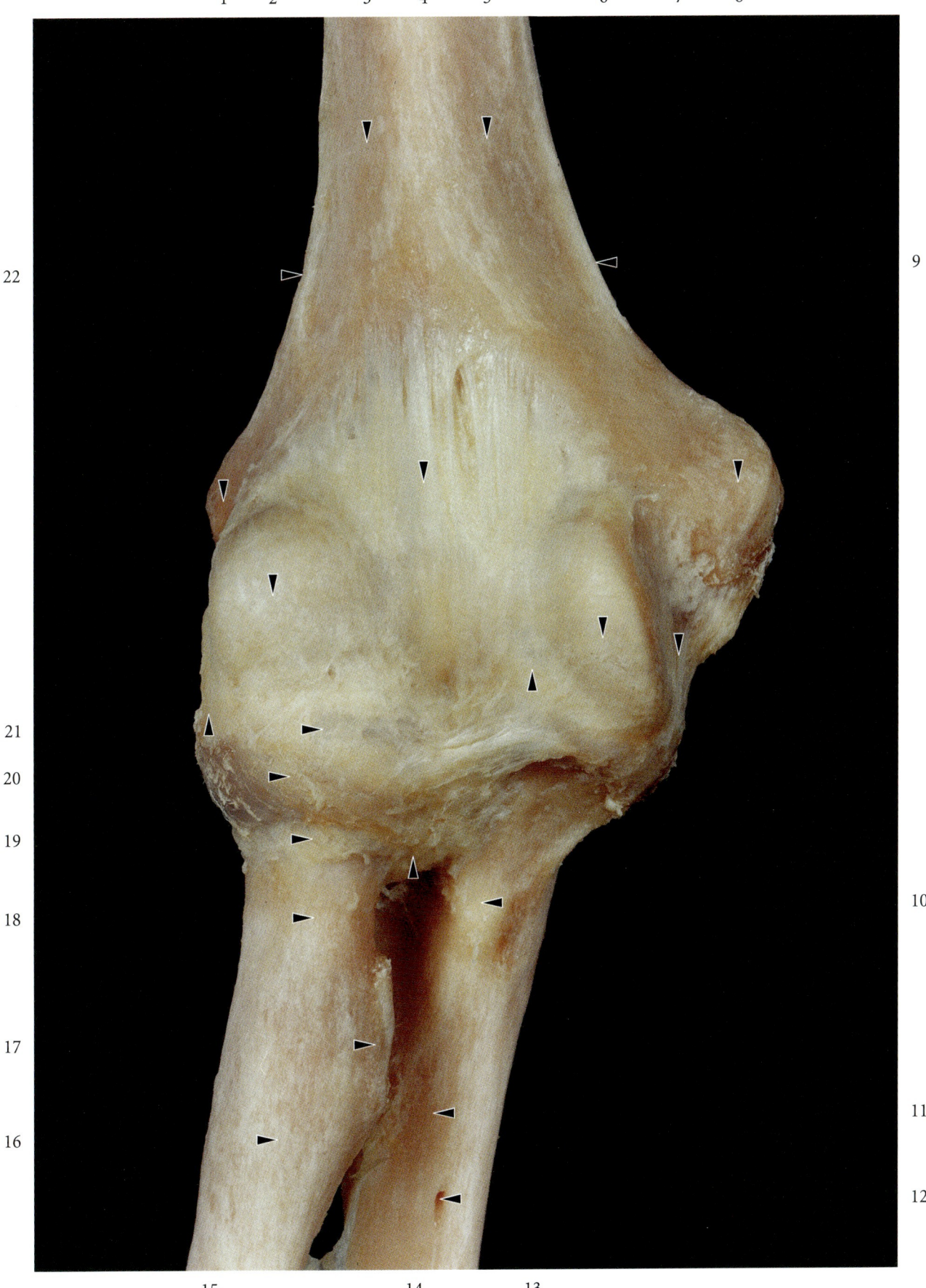

Abbildung 398 Articulatio cubiti 2

Die Abbildung zeigt eine *Articulatio cubiti* in Streckstellung bei proniertem Unterarm. Die tastbaren Knochenpunkte wurden mit roten Kügelchen markiert. Der *Epicondylus medialis* bildet in Streckstellung des Ellenbogengelenkes mit dem *Epicondylus lateralis* und dem *Olekranon* von hinten gesehen eine gerade Linie. Von der Seite gesehen würde das Olekranon entsprechend seiner Breite hinter die Ebene der *Facies posterior* des *Humerus* vorragen.

Das *Fettpolser*, welches sich zwischen der *Membrana synovialis* und *Membrana fibrosa* im proximalen Teil der *Fossa olecrani* befindet, wurde weitgehend aus der Fossa verdrängt und die Kapsel im unteren Teil zusammengeschoben.

Während an der vorderen Seite des Ellenbogengelenks wegen der Überlagerung mit starken Muskelanteilen keine Einzelheiten des Gelenkes durch Betastung festgestellt werden können, gelingt dies an den Seiten und der hinteren Seite sehr zufriedenstellend. Die *Epikondylen* des *Humerus* liegen unmittelbar unter der Haut und lassen sich daher gut wahrnehmen.

Hinter dem *Epicondylus medialis* ist der *Nervus ulnaris* im *Sulcus nervi ulnaris* medial vom *Olekranon* tastbar, bevor er zwischen den beiden Köpfen des *Musculus flexor carpi ulnaris* verschwindet.

An der lateralen Seite ist distal vom *Epicondylus lateralis* das *Caput radii* und die Lücke zwischen ihm und dem *Capitulum humeri* sehr gut tastbar, weil die am *Epicondylis lateralis* entspringende Extensorenmuskulatur dort nur eine verhältnismäßig dünne Schicht von Ursprungssehnen bildet, die das *Ligamentum collaterale radiale* direkt bedecken und mit ihm weitgehend verwachsen sind. Die proximal daran anschließende Lücke zwischen dem *Olekranon* und dem *Epicondylus lateralis* füllt der *Musculus anconaeus* aus, der seinerseits von einer starken Faszie bedeckt wird, in welche die Sehne des *Musculus triceps brachii* ausstrahlt.

1 Epicondylus medialis (humeri)
2 Ligamentum collaterale ulnare (hinterer Randstreifen)
3 Humerus (Facies posterior)
4 Epicondylus lateralis (humeri)
5 Crista supracondylaris lateralis
6 Fossa olecrani
7 Incisura trochlearis der Ulna
8 Area subcutanea ulnae
9 Incisura radialis (Ulna)
10 Ligamentum collaterale radiale
11 Recessus sacciformis
12 Ulna (Facies posterior)
13 Ulna (Facies medialis et Olecranon)
14 Ulna (Margo posterior)
15 Incisura trochlearis der Ulna
16 Kapselpolster der Fossa olecrani
17 Crista supracondylaris medialis

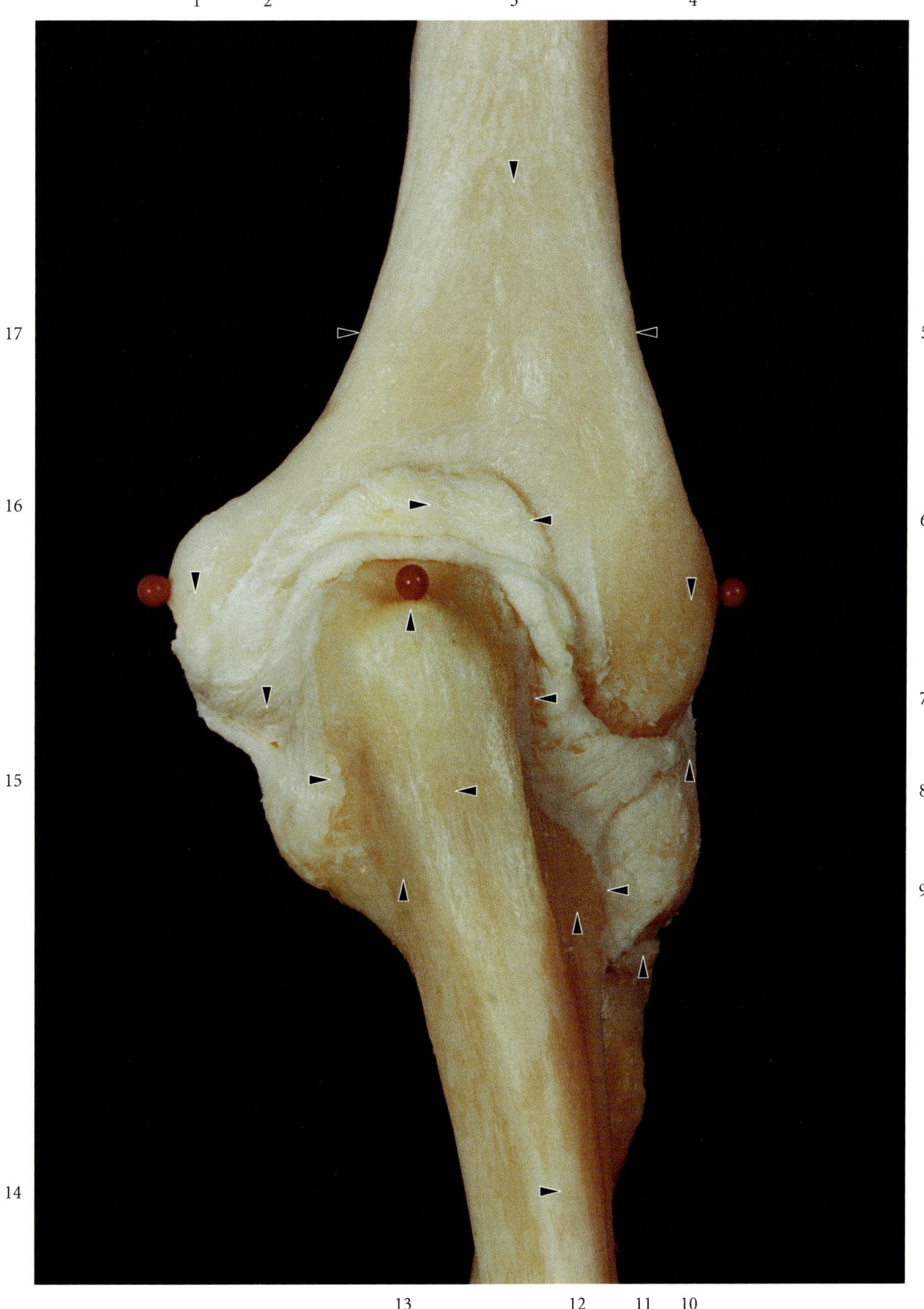

Abbildung 399 Articulatio cubiti 3
Ligamenta collateralia
Membrana interossea

Die *Abbildung A* zeigt ein Ellenbogengelenk in Mittelstellung. Die *Articulatio humeroulnaris* wird durch das *Ligamentum collaterale ulnare* überbrückt, welches vom *Epicondylus medialis* des Humerus zum Rande der *Incisura trochlearis* der Ulna zieht. Es besitzt einen vorderen und hinteren *Randstreifen*, die durch eine etwas dünnere Partie miteinander verbunden sind. Die Ansätze der beiden Randstreifen an der Ulna werden durch das *Ligamentum obliquum* (Cooperi) überbrückt.

Vor dem *Ligamentum collaterale ulnare* wölbt sich der vordere Rand der *Trochlea humeri* vor, der von einer dünnen Kapsel bedeckt ist. In die Kehlung der Trochlea ragt von distal der *Processus coronoideus* der Ulna hinein, der sich proximal von der *Tuberositas ulnae* erhebt.

Am lateralen distalen Rand der *Tuberositas ulnae* geht die *Chorda obliqua* ab und setzt distal von der *Tuberositas radii* volar vom *Margo interosseus* am *Radius* an. Sie gehört zu der Bandverbindung zwischen Radius und Ulna, die mit der *Membrana interossea antebrachii* nach distal fortgesetzt wird und die Aufgabe hat, Druck- und Zugwirkungen des Radius auf die Ulna zu übertragen.

Auf *Abbildung B* wurde das *Ligamentum collaterale radiale* dargestellt. Es entspringt am *Epicondylus lateralis* des Humerus und strahlt gegen das *Ligamentum anulare radii* aus, das beiderseits der *Incisura radialis* entspringt und die *Circumferentia articularis* des Radius umgibt.

Das *Ligamentum collaterale radiale* ist ein sehr schmales Band und wird manchmal weitgehend durch die Ursprungssehnen des *Musculus extensor carpi ulnaris* und des *Musculus extensor digitorum*, mit denen es stets fest verwachsen ist, ersetzt. Es besteht aus zwei Schenkeln, die divergieren und am vorderen und hinteren Rand der *Incisura radialis ulnae* ansetzen. Die hintersten Fasern erreichen manchmal noch den Ursprung des *Musculus supinator* an der Crista supinatoria. Nur ein geringer Teil geht in das *Ligamentum anulare radii* selbst über.

1 Ulna (Margo anterior)
2 Chorda obliqua
3 Tuberositas radii
4 Collum radii
5 Processus coronoideus
6 Ligamentum collaterale ulnare (vorderer Randstreifen)
7 Ligamentum collaterale ulnare (hinterer Randstreifen)
8 Epicondylus medialis des Humerus
9 Humerus (Facies anterior medialis)
10 Capitulum humeri
11 Trochlea humeri
12 Tuberositas ulnae
13 Ligamentum obliquum Cooperi
14 Olecranon
15 Corpus radii
16 Recessus sacciformis
17 Ulna (Facies posterior)
18 Ulna (Margo posterior)
19 Membrana interossea antebrachii
20 Ulna (Margo interosseus)
21 Ulna (Facies posterior)
22 Chorda obliqua
23 Crista supinatoria
24 Ligamentum anulare radii
25 Ligamentum collaterale radiale (hinterer Schenkel)
26 Incisura trochlearis
27 Olecranon
28 Crista supracondylaris lateralis
29 Incisura radialis ulnae
30 Epicondylus lateralis des Humerus
31 Ligamentum collaterale radiale (vorderer Schenkel)
32 Humerus (Facies anterolateralis)
33 Ulna (Facies medialis)
34 Membrana interossea antebrachii
35 Radius (Margo anterior)

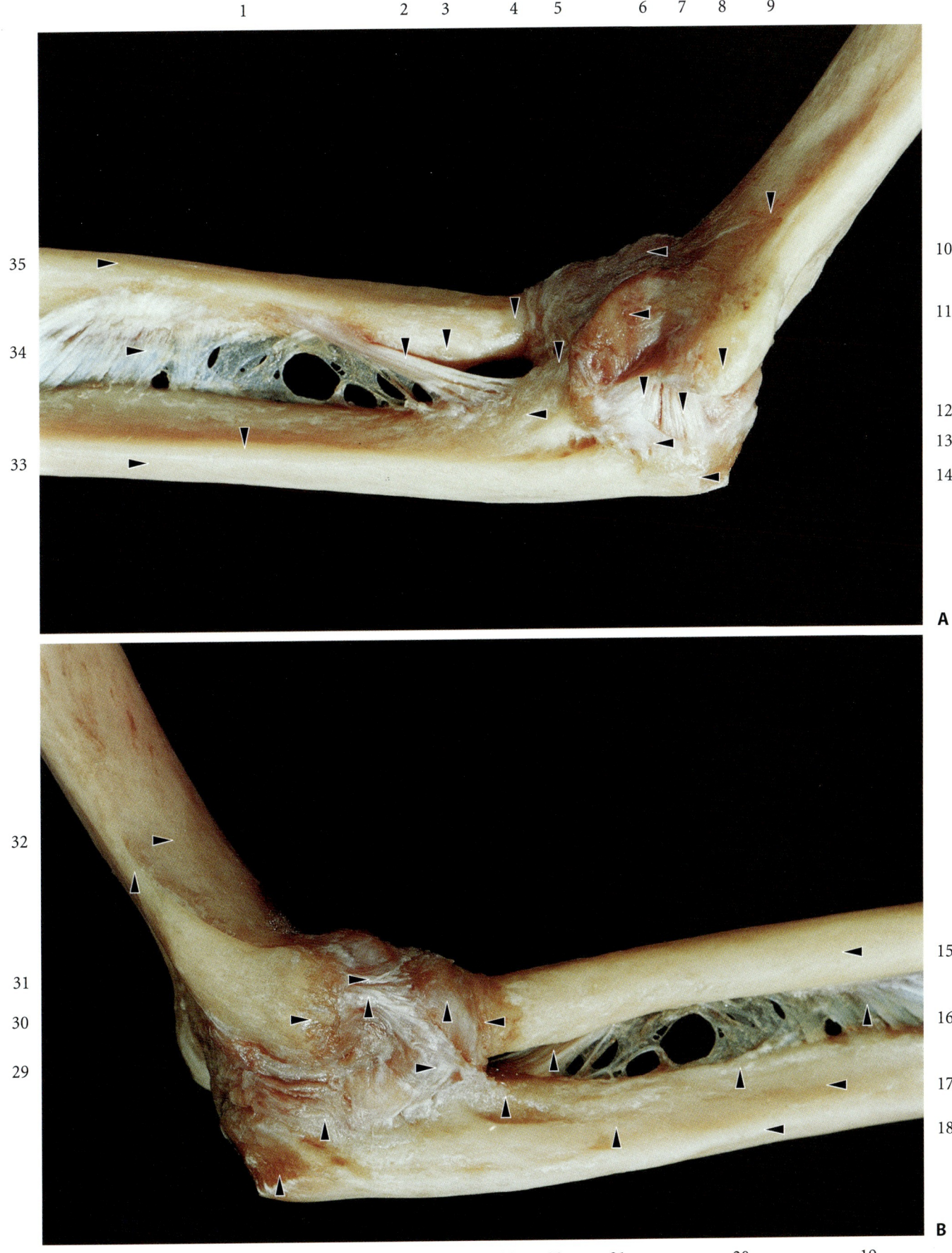

**Abbildung 400 Articulatio cubiti 4
Funktion des Ligamentum collaterale ulnare**

Das *Ligamentum collaterale ulnare* hat als Seitenband eines Scharniergelenks die primäre Aufgabe, die Gelenkskörper bei plötzlich auftretenden Gewalteinwirkungen zusammenzuhalten. Es besitzt aber darüber hinaus eine viel differenziertere Funktion.

Es ist dreieckig geformt. Seine Spitze liegt am *Epicondylus medialis* des *Humerus* und die abgerundete Basis am Rand der *Incisura trochlearis* der *Ulna*. Zwei breite Randstreifen sind durch eine dünnere Partie und das *Ligamentum obliquum* (COOPERI) miteinander verbunden.

Durch die relativ große Masse der Bindegewebsfasern, die es führt, ist es ausgeschlossen, daß das Band am Epicondylus medialis des Humerus einen annähernd punktförmig Ansatz in der Flexionsachse gewinnt, so daß bei den Bewegungen in dem Scharniergelenk der Articulatio humeroulnaris immer wieder einzelne Teile des Bandes gespannt und andere entspannt werden müssen.

Die *Abbildung A* zeigt ein Ellenbogengelenk bei *maximaler Beugung*. Dabei ist der *hintere Randstreifen* des *Ligamentum collaterale ulnare* stark gespannt, während der *vordere Randstreifen* eine dem Betrachter zugewendete bogenförmige Entspannung erfahren hat. Bei *Abbildung B* ist dagegen der vordere Randstreifen stark gespannt, und der hintere Randstreifen zeigt eine fast faltige Entspannung.

Die Spannung der Randstreifen preßt aber nicht nur die Gelenksflächen fester aneinander, sondern führt bei der gegebenen Zugrichtung auch zur *Hemmung* der Bewegung, so daß am Ende der Flexion und der Extension der Unterarm federnd abgefangen wird, bevor noch die Knochenhemmung durch Einlagerung des *Processus coronoideus* oder des *Olekranons* in die entsprechenden Fossae unbehindert wirksam wird.

Die Breite des Bandansatzes am Epicondylus medialis des Humerus hätte aber zu verfrühten Hemmungen oder unerwünschen Entspannungen geführt, würde die *schräge Kehlung* der *Trochlea humeri* diesen Spannungs- und Entspannungsmechanismus nicht teilweise kompensieren, indem der Ansatz der gespannten Bandpartie seinem Ursprung ein wenig entgegengeführt wird.

1 Ulna (Margo interosseus)
2 Ulna (Margo anterior)
3 Ulna (Margo posterior)
4 Chorda obliqua
5 Ulna (Facies anterior)
6 Tuberositas ulnae
7 Processus coronoideus
8 Epicondylus medialis des Humerus
9 Crista supracondylaris medialis
10 Humerus (Facies anteromedialis)
11 Ligamentum collaterale ulnare (vorderer Randstreifen)
12 Ligamentum collaterale ulnare (hinterer Randstreifen)
13 Ligamentum obliquum COOPERI
14 Olecranon
15 Trochlea humeri mit Capsula articularis
16 Epicondylus medialis des Humerus
17 Ligamentum collaterale ulnare (hinterer Randstreifen)
18 Ligamentum obliquum COOPERI
19 Humerus (Facies posterior)
20 Olecranon
21 Ligamentum collaterale ulnare (vorderer Randstreifen)
22 Incisura trochlearis der Ulna
23 Tuberositas ulnae
24 Collum radii
25 Ulna (Margo anterior)
26 Chorda obliqua
27 Ulna (Facies medialis)
28 Ulna (Facies anterior)
29 Membrana interossea antebrachii
30 Corpus radii
31 Ulna (Facies medialis)
32 Membrana interossea antebrachii
33 Radius (Margo interosseus)

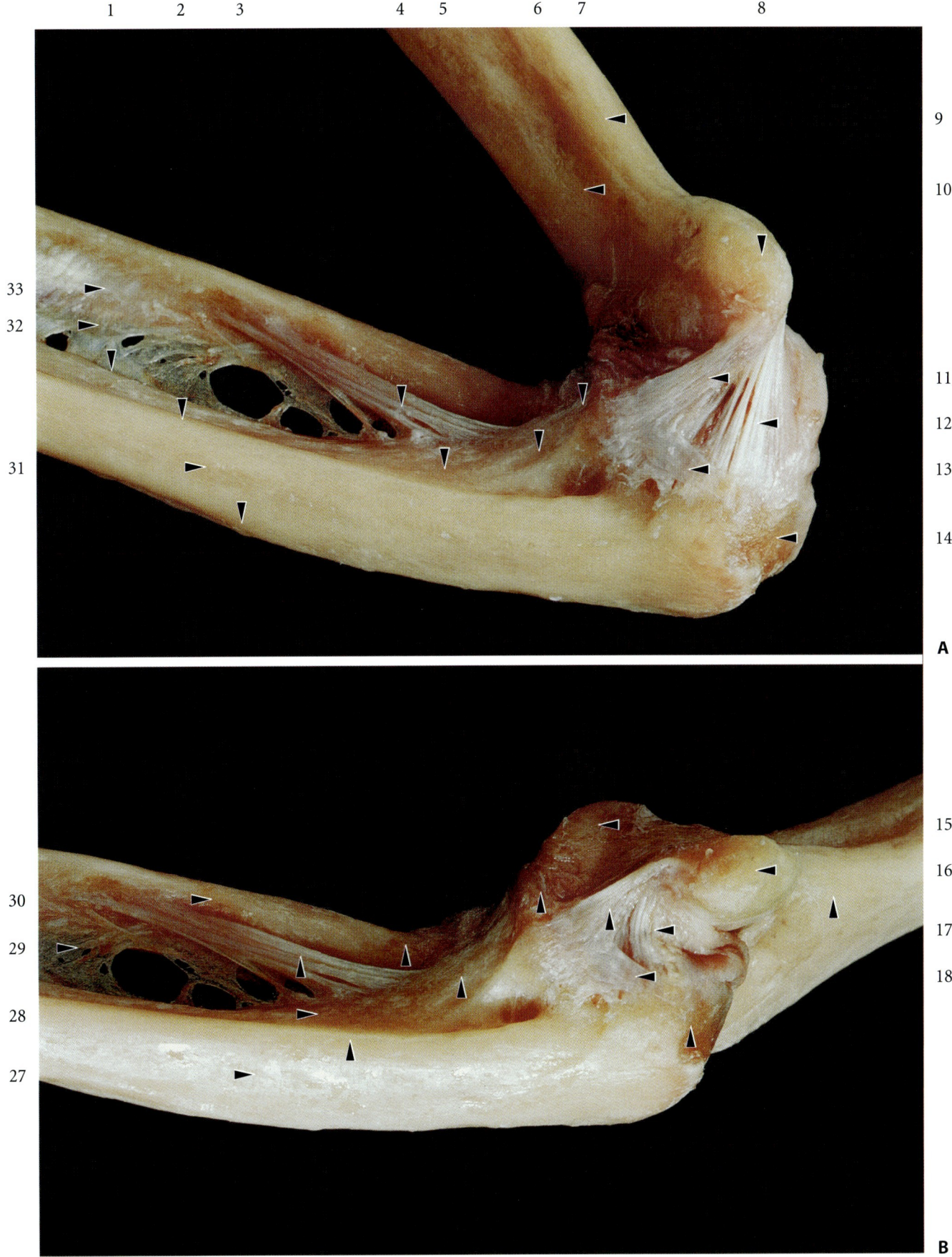

Abbildung 401   Articulatio cubiti 5
Cavitas articularis

Die *Cavitas articularis* der *Articulatio cubiti* wurde an einem stumpfwinkelig abgebogenen Arm von dorsal eröffnet, damit die Lage der Punktionskanülen zu den Gelenkskörpern, die bei der folgenden Abbildung dargestellt werden, vorstellbar gemacht wird.

Die hintere Wand der *Capsula articularis* zwischen dem *Humerus* und der *Ulna* sowie zwischen dem *Humerus* und dem oberen Rand des *Ligamentum anulare radii* wurde in der Nähe ihres Ansatzes entfernt. Somit ist der Raum der *Articulatio humeroulnaris* und der damit zusammenhängende Raum der *Articulatio humeroradialis* von dorsal eröffnet.

Freigelegt wurde dadurch der hintere Teil der *Trochlea humeri* mit der angelagerten *Incisura trochlearis* der Ulna, das *Capitulum humeri* und das *Caput radii* mit seinem Übergang der *Circumferentia articularis* zur *Fovea articularis*. Oberhalb der *Trochlea humeri* ist der mit *Membrana synovialis* ausgekleidete Teil der *Fossa olecrani* zu sehen, von dem schmale Streifen der Membrana synovialis seitlich der *Trochlea* nach abwärts ziehen.

Innerhalb der Gelenkskapsel stößt die *Circumferentia articularis* an die *Incisura radialis*, mit der sie die *Articulatio radioulnaris proximalis* bildet, und an ihrem dorsalen Rande entspringt das erhalten gebliebene *Ligamentum anulare radii*.

Der Radius befindet sich in extremer *Pronationsstellung*, so daß von hinten noch die *Tuberositas radii* sichtbar wird. Die tastbaren Knochenpunkte an den beiden *Epikondylen* des *Humerus* und am *Olekranon* bilden ein gleichschenkeliges Dreieck, weil sich das Ellenbogengelenk in einer gebeugten Stellung befindet.

Die *Spitze* des *Olekranons* ist noch mit Knorpel überzogen, und der Ansatz der Kapsel am Olekranon liegt daher immer etwas außerhalb von seiner Spitze, die auch als Schnabel bezeichnet wird. Dagegen folgt der Kapselansatz am *Capitulum humeri* ziemlich genau dessen Grenze. Von hinten ist nur ein kleiner Teil des *Capitulum humeri* zu sehen, weil es mehr nach vorn am Humerus angebracht ist, um bei maximaler Beugung den Kontakt zur *Fovea articularis* des *Caput radii* nicht zu verlieren.

1 Epicondylus medialis
2 Sulcus nervi ulnaris des Humerus
3 Capsula articularis (Membrana fibrosa)
4 Articulatio radioulnaris proximalis
5 Capitulum humeri
6 Epicondylus lateralis
7 Humerus (Facies posterior)
8 Trochlea humeri
9 Caput radii (Fovea articularis)
10 Ansatz des Ligamentum anulare radii am hinteren Rand der Incisura radialis
11 Ulna (Facies posterior)
12 Ulna (Margo posterior)
13 Ligamentum anulare radii
14 Tuberositas radii
15 Ulna (Facies medialis)
16 Incisura trochlearis der Ulna
17 Corpus radii
18 Area subcutanea ulnae
19 Olecranon
20 Olecranon (überknorpelte Spitze – Schnabel)
21 Fossa olecrani mit Membrana synovialis

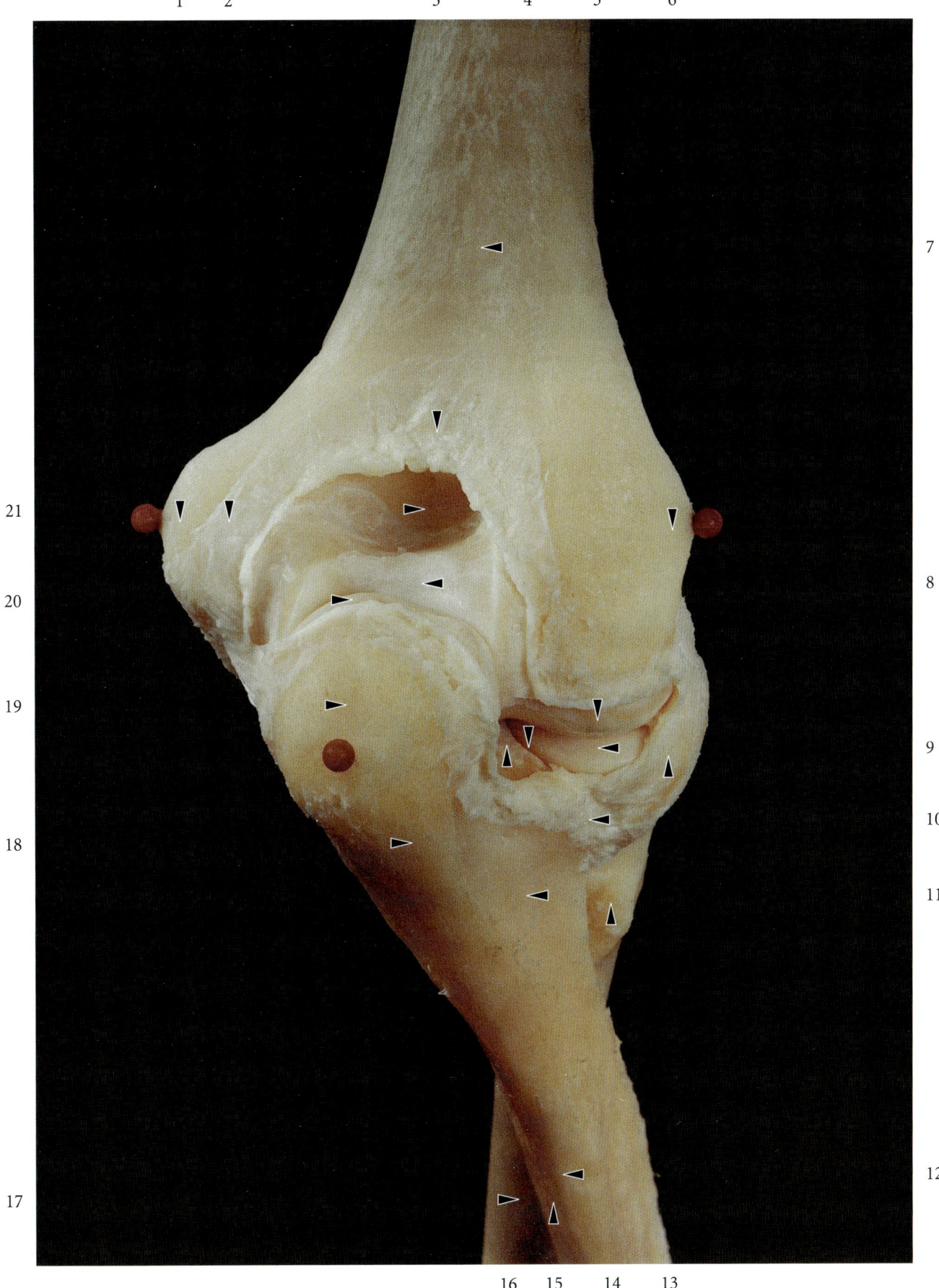

**Abbildung 402 Articulatio cubiti 6
Punktionen 1**

Die *dorsale Punktion* des *Ellenbogengelenks* wird bei gebeugtem Arm ausgeführt. Sie wäre auf sehr verschiedene Weise durchführbar, weil die *Articulatio humeroulnaris* dorsal nur vom *Caput mediale* des *Musculus triceps brachii* und dessen Ansatzsehne bedeckt wird, die keine besonders schwer zu überwindenden Hindernisse darstellen.

Es soll hier nur auf zwei dorsale Punktionen in der Mitte des Gelenks eingegangen werden, obwohl schräge seitliche Punktionen genauso gut vorstellbar sind.

Wird der Unterarm stumpfwinkelig abgebogen, so wird der obere Teil der *Trochlea humeri* freigelegt, der unmittelbar oberhalb des *Olekranon* mehr oder weniger quer zu einer horizontalen Stichrichtung steht. Will man mit der Kanüle in den Gelenksspalt zwischen der *Trochlea humeri* und der *Incisura trochlearis* der *Ulna* eindringen, wie es bei der vorliegenden Abbildung geschehen ist, so ist eine abwärts gerichtete Stichrichtung erforderlich.

Beim Einstich an derselben Stelle und in derselben vertikalen Ebene kann aber auch das obere Ende der *Trochlea humeri* als Zielfläche verwendet werden. Die Kanüle wird dann etwas aufwärtsgerichtet einzustechen sein.

Um die Kanülenspitze entlang der Zielfläche in den Gelenksraum gleiten zu lassen, empfiehlt es sich, bei dieser Version den Anschliff der Kanüle nach unten zu wenden, während bei der ersten Version der Anschliff zweckmäßigerweise nach der bei Abb. 200 gegebenen Begründung nach oben gerichtet sein sollte.

Die *laterale Punktion* führt in die *Articulatio humeroradialis* und gelangt in den Spalt zwischen dem *Capitulum humeri* und dem *Caput radii* in der entsprechenden Entfernung vom tastbaren *Epicondylus lateralis* des Humerus. Sie soll bei der nächsten Abbildung näher beschrieben werden.

1 Epicondylus medialis des Humerus
2 Trochlea humeri
3 Trochlea humeri
4 Epicondylus lateralis des Humerus
5 Humerus (Facies posterior)
6 Fossa olecrani (oberer Rand)
7 Capsula articularis
  (Membrana fibrosa – über der Fossa olecrani)
8 Ligamentum anulare radii
9 Ulna (Facies posterior)
10 Ulna (Margo posterior)
11 Punctio lateralis der Articulatio cubiti
12 Tuberositas radii
13 Incisura trochlearis der Ulna (lateraler Rand)
14 Corpus radii
15 Ulna (Facies medialis)
16 Area subcutanea ulnae
17 Olecranon
18 Olecranon (Spitze – Schnabel)
19 Sulcus nervi ulnaris
20 Punctio dorsalis der Articulatio cubiti

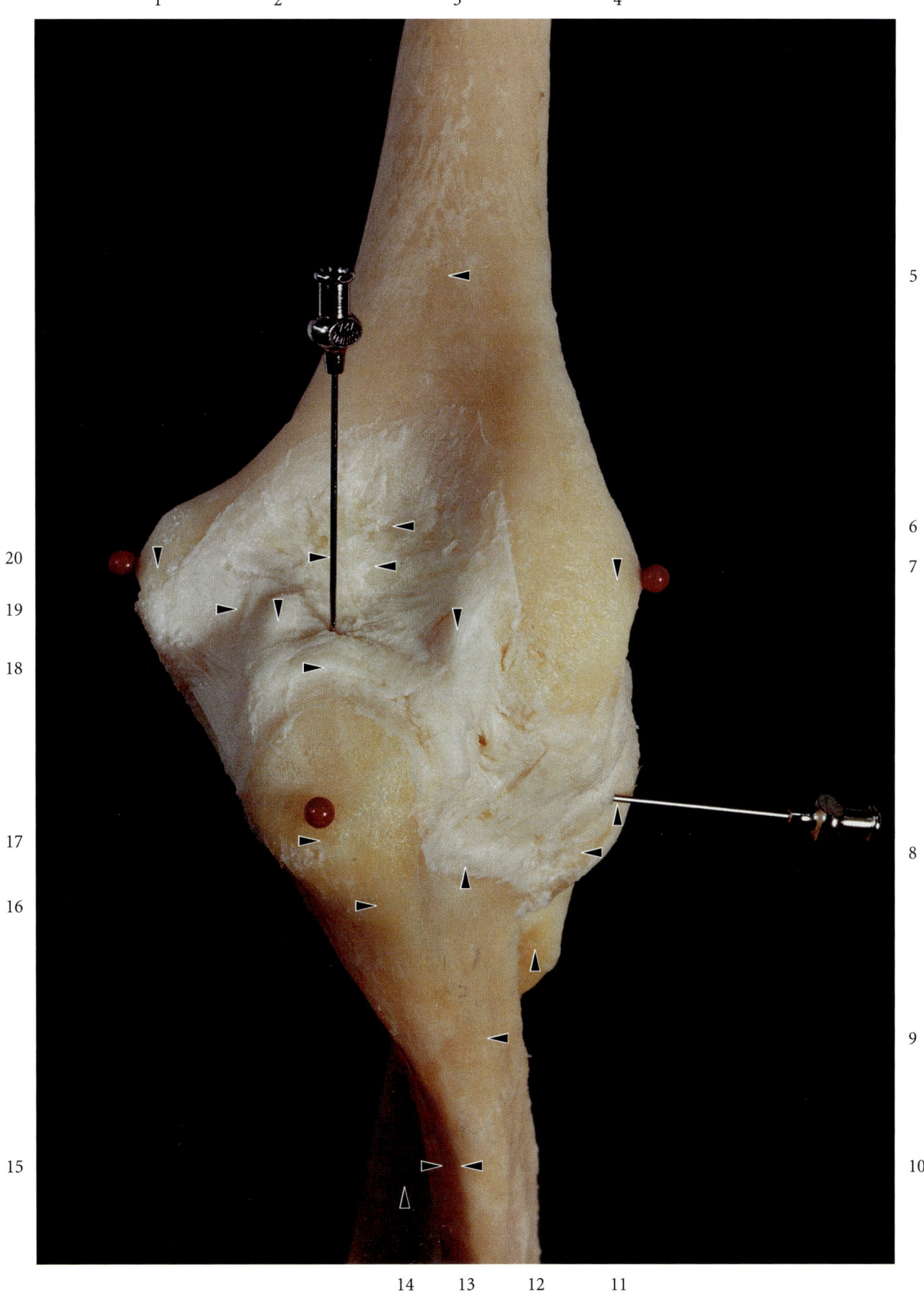

**Abbildung 403   Articulatio cubiti 7
Punktionen 2**

Die *laterale Punktion* des *Ellenbogengelenks* wird bei gebeugtem Arm durchgeführt und führt in die *Articulatio humeroradialis*. Der Gelenksspalt dieses Gelenks läßt sich distal vom *Epicondylus lateralis humeri* gut tasten, weil die über das Gelenk dort hinwegziehenden Muskeln wie der *Musculus extensor digitorum* und der *Musculus extensor carpi ulnaris* nur mit einer verhältnismäßig dünnen sehnigen Ursprungsplatte die Gelenkskapsel und das *Ligamentum collaterale radiale* überlagern.

Wenn der Einstich distal vom *Epicondylus radialis* wie bei *Abbildung A* erfolgt, trifft er die Gelenkskapsel hinter dem *Ligamentum collaterale radiale* und befindet sich an einer Stelle, wo sich das *Caput radii* vom *Capitulum humeri* abzuheben beginnt. Dorsal von dieser Einstichstelle schließt medial die *Articulatio humeroulnaris* mit dem Gelenksspalt zwischen der *Trochlea humeri* und der *Incisura trochlearis* der Ulna an.

Auf der *Abbildung B* zeigt die *Incisura trochlearis* der Ulna wie meistens eine mit Membrana synovialis überzogene knorpelfreie Stelle, und davor geht sie in die *Incisura radialis ulnae* für die *Circumferentia articularis* des *Caput radii* über. Am ulnaren Rand der *Incisura radialis ulnae* entspringt das *Ligamentum anulare radii*, an dessen distalem Rand die äußere Wand des *Recessus sacciformis* entfernt wurde, so daß die Umschlagsfalte am *Collum radii* sichtbar ist.

Das *Ligamentum collaterale laterale* zeigt wiederum seine beiden divergierenden Schenkel, den Ansatz des hinteren Schenkels am medialen Rande der *Incisura radialis der Ulna* und seinen vorderen Übergang in das *Ligamentum anulare radii*.

Bei *Abbildung A* wurde die Punktionskanüle wie bei der vorhergehenden Abbildung in den Gelenksspalt zwischen der *Trochlea humeri* und der *Incisura trochlearis* der Ulna eingeschoben, um zu zeigen, wie steil dieser Gelenksspalt selbst bei einem rechtwinklig abgebogenen Arm am Anfang beginnt.

1 Punctio dorsalis der Articulatio cubiti
2 Olecranon
3 Ligamentum collaterale radiale
4 Punctio lateralis der Articulatio cubiti
5 Ligamentum anulare radii
6 Recessus sacciformis
7 Tuberositas radii
8 Ulna (Margo posterior)
9 Radius (Margo posterior)
10 Ulna (Margo interosseus)
11 Ulna (Facies posterior)
12 Recessus sacciformis (eröffnet)
13 Caput radii
14 Tuberositas radii
15 Ulna (Facies posterior)
16 Ulna (Margo posterior)
17 Corpus radii
18 Ulna (Margo interosseus)
19 Crista supinatoria
20 Ligamentum anulare radii
21 Incisura trochlearis der Ulna (distale Knorpelfläche)
22 Trochlea humeri
23 Area subcutanea ulnae
24 Ulna (Facies posterior)
25 Incisura trochlearis der Ulna (knorpelfreie Stelle)
26 Incisura trochlearis der Ulna (proximale Knorpelfäche)
27 Capitulum humeri
28 Ligamentum collaterale radiale (hinterer Schenkel)
29 Ligamentum collaterale radiale (vorderer Schenkel)
30 Epicondylus lateralis des Humerus
31 Humerus (Facies anterior lateralis)
32 Crista supracondylaris lateralis
33 Crista supinatoria (proximales Ende)
34 Epicondylus lateralis des Humerus
35 Crista supracondylaris lateralis
36 Humerus (Facies anterior lateralis)

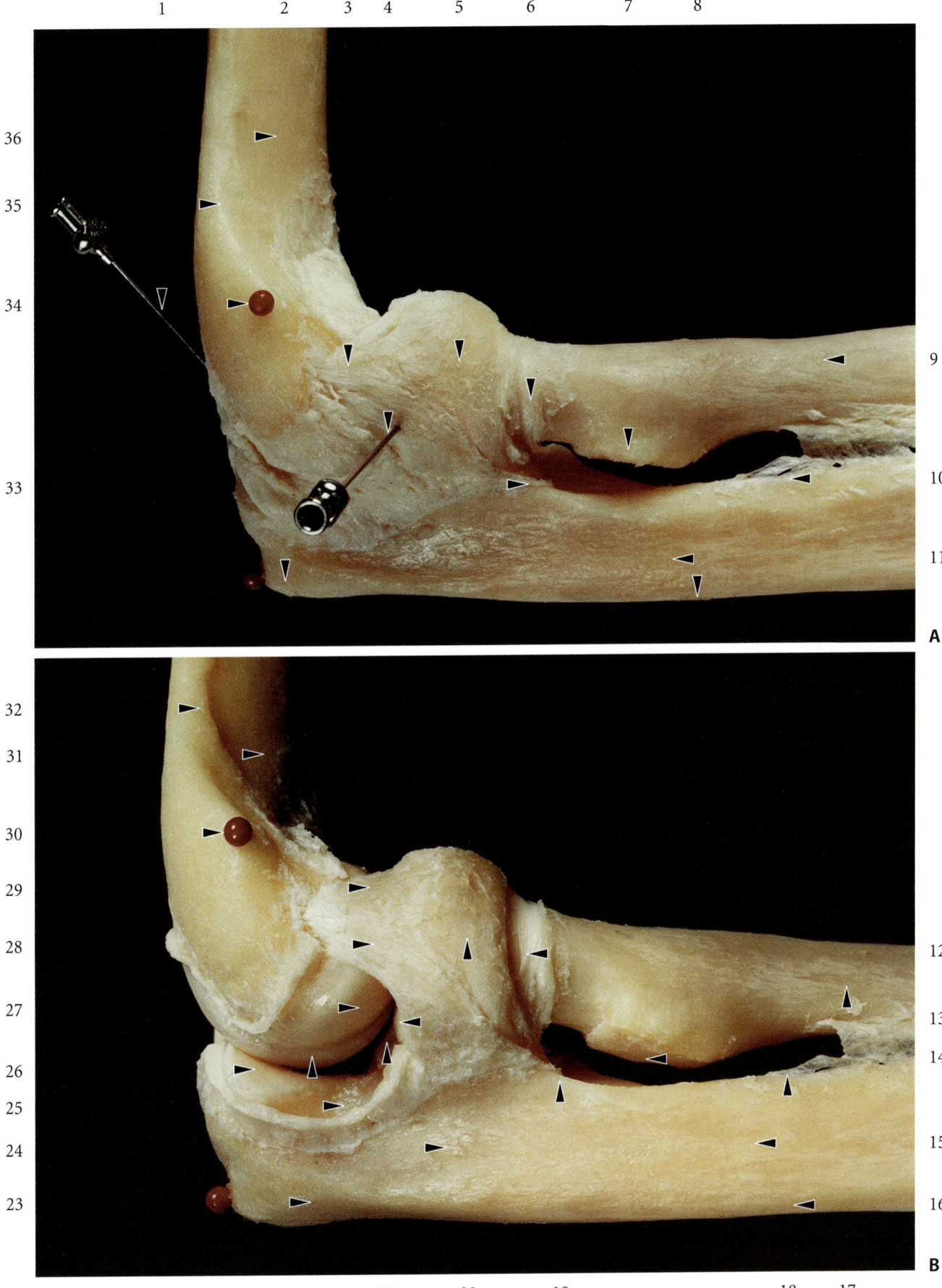

**Abbildung 404   Articulationes manus 1
Dorsale Ansicht**

Die Gelenke der Hand sind vielgestaltig und zahlreich. Zu ihnen gehören neben den Handgelenken auch die *Fingergelenke*. Sie werden in Grund-, Mittel- und Endgelenke eingeteilt, wobei aber nur die Mittel- und Endgelenke als *Articulationes interphalangeae* bezeichnet werden können. Diese sind reine Scharniergelenke mit starken Seitenbändern. Die *Grundgelenke* der Finger sind Eigelenke, deren Kapsel an der dorsalen Seite in der Nähe der Knorpelknochengrenze ansetzt und mit der *Dorsalaponeurose* der Finger verschieblich verwachsen ist. Sie werden *Articulationes metacarpophalangeae* genannt.

Unter dem *Handgelenk* versteht man im allgemeinen die *Articulatio radiocarpalis*. Die mechanisch relevanten Abläufe der Handbewegungen vollziehen sich aber im proximalen und distalen Handgelenk. Das *proximale Handgelenk* entspricht der *Articulatio radiocarpalis,* und das *distale Handgelenk* ist die *Articulatio mediocarpalis*. Sie liegt zwischen den beiden Handwurzelreihen.

Die Knochen des Carpus werden durch Bänder auf kürzere oder längere Strecken miteinander verbunden, die als *Ligamenta intercarpalia dorsalia* und *palmaria* zusammengefaßt werden. Sie erhalten aber auch längere Züge von den Unterarmknochen und lassen Bänder gegen den Metacarpus ausstrahlen. Dadurch entsteht eine bindegewebige *Handgelenksmanschette*, die den ganzen *Carpus* umgibt und solange die Bindegewebsschicht, welche die Bänder bedeckt und das *Rete carpi dorsale* enthält, nicht entfernt wurde, keine Unterbrechungen besitzt.

Auch nach der Darstellung der Bänder sind an der dorsalen Seite des Carpus nur wenige Stellen zu sehen, an denen die Handwurzelknochen wirklich freiliegen. Eine solche Stelle liegt an der dorsalen Seite des *Os triquetrum* und des *Os trapezoideum* [Os multangulum minus] neben anderen geringfügigen Arealen.

Das stärkste Band an der dorsalen Seite des Handgelenks ist das *Ligamentum radiocarpale dorsale*, das vom dorsalen Rand der *Facies articularis carpalis* des Radius zum *Os triquetrum* zieht. Es verhindert bei der Radialduktion der Hand eine zu weite Verschiebung der proximalen Handwurzelreihe ulnarwärts und überträgt die Pronationsbewegung des Unterarms auf die Hand.

Vom *Os triquetrum* läuft ein bogenförmiger Zug über das *Caput* des *Os capitatum* zum *Os scaphoideum* [Os naviculare] und *Os trapezium* [Os multangulum majus], von dem auch eine deutlich sichtbare Abstrahlung zum *Os trapezoideum* [Os multangulum minus] und *Os capitatum* geht. Es gehört zu den *Ligamenta intercarpalia dorsalia* und wurde *Ligamentum arcuatum carpi dorsale* genannt.

1 Tuberositas phalangis distalis [Tuberositas unguicularis]
2 Basis phalangis mediae
3 Basis phalangis distalis
4 Trochlea phalangis mediae
5 Articulatio interphalangea distalis
6 Trochlea phalangis proximalis
7 Articulatio interphalangea proximalis
8 Articulatio metacarpophalangea
9 Basis ossis metacarpi III
10 Articulatio carpometacarpalis mit Ligamenta carpometacarpalia dorsalia
11 Ligamenta intercarpalia dorsalia (Ligamentum carpi arcuatum dorsale)
12 Os triquetrum
13 Ulna (Processus styloideus)
14 Caput ulnae mit Capsula articularis und Rinne für den Musculus extensor carpi ulnaris
15 Ligamentum collaterale carpi ulnare
16 Ligamentum radiocarpale dorsale
17 Processus styloideus des Os metacarpale und Gelenkskapsel der Articulatio mediocarpalis
18 Os scaphoideum [Os naviculare] (dorsale knorpelfreie Diagonale)
19 Articulatio carpometacarpalis pollicis
20 Radius (Tuberculum dorsale)
21 Radius (Processus styloideus)
22 Ligamentum collaterale carpi radiale
23 Ligamentum collaterale carpi radiale
24 Articulatio carpometacarpalis mit Ligamentum carpometacarpale dorsale
25 Corpus ossis metacarpi III
26 Os sesamoideum ulnare der Articulatio metacarpophalangea pollicis
27 Articulatio metacarpophalangea pollicis
28 Caput ossis metacarpi III
29 Capsula articularis der Articulatio metacarpophalangea
30 Phalanx proximalis
31 Ligamentum collaterale der Articulatio interphalangea proximalis
32 Phalanx media
33 Ligamentum collaterale der Articulatio interphalangea distalis
34 Phalanx distalis

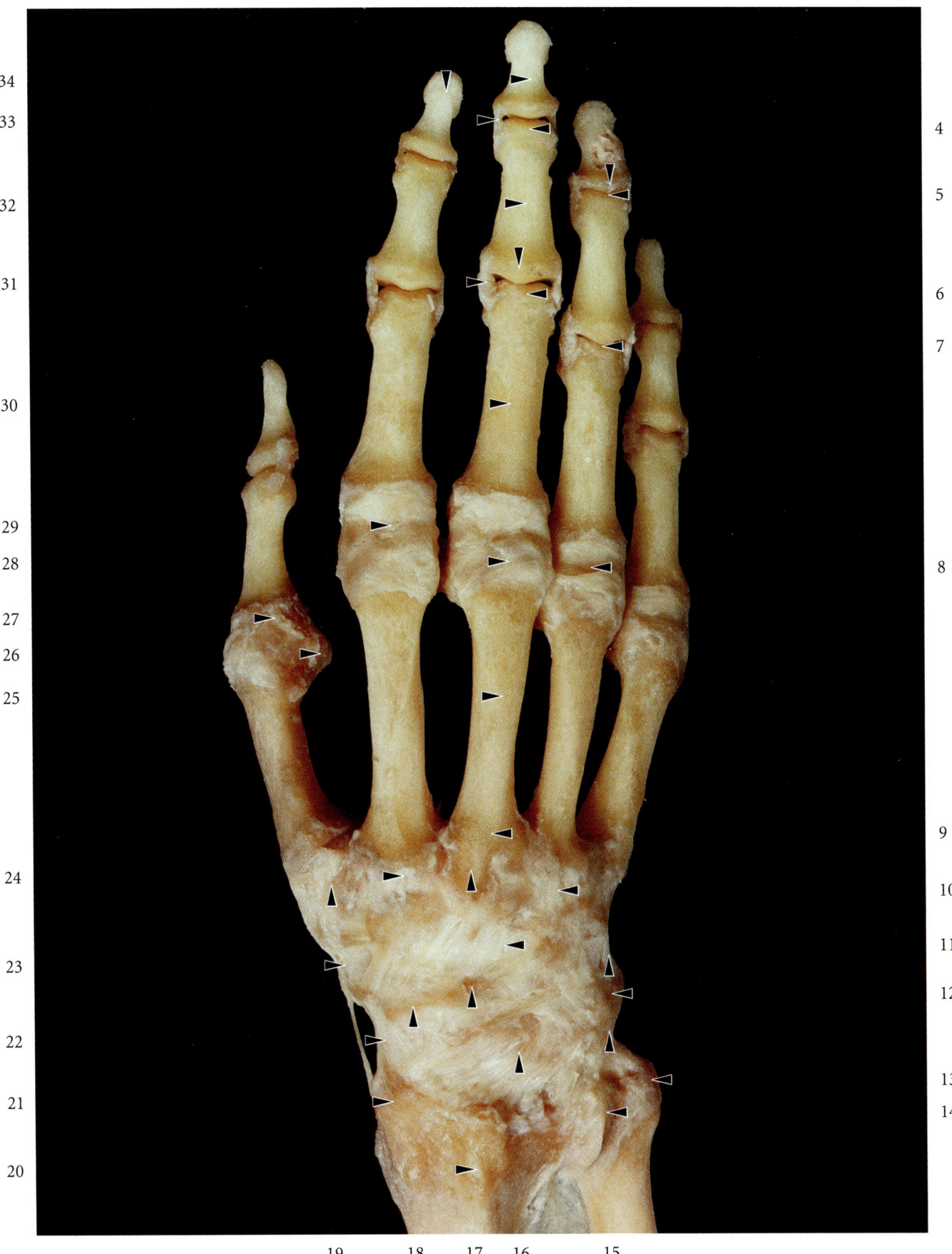

Abbildung 405 Articulationes manus 2
Volare Ansicht

Bei dieser Abbildung sind an den Grundgelenken der Finger, den *Articulationes metacarpophalangeae*, die faserknorpeligen *Ligamenta palmaria* zu sehen. Sie sind an den Basen der *Phalanges proximales* angewachsen und setzen sich seitlich und proximal in die Capsulae articulares fort. An ihrer palmaren Oberfläche tragen sie eine Rinne, an welche sich die langen Beugesehnen der Finger anlegen. Seitlich der Rinne ist der Ansatz der *Vagina tendinum digitorum manus* abgeschnitten, und zwischen den Ligamenta palmaria spannen sich die *Ligamenta metacarpalia transversa profunda* aus, die nach proximal fließend in die vor den *Musculi interossei* gelegene *Fascia palmaris profunda* übergehen. Dieser Bandapparat hält die *Capita ossium metacarpi* aneinander und dient den tiefen Zügeln der Palmaraponeurose zum Ansatz.

Zwischen dem Os metacarpale I und II fehlt eine solche quere Verankerung, und in die Kapsel der *Articulatio metacarpophalangea* des *Daumens* sind zwei *Sesambeine* eingelassen, die sich an flache Rinnen des Caput metacarpale anlegen.

Auch an den *Articulationes interdigitales* sind ähnliche *Ligamenta palmaria* ausgebildet, die reseziert worden sind, um die *Trochleae phalangum* zur Ansicht zu bringen.

Im Bereich des *Carpus* sind beiderseits des *Sulcus carpi* zwei starke Vorwölbungen zu sehen, die als Eminentiae carpi bezeichnet worden sind. Die *Eminentia carpi ulnaris* wird durch den *Hamulus ossis hamati* und das *Os pisiforme* und die *Eminentia carpi radialis* durch die *Tubercula ossis scaphoidei* [ossis navicularis] und *ossis trapezii* [ossis multanguli majoris] gebildet.

In der *Eminentia carpi radialis* liegt ein Kanal, der durch den Ansatz des den Sulcus carpi überbrückenden *Retinaculum musculorum flexorum* [Ligamentum carpi transversum] entsteht. In ihm verläuft die Sehne des *Musculus flexor carpi radialis* zur Basis des Os metacarpale II.

In der Mitte des *Sulcus carpi* liegt das *Os capitatum*, von dem das *Ligamentum carpi radiatum* ausstrahlt. An dieses schließt proximal das *Ligamentum radiocarpale palmare* mit einem breiten Zug zum Os lunatum und das *Ligamentum ulnocarpale palmare* an.

1 Articulatio metacarpophalangea V
2 Basis phalangis distalis
3 Basis phalangis mediae
4 Tuberositas phalangis distalis [Tuberositas unguicularis]
5 Ligamentum metacarpale transversum profundum
6 Articulatio interphalangea pollicis
7 Articulatio interphalangea distalis
8 Articulatio interphalangea proximalis
9 Ligamentum collaterale der Articulatio interphalangea pollicis
10 Ligamentum palmare
11 Ossa sesamoidea der Articulatio metacarpophalangea pollicis
12 Corpus ossis metacarpi I
13 Articulatio carpometacarpa pollicis
14 Tuberculum ossis trapezii
15 [Ligamentum carpi arcuatum palmare]
16 Ligamentum radiocarpale palmare
17 Canalis tendinis musculi flexoris carpi radialis
18 Os lunatum
19 Hamulus ossis hamati mit Ligamentum pisohamatum
20 Ligamentum pisometacarpale
21 Ulna (Processus styloideus)
22 Articulatio radioulnaris distalis
23 Ligamentum ulnocarpale palmare
24 Os pisiforme
25 Os capitatum mit ausstrahlendem Ligamentum carpi radiatum
26 Ligamenta carpometacarpalia palmaria
27 Corpus ossis metacarpi III
28 Ligamentum metacarpale transversum profundum
29 Vagina tendinum digitorum manus (Ansatz am Ligamentum palmare – Schnittrand)
30 Basis phalangis proximalis
31 Phalanx proximalis
32 Ligamentum collaterale der Articulatio interphalangea proximalis
33 Trochlea phalangis proximalis
34 Phalanx media
35 Trochlea phalangis media

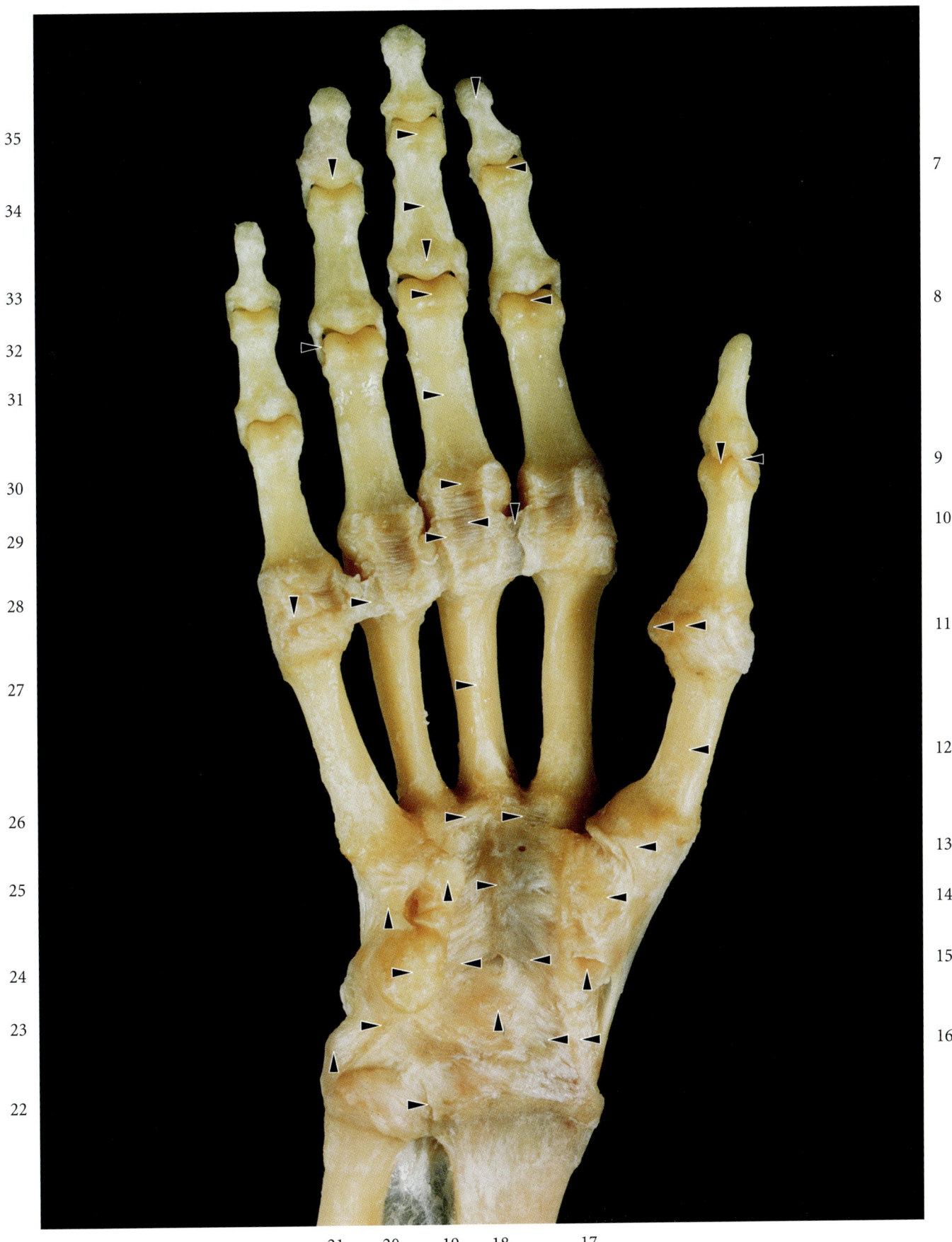

Abbildung 406 Articulationes manus 3
Handgelenke

Das *proximale* und das *distale Handgelenk* wurde von dorsal eröffnet, indem die *Capsula articularis* und die damit verbundenen Ligamente durchschnitten worden sind.

Die *Capsula articularis* setzt in der Nähe der Knorpel-Knochengrenze an und läßt die nicht überknorpelten dorsalen und palmaren Oberflächen der Handwurzelknochen außerhalb der Gelenke. Bei der proximalen Handwurzelreihe sind deren dorsale Oberflächen schmal und die palmaren breit, während es sich bei der distalen Handwurzelreihe genau umgekehrt verhält.

Das *proximale Handgelenk*, die *Articulatio radiocarpalis*, besitzt die Form eines Eigelenks. Am *Radius* liegt die *Facies articularis carpalis* als die proximale Gelenksfläche. Sie ist durch einen flachen First unterteilt und wird durch den *Discus articularis* zur Ulna hin ergänzt.

Der *Discus articularis* ist eine dreieckige, bikonkave Platte aus Faserknorpel, die sich vom Rand der *Incisura ulnaris* des Radius zum *Processus styloideus* der Ulna ausspannt. Er liegt damit zwischen dem proximalen Handgelenk und der *Articulatio radioulnaris distalis*, die er manchmal vollständig voneinander trennt. Oft besitzt er aber eine schlitzförmige oder auch ovale Öffnung, welche die beiden Gelenke miteinander kommunizieren läßt.

Der *distale Gelenkskörper* des *proximalen Handgelenks* wird durch die proximale Handwurzelreihe gebildet, die aus dem *Os scaphoideum* [Os naviculare], dem *Os lunatum* und dem *Os triquetrum* besteht. Diese drei Handwurzelknochen sind durch *Ligamenta intercarpalia interossea* miteinander verbunden, die am proximalen Ende der sie trennenden Gelenkspalten liegen und an der freiliegenden Oberfläche mit Faserknorpel überzogen sind.

Dadurch ist ein sehr einfach gestalteter *Gelenksraum* entstanden, der meistens in sich abgeschlossen ist, wenn ihn nicht eine kleine Öffnung in den *Ligamenta intercarpalia interossea* mit dem distalen Handgelenk verbindet. Nicht allzuselten hängt er mit der *Articulatio ossis pisiformis* oder, wie schon erwähnt, mit der Articulatio radioulnaris distalis zusammen.

Das *distale Handgelenk*, die *Articulatio mediocarpalis*, liegt zwischen den beiden Handwurzelreihen, ist aber durch *Ligamenta intercarpalia interossea* gegenüber den *Articulationes carpometacarpales*, die wiederum mit den *Articulationes intermetacarpales* zusammenhängen, nicht abgeschlossen, so daß ein spaltenreicher, ausgedehnter Gelenksraum besteht. Nur die *Articulatio carpometacarpalis pollicis* hat einen eigenen, davon getrennten Gelenksraum.

1 Os metacarpi I
2 Os trapezium [Os multangulum majus]
3 Os trapezoideum [Os multangulum minus]
4 Os capitatum
5 Os hamatum
6 Os metacarpi V
7 Os metacarpi III
8 Articulatio carpometacarpalis
9 Articulatio carpometacarpalis
10 Os triquetrum
11 Os triquetrum
12 Ulna (Processus styloideus)
13 Articulatio radioulnaris distalis
14 Caput ulnae mit Capsula articularis
15 Ulna
16 Fissur des Discus articularis
17 Discus articularis [Discus triangularis]
18 Membrana interossea
19 Os lunatum
20 Facies articularis carpalis des Radius
21 Radius
22 Ligamentum collaterale carpi radiale
23 Radius (Processus styloideus)
24 Os scaphoideum [Os naviculare manus]
25 Os scaphoideum [Os naviculare manus]
26 Articulatio carpometacarpalis pollicis
27 Articulatio carpometacarpalis
28 Basis metacarpalis II

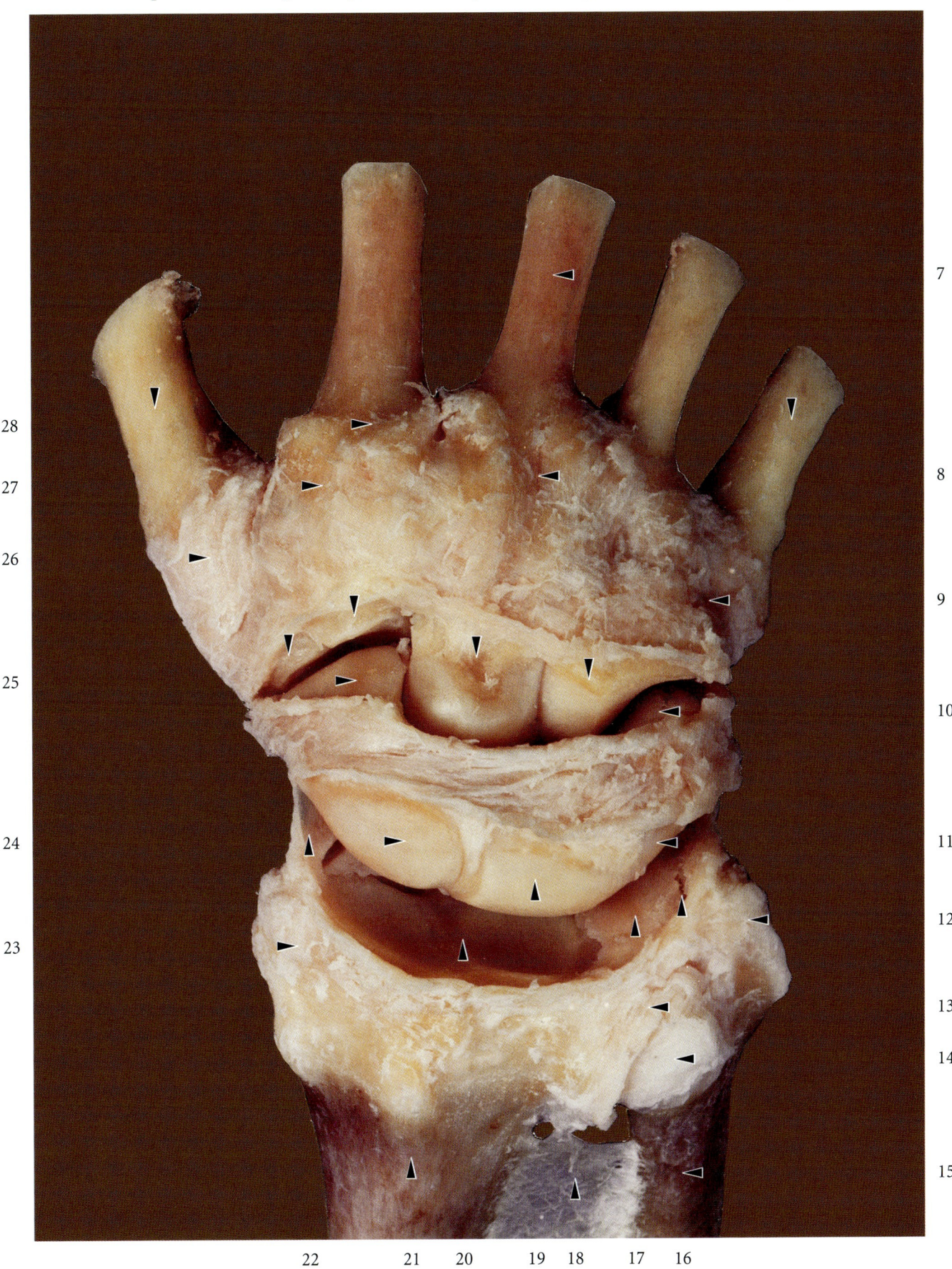

**Abbildung 407   Articulationes manus 4
Mechanik des Handgelenks 1**

Die Freiheitsgrade im *Handgelenk* entsprechen einer *Articulatio ellipsoidea*, weil sie *Randbewegungen* der Hand als Adduktion und Abduktion sowie *Flächenbewegungen* als Palmar- und Dorsalflexion zulassen würde.

In Wirklichkeit wird aber die Funktion eines einzigen zweiachsigen Gelenks durch zwei einachsige Gelenke im Sinne eines *Kardangelenks* übernommen, weil durch die Bandverbindungen das proximale Handgelenk mit der annähernden Form eines Eigelenks seine Ulnar- und Radialverschiebungen weitgehend eingebüßt hat.

Die *Abbildung A* zeigt eine rechte Hand von dorsal in *maximaler Radialduktion*. Die Gelenkspfanne des distalen Handgelenks hat das *Os scaphoideum* [Os naviculare] noch ulnar zu drängen versucht, dem aber die proximale Handwurzelreihe nur geringfügig folgen konnte, weil das *Ligamentum radiocarpale dorsale* diese Verschiebung begrenzt hat. So war das *Os scaphoideum* gezwungen, mit seinem vorderen Ende nach palmar auszuweichen, und stellte sich, wie die *Abbildung B* von der Seite her zeigt, fast quer zur Längsachse des Unterarms. Dieser Verdrängung des Os scaphoideum nach palmar entspricht die Verlagerung des *Os triquetrum* nach dorsal.

Die *proximale Handwurzelreihe* hat demnach bei der *Radialduktion* der Hand eine *Palmarflexion*, verbunden mit einer *Pronation* und einer kleinen *Ulnarverschiebung*, durchgeführt. Diese Bewegung entspricht der *ersten* Henkeschen Achse, die dorsal am Radius proximal vom Processus styloideus eintritt und am Os pisiforme palmar austritt.

Die Palmarflexion der proximalen Handwurzelreihe wird durch die auf die proximale Reihe bezogene gegensinnige *Dorsalflexion* und Supination der *distalen Handwurzelreihe* ausgeglichen, indem sich die distale Handwurzelreihe um die *zweite* Henkesche Achse bewegt, die dorsal am Os hamatum eintritt und am Tuberculum ossis scaphoidei palmar austritt.

Bei der *Ulnarduktion* der *Hand (Abbildung C)* erfolgen die Bewegungen der proximalen Handwurzelreihe in entgegengesetzter Richtung. Durch Zug des *Ligamentum collaterale carpi radiale* an der Spitze des *Os scaphoideum* und Druck auf das *Os triquetrum*, das sich nach palmar begibt, kommt es zu einer völligen Längsausrichtung des *Os scaphoideum*, wie es die *Abbildung D* zeigt.

1   Radius (Processus styloideus)
2   Os capitatum
3   Os lunatum
4   Os triquetrum
5   Ulna (Processus styloideus)
6   Radius (Processus styloideus)
7   Os trapezium [Os multangulum majus]
8   Os trapezoideum [Os multangulum minus]
9   Os capitatum
10   Os hamatum
11   Os triquetrum
12   Os metacarpi III
13   Os metacarpi III (Processus styloideus)
14   Os scaphoideum [Os naviculare manus]
15   Os scaphoideum [Os naviculare manus]
16   Os lunatum
17   Articulatio radioulnaris distalis
18   Radius
19   Ulna
20   Articulatio carpometacarpalis pollicis
21   Os trapezoideum [Os multangulum minus]
22   Os trapezoideum [Os multangulum minus]
23   Os capitatum
24   Radius (Processus styloideus)
25   Radius (Tuberculum dorsale)
26   Os hamatum
27   Os scaphoideum [Os naviculare manus]
28   Os trapezium [Os multangulum majus]
29   Tuberculum ossis scaphoidei
30   Os scaphoideum [Os naviculare manus]
31   Articulatio carpometacarpalis pollicis
32   Tuberculum ossis scaphoidei
33   Radius (Processus styloideus)
34   Os scaphoideum [Os naviculare manus]
35   Os trapezium [Os multangulum majus]
36   Os trapezoideum [Os multangulum minus]
37   Radius (Tuberculum dorsale)
38   Os scaphoideum [Os naviculare manus]
39   Os scaphoideum [Os naviculare manus]
40   Os trapezoideum [Os multangulum minus]

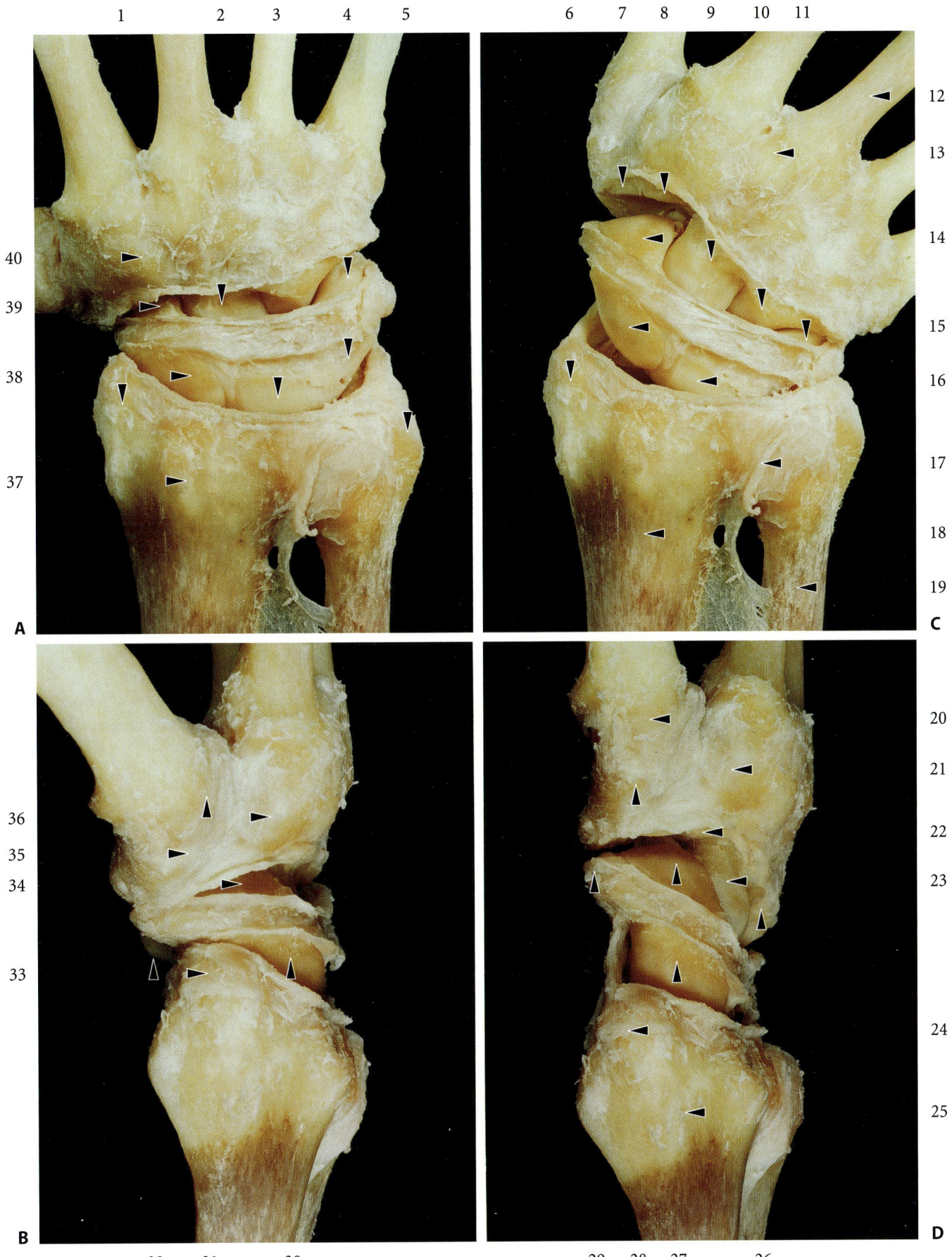

Abbildung 408 **Articulationes manus 5**
Mechanik des Handgelenks 2

Bei den *Flächenbewegungen* der *Hand* im Sinne einer *Palmar-* und *Dorsalflexion* kommt es ebenfals zu Bewegungen in beiden Handgelenken. Nur arbeitet das distale Handgelenk dabei jeweils in der gleichen Richtung wie das proximale Handgelenk und verstärkt seine beugende oder streckende Wirkung.

Die *Exkursionsweite* ist nicht zuletzt dadurch eine besonders große und erreicht in beiden Richtungen fast einen rechten Winkel. Allerdings verteilt sich der Anteil der einzelnen Gelenke bei der Palmar- und Dorsalflexion in unterschiedlichem Umfang. Bei der *Palmarflexion* erfolgt die stärkere Bewegung im proximalen Handgelenk und bei der *Dorsalflexion* im distalen Handgelenk.

So ergibt es sich, wie auf der rechten Seite der Abbildung zu sehen ist, daß bei der *Palmarflexion* die herausgedrehte *proximale Handwurzelreihe* den Unterarm gleichsam noch ein Stück fortsetzt, bevor die Abwinklung den Beginn der Hand erscheinen läßt.

Zum Unterschied davon hebt sich bei der *Dorsalflexion* der Handrücken vom Unterarm bereits am distalen Rand des Radius ab, weil die *proximale Handwurzelreihe* ganz in die Gelenkspfanne des Radius hineingedreht wird und die starke Dorsalflexion im distalen Handgelenk die *distale Reihe* bereits an den Rand des Radius herangebracht hat.

Um diese beiden unterschiedlichen Konfigurationen nebeneinander besser beobachten zu können, wurde auf der rechten Seite der Abbildung die Hand in Dorsalflexion mit der volaren Seite des Unterarms nach oben der palmarflektierten Hand überlagert.

Die Stellung des *Radius* bei der *dorsalflektierten Hand* zeigt an, daß die durch die eigene Schwere verursachte Exkursion der Hand geringer ist als bei der palmarflektierten Hand, obwohl sonst für beide Richtungen annähernd die gleichen Werte angegeben werden. Somit tritt bei der Dorsalflexion früher eine Erschwerung der Extremposition auf. Sie läßt sich bis zu einem gewissen Grad auf die schräge nach volar gerichtete Stellung der *Facies articularis carpalis radii* zurückführen, die für eine *Mittelstellung* des Handgelenks in leicher Beugung verantwortlich ist.

1 Radius
2 Radius (Tuberculum dorsale)
3 Os capitatum
4 Radius (Processus styloideus)
5 Articulatio carpometacarpalis pollicis (dorsalflektierte Hand)
6 Radius (Processus styloideus)
7 Radius
8 Radius (Tuberculum dorsale)
9 Proximale Handwurzelreihe (Os lunatum)
10 Articulatio carpometacarpalis pollicis (palmarflekierte Hand)
11 Os metacarpi I (dorsalflektierte Hand)
12 Os metacarpi I (palmarflektierte Hand)
13 Phalanx proximalis pollicis (dorsalflektierte Hand)
14 Phalanx proximalis pollicis (palmarflektierte Hand)
15 Phalanx media (dorsalflektierte Hand – Digitus tertius)
16 Phalanx media (palmarflektierte Hand – Digitus secundus)
17 Phalanx proximalis (palmarflektierte Hand – Digitus secundus)
18 Caput ossis metacarpi II (palmarflektierte Hand)
19 Caput ossis metacarpi III (palmarflektierte Hand)
20 Corpus ossis metacarpi II (palmarflektierte Hand)
21 Corpus ossis metacarpi III (dorsalflektierte Hand)
22 Basis ossis metacarpi II (dorsalflektierte Hand)
23 Os trapezoideum [Os multangulum minus] (dorsalflektierte Hand)
24 Proximale Handwurzelreihe (Os lunatum)

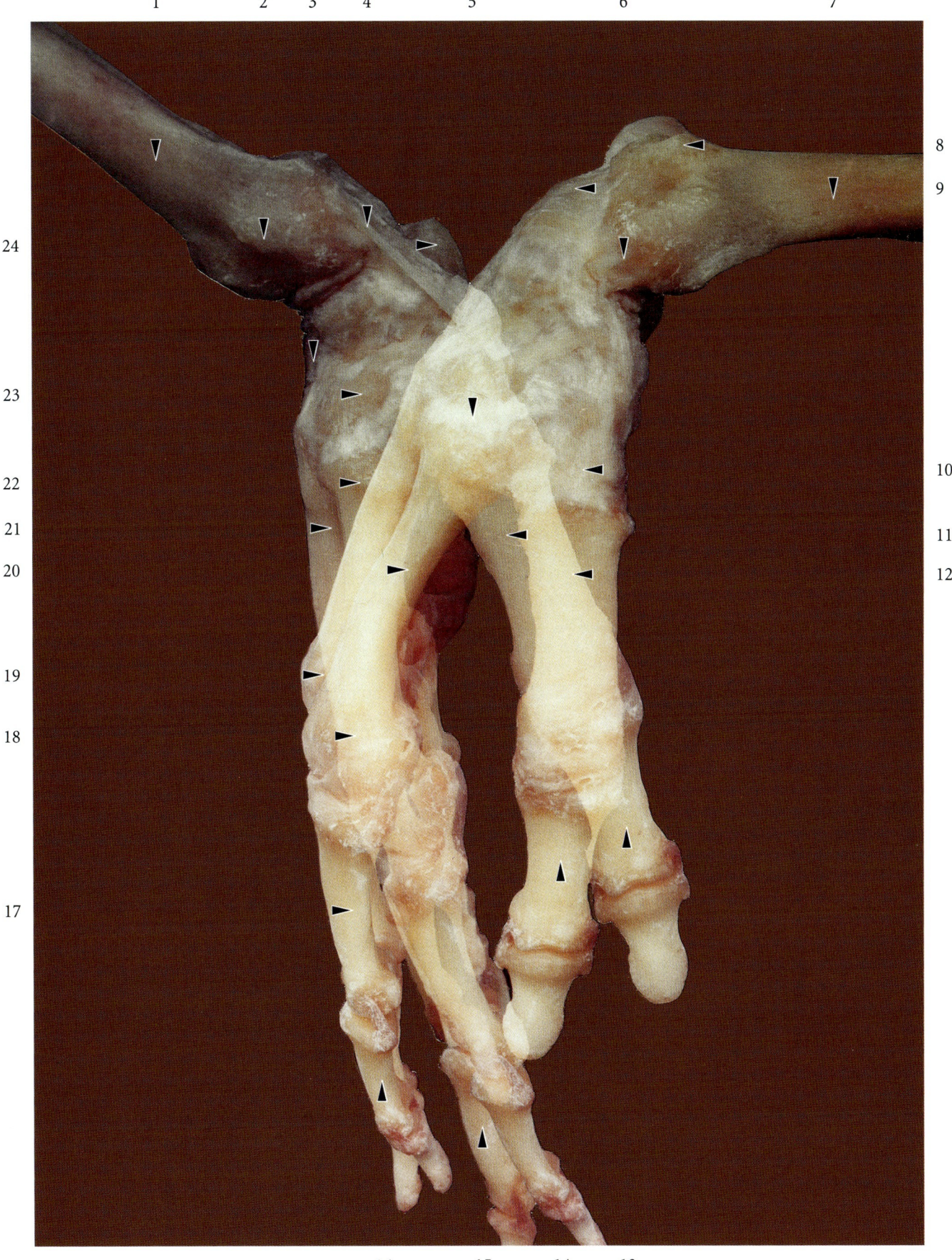

**Abbildung 409   Articulationes manus 6
Carpus in Dorsalflexion**

Die typische *Radiusfraktur* und die *Lunatumluxation* sind Verletzungen, die aus der Position einer extremen *Dorsalflexion* entstehen. Der *Carpus* und seine Bandverbindungen spielen dabei eine bestimmte Rolle und sollen daher in dieser Position dargestellt werden.

Das *Ligamentum radiocarpale palmare* ist ein sehr starkes Band, das vom palmaren Rand der *Facies articularis carpalis* des *Radius* nicht nur zum *Os capitatum*, sondern auch zum *Os lunatum* zieht.

Seine breitflächige Verankerung an der palmaren Fläche des *Os lunatum* ist sicher befähigt, auf das Os lunatum bei überzogener *Dorsalflexion* der Hand einen beachtlichen Zug auszuüben, der zusammen mit den Pressungen der umliegenden Handwurzelknochen in der Lage ist, das Knöchelchen aus seinen Verankerungen zu reißen, die vor allem aus den *Ligamenta intercarpalia interossea* bestehen. Begünstigend ist dabei, daß das Os lunatum, wie zu sehen ist, bei der Dorsalflexion ohnedies schon palmar weit hervorragt.

Der Ursprung des derben *Ligamentum radiocarpale palmare* am *Radius* vermag anderenfalls beim Sturz auf die dorsalflektierte Hand einen kräftigen Zug auf den distalen Rand des Radius auszuüben, der mit der abscherenden Wirkung auf den überragenden dorsalen Rand des Radius das distale Ende des Radius in typischer Form abbricht.

Zum Os capitatum zieht auch ein kräftiges *Ligamentum ulnocarpale palmare* vom *Discus articularis* und dem *Processus styloideus* der Ulna und formt mit dem *Ligamentum radiocarpale palmare* einen Bogen über dem proximalen Anteil des *Os capitatum*. An diesen Bogen schließt nach distal das *Ligamentum carpi radiatum* an, das mit ihren *Ligamenta intercarpalia palmaria* die Knochen der distalen Handwurzelreihe miteinander verbindet.

Von den Knochen der distalen Reihe ziehen zu den Basen der Ossa metacarpalia die kräftigen *Ligamenta carpometacarpalia palmaria*, die besonders zum *Os metacarpi III* orientiert sind und mit Ausnahme des vierten und fünften Os metacarpale eine sehr feste Verbindung herbeiführen, die keine Bewegung gegenüber dem Carpus zuläßt, wie es der *Amphiarthrose* dieses Gelenks entspricht.

Auf der Abbildung ist die Umgrenzung des *Sulcus carpi* durch die *Eminentiae carpi* gut zu sehen, die durch den *Hamulus ossis hamati* und das *Os pisiforme* auf der einen Seite und die *Tubercula ossis scaphoidei* und *ossis trapezii* gebildet werden.

1   Radius (Processus styloideus)
2   Radius (Facies anterior)
3   Membrana interossea
4   Ulna (Processus styloideus)
5   Ulna (Facies anterior)
6   Articulatio radioulnaris distalis
7   Zusammenhang der Capsulae articulares der Articulatio radioulnaris distalis und Articulatio radiocarpalis am Discus articularis
8   Os lunatum (überlagert vom Ligamentum radiocarpale palmare)
9   Ligamentum ulnocarpale palmare
10 Retinaculum musculorum flexorum [Ligamentum carpi transversum] (Schnittrand)
11 Os capitatum
12 Retinaculum musculorum flexorum [Ligamentum carpi transversum] (Schnittrand)
13 Hamulus ossis hamati
14 Caput ossis metacarpi IV
15 Ligamentum pisometacarpale
16 Os pisiforme
17 Ligamentum pisohamatum
18 Ligamentum carpi radiatum
19 Ligamentum metacarpale transversum profundum
20 Ligamentum palmare
21 Ligamentum carpi radiatum
22 Canalis tendinis musculi flexoris carpi radialis
23 Tuberculum ossis trapezii
24 Articulatio carpometacarpalis pollicis
25 Ligamentum metacarpale transversum profundum
26 Caput ossis metacarpi II
27 Retinaculum musculorum flexorum [Ligamentum carpi transversum] (Schnittrand)
28 Tuberculum ossis scaphoidei
29 Ligamentum radiocarpale palmare (Kapitatumanteil)
30 Ligamentum radiocarpale palmare (Lunatumanteil)

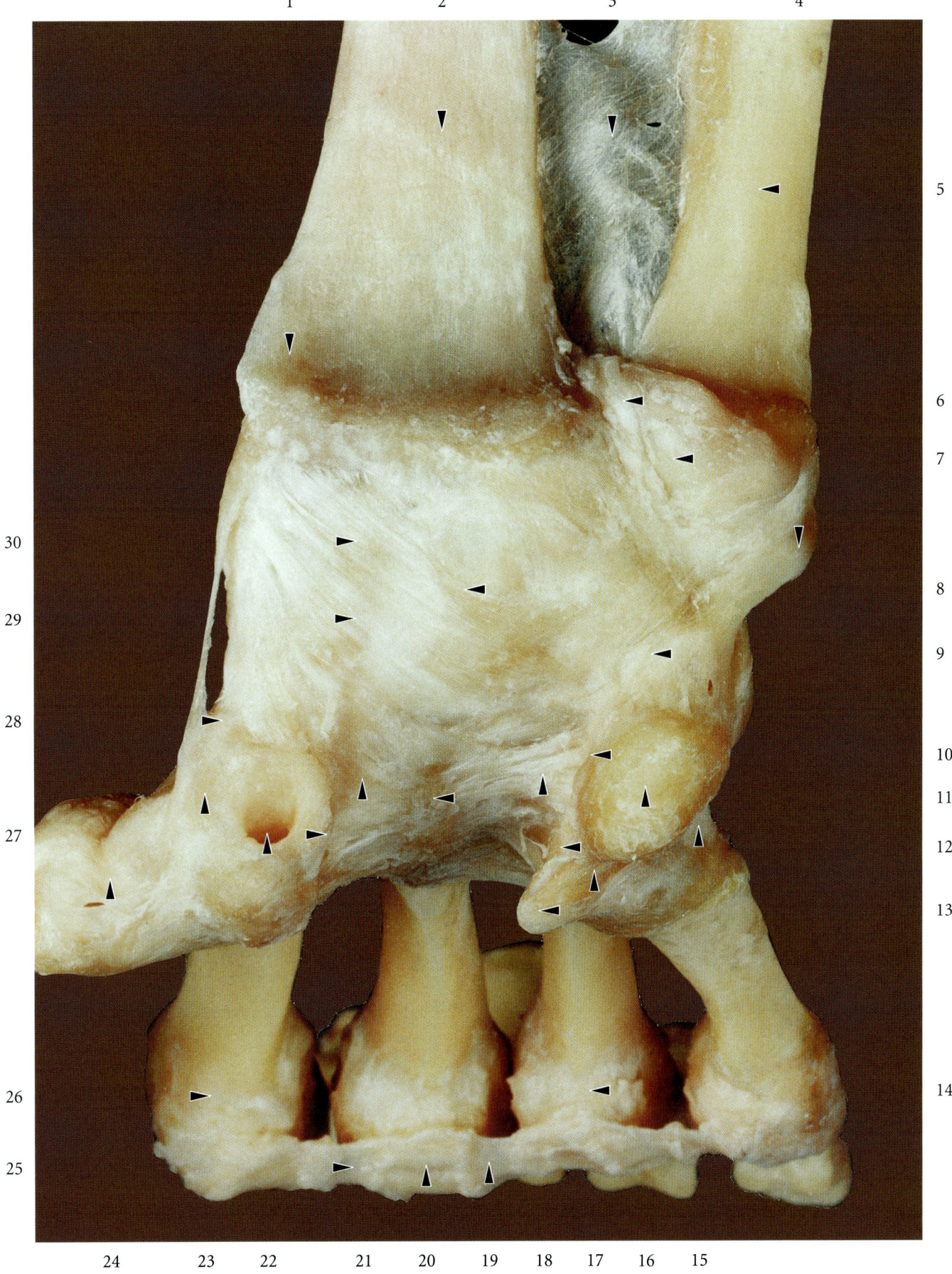

Abbildung 410 Articulationes manus 7
Punktion des proximalen Handgelenks 1

Die wichtigsten tastbaren Knochenpunkte sind an den Gelenkspräparaten mit roten Kügelchen versehen. Neben dem *Processus styloideus* der *Ulna* ist der vordere und hintere Rand des *Processus styloideus* des *Radius* sowie die *Basis* des *Os metacarpi III* und *V* markiert. Die Punktionen der Handgelenke bereiten wegen deren gut tastbaren Knochen- und Sehnenanteilen bei entsprechenden anatomischen Kenntnissen keine große Schwierigkeiten.

Die vorliegende *radiale Punktion* des *proximalen Handgelenks*, der *Articulatio radiocarpalis*, ist am einfachsten. Sie wird bei *Ulnarduktion* der Hand durchgeführt, die das *Os scaphoideum* [Os naviculare] in Längsstellung zwischen dem *Radius* und dem *Os trapezium* [Os multangulum majus] gut zugänglich macht. Auf der Abbildung ist seine Lage durch eine Vorwölbung der Kapsel erkennbar.

Die Punktionsnadel wird knapp vor dem *Processus styloideus* des *Radius* eingestochen und findet bei proximal gerichteter Stichrichtung leicht den Weg zwischen die *Facies articularis carpalis* des *Radius* und der mit ihr artikulierenden Gelenksfläche des *Os scaphoideum* [Os naviculare]. Die Zielfläche ist die Gelenksfläche des Os scaphoideum, der man die Anschlifffläche der Kanüle zuwenden sollte, weil dadurch die Kanüle leichter in den Gelenksspalt hineingleitet.

Es ist darauf zu achten, daß der Einstich ganz in der Nähe des Processus styloideus des Radius liegt, damit nicht unnötig die *Arteria radialis* verletzt wird, die dort von der palmaren auf die dorsale Seite der Hand wechselt. Bevor der Einstich erfolgt, sollte daher die genaue Lage des distalen Randes des *Processus styloideus* bei Ab- und Adduktionsbewegungen der Hand ertastet werden.

Die *ulnare Punktion* der *Articulatio radiocarpalis* wird bei radialduzierter Hand durchgeführt und soll bei den entsprechenden Abbildungen beschrieben werden.

1 Articulatio carpometacarpalis pollicis
2 Os sesamoideum
3 Os metacarpi III (Processus styloideus)
4 Caput ossis metacarpi II mit Capsula articularis
5 Ligamentum metacarpale transversum profundum
6 Articulatio metacarpophalangea III
7 Caput ossis metacarpi IV mit Capsula articularis
8 Corpus ossis metacarpi III
9 Corpus ossis metacarpi V
10 Basis ossis metacarpi III
11 Ligamenta carpometacarpalia dorsalia
12 Os hamatum
13 Os triquetrum
14 Ulna (Processus styloideus)
15 Rinne der Sehne des Musculus extensor carpi ulnaris
16 Membrana interossea
17 Basis ossis metacarpi V
18 Ulna
19 Caput ulnae mit Capsula articularis
20 Articulatio radioulnaris distalis
21 Ligamentum radiocarpale dorsale
22 Rinne für die Sehne
   des Musculus extensor pollicis longus
23 Radius
24 Radius (Processus styloideus)
25 Punctio radialis der Articulatio radiocarpalis
26 Rinne für die Sehnen
   der Musculi abductor pollicis longus
   und extensor pollicis brevis
27 Radius (Tuberculum dorsale)
28 Os scaphoideum [Os naviculare manus]
   (bedeckt mit Capsula articularis
   der Articulatio radiocarpalis)
29 Ligamenta intercarpalia dorsalia
   (Ligamentum carpi arcuatum dorsale)
30 Ligamentum intercarpale dorsale
   zwischen Os scaphoideum
   und Os trapezoideum
31 Os trapezoideum [Os multangulum minus]
32 Ligamenta carpometacarpalia dorsalia
33 Basis ossis metacarpi II
34 Articulatio metacarpophalangea pollicis

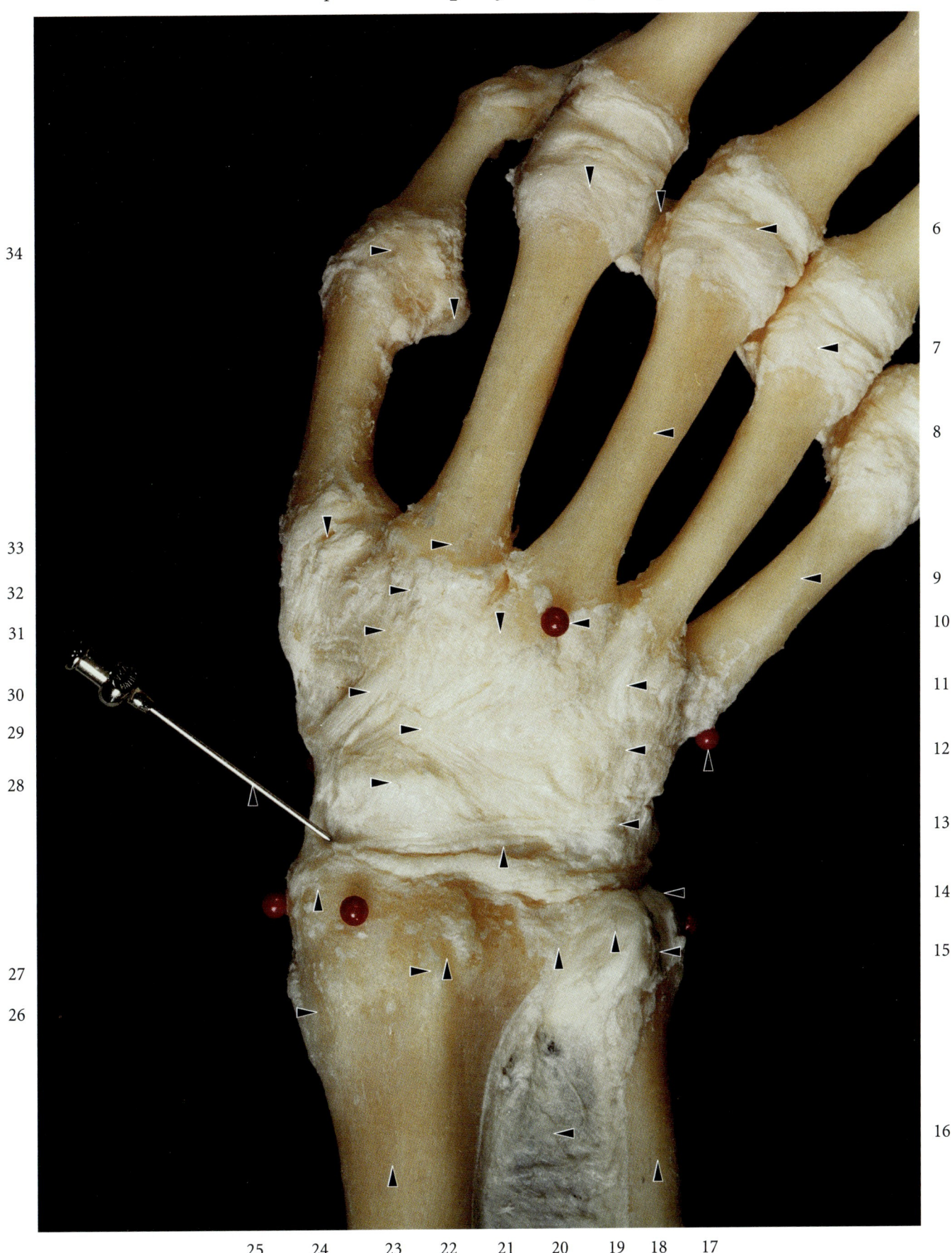

**Abbildung 411 Articulationes manus 8
Punktion des proximalen Handgelenks 2**

An diesem Präparat wird die Lage der *radialen Punktion* des *proximalen Handgelenkes* zu den Sehnen und Sehnenscheiden dargestellt. Die Punktionsnadel liegt unmittelbar vor dem Processus styloideus in der *Foveola radialis* [Tabatière anatomique].

Durch Abduktion und Extension des Daumens springen die Sehnen des *Musculus extensor pollicis longus* und des *extensor pollicis brevis* zusammen mit der Sehne des *Musculus abductor pollicis longus* vor und begrenzen die *Foveola radialis*. Die genannten Sehnen werden von Sehnenscheiden eingehüllt, deren distale Enden sich typisch verhalten.

Die *Punktionsnadel* liegt zwischen den Sehnenscheiden und ist nach proximal gerichtet, damit sie in den Gelenksspalt zwischen dem *Os scaphoideum* und der *Facies articularis carpalis* des *Radius* eindringen kann. Dabei befindet sich die Hand in *Ulnarduktion*, damit der Gelenksspalt radial entlastet wird und das Os scaphoideum mit seiner Zielfläche in größerem Umfang distal vom Radius erscheint (vgl. Abb. 406).

Von dem Radius spannt sich zur Ulna und dem ulnaren Rand des Handgelenks das *Retinaculum musculorum extensorum* [Ligamentum carpi dorsale] mit seinen Sehnenscheidenfächern, die natürlich distal vom Radius keine unüberwindlichen Hindernisse für eine Punktion darstellen. Es werden daher auch *dorsoradiale* und *dorsoulnare Punktionen* des proximalen Handgelenks angegeben, die bei palmarflektierter Hand durchgeführt werden.

Die *dorsoradiale Punktion* geht am distalen Rand des Radius zwischen der *Sehne des Musculus extensor pollicis longus* und der *Zeigefingersehne des Musculus extensor digitorum* an der markierten Stelle etwas nach proximal gerichtet in die Tiefe. Dabei dient das tastbare *Tuberculum dorsale des Radius*, dem die *Sehne des Musculus extensor pollicis longus* ulnar anliegt, als Orientierung.

Die *dorsoulnare Punktion* benutzt die Tastbarkeit der *Sehne des Musculus extensor digiti minimi* und sucht den Weg zwischen ihr und der *Sehne des Musculus extensor carpi ulnaris*. Wie aus der Abbildung zu ersehen ist, dürfte es nicht immer leicht sein, das Durchstechen von Sehnen und Sehnenscheiden bei diesen Punktionen zu vermeiden, so daß bei der vorliegenden Darstellung der radialen Punktion der Vorrang eingeräumt wurde.

1 Articulatio metacarpophalangea pollicis
2 Musculus adductor pollicis
3 Os metacarpi II
4 Musculus extensor digitorum (Tendo digiti II)
5 Musculus interosseus dorsalis II
6 Musculus extensor digiti minimi (Tendo insertionis)
7 Musculus extensor indicis (Tendo insertionis)
8 Connexus intertendineus [Junctura tendinum]
9 Musculus extensor digitorum (Tendo digiti III)
10 Musculus extensor digitorum (Tendo digiti IV)
11 Musculus interosseus dorsalis II
12 Musculus extensor carpi radialis brevis (Tendo insertionis)
13 Vagina tendinum musculorum extensoris digitorum et extensoris indicis
14 Vagina tendinum musculorum extensorum carpi radialium
15 Vagina tendinis musculi extensoris digiti minimi
16 Retinaculum musculorum extensorum [Ligamentum carpi dorsale]
17 Musculus extensor digiti minimi
18 Vagina tendinis musculi extensoris carpi ulnaris
19 Musculus extensor digitorum
20 Punktionsstelle der Punctio radiodorsalis der Articulatio radiocarpalis
21 Basis ossis metacarpi II
22 Vagina tendinum musculorum extensorum carpi radialium
23 Punctio radialis der Articulatio radiocarpalis
24 Vagina tendinum musculorum abductoris longi et extensoris brevis pollicis
25 Vagina tendinis musculi extensoris pollicis longi
26 Vagina tendinis musculi extensoris pollicis longi
27 Vagina tendinis musculi extensoris pollicis longi
28 Musculus extensor carpi radialis longus (Tendo insertionis)
29 Musculus extensor pollicis longus (Tendo insertionis)
30 Os metacarpi I
31 Musculus extensor pollicis brevis (Tendo insertionis)
32 Musculus interosseus dorsalis I

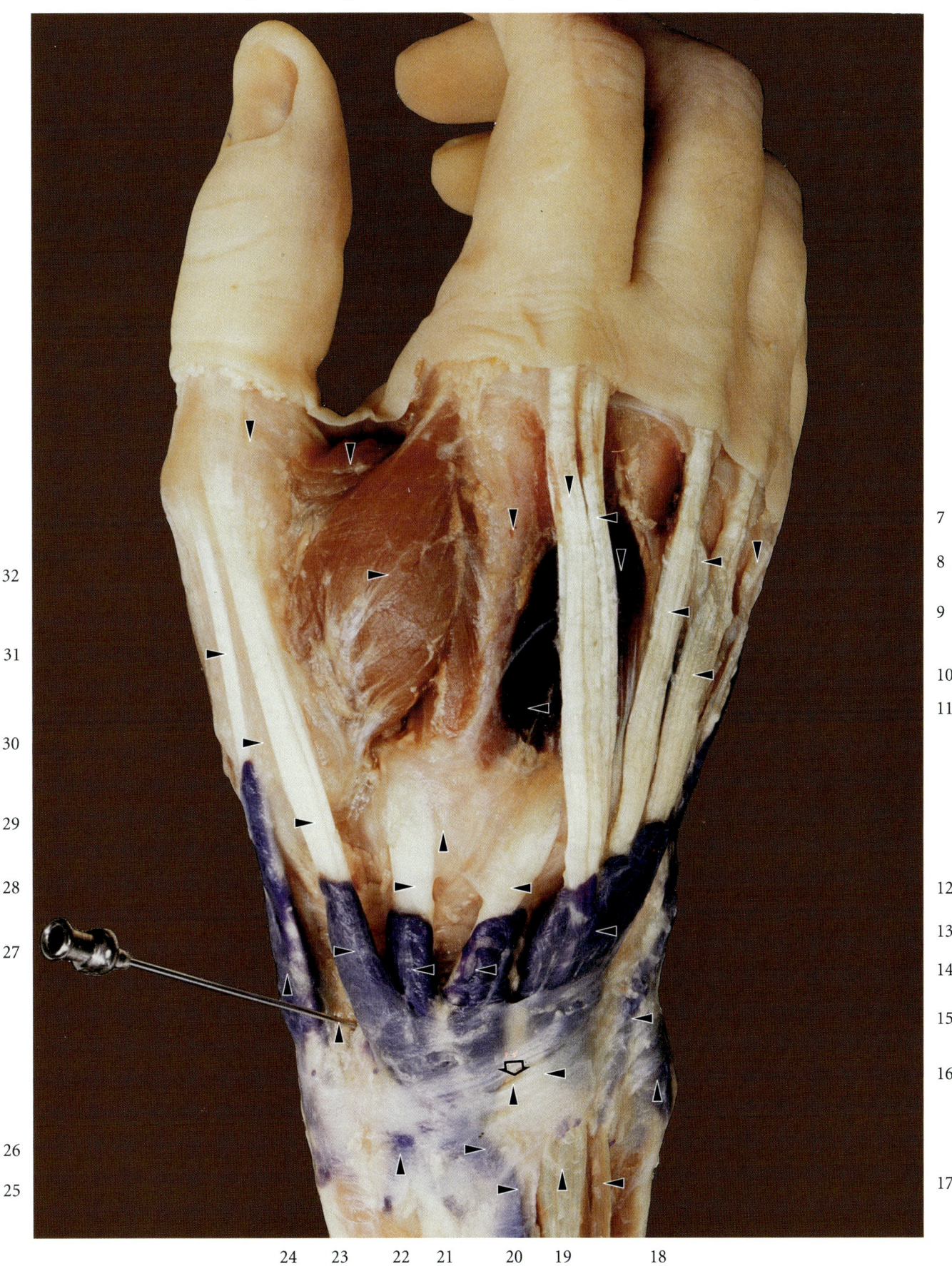

**Abbildung 412   Articulationes manus 9
Punktion des proximalen
und distalen Handgelenks 1**

Für die *ulnaren Punktionen* der *Handgelenke* ist es erforderlich, die Hand in eine *radialduzierte Stellung* zu bringen, damit die Gelenksspalten an der ulnaren Seite möglichst geöffnet werden und das Os triquetrum sich vom Discus articularis möglichst weit abhebt (vgl. Abb. 407).

Bei der *ulnaren Punktion* des *proximalen Handgelenks* wird zwischen dem *Os pisiforme* und dem *Processus styloideus* der *Ulna* ein wenig nach proximal gerichtet eingestochen, wobei man die Anschliffläche der Kanüle zweckmäßigerweise der proximalen Gelenksfläche des *Os triquetrum* zuwendet, weil sie die *Zielfläche* bildet und die Kanüle an ihr abgleiten soll, wie schon bei Abb. 200 im allgemeinen auseinandergesetzt wurde.

Bei der *ulnaren Punktion* des *distalen Handgelenks* erfolgt der Einstich zwischen dem *Os pisiforme* und der *Basis* des *Os metacarpi V*. Die Zielfläche ist die proximale Gelenksfläche des *Os hamatum*. Ihr sollte wiederum die Anschliffläche der Punktionsnadel zugewendet werden. Daraus ergibt sich eine nur geringfügig schrägere Stichrichtung.

Bei der *dorsalen Punktion* des *distalen Handgelenks* wird versucht, die Längsspalte an der radialen Seite des Os capitatum zu erreichen, die auf der Abb. 406 gut sichtbar ist. Die Punktionsnadel kommt zwischen das *Os capitatum* und das *Os scaphoideum* zu liegen und wird auf diesem Wege nicht behindert, auch wenn sie schon etwas zu weit distal an den Carpus geraten sein sollte, weil sich die angestrebte Spalte nach distal direkt in die Spalte der kommunizierenden *Articulatio intercarpalis* zwischen dem *Os capitatum* und dem *Os trapezium* fortsetzt.

Die *Einstichstelle* am Dorsum des Carpus liegt etwas proximal von der gut tastbaren *Basis* des *Os metacarpale III*, die mit ihrem ebenfalls tastbaren *Processus styloideus* einen guten Anhaltspunkt für die Lage des radialen Randes des *Os capitatum* gibt. Die *Stichrichtung* wird daher knapp radial vom *Processus styloideus* des *Os metacarpi III* nach proximal und volar geführt. Dabei empfiehlt sich eine leichte *Palmarflexion* der Hand.

1   Articulatio carpometacarpalis pollicis
2   Os trapezoideum [Os multangulum minus]
3   Os metacarpi III (Processus styloideus)
4   Basis ossis metacarpi III
5   Ligamenta intercarpalia dorsalia
    (Ligamentum carpi arcuatum dorsale)
6   Os hamatum
7   Basis ossis metacarpi V
8   Punctio ulnaris der Articulatio mediocarpalis
9   Ligamentum metacarpale transversum profundum
10 Ligamenta carpometacarpalia dorsalia
11 Os triquetrum
12 Ulna (Processus styloideus)
13 Membrana interossea
14 Ulna
15 Punctio ulnaris der Articulatio radiocarpalis
16 Rinne der Sehne des Musculus extensor carpi ulnaris
17 Caput ulnae mit Capsula articularis
18 Articulatio radioulnaris distalis
19 Sulcus für die Sehne
    des Musculus extensor pollicis longus
20 Sulcus für die Sehnen
    der Musculi abductor pollicis longus
    und extensor pollicis brevis
21 Radius
22 Radius (Tuberculum dorsale)
23 Radius (Processus styloideus)
24 Ligamentum radiocarpale dorsale
25 Tuberculum ossis scaphoidei
26 Os scaphoideum [Os naviculare manus]
27 Punctio dorsalis der Articulatio mediocarpalis
28 Articulatio carpometacarpalis
29 Ligamentum metacarpale transversum profundum
30 Articulatio metacarpophalangea III

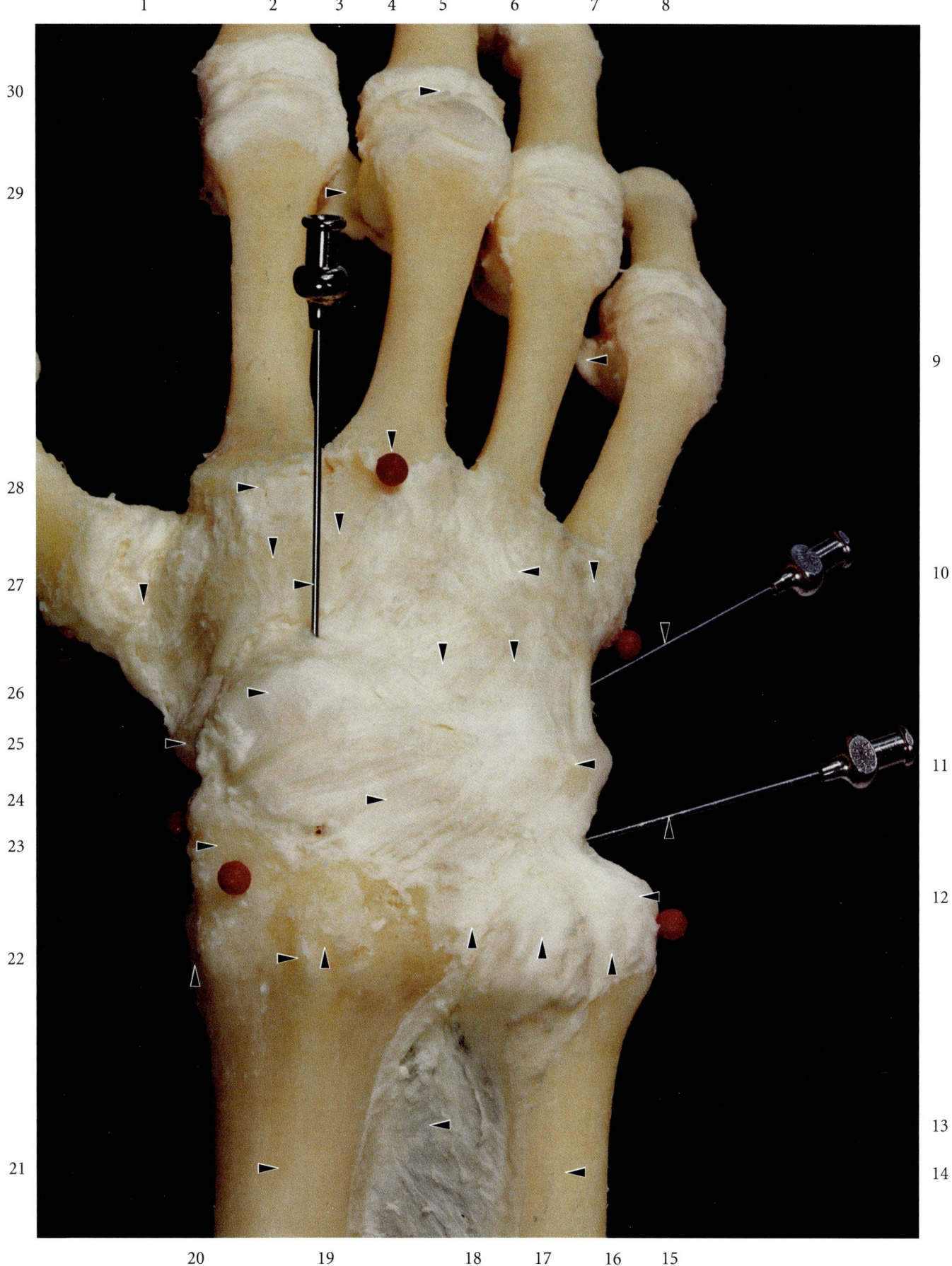

**Abbildung 413   Articulationes manus 10
Punktion des proximalen
und distalen Handgelenks 2**

An diesem Präparat wird die *Lage* der *Punktionen* der vorhergehenden Abbildung zu den Sehnen und Sehnenscheiden dargestellt. Die Hand befindet sich in leichter Radialduktion, um die Gelenksspalten an der ulnaren Seite des Handgelenks zu entlasten.

Bei der *ulnaren Punktion* des *proximalen Handgelenks* zwischen dem Os pisiforme und dem Processus styloideus der Ulna liegt die Punktionskanüle zwischen der Sehne des *Musculus extensor carpi ulnaris* und der Sehne des *Musculus flexor carpi ulnaris*.

Beide Sehnen sind nicht weit voneinander entfernt. Sie lassen sich aber durch Betastung gut lokalisieren, insbesondere wenn dabei aktive Randbewegungen der Hand durchgeführt werden. Die *Sehne* des *Musculus flexor carpi ulnaris* ist durch ihren Ansatz am *Os pisiforme* leicht erkennbar und springt bei Palmarflexion der Hand ein wenig vor. Die Lage der *Sehne* des *Musculus extensor carpi ulnaris* ist bei Bewegungen tastbar. Ihre Lokalisation ergibt sich aber schon aus ihrer charakteristischen Beziehung zum Processus styloideus und dem Köpfchen der Ulna. Zwischen den beiden Sehnen läßt sich mit dem Fingernagel eine Spalte ertasten, die der Einstichstelle der Punktion entspricht.

Distal vom Os pisiforme ist eine ähnliche Delle herstellbar, die palmar von dem charakteristischen *Ansatz* des *Musculus extensor carpi ulnaris* an der *Basis* des *Os metacarpi V* liegt und für die *ulnare Punktion* des *distalen Handgelenkes* zur Verfügung steht.

Die schon bei der vorhergehenden Abbildung näher beschriebene *dorsale Punktion* des *distalen Handgelenks* geht an der radialen Seite der *Sehne* des *Musculus extensor carpi radialis brevis* vorbei, weil er an der Basis des Os metacarpale III ansetzt. In den meisten Fällen wird die *Sehnenscheide* nicht mehr erreicht, weil diese ungefähr einen Zentimeter proximal von der Basis des Os metacarpale endet.

Die *markierte Stelle* zwischen den Sehnenscheiden des *Musculus extensor digiti minimi* und des *Musculus extensor carpi ulnaris* würde dem Einstich der schon bei Abb. 411 erwähnten *ulnodorsalen Punktion* des *proximalen Handgelenkes* entsprechen. Dabei sollte bedacht werden, daß die Entfernung der beiden Sehnen durch eine Pronation der Hand stark zunimmt, weil die Sehne nicht mit der Kapsel der *Articulatio radioulnaris distalis*, sondern mit dem Radius verwachsen ist.

 1 Musculus adductor pollicis
 2 Os metacarpi II
 3 Musculus interosseus dorsalis II
 4 Musculus extensor indicis (Tendo insertionis)
 5 Musculus interosseus dorsalis II
 6 Musculus extensor digitorum (Tendo digiti V) und Musculus interosseus dorsalis IV
 7 Articulatio metacarpophalangea V
 8 Articulatio metacarpophalangea III
 9 Connexus intertendineus [Junctura tendinum]
10 Musculus extensor digitorum (Tendo digiti III)
11 Musculus extensor digitorum (Tendo digiti IV)
12 Musculus extensor digiti minimi (Tendo insertionis)
13 Musculus interosseus dorsalis III
14 Vagina tendinis musculi extensoris digiti minimi
15 Musculus extensor carpi radialis brevis (Tendo insertionis)
16 Vagina tendinis musculi extensoris carpi ulnaris
17 Vagina tendinis musculi extensoris digiti minimi
18 Vagina tendinis musculi extensoris carpi ulnaris
19 Punctio ulnaris der Articulatio mediocarpalis
20 Punctio ulnaris der Articulatio radiocarpalis
21 Punktionsstelle der Punctio ulnodorsalis der Articulatio radiocarpalis
22 Vagina tendinum musculorum extensoris digitorum et extensoris indicis
23 Vagina tendinis musculi extensoris pollicis longi
24 Basis ossis metacarpi II
25 Vagina tendinis musculi extensoris pollicis longi
26 Musculus extensor pollicis longus (Tendo insertionis)
27 Musculus extensor digitorum (Tendines insertionis)
28 Retinaculum musculorum extensorum [Ligamentum carpi dorsale]
29 Vagina tendinum musculorum abductoris longi et extensoris brevis pollicis
30 Vagina tendinum musculorum extensorum carpi radialium
31 Musculus extensor carpi radialis longus (Tendo insertionis)
32 Punctio dorsalis der Articulatio mediocarpalis
33 Os metacarpi I
34 Musculus interosseus dorsalis I
35 Musculus extensor digitorum (Tendo digiti II)
36 Articulatio metacarpophalangea pollicis

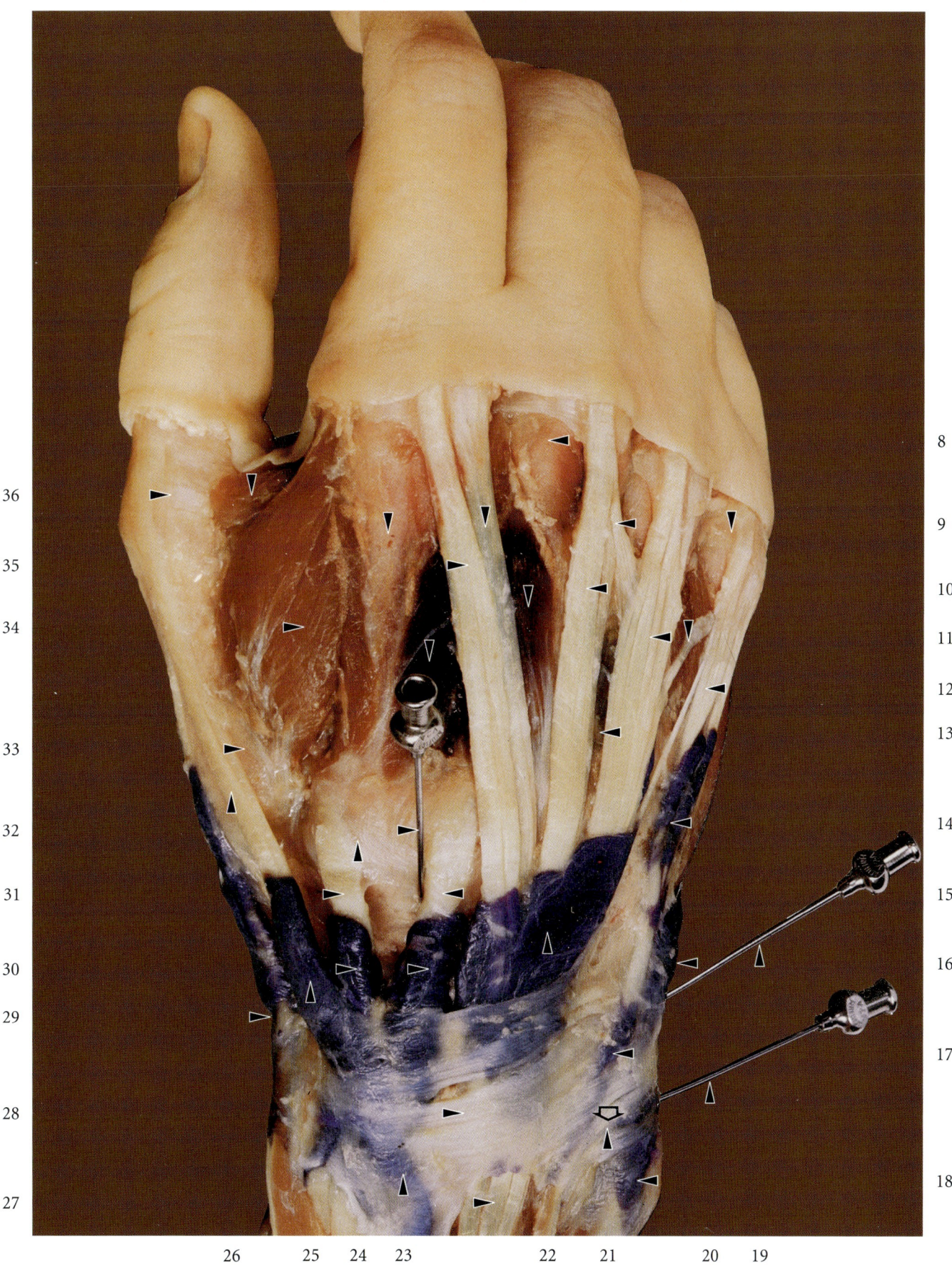

Literatur

Adachi B (1928) Das Arteriensystem der Japaner. Universitätsverlag, Kyoto

Adachi B (1933) Das Venensystem der Japaner. Druckanstalt Kenkyusha, Tokio

Adelmann G (1874) Die Beugung der Extremitäten als Blutstillungsmittel. Arch. klin. Chir. 16, Berlin

Anson BJ, Maddock WG (1958) Callander's Surgical Anatomy. Saunders Company, Philadelphia London

Bardeleben K von, Haeckel H, Frohse F (1908) Atlas der topographischen Anatomie des Menschen. 4. Aufl. Fischer, Jena

Bargmann W (1962) Histologie und mikroskopische Anatomie des Menschen. Thieme, Stuttgart

Bartels P (1909) Das Lymphgefäßsystem. Handbuch der Anatomie des Menschen von Bardeleben. Fischer, Jena

Bolton (1934) Oberservations on referred pain. Brain, London 57

Braune CW (1884) Das Venensystem des menschlichen Körpers I. Die Venen der vorderen Rumpfwand des Menschen. Veit, Leipzig

Braus H (1954) Anatomie des Menschen. 3. Aufl. Springer, Berlin Göttingen Heidelberg

Broman I (1911) Normale und abnorme Entwicklung des Menschen. Bergmann, Wiesbaden

Brückner H (1985) Zugangswege in der Traumatologie. 2. Aufl. Barth, Leipzig

Cairney J (1924) Tortuosity of the cervical segment of the internal carotid artery. J. Anat. (Lond) 59

Carr BW, Bishop WE, Anson BJ (1942) Mammary Arteries. Quart. Bull. Northw. Univ. Med. School 16

Chandler GB, Derezinski CF (1935) The variations of the middle marginal artery within the middle cranial fossa. Anar Rec. 62

Chassin JL (1947) The subcutaneous inguinal ring: A clinical study. Surgery 22

Chevrel JP (1996) Anatomie clinique. Springer, Berlin Heidelberg New York

Clara M (1959) Das Nervensystem des Menschen. 3. Aufl. Barth, Leipzig

Cooper AP (1840) On the Anatomy of the Breast. Vol. 2. Longmans, Harrison, London

De Palma AF, Callery G, Bennett GA (1949) Variations in the opening of the subscapular bursa. Am. Acad. Orth. Surgeons Instruct. Course Lectures 6

Drummond H (1914) The arterial supply of the rectum and pelvic colon. Brit. J. Surg 1

Eisler P (1912) Die Muskeln des Stammes. Handbuch der Anatomie des Menschen von Bardeleben. Fischer, Jena

Elze C (1961) Die anatomischen Grundlagen der Headschen Zonen. Zschr. Anat.-Entwgesch. 122, Springer, Berlin Göttingen Heidelberg

Feneis H (1993) Anatomisches Bildwörterbuch. 7. Aufl. Thieme, Stuttgart

Fick R (1904) Handbuch der Anatomie und Mechanik der Gelenke. Handbuch der Anatomie des Menschen von Bardeleben. Fischer, Jena

Fleischhauer K (1985) Benninghoff – Makroskopische und mikroskopische Anatomie des Menschen. 13./14. Aufl. Urban & Schwarzenberg, München

Foltz (1860) Anatomie et physiologie des Conduits lacrymanx. Ann d'oculistique (zit. nach Graefe und Saemisch (1874)). Handbuch der Augenheilkunde. Wilhelm Engelmann, Leipzig

Forster A (1904) Ueber die morphologische Bedeutung des Wangenpfropfes. Seine Beziehung zu den Kaumuskeln und zur Glandula orbitalis. Arch. Anat u. Physiol. Veit, Leipzig

Frohse F, Fränkel M (1908) Die Muskeln des menschlichen Arms. In: Handbuch der Anatomie des Menschen von Bardeleben. Fischer, Jena

Frohse F, Fränkel M (1913) Die Muskeln des menschlichen Beins. Handbuch der Anatomie des Menschen von Bardeleben. Fischer, Jena

Gänshirt H (1972) Der Hirnkreislauf. Thieme, Stuttgart

Gallaudet BB (1931) A Description of the Planes of Fascia of the Human Body with Special Reference to the Fascia of the Abdomen, Pelvis and Perineum. Columbia University, New York

Gerota D (1897) Nach welchen Richtungen kann sich der Brustkrebs verbreiten? Arch. klin. Chirurg 54, Berlin

Glees P (1957) Morphologie und Physiologie des Nervensystems. Thieme, Stuttgart

Gray's Anatomy (1989) 37. Aufl. Churchill Livingstone, Edinburgh London Melbourne New York

Grayson J (1941) The cutaneous ligaments of the digits. J. Anat 75

Grodinsky M, Holyoke EA (1938) The fasciae and fascial spaces of the head, neck and adjacent regions. Amer. J. Anat. 63

Grossmann (1896) Ueber die Lymphdrüsen und -bahnen der Achselhöhle. Preisschr. Berlin

Gruber W (1861) Die supernummerären Brustmuskeln des Menschen. Bull. Acad. Imp. Sc. St. Pétersbourg 7 Sér. T. 3

Hafferl A (1933) Das Arteriensystem. Handbuch der vergleichenden Anatomie der Wirbeltiere. Urban & Schwarzenberg, Berlin Wien

Hafferl A (1969) Lehrbuch der topographischen Anatomie. 3. Aufl. Springer, Berlin Heidelberg New York

Hansen K, Schliak H (1962) Segmentale Innervation, ihre Bedeutung für Klinik und Praxis. Thieme, Stuttgart

Head H (1893/1894) On disturbances of sensation with especial reference to the pain of visceral disease. Brain 16, 17, London

Head H (1898) Die Sensibilitätsstörungen der Haut bei Viszeralerkrankungen (Deutsch von W. Seiffer). Hirschwald, Berlin

Henke W (1859) Ueber die Bewegung der Handwurzel. Zschr. rat. Med. 7

Henle J (1871) Handbuch der systematischen Anatomie des Menschen. Vieweg, Braunschweig

Herrlinger R (1941) Eigennamen in Anatomie und Physiologie. Fischer, Jena

Hochstetter F (1948) Toldts Anatomischer Atlas. 20. Aufl. Urban & Schwarzenberg, Wien

Holl M (1897) Die Muskeln und Fascien des Beckenausganges. Handbuch der Anatomie des Menschen von Bardeleben. Fischer, Jena

Hollinshead WH (1927) Anatomy for Surgeons. Hoeber – Harper Book

Hollinshead WH (1961) Anatomy for Surgeons. 3. Aufl. Hoeber-Harper Book, New York

Hovelacque A (1927) Anatomie des nerfs craniens et rachidiens et du système grand sympatique chez l'homme. Gaston Doin, Paris

Huebner HJ (1967) Zum Verlauf der A. carotis interna im Bereich des Halses. Anat. Anz. 121. Fischer, Jena

Hurford FR (1946) The surgical anatomy of the parotid gland. Brit. J. Surg. 34

Hyrtl J (1862) Ueber den Porus crotaphitico-buccinatorius beim Menschen. Sitzb. d. Kaiserl. Akad. d. Wissensch. zu Wien. Naturw. Math. Klasse XLVI

Jakob RP, Stäubli HU (1990) Kniegelenk und Kreuzbänder – Anatomie, Biomechanik, Klinik, Rekonstruktion, Komplikationen und Rehabilitation. Springer, Berlin Heidelberg New York Tokyo

Jossifow GM (1930) Das Lymphgefäßsystem des Menschen. Fischer, Jena

Kalbfleisch H, Hort W (1976) Verteilungsmuster der Koronararterien (Versorgungstypen) des menschlichen Herzens. Dtsch. Med. Wschr. 101

Koch W (1912) Zur Anatomie und Physiologie der intracardialen motorischen Zentren des Menschen. Med. Klinik

Krause W (1865) Beiträge zur Neurologie der oberen Extremität. Winter, Leipzig

Krause W (1909) Skelet der oberen und unteren Extremität. In: Handbuch der Anatomie des Menschen von Bardeleben. Fischer, Jena

Kretschmann HJ, Kaltenbach M (1970) Anatomy Nomenclature of Coronary Arteries in Coronary Heart Disease. Kaltenbach M, Lichten P. Stuttgart

Krönlein RU (1886) Deutsch. Z. Chir. 23. Springer, Berlin

Langer C (1846) Zur Anatomie des M. latissimus dorsi. Österr. med. Wochenschr. Braumüller & Seidel, Wien

Langer C (1861) Zur Anatomie und Physiologie der Haut. Sitzungsb. Acad. Wissensch. 45, Wien

Lanz T von, Wachsmuth W (1935) Praktische Anatomie. Bd I Teil III, Arm. Springer, Berlin Göttingen Heidelberg

Lanz T von, Wachsmuth W (1955) Praktische Anatomie. Bd I Teil II, Hals. Springer, Berlin Göttingen Heidelberg

Lanz T von, Wachsmuth W (1972) Praktische Anatomie. Bein und Statik. 2. Aufl. Springer, Berlin Heidelberg New York

Lanz T von, Wachsmuth W (1982) Praktische Anatomie. Bd II, Teil 7, Rücken. Springer, Berlin Heidelberg New York

Lanz T von, Wachsmuth W (1985) Praktische Anatomie. Kopf. Springer, Berlin Heidelberg New York Tokyo

Learmonth JR (1919) A variation in the distribution of the radial branch of the musculospiral nerve. J. Anat 53

Le Double AF (1897) Traité des Variationes du Systéme musculaire de L'Homme. Vigot Fréres, Éd., Paris

Leonhardt H, Tillmann B, Töndury G, Zilles K (1987) Rauber/Kopsch: Anatomie des Menschen. Thieme, Stuttgart

Lesshaft P (1873) Über einige die Urethra umgebende Muskeln und Fascien. Arch. Anat Physiol., Leipzig

Lesshaft P (1884) Über die Muskeln und Fascien der Dammgegend beim Weibe. Gegenbaurs morph. Jahrb. Engelmann, Leipzig 9

Liebermann-Meffert D, White H (1983) The greater Omentum. Springer, Berlin Heidelberg New York

Lippert H, Pabst R (1985) Arterial variations in man. Classification and frequency. Bergmann, München

Loth E (1917) Varietäten der A. cervicalis profunda und der A. cervicalis superficialis. Travaux de la Societé des Sciences de Varsovic III. Classe des sciences mathématiques et naturelles 24

Luschka H (1854) Der lange Halsmuskel des Menschen. J. Müllers Arch.

Mackenzie J (1917) Krankheitszeichen und ihre Auslegung. Monogr. 3. Aufl. Kabitzsch, Würzburg

Manchot C (1889) Die Hautarterien des menschlichen Körpers. Vogel, Leipzig

Marcus GH (1934) Untersuchungen über die arterielle Blutversorgung der Mamilla. Langenbecks Arch. klin. Chir. 179

Mayo WJ (1908) Anemic spot on the duodenum, which may be mistaken. Surg., Gynec. & Obst. 6

Mc Carthy JG (1990) Plastic Surgery. Bd. I. Saunders Company, Philadelphia

Mc Kenzie J (1948) The parotid gland in relation to the facial nerve. J. Anat 42

Mc Wharton GL (1917) The relations of the superficial and deep lobes of the parotid gland to the ducts and to the facial nerve. Anat. Rec. 12

Merkel F (1874) Makroskopische Anatomie. In: Handbuch der gesamten Augenheilkunde. Engelmann, Leipzig

Merkel F (1885–1890) Handbuch der topographischen Anatomie. Vieweg, Braunschweig

Morris HMA, Lond MB (1893) A Treatise on Human Anatomy. Churchill, London

Most A (1906) Topographie des Lymphgefäßapparates des Kopfes und des Halses in ihrer Bedeutung für die Chirurgie. Hirschfeld, Berlin

Most A (1908) Untersuchungen über die Lymphbahnen der oberen Thoraxapertur und am Brustkorb. Arch. f. Anat. Entwgesch. Veit, Leipzig

Müller W (1982) Das Knie. Springer, Berlin Heidelberg New York

Platzer W (1987) Pernkopf Anatomie – Atlas der topographischen und angewandten Anatomie des Menschen. 3. Aufl. Urban & Schwarzenberg, München

Platzer W (1994) Pernkopf Anatomie. Urban & Schwarzenberg, München Wien Baltimore

Poirier P, Charpy A (1900–1912) Traité d'anatomie humaine. Masson, Paris

Rauber-Kopsch (1987) Anatomie des Menschen. Thieme, Stuttgart New York

Reimann R (1978) Das Septum intermusculare posterius cruris. Acta anat. 102

Reimann R (1979) Kanten und Torsion der menschlichen Fibula. Acta anat. 105

Reimann R (1981) Der variable Streckapparat der kleinen Zehe. Gegenbaurs morph. Jahrb., Leipzig 127

Reimann R (1982) Der laterale Bereich des Unterschenkels und Fußrücken in funktioneller und phylogetischer Sicht. Teil I Gegenbaurs morph. Jahrb., Leipzig 128, (1983) Teil II Gegenbaurs morph. Jahrb., Leipzig 129

Rosthorn A von (1887) Die Synovialsäcke und Sehnenscheiden der Hohlhand. Langenbecks Arch. Chir. 34

Schliack H (1957) Über Segmentinnervation, Headsche Zonen und Metamerie. Nervenarzt 28, Berlin

Schmidt RM, Garamverian (1965) Die krankhafte Schlängelung der Carotisarterien und ihre chirurgische Behandlung. Psych. Neurol. med. Psychologie 17. Hierzel, Leipzig

Schwalbe G (1881) Lehrbuch der Neurologie. Besold, Erlangen

Siewert JR (1998) Chirurgie. Springer, Berlin Heidelberg

Sobotta (1988) Atlas der Anatomie des Menschen. 19. Aufl. Urban & Schwarzenberg, München Wien Baltimore

Sorgius (1880) Über die Lymphgefäße der weiblichen Brustdrüse. Diss. Straßburg

Stark D (1965) Embryologie. Thieme, Stuttgart

Stopford JSB (1918) The variations in distribution of the cutaneous nerves of the hand and digits. J. Anat.

Sudeck P (1907) Über die Gefäßversorgung des Mastdarms in Hinsicht auf die operative Gangrän. München. med. Wochenschr. 27

Taguchi K (1889) Die Lage des Nervus recurrens nervi vagi zur Arteria thyroidea inferior. Arch. f. Anat. 15

Tandler J (1913) Anatomie des Herzens. In: Handbuch der Anatomie des Menschen von Bardeleben. Fischer, Jena

Testut L (1884) Traité d'anatomie humaine. Doin, Paris

Teutleben E von (1977) Die Ligamenta suspensoria diaphragmatis. Arch. Anat. u. Physiol., Anat. Abt. Bd 3

Thiel W (1992) Die Konservierung ganzer Leichen in natürlichen Farben. Ann. Anat. Fischer, Jena 174

Thiel W (1992) Eine Arterienmasse zur Nachinjektion bei der Konservierung ganzer Leichen. Ann. Anat. Fischer, Jena 174

Told (1957) Anatomischer Atlas. 23. Aufl. Urban & Schwarzenberg, München Berlin Wien

Welcker H (1878) Die Einwanderung der Bicepssehne in das Schultergelenk. Nebst Notizen über Lig. interarticulare humeri und Lig. teres femoris. Arch. f. Anat. Entwgesch. 20

Wilkie DPD (1911) The blood supply of the Duodenum. With special reference to the supraduodenal artery. Surg., Gynec & Obst. 13

Williams PL, Warwick R, Dyson M, Bannister LH (1989) Gray's Anatomy. 37. Aufl. Churchill Livingstone, Edinburgh

Zenker R, Heberer G, Löhr HH (1954) Die Lungenresektionen. Anatomie-Indikation-Technik. Springer, Berlin Göttingen Heidelberg

Zenker W (1955) Über einige Befunde am M. temporalis des Menschen. Zeitschr. Anat. Entwgesch. Bd 118

Zenker W (1955) Das Spatium buccotemporale und die anderen Fascienräume der tiefen seitlichen Gesichtsregion. Zeitschr. Anat. Entwgesch. Bd 118

Zenker W (1956) Das retroarticuläre plastische Polster des Kiefergelenks. Zeitschr. Anat. Entwgesch. Bd 119

Verwendete Eigennamen

nach Dr. med. et Dr. phil. Robert Herrlinger

ALCOCK, Thomas. 1784–1833. Chirurg in London

ASCHOFF, Ludwig. geb. 1866. Prof. der Pathologie in Freiburg

BARTHOLIN, Caspar. 1655–1738. Prof. der Philosophie, später der Medizin in Kopenhagen

BICHAT, Marie Francois Xavier. 1771–1802. Physiologe und Pathologischer Anatom in Paris

BOTALLO, Leonardo. 1530 (ca.) –1600 (ca.). Französ. Militärchirurg und Leibarzt der franz. Könige Karl IX. und Heinrich III. Schüler von Falloppio in Pavia

CANNON, Walter Bradford. 1871–1945. Amerikanischer Physiologe

CIVININI, Filippo. gest. 1844. Prof. der chirurg. Pathologie und der Anatomie in Pistoja

CLOQUET, Jules Germain. 1790–1883. Anatom und Prof. der Chirurgie in Paris. Chirurgien Consultant Napoleons III.

COLLES, Abraham. 1773–1843. Engländer. Prof. der Anatomie und Chirurgie in Dublin

COOPER, Sir Astley Paston. 1768–1841. Prof. der Anatomie und Chirurgie an Guy's und St. Thomas' Hospital in London

DUPUYTREN, Baron Guillaume D. 1777–1835. Chirurg in Paris

FLACK, Martin F. 1882–1931. Engl. Physiologe. Leiter der Fliegeruntersuchungen im ersten Weltkrieg

GERDY, Pierre Niccol. 1797–1856. Prof. der Chirurgie in Paris

GIMBERNAT, Don Antonio de. 1762–1774. Prof. der Anatomie in Barcelona, später Prof. der Chirurgie in Madrid und Leibarzt Karls III. von Spanien

VON HALLER, Albrecht. 1708–1777. Schweizer. Schüler von Hermann Boerhave in Leiden (1668–1738). War Arzt und Stadtbibliothekar in seiner Heimatstadt Bern; später Prof. der Anatomie, Chirurgie und Botanik an der neugegründeten Universität Göttingen. Er schrieb das erste Lehrbuch der Physiologie und war außerdem ein bedeutender Dichter

HEAD, Sir Henry. geb. 1861. Nervenarzt und Lektor in London

HENKE, Wilhelm. 1834–1896. Prof. der Anatomie in Rostock, Prag und Tübingen

HESSELBACH, Franz Kaspar. 1759–1816. Anatom und Chirurg in Würzburg

HYRTL, J. 1810–1894. Prof. der Anatomie in Prag und Wien

KEITH, Sir Arthur. geb. 1866. Engl. Physiologe und Anthropologe. 1930–1933 Rektor der Universität Aberdeen

LANGER, Karl Ritter von Edenburg. 1819–1887. Prof. der Anatomie in Wien

LUDOWICI, Antoine-Louis. 1723–1792. Chirurg in Paris

MEIBOM, Heinrich. 1638–1700. Prof. der Medizin, Geschichte und Dichtkunst an der Universität Helmstädt

MOHRENHEIM, Joseph Jakob. gest. 1899. Chirurg, Geburtshelfer und Augenarzt in Wien, Prof. der Medizin und Lehrer an der Hebammenschule in St. Petersburg

MORGAGNI, Giovanni Battista. 1682–1771. Prof. der Anatomie in Padua

NUHN, Anton. 1814–1889. Prof. der Anatomie in Heidelberg

PACINI, Philippo. 1812–1883. Prof. der Anatomie in Florenz

PETIT, Jean Louis. 1674–1760. Prof. der Chirurgie in Paris

RIOLAN, Jean. 1580–1675. Prof. der Anatomie, Botanik und Pharmakologie in Paris. Leibarzt Heinrichs IV. und Ludwigs XIII.

ROSENMÜLLER, Johann Christian. 1771–1820. Prof. der Anatomie in Leipzig

SAPPEY, Marie Philibert Constant. 1810–1896. Prof. der Anatomie in Paris

SCARPA, Antonio. 1747–1832. Prof. der Anatomie und Chirurgie in Modena und Pavia. Wundarzt Napoleons I.

SPIGELIUS, Adrian. 1578–1625. Flämischer Herkunft, in Brüssel geboren. Prof. der Anatomie in Padua

STENO(NIUS), Niels. 1638–1686. Prof. der Anatomie in Kopenhagen, später apostolischer Vikar

TAWARA, Sunao. geb. 1875. Prof. der Pathologie an der Universität Fukuoka bis 1912. Wiss. Arbeit am Aschoffschen Institut in Marburg (1903/06)

TENON, Jacques-René. 1724–1826. Chirurg an der Sàpêtrière und Prof. der Pathologie in Paris

THEBESIUS, Adam Chreistian. 1686–1732. Arzt in Hirschberg (Schlesien). Dissertation an der Universität Leiden

VALSALVA, Antonio Maria. 1666–1723. Prof. der Anatomie in Bologna

VATER, Abraham. 1684–1751. Prof. der Anatomie und Botanik in Wittenberg

WHARTON, Thomas. 1614–1673. Arzt in London

WINSLOW, Jakob Benignus. 1669–1760. Gebürtiger Däne. Prof. der Anatomie in Paris

Zur Nomenklatur

Für die Anwendung der Nomenklatur in der vom letzten internationalen anatomischen Nomenklaturkomitee beschlossenen Form fühle ich mich bis auf eine Ausnahme voll verpflichtet.

Bei den Halsfaszien wurde der Zerlegung der Fascia cervicalis in Laminae nicht gefolgt, weil es einen einigermaßen geschlossenen morphologischen Körper, der den Namen Fascia cervicalis verdienen würde, nicht gibt, und die als „Laminae" bezeichneten Schichten verhältnismäßig selbständige Gebilde mit einer zum Teil ganz anderen phylogenetischen Herkunft sind. Außerdem umfaßt die „Lamina prevertebralis nicht den ganzen Bereich der tiefen Halsfaszie, wie er dieser Beschreibung zu Grunde liegt.

Um die gewählte ältere Aufteilung in eine oberflächliche, mittlere und tiefe Halsfaszie zu den offiziellen Namen in Beziehung zu setzen, wurden dieselben oftmals daneben angeführt, obwohl es die Flüssigkeit des Textes belastet.

Index

A

Achselbogen, faszialer (Langer) Abb. 336–337
Acinus (lobi medii) Abb. 304
Acromion Abb. 269, 271–273, 331, 392–396
Aditus laryngis Abb. 216
Ala ossis ilium Abb. 178, 179, 181–183
Ala ossis ilium – Facies glutea Abb. 178, 181–183
Ampulla duodeni Abb. 36, 37, 41, 43, 44, 44, 55–59
Ampulla urethrae Abb. 83
Anastomosen der Darmgefäße Abb. 69
Angulus acromii Abb. 394, 396
Angulus costae Abb. 279, 280
Angulus inferior (scapulae) Abb. 392
Angulus infrasternalis Abb. 1, 2, 27, 28, 285
Angulus mandibulae (Gonion) Abb. 209, 210, 217, 221, 222, 240
Angulus oris Abb. 209
Angulus sterni (Ludovici) Abb. 288, 290, 292
Ansa cervicalis Abb. 215, 216, 218–221, 223–225, 232, 233, 235, 236, 238, 267
Ansa cervicalis – Radix inferior Abb. 223, 225, 232, 233, 238, 267
Ansa cervicalis – Radix superior Abb. 216, 218–221, 224, 225, 232, 233, 235, 236
Ansa cervicalis superficialis Abb. 240, 241
Ansa subclavia Abb. 235
Antitragus Abb. 209
Antrum pyloricum Abb. 38, 54
Anulus inguinalis profundus Abb. 8, 17, 100, 107, 110, 113, 114
Anulus inguinalis superficialis Abb. 4–16, 19–26, 100, 105–109, 112
Anulus inguinalis superficialis – Crus laterale Abb. 6–11, 13–16, 19–24
Anulus inguinalis superficialis – Crus mediale Abb. 6, 7, 9–16, 19–26
Anulus umbilicalis Abb. 4, 7
Anus Abb. 78, 88, 96, 97
Anus – Pars cutanea Abb. 78, 97
Aorta (Pars ascendens) Abb. 303, 311, 319–330
Aorta abdominalis Abb. 70, 72–75, 77
Aortenarkade Abb. 77
Apex cordis Abb. 39, 40, 43, 321, 324–327
Apex ossis sacri Abb. 78, 88
Apex patellae Abb. 186, 187, 189, 190
Apex prostatae Abb. 85, 86
Aponeurosis bicipitalis Abb. 358, 361–368, 370
Aponeurosis dorsalis digitorum manus Abb. 390, 391
Aponeurosis dorsalis digitorum pedis Abb. 165, 167
Aponeurosis intermuscularis Abb. 369, 370, 372
Aponeurosis lumbalis Abb. 75–77, 132–134, 279, 282
Aponeurosis musculi obliqui externi abdominis Abb. 4–12, 16, 25–30, 105, 108, 113
Aponeurosis musculi obliqui interni abdominis Abb. 5, 6, 8
Aponeurosis musculi transversi abdominis Abb. 7
Aponeurosis palmaris Abb. 374–376
Aponeurosis palmaris – Fasciculi longitudinales Abb. 374–376
Aponeurosis palmaris – Fasciculi transversi Abb. 374, 376
Aponeurosis plantaris Abb. 169–173
Aponeurosis plantaris – Fasciculi longitudinales Abb. 169–172
Aponeurosis plantaris – Fasciculi transversi Abb. 170–172
Appendices omentales [epiploicae] Abb. 35, 45–47, 49–52, 65–67, 69
Appendix fibrosa hepatis Abb. 42
Appendix vermiformis Abb. 49–54, 65–68
Appendix vermiformis – Medialposition Abb. 52, 66, 67
Arachnoidea mater spinalis Abb. 283
Arcus aortae Abb. 303, 309, 310, 312, 313, 317, 320, 322, 326
Arcus cartilaginis cricoideae Abb. 212, 213, 216, 226
Arcus costalis Abb. 1–7, 27, 28, 30, 62, 64, 285–289, 292, 306
Arcus fascialis axillaris Abb. 337–340
Arcus fascialis brachialis Abb. 337–340
Arcus iliopectineus Abb. 109–111
Arcus inguinalis Abb. 104, 107, 110, 113, 114
Arcus palmaris profundus Abb. 379, 381
Arcus palmaris superficialis Abb. 373, 376–378, 380, 382, 383
Arcus palpebralis inferior Abb. 257
Arcus palpebralis superior Abb. 257
Arcus plantaris profundus Abb. 174, 176
Arcus plantaris superficialis Abb. 173–175
Arcus posterior atlantis Abb. 266, 267
Arcus pubicus Abb. 80, 86, 92, 94
Arcus tendineus musculi levatoris ani Abb. 84, 91
Arcus tendineus musculi solei Abb. 152
Arcus venosus dorsalis pedis Abb. 166
Arcus venosus jugularis Abb. 210, 211, 214, 226
Arcus zygomaticus Abb. 248, 254, 255
Area interpleurica inferior Abb. 318
Area interpleurica superior Abb. 311–313, 305, 306, 325
Area subcutanea ulnae Abb. 398, 401–403
Areola mammae Abb. 27, 28, 289–291, 293–295, 299–302, 332, 333
Armbogen, faszialer (Langer) Abb. 336–337
Arkaden der Darmgefäße Abb. 69
Arteria adiposa ima Abb. 72, 73

Arteria alveolaris inferior   Abb. 250, 252
Arteria alveolaris superior posterior   Abb. 252
Arteria appendicularis   Abb. 68
Arteria arcuata   Abb. 165
Arteria auricularis anterior   Abb. 247, 253
Arteria auricularis posterior   Abb. 225, 242, 246, 247, 248, 252, 259, 266, 268, 269
Arteria auricularis posterior – Ramus auricularis   Abb. 247
Arteria auricularis posterior – Ramus occipitalis   Abb. 247
Arteria auricularis posterior – Ramus parotideus   Abb. 247, 248
Arteria auricularis profunda   Abb. 247, 252
Arteria axillaris   Abb. 334, 335, 341, 342, 346, 347–349
Arteria brachialis   Abb. 348, 349, 351, 352, 362–372
Arteria brachialis – Rami cutanei   Abb. 336, 338–340, 343, 345, 346, 350, 351
Arteria brachialis – Ramus muscularis   Abb. 342, 348, 352
Arteria brachialis – Ramus musculocutaneus   Abb. 352
Arteria bronchialis   Abb. 312, 313
Arteria buccalis   Abb. 241, 249, 250, 252
Arteria buccalis – Ramus anastomoticus   Abb. 241
Arteria bulbi penis   Abb. 83–86
Arteria bulbi urethrae (Var.)   Abb. 81
Arteria bulbi vestibuli   Abb. 91–93, 98, 99
Arteria caecalis anterior   Abb. 67, 70
Arteria caecalis posterior   Abb. 67, 68
Arteria carotis communis   Abb. 215, 217–224, 228–234, 315, 316
Arteria carotis communis dextra   Abb. 315
Arteria carotis communis sinistra   Abb. 317, 326, 327
Arteria carotis externa   Abb. 215, 220–225, 232–236, 246, 247, 250–252
Arteria carotis interna   Abb. 221, 223–225, 232–234
Arteria cervicalis ascendens   Abb. 216, 234–239
Arteria cervicalis profunda   Abb. 235, 259, 265–267
Arteria cervicalis superficialis   Abb. 275
Arteria ciliaris anterior   Abb. 258
Arteria ciliaris posterior   Abb. 256
Arteria circumflexa femoris lateralis   Abb. 109–114, 136–140, 142, 143
Arteria circumflexa femoris lateralis – Ramus ascendens   Abb. 111–114, 138–140, 142, 143
Arteria circumflexa femoris lateralis – Ramus cutaneus   Abb. 136, 137
Arteria circumflexa femoris lateralis – Ramus descendens   Abb. 111–114
Arteria circumflexa femoris lateralis – Ramus transversus   Abb. 112–114
Arteria circumflexa femoris medialis   Abb. 109–114
Arteria circumflexa femoris medialis – Ramus ascendens   Abb. 112, 114
Arteria circumflexa femoris medialis – Ramus profundus   Abb. 112, 114
Arteria circumflexa femoris medialis – Ramus transversus   Abb. 114
Arteria circumflexa humeri anterior   Abb. 341, 348, 349
Arteria circumflexa humeri posterior   Abb. 273, 341, 347
Arteria circumflexa ilium profunda   Abb. 4, 6–8, 109

Arteria circumflexa ilium profunda – Ramus ascendens   Abb. 7, 8
Arteria circumflexa ilium profunda – Ramus cutaneus   Abb. 4
Arteria circumflexa ilium superficialis   Abb. 9, 100, 102–112, 114
Arteria circumflexa scapulae   Abb. 273, 341, 342, 346, 347
Arteria clitoridis   Abb. 92–94, 99
Arteria colica dextra   Abb. 66–70
Arteria colica media   Abb. 46, 65–71
Arteria colica sinistra   Abb. 70
Arteria collateralis media (A. prof. brachii)   Abb. 349, 355, 356
Arteria collateralis radialis   Abb. 349, 352, 353, 355, 356
Arteria collateralis radialis – Ramus anterior   Abb. 353, 356
Arteria collateralis radialis – Ramus posterior   Abb. 353, 356
Arteria collateralis radialis superior   Abb. 348
Arteria collateralis ulnaris superior   Abb. 338, 348, 352
Arteria comitans nervi ischiadici   Abb. 127–129
Arteria conjunctivalis   Abb. 257, 258
Arteria conjunctivalis posterior (Art. lacrimalis)   Abb. 257, 258
Arteria coronaria dextra   Abb. 319–324, 330
Arteria coronaria oris superior   Abb. 249
Arteria coronaria sinistra   Abb. 319–325, 327, 329
Arteria cremasterica   Abb. 20–22, 24–26, 105
Arteria cutanea posterior lateralis   Abb. 280, 281
Arteria cystica   Abb. 56–58, 64
Arteria descendens genus   Abb. 117, 118
Arteria descendens genus – Ramus saphenus   Abb. 118
Arteria descendens genus – oberflächlicher Ast   Abb. 116
Arteria diaphragmatica inferior   Abb. 315
Arteria digitalis palmaris communis   Abb. 375–379, 382, 383
Arteria digitalis palmaris propria   Abb. 373, 375–379, 382, 383
Arteria digitalis palmaris propria – Ramus anastomoticus distalis   Abb. 378
Arteria digitalis plantaris communis   Abb. 172
Arteria digitalis plantaris propria   Abb. 172
Arteria dorsalis clitoridis   Abb. 92, 93
Arteria dorsalis nasi   Abb. 257
Arteria dorsalis pedis   Abb. 164, 165
Arteria dorsalis penis   Abb. 85–87
Arteria dorsalis scapulae   Abb. 261, 269, 270
Arteria ductus deferentis   Abb. 17
Arteria epididymica   Abb. 16
Arteria epigastrica inferior   Abb. 7, 8, 17, 25, 109
Arteria epigastrica inferior – Ramus obturatorius   Abb. 17
Arteria epigastrica inferior – Ramus pubicus   Abb. 17
Arteria epigastrica superficialis [Manchot]   Abb. 19, 20, 100, 101, 103–112, 114, 286
Arteria epigastrica superior   Abb. 324, 325
Arteria epigastrica superior – Ramus cutaneus   Abb. 290
Arteria facialis   Abb. 220, 222, 224, 225, 241–249
Arteria facialis – Ramus lateralis nasi   Abb. 246, 249
Arteria facialis – Rami massaterici   Abb. 247
Arteria facialis – Ramus massetericus et glandularis   Abb. 246

Arteria femoralis Abb. 103–107, 109–114, 116–118
Arteria femoralis – Ramus descendens acc. (Var.) Abb. 114
Arteria femoralis – Ramus muscularis Abb. 113, 117, 118
Arteria fibularis Abb. 151–154, 161, 162
Arteria fibularis – Ramus perforans Abb. 161, 162
Arteria gastrica brevis Abb. 55–59, 61–63
Arteria gastrica sinistra Abb. 36, 37, 55–64, 72–74, 76
Arteria gastrica sinistra – Ramus oesophagealis
    Abb. 57–59, 73, 74
Arteria gastroduodenalis Abb. 56, 59, 61–64
Arteria gastro-omentalis Abb. 29–34, 36, 37, 39, 41, 43, 44, 55–63
Arteria gastro-omentalis – Ramus(-i) gastricus(-i)
    Abb. 30–34, 36, 37
Arteria gastro-omentalis – Ramus omentalis Abb. 29–33, 36, 55
Arteria glutea inferior Abb. 126–130
Arteria glutea inferior – Ramus coccygeus Abb. 97
Arteria glutea inferior – Rami cutanei Abb. 120
Arteria glutea superior – Ramus profundus Abb. 133, 134, 139–143
Arteria glutea superior – Ramus superficialis Abb. 132–134
Arteria hepatica accessoria Abb. 56–58
Arteria hepatica communis Abb. 56–59, 61–64, 72, 73
Arteria hepatica propria – Ramus dexter Abb. 56–60, 64
Arteria hepatica propria Abb. 56, 59, 64
Arteria ileocolica Abb. 67, 68, 70
Arteria ileocolica – Ramus colicus Abb. 67, 68, 70
Arteria ileocolica – Ramus ilealis Abb. 67, 68
Arteria iliaca communis Abb. 72–74, 77
Arteria iliaca communis dextra Abb. 73, 74, 77
Arteria iliaca communis sinistra Abb. 73, 74, 77
Arteria iliaca externa Abb. 17, 72–74, 77
Arteria iliaca externa dextra Abb. 73, 74
Arteria iliaca interna Abb. 72–74, 77
Arteria iliaca interna dextra Abb. 74
Arteria iliolumbalis Abb. 77
Arteria inferior lateralis genus Abb. 149, 154
Arteria inferior medialis genus Abb. 149, 154
Arteria infraorbitalis Abb. 252, 256
Arteria intercostalis – Rami cutanei anteriores Abb. 1
Arteria intercostalis – Ramus dorsalis Abb. 134
Arteria intercostalis IV (Ramus mammarius lateralis)
    Abb. 296
Arteria intercostalis posterior Abb. 2, 4, 131, 133, 134, 261, 275, 280, 281, 291, 296, 315, 316, 317, 337, 338, 340, 341, 343, 345, 346
Arteria intercostalis posterior – Ramus bronchialis
    Abb. 315, 316
Arteria intercostalis posterior – Ramus collateralis [Ramus supracostalis] Abb. 281
Arteria intercostalis posterior – Ramus cutaneus anterior
    Abb. 290
Arteria intercostalis posterior – Ramus cutaneus lateralis
    Abb. 338–340, 345–347
Arteria intercostalis posterior – Ramus dorsalis Abb. 261, 280, 281
Arteria intercostalis posterior – Ramus mammarius lateralis
    Abb. 290, 291, 294, 296, 301
Arteria intercostalis posterior – Ramus muscularis
    Abb. 281
Arteria intermesenterica Abb. 70, 71
Arteria interossea anterior Abb. 371, 372, 387–389
Arteria interossea communis Abb. 372
Arteria interossea posterior Abb. 388, 389
Arteria interossea recurrens Abb. 389
Arteria labialis inferior Abb. 246, 248–250
Arteria labialis superior Abb. 244, 246, 249
Arteria lacrimalis Abb. 256–258
Arteria laryngea inferior Abb. 231
Arteria laryngea superior Abb. 219, 221, 222, 224, 225, 233–235
Arteria ligamenti teretis uteri Abb. 106
Arteria lingualis Abb. 220, 221, 225, 232, 233, 241
Arteria lingularis inferior Abb. 314
Arteria lingularis superior Abb. 314
Arteria lobares superiores (A. pulmonalis dextra) Abb. 314
Arteria lobares superiores (A. pulmonalis sinistra) Abb. 314
Arteria lumbalis Abb. 73, 74
Arteria lumbalis I Abb. 279, 282
Arteria lumbalis I (Ramus dorsalis) Abb. 279
Arteria lumbalis II (Ramus dorsalis) Abb. 282
Arteria lumbalis III (Ramus dorsalis) Abb. 282
Arteria malleolaris anterior medialis Abb. 165
Arteria masseterica Abb. 247
Arteria maxillaris Abb. 250–252
Arteria maxillaris – Ramus pterygoideus Abb. 252
Arteria mediana Abb. 369–372
Arteria meningea media Abb. 252–254, 255, 256
Arteria meningea media – Ramus frontalis Abb. 255, 256
Arteria meningea media – Ramus orbitalis Abb. 255, 256
Arteria meningea media – Ramus parietalis Abb. 255, 256
Arteria meningo-orbitalis Abb. 255
Arteria mesenterica inferior Abb. 70–74
Arteria mesenterica superior Abb. 60, 62, 63, 65–70, 72–74
Arteria metacarpalis palmaris Abb. 379
Arteria metatarsalis dorsalis Abb. 164–166
Arteria musculophrenica Abb. 303, 310, 312
Arteria nasofrontalis Abb. 256
Arteria obturatoria – Ramus pubicus Abb. 17
Arteria occipitalis Abb. 220, 224, 233, 246, 247, 259–266, 268–270
Arteria occipitalis – Ramus descendens Abb. 266
Arteria occipitalis – Ramus occipitalis Abb. 261, 262
Arteria ophthalmica Abb. 256
Arteria palatina ascendens Abb. 247
Arteria palatina descendens Abb. 252
Arteria palpebralis lateralis (inferior) Abb. 257
Arteria palpebralis lateralis (superior) Abb. 257
Arteria palpebralis medialis (inferior) Abb. 257
Arteria pancreatica magna Abb. 61–63
Arteria pancreaticoduodenalis inferior Abb. 60–64
Arteria pancreaticoduodenalis inferior anterior Abb. 60
Arteria pancreaticoduodenalis inferior posterior Abb. 64
Arteria pancreaticoduodenalis superior anterior
    Abb. 60–63

Arteria pancreaticoduodenalis superior posterior   Abb. 64
Arteria penis   Abb. 85
Arteria perforans inferior   Abb. 124
Arteria perforans media   Abb. 114, 124
Arteria perforans proximalis   Abb. 166
Arteria perforans superior   Abb. 114, 120, 124
Arteria pericardiacophrenica   Abb. 305-313, 315-317, 319, 323
Arteria pericardiacophrenica – Ramus pericardiacus   Abb. 311
Arteria perinealis   Abb. 79, 80-86, 90, 91, 93, 98, 99
Arteria phrenica inferior   Abb. 72-74, 76
Arteria plantaris lateralis   Abb. 170-172, 174-176
Arteria plantaris lateralis – Ramus superficialis   Abb. 170-172, 175, 176
Arteria plantaris medialis – Ramus profundus   Abb. 175
Arteria plantaris medialis – Ramus superficialis   Abb. 173, 175, 176
Arteria plantaris profunda   Abb. 165
Arteria poplitea   Abb. 116, 124, 147-154
Arteria poplitea – Ramus muscularis   Abb. 148
Arteria princeps pollicis   Abb. 376-378, 382
Arteria profunda brachii   Abb. 339, 340, 349, 352
Arteria profunda brachii – Ramus cutaneus   Abb. 339, 340
Arteria profunda brachii – Ramus deltoideus [Ramus ascendens]   Abb. 349
Arteria profunda clitoridis   Abb. 93
Arteria profunda femoris   Abb. 111, 112-114, 124
Arteria profunda femoris – Ramus muscularis anterior   Abb. 114
Arteria profunda penis   Abb. 85, 86
Arteria pudenda externa   Abb. 11-15, 19-21, 24, 87, 100, 102-107, 109, 110, 111, 114
Arteria pudenda externa – Ramus scrotalis anterior   Abb. 20, 21
Arteria pudenda interna   Abb. 80-86, 91, 93, 94, 99, 128-130
Arteria pulmonalis dextra   Abb. 306, 307, 314, 315
Arteria pulmonalis dextra – Truncus anterior   Abb. 307, 314
Arteria pulmonalis dextra (Pars interlobaris])   Abb. 314
Arteria pulmonalis sinistra   Abb. 310-314, 317, 327
Arteria pulmonalis sinistra – Truncus superior   Abb. 314
Arteria radialis   Abb. 364-373, 377, 379-381
Arteria radialis – Ramus carpalis palmaris   Abb. 366, 369, 373, 377
Arteria radialis – Ramus palmaris superficialis   Abb. 373, 375, 377
Arteria radialis indicis   Abb. 375-378
Arteria rectalis inferior   Abb. 79-86, 90-94, 98, 99
Arteria rectalis superior   Abb. 70, 73
Arteria recurrens radialis   Abb. 364, 365, 368-372
Arteria recurrens radialis – Ramus muscularis   Abb. 365
Arteria recurrens tibialis anterior   Abb. 160
Arteria recurrens tibialis posterior   Abb. 154
Arteria recurrens ulnaris   Abb. 365, 369-372
Arteria recurrens ulnaris – Ramus anterior   Abb. 372
Arteria recurrens ulnaris – Ramus posterior   Abb. 372
Arteria renalis – Rami renales   Abb. 72, 73, 74
Arteria renalis – Ramus anterior   Abb. 72

Arteria renalis – Ramus capsularis   Abb. 72
Arteria renalis accessoria   Abb. 73, 74
Arteria renalis dextra   Abb. 72
Arteria retroduodenalis dextra   Abb. 64
Arteria sacralis mediana   Abb. 77
Arteria saphena   Abb. 114
Arteria segmentalis anterior pulmonis dextri   Abb. 314
Arteria segmentalis anterior pulmonis sinistri   Abb. 314
Arteria segmentalis basalis anterior pulmonis dextri   Abb. 314
Arteria segmentalis basalis anterior pulmonis sinistri   Abb. 314
Arteria segmentalis basalis medialis pulmonis dextri   Abb. 314
Arteria segmentalis basalis medialis pulmonis sinistri   Abb. 314
Arteria segmentalis posterior pulmonis dextri   Abb. 314
Arteria segmentalis posterior pulmonis sinistri   Abb. 314
Arteria sigmoidea ima   Abb. 70, 71
Arteria spermatica externa   Abb. 108
Arteria splenica   Abb. 61-63, 72, 73
Arteria sternocleidomastoidea   Abb. 215, 216, 220-222, 224, 225, 242
Arteria subclavia   Abb. 236, 270, 316, 317, 326, 327
Arteria subclavia sinistra   Abb. 317, 326, 327
Arteria subcostalis – Ramus cutaneus lateralis   Abb. 133
Arteria submentalis   Abb. 240, 241, 245, 246
Arteria subscapularis   Abb. 337, 339, 341, 346-349
Arteria subscapularis – Ramus circumflexus scapulae   Abb. 349
Arteria superior lateralis genus   Abb. 124, 148
Arteria superior medialis genus   Abb. 124, 148
Arteria supraorbitalis   Abb. 257
Arteria suprarenalis media   Abb. 76
Arteria suprarenalis superior   Abb. 76
Arteria suprascapularis   Abb. 237, 239, 262, 265
Arteria suprascapularis – Ramus thoracicus   Abb. 237
Arteria suprascapularis – Ramus suprasternalis   Abb. 208
Arteria supratrochlearis   Abb. 257
Arteria suralis (lateralis)   Abb. 149
Arteria suralis (medialis)   Abb. 148, 149, 152
Arteria tarsalis lateralis   Abb. 165
Arteria temporalis media   Abb. 248
Arteria temporalis media accessoria (Varietät)   Abb. 246, 247
Arteria temporalis posterior   Abb. 250, 252, 255
Arteria temporalis profunda anterior   Abb. 250, 252, 255
Arteria temporalis superficialis   Abb. 225, 242-255
Arteria temporalis superficialis – Rami auriculares anteriores   Abb. 242, 246, 249, 250
Arteria temporalis superficialis – Ramus frontalis   Abb. 249, 253, 255
Arteria temporalis superficialis – Ramus parietalis   Abb. 249, 253, 255
Arteria temporalis superficialis – Ramus parotideus   Abb. 246, 247
Arteria testicularis   Abb. 8, 16, 17, 22, 23, 25, 26, 72-74
Arteria testicularis – Ramus capsularis   Abb. 72, 73
Arteria thoracica – Ramus dorsalis   Abb. 131

Arteria thoracica interna   Abb. 286, 289–294, 302, 303, 305–307, 309–313, 315–317, 320, 324, 325, 343, 345–347
Arteria thoracica interna – Rami mammarii mediales   Abb. 289–291, 293–297, 299, 301, 302, 345
Arteria thoracica interna – Rami perforantes   Abb. 286, 289–295, 297, 298, 301, 302, 343, 345–347
Arteria thoracica interna – Rami sternales   Abb. 286
Arteria thoracica interna – Ramus intercostalis anterior   Abb. 292
Arteria thoracica lateralis   Abb. 338–340, 342, 344–349
Arteria thoracica lateralis – Rami mammarii   Abb. 297, 302
Arteria thoracica superficialis (Manchot)   Abb. 294–298, 341, 343–347
Arteria thoracica superior   Abb. 335
Arteria thoracoacromialis   Abb. 293–295, 299, 331–335, 337, 342, 343, 347
Arteria thoracoacromialis – Rami pectorales   Abb. 347
Arteria thoracoacromialis – Ramus cutaneus thoracicus   Abb. 293–295
Arteria thoracoacromialis – Ramus deltoideus   Abb. 347
Arteria thoracodorsalis   Abb. 337, 341, 342, 346, 348, 349
Arteria thymica   Abb. 303, 305, 308–310
Arteria thyroidea ima   Abb. 211–214
Arteria thyroidea inferior   Abb. 230–236, 238, 239
Arteria thyroidea inferior – Ramus oesophageus   Abb. 231
Arteria thyroidea inferior – Ramus pharyngeus   Abb. 231
Arteria thyroidea superior   Abb. 212–214, 216, 218–222, 224–230, 232–234, 236, 242, 243
Arteria thyroidea superior – Arteria cutanea   Abb. 226, 227
Arteria thyroidea superior – Ramus anterior   Abb. 228, 229
Arteria thyroidea superior – Ramus cricothyroideus   Abb. 212–214, 228, 229
Arteria thyroidea superior – Ramus sternocleidomastoideus   Abb. 215, 224
Arteria tibialis anterior   Abb. 153, 154, 160, 162, 165
Arteria tibialis anterior – Ramus fibularis arteriae tibialis anticae (Hyrtl, Varietät)   Abb. 162
Arteria tibialis posterior   Abb. 151–154, 156
Arteria transversa cervicis s. Arteria transversa colli
Arteria transversa colli   Abb. 208, 236–239, 242, 261, 262, 269, 270, 275
Arteria transversa colli – Ramus profundus   Abb. 238, 239, 268–270, 272, 274, 275, 277, 278
Arteria transversa colli – Ramus superficialis   Abb. 237–239, 268, 270, 272, 275
Arteria transversa faciei   Abb. 240, 244–248, 252
Arteria transversa faciei – Ramus massetericus   Abb. 247
Arteria transversa faciei – Ramus parotideus   Abb. 246
Arteria transversa perinei   Abb. 86, 91, 93, 99
Arteria tympanica anterior   Abb. 252
Arteria ulnaris   Abb. 366, 367, 369–373, 375–377, 379, 381
Arteria ulnaris – Ramus carpalis palmaris   Abb. 373
Arteria ulnaris – Ramus palmaris profundus   Abb. 373, 379
Arteria ureterica   Abb. 74
Arteria vertebralis   Abb. 234, 235, 266, 267
Arteria vertebralis – Ramus muscularis   Abb. 266
Arteria zygomatico-orbitalis   Abb. 225, 244, 246–248, 257
Arteriae auriculares anteriores   Abb. 247

Arteriae digitales dorsales   Abb. 166
Arteriae digitales plantares communes   Abb. 171–174
Arteriae digitales plantares propriae   Abb. 172, 173
Arteriae intestinales rectae   Abb. 69, 71
Arteriae jejunales   Abb. 67, 69
Arteriae metatarsales dorsales   Abb. 166
Arteriae metatarsales plantares   Abb. 173, 176
Arteriae perforantes   Abb. 114, 119, 120, 123, 124, 166
Arteriae retroduodenales   Abb. 64
Arteriae scrotales posteriores   Abb. 79–81
Arteriae sigmoideae   Abb. 70, 71
Arteriae supraduodenales   Abb. 55, 57, 58
Arteriae surales   Abb. 148, 149, 152, 153
Arteriae urethrales   Abb. 93
Articulatio acromioclavicularis   Abb. 269, 271, 272, 392, 395, 396
Articulatio calcaneocuboidea   Abb. 199, 206
Articulatio capitis costae   Abb. 315, 316
Articulatio carpometacarpalis   Abb. 404, 406, 412
Articulatio carpometacarpalis pollicis   Abb. 374, 404–410, 412
Articulatio columnae vertebralis   Abb. 282, 284
Articulatio costochondralis   Abb. 291
Articulatio coxae   Abb. 129, 130, 140–143, 178–199
Articulatio coxae – Capsula articularis   Abb. 129, 130, 142, 143
Articulatio coxae – laterale Punktion   Abb. 184
Articulatio coxae – Membrana synovialis   Abb. 181, 182
Articulatio coxae – periartikuläres Gefäßnetz   Abb. 141, 143
Articulatio coxae – Rami capsulares   Abb. 141
Articulatio coxae – ventrale Punktion   Abb. 184
Articulatio coxae – ventrolaterale Punktion   Abb. 184
Articulatio coxae – Zona orbicularis   Abb. 143, 178
Articulatio coxae – Zugang, lateraler   Abb. 135–143
Articulatio cubiti   Abb. 397–403
Articulatio cubiti – Punktion   Abb. 402–403
Articulatio genus   Abb. 186–198
Articulatio genus – Punktion   Abb. 187–192
Articulatio humeri   Abb. 348, 392–394, 395, 396
Articulatio humeri – Capsula articularis   Abb. 348
Articulatio humeri – Punktion   Abb. 395–396
Articulatio humeri – Recessus axillaris   Abb. 394
Articulatio interphalangea distalis   Abb. 391, 404, 405
Articulatio interphalangea (hallucis)   Abb. 203, 206
Articulatio interphalangea pedis (distalis)   Abb. 199, 205
Articulatio interphalangea pedis (proximalis)   Abb. 199, 205, 206
Articulatio interphalangea pollicis   Abb. 405
Articulatio interphalangea proximalis   Abb. 384, 391, 404, 405
Articulatio lumbosacralis   Abb. 177, 283
Articulatio mediocarpalis   Abb. 404
Articulatio metacarpophalangea   Abb. 374, 384, 391, 404, 405, 410–412, 413
Articulatio metacarpophalangea [digiti minimi]   Abb. 374, 405, 413
Articulatio metacarpophalangea [pollicis]   Abb. 374, 404, 410, 411, 413

Articulatio metatarsophalangea   Abb. 199, 203, 206
Articulatio metatarsophalangea I – Ossa sesamoidea
    Abb. 202, 205
Articulatio radiocarpalis   Abb. 409, 410
Articulatio radiocarpalis – Punktion   Abb. 410
Articulatio radioulnaris distalis   Abb. 405–407, 409, 410, 412
Articulatio radioulnaris distalis – Punktion   Abb. 410–412
Articulatio radioulnaris proximalis   Abb. 401
Articulatio sacroiliaca   Abb. 177, 180, 183, 184
Articulatio sternoclavicularis   Abb. 208, 210, 217, 221, 226, 227, 288, 297, 300, 301, 309, 332, 334, 335, 343–345
Articulatio sternocostalis   Abb. 288, 290, 291
Articulatio subtalaris   Abb. 199–202
Articulatio subtalaris – Punktion   Abb. 200, 201
Articulatio talocalcaneonavicularis   Abb. 200–204, 206, 207
Articulatio talocalcaneonavicularis – Punktion
    Abb. 200–204, 206, 207
Articulatio talocruralis – Capsula articularis   Abb. 165, 200, 201, 203, 204, 206, 207
Articulatio talocruralis – Punktionen   Abb. 200, 201, 203, 204, 206, 207
Articulatio tarsometatarsalis I   Abb. 203, 206
Articulatio tarsometatarsalis II   Abb. 205
Articulatio temporomandibularis   Abb. 248–252
Articulatio zygapophysialis   Abb. 282–284
Articulationes interphalangeales pedis   Abb. 200
Articulationes manus   Abb. 404–413
Articulationes pedis   Abb. 199–207
Articulationes pedis – Punktionen   Abb. 200, 201, 203, 204, 206, 207
Atlas (Processus transversus)   Abb. 225, 247
Atrium dextrum   Abb. 323–326, 328, 329
Atrium sinistrum   Abb. 320, 321, 328, 329
Auricula dextra   Abb. 319, 320, 323, 324, 326–330
Auricula sinistra   Abb. 310, 319–330
Axilla   Abb. 337–348
Axis   Abb. 264, 265

B

Bartholinische Drüse   Abb. 98, 99
Basis ossis metacarpi   Abb. 385, 404, 406, 408, 410–413
Basis ossis metatarsi V   Abb. 206
Basis patellae   Abb. 186–190
Basis phalangis   Abb. 377, 378, 391, 404, 405
Bifurcatio carotidis   Abb. 215, 216, 220, 225, 235, 246
Bifurcatio tracheae   Abb. 314
Brachium   Abb. 348–357
Bronchus lingularis   Abb. 314
Bronchus lobaris   Abb. 314, 317
Bronchus principalis dexter   Abb. 307, 313–316
Bronchus principalis sinister   Abb. 312–314, 317
Bronchus segmentalis   Abb. 314
Bucca   Abb. 209
Bulbus duodeni   Abb. 36, 37, 41, 43, 44, 55–59
Bulbus oculi   Abb. 256, 258
Bulbus penis   Abb. 24, 78, 83
Bulbus vestibuli   Abb. 92, 93, 98, 99
Bursa gastrocnemiosemimembranosa   Abb. 147

Bursa iliopectinea   Abb. 177
Bursa musculi semimembranosi   Abb. 197
Bursa omentalis   Abb. 44
Bursa subtendinea m. gastrocnemii medialis   Abb. 151, 197
Bursa suprapatellaris   Abb. 188, 191, 192, 194–196
Bursa trochanterica musculi glutei maximi   Abb. 138
Bursa trochanterica musculi glutei medii (anterior)
    Abb. 141
Bursa trochanterica musculi glutei medii (posterior)
    Abb. 141

C

Caecum   Abb. 34, 35, 41, 43, 45, 46, 49–54, 65–68, 70
Caecum (fixum)   Abb. 50
Caecum (liberum)   Abb. 34, 35
Canalis adductorius   Abb. 114–118
Canalis carpi   Abb. 374, 375
Canalis femoralis   Abb. 104
Canalis inguinalis   Abb. 7, 19, 26
Canalis nervi radialis   Abb. 349
Canalis pudendalis   Abb. 80–86, 91, 98
Canalis pyloricus   Abb. 41
Canalis tendinis musculi flexoris carpi radialis
    Abb. 405, 409
Capitulum humeri   Abb. 370, 397, 399, 401–403
Capsula adiposa renis   Abb. 39, 40, 43, 49, 60–63, 72–75
Capsula articularis   Abb. 392, 393, 394, 396–398, 400, 401, 404, 410, 412
Capsula articularis – Membrana fibrosa   Abb. 392
Capsula articularis art. cubiti   Abb. 397, 398, 400, 401
Capsula articularis art. humeri   Abb. 393, 394, 396
Capsula articularis art. metacarpophalangealis   Abb. 404
Capsula articularis art. radio-uln. dist.   Abb. 404, 406, 410, 412
Capsula fibrosa gl. thyroideae   Abb. 215, 216
Capsula fibrosa renis   Abb. 72, 75
Caput commune musculorum flexorum   Abb. 358, 359, 363, 364, 372
Caput epididymidis   Abb. 15
Caput femoris   Abb. 130, 142, 143, 181, 183
Caput fibulae   Abb. 158–162, 186, 187, 188, 190–194
Caput humeri   Abb. 393–396
Caput ossis metacarpi   Abb. 384, 385, 391, 404, 408–410
Caput ossis metatarsi   Abb. 199, 200, 202, 203, 205, 206
Caput ossis metatarsi I   Abb. 202, 203, 206
Caput ossis metatarsi V   Abb. 199, 200, 206
Caput pancreatis   Abb. 39, 60, 62, 75
Caput radii   Abb. 397, 401–403
Caput radii – Fovea articularis   Abb. 401
Caput tali   Abb. 199, 200, 202
Caput ulnae   Abb. 404, 406, 410, 412
Carpus   Abb. 409
Cartilago costalis   Abb. 287, 288, 291, 292
Cartilago epiphysialis   Abb. 180
Cartilago meatus acustici   Abb. 246, 247
Cartilago thyroidea   Abb. 212, 216, 231
Cartilago trachealis   Abb. 213, 214, 216
Caruncula lacrimalis   Abb. 258

Carunculae hymenales   Abb. 94
Cauda equina   Abb. 283
Cavitas articularis (art. cubiti)   Abb. 401
Cavitas glenoidalis (scapulae)   Abb. 392, 393
Cavitas pericardiaca/pericardialis   Abb. 319, 320
Cavitas peritonealis   Abb. 29, 30
Cavitas scrotalis   Abb. 21
Cavitas thoracis   Abb. 303, 305, 306, 307, 309–313
Centrum perinei   Abb. 79, 82
Chiasma crurale   Abb. 204
Chiasma plantare   Abb. 175, 204
Chiasma tendineum   Abb. 382–384
Chorda obliqua   Abb. 372, 399, 400
Chorda tympani   Abb. 252
Chordae oesophageae   Abb. 317
Chordae tendineae   Abb. 326
Circulus arteriosus mammae   Abb. 294, 295, 301
Circulus venosus Halleri   Abb. 300
Cisterna chyli   Abb. 66
Clavicula   Abb. 208–210, 217, 226, 227, 236, 237, 238, 285–287, 293, 294, 298, 300, 315, 316, 331–334, 394
Clavicula – Extremitas acromialis   Abb. 392, 395, 396
Clavicula – Extremitas sternalis   Abb. 209, 287, 288, 315
Clavicula – Facies articularis sternalis   Abb. 315, 316, 319, 320, 322, 323
Clitoris – Corpus   Abb. 92–94
Clitoris – Preputium   Abb. 88–90, 92, 94–99
Collum anatomicum (Humerus)   Abb. 392–395
Collum chirurgicum (Humerus)   Abb. 392–396
Collum costae (VII)   Abb. 281
Collum femoris   Abb. 178, 181–183
Collum glandis   Abb. 18
Collum mandibulae   Abb. 250
Collum radii   Abb. 397, 399, 400
Collum scapulae   Abb. 392–396
Colon   Abb. 29–59, 65–71, 75
Colon – Flexura dextra   Abb. 36, 38–40, 43, 46, 48, 49, 53–59, 68, 70
Colon – Flexura sinistra   Abb. 39, 40, 42–44, 48
Colon ascendens   Abb. 34, 35, 38–41, 43, 46, 53, 54, 65–68
Colon descendens   Abb. 46–48, 52, 71, 75
Colon sigmoideum   Abb. 45, 47, 48, 51–54, 65–71
Colon transversum   Abb. 29–59, 65–68, 71
Columna vertebralis   Abb. 76, 223, 315, 316
Commissura anterolateralis (Valv. bicusp.)   Abb. 327
Commissura anteroposterior (Valv. tricusp.)   Abb. 326, 327
Commissura anteroseptalis (Valv. tricusp.)   Abb. 326, 327
Commissura labiorum anterior   Abb. 88–90, 92, 95–99
Commissura labiorum posterior   Abb. 88
Commissura lateralis palpebrarum   Abb. 258
Commissura posteroseptalis (Valv. tricusp.)   Abb. 327
Condylus lateralis femoris   Abb. 188, 191, 192, 195, 196, 198
Condylus lateralis tibiae   Abb. 157, 158, 193, 194
Condylus medialis femoris   Abb. 148, 191, 192, 193, 198
Condylus medialis tibiae   Abb. 195
Confluens sinuum   Abb. 267
Connexus intertendineus   Abb. 385, 411, 413

Conus arteriosus   Abb. 319, 322–328, 330
Conus elasticus   Abb. 212–216, 228, 229
Conus medullaris   Abb. 283
Cor   Abb. 39, 40, 42, 43, 53, 322–330
Cor – Ventriculus dexter   Abb. 53
Cor – Ventriculus sinister   Abb. 53
Corium   Abb. 336
Cornea   Abb. 258
Corona glandis   Abb. 18, 30, 87
Corpus adiposum axillae   Abb. 287, 335, 338, 339, 343
Corpus adiposum buccae [Bichat]   Abb. 238–244, 246–252, 256
Corpus adiposum buccae [Bichat] – Processus orbitalis   Abb. 249
Corpus adiposum buccae [Bichat] – Processus pterygoideus   Abb. 250
Corpus adiposum buccae [Bichat] – Processus temporalis   Abb. 249–252, 256
Corpus adiposum fossae ischioanalis   Abb. 79, 97
Corpus adiposum glutealis   Abb. 122–124
Corpus adiposum infrapatellare   Abb. 186–188, 190–194
Corpus adiposum orbitae   Abb. 256, 257
Corpus adiposum pararenale   Abb. 74, 75
Corpus adiposum retrosternale   Abb. 303, 311–313, 318
Corpus adiposum suprapatellare   Abb. 194–196
Corpus cavernosum penis   Abb. 85–87
Corpus claviculae   Abb. 392, 395, 396
Corpus clitoridis   Abb. 92–94
Corpus connectivum intertendinosum carpale   Abb. 380
Corpus costae   Abb. 279, 317
Corpus epididymidis   Abb. 16
Corpus femoris   Abb. 143, 177, 179, 180
Corpus fibulae   Abb. 203
Corpus gastricum   Abb. 39, 43, 61, 63
Corpus humeri   Abb. 273, 392, 394–396
Corpus ossis hyoidei   Abb. 213–216
Corpus ossis ilium   Abb. 178–180
Corpus ossis metacarpi   Abb. 385, 404, 405, 408, 410
Corpus ossis metatarsi   Abb. 204
Corpus pancreatis   Abb. 44, 60–62
Corpus penis   Abb. 20, 21
Corpus radii   Abb. 399–403
Corpus spongiosum penis   Abb. 13, 83, 84
Corpus tibiae   Abb. 203
Corpusculum lamellosum   Abb. 378
Costa III   Abb. 270, 288, 291, 345, 346
Costa IV   Abb. 275, 286, 288, 291, 292, 321
Costa V   Abb. 286
Costa VI   Abb. 278, 286, 288
Costa VII   Abb. 288
Costa VIII   Abb. 271, 279
Costa IX   Abb. 279, 280
Costa IX – Cartilago costalis   Abb. 8
Costa X   Abb. 7, 132, 278
Costa XI   Abb. 75, 131, 132, 277, 279, 280
Costa XII   Abb. 75, 131, 132, 279, 282
Costa prima   Abb. 226, 227, 270, 291, 292, 319, 331, 334
Costa secunda   Abb. 270, 306, 320, 345, 346

Crena ani   Abb. 78, 88, 89, 119, 125–128, 138
Crista iliaca   Abb. 77, 125–128, 131, 132, 134–138, 177–179, 181–185, 279, 282, 283
Crista infratemporalis   Abb. 251
Crista intertrochanterica   Abb. 180, 182
Crista intertrochanterica – Tuberculum quadratum   Abb. 182
Crista lacrimalis anterior   Abb. 257, 258
Crista lacrimalis posterior   Abb. 257, 258
Crista sacralis mediana   Abb. 128, 185, 282
Crista supinatoria   Abb. 399, 402, 403
Crista supracondylaris lateralis   Abb. 397–399, 402, 403
Crista supracondylaris medialis   Abb. 397, 398, 400
Crista supraventricularis   Abb. 326, 327
Crista terminalis   Abb. 329, 330
Crista tuberculi majoris   Abb. 393, 394
Crista tuberculi minoris   Abb. 392, 393, 395
Crus clitoridis   Abb. 92–94
Crus laterale (Anulus inguinalis superficialis)   Abb. 7–11, 13–16, 19–24
Crus mediale (Anulus inguinalis superficialis)   Abb. 6, 7, 9–16, 19–26
Crus penis   Abb. 21, 83, 85, 86
Cupula pericardii   Abb. 312, 319, 322, 323
Cupula pleurae   Abb. 308, 315
Curvatura major   Abb. 30–34, 37–44, 53, 55–60, 62, 63, 318
Curvatura minor   Abb. 36, 37, 39–44, 53, 55–60, 62, 318
Cuspis anterior (Valv. bicusp.)   Abb. 326, 327
Cuspis anterior (Valv. tricusp.)   Abb. 326, 327, 329
Cuspis posterior (Valv. bicusp.)   Abb. 326, 327, 329
Cuspis posterior (Valv. tricusp.)   Abb. 326, 327, 329
Cuspis septalis   Abb. 326, 329, 330
Cutis   Abb. 1–3, 11, 12, 15, 22, 23, 124, 209, 210, 266, 268, 289, 290, 331–333, 336, 353, 360

D

Damm   Abb. 78, 88, 90, 91, 96, 97
Dermis   Abb. 336
Diaphragma   Abb. 39, 40, 42, 43, 49, 53, 73–77, 303–306, 307–310, 312, 313, 315–325
Diaphragma – Crus dextrum   Abb. 73, 74, 76, 77
Diaphragma – Crus intermedium   Abb. 73, 76, 77
Diaphragma – Crus laterale   Abb. 77
Diaphragma – Crus mediale   Abb. 77
Diaphragma – Pars costalis   Abb. 76, 77, 318, 324, 325
Diaphragma – Pars lumbalis   Abb. 74–77
Diaphragma – Pars sternalis   Abb. 318, 324, 325
Diaphragma urogenitale   Abb. 82–84, 86, 90, 93, 94, 98
Dickdarm   Abb. 65–68, 70, 71
Digitus anularis   Abb. 377
Digitus medius   Abb. 377, 408
Digitus minimus   Abb. 381, 377
Digitus secundus   Abb. 377, 408
Discus articularis   Abb. 251, 252, 397
Discus interpubicus   Abb. 184
Discus intervertebralis   Abb. 73, 177, 223, 231, 284, 315–317
Discus triangularis   Abb. 406
Dorsum manus   Abb. 390

Dorsum pedis   Abb. 163–168
Dorsum penis   Abb. 11, 14, 15, 18, 19, 21, 22, 101
Dorsum thoracis   Abb. 271–281
Drummondsche Marginalarterie   Abb. 70, 74
Ductus choledochus   Abb. 56–59, 64
Ductus cysticus   Abb. 56–58
Ductus deferens   Abb. 8, 16, 17, 23, 25
Ductus hepaticus communis   Abb. 56–58, 60, 64
Ductus lactiferi   Abb. 298, 299
Ductus pancreaticus   Abb. 62–64
Ductus paraurethralis   Abb. 95
Ductus parotideus [Stenonii]   Abb. 240, 243–245, 247–249
Ductus submandibularis [Whartoni]   Abb. 241, 245
Ductus thoracicus   Abb. 236, 315–317
Ductus thyroglossalis   Abb. 214
Dünndarm (s.a. Intestinum tenue)   Abb. 29–32, 36, 37, 51, 52
Duodenum – Ampulla   Abb. 36, 37, 41, 43, 44, 55–59
Duodenum – Pars ascendens   Abb. 47, 48, 52, 60, 64, 75
Duodenum – Pars descendens   Abb. 36, 39, 40, 56, 59–64, 75
Duodenum – Pars horizontalis [inferior]   Abb. 60–68
Duodenum – Pars superior   Abb. 36, 37, 39, 40, 43, 44, 55–60, 62
Duodenum – Pars tecta   Abb. 49, 51, 65, 70
Dura mater cranialis   Abb. 255, 256
Dura mater spinalis   Abb. 267, 282–284
Durascheide der Rückenmarkswurzeln   Abb. 284

E

Eminentia conchae   Abb. 270
Eminentia iliopubica   Abb. 180
Eminentia intercondylaris   Abb. 193–195
Epicardium   Abb. 324, 325
Epicondylus lateralis (hum.)   Abb. 353, 354, 356, 386–389, 397, 398, 399, 401–403
Epicondylus medialis (hum.)   Abb. 359–361, 369, 370, 397–401
Epididymis – Caput   Abb. 15
Epididymis – Corpus   Abb. 16
Epiglottis   Abb. 216
Epigastrium   Abb. 2, 3, 8
Epimysium (M. delt.)   Abb. 332, 335
Epiorchium   Abb. 16
Epistropheus   Abb. 264, 265

F

Facies anterior (Cor)   Abb. 321, 325
Facies articularis carpalis   Abb. 406
Facies articularis malleoli   Abb. 205
Facies articularis superior tibiae   Abb. 193
Facies diaphragmatica (Cor)   Abb. 325, 329, 330
Facies diaphragmatica (Pulmo)   Abb. 304, 308
Facies diaphragmatica (Splen)   Abb. 44
Facies inferior (Cor)   Abb. 325, 329, 330
Facies interlobaris (Pulmo)   Abb. 304, 308, 318
Facies lunata   Abb. 181
Facies malleolaris medialis   Abb. 205
Facies mediastinalis (Pulmo)   Abb. 305, 308
Facies pulmonalis (Cor)   Abb. 325

Facies sternocostalis (Cor)   Abb. 325
Falx cerebelli   Abb. 267
Falx cerebri   Abb. 267
Falx inguinalis   Abb. 17
Fascia abdominis parietalis   Abb. 7, 8, 17, 29, 30
Fascia antebrachii (superficialis)   Abb. 358, 359, 361, 363, 364, 386–389
Fascia axillaris profunda   Abb. 337–340, 342, 343, 345, 348, 349
Fascia axillaris superficialis   Abb. 297, 337, 338, 340, 341
Fascia brachii profunda   Abb. 364
Fascia brachii superficialis   Abb. 337, 338–341, 343–347, 350, 351–356, 358, 359, 361–365
Fascia buccotemporalis   Abb. 249
Fascia cervicalis (Lamina pretrachealis)   Abb. 237, 238
Fascia cervicalis (Lamina superficialis)   Abb. 237, 240, 241, 243, 244
Fascia cervicalis media   Abb. 211, 212, 219–222, 225–232, 235–238
Fascia cervicalis profunda   Abb. 223, 228, 230–233, 237
Fascia cervicalis profunda – Lamina intercarotica   Abb. 230–233
Fascia cervicalis profunda – Lamina prevertebralis   Abb. 232, 233, 236, 238
Fascia cervicalis superficialis   Abb. 208–213, 215–223, 226, 237, 240, 241, 243, 244
Fascia clavipectoralis   Abb. 291, 331–333, 335, 341, 342
Fascia clitoridis   Abb. 92
Fascia cremasterica   Abb. 14–16, 21–23, 25, 26
Fascia cribrosa   Abb. 102
Fascia cruris   Abb. 144–147, 149, 150, 153, 155–161, 186, 187, 188, 193, 194, 197, 198
Fascia cruris profunda   Abb. 151–153, 156
Fascia deltoidea superficialis   Abb. 331
Fascia dorsalis manus [superficialis]   Abb. 388
Fascia dorsalis manus profunda   Abb. 385
Fascia dorsalis pedis (superficialis)   Abb. 163, 166
Fascia endothoracica   Abb. 317
Fascia glutea   Abb. 89, 97, 119, 121, 125, 126, 127, 131, 136, 137, 140, 141, 143
Fascia iliopsoas   Abb. 72–74
Fascia inferior diaphragmatis pelvis   Abb. 97–99
Fascia infraspinata   Abb. 271, 273–278
Fascia inferior diaphragmatis pelvis   Abb. 97–99
Fascia intercostalis externa   Abb. 271
Fascia interossea dorsalis pedis   Abb. 163
Fascia lacrimalis   Abb. 257
Fascia lata   Abb. 11, 12, 14, 15, 19, 21, 22, 24, 100, 101, 103–111, 113, 115–121, 144, 145, 146
Fascia masseterica   Abb. 242, 247
Fascia muscularis bulbi   Abb. 258
Fascia musculi glutei medii   Abb. 136–138
Fascia musculi poplitei   Abb. 151–154, 197
Fascia musculi serrati anterioris   Abb. 337, 342–344, 349
Fascia obturatoria   Abb. 79, 80, 83–86, 89, 90, 98, 99
Fascia palmaris [superficialis]   Abb. 374, 376, 381
Fascia palmaris profunda   Abb. 381
Fascia parotidea   Abb. 208, 217, 218, 220, 223, 242

Fascia parotideomasseterica   Abb. 242
Fascia pectoralis superficialis   Abb. 286, 287, 289, 292, 296, 297, 298, 331–333, 335, 337, 338, 340
Fascia penis profunda   Abb. 87
Fascia penis superficialis   Abb. 20, 21, 24, 81, 87, 90
Fascia perinei superficialis   Abb. 20, 87, 90
Fascia poplitea   Abb. 144–146
Fascia renalis   Abb. 74
Fascia renalis anterior   Abb. 60–64, 72–75
Fascia renalis posterior   Abb. 74, 75, 133, 134
Fascia spermatica externa   Abb. 5, 9, 11–16, 19–24
Fascia spermatica interna   Abb. 15, 16, 21–23, 25, 26
Fascia subcutanea   Abb. 2, 290, 350
Fascia subscapularis   Abb. 341
Fascia superficialis (abdominis)   Abb. 27–30
Fascia superior diaphragmatis pelvis   Abb. 93
Fascia supraspinata   Abb. 268, 269
Fascia temporalis   Abb. 243, 247–251, 253–256
Fascia temporalis – Lamina profunda   Abb. 248
Fascia temporalis – Lamina superficialis   Abb. 243, 247, 248, 253, 254
Fascia thoracica externa   Abb. 275
Fascia thoracolumbalis   Abb. 75, 131–134, 271, 274–279, 282–284
Fascia transversalis   Abb. 7, 8, 17, 29, 30
Fascia umbilicalis   Abb. 28, 29
Fascia vesicoumbilicalis   Abb. 17
Fascia visceralis oesophagi   Abb. 317
Fasciculus muscularis conjunctivus   Abb. 372
Fasziale Flachtunnel   Abb. 100, 105, 108, 109, 110, 144–147, 150, 155
Femoralisscheide   Abb. 103, 105, 109
Femur   Abb. 121, 123
Femur – Caput   Abb. 130, 142, 143, 181, 183
Femur – Collum   Abb. 130, 142, 143, 178, 181–183
Femur – Condylus lateralis   Abb. 188, 191, 192, 195, 196, 198
Femur – Condylus medialis   Abb. 148, 191–193, 198
Femur – Corpus   Abb. 143, 177, 179, 180
Femur – Epicondylus lateralis   Abb. 186–188, 192–194, 196
Femur – Epicondylus medialis   Abb. 186, 189, 192, 195, 196
Femur – Facies patellaris   Abb. 188, 192–196
Femur – Facies poplitea   Abb. 197
Femur – Fossa intercondylaris   Abb. 191
Fersenballen   Abb. 169
Flexura coli dextra   Abb. 36, 39, 40, 43
Flexura coli sinistra   Abb. 39, 40, 42–45
Fibrae intercrurales   Abb. 9–13, 14–16, 19–23
Fibrae prerectales   Abb. 94
Fibula – Caput   Abb. 158–162, 186, 187, 188, 190–194
Fibula – Corpus   Abb. 153, 154, 161, 162, 199, 203
Fibula – Facies lateralis   Abb. 161, 162
Fibula – Facies posterior   Abb. 153, 154
Fibula – Margo interosseus   Abb. 199
Fibula – Margo posterior   Abb. 161
Fibula – muskelfreies Dreieck   Abb. 161, 167, 168
Fibularisloge   Abb. 157
Filum terminale   Abb. 283
Fingersehnenscheiden   Abb. 382–384

Fissura horizontalis (pulm.)   Abb. 303, 304, 309, 318, 321
Fissura ligamenti teretis   Abb. 37, 39, 42–44, 58, 59
Fissura ligamenti venosi   Abb. 37, 39, 42, 43, 57–59, 62–64
Fissura obliqua (pulm.)   Abb. 303–305, 307, 308, 310, 318
Flexura duodenojejunalis   Abb. 47–49, 52, 60–63, 65, 66
Flexura prima (Ileum)   Abb. 69
Flexura ultima (Ileum)   Abb. 34, 35, 49, 51, 53, 54, 65–68
Foramen intervertebrale   Abb. 183, 282
Foramen ischiadicum majus   Abb. 133, 179, 180, 182
Foramen ischiadicum minus   Abb. 129, 130, 182
Foramen magnum   Abb. 266, 267
Foramen nutricium (ulnae)   Abb. 397
Foramen omentale [epiploicum (Winslow)]   Abb. 39, 42
Foramen ovale   Abb. 251
Foramen pterygopalatinum   Abb. 251
Foramen pterygospinosum   Abb. 251, 252
Foramen sacrale anterius   Abb. 180, 183
Foramen sacrale posterius   Abb. 182
Foramen suprapiriforme   Abb. 132–134
Foramen venae cavae   Abb. 72, 76, 77
Fornix conjunctivae superior   Abb. 258
Fossa acetabuli   Abb. 181
Fossa axillaris   Abb. 27, 285–287, 293–297, 300–302, 331, 336, 337
Fossa cubitalis   Abb. 357, 360
Fossa iliaca   Abb. 50, 183, 184
Fossa infraclavicularis   Abb. 285, 287–289, 293–295, 298, 300–302, 337
Fossa infraspinata   Abb. 396
Fossa infratemporalis   Abb. 250, 251, 252
Fossa inguinalis lateralis   Abb. 7
Fossa intercondylaris   Abb. 191
Fossa ischioanalis   Abb. 79, 89, 90, 94
Fossa jugularis (colli)   Abb. 208, 209, 285, 286, 288, 293, 295
Fossa olecrani   Abb. 398, 401
Fossa ovalis   Abb. 4, 330
Fossa poplitea   Abb. 116, 117
Fossa retromandibularis   Abb. 221, 247
Fossa rhomboidea   Abb. 267
Fossa supraclavicularis major   Abb. 209, 228, 229, 286, 288, 293–295, 298, 315, 331, 343, 344
Fossa supraclavicularis minor   Abb. 285, 286, 288, 331
Fossa supraspinata   Abb. 393, 396
Frenulum clitoridis   Abb. 88, 95, 96
Frenulum labiorum pudendi   Abb. 88, 96, 97
Fundus gastricus   Abb. 318
Fundus vesicae biliaris [felleae]   Abb. 34
Funiculus spermaticus   Abb. 4–9, 11–15, 19–25, 100, 102, 105, 108–113
Fußsohlennische   Abb. 169

G

Galea aponeurotica   Abb. 269
Gallaudetsche Faszie [Fascia perinei]   Abb. 269
Ganglion aorticorenale   Abb. 72
Ganglion cervicale medium   Abb. 234, 235
Ganglion cervicale superius   Abb. 233
Ganglion coeliacum   Abb. 72–74, 76, 77
Ganglion spinale (sensorium nervi spinalis)   Abb. 267

Ganglion submandibulare   Abb. 241
Ganglion vertebrale   Abb. 235, 236
Gaster   Abb. 30–33, 35–44, 54–59, 61, 63, 64, 69, 71
Gaster – Corpus   Abb. 39, 61, 63
Gaster – Incisura angularis   Abb. 31, 32, 36–38, 40–43, 55, 57, 58, 318
Gaster – Incisura prepylorica   Abb. 40, 42, 43
Gaster – Paries anterior   Abb. 30–33, 36–39, 55–58, 63, 64
Gaster – Paries posterior   Abb. 44, 61, 63, 69, 71
Gaster – Pars cardiaca   Abb. 39
Gaster – Pars pylorica   Abb. 43, 58, 59
Gerdysche Linie   Abb. 131
Glandula lacrimalis – Pars orbitalis   Abb. 256, 257
Glandula lacrimalis – Pars palpebralis   Abb. 256
Glandula parathyroidea inferior   Abb. 230–233
Glandula parathyroidea superior   Abb. 230–233
Glandula parotidea   Abb. 210, 218–224, 232, 233, 239, 240–246
Glandula parotidea – Innervation   Abb. 245
Glandula parotidea – Lobus colli   Abb. 210, 218–223, 239
Glandula parotidea – Pars profunda   Abb. 224, 241, 245, 246
Glandula parotidea – Pars superficialis   Abb. 224, 245, 246
Glandula parotidea accessoria   Abb. 242–246, 248
Glandula sublingualis   Abb. 241
Glandula submandibularis   Abb. 215, 216, 224, 225, 240, 241, 245, 246
Glandula suprarenalis   Abb. 72–74, 76
Glandula thyroidea   Abb. 214, 215, 216, 219–222, 226, 230–235
Glandula thyroidea – Polus inferior   Abb. 231
Glandula thyroidea – Polus superior   Abb. 230, 231
Glandula thyroidea accessoria   Abb. 213–215
Glandula vestibularis major   Abb. 98, 99
Glandulae sudoriferae apocrinae   Abb. 336
Glandulae tarsales   Abb. 258
Glandulae thyroidea accessoriae   Abb. 214
Glans clitoridis   Abb. 88, 90, 92–99
Glans penis   Abb. 12, 13, 16, 18–20, 78, 87
Glans penis – Collum   Abb. 18
Glans penis – Corona   Abb. 18, 20
Glomus caroticum   Abb. 222, 224
Gonion   Abb. 217, 221

H

Hamulus ossis hamati   Abb. 373, 379, 405, 409
Haustra coli   Abb. 31, 32, 34–37, 39, 41, 45, 46, 49–52, 65–67, 71
Headsche Zonen   Abb. 35
Hepar   Abb. 31–44, 49, 50, 53, 55–64
Hepar – Appendix fibrosa   Abb. 42
Hepar – Facies diaphragmatica   Abb. 33–35, 37, 39–41, 43, 49, 50, 64
Hepar – Facies visceralis   Abb. 36–39, 41–44, 56–58, 60–63
Hepar – Lobus caudatus   Abb. 39, 43, 56–61
Hepar – Lobus dexter   Abb. 33–35, 37, 39–41, 43, 49, 50, 53, 55–58
Hepar – Lobus quadratus   Abb. 36, 38, 41, 42, 55–58, 60
Hepar – Lobus sinister   Abb. 34–44, 53, 55, 56, 60–64
Hepar – Margo inferior   Abb. 31–38, 41, 55, 57, 318
Hepar – Tuber omentale   Abb. 57, 58
Hernia inguinalis   Abb. 18–26

Hernia inguinalis – Bruchpforte   Abb. 19, 20
Hernia inguinalis – Bruchsack   Abb. 19, 21–26
Hernia inguinalis – Bruchsackhals   Abb. 19, 20, 22, 26
Hesselbach-Band (Lig. interfoveolare)   Abb. 17, 25
Hiatus adductorius [tendineus]   Abb. 124, 148
Hiatus analis   Abb. 94
Hiatus levatorius   Abb. 94
Hiatus musculi levatoris ani   Abb. 85
Hiatus oesophageus   Abb. 72–74, 77
Hiatus saphenus   Abb. 100, 103–109
Hiatus vaginalis   Abb. 94
Hilum pulmonis   Abb. 305, 306, 311, 313
Hilum renale   Abb. 73, 74
Hilum splenicum   Abb. 44
Humerus   Abb. 273, 354–356, 365, 397, 398–403
Humerus – Collum chirurgicum   Abb. 273
Humerus – Facies anterolateralis   Abb. 365, 397, 399, 402, 403
Humerus – Facies anteromedialis   Abb. 397, 399, 400
Humerus – Facies posterior   Abb. 398, 400, 401
Hymen   Abb. 94
Hyperthelie   Abb. 27, 28
Hypochondrium   Abb. 2, 3
Hypogastrium   Abb. 2, 3, 5, 6, 7
Hypothenar   Abb. 374, 381

I

Ileum   Abb. 34, 35, 46–54, 65–71
Ileum – Flexura prima   Abb. 69
Ileum – Flexura ultima   Abb. 34, 35, 49, 51, 53, 54, 65–68
Incisura acetabuli   Abb. 181
Incisura angularis   Abb. 318
Incisura cardiaca   Abb. 31, 32, 36–38, 40–43, 55, 57, 58, 308
Incisura ischadica ninor   Abb. 178, 185
Incisura ischiadica major   Abb. 133, 134, 178, 184, 185
Incisura jugularis   Abb. 208–214, 226–230, 303
Incisura ligamenti teretis   Abb. 31–36, 38, 41, 53, 55
Incisura pancreatis   Abb. 62, 63
Incisura radialis   Abb. 398, 399, 401
Incisura thyroidea superior   Abb. 212, 229
Incisura trochlearis   Abb. 398–403
Incisurae semilunares coli   Abb. 45, 46
Inguinalhernie   Abb. 18–26
Intersectio tendinea m. recti abdominis   Abb. 7, 8
Intersectio tendinea m. semitendinosi   Abb. 121–124
Intersectio tendinea m. sternohyoidei   Abb. 211–213, 215
Intersectio tendinea m. sternothyroidei   Abb. 213, 214
Intestinum crasssum   Abb. 34, 65–68, 70, 71
Intestinum tenue   Abb. 29–32, 36–38, 45–48, 51, 52, 54, 70, 71
Iris   Abb. 258
Isthmus glandulae thyroideae   Abb. 211–216, 226, 228, 229

J

Jejunum   Abb. 35, 46, 47, 48, 52, 54, 65–69
Jejunum – Flexura prima   Abb. 67, 68
Junctura tendinum   Abb. 385, 411, 413

K

Karpale Sehnenscheiden   Abb. 380, 381
Keith-Flackscher Sinusknoten   Abb. 330
Kopfschwarte   Abb. 261, 262, 266

L

Labium majus pudendi   Abb. 88–91, 93–100
Labium minus pudendi   Abb. 88–90, 92–99
Labrum acetabuli   Abb. 142, 143, 181–183
Labrum glenoidale   Abb. 393
Lacertus fibrosus   Abb. 358, 361–368, 370
Lacuna lymphatica   Abb. 103, 104
Lacuna vasorum   Abb. 100, 105, 108, 110
Lamina arcus vertebrae   Abb. 282, 284
Lamina cribrosa   Abb. 104
Lamina cribrosa axillaris (Eisler)   Abb. 337
Lamina intercarotica (Fascia cervic. prof.)   Abb. 223
Lamina pretrachealis (Fascia cervicalis)   Abb. 211, 212, 219–222, 225–233, 235, 236
Lamina profunda strati subcutanei   Abb. 97, 100–106, 108, 115, 119, 208, 220, 222, 253, 255, 286, 287, 289, 290, 296–298, 331–333, 335, 350, 351, 359, 360, 363, 364, 386–389
Lamina superficialis (Fascia cervicalis)   Abb. 210–213, 215–223, 226
Lamina tragi   Abb. 247, 249
Lamina vastoadductoria   Abb. 116–118
Leistenbeuge   Abb. 27, 28
Leistenhernie   Abb. 18–26
Levatorschenkel   Abb. 94
Ligamenta carpometacarpalia dorsalia   Abb. 404, 410, 412, 414
Ligamenta carpometacarpalia palmaria   Abb. 405
Ligamenta collateralia (Art. cubiti)   Abb. 399
Ligamenta costoxiphoidea   Abb. 288, 291, 292
Ligamenta intercarpalia dorsalia   Abb. 404, 410, 412
Ligamenta sacroiliaca anteriora   Abb. 177, 183, 184
Ligamenta sacroiliaca posteriora   Abb. 134, 178, 180, 182
Ligamenta sternocostalia radiata   Abb. 291
Ligamentum acromioclaviculare   Abb. 394–396
Ligamentum anulare radii   Abb. 397, 399, 401–403
Ligamentum arcuatum laterale – Quadratusarkade   Abb. 77
Ligamentum arcuatum medianum – Aortenarkade   Abb. 77
Ligamentum arcuatum pubis   Abb. 85, 86
Ligamentum arteriosum (Botalli)   Abb. 317
Ligamentum bifurcatum – Ligamentum calcaneocuboideum   Abb. 199
Ligamentum bifurcatum – Ligamentum calcaneonaviculare   Abb. 199
Ligamentum calcaneocuboideum dorsale   Abb. 205
Ligamentum calcaneocuboideum plantare   Abb. 202, 205
Ligamentum calcaneofibulare   Abb. 199, 200
Ligamentum calcaneonaviculare plantare   Abb. 205
Ligamentum capitis femoris   Abb. 181
Ligamentum carpi arcuatum dorsale   Abb. 404, 410, 412
Ligamentum carpi arcuatum palmare   Abb. 405
Ligamentum carpi dorsale   Abb. 385, 388–390, 411, 413
Ligamentum carpi palmare   Abb. 380, 381

Ligamentum carpi radiatum   Abb. 405, 409
Ligamentum carpi transversum   Abb. 373, 377, 379, 384, 409
Ligamentum carpi volare   Abb. 374, 375
Ligamentum carpometacarpale dorsale   Abb. 404
Ligamentum collaterale (Art. interphal. dist.)   Abb. 404
Ligamentum collaterale (Art. interphal. poll.)   Abb. 405
Ligamentum collaterale (Art. interphal. prox.)   Abb. 404, 405
Ligamentum collaterale carpi radiale   Abb. 404, 406
Ligamentum collaterale carpi ulnare   Abb. 404
Ligamentum collaterale fibulare (genus)   Abb. 187, 188, 193, 194
Ligamentum collaterale mediale [deltoideum]   Abb. 202, 203, 206
Ligamentum collaterale mediale [deltoideum] – Pars tibiocalcanea   Abb. 202, 203, 206
Ligamentum collaterale mediale [deltoideum] – Pars tibionavicularis   Abb. 203, 206
Ligamentum collaterale mediale [deltoideum] – Pars tibiotalaris anterior   Abb. 203, 206
Ligamentum collaterale mediale [deltoideum] – Pars tibiotalaris posterior   Abb. 203
Ligamentum collaterale radiale   Abb. 397–399, 402, 403
Ligamentum collaterale tibiale   Abb. 186, 189, 195, 197
Ligamentum collaterale tibiale – Pars tibiae   Abb. 189
Ligamentum collaterale ulnare   Abb. 397–400
Ligamentum conoideum   Abb. 395, 396
Ligamentum coracoacromiale   Abb. 392, 393, 395
Ligamentum coracoclaviculare   Abb. 392, 393, 395, 396
Ligamentum coracohumerale   Abb. 392–395
Ligamentum costotransversarium   Abb. 278–281
Ligamentum costotransversarium laterale   Abb. 278–281
Ligamentum costotransversarium superius   Abb. 280, 281
Ligamentum costoxiphoideum   Abb. 290
Ligamentum cricothyroideum medianum   Abb. 214, 215, 228, 229
Ligamentum cricotracheale   Abb. 214
Ligamentum cruciatum anterius   Abb. 192–196
Ligamentum cruciatum posterius   Abb. 195, 198
Ligamentum cuboideonaviculare dorsale   Abb. 199, 205
Ligamentum cuneocuboideum dorsale   Abb. 200
Ligamentum cuneonaviculare dorsale   Abb. 200, 203
Ligamentum cystocolicum   Abb. 38, 53
Ligamentum falciforme   Abb. 31–34, 35, 40, 53, 55–62, 64, 318
Ligamentum flavum   Abb. 282, 284
Ligamentum fundiforme penis   Abb. 4–6, 9
Ligamentum gastrocolicum   Abb. 31–44, 53–59
Ligamentum gastrosplenicum [gastrolienale]   Abb. 40, 42–44, 318
Ligamentum glenohumerale inferius   Abb. 392, 393
Ligamentum glenohumerale medium   Abb. 392, 393, 395
Ligamentum glenohumerale superius   Abb. 392, 393, 395
Ligamentum hepatoduodenale   Abb. 36–39, 42, 43, 53, 64
Ligamentum hepatogastricum   Abb. 36–40, 42, 43, 53, 56, 58, 63, 64, 318
Ligamentum hepatogastricum – Pars densa   Abb. 42
Ligamentum hepatogastricum – Pars flaccida   Abb. 42
Ligamentum hepatorenale   Abb. 53

Ligamentum iliofemorale   Abb. 141, 142, 177, 179–181, 183, 184
Ligamentum iliofemorale – Pars descendens   Abb. 177, 179, 183
Ligamentum iliofemorale – Pars transversa   Abb. 141, 177, 179, 183
Ligamentum iliolumbale   Abb. 177, 183, 184, 282
Ligamentum inguinale   Abb. 4–16, 25, 100, 103–110, 113, 114, 177, 181, 183, 184
Ligamentum innominatum Hyrtl   Abb. 252
Ligamentum interclaviculare   Abb. 315
Ligamentum interfoveolare [Hesselbach]   Abb. 17, 25
Ligamentum interspinale   Abb. 283
Ligamentum intertransversarium   Abb. 280, 281, 282
Ligamentum ischiofemorale   Abb. 129, 141, 178–182, 185
Ligamentum lacinatum   Abb. 156
Ligamentum lacunare [Gimbernati]   Abb. 104
Ligamentum lienorenale   Abb. 44, 86
Ligamentum longitudinale anterius   Abb. 76, 177, 315
Ligamentum lumbocostale   Abb. 132, 282
Ligamentum collaterale mediale [deltoideum]   Abb. 202, 203, 206
Ligamentum collaterale mediale [deltoideum] – Pars tibiocalcanea   Abb. 202, 203, 206
Ligamentum collaterale mediale [deltoideum] – Pars tibionavicularis   Abb. 203, 206
Ligamentum collaterale mediale [deltoideum] – Pars tibiotalaris anterior   Abb. 203, 206
Ligamentum collaterale mediale [deltoideum] – Pars tibiotalaris posterior   Abb. 203
Ligamentum meniscofemorale posterius   Abb. 198
Ligamentum metacarpale transversum profundum   Abb. 405, 409, 410, 412
Ligamentum metacarpale transversum superficiale   Abb. 374, 375
Ligamentum metatarsale transversum profundum   Abb. 175, 205
Ligamentum natatorium   Abb. 375
Ligamentum nuchae   Abb. 259, 261, 263, 266, 267, 269
Ligamentum obliquum Cooperi   Abb. 399, 400
Ligamentum oesophageale   Abb. 55
Ligamentum palmare   Abb. 384, 405, 409
Ligamentum palpebrale mediale   Abb. 258
Ligamentum patellae   Abb. 186–190, 195
Ligamentum pectineum   Abb. 17, 177, 183, 184
Ligamentum phrenicocolicum   Abb. 39, 42, 43
Ligamentum phrenicogastricum   Abb. 55
Ligamentum phrenicopericardiacum dextrum (Tandler)   Abb. 304
Ligamentum phrenicopulmonale dextrum (Teutleben)   Abb. 304
Ligamentum pisohamatum   Abb. 405, 409
Ligamentum pisometacarpale   Abb. 405, 409
Ligamentum plantare   Abb. 173, 205
Ligamentum plantare longum   Abb. 199, 202, 203, 205
Ligamentum pterygospinale (Civinini)   Abb. 251, 252
Ligamentum pubicum superius   Abb. 17, 177, 184
Ligamentum pubofemorale   Abb. 177, 179, 184

Ligamentum pulmonale   Abb. 308, 312, 316
Ligamentum quadratum   Abb. 397
Ligamentum radiocarpale dorsale   Abb. 404, 410, 412
Ligamentum radiocarpale palmare   Abb. 405, 409
Ligamentum reflexum ligamenti inguinalis   Abb. 26
Ligamentum sacroiliacum distale (Fick)   Abb. 134
Ligamentum sacrospinale   Abb. 91–93, 99, 178, 182, 184, 185
Ligamentum sacrotuberale   Abb. 79–86, 89–92, 94, 98, 99, 128–130, 133, 134, 178–182, 184, 185
Ligamentum sacrotuberale – Processus falciformis   Abb. 178, 179
Ligamentum sphenomandibulare   Abb. 251, 252
Ligamentum splenorenale   Abb. 44
Ligamentum sternoclaviculare posterius   Abb. 315
Ligamentum sternocostale radiatum   Abb. 288, 290
Ligamentum stylomandibulare   Abb. 222, 247, 250–252
Ligamentum suspensorium lobi pyramidalis   Abb. 214
Ligamentum suspensorium mammarium [inferius]   Abb. 296–298
Ligamentum suspensorium mammarium [laterale]   Abb. 296–298
Ligamentum suspensorium mammarium [mediale]   Abb. 298
Ligamentum suspensorium mammarium [superius]   Abb. 298
Ligamentum talocalcaneum anterius [dorsale]   Abb. 199
Ligamentum talocalcaneum interosseum   Abb. 199, 200
Ligamentum talocalcaneum laterale   Abb. 199
Ligamentum talofibulare anterius   Abb. 199, 200, 205
Ligamentum talonaviculare   Abb. 199, 205
Ligamentum teres hepatis   Abb. 31–35, 38, 41, 44, 53, 55–61, 64, 318
Ligamentum teres uteri   Abb. 9, 10, 106
Ligamentum thyrohyoideum laterale   Abb. 231, 234
Ligamentum thyrohyoideum medianum   Abb. 213, 214, 216
Ligamentum tibiofibulare anterius   Abb. 199, 200, 206
Ligamentum tibiofibulare posterius   Abb. 202, 203
Ligamentum transversum acetabuli   Abb. 181
Ligamentum transversum genus   Abb. 196
Ligamentum transversum scapulae inferius   Abb. 394
Ligamentum transversum scapulae superius   Abb. 393, 395, 396
Ligamentum trapezoideum   Abb. 392, 393, 395, 396
Ligamentum ulnocarpale palmare   Abb. 405, 409
Ligamentum vaginale   Abb. 383
Ligamentum vertebropleurale   Abb. 234, 236
Limbus acetabuli   Abb. 141, 179, 180, 185
Limbus corneae   Abb. 258
Limbus fossae ovalis   Abb. 330
Limbus posterior palpebrae   Abb. 258
Linea alba   Abb. 1, 2, 4, 7, 17, 27–30, 286, 290
Linea alba colli   Abb. 209, 211, 226–231
Linea arcuata   Abb. 8
Linea arcuata accessoria   Abb. 8
Linea glutea anterior   Abb. 185
Linea glutea inferior   Abb. 185
Linea glutea posterior   Abb. 178, 179, 185

Linea intertrochanterica   Abb. 177, 180, 184
Linea musculi solei   Abb. 151, 152, 153
Linea nuchalis inferior   Abb. 266
Linea nuchalis superior   Abb. 259, 263, 266
Linea nuchalis suprema   Abb. 259, 263, 266, 269
Linea semilunaris   Abb. 7
Linea supracondylaris medialis   Abb. 148
Lingula pulmonis sinistri   Abb. 303, 308, 318
Lobulus auriculae   Abb. 209
Lobus caudatus   Abb. Abb. 34–36, 38, 41, 42, 55–58, 60
Lobus hepatis dexter   Abb. 33, 35, 37, 39–41, 43, 50, 53, 55–58, 318
Lobus hepatis sinister   Abb. 33–44, 53, 55, 56, 60–64, 318
Lobus inferior – Facies interlobaris   Abb. 308
Lobus inferior (pulm.)   Abb. 303–306, 308–311, 318
Lobus medius (pulm.)   Abb. 303–307, 309, 318, 321
Lobus quadratus   Abb. 34, 35, 38, 41, 57, 58, 198
Lobus superior (pulm.)   Abb. 303–309, 311, 312, 316, 318, 321
Lumbalpunktion   Abb. 282, 283

M

Mackenzie-Zone   Abb. 35
Malleolus lateralis   Abb. 163, 165, 167, 199, 202, 205, 206
Malleolus medialis   Abb. 156, 163, 165, 202, 205, 206
Mamilla   Abb. 27, 28, 285–287, 288, 290, 291, 300, 301
Mamma   Abb. 293–302
Mamma accessoria   Abb. 27, 28
Mamma exstirpata   Abb. 299
Mamma masculina   Abb. 289
Mamma muliebris   Abb. 293–302
Mandibula   Abb. 209, 211, 240, 241, 249
Mandibula – Linea obliqua   Abb. 249
Manubrium sterni   Abb. 209, 291, 303, 305, 306, 307, 309–313, 324, 325
Manus   Abb. 374–385, 390, 391
Margo acetabuli   Abb. 141, 179, 180, 185
Margo acutus (cord.)   Abb. 321
Margo anterior (pulm.)   Abb. 303–305, 308
Margo anterior tibiae   Abb. 158
Margo dexter (cord.)   Abb. 321, 324, 330
Margo falciformis   Abb. 100, 103–109
Margo falciformis – Cornu inferius   Abb. 104, 106, 107
Margo falciformis – Cornu superius   Abb. 104, 106, 107
Margo inferior (Hepar)   Abb. 318
Margo inferior (pulm.)   Abb. 304
Margo infraorbitalis   Abb. 257
Margo obtusus (cord.)   Abb. 325
Margo supraorbitalis   Abb. 257
Masseterpfropf   Abb. 249
Medianusgabel   Abb. 347, 348
Mediastinum (Pars posterior)   Abb. 315–317
Mediastinum superius   Abb. 310
Meibomsche Drüsen   Abb. 258
Membrana atlanto-occipitalis posterior   Abb. 266, 267
Membrana fibrosa (Art. cubiti)   Abb. 397, 401
Membrana fibrosa (Art. humeri)   Abb. 393
Membrana intercostalis externa   Abb. 291, 334
Membrana intercostalis interna   Abb. 280, 281

Membrana interossea antebrachii   Abb. 388, 399, 400, 406, 409, 410, 412
Membrana interossea cruris   Abb. 160, 199, 203
Membrana obturatoria   Abb. 177, 178, 183
Membrana sterni   Abb. 287–288, 290, 291, 343–347
Membrana synovialis (Art. cubiti)   Abb. 401
Membrana thyrohyoidea   Abb. 214, 216, 221, 224, 232
Meniscus lateralis   Abb. 188, 192–194, 196, 198
Meniscus medialis   Abb. 195, 196, 198
Mentum   Abb. 209, 210
Mesenteriolum   Abb. 49–51, 53, 67, 68, 71
Mesenterium   Abb. 46–52, 65–68, 69
Mesoappendix   Abb. 49–51, 53, 67, 68, 71
Mesocolon   Abb. 38–40, 44–52, 54, 59, 65–71, 75
Mesocolon ascendens   Abb. 38, 48, 49, 51, 54, 65–68
Mesocolon descendens   Abb. 47, 48, 52, 75
Mesocolon transversum   Abb. 39, 40, 44–47, 49–52, 59, 65–71, 106
Mesotendineum   Abb. 380, 381, 393
Mesotendineum (Varietät)   Abb. 393
Mons pubis   Abb. 3, 10, 88–90, 92, 96, 97, 99
Monticulus   Abb. 170, 374
Musculi adductores   Abb. 24
Musculi extensores femoris   Abb. 24
Musculi fibulares   Abb. 194
Musculi flexores digitorum – Chiasma tendineum   Abb. 175, 176
Musculi intercostales   Abb. 305
Musculi interossei   Abb. 205
Musculi interossei dorsales   Abb. 175, 176
Musculi interossei plantares   Abb. 175, 176
Musculi interspinales   Abb. 264
Musculi levatores costarum breves   Abb. 280
Musculi lumbricales   Abb. 172–176
Musculi pectinati   Abb. 329, 330
Musculi peronei   Abb. 194
Musculus abductor digiti minimi   Abb. 163, 171–176, 373, 376, 377, 380, 385
Musculus abductor hallucis   Abb. 175, 204
Musculus abductor pollicis brevis   Abb. 373, 375–377, 379–381
Musculus abductor pollicis brevis – Pars profunda   Abb. 376
Musculus abductor pollicis brevis – Pars superficialis   Abb. 376
Musculus abductor pollicis longus   Abb. 373, 379–381, 385–390
Musculus adductor brevis   Abb. 112–114
Musculus adductur hallucis – Caput obliquum   Abb. 175
Musculus adductor hallucis – Caput transversum   Abb. 174, 175
Musculus adductor longus   Abb. 97, 100, 105, 109–114, 117
Musculus adductor magnus   Abb. 78, 88–94, 96, 97, 116–124, 189
Musculus adductor minimus   Abb. 124
Musculus adductor pollicis   Abb. 379–381, 411, 413
Musculus adductor pollicis – Caput transversum   Abb. 380, 381
Musculus auricularis anterior   Abb. 248, 253, 254
Musculus auricularis posterior   Abb. 259, 260, 268, 269

Musculus auricularis superior   Abb. 248, 253, 255, 259, 260, 266, 268–270
Musculus biceps brachii   Abb. 336, 338–340, 342–352, 358–366, 369–372, 392–394, 396
Musculus biceps brachii – Caput breve   Abb. 338–340, 342–349
Musculus biceps brachii – Caput longum   Abb. 396
Musculus biceps brachii – Tendo capitis longi   Abb. 392–394
Musculus biceps femoris   Abb. 91, 92, 120–124, 145–153, 187, 188, 193, 194, 197, 198
Musculus biceps femoris – Caput breve   Abb. 123, 124
Musculus biceps femoris – Caput longum   Abb. 120–124
Musculus brachialis   Abb. 352, 358, 362–365, 368, 369, 372
Musculus brachioradialis   Abb. 354–372
Musculus buccinator   Abb. 245, 249–251
Musculus bulbospongiosus   Abb. 13, 78–82, 91, 92, 98, 99
Musculus constrictor pharyngis inferior   Abb. 221, 224, 225, 228, 231–233, 235
Musculus constrictor pharyngis inferior – Pars thyropharyngea   Abb. 221, 225, 228
Musculus coracobrachialis   Abb. 333, 334, 337, 341, 342, 345, 346, 348, 349, 351, 352
Musculus cremaster   Abb. 5–8, 13–16, 19–26, 111
Musculus cricothyroideus   Abb. 212–216, 228, 229
Musculus deltoideus   Abb. 226, 227, 269, 271–273, 293–296, 331–335, 336, 338, 339, 342, 343, 345–349, 353, 354
Musculus deltoideus – Pars clavicularis   Abb. 339
Musculus deltoideus – Pars spinalis   Abb. 273
Musculus depressor anguli oris   Abb. 242–246, 249, 251
Musculus depressor labii inferioris   Abb. 242
Musculus digastricus   Abb. 218, 224, 225, 232, 233–235, 240, 241, 245, 246, 247–252
Musculus digastricus – Tendo intermedius   Abb. 218
Musculus digastricus – Venter anterior   Abb. 224, 225, 240, 241
Musculus digastricus – Venter posterior   Abb. 215, 219–225, 232–235, 246, 247, 250–252
Musculus erector spinae   Abb. 75, 135
Musculus extensor carpi radialis   Abb. 355
Musculus extensor carpi radialis brevis   Abb. 365, 367–371, 385–390, 411, 413
Musculus extensor carpi radialis longus   Abb. 354, 356, 367–372, 385, 388, 390, 411, 413
Musculus extensor carpi ulnaris   Abb. 367, 385–390
Musculus extensor digiti minimi   Abb. 385–390, 411, 413
Musculus extensor digitorum   Abb. 367, 368, 385–391, 411, 413
Musculus extensor digitorum brevis   Abb. 163–165, 167, 168, 201, 207
Musculus extensor digitorum communis   Abb. 188
Musculus extensor digitorum longus   Abb. 157, 159–165, 167, 168, 187, 201, 207
Musculus extensor hallucis brevis   Abb. 163–165, 167, 168, 201, 207
Musculus extensor hallucis longus   Abb. 159, 160, 163–165, 167, 168, 201, 207
Musculus extensor indicis   Abb. 385, 387, 388–390, 411, 413

Musculus extensor pollicis brevis   Abb. 373, 380, 381, 385, 387–390, 411
Musculus extensor pollicis longus   Abb. 385, 387–390, 411, 413
Musculus fibularis [peroneus] brevis   Abb. 150, 158–165, 167, 168, 201
Musculus fibularis [peroneus] longus   Abb. 157–162, 187, 188, 192, 201, 202, 205
Musculus fibularis [peroneus] tertius   Abb. 157, 162–165, 167, 168, 201, 207
Musculus flexor carpi radialis   Abb. 363, 364, 366–373, 379–381
Musculus flexor carpi ulnaris   Abb. 360, 363, 366, 368–370, 373, 379–381
Musculus flexor digiti minimi brevis   Abb. 173–176, 373, 376, 377, 380, 383
Musculus flexor digitorum brevis   Abb. 171–176
Musculus flexor digitorum longus   Abb. 151–153, 156, 72–176, 202–204
Musculus flexor digitorum profundus   Abb. 366, 367, 371, 372, 375, 378–384
Musculus flexor digitorum superficialis   Abb. 366–373, 375, 377, 379, 380–384
Musculus flexor digitorum superficialis – Caput humeroulnare   Abb. 365, 368–372
Musculus flexor digitorum superficialis – Caput radiale   Abb. 366–372, 379, 380
Musculus flexor digitorum superficialis – Caput superficiale   Abb. 373, 375–377, 379, 380, 382, 383
Musculus flexor hallucis brevis   Abb. 171–173, 175, 176
Musculus flexor hallucis brevis – Caput laterale   Abb. 173, 175
Musculus flexor hallucis brevis – Caput mediale   Abb. 173, 175
Musculus flexor hallucis longus   Abb. 150–154, 156, 173–175, 204
Musculus flexor pollicis brevis   Abb. 373, 375–377, 379–383
Musculus flexor pollicis longus   Abb. 366–372, 379, 380
Musculus frontalis   Abb. 249
Musculus gastrocnemius – Caput laterale   Abb. 121–123, 144, 146–153, 186–188, 192, 193, 197, 198
Musculus gastrocnemius – Caput mediale   Abb. 121–123, 144–153, 155, 156, 186, 189, 197, 198
Musculus gemellus inferior   Abb. 91, 92, 127–130
Musculus gemellus superior   Abb. 91, 92, 127–129, 130
Musculus gluteus maximus   Abb. 79–85, 88–94, 97–99, 119–134, 136–143
Musculus gluteus medius   Abb. 127, 129–134, 137–143
Musculus gluteus minimus   Abb. 129, 130, 139–143
Musculus gracilis   Abb. 78, 88–94, 96, 97, 111–113, 121–124, 146–152, 155, 189, 197, 198
Musculus hyoglossus   Abb. 221, 232, 233, 241
Musculus iliacus   Abb. 76
Musculus iliococcygeus   Abb. 84–86, 91, 93, 98, 99
Musculus iliocostalis   Abb. 261–265, 270, 275, 277–280, 283, 284
Musculus iliocostalis cervicis   Abb. 261–265, 270
Musculus iliopsoas   Abb. 110–114

Musculus infraspinatus   Abb. 271, 273
Musculus intercostalis externus   Abb. 132, 271, 275, 279–281, 291, 292, 316, 334, 345, 346
Musculus intercostalis internus   Abb. 132, 291, 292, 281, 316, 334
Musculus intercostalis intimus   Abb. 132, 281, 316
Musculus interosseus dorsalis   Abb. 375, 383, 385, 390, 391, 411, 413
Musculus interosseus palmaris II   Abb. 379
Musculus interosseus plantaris III (für Digitus V)   Abb. 173
Musculus intertransversarius   Abb. 280, 282
Musculus intertransversarius lateralis lumborum   Abb. 282
Musculus intertransversarius medialis lumborum   Abb. 282
Musculus ischiobulbosus (Var.)   Abb. 98, 99
Musculus ischiocavernosus   Abb. 79–86, 98, 91–94, 99
Musculus ischiococcygeus   Abb. 80, 82–85, 91–94, 98, 99
Musculus ischiopubicus   Abb. 86
Musculus latissimus dorsi   Abb. 131, 132, 271–278, 283, 284, 337, 338, 340–349, 352
Musculus levator ani   Abb. 79–86, 90–94, 98, 99
Musculus levator costae   Abb. 279–281
Musculus levator costae brevis   Abb. 279–281
Musculus levator costae longus   Abb. 279, 280
Musculus levator palpebrae superioris   Abb. 256–258
Musculus levator scapulae   Abb. 238, 239, 261–267, 269, 270, 272, 274, 275, 277, 278
Musculus longissimus   Abb. 277–279
Musculus longissimus capitis   Abb. 262–266, 269, 270
Musculus longissimus cervicis   Abb. 262, 264, 265
Musculus longissimus thoracis   Abb. 261–263, 265, 280, 283, 284
Musculus longus capitis   Abb. 223, 224, 231–233, 235, 238
Musculus longus colli   Abb. 223, 228, 230–233
Musculus lumbricalis I   Abb. 373, 375–378, 380–384
Musculus lumbricalis II   Abb. 379, 382, 384
Musculus lumbricalis III   Abb. 379, 382, 383, 384
Musculus lumbricalis IV   Abb. 373, 377, 380, 382
Musculus masseter   Abb. 224, 225, 240–246, 248, 249–251
Musculus masseter – Pars profunda   Abb. 248
Musculus masseter – Pars superficialis   Abb. 248
Musculus multifidus   Abb. 267, 283, 284
Musculus mylohyoideus   Abb. 224, 225, 240, 241, 245, 246
Musculus obliquus capitis inferior   Abb. 266, 267
Musculus obliquus capitis superior   Abb. 265, 266
Musculus obliquus externus abdominis   Abb. 4–8, 27–30, 131–134, 279, 282, 286, 287, 290, 291, 305, 306
Musculus obliquus internus abdominis   Abb. 5–8, 25, 26, 131–134, 277–279, 282–284
Musculus obturatorius externus   Abb. 112
Musculus obturatorius internus   Abb. 91, 92, 99, 127–130
Musculus occipitofrontalis (Venter frontalis)   Abb. 248, 249
Musculus occipitofrontalis (Venter occipitalis)   Abb. 259, 261, 263, 264, 266–270
Musculus omohyoideus   Abb. 213, 215, 216–225, 227–233, 235–241, 286, 288
Musculus omohyoideus – Venter inferior   Abb. 216, 225, 236, 238, 239

Musculus omohyoideus – Venter superior   Abb. 215, 216, 218–221, 225
Musculus opponens digiti minimi   Abb. 173–176
Musculus opponens pollicis   Abb. 376, 377
Musculus orbicularis oculi (Pars orbitalis)   Abb. 242–245, 248, 253–255
Musculus orbicularis oris   Abb. 242
Musculus palmaris brevis   Abb. 374–376
Musculus palmaris longus   Abb. 366, 367, 374, 375
Musculus papillaris anterior   Abb. 326–328
Musculus papillaris posterior   Abb. 327
Musculus pectineus   Abb. 100, 103–107, 109–114, 138
Musculus pectoralis major   Abb. 226–228, 230, 286, 287, 288, 290, 291, 294, 296–298, 306, 307, 311, 313, 331–335, 337–340, 342–349
Musculus pectoralis major – Pars abdominalis   Abb. 287, 290, 347
Musculus pectoralis major – Pars clavicularis   Abb. 226–228, 230, 287, 288, 332–335, 343–347
Musculus pectoralis major – Pars sternocostalis   Abb. 226, 230, 287, 290, 291, 332–335, 343, 344–346, 347
Musculus pectoralis minor   Abb. 291, 306, 307, 313, 333–335, 342, 345–348
Musculus piriformis   Abb. 92, 127–130, 134, 140–143
Musculus plantaris   Abb. 121–123, 148, 149, 151–154, 197, 198, 204
Musculus popliteus   Abb. 149, 153, 188, 193, 194, 197, 198
Musculus pronator quadratus   Abb. 371
Musculus pronator teres   Abb. 358, 360–372
Musculus pronator teres – Caput humerale   Abb. 365, 368–372
Musculus pronator teres – Caput ulnare   Abb. 365, 368–371
Musculus psoas major   Abb. 17, 51, 72–77, 282
Musculus pterygoideus lateralis   Abb. 250, 251
Musculus pterygoideus medialis   Abb. 251
Musculus pubococcygeus   Abb. 84, 85, 86, 98
Musculus puborectalis   Abb. 80, 85, 94, 98, 99
Musculus pyramidalis   Abb. 45
Musculus quadratus femoris   Abb. 124, 129, 130
Musculus quadratus labii inferioris   Abb. 242
Musculus quadratus lumborum   Abb. 75, 76, 133, 134
Musculus quadratus plantae   Abb. 174–176
Musculus quadriceps femoris   Abb. 194
Musculus rectus abdominis   Abb. 2, 7, 8, 17, 27–30, 34, 47, 287, 288, 291, 292, 303, 305, 306, 324, 325
Musculus rectus abdominis – Intersectio tendinea   Abb. 7–8
Musculus rectus capitis posterior major   Abb. 265–267
Musculus rectus capitis posterior minor   Abb. 265–267
Musculus rectus colli (Luschka)   Abb. 223
Musculus rectus femoris   Abb. 1, 2, 100, 105–115, 117, 139, 141–143, 186, 187, 190, 191, 196
Musculus rectus lateralis (bulbi)   Abb. 256
Musculus rectus superior (bulbi)   Abb. 256, 258
Musculus rhomboideus major   Abb. 262, 265, 269, 271–277
Musculus rhomboideus minor   Abb. 269, 272, 274, 275
Musculus risorius   Abb. 242–245
Musculus sartorius   Abb. 100, 103–118, 121–123, 144–147, 149–153, 155, 189, 197, 198

Musculus scalenus anterior   Abb. 234–239
Musculus scalenus medius   Abb. 223, 236–239, 270
Musculus scalenus posterior   Abb. 239, 270
Musculus semimembranosus   Abb. 119–124, 144, 145, 147, 149, 150–154, 197, 198
Musculus semispinalis capitis   Abb. 261–266, 269, 270
Musculus semispinalis cervicis   Abb. 264–267
Musculus semispinalis thoracis   Abb. 264
Musculus semitendinosus   Abb. 88–94, 119–124, 144–155, 189, 197, 198
Musculus serratus anterior   Abb. 131, 238, 239, 287, 302, 337, 339–349
Musculus serratus posterior inferior   Abb. 132, 261, 269, 270, 275, 277, 278, 283, 284
Musculus soleus   Abb. 149–159, 161, 187, 188, 193, 197, 198, 204
Musculus sphincter ani externus   Abb. 83
Musculus sphincter ani externus – Pars profunda   Abb. 85, 86, 91, 94, 97
Musculus sphincter ani externus – Pars subcutanea   Abb. 78, 80, 82, 85, 86, 97, 98, 99
Musculus sphincter ani externus – Pars superficialis   Abb. 78–82, 84, 85, 86, 91, 94, 96–99
Musculus spinalis thoracis   Abb. 277–280, 283, 284
Musculus splenius capitis   Abb. 238, 239, 259–270
Musculus splenius cervicis   Abb. 261–265, 269, 270, 277, 278
Musculus sternocleidomastoideus   Abb. 208–241, 243, 244, 248, 250, 251, 259–266, 267–270, 272, 285–287, 288, 290, 291, 293–295, 298, 303, 305, 310–313, 324, 331, 334
Musculus sternocleidomastoideus – Caput claviculare   Abb. 224, 227–230
Musculus sternocleidomastoideus – Caput sternale   Abb. 208, 226, 227–231, 287, 288, 290, 291, 303, 310–313, 334
Musculus sternohyoideus   Abb. 209–216, 219–222, 228–233, 235, 236, 240, 241
Musculus sternothyroideus   Abb. 209, 211–216, 227–229, 232, 233, 235
Musculus styloglossus   Abb. 222, 247
Musculus stylohyoideus   Abb. 220, 222, 224, 225, 232–235, 247, 250, 251, 252
Musculus stylopharyngeus   Abb. 247
Musculus subclavius   Abb. 334, 335
Musculus subscapularis   Abb. 339–342, 345, 347–349
Musculus supinator   Abb. 364, 365, 367–372, 388, 389
Musculus supinator – Stratum profundum   Abb. 388, 389
Musculus supraspinatus   Abb. 261, 262, 270, 272, 274, 275, 278
Musculus temporalis   Abb. 249–252, 254–256
Musculus temporoparietalis   Abb. 248, 253–255
Musculus tensor fasciae latae   Abb. 1, 2, 100, 105, 106, 107, 109, 110, 114, 136–143
Musculus tensor semivaginae articulationis humero-scapularis   Abb. 335
Musculus tensor veli palatini   Abb. 251, 252
Musculus teres major   Abb. 271, 273–278, 340–342, 346–348, 352
Musculus teres minor   Abb. 271, 273
Musculus thyrohyoideus   Abb. 214, 224–226, 228–231, 233–235

Musculus tibialis anterior Abb. 157–165, 167, 168, 187, 188, 204
Musculus tibialis posterior Abb. 152, 153, 154, 156, 202, 203, 204, 205
Musculus tibialis posterior – Ramus plantaris Abb. 205
Musculus tibialis posterior – Ramus recurrens [R. sustentacularis] Abb. 204, 205
Musculus transversus abdominis Abb. 7, 8, 17, 31, 32, 36, 55, 75, 309, 310
Musculus transversus nuchae Abb. 259
Musculus transversus perinei profundus Abb. 79–84, 98
Musculus transversus perinei superficialis Abb. 96, 97
Musculus transversus thoracis Abb. 292
Musculus trapezius Abb. 237–239, 259–262, 265, 268–278, 283, 284, 288, 293, 295, 296, 298, 331, 332, 343, 344
Musculus trapezius – Pars ascendens Abb. 268, 269, 271, 272
Musculus trapezius – Pars descendens Abb. 259, 268, 271, 272
Musculus trapezius – Pars transversa Abb. 268, 269, 271, 272
Musculus triangularis Abb. 242–246, 249, 251
Musculus triceps brachii Abb. 273, 340, 341, 349, 352–356, 361
Musculus triceps brachii – Caput laterale Abb. 273, 352–356
Musculus triceps brachii – Caput longum Abb. 273, 340, 341, 348–356
Musculus triceps brachii – Caput mediale Abb. 349, 352–356, 361
Musculus vastus intermedius Abb. 114, 138, 140, 141, 142
Musculus vastus lateralis Abb. 100, 105, 108–113, 137–143, 186–188, 190–196
Musculus vastus medialis Abb. 112–118, 140–143, 186, 187, 189–196
Musculus zygomaticus major Abb. 242–245
Musculus zygomaticus minor Abb. 242
Muskelscheide der Tenonschen Kapsel Abb. 256
Muskelscheide des Musculus rectus superior Abb. 258
Myocardium Abb. 326, 327

N
Nabel Abb. 27, 28
Nabelgrube Abb. 1, 2
Nagelbett (Ramus anastomoticus dorsalis) Abb. 378
Nates Abb. 88–90, 96, 125, 127, 135
Nervi cervicales (Rami posteriores) Abb. 259
Nervi ciliares Abb. 256
Nervi clunium inferiores Abb. 120–124
Nervi clunium mediales Abb. 131, 132
Nervi clunium superiores Abb. 131–134, 279, 282
Nervi digitales palmares proprii Abb. 383, 375
Nervi digitales plantares communes Abb. 170–172, 174–176
Nervi digitales plantares proprii Abb. 170–175
Nervi intercostales – Rami cutanei anteriores Abb. 2
Nervi labiales posteriores Abb. 90, 91, 98, 99
Nervi scrotales posteriores Abb. 79–81
Nervi supraclaviculares Abb. 237–239
Nervus accessorius Abb. 215, 221–225, 237–239, 246, 261, 262, 265, 269, 270, 272–275, 277
Nervus alveolaris inferior Abb. 250, 252
Nervus alveolaris superior posterior Abb. 252
Nervus anococcygeus Abb. 97

Nervus arteriae femoralis Abb. 109, 113
Nervus auricularis magnus Abb. 208, 222, 245, 259, 260, 265, 272
Nervus auricularis magnus – Ramus anterior Abb. 208, 237–244, 260
Nervus auricularis magnus – Ramus posterior Abb. 208, 237–239, 242, 243, 260, 266, 268–270
Nervus auricularis posterior (N. facialis) Abb. 247, 259, 260
Nervus auriculotemporalis Abb. 225, 243–250, 252, 253, 254, 255
Nervus axillaris Abb. 273, 341, 342, 347, 348
Nervus buccalis Abb. 249, 250, 252
Nervus cardiacus cervicalis inferior Abb. 235
Nervus cardiacus cervicalis medius Abb. 234, 235
Nervus cervicalis II Abb. 267
Nervus cervicalis III (Ramus anterior) Abb. 223, 238, 239, 267
Nervus cervicalis III (Ramus posterior) Abb. 261
Nervus cervicalis IV (Ramus anterior) Abb. 238
Nervus cervicalis IV (Ramus posterior) Abb. 262, 264, 270
Nervus cervicalis V Abb. 238, 239, 262, 265
Nervus cervicalis V (Ramus anterior) Abb. 239
Nervus cervicalis V (Ramus posterior) Abb. 262, 265
Nervus cervicalis VI (Ramus posterior) Abb. 262
Nervus cervicalis VII (Ramus posterior) Abb. 262
Nervus cervicalis VIII (Ramus posterior) Abb. 265
Nervus cutaneus antebrachii lateralis Abb. 350, 358, 362–368, 372
Nervus cutaneus antebrachii medialis Abb. 342, 347–352
Nervus cutaneus antebrachii medialis (Ramus anterior) Abb. 358, 359, 361–368
Nervus cutaneus antebrachii medialis (Ramus cutaneus brachii) Abb. 342, 348, 350–352
Nervus cutaneus antebrachii medialis (Ramus posterior) Abb. 358, 361, 362, 364, 365
Nervus cutaneus antebrachii posterior Abb. 353–356, 388
Nervus cutaneus brachii lateralis inferior Abb. 356
Nervus cutaneus brachii lateralis superior Abb. 273
Nervus cutaneus brachii medialis Abb. 336–338, 340–342, 345, 346, 348–352
Nervus cutaneus brachii posterior Abb. 273, 349
Nervus cutaneus dorsalis intermedius pedis Abb. 158, 163, 164, 166
Nervus cutaneus dorsalis lateralis pedis Abb. 163, 164, 166
Nervus cutaneus dorsalis medialis pedis Abb. 158, 164, 166
Nervus cutaneus femoris lateralis Abb. 76, 77, 105, 107, 109, 110, 112, 114
Nervus cutaneus femoris posterior Abb. 120–124, 128–130
Nervus cutaneus femoris posterior – Rami perineales Abb. 79, 80, 81, 92, 93, 123, 130
Nervus cutaneus surae lateralis Abb. 121, 122, 124, 147, 149, 150, 161, 162
Nervus cutaneus surae medialis Abb. 121, 122, 124, 144–148, 150
Nervus cutaneus surae medialis – Ramus cutaneus Abb. 144

Nervus digitalis palmaris – Ramus dorsalis   Abb. 378, 382
Nervus digitalis palmaris communis   Abb. 373, 376, 377, 378, 379
Nervus digitalis palmaris proprius   Abb. 373, 376–379, 382, 383
Nervus digitalis palmaris proprius ulnaris digiti minimi   Abb. 373
Nervus dorsalis clitoridis   Abb. 91–94, 98
Nervus dorsalis penis   Abb. 81–87
Nervus dorsalis scapulae   Abb. 238, 239, 261, 262, 265, 269, 270, 272, 274, 275, 277
Nervus facialis   Abb. 208, 217–219, 221–224, 225, 240, 241, 243–247, 253–255, 269, 270
Nervus facialis – Nervus auricularis posterior   Abb. 247
Nervus facialis – Rami zygomatici   Abb. 243–247
Nervus facialis – Ramus buccalis   Abb. 240, 241, 243–245, 247
Nervus facialis – Ramus cervicofacialis   Abb. 245, 246, 247
Nervus facialis – Ramus colli [cervicalis])   Abb. 208, 217–219, 221–223, 240, 241, 243–245, 247
Nervus facialis – Ramus inferior [Ramus cervicofacialis]   Abb. 245, 246, 247
Nervus facialis – Ramus marginalis mandibularis   Abb. 240, 241, 243–245, 247
Nervus facialis – Ramus superior [Ramus temporofacialis]   Abb. 245, 246
Nervus facialis – Ramus temporalis   Abb. 243–245, 247, 253–255
Nervus facialis – Ramus temporofacialis   Abb. 246, 247
Nervus femoralis   Abb. 77, 103–105, 107, 109–118, 144
Nervus femoralis – Rami cutanei anteriores   Abb. 103–105, 107, 109–118, 144
Nervus femoralis – Ramus muscularis   Abb. 77, 111–114
Nervus fibularis [peroneus] communis   Abb. 121–124, 146–151, 153, 154
Nervus fibularis [peroneus] profundus   Abb. 160, 162–166, 176
Nervus fibularis [peroneus] profundus – Ramus muscularis   Abb. 165
Nervus fibularis [peroneus] superficialis   Abb. 157–166
Nervus fibularis [peroneus] superficialis – Ramus muscularis   Abb. 161, 162
Nervus gastricus major anterior   Abb. 55–58
Nervus gastricus major posterior   Abb. 57, 58
Nervus genitofemoralis – Ramus femoralis   Abb. 4, 74, 76, 77, 101, 102, 104, 109, 110, 113, 119
Nervus genitofemoralis – Ramus genitalis   Abb. 17, 76, 77
Nervus gluteus inferior   Abb. 98, 126–130
Nervus gluteus superior   Abb. 133, 134, 139–141
Nervus gluteus superior – Rami musculares   Abb. 139
Nervus hypoglossus   Abb. 216, 218–222, 224, 225, 232–236, 241, 245, 246
Nervus iliohypogastricus   Abb. 4–10, 19–22, 25, 26, 76, 77, 131, 133, 134
Nervus iliohypogastricus – Ramus cutaneus anterior   Abb. 4, 5, 9, 10, 19–22
Nervus iliohypogastricus – Ramus cutaneus lateralis   Abb. 131, 133, 134

Nervus ilioinguinalis   Abb. 4–8, 19, 21, 76, 77, 133, 134
Nervus ilioinguinalis – Nervi scrotales anteriores   Abb. 4–6
Nervus infratrochlearis   Abb. 257
Nervus intercostalis – Rami cutanei anteriores   Abb. 2
Nervus intercostalis – Rami cutanei laterales   Abb. 338–340, 343–345, 348, 349
Nervus intercostalis – Ramus posterior   Abb. 280, 281
Nervus intercostalis VIII – Ramus cutaneus anterior   Abb. 4
Nervus intercostalis VIII – Ramus cutaneus lateralis   Abb. 4, 8
Nervus intercostalis IX – Ramus cutaneus anterior   Abb. 3
Nervus intercostalis IX – Ramus cutaneus lateralis   Abb. 7
Nervus intercostalis X   Abb. 7, 8
Nervus intercostalis X – Rami cutanei anteriores   Abb. 3, 4
Nervus intercostalis X – Ramus cutaneus lateralis   Abb. 4, 131
Nervus intercostalis XI   Abb. 4, 7 8
Nervus intercostalis XI – Rami cutanei anteriores   Abb. 4, 5
Nervus intercostalis XI – Ramus cutaneus lateralis   Abb. 4, 131, 133, 134
Nervus intercostalis XII   Abb. 4, 7, 8
Nervus intercostalis XII – Ramus cutaneus anterior   Abb. 4, 5, 9
Nervus intercostalis XII – Ramus cutaneus lateralis   Abb. 133
Nervus intercostalis   Abb. 281, 287, 290–292, 342, 316, 317, 346
Nervus intercostobrachialis   Abb. 337–341, 343–347, 349–351
Nervus interosseus antebrachii posterior   Abb. 388
Nervus ischiadicus   Abb. 120–124, 127–130, 146–149, 151, 152
Nervus ischiadicus – Rami musculares   Abb. 120
Nervus lacrimalis   Abb. 256
Nervus laryngeus recurrens   Abb. 230–235, 317
Nervus laryngeus recurrens – Ramus oesophageus   Abb. 231
Nervus laryngeus recurrens – Ramus pharyngeus   Abb. 233
Nervus laryngeus recurrens – Ramus trachealis   Abb. 231, 233
Nervus laryngeus superior – Ramus externus   Abb. 221, 222, 224, 225, 229, 231, 233, 234
Nervus laryngeus superior – Ramus internus   Abb. 221, 222, 224, 225, 234, 235
Nervus lingualis   Abb. 241, 250, 252
Nervus lumbalis   Abb. 278, 279, 282, 284
Nervus lumbalis – Radix posterior   Abb. 284
Nervus lumbalis – Ramus posterior   Abb. 282
Nervus massetericus   Abb. 249, 250, 252
Nervus medianus   Abb. 335, 341, 342, 346–349, 351, 352, 363, 365–373, 377, 379, 381
Nervus medianus – Radix lateralis   Abb. 341, 346
Nervus medianus – Radix medialis   Abb. 341, 346
Nervus medianus – Ramus muscularis   Abb. 368, 375–377, 379, 381
Nervus musculi gemelli superioris   Abb. 129
Nervus musculi obturatorii interni   Abb. 129, 130
Nervus musculocutaneus   Abb. 335, 347–349
Nervus mylohyoideus   Abb. 241, 245, 250
Nervus obturatorius – Ramus anterior   Abb. 112, 114
Nervus obturatorius – Ramus cutaneus   Abb. 115, 116
Nervus obturatorius – Ramus muscularis   Abb. 113

Nervus occipitalis major   Abb. 259–270
Nervus occipitalis minor secundus   Abb. 259
Nervus occipitalis minor   Abb. 238, 239, 259–270
Nervus occipitalis tertius   Abb. 259, 261–264, 267–270
Nervus opticus   Abb. 256
Nervus pectoralis lateralis (anterior)   Abb. 333–335, 342
Nervus pectoralis medialis (posterior)   Abb. 334, 335, 346, 347
Nervus perforans ligamentum sacrotuberale   Abb. 97–99
Nervus perinealis   Abb. 79–84, 86, 90–94, 98, 99
Nervus perinealis – Rami musculares   Abb. 81, 83
Nervus perinealis – Rami   Abb. 90
Nervus perinealis – Ramus analis   Abb. 90, 91
Nervus phrenicus   Abb. 237–239, 305–313, 315–317
Nervus phrenicus – Ramus abdominalis   Abb. 76
Nervus plantaris lateralis   Abb. 170–176
Nervus plantaris lateralis – Ramus profundus   Abb. 176
Nervus plantaris lateralis – Ramus superficialis   Abb. 170–174, 176
Nervus plantaris medialis   Abb. 172–176
Nervus plantaris medialis – Ramus lateralis   Abb. 173, 175
Nervus plantaris medialis – Ramus medialis   Abb. 172, 173, 175
Nervus presacralis   Abb. 72, 73
Nervus pterygoideus medialis   Abb. 252
Nervus pudendus   Abb. 84, 86, 128–130
Nervus radialis   Abb. 273, 341, 348, 349, 352, 354–356, 364, 365, 368–372
Nervus radialis – Rami musculares   Abb. 348, 352, 356, 369–372
Nervus radialis – Ramus collateralis ulnaris   Abb. 352
Nervus radialis – Ramus profundus   Abb. 364, 365, 367, 369–372, 388, 389
Nervus radialis – Ramus superficialis   Abb. 364–372, 390
Nervus rectalis inferior   Abb. 79–86, 90–92, 99
Nervus rectalis inferior – Ramus cutaneus   Abb. 81
Nervus rectalis inferior – Ramus perinealis   Abb. 79, 81, 90
Nervus sacralis I (Ramus posterior)   Abb. 282
Nervus saphenus   Abb. 109, 111–114, 116–118, 144, 145, 155, 156, 166
Nervus saphenus – Ramus cutaneus anterior   Abb. 109, 113
Nervus saphenus – Ramus cutaneus cruris medialis   Abb. 144, 145, 155, 156
Nervus saphenus – Ramus infrapatellaris   Abb. 155
Nervus splanchnicus major   Abb. 76, 77, 317
Nervus splanchnicus minor   Abb. 77
Nervus subcostalis   Abb. 4, 8, 9, 76, 77, 131, 134
Nervus subcostalis – Ramus cutaneus lateralis   Abb. 4, 131, 134
Nervus suboccipitalis   Abb. 266, 267
Nervus subscapularis   Abb. 339–342, 347, 348
Nervus supraclavicularis medialis   Abb. 208, 227, 290
Nervus supraorbitalis   Abb. 257
Nervus suprascapularis   Abb. 239, 262
Nervus suprasternalis   Abb. 208, 227, 239
Nervus supratrochlearis   Abb. 257
Nervus suralis   Abb. 150, 154, 166
Nervus temporalis profundus (anterior)   Abb. 250, 252
Nervus temporalis profundus (medius)   Abb. 250, 252

Nervus temporalis profundus (posterior)   Abb. 250
Nervus thoracicus   Abb. 261, 265, 268, 271, 274–281, 284
Nervus thoracicus – Ramus cutaneus posterior   Abb. 271, 280, 281
Nervus thoracicus – Ramus cutaneus posterior lateralis   Abb. 271, 274–282, 284,
Nervus thoracicus – Ramus cutaneus posterior medialis   Abb. 265
Nervus thoracicus – Ramus posterior   Abb. 131, 132, 134, 261, 268, 276, 281, 282
Nervus thoracicus longus   Abb. 238, 239, 270, 341, 342, 345–349
Nervus thoracodorsalis   Abb. 340–342, 346, 347–349
Nervus tibialis   Abb. 121–124, 147–154, 156
Nervus transversus colli   Abb. 208, 217, 237, 238, 240, 241, 243
Nervus transversus colli – Rami superiores   Abb. 217, 238
Nervus transversus colli – Ramus inferior   Abb. 238
Nervus ulnaris   Abb. 347–349, 352, 366, 367, 373, 376, 377, 379, 381
Nervus ulnaris – Ramus profundus   Abb. 373, 379
Nervus ulnaris – Ramus superficialis   Abb. 373, 377
Nervus vagus   Abb. 216, 219, 220, 222, 224, 225, 230, 232–235, 310, 312, 313, 315–317
Nervus vagus – Rami bronchiales   Abb. 315, 316
Nervus vagus – Ramus cardiacus superior   Abb. 230
Nervus(i) labialis(es) posterior(es)   Abb. 90, 91, 98, 99
Netzbeutel   Abb. 71
Netzbeutelwand   Abb. 44, 59, 69
Nodi lymphoidei axillares   Abb. 334, 337–340, 343–345
Nodi lymphoidei brachiales   Abb. 337–340, 343, 344
Nodi lymphoidei bronchopulmonales   Abb. 307
Nodi lymphoidei cervicales profundi   Abb. 215, 218, 219, 220, 236
Nodi lymphoidei cervicales superficiales   Abb. 217–219, 241
Nodi lymphoidei colici medii   Abb. 70
Nodi lymphoidei infraauriculares   Abb. 219, 260, 335
Nodi lymphoidei inguinales profundi   Abb. 102, 104, 105
Nodi lymphoidei inguinales superficiales   Abb. 100, 103, 104, 108
Nodi lymphoidei inguinales superficiales inferiores   Abb. 100–103, 106–108
Nodi lymphoidei inguinales superficiales superolaterales   Abb. 100–103, 106–108
Nodi lymphoidei inguinales superficiales superomediales   Abb. 100–103, 106, 108
Nodi lymphoidei interpectorales   Abb. 344
Nodi lymphoidei lumbales   Abb. 76
Nodi lymphoidei mastoidei   Abb. 260
Nodi lymphoidei mesenterici superiores [centrales]   Abb. 65, 66
Nodi lymphoidei mesocolici   Abb. 69
Nodi lymphoidei paracolici   Abb. 69
Nodi lymphoidei paratracheales   Abb. 231, 236, 307
Nodi lymphoidei pectorales   Abb. 339, 344
Nodi lymphoidei pericardiaci laterales   Abb. 307
Nodi lymphoidei retroauriculares   Abb. 260
Nodi lymphoidei subscapulares   Abb. 337–340, 343–345

Nodi lymphoidei tracheobronchiales   Abb. 306–310, 311, 317
Nodi lymphoidei tracheobronchiales inferiores   Abb. 306, 307
Nodi lymphoidei tracheobronchiales superiores   Abb. 306, 307, 311
Nodulus valvulae semilunaris anterioris   Abb. 330
Nodus lymphoideus anguli anonymi   Abb. 315
Nodus lymphoideus apicalis   Abb. 340
Nodus lymphoideus arcus venae azygos   Abb. 307, 316
Nodus lymphoideus centralis   Abb. 337, 339, 344
Nodus lymphoideus deltoideopectoralis   Abb. 334
Nodus lymphoideus humeralis/lateralis   Abb. 337, 339
Nodus lymphoideus infraclavicularis   Abb. 334
Nodus lymphoideus inguinalis superficialis „centralis"   Abb. 101, 102
Nodus lymphoideus intercostalis   Abb. 316
Nodus lymphoideus jugulodigastricus   Abb. 215, 218, 219
Nodus lymphoideus jugulo-omohyoideus   Abb. 215
Nodus lymphoideus mediastinalis anterior   Abb. 306, 307, 315
Nodus lymphoideus occipitalis   Abb. 260
Nodus lymphoideus parasternalis   Abb. 292
Nodus lymphoideus pectoralis (Sorgius)   Abb. 334, 339
Nodus lymphoideus prevertebralis   Abb. 316
Nodus lymphoideus submandibularis   Abb. 241
Nodus lymphoideus subpectoralis   Abb. 344, 345
Nodus lymphoideus supraclavicularis   Abb. 236
Nodus paramammarius (Gerota)   Abb. 344, 345
Nodus atrioventricularis [Aschoff-Tawara-Knoten]   Abb. 330
Nodus sinuatrialis [Keith-Flackscher Sinusknoten]   Abb. 330
Nuhnscher Faszientrichter   Abb. 17

O

Occipitalisanastomose   Abb. 265
Oesophagus   Abb. 231–234, 236, 315–317
Oesophagus – Pars abdominalis   Abb. 72–74, 77
Olecranon   Abb. 354, 356, 399–403
Omentum majus   Abb. 29–47, 49–59, 69, 71
Omentum minus   Abb. 41, 55, 318
Omentum splenicum [lienale]   Abb. 318
Orbita   Abb. 256
Os capitatum   Abb. 379, 405–409
Os coccygis   Abb. 81–83, 85, 86, 92, 96, 98, 99, 182, 185
Os coccygis – Vertebra coccygea I   Abb. 96
Os costale s. Costa(-ae)
Os coxae   Abb. 180
Os coxae – Linea arcuata   Abb. 177
Os cuboideum   Abb. 200, 205, 206
Os cuneiforme intermedium   Abb. 199
Os cuneiforme mediale   Abb. 202–204, 206
Os hamatum   Abb. 406, 407, 410, 412
Os hyoideum   Abb. 209–212, 221, 224, 225, 232–235, 246, 413
Os hyoideum – Cornu majus   Abb. 221, 224, 225, 232–235, 246
Os ilium   Abb. 178–183
Os ilium – Ala   Abb. 178, 179, 181–183
Os ilium – Corpus   Abb. 178–180
Os ischii   Abb. 82, 89, 178–180
Os ischii – Corpus   Abb. 178
Os ischii – Ramus   Abb. 82, 89
Os lacrimale   Abb. 258
Os lunatum   Abb. 405, 406–408, 409
Os metacarpi   Abb. 388, 406–408, 410–413
Os metacarpi – Processus styloideus   Abb. 407, 410, 412
Os metatarsi   Abb. 168, 204
Os multangulum majus   Abb. 406, 407
Os multangulum minus   Abb. 406, 407, 408, 410, 412
Os naviculare   Abb. 199, 202, 206
Os naviculare manus   Abb. 404, 406, 407, 410, 412
Os occipitale   Abb. 266, 267
Os occipitale (Squama occipitalis)   Abb. 266
Os pisiforme   Abb. 373, 374, 405, 409
Os pubis   Abb. 13, 14, 81–84, 92, 94, 112, 142, 180, 185
Os pubis – Corpus   Abb. 142, 180
Os pubis – Ramus inferior   Abb. 14, 81–84, 92, 94
Os pubis – Ramus superior   Abb. 112
Os sacrum   Abb. 88, 128, 180, 183
Os sacrum – Apex   Abb. 88
Os sacrum – Facies pelvica   Abb. 180, 183
Os scaphoideum   Abb. 404, 406, 407, 410, 412
Os sphenoidale (Ala major)   Abb. 254, 256
Os temporale   Abb. 249–252, 254, 255
Os temporale – Pars squamosa   Abb. 254, 255
Os trapezium   Abb. 406, 407
Os trapezoideum   Abb. 9, 406–408, 410, 412
Os triquetrum   Abb. 404, 406, 407, 410, 412
Os zygomaticum   Abb. 249–252, 256, 257
Ossa sesamoidea (Art. metacarpophalangea pollicis)   Abb. 404, 405
Ostium appendicis vermiformis   Abb. 54
Ostium atrioventriculare dextrum   Abb. 329
Ostium atrioventriculare sinistrum   Abb. 329
Ostium sinus coronarii   Abb. 330
Ostium urethrae externum   Abb. 18, 88, 94–99
Ostium venae cavae superioris   Abb. 330

P

Palma manus   Abb. 374–377, 379–381
Pancreas   Abb. 44, 56, 57, 75, 58, 60–63, 69
Pancreas – Caput   Abb. 39, 60, 62, 75
Pancreas – Corpus   Abb. 44, 60–62
Pancreas – Incisura   Abb. 62, 63
Pancreas – Processus uncinatus   Abb. 63
Pancreas – Tuber omentale   Abb. 56–58
Panniculus adiposus   Abb. 285
Papilla ilealis (Ostium ileale)   Abb. 50, 51, 54
Papilla mammaria   Abb. 27, 28, 287–291, 293–296, 299–302, 332, 333
Papilla umbilicalis   Abb. 1, 2
Papilla urethralis   Abb. 95
Paraduodenalhernien   Abb. 48
Pars anularis vaginae fibrosae digitorum manus   Abb. 378, 380, 382–384
Pars anularis vaginae fibrosae digitorum pedis   Abb. 173

Pars cruciformis vaginae fibrosae digitorum manus   Abb. 378, 380–384
Pars cruciformis vaginae fibrosae digitorum pedis   Abb. 173
Pars membranacea urethrae   Abb. 86
Pars pylorica (Gaster)   Abb. 43, 58, 59
Pars tibiocalcanea (Lig. collaterale mediale)   Abb. 202, 203, 206
Pars tibionavicularis (Lig. collaterale mediale)   Abb. 203, 206
Pars tibiotalaris anterior (Lig. collaterale mediale)   Abb. 203, 206
Pars tibiotalaris posterior (Lig. collaterale mediale)   Abb. 203
Patella   Abb. 186–196
Patella – Facies articularis   Abb. 191–196
Pecten analis   Abb. 88, 97
Pedunculus cerebellaris inferior   Abb. 267
Pedunculus cerebellaris medius   Abb. 267
Pedunculus cerebellaris superior   Abb. 267
Penis – Bulbus   Abb. 78
Penis – Corpus   Abb. 20, 21
Penis – Corpus spongiosum   Abb. 13
Penis – Crus   Abb. 13, 21, 83
Penis – Dorsum   Abb. 11, 14, 18–22, 87, 101
Penis – Facies urethralis   Abb. 78
Penis – Glans   Abb. 12, 16, 18–22, 78, 87
Penis – Preputium   Abb. 11–13, 15, 18, 20, 78, 87
Penis – Radix   Abb. 11, 12, 14, 15, 18
Pericardium   Abb. 39, 40, 42, 43, 53, 303, 304, 307–313, 317–319, 320–325, 329, 330
Pericardium – Cupula pericardii   Abb. 319
Pericardium – Pars diaphragmatica   Abb. 317, 319, 321–323, 325
Pericardium – Pars lateralis   Abb. 319, 321–325
Pericardium – Pars sternocostalis   Abb. 319, 320–325
Pericranium   Abb. 254, 255, 266, 267
Perimysium   Abb. 332
Perineum   Abb. 78, 88, 90, 91, 96, 97
Periorbita   Abb. 256
Periorchium   Abb. 16
Periosteum phalangis distalis   Abb. 382
Peritendineum   Abb. 380
Peritoneum   Abb. 17, 24, 29, 30–37, 39, 40, 43–44, 49–51, 53, 55, 61–64, 73, 75
Peritoneum parietale (primarium)   Abb. 40, 43, 53, 75, 304
Peritoneum parietale (secundarium)   Abb. 44, 75, 304
Pes anserinus (profundus)   Abb. 198
Pes anserinus (superficialis)   Abb. 123, 149, 151–153, 155, 189, 190, 198
Phalanges digitorum pedis   Abb. 167, 203, 205
Phalanx distalis   Abb. 391, 404, 378
Phalanx distalis – Basis phalangis   Abb. 391
Phalanx media   Abb. 391, 404, 405, 408
Phalanx media – Basis phalangis   Abb. 391
Phalanx proximalis   Abb. 377, 404, 405, 408
Phalanx proximalis pollicis   Abb. 377, 408
Planta pedis   Abb. 169–176
Planum cardiacum   Abb. 318, 323, 325

Planum occipitale   Abb. 259, 261–263, 266
Platysma   Abb. 208–210, 216–221, 226, 242, 243, 290
Pleura costalis   Abb. 303, 305–307, 310–313, 315
Pleura diaphragmatica   Abb. 304–310, 312, 313, 315–317, 319–324
Pleura mediastinalis   Abb. 303–313, 318–320, 322, 323
Pleura parietalis   Abb. 281, 292, 315, 324
Pleura parietalis – Pars costalis   Abb. 324
Pleura parietalis – Pars diaphragmatica   Abb. 49
Pleura pericardiaca   Abb. 318
Plexus brachialis   Abb. 237–239, 335, 341, 347, 348
Plexus brachialis – Fasciculus lateralis   Abb. 335, 348
Plexus brachialis – Fasciculus medialis   Abb. 341, 348
Plexus brachialis – Fasciculus posterior   Abb. 341
Plexus cervicalis   Abb. 238, 239, 269, 270
Plexus cervicalis – Ramus trapezius   Abb. 238, 239
Plexus choroideus   Abb. 267
Plexus coeliacus   Abb. 72–74
Plexus hepaticus   Abb. 58
Plexus hypogastricus superior   Abb. 72, 73
Plexus intermesentericus   Abb. 72–74, 76
Plexus lumbalis   Abb. 282
Plexus mesentericus superior   Abb. 66, 76
Plexus oesophageus   Abb. 315–317
Plexus pampiniformis   Abb. 16, 17, 25
Plexus renalis   Abb. 76
Plexus testicularis   Abb. 17, 76
Plexus thyroideus impar   Abb. 228–231, 233, 235, 315, 316
Plica alaris   Abb. 119, 195, 196
Plica axillaris anterior   Abb. 27, 28, 285–287, 291, 293–297, 300–302, 331–334, 336, 338
Plica axillaris posterior   Abb. 27, 28, 285, 287, 293–296, 300–302, 331, 333, 334, 336, 338–340
Plica caecalis vascularis   Abb. 49, 50, 53, 67
Plica caecalis   Abb. 51
Plica duodenalis inferior   Abb. 48
Plica duodenalis superior   Abb. 48
Plica duodenojejunalis   Abb. 48
Plica duodenomesocolica   Abb. 48
Plica epigastrica   Abb. 17, 31, 32, 45, 77
Plica gastropancreatica   Abb. 44
Plica ileocaecalis   Abb. 49–51, 53, 65, 66, 68
Plica interdigitalis   Abb. 374–377
Plica natatoria   Abb. 374–377
Plica paraduodenalis   Abb. 48
Plica semilunaris coli (Nuhn)   Abb. 45
Plica semilunaris conjunctivae   Abb. 258
Plica semilunaris fasciae transversalis   Abb. 17
Plica synovialis infrapatellaris   Abb. 191–193, 195
Plica umbilicalis mediana   Abb. 51
Plica venae cavae sinistrae   Abb. 320, 321
Plica vestibularis [ventricularis]   Abb. 216
Plica vocalis   Abb. 216
Plicae adiposae pleurales   Abb. 303, 305–313, 318, 321
Porta hepatis   Abb. 37, 39, 41–43
Preputium clitoridis   Abb. 88–90, 92, 94–99
Preputium penis   Abb. 11–13, 15, 18, 78, 87
Processus condylaris   Abb. 249

Processus coracoideus   Abb. 334, 335, 347, 348, 392, 393, 395
Processus coronoideus   Abb. 249, 397, 399, 400
Processus falciformis   Abb. 79–86, 178, 179
Processus mamillaris   Abb. 282–284
Processus mastoideus   Abb. 217, 221, 225
Processus papillaris   Abb. 39, 43, 56–60
Processus posterior tali   Abb. 202
Processus pterygoideus (Lamina lateralis)   Abb. 251
Processus pterygospinosus   Abb. 251
Processus spinosi   Abb. 264, 265, 268, 269, 271, 272, 274–281, 284
Processus styloideus (ossis metacarp.)   Abb. 404, 407, 410, 412
Processus styloideus (ossis temp.)   Abb. 225, 247, 248, 250–252
Processus styloideus (radii)   Abb. 371, 373, 404, 406–410, 412
Processus styloideus (ulnae)   Abb. 385, 404–407, 409, 410, 412
Processus uncinatus   Abb. 63
Processus xiphoideus   Abb. 31, 286, 303, 309
Processus zygomaticus   Abb. 249–252
Processus vaginalis peritonei   Abb. 21
Prominentia laryngea   Abb. 213–215, 226–228, 230
Promontorium   Abb. 180
Prostata – Apex   Abb. 85, 86
Protuberantia occipitalis externa   Abb. 259, 261–270
Pulmo dexter   Abb. 39, 42, 53, 303–307, 309, 311–313, 315, 316, 318, 321
Pulmo dexter – Facies diaphragmatica   Abb. 304
Pulmo dexter – Facies interlobaris   Abb. 304
Pulmo dexter – Facies mediastinalis   Abb. 305
Pulmo dexter – Fissura horizontalis   Abb. 303, 304, 309
Pulmo dexter – Fissura obliqua   Abb. 304, 305, 307
Pulmo dexter – Lobus inferior   Abb. 303–306, 315, 316, 318
Pulmo dexter – Lobus medius   Abb. 42, 304–307, 309, 318, 321
Pulmo dexter – Lobus superior   Abb. 42, 303–307, 309, 316, 318
Pulmo dexter – Septa interlobularia   Abb. 304
Pulmo sinister   Abb. 39, 42, 53, 303, 305, 308–311, 312, 318, 321
Pulmo sinister – Facies diaphragmatica   Abb. 308
Pulmo sinister – Facies mediastinalis   Abb. 308
Pulmo sinister – Fissura obliqua   Abb. 303, 308, 309, 311
Pulmo sinister – Lobus inferior   Abb. 303, 308–311
Pulmo sinister – Lobus superior   Abb. 42, 303, 305, 308, 311, 312, 318, 321
Pulmo sinister – Septa interlobularia   Abb. 308
Punctio articularis cubiti   Abb. 402, 403
Punctio articularis humeri   Abb. 395, 396
Punctio articularis mediocarpalis   Abb. 412, 413
Punctio articularis radiocarpalis   Abb. 410–413
Punctio lumbalis   Abb. 282, 283
Punctio suboccipitalis   Abb. 266, 267
Punctum lacrimale   Abb. 258
Punctum lacrimale accessorium (Var.)   Abb. 258
Punctum nervosum   Abb. 208
Pylorus   Abb. 36, 38–41, 43, 318
Pyramis vermis   Abb. 267

Q
Quadratusarkade   Abb. 77

R
Radius   Abb. 371, 385, 387, 388, 397, 399, 400, 402, 403, 406–409, 410, 412
Radius – Processus styloideus   Abb. 371, 373, 404, 406–410, 412
Radius – Tuberculum dorsale   Abb. 404, 407, 408, 410, 412
Radix mesenterii   Abb. 47–50, 52, 65, 67, 68
Radix mesocolica   Abb. 39, 46, 48, 49, 51, 52, 66–69
Radix nervi spinalis   Abb. 284
Radix penis   Abb. 87
Radix posterior n. lumbalis   Abb. 284
Radix pulmonis   Abb. 304–313, 315, 317, 318
Rami atriales   Abb. 329
Rami auriculares anteriores (A. temp. superf.)   Abb. 245, 248, 250, 252
Rami coni arteriosi   Abb. 319, 322, 323, 324
Rami cutanei anteriores   Abb. 290–292
Rami cutanei anteriores nervi femoralis   Abb. 103–105, 107, 109–118, 144
Rami cutanei laterales (N. intercost.)   Abb. 4, 7, 8, 131, 133, 134, 281, 287, 338–340, 342–345, 348, 349
Rami cutanei posteriores   Abb. 131, 134, 271, 274–280, 284
Rami labiales posteriores   Abb. 90, 91, 98, 99
Rami mammarii   Abb. 289–291, 293–297, 299, 301, 302, 345
Rami ossis pubis   Abb. 14, 81–84, 92, 94, 112
Rami perforantes   Abb. 292, 294–299, 301, 302, 343
Rami perforantes arteriarum metatarsalium   Abb. 165
Rami perineales nervi cutanei femoris posterioris   Abb. 80, 79, 123, 129, 130
Ramus acromialis (a. thoraco-acrom.)   Abb. 334, 335
Ramus bronchialis   Abb. 316, 317
Ramus cardiacus cervicalis superior   Abb. 234, 235
Ramus cardiacus superior   Abb. 229
Ramus circumflexus (A. coron. sinistr.)   Abb. 325
Ramus circumflexus fibularis   Abb. 154
Ramus clavicularis (A. thoraco-acrom.)   Abb. 334, 335
Ramus collateralis (R. interventricularis ant.)   Abb. 319, 322, 323, 325
Ramus collateralis ulnaris nervi radialis   Abb. 352
Ramus communicans (Plexus brachialis)   Abb. 234, 235
Ramus communicans cum n. faciali   Abb. 245
Ramus communicans cum n. zygomatico   Abb. 256
Ramus communicans fibularis   Abb. 150
Ramus coni arteriosi (A. coron. dextr.)   Abb. 319, 322, 324
Ramus cutaneus anterior nervi iliohypogastrici   Abb. 20
Ramus cutaneus anterior nervi sapheni   Abb. 109, 113
Ramus cutaneus brachii   Abb. 352
Ramus cutaneus cruris medialis nervi sapheni   Abb. 144, 145, 155, 156
Ramus cutaneus nervi obturatorii   Abb. 115, 116
Ramus deltoideus (A. thoracoacrom.)   Abb. 331–335
Ramus descendens n. hypoglossi   Abb. 215, 216, 219–221, 224, 225, 232, 235
Ramus diagonalis (R. interventricularis ant.)   Abb. 325
Ramus dorsalis nervi ulnaris   Abb. 367

Ramus femoralis (N. genitofem.)   Abb. 4, 74, 76, 77, 101, 102, 104, 109, 110, 113
Ramus genitalis (N. genitofem.)   Abb. 17, 76, 77
Ramus inferior ossis pubis   Abb. 14, 81–84, 92, 94
Ramus infrapatellaris nervi sapheni   Abb. 155
Ramus ischiopubicus   Abb. 82, 89, 91, 93
Ramus lacrimalis (A. infraorbitalis) (Var.)   Abb. 256
Ramus lateralis (R. interventricularis ant.)   Abb. 325
Ramus lateralis nasi   Abb. 248
Ramus mamillaris areolae mammae   Abb. 293, 294
Ramus mandibulae   Abb. 248
Ramus marginalis dexter (A. coron. dextr.)   Abb. 320, 323, 330
Ramus marginalis sinister (A. coron. sinistr.)   Abb. 319, 320, 323, 325
Ramus massetericus   Abb. 245
Ramus musculi temporoparietalis (N. fac.)   Abb. 253
Ramus mylohyoideus (A. alv. inf.)   Abb. 250, 252
Ramus nodi sinuatrialis (A. coron. dextr.)   Abb. 323, 324
Ramus obturatorius (A. epigastrica superf.)   Abb. 17
Ramus palmaris superficialis (A. rad.)   Abb. 373, 375, 377
Ramus pectoralis (A. thoraco-acrom.)   Abb. 333–335
Ramus perforans arteriae fibularis   Abb. 161
Ramus perinealis nervi pudendi   Abb. 79
Ramus perinealis nervi rectalis inferioris   Abb. 79
Ramus posterior lateralis n. lumbalis   Abb. 279
Ramus posterior ventriculi sinistri   Abb. 320, 325, 329
Ramus posterolateralis dexter (A. coron. dextr.)   Abb. 320
Ramus pubicus (A. obturatoria)   Abb. 17
Ramus saphenus arteriae femoralis (Var.)   Abb. 107
Ramus sternalis   Abb. 292
Ramus sternocleidomastoideus n. cervicalis III   Abb. 225
Ramus thyrohyoideus   Abb. 221
Ramus tonsillaris   Abb. 241
Ramus trapezius   Abb. 269, 270
Ramus ventriculi dextri (A. coron. sin.)   Abb. 322–324
Ramus ventriculi dextri anterior   Abb. 319, 322, 323
Recessus aorticus   Abb. 325
Recessus costodiaphragmaticus   Abb. 303, 305–307, 309–313, 321
Recessus costomediastinalis   Abb. 303, 305–307, 309–313, 318
Recessus duodenalis superior   Abb. 48
Recessus duodenalis inferior   Abb. 48
Recessus hepatorenalis   Abb. 39
Recessus hepatorenocolicus   Abb. 39
Recessus ileocaecalis inferior   Abb. 49–51
Recessus ileocaecalis superior   Abb. 49, 50
Recessus paraduodenalis   Abb. 48
Recessus phrenicomediastinalis   Abb. 303–313, 318, 321
Recessus popliteus   Abb. 197, 198
Recessus pubicus   Abb. 94
Recessus retrocaecalis   Abb. 50, 51
Recessus sacciformis   Abb. 397–399, 402, 403
Rectum – Lumen   Abb. 77
Rectusscheide   Abb. 3, 4, 7, 8 27, 285
Regio analis   Abb. 85
Regio antebrachii anterior   Abb. 366–372
Regio antebrachii posterior   Abb. 386–389
Regio antebrachialis   Abb. 366–372, 387–389
Regio axillaris   Abb. 335
Regio brachii posterior   Abb. 353–356
Regio carpalis anterior   Abb. 373
Regio cervicalis anterior   Abb. 237–239
Regio cervicalis media   Abb. 209–216
Regio cervicalis posterior   Abb. 259–270
Regio cruris anterior   Abb. 157–162
Regio cruris posterior   Abb. 150–154
Regio cubitalis anterior   Abb. 358–365
Regio dorsalis pedis [Dorsum pedis]   Abb. 163–168
Regio epigastrica [Epigastrium]   Abb. 2, 3, 8
Regio facialis   Abb. 247–249
Regio femoris anterior   Abb. 105–114
Regio femoris posterior   Abb. 119–123
Regio genus posterior   Abb. 144–149
Regio glutealis   Abb. 125–143
Regio hypochondrica [Hypochondrium]   Abb. 2, 3
Regio infraclavicularis   Abb. 331–335
Regio inguinalis   Abb. 2, 4–17
Regio interscapularis   Abb. 274, 275
Regio lateralis (abdominis)   Abb. 2, 3, 4, 7
Regio lumbalis   Abb. 131–134
Regio mesogastrica   Abb. 2
Regio occipitalis   Abb. 257–267
Regio parotideomasseterica   Abb. 242–246
Regio pectoralis   Abb. 285–292
Regio perinealis (feminina)   Abb. 88–99
Regio perinealis (masculina)   Abb. 78–86
Regio plantaris pedis [Planta pedis]   Abb. 169–176
Regio pubica [Hypogastrium]   Abb. 2, 3, 5, 6, 7
Regio pudendalis (masculina)   Abb. 87
Regio retromalleolaris medialis [Regio talocruralis posterior]   Abb. 156
Regio scapularis   Abb. 273
Regio sternocleidomastoidea   Abb. 215, 216
Regio subinguinalis   Abb. 100–104
Regio suprascapularis   Abb. 268–270, 272–275
Regio talocruralis posterior   Abb. 156
Regio temporalis   Abb. 256, 248, 249
Regio thyroidea   Abb. 226–235
Regio umbilicalis   Abb. 4, 8
Regio urogenitalis (feminina)   Abb. 92, 93, 94
Regio urogenitalis (masculina)   Abb. 86
Regio vertebralis (Pars lumbalis)   Abb. 284
Regio vertebrolumbalis   Abb. 279, 282
Regio(nes) abdominalis(es)   Abb. 2, 3, 4, 5
Regiones cervicales   Abb. 208–216, 237–239, 259–270
Ren   Abb. 72, 73, 74, 75
Ren – Hilum renale   Abb. 74
Rete acromiale   Abb. 269
Rete venosum dorsale pedis   Abb. 161, 163, 166
Rete venosum plantare pedis   Abb. 163, 164, 166
Retinacula cutis   Abb. 144, 145, 169, 285, 289, 293, 295, 300, 338
Retinacula cutis (Fossa poplitea)   Abb. 144, 145
Retinaculum musculorum extensorum   Abb. 385, 388–390, 411, 413

Retinaculum musculorum extensorum inferius   Abb. 163, 164, 166, 167, 168, 201, 207
Retinaculum musculorum extensorum superius   Abb. 157–161, 163–168, 201, 207
Retinaculum musculorum fibularium [peroneorum] inferius   Abb. 159, 163, 165, 201
Retinaculum musculorum fibularium [peroneorum] superius   Abb. 157, 158, 160, 162
Retinaculum musculorum flexorum   Abb. 156, 204, 373, 377, 379–381, 384, 409
Retinaculum musculorum flexorum – Stratum profundum   Abb. 204
Retinaculum musculorum flexorum – Stratum superficiale   Abb. 204
Retinaculum patellae laterale   Abb. 186–188, 190
Retinaculum patellae mediale   Abb. 186, 189, 190, 195
Retroduodenalhernien   Abb. 48
Riolansche Anastomose   Abb. 70
Rippenbogen   Abb. 1, 2
Roof – Membran   Abb. 80, 98, 99
Rosenmüllerscher Lymphknoten   Abb. 103, 104
Rugae vaginales   Abb. 94

S

Saccus carpalis radialis   Abb. 380
Saccus carpalis ulnaris   Abb. 380, 381
Saccus lacrimalis   Abb. 257, 258
Samenstrang   Abb. 1, 2, 9, 11, 13, 15
Sappeysches T   Abb. 320
Sartoriusscheide   Abb. 116–118
Scapula – Angulus inferior   Abb. 261, 262, 270–274, 276, 291, 392–396
Scapula – Angulus superior   Abb. 261, 262, 270, 272
Scapula – Facies costalis   Abb. 392, 393, 395
Scapula – Margo lateralis   Abb. 392, 396
Scapula – Margo medialis   Abb. 261, 262, 271–274, 276, 392, 394, 395
Scapula – Margo superior   Abb. 272, 393, 395, 396
Scarpasche Faszie   Abb. 9–16, 19–24
Schenkelbeugefurche   Abb. 1, 11, 18, 34, 101
Schrumpfgallenblase   Abb. 64
Schweißdrüsen (apokrine)   Abb. 336
Scrotum   Abb. 11–16, 18–24, 46, 78, 87, 110
Segmenta lingularia (pulm.)   Abb. 308–310
Segmentum anterius (pulm.)   Abb. 308–310
Segmentum apicoposterius (pulm.)   Abb. 309, 310
Sehnenscheidenfächer   Abb. 385
Septa interlobularia (pulm.)   Abb. 304, 308
Septum aponeuroticum intermusculare   Abb. 386–389
Septum atrioventriculare   Abb. 329
Septum bulbi   Abb. 256
Septum interatriale   Abb. 329, 330
Septum intermusculare brachii laterale   Abb. 353–356, 363
Septum intermusculare brachii mediale   Abb. 352, 358, 361–365
Septum intermusculare cruris anterius   Abb. 157, 159–162, 192, 194

Septum intermusculare cruris posterius   Abb. 150, 153, 157, 158, 159, 161, 162
Septum intermusculare femoris laterale   Abb. 121–123
Septum intermusculare femoris mediale   Abb. 123
Septum intersegmentale (pulm.)   Abb. 308
Septum interventriculare (Pars muscularis)   Abb. 326
Septum orbitale   Abb. 257
Septum plantare laterale   Abb. 174–176
Septum plantare mediale   Abb. 174
Sinus aortae (Valsalvae)   Abb. 324, 328
Sinus coronarius   Abb. 320, 329
Sinus lactiferus   Abb. 299
Sinus renalis   Abb. 75
Sinus sagittalis superior   Abb. 267
Sinus sigmoideus   Abb. 267
Sinus tarsi   Abb. 200, 205
Sinus transversus   Abb. 267
Sinus trunci pulmonalis   Abb. 326–328, 330
Sinus ventriculi   Abb. 34, 38
Spatia intercostalia   Abb. 271, 275, 287, 288, 316
Spatium axillare   Abb. 338–342
Spatium axillare subfasciale   Abb. 342
Spatium clavipectorale (Testut)   Abb. 334–335
Spatium intercostale X   Abb. 132
Spatium interosseum pedis   Abb. 164
Spatium paravesicale   Abb. 17
Spatium retroperitoneale   Abb. 72–77
Spatium retropharyngeum   Abb. 234
Spatium retropubicum (Retzius)   Abb. 86
Spatium subdeltoideum   Abb. 335
Spatium suprasternale   Abb. 210
Sphincter antri   Abb. 34, 38
Spina angularis   Abb. 252
Spina iliaca anterior inferior   Abb. 111, 177, 179, 180, 182–185, 179
Spina iliaca anterior superior   Abb. 1–10, 27, 28, 100, 103–108, 110, 111, 114, 125–128, 135–143, 177, 179–185
Spina iliaca posterior inferior   Abb. 129–134, 178–182, 185
Spina iliaca posterior superior   Abb. 276–278, 282, 283
Spina ischiadica   Abb. 185
Spina ossis sphenoidalis   Abb. 251, 252
Spina scapulae   Abb. 261, 262, 269–278, 392–396
Spina scapulae – Tuberculum spinae   Abb. 271–278
Splen [Lien]   Abb. 39, 40, 42, 44, 48, 61–63
Squama occipitalis   Abb. 262, 263
Sternum   Abb. 209, 286, 291, 303, 305–307, 309–313, 324, 325
Sternum – Incisura jugularis   Abb. 210, 214, 226–230, 303
Stratum adiposum subpleurale   Abb. 304
Streckaponeurose der Finger   Abb. 391
Stroma mammae   Abb. 299
Subgaleatischer Raum   Abb. 266
Subluxatio humeri   Abb. 285, 286
Suboccipitalpunktion   Abb. 266, 267
Sudeckscher Punkt   Abb. 70, 71
Sulcus analis intermuscularis   Abb. 88, 97
Sulcus antebrachii lateralis   Abb. 358, 360, 363
Sulcus bicipitalis lateralis   Abb. 294–296, 360

Sulcus bicipitalis medialis   Abb. 295, 296, 331, 336, 343–345, 351, 357, 360
Sulcus coronarius   Abb. 319, 321, 323, 324, 326–330
Sulcus deltoideopectoralis   Abb. 288, 300, 331, 332, 336
Sulcus digitalis proximalis cutis   Abb. 374
Sulcus genitofemoralis   Abb. 78, 88, 89, 95, 96, 97
Sulcus glutealis   Abb. 88, 96, 97, 119–121, 125, 126, 135–138
Sulcus interlabialis   Abb. 12
Sulcus intertubercularis   Abb. 392
Sulcus interventricularis anterior   Abb. 321, 325–327
Sulcus nervi spinalis   Abb. 267
Sulcus nervi ulnaris (humeri)   Abb. 401
Sulcus nympholabialis   Abb. 88, 96, 97
Sulcus plantaris lateralis   Abb. 169–172
Sulcus plantaris medialis   Abb. 169–172
Sulcus pulmonalis   Abb. 315, 317
Sulcus pyloricus   Abb. 37, 55–63
Sulcus tendinis musculi flexoris hallucis longi   Abb. 202, 205
Sulcus tendinis musculi peronei [fibularis] longi   Abb. 199, 200
Sulcus terminalis   Abb. 329
Sulcus venae cavae   Abb. 72
Sustentaculum tali   Abb. 202–205
Sutura lambdoidea   Abb. 267
Sutura sphenofrontalis   Abb. 256
Sutura sphenosquamosa   Abb. 254–256
Symphysis pubica   Abb. 17, 177, 178, 184
Synchondrosis ilioischiadica   Abb. 178, 180
Synchondrosis costosternalis   Abb. 291, 292
Synchondrosis xiphosternalis   Abb. 310

T

Taenia libera   Abb. 34, 35, 39, 41, 45–47, 49–54, 65–68, 70, 71
Taenia mesocolica   Abb. 41
Taenia omentalis   Abb. 31–33, 35–37, 50, 51, 54
Tarsus inferior   Abb. 257
Tarsus superior   Abb. 257, 258
Tela choroidea ventriculi quarti   Abb. 267
Tela subcutanea   Abb. 2, 10, 12–16, 19–24, 27–35, 37, 47, 88–90, 97, 101, 102, 119, 125–127, 135–137, 208–210, 217, 218, 243, 266, 268, 287, 289, 290, 293, 294, 296–302, 331–333, 336–338, 350, 351, 353, 357, 360, 363, 374, 376, 386, 389
Tela subserosa   Abb. 34, 35, 45
Tendo calcaneus [Achilles]   Abb. 149–154, 156, 204
Tenonsche Kapsel   Abb. 256
Testis   Abb. 13–16, 18, 20–24, 78, 87, 110
Thenar   Abb. 374
Thymus   Abb. 303, 309, 313
Tibia   Abb. 149, 151–153, 155–158, 187, 193–199, 203, 205
Tibia – Condylus lateralis   Abb. 157, 158, 193, 194
Tibia – Condylus medialis   Abb. 195
Tibia – Corpus   Abb. 203
Tibia – Facies articularis inferior   Abb. 205
Tibia – Facies articularis superior   Abb. 193–198
Tibia – Facies articularis malleoli   Abb. 199
Tibia – Margo anterior   Abb. 158, 187
Tibia – Margo interosseus   Abb. 199
Tibia – Margo medialis   Abb. 149, 155, 156
Trabecula septomarginalis   Abb. 326, 327
Trabeculae carneae   Abb. 326, 327, 330
Trachea   Abb. 211–216, 228–231, 314, 315–317, 320, 322, 323
Tractus angularis (Fascia cerv. superf.)   Abb. 237, 239–241
Tractus coracoclavicularis   Abb. 226, 227, 230, 334, 347
Tractus iliopectineus (Eisler-Thomson)   Abb. 17
Tractus iliotibialis   Abb. 121–124, 132–143, 186–188, 190, 191, 193, 194
Treitzsche Hernie   Abb. 48
Trigonum caroticum   Abb. 215–222, 224, 225
Trigonum cervicale posterius (siehe Regiones cervicales)
Trigonum clavipectorale   Abb. 331–333, 343, 345, 346, 349
Trigonum colli laterale (siehe Regiones cervicales)
Trigonum deltoideopectorale (Mohrenheim)   Abb. 226, 331–333
Trigonum femorale (Scarpa)   Abb. 101
Trigonum Koch   Abb. 330
Trigonum lumbale (Petit)   Abb. 131
Trigonum lumbocostale   Abb. 77
Trigonum omotracheale   Abb. 209, 215
Trigonum scalenovertebrale   Abb. 234–236
Trigonum submandibulare   Abb. 238–239
Trigonum submentale   Abb. 210
Tripus Halleri   Abb. 57
Trochanter major   Abb. 119, 120, 129, 130, 135, 136, 137, 139, 140, 143, 178–185
Trochanter minor   Abb. 177–182, 184, 185
Trochlea humeri   Abb. 397, 399–403
Trochlea (musculi obliqui superioris bulbi)   Abb. 258
Trochlea phalangis mediae   Abb. 404, 405
Trochlea phalangis proximalis   Abb. 404, 405
Trochlea tali   Abb. 199, 202, 205, 206
Trochlea tali – Facies superior   Abb. 199
Truncus brachiocephalicus   Abb. 315, 316, 320, 322, 323, 326, 327
Truncus coeliacus   Abb. 57, 58, 61, 72–74, 76, 77
Truncus coeliacus – Truncus hepatolienalis (Var.)   Abb. 72, 73, 74, 76
Truncus gastrocolicus   Abb. 60
Truncus intestinalis   Abb. 65, 66
Truncus jugularis sinister (Truncus lymphoideus)   Abb. 236
Truncus pulmonalis   Abb. 312, 319, 320, 321, 323, 325–328, 330
Truncus sympathicus   Abb. 72, 73, 76, 77, 222, 223, 230, 232–236, 315–317
Truncus sympathicus – Ganglion lumbale   Abb. 76
Truncus sympathicus – Rami communicantes   Abb. 77
Truncus sympathicus – Ramus communicans   Abb. 316, 317
Truncus thyrocervicalis   Abb. 239
Truncus thyrolingualis   Abb. 216
Truncus thyrolinguofacialis   Abb. 218, 219, 220, 223
Truncus vagalis anterior/posterior   Abb. 72, 73, 74, 76
Tuber calcanei   Abb. 169, 171, 173, 176, 199, 200, 202, 205
Tuber calcanei – Processus lateralis   Abb. 171, 176, 200, 205
Tuber calcanei – Processus medialis   Abb. 171, 176, 205
Tuber ischadicum   Abb. 78, 89–94, 96, 98, 99, 124, 178, 179, 181, 182, 184, 185

Tuber maxillae   Abb. 249, 251
Tuber omentale   Abb. 44, 56, 57, 58
Tuberculum articulare   Abb. 249, 250
Tuberculum caroticum   Abb. 223, 234, 236, 238, 239
Tuberculum costae   Abb. 279
Tuberculum deltoideum   Abb. 269, 271–278, 374
Tuberculum dorsale (rad.)   Abb. 385, 404, 407, 408, 410, 412
Tuberculum Gerdy [Tuberositas tractus iliotibialis]   Abb. 157, 159, 161, 162, 186–188, 190, 193, 194
Tuberculum iliacum   Abb. 177–179, 182, 184, 185
Tuberculum infraglenoidale   Abb. 392–396
Tuberculum intercondylare laterale   Abb. 193, 194
Tuberculum intercondylare mediale   Abb. 195
Tuberculum intervenosum   Abb. 330
Tuberculum majus (humeri)   Abb. 392–394
Tuberculum minus (humeri)   Abb. 392–395
Tuberculum ossis scaphoidei   Abb. 407, 409, 412
Tuberculum ossis trapezii   Abb. 405, 409
Tuberculum pubicum   Abb. 6–8, 11, 25, 114, 177, 181, 183, 184
Tuberculum quadratum   Abb. 82
Tuberculum supraglenoidale   Abb. 393
Tuberculum thyroideum inferius   Abb. 214
Tuberositas glutea   Abb. 121, 123, 142, 143, 178, 180, 185
Tuberositas ossis metatarsi quinti [V]   Abb. 163–165, 167, 199, 201, 203
Tuberositas ossis navicularis   Abb. 165, 202, 204
Tuberositas phalangis distalis   Abb. 404, 405
Tuberositas radii   Abb. 372, 397, 399, 401–403
Tuberositas tibiae   Abb. 186–190
Tuberositas tractus iliotibialis [Tuberculum Gerdy]   Abb. 157, 159, 161, 162, 186–188, 190, 193, 194
Tuberositas ulnae   Abb. 397, 399, 400
Tuberositas unguicularis   Abb. 404, 405
Tunica albuginea corporis cavernosi penis   Abb. 87
Tunica conjunctiva bulbaris   Abb. 258
Tunica dartos   Abb. 24
Tunica vaginalis testis – Lamina parietalis   Abb. 16
Tunica vaginalis testis – Lamina visceralis   Abb. 16

U
Ulna   Abb. 385, 397–407, 409, 410, 412
Ulna – Processus styloideus   Abb. 385, 404–407, 409, 410, 412
Umbilicus   Abb. 27, 28
Ureter   Abb. 72–75
Ureterspindel – lumbale   Abb. 72
Urethra   Abb. 83–86, 94
Urethra – Pars membranacea   Abb. 84–86
Urethra – Pars spongiosa   Abb. 83, 84, 86
Urethra feminina   Abb. 94

V
Vagina – Paries anterior   Abb. 94
Vagina bulbi [Tenonsche Kapsel]   Abb. 256
Vagina carotica   Abb. 215, 218, 219, 224, 225, 228, 231, 232
Vagina carpalis tendinis musculi flexoris digitorum superficialis III   Abb. 380
Vagina carpalis tendinum digitorum II   Abb. 380
Vagina communis tendinum musculorum flexorum   Abb. 373, 377, 380, 381
Vagina communis tendinum musculorum fibularium [peroneorum] communis   Abb. 167, 168
Vagina fibrosa – Pars anularis   Abb. 172, 173, 175, 176
Vagina fibrosa – Pars cruciformis   Abb. 172, 173, 175, 176
Vagina fibrosa digitorum manus   Abb. 375
Vagina fibrosa digitorum pedis   Abb. 171–176
Vagina musculi recti abdominis   Abb. 3, 4, 7, 8, 27–30, 47, 286–288, 290, 291, 292
Vagina musculi recti abdominis – Lamina anterior   Abb. 3, 4, 7, 8, 27–30, 47, 288, 291, 292
Vagina musculi recti abdominis – Lamina posterior   Abb. 8, 30, 47
Vagina synovialis digitorum manus   Abb. 384
Vagina synovialis digitorum pedis   Abb. 173
Vagina tendinis hallucis   Abb. 173
Vagina tendinis intertubercularis   Abb. 393, 396
Vagina tendinis musculi extensoris carpi ulnaris   Abb. 385, 390, 411, 413
Vagina tendinis musculi extensoris digiti minimi   Abb. 385, 390, 411, 413
Vagina tendinis musculi extensoris digitorum pedis longi   Abb. 167, 168, 201, 207
Vagina tendinis musculi extensoris hallucis longi   Abb. 167, 168, 201, 204, 207
Vagina tendinis musculi extensoris pollicis longi   Abb. 385, 390, 411, 413
Vagina tendinis musculi flexoris carpi radialis   Abb. 373
Vagina tendinis musculi flexoris hallucis longi   Abb. 204
Vagina tendinis musculi flexoris pollicis longi   Abb. 380
Vagina tendinis musculi tibialis anterioris   Abb. 167, 168, 207
Vagina tendinum digitorum manus   Abb. 375–376, 380–383, 405
Vagina tendinum digitorum pedis   Abb. 174–176, 205
Vagina tendinum musculorum abductoris longi et extensoris brevis pollicis   Abb. 373, 411, 413
Vagina tendinum musculorum extensoris digitorum et extensoris indicis   Abb. 385, 390, 411, 413
Vagina tendinum musculorum extensorum carpi radialium   Abb. 385, 390, 411, 413
Vallum unguis   Abb. 391
Valva aortae   Abb. 330
Valva atrioventricularis dextra (Valva tricuspidalis)   Abb. 327, 329, 330
Valva atrioventricularis sinistra (Valva mitralis, Valva bicuspidalis)   Abb. 327
Valvula Eustachii (Valvula venae cavae inferioris)   Abb. 330
Valvula semilunaris anterior (Valva trunci pulm.)   Abb. 328, 330
Valvula semilunaris dextra (Valva aortae)   Abb. 330
Valvula semilunaris dextra (Valva trunci pulm.)   Abb. 326–328, 330
Valvula semilunaris posterior (Valva aortae)   Abb. 330
Valvula semilunaris sinistra (Valva trunci pulm.)   Abb. 326–328, 330

Valvula sinus coronarii (Thebesii)   Abb. 330
Valvula Thebesii   Abb. 330
Valvula venae cavae inferioris (Valvula Eustachii)   Abb. 330
Valvulae semilunares   Abb. 330
Valvulae venosae   Abb. 361
Vas lymphaticum profundum   Abb. 154, 156
Vas lymphaticum superficiale   Abb. 108, 156
Vasa lymphatica   Abb. 100, 102, 103, 108, 154, 156
Vasa pericardiacophrenica   Abb. 308, 311
Vasa testicularia   Abb. 8
Vasa thymica   Abb. 308
Vater-Pacinisches Körperchen   Abb. 378
Vena anastomotica (Extremitatis inferioris)   Abb. 144–147, 155, 156
Vena angularis   Abb. 257
Vena auricularis posterior   Abb. 247
Vena axillaris   Abb. 334, 335, 342, 345–347, 349
Vena azygos   Abb. 304–307, 315, 316
Vena basilica   Abb. 351, 352, 357–359, 361, 362–368
Vena brachialis   Abb. 346, 347, 349, 352, 363, 364, 368
Vena brachiocephalica dextra   Abb. 315, 316
Vena brachiocephalica sinistra   Abb. 303, 309, 310, 315, 317, 319, 320, 322–325
Vena cava inferior   Abb. 72–74, 76, 77, 320, 321, 329, 330
Vena cava superior   Abb. 304–307, 315, 316, 319, 320–324, 329, 330
Vena cardiaca magna (Vena cordis magna)   Abb. 326
Vena cephalica   Abb. 331–335, 356–359, 361, 362–364, 366–368, 386, 387, 389
Vena cephalica accessoria   Abb. 359, 361
Vena circumflexa humeri posterior   Abb. 342
Vena circumflexa ilium superficialis   Abb. 100, 102, 105, 108
Vena circumflexa penis   Abb. 87
Vena circumflexa scapulae   Abb. 342, 348, 349
Vena colica media   Abb. 46, 60, 61, 66, 69, 71
Vena comitans   Abb. 363, 364, 367, 368, 372
Vena comitans nervi hypoglossi   Abb. 241
Vena communicans (Vv. thyroideae inf. et sup.)   Abb. 213, 214, 228
Vena coni arteriosi   Abb. 324
Vena cordis anterior   Abb. 322
Vena cordis magna (V. cardiaca magna)   Abb. 326
Vena cordis media   Abb. 320, 321, 329
Vena coronaria sinistra   Abb. 326
Vena coronaria ventriculi   Abb. 53
Vena costo-axillaris (Braune)   Abb. 338, 339, 340, 343–346
Vena dorsalis profunda penis   Abb. 85–87
Vena dorsalis superficialis penis   Abb. 87
Vena epigastrica inferior   Abb. 7, 17
Vena epigastrica superficialis   Abb. 100, 102, 103, 105, 108, 110–112
Vena facialis   Abb. 216, 218–220, 237, 240, 241, 243–245
Vena femoralis   Abb. 103–107, 109–113, 117, 118
Vena femoralis – Ramus muscularis   Abb. 118
Vena fibularis   Abb. 152, 154
Vena frontalis   Abb. 257
Vena gastrica dextra   Abb. 53
Vena gastrica sinistra   Abb. 53, 59, 61, 62, 63

Vena gastro-omentalis [gastro-epiploica]   Abb. 31, 36, 37, 39, 40, 42–44, 53, 55–58, 60, 61, 63
Vena gastro-omentalis [gastro-epiploica] – Rami gastrici   Abb. 53
Vena gastro-omentalis [gastro-epiploica] – Rami omentales   Abb. 36, 37, 55
Vena hemiazygos   Abb. 310, 312, 317
Vena hemiazygos accessoria   Abb. 310, 312, 317
Vena ileocolica   Abb. 67, 70
Vena iliaca communis   Abb. 72–74
Vena iliaca externa   Abb. 17, 74
Vena intercostalis posterior   Abb. 302, 316, 317
Vena intercostalis posterior – Ramus mammarius lateralis   Abb. 302
Vena interventricularis anterior   Abb. 322, 325–327
Vena interventricularis posterior   Abb. 320, 321, 327, 329
Vena jugularis anterior   Abb. 210–212, 214, 226–231, 240, 243, 244
Vena jugularis externa   Abb. 208, 218–220, 222, 223, 232, 235, 237, 240, 241
Vena jugularis interna   Abb. 215, 216, 218–225, 229, 232, 238
Vena lingualis   Abb. 216, 218–220, 236
Vena mammaria   Abb. 300, 302
Vena mammaria medialis   Abb. 302
Vena marginalis dextra   Abb. 319, 322, 323
Vena maxillaris   Abb. 225
Vena mediana antebrachii   Abb. 358–364, 366, 367, 389
Vena mediana basilica   Abb. 357, 358, 360, 362–364
Vena mediana cephalica   Abb. 357–364
Vena mediana colli   Abb. 226, 227
Vena mediana cubiti   Abb. 359–362, 366–368
Vena mediana profunda   Abb. 358, 362, 363, 366, 368
Vena mediastinalis   Abb. 310, 311
Vena mesenterica inferior   Abb. 60–63, 70, 71
Vena mesenterica superior   Abb. 60–63, 65–70
Vena metatarsalis dorsalis   Abb. 164
Vena nasalis externa   Abb. 257
Vena nasofrontalis   Abb. 257
Vena ophthalmica superior   Abb. 256, 257
Vena pancreaticoduodenalis inferior anterior   Abb. 61, 63
Vena pancreaticoduodenalis superior anterior   Abb. 60, 61, 63
Vena pancreatocoduodenalis inferior   Abb. 60
Vena perforans superior (Extremitas superior)   Abb. 120
Vena pericardiacophrenica   Abb. 309, 310, 318, 320
Vena pharyngea   Abb. 224, 225, 246
Vena poplitea   Abb. 121–124, 147–149, 153, 154
Vena portae   Abb. 56, 57, 61, 64
Vena prevertebralis   Abb. 235
Vena pudenda externa   Abb. 11, 106, 107, 110
Vena pudenda interna   Abb. 91
Vena pulmonalis dextra inferior   Abb. 306, 315, 316
Vena pulmonalis dextra superior   Abb. 305–307
Vena pulmonalis dextra superior – Vena/Ramus anterior   Abb. 306, 307
Vena pulmonalis dextra superior – Vena/Ramus apicalis   Abb. 306, 307

Vena pulmonalis dextra superior – Vena/Ramus lobi medii   Abb. 306, 307
Vena pulmonalis dextra superior – Vena/Ramus posterior   Abb. 306, 307
Vena pulmonalis sinistra inferior   Abb. 311–313, 317, 321
Vena pulmonalis sinistra superior   Abb. 307, 310–313, 321
Vena pulmonalis sinistra superior – Vena/Ramus anterior   Abb. 310, 312
Vena pulmonalis sinistra superior – Vena/Ramus apicoposterior   Abb. 310–313
Vena pulmonalis sinistra superior – Vena/Ramus lingularis   Abb. 310–312
Vena pylorica [Mayo]   Abb. 59, 60
Vena renalis   Abb. 72–75
Vena renalis – Rami renales   Abb. 73, 74
Vena retromandibularis   Abb. 218, 220–222, 241, 243–245, 248
Vena saphena accessoria   Abb. 100–102, 104–111
Vena saphena magna   Abb. 100–102, 104–114, 116, 144–147, 155, 156, 164, 166
Vena saphena parva   Abb. 144–148, 150, 154, 161, 163, 164, 166
Vena spermatica externa   Abb. 108
Vena splenica [lienalis]   Abb. 63
Vena sternocleidomastoidea   Abb. 215
Vena subclavia   Abb. 335
Vena submentalis   Abb. 240
Vena subscapularis   Abb. 342
Vena supraorbitalis   Abb. 257
Vena suprarenalis sinistra   Abb. 72, 73
Vena supratrochlearis   Abb. 257
Vena temporalis media   Abb. 244, 253, 257
Vena temporalis superficialis   Abb. 243–246, 253–255
Vena testicularis   Abb. 8, 17, 22, 72–74
Vena thoracica interna   Abb. 292, 301, 302, 315, 316, 319, 320, 322, 323
Vena thoracica interna – Rami perforantes   Abb. 301, 302
Vena thoracica lateralis   Abb. 302
Vena thoracoacromialis   Abb. 342
Vena thoracodorsalis   Abb. 337, 347–349
Vena thoracoepigastrica   Abb. 345–347
Vena thymica   Abb. 303, 309, 310, 317
Vena thyroidea ima   Abb. 315, 320, 322, 323
Vena thyroidea inferior   Abb. 211–214, 228–230, 232, 317, 320, 322, 323
Vena thyroidea media   Abb. 216, 230, 231, 234
Vena thyroidea superior   Abb. 213, 214, 216, 218–220, 224, 228–232, 234, 235
Vena thyroidea superior – Ramus cricothyroideus   Abb. 229
Vena tibialis anterior   Abb. 160
Vena tibialis posterior   Abb. 152, 154, 156
Vena transversa colli   Abb. 238
Vena transversa faciei   Abb. 257
Vena ventriculi dextri anterior   Abb. 322
Vena ventriculi sinistri posterior   Abb. 320, 321, 329
Vena vertebralis   Abb. 234, 235
Venae surales   Abb. 148, 149, 153
Venae anastomoticae   Abb. 115
Venae anteriores cordis   Abb. 323
Venae brachiales   Abb. 368
Venae comitantes (A. brach.)   Abb. 363, 364, 366, 368
Venae comitantes (A. epigastrica inf.)   Abb. 17
Venae comitantes (A. rad.)   Abb. 364, 366–368
Venae comitantes (A. uln.)   Abb. 366, 367
Venae ductus deferentis   Abb. 17
Venae hepaticae   Abb. 72–74, 76
Venae metatarsales dorsales   Abb. 163, 166
Venae perforantes   Abb. 123, 146
Venae surales   Abb. 148, 149, 153
Venae ventriculi dextri anteriores   Abb. 323
Venaesectio   Abb. 360
Ventriculus quartus   Abb. 267
Ventriculus dexter   Abb. 319, 321, 322–330
Ventriculus sinister   Abb. 308, 319, 322, 325–330
Vertebra lumbalis – Corpus vertebrae   Abb. 75
Vertebra lumbalis – Processus costalis   Abb. 177, 183
Vertebra lumbalis – Processus spinosus   Abb. 185
Vertebra prominens   Abb. 259, 261–265, 268–272, 274, 275
Vertebrae cervicales   Abb. 223, 231, 267
Vertebrae cervicales – Tubercula anterius et posterius   Abb. 267
Vertebrae lumbales   Abb. 276–279, 282–284
Vertebrae lumbales – Processus costales   Abb. 282
Vertebrae lumbales – Processus spinosi   Abb. 276–279, 282–284
Vertebrae thoracicae   Abb. 263, 265, 267–269, 271, 272, 274–276, 277–281
Vertebrae thoracicae – Processus spinosi   Abb. 263, 265, 267–269, 271, 272, 274–276, 277–281
Vertebrae thoracicae – Processus transversi   Abb. 265, 267, 280, 281
Vesica biliaris [fellea]   Abb. 33–44, 53, 55, 57, 58, 60, 64
Vesica urinaria   Abb. 17
Vestibulum bursae omentalis   Abb. 37, 39, 40, 42, 44
Vestibulum vaginae   Abb. 90, 91, 93–99
Vestigium processus vaginalis (peritonei)   Abb. 8
Vinculum breve   Abb. 173, 383
Vinculum longum   Abb. 173, 383

Z

Zehenballen   Abb. 169
Zehenballen – Großzehe   Abb. 169
Zona orbicularis   Abb. 178